Lippincott®
Illustrated Reviews: Farmacología
8.ª edición

Lippincott®
Illustrated Reviews: Farmacología

8.ª edición

Karen L. Whalen, PharmD, BCPS, FAPhA
Clinical Professor
Department of Pharmacotherapy and Translational Research
College of Pharmacy
University of Florida
Gainesville, Florida

Collaborating Editors:

Sarah M. Lerchenfeldt, PharmD, BCPS
Associate Professor
Department of Foundational Medical Studies
William Beaumont School of Medicine
Oakland University
Rochester, Minnesota

Chris R. Giordano, MD
Associate Professor of Anesthesiology
College of Medicine
University of Florida
Gainesville, Florida

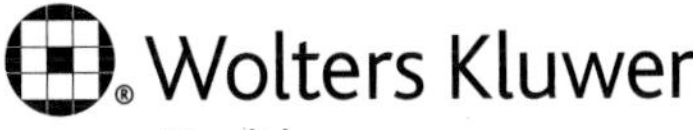

Health

Philadelphia • Baltimore • New York • London
Buenos Aires • Hong Kong • Sydney • Tokyo

Av. Carrilet, 3, 9.ª planta, Edificio D
Ciutat de la Justícia
08902 L'Hospitalet de Llobregat
Barcelona (España)
Tel.: 93 344 47 18
Fax: 93 344 47 16
Correo electrónico: consultas@wolterskluwer.com

Revisión Científica:
Dr. Jorge Luis Alvarado Alanis
Doctorado en Farmacología
Jefe del departamento de Farmacología
Facultad de Medicina y Nutrición, UJED

Dr(c) José Luis Maldonado García
Laboratorio de Psicoinmunología
Instituto Nacional de Psiquiatría "Ramón de la Fuente Muñiz"
Coordinaciones de Enseñanza y Evaluación de Inmunología
Departamento de Bioquímica
Facultad de Medicina, CU

Dr. Ángel Solana Rojas
Médico Pediatra Neonatólogo
Docente de Pregrado. Facultad de Medicina. UNAM
Médico Especialista. Instituto Mexicano del Seguro Social

Dirección editorial: Carlos Mendoza
Traducción: Lic. Leonora Véliz Salazar/Wolters Kluwer
Editora de desarrollo: Cristina Segura Flores
Gerente de mercadotecnia: Pamela González
Cuidado de la edición: Olga A. Sánchez Navarrete
Maquetación: Carácter tipográfico/Eric Aguirre • Aarón León • Ernesto Aguirre
Adaptación de portada: ZasaDesign / Alberto Sandoval
Impresión: Quad, Reproducciones Fotomecánicas / Impreso en México

ISBN de la edición en español: 978-84-19284-48-8
Depósito legal: M-1217-2023

Edición en español de la obra original en lengua inglesa Lippincott Illustrated Reviews: Pharmacology, 8.ª ed. de Karen Whalen, publicada por Wolters Kluwer.

Two Commerce Square
2001 Market Street
Philadelphia, PA 19103
ISBN de la edición original: 978-1-9751-7055-4

QUADM0623

En memoria

Richard A. Harvey, PhD

1936-2017

Cocreador y editor de la serie *Lippincott Illustrated Reviews*, en colaboración con Pamela C. Champe, PhD (1945-2008).

Ilustrador y coautor de los primeros libros en la serie: *Bioquímica, Farmacología* y *Microbiología* e *Inmunología*.

Autores colaboradores

Jacinda C. Abdul-Mutakabbir, PharmD, MPH, AAHIVP
Assistant Professor
Department of Pharmacy Practice
Loma Linda School of Pharmacy
Loma Linda, California

Jamie K. Alan, PharmD, PhD
Associate Professor
Pharmacology and Toxicology
Michigan State University
East Lansing, Michigan

John M. Allen, PharmD, BCPS, BCCCP, FCCM, FCCP
Clinical Associate Professor
Pharmacotherapy and Translational Research
University of Florida College of Pharmacy
Orlando, Florida

Felix Amissah, PhD
Associate Professor of Pharmacology
College of Pharmacy
Ferris State University
Big Rapids, Michigan

Shawn David Anderson, PharmD, BCACP, BCCP, AACC
Clinical Assistant Professor
Pharmacotherapy and Translational Research
University of Florida College of Pharmacy
Gainesville, Florida

Kimberly Atkinson, PharmD
Clinical Pharmacist
Outpatient Pharmacy
HCA Florida North Florida Hospital
Gainesville, Florida

Young S. Baek, PharmD
Clinical Pharmacist
Department of Pharmacy
Tampa General Hospital
Tampa, Florida

Angela K. Birnbaum, PhD
Professor
Experimental and Clinical Pharmacology
University of Minnesota College of Pharmacy
Minneapolis, Minnesota

Nancy Borja-Hart, PharmD, FCCP, BCPS
Associate Professor
Department of Clinical Pharmacy and Translational Science
The University of Tennessee Health Science Center
College of Pharmacy
Nashville, Tennessee

Anthony M. Casapao, PharmD, MPH
Clinical Assistant Professor
Pharmacotherapy and Translational Research
University of Florida College of Pharmacy
Jacksonville, Florida

Lindsey M. Childs-Kean, PharmD, MPH, BCPS
Clinical Associate Professor
Pharmacotherapy and Translational Research
University of Florida College of Pharmacy
Gainesville, Florida

Jonathan C. Cho, PharmD, MBA, BCIDP, BCPS
Director, PGY2 Infectious Diseases Residency Program
Department of Pharmacy
MountainView Hospital
Las Vegas, Nevada

Emily J. Cicali, PharmD, BCPS
Clinical Assistant Professor
Pharmacotherapy and Translational Research
Center for Pharmacogenomics and Precision Medicine
University of Florida College of Pharmacy
Gainesville, Florida

Jeannine M. Conway, PharmD, BCPS
Associate Professor
Experimental and Clinical Pharmacology
University of Minnesota College of Pharmacy
Minneapolis, Minnesota

Kelsey Jean Cook, PharmD
Clinical Assistant Professor
Pharmacotherapy and Translational Research
University of Florida College of Pharmacy
Jacksonville, Florida

Zachary L. Cox, PharmD, FHFSA
Associate Professor
Department of Pharmacy Practice
Lipscomb University College of Pharmacy
Nashville, Tennessee

Stacey D. Curtis, PharmD
Clinical Assistant Professor
Pharmacotherapy and Translational Research
University of Florida College of Pharmacy
Gainesville, Florida

Lisa Deacon, PharmD
Ambulatory Care Clinical Pharmacy Specialist
Middleburg, Florida

Christina E. DeRemer, PharmD, BCACP, FASHP
Clinical Associate Professor
Pharmacotherapy and Translational Research
University of Florida College of Pharmacy
Gainesville, Florida

Eric Dietrich, PharmD, BCACP
Clinical Associate Professor
Pharmacotherapy and Translational Research
University of Florida College of Pharmacy
Gainesville, Florida

Eric F. Egelund, PharmD, PhD
Clinical Assistant Professor
Pharmacotherapy and Translational Research
University of Florida College of Pharmacy
Jacksonville, Florida

Carinda Feild, PharmD, FCCM
Clinical Associate Professor
Pharmacotherapy and Translational Research
University of Florida College of Pharmacy
St. Petersburg, Florida

Chris R. Giordano, MD
Associate Professor of Anesthesiology
University of Florida College of Medicine
Gainesville, Florida

Benjamin Gross, PharmD, MBA
Department of Pharmacy and Pharmaceutical Sciences
Lipscomb University College of Pharmacy and Health Sciences
Nashville, Tennessee

Matthew G. Hermenau, PharmD
Pain Management Stewardship Pharmacist
Pharmacy Department
Jackson Health System
Miami, Florida

Reem Kais Jan, BPharm, PhD
Assistant Professor
College of Medicine
Mohammed Bin Rashid University of Medicine and Health Sciences
Dubai, United Arab Emirates

Sandhya Jinesh, BPharm, MS, PharmD
Chief Pharmacist
West Haven Pharmacy
West Haven, Connecticut

Vidhu Kariyawasam, MD
Assistant Professor of Medicine
Division of Infectious Diseases and Global Medicine
University of Florida College of Medicine
Gainesville, Florida

Adonice Khoury, PharmD, BCPS
Clinical Assistant Professor
Pharmacotherapy and Translational Research
University of Florida College of Pharmacy
Gainesville, Florida

Kelli A. Kronsberg, PharmD
Infectious Diseases Clinical Pharmacist
Department of Pharmacy
MountainView Hospital
Las Vegas, Nevada

Maya Leiva, PharmD, BCOP
Pharmacy Clinical Specialist – Hematology and Oncology
Pharmacy Department
Inova Schar Cancer Institute
Fairfax, Virginia

Robin Moorman Li, PharmD, BCACP
Clinical Associate Professor
Pharmacotherapy & Translational Research
University of Florida College of Pharmacy
Jacksonville, Florida

Brandon M. Lopez, MD
Assistant Professor of Anesthesiology
University of Florida College of Medicine
Gainesville, Florida

Aksha Memon, MBBS, MD, MPH
Department of Medical Education
Creighton University School of Medicine
Phoenix Regional Campus
Phoenix, Arizona

Shannon A. Miller, PharmD, BCACP
Clinical Associate Professor
Pharmacotherapy and Translational Research
University of Florida College of Pharmacy
Orlando, Florida

Stacy L. Miller, PharmD, MBA, BCACP
Clinical Assistant Professor
Pharmacotherapy and Translational Research
University of Florida College of Pharmacy
Gainesville, Florida

William Cary Mobley, PhD
Clinical Associate Professor
Pharmaceutics
University of Florida College of Pharmacy
Gainesville, Florida

Carol Motycka, PharmD, CHSE
Associate Professor
Pharmacotherapy and Translational Research
University of Florida College of Pharmacy
Jacksonville, Florida

Kristyn M. Pardo, PharmD, BCACP
Clinical Pharmacy Specialist
North Florida/South Georgia Veterans Health System
Gainesville, Florida

Charles A. Peloquin, PharmD
Professor
Pharmacotherapy and Translational Research
University of Florida College of Pharmacy
Gainesville, Florida

Joanna Peris, PhD
Associate Professor
Pharmacodynamics
University of Florida College of Pharmacy
Gainesville, Florida

Rosemary A. Poku, PhD
Assistant Professor
College of Medicine
Central Michigan University
Mount Pleasant, Michigan

Kelly M. Quesnelle, PhD
Professor
Department of Biomedical Sciences
School of Medicine Greenville
University of South Carolina
Greenville, South Carolina

Rajan Radhakrishnan, BPharm, MSc, PhD
Professor of Pharmacology
College of Medicine
Mohammed Bin Rashid University of Medicine and Health Sciences
Dubai Healthcare City
Dubai, United Arab Emirates

Jose A. Rey, MS, PharmD, BCPP
Professor
Department of Pharmacy Practice
Nova Southeastern University College of Pharmacy
Fort Lauderdale, Florida

Daniel Rubin, MD
Clinical Associate Professor
Department of Community Health and Family Medicine
University of Florida College of Medicine
Gainesville, Florida

Barbara A. Santevecchi, PharmD, BCPS, BCIDP
Clinical Assistant Professor
Pharmacotherapy and Translational Research
University of Florida College of Pharmacy
Gainesville, Florida

Elizabeth Sherman, PharmD, AAHIVP
Associate Professor
Pharmacy Practice
Nova Southeastern University College of Pharmacy
Fort Lauderdale, Florida

David Skyba, DC, PhD
Associate Professor of Neuroscience
College of Osteopathic Medicine
Touro University Nevada
Henderson, Nevada

Dawn R. Sollee, PharmD, DABAT
Associate Professor
Department of Emergency Medicine
University of Florida
Jacksonville, Florida

Joseph Spillane, PharmD, DABAT
Emergency Medicine Pharmacist
Clinical Associate Professor
UF Health Jacksonville
Jacksonville, Florida

Jody K. Takemoto, PhD, MEd
Associate Professor
Biomedical Education
California Health Sciences University
Clovis, California

Veena Venugopalan, PharmD
Associate Professor
Pharmacotherapy and Translational Research
University of Florida College of Pharmacy
Gainesville, Florida

Katherine Vogel Anderson, PharmD, BCACP
Associate Professor
University of Florida Colleges of Pharmacy and Medicine
Pharmacotherapy and Translational Research
Division of General Internal Medicine
Gainesville, Florida

Karen L. Whalen, PharmD, BCPS, FAPhA
Clinical Professor
Pharmacotherapy and Translational Research
University of Florida College of Pharmacy
Gainesville, Florida

Emily Jaynes Winograd, PharmD, DABAT
Adjunct Clinical Instructor
Department of Pharmacy
University of Michigan College of Pharmacy
Ann Arbor, Michigan

Marylee V. Worley, PharmD, BCIDP
Assistant Professor
Pharmacy Practice
Nova Southeastern University College of Pharmacy
Fort Lauderdale, Florida

Venkata Kashyap Yellepeddi, PhD, DABCP
Associate Professor
Division of Clinical Pharmacology
Department of Pediatrics
University of Utah
Salt Lake City, Utah

Lihui Yuan, PharmD, PhD
Pharmacodynamics
University of Florida College of Pharmacy
Gainesville, Florida

Revisores

Revisores docentes

Michelle M. Duffourc, PhD
Quillen College of Medicine
East Tennessee State University
Johnson City, Tennessee

Edward Freeman, PhD
St. John Fisher College
Rochester, New York

Yan Leyfman, MD
Icahn School of Medicine at Mount Sinai
New York, New York

Michael M. White, PhD
Drexel University College of Medicine
Philadelphia, Pennsylvania

Revisores estudiantes

Ummul Asfeen
Nathan Gardner, MS, PA-C
Rina Joshi
Paul Tonog

Ilustración y diseño gráfico

Matt Chansky
Princeton, New Jersey

Contenido

UNIDAD VII: Temas especiales en farmacología

UNIDAD I:
Principios de la farmacoterapia

Farmacocinética

1

Venkata Kashyap Yellepeddi

I. GENERALIDADES

La farmacocinética se refiere a lo que el cuerpo hace con un fármaco, en tanto que la farmacodinamia (véase cap. 2) describe lo que el fármaco hace con el cuerpo. Hay cuatro propiedades farmacocinéticas que determinan el inicio, la intensidad y la duración de la acción farmacológica (fig. 1-1):

- **Absorción:** primera, la absorción desde el sitio de administración permite la entrada del fármaco (ya sea de forma directa o indirecta) en el plasma.
- **Distribución:** segunda, el fármaco puede dejar el torrente sanguíneo de forma reversible y distribuirse en los líquidos intersticiales e intracelulares.
- **Metabolismo:** tercera, el fármaco puede biotransformarse a través del metabolismo hepático o de otros tejidos.
- **Eliminación:** por último, el fármaco y sus metabolitos son eliminados del cuerpo en la orina, la bilis o las heces.

Al usar sus conocimientos sobre parámetros farmacocinéticos, los médicos pueden diseñar esquemas farmacológicos óptimos, lo que incluye la vía de administración, la dosis, la frecuencia y la duración del tratamiento.

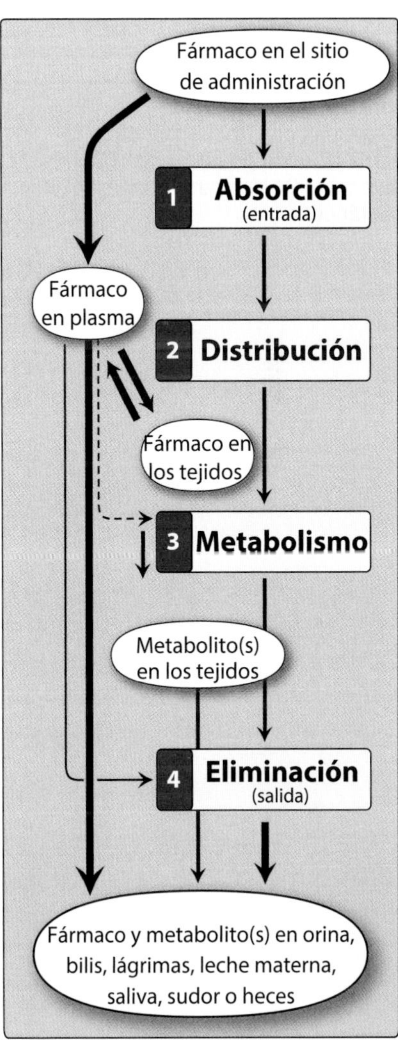

Figura 1-1
Representación esquemática de la absorción, distribución, metabolismo y eliminación de un fármaco.

II. VÍAS DE ADMINISTRACIÓN DEL FÁRMACO

La vía de administración se determina por las propiedades del fármaco (p. ej., solubilidad en agua o lípidos, ionización) y por los objetivos terapéuticos (p. ej., la necesidad de un inicio rápido, la necesidad de tratamiento a largo plazo o la restricción del transporte a un sitio local). Las vías principales de administración de un fármaco incluyen enteral, parenteral y tópica, entre otras (fig. 1-2).

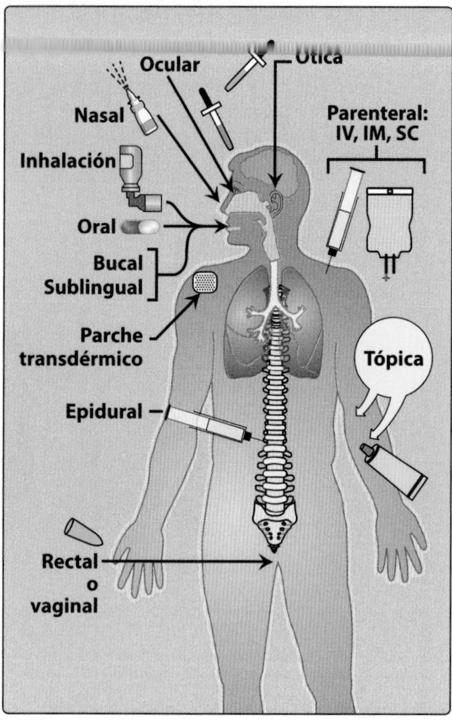

Figura 1-2
Vías usadas con frecuencia para la administracón de fármacos. IV = intravenoso; IM = intramuscular; SC = subcutáneo.

A. Enteral

La administración enteral (ingerir un fármaco por la boca) es el método más frecuente, conveniente y económico de administrar un medicamento. Puede tragarse, lo que permite su ingestión oral, o puede colocarse debajo de la lengua (sublingual) o entre las encías y la mejilla (bucal), facilitando la absorción directa hacia el torrente sanguíneo.

1. **Oral:** la administración oral proporciona muchas ventajas. Los medicamentos orales son administrados con facilidad por el propio paciente y las toxicidades, sobredosis o ambas de los fármacos orales pueden solucionarse fácilmente con antídotos, como el carbón activado. Sin embargo, las vías involucradas en la absorción oral de un fármaco son las más complicadas, y el bajo pH gástrico inactiva algunos medicamentos. Existe una amplia variedad de preparaciones orales incluyendo preparaciones con cubierta entérica y de liberación extendida.

   a. **Preparaciones con cubierta entérica:** una cubierta entérica es un recubrimiento químico que protege el medicamento del ácido gástrico, llevándolo entonces al intestino que es menos ácido, donde el recubrimiento se disuelve y libera el fármaco. La cubierta entérica es útil para algunos fármacos (p. ej., *omeprazol*), que son ácido-lábiles y para fármacos que son irritantes para el estómago, como la *aspirina.*

   b. **Preparaciones de liberación prolongada:** los medicamentos de liberación prolongada (que se abrevian como ER, XR, XL, SR, CR, etc.) tienen recubrimientos o ingredientes especiales que controlan la liberación del fármaco, lo que permite una absorción más lenta y una duración de acción más prolongada. Las formulaciones de liberación prolongada pueden administrarse a dosis menos frecuentes y mejorar así el cumplimiento del paciente. Además, las formulaciones de liberación prolongada pueden mantener las concentraciones dentro del rango terapéutico a lo largo de una mayor duración, en contraposición con las formas de dosificación de liberación inmediata, que pueden resultar en máximos y mínimos más prolongados en la concentración plasmática. Las formulaciones de liberación prolongada son ventajosas para los fármacos con vida media breve. Por ejemplo, la vida media de la *morfina* oral es de 2 a 4 horas (h) y debe administrarse seis veces al día para proporcionar un alivio continuo del dolor. Sin embargo, solo se requieren dos dosis cuando se usan tabletas de liberación extendida.

2. **Sublingual/bucal:** la vía sublingual implica la colocación del medicamento debajo de la lengua. La vía bucal implica colocar el medicamento entre el carrillo y la encía. Las vías tanto sublingual como bucal de absorción tienen varias ventajas, que incluyen su facilidad de administración, absorción rápida, derivación del ambiente gastrointestinal (GI) agresivo y evitación del metabolismo de primer paso (véase la discusión del metabolismo de primer paso más adelante).

B. Parenteral

La vía parenteral introduce los fármacos directamente en la circulación sistémica. La administración parenteral se usa para fármacos que se absorben de forma deficiente en el tracto GI (p. ej., *heparina*) o inestables en en el tracto GI (p. ej., *insulina*). La administración parenteral también se usa para pacientes que no pueden tomar medicamentos por vía oral (pacientes inconscientes) y en casos en que se requiere un inicio rápido de la acción. La administración parenteral proporciona el mejor control sobre la dosis del fármaco administrada al cuerpo. Sin embargo, esta vía de administración es irreversible y puede causar dolor, miedo, daño local a los tejidos e infecciones. Las cuatro principales vías parenterales son la intravascular (intravenosa o intraarterial), intramuscular, subcutánea e intradérmica (fig. 1-3).

1. **Intravenosa:** la inyección intravenosa (IV) es la vía parenteral más frecuente. Es útil para fármacos que no se absorben por vía oral, como el bloqueador neuromuscular *rocuronio.* La administración IV permite un efecto rápido y un grado máximo de control sobre la cantidad de fármaco administrada. Cuando se inyecta en forma de bolo, la cantidad total del fármaco se administra a la circulación sistémica casi de inmediato. Si se administra como una infusión IV, el fármaco se infunde a lo largo de periodos más prolongados, lo que resulta en menores concentraciones plasmáticas máximas y en una mayor duración del fármaco circulante.
2. **Intramuscular:** los fármacos administrados por vía intramuscular (IM) pueden estar en soluciones acuosas, que se absorben con rapidez, o en preparaciones de depósito especializadas, que se absorben lentamente. Las preparaciones en depósito a menudo consisten en una suspensión de un fármaco en un vehículo no acuoso, como polietilenglicol o aceite. A medida que el vehículo se difunde por el músculo, el fármaco se precipita en el sitio de inyección. El fármaco después se disuelve lentamente, proporcionando una dosis sostenida a lo largo de un intervalo extendido.
3. **Subcutánea:** igual que la inyección IM, la inyección subcutánea (SC) proporciona absorción a través de difusión simple y es más lenta que la vía IV. La inyección SC minimiza los riesgos de hemólisis o trombosis relacionados con la inyección IV y puede proporcionar efectos constantes, lentos y sostenidos. Esta vía no debe usarse con fármacos que causan irritación tisular, debido a que puede haber dolor intenso y necrosis.
4. **Intradérmica:** la vía intradérmica consiste en la inyección a la dermis, la capa más vascular de piel debajo de la epidermis. Los agentes para determinación diagnóstica y desensibilización suelen administrarse por esta vía.

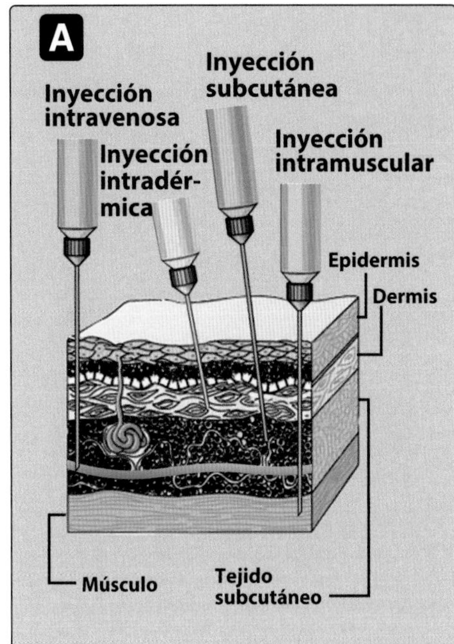

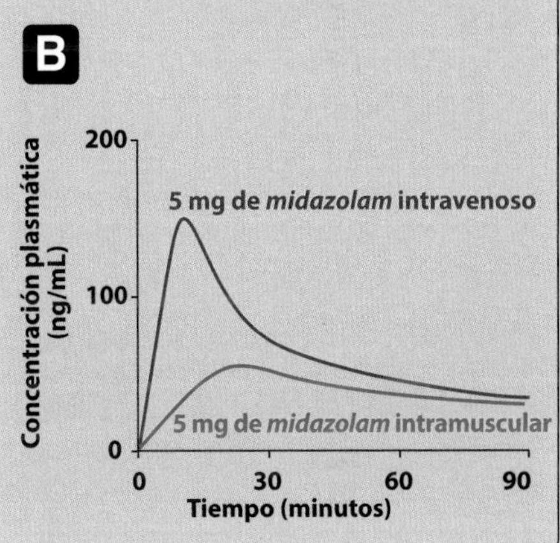

Figura 1-3
A. Representación esquemática de la inyección subcutánea e intramuscular. **B.** Concentraciones plasmáticas de *midazolam* después de inyección intravenosa e intramuscular.

C. Otros

1. **Inhalación oral y preparaciones nasales:** tanto la inhalación oral como las vías nasales de administración permiten suministrar con rapidez un fármaco a lo largo de una gran área de superficie de membranas mucosas de las vías respiratorias y el epitelio pulmonar. Los efectos farmacológicos son casi tan rápidos como los de un bolo IV. Los fármacos que son gases (p. ej., algunos anestésicos) y aquellos que pueden dispersarse en aerosol se administran mediante inhalación. Esta vía es efectiva y conveniente para pacientes con afecciones respiratorias como asma o enfermedad pulmonar obstructiva crónica (EPOC), debido a que el medicamento se administra directamente en el sitio de acción, con lo que se minimizan los efectos secundarios sistémicos. La vía nasal consiste en la administración tópica de medicamentos directamente en la nariz y se usa con frecuencia para pacientes con rinitis alérgica.
2. **Intratecal/intraventricular:** la barrera hematoencefálica suele retrasar o prevenir la absorción de los fármacos en el sistema nervioso central (SNC). Cuando se requiere de efectos locales y rápidos, es necesario introducir los fármacos directamente en el líquido cefalorraquídeo (LCR).
3. **Tópica:** la aplicación tópica se usa cuando se busca un efecto local del fármaco.

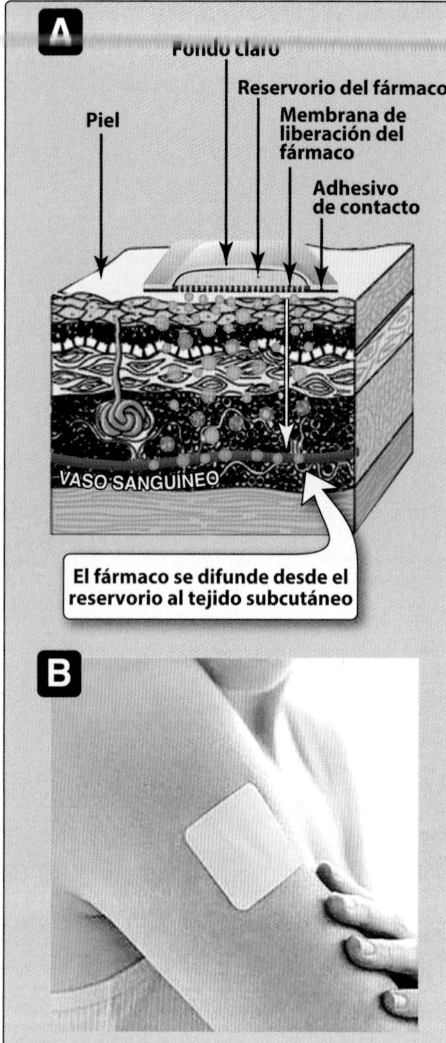

Figura 1-4
A. Representación esquemática de un parche transdérmico. **B.** Parche transdérmico de nicotina aplicado en el brazo.

4. **Transdérmica:** esta vía de administración obtiene efectos sistémicos mediante la aplicación de medicamentos a la piel, por lo general mediante un parche transdérmico (fig. 1-4). La velocidad de absorción puede variar de forma considerable, dependiendo de las características físicas de la piel en el sitio de aplicación, así como de la liposolubilidad del fármaco.

5. **Rectal:** debido a que 50% del drenaje de la región rectal evita la circulación portal, la biotransformación de fármacos por el hígado se minimiza con la administración rectal. La vía rectal tiene la ventaja adicional de prevenir la destrucción del fármaco en el ambiente GI. Esta vía también es útil si el fármaco induce vómito cuando se administra por vía oral o si el paciente está inconsciente. La absorción rectal suele ser errática e incompleta y muchos fármacos irritan la mucosa rectal. En la figura 1-5 se resumen las características de las vías frecuentes de administración, junto con ejemplos de fármacos.

III. ABSORCIÓN DE FÁRMACOS

La absorción es la transferencia de un fármaco del sitio de administración al torrente sanguíneo. La velocidad y extensión de absorción dependen del ambiente en que se absorbe el fármaco, sus características químicas y su vía de administración (que influye sobre la biodisponibilidad). Las vías de administración distintas a la intravenosa pueden resultar en absorción parcial y menor biodisponibilidad.

A. Mecanismos de absorción de fármacos a partir de la vía gastrointestinal

Dependiendo de sus propiedades químicas, los fármacos pueden absorberse a partir del tracto gastrointestinal mediante difusión pasiva, difusión facilitada, transporte activo o endocitosis (fig. 1-6).

1. **Difusión pasiva:** la fuerza que impulsa la difusión pasiva de un fármaco es el gradiente de concentración a través de una membrana que separa dos compartimientos del cuerpo. En otras palabras, el fármaco se mueve de un área de alta concentración a una de menor concentración. La difusión pasiva no involucra a un transportador, no es saturable y muestra una baja especificidad estructural. La gran mayoría de los fármacos se absorbe mediante este mecanismo. Los fármacos hidrosolubles penetran la membrana celular a través de canales acuosos o poros, en tanto que los fármacos liposolubles se mueven sin problema a través de la mayoría de las membranas biológicas debido a la solubilidad en las bicapas de la membrana lipídica.

2. **Difusión facilitada:** otros agentes pueden entrar a la célula a través de proteínas transportadoras transmembranas que facilitan el paso de moléculas de gran tamaño. Estas proteínas transportadoras presentan cambios conformacionales, lo que permite el paso de fármacos o moléculas endógenas en el interior de las células. Este proceso se conoce como difusión facilitada. No requiere energía, puede ser saturada y puede verse inhibida por compuestos que compiten por el transportador.

3. **Transporte activo:** este modo de entrada del fármaco también incluye a proteínas transportadoras específicas que abarcan la membrana. Sin embargo, el transporte activo es dependiente de energía, impulsado por la hidrólisis de adenosina trifosfato (ATP). Es capaz de mover los

VÍA DE ADMINISTRACIÓN	PATRÓN DE ABSORCIÓN	VENTAJAS	DESVENTAJAS	EJEMPLOS
Oral	• Variable; afectado por muchos factores	• Vía de administración más frecuente, conveniente y económica	• Absorción limitada de algunos medicamentos • Los alimentos pueden afectar la absorción • El cumplimiento del paciente es necesario • Los fármacos pueden metabolizarse antes de su absorción sistémica	• *Paracetamol* • *Amoxicilina*,
Sublingual	• Depende del fármaco: Pocos fármacos (p. ej., *nitroglicerina*) tienen absorción sistémica directa y rápida La mayor parte de los fármacos se absorben de forma errática o incompleta	• Evita el efecto de primer paso • Deriva la destrucción por ácido gástrico • Se mantiene la estabilidad del fármaco debido a que el pH de la saliva es relativamente neutro • Puede causar efectos farmacológicos inmediatos	• Limitado a cierto tipo de fármacos • Limitado a fármacos que pueden tomarse en pequeñas dosis • Puede perderse parte de la dosis farmacológica si se traga	• *Nitroglicerina* • *Buprenorfina*
Intravenosa	• No se requiere absorción	• Puede tener efectos inmediatos • Ideal si se administra en grandes volúmenes • Adecuado para sustancias irritantes y mezclas complejas • Valiosa en situaciones de urgencia • Se puede ajustar la dosis • Ideal para proteínas de alto peso molecular y fármacos peptídicos	• Inadecuado para sustancias oleosas • La inyección en bolo puede resultar en efectos adversos • La mayoría de las sustancias deben inyectarse lentamente • Se requiere de una técnica antiséptica estricta	• *Vancomicina* • *Heparina*
Intramuscular	• Depende de los diluyentes del fármaco: Solución acuosa, rápida Preparaciones en depósito: lento y sostenido	• Adecuada si el volumen del fármaco es moderado • Adecuada para vehículos oleosos y ciertas sustancias irritantes • Preferible a la intravenosa si el paciente se la administra a sí mismo	• Afecta a ciertas pruebas de laboratorio (creatina cinasa) • Puede ser dolorosa • Puede causar hemorragia intramuscular (evitar durante el tratamiento anticoagulante)	• *Haloperidol* • *Medroxiprogesterona de depósito*
Subcutánea	• Depende de los diluyentes del fármaco: Solución acuosa, rápido Preparaciones en depósito: lento y sostenido	• Adecuada para fármacos de liberación lenta • Ideal para suspensiones poco solubles	• Dolor o necrosis si el fármaco es irritante • Inadecuada para fármacos que se administran a grandes volúmenes	• *Epinefrina* • *Insulina* • *Heparina*
Inhalación	• Puede ocurrir absorción sistémica; esto no siempre es deseable	• La absorción es rápida; puede tener efectos inmediatos • Ideal para gases • Efectiva para pacientes con problemas respiratorios • La dosis puede ajustarse • Efecto localizado dirigido a los pulmones; se usan menores dosis en comparación con la administración oral o parenteral • Menos efectos secundarios sistémicos	• Vía más adictiva (el fármaco puede llegar al cerebro con rapidez) • El paciente puede tener dificultades para regular la dosis • Algunos pacientes pueden tener dificultades para usar inhaladores	• *Salbutamol* • *Fluticasona*
Tópica	• Variable; afectada por el trastorno cutáneo, área de piel y otros factores	• Adecuada cuando se desea un efecto local del fármaco • Puede usarse para productos cutáneos, oculares, intravaginales e intranasales • Minimiza la absorción sistémica • Fácil para el paciente	• Puede ocurrir cierta absorción sistémica • Inadecuada para fármacos con un alto peso molecular o una mala liposolubilidad	• *Clotrimazol*, crema • *Hidrocortisona*, crema
Transdérmica (parche)	• Lenta y sostenida	• Deriva el efecto de primer paso • Conveniente e indolora • Ideal para fármacos que son lipofílicos y tienen una mala biodisponibilidad oral • Ideal para fármacos que se eliminan rápidamente del cuerpo	• Algunos pacientes son alérgicos a los parches, que pueden causar irritación • El fármaco debe ser altamente lipofílico • Puede causar un retraso en la entrega del fármaco al sitio farmacológico de acción • Se limita a fármacos que pueden tomarse en pequeñas dosis diarias	• *Nitroglicerina* • *Nicotina* • *Escopolamina*
Rectal	• Errática y variable	• Evita parcialmente el efecto del primer paso • Deriva la destrucción por el ácido gástrico • Ideal si el fármaco causa vómito • Ideal en pacientes con vómito o en coma	• Los fármacos pueden irritar la mucosa rectal • No es una vía bien aceptada	• *Bisacodil* • *Prometacina*

Figura 1-5
Patrón de absorción, ventajas y desventajas de las vías de administración más frecuentes.

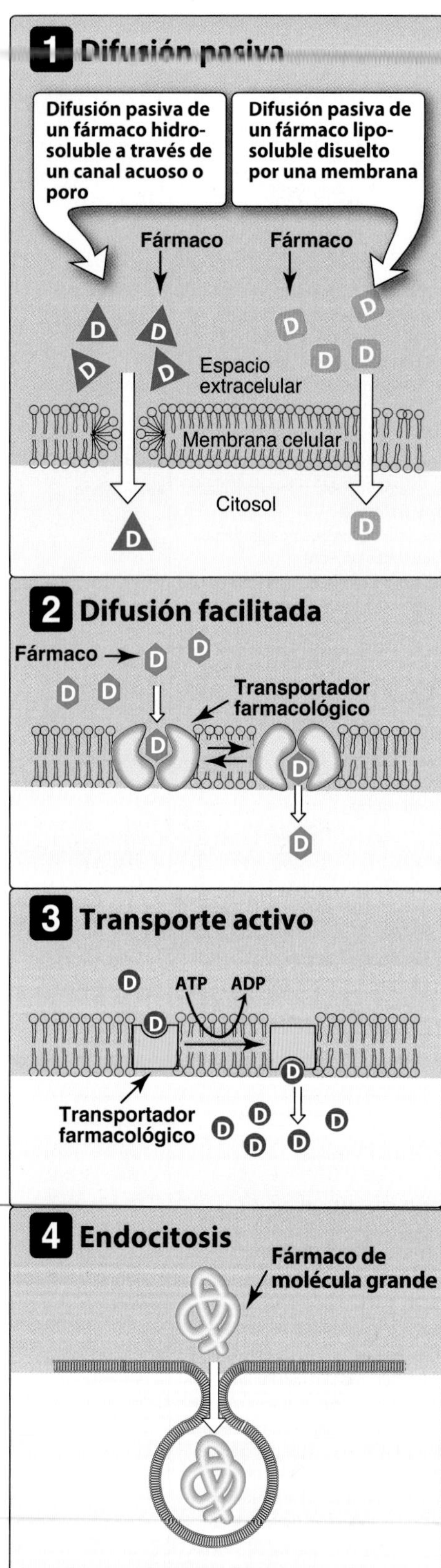

Figura 1-6
Representación esquemática de fármacos que cruzan la membrana celular. ADP = adenosina difosfato; ATP = adenosina trifosfato.

fármacos contra un gradiente de concentración de una región de baja concentración farmacológica a una de mayor concentración. El proceso es saturable. Los sistemas de transporte activo son selectivos y pueden inhibirse de forma competitiva por otras sustancias cotransportadas.

4. **Endocitosis:** este tipo de absorción se usa para transportar fármacos de un tamaño excepcionalmente grande a través de la membrana celular. La endocitosis consiste en la membrana celular que rodea el fármaco y lo transporta al interior de la célula al atraer una vesícula llena del fármaco. Por ejemplo, la vitamina B_{12} se transporta a través de la pared intestinal por endocitosis. [Nota: la exocitosis es lo inverso de la endocitosis. Muchas células usan exocitosis para secretar sustancias fuera de la célula mediante un proceso similar de formación de vesículas. Algunos neurotransmisores (p. ej., norepinefrina) se almacenan en vesículas intracelulares en la terminal nerviosa y se liberan por exocitosis].

B. Factores que influyen sobre la absorción

1. **Efecto del pH sobre la absorción del fármaco:** la mayoría de los fármacos son ácidos débiles o bases débiles. Los fármacos ácidos (HA) liberan un protón (H^+), produciendo un anión (A^-) cargado:

$$HA \rightleftarrows H^+ + A^-$$

Las bases débiles (BH^+) también pueden liberar un H^+. Sin embargo, la forma protonada de los fármacos básicos suele estar cargada y la pérdida de un protón produce la base sin cambio (B):

$$BH^+ \rightleftarrows B + H^+$$

Un fármaco pasa a través de las membranas con mayor facilidad si no ha presentado cambios (fig. 1-7). Por lo tanto, para un ácido débil, la HA protonada no cambiada puede permear a través de las membranas y A^- no puede. Para una base débil, la forma B sin cambios penetra a través de la membrana celular, pero la forma protonada BH^+ no. Por lo tanto, la concentración efectiva de la forma permeable de cada fármaco en su sitio de absorción está determinada por las concentraciones relativas de las formas con cambio y sin cambio. La relación entre las dos formas está, a su vez, determinada por el pH en el sitio de absorción y por la potencia del ácido o base débil, que está representada por la constante de ionización, pK_a (fig. 1-8). [Nota: la pK_a es una medida de la potencia de la interacción de un compuesto con un protón. Entre más baja sea la pK_a de un fármaco, más ácido es. A la inversa, entre mayor sea la pK_a, más básico es el fármaco]. Se logra el equilibrio de distribución cuando la forma permeable de un fármaco alcanza una concentración igual en todos los espacios de agua del cuerpo.

2. **Flujo de sangre al sitio de absorción:** los intestinos reciben mucho más flujo sanguíneo que el estómago, por lo que se favorece la absorción intestinal frente a la gástrica. [Nota: el choque reduce en gran medida el flujo de sangre a los tejidos cutáneos, con lo que se minimiza la absorción de la administración SC].

3. **Área de superficie total disponible para absorción:** con una superficie rica en borde en cepillo que contiene microvellosidades, el intestino tiene un área de superficie de unas mil veces la del estómago, haciendo más eficiente la absorción del fármaco a lo largo del intestino.

4. **Tiempo de contacto en la superficie de absorción:** si un fármaco se mueve a partir del tracto GI con gran rapidez, como puede pasar con la diarrea intensa, no se absorbe bien. A la inversa, cualquier

factor que retrase el transporte del fármaco del estómago al intestino retrasa la velocidad de absorción. [Nota: la presencia de alimento en el estómago diluye el fármaco y hace más lento el vaciado gástrico. Por lo tanto, un fármaco que se toma con alimentos por lo general se absorbe con mayor lentitud].

5. **Expresión de glucoproteína P:** la glucoproteína P es una proteína transportadora de membrana responsable de transportar varias moléculas, lo que incluye fármacos, a través de membranas (fig. 1-9). Se expresa en tejidos a lo largo del cuerpo, incluyendo el hígado, los riñones, la placenta, los intestinos y los capilares cerebrales y participa en la transportación de fármacos de los tejidos a la sangre. Esto es, "bombea" fármacos fuera de las células. Así, en áreas de alta expresión, la glucoproteína P reduce la absorción de fármacos. Además de transportar muchos fármacos fuera de las células, también se relaciona con resistencia a múltiples fármacos.

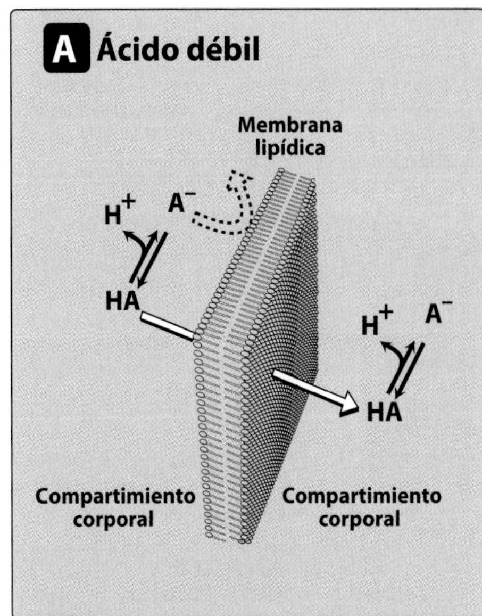

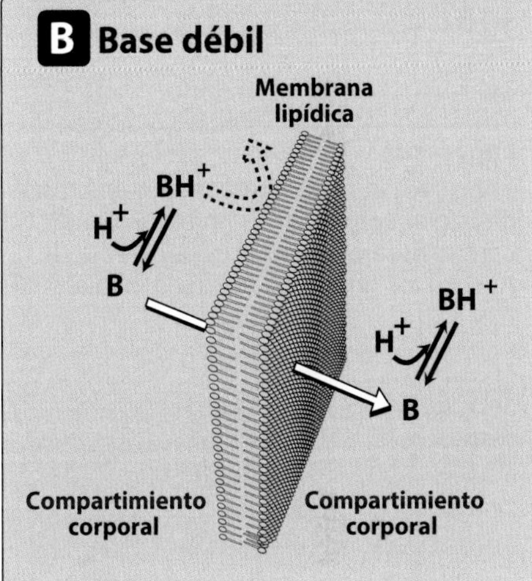

Figura 1-7
A. Difusión de la forma no ionizada de un ácido débil a través de la membrana lipídica. **B.** Difusión de la forma no ionizada de una base débil a través de la membrana lipídica.

Aplicación clínica 1-1. Glicoproteína P y resistencia a múltiples fármacos en el cáncer

La resistencia a múltiples fármacos (RMF) es un obstáculo importante para conseguir resultados positivos con la quimioterapia en el tratamiento del cáncer. La RMF es causada por la sobreexpresión de las bombas de eflujo de la glicoproteína P en las células cancerosas. Las bombas de glicoproteína P reducen la acumulación intracelular de fármacos anticancerígenos como el *paclitaxel*, los alcaloides de la vinca y las antraciclinas (*doxorrubicina*, *daunorrubicina*) al bombear de manera eficaz los fármacos fuera de la célula. La reducción de la acumulación de fármacos quimioterapéuticos en las células cancerosas causa la resistencia y, en última instancia, da lugar a un mal pronóstico en varios tipos de cáncer. La RMF mediada por la glicoproteína P en el cáncer puede superarse mediante la coadministración de inhibidores de la bomba de glicoproteína P con agentes quimioterapéuticos. Lamentablemente, no existen inhibidores de la glicoproteína P aprobados para su uso clínico en la quimioterapia del cáncer para revertir la RMF. Sin embargo, en la actualidad varios ensayos clínicos están investigando la utilidad de la coadministración de inhibidores de la bomba de glicoproteína P con fármacos anticancerosos como *paclitaxel*, *docetaxel*, *doxorrubicina* y *vinorelbina* para revertir la RMF en varios tipos de cáncer.

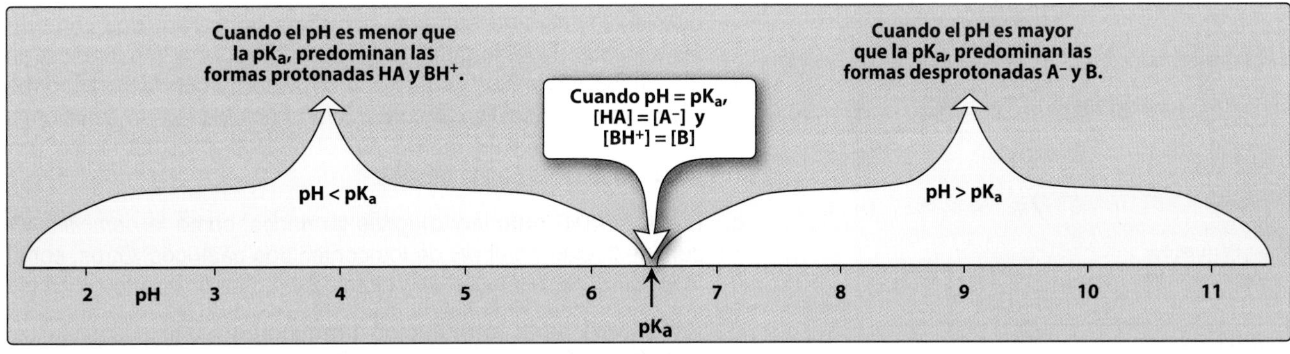

Figura 1-8
La distribución de un fármaco entre sus formas ionizada y no ionizada depende del pH del ambiente y la pK_a del fármaco. Para fines ilistrativos, al fármaco se le ha asignado una pK_a de 6.5.

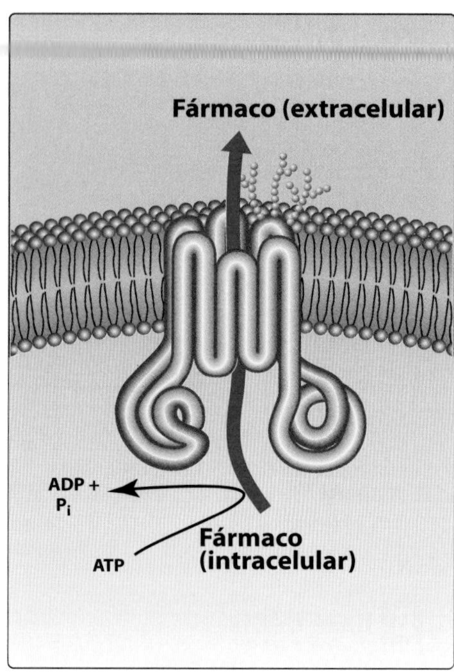

Figura 1-9
Las seis asas que abarcan la membrana de la glucoproteína P forman un canal central para el bombeo dependiente de ATP de los fármacos desde la célula.

C. Biodisponibilidad

La biodisponibilidad es la velocidad y grado a la cual el fármaco administrado alcanza la circulación sistémica. Por ejemplo, si 100 mg de un fármaco se administra por vía oral y se absorben 70 mg sin cambios, la biodisponibilidad es de 0.7 o 70%. Determinar la biodisponibilidad es importante para calcular las dosis de fármaco para las vías de administración no intravenosas.

1. **Determinación de biodisponibilidad:** la biodisponibilidad se determina al comparar las concentraciones plasmáticas del fármaco después de una vía particular de administración (p. ej., administración oral) con concentraciones que se alcanzan mediante administración IV. Después de la administración IV, 100% del fármaco entra con rapidez a la circulación. Cuando el fármaco se administra por vía oral, solo parte de la dosis administrada aparece en el plasma. Al graficar las concentraciones plasmáticas del fármaco contra el tiempo, puede medirse el área bajo la curva (AUC, *area under the curve*). La figura 1-10 representa de manera esquemática la determinación de la biodisponibilidad.

2. **Factores que influyen sobre la biodisponibilidad:** en contraste con la administración IV, que otorga una biodisponibilidad de 100%, los fármacos administrados por vía oral a menudo pasan por metabolismo de primer paso. Esta biotransformación, además de las características químicas y físicas del fármaco, determina la velocidad y grado al que el agente llega a la circulación sistémica.

   a. **Metabolismo hepático de primer paso:** cuando se absorbe un fármaco a partir del tracto GI, entra a la circulación portal antes de entrar a la circulación sistémica (fig. 1-11). Si el fármaco se metaboliza con rapidez en el hígado o en el intestino durante este paso inicial, la cantidad de fármaco sin cambio que entra a la circulación sistémica disminuye. Esto se conoce como metabolismo de primer paso. [Nota: el metabolismo de primer paso por el intestino o el hígado limita la eficacia de muchos medicamentos orales. Por ejemplo, más de 90% de la *nitroglicerina* se depura durante el metabolismo de primer paso. Por lo tanto, se administra de forma primaria mediante las vías sublingual, transdérmica o intravenosa]. Los fármacos con un metabolismo de primer paso alto deben recibirlo en dosis suficiente para asegurar que suficiente fármaco activo alcance el sitio de acción deseado.

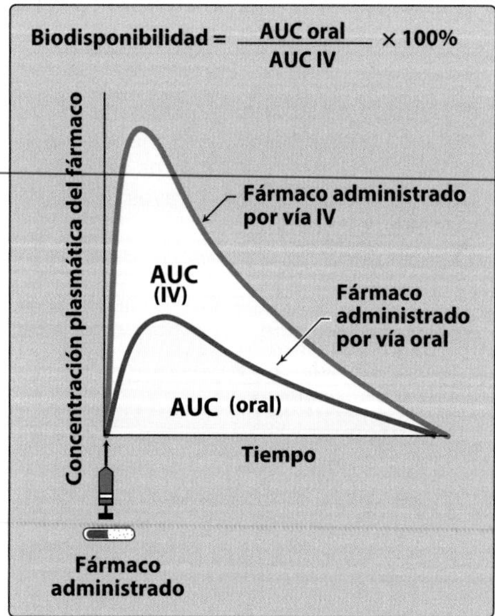

Figura 1-10
Determinación de la biodisponibilidad de un fármaco. AUC = área bajo la curva; IV = intravenoso.

   b. **Solubilidad del fármaco:** los fármacos muy hidrofílicos se absorben de forma deficiente debido a la incapacidad para cruzar las membranas celulares ricas en lípidos. Resulta paradójico que los fármacos que son muy lipofílicos también se absorben de forma deficiente, debido a que son insolubles en los líquidos corporales acuosos y, por lo tanto, no pueden acceder a la superficie de las células. Para que un fármaco se absorba con facilidad, debe ser altamente lipofílico, pero con cierta solubilidad en soluciones acuosas. Este es un motivo por el cual muchos fármacos son ácidos débiles o bases débiles.

   c. **Inestabilidad química:** algunos fármacos, como la *penicilina G,* son inestables en el pH de los contenidos gástricos. Otros, como la *insulina,* se destruyen en el tracto GI por enzimas proteolíticas.

   d **Naturaleza de la formulación farmacológica:** la absorción del fármaco puede verse alterada por factores que no están relacionados con la química del fármaco. Por ejemplo, el tamaño de la partícula, la forma de la sal, el polimorfismo del cristal, el recubrimiento entérico y la presencia de excipientes (como agentes de unión y dispersión) pueden influir sobre la facilidad de disolución y, por lo tanto, alterar la velocidad de absorción.

D. Bioequivalencia y otros tipos de equivalencia

Dos formulaciones farmacológicas son bioequivalentes si muestran una biodisponibilidad comparable y tiempos similares para alcanzar concentraciones sanguíneas máximas. Dos formulaciones son terapéuticamente equivalentes si son farmacéuticamente equivalentes (es decir, tienen la misma forma de dosis, contienen el mismo ingrediente activo a la misma potencia y usan la misma vía de administración) con perfiles clínicos y de seguridad similares. Así, la equivalencia terapéutica requiere que los principios activos sean bioequivalentes y farmacéuticamente equivalentes.

IV. DISTRIBUCIÓN FARMACOLÓGICA

La distribución farmacológica es el proceso mediante el cual un fármaco deja de forma reversible el torrente sanguíneo y entra al líquido extracelular y a los tejidos. Para los fármacos administrados por vía IV, la absorción no es un factor y la fase inicial que sigue inmediatamente a la administración representa la fase de distribución, durante la cual el fármaco deja repetidamente la circulación y entra en los tejidos (fig. 1-12). La distribución de un fármaco desde el plasma al intersticio depende del gasto cardiaco y del flujo sanguíneo local, la permeabilidad capilar, el volumen tisular, el grado de unión del fármaco a las proteínas plasmáticas y tisulares y la lipofilicidad relativa del fármaco.

A. Flujo de sangre

La velocidad del flujo de sangre a los capilares tisulares varía ampliamente. Por ejemplo, el flujo sanguíneo a los "órganos ricos en vasos" (hígado, cerebro y riñones) es mayor que a los músculos esqueléticos. El tejido adiposo, la piel y las vísceras tienen velocidades incluso más bajas de flujo sanguíneo. La variación en el flujo sanguíneo explica de manera parcial la breve duración de la hipnosis producida por un bolo IV de *propofol* (véase cap. 20). El flujo sanguíneo elevado, junto con la alta lipofilicidad de *propofol,* permite una distribución rápida al sistema nervioso central y produce anestesia. Una distribución subsecuente más lenta a los músculos esqueléticos y tejidos adiposos reduce la concentración plasmática de modo que el fármaco se difunda fuera del sistema nervioso central, en sentido descendente al gradiente de concentración, y se recupere la conciencia.

B. Permeabilidad capilar

La permeabilidad capilar se determina por la estructura capilar y por la naturaleza química del fármaco. La estructura capilar varía en términos de la fracción de la membrana basal expuesta por uniones de hendiduras entre las células endoteliales. En el hígado y el bazo, una porción significativa de la membrana basal está expuesta debido a grandes capilares discontinuos a través de los cuales pueden pasar grandes proteínas plasmáticas (fig. 1-13A). En el cerebro, la estructura capilar es continua y no hay uniones en hendidura (fig. 1-13B). Para entrar al cerebro, los fármacos deben pasar a través de las células endoteliales de los capilares del SNC o someterse a transporte activo. Por ejemplo, un transportador específico lleva *levodopa* hacia el cerebro. Los fármacos liposolubles penetran con facilidad el SNC debido a que se disuelven en la membrana celular endotelial. En contraste, los fármacos ionizados o polares por lo general no consiguen entrar en el SNC debido a que no pueden pasar a través de

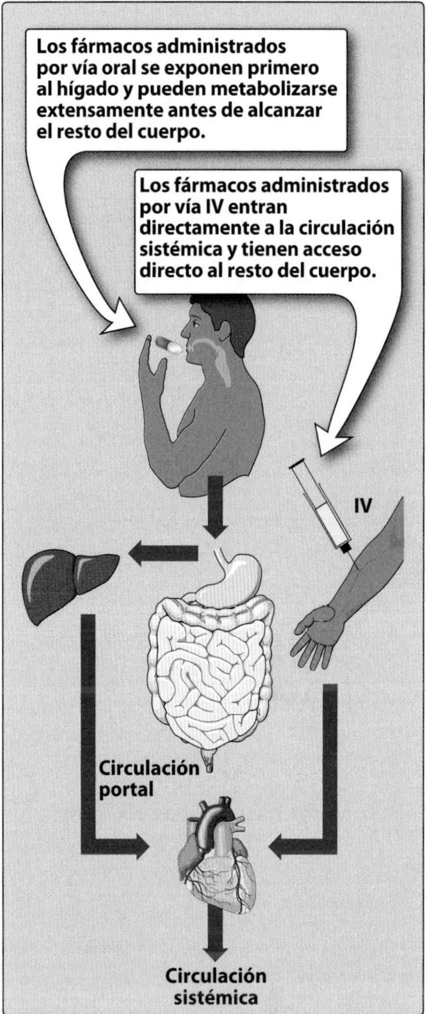

Figura 1-11
El metabolismo de primer paso puede ocurrir con fármacos que se administran por vía oral. IV = intravenoso.

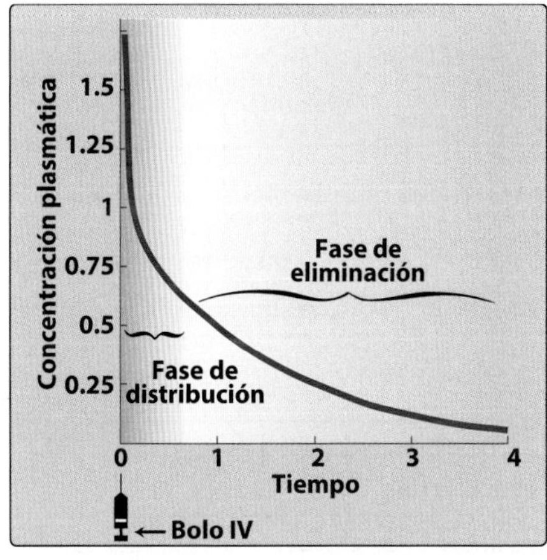

Figura 1-12
Concentraciones farmacológias sércas después de una sola inyección del fármaco. Asumir que el fármaco se distribuye y se elimina de forma subsecuente.

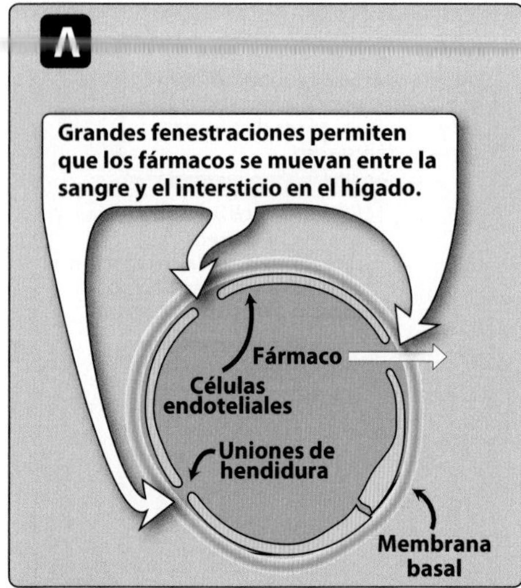

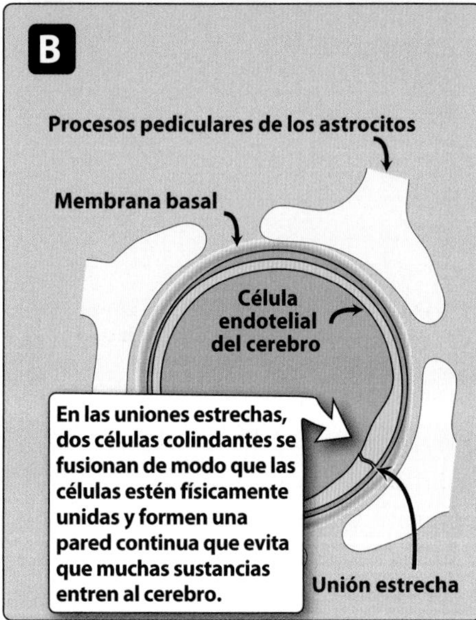

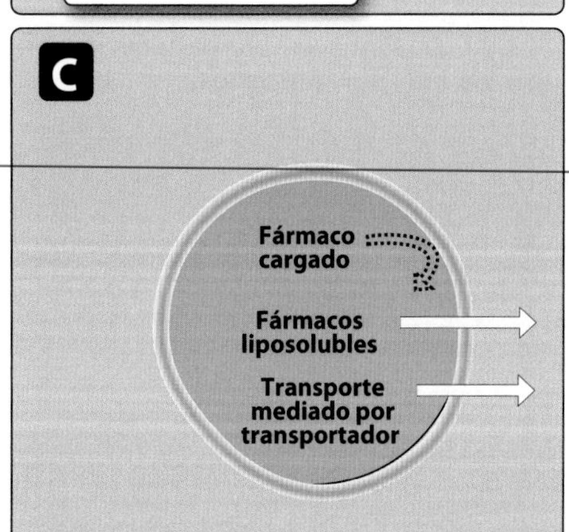

Figura 1-13
Corte transversal de los capilares hepáticos y encefálicos. **A.** Estructura del capilar hepático. **B.** Estructura del capilar encefálico. **C.** Permeabilidad de un capilar encefálico.

las células endoteliales que carecen de uniones de hendidura (fig. 1-13C). Estas células estrechamente yuxtapuestas forman uniones compactas que constituyen la barrera hematoencefálica.

C. Unión de fármacos a las proteínas plasmáticas y los tejidos

1. **Unión a proteínas plasmáticas:** la unión reversible a proteínas plasmáticas aísla los fármacos en una forma no difundible y hace más lenta la transferencia fuera del compartimiento vascular. La albúmina es la principal proteína de unión al fármaco y puede actuar como un reservorio farmacológico. A medida que la concentración del fármaco libre disminuye debido a la eliminación, el fármaco unido se disocia de la albúmina. Esto mantiene la concentración de fármaco libre como una fracción constante del fármaco total en plasma.

2. **Unión a las proteínas tisulares:** muchos fármacos se acumulan en los tejidos, llevando a mayores concentraciones en tejidos que en líquido intersticial y sangre. Los fármacos pueden acumularse debido a la unión a lípidos, proteínas o ácidos nucleóticos. Los fármacos también pueden experimentar transporte activo hacia los tejidos. Los reservorios tisulares pueden servir como una fuente mayor del fármaco y prolongar sus acciones o causar toxicidad farmacológica local, (p. ej., acroleína, el metabolito de *ciclofosfamida,* puede causar cistitis hemorrágica debido a que se acumula en la vejiga).

D. Lipofilicidad

La naturaleza química de un fármaco influye en gran medida sobre su capacidad para cruzar las membranas celulares. Los fármacos lipofílicos se mueven con facilidad a través de la mayoría de las membranas biológicas. Estos fármacos se disuelven en las membranas lipídicas y penetran la totalidad de la superficie celular. El principal factor que influye sobre la distribución de los fármacos lipofílicos es el flujo de sangre al área. En contraste, los fármacos hidrofílicos no penetran con facilidad la membrana celular y deben pasar a través de las uniones en hendidura.

E. Volumen de distribución

El volumen aparente de distribución, V_d, se define como el volumen de líquido que se requiere para contener la totalidad del fármaco en el cuerpo a la misma concentración medida en el plasma. Se calcula al dividir la dosis que eventualmente llega a la circulación sistémica entre la concentración plasmática al tiempo cero (C_0).

$$V_d = \frac{\text{Cantidad del fármaco en el cuerpo}}{C_0}$$

Aunque V_d no tiene ninguna base fisiológica o física, puede ser útil para comparar la distribución de un fármaco con los volúmenes de los compartimientos de agua en el cuerpo.

1. **Distribución en los compartimientos de agua en el cuerpo:** una vez que el fármaco entra al cuerpo, tiene el potencial de distribuirse en cualquiera de los tres compartimientos funcionales distintos de agua corporal o de quedar aislado en un sitio celular.

   a. **Compartimiento plasmático:** si un fármaco tiene un alto peso molecular o está muy unido a proteína, es demasiado grande para pasar a través de las uniones de hendidura de los capilares y, por lo tanto, queda atrapado de forma efectiva dentro del compartimiento plasmático (vascular). Como resultado, tiene un V_d bajo que se aproxima al volumen plasmático o alrededor de 4 L en una persona de 70 kg. La *heparina* (véase cap. 13) muestra este tipo de distribución.

b. **Líquido extracelular:** si un fármaco tiene bajo peso molecular, pero es hidrofílico, puede pasar a través de las uniones de hendidura endoteliales de los capilares hacia el líquido intersticial. Sin embargo, los fármacos hidrofílicos no pueden moverse a través de las membranas lipídicas de las células para entrar en el líquido intracelular. Por lo tanto, estos fármacos se distribuyen a un volumen que es la suma del volumen plasmático y el líquido intersticial, que en conjunto constituyen el líquido extracelular (alrededor de 20% del peso corporal o 14 L en un individuo de 70 kg). Los antibióticos aminoglucósidos (véase cap. 30) muestran este tipo de distribución.

c. **Agua corporal total:** si un fármaco tiene un bajo peso molecular y tiene suficiente lipofilicidad, puede moverse hacia el intersticio a través de las uniones de hendidura y pasar a través de las membranas celulares hacia el líquido intracelular. Estos fármacos se distribuyen en un volumen de alrededor 60% del peso corporal o alrededor de 42 L en un individuo de 70 kg. El *etanol* exhibe este V_d aparente. [Nota: en general, mayor V_d indica mayor distribución hacia los tejidos; menor V_d sugiere que se limita al plasma o el líquido extracelular].

2. **Determinación del V_d:** el hecho de que la depuración farmacológica suela ser un proceso de primer orden permite el cálculo de V_d. Primer orden significa que una fracción constante del fármaco se elimina por unidad de tiempo. Este proceso puede analizarse con mayor facilidad al graficar el logaritmo de la concentración farmacológica en plasma (C_p) frente al tiempo (fig. 1-14). La concentración del fármaco en plasma puede extrapolarse de vuelta al tiempo cero (el tiempo del bolo IV) en el eje Y para determinar C_0, que es la concentración del fármaco que se alcanzaría si la fase de distribución ocurriera de forma instantánea. Esto permite que el V_d se calcule como

$$V_d = \frac{\text{Dosis}}{C_0}$$

Por ejemplo, si 10 mg del fármaco se inyectan en un paciente y la concentración plasmática se extrapola de regreso al tiempo cero y C_0 = 1 mg/L (de la gráfica en la figura 1-14B), entonces V_d = 10 mg/1 mg/L = 10 L.

3. **Efecto del V_d en la vida media del fármaco:** el V_d tiene una importante influencia en la vida media de un fármaco porque la eliminación del fármaco depende de la cantidad de medicamento que llega al hígado o al riñón (u otros órganos donde ocurre el metabolismo) por unidad de tiempo. La llegada del fármaco a los órganos de eliminación depende no solo del flujo de sangre, sino también de la fracción del fármaco en plasma. Si el fármaco tiene un gran V_d, la mayoría se encuentra en el espacio extraplasmático y no está disponible para los órganos de excreción. Por lo tanto, cualquier factor que aumenta el V_d puede aumentar la vida media y extender la duración de la acción del fármaco. [Nota: un V_d excepcionalmente grande indica un secuestro considerable del fármaco en algunos tejidos o compartimientos].

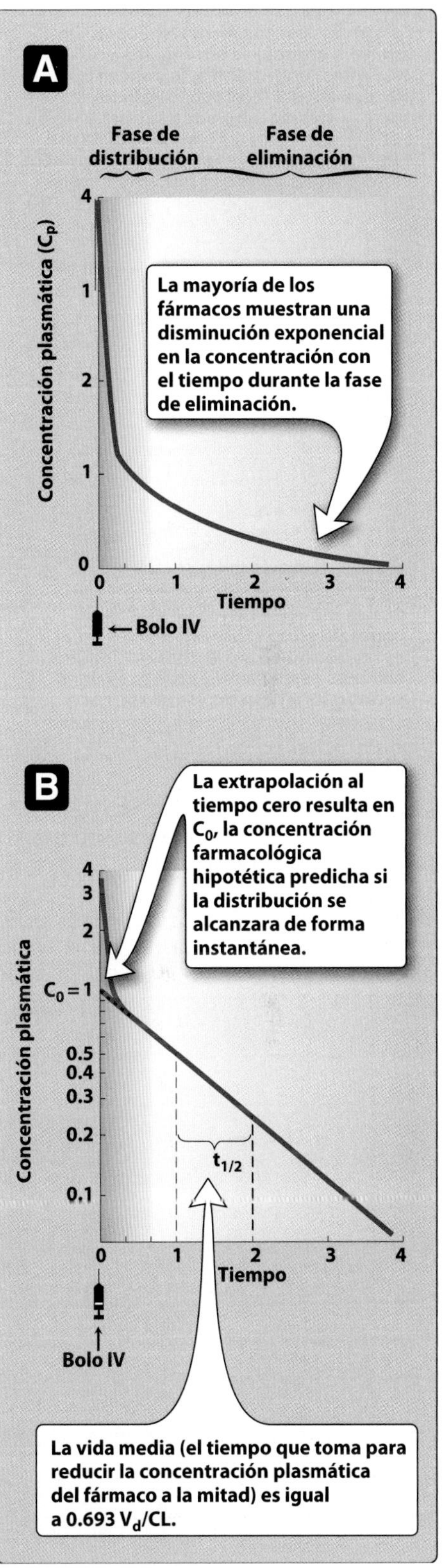

Figura 1-14
Concentraciones farmacológicas en plasma después de una sola uinyección de fármaco en el tiempo = 0. **A.** Los datos de concentración se grafican en una escala lineal. **B.** Los datos de concentración se grafican en una escala logarítmica.

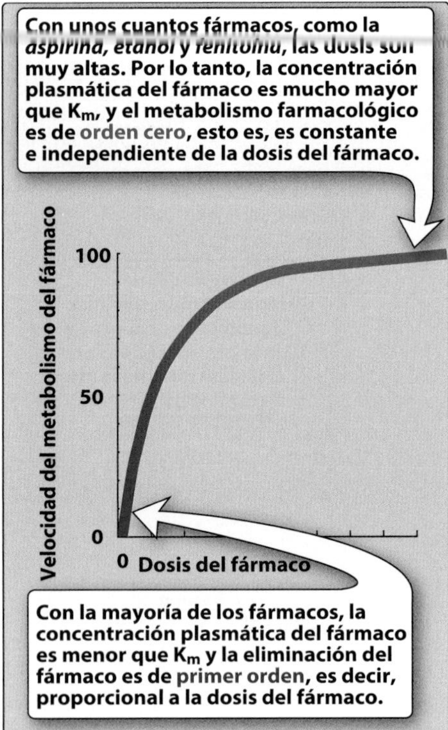

Figura 1-15
Efecto de la dosis del fármaco sobre la velocidad del metabolismo.

V. DEPURACIÓN FARMACOLÓGICA A TRAVÉS DEL METABOLISMO

Una vez que el fármaco entra al cuerpo, comienza el proceso de eliminación. Las tres vías principales de eliminación son el metabolismo hepático, la eliminación biliar y la excreción urinaria. [Nota: la expulsión es la eliminación irreversible de un fármaco del cuerpo. Implica biotransformación (metabolismo farmacológico) y excreción. La excreción es la eliminación del fármaco intacto del cuerpo]. En conjunto, estos procesos de eliminación disminuyen la concentración plasmática de forma exponencial. Esto es, una fracción constante del fármaco se elimina en una unidad de tiempo determinada (fig. 1-14A). El metabolismo resulta en productos con mayor polaridad, que permite que se elimine el fármaco. La depuración (CL, *Clearance*) estima el volumen de sangre del que se depura el fármaco por unidad de tiempo. La CL total es un estimado compuesto que refleja todos los mecanismos de eliminación farmacológica y se calcula como sigue:

$$CL = 0.693 \times V_d/t_{1/2}$$

donde $t_{1/2}$ es la vida media de eliminación, V_d es el volumen aparente de distribución y 0.693 es la constante logarítmica natural. La vida media del fármaco a menudo se usa como una medida de la CL del fármaco, debido a que, para muchos fármacos, V_d es una constante.

A. Cinética del metabolismo

1. **Cinética de primer orden:** la transformación metabólica de los fármacos es catalizada por enzimas y la mayoría de las reacciones obedecen a la cinética de Michaelis-Menten, donde K_m es la constante de Michaelis (la concentración del sustrato a la mitad de su velocidad máxima).

$$v = \text{Velocidad del metabolismo del fármaco} = \frac{V_{máx}\,[C]}{K_m + [C]}$$

En la mayoría de las situaciones clínicas, la concentración del fármaco, [C], es mucho menor que la constante de Michaelis, K_m, y la ecuación de Michaelis-Menten se reduce a:

$$v = \text{Velocidad del metabolismo del fármaco} = \frac{V_{máx}\,[C]}{K_m}$$

Esto es, la velocidad del metabolismo del fármaco y de eliminación es directamente proporcional a la concentración del fármaco libre y se observa una cinética de primer orden (fig. 11-15). Esto significa que una fracción constante del fármaco se metaboliza por unidad de tiempo (es decir, con cada vida media, la concentración disminuye 50%). La cinética de primer orden también se conoce como cinética lineal.

2. **Cinética de orden cero:** con unos cuantos fármacos, como la *aspirina,* el *etanol* y la *fenitoína,* las dosis son muy grandes. Por lo tanto, [C] es mucho mayor que K_m, y la ecuación de velocidad se vuelve

$$v = \text{Velocidad del metabolismo del fármaco} = \frac{V_{máx}\,[C]}{[C]} = V_{máx}$$

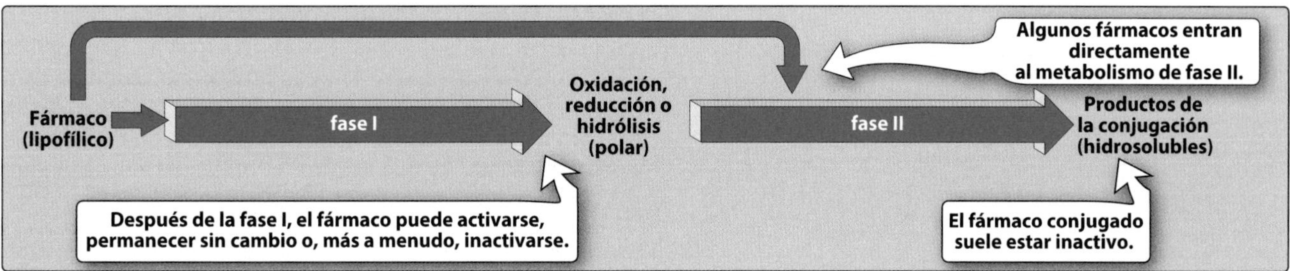

Figura 1-16
Biotransformación de los fármacos.

La enzima es saturada por una elevada concentración de fármaco libre y la velocidad del metabolismo permanece constante con el tiempo. Esto se conoce como cinética de orden cero (también llamada cinética no lineal). Una cantidad constante del fármaco se metaboliza por unidad de tiempo. La tasa de eliminación es constante y no depende de la concentración del fármaco.

B. Reacciones del metabolismo del fármaco

El riñón no puede excretar de forma eficiente los fármacos lipofílicos que cruzan con facilidad las membranas celulares y se reabsorben en los túbulos contorneados distales. Por lo tanto, los agentes liposolubles se metabolizan primero en sustancias más polares (hidrofílicas) en el hígado mediante dos grupos generales de reacciones, llamadas de fase I y II (fig.1-16).

1. **Fase I:** las reacciones de fase I convierten los fármacos lipofílicos en moléculas más polares al introducir o desenmascarar un grupo funcional polar, como –OH o $–NH_2$. Las reacciones de fase I involucran reducción, oxidación o hidrólisis. El metabolismo de fase I puede incrementar, disminuir o no tener efecto alguno sobre la actividad farmacológica.

   a. **Reacciones de fase I que utilizan el sistema P450:** las reacciones de fase I que participan con mayor frecuencia en el metabolismo farmacológico se catalizan por el sistema del citocromo P450 (CYP). El sistema P450 es importante para el metabolismo de muchos compuestos endógenos (como los esteroides, lípidos) y para la biotransformación de sustancias exógenas (fármacos, carcinógenos y contaminantes ambientales). CYP es una superfamilia de isoenzimas que contienen heme ubicada en la mayoría de las células, pero sobre todo en el hígado y el tracto GI.

      [1] **Nomenclatura:** el nombre de la familia está indicado por el número arábigo que sigue a CYP y la letra mayúscula designa la subfamilia, por ejemplo, CYP3A (fig. 1-17). Un segundo número indica la isoenzima específica, como en CYP3A4.

      [2] **Especificidad:** debido a que hay muchos genes diferentes que codifican múltiples enzimas, hay muchas isoformas diferentes de P450. Estas enzimas tienen la capacidad de modificar una gran cantidad de sustratos estructuralmente

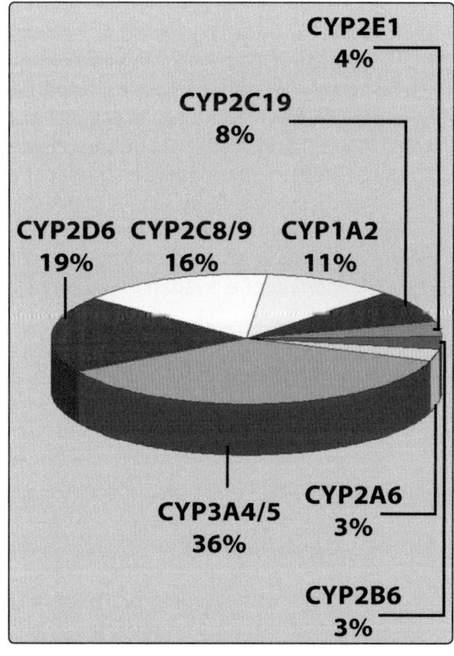

Figura 1-17
Contribución relativa de las isoformas del citocromo P450 (CYP) a la biotransformación del fármaco.

diversos. Además, un fármaco individual puede ser un sustrato para más de una isoenzima. Cuatro isoenzimas (CYP3A4/5, CYP2D6, CYP2C8/9 y CYP1A2) son responsables de la gran mayoría de las reacciones catalizadas por P450 (fig. 1-17). Se encuentran cantidades considerables de CYP3A4 en la mucosa intestinal, lo que explica el metabolismo de primer paso de fármacos como *ciclosporina* y *midazolam.*

[3] **Variabilidad genética:** las enzimas P450 exhiben una variabilidad genética considerable entre personas y grupos raciales. Las variaciones de la actividad P450 pueden alterar la eficacia del fármaco y el riesgo de eventos adversos. CYP2D6, en particular, exhibe polimorfismo genético. Las mutaciones CYP2D6 resultan en capacidades muy bajas para metabolizar sustratos. Por ejemplo, algunas personas no obtienen beneficio alguno del analgésico opioide *codeína,* debido a que carecen de la enzima CYP2D6 que activa el fármaco. Polimorfismos similares se han caracterizado para la subfamilia de isoenzimas CYP2C. Por ejemplo, *clopidogrel* se acompaña de una advertencia de que los pacientes que son "metabolizadores lentos" de CYP2C19 tienen un efecto antiplaquetario disminuido cuando toman este fármaco y deben considerarse medicamentos alternativos. *Clopidogrel* es un profármaco y se requiere la actividad de CYP2C19 para convertirlo a su metabolito activo.

Aplicación clínica 1-2. Sobredosis de codeína en bebés de madres lactantes

La *codeína* es un analgésico que se metaboliza en el hígado a *morfina* mediante las enzimas CYP2D6. La Food and Drug Administration (FDA) revisó la literatura médica en busca de datos sobre el uso de *codeína* durante la lactancia y encontró varios casos de somnolencia excesiva e insuficiencia respiratoria, incluida una muerte en bebés de madres lactantes que tomaban *codeína*. Tras una investigación más profunda, la FDA descubrió que algunas de las madres lactantes tenían una variación de la enzima CYP2D6 que metaboliza la *codeína* en *morfina* más rápido y en mayor medida que en otras. Estas personas se denominan metabolizadores ultrarrápidos del CYP2D6. Por lo tanto, en las madres lactantes que son metabolizadores ultrarrápidos del CYP2D6, la conversión ultrarrápida de la *codeína* en *morfina* da lugar a niveles elevados e inseguros de *morfina* en la leche materna y puede provocar sobredosis de *morfina* en los bebés lactantes. En última instancia, la FDA emitió una advertencia a las madres lactantes para que evitaran el uso de la *codeína* debido al riesgo de eventos adversos de sobredosis de *morfina* que pueden poner en peligro la vida de los bebés.

[4] **Inductores CYP:** las enzimas dependientes de CYP450 son un objetivo importante para las interacciones farmacológicas farmacocinéticas. Algunos fármacos (p. ej., *fenobarbital, rifampicina* y *carbamazepina*) son capaces de inducir isoenzimas CYP. Esto resulta en una mayor biotransformación de los fármacos y puede causar disminuciones significativas en las concentraciones plasmáticas de los fármacos metabolizados por estas isoenzimas CYP, a menudo con la pérdida concurrente del efecto farmacológico. Por ejemplo, *rifampicina*, un antituberculoso (véase cap. 32), disminuye de manera significativa las concentraciones plasmáticas de inhibidores de la proteasa del virus de la inmunodeficiencia humana (VIH) con lo que disminuye la capacidad de suprimir la replicación del VIH. En la figura 1-18 se enlistan algunos de los inductores más importantes para isoenzimas CYP representativas.

[5] **Inhibidores CYP:** la inhibición del metabolismo de los fármacos puede causar aumentos significativos en la concentración plasmática del fármaco y resultar en efectos adversos o toxicidad farmacológica. La forma más frecuente de inhibición es a través de la competencia por la misma isoenzima. Sin embargo, algunos fármacos son capaces de inhibir las reacciones para las cuales no son sustratos (p. ej., *ketoconazol*), lo que conduce a interacciones farmacológicas. Numerosos fármacos inhiben una o más de las vías de biotransformación dependientes de CYP de *warfarina.* Por ejemplo, *omeprazol* es un potente inhibidor de tres isoenzimas CYP que participan en el metabolismo de *warfarina.* Cuando se toma con *omeprazol,* las concentraciones plasmáticas de *warfarina* aumentan, lo que causa mayor efecto anticoagulante y mayor riesgo de sangrado. [Nota: los inhibidores de CYP más importantes son *eritromicina, ketoconazol* y *ritonavir,* debido a que cada uno inhibe varias isoenzimas CYP].

b. **Reacciones de fase I que no afectan el sistema P450:** estos incluyen la oxidación de aminas (p. ej., oxidación de catecolaminas o histamina), deshidrogenación de alcohol (p. ej., oxidación de *etanol*), esterasas (p. ej., metabolismo de la *aspirina* en el hígado) e hidrólisis (p. ej., *metilfenidato*).

2. **Fase II:** esta fase consiste en reacciones de conjugación. Si el metabolito de la fase I es suficientemente polar, puede ser excretado por los riñones. Sin embargo, muchos metabolitos de fase I siguen siendo demasiado lipofílicos para excretarse. Una reacción de conjugación subsecuente con un sustrato endógeno, como ácido glucurónico, ácido sulfúrico, ácido acético o aminoácido, resulta en compuestos polares, por lo general más hidrosolubles, que a menudo son terapéuticamente inactivos. Una excepción notable es *morfina-6-glucurónido,* que es más potente que la *morfina.* La glucuronidación es la reacción de conjugación más frecuente y más importante. [Nota: los fármacos que ya poseen un grupo –OH, $–NH_2$, o –COOH pueden entrar a la fase II directamente y conjugarse en un metabolismo previo de fase I (fig. 1-16)]. Los conjugados farmacológicos altamente polares son excretados después por el riñón o en la bilis.

Isozima: CYP2C9

SUSTRATOS COMUNES	INDUCTORES
Celecoxib	
Glimepirida	*Carbamazepina*
Ibuprofeno	*Fenobarbital*
Fenitoína	*Rifampicina*
Warfarina	

Isozima: CYP2D6

SUSTRATOS COMUNES	INDUCTORES
Fluoxetina	Ninguno*
Haloperidol	
Paroxetina	
Propranolol	

Isozima: CYP3A4/5

SUSTRATOS COMUNES	INDUCTORES
Carbamazepina	*Carbamazepina*
Ciclosporina	*Dexametasona*
Eritromicina	*Fenobarbital*
Nifedipina	*Fenitoína*
Simvastatina	*Rifampicina*
Verapamilo	

Figura 1-18
Algunas isoenzimas representativas del citocromo P450. CYP = citocromo P. *A diferencia de la mayoría de las demás isoenzimas CYP450, CYP2D6 no es muy susceptible a la inducción enzimática.

VI. DEPURACIÓN DEL FÁRMACO POR EL RIÑÓN

Los fármacos deben ser lo suficientemente polares para eliminarse del cuerpo. La eliminación de los fármacos del cuerpo ocurre a través de una variedad de vías; la más importante es la eliminación a través del riñón hacia la orina. Los pacientes con disfunción renal pueden ser incapaces de excretar fármacos y están en riesgo de acumulación de fármaco y efectos adversos.

A. Eliminación renal de un fármaco

Un fármaco pasa por diversos procesos en el riñón antes de su eliminación: filtración glomerular, secreción tubular activa y reabsorción tubular pasiva.

1. **Filtración glomerular:** los fármacos entran al riñón a través de las arterias renales, que se dividen para formar un plexo capilar glomerular. El fármaco libre (no unido a albúmina) fluye a través de las

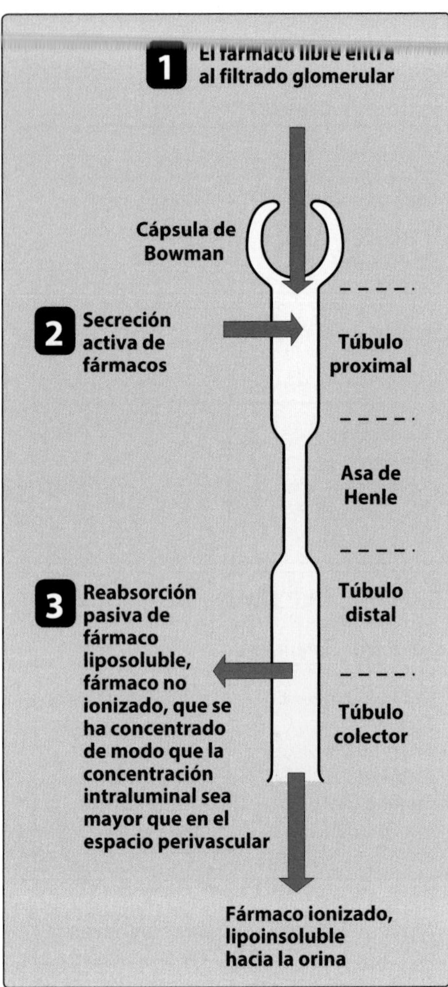

Figura 1-19
Eliminación farmacológica por el riñón.

hendiduras capilares en el espacio de Bowman como parte del filtrado glomerular (fig. 1-19). La filtración glomerular (FG) es normalmente de 120 mL/min/1.73m^2 pero puede disminuir de forma significativa en la enfermedad renal. Sin embargo, las variaciones en la filtración glomerular y la unión proteínica de los fármacos sí afectan este proceso.

2. **Secreción tubular proximal:** los fármacos que no se transfirieron en el filtrado glomerular dejan los glomérulos a través de las arteriolas eferentes, que se dividen para formar un plexo capilar que rodea la luz néfrica en el túbulo proximal. La secreción ocurre sobre todo en los túbulos proximales por dos sistemas de transporte activo que requieren energía: uno para aniones (p. ej., formas desprotonadas de ácidos libres) y uno para cationes (p. ej., formas protonadas de bases débiles). Cada uno de estos sistemas de transporte muestra baja especificidad y puede transportar muchos compuestos. Así, la competencia entre los fármacos para estos transportadores puede ocurrir dentro de cada sistema de transporte. [Nota: los lactantes prematuros y los neonatos tienen un mecanismo secretor tubular desarrollado de forma incompleta y, por lo tanto, pueden retener ciertos fármacos en la sangre].

3. **Reabsorción tubular distal:** a medida que un fármaco se mueve hacia el túbulo contorneado distal, su concentración aumenta y excede la del espacio perivascular. El fármaco, si no está cargado, puede difundirse al exterior de la luz néfrica, de vuelta a la circulación sistémica (fig. 1-20). Puede manipularse el pH urinario para aumentar la fracción del fármaco ionizado en la luz para minimizar la cantidad de difusión retrógrada y aumentar la depuración de un fármaco indeseable. Por lo general, los ácidos débiles pueden eliminarse mediante la alcalinización de la orina, en tanto que la eliminación de las bases débiles puede aumentarse mediante la acidificación de la orina. Este proceso se llama "atrapamiento iónico". Por ejemplo, un paciente que se presenta con una sobredosis de *fenobarbital* (ácido débil) puede recibir *bicarbonato,* que alcaliniza la orina y mantiene el fármaco ionizado, con lo que se disminuye la reabsorción.

VII. EXCRECIÓN POR OTRAS VÍAS

La excreción farmacológica también puede ocurrir a través de los intestinos, la bilis, los pulmones y la leche materna, entre otros. Los fármacos que no se absorben después de la administración oral de fármacos que se secretan directamente en el intestino o en la bilis se excretan en las heces. Los fármacos participan sobre todo en la eliminación de gases anestésicos (p. ej., *desflurano*). La eliminación de fármacos en la leche materna puede exponer al lactante que está alimentándose de ella a medicamentos o metabolitos o ambos que esté tomando la madre y es una fuente potencial de efectos secundarios inestables para el lactante. La excreción de la mayoría de los fármacos en el sudor, la saliva, las lágrimas, el pelo y la piel solo ocurre en un grado reducido. La depuración corporal total y la vida media farmacológica son medidas importantes de la depuración farmacológica que se usan para optimizar el tratamiento farmacológico y minimizar la toxicidad.

A. Depuración corporal total

La depuración corporal total (sistémica), CL_{total}, es la suma de todas las depuraciones de los órganos que metabolizan fármacos y de los que los eliminan. El riñón suele ser el principal órgano de excreción. El hígado también contribuye a la depuración farmacológica a través del metabolismo o la excreción en la bilis o ambos. La depuración total se calcula usando la siguiente ecuación:

$$CL_{total} = CL_{hepática} + CL_{renal} + CL_{pulmonar} + CL_{otra}$$

donde $CL_{hepática} + CL_{renal}$ suelen ser las más importantes.

B. Situaciones clínicas que resultan en cambios en la vida media del fármaco

Cuando un paciente tiene una anormalidad que altera la vida media de un fármaco, se requiere ajustar la dosis. Los pacientes que pueden tener un aumento en la vida media del fármaco incluyen a aquellos con 1) disminución del flujo sanguíneo renal o hepático, por ejemplo, en choque cardiogénico, insuficiencia cardiaca o hemorragia; 2) menor capacidad para extraer el fármaco del plasma, por ejemplo, en enfermedad renal; y 3) disminución del metabolismo, por ejemplo, cuando un fármaco concomitante inhibe el metabolismo o en la insuficiencia hepática, como en la cirrosis. Estos pacientes pueden requerir una disminución en la dosis o intervalos de dosificación menos frecuentes. En contraste, la vida media de un fármaco puede verse disminuida por un mayor flujo sanguíneo hepático, disminución en la unión de proteínas o aumento del metabolismo. Esto puede requerir de mayores dosis o intervalos de dosificación más frecuentes.

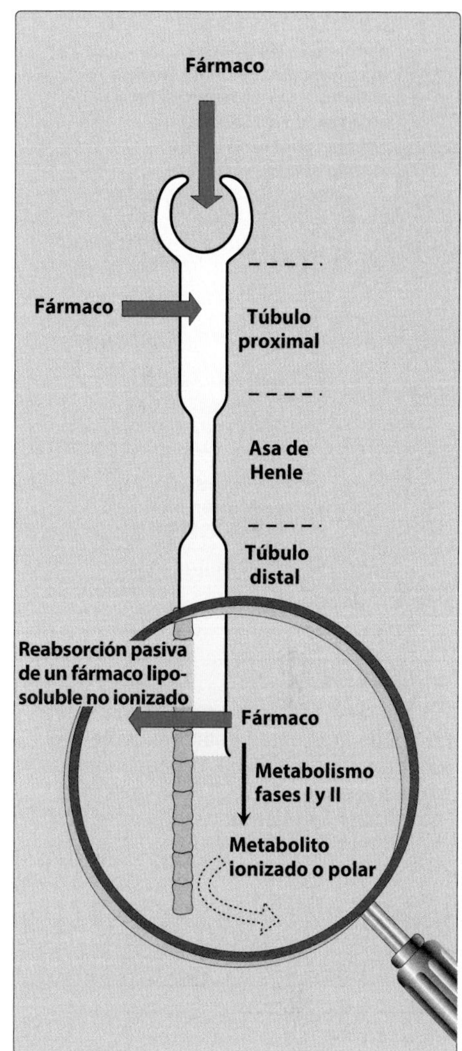

Figura 1-20
Efecto del metabolismo del fármaco sobre la reabsorción en el túbulo distal.

VIII. DISEÑO Y OPTIMIZACIÓN DEL ESQUEMA DE DOSIFICACIÓN

Para iniciar la farmacoterapia, el médico debe elegir la vía apropiada de administración, dosificación e intervalo de dosis. La selección de un esquema depende de varios factores del paciente y del fármaco, lo que incluye la rapidez con la que tienen que obtenerse las concentraciones terapéuticas de un fármaco. El tratamiento puede consistir de una sola dosis de un fármaco, por ejemplo un agente inductor del sueño, como *zolpidem*. Más a menudo, los fármacos se administran de forma continua ya sea como una infusión IV o en esquemas de dosificación de intervalo de dosis fija/tiempo fijo IV u orales (p. ej., "una tableta cada 4 h"). La administración continua o repetida resulta en la acumulación del fármaco hasta que ocurre un estado estable. La concentración en estado estable se alcanza cuando la velocidad de eliminación del fármaco es igual a la velocidad de administración del fármaco, de modo que las concentraciones plasmáticas y tisulares se mantienen relativamente constantes.

A. Esquemas de infusión continua

Con la infusión IV continua, la velocidad de entrada al cuerpo es constante. La mayoría de los fármacos exhiben eliminación de primer orden, es decir, una fracción constante del fármaco se depura por unidad de tiempo. Por lo tanto, la velocidad de eliminación del fármaco aumenta de forma proporcional a medida que aumenta la concentración plasmática.

1. **Concentración plasmática de un fármaco después de infusión IV continua:** posterior al inicio de una infusión IV continua, la concentración plasmática del fármaco se eleva hasta que se alcanza un estado estable (la velocidad de eliminación del fármaco es igual a la velocidad de administración del fármaco), momento en que la concentración plasmática del fármaco permanece constante.

   a. **Influencia de la velocidad de infusión sobre la concentración en estado estable:** la concentración plasmática en estado estable (C_{ss}) es directamente proporcional a la velocidad de infusión. Por

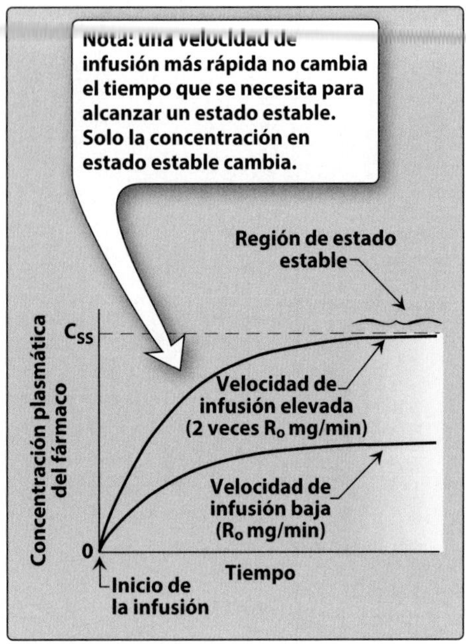

Figura 1-21
Efecto de la velocidad de infusión sobre la concentración en estado estable de un fármaco en plasma. C_{ss} concentración en estado estable; R_o = velocidad de infusión del fármaco.

ejemplo, si la velocidad de infusión se duplica, la C_{ss} se duplica (fig. 1-21). Asimismo, la C_{ss} es inversamente proporcional a la depuración del fármaco. Entonces, cualquier factor que disminuya la depuración, como la enfermedad renal o hepática, aumenta la C_{ss} de un fármaco infundido (asumiendo que el V_d sea constante). Los factores que aumentan la depuración, como aumento del metabolismo, disminuyen la C_{ss}.

b. **Tiempo hasta alcanzar la concentración farmacológica en estado estable:** la concentración de un fármaco aumenta desde cero al inicio de la infusión hasta su nivel final en estado estable, C_{ss} (fig. 1-21). La constante de velocidad para alcanzar un estado estable es la constante de velocidad para la eliminación corporal total del fármaco. Así, se observa 50% de la C_{ss} de un fármaco después de que el tiempo transcurrido desde la infusión, t, es igual a $t_{1/2}$, donde $t_{1/2}$ (o vida media) es el tiempo que se requiere para que la concentración farmacológica cambie en 50%. Después de otra vida media, la concentración del fármaco se acerca a 75% de C_{ss} (figura 1-22). La concentración farmacológica es de 87.5% de C_{ss} a 3 vidas medias y de 90% a 3.3 vidas medias. Así, un fármaco alcanza su estado estable en alrededor de 4 a 5 vidas medias.

El único determinante de la velocidad en que un fármaco alcanza un estado estable es la vida media ($t_{1/2}$) del fármaco y esta velocidad está influenciada solo por factores que afectan la vida media. La velocidad en que el fármaco se acerca al estado estable no está afectada por la velocidad de infusión. Cuando se suspende la infusión, la concentración plasmática del fármaco declina (se diluye) a cero en el mismo intervalo observado para alcanzar el estado estable (fig. 1-22).

B. Esquemas de dosis fija/tiempo fijo

La administración de un fármaco a dosis fija más que mediante infusión continua a menudo es más conveniente. Sin embargo, las dosis fijas de medicamentos IV u orales administrados a intervalos fijos resultan en fluctuaciones dependientes del tiempo en la concentración circulante del

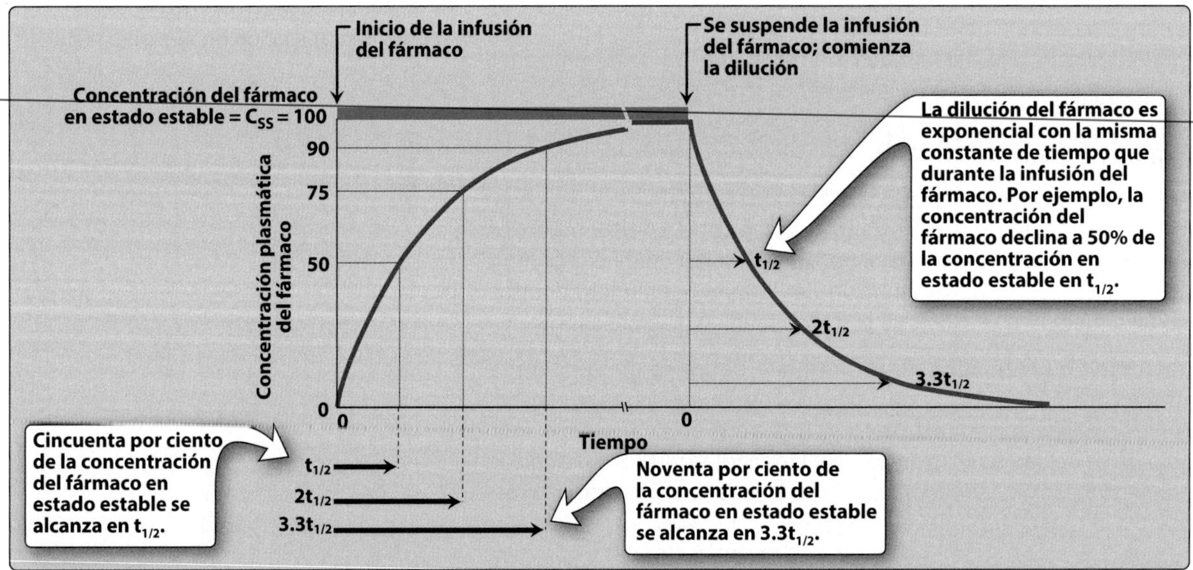

Figura 1-22
Velocidad en que se alcanza la concentración en estado estable de un fármaco en plasma después de su infusión intravenosa.

fármaco, que contrasta con el suave ascenso de la concentración del fármaco con infusión continua.

1. **Inyecciones IV múltiples:** cuando un fármaco se administra de forma repetida a intervalos regulares, la concentración plasmática aumenta hasta que se alcanza un estado estable (fig. 1-23). Debido a que la mayoría se administra a intervalos menores de 5 vidas medias y se eliminan de forma exponencial con el tiempo, parte del fármaco de la primera dosis permanece en el cuerpo cuando se administra la segunda dosis, parte de la segunda dosis permanece cuando se administra la tercera dosis y así sucesivamente. Por lo tanto, el fármaco se acumula hasta que, con el intervalo de dosificación, la velocidad de eliminación del fármaco es igual a la velocidad de administración del fármaco y se alcanza un estado estable.

   a. **Efecto de la frecuencia de dosificación:** con la administración repetida a intervalos regulares, la concentración plasmática de un fármaco oscila alrededor de una media. Usando dosis más reducidas a intervalos más breves se reduce la amplitud de las fluctuaciones en la concentración del fármaco. Sin embargo, la frecuencia de dosificación no cambia ni la magnitud de la C_{ss} ni la velocidad con que se alcanza la C_{ss}.

   b. **Ejemplo de meta de un estado estable usando diferentes esquemas de dosificación:** la curva B en la figura 1-23 muestra la cantidad de fármaco en el cuerpo cuando se administra una unidad de un fármaco por vía IV y se repite a un intervalo de dosificación que corresponde a la vida media del fármaco. Al finalizar el primer intervalo de dosificación, permanecen 0.50 unidades del fármaco de la primera dosis cuando se administra la segunda dosis. Al final del segundo intervalo de dosificación, 0.75 unidades están presentes cuando se administra la tercera dosis. La cantidad mínima del fármaco que permanece durante el intervalo de dosificación se aproxima de manera progresiva a 2.00 unidades. Por lo tanto, en estado estable, 1.00 unidad del fármaco se pierde durante el intervalo de dosificación, lo que corresponde exactamente a la velocidad de administración. Esto es, la "velocidad de entrada" es igual a la "velocidad de salida". Como es el caso en la infusión IV, 90% del valor en estado estable se consigue en 3.3 vidas medias.

2. **Administraciones orales múltiples:** la mayoría de los fármacos administrados de forma ambulatoria son medicamentos orales que se toman a una dosis específica una, dos o más veces al día. En contraste con la inyección IV, los medicamentos administrados por vía oral pueden absorberse lentamente y la concentración plasmática del fármaco se ve influida tanto por la velocidad de absorción como por la velocidad de eliminación (fig. 1-24).

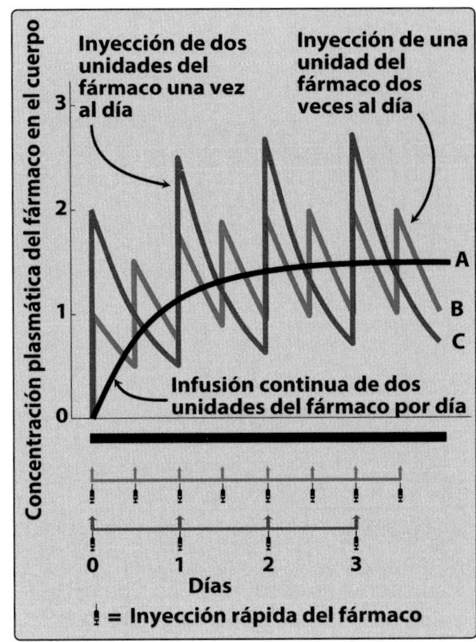

Figura 1-23
Concentraciones plasmáticas estimadas de un fármaco administrado por infusión **(A)**, inyección dos veces al día **(B)**, o inyección una vez al día **(C)**. El modelo asume un mezclado rápido en un solo compartimento del cuerpo y una vida media de 12 horas.

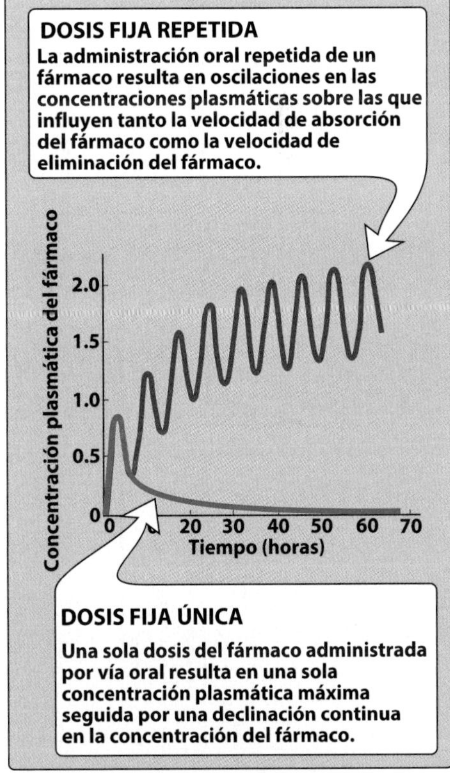

Figura 1-24
Concentraciones plasmáticas predichas de un fármaco administrado por administraciones orales repetidas.

C. Optimización de la dosis

El objetivo de la farmacoterapia es alcanzar y mantener concentraciones dentro de una ventana de respuesta terapéutica al tiempo que se minimizan la toxicidad y los efectos adversos. Con un ajuste cuidadoso, la mayoría de los fármacos pueden alcanzar este objetivo. Si la ventana terapéutica (véase cap. 2) del fármaco es pequeña (p. ej., *digoxina* o *litio*), debe tenerse precaución adicional para seleccionar el esquema de dosificación y las concentraciones del fármaco deben monitorizarse para asegurar que se alcance el rango terapéutico. Los esquemas farmacológicos se administran como una dosis de mantenimiento y pueden requerir una dosis de carga si están justificados efectos rápidos.

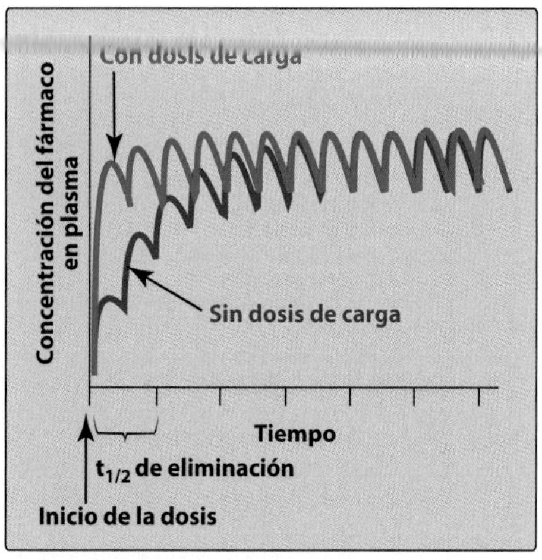

Figura 1-25
Acumulación de un fármaco administrado por vía oral sin una dosis de carga y con una sola dosis de carga oral administrada al t = 0.

1. **Dosis de mantenimiento:** los fármacos por lo general se administran para mantener una C_{ss} dentro de la ventana terapéutica. Toma 4 a 5 vidas medias para que un fármaco alcance una C_{ss}. Para lograr una concentración determinada, la velocidad de administración y la velocidad de eliminación del fármaco son importantes. La velocidad de dosificación puede determinarse si se conoce el objetivo para la concentración en plasma (Cp), la depuración (CL) del fármaco de la circulación sistémica y la fracción (F) absorbida (biodisponibilidad)

$$\text{Velocidad de dosificación} = \frac{(\text{Objetivo de } C_{\text{plasma}})\ (C)}{F}$$

2. **Dosis de carga:** en ocasiones es necesario obtener con rapidez las concentraciones plasmáticas deseadas (p. ej., en infecciones graves o arritmias). Por lo tanto, se administra una "dosis de carga" del fármaco para alcanzar la concentración plasmática deseada con rapidez, seguida por una dosis de mantenimiento para mantener el estado estable (fig. 1-25). En general, la dosis de carga puede calcularse como:

$$\text{Dosis de carga} = (V_d) \times (\text{concentración plasmática deseada en estado estable})/F$$

Las desventajas de las dosis de carga incluyen aumento del riesgo de toxicidad farmacológica y mayor tiempo para que la concentración plasmática disminuya en caso de que se alcancen concentraciones excesivas.

3. **Ajuste de la dosis:** la cantidad de un fármaco administrada para un trastorno determinado se basa en un "paciente promedio". Este abordaje pasa por alto la variabilidad entre pacientes en parámetros farmacocinéticos como depuración y V_d, que son bastante significativos en ciertos casos. Conocer los principios farmacocinéticos es útil para ajustar dosis que optimicen el tratamiento en un paciente determinado. Vigilar la farmacoterapia y correlacionarla con los beneficios clínicos proporciona otra herramienta para individualizar el tratamiento.

Para fármacos con un rango terapéutico determinado, se miden las concentraciones del fármaco y la dosificación y la frecuencia se ajustan para obtener las concentraciones deseadas. Al determinar un ajuste de la dosis, puede usarse el V_d para calcular la cantidad de fármaco necesaria para alcanzar una concentración plasmática deseada. Por ejemplo, imagine un paciente con insuficiencia cardiaca que no está bien controlado debido a concentraciones plasmáticas inadecuadas de X medicamento. Asuma que la concentración de X medicamento en plasma es C_1 y que el objetivo deseado para la concentración es C_2, una concentración más elevada. Puede usarse el siguiente cálculo para determinar cuánto medicamento X adicional debe administrarse para llevar la concentración de C_1 a C_2.

$(V_d)(C_1)$ = Cantidad del fármaco inicialmente en el cuerpo

$(V_d)(C_2)$ = Cantidad del fármaco en el cuerpo necesaria para alcanzar la concentración plasmática deseada

La diferencia entre los dos valores es la dosificación adicional necesaria, que es igual a $V_d\ (C_2 - C_1)$.

La figura 1-26 muestra el transcurso de tiempo de la concentración farmacológica cuando se inicia el tratamiento o se cambia la dosificación.

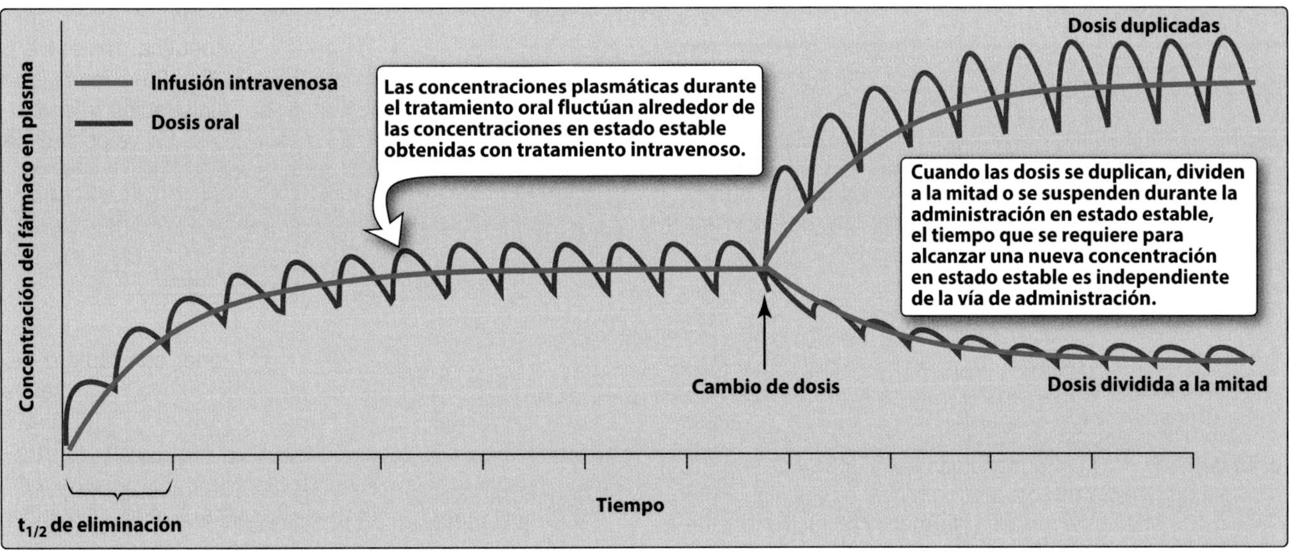

Figura 1-26
Acumulación del fármaco después de una administración sostenida y después de cambios en la dosificación. La dosificación oral fue a intervalos de 50% de $t_{1/2}$.

Resumen del capítulo

- La farmacocinética se refiere a lo que el organismo hace con un fármaco. Las propiedades farmacocinéticas que determinan el inicio, la intensidad y la duración de las acciones del fármaco son: **absorción, distribución, metabolismo y eliminación (ADME)**.
- Los mecanismos de absorción de los fármacos desde el tracto gastrointestinal son: **difusión pasiva, difusión facilitada, transporte activo** y **endocitosis**.
- La glicoproteína P es una proteína transportadora transmembrana que se expresa en varios tejidos y está implicada en el **flujo de fármacos** desde los tejidos a la sangre, causando una **menor biodisponibilidad** y a una **resistencia a múltiples fármacos**.
- El metabolismo de primer paso de los fármacos se refiere al **metabolismo rápido** de un fármaco en el hígado o en la pared intestinal cuando el fármaco entra en la **circulación portal** antes de entrar en la circulación sistémica.
- La distribución de fármacos es el proceso por el cual un fármaco sale reversiblemente del torrente sanguíneo y entra en el **líquido extracelular y los tejidos**.
- El **volumen aparente de distribución, V_d**, se define como el volumen de fluido que se requiere para contener todo el fármaco en el cuerpo a la misma concentración medida en el plasma.
- El riñón no puede excretar de manera eficaz los fármacos lipofílicos que atraviesan con facilidad las membranas celulares y se reabsorben en los túbulos contorneados distales. Por lo tanto, los agentes liposolubles se metabolizan primero en sustancias más polares (hidrofílicas) en el hígado a través de dos conjuntos generales de reacciones, denominadas **fase I** y **fase II**.
- Las reacciones de fase I introducen un grupo funcional polar como el **–OH o –NH_2** para convertir los fármacos lipofílicos en moléculas más polares. Las reacciones de fase I son catalizadas por el **sistema enzimático del citocromo P450 (CYP)**.
- Las reacciones de fase II consisten en reacciones de conjugación en las que un metabolito de fase I se conjuga con un sustrato endógeno como el **ácido glucurónico**, **ácido sulfúrico**, **ácido acético** o un **aminoácido**.
- Los pacientes con disfunción renal pueden ser incapaces de excretar los fármacos y corren el riesgo de **acumulación de fármacos y efectos adversos**.
- Para iniciar el tratamiento farmacológico, el médico debe seleccionar la **vía de administración**, la **dosis** y el **intervalo** de dosificación adecuados. La selección de un régimen depende de varios **factores relacionados con el paciente y el fármaco**, incluida la rapidez con la que deben alcanzarse los niveles terapéuticos de un fármaco.

Preguntas de estudio

Elija la MEJOR respuesta.

1.1 Una paciente, mujer de 18 años de edad, llega a la sala de urgencias debido a una sobredosis de drogas. ¿Cuál de las siguientes vías de administración es la más deseable para proporcionarle el antídoto para la sobredosis de drogas?

A. Intramuscular
B. Intravenosa
C. Oral
D. Subcutánea
E. Transdérmica

Respuesta correcta = B. La vía de administración intravenosa es la más deseable debido a que permite alcanzar concentraciones plasmáticas terapéuticas del antídoto con rapidez.

1.2 El fármaco A es un fármaco con base débil y pK_a de 7.8. Si se administra por vía oral, ¿en cuál de los siguientes sitios de absorción pasará el fármaco con facilidad a través de la membrana?

A. Boca (pH de aproximadamente 7.0)
B. Estómago (pH de 2.5)
C. Duodeno (pH de aproximadamente 6.1)
D. Yeyuno (pH de aproximadamente 8.0)
E. Íleo (pH de aproximadamente 7.0)

Respuesta correcta = D. Debido a que el fármaco A es un fármaco de base débil (pK_a = 7.8), se encontrará predominantemente en la forma no ionizada en el yeyuno (pH = 8.0). Para las bases débiles, la forma no ionizada permeará a través de la membrana celular con facilidad.

1.3 KR2250 es un agente hipocolesterolemiante en investigación. KR2250 tiene un alto peso molecular y se une extensivamente a albúmina. KR2250 tendrá un volumen de distribución (V_d) aparente ____________________.

A. Alto
B. Bajo
C. Extremadamente alto
D. Normal

Respuesta correcta = B. Debido a su alto peso molecular y alta unión a proteína, KR2250 será atrapado de forma efectiva dentro del compartimiento plasmático (vascular) y tendrá un volumen de distribución aparente bajo.

1.4 Un paciente, hombre de 40 años de edad (70 kg), fue diagnosticado recientemente con una infección relacionada con *Staphylococcus aureus* resistente a meticilina. Recibió 2 000 mg de vancomicina en dosis de carga IV. La concentración plasmática máxima de vancomicina fue 28.5 mg/L. El volumen de distribución aparente es:

A. 1 L/kg
B. 7 L/kg
C. 10 L/kg
D. 14 L/kg
E. 70 L/kg

Respuesta correcta = A. V_d = dosis/C = 2 000 mg/28.5 mg/L = 70.1 L. Debido a que el paciente pesa 70 kg, el volumen de distribución aparente en L/kg será de aproximadamente 1 L/kg (70.1 L/70 kg).

1.5 Una mujer de 55 años de edad es llevada a la sala de urgencias debido a que presenta convulsiones. Tiene antecedentes de enfermedad renal y a la fecha recibe diálisis. Se le administra una infusión intravenosa del fármaco X anticonvulsivo. ¿Cuál de los siguientes es probable que se observe con el uso del fármaco X en la paciente?

	Vida media	Dosis
A.	↑	↑
B.	↓	↓
C.	↑	↔
D.	↑	↓
E.	↔	↔

Respuesta correcta = D. Debido a que la paciente tiene una enfermedad renal, puede no ser capaz de excretar el fármaco de forma efectiva. Por lo tanto, la vida media del fármaco X será prolongada. Dado que la vida media es prolongada, la dosificación debe reducirse de modo que la paciente no experimente efectos tóxicos graves por el fármaco X

1.6 El ritonavir se coadministra con otros medicamentos contra el VIH para mejorar su farmacocinética. ¿Qué propiedad del ritonavir es responsable de mejorar la farmacocinética de otros medicamentos contra el VIH?

A. Inhibición de la glicoproteína P
B. Inhibición del CYP450
C. Acidificación de la orina
D. Inducción del CYP450

Respuesta correcta = B. El ritonavir es un potente inhibidor del CYP450. Por lo tanto, reduce el metabolismo de otros medicamentos contra el VIH por el CYP450 y aumenta sus niveles plasmáticos.

1.7 ¿Cuál de las siguientes reacciones representa la fase II del metabolismo farmacológico?

A. Amidación
B. Hidrólisis
C. Oxidación
D. Reducción
E. Sulfatación

Respuesta correcta = E. Las reacciones metabólicas fase II implican reacciones de conjugación para hacer que los metabolitos de fase I sean más polares. La sulfatación y la glucuronidación son las reacciones de conjugación más frecuentes de la fase II.

1.8 Se está llevando a cabo un estudio farmacocinético de un nuevo fármaco antihipertensivo en voluntarios humanos sanos. La vida media del fármaco después de su administración mediante infusión intravenosa continua es de 12 horas. ¿Cuál de los siguientes se aproxima mejor al tiempo que le toma al fármaco alcanzar un estado estable?

A. 24 horas
B. 36 horas
C. 60 horas
D. 120 horas
E. 240 horas

Respuesta correcta = C. Un fármaco alcanzará su estado estable en unas 4 a 5 vidas medias. Por lo tanto, este fármaco con una vida media de 12 h tardará aproximadamente 60 h en alcanzar un estado estable.

1.9 Una paciente, mujer de 64 años (60 kg), se trata con el fármaco A experimental para diabetes tipo 2. El fármaco A está disponible en tabletas con una biodisponibilidad oral de 90%. Si el V_d es de 2 L/kg y la concentración plasmática deseada en estado estable es de 3.0 mg/L, ¿cuál de las siguientes es la dosis de carga oral más apropiada para el fármaco A?

A. 6 mg
B. 6.6 mg
C. 108 mg
D. 360 mg
E. 400 mg

Respuesta correcta = E. Para dosificación oral, la dosis de carga = [(V_d) × (concentración plasmática deseada en estado estable)/F]. El V_d en este caso se corrige según el peso de la paciente a 120 L. El valor F es 0.9 (debido a que la biodisponibilidad es de 90%, esto es 90/100 = 0.9). Por lo tanto, la dosis de carga = (120 L × 3.0 mg/L)/0.9 = 400 mg.

1.10 El ácido valproico es un fármaco muy ligado a las proteínas que se utiliza habitualmente como agente antiepiléptico. ¿En qué estado de la enfermedad debe reducirse la dosis de ácido valproico para evitar eventos adversos?

A. Infección bacteriana
B. Hipoalbuminemia
C. Infarto de miocardio
D. Trastorno por déficit de atención e hiperactividad

Respuesta correcta = B. El ácido valproico está muy unido (90-95%) a la proteína plasmática albúmina. En pacientes con hipoalbuminemia (baja albúmina), la concentración de ácido valproico no unido aumentará y, por lo tanto, la dosis debe reducirse para evitar posibles efectos adversos.

Interacciones fármaco-receptor y farmacodinamia

2

Joanna Peris

I. GENERALIDADES

La farmacodinamia describe las acciones de un fármaco en el cuerpo. La mayoría de los fármacos ejercen efectos, tanto benéficos como dañinos, al interactuar con macromoléculas objetivo especializadas llamadas receptores, que están presentes sobre o dentro de la célula. El complejo fármaco-receptor inicia alteraciones en la actividad bioquímica o molecular de una célula mediante un proceso conocido como transducción de señal (fig. 2-1).

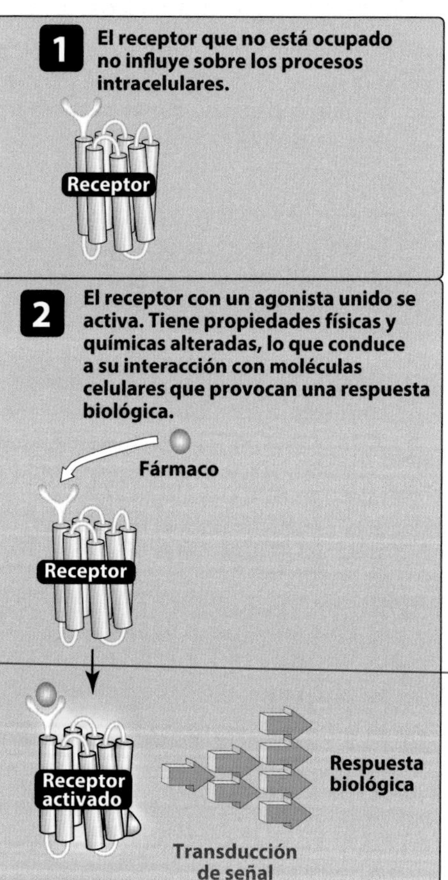

Figura 2-1
El reconocimiento de un fármaco por un receptor desencadena una respuesta biológica.

II. TRANSDUCCIÓN DE SEÑAL

Los fármacos actúan como señales y los receptores actúan como detectores de señales. Un fármaco se denomina "agonista" si se une a un sitio en una proteína receptora y lo activa para iniciar una serie de reacciones que a la larga resulta en una respuesta intracelular específica. Los "segundos mensajeros" o moléculas efectoras son parte de la cascada de eventos que traducen la unión de un agonista en una respuesta celular.

A. El complejo fármaco-receptor

Las células tienen muchos tipos diferentes de receptores, cada uno de los cuales es específico para un agonista particular y produce una respuesta única. Las membranas celulares cardiacas, por ejemplo, contienen receptores β-adrenérgicos que se unen y responden a epinefrina o norepinefrina. Las células cardiacas también contienen receptores muscarínicos que se unen y responden a acetilcolina. Estas dos poblaciones de receptores interactúan de forma dinámica para controlar las funciones vitales del corazón.

La magnitud de la respuesta celular es proporcional al número de complejos fármaco-receptor. Este concepto es análogo a la formación de complejos entre enzima y sustrato y comparte muchas características comunes, como especificidad del receptor para un agonista determinado. Aunque gran parte de este capítulo se centra en la interacción de fármacos con receptores específicos, es importante saber que no todos los fármacos ejercen sus efectos al interactuar con un receptor. Los antiácidos, por ejemplo, neutralizan químicamente el exceso de ácido gástrico, con lo que reducen las alteraciones estomacales.

B. Estados de receptores

Existen receptores en al menos dos estados, inactivo (R) y activo (R*), que están en equilibrio reversible entre sí, por lo general favoreciendo el estado inactivo. La unión de agonistas hace que el equilibrio cambie de R a R* para producir un efecto biológico. Los antagonistas son fármacos que se unen al receptor, pero que no aumentan la fracción de R*, en lugar de esto estabilizan la fracción de R. Algunos fármacos (agonistas parciales) cambian el equilibrio de R a R*, pero la fracción de R* es menor que la causada por un agonista. La magnitud del efecto biológico está directamente relacionada con la fracción de R*. En resumen, los agonistas, antagonistas y agonistas parciales son ejemplos de moléculas o ligandos que se unen al sitio de activación en el receptor y pueden afectar la fracción de R*.

C. Principales familias de receptores

Un receptor se define como cualquier molécula biológica a la que se une el fármaco y produce una respuesta medible. Así, las enzimas, los ácidos nucleicos y las proteínas estructurales pueden actuar como receptores para fármacos o agonistas endógenos. Sin embargo, las fuentes más ricas de receptores son las proteínas unidas a membrana que transducen señales extracelulares en respuestas intracelulares. Estos receptores pueden dividirse en cuatro familias: 1) canales iónicos con compuerta de ligandos, 2) receptores acoplados a proteína G, 3) receptores ligados a enzimas y 4) receptores intracelulares (fig. 2-2). Por lo general, los ligandos hidrofílicos interactúan con los receptores que se encuentran en la superficie celular (fig. 2-2A-C). En contraste, los ligandos hidrófobos entran a las células a través de las bicapas lipídicas de la membrana celular para interactuar con los receptores que se encuentran dentro de las células (fig. 2-2D).

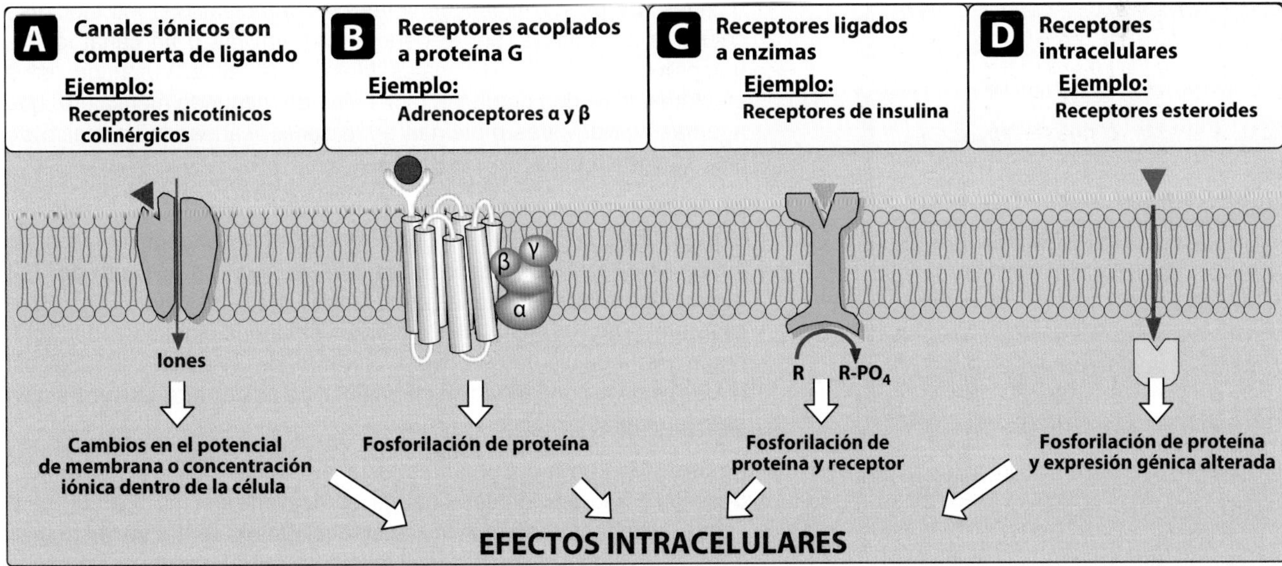

Figura 2-2
El mecanismo de señalización transmembrana. **A.** El ligando se une al dominio extracelular de un canal con compuerta de ligando. **B.** El ligando se une a un dominio de un receptor transmembrana, que está acoplado a una proteína G. **C.** El ligando se une al dominio extracelular de un receptor que activa una enzima cinasa. **D.** Ligando liposoluble que se difunde a través de la membrana para interactuar con su receptor intracelular. R = proteína inactiva.

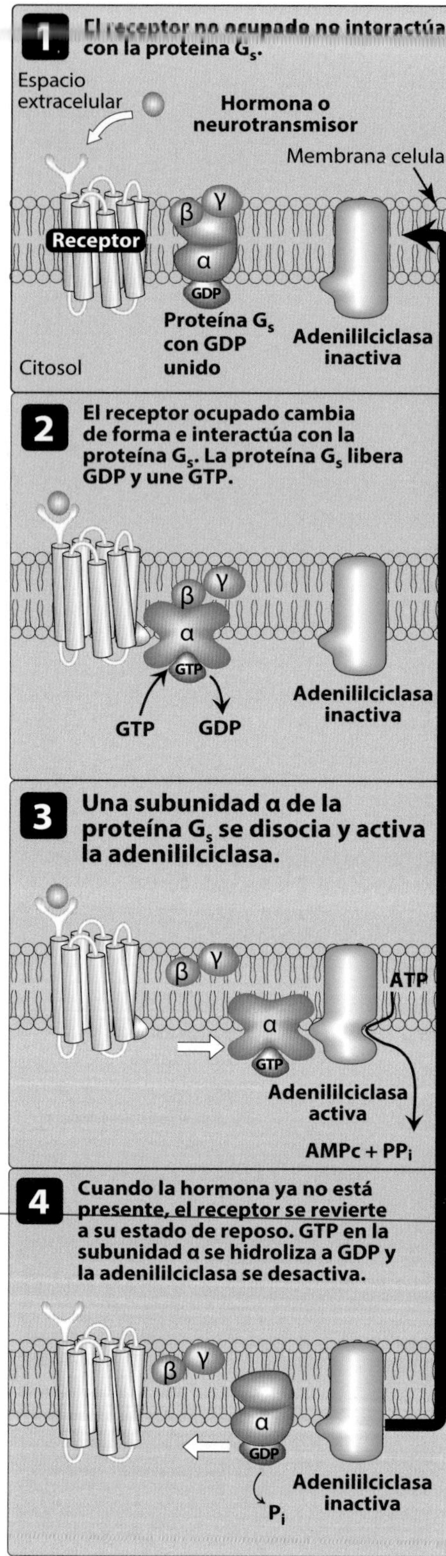

Figura 2-3
El reconocimiento de señales químicas por los receptores de membrana acoplados a proteína G afecta la actividad de la adenililciclasa. PP_i = pirofosfato inorgánico.

1. **Canales iónicos transmembrana con compuerta de ligando:** la porción extracelular de los canales iónicos con compuerta de ligandos contiene el sitio de unión al fármaco. Este sitio regula la abertura del poro a través del cual los iones pueden fluir a través de las membranas celulares (fig. 2-2A). El canal suele cerrarse hasta que el receptor es activado por un agonista, que abre el canal unos cuantos milisegundos. Dependiendo del ion que se conduce a través de estos canales, estos receptores median diversas funciones, lo que incluye neurotransmisión y contracción muscular. Por ejemplo, la estimulación del receptor nicotínico por acetilcolina abre un canal que permite la entrada de sodio y la salida de potasio a través de las membranas celulares de las neuronas o las células musculares. Este cambio en concentraciones iónicas a través de la membrana genera un potencial de acción en una neurona y una contracción en los músculos esquelético y cardiaco. Por otro lado, la estimulación agonista del subtipo A del receptor del ácido γ-aminobutírico (GABA) aumenta la entrada de cloruro, lo que resulta en hiperpolarización de las neuronas y una menor probabilidad de generar un potencial de acción. Los sitios de unión a fármacos también se encuentran en muchos canales iónicos con compuerta de voltaje donde pueden regular la función del canal. Por ejemplo, los anestésicos locales se unen al canal de sodio con compuerta de voltaje, lo que inhibe la entrada de sodio y disminuye la conducción neuronal.

2. **Receptores transmembrana acoplados a proteína G:** la porción extracelular de este receptor contiene el sitio de unión a ligandos y la porción intracelular interactúa (cuando se activa) con una proteína G. Hay muchos tipos de proteínas G (p. ej., G_s, G_i, y G_q), pero todos los tipos están compuestos de tres subunidades proteínicas. La subunidad α se une a trifosfato de guanosina (GTP) y las subunidades β y γ anclan la proteína G en la membrana celular (fig. 2-3). La unión de un agonista al receptor aumenta la unión de GTP a la subunidad α, causando disociación del complejo α-GTP del complejo βγ. Las subunidades α y βγ son entonces libres de interactuar con los efectores celulares específicos, por lo general una enzima o un canal iónico, que provoca acciones adicionales dentro de la célula. A menudo, estos efectores activados producen moléculas de "segundo mensajero" que además activan otras proteínas en la célula, causando un efecto de cascada de señales.

   Un efector común, activado por G_s e inhibido por G_i, es la adenililciclasa, que produce el segundo mensajero adenosín monofosfato cíclico (AMPc). El efector fosfolipasa C, cuando es activado por G_q, genera dos segundos mensajeros: inositol 1,4,5-trisfosfato (IP_3) y diacilglicerol (DAG). DAG y AMPc activan proteínas cinasas específicas dentro de la célula, lo que causa una miríada de efectos fisiológicos. IP_3 aumenta la concentración intracelular de calcio, que a su vez activa otras proteínas cinasas.

3. **Receptores ligados a enzimas:** esta familia de receptores presentan cambios conformacionales cuando es activada por un ligando, causando mayor actividad enzimática intracelular (fig. 2-4). Esta respuesta dura de minutos a horas. Los receptores más frecuentes ligados a enzimas (p. ej., factores de crecimiento e insulina) poseen actividad para tirosina cinasa. Cuando se activa, el receptor fosforila residuos de tirosina en sí mismo y en otras proteínas específicas (fig. 2-4). La fosforilación puede modificar de manera sustancial la estructura de la proteína objetivo, con lo que actúa como un interruptor molecular.

Por ejemplo, el receptor fosforilado de insulina a su vez fosforila otras proteínas que ahora se encuentran activas. Así, los receptores ligados a enzimas a menudo causan un efecto de cascada de señales similar al causado por los receptores acoplados a proteína G.

4. **Receptores intracelulares:** la cuarta familia de receptores difiere de manera considerable de las otras tres en que el receptor es completamente intracelular y, por lo tanto, el ligando (p. ej., hormonas esteroides) debe tener suficiente solubilidad lipídica para difundirse al interior de la célula para interactuar con el receptor (fig. 2-5). Los objetivos primarios de los receptores intracelulares activados son factores de transcripción en el núcleo de la célula que regulan la expresión génica. La activación o inactivación de los factores de transcripción altera la transcripción del ADN en ARN y la traducción subsecuente de ARN en proteínas. El efecto de los fármacos o los ligandos endógenos que activan los receptores intracelulares son proteínas estructurales, enzimas, ARN y ribosomas. Por ejemplo, tubulina es el objetivo de agentes antineoplásicos como *paclitaxel* (véase cap. 37), la enzima reductasa de dihidrofolato es el objetivo de antimicrobianos como *trimetoprim* (véase cap. 31) y la subunidad 50S del ribosoma bacteriano es el objetivo de antibióticos macrólidos como *eritromicina* (véase cap. 30).

D. Características de la transducción de señal

La transducción de señal tiene dos características importantes: 1) la capacidad de amplificar señales pequeñas y 2) mecanismos para proteger a la célula de una estimulación excesiva.

1. **Amplificación de señal:** una característica de los receptores ligados a proteína G y ligados a enzimas es la capacidad de amplificar la intensidad de señal y la duración mediante el efecto de cascada de señal. Además, las proteínas G activadas persisten por una mayor duración que el complejo original agonista-receptor. La unión de *salbutamol*, por ejemplo, solo puede existir por unos cuantos milisegundos, pero las proteínas G activadas subsecuentes pueden durar por cientos de milisegundos. La prolongación y amplificación adicionales de la señal inicial están mediadas por la interacción entre las proteínas G y sus respectivos objetivos intracelulares. Debido a esta amplificación, solo una fracción del total de receptores para un ligando específico puede necesitar estar ocupada para provocar una respuesta máxima. Se dice que los sistemas que exhiben esta conducta tienen receptores de repuesto. Alrededor de 99% de los receptores de insulina son "de repuesto", proporcionando una inmensa reserva funcional que asegura que cantidades adecuadas de glucosa entren a la célula. Por otro lado, solo alrededor de 5 a 10% de los β-adrenoceptores totales en el corazón son de repuesto. Por lo tanto, existe una pequeña reserva funcional en el corazón con insuficiencia, debido a que la mayoría de los receptores deben estar ocupados para obtener la máxima contractilidad.

2. **Desensibilización y regulación negativa de los receptores:** la administración continua de un agonista o antagonista a menudo produce cambios en la capacidad de respuesta del receptor. El receptor puede desensibilizarse debido a demasiada estimulación agonista (fig. 2-6), resultando en una respuesta disminuida. Este fenómeno, conocido como taquifilaxia, a menudo se debe a la fosforilación que hace que los receptores no respondan al agonista. Además, los receptores pueden internalizarse dentro de la célula haciendo que ya no

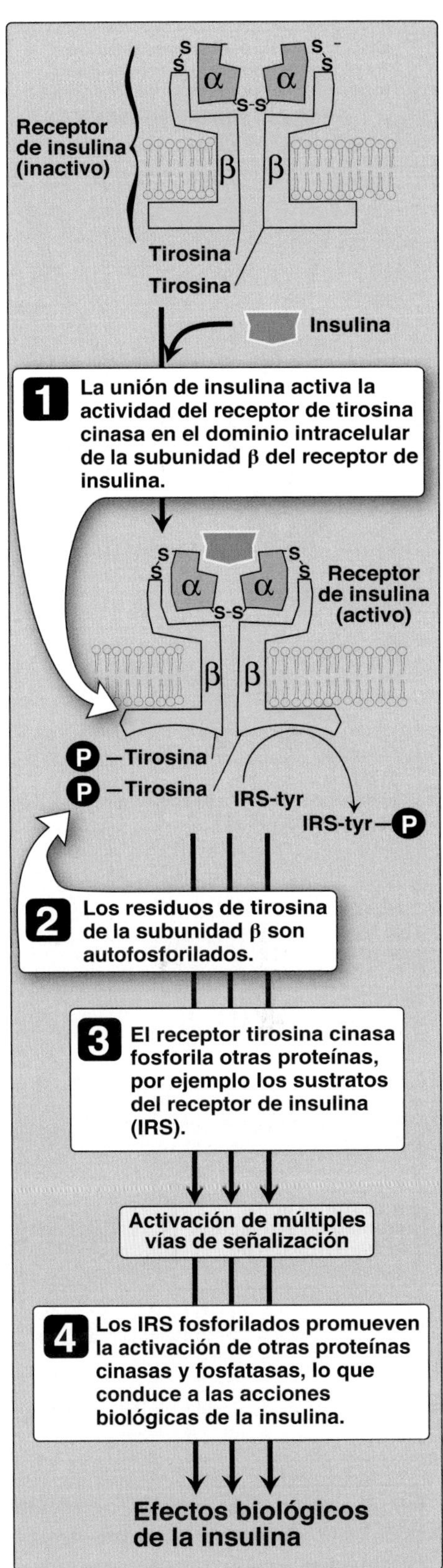

Figura 2-4
Receptor de insulina.

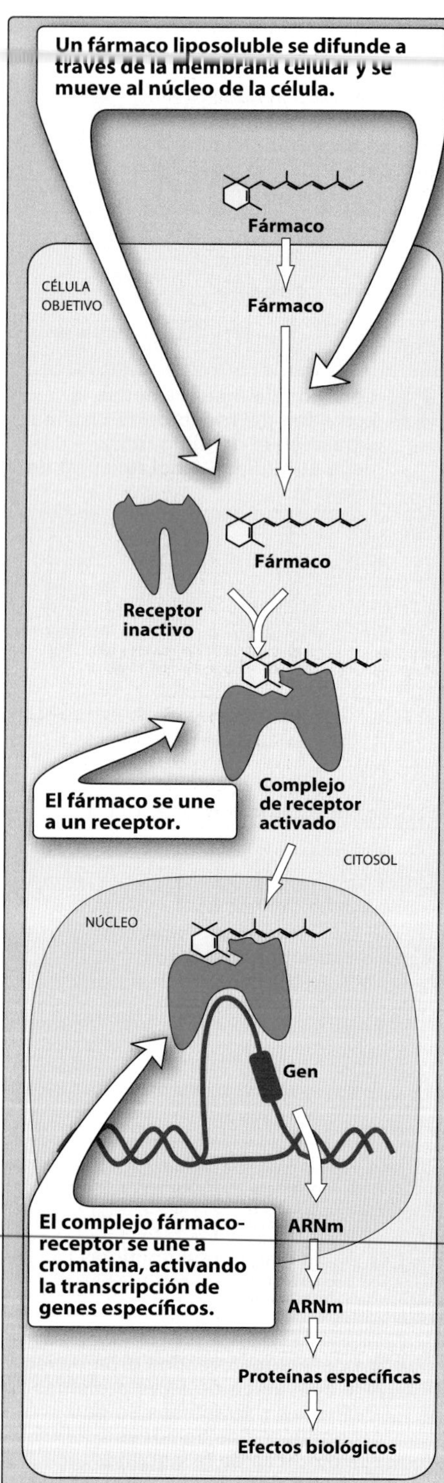

Figura 2-5
Mecanismo de receptores intracelulares. ARNm = mensajero.

esté disponible para interacción agonista adicional (regulación negativa). Algunos receptores, en especial los canales iónicos, requieren un tiempo limitado después de la estimulación antes de que puedan volver a activarse. Durante esta fase de recuperación, se dice que los receptores que no responden son "refractarios". La exposición repetida de un receptor a un antagonista, por otro lado, resulta en la regulación positiva de los receptores, en que las reservas de los receptores se insertan en la membrana, aumentando el número de receptores disponibles. La regulación al alta de los receptores puede hacer que las células sean más sensibles a los agonistas o más resistentes a los efectos del antagonista.

Aplicación clínica 2-1. Regulación a la baja de los receptores

La sobreestimulación de los receptores con un agonista suele causar la desregulación del receptor y la disminución de la eficacia de un fármaco. Por ejemplo, un paciente puede experimentar una respuesta analgésica adecuada con una dosis inicial de *morfina* para el dolor de espalda; sin embargo, tras el uso repetido de este medicamento opioide, el paciente puede descubrir que ya no experimenta el mismo alivio del dolor y que ha desarrollado tolerancia al régimen. El mecanismo de esta tolerancia al fármaco es una disminución del número y la capacidad de respuesta de los receptores opioides a los que se une la *morfina*, por lo que se requiere una dosis más alta de *morfina* para provocar la misma señal celular que en última instancia da lugar al alivio del dolor.

III. RELACIONES DOSIS-RESPUESTA

Los fármacos agonistas simulan la acción del ligando endógeno para el receptor (p. ej., *isoproterenol* imita a la norepinefrina en los receptores β_1 del corazón). La magnitud del efecto del fármaco depende de la sensibilidad del receptor al fármaco y de la concentración del fármaco en el sitio receptor que, a su vez, se determina tanto por la dosis del fármaco administrado como por el perfil farmacocinético del mismo, como la velocidad de absorción, la distribución, el metabolismo y la eliminación.

A. Relación dosis graduada-respuesta

A medida que aumenta la concentración de un fármaco, su efecto farmacológico también aumenta de forma gradual hasta que todos los receptores están ocupados (el efecto máximo). Graficar la magnitud de la respuesta frente a dosis en aumento de un fármaco produce una curva de dosis graduada-respuesta que tiene la forma general que se muestra en la figura 2-7A. Dos importantes características del fármaco, la potencia y la eficacia, pueden determinarse mediante curvas de dosis graduada-respuesta.

1. **Potencia:** la potencia es una medida de la cantidad del fármaco necesaria para producir un efecto. La concentración del fármaco que produce 50% del efecto máximo (EC_{50}) a menudo se usa para determinar la potencia. En la figura 2-7, el EC_{50} para los fármacos A y B indica que el fármaco A es más potente que el fármaco B, debido a que se

requiere menor cantidad del fármaco A para obtener 50% del efecto. Las preparaciones terapéuticas de los fármacos reflejan su potencia. Por ejemplo, *candesartán* e *irbesartán* son bloqueadores del receptor de angiotensina usados para tratar hipertensión. El rango de dosis terapéutica para *candesartán* es de 4 a 32 mg, en comparación con 75 a 300 mg para *irbesartán*. Por lo tanto, *candesartán* es más potente que *irbesartán* (tiene menor valor de EC_{50}). Debido a que el rango de concentraciones farmacológicas que causan de 1 a 99% de la respuesta máxima suele extenderse por diversas órdenes de magnitud, se usan gráficas semilogarítmicas para graficar el rango completo de dosis. Como se muestra en la figura 2-7B, las curvas se vuelven sigmoidales en cuanto a su forma, lo que simplifica la interpretación de la curva de dosis-respuesta.

2. **Eficacia:** la eficacia es la magnitud de respuesta que causa un fármaco cuando interactúa con un receptor. La eficacia depende del número de complejos de fármaco-receptor formados y de la actividad intrínseca del fármaco (su capacidad para activar el receptor y causar y provocar una respuesta celular). La eficacia máxima de un fármaco ($E_{máx}$) asume que el fármaco ocupa todos los receptores y no se observa un aumento en la respuesta ante mayores concentraciones del fármaco. La respuesta máxima difiere entre los agonistas totales y los parciales, incluso cuando el fármaco ocupa 100% de los receptores. De forma similar, incluso a pesar de que un agonista ocupe 100% de los sitios receptores, no resulta ninguna activación del receptor y $E_{máx}$ es cero. La eficacia es una característica más útil en clínica que la potencia, debido a que un fármaco que tiene mayor eficacia tiene mayor beneficio terapéutico que uno que es más potente. En la figura 2-8 se muestra la respuesta a los fármacos de diferente potencia y eficacia.

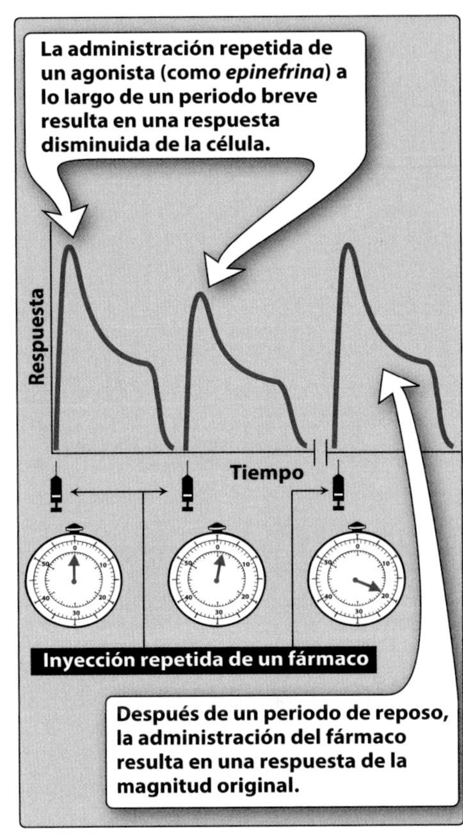

Figura 2-6
Desensibilización de los receptores.

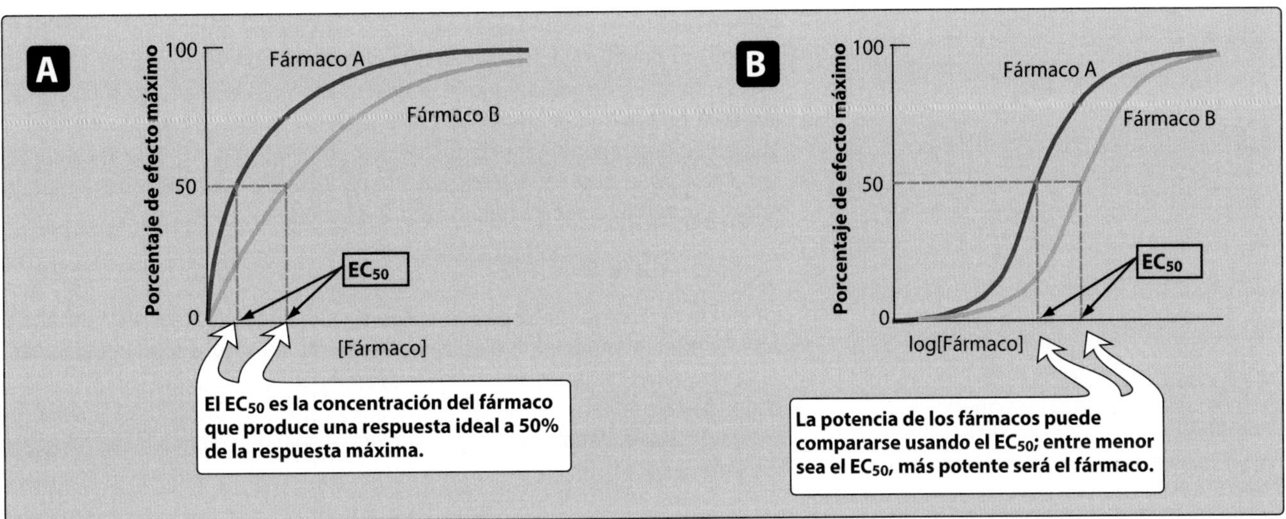

Figura 2-7
Efecto de la dosis sobre la magnitud de la respuesta farmacológica. El **panel A** es una gráfica lineal. El **panel B** es una gráfica semilogarítmica de los mismos datos. EC_{50} = dosis del fármaco que causa 50% de la respuesta máxima.

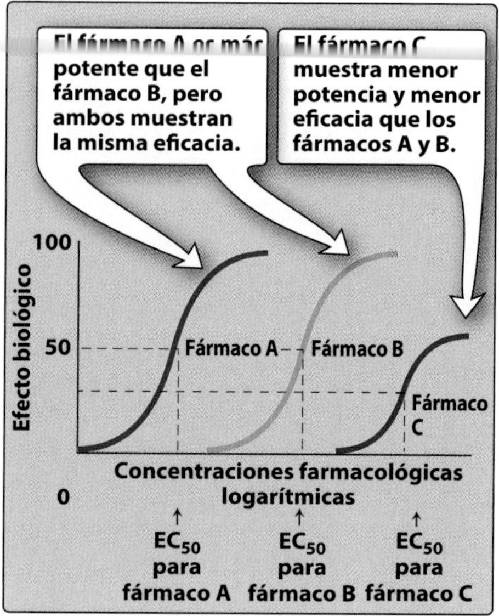

Figura 2-8
Curva típica dosis-respuesta para fármacos que muestran diferencias en potencia y eficacia. EC_{50} = dosis del fármaco que muestra 50% de la respuesta máxima.

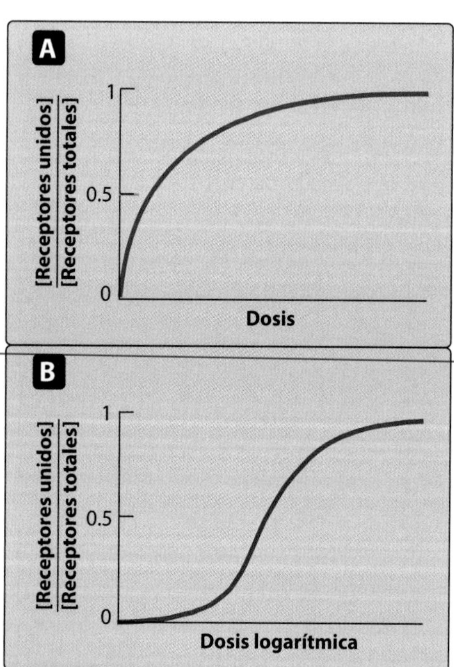

Figura 2-9
El efecto de la dosis sobre la magnitud de la unión del fármaco. El **panel A** es un gráfico lineal. El **panel B** es un gráfico semilogarítmico de los mismos datos.

Aplicación clínica 2-2. Relevancia clínica de la potencia frente a la eficacia de los fármacos

Los fármacos de menor potencia (p. ej., *ibuprofeno*) requieren la administración de dosis más altas para alcanzar la misma eficacia que los de mayor potencia (p. ej., *naproxeno*). Aunque pareciera que el *naproxeno* tendría mayor utilidad clínica que el *ibuprofeno*, dado que ambos fármacos tienen la misma eficacia máxima para aliviar el dolor de cabeza y la fiebre, son terapéuticamente equivalentes. Por el contrario, un analgésico con mayor eficacia que el *naproxeno* (p. ej., *morfina*) tiene mayor utilidad clínica, ya que la *morfina* puede utilizarse para aliviar el dolor intenso (p. ej., el dolor del cáncer) mientras que el *naproxeno* es menos eficaz.

B. Efecto de la concentración del fármaco sobre la unión a receptores

La relación cuantitativa entre la concentración del fármaco y la ocupación del receptor aplica la ley de la masa de acción a la cinética de la unión las moléculas del fármaco y del receptor:

Fármaco + Receptor ⇄ Fármaco – complejo receptor → Efecto biológico

Al asumir que la unión de una molécula del fármaco no altera la unión de moléculas subsecuentes y aplicando la ley de la masa de acción, puede expresarse matemáticamente la relación entre el porcentaje (o fracción) de receptores unidos y la concentración del fármaco:

$$\frac{[DR]}{[R_t]} = \frac{[D]}{K_d + [D]} \qquad (1)$$

donde [D] = la concentración del fármaco libre, [DR] = la concentración del fármaco unido, $[R_t]$ = el número total de los receptores y K_d = la constante de disociación de equilibrio para el fármaco del receptor. El valor de K_d puede usarse para determinar la afinidad de un fármaco por su receptor. La afinidad describe la potencia de la interacción (unión) entre el ligando y su receptor. Entre mayor sea el valor K_d, más débil será la interacción y menor será la afinidad, y viceversa. La ecuación 1 define una curva que tiene las formas que se muestran en la figura 2-9 cuando se grafican contra la concentración del fármaco (panel A) o la concentración farmacológica logarítmica (panel B). A medida que la concentración del fármaco libre aumenta, la razón de las concentraciones de receptores unidos a receptores totales se acerca a la unidad, causando el efecto máximo. Así, no es sorprendente que las curvas que se muestran en la figura 2-9 y las que representan la relación entre la dosis y el efecto (fig. 2-7) sean similares.

C. Relación de la unión del fármaco con el efecto farmacológico

La ley de acción de masa puede aplicarse a la concentración del fármaco y a la respuesta asumiendo que se cumpla con las siguientes suposiciones: 1) la magnitud de la respuesta es proporcional a la cantidad de receptores ocupados por el fármaco, 2) el $E_{máx}$ ocurre cuando se unen todos los receptores y 3) una molécula del fármaco se une a solo una molécula del receptor. En este caso,

$$\frac{[E]}{[E_{máx}]} = \frac{[D]}{K_d + [D]} \qquad (2)$$

donde [E] = el efecto del fármaco a una concentración [D] y $[E_{máx}]$ = el efecto máximo del fármaco.

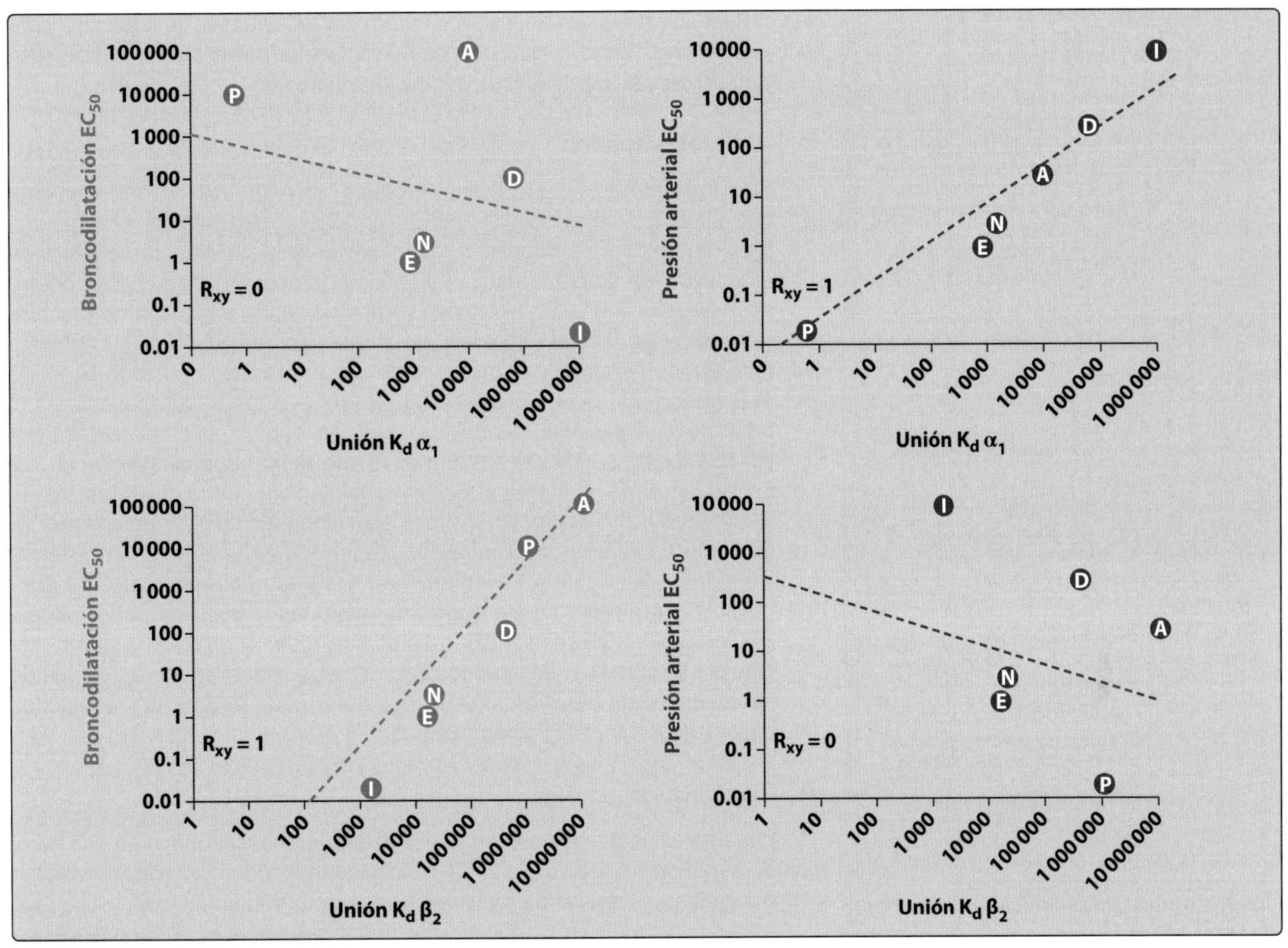

Figura 2-10
Correlación de la afinidad del fármaco para la unión al receptor y potencia para causar un efecto fisiológico. Debe existir una correlación positiva entre la afinidad (valor K_d) de un fármaco para a su unión a un subtipo de receptor efectivo y la potencia (valor EC_{50}) de ese fármaco para causar respuestas fisiológicas medidadas por la población del receptor. Por ejemplo, muchos fármacos tienen afinidad para receptores tanto α_1 como β_2 adrenérgicos. Las letras circuladas en la figura representan agonistas con afinidades variables para receptores α_1 y β_2. Sin embargo, a partir de los datos proporcionados, es claro que los receptores α_1 solo median cambios en la presión arterial, en tanto que los receptores β_2 solo median cambios en la broncodilatación.

Así, se entiende que si una población específica de receptores es vital para mediar un efecto fisiológico, la afinidad de un antagonista para unirse a esos receptores debe relacionarse con la potencia de ese fármaco para causar ese efecto fisiológico. Muchos fármacos y la mayoría de los neurotransmisores pueden unirse a más de un tipo de receptor, con lo que causan tanto los efectos terapéuticos deseados como efectos adversos indeseables. Para poder establecer una relación entre la ocupación del fármaco de un subtipo de receptor particular y la respuesta biológica correspondiente al fármaco, a menudo se construyen curvas de correlación de afinidad del receptor y potencia del fármaco (fig. 2-10).

IV. ACTIVIDAD INTRÍNSECA

Como ya se mencionó antes, un agonista se une a un receptor y produce una respuesta biológica con base en la concentración del agonista, su afinidad por el receptor y, por lo tanto, la fracción de receptores ocupados. Sin embargo,

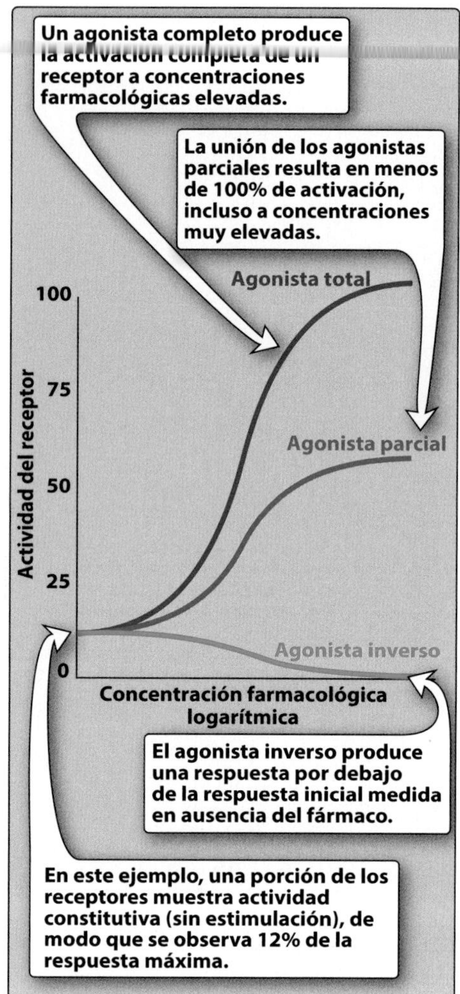

Figura 2-11
Efectos de los agonistas totales, agonistas parciales y agonistas inversos sobre la actividad del receptor.

la actividad intrínseca de un fármaco determina todavía más la capacidad para activar de forma parcial o total los receptores. Los fármacos pueden clasificarse de acuerdo con su actividad intrínseca y los valores de $E_{máx}$ resultantes.

A. Agonistas totales

Si un fármaco se une al receptor y produce una respuesta biológica máxima que simula la respuesta al ligando endógeno, se trata de un agonista total (fig. 2-11). Los agonistas totales se unen a un receptor, estabilizan el receptor en su estado activo y se dice que tienen una actividad intrínseca de uno. Todos los agonistas totales para una población de receptores deben producir el mismo $E_{máx}$. Por ejemplo, *fenilefrina* es un agonista total en los α_1-adrenoceptores debido a que produce el mismo $E_{máx}$ que el ligando endógeno, norepinefrina. Al unirse a los α_1-adrenoceptores el músculo liso vascular, tanto norepinefrina como *fenilefrina* estabilizan el receptor en su estado activo, por lo que aumenta la activación G_q. La activación de G_q aumenta el Ca^{2+} intracelular, causando la interacción de los filamentos de actina y miosina y acortando las células musculares. El diámetro de la arteriola disminuye, causando un aumento en la resistencia al flujo de sangre a través del vaso y un aumento en la presión arterial. Así, los efectos de los agonistas sobre las moléculas intracelulares, células, tejidos y organismos intactos son todos atribuibles a la interacción del fármaco con el receptor. Para los agonistas totales, las curvas de dosis-respuesta para la unión al receptor y cada una de las respuestas biológicas deben ser comparables.

B. Agonistas parciales

Los agonistas parciales tienen actividades intrínsecas mayores que cero, pero menores que uno (fig. 2-11). Incluso cuando todos los receptores están ocupados, los agonistas parciales no pueden producir el mismo $E_{máx}$ que un agonista total. A pesar de ello, los agonistas parciales pueden tener una afinidad que es mayor que, menor que o equivalente a la de un agonista total. Un agonista parcial también puede actuar como un agonista parcial de un agonista total (fig. 2-12). A medida que aumenta el número de receptores ocupados por el agonista parcial, el número de receptores que puede ser ocupado por el agonista total disminuye y por lo tanto $E_{máx}$ disminuiría hasta alcanzar el $E_{máx}$ del agonista parcial. Este potencial de los agonistas parciales para actuar tanto como agonista y como antagonista puede tener utilidad terapéutica. Por ejemplo, *aripiprazol,* un antipsicótico atípico es un agonista parcial en receptores de dopamina selectos. Las vías dopaminérgicas hiperactivas suelen estar inhibidas por *aripiprazol,* en tanto que las vías hipoactivas están estimuladas. Esto puede explicar la capacidad de *aripiprazol* para mejorar los síntomas de esquizofrenia, con un pequeño riesgo de causar efectos adversos extrapiramidales (véase cap.18).

C. Agonistas inversos

Por lo general, los receptores no unidos son inactivos y requieren de la interacción con un agonista para asumir una conformación activa. Sin embargo, algunos receptores muestran una conversión espontánea de R a R* en ausencia de un agonista. Los agonistas inversos, a diferencia de los agonistas totales, estabilizan la forma R inactiva y hacen que R* se convierta en R. Esto disminuye el número de receptores activados por debajo de lo observado en ausencia del fármaco (fig. 2-11). Así, los agonistas inversos tienen una actividad intrínseca menor que cero, revierten el estado de activación de los receptores y ejercen el efecto farmacológico opuesto de los agonistas.

D. Antagonista

Los antagonistas se unen a un receptor con una alta afinidad, pero poseen cero actividad intrínseca. Un antagonista no tiene efecto sobre la función biológica en ausencia de un agonista, pero puede disminuir el efecto de un agonista cuando está presente. Puede ocurrir antagonismo ya sea al bloquear la capacidad del fármaco para unirse al receptor o al bloquear su capacidad para activar el receptor.

1. **Antagonistas competitivos:** si el antagonista se une al mismo sitio en el receptor que el agonista en una forma reversible, es "competitivo". Un antagonista competitivo interfiere con un agonista que se une a su receptor y mantiene el receptor en su estado inactivo. Por ejemplo, el fármaco antihipertensivo *terazosina* compite con el ligando endógeno norepinefrina en los α_1-adrenoceptores, lo que disminuye el tono del músculo liso vascular y reduce la presión arterial. Sin embargo, aumentar la concentración del agonista relativo al antagonista puede superar esta inhibición. Así, los antagonistas competitivos de manera característica desvían la curva de dosis de agonista-respuesta a la derecha (EC_{50} aumentado) sin afectar $E_{máx}$ (fig. 2-13).

2. **Antagonistas irreversibles:** los antagonistas irreversibles se unen de forma covalente al sitio activo del receptor, con lo que reducen de forma permanente el número de receptores disponibles al agonista. Un antagonista irreversible causa una desviación hacia debajo de $E_{máx}$, sin cambio de los valores EC_{50} (fig. 2-13). En contraste con los antagonistas competitivos, la adición de más agonistas no supera el efecto de los antagonistas irreversibles. Así, los antagonistas irreversibles y los antagonistas alostéricos (véase más adelante) se consideran ambos antagonistas no competitivos. Una diferencia fundamental entre los agonistas competitivos y no competitivos es que los antagonistas competitivos reducen la potencia agonista (aumentan EC_{50}) y los antagonistas no competitivos reducen la eficacia agonista (disminuyen $E_{máx}$).

3. **Antagonistas alostéricos:** un antagonista alostérico se une a un sitio (sitio alostérico) distinto al de unión agonista y previene la activación del receptor por el agonista. Este tipo de antagonista también cambia una desviación hasta debajo de la $E_{máx}$ de un agonista, sin cambio en el valor EC_{50}. Un ejemplo de un agonista alostérico es picrotoxina, que se une al interior del canal de cloruro controlado por GABA. Cuando picrotoxina se une dentro del canal, el cloruro no puede pasar a través de este, incluso si GABA ocupa por completo el receptor.

4. **Antagonismo funcional:** un antagonista puede actuar en un receptor por completo separado, iniciando efectos que son funcionalmente opuestos a los del agonista. Un ejemplo clásico es el antagonismo funcional por broncoconstricción inducida por epinefrina a histamina. La histamina se une a los receptores de histamina H_1 en el músculo liso bronquial, causando broncoconstricción en el árbol bronquial. La epinefrina es un agonista en los β_2-adrenoceptores en el músculo liso bronquial, lo que hace que el músculo se relaje. Este antagonismo funcional también se conoce como "antagonismo fisiológico".

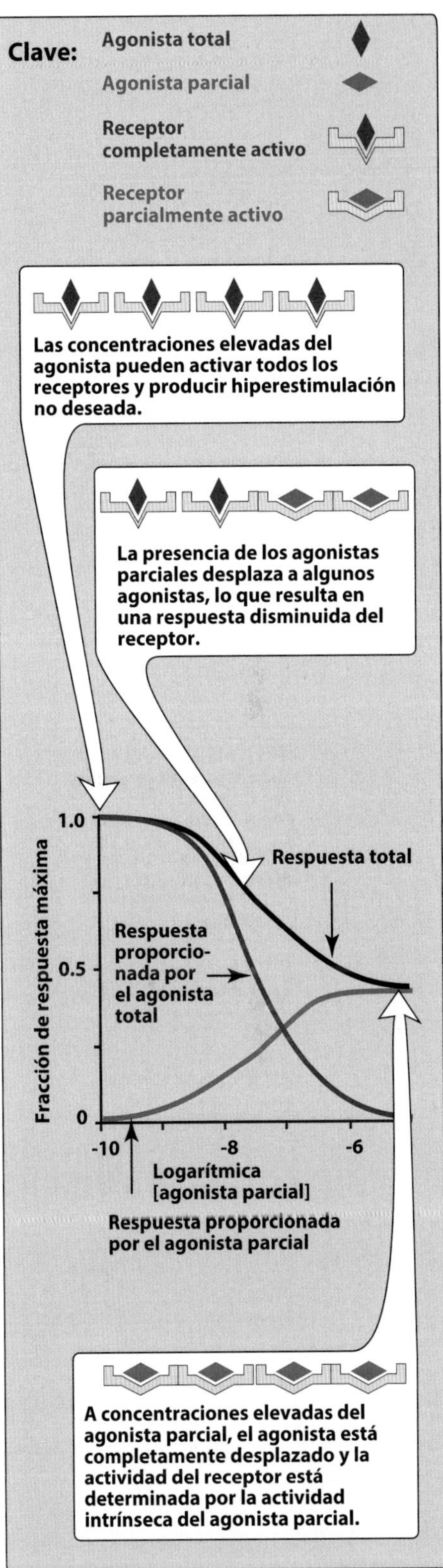

Figura 2-12
Efectos de los agonistas parciales.

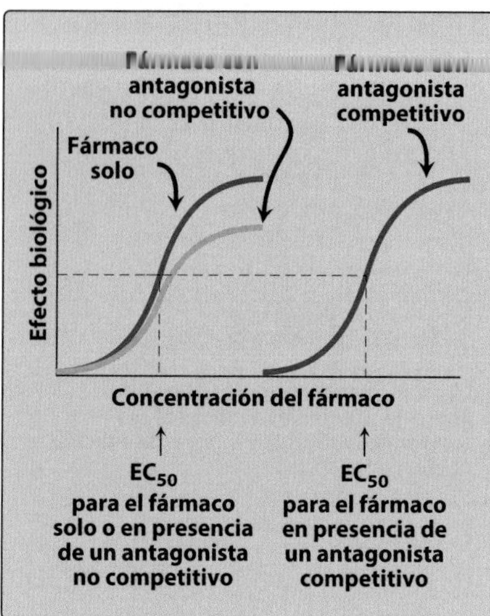

Figura 2-13
Efectos de los fármacos antagonistas EC_{50} = dosis del fármaco que muestra 50% de la respuesta máxima.

V. RELACIÓN DOSIS-RESPUESTA CUANTITATIVA

Otra importante relación dosis-respuesta es entre la dosis del fármaco y la proporción de una población de pacientes que responden a él. Estas respuestas se conocen como respuestas cuantitativas, debido a que, para cualquier persona, ocurre o no el efecto deseado. Las respuestas graduadas pueden transformarse en respuestas cuantitativas al designar un nivel predeterminado de una respuesta graduada como el punto en que ocurre o no una respuesta. Por ejemplo, una relación dosis-respuesta cuantitativa puede determinarse en una población para el fármaco antihipertensivo *atenolol*. Una respuesta positiva se define como la caída de al menos 5 mm Hg en la presión arterial diastólica. Las curvas dosis-respuesta cuantitativas son útiles para determinar las dosis a las que responde la mayoría de la población. Tienen formas similares a las curvas de dosis-respuesta logarítmicas y la dosis que causa una respuesta terapéutica o eficaz en la mitad de la población es designada como el ED_{50}.

A. Índice terapéutico

El índice terapéutico (IT) de un fármaco es la razón de la dosis que produce toxicidad en la mitad de la población (TD_{50}) a la dosis que produce una respuesta clínicamente deseada o efectiva (ED_{50}) en la mitad de la población:

$$TI = TD_{50}/ED_{50}$$

El IT es una medida de la seguridad del fármaco, debido a que un valor más grande indica un amplio margen entre las dosis que son efectivas y aquellas que son tóxicas.

B. Utilidad clínica del índice terapéutico

El índice terapéutico de un fármaco se determina usando estudios del fármaco y experiencia clínica acumulada. Estos suelen revelar un rango de dosis efectivas y un rango diferente (que en ocasiones se superpone) de dosis tóxicas. Aunque se requieren valores elevados del índice terapéutico para la mayoría de los fármacos, algunos que tienen bajos índices terapéuticos se usan de forma sistemática para tratar enfermedades graves. En estos casos, el riesgo de experimentar efectos adversos no es tan grande como el riesgo de dejar la enfermedad sin tratar. La figura 2-14 muestra las respuestas a *warfarina,* un anticoagulante oral con un bajo índice terapéutico, y *penicilina,* un fármaco antimicrobiano con un gran índice terapéutico.

1. ***Warfarina* (ejemplo de fármaco con índice terapéutico pequeño):** a medida que se aumenta la dosis de *warfarina,* una mayor fracción de los pacientes responde (para este fármaco, la dosis deseada es un aumento de dos a tres veces en la razón normalizada internacional [INR, por sus siglas en inglés]) hasta que, con el tiempo, todos los pacientes responden (fig. 2-14A). Sin embargo, a mayores dosis de *warfarina,* ocurre anticoagulación que resulta en hemorragia en un pequeño porcentaje de pacientes. Los agentes con un bajo índice terapéutico (esto es, fármacos para los que la dosis es de importancia crítica) son los fármacos para los cuales la biodisponibilidad altera de forma crítica los efectos terapéuticos (véase cap. 1).

2. ***Penicilina* (ejemplo de fármaco con gran índice terapéutico):** para fármacos como *penicilina* (fig. 2-14B), es seguro y frecuente administrar dosis en exceso a lo que se requiere como mínimo para lograr una respuesta deseada sin el riesgo de efectos adversos. En este caso, la biodisponibilidad no altera de forma crítica los efectos terapéuticos o clínicos.

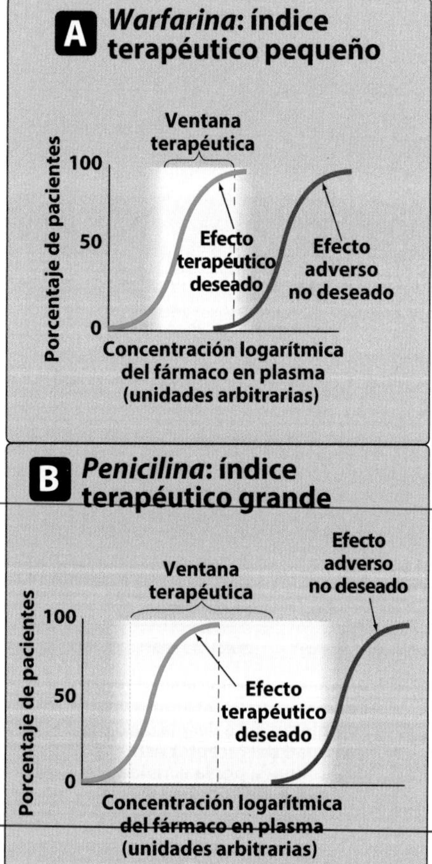

Figura 2-14
Porcentaje acumulativo de pacientes que responden a concentraciones plasmáticas de *warfarina* (**A**) y *penicilina* (**B**).

Resumen del capítulo

- Los fármacos actúan como señales al unirse a proteínas receptoras que activan una cascada de efectos intracelulares. Estos acontecimientos intracelulares provocan un cambio en la función celular y en la respuesta fisiológica al fármaco.
- Dependiendo de la clase de proteína receptora, se produce una secuencia diferente de acontecimientos moleculares para causar un efecto celular de activación del receptor. Estos eventos mediados por el receptor pueden incluir cambios en la transferencia de iones a través de la membrana celular, la generación de moléculas que fungen como segundo mensajero y cambios en la transcripción de genes.
- La unión del fármaco a los receptores puede activar el receptor (agonista), bloquear la activación del receptor (antagonista) o provocar una "activación inversa" del receptor (agonista inverso). La dirección del efecto del fármaco viene determinada por su actividad intrínseca.
- La activación repetida del receptor por un fármaco puede causar desensibilización o regulación a la baja de la respuesta del receptor.
- La interacción del fármaco con los receptores causa una curva dosis-respuesta graduada, lo que significa que, a medida que aumenta la concentración del fármaco, la respuesta se incrementa hasta que todos los receptores están ocupados. La eficacia es la magnitud de la respuesta que provoca un fármaco cuando interactúa con un receptor. La potencia es la concentración del fármaco que provoca la mitad de la respuesta máxima a un fármaco.
- Los fármacos sin actividad intrínseca (antagonistas) pueden actuar de forma competitiva o no competitiva. El antagonismo competitivo puede superarse aumentando la concentración del agonista. Los antagonistas no competitivos disminuyen la eficacia del agonista independientemente de la cantidad de agonista presente.
- El índice terapéutico es una relación entre la concentración del fármaco que causa efectos adversos no deseados en 50% de los pacientes y la concentración del fármaco que causa efectos terapéuticos deseados en 50% de los pacientes. Un índice terapéutico más alto suele ser una medida de seguridad para un fármaco.

Preguntas de estudio

Elija la MEJOR respuesta.

2.1 ¿Cuál de los siguientes describe mejor la forma en que un fármaco que actúa como agonista en el subtipo A de los receptores GABA afecta la transducción de señal en una neurona?

A. La activación del subtipo de receptor cambia la transcripción del ADN en el núcleo de la neurona.

B. La activación de este subtipo de receptor abre los canales iónicos que permiten al sodio entrar a las células y aumenta la probabilidad de generar un potencial de acción.

C. La activación de este subtipo de receptor abre los canales iónicos que permiten al cloruro entrar a las células y disminuyen la probabilidad de generar un potencial de acción.

D. La activación de este subtipo de receptor resulta en la activación de la proteína G y en mayores concentraciones de segundo mensajero intracelular.

Respuesta correcta = C. El receptor GABA-A es un canal iónico con compuerta de ligando selectivo para cloruro. Los agonistas para el receptor GABA-A aumentan la abertura de los canales, lo que resulta en la entrada de cloruro a la neurona, hiperpolarización y disminución de eventos de potencial de acción.

2.2 Si 1 mg de lorazepam produce la misma respuesta ansiolítica que 10 mg de diazepam, ¿cuál es correcta?

A. Lorazepam es más potente que diazepam.

B. Lorazepam es más eficaz que diazepam.

C. Lorazepam es un antagonista total y diazepam es un agonista parcial.

D. Lorazepam es un mejor fármaco para tomar en caso de ansiedad que diazepam.

Respuesta correcta = A. Un fármaco que causa el mismo efecto a una dosis menor es más potente. B y C son incorrectas porque sin información sobre el efecto máximo de estos fármacos, no puede concluirse nada sobre la eficacia o actividad intrínseca. La D es incorrecta porque la respuesta máxima obtenida es mucho más importante que la cantidad del fármaco que se necesita para alcanzarla.

2.3 Si 10 mg de oxicodona producen mayor respuesta analgésica que la aspirina a cada dosis, ¿cuál de los siguientes es correcto?

A. Oxicodona es más eficaz que aspirina.
B. Oxicodona es menos potente que aspirina.
C. Aspirina es un agonista total y oxicodona es un agonista parcial.
D. Oxicodona y aspirina actúan sobre el mismo objetivo farmacológico.

Respuesta correcta = A. Los fármacos con mayor respuesta a concentraciones máximas efectivas son más eficaces que los fármacos con una respuesta máxima más baja. La opción B es incorrecta debido a que no se proporciona información sobre la mitad de la concentración máxima de cualquiera de los fármacos. Las opciones C y D son incorrectas debido a que no se sabe si ambos fármacos se unen a la misma población de receptores.

2.4 El diazepam, el flumazenil y el fármaco experimental RO15-4513 se unen de forma reversible al receptor de las benzodiacepinas. El diazepam es el agonista clásico de este receptor, y cuando lo ocupa, disminuye la posibilidad de hiperexcitabilidad neuronal, con lo que se reduce la sensibilidad a las convulsiones. Cuando el flumazenil se une al receptor de la benzodiacepina, no altera la hiperexcitabilidad neuronal ni la sensibilidad a las convulsiones. ¿Cuál de las siguientes opciones describe mejor la actividad del flumazenil?

A. Agonista parcial
B. Antagonista competitivo
C. Antagonista no competitivo
D. Agonista inverso

Respuesta correcta = B. El flumazenil se une reversiblemente al mismo sitio receptor que el diazepam, pero no tiene acción. Por lo tanto, es un antagonista competitivo. La respuesta A es incorrecta porque el flumazenil tendría que tener actividad anticonvulsiva (pero no tanta como el diazepam) para ser clasificado como agonista parcial. C es incorrecto porque el flumazenil tendría que unirse irreversiblemente para ser un antagonista no competitivo. D es incorrecta porque el flumazenil no provoca la respuesta opuesta al diazepam.

2.5 En presencia de picrotoxina, diazepam es menos eficaz para causar sedación, sin importar la dosis de diazepam. Picrotoxina no tiene un efecto sedante, incluso en su dosis más alta. ¿Cuál de los siguientes es correcto en relación con estos agentes?

A. Picrotoxina es un antagonista competitivo.
B. Picrotoxina es un antagonista no competitivo.
C. Diazepam es menos eficaz de lo que es picrotoxina.
D. Diazepam es menos potente que picrotoxina.

Respuesta correcta = B. Debido a que picrotoxina disminuye el efecto máximo de diazepam sin importar la dosis de diazepam, es un antagonista no competitivo. Picrotoxina no tiene eficacia por sí sola, por lo que C es incorrecta. No se proporciona información sobre la potencia de cualquiera de estos fármacos.

2.6 Cuando el albuterol se une al receptor β-adrenérgico, se disocia tras unos pocos milisegundos. Sin embargo, sus acciones celulares duran cientos de milisegundos debido a la generación de moléculas de segundo mensajero cuyas acciones sobre los sistemas efectores tardan más en producirse. ¿Cuál de las siguientes opciones describe mejor este fenómeno?

A. Amplificación de la señal
B. Desensibilización
C. Regulación a la baja de los receptores
D. Taquifilaxia

Respuesta correcta = A. La amplificación de la señal se produce cuando el evento inicial de unión del receptor da lugar a una cascada de eventos moleculares posteriores de mayor duración (y que causan efectos celulares de mayor duración). B es incorrecta porque la desensibilización se produce cuando la sobreactividad de los receptores da lugar a una disminución de la transducción de la señal. C es incorrecta porque la desregulación se produce cuando la sobreactivación de los receptores provoca una disminución del número de receptores. D es incorrecta porque la taquifilaxia es otro nombre para la desensibilización.

2.7 Si hubiera receptores β_1-adrenérgicos de sobra en las células musculares cardiacas, ¿cuál de los siguientes enunciados sería correcto?

A. El número de receptores β_1-adrenérgicos de sobra determinan el tamaño del efecto máximo del antagonista epinefrina.
B. Los receptores β_1 adrenérgicos hacen que el tejido cardiaco sea menos sensible a epinefrina.
C. Se observa un efecto máximo de epinefrina cuando solo una porción de los receptores β_1 adrenérgicos está ocupada.
D. Los receptores de sobra son activos incluso en ausencia de epinefrina.

Respuesta correcta = C. Solo una fracción de los receptores totales necesitan estar unidos para provocar una respuesta celular máxima cuando hay receptores de sobra. Las otras opciones no describen de forma precisa los efectos de tener receptores de sobra.

2.8 ¿Cuál de los siguientes produce regulación positiva de los receptores postsinápticos α_1-adrenérgicos?

A. El uso diario de anfetaminas que causa la liberación de norepinefrina.
B. Una enfermedad que causa un aumento en la actividad de norepinefrina en las neuronas.
C. El uso diario de fenilefrina, un agonista receptor α_1.
D. El uso diario de prazosina, un antagonista del receptor α_1.

Respuesta correcta = D. La regulación positiva de los receptores ocurre cuando la activación del receptor es más baja de lo normal, como cuando el receptor está expuesto de forma continua a un antagonista para ese receptor. La regulación a la baja de los receptores ocurre cuando la activación del receptor es mayor de lo normal debido a la exposición continua a un antagonista, como se describe en A, B y C.

2.9 Metilfenidato ayuda a los pacientes con trastorno por hiperactividad y déficit de atención a mantener la atención y desempeñarse mejor en la escuela o el trabajo, con un ED_{50} de 10 mg. Sin embargo, metilfenidato también puede causar náusea significativa a dosis mayores (TD_{50} = 30 mg). ¿Cuál de los siguientes es correcto en relación con metilfenidato?

A. El índice terapéutico de metilfenidato es 3.
B. El índice terapéutico de metilfenidato es 0.3.
C. Metilfenidato es más potente para causar náusea que para tratar el trastorno por déficit de atención e hiperactividad.
D. Metilfenidato es más eficaz para causar náusea que para tratar el trastorno por déficit de atención e hiperactividad.

Respuesta correcta = A. El índice terapéutico se calcula al dividir TD_{50} por ED_{50} (30/10), por lo que B es incorrecta. C es incorrecta debido a que metilfenidato es más potente para tratar el trastorno por déficit de atención e hiperactividad (se requiere una dosis más baja) que para causar náusea. D. No se proporciona información sobre la eficacia.

2.10 ¿Cuál de los siguientes es correcto en relación con la seguridad de usar warfarina (con un pequeño índice terapéutico) frente a penicilina (con un gran índice terapéutico)?

A. Warfarina es un fármaco más seguro debido a que tiene un bajo índice terapéutico.
B. El tratamiento con warfarina tiene una elevada probabilidad de resultar en efectos adversos peligrosos si se altera la biodisponibilidad.
C. El índice terapéutico alto hace que la penicilina sea un fármaco seguro para todos los pacientes.
D. El tratamiento con penicilina tiene una elevada probabilidad de causar efectos adversos peligrosos si la biodisponibilidad está alterada.

Respuesta correcta = B. Los agentes con un IT bajo (esto es, fármacos para los cuales la dosis es críticamente importante) son los fármacos para los cuales la biodisponibilidad altera en forma crítica los efectos terapéuticos y adversos. A es incorrecta, debido a que un fármaco con un IT bajo por lo general no se considera seguro. C es incorrecta debido a que un IT alto no asegura la seguridad a lo largo de toda la población de pacientes. D es incorrecta debido a un IT alto hace poco probable que la biodisponibilidad altere la incidencia de efectos terapéuticos o adversos.

UNIDAD II: Fármacos que afectan el sistema nervioso autónomo

El sistema nervioso autónomo

3

David Skyba y Rajan Radhakrishnan

I. GENERALIDADES

El sistema nervioso autónomo (SNA), junto con el sistema endocrino, coordina la regulación e integración de las funciones corporales. El sistema endocrino envía señales a tejidos blanco mediante concentraciones variables de hormonas transportadas en la sangre. En contraste, el sistema nervioso ejerce sus efectos mediante la transmisión rápida de impulsos eléctricos a lo largo de fibras nerviosas que terminan en las células efectoras, las cuales responden de forma específica a la liberación de sustancias neuromediadoras. Los fármacos que producen su efecto terapéutico primario al imitar o alterar las funciones del SNA se conocen como fármacos autónomos y se analizan en los siguientes cuatro capítulos. Los agentes autónomos actúan ya sea al estimular porciones del SNA o al bloquear la acción del SNA. Este capítulo delinea la fisiología fundamental del SNA y describe la función de los neurotransmisores en la comunicación entre los eventos extracelulares y los cambios químicos dentro de la célula.

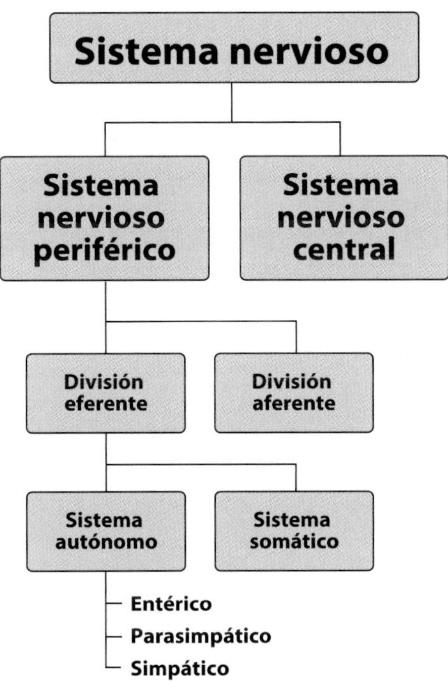

Figura 3-1
Organización del sistema nervioso.

II. INTRODUCCIÓN AL SISTEMA NERVIOSO

El sistema nervioso tiene dos divisiones anatómicas: el sistema nervioso central (SNC), que abarca el cerebro y la médula espinal, y el sistema nervioso periférico (SNP), que incluye nervios que conecta el SNC con estructuras periféricas (fig. 3-1). El SNP se subdivide en eferente y aferente. Las neuronas eferentes transportan señales que se alejan del cerebro y la médula espinal hacia los tejidos periféricos y las neuronas aferentes llevan información desde la periferia hacia el SNC. Las neuronas aferentes proporcionan la entrada sensorial para modular la función de la división eferente mediante arcos reflejos o vías neurales que median la acción refleja.

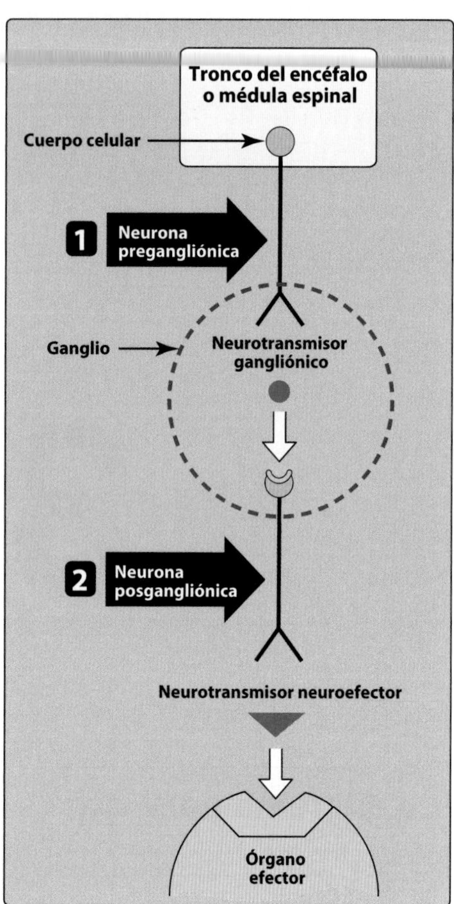

Figura 3-2
Neuronas eferentes del sistema nervioso autónomo.

A. Divisiones funcionales dentro del sistema nervioso

La porción eferente del SNP se clasifica en dos subdivisiones funcionales mayores: el sistema nervioso somático y el SNA (fig. 3-1). Las neuronas eferentes somáticas participan en el control voluntario de funciones como contracción de los músculos esqueléticos esenciales para la locomoción. El SNA, a la inversa, regula los requerimientos cotidianos de funciones corporales vitales sin la participación consciente de la mente. Debido a la naturaleza involuntaria del SNA, así como sus funciones, también se conoce como sistema nervioso visceral, vegetativo o involuntario. Está integrado por neuronas eferentes que inervan el músculo liso visceral, el músculo cardiaco, la vasculatura y las glándulas exocrinas, por lo que controla la digestión, el gasto cardiaco, el flujo sanguíneo y las secreciones glandulares.

B. Anatomía del SNA

1. **Organización general:** el SNA eferente transporta impulsos nerviosos del SNC a los órganos efectores a través de una vía de dos neuronas que consiste en una **neurona pregangliónica** y una **neurona posgangliónica** (fig. 3-2). El cuerpo celular de la primera célula nerviosa (neurona pregangliónica), se ubica dentro del SNC, mientras que el cuerpo celular de la neurona posganglionar se encuentra dentro de un **ganglio** (un agregado de neurona cuerpos celulares nerviosos ubicado en el SNP). Los ganglios funcionan como estaciones repetidoras para comunicación entre la neurona pregangliónica y la segunda célula nerviosa, la neurona posgangliónica. Los axones ligeramente mielinizados de las neuronas preganglionares salen del tronco cerebral y de la médula espinal a través de los nervios craneales y espinales, respectivamente, y se dirigen a los ganglios autónomos. Allí hacen sinapsis con las neuronas posganglionares. Los axones no mielinizados de las neuronas posganglionares completan entonces la segunda parte de la vía para terminar en los órganos efectores, como el músculo liso visceral, el músculo cardiaco y las glándulas exocrinas.

   El SNA tiene tres divisiones funcionales: sistema nervioso simpático, sistema nervioso parasimpático y sistema nervioso entérico (fig. 3-1).

2. **Sistema nervioso simpático:** la división simpática del SNA está organizada en forma anatómica de forma que sus fibras preganglionares relativamente cortas emergen de la médula espinal torácica y lumbar superior y terminan en ganglios paravertebrales o prevertebrales situados muy cerca de la columna vertebral (fig. 3-3). Por este motivo, el sistema nervioso simpático (SNS) también se denomina división toracolumbar del SNA. Las neuronas simpáticas preganglionares se encuentran en el cuerno lateral de la materia gris espinal (columna celular intermediolateral) en los niveles segmentarios T1-L2. Sus axones viajan a través de las raíces ventrales hasta los nervios espinales a estos niveles y luego a los ganglios del tronco simpático (ganglios paravertebrales) a través de los ramos comunicantes blancos. Por lo general, las fibras simpáticas preganglionares presentan un alto grado de ramificación, lo que permite que una sola neurona preganglionar se ponga en contacto con múltiples neuronas posganglionares dentro de uno o más ganglios. Esta disposición permite que el flujo espinal segmentario del SNS active un gran número de órganos efectores generalizados al mismo tiempo. [Nota: la médula suprarrenal está directamente inervada por neuronas simpáticas preganglionares. La médula suprarrenal, en respuesta a la estimulación por la acetilcolina,

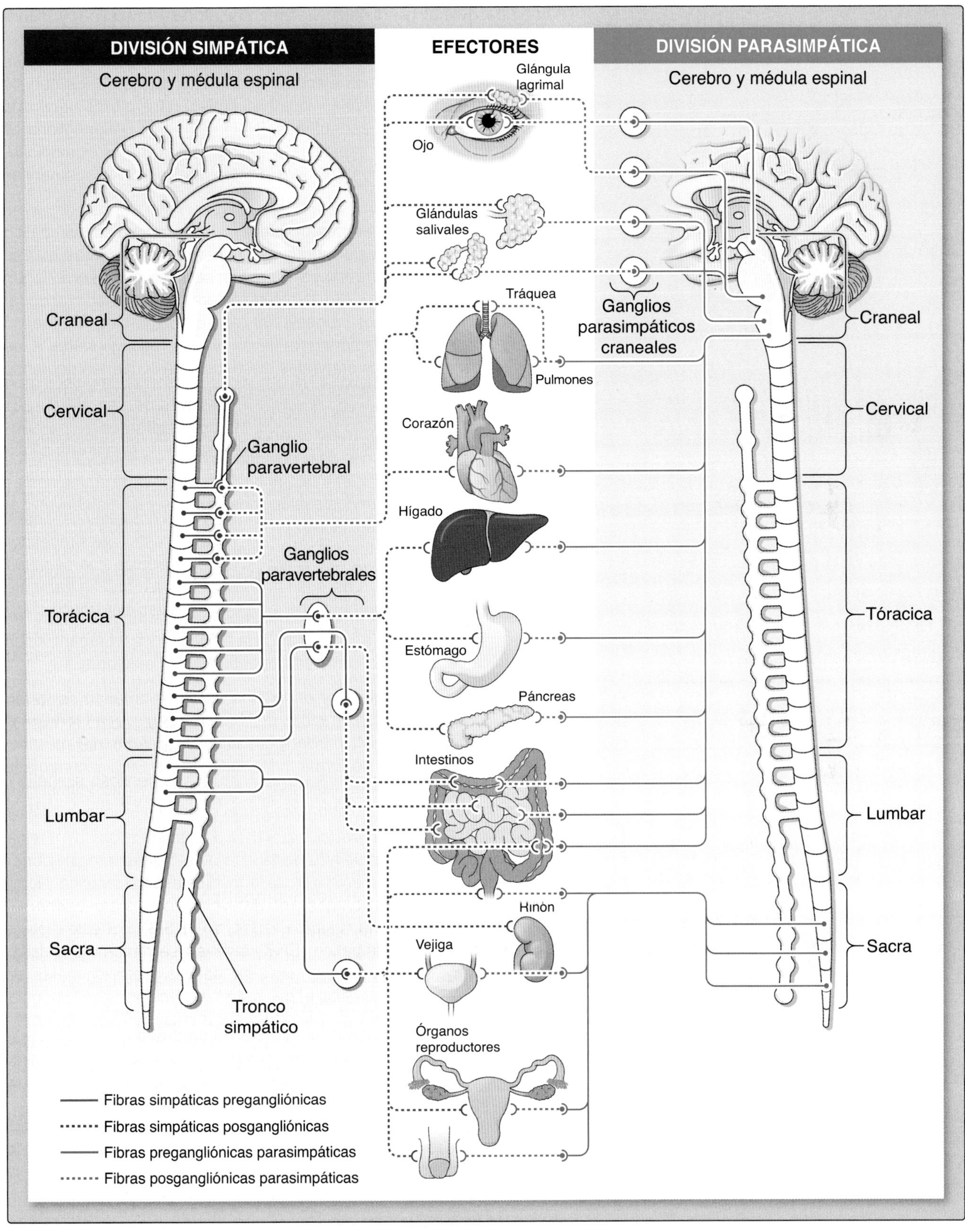

Figura 3-3
Sistema nervioso autónomo.

neurotransmisor gangliónico, secreta epinefrina (adrenalina) y menores cantidades de norepinefrina directo en la sangre]. Las neuronas simpáticas posganglionares tienen axones mucho más largos que se distribuyen a sus blancos efectores (fig. 3-3) a través de los nervios espinales, los nervios esplácnicos (viscerales) o los plexos nerviosos que rodean los vasos sanguíneos. [Nota: las fibras posganglionares entran en los nervios espinales a través de los ramos comunicantes grises y llegan a sus objetivos a través de ramas de los nervios periféricos].

3. **Sistema nervioso parasimpático:** el sistema nervioso parasimpático (SNPS) se caracteriza por sus largas fibras preganglionares que se originan en el tronco cerebral y en la región sacra (segmentos S2 a S4) de la médula espinal. Por ello, también se denomina división craneosacra del SNA. Los nervios craneales III (nervio oculomotor), VII (nervio facial) y IX (nervio glosofaríngeo) llevan fibras preganglionares a los ganglios parasimpáticos craneales discretos, que contienen neuronas posganglionares que inervan los efectores de la cabeza. La mayoría de las fibras parasimpáticas preganglionares abandonan el SNC dentro del nervio craneal X (nervio vago) para distribuirse a los ganglios asociados con los órganos de la cavidad torácica y a la mayoría de las vísceras abdominales, mientras que las fibras preganglionares sacras salen a través de los nervios esplácnicos pélvicos y se distribuyen por último a los ganglios asociados con la vejiga, los órganos reproductores y el tracto gastrointestinal (GI) distal a la flexura cólica izquierda. En contraste con el SNS, las fibras parasimpáticas posganglionares son cortas con una distribución relativamente estrecha. Además, la proporción entre las neuronas parasimpáticas preganglionares y las posganglionares es baja (a menudo una a pocas), y esta organización anatómica permite un control más selectivo de los efectores.

4. **Sistema nervioso entérico:** el sistema nervioso entérico es la tercera división del SNA. En un grupo de fibras nerviosas que inervan las vías GI, páncreas y vesícula biliar y constituye el "cerebro del intestino". Este sistema funciona de forma independiente del SNC y controla la motilidad, las secreciones exocrinas y endocrinas y microcirculación del tracto (GI). Está modulado tanto por el sistema nervioso simpático como por el parasimpático.

C. Funciones del sistema nervioso simpático

Aunque está continuamente activa a cierto grado (p. ej., al mantener el tono de los lechos vasculares), la división simpática es responsable de ajustarse en respuesta a situaciones de estrés, como traumatismos, miedo, hipoglucemia, frío y ejercicio (fig. 3-4).

1. **Efectos de la estimulación de la división simpática:** el efecto de la estimulación simpática es un aumento en la frecuencia cardiaca y presión arterial, movilización de las reservas de energía y aumento en el flujo sanguíneo a los músculos esqueléticos y el corazón al tiempo que se desvía la sangre de la piel y sistema esplácnico (tracto GI, hígado, páncreas y bazo). La estimulación simpática resulta en la dilatación de las pupilas (midriasis) y los bronquiolos (fig. 3-4). También reduce la motilidad GI y afecta la función de la vejiga y los órganos sexuales.

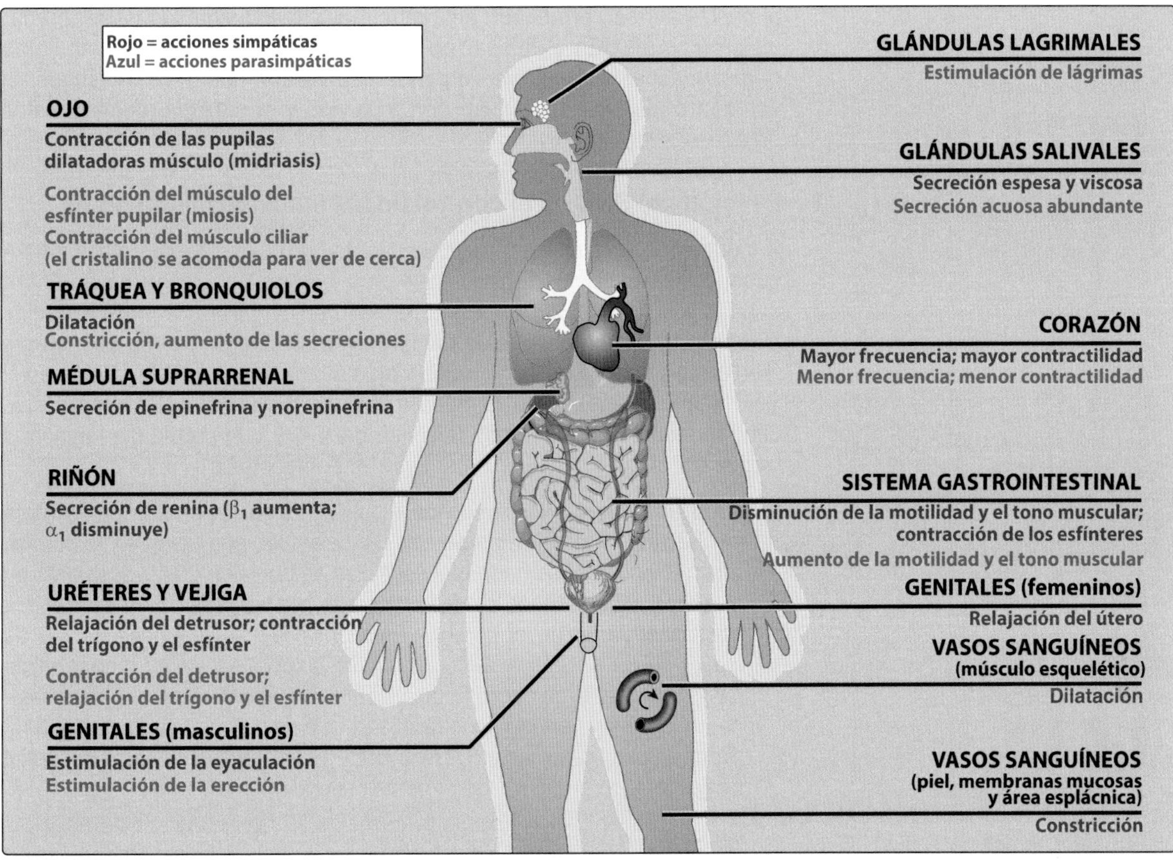

Figura 3-4
Acciones de los sistemas nerviosos simpático y parasimpático sobre órganos efectores.

2. **Respuesta de lucha o huida:** los cambios experimentados por el cuerpo durante emergencias se conocen como la respuesta de "lucha o huida" (fig. 3-5). Estas reacciones son desencadenadas tanto por activación simpática directa de los órganos efectores como por la estimulación de la médula suprarrenal para liberar epinefrina y menores cantidades de norepinefrina. Las hormonas liberadas por la médula suprarrenal entran directo al torrente sanguíneo y promueven la respuesta en los órganos efectores que contienen receptores adrenérgicos (véase cap. 6). El SNS funciona como una unidad y a menudo descarga como un sistema completo, por ejemplo, durante el ejercicio intenso o en reacción a situaciones de miedo (fig. 3-5). Este sistema, con su distribución difusa de las fibras posgangliónicas, participa en una amplia variedad de actividades fisiológicas y es esencial para preparar al cuerpo en el manejo de situaciones inciertas y estímulos inesperados.

D. Funciones del sistema nervioso parasimpático

La división parasimpática participa en el mantenimiento de la homeostasis dentro del cuerpo. Es necesario para la vida, debido a que mantiene las funciones corporales esenciales, como la digestión y la excreción. La división parasimpática actúa para oponerse o equilibrar las acciones de la división simpática y por lo general predomina sobre el sistema simpático en situaciones de "descansar y digerir". A diferencia del sistema simpático, el sistema parasimpático nunca se descarga como un sistema com-

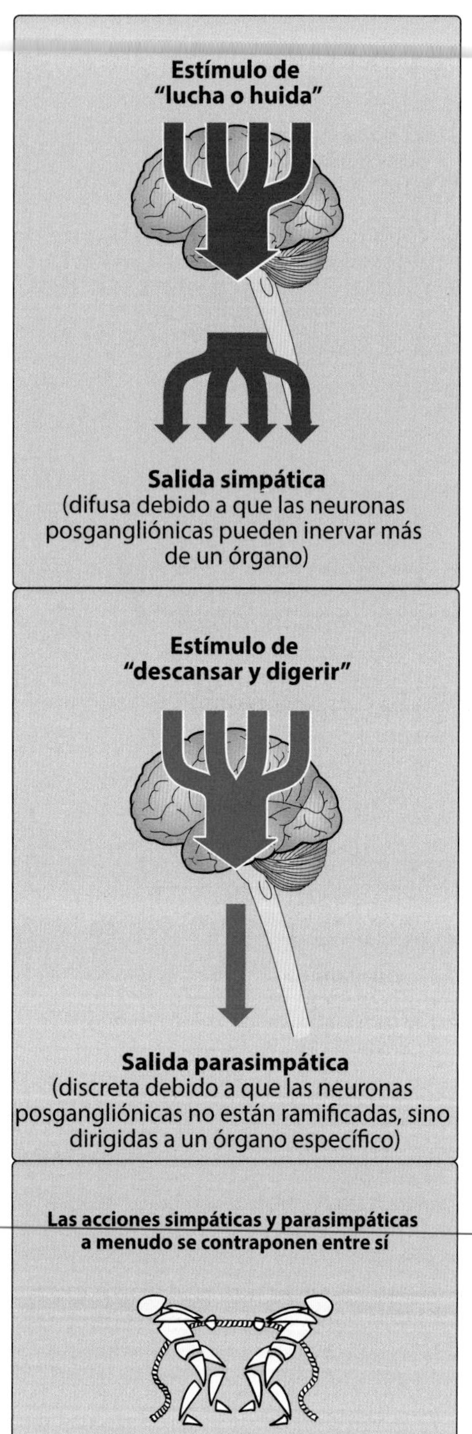

Figura 3-5
Las acciones simpáticas y parasimpáticas son provocadas por diferentes estímulos.

pleto. De ser así, produciría síntomas masivos indeseables y desagradables, como micción y defecación involuntaria. En lugar de ello, las fibras parasimpáticas que inervan órganos específicos como los intestinos, el corazón o los ojos se activan por separado y el sistema afecta a estos órganos de forma individual.

E. Función del SNC en el control de las funciones autónomas

Aunque el SNA es un sistema visceromotor, requiere de alimentación sensorial de las estructuras periféricas para proporcionar información sobre el estado actual del cuerpo. Esta retroalimentación proviene de torrentes de impulsos aferentes, que se originan en las vísceras y otras estructuras inervadas de forma autónoma que viajan a los centros de integración en el SNC, como el hipotálamo, la médula oblongada y la médula espinal. Estos centros responden ajustando la salida del SNA, que regula las funciones vitales del cuerpo y ayuda a mantener la homeostasis.

1. **Arcos reflejos:** la mayoría de los impulsos aferentes se traducen de forma involuntaria en respuestas reflejas. Por ejemplo, una caída en la presión arterial hace que las neuronas sensibles a la presión (barorreceptores en el arco aórtico y senos carótidos) envían menos impulsos a los centros cardiovasculares en el cerebro. Esto provoca una respuesta refleja de mayor salida simpática al corazón y la vasculatura y una menor salida parasimpática al corazón, lo que resulta en una elevación compensatoria en la presión arterial, contractilidad, y la frecuencia cardiaca (fig. 3-6). [Nota: en cada caso, los arcos reflejos del SNA abarcan un grupo sensorial (aferente) y un grupo motor (eferente o efector)].
2. **Emociones y el SNA:** los estímulos que evocan emociones fuertes, como la rabia, el miedo y el placer, pueden modificar las actividades del sistema nervioso autónomo.

F. Inervación por el sistema nervioso autónomo

La mayoría de los órganos están inervados por ambas divisiones del SNA. Así, la inervación parasimpática hace más lenta la frecuencia cardiaca y la inervación simpática la aumenta. A pesar de esta inervación dual, un sistema suele predominar en el control de la actividad de un órgano determinado. Por ejemplo, el nervio vago (nervio craneal X) es el factor predominante para controlar la frecuencia cardiaca. La inervación dual de los órganos es dinámica y se ajusta de forma continua para mantener la homeostasia. Aunque la mayoría de los tejidos recibe inervación dual, algunos órganos efectores como la médula suprarrenal, el riñón, los músculos pilomotores y las glándulas sudoríparas reciben inervación solo del sistema simpático.

G. Sistema nervioso somático

El sistema nervioso somático eferente difiere del SNA en que sus neuronas motoras mielinizadas viajan del SNC a inervar directamente al músculo esquelético sin mediación de los ganglios. Como se observó antes, el sistema nervioso somático está bajo control voluntario, en tanto que el SNA es involuntario. Las respuestas en la división somática por lo general son más rápidas que aquellas en el sistema nervioso autónomo.

H. Resumen de las diferencias entre nervios simpáticos, parasimpáticos y motores

Las diferencias mayores en la disposición anatómica de las neuronas causa variaciones en la función de cada división (fig. 3-7). El SNS está distribuido de manera amplia, inervando prácticamente todos los sistemas efectores en el cuerpo. En contraste, la distribución de la división parasimpática es más limitada. Las fibras pregangliónicas simpáticas tienen una influencia mucho más amplia que las fibras parasimpáticas y forman sinapsis con una mayor cantidad de fibras posgangliónicas. Este tipo de organización permite una descarga difusa del SNS. La división parasimpática está más circunscrita, con más interacciones uno a uno y los ganglios también están cerca o en los órganos que inervan. Esto limita la cantidad de ramificaciones que puede hacer esta división. [Una excepción notable se encuentra en el plexo mientérico (suministro mayor de nervios al tracto GI), donde se ha mostrado que una neurona pregangliónica interactúa con varios miles fibras posgangliónicas]. La disposición anatómica del sistema parasimpático resulta en las distintas funciones de esta división. El sistema nervioso somático inerva los músculos esqueléticos. Los axones de la neurona motora somática están muy ramificados y cada rama terminal inerva una sola fibra muscular. Así, la neurona motora somática puede inervar un gran número de fibras musculares. Esta disposición causa la formación de una unidad motora. La falta de ganglios y la mielinización de los nervios motores permiten una respuesta rápida por el sistema nervioso somático.

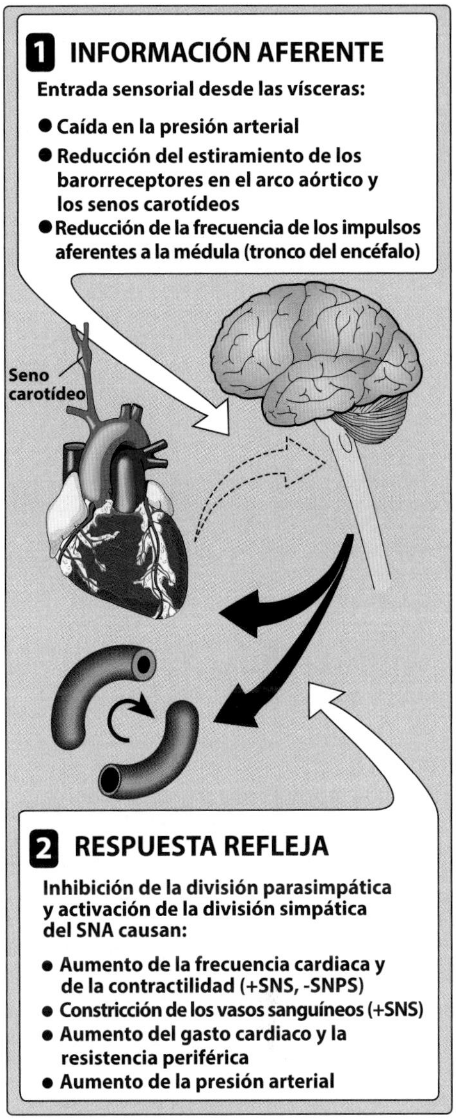

Figura 3-6
Respuesta de arco reflejo barorreceptor a la disminución en la presión arterial.

III. SEÑALIZACIÓN QUÍMICA ENTRE CÉLULAS

La neurotransmisión en el SNA es un ejemplo de señalización química entre células. Además de la neurotransmisión, otro tipo de señalización química incluye la secreción de hormonas y la liberación de mediadores locales (fig. 3-8).

A. Hormonas

Las células endocrinas especializadas secretan hormonas hacia el torrente sanguíneo, donde viajan a través del cuerpo, ejerciendo sus efectos sobre células blanco ampliamente distribuidas (véanse caps. 23 a 26).

B. Mediadores locales

La mayoría de las células secretan sustancias químicas que actúan a nivel local sobre las células en el ambiente inmediato. Debido a que estas señales químicas se destruyen o eliminan con rapidez, no entran a la sangre y

	SIMPÁTICO	PARASIMPÁTICO
Sitios de origen	Región torácica y lumbar de la médula espinal (toracolumbar)	Tallo cerebral y área sacra de la médula espinal (craneosacra)
Longitud de las fibras	Pregangliónicas cortas Posgangliónicas largas	Pregangliónicas largas Posgangliónicas cortas
Ubicación de los ganglios	Cerca de la médula espinal	En o cerca de los órganos efectores
Ramificación de las fibras pregangliónicas	Extensa	Mínima
Distribución	Amplia	Limitada
Tipo de respuesta	Difusa	Discreta

Figura 3-7
Características de los sistemas nerviosos simpático y parasimpático.

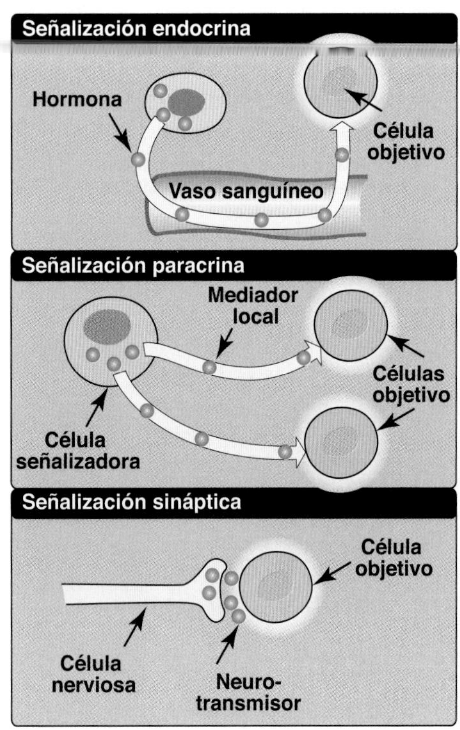

Figura 3-8
Algunos mecanismos de uso frecuente para la transmisión de señales regulatorias entre las células.

no se distribuyen a lo largo del cuerpo. La histamina (véase cap. 39) y las prostaglandinas son ejemplos de mediadores locales.

C. Neurotransmisores

La comunicación entre células nerviosas y entre células nerviosas y órganos efectores ocurre a través de la liberación de señales químicas específicas (neurotransmisores) desde las terminales nerviosas. La liberación es desencadenada por la llegada de un potencial de acción en los terminales de los axones, causando despolarización de la membrana celular. El resultado aumento en el Ca^{2+} extracelular inicia la fusión de las vesículas sinápticas con la membrana presináptica y libera sus contenidos. Los neurotransmisores se difunden con rapidez a lo largo de la hendidura sináptica (espacio sináptico) y enlazan con receptores específicos en la célula postsináptica (objetivo).

1. **Receptores de membrana:** todos los neurotransmisores y la mayoría de las hormonas y mediadores locales son demasiado hidrofílicos para penetrar las bicapas lipídicas de las membranas plasmáticas de las células objetivo. En lugar de esto, su señal está mediada por la unión a receptores específicos en la superficie celular de los órganos objetivo. [Nota: un receptor se define como un sitio de reconocimiento para una sustancia. Tiene una especificidad de unión y está acoplado a procesos que a la larga evocan una respuesta. La mayoría de los receptores son proteínas (véase cap. 2)].

2. **Tipos de neurotransmisores:** aunque se han identificado más de 50 moléculas de señal en el sistema nervioso, norepinefrina (y la epinefrina que está estrechamente relacionada), acetilcolina, dopamina, serotonina, histamina, glutamato y γ-ácido aminobutírico están afectados más a menudo en las acciones de fármacos con utilidad terapéutica. Cada una de estas señales químicas se une a una familia específica de receptores. Acetilcolina y norepinefrina son las señales químicas primarias en el SNA, en tanto que en el SNC funcionan una amplia variedad de neurotransmisores.

3. **Acetilcolina:** las fibras nerviosas autónomas pueden dividirse en dos grupos con base en el tipo de neurotransmisor liberado. Si la transmisión está mediada por acetilcolina, la neurona se denomina colinérgica (fig. 3-9 y caps. 4 y 5). La acetilcolina media la transmisión de los impulsos nerviosos a través de los ganglios autónomos en los sistemas nerviosos tanto simpático como parasimpático. Es el neurotransmisor en la médula suprarrenal. La transmisión de los nervios posgangliónicos autónomos a los órganos efectores en el sistema parasimpático y unos cuantos órganos del sistema simpático, también incluye la liberación de acetilcolina. En el sistema nervioso somático, la transmisión en la unión neuromuscular (la unión de las fibras nerviosas y los músculos voluntarios) también es colinérgica (fig. 3-9).

4. **Norepinefrina y epinefrina:** cuando norepinefrina es el neurotransmisor, la fibra se denomina adrenérgica (fig. 3-9 y caps. 6 y 7). En el sistema simpático, norepinefrina media la transmisión de los impulsos nerviosos de los nervios posgangliónicos autónomos a los órganos efectores. Epinefrina secretada por la médula suprarrenal (no las neuronas simpáticas) también actúa como un mensajero químico en los órganos efectores. [Nota: algunas fibras simpáticas, como las que inervan las glándulas sudoríparas, son colinérgicas y, para fines de simplicidad, no se muestran en la figura 3-9].

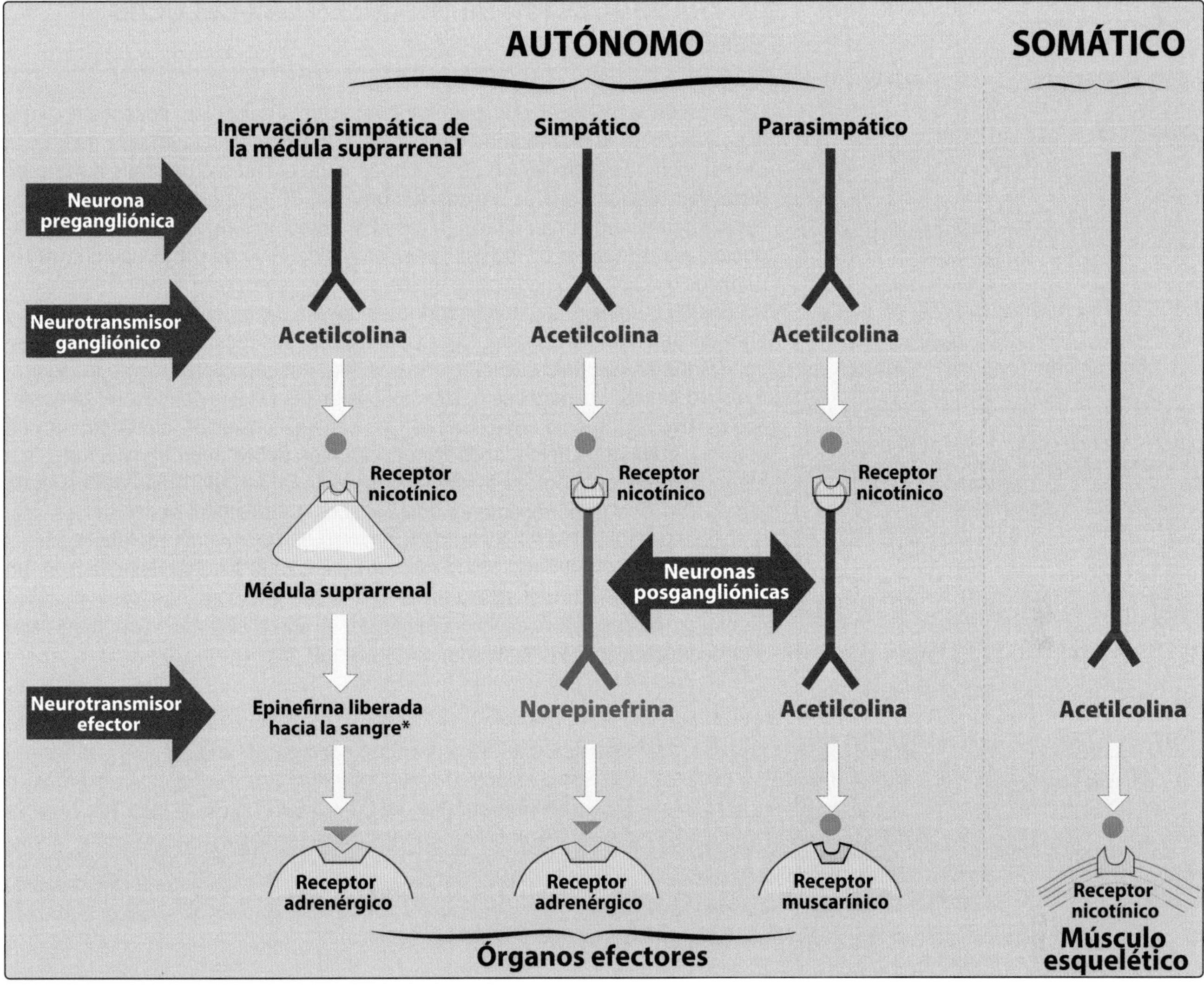

Figura 3-9
Resumen de los neurotransmisores liberados, tipos de receptores y neuronas dentro de los sistemas nerviosos autónomo y somático. Las neuronas colinérgicas se muestran en *rojo* y las neuronas adrenérgicas en *azul*. [Nota: este diagrama esquemático no muestra que los ganglios parasimpáticos están cerca o en la superficie de los órganos efectores y que las fibras posgangliónicas suelen ser más cortas que las fibras preganglIónicas. En contraste, los ganglios del sistema nervioso simpático están cerca de la médula espinal. Las fibras posgangliónicas son largas y permiten una ramificación extensa para inervar más de un sistema de órganos]. *Epinefrina 80% y norepinefrina 20% liberadas de la médula suprarrenal.

Aplicación clínica 3-1. Comprender el papel del SNS y del SNPS en las estrategias farmacológicas

Comprender las funciones básicas del sistema nervioso simpático y parasimpático (SNS y SNPS) mediadas por neurotransmisores en la modulación de la función de diversos tejidos y órganos del cuerpo es crucial para entender los mecanismos de los agentes farmacológicos que actúan sobre estos sistemas. Aunque este capítulo no describe las acciones de los sistemas simpático o parasimpático a nivel de los receptores, proporciona una visión general de los efectos fisiológicos causados por los neurotransmisores implicados en estos sistemas. Por ejemplo, la activación del SNS aumenta la frecuencia cardiaca, la fuerza de contracción del corazón y causa vasoconstricción que aumenta la presión arterial. Estas acciones están mediadas principalmente por dos neurotransmisores, la epinefrina y la norepinefrina, que actúan sobre los receptores adrenérgicos situados en el corazón y los vasos sanguíneos. La inhibición de las acciones de estos neurotransmisores en el corazón o los vasos sanguíneos puede, en teoría, reducir la presión arterial. Del mismo modo, la hiperactividad del SNP a través de la acetilcolina que actúa sobre los receptores muscarínicos en el tracto GI aumentará la motilidad y las secreciones. Por lo tanto, la inhibición de las acciones de la acetilcolina sobre los receptores muscarínicos puede, en teoría, invertir estos cambios. Así pues, la comprensión de los efectos fisiológicos generales del SNS y el SNPS ayuda a predecir y formular estrategias farmacológicas que pueden utilizarse para tratar las afecciones causadas por la hiperactividad o inactividad de estos sistemas.

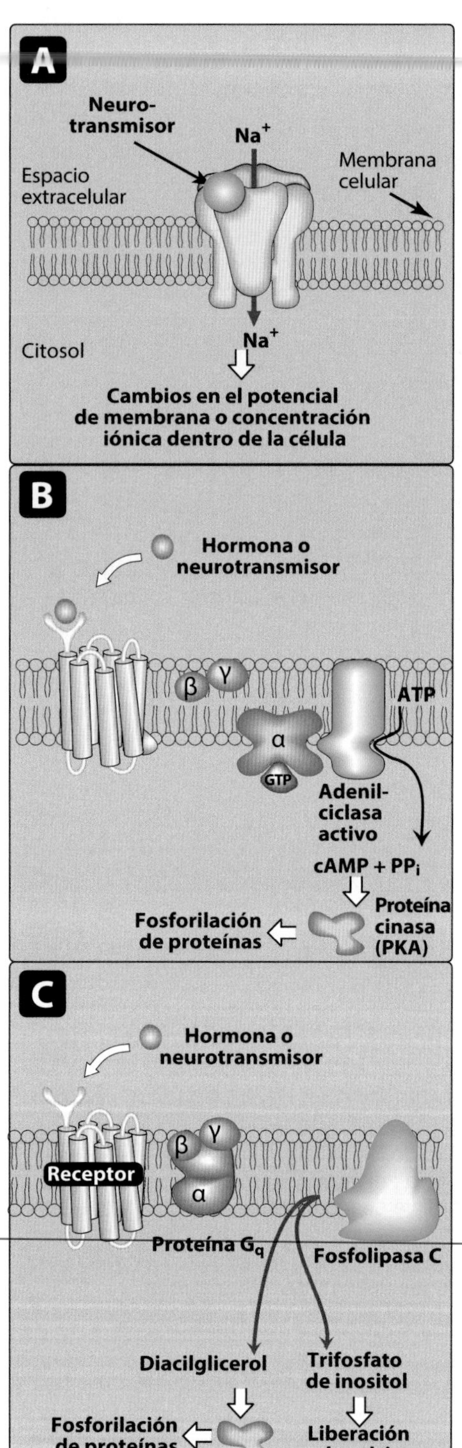

Figura 3-10
Tres mecanismos mediante los cuales la unión de un neurotransmisor conduce a un efecto celular. **A**. Receptores acoplados a los canales iónicos (receptores ionotrópicos). **B.** Receptores acoplados a adenililciclasa (receptores metabólicos). **C.** Receptores acoplados a diacilglicerol e inositol trifosfato (receptores metabotrópicos).

IV. TRANSDUCCIÓN DE SEÑAL EN LAS CÉLULAS EFECTORAS

La unión de las señales químicas a los receptores activa los procesos enzimáticos dentro de la membrana celular que, a la larga, resulta en una respuesta celular, como la fosforilación de proteínas intracelulares o cambios en la conductividad de los canales iónicos (véase cap. 2). Un neurotransmisor puede considerarse como una señal y un receptor como un detector de señal y transductor. Los receptores en las células efectoras del SNA se clasifican como adrenérgicos o colinérgicos con base en los neurotransmisores o las hormonas que los unen. La epinefrina y norepinefrina se unen a los receptores adrenérgicos y acetilcolina se une a los receptores colinérgicos. Los receptores colinérgicos se subdividen en nicotínicos o muscarínicos. Algunos receptores, como los receptores nicotínicos colinérgicos postsinápticos en las células de músculo esquelético están directamente enlazados con los canales iónicos en la membrana y se conocen como receptores ionotrópicos. La unión de los neurotransmisores con los receptores ionotrópicos afecta directamente la permeabilidad de los iones (fig. 3-10A). Todos los receptores adrenérgicos y receptores muscarínicos colinérgicos son receptores acoplados a proteína G (receptores metabotrópicos). Los receptores metabotrópicos median los efectos de los ligandos al activar un sistema de segundo mensajero en el interior de la célula. Los dos segundos mensajeros reconocidos de forma más extensa son el sistema de adenililciclasa y el sistema de calcio/fosfatidilinositol (fig. 3-10B, C).

Resumen del capítulo

- Los principales componentes eferentes del sistema nervioso autónomo (SNA) son el sistema nervioso simpático (SNS) y el sistema nervioso parasimpático (SNPS).
- El SNS y el SNPS inervan los principales órganos y sistemas orgánicos del cuerpo, como el corazón, los pulmones, los ojos, el hígado, los riñones, el sistema circulatorio, el sistema gastrointestinal y el sistema urogenital.
- Los principales efectos de la activación del SNS son el aumento de la presión arterial, la dilatación de las pupilas, la disminución de la actividad del sistema gastrointestinal, la reducción de las secreciones, la dilatación de los músculos lisos bronquiales y la disminución de la frecuencia urinaria.
- Los efectos del SNS están mediados por dos neurotransmisores principales, la epinefrina y la norepinefrina; la primera es liberada por la médula suprarrenal, mientras que la segunda es liberada por las neuronas simpáticas.
- El SNS está distribuido de manera amplia, inervando prácticamente todos los sistemas efectores del organismo. Las fibras preganglionares simpáticas tienen una influencia mucho más amplia que las fibras parasimpáticas y hacen sinapsis con un mayor número de neuronas posganglionares. Este tipo de organización permite una descarga difusa del SNS.
- La división parasimpática está más circunscrita que el SNS, con interacciones en su mayoría individuales, y los ganglios también están cerca o dentro de los órganos que inervan.
- Los principales efectos de la activación del SNPS son casi opuestos a los de la activación del SNS, como la disminución de la presión arterial, la constricción de las pupilas, el aumento de la actividad del sistema gastrointestinal, el aumento de las secreciones, la constricción de los músculos lisos bronquiales y el aumento de la frecuencia urinaria.
- Los efectos del SNPS están mediados por la acetilcolina liberada por las neuronas colinérgicas.
- La acetilcolina produce sus efectos fisiológicos actuando sobre los receptores colinérgicos muscarínicos o nicotínicos.

Preguntas de estudio

Elija la MEJOR respuesta.

3.1 La acetilcolina es el neurotransmisor que interviene en la contracción de los músculos esqueléticos. ¿A cuál de los siguientes tipos de receptores autonómicos se une la acetilcolina en la célula del músculo esquelético para mediar la contracción muscular?

A. Nicotínico
B. Muscarínico
C. Alfa-1
D. Beta-1

Respuesta correcta = A. Las células del músculo esquelético tienen receptores colinérgicos nicotínicos, no muscarínicos (véase fig. 3-9), y las neuronas motoras liberan acetilcolina en la unión neuromuscular que se une a los receptores nicotínicos y provoca contracción muscular. La acetilcolina no se une a los receptores alfa-1 o beta-1 que son adrenérgicos.

3.2 ¿Cuál de los siguientes cambios fisiológicos ocurre cuando se activa el sistema parasimpático?

A. Aumento en la frecuencia cardiaca
B. Inhibición del lagrimeo
C. Dilatación de la pupila (midriasis)
D. Aumento de la motilidad gástrica

Respuesta correcta = D. La activación del sistema parasimpático aumenta la motilidad gástrica, las secreciones de líquido, reduce la frecuencia cardiaca y causa constricción de la pupila. En el modo de "descanso y digestión", el sistema parasimpático está más activo, lo que ayuda con la digestión.

3.3 ¿Qué cambio fisiológico se espera cuando el sistema simpático se ha inhibido usando un agente farmacológico?

A. Reducción de la frecuencia cardiaca
B. Aumento de la presión arterial
C. Disminución de la secreción de líquidos
D. Constricción de los vasos sanguíneos

Respuesta correcta = A. La activación del sistema simpático causa un aumento en la frecuencia cardiaca, aumento en la presión arterial, reducción o espesamiento de las secreciones de líquido y constricción de los vasos sanguíneos. Por lo tanto, la inhibición del sistema simpático debe en teoría causar una reducción en la frecuencia cardiaca, disminución en la presión arterial, aumento en las secreciones de líquido y relajación de los vasos sanguíneos.

3.4 ¿Cuál de los siguientes es correcto en relación con la activación de los receptores en los órganos efectores en el sistema nervioso autónomo?

A. Acetilcolina activa los receptores muscarínicos.
B. Acetilcolina activa los receptores adrenérgicos.
C. Epinefrina activa los receptores nicotínicos.
D. Norepinefrina activa los receptores muscarínicos.

Respuesta correcta = A. Acetilcolina es el neurotransmisor en el sistema colinérgico y activa tanto los receptores muscarínicos como los colinérgicos nicotínicos, no los receptores adrenérgicos. Norepinefrina y epinefrina activan los receptores adrenérgicos, no los receptores muscarínicos.

3.5 ¿Cuál de los siguientes es correcto con relación a la transmisión sináptica?

A. Los neurotransmisores son liberados de las terminales de los axones de las neuronas presinápticas.
B. La llegada de un potencial de acción en la célula postsináptica desencadena la liberación del neurotransmisor.
C. Las concentraciones de calcio intracelular disminuyen en los terminales de los axones antes de la liberación del neurotransmisor.
D. La serotonina y la dopamina son los neurotransmisores primarios en el sistema nervioso autónomo.

Respuesta correcta = A. Los neurotransmisores se liberan de las terminales de los axones de las neuronas presinápticas, desencadenados por la llegada de un potencial de acción en las terminales de los axones de la neurona presináptica (no en la célula postsináptica). Cuando el potencial de acción llega a la terminal del axón, el calcio entra a la célula y las concentraciones de calcio aumentan causando la liberación del neurotransmisor. Los neurotransmisores principales en el SNA son norepinefrina y acetilcolina.

3.6 La estrategia farmacológica para reducir la presión arterial en un paciente con hipertensión consiste en reducir el gasto cardiaco o reducir la resistencia vascular periférica causada por la vasoconstricción. El gasto cardiaco es una función de la frecuencia cardiaca y la fuerza de contracción. ¿Cuál de las siguientes estrategias ayudará a reducir la presión arterial en un paciente?

A. Inhibir los efectos del sistema nervioso simpático sobre el corazón
B. Potenciar los efectos del sistema nervioso simpático sobre el corazón
C. Inhibir los efectos del sistema nervioso parasimpático en los vasos sanguíneos
D. Potenciar los efectos del sistema nervioso simpático en los vasos sanguíneos

Respuesta correcta = A. La inhibición de los efectos del SNS sobre el corazón reducirá la frecuencia cardiaca y la fuerza de contracción, con lo que se reducirá el gasto cardiaco y la presión arterial. Potenciar los efectos del SNS sobre el corazón aumentará la presión arterial. El SNPS tiene un efecto relajante sobre los vasos sanguíneos, por lo que la inhibición de los efectos del SNPS aumentará la presión arterial. El SNS tiene un efecto vasoconstrictor sobre los vasos sanguíneos, por lo que potenciar los efectos del SNS provocará un aumento de la presión arterial.

3.7 ¿Cuál de los siguientes efectos está mediado por la activación de las neuronas colinérgicas posganglionares?

A. Broncodilatación
B. Reducción de la motilidad gástrica
C. Constricción pupilar
D. Relajación del músculo detrusor

Respuesta correcta = C. Las neuronas parasimpáticas posganglionares que inervan el músculo del esfínter pupilar son colinérgicas y su contracción produce miosis. La broncodilatación resulta de la activación del SNS y no del SNPS. La reducción de la motilidad gástrica es consecuencia de la activación del SNS. La relajación del músculo detrusor es consecuencia de la activación del SNS.

3.8 Un hombre de 67 años es evaluado por su médico tras desmayarse. Dice sentirse mareado y después haber perdido el conocimiento mientras se ataba la corbata para prepararse para una reunión. Las pruebas clínicas y electrofisiológicas apoyan el diagnóstico de síndrome del seno carotídeo. La compresión del seno carotídeo en este caso pudo haber ocurrido ¿en cuál de las siguientes respuestas autonómicas?

A. Aumento del flujo simpático hacia la vasculatura periférica
B. Disminución del flujo parasimpático a la vasculatura periférica
C. Aumento del flujo parasimpático hacia el corazón
D. Aumento del flujo de salida simpático al corazón

Respuesta correcta = C. La compresión del seno carotídeo provoca un aumento de la frecuencia de disparo de los aferentes barorreceptores que viajan por el nervio del seno carotídeo, una rama del nervio glosofaríngeo. Estos aferentes se dirigen a la porción caudal (cardiorrespiratoria) del núcleo solitario dentro de la médula. El núcleo solitario activará las eferencias cardiovagales y, junto con los centros reticulares medulares, disminuirá la salida de la columna celular intermediolateral hacia las neuronas simpáticas posganglionares que inervan el corazón y el músculo liso de la vasculatura periférica. La disminución resultante del gasto cardiaco y de la resistencia vascular sistémica produce un descenso de la presión arterial. Véase la figura 3-6. Obsérvese que la respuesta en este caso es opuesta a la descrita en la figura.

3.9 La unión de un neurotransmisor a los receptores de las neuronas posganglionares de los ganglios autónomos, ¿cuál de los siguientes resultados se produce?

A. Afluencia de cationes a través de un canal iónico intrínseco
B. Activación de la adenil ciclasa mediada por una proteína G
C. Activación de la fosfolipasa C mediada por la proteína G
D. Inhibición de la adenil ciclasa mediada por la proteína G

Respuesta correcta = A. Las neuronas autonómicas preganglionares son colinérgicas. Los receptores de acetilcolina nicotínicos ganglionares son receptores de canales iónicos activados por ligandos y producen respuestas postsinápticas directas al permitir el paso de iones de sodio y calcio (cationes) a través de un poro intrínseco selectivo de cationes. Los receptores de acetilcolina muscarínicos son receptores acoplados a proteínas G que producen efectos moduladores mediante la activación de segundos mensajeros. Véase la figura 3-10.

3.10 La activación del SNS durante la respuesta de lucha o huida da lugar a la liberación de epinefrina y norepinefrina desde la médula suprarrenal al torrente sanguíneo. Estas catecolaminas viajan por el torrente sanguíneo para unirse a los receptores adrenérgicos en otras partes del cuerpo, por ejemplo, el nódulo sinoauricular (SA) del corazón. ¿Cuál de las siguientes opciones caracteriza mejor el modo de comunicación entre las células cromafines de la médula suprarrenal y las células del nódulo SA del corazón?

A. Paracrina
B. Contacto directo
C. Endocrino
D. Sináptico

Respuesta correcta = C. Las células cromafines de la médula suprarrenal liberan epinefrina y norepinefrina en el torrente sanguíneo. Dado que las catecolaminas viajan a través del torrente sanguíneo para llegar a sus células objetivo, este tipo de comunicación intercelular se caracteriza mejor como señalización endocrina. Véase la figura 3-8.

Agonistas colinérgicos

4

Rosemary A. Poku y Felix Amissah

I. GENERALIDADES

Los fármacos que afectan el sistema nervioso autónomo (SNA) se dividen en dos grupos de acuerdo con el tipo de receptores implicados en el mecanismo de acción. Los fármacos colinérgicos, que se describen en este capítulo y los fármacos anticolinérgicos, descritos en el capítulo 5, actúan sobre los receptores activados por acetilcolina (ACh). Los fármacos adrenérgicos (caps. 6 y 7) actúan sobre receptores estimulados por norepinefrina o epinefrina. Los fármacos colinérgicos y adrenérgicos actúan al estimular o bloquear los receptores del SNA. En la figura 4-1 se resumen los agonistas colinérgicos que se analizan en este capítulo.

ACCIÓN DIRECTA
Acetilcolina MIOCHOL-E
Betanecol URECHOLINE
Carbacol MIOSTAT, ISOPTO CARBACHOL
Cevimelina EVOXAC
Metacolina PROVOCHOLINE
Nicotina NICORETTE
Pilocarpina SALAGEN, ISOPTO CARPINE
ACCIÓN INDIRECTA (reversible)
Donepezilo ARICEPT
Edrofonio ENLON
Galantamina RAZADYNE
Neostigmina BLOXIVERZ
Fisostigmina SOLO GENÉRICA
Piridostigmina MESTINON
Rivastigmina EXELON
ACCIÓN INDIRECTA (irreversible)
Ecotiofato YODURO DE FOSFOLINA
REACTIVACIÓN DE ACETILCOLINESTERASA
Pralidoxima PROTOPAM

Figura 4-1
Resumen de los agonistas colinérgicos.

II. LA NEURONA COLINÉRGICA

Las fibras pregangliónicas que terminan en la médula suprarrenal, los ganglios autónomos (tanto parasimpáticos como simpáticos) y las fibras posgangliónicas de la división parasimpática usan ACh como un neurotransmisor (fig. 4-2). La división simpática posgangliónica de glándulas sudoríparas también usa ACh. Además, las neuronas colinérgicas inervan los músculos del sistema somático y desempeñan un importante papel en el sistema nervioso central (SNC).

A. Neurotransmisión en las neuronas colinérgicas

La neurotransmisión en las neuronas colinérgicas implica seis pasos secuenciales: 1) síntesis de ACh, 2) almacenamiento, 3) liberación, 4) unión de ACh al receptor, 5) degradación de ACh en la hendidura sináptica (el espacio entre las terminaciones nerviosas y los receptores adyacentes en los nervios u órganos efectores), y 6) reciclaje de colina (fig. 4-3).

1. **Síntesis de acetilcolina:** la colina se transporta del líquido extracelular en el citoplasma de la neurona colinérgica mediante un sistema transportador dependiente de energía que cotransporta sodio. [Nota: colina tiene un nitrógeno cuaternario y lleva una carga positiva permanente y, por lo tanto, no puede difundirse a través de la membrana]. La captación de colina es el paso limitador de la velocidad en la síntesis de ACh. La acetiltransferasa de colina cataliza la reacción de colina con acetil coenzima A (CoA) para formar ACh (un éster) en el citosol.

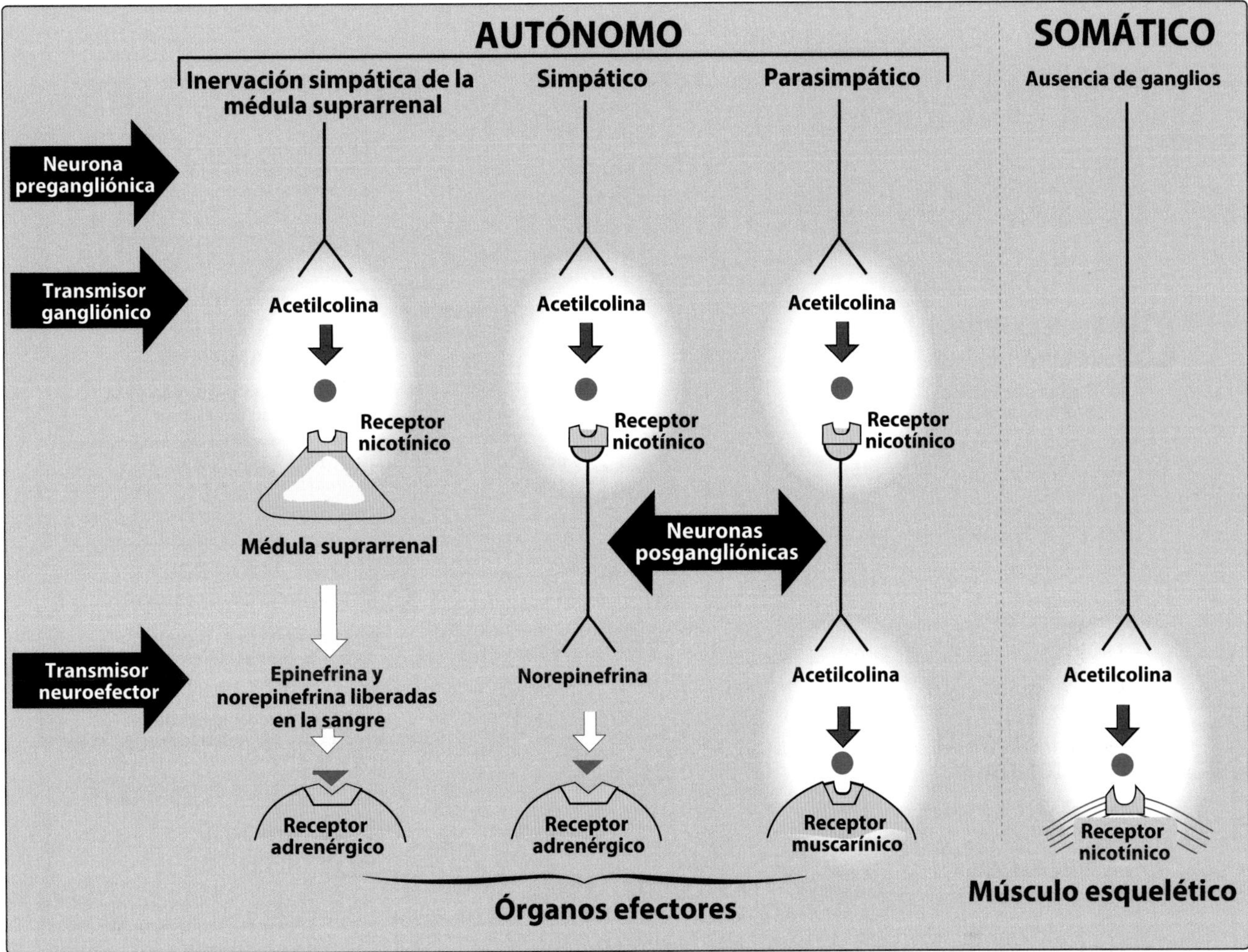

Figura 4-2
Sitios de acción de agonistas colinérgicos en los sistemas nerviosos autónomo y somático.

2. **Almacenamiento de acetilcolina en vesículas:** ACh se empaca y almacena en vesículas presinápticas por medio de procesos de transporte activo. La vesícula madura contiene no solo ACh (el principal neurotransmisor) sino también adenosín trifosfato (ATP), que es un cotransmisor, y proteoglucano. La cotransmisión de neuronas autónomas es la regla más que la excepción. Esto significa que la mayoría de las vesículas sinápticas contienen el neurotransmisor primario (aquí, ACh) así como un cotransmisor (aquí, ATP).

3. **Liberación de acetilcolina:** cuando un potencial de acción propagado por canales de sodio sensibles a voltaje llega a la terminación nerviosa, los canales de calcio sensibles a voltaje en la membrana presináptica se abren, aumentando la concentración de calcio intracelular. Las concentraciones elevadas de calcio promueven la fusión de las vesículas sinápticas con la membrana celular y la liberación de los contenidos vesiculares hacia el espacio sináptico. Esta liberación puede bloquearse con toxina botulínica. En contraste, la toxina en el veneno de la araña viuda negra hace que la ACh almacenada en las vesículas sinápticas se vacíe en la hendidura sináptica.

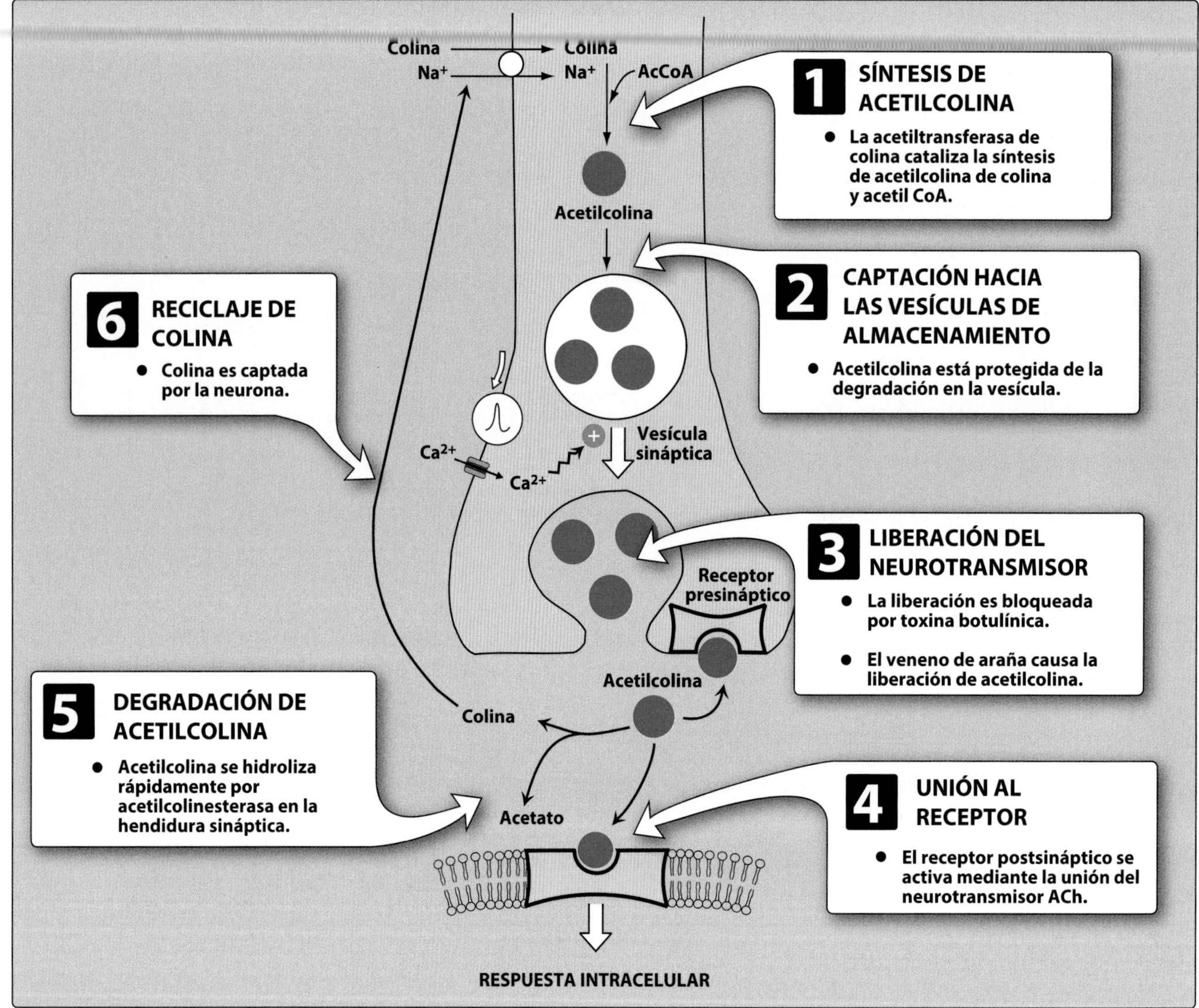

Figura 4-3
Síntesis y liberación de acetilcolina de la neurona colinérgica. AcCoA = acetil coenzima A.

4. **Unión al receptor:** la ACh liberada de las vesículas sinápticas se difunde a lo largo del espacio sináptico y se une a los receptores postsinápticos en la célula objetivo, a los receptores presinápticos en la membrana de la neurona que liberó ACh o a otros receptores colinérgicos postsinápticos. Los receptores colinérgicos postsinápticos en la superficie de los órganos efectores se dividen en dos clases: muscarínicos y nicotínicos (fig. 4-2). La unión a un receptor conduce a una respuesta biológica dentro de la célula, como el inicio de un impulso nervioso en las fibras posgangliónicas o la activación de enzimas específicas en células efectoras, según están mediadas por moléculas de segundo mensajero.

5. **Degradación de acetilcolina:** la señal en el sitio efector posterior a la unión se termina con rapidez, debido a que la acetilcolinesterasa (AChE) degrada a la ACh en colina y acetato en la hendidura sináptica.

6. **Reciclaje de colina:** la colina puede recapturarse por el sistema de captación de alta afinidad, acoplado a sodio, que transporta a la molécula de regreso a la neurona. Ahí, está disponible para ser acetilada en ACh.

III. RECEPTORES COLINÉRGICOS (COLINOCEPTORES)

Dos familias de colinoceptores, designados receptores muscarínicos y nicotínicos, pueden distinguirse entre sí con base en sus diferentes afinidades para agentes que imitan la acción de ACh (agentes colinomiméticos).

A. Receptores muscarínicos

Los receptores muscarínicos pertenecen a la clase de receptores acoplados a proteína G (receptores metabotrópicos). Estos receptores, además de la unión a ACh, también reconocen a la muscarina, un alcaloide en algunos hongos venenosos. En contraste, los receptores muscarínicos solo muestran una débil afinidad por la *nicotina,* un alcaloide que se encuentra en el tabaco y otras plantas (fig. 4-4A). Hay cinco subclases de receptores muscarínicos; sin embargo, solo los receptores M_1, M_2, y M_3 se han caracterizado de forma funcional.

1. **Ubicación de los receptores muscarínicos:** estos receptores se encuentran en los órganos efectores autónomos, como el corazón, el músculo liso, el cerebro y las glándulas exocrinas. Aunque los cinco subtipos se encuentran en las neuronas, los receptores M_1 también se encuentran en las células parietales gástricas, los receptores M_2 en las células cardiacas y el músculo liso y los receptores M_3 de la vejiga, las glándulas exocrinas y el músculo liso. [Nota: los fármacos con acciones muscarínicas estimulan preferentemente los receptores muscarínicos en estos tejidos, pero a concentraciones elevadas, pueden mostrar alguna actividad en los receptores nicotínicos].

2. **Mecanismo de la transducción de la señal de acetilcolina:** una variedad de diferentes mecanismos moleculares transmite la señal generada por la ocupación de ACh del receptor. Por ejemplo, cuando los receptores M_1 o M_3 se activan, el receptor presenta un cambio conformacional e interactúa con la proteína G que activa la fosfolipasa C. Esto a la larga causa la producción de los segundos mensajeros inositol-1,4,5-trisfosfato (IP_3) y diacilglicerol (DAG). IP_3 causa un aumento en el Ca^{2+} intracelular, que permite al calcio estimular o inhibir las enzimas o causar hiperpolarización, secreción o contracción. DAG activa la proteína cinasa C, una enzima que fosforila numerosas proteínas dentro de la célula. En contraste, la activación del subtipo M_2 sobre el músculo cardiaco estimula una proteína G que inhibe la adenililciclasa y aumenta la conductancia de K^+. Después, el corazón responde con una disminución ambos en la velocidad y fuerza de contracción.

3. **Agonistas muscarínicos:** los agonistas muscarínicos pueden actuar directamente uniéndose y activando los receptores muscarínicos (véase sección IV) o indirectamente inhibiendo la acetilcolinesterasa (AChE), que descompone la ACh (véase sección V).

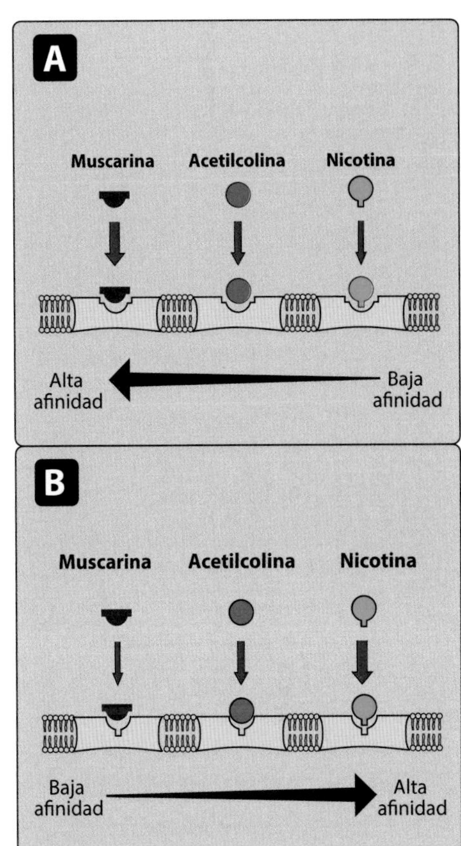

Figura 4-4
Tipos de receptores colinérgicos. **A**. Receptores muscarínicos. **B**. Receptores nicotínicos.

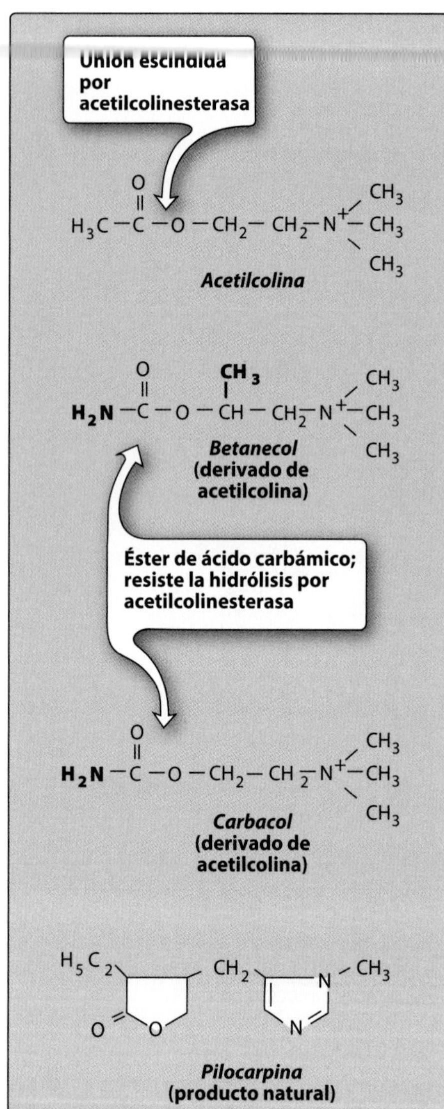

Figura 4-5
Comparación de las estructuras de algunos agonistas colinérgicos.

B. Receptores nicotínicos

Estos receptores, además de unirse a ACh, también reconocen a la *nicotina*, pero muestran solo una ligera afinidad por muscarina (fig. 4-4B). El receptor nicotínico está compuesto de cinco subunidades y funciona como un canal iónico con compuerta de ligando (receptor ionotrópico). La unión de dos moléculas de ACh provoca un cambio conformacional que permite la entrada de iones de sodio, lo que resulta en la despolarización de la célula efectora. La *nicotina* a bajas concentraciones estimula el receptor, en tanto que la *nicotina* a concentraciones elevadas bloquea el receptor. Los receptores nicotínicos se ubican en el SNC, la médula suprarrenal, los ganglios autónomos y la unión neuromuscular en los músculos esqueléticos. Aquellos en la unión neuromuscular en ocasiones se designan N_M y otros N_N. Los receptores nicotínicos de los ganglios autónomos difieren de aquellos en la unión neuromuscular. Por ejemplo, los receptores gangliónicos se bloquean de forma selectiva por *mecamilamina*, en tanto que los receptores de la unión neuromuscular son bloqueados de forma específica por medicamentos bloqueadores neuromusculares como *atracurio*.

IV. AGONISTAS COLINÉRGICOS DE ACCIÓN DIRECTA

Los agonistas colinérgicos imitan los efectos de la ACh al unirse directamente con los colinoceptores (muscarínicos o nicotínicos). Estos agentes pueden clasificarse de forma amplia en dos grupos: ésteres de colina, que incluyen ACh endógena y ésteres sintéticos de colina, como *carbacol* y *betanecol*, y 2) alcaloides que ocurren de forma natural, como *nicotina* y *pilocarpina* (fig. 4-5) y sus análogos sintéticos (*cevimelina*). Todos los fármacos colinérgicos de acción directa tienen mayor duración de acción que ACh. Los fármacos de mayor utilidad terapéutica (*pilocarpina* y *betanecol*) se unen de forma preferente a los receptores muscarínicos y en ocasiones se les llama agentes muscarínicos. Sin embargo, como grupo, los agonistas de acción directa muestran poca especificidad en sus acciones, lo que limita su utilidad clínica.

A. Acetilcolina

Acetilcolina es un compuesto de amonio cuaternario que no puede penetrar las membranas debido a su carga positiva. Aunque es el neurotransmisor de los nervios parasimpáticos y somáticos además de los ganglios autónomos, carece de importancia terapéutica debido a su multiplicidad de acciones (causando efectos difusos) y su inactivación rápida por las colinesterasas. La ACh tiene actividad tanto muscarínica como nicotínica. Sus acciones incluyen las siguientes:

1. **Disminución de la frecuencia cardiaca y el gasto cardiaco:** las acciones de ACh sobre el corazón simulan los efectos de la estimulación vagal. Por ejemplo, si se inyecta por vía intravenosa, la ACh actúa sobre los receptores M_2 para producir una breve disminución en la frecuencia cardiaca (bradicardia) y, después, el gasto cardiaco debido a una reducción en la frecuencia de disparo del nodo sinoauricular. [Nota: la actividad vagal normal regula el corazón mediante la liberación de ACh en el nodo sinoauricular].
2. **Disminución en la presión arterial:** la inyección de ACh causa vasodilatación y reduce la presión arterial mediante un mecanismo de acción indirecta. La ACh activa los receptores M_3 que se encuentran en las células endoteliales que recubren el músculo liso de los vasos

sanguíneos. Esto resulta en la producción de óxido nítrico a partir de arginina. El óxido nítrico se difunde entonces a las células del músculo liso vascular para estimular la producción de proteína cinasa G, lo que causa hiperpolarización y relajación del músculo liso mediante la inhibición de fosfodiesterasa 3. En ausencia de la administración de agentes colinérgicos, los receptores colinérgicos vasculares no tienen una función conocida, debido a que nunca se libera ACh en sangre en cantidades significativas. La *atropina* bloquea estos receptores muscarínicos y evita que ACh produzca vasodilatación.

3. **Otras acciones:** en el tracto gastrointestinal (GI), la acetilcolina aumenta la secreción de saliva, aumenta la secreción de ácido gástrico y estimula las secreciones y la motilidad intestinales. También promueve las secreciones bronquiolares y causa broncoconstricción. [Nota: *metacolina,* un agonista colinérgico de acción directa, se usa para ayudar en el diagnóstico del asma debido a sus propiedades broncoconstrictoras]. En las vías genitourinarias, la ACh aumenta el tono del músculo detrusor, provocando la micción. En el ojo, la ACh participa en la estimulación de la contracción del músculo ciliar para la visión de cerca y en la contracción del músculo el esfínter pupilar, causando miosis (constricción marcada de la pupila). La ACh (solución a 1%) se instila en la cámara anterior del ojo para producir miosis durante la cirugía oftálmica.

B. Betanecol

Betanecol es un éster carbamoílo no sustituido estructuralmente relacionado con ACh (fig. 4-5). No es hidrolizado por AChE debido a la esterificación del ácido carbámico, aunque es inactivado mediante hidrólisis por otras esterasas. Carece de acciones nicotínicas (debido a la adición del grupo metilo), pero tiene una fuerte actividad muscarínica. Sus acciones principales son sobre la musculatura lisa de la vejiga y el tracto GI. Tiene una duración de acción de alrededor de 1 hora.

1. **Acciones:** *betanecol* estimula directamente a los receptores muscarínicos causando una mayor intensidad y tono intestinales. También estimula al músculo detrusor de la vejiga, en tanto que el trígono y los músculos del esfínter están relajados. Estos efectos estimulan la micción.
2. **Usos terapéuticos:** en el tratamiento urológico, *betanecol* se usa para estimular la vejiga atónica, en especial en la retención urinaria no obstructiva en el posparto o el posoperatorio. *Betanecol* también puede usarse para tratar la atonía neurógena como se manifiesta en la patología clínica como el megacolon.
3. **Efectos adversos:** *betanecol* puede causar estimulación colinérgica generalizada (fig. 4-6) con sudoración, salivación, rubor, disminución de la presión arterial (con taquicardia refleja), náusea, dolor abdominal, diarrea y broncoespasmo. Puede administrarse *sulfato de atropina* para superar las respuestas cardiovasculares o broncoconstrictoras intensas a este agente.

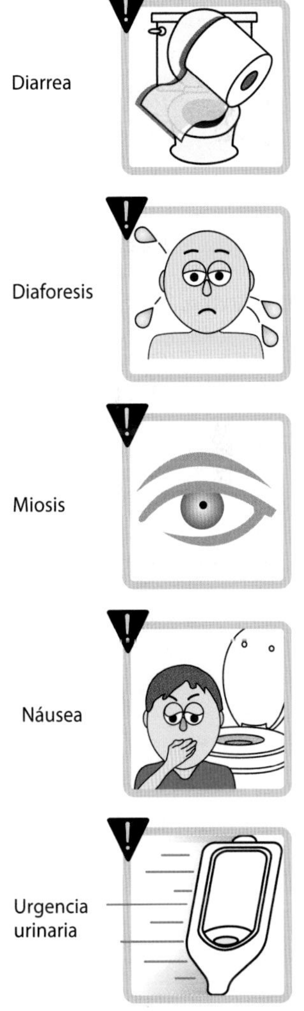

Figura 4-6
Algunos efectos adversos observados con los agonistas colinérgicos.

C. Carbacol (carbamilcolina)

Carbacol tiene acciones tanto muscarínicas como nicotínicas. Al igual que *betanecol*, *carbacol* es un éster del ácido carbámico (fig. 4-5) y un mal sustrato para AChE. Es biotransformado por otras esterasas, pero a una velocidad mucho más lenta.

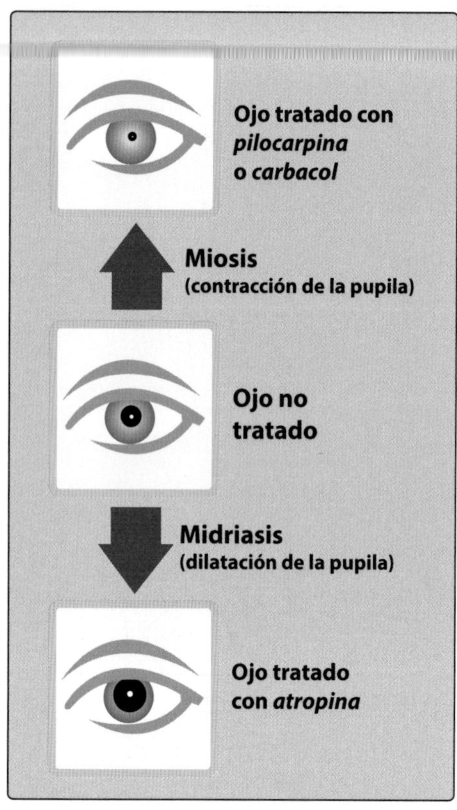

Figura 4-7
Acciones de *pilocarpina, carbacol* y *atropina* sobre el iris y el músculo ciliar del ojo.

1. **Acciones:** *carbacol* tiene profundos efectos sobre los sistemas tanto cardiovascular como GI debido a su actividad estimuladora de ganglios y puede primero estimular y después deprimir estos sistemas. Puede causar la liberación de epinefrina de la médula suprarrenal mediante su acción nicotínica. Se instila de forma local en el ojo y simula los efectos de la ACh, causando miosis y espasmo de la acomodación en que el músculo ciliar del ojo permanece en un estado de contracción constante. La vista se queda fija a una distancia particular, haciendo imposible el enfoque (fig. 4-7). [Nótese el efecto opuesto de *atropina*, un bloqueador muscarínico, sobre el ojo].
2. **Usos terapéuticos:** debido a su elevada potencia, no selectividad del receptor, y duración de acción relativamente prolongada, *carbacol* rara vez se usa. El uso intraocular proporciona miosis para cirugía ocular y reduce la presión intraocular en el tratamiento del glaucoma.
3. **Efectos adversos:** con el uso oftalmológico ocurren pocos efectos adversos debido a falta de penetración sistémica (amina cuaternaria—carga positiva).

D. Pilocarpina

El alcaloide *pilocarpina* es una amina terciaria y no se somete a hidrólisis por AChE (fig. 4-5). En comparación con ACh y sus derivados, es mucho menos potente, pero no tiene carga y puede penetrar el SNC a dosis terapéuticas. *Pilocarpina* exhibe actividad muscarínica y se usa sobre todo en oftalmología.

1. **Acciones:** de aplicación tópica en el ojo, *pilocarpina* produce miosis rápida, contracción de los músculos ciliares y espasmo de la acomodación. *Pilocarpina* es uno de los estimulantes más potentes de las secreciones, como sudor, lágrimas y saliva, pero su uso para producir estos efectos es limitado debido a su falta de selectividad.
2. **Usos terapéuticos:** *pilocarpina* se usa para tratar glaucoma y es el fármaco de elección para la reducción de urgencia de la presión intraocular con el glaucoma tanto de ángulo abierto como de ángulo cerrado. *Pilocarpina* es muy eficaz en la abertura de la red trabecular alrededor del canal de Schlemm, causando una caída inmediata en la presión intraocular debido al mayor drenaje de humor acuoso. Esta acción ocurre en unos cuantos minutos, dura 4 a 8 horas y puede repetirse. [Nota: los inhibidores tópicos de la anhidrasa carbónica, como *dorzolamida* y los bloqueadores β-adrenérgicos como *timolol*, son efectivos para tratar el glaucoma, pero no se utilizan para la reducción de urgencia de la presión intraocular]. La acción miótica de *pilocarpina* también es útil para revertir la midriasis debida a administración de *atropina*.

   La *pilocarpina* facilita la salivación en pacientes con xerostomía que resulta de la irradiación de la cabeza y el cuello. El síndrome de Sjögren, que se caracteriza por boca seca y falta de lágrimas, se trata con tabletas orales de *pilocarpina* y *cevimelina*, un fármaco colinérgico que también tiene la desventaja de ser inespecífico.
3. **Efectos adversos:** *pilocarpina* puede causar visión borrosa, ceguera nocturna y dolor del área de las cejas. La intoxicación con este agente se caracteriza por la exageración de varios efectos parasimpáticos,

lo que incluye sudoración (diaforesis) y salivación abundantes. Los efectos son similares a los producidos por el consumo de hongos del género *Inocybe*, que contienen muscarina. *Atropina* parenteral, a dosis que pueden cruzar la barrera hematoencefálica, se administra para contrarrestar la toxicidad de *pilocarpina*.

V. AGONISTAS COLINÉRGICOS DE ACCIÓN INDIRECTA: AGENTES ANTICOLINESTERASA (REVERSIBLE)

AChE es una enzima que escinde de forma específica ACh a acetato y colina y, por lo tanto, termina sus acciones. Se ubica de forma tanto presináptica como postsináptica en la terminal nerviosa donde se une su membrana. Los inhibidores de AChE (agentes anticolinesterasa o inhibidores de la colinesterasa) proporcionan de forma indirecta acción colinérgica al prevenir la degradación de ACh. Esto resulta en la acumulación de ACh en el espacio sináptico (fig. 4-8). Por lo tanto, estos fármacos pueden provocar una respuesta en todos los colinoceptores, lo que incluye los receptores tanto muscarínicos como nicotínicos en el SNA, así como en la unión neuromuscular y en el cerebro. Los inhibidores reversibles de AChE pueden clasificarse de manera amplia como de agentes de acción breve o de acción intermedia.

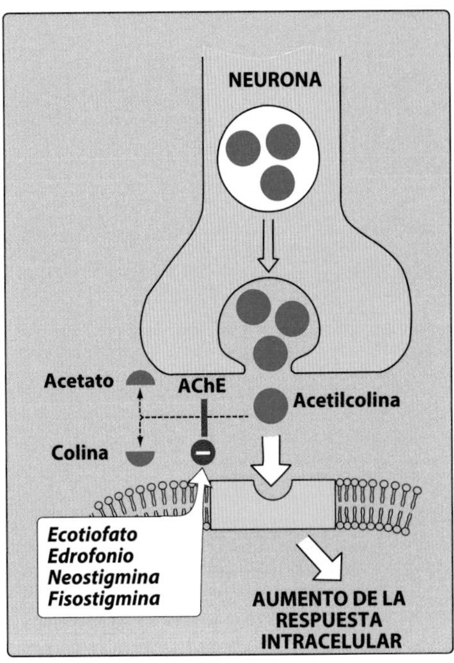

Figura 4-8
Mecanismos de acción de los agonistas colinérgicos indirectos. AChe = acetilcolinesterasa.

A. Edrofonio

Edrofonio es el inhibidor prototípico de AChE de acción breve. *Edrofonio* se une de forma reversible al centro activo de AChE, previniendo la hidrólisis de ACh. Tiene una duración de acción breve de 10 a 20 minutos debido a su eliminación renal rápida. *Edrofonio* es una amina cuaternaria y sus acciones se limitan a la periferia porque su polaridad impide atravesar la barrera hematoencefálica. Históricamente el *edrofonio* se utilizaba en el diagnóstico de miastenia *gravis*, una enfermedad autoinmune causada por anticuerpos a los receptores nicotínicos en la unión neuromuscular (UNM). En la miastenia *gravis*, la degradación de los receptores nicotínicos provoca menos receptores disponibles para la interacción con ACh. La inyección intravenosa de *edrofonio* causa un aumento rápido en la fuerza muscular de los pacientes con miastenia *gravis* aumentando las cantidades locales de ACh disponibles para unirse a la UNM. Debido a la disponibilidad de otros agentes y la mejora de las técnicas de diagnóstico de la miastenia *gravis* (p. ej., análisis de sangre para detectar anticuerpos contra el receptor de ACh), *edrofonio* se ha retirado del mercado.

B. Fisostigmina

Fisostigmina es un éster de ácido carbámico nitrogenado que se encuentra de manera natural en las plantas y es una amina terciaria. Es un substrato de AChE y forma un intermediario carbamoílado relativamente estable con la enzima, que se inactiva de forma reversible. El resultado es una potenciación de la actividad colinérgica a lo largo del cuerpo.

1. **Acciones:** *fisostigmina* tiene una amplia variedad de efectos y estimula no solo los sitios muscarínicos y nicotínicos del SNA, sino también los receptores nicotínicos de la unión neuromuscular. La estimulación muscarínica puede causar la contracción del músculo liso GI, miosis, bradicardia e hipotensión (fig. 4-9). La estimulación nicotínica puede causar espasmos del músculo esquelético, fasciculaciones y parálisis del músculo esquelético (a dosis mayores). Su duración de acción es de alrededor de 30 min a 2 h y se considera un agente de acción intermedia. La estructura de la amina terciaria permite a la *fisostigmina* entrar y estimular los sitios colinérgicos en el sistema nervioso central.

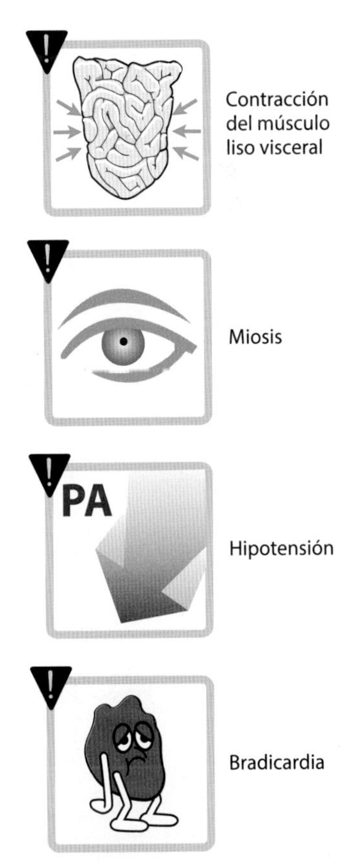

Figura 4-9
Algunas acciones de *fisostigmina*.

2. **Usos terapéuticos:** *fisostigmina* se usa en el tratamiento de las sobredosis de fármacos con acciones anticolinérgicas, como *atropina*. Debido a su capacidad para entrar en el SNC, es capaz de revertir los efectos no deseados del SNC de los anticolinérgicos.

3. **Efectos adversos:** las dosis elevadas de *fisostigmina* pueden causar convulsiones. También pueden ocurrir bradicardia y una caída en el gasto cardiaco. La inhibición de AChE en la unión neuromuscular causa la acumulación de ACh y, teóricamente, la UNM despolarizada continua quizá resulta en parálisis del músculo esquelético. Sin embargo, estos efectos rara vez se observan con dosis terapéuticas.

C. Neostigmina

Neostigmina es un compuesto sintético que también es un éster de ácido carbámico e inhibe de forma reversible AChE en una forma similar a *fisostigmina*.

1. **Acciones:** a diferencia de *fisostigmina, neostigmina* tiene un nitrógeno cuaternario. Por lo tanto, es más polar, se absorbe de forma deficiente desde el tracto GI y no entra en el SNC. Sus efectos sobre el músculo esquelético son mayores que *fisostigmina* y puede estimular la contractilidad antes de paralizar cualquier actividad muscular. *Neostigmina* tiene una duración intermedia de acción, por lo general de 30 min a 2 horas.

2. **Usos terapéuticos:** se usa para estimular la vejiga y el tracto GI y como un agente de reversión de la actividad paralizante de bloqueadores neuromusculares competitivos. *Neostigmina* también se usa para manejar los síntomas de la miastenia *gravis*.

3. **Efectos adversos:** los efectos adversos de *neostigmina* incluyen aquellos de estimulación colinérgica generalizada, como salivación, rubor, disminución de la presión arterial, náusea, dolor abdominal, diarrea y broncoespasmo. *Neostigmina* no causa efectos secundarios del SNC y no se usa para contrarrestar la toxicidad de agentes antimuscarínicos de acción central como *atropina. Neostigmina* está contraindicada cuando hay una obstrucción intestinal o de la vejiga urinaria.

D. Piridostigmina

Piridostigmina es otro inhibidor de la colinesterasa que se usa en el manejo crónico de la miastenia *gravis*. Su duración de acción es intermedia (3 a 6 h) pero mayor que la de *neostigmina.* Los efectos adversos son similares a los de *neostigmina*.

E. Tacrina, donepezilo, rivastigmina y galantamina

Los pacientes con enfermedad de Alzheimer tienen una deficiencia de neuronas colinérgicas y por tanto menores concentraciones de ACh están presentes en el SNC. Esta observación llevó al desarrollo de las anticolinesterasas como posibles terapias para el deterioro de la función cognitiva. *Tacrina,* el primer agente en esta categoría se ha remplazado con otros debido a su hepatotoxicidad. A pesar de la capacidad de *donepezilo, rivastigmina* y *galantamina* para retrasar la progresión de la enfermedad de Alzheimer, ninguno puede detener su progresión. Las molestias GI son su efecto adverso primario (véase cap. 15).

Aplicación clínica 4-1. Inhibidores de la colinesterasa utilizados en la enfermedad de Alzheimer

El tratamiento de la enfermedad de Alzheimer (EA) es un reto debido a la ausencia de un tratamiento farmacológico sólido. El objetivo principal de la farmacoterapia para la EA es mejorar las áreas de la cognición, los síntomas neuropsiquiátricos y la capacidad funcional. Los inhibidores de la colinesterasa son útiles en el tratamiento de los síntomas cognitivos de la EA. Producen modestas mejoras en los resultados cognitivos, globales y funcionales en personas con EA de leve a moderada. La duración del beneficio varía de 3 a 24 meses. *Tacrina*, el primer anticolinesterásico recomendado para la EA, ya no se utiliza debido a su hepatotoxicidad. Se ha sustituido en gran medida por nuevos inhibidores de la colinesterasa que son relativamente más seguros y tolerables, como *donepezilo*, *rivastigmina* y *galantamina*. Para cada uno de estos fármacos, la dosis debe aumentarse de forma gradual a lo largo de 4 a 6 semanas para minimizar los posibles efectos secundarios. Aunque el mecanismo específico de acción inhibidora de la colinesterasa difiere ligeramente entre los fármacos de esta clase, la importancia clínica de estas diferencias no es evidente. La facilidad de uso, la preferencia del paciente, los aspectos de costos y seguridad y las propiedades farmacocinéticas determinan en gran medida la elección del inhibidor de la colinesterasa para cada paciente. Por ejemplo, si el tratamiento con agentes de vida media corta, como *rivastigmina* (1.5 h) y *galantamina* (7 h), se interrumpe durante varios días o más, el paciente debe reiniciarse con la dosis más baja y ajustarse a la dosis actual. Esto no ocurre con *donepezilo*, que tiene una vida media de 70 horas. La combinación de inhibidores de la colinesterasa con *memantina* (antagonista del glutamato N-metil-D-aspartato) en la EA moderada o grave ha demostrado mejorar la capacidad funcional con una disminución de la tasa de deterioro cognitivo.

VI. AGONISTAS COLINÉRGICOS DE ACCIÓN INDIRECTA: AGENTES ANTICOLINESTERASA (IRREVERSIBLES)

Una variedad de compuestos organofosfatos sintéticos tienen la capacidad de unirse de forma covalente a AChE. El resultado es un aumento de duración prolongada en ACh en todos los sitios donde se libera. Muchos de estos fármacos son extremadamente tóxicos y fueron desarrollados por los militares como agentes nerviosos para la guerra química. Los compuestos relacionados, como *paratión* y *malatión*, se utilizan como insecticidas.

A. Ecotiofato

1. **Mecanismo de acción:** *ecotiofato* es un organofosfato que se une de forma covalente mediante su grupo fosfato al sitio activo de AChE (fig. 4-10). Una vez que esto ocurre, la enzima se inactiva de forma permanente y la restauración de la actividad de AChE requiere de la síntesis de nuevas moléculas de la enzima. Después de la modificación covalente de AChE, la enzima fosforilada libera lentamente uno de sus grupos etilo. La pérdida de un grupo alquilo, que se conoce como envejecimiento, hace imposible que los reactivadores químicos, como *pralidoxima,* rompa el enlace entre el fármaco restante y la enzima.
2. **Acciones:** las acciones incluyen estimulación colinérgica generalizada, parálisis de la función motora (que causa dificultades respiratorias) y convulsiones. *Ecotiofato* produce miosis intensa y la presión intraocular cae por la facilitación del flujo de salida del humor acuoso. *Atropina* en dosis elevadas puede revertir muchos de los efectos periféricos y algunos de los muscarínicos centrales de *ecotiofato* si se administra con la suficiente rapidez.

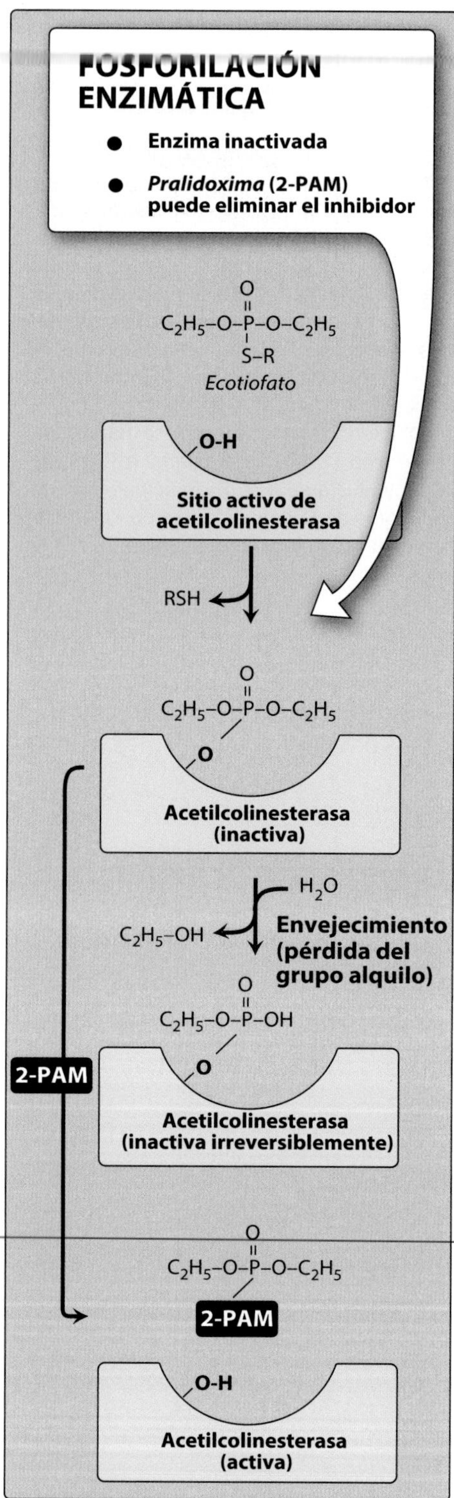

Figura 4-10
Modificación covalente de la acetilcolinesterasa por *ecotiofato*. También se muestra la reactivación de la enzima con *pralidoxima* (2-PAM). R = $(CH_3)_3N^+–CH_2–CH_2–$; RSH = $(CH_3)_3N^+–CH_2–CH_2–S\text{-}H$.

3. **Usos terapéuticos:** históricamente, una solución oftálmica tópica del fármaco era usado para el tratamiento del glaucoma de ángulo abierto. Sin embargo, debido a su perfil de efectos secundarios, que incluye el riesgo de cataratas, *ecotiofato* rara vez se utilizó y ya no está disponible. La figura 4-11 resume las acciones de algunos agonistas colinérgicos.

VII. TOXICOLOGÍA DE LOS AGENTES ANTICOLINESTERASA

Los inhibidores irreversibles de AChE (sobre todo compuestos organofosfatos) suelen usarse como insecticidas agrícolas en Estados Unidos, que ha llevado a numerosos casos de intoxicaciones accidentales con estos agentes. Además, con frecuencia se usan con fines suicidas y homicidas. Los gases nerviosos de organofosfatos como el *sarín* se usan como agentes de guerra y terrorismo químico. La toxicidad con estos agentes se manifiesta como signos y síntomas muscarínicos y nicotínicos (crisis colinérgica). Dependiendo del agente, los efectos pueden ser periféricos o afectar a todo el cuerpo.

A. Reactivación de acetilcolinesterasa

Pralidoxima (2-PAM) puede reactivar la AChE inhibida (fig. 4-10). Sin embargo, es incapaz de penetrar en el SNC y por lo tanto no es útil para tratar los efectos del SNC de los organofosfatos. La presencia de un grupo cargado le permite acercarse a un sitio aniónico en la enzima, donde esencialmente desplaza el grupo fosfato del organofosfato y regenera la enzima. Si se administra antes de que ocurra el envejecimiento de la enzima alquilada, puede revertir los efectos periféricos tanto muscarínicos como nicotínicos de los organofosfatos, pero no los efectos del SNC. Con los agentes nerviosos más nuevos que producen envejecimiento del complejo enzimático en segundos, *pralidoxima* es menos efectivo. Además, no puede superar la toxicidad de los inhibidores reversibles de AChE (p. ej., *fisostigmina).*

B. Otros tratamientos

Atropina se administra para prevenir los efectos secundarios muscarínicos de estos agentes. Estos efectos incluyen una mayor secreción bronquial y salival, broncoconstricción y bradicardia. *Diazepam* también se administra para reducir la convulsión persistente causada por estos agentes. Las medidas de apoyo generales, como mantenimiento de una vía aérea permeable, suministro de oxígeno y respiración artificial, también pueden ser necesarias.

Acetilcolina	**Betanecol**	**Carbacol**	**Pilocarpina**
• Se usa para producir miosis en la cirugía oftálmica	• Se usa en el tratamiento de la retención urinaria • Se une preferentemente en los receptores muscarínicos	• Se une a los receptores tanto muscarínicos como nicotínicos • Produce miosis durante la cirugía ocular • Suele usarse por vía tópica para reducir la presión intraocular en el glaucoma de ángulo agudo o ángulo estrecho, en especial en pacientes que se han vuelto tolerantes a *pilocarpina*	• Reduce la presión intraocular en el glaucoma de ángulo abierto y ángulo estrecho • Se une preferentemente en los receptores muscarínicos • Sin cambio, amina terciaria que puede penetrar el SNC
Fisostigmina	**Neostigmina**	**Rivastigmina, galantamina, donepezilo**	
• Aumenta la motilidad intestinal y vesical • Revierte los efectos del SNC y cardiacos de los antidepresivos tricíclicos • Revierte los efectos en el SNC de *atropina* • Sin carga, amina terciaria que puede penetrar el SNC	• Previene la distensión abdominal y la retención urinaria posoperatorias • Se usa en el tratamiento de la miastenia *gravis* • Se usa como antídoto para los bloqueadores neuromusculares competitivos • Tiene una duración de acción intermedia (0.5 a 2 h)	• Usados como tratamiento de primera línea para la enfermedad de Alzheimer, aunque confiere un beneficio modesto • No han mostrado que reduzcan los costos de la atención a la salud o que retrasen la institucionalización • Pueden usarse con *memantina* (agonista de *N*-metilo-D aspartato) en la enfermedad moderada a grave	

Figura 4-11
Resumen de las acciones de algunos agonistas colinérgicos. SNC = sistema nervioso central.

Resumen del capítulo

- La neurotransmisión colinérgica implica la síntesis de ACh, el almacenamiento sináptico, la liberación a través de la exocitosis mediada por Ca^{2+}, la unión al receptor, la degradación de ACh en la hendidura sináptica por la acetilcolinesterasa (AChE) y el reciclaje de la colina.
- Los colinoceptores se clasifican como receptores muscarínicos o nicotínicos.
- Los receptores nicotínicos están directamente acoplados a los canales de cationes (receptor ionotrópico) y median en la transmisión sináptica excitatoria rápida en la unión neuromuscular (UNM), la médula suprarrenal, los ganglios autónomos y varios lugares del SNC.
- Los receptores muscarínicos median los efectos de la acetilcolina en las sinapsis parasimpáticas posganglionares (principalmente corazón, músculo liso y glándulas) y contribuyen a la excitación ganglionar. Están presentes en muchas partes del SNC. Todos los receptores muscarínicos son activados por la acetilcolina y bloqueados por la *atropina*.
- Los receptores muscarínicos son receptores acoplados a proteínas G (receptores metabotrópicos) y señalan a través de la activación de la fosfolipasa C (M_1, M_3) o la inhibición de la adenilil ciclasa, la activación de los canales de potasio o la inhibición de los canales de calcio.
- Los agonistas colinérgicos imitan los efectos de la ACh al unirse directamente a los colinoceptores (muscarínicos o nicotínicos) o indirectamente al inhibir la acetilcolinesterasa (AChE), que descompone la ACh.
- Los agonistas de los receptores muscarínicos (p. ej., *acetilcolina*, *carbacol* y *pilocarpina*) varían en su susceptibilidad a la colinesterasa. Sus principales efectos son la bradicardia y la vasodilatación, la contracción del músculo liso visceral, las secreciones exocrinas, la constricción pupilar y la contracción del músculo ciliar, lo que provoca una disminución de la presión intraocular. Los efectos adversos suelen ser una extensión de estos efectos farmacológicos.
- El uso principal de los agonistas muscarínicos es el tratamiento del glaucoma, la retención urinaria y la xerostomía.
- Los fármacos anticolinesterásicos pueden ser reversibles (*neostigmina*, *fisostigmina*, *donepezilo*, *rivastigmina*, *galantamina*) o irreversibles (*organofosforados*). Se diferencian por su interacción química con el sitio activo de la colinesterasa.
- Los fármacos anticolinesterásicos mejoran la transmisión colinérgica en las sinapsis autonómicas y en la UNM. Sus principales efectos autonómicos incluyen bradicardia, hipotensión, exceso de secreciones, broncoconstricción, hipermotilidad GI y disminución de la presión intraocular. Su uso principal es en el tratamiento de la miastenia *gravis* y la enfermedad de Alzheimer.
- La intoxicación por anticolinesterasa puede producirse por la exposición a insecticidas o gases nerviosos.

Preguntas de estudio

Elija la MEJOR respuesta.

4.1 ¿Cuál de los siguientes fármacos corresponde de manera correcta con su mecanismo de acción?

A. Betanecol - agonista nicotínico
B. Pilocarpina - antagonista muscarínico
C. Piridostigmina - inhibidor de la enzima AChE
D. Atropina - agonista muscarínico

Respuesta correcta = C. La piridostigmina es un inhibidor de la enzima acetilcolinesterasa. El betanecol (éster de colina) carece de acciones nicotínicas (debido a la adición del grupo metilo) pero tiene una fuerte actividad muscarínica. La pilocarpina (alcaloide) también es un agonista muscarínico, mientras que la atropina es un antagonista de los receptores muscarínicos.

4.2 Un paciente desarrolla retención urinaria después de una cirugía abdominal. Se descartó obstrucción urinaria en este paciente. ¿Cuál de las siguientes estrategias sería útil para promover la micción?

A. Activación de los receptores nicotínicos
B. Inhibición de la liberación de acetilcolina
C. Inhibición de la enzima colinesterasa
D. Bloqueo de los receptores muscarínicos

Respuesta correcta = C. La activación de los receptores muscarínicos en el músculo detrusor de la vejiga urinaria puede promover la micción en pacientes en que el tono del músculo detrusor es bajo. La inhibición de la enzima colinesterasa aumenta las concentraciones de acetilcolina y acetilcolina puede aumentar el tono del músculo detrusor. No hay receptores nicotínicos en el músculo detrusor; por lo tanto, la activación de los receptores nicotínicos no es de utilidad. La inhibición de la liberación de acetilcolina o el bloqueo de los receptores muscarínicos empeora la retención urinaria.

4.3 Si un oftalmólogo quiere dilatar las pupilas para una exploración del ojo, ¿cuál de los siguientes fármacos/clase de fármacos es en teoría útil?

A. Activador del receptor muscarínico (agonista)
B. Inhibidor del receptor muscarínico (antagonista)
C. Pilocarpina
D. Neostigmina

Respuesta correcta = B. Los agonistas muscarínicos (p. ej., pilocarpina) contraen los músculos lisos circulares en el esfínter del iris y constriñen la pupila (miosis). Las anticolinesterasas (p. ej., neostigmina, fisostigmina) también causa miosis al aumentar las concentraciones de ACh. Los antagonistas muscarínicos, por otro lado, relajan los músculos lisos circulares en el esfínter del iris y causan dilatación de la pupila (midriasis).

4.4 Una mujer de 60 años que tuvo un crecimiento canceroso en la región del cuello se sometió a radioterapia. Su secreción salival se redujo debido a radiación y presenta boca seca (xerostomía). ¿Cuál de los siguientes fármacos sería más útil para tratar la xerostomía en esta paciente?

A. Acetilcolina
B. Pilocarpina
C. Rivastigmina
D. Atropina

Respuesta correcta = B. La secreción salival puede verse aumentada por la activación de los receptores muscarínicos en las glándulas salivales. Esto puede lograrse en teoría usando un agonista muscarínico o un agente anticolinesterasa. Pilocarpina es un agonista muscarínico que se administra por vía oral para este fin. Acetilcolina tiene efectos similares a los de pilocarpina; sin embargo, no puede usarse con fines terapéuticos debido a que colinesterasa lo destruye con rapidez en el cuerpo. Rivastigmina es un inhibidor de la colinesterasa, pero se utiliza en específico para retrasar la progresión de la enfermedad de Alzheimer. Atropina es un antagonista muscarínico y empeora la boca seca.

4.5 Un hombre de 40 años se presenta con su médico familiar con párpados caídos, dificultad para masticar y deglutir y fatiga muscular. Se le diagnostica miastenia *gravis*. ¿Cuál de los siguientes agentes es probable que se utilice en el tratamiento de la condición de este paciente?

A. Atropina
B. Neostigmina
C. Pralidoxima
D. Acetilcolina

Respuesta correcta = B. La función de los receptores nicotínicos en los músculos esqueléticos está disminuida en la miastenia *gravis* debido al desarrollo de anticuerpos a los receptores nicotínicos (enfermedad autoinmune). Cualquier fármaco que aumente las concentraciones de ACh en la unión neuromuscular puede mejorar los síntomas en la miastenia *gravis*. Así, neostigmina, un inhibidor de la colinesterasa reversible, puede para controlar los síntomas de la miastenia *gravis*. Atropina es un antagonista muscarínico y no tiene papel alguno en la función del músculo esquelético. Pralidoxima es un fármaco que se usa para revertir la unión de los inhibidores de la colinesterasa irreversibles con la enzima colinesterasa y ayuda a reactivar la enzima colinesterasa. Así, pralidoxima no será útil para mejorar la función del músculo esquelético en la miastenia *gravis*.

4.6 Una mujer de 60 años con retención urinaria está siendo tratada con betanecol. ¿De qué efecto secundario debe ser advertida mientras toma este medicamento?

A. Xerostomía
B. Ojos secos
C. Estreñimiento
D. Diaforesis

Respuesta correcta = D. El betanecol es un agonista de los receptores muscarínicos. Los efectos secundarios que esta paciente podría experimentar son una extensión predecible de la estimulación farmacológica de los receptores muscarínicos. Esto incluye diaforesis, diarrea, calambres abdominales, lagrimeo, salivación, bradicardia y secreción bronquial.

4.7 A un hombre de 79 años se le diagnostica la enfermedad de Alzheimer. ¿Cuál de los siguientes fármacos sería benéfico como primera línea de tratamiento para este paciente?

A. Carbacol
B. Fisostigmina
C. Betanecol
D. Donepezilo

Respuesta correcta = D. El donepezilo es un anticolinesterásico utilizado como tratamiento de primera línea para la enfermedad de Alzheimer. Confiere un modesto beneficio a los pacientes al retrasar la progresión de la enfermedad. Sin embargo, no puede detener la progresión de la enfermedad.

4.8 A una mujer de 53 años que presenta glaucoma de ángulo abierto se le recetó pilocarpina para ayudar a controlar su presión intraocular. Lo más probable es que el efecto terapéutico de la pilocarpina se deba a:

A. La inhibición de la anhidrasa carbónica
B. La inhibición de la acetilcolinesterasa
C. Activación de los receptores M_3 muscarínicos
D. Bloqueo de los receptores β-adrenérgicos

Respuesta correcta = C. La pilocarpina es un alcaloide estable a la hidrólisis por la acetilcolinesterasa. La administración tópica de pilocarpina activa los receptores muscarínicos M_3. La activación de los receptores M_3 muscarínicos provoca la contracción del músculo ciliar, lo que hace que la malla trabecular y el canal de Schlemm se abran. Esto aumenta el flujo de salida del humor acuoso, lo que provoca una disminución de la presión intraocular.

4.9 Un hombre de 57 años se envenena accidentalmente con atropina. ¿Cuál de las siguientes opciones puede utilizarse para revertir los efectos en el SNC?

A. Carbacol
B. Acetilcolina
C. Neostigmina
D. Fisostigmina

Respuesta correcta = D. La fisostigmina es un inhibidor de la colinesterasa, que atraviesa con facilidad la barrera hematoencefálica debido a su naturaleza lipofílica. Esto hace que la fisostigmina sea eficaz para revertir los efectos en el SNC de la intoxicación anticolinérgica.

4.10 Una niña de 9 años fue llevada inconsciente a urgencias en el plazo de 1 h tras comer una manzana contaminada con insecticida organofosforado. Presentaba diarrea, micción frecuente, convulsiones, dificultades respiratorias, pupilas puntiformes, piel húmeda y salivación profusa. ¿Cuál de las siguientes combinaciones de fármacos sería la más adecuada para su estado?

A. Atropina y fisostigmina
B. Atropina y pralidoxima
C. Fisostigmina y pralidoxima
D. Fisostigmina y pilocarpina

Respuesta correcta = B. Los signos y síntomas del paciente son consistentes con los de una crisis colinérgica, que ocurre con una intoxicación por organofosforados. La atropina se administra para prevenir los efectos secundarios muscarínicos de estos agentes. La inhibición de la AChE por organofosforados es inicialmente reversible, pero "envejece" en una inhibición enzimática resistente a la hidrólisis y a la reactivación. Dado que la paciente fue llevada al servicio de urgencias 1 h después de la intoxicación, la pralidoxima, un reactivador de la colinesterasa, podría ser aún eficaz para revertir los efectos periféricos muscarínicos y nicotínicos del veneno organofosforado.

Antagonistas colinérgicos

5

Carinda Feild, Felix Amissah y Rosemary A. Poku

I. GENERALIDADES

Antagonista colinérgico es un término general para los agentes que se unen a los colinoceptores (muscarínicos o nicotínicos) y que previenen los efectos de acetilcolina (ACh) y otros agonistas colinérgicos. De estos agentes, los más clínicamente útiles son los bloqueadores selectivos de los receptores muscarínicos. Suelen conocerse como agentes anticolinérgicos (un término equívoco, debido a que antagonizan solo a los receptores muscarínicos), agentes antimuscarínicos (una terminología más precisa) o parasimpatolíticos. Los efectos de la inervación parasimpática son entonces, interrumpidos por estos agentes, y las acciones de la inervación simpática quedan sin oposición. Un segundo grupo de fármacos, los bloqueadores gangliónicos, muestran una preferencia por los receptores nicotínicos de los ganglios simpáticos y parasimpáticos. En clínica, son los antagonistas colinérgicos menos importantes. Una tercera familia de compuestos, los agentes de bloqueo neuromuscular (en su mayoría antagonistas nicotínicos) interfieren con la transmisión de impulsos eferentes a los músculos esqueléticos. Estos fármacos se usan como relajantes del músculo esquelético en la anestesia quirúrgica y en pacientes de cuidados críticos. En la figura 5-1 se resumen los antagonistas colinérgicos que se analizan en este capítulo.

AGENTES ANTIMUSCARÍNICOS

Aclidinio TUDORZA
Atropina SOLO GENÉRICO
Benzatropina COGENTIN
Ciclopentolato CYCLOGYL
Darifenacina ENABLEX
Fesoterodina TOVIAZ
Glicopirrolato GLYRX-PF, LONHALA
Hiosciamina ANASPAZ, LEVSIN, SYMAX
Ipratropio ATROVENT
Oxibutinina DITROPAN, GELNIQUE, OXYTROL
Escopolamina TRANSDERM SCŌP
Solifenacina VESICARE
Tiotropio SPIRIVA
Tolterodina DETROL
Trihexifenidilo SOLO GENÉRICO
Tropicamida MYDRIACYL
Trospio SOLO GENÉRICO
Umeclidinio INCRUSE ELLIPTA

BLOQUEADORES GANGLIÓNICOS

Nicotina NICODERM, NICORETTE, NICOTROL

BLOQUEADORES NEUROMUSCULARES

Cisatracurio NIMBEX
Mivacurio MIVACRON
Pancuronio SOLO GENÉRICO
Rocuronio SOLO GENÉRICO
Succinilcolina ANECTINE, QUELICIN
Vecuronio SOLO GENÉRICO

Figura 5-1
Resumen de antagonistas colinérgicos seleccionados.

II. AGENTES ANTIMUSCARÍNICOS

Conocidos con frecuencia como fármacos anticolinérgicos, estos agentes (p. ej., *atropina* y *escopolamina*) bloquean a los receptores muscarínicos (fig. 5-2), causando inhibición de las funciones muscarínicas. Además, estos fármacos bloquean las pocas neuronas simpáticas excepcionales que son colinérgicas, como las que inervan las glándulas sudoríparas, donde los receptores muscarínicos están involucrados. Debido a que no bloquean los receptores nicotínicos, los fármacos anticolinérgicos (más precisamente los fármacos antimuscarínicos) tienen poca o ninguna acción en las uniones del músculo esquelético o ganglios autónomos. Los fármacos anticolinérgicos son benéficos en una variedad de situaciones clínicas. [Nota: una variedad de antihistamínicos y antidepresivos (sobre todo antidepresivos tricíclicos) también tienen actividad antimuscarínica].

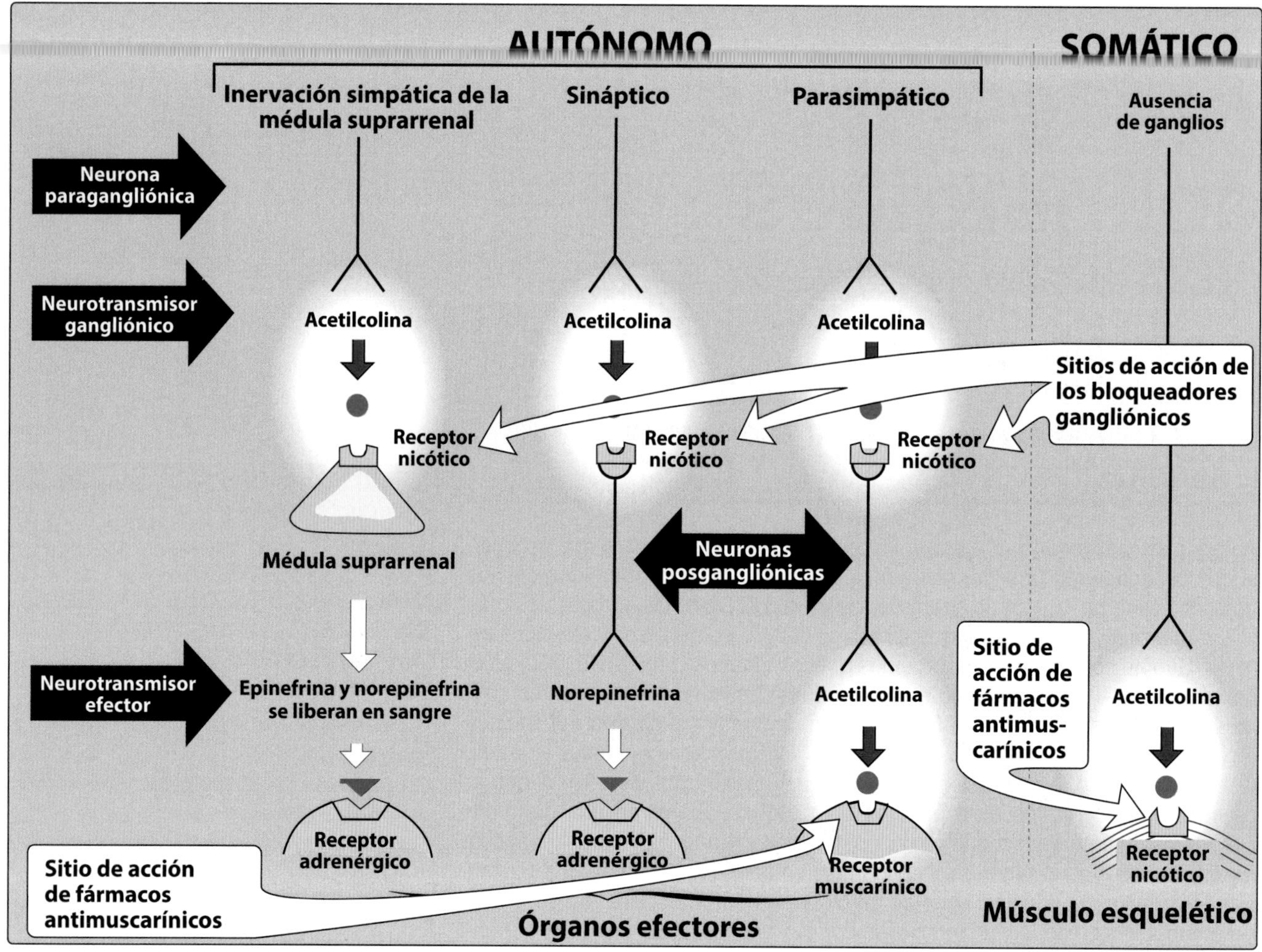

Figura 5-2
Sitios de acción de antagonistas colinérgicos.

Escopolamina
Atropina
Acetilcolina
Receptor muscarínico

Figura 5-3
Competencia de *atropina* y *escopolamina* con *acetilcolina* por parte del receptor muscarínico.

A. Atropina

Atropina es una amina terciaria que se extrae del alcaloide de la belladona. Tiene alta afinidad por los receptores muscarínicos y se une de forma competitiva para prevenir la unión de ACh (fig. 5-3). Como amina terciaria no polar, *atropina* es capaz de atravesar la barrera hematoencefálica y actuar tanto a nivel central como periférico. Las acciones generales duran alrededor de 4 h; sin embargo, los efectos de su administración tópica en el ojo pueden persistir por días. Los órganos efectores tienen una sensibilidad variable a *atropina.* Los mayores efectos inhibitorios se observan en el tejido bronquial, las glándulas salivales y sudoríparas y el corazón.

1. Acciones

a. **Ojo:** *atropina* bloquea la actividad muscarínica (M_3) en el ojo, lo que resulta en midriasis (dilatación de la pupila), falta de respuesta a la luz y cicloplejía (incapacidad para enfocar para ver de cerca).

En pacientes con glaucoma de ángulo cerrado, la presión intraocular puede aumentar de forma peligrosa.

b. **Gastrointestinal:** *atropina* (como el isómero activo, *L-hiosciamina*) puede usarse como un antiespasmódico para reducir la actividad del tracto gastrointestinal (GI). *Atropina* y *escopolamina* (que se analiza más adelante) son quizá los fármacos antiespasmódicos más potentes disponibles. Aunque se reduce la motilidad gástrica, la producción de ácido clorhídrico no se ve afectada de forma significativa. Así, *atropina* no es eficaz para el tratamiento de las úlceras. Las dosis de *atropina* que reducen los espasmos también reducen la secreción de saliva, la acomodación ocular y la micción. Estos efectos disminuyen el cumplimiento al tratamiento.

c. **Glándulas exocrinas:** *atropina* bloquea los receptores muscarínicos (sobre todo M_3) en las glándulas salivales, reduciendo así la producción de saliva (antisialagoga) y produciendo sequedad de la boca (xerostomía). Las glándulas salivales son realmente sensibles a *atropina.* Las glándulas sudoríparas y lagrimales se ven afectadas de forma similar. [Nota: la inhibición de las secreciones de las glándulas sudoríparas puede causar elevación de la temperatura corporal, que puede ser peligrosa en niños y en personas de edad avanzada].

d. **Cardiovascular:** *atropina* produce efectos divergentes sobre el sistema cardiovascular, dependiendo de la dosis (fig. 5-4). A dosis bajas, el efecto predominante es una ligera disminución en la frecuencia cardiaca. Este efecto resulta del bloqueo de los receptores M_1 sobre las neuronas presinápticas inhibitorias, con lo que se permite una mayor liberación de ACh. Las dosis mayores de *atropina* causan aumento progresivo en la frecuencia cardiaca al bloquear los receptores M_2 en el nodo sinoauricular.

e. **Pulmonar:** *atropina* provoca broncodilatación. Debido a los efectos secundarios asociados con la absorción sistémica, se utilizan clínicamente otros agentes antimuscarínicos (véase más adelante) para este fin. Además, el bloqueo muscarínico puede disminuir las secreciones respiratorias.

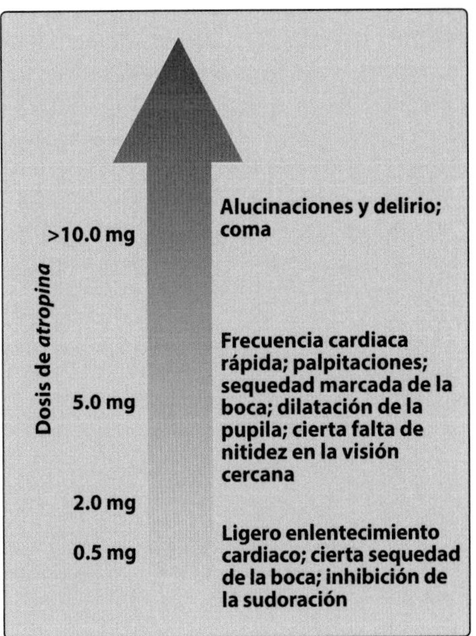

Figura 5-4
Efectos dependientes de dosis de *atropina.*

2. **Usos terapéuticos**

a. **Oftálmico:** *atropina* tópica ojorco tanto ofoctoc midriáticoc como ciclopléjicos y permite la medición de errores de refracción sin interferencia de la capacidad de acomodación del ojo. Por ello, se ha utilizado en los exámenes y procedimientos oftalmológicos. Los antimuscarínicos de acción más breve (*ciclopentolato* y *tropicamida* han remplazado en gran medida a atropina debido a la midriasis prolongada que se observa con *atropina* (7 a 14 días frente a 6 a 24 h con otros fármacos). [Nota: se prefieren *fenilefrina* o fármacos α-adrenérgicos similares para dilatación pupilar si no se requiere cicloplejía].

b. **Antiespasmódico:** *atropina, hiosciamina* y *escopolamina* se usan como agentes antiespasmódicos para relajar el tracto GI.

c. **Cardiovascular:** *atropina* inyectable se usa para aumentar la frecuencia cardiaca en el tratamiento de la bradicardia.

d. **Antídoto para agonistas colinérgicos:** *atropina* se usa para el tratamiento de intoxicación con organofosfatos (insecticidas, gases nerviosos) (véanse caps. 4 y 46), para contrarrestar el efecto muscarínico de otros anticolinesterasas (agentes que disminuyen la descomposición de la acetilcolina, como *fisostigmina*) y en algunos tipos de intoxicación por hongos (algunos hongos contienen muscarina, un alcaloide que imita el efecto de la ACh en el receptor muscarínico). Pueden requerirse dosis continuas de *atropina* inyectable a lo largo de un periodo prolongado para contrarrestar los venenos. La capacidad de *atropina* para entrar al sistema nervioso central (SNC) es de particular importancia para tratar los efectos tóxicos centrales de las anticolinesterasas.

3. **Farmacocinética:** *atropina* se absorbe con facilidad, se metaboliza de forma parcial en el hígado y se elimina sobre todo en la orina. Tiene una semivida de alrededor de 4 horas.

4. **Efectos adversos:** dependiendo de la dosis, *atropina* puede causar boca seca, visión borrosa. "ojos arenosos", taquicardia, retención urinaria y estreñimiento. Los efectos sobre el SNC incluyen inquietud, confusión, alucinaciones y delirio, que pueden evolucionar a depresión, colapso de los sistemas circulatorio y respiratorio, y la muerte. Debido a la capacidad de la atropina para atravesar la barrera hematoencefálica y actuar a nivel central, los pacientes geriátricos corren un riesgo considerable de presentar confusión, desorientación y depresión de la función cognitiva. El fármaco puede ser peligroso en niños, debido a que son sensibles a sus efectos, en especial a aumentos rápidos en la temperatura corporal. Las dosis bajas de inhibidores de la colinesterasa, como *fisostigmina,* pueden usarse para contrarrestar la toxicidad por *atropina. Atropina* también puede inducir retención urinaria problemática.

B. Escopolamina

Escopolamina, otra amina terciaria proveniente de alcaloides de plantas, produce efectos periféricos similares a los de *atropina.* Sin embargo, *escopolamina* tiene mayor acción sobre el SNC (a diferencia de *atropina,* los efectos del SNC se observan a dosis terapéuticas) y una mayor duración de acción en comparación con *atropina.* Tiene algunas acciones especiales como se indica más adelante.

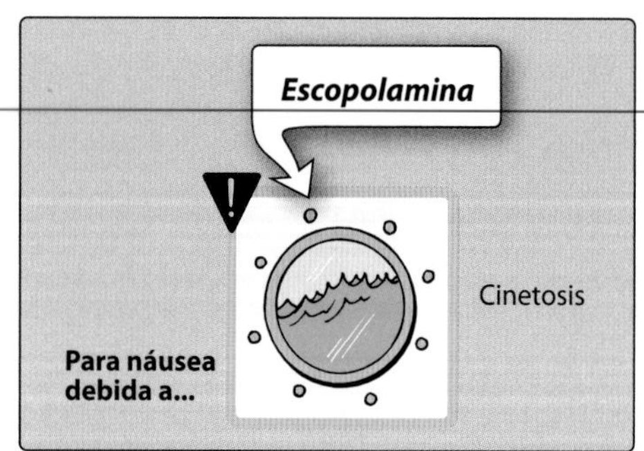

Figura 5-5
Escopolamina es un agente efectivo para la cinetosis.

1. **Acciones:** *escopolamina* es uno de los fármacos más efectivos disponibles para la cinetosis (fig. 5-5). También tiene el efecto inusual de bloquear la memoria a corto plazo. En contraste a *atropina, escopolamina* produce sedación, pero a mayores dosis puede producir excitación. *Escopolamina* puede producir euforia y es susceptible de abuso.

2. **Usos terapéuticos:** las indicaciones terapéuticas más comunes para *escopolamina* incluye la prevención de cinetosis, náusea y vómito posoperatorios (NVPO). Para ambos, NVPO y cinetosis, está disponible en forma de parche tópico con efectos hasta por 3 días. [Nota: al igual que con todos los fármacos usados para la cinetosis o NVPO,

es mucho más eficaz si se usa de forma profiláctica una vez que la cinetosis o NVPO se han presentado].

Aplicación clínica 5-1. Uso de escopolamina en la emesis

Escopolamina bloquea los receptores muscarínicos en el sistema vestibular y detiene la señalización al SNC. Se utiliza para prevenir y tratar el **mareo**, así como para prevenir la **NVPO**. *Escopolamina* está disponible en forma de **parche transdérmico** adhesivo que es eficaz hasta 72 h después de su aplicación. Esto puede ser beneficioso para los pacientes que no toleran la medicación oral o para los que necesitan una prevención continua del mareo (p. ej., los pasajeros de cruceros). La escopolamina transdérmica debe aplicarse 4 h antes de los factores desencadenantes del mareo previstos y la noche antes de la cirugía si se utiliza para prevenir la NVPO. El parche debe aplicarse en la piel detrás de una oreja. *Escopolamina* se asocia con efectos adversos como sedación, alteraciones visuales, sequedad de boca y mareos. Estos efectos adversos empeoran cuando el paciente toma de manera simultánea un antagonista colinérgico. Además, este agente debe utilizarse con precaución en adultos mayores debido a la depresión o alteración de la cognición.

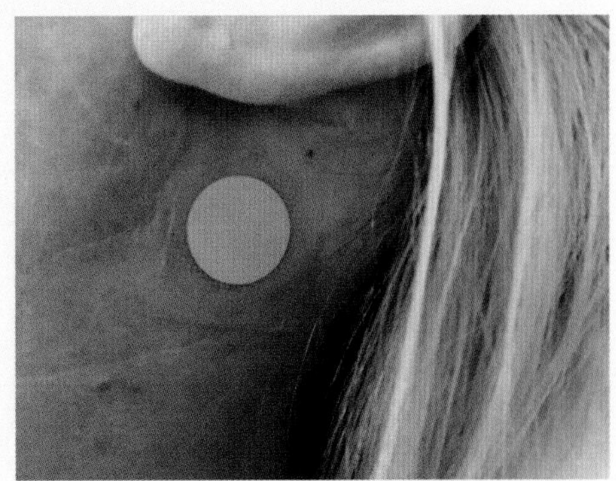

El parche de escopolamina debe aplicarse detrás de una oreja.

3. **Farmacocinética y efectos adversos:** estos aspectos son similares a los de *atropina,* con excepción de la semivida más prolongada.

C. Ipratropio y otros agentes respiratorios antimuscarínicos

Ipratropio es un derivado cuaternario de *atropina*, y *tiotropio*, *glicopirrolato, aclidinio* y *umeclidinio* son compuestos cuaternarios sintéticos. Estos agentes producen broncodilatación a través del antagonismo del receptor M_3 en el músculo liso de las vías aéreas. *Ipratropio* se clasifica como un antagonista muscarínico de acción breve, en tanto que los otros agentes se clasifican como antagonistas muscarínicos de acción prolongada con base en su duración de acción. Estos agentes están aprobados como broncodilatadores para el tratamiento de mantenimiento del broncoespasmo relacionado con enfermedad pulmonar obstructiva crónica (EPOC). *Ipratropio* y *tiotropio* también se usan en el manejo agudo del broncoespasmo y en el manejo crónico del asma, respectivamente (véase cap. 41). Todos estos agentes se administran mediante inhalación. Debido a la carga positiva, estos fármacos no entran al sistema circulatorio o al SNC, restringiendo los efectos al sistema pulmonar. [Nota: *glicopirrolato* también está disponible en forma inyectable, y se administra antes de la cirugía para reducir las secreciones salivales y respiratorias y evitar la acumulación de moco en las vías aéreas].

Aplicación clínica 5-2 Tratamiento antimuscarínico en asma y EPOC

Los antimuscarínicos son broncodilatadores eficaces en el asma y la EPOC. Atenúan, pero no bloquean el asma inducida por alérgenos y la broncoconstricción inducida por el ejercicio. En la EPOC, los agentes antimuscarínicos inhiben la entrada vagal en el tono del músculo liso y pueden servir como pilar del tratamiento broncodilatador. *Ipratropio* es un antagonista muscarínico no selectivo que se utiliza como tratamiento complementario en la exacerbación aguda del asma que no responde a los β_2-agonistas solos. El tiotropio es un anticolinérgico inhalado de acción prolongada. Tiene mayor afinidad por los receptores muscarínicos que el *ipratropio*. *Tiotropio* puede considerarse un tratamiento complementario en pacientes con asma de 6 años o más, cuyo asma no se controla con corticoesteroides inhalados y un agonista β de acción prolongada. La adición de *tiotropio* mejora la función pulmonar y aumenta el tiempo hasta la exacerbación grave que requiere tratamiento con corticoesteroides orales.

D. Tropicamida y ciclopentolato

Estos agentes se usan como soluciones oftálmicas para midriasis y cicloplejía. Su duración de acción es más breve que la de *atropina. Tropicamida* produce midriasis durante 6 h y *ciclopentolato* durante 24 horas.

E. Benzatropina y trihexifenidilo

Benzatropina y *trihexifenidilo* son útiles como coadyuvantes en el tratamiento de la enfermedad de Parkinson (véase cap. 15) y otros tipos de síndromes de Parkinson, lo que incluye síntomas extrapiramidales inducidos por antipsicóticos.

F. Oxibutinina y otros agentes antimuscarínicos para vejiga hiperactiva

Oxibutinina, darifenacina, fesoterodina, solifenacina, tolterodina y *trospio* son fármacos sintéticos antimuscarínicos.

1. **Acciones:** estos agentes bloquean los receptores muscarínicos (M_3) de forma competitiva en la vejiga. Esto hace que se reduzca la presión intravesical, aumento de capacidad de la vejiga y reduce frecuencia de contracciones vesicales. Las acciones antimuscarínicas en los receptores M_3 en el tracto GI, glándulas salivales, SNC y ojo pueden causar efectos adversos. *Darifenacina* y *solifenacina* son antagonistas de los receptores muscarínicos M_3 relativamente más selectivos; sin embargo, los otros fármacos son sobre todo antagonistas muscarínicos no selectivos y la unión a otros subtipos de receptor muscarínico puede contribuir a sus efectos adversos.
2. **Usos terapéuticos:** estos agentes se usan para el manejo de la vejiga hiperactiva y la incontinencia urinaria. *Oxibutinina* también se usa en pacientes con vejiga neurógena.

3. **Farmacocinética:** todos los agentes están disponibles para dosificación oral. La mayoría de los agentes tienen una semivida prolongada, que permite su administración una vez al día. [Nota: *oxibutinina* y *tolterodina* de liberación inmediata deben dosificarse dos o más veces al día; sin embargo, las formulaciones de liberación prolongada de estos agentes permiten la dosificación una vez al día]. *Oxibutinina* también está disponible en parche transdérmico y formulación en gel tópica. Estos fármacos se metabolizan en el hígado por el sistema del citocromo P450 (sobre todo CYP 3A4 y 2D6), con la excepción de *trospio,* que se cree que pasa por hidrólisis de ésteres.
4. **Efectos adversos:** los efectos secundarios incluyen boca seca, estreñimiento y visión borrosa, que limitan la tolerabilidad de estos agentes. Las formulaciones de liberación extendida y el parche transdérmico tienen menor incidencia de efectos adversos y pueden tolerarse mejor. *Trospio* es un compuesto cuaternario que cruza en forma mínima la barrera hematoencefálica y tiene menos efectos sobre el SNC que otros agentes, lo que lo hace una opción preferida para tratar la vejiga hiperactiva en pacientes geriátricos, en particular los que corren el riesgo de presentar una disfunción cognitiva. Las características importantes de los antagonistas muscarínicos se resumen en las figuras 5-6 y 5-7.

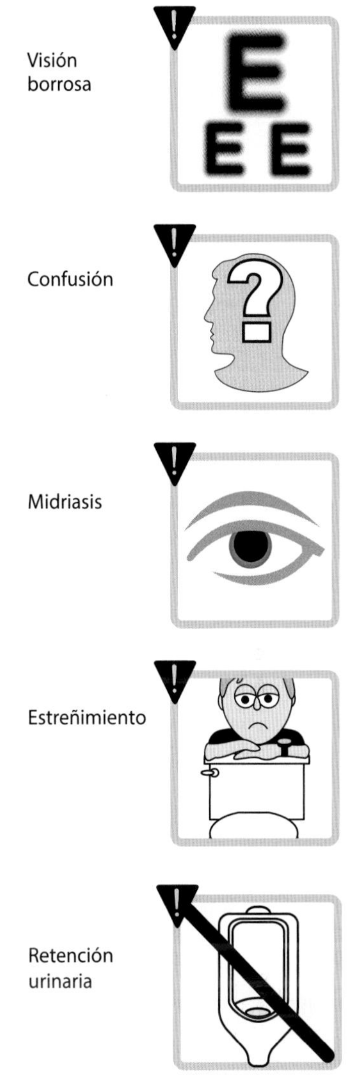

Figura 5-6
Efectos adversos que suelen observarse con los antagonistas muscarínicos.

Aplicación clínica 5-3. Uso de anticolinérgicos en la incontinencia urinaria

Los agentes antimuscarínicos, que actúan sobre el receptor M_3, son el tratamiento farmacológico de primera línea para mejorar los síntomas y la calidad de vida de los pacientes con incontinencia urinaria. Suprimen las contracciones impulsivas del detrusor y mejoran el almacenamiento de la vejiga. Los antimuscarínicos deben iniciarse con la dosis más baja y aumentarse de manera gradual en función de la respuesta clínica y la tolerabilidad. El agente de liberación inmediata más antiguo, la *oxibutinina*, se ha asociado con tasas más altas de acontecimientos adversos, lo que disminuye el cumplimiento por parte del paciente y reduce la respuesta clínica en comparación con los agentes más recientes y los productos de liberación prolongada (*oxibutinina XL, tolterodina LA*, *trospium ER*, *darifenacina ER*). Los agentes de liberación prolongada causan menos sequedad de boca, y *trospium* se asocia con menos efectos secundarios en el SNC. El parche transdérmico y el gel tópico de *oxibutinina* son alternativas para los pacientes que no pueden tomar o tolerar las formas farmacéuticas orales.

III. BLOQUEADORES GANGLIÓNICOS

Los bloqueadores gangliónicos actúan de forma específica sobre los receptores nicotínicos de los ganglios tanto parasimpáticos como autónomos simpáticos. Algunos también bloquean los canales iónicos de los ganglios autónomos. Estos fármacos no muestran selectividad hacia los ganglios parasimpáticos o simpáticos y no son efectivos como antagonistas neuromusculares. Así, estos fármacos bloquean la totalidad de la salida del sistema nervioso autónomo en

Fármaco	Usos terapéuticos
Bloqueadores muscarínicos	
Trihexifenidilo ***Benzatropina***	● **Tratamiento de la enfermedad de Parkinson** ● **Manejo de los efectos extrapiramidales inducidos por antipsicóticos**
Darifenacina ***Fesoterodina*** ***Oxibutinina*** ***Solifenacina*** ***Tolterodina*** ***Trospio***	● **Tratamiento de la vejiga urinaria hiperactiva**
Ciclopentolato ***Tropicamida*** ***Atropina****	● **En oftalmología, producir midriasis y cicloplejía antes de la refracción**
Atropina*	● **Tratar trastornos espásticos del tracto GI** ● **Tratar intoxicación por organofosfatos** ● **Suprimir las secreciones respiratorias antes de la cirugía** ● **Tratar la bradicardia**
Escopolamina	● **Prevenir la cinetosis**
Aclidinio ***Glicopirrolato*** ***Ipratropio*** ***Tiotropio*** ***Umeclidinio***	● **Tratamiento de la EPOC**
Bloqueadores gangliónicos	
Nicotina	● **Dejar de fumar**

Figura 5-7
Resumen de los antagonistas colinérgicos. *Contraindicado en glaucoma de ángulo cerrado. GI = gastrointestinal; EPOC = enfermedad pulmonar obstructiva crónica.

el receptor de nicotina. Excepto por *nicotina,* los bloqueadores ganglionares rara vez se usan de forma terapéutica, pero a menudo sirven como herramientas en farmacología experimental (p. ej., *mecamilamina*]. La *nicotina* suele conocerse como un componente de los productos del tabaco y los preparados farmacéuticos de *nicotina* (p. ej., chicles, parches y pastillas) pueden utilizarse para ayudar a dejar de fumar. En dosis más altas, la *nicotina* es un veneno con muchas acciones indeseables. Dependiendo de la dosis, la *nicotina* despolariza los ganglios autónomos, lo que resulta primero en estimulación y después en parálisis de todos los ganglios. Los efectos de estimulación son complejos y resultan de una mayor liberación de neurotransmisores (fig. 5-8) debido a efectos sobre los ganglios tanto simpáticos como parasimpáticos (véase cap. 22 para un análisis detallado sobre la *nicotina*). [Nota: se debe advertir a los pacientes que utilizan productos de *nicotina* para dejar de fumar que mantengan los productos fuera del alcance de los niños pequeños y de los animales domésticos debido al riesgo de efectos tóxicos si se consumen cantidades excesivas].

IV. AGENTES DE BLOQUEO NEUROMUSCULAR

Estos fármacos bloquean la transmisión colinérgica entre las terminaciones de los nervios motores y los receptores nicotínicos en el músculo esquelético (fig. 5-2). Poseen ciertas similitudes químicas con ACh y actúan como antagonistas (no despolarizantes) o agonistas (despolarizantes) en los receptores de la placa terminal de la unión neuromuscular. Los bloqueadores neuromusculares son clínicamente útiles para facilitar la intubación endotraqueal y la posterior ventilación mecánica, así como la relajación muscular en los procedimientos quirúrgicos que requieren un campo operatorio receptivo.

A. Bloqueadores no despolarizantes (competitivos)

El primer bloqueador neuromuscular (BNM) conocido fue *curare,* que los cazadores del Amazonas usaban para paralizar a sus presas administrando con una lanza o dardo tintado. A su descubrimiento siguió el desarrollo de *tubocurarina,* pero ha sido sustituido por agentes con menos eventos adversos, como *cistacurio, mivacurio, rocuronio* y *vecuronio.*

1. **Mecanismo de acción:** los bloqueadores neuromusculares bloquean de forma competitiva ACh en los receptores nicotínicos (fig. 5-9) en el músculo esquelético. Compiten con ACh en el receptor sin estimularlo, lo que previene la despolarización de la membrana de la célula muscular e inhibe la subsecuente contracción muscular.

2. **Acciones:** los músculos tienen diferente sensibilidad al bloqueo por agentes BNM competitivos. Los músculos pequeños que se contraen con rapidez de la cara y el ojo son los más susceptibles y se paralizan primero, seguidos por los músculos de los dedos, extremidades, cuello y tronco. A continuación, los músculos intercostales se ven afectados y, por último, el diafragma. Los músculos se recuperan de forma inversa. La dosificación adecuada de los BNM no despolarizantes se basa en el peso y en el tiempo y puede evaluarse y titularse aún más mediante la monitorización de la fuerza muscular periférica con un estimulador nervioso periférico.

Después de las intervenciones quirúrgicas, es necesario revertir la acción de los BNM para facilitar el proceso de recuperación. La acción competitiva de los BNM en el receptor nicotínico puede contrarrestarse mediante la administración de inhibidores de la colinesterasa (p. ej., *neostigmina*), que aumenta la concentración disponible de ACh en la UNM. Los médicos emplean esta estrategia para acortar la duración del bloqueo neuromuscular. Cuando se utiliza la *neostigmina* para revertir el bloqueo neuromuscular, se requiere la coadministración de un fármaco antimuscarínico (*glicopirrolato*) para evitar bradicardia, salivación, náusea y vómito que pueden producirse con el uso de este agente. La reversión de algunos BNM no despolarizantes también puede lograrse con el uso de *sugammadex*. *Sugammadex* es un agente de unión relajante selectivo que pone fin a la acción tanto de *rocuronio* como de *vecuronio* y puede usarse para acelerar la recuperación (véase cap. 20).

3. **Farmacocinética:** todos los BNM se inyectan por vía intravenosa o en ocasiones por vía intramuscular. Estos agentes poseen dos o más aminas cuaternarias en su estructura de anillo voluminosa que previenen la absorción del intestino. Penetran muy mal en las membranas y no entran a las células o cruzan la barrera hematoencefálica. La acción del fármaco termina en una variedad de formas (fig. 5-10). *Pancuronio* se excreta sin cambios en la orina. *Cisatracurio* pasa por un metabolismo independiente de los órganos (mediante eliminación de Hofmann) a laudanosina, que se metaboliza aún más y se excreta por vía renal. Los fármacos esteroides amino *vecuronio* y *rocuronio* se desacetilan en el hígado y se excretan sin cambio en la bilis. También se excretan por vía renal, aunque en menor medida que el *pancuronio*. *Mivacurio* se elimina mediante colinesterasa plasmática. La elección del agente depende del tiempo de inicio y duración deseados de la relajación muscular y la vía de eliminación. Las características de los fármacos de bloqueo neuromuscular se muestran en la figura 5-11.

4. **Efectos adversos:** en general, estos agentes son seguros con efectos secundarios mínimos. Los efectos adversos de los BNM específicos se muestran en la figura 5-11.

5. **Interacciones farmacológicas**

   a. **Inhibidores de la colinesterasa:** los fármacos como *neostigmina* y *fisostigmina* pueden superar la acción de los BNM no despolarizantes. Sin embargo, con una mayor dosis, los inhibidores de la colinesterasa pueden causar un bloqueo despolarizante debido a concentraciones elevadas de ACh en la membrana de la placa terminal. Si el BNM ha entrado al canal iónico (está unido al receptor), los inhibidores de la colinesterasa no son tan efectivos para contrarrestar el bloqueo.

   b. **Anestésicos de hidrocarburo halogenado:** los fármacos como *desflurano, sevoflurano* y *desflurano* actúan para aumentar el bloqueo neuromuscular al ejercer una acción estabilizante en la UNM. Estos agentes sensibilizan la unión neuromuscular a los efectos de los BNM.

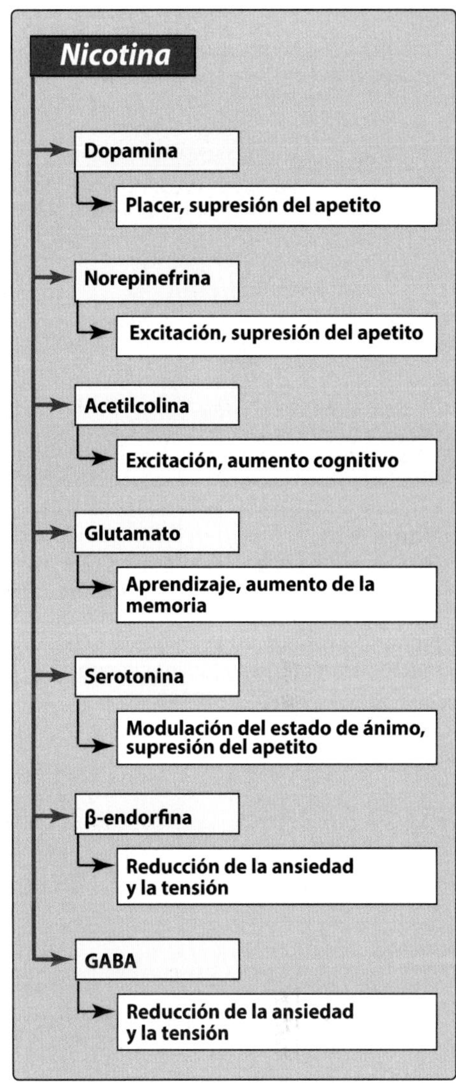

Figura 5-8
Efectos neuroquímicos de *nicotina*. GABA = γ-ácido aminobutírico.

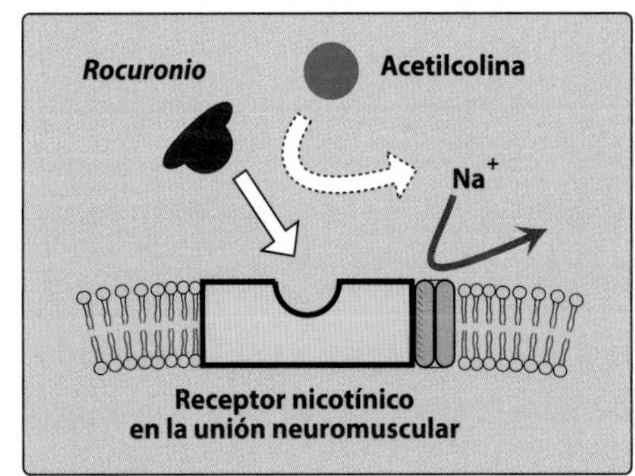

Figura 5-9
Mecanismo de acción de los fármacos de bloqueo neuromuscular competitivo.

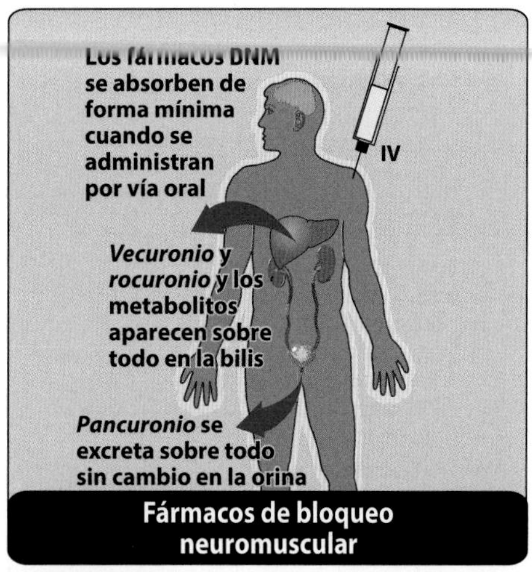

Figura 5-10
Farmacocinética de los fármacos de bloqueo neuromuscular. *Cisatracurio* pasa por eliminación independiente de órganos. *Mivacurio* y *succinilcolina* se metabolizan mediante colinesterasa plasmática. IV = intravenoso.

c. **Antibióticos aminoglucósidos:** los fármacos como *gentamicina* y *tobramicina* inhiben la liberación de ACh de los nervios colinérgicos mediante la competencia con los iones de calcio. Crean sinergia con los bloqueadores competitivos, aumentando el bloqueo neuromuscular.

d. **Bloqueadores de los canales de calcio:** estos agentes pueden aumentar el bloqueo neuromuscular de los bloqueadores competitivos.

B. Agentes despolarizantes

Los agentes neuromusculares bloqueadores despolarizantes funcionan al despolarizar la membrana plasmática de la fibra muscular de la UNM, de forma similar a la acción de ACh. Sin embargo, estos agentes pueden ser más resistentes a la degradación por acetilcolinesterasa (AChE) y pueden despolarizar de forma más persistente las fibras musculares. *Succinilcolina* es el único relajante muscular despolarizante en uso a la fecha.

1. **Mecanismo de acción:** *succinilcolina* se une al receptor nicotínico y actúa como ACh para despolarizar la UNM (fig. 5-12). A diferencia de ACh, que es destruido de inmediato por AChE, el agente despolarizante persiste a concentraciones elevadas en la hendidura sináptica, vinculada al receptor por un mayor tiempo y proporciona despolarización sostenida de la célula muscular. [Nota: la duración de la acción depende de la difusión de la placa terminal motora y de la hidrólisis mediante colinesterasa plasmática (también llamada butirilcolinesterasa o seudocolinesterasa). Las variantes genéticas en que las concentraciones de colinesterasa plasmática son bajas o están ausentes causa parálisis neuromuscular prolongada]. El agente despolarizante primero provoca la abertura del canal de sodio relacionado con los receptores nicotínicos, lo que resulta en la despolarización del receptor (fase I). Esto conduce a un estremecimiento transitorio del músculo (fasciculaciones). La unión continua del agente despolarizante hace que el receptor sea incapaz de transmitir más impulsos. Con el tiempo, la despolarización continua causa repolarización gradual a medida que el canal de calcio se cierra o se bloquea. Esto causa una resistencia a la despolarización (fase II) y parálisis flácida.

2. **Acciones:** al igual que con los BNM no despolarizantes, los músculos respiratorios (intercostales y diafragma) tienen mayor resistencia a la *succinilcolina* y son los últimos en relajarse y los primeros en recuperarse. *Succinilcolina* produce en un inicio fasciculaciones musculares breves que son visibles con facilidad y causan grave dolor muscular hasta en 30% de los pacientes. En condiciones normales, la duración de acción de *succinilcolina* es muy breve (5-8 min), debido a la hidrólisis rápida por colinesterasa plasmática. Sin embargo, *succinilcolina* al alcanzar la UNM no se metaboliza, permitiendo que el agente se una a los receptores nicotínicos y se requiere de la redistribución plasmática para el metabolismo.

3. **Usos terapéuticos:** debido a su inicio de acción rápido, *succinilcolina* es útil cuando se requiere de intubación endotraqueal rápida o cuando el procedimiento que requiere relajación muscular es muy breve (p. ej., tratamiento con choque electroconvulsivo).

4. **Farmacocinética:** *succinilcolina* se inyecta por vía intravenosa o por vía intramuscular. Su breve duración de acción resulta de la redistribución e hidrólisis rápida por colinesterasa plasmática. Los efectos del fármaco desaparecen con rapidez al descontinuarlo.

5. **Efectos adversos**

   a. **Hipertermia:** *succinilcolina* puede inducir potencialmente hipertermia maligna en pacientes susceptibles (véase cap. 20).

   b. **Debilidad muscular prolongada:** la administración de *succinilcolina* a un paciente que tiene deficiencia en la cantidad o calidad (forma atípica de la enzima) de colinesterasa plasmática puede causar parálisis prolongada debido a actividad continuada del BNM.

   c. **Hiperpotasemia:** *succinilcolina* provoca una despolarización en la UNM, causando eflujo de potasio intracelular del músculo al plasma y a un aumento transitorio del nivel de potasio. En condiciones normales, el cuerpo puede manejar la hiperpotasemia transitoria. Sin embargo, los pacientes paralizados o inmóviles, con quemaduras, traumatismos y los que presentan miopatías pueden tener proliferación significativa y aumento de la regulación de los receptores nicotínicos, lo que provoca una mayor sensibilidad a la *succinilcolina*. En estos pacientes, la administración de *succinilcolina* puede causar hiperpotasemia grave que puede ocasionar arritmias cardiacas o paros cardiacos. El uso de *succinilcolina* debe evitarse en estos pacientes y en aquellos con hiperpotasemia preexistente.

Aplicación clínica 5-4. Parálisis con bloqueadores neuromusculares

Cuando se bloquean los receptores nicotínicos del músculo esquelético, el resultado es la parálisis. El agente despolarizante *succinilcolina* se une al receptor, provoca la despolarización y luego permanece en el receptor, impidiendo la repolarización y provocando así la parálisis. Este agente tiene un inicio rápido y una corta duración de acción y es ideal para la intubación por insuficiencia respiratoria o la intubación para procedimientos quirúrgicos en pacientes con riesgo de aspiración. Por el contrario, los agentes no despolarizantes se unen al receptor, pero no causan despolarización, y también causan parálisis. Todos los agentes no despolarizantes tienen un inicio y una duración de acción más largos. Estos agentes pueden utilizarse en la unidad de cuidados intensivos o en el quirófano para facilitar la intubación y mantener la parálisis. Es importante señalar que estos medicamentos afectan al músculo esquelético, pero no al músculo liso, y no proporcionan analgesia ni sedación. Los pacientes que reciben estos agentes necesitan una sedación programada y medicación para el dolor antes de iniciar la terapia de BNM.

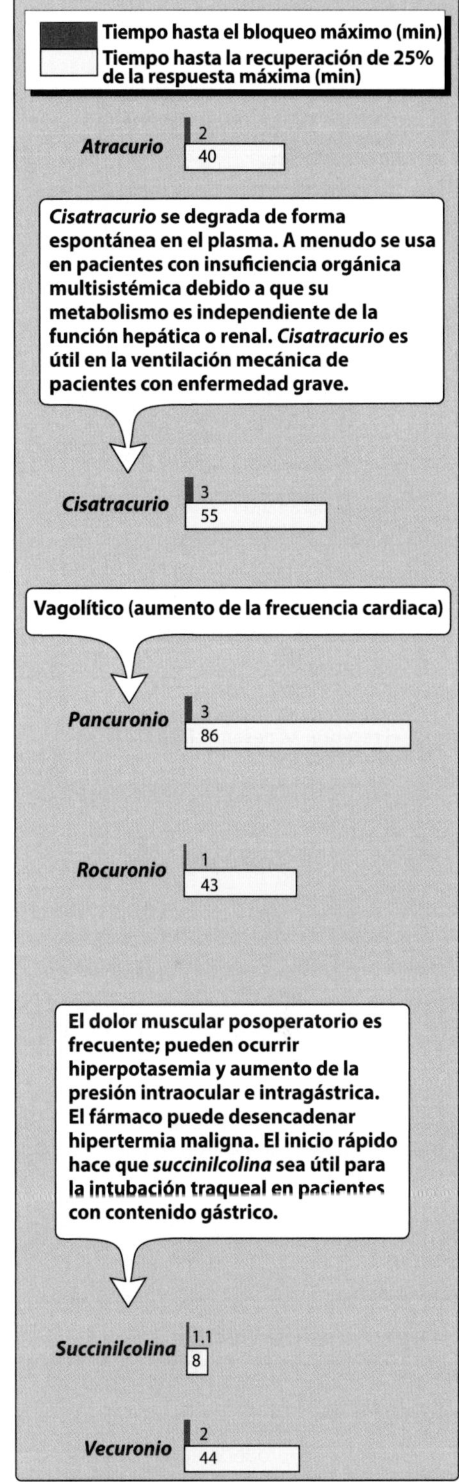

Figura 5-11
Características de los fármacos bloqueadores neuromusculares.

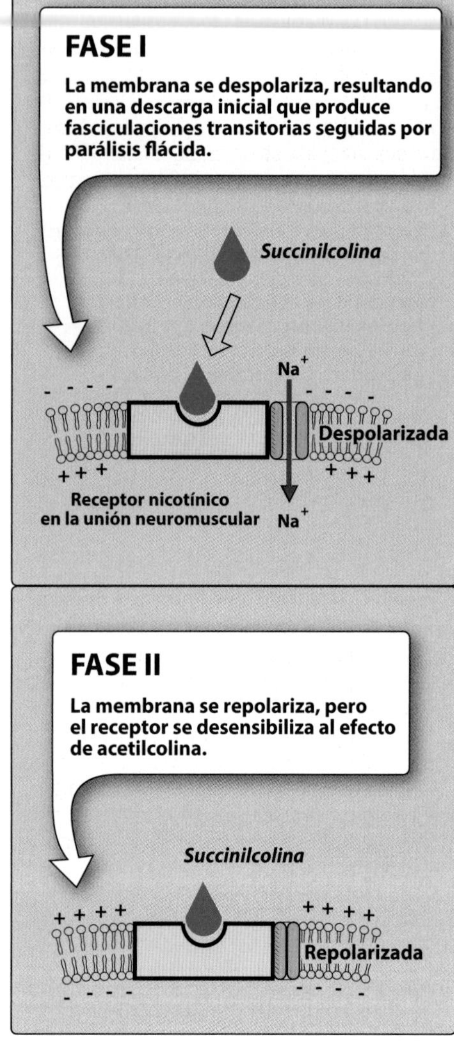

Figura 5-12
Mecanismo de acción de los fármacos de bloqueo neuromuscular desporalizante.

Resumen del capítulo

- La acetilcolina es el neurotransmisor de los receptores nicotínicos del sistema nervioso autónomo (simpático y parasimpático) y somático, así como de los receptores muscarínicos del sistema nervioso parasimpático.
- Los antagonistas colinérgicos (agentes anticolinérgicos) incluyen fármacos que bloquean los receptores muscarínicos o nicotínicos y evitan los efectos de la acetilcolina y otros agonistas colinérgicos.
- Los agentes que antagonizan los receptores muscarínicos se conocen más específicamente como agentes antimuscarínicos. *Atropina* es el antagonista muscarínico por excelencia.
- El bloqueo de los receptores muscarínicos en el sistema nervioso parasimpático produce una serie de efectos clínicos, como midriasis, aumento de la frecuencia cardiaca, broncodilatación, reducción de las secreciones y efectos antiespasmódicos en el tracto gastrointestinal y genitourinario.
- Los medicamentos antimuscarínicos para indicaciones específicas se han formulado para optimizar ciertos efectos antagonistas, al tiempo que se minimizan otros para evitar los efectos secundarios. Algunos ejemplos son *ipratropio* para la EPOC, *escopolamina* para las NVPO y *tolterodina* para la incontinencia urinaria.
- Los efectos adversos de los antagonistas muscarínicos incluyen sequedad de boca, midriasis, confusión, retención urinaria, estreñimiento y visión borrosa.
- Los agentes bloqueadores neuromusculares actúan como antagonistas de los receptores nicotínicos del sistema nervioso somático para inducir la parálisis del músculo esquelético. Estos agentes se utilizan para facilitar la intubación y la cirugía y para ayudar en el cuidado de los pacientes en estado crítico, como los que tienen lesiones cerebrales o pulmonares graves.
- Los agentes bloqueadores neuromusculares se clasifican en despolarizantes y no despolarizantes. *Succinilcolina* es un BNM despolarizante que se une al receptor nicotínico en el músculo esquelético y actúa como la ACh para despolarizar la UNM. A diferencia de la ACh, *succinilcolina* permanece unida al receptor durante más tiempo, proporcionando así una despolarización sostenida de la célula muscular y una parálisis flácida. Los BNM no despolarizantes (*cisatracurio*, *mivacurio*, *pancuronio*, *rocuronio*, *vecuronio*) bloquean competitivamente la ACh en los receptores nicotínicos del músculo esquelético, impidiendo así la despolarización de la membrana de la célula muscular e inhibiendo la posterior contracción muscular.

Preguntas de estudio

Elija la MEJOR respuesta.

5.1 Durante un procedimiento quirúrgico oftálmico, el cirujano quiso constreñir la pupila usando un fármaco miótico. Sin embargo, por accidente utilizó otro fármaco que causó dilatación de la pupila (midriasis). ¿Qué fármaco fue probable que haya usado?

A. Acetilcolina
B. Pilocarpina
C. Ciclopentolato
D. Betanecol

Respuesta correcta = C. Los agonistas muscarínicos como ACh, pilocarpina y betanecol contraen los músculos circulares del esfínter del iris y causan constricción de la pupila (miosis), en tanto que los antagonistas muscarínicos como ciclopentolato previenen la contracción de los músculos circulares del iris y causan dilatación de la pupila (midriasis).

5.2 Una mujer de 54 años que no cumple con sus medicamentos fue diagnosticada recientemente con enfermedad pulmonar obstructiva crónica (EPOC). Su médico quisiera prescribirle un anticolinérgico inhalado que se dosifica una o dos veces al día. ¿Qué fármaco es el más apropiado para esta paciente?

A. Atropina
B. Ipratropio
C. Tiotropio
D. Albuterol

Respuesta correcta = C. El médico debe prescribir un antagonista muscarínico de acción prolongada de modo que la paciente tenga que inhalar el medicamento solo 1 o 2 veces al día. Tiotropio es un antagonista muscarínico de acción prolongada, en tanto que ipratropio es un antagonista muscarínico de acción breve. Atropina es un antagonista muscarínico, pero no está indicada para trastornos pulmonares como asma y EPOC y no está disponibles como formulación inhalada. El albuterol provoca una broncodilatación, pero es un agonista β de acción corta, no un anticolinérgico.

5.3 ¿Cuál es el fármaco más efectivo para la cinetosis en una persona que está planeando tomar un crucero?

A. Atropina
B. Fesoterodina
C. Escopolamina
D. Tropicamida

Respuesta correcta = C. Todos los antagonistas muscarínicos (fármacos anticolinérgicos) mencionados son en teoría útiles como fármacos contra la cinetosis; sin embargo, escopolamina es el más efectivo para prevenir la cinetosis. Ipratropio solo tiene indicaciones pulmonares, tropicamida tiene sobre todo usos oftálmicos y fesoteridina se usa para la vejiga hiperactiva.

5.4 ¿Qué es correcto en relación con los fármacos de bloqueo ganglionar?

A. El bloqueo de los ganglios simpáticos puede resultar en presión arterial reducida
B. El bloqueo de los ganglios parasimpáticos podría resultar en una frecuencia cardiaca reducida
C. Nicotina es un bloqueador ganglionar no despolarizante
D. Atropina es un bloqueador ganglionar no despolarizante

Respuesta correcta = A. El bloqueo selectivo (en teoría) del ganglio simpático reduce la liberación de norepinefrina y, por lo tanto, reduce la frecuencia cardiaca y la presión arterial. El bloqueo selectivo (en teoría) del ganglio parasimpático causa la reducción de la liberación de ACh y un aumento en la frecuencia cardiaca. Los receptores tanto en los ganglios simpáticos y parasimpáticos son de tipo nicotínico. La nicotina es un agonista en los receptores nicotínicos y produce un bloqueo despolarizante en los ganglios. Atropina es un antagonista muscarínico y no tiene efecto sobre los receptores nicotínicos que se encuentran en los ganglios.

5.5 ¿Cuál de las siguientes sustancias estimula la liberación de los neurotransmisores serotonina, GABA, glutamato y acetilcolina?

A. Pesticidas organofosforados
B. Atropina
C. Succinilcolina
D. Nicotina

Respuesta correcta = D. La nicotina es un bloqueador ganglionar cuyos efectos estimulantes son complejos y resultan del aumento de la liberación de neurotransmisores debido a los efectos sobre los ganglios simpáticos y parasimpáticos. La atropina actúa bloqueando los receptores muscarínicos. Los pesticidas organofosforados estimulan los receptores muscarínicos. La succinilcolina actúa para bloquear la acetilcolina en la unión neuromuscular.

5.6 A un paciente hospitalizado se le diagnostica bradicardia sintomática. ¿Cuál de los siguientes sería el agente más apropiado para tratar la bradicardia?

A. Ipratropio
B. Atropina
C. Vecuronio
D. Solifenacina

Respuesta correcta = B. Tras dosis normales de atropina se produce un bloqueo de los receptores M_2 en el nodo SA que provoca un aumento de la frecuencia cardiaca. El ipratropio está indicado para la broncodilatación, no se absorbe bien, por lo que no sería un buen agente. Vecuronio es un agente de bloqueo neuromuscular y no se espera que aumente la frecuencia cardiaca. Solifenacina está indicada para el tratamiento de la vejiga hiperactiva.

5.7 Un hombre de 38 años recibe una inyección intramuscular de escopolamina para relajar su intestino para una colonoscopia. ¿Cuál de los siguientes efectos es más probable que experimente este paciente después de la administración del fármaco?

A. Incontinencia urinaria
B. Aumento de la salivación
C. Broncoespasmo
D. Aumento de la frecuencia cardiaca

Respuesta correcta = D. La escopolamina es un fármaco antimuscarínico. Bloquea los receptores M_2 principalmente en los ganglios sinoauriculares y auriculares para disminuir el control vagal al corazón. Esto puede provocar un aumento de la frecuencia cardiaca que puede causar una percepción consciente de los latidos del corazón (también conocido como palpitaciones). A es incorrecto, ya que los efectos antimuscarínicos provocarían retención urinaria, no incontinencia. B es incorrecta ya que los efectos antimuscarínicos provocarían una disminución de la salivación. La C es incorrecta, ya que los efectos antimuscarínicos provocarían una broncodilatación.

5.8 Un paciente necesita ser intubado con rapidez y el clínico desea utilizar un medicamento para paralizar al paciente que tenga un rápido inicio de acción pero que no dure mucho tiempo. ¿Cuál de los siguientes sería la mejor opción?

A. Pancuronio
B. Cisatracurio
C. Vecuronio
D. Succinilcolina

Respuesta correcta = D. La succinilcolina tiene el inicio más rápido de aproximadamente 1 min y la duración más corta de alrededor 5 a 8 minutos. El pancuronio, el cis-atracurio y el vecuronio tardan más en actuar y tienen una mayor duración de acción.

5.9 Un paciente en la unidad de cuidados intensivos con enfermedad pulmonar grave requiere un agente de bloqueo neuromuscular para ayudar en el manejo del respirador. A la fecha tiene enfermedad hepática. ¿Qué no despolarizante bloqueador neuromuscular es la mejor elección para este paciente?

A. Cisatracurio
B. Succinilcolina
C. Vecuronio
D. Rocuronio

Respuesta correcta = A. Cisatracurio se elimina mediante un metabolismo independiente de órganos (eliminación de Hoffman). La succinilcolina es un agente de bloqueo neuromuscular despolarizante. Vecuronio y rocuronio se metabolizan por vía hepática y el paciente tiene enfermedad hepática.

5.10 Se está iniciando la terapia de un paciente para los espasmos de la vejiga. El paciente también está tomando una medicación que inhibe la vía metabólica CYP 3A4. ¿Cuál de los siguientes sería el mejor agente para tratar los espasmos vesicales en este paciente?

A. Trospio
B. Tolterodina
C. Oxibutinina
D. Darifenacina

Respuesta correcta = A. Se cree que el trospio se metaboliza a través de la hidrólisis de ésteres y, por lo tanto, es menos probable que se vea afectado por las interacciones de la vía metabólica del CYP 3A4 que los otros agentes para el espasmo vesical. Todos los demás agentes se metabolizan en cierta medida a través de la vía metabólica del CYP 3A4.

Agonistas adrenérgicos

6

Reem Kais Jan y Rajan Radhakrishnan

I. GENERALIDADES

Los fármacos adrenérgicos afectan los receptores que son estimulados por norepinefrina (noradrenalina) o epinefrina (adrenalina). Estos receptores se conocen como receptores adrenérgicos o adenoceptores. Los fármacos que activan los receptores adrenérgicos se denominan simpaticomiméticos y los fármacos que bloquean la activación de los receptores adrenérgicos se conocen como simpatolíticos. Algunos simpaticomiméticos activan directamente los receptores adrenérgicos (agonistas de acción directa), en tanto que otros actúan de forma indirecta al aumentar la liberación o bloquear la recaptación de norepinefrina (agonistas de acción indirecta). Este capítulo describe agentes que estimulan de forma directa o indirecta los adrenoceptores (fig. 6-1). Los fármacos simpatolíticos se analizan en el capítulo 7.

AGENTES DE ACCIÓN DIRECTA

Salbutamol PROAIR, PROVENTIL, VENTOLIN
Arformoterol BROVANA
Clonidina CATAPRES, DURACLON
Dobutamina* SOLO GENÉRICO
Dopamina* SOLO GENÉRICO
Epinefrina* ADRENACLICK, ADRENALINA, EPIPEN
Formoterol FORADIL, PERFOROMIST
Guanfacine INTUNIV
Indacaterol ARCAPTA
Isoproterenol* ISUPREL
Levalbuterol XOPONEX
Metaproterenol SOLO GENÉRICO
Midodrine SOLO GENÉRICA
Mirabegrón MYRBETRIQ
Nafazolina SOLO GENÉRICO
Norepinefrina* LEVOPHED
Olodaterol STRIVERDI
Oxymetazolina AFRIN
Fenilefrina NEO-SYNEPHRINE, SUDAFED PE
Salmeterol SEREVENT
Tetrahidrozolina VISINE
Terbutalina SOLO GENÉRICA
Vibegrón GEMTESA

AGENTES DE ACCIÓN INDIRECTA

Anfetamina ADDERALL, MYDAYIS
Cocaína SOLO GENÉRICA

AGENTES DE ACCIÓN DIRECTA E INDIRECTA (acción mixta)

Efedrina AKOVAZ, EMERPHED
Seudoefedrina GENAPHED, SUDAFED

Figura 6-1
Resumen de agonistas adrenérgicos. Los agentes marcados con un *asterisco* (*) son catecolaminas.

II. LA NEURONA ADRENÉRGICA

Las neuronas adrenérgicas liberan norepinefrina como neurotransmisor primario. Estas neuronas se encuentran en el sistema nervioso central (SNC) y en el sistema nervioso simpático en la periferia, donde sirven como enlaces entre los ganglios y los órganos efectores. Los fármacos adrenérgicos actúan sobre los receptores adrenérgicos, ubicados ya sea de forma presináptica en la neurona o de forma postsináptica en el órgano efector (fig. 6-2).

A. Neurotransmisión en las neuronas adrenérgicas

La neurotransmisión en las neuronas adrenérgicas se asemeja mucho a lo descrito para las neuronas colinérgicas (véase cap. 4), excepto que norepinefrina es el neurotransmisor en lugar de acetilcolina. La neurotransmisión involucra los siguientes pasos: síntesis, almacenamiento, liberación y unión del receptor de norepinefrina, seguida por la eliminación del neurotransmisor de la brecha sináptica (fig. 6-3).

1. **Síntesis de norepinefrina:** tirosina es transportada a la neurona adrenérgica por un transportador, donde se hidroxila a dihidroxifenilalanina (DOPA) por tirosina hidroxilasa. Este es el paso que limita la velocidad en la formación de norepinefrina. DOPA es entonces descarboxilada por la enzima aromática L-aminoácido descarboxilasa para formar dopamina en la neurona presináptica.

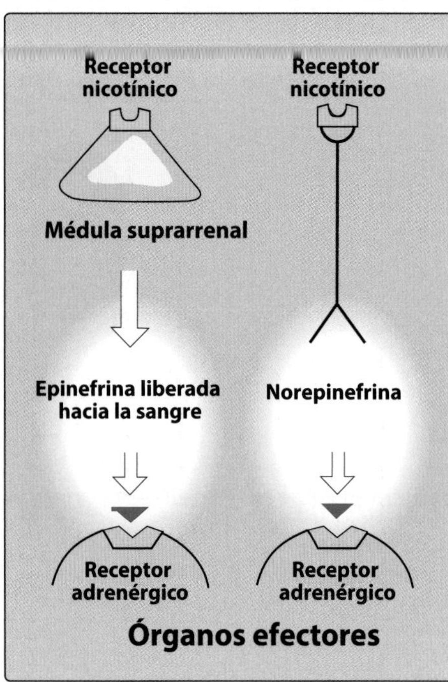

Figura 6-2
Sitios de acción de los agonistas adrenérgicos.

2. **Almacenamiento de norepinefrina en las vesículas:** la dopamina se transporta entonces a las vesículas sinápticas por un sistema transportador de aminas. Este sistema transportador es bloqueado por *reserpina* (véase cap. 7). A continuación, *dopamina* se hidroxila para formar norepinefrina por la enzima dopamina β-hidroxilasa.

3. **Liberación de norepinefrina:** un potencial de acción que llega a la unión nerviosa desencadena un influjo de iones de calcio del líquido extracelular al citoplasma de la neurona. El aumento en el calcio hace que las vesículas sinápticas se fusionen con la membrana celular y pasen por exocitosis y expulsen sus contenidos en la sinapsis.

4. **Unión a los receptores:** la norepinefrina que se libera de las vesículas sinápticas se difunde hacia el espacio sináptico y se une a los receptores postsinápticos en el órgano efector o a los receptores presinápticos en la terminación nerviosa. La unión de norepinefrina a los receptores desencadena una cascada de eventos dentro de la célula, resultando en la formación de segundos mensajeros intracelulares que actúan como enlaces (transductores) en la comunicación entre el neurotransmisor y la acción generada dentro de la célula efectora. Los receptores adrenérgicos usan tanto el sistema de segundo mensajero de adenosín monofosfato cíclico (AMPc) como el ciclo de fosfatidilinositol para transducir la señal en fisiológico o farmacológico efecto. Norepinefrina también se une a los receptores presinápticos (sobre todo del subtipo α_2) que inhiben la liberación del neurotransmisor.

5. **Eliminación de norepinefrina:** una vez en el espacio sináptico, norepinefrina puede 1) difundirse y entrar en la circulación sistémica, 2) metabolizarse a metabolitos inactivos por catecol-O-metiltransferasa (COMT) en el espacio sináptico o 3) presentar recaptación de vuelta a la neurona. La recaptación por la membrana neuronal involucra un transportador de norepinefrina dependiente de sodio/cloro (Na^+/Cl^-) que puede inhibirse por antidepresivos tricíclicos, como *imipramina;* por inhibidores de la recaptación de serotonina-norepinefrina como *duloxetina;* o por *cocaína*, y, en menor medida, por *anfetamina*, *metanfetamina* y *metilfenidato* (véase cap. 22). La recaptación de norepinefrina en la neurona presináptica es el mecanismo primario para la terminación de sus efectos.

6. **Destinos potenciales de la norepinefrina recapturada:** una vez que norepinefrina vuelve a entrar en la neurona adrenérgica, puede ser captada en las vesículas sinápticas a través del sistema transportador de amina y ser secuestrada para su liberación por otro potencial de acción o puede persistir en un depósito protegido en el citoplasma. De forma alterativa, norepinefrina puede oxidarse por la monoaminooxidasa (MAO) presente en las mitocondrias neuronales.

B. Receptores adrenérgicos (adrenoceptores)

En el sistema nervioso simpático, varias clases de adrenoceptores pueden distinguirse por medios farmacológicos. Dos principales familias de receptores, designados como α y β, se clasifican con base en la respuesta a los agonistas adrenérgicos *epinefrina, norepinefrina* e *isoproterenol.* Los tipos de receptor tanto α como β tienen un número de subtipos de receptor específicos. Las alteraciones en la estructura primaria de los receptores influyen sobre su afinidad a varios agentes.

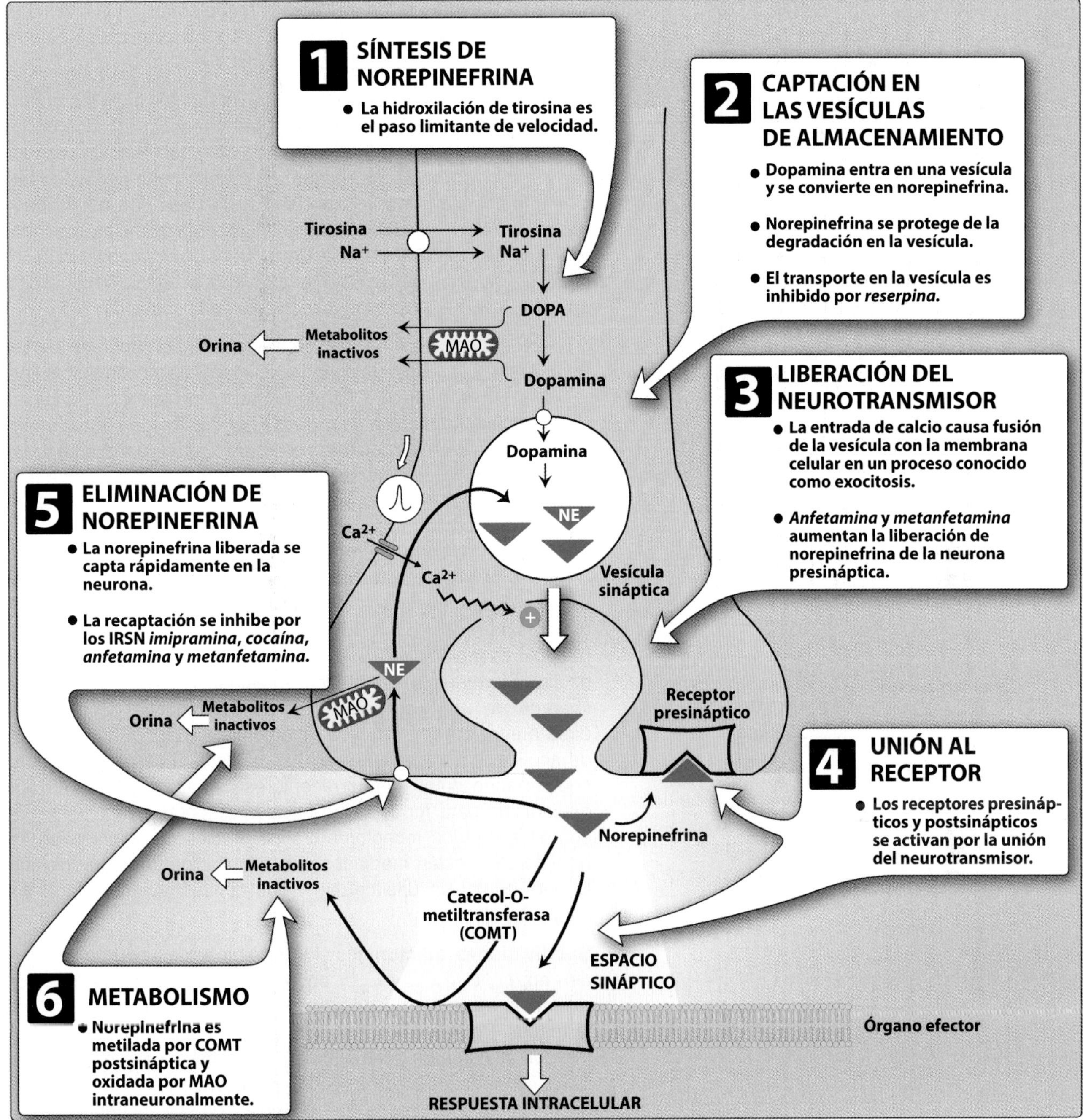

Figura 6-3
Síntesis y liberación de norepinefrina de la neurona adrenérgica. DOPA = dihidroxifenilalanina; MAO = monoaminooxidasa; NE = norepinefrina; IRSN = inhibidor de la recaptación de serotonina-norepinefrina.

1. **α-adrenoceptores:** los α-adrenoceptores muestran una respuesta débil al agonista sintético *isoproterenol,* pero responden a las catecolaminas que ocurren de forma natural, *epinefrina* y *norepinefrina* (fig. 6-4A). Para los α receptores, el orden en el rango de potencia y afinidad es *epinefrina* ≥ *norepinefrina* >> *isoproterenol*. Los α-adrenoceptores se dividen en dos subtipos, α_1 y α_2, con base en sus afinidades por los α agonistas y antagonistas. Por ejemplo, los α_1 receptores tienen

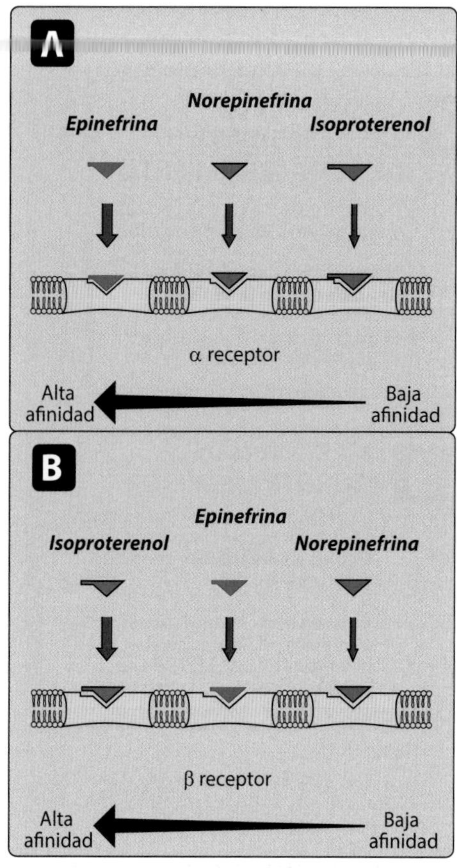

Figura 6-4
Tipos de receptores adrenérgicos. **A.** α-adrenoceptores. **B.** β-adrenoceptores.

mayor afinidad por *fenilefrina* que por los receptores α_2. A la inversa, el fármaco *clonidina* se une de forma selectiva a los receptores α_2 y tiene menos efecto sobre los receptores α_1.

a. **Receptores α_1:** estos receptores están presentes en la membrana postsináptica de los órganos efectores y median muchos de los efectos clásicos, incluyendo la constricción del músculo vascular liso. La activación de los receptores α_1 inicia una serie de reacciones mediante la activación de la fosfolipasa C a través de la proteína G, a la larga resultando en la generación de los segundos mensajeros inositol-1,4,5-trisfosfato (IP_3) y diacilglicerol (DAG). IP_3 inicia la liberación de Ca^{2+} del retículo endoplásmico hacia el citosol y DAG activa otras proteínas dentro de la célula (fig. 6-5).

b. **Receptores α_2:** estos receptores se ubican sobre todo en las terminaciones nerviosas presinápticas simpáticas y controlan la liberación de norepinefrina. Cuando un nervio adrenérgico simpático se estimula, una porción de la norepinefrina liberada "da la vuelta y regresa" para unirse con los receptores α_2 en la membrana presináptica (fig. 6-5). La estimulación de los receptores α_2 causa inhibición de la retroalimentación e inhibe la liberación adicional de norepinefrina de la neurona adrenérgica estimulada. Esta acción inhibitoria sirve como un mecanismo local para modular la salida de norepinefrina cuando hay actividad simpática elevada. [Nota: en este caso, al inhibir la salida adicional de norepinefrina de la neurona adrenérgica, estos receptores están actuando como autorreceptores inhibitorios]. Los receptores α_2 también se encuentran en las neuronas parasimpáticas presinápticas. La norepinefrina liberada de una neurona simpática presináptica puede difundirse e interactuar con estos receptores, inhibiendo la liberación de acetilcolina. [Nota: en estos casos, estos receptores se están comportando como heterorreceptores inhibitorios]. Este es otro mecanismo para modular la actividad autónoma localmente. En contraste con los receptores α_1, los efectos de la unión en los receptores α_2 están mediados por la inhibición de adenililciclasa, lo que resulta en una caída en las concentraciones de AMPc intracelular.

c. **Subdivisiones adicionales:** los receptores α_1 y α_2 se subdividen en α_{1A}, α_{1B}, α_{1C}, y α_{1D} y en α_{2A}, α_{2B}, y α_{2C}. Esta clasificación extendida es necesaria para entender la selectividad de algunos fármacos. Por ejemplo, *tamsulosina* es un antagonista α_{1A} selectivo que se usa para tratar la hiperplasia prostática benigna. El fármaco tiene menos efectos secundarios cardiovasculares debido a que se dirige a los receptores subtipo α_{1A} que se encuentran sobre todo en las vías urinarias y la glándula prostática y no afecta el subtipo α_{1B} que se encuentra en los vasos sanguíneos.

2. **β-adrenoceptores:** las respuestas de los receptores β difieren de aquellas de los receptores α y se caracterizan por una fuerte respuesta a *isoproterenol*, con menos sensibilidad a *epinefrina* y *norepinefrina* (fig. 6-4B). Para los receptores β, el orden de rango de potencia es *isoproterenol* > *epinefrina* > *norepinefrina*. Los β-adrenoceptores pueden subdividirse en tres subgrupos principales, β_1, β_2, y β_3, con base en sus afinidades por los agonistas y antagonistas adrenérgicos. Los receptores β_1 tienen afinidades casi iguales por *epinefrina* y *norepinefrina*, en tanto que los receptores β_2 tienen mayor afinidad por *epinefrina* que por *norepinefrina*. Así, los tejidos con un predominio de receptores β_2 (como la vasculatura del músculo esquelético y el músculo liso bronquial) responden de forma particular a los efectos de la epinefrina

circulante liberada por la médula suprarrenal. La unión de un neurotransmisor en cualquiera de los tres tipos de receptores β resulta en la activación de adenililciclasa y mayores concentraciones de AMPc dentro de la célula.

3. **Distribución de los receptores:** los órganos y tejidos con inervación adrenérgica suelen tener un tipo predominante de receptor. Por ejemplo, los tejidos como la vasculatura del músculo esquelético tienen receptores tanto α_1 como β_2, pero los receptores β_2 predominan. Otros tejidos pueden tener un tipo de receptor casi de forma exclusiva. Por ejemplo, el corazón contiene sobre todo receptores β_1.

4. **Respuestas características mediadas por adrenoceptores:** son útiles para organizar las respuestas fisiológicas a la estimulación adrenérgica de acuerdo con el tipo de receptor, debido a que muchos fármacos estimulan o bloquean de forma preferencial un tipo de receptor. La figura 6-6 resume los efectos más prominentes mediados por adrenoceptores. Como generalización, la estimulación de los receptores α_1 produce de forma característica vasoconstricción (en especial en la piel y vísceras abdominales) y un aumento en la resistencia periférica total y el consiguiente aumento de la presión arterial. La estimulación de los receptores β_1 causa de forma característica estimulación cardiaca (aumento de la frecuencia cardiaca y la contractilidad), en tanto que la estimulación de los receptores β_2 produce vasodilatación (en los lechos vasculares del músculo esquelético) y relajación del músculo bronquial liso. Los receptores β_3 participan en la lipólisis y también efectos relajantes sobre el músculo detrusor de la vejiga.

5. **Desensibilización de los receptores:** la exposición prolongada a las catecolaminas reduce la respuesta a estos receptores, un fenómeno que se conoce como desensibilización. Se han sugerido tres mecanismos para explicar este fenómeno: 1) secuestro de los receptores de modo que no estén disponibles para interactuar con el ligando; 2) regulación a la baja, es decir, una desaparición de los receptores ya sea por destrucción o por una menor síntesis, y 3) una incapacidad para acoplase a la proteína G (desacoplamiento), debido a que el receptor se ha fosforilado en el lado citoplásmico.

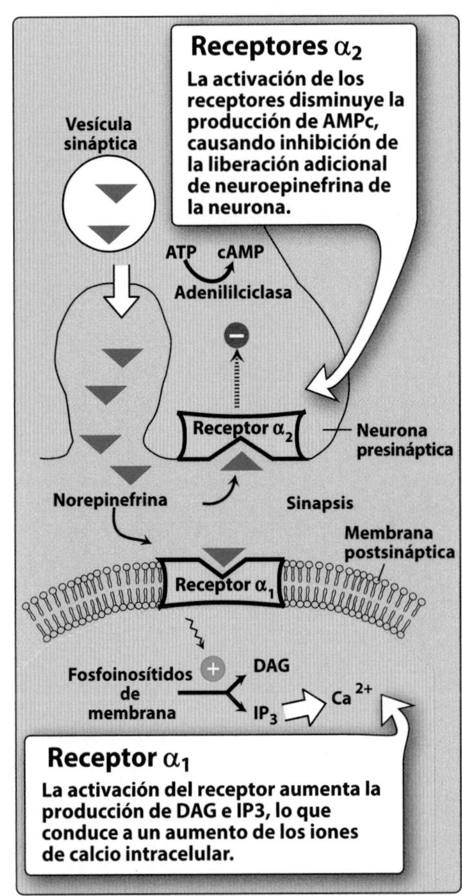

Figura 6-5
Los segundos mensajeros regulan los efectos de los receptores α. DAG = diacilgliceroll; IP_3 = inositol trifosfato; ATP = adenosina trifosfato; AMPc = adenosina monofosfato cíclico.

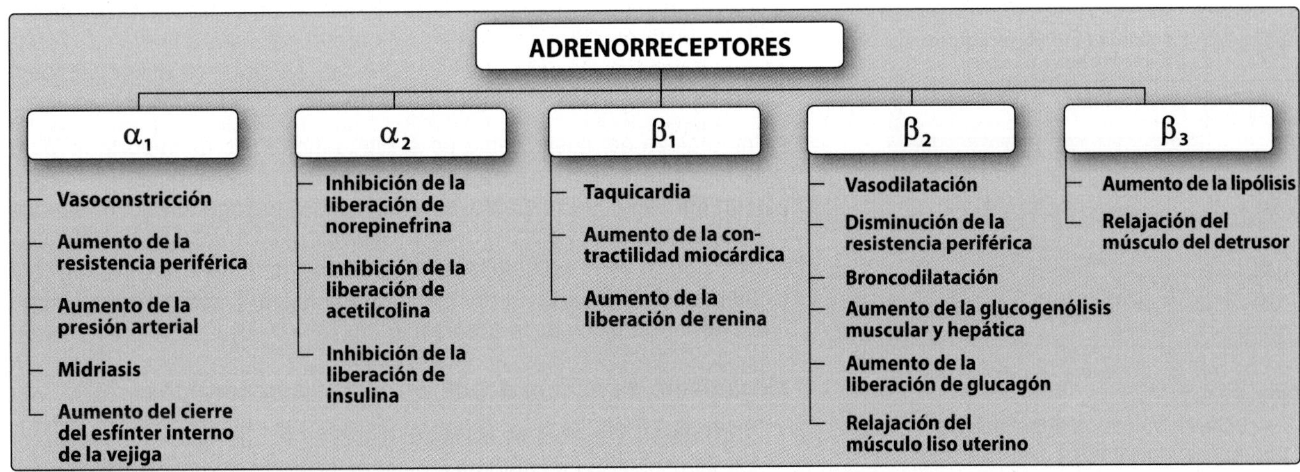

Figura 6-6
Efectos principales mediados por α- y β-adrenorreceptores.

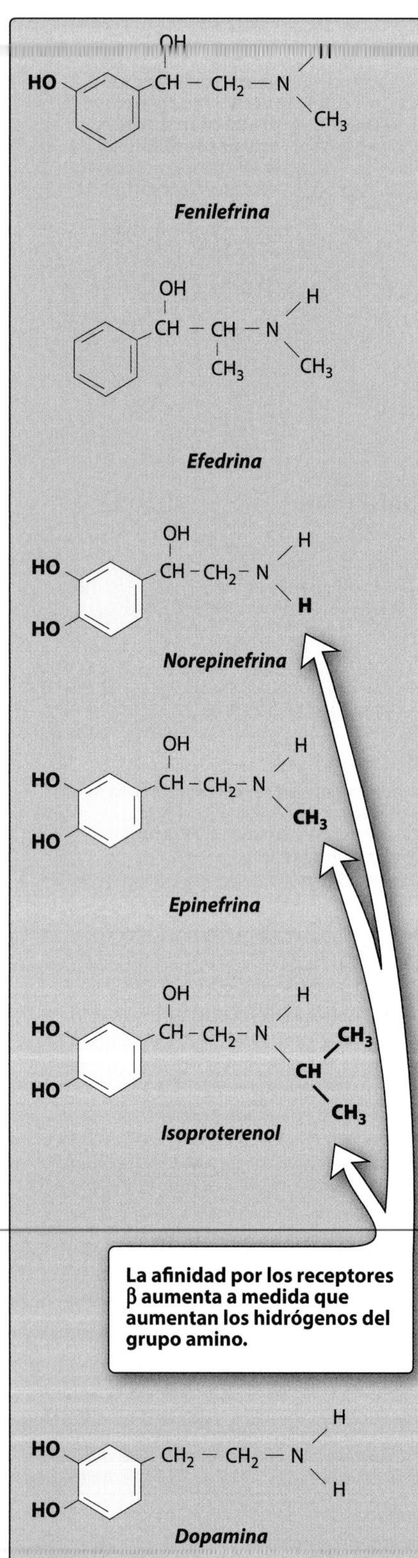

Figura 6-7
Estructuras de varios agonistas adrenérgicos importantes. Los fármacos que contienen el anillo catecol (catecolaminas) se muestran en *amarillo*.

III. CARACTERÍSTICAS DE LOS AGONISTAS ADRENÉRGICOS

La mayoría de los fármacos adrenérgicos son derivados de β-feniletilamina. Las sustituciones en el anillo de benceno o en las cadenas laterales de etilamina producen una variedad de compuestos con capacidades variables para diferenciar entre los receptores α y β y para penetrar en el SNC. Dos características estructurales importantes de estos fármacos son 1) el número y la ubicación de las sustituciones OH en el anillo de benceno, y 2) la naturaleza del sustituyente en el nitrógeno amino (fig. 6-7).

A. Catecolaminas

Las aminas simpaticomiméticas que contienen el grupo 3,4-dihidroxibenceno (como *epinefrina, norepinefrina, isoproterenol* y *dopamina*) se conocen como catecolaminas. Estos compuestos comparten las siguientes propiedades:

1. **Alta potencia:** las catecolaminas muestran la mayor potencia al activar de manera directa a los receptores α o β.
2. **Inactivación rápida:** las catecolaminas se metabolizan por COMT a nivel postsináptico y por MAO a nivel intraneuronal, por COMT y MAO en la pared del intestino y por MAO en el hígado. Así, las catecolaminas tienen solo un breve periodo de acción cuando se administran por vía parenteral y son inactivadas (ineficaces) cuando se administran por vía oral.
3. **Mala penetración en el SNC:** las catecolaminas son polares y, por lo tanto, no penetran con facilidad en el SNC. Sin embargo, la mayoría de las catecolaminas tienen ciertos efectos clínicos (ansiedad, temblor y cefaleas) que pueden atribuirse a la acción del SNC.

B. No catecolaminas

Los compuestos que carecen de los grupos catecol hidroxilo tienen una vida media más prolongada debido a que no son inactivados por COMT. Estos incluyen *fenilefrina, efedrina* (fig. 6-7) y *anfetamina* (véase cap. 22). Estos agentes son malos sustitutos para MAO, una vía importante del metabolismo y, por lo tanto, muestra una duración de acción prolongada. La mayor solubilidad en lípidos de muchas de las no catecolaminas (debido a la falta de grupos hidroxilo polares) permite un mayor acceso al sistema nervioso central.

C. Sustituciones en el nitrógeno amino

La naturaleza del sustituyente en el nitrógeno amino es importante para determinar la selectividad β de los agonistas adrenérgicos. Por ejemplo, *epinefrina,* con un sustituyente $-CH_3$ en el nitrógeno amino, es más potente en los receptores β que *norepinefrina,* que tiene una amina no sustituida, pero menos potente que *isoproterenol,* que tiene un sustituyente isopropilo $-CH(CH_3)_2$ en el nitrógeno amino (fig. 6-7). *Isoproterenol* es un fuerte agonista β con poca actividad α (fig. 6-4).

D. Mecanismo de acción de los agonistas adrenérgicos

1. **Agonistas de acción directa:** estos fármacos actúan de manera directa sobre los receptores α o β, produciendo efectos similares a los que ocurren después de la liberación de norepinefrina de los nervios

simpáticos o la liberación de *epinefrina* desde la médula suprarrenal (fig. 6-8). Los ejemplos de agonistas de acción directa incluyen *epinefrina*, *norepinefrina*, *isoproterenol*, *dopamina* y *fenilefrina*.

2. **Agonistas de acción indirecta:** estos agentes pueden bloquear la recaptación de *norepinefrina* o causar la liberación de *norepinefrina* de los grupos o vesículas citoplasmáticos de la neurona adrenérgica (fig. 6-8). La *norepinefrina* atraviesa entonces la sinapsis y se une a los receptores α o β. Algunos ejemplos de los inhibidores de la recaptación y agentes que causan la liberación de *norepinefrina* incluyen *cocaína* y *anfetamina,* respectivamente.

3. **Agonistas de acción mixta:** *efedrina* y su estereoisómero, *seudoefedrina,* estimulan adrenoceptores directamente y aumentan la liberación de *norepinefrina* de la neurona adrenérgica (fig.6-8).

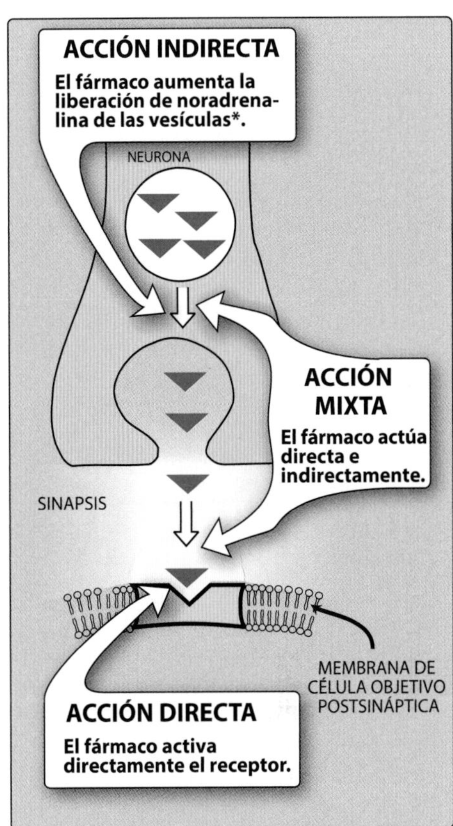

Figura 6-8
Sitios de acción de los agonistas adrenérgicos de acción directa, indirecta y mixta. *Los agonistas de acción indirecta también pueden bloquear la recaptación de norepinefrina en la neurona presináptica.

IV. AGONISTAS ADRENÉRGICOS DE ACCIÓN DIRECTA

En general, los agonistas de acción directa se unen a los receptores adrenérgicos en los órganos efectores sin interactuar con la neurona presináptica. [Nota: una excepción son los agonistas α_2 (p. ej., la clonidina), que ejercen sus efectos a través de la unión a la neurona presináptica]. Como grupo, estos agentes se usan ampliamente en la práctica clínica. Se revisan primero las catecolaminas endógenas de acción directa (*epinefrina*, *norepinefrina*, *dopamina*), seguidas de los agonistas sintéticos α_1 y α_2, y luego los agonistas sintéticos β_1, β_2 y β_3.

A. Epinefrina

Epinefrina es una de las cuatro catecolaminas que suelen usarse como terapia farmacológica en la práctica clínica. En la médula suprarrenal, *norepinefrina* se metila para producir *epinefrina*, que se almacena en las células cromafines junto con *norepinefrina*. A la estimulación, la médula suprarrenal libera alrededor de 80% de *epinefrina* y 20% de *norepinefrina* directamente en la circulación. *Epinefrina* interactúa tanto con los receptores α como β. A dosis bajas, predominan los efectos β (vasodilatación) en el sistema vascular, mientras que a dosis altas, los efectos α (vasoconstricción) son los más potentes.

1. Acciones

a. **Cardiovascular:** las principales acciones de *epinefrina* son sobre el sistema cardiovascular. *Epinefrina* fortalece la contractilidad del miocardio (inotrópico positivo: acción β_1) y aumenta su velocidad de contracción (cronotrópico positivo: acción β_1) lo que conlleva un aumento del gasto cardiaco. Estos efectos aumentan las demandas de oxígeno del miocardio. *Epinefrina* activa los receptores β_1 en el riñón para causar la liberación de renina. Renina es una enzima que participa en la producción de angiotensina II, un potente vasoconstrictor. *Epinefrina* constriñe las arteriolas en la piel, membranas mucosas y vísceras (efectos α) y dilata los vasos que van al hígado y el músculo esquelético (efectos β_2). Estos

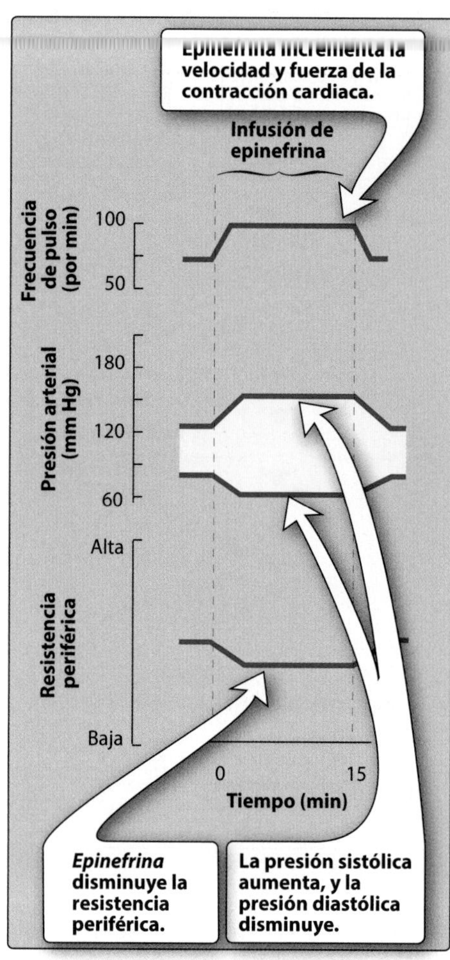

Figura 6-9
Efectos cardiovasculares de la infusión intravenosa de dosis bajas de *epinefrina*.

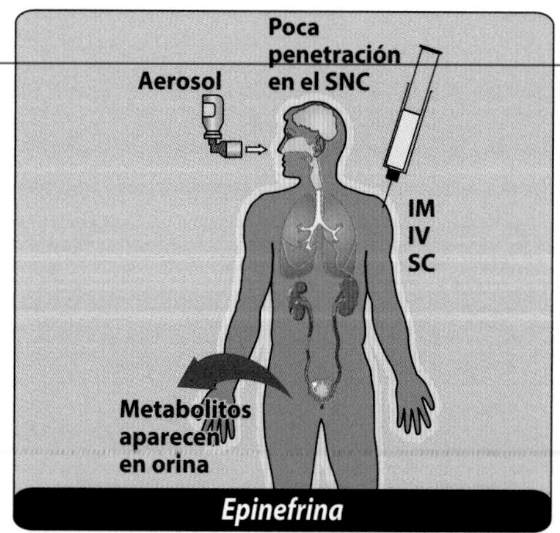

Figura 6-10
Farmacocinética de *epinefrina*.
SNC = Sistema nervioso central.

efectos combinados disminuyen el flujo sanguíneo renal. Por lo tanto, el efecto acumulativo es un aumento en la presión arterial sistólica, junto con una ligera disminución en la presión diastólica debido a vasodilatación mediada por el receptor β_2 en el lecho vascular del músculo esquelético (fig. 6-9).

b. **Respiratoria:** *epinefrina* produce broncodilatación poderosa al actuar de manera directa sobre el músculo liso bronquial (acción β_2). También inhibe la liberación de mediadores alérgicos, como histamina, de los mastocitos.

c. **Hiperglucemia:** *epinefrina* tiene un importante efecto hiperglucémico debido a la mayor glucogenólisis en el hígado (efecto β_2) y una menor liberación de *insulina* (efecto α_2; véase fig. 6-6).

2. **Usos terapéuticos**

a. **Broncoespasmo:** *epinefrina* es el fármaco primario usado en el tratamiento de urgencia de los trastornos respiratorios cuando la broncoconstricción ha resultado en una función respiratoria disminuida. Luego de unos cuantos minutos de su administración intramuscular o subcutánea, la función respiratoria mejora en gran medida.

b. **Choque anafiláctico:** *epinefrina* es el fármaco de elección para el tratamiento de las reacciones de hipersensibilidad de tipo I (incluyendo anafilaxia) en respuesta a alérgenos y puede salvar la vida en este contexto. Suele suministrarse en forma de autoinyectores para su uso en pacientes propensos a reacciones alérgicas graves.

c. **Paro cardiaco:** *epinefrina* puede usarse para restaurar el ritmo cardiaco en pacientes con paro cardiaco.

d. **Adyuvante en anestesia local:** las soluciones anestésicas locales pueden contener concentraciones bajas (p. ej., 1:100 000 partes) de *epinefrina.* Esta aumenta en gran medida la duración de la anestesia local al producir vasoconstricción en el sitio de inyección. *Epinefrina* también reduce la absorción sistémica del anestésico local y promueve la hemostasia local.

e. **Cirugía intraocular:** *epinefrina* se usa en la inducción y mantenimiento de la midriasis durante la cirugía intraocular.

3. **Farmacocinética:** *epinefrina* tiene un inicio rápido pero una duración breve de la acción (debido a degradación rápida). La vía preferida para anafilaxia en el ámbito ambulatorio es intramuscular (parte anterior del muslo) debido a su absorción rápida. En urgencias, *epinefrina* se administra por vía intravenosa (IV) para el inicio de acción más rápido. También puede administrarse por vía subcutánea, mediante sonda endotraqueal o por inhalación (fig. 6-10). Es metabolizado con rapidez por MAO y COMT y los metabolitos metanefrina y ácido vanillilmandélico se excretan en la orina.

4. **Efectos adversos:** *epinefrina* puede producir efectos adversos en el SNC que incluyen ansiedad, miedo, tensión, cefalea y temblor. Puede desencadenar arritmias cardiacas o angina, sobre todo si el paciente tiene una enfermedad arterial coronaria o hipertensión. *Epinefrina* también puede inducir edema pulmonar debido a la mayor poscarga causada por las propiedades de vasoconstricción del fármaco. Los pacientes con hipertiroidismo pueden tener una mayor respuesta a

Aplicación clínica 6-1. Uso de autoinyectores de epinefrina para anafilaxia

Epinefrina es el fármaco de elección para el tratamiento de las reacciones alérgicas potencialmente letales (anafilaxia). Las reacciones anafilácticas pueden producirse en segundos o minutos luego de la exposición a un alérgeno desencadenante. Algunos de los desencadenantes más comunes de la anafilaxia son las alergias alimentarias (p. ej., frutos secos, mariscos, huevo), las picaduras de insectos (abejas, avispas y hormigas de fuego) y otros desencadenantes alérgicos, como el látex. La avalancha de mediadores (histamina y otros) liberados en respuesta al alérgeno provoca una reducción de la presión arterial (hipotensión), un aumento de la frecuencia cardiaca (taquicardia) y una broncoconstricción, que puede causar dificultad para respirar.

Las reacciones anafilácticas pueden producirse en diversos lugares (p. ej., en restaurantes, en el patio del colegio o en un avión), y es esencial que los pacientes con reacciones alérgicas graves conocidas lleven consigo *epinefrina*, ya que su administración a tiempo puede salvarles la vida. *Epinefrina* se suministra en forma de autoinyector (un dispositivo portátil parecido a un bolígrafo que permite al paciente autoadministrarse la inyección) para su uso en estos casos. Estos dispositivos están diseñados para la administración intramuscular, y el paciente y los familiares cercanos o los cuidadores deben recibir formación sobre la administración adecuada del autoinyector de *epinefrina*. Se debe instruir a los pacientes para que se inyecten en el músculo de la parte anterolateral del muslo (la mitad de la parte exterior del muslo). La inyección puede administrarse a través de la ropa, si es necesario. Tras la administración, el dispositivo debe mantenerse en su sitio de 2 a 10 segundos (el tiempo varía según el tipo de inyector utilizado), y debe contactarse con los servicios de urgencia para que le ayuden a seguir tratando la anafilaxia.

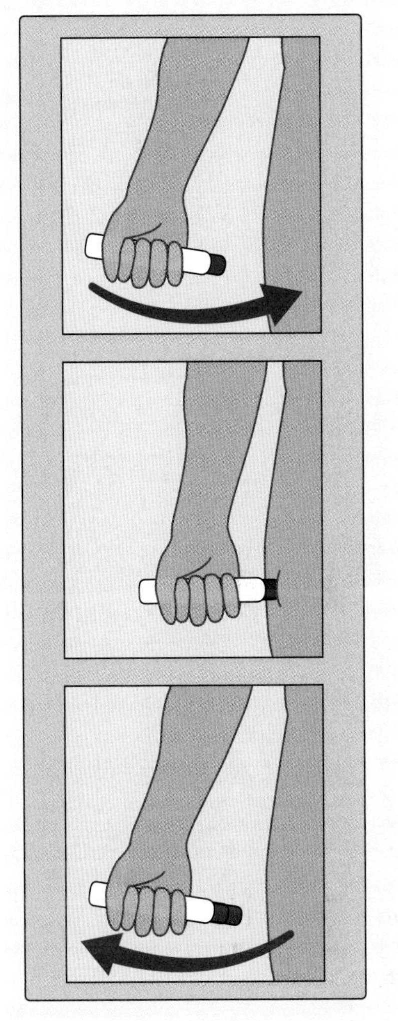

epinefrina y por lo tanto la dosis debe reducirse en estas personas. Los anestésicos inhalados también sensibilizan el corazón a los efectos de la *epinefrina*, lo que puede conducir a taquicardia. *Epinefrina* aumenta la liberación de las reservas endógenas de glucosa. En pacientes con diabetes, es posible que tengan que aumentarse las dosis de *insulina*. En los pacientes que toman betabloqueadores no selectivos, los efectos vasodilatadores de *epinefrina* sobre los receptores β_2 pueden estar bloqueados, dejando la estimulación del receptor α sin oposición. Esto puede provocar mayor resistencia periférica y un aumento de la presión arterial.

B. Norepinefrina

Debido a que *norepinefrina* es el neurotransmisor en las neuronas adrenérgicas, debe, en teoría, estimular todos los tipos de receptores adrenér-

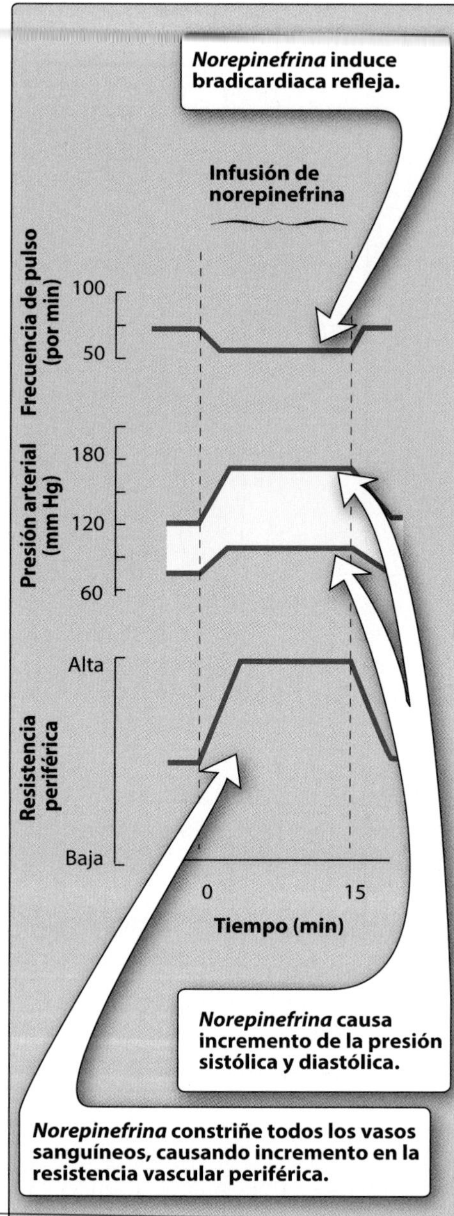

Figura 6-11
Efectos cardiovasculares de la infusión intravenosa de *norepinefrina*.

gicos. Sin embargo, cuando se administra a dosis terapéuticas, el receptor α adrenérgico es el más afectado.

1. **Acciones cardiovasculares**

   a. **Vasoconstricción:** *norepinefrina* causa una elevación en la resistencia periférica debido a la intensa vasoconstricción de la mayoría de los lechos vasculares, lo que incluye al riñón (efecto α_1). La presión arterial tanto sistólica como diastólica aumenta (fig. 6-11). [Nota: *norepinefrina* causa mayor vasoconstricción que *epinefrina* debido a que no induce vasodilatación compensadora mediante los receptores β_2 en los vasos sanguíneos irrigando los músculos esqueléticos. La débil actividad β_2 de *norepinefrina* también explica por qué no es útil en el tratamiento del broncoespasmo o anafilaxia].

   b. **Reflejo barorreceptor:** *norepinefrina* aumenta la presión arterial y esto estimula a los barorreceptores, induciendo una elevación en la actividad vagal. Este aumento en la actividad vagal produce una bradicardia refleja (fig. 6-11), que es suficiente para contrarrestar las acciones locales de *norepinefrina* del corazón, aunque la compensación refleja no afecta los efectos inotrópicos positivos del fármaco. Cuando *atropina,* que bloquea la transmisión de los efectos vagales, se administra antes de *norepinefrina,* la estimulación del corazón por *norepinefrina* es evidente en la forma de taquicardia.

2. **Usos terapéuticos:** *norepinefrina* se usa para tratar el choque (p. ej., choque séptico), debido a que aumenta su resistencia vascular, por lo tanto, incrementa la presión arterial. No tiene otros usos clínicos importantes.

3. **Farmacocinética:** *norepinefrina* se administra por vía IV para el inicio rápido de la acción. La duración de la acción es de 1 a 2 min, después del fin de la infusión. Por ello, suele administrarse en infusión intravenosa continua en el tratamiento de choque. Es metabolizada con rapidez por MAO y COMT y los metabolitos inactivos se excretan en la orina.

4. **Efectos adversos:** Los efectos adversos son similares a *epinefrina.* Además, *norepinefrina* es un potente vasoconstrictor y puede cambiar blanqueamiento y esfacelación de la piel a lo largo de una vena inyectada. Si ocurre extravasación (filtración del fármaco del vaso a los tejidos que rodean el sitio de inyección), puede causar necrosis tisular. No debe administrarse en las venas periféricas, de ser posible. La alteración de la circulación por *norepinefrina* puede tratarse con el antagonista del receptor α *fentolamina*. Las alternativas a *fentolamina* incluyen *terbutalina* intradérmica y *nitroglicerina* tópica.

C. Dopamina

Dopamina, el precursor metabólico inmediato de *norepinefrina,* ocurre de forma natural en el SNC en los ganglios basales, donde funciona como un neurotransmisor, así como en la médula suprarrenal. *Dopamina* puede activar los receptores adrenérgicos α y β. Por ejemplo, a dosis mayores, causa vasoconstricción al activar los receptores α_1, en tanto que, a dosis menores, estimula los receptores cardiacos β_1. Además, los receptores dopaminérgicos D_1 y D_2, diferentes de los receptores adrenérgicos α y β, ocurren en los lechos vasculares periféricos mesentérico y renal, donde la unión con *dopamina* produce vasodilatación. Los receptores D_2 también se encuentran en las neuronas adrenérgicas presinápticas, donde su activación interfiere con la liberación de *norepinefrina*.

1. **Acciones**

   a. **Cardiovasculares:** *dopamina* ejerce un efecto estimulante sobre los receptores β_1 del corazón, teniendo efectos tanto inotrópicos como cronotrópicos positivos (fig. 6-12). A dosis muy altas, *dopamina* activa los receptores α_1 en la vasculatura, causando vasoconstricción.

   b. **Renal y visceral:** *dopamina* dilata las arteriolas renales y esplácnicas al activar los receptores dopaminérgicos, con lo que aumenta el flujo de sangre a los riñones y otras vísceras (fig. 6-12). Estos receptores no están afectados por fármacos de bloqueo α o β y en el pasado, a menudo se usaba *dopamina* a dosis baja ("dosis renal") en la prevención o el tratamiento de la insuficiencia renal aguda. Sin embargo, datos más recientes sugieren que hay una utilidad limitada en los efectos protectores renales de *dopamina*.

2. **Usos terapéuticos:** *dopamina* puede usarse para choque cardiogénico y séptico y se administra mediante IV infusión continua. Aumenta la presión arterial al estimular los receptores β_1 en el corazón para aumentar el gasto cardiaco y los receptores α_1 en los vasos sanguíneos para aumentar la resistencia periférica total. Aumenta la perfusión a los riñones y áreas esplácnicas, como se describe antes. El aumento del flujo de sangre a los riñones aumenta la filtración glomerular y causa diuresis. En contraste, *norepinefrina* puede disminuir el suministro de sangre a los riñones y reducir la función renal. *Dopamina* también se usa para tratar la hipertensión, insuficiencia cardiaca grave y bradicardia que no responde a otros tratamientos.

3. **Efectos adversos:** una sobredosis de *dopamina* produce los mismos efectos que la estimulación simpática. *Dopamina* es metabolizada con rapidez por MAO o COMT y sus efectos adversos (náusea, hipertensión y arritmias) son, por lo tanto, breves.

D. Fenilefrina

Fenilefrina es un fármaco adrenérgico sintético de acción directa que se une sobre todo a los receptores α_1. *Fenilefrina* es un vasoconstrictor que aumenta las presiones arteriales tanto sistólica como diastólica. No tiene efecto sobre el corazón en sí mismo, sino que induce bradicardia refleja cuando se administra por vía parenteral. El fármaco se usa para tratar hipotensión en pacientes hospitalizados o quirúrgicos (en especial aquellos con una frecuencia cardiaca rápida). Las dosis elevadas pueden causar cefalea por hipertensión e irregularidades cardiacas. *Fenilefrina* actúa como un descongestionante nasal cuando se aplica por vía tópica o se toma por vía oral. Aunque los datos sugieren que puede no ser tan efectiva, *fenilefrina* ha sustituido a *seudoefedrina* en muchos descongestionantes orales, debido a que *seudoefedrina* se ha usado de forma inadecuada

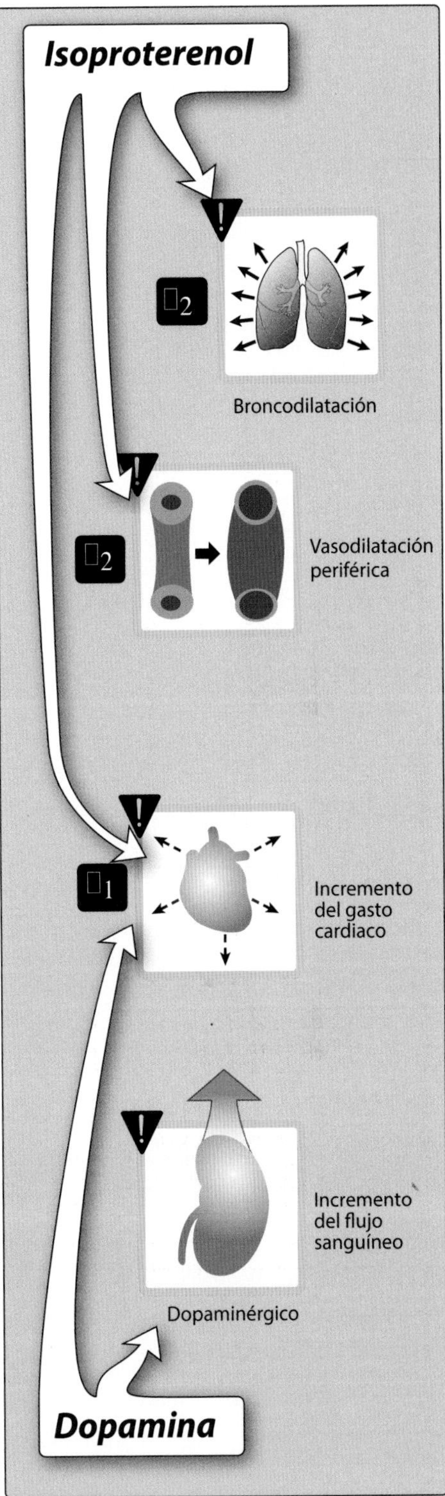

Figura 6-12
Acciones clínicamente importantes de *dopamina* e *isoproterenol*.

para hacer *metanfetamina. Fenilefrina* también se usa en soluciones oftálmicas para midriasis.

E. Nafazolina, oximetazolina y tetrahidrozolina

Nafazolina, *oximetazolina* y *tetrahidrozolina* son agonistas adrenérgicos sintéticos de acción directa que estimulan los receptores adrenérgicos tanto α_1 como α_2. Estos agentes encuentran su uso clínico en su capacidad de causar vasoconstricción local cuando se aplican de forma tópica (efecto agonista α_1). *Nafazolina*, *oximetazolina* y *tetrahidrozolina* se encuentran en muchos aerosoles descongestionantes nasales de venta libre, así como en gotas oftálmicas para el alivio del enrojecimiento de los ojos. Estos agentes estimulan directamente a los receptores α en los vasos sanguíneos que irrigan la mucosa nasal y la conjuntiva, con lo que producen vasoconstricción y descongestión. [Nota: la *oximetazolina* también se utiliza como crema tópica para reducir el enrojecimiento de la piel asociado con rosácea (véase cap. 45)]. *Oximetazolina* se absorbe en la circulación sistémica sin importar la vía de administración y puede producir nerviosismo, cefaleas y problemas para dormir. Se desconoce si la *nafazolina* o *tetrahidrozolina* alcanzan niveles significativos en la circulación sistémica. Pueden ocurrir irritación local y estornudos con la administración intranasal de estos medicamentos. No se recomienda el uso por más de 3 días, debido a que pueden ocurrir congestión de rebote y dependencia.

F. Midodrina

Midodrina, un profármaco, se metaboliza a desglimidodrina, que es farmacológicamente activo. Es un agonista selectivo α_1, que actúa en la periferia para aumentar el tono arterial y venoso. *Midodrina* está indicado para el tratamiento de la hipotensión ortostática. El fármaco debe administrarse tres veces al día, con dosis a intervalos de 3 o 4 horas. Para evitar la hipertensión supina, las dosis en un lapso de 4 h de la hora de ir a la cama no se recomiendan.

G. Clonidina

Clonidina es un agonista α_2 que se usa para el tratamiento de la hipertensión. La *clonidina* actúa centralmente sobre los receptores α_2 presinápticos para producir la inhibición de los centros vasomotores simpáticos, disminuyendo el flujo de salida simpático hacia la periferia. También puede usarse para minimizar los síntomas de abstinencia de los opioides, el tabaquismo y las benzodiacepinas. Tanto *clonidina* como el agonista α_2 *guanfacina* pueden usarse en el manejo del trastorno por déficit de atención e hiperactividad (véase cap. 22). Los efectos secundarios más frecuentes de *clonidina* son letargo, sedación, estreñimiento y xerostomía. Debe evitarse la descontinuación abrupta para evitar la hipertensión por rebote. *Clonidina* y otro antagonista α_2, *metildopa,* se analizan con los antihipertensivos en el capítulo 8. [Nota: los preparados oftálmicos de los agonistas α_2 *apraclonidina* y *brimonidina* se utilizan en el tratamiento del glaucoma o la hipertensión ocular. *Brimonidina* tópica también se utiliza en el tratamiento de rosácea (véase cap. 45)].

H. Dobutamina

Dobutamina es una catecolamina sintética de acción directa que es sobre todo un agonista del receptor β_1 con efectos β_2 y α_1 menores. Aumenta la frecuencia y el gasto cardiacos con pocos efectos vasculares. *Dobutamina* se usa para aumentar el gasto cardiaco en la insuficiencia cardiaca tardía (véase cap. 10), así como para apoyo inotrópico después de cirugía cardiaca. El fármaco aumenta el gasto cardiaco y no eleva las demandas de oxígeno del miocardio tanto como otros fármacos simpaticomiméticos. *Dobutamina* debe usarse con cuidado en la fibrilación auricular, debido a que aumenta la conducción auriculoventricular. Otros efectos adversos son similares a *epinefrina*. Puede desarrollarse tolerancia con el uso prolongado.

I. Isoproterenol

Isoproterenol es una catecolamina sintética de acción directa que estimula tanto los receptores adrenérgicos β_1 como β_2. Su falta de selectividad es una desventaja y el motivo por el que rara vez se usa en la terapéutica. Su acción sobre los receptores α es insignificante. *Isoproterenol* produce una intensa estimulación del corazón (efecto β_1), aumentando la frecuencia cardiaca, contractilidad y gasto cardiaco (fig. 6-12). Es tan activo como *epinefrina* en esta acción. *Isoproterenol* también dilata las arteriolas del músculo esquelético (efecto β_2), lo que resulta en una menor resistencia periférica. Debido a su acción estimulante cardiaca, puede aumentar ligeramente la presión arterial sistólica, pero reduce en gran medida las presiones arteriales diastólica y arterial media (fig. 6-13). *Isoproterenol* es también un potente broncodilatador (efecto β_2). Los efectos adversos de isoproterenol son similares a los efectos secundarios relacionados con el receptor β de *epinefrina*.

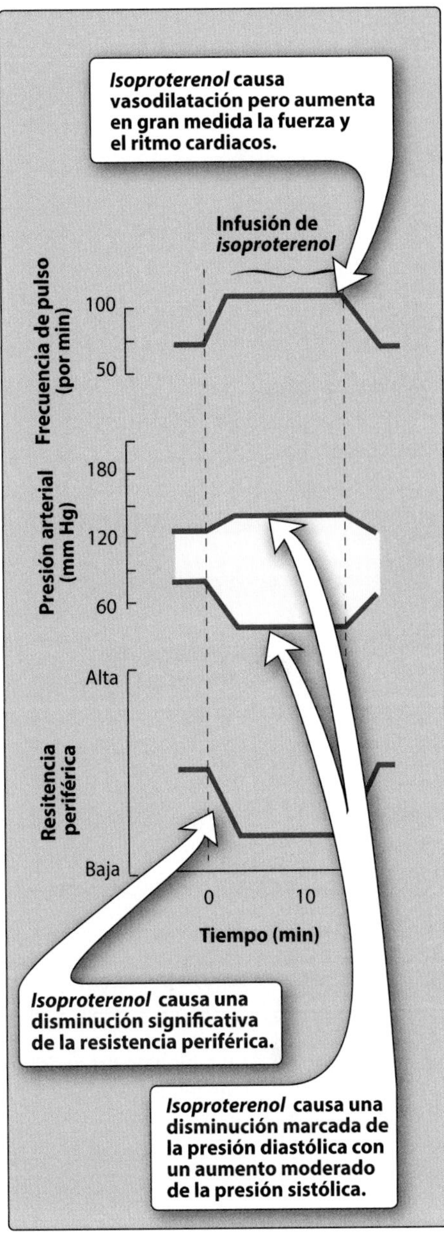

Figura 6-13
Efectos cardiovasculares de la infusión intravenosa de Isoproterenol.

J. Salbutamol, levalbuterol, metaproterenol y terbutalina

Salbutamol, levalbuterol, metaproterenol y *terbutalina* son agonistas β_2 de acción breve que se usan sobre todo como broncodilatadores, suelen administrarse mediante un inhalador de dosis medida (fig. 6-14). *Salbutamol* y su isómero R, el *levalbuterol*, son agonistas β_2 de acción breve de elección para el manejo de los síntomas agudos del asma, debido a que estos agentes son más selectivos para los receptores β_2 que *metaproterenol*. *Terbutalina* inhalada ya no está disponible en EUA, pero sigue usándose en otros países. *Terbutalina* inyectable se usa para revertir el broncoespasmo agudo y fuera de especificación como un relajante uterino para suprimir el parto prematuro (el uso para esta indicación no debe superar 48-72 h). Uno de los efectos secundarios más frecuentes de estos agentes es el temblor, pero los pacientes tienden a desarrollar tolerancia a este efecto. Otros efectos secundarios incluyen inquietud, aprehensión y ansiedad. Cuando estos fármacos se administran por vía oral, pueden causar taquicardia o arritmia (debido a la activación del receptor β_1), en especial en pacientes con cardiopatía subyacente. Los inhibidores de la monoaminooxidasa (MAO) también aumentan el riesgo de efectos cardiovasculares adversos y su uso concomitante debe evitarse. El uso de antagonistas beta no selectivos puede disminuir o contrarrestar los efectos broncodilatadores de los SABA.

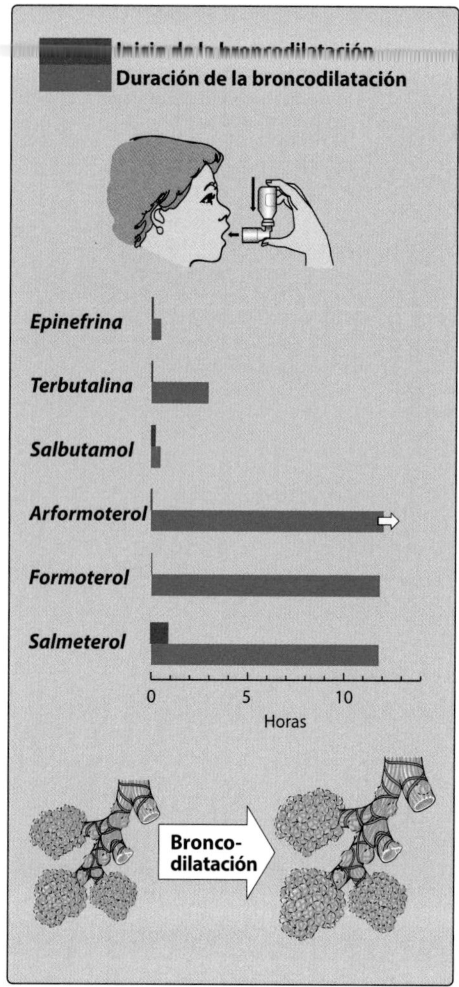

Figura 6-14
Inicio y duración de los efectos broncodilatadores de los agonistas adrenérgicos inhalados.

K. Formoterol, indacaterol, olodaterol y salmeterol

Formoterol, *arformoterol* (el [R,R]-enantiómero de *formoterol*), *indacaterol, olodaterol* y *salmeterol* son agonistas selectivos β_2 de acción prolongada usados para el manejo de trastornos respiratorios como asma y enfermedad pulmonar obstructiva crónica (véase cap. 41). Una sola dosis mediante un dispositivo de inhalación de dosis medida, como un inhalador de polvo seco, proporciona broncodilatación sostenida a lo largo de 12 h, en comparación con menos de 3 h para *salbutamol*. A diferencia de *formoterol*, sin embargo, *salmeterol* tiene un inicio de acción un tanto retrasado (fig. 6-14). Los agonistas selectivos β_2 de acción prolongada no se recomiendan como monoterapia para el tratamiento del asma, debido a que han mostrado que aumentan el riesgo de muertes relacionadas con asma; sin embargo, estos agentes son altamente eficaces cuando se combinan con un medicamento para el control del asma como un corticoesteroide inhalado.

L. Mirabegrón y vibegrón

Mirabegrón y *vibegrón* son agonistas β_3 que relajan el músculo liso detrusor y aumentan la capacidad vesical. Estos agentes se usan para pacientes con vejiga hiperactiva. *Mirabegrón* puede elevar la presión arterial y no debe usarse en pacientes con hipertensión no controlada. Ambos fármacos pueden aumentar las concentraciones de *digoxina* mediante la inhibición de la eliminación mediada por la p-glicoproteína, y mirabegrón inhibe la isozima CYP2D6, que puede aumentar los efectos de otros medicamentos metabolizados por esta vía (p. ej., *metoprolol*). *Vibegrón* tiene una interacción mínima con el sistema enzimático CYP450; por lo tanto, el potencial de interacciones farmacológicas es menor en comparación con *mirabegrón*.

Aplicación clínica 6-2. Agonistas β_3 en el tratamiento de la vejiga hiperactiva

La vejiga hiperactiva (VH) es una enfermedad caracterizada por síntomas urinarios molestos. La urgencia urinaria (definida como una fuerte y repentina necesidad de orinar que es difícil de retrasar) se considera un síntoma distintivo. Otros síntomas son frecuencia urinaria, nicturia (necesidad de despertarse para orinar) y, en algunos casos, incontinencia urinaria de urgencia. El diagnóstico de la VH se realiza a partir de los síntomas urinarios declarados por los propios pacientes y la exclusión de otros trastornos. El tratamiento inicial de la VH incluye modificaciones de la conducta, como el control de los líquidos, ejercicios de los músculos del suelo pélvico y estrategias de control de la vejiga. La farmacoterapia puede considerarse para los pacientes que no obtienen una respuesta satisfactoria a las modificaciones conductuales. Los agonistas β_3, como *mirabegrón* y *vibegrón*, ayudan a aliviar los síntomas de la VH al relajar el músculo detrusor. La relajación del músculo detrusor aumenta la capacidad de almacenamiento de la vejiga y reduce los síntomas de urgencia, frecuencia e incontinencia. Los agonistas β_3 o los fármacos antimuscarínicos (véase cap. 5) se consideran agentes de primera línea para el tratamiento de la VH. La terapia combinada con un agonista β_3 y un fármaco antimuscarínico puede utilizarse en pacientes que no responden a la terapia con un solo agente.

V. AGONISTAS ADRENÉRGICOS DE ACCIÓN INDIRECTA

Los agonistas adrenérgicos de acción indirecta causan la liberación, inhiben la recaptación o inhiben la degradación de epinefrina o norepinefrina (fig. 6-8). Potencian los efectos de epinefrina o norepinefrina producidos por vía endógena, pero no se vincula a o afectan los receptores postsinápticos de forma directa.

A. Anfetamina

La acción estimuladora marcadamente central de *anfetamina* a menudo es confundida por quienes abusan de las sustancias como su única acción. Sin embargo, el fármaco también puede aumentar de forma significativa la presión arterial mediante una acción agonista α_1 sobre la vasculatura, así como efectos estimulantes β_1 sobre el corazón. Sus acciones están mediadas sobre todo a través de un aumento en la liberación no vesicular de catecolaminas, como dopamina y norepinefrina de las terminales nerviosas. Este mecanismo se complementa con la inhibición de la recaptación de estas catecolaminas y también con la inhibición de la monoamino oxidasa (MAO). Así, *anfetamina* es un fármaco adrenérgico de acción indirecta. Las acciones y usos terapéuticos de *anfetamina* y sus derivados se analizan con los estimulantes del SNC (véase cap. 22).

B. Tiramina

Tiramina no es un fármaco clínicamente útil, pero es importante debido a que se encuentra en alimentos fermentados, como quesos añejados y vino Chianti. Es un subproducto normal del metabolismo de la tirosina. En condiciones normales, es oxidada por MAO en el tracto gastrointestinal, pero si el paciente está tomando inhibidores de la MAO, puede precipitar episodios vasopresores graves. Al igual que las *anfetaminas, tiramina* puede entrar a la terminal nerviosa y desplazar la norepinefrina almacenada. La liberación de catecolamina actúa entonces sobre los adrenoceptores.

C. Cocaína

La *cocaína* es única entre los anestésicos locales al tener la capacidad de bloquear el transportador de norepinefrina dependiente de sodio-cloro (Na^+/Cl^-) que se requiere para la captación celular de norepinefrina en la neurona adrenérgica. En consecuencia, norepinefrina se acumula en el espacio sináptico, resultando en una mayor actividad simpática y la potenciación de las acciones de epinefrina y norepinefrina. Por lo tanto, pequeñas dosis de catecolaminas producen efectos muy magnificados en un individuo que toma *cocaína*. Además, la duración de la acción de epinefrina y norepinefrina aumenta. Al igual que las *anfetaminas*, puede aumentar la presión arterial mediante acciones agonistas α_1 y efectos estimulantes β. La *cocaína* es una sustancia de abuso y se analiza en el capítulo 47.

VI. AGONISTAS ADRENÉRGICOS DE ACCIÓN MIXTA

Efedrina y *seudoefedrina* son agentes adrenérgicos de acción mixta. No solo aumentan la liberación de la norepinefrina almacenada de las terminaciones nerviosas (fig. 6-8) sino que también estimulan directamente tanto los receptores

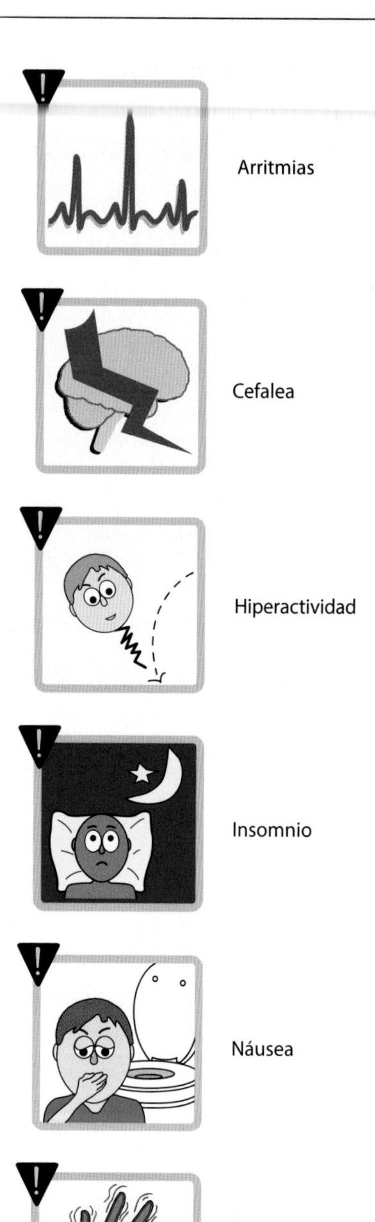

Figura 6-15
Algunos efectos adversos observados con los agonistas adrenérgicos.

α como β. Así, se presenta una amplia variedad de acciones adrenérgicas que son similares a las de *epinefrina*, aunque menos potentes. *Efedrina* y *seudoefedrina* no son catecolaminas y son malos sustratos para COMT y MAO. Por lo tanto, estos fármacos tienen una duración de acción prolongada. *Efedrina* y *seudoefedrina* tienen una excelente absorción después de la administración oral y penetran en el SNC, pero *seudoefedrina* tiene menos efectos del SNC. *Efedrina* se elimina en gran medida sin cambios en la orina y *seudoefedrina* pasa por un metabolismo hepático incompleto antes de su eliminación en la orina. *Efedrina* eleva las presiones arteriales sistólica y diastólica mediante vasoconstricción y estimulación cardiaca y está indicada en la hipotensión inducida por anestesia. *Efedrina* produce una leve estimulación del SNC. Esto aumenta la alerta, disminuye la fatiga y evita el sueño. También mejora el desempeño atlético. [Nota: el uso clínico de *efedrina* está declinando debido a la disponibilidad de agentes mejores y más potentes que causan menos efectos adversos. Los complementos de herbolaria que contienen *efedrina* (sobre todo productos que contienen efedra) han sido prohibidos por la Food and Drug Administration de Estados Unidos debido a reacciones cardiovasculares que ponen en riesgo la vida]. *Seudoefedrina* oral se utiliza sobre todo para tratar la congestión nasal y sinusal. *Seudoefedrina* se ha usado de forma ilegal para producir *metanfetamina*. Por lo tanto, los productos que contienen *seudoefedrina* tienen ciertas restricciones y deben mantenerse detrás del mostrador en EUA. Las características importantes de los agonistas adrenérgicos se resumen en las figuras 6-15 a 6-17.

TEJIDO	TIPO DE RECEPTOR	ACCIÓN	ACCIONES DE OPOSICIÓN
Corazón			
• Nodos sinusal y AV	β_1	↑ Automatismo	Receptores colinérgicos
• Vía de conducción	β_1	↑ Velocidad de conducción, automatismo	Receptores colinérgicos
• Miofibrillas	β_1	↑ Contractilidad, automatismo	
Músculo liso vascular	β_2	Vasodilatación	Receptores α adrenérgicos
Músculo liso bronquial	β_2	Broncodilatación	Receptores colinérgicos
Riñones	β_1	↑ Liberación de renina	Receptores α_1 adrenérgicos
Hígado	β_2, α_1	↑ Glucogenólisis y gluconeogénesis	—
Músculo esquelético	β_2	↑ Aumento de la contractilidad Captación de potasio; glucogenólisis Dilata las arterias al músculo esquelético Temblor	—
Ojo-músculo ciliar	β_2	Relajación	Receptores colinérgicos
Tracto GI	β_2	↓ Motilidad	Receptores colinérgicos
Vesícula biliar	β_2	Relajación	Receptores colinérgicos
Músculo detrusor de la vejiga urinaria	β_2, β_3	Relajación	Receptores colinérgicos
Útero	β_2	Relajación	Oxitocina
Tejido adiposo	β_3	↑ Lipólisis	Receptores α_2 adrenérgicos

Figura 6-16
Resumen de los receptores β adrenérgicos. AV = auriculoventricular; GI = gastrointestinal.

CATECOLAMINAS
- Inicio rápido de acción
- Duración breve de acción
- No se administran por vía oral
- No penetran la barrera hematoencefálica

NO CATECOLAMINAS
En comparación con catecolaminas:
- Mayor duración de acción
- Todo puede administrarse por vía oral o mediante inhalación

FÁRMACO	ESPECIFICIDAD DEL RECEPTOR	USOS TERAPÉUTICOS
Epinefrina	α_1, α_2 β_1, β_2	Choque anafiláctico Paro cardiaco En anestésicos locales para aumentar la duración de la acción
Norepinefrina	α_1, α_2 β_1	Tratamiento del choque
Isoproterenol	β_1, β_2	Como estimulante cardiaco
Dopamina	Dopaminérgico α_1, β_1	Tratamiento del choque Tratamiento de la insuficiencia cardiaca congestiva Aumento de la presión arterial
Dobutamina	β_1	Tratamiento de la insuficiencia cardiaca aguda
Oximetazolina *Nafazolina* *Tetrahidrozolina*	α_1	Como descongestionante nasal Para alivio del ojo rojo
Fenilefrina	α_1	Como descongestionante nasal Aumento de la presión arterial
Clonidina	α_2	Tratamiento de la hipertensión
Salbutamol *Levalbuterol* *Metaproterenol*	β_2	Tratamiento del broncoespasmo (acción breve)
Arformoterol *Formoterol* *Indacaterol* *Olodaterol* *Salmeterol*	β_2	Tratamiento del broncoespasmo o EPOC (acción prolongada)
Anfetamina	α, β, SNC	Como estimulante del SNC en el tratamiento de niños con TDAH, narcolepsia y para el control del apetito
Efedrina *Seudoefedrina*	α, β, SNC	Aumento de la presión arterial Como descongestionante nasal

Figura 6-17
Resumen de los usos terapéuticos de los agonistas adrenérgicos. EPOC = enfermedad pulmonar obstructiva crónica; SNC = sistema nervioso central; TDAH = trastorno por déficit de atención e hiperactividad.

Resumen del capítulo

- Existen tres clases de agonistas adrenérgicos: de acción directa, de acción indirecta y de acción mixta.
- Los agonistas de acción directa actúan estimulando directamente los receptores α o β.
- Los agonistas α_1, como *fenilefrina*, causan vasoconstricción al activar los receptores α_1 y se utilizan principalmente en el tratamiento de la congestión nasal y sinusal.
- Los agonistas α_2, como *clonidina*, activan los receptores α_2 presinápticos y provocan inhibición por retroalimentación de la liberación de norepinefrina. Estos agentes se utilizan principalmente en el tratamiento de la hipertensión.
- Los agonistas β_1, como la dobutamina, activan los receptores β_1 en el corazón, lo que provoca un aumento de la frecuencia cardiaca y de la contractilidad, con el consiguiente incremento del gasto cardiaco. Estos agentes se utilizan principalmente en el tratamiento de la insuficiencia cardiaca aguda.
- Los agonistas β_2, como *albuterol*, ejercen su efecto clínico activando los receptores β_2 en los bronquiolos de los pulmones, provocando broncodilatación, y se utilizan principalmente en el tratamiento del asma y la enfermedad pulmonar obstructiva crónica.
- Los agonistas adrenérgicos de acción indirecta actúan bloqueando la recaptación de norepinefrina (p. ej., *cocaína* y *anfetamina*) y también aumentando su liberación o inhibiendo su descomposición (p. ej., *anfetamina*). Estos agentes no afectan directamente a los receptores adrenérgicos postsinápticos.
- Los agonistas adrenérgicos de acción mixta, como *efedrina* y *seudoefedrina*, aumentan la liberación de norepinefrina y estimulan directamente los adrenoceptores α y β. *Seudoefedrina* se utiliza principalmente en el tratamiento de la congestión nasal y sinusal.

Preguntas de estudio

Elija la MEJOR respuesta.

6.1 ¿Cuál de los siguientes es el principal neurotransmisor liberado por las neuronas simpáticas posganglionares que inervan los músculos cardiacos?

A. Norepinefrina
B. Epinefrina
C. Dopamina
D. Acetilcolina

Respuesta correcta = A. La norepinefrina es el principal neurotransmisor liberado por las terminales nerviosas simpáticas posganglionares de los tejidos cardiacos y los músculos lisos vasculares. La epinefrina es liberada principalmente por las glándulas suprarrenales, y la dopamina es liberada por las neuronas simpáticas posganglionares de los vasos sanguíneos renales. La acetilcolina es liberada por las neuronas parasimpáticas posganglionares en los músculos lisos efectores.

6.2 ¿Cuál de los siguientes fármacos adrenérgicos se usa en el tratamiento de la vejiga hiperactiva?

A. Epinefrina
B. Dobutamina
C. Fenilefrina
D. Mirabegrón

Respuesta correcta = D. Los músculos detrusores en la pared de la vejiga urinaria tienen receptores β_3. La estimulación de estos receptores relaja la pared de la vejiga urinaria y alivia síntomas de la vejiga hiperactiva. Mirabegrón es un agonista β_3 y por lo tanto se usa en la terapéutica de la vejiga hiperactiva. Ninguno de los otros fármacos enlistados tiene actividad agonista β_3.

6.3 ¿Cuál de las siguientes frases es correcta en relación con las respuestas mediadas por receptores adrenérgicos?

A. La estimulación de los receptores α_1 aumenta la presión arterial
B. La estimulación de los receptores α_2 presinápticos sinápticos aumenta la liberación de norepinefrina
C. La estimulación de los receptores β_2 aumenta la frecuencia cardiaca (taquicardia)
D. La estimulación de los receptores β_2 causa broncoconstricción

Respuesta correcta = A. La estimulación de los receptores α_1, que se encuentran sobre todo en los vasos sanguíneos, causa vasoconstricción y un aumento de la presión arterial. La estimulación de los receptores α_2 en la terminal presináptica simpática reduce la liberación de norepinefrina. Los receptores β_2 no se encuentran en el corazón, por lo que la activación de los receptores β_2 no afecta la frecuencia cardiaca. La estimulación de los receptores β_2 que se encuentran en los tejidos bronquiales causa broncodilatación, no broncoconstricción.

6.4 Un paciente con asma recibió un agonista β no selectivo para aliviar la broncoconstricción. ¿Qué efecto adverso esperaría en este paciente?

A. Bradicardia
B. Taquicardia
C. Hipotensión (reducción en la presión arterial)
D. Empeoramiento de la broncoconstricción

Respuesta correcta = B. Un agonista β no selectivo activa los receptores tanto β_1 como β_2. La activación β_1 causa un aumento en la frecuencia cardiaca (taquicardia), contractilidad y aumento subsecuente en la presión arterial. Alivia la broncoconstricción debido a la activación de los receptores β_2.

6.5 Un niño de 12 años de edad con alergia al cacahuate (maní) llega a la sala de urgencias después del consumo accidental de cacahuates. Se encuentra en choque anafiláctico. ¿Cuál de los siguientes fármacos es más apropiado para tratar a este paciente?

A. Norepinefrina
B. Fenilefrina
C. Dobutamina
D. Epinefrina

Respuesta correcta = D. Norepinefrina tiene más efectos agonistas α y activa sobre todo los receptores α_1, α_2, y β_1. Epinefrina tiene más afectos agonistas β y activa principalmente los receptores α_1, α_2, β_1, y β_2. Fenilefrina tiene sobre todo efectos α y activa principalmente los receptores α_1. Dobutamina activa sobre todo los receptores β_1 y no tiene efectos significativos sobre los receptores β_2. Así, epinefrina es el fármaco de elección en el choque anafiláctico que puede tanto estimular el corazón (activación β_1) como dilatar los bronquiolos (activación β_2).

6.6 Un paciente de edad avanzada llega a la sala de urgencias con una presión arterial de 76/60 mm Hg, taquicardia y gasto cardiaco bajo. Se le diagnostica insuficiencia cardiaca aguda. ¿Cuál de los siguientes fármacos es más apropiado para mejorar su función cardiaca?

A. Epinefrina
B. Clonidina
C. Dobutamina
D. Isoproterenol

Respuesta correcta = C. Entre las opciones, el fármaco ideal para aumentar la contractilidad en la insuficiencia cardiaca aguda es dobutamina, debido a que es un agonista adrenérgico β_1 selectivo. Clonidina es un α_2 agonista de dopamina usado para tratar la hipertensión (no hipotensión). Los otros fármacos son agonistas adrenérgicos no selectivos que pueden causar efectos secundarios indeseados.

6.7 La epinefrina se añade a las fórmulas de anestésicos locales utilizadas en procedimientos dentales para prolongar su duración de acción. ¿Cuál de los siguientes receptores adrenérgicos contribuye a aumentar la duración de la acción de los anestésicos locales?

A. α_1
B. α_2
C. β_1
D. β_2

Respuesta correcta = A. Cuando se inyecta en los tejidos, la epinefrina provoca la constricción de la vasculatura local por la activación de los receptores α_1. La constricción de la vasculatura reduce la eliminación del anestésico local del tejido inyectado y prolonga el efecto anestésico local. La activación de otros receptores adrenérgicos no produce vasoconstricción.

6.8 ¿Cuál de los siguientes agonistas adrenérgicos utilizados en el tratamiento del asma aumenta el riesgo de muertes relacionadas con asma cuando se utiliza como agente único?

A. Albuterol
B. Epinefrina
C. Efedrina
D. Salmeterol

Respuesta correcta = D. Se ha demostrado que los agonistas β de acción prolongada (LABA), como el salmeterol, aumentan el riesgo de muertes relacionadas con asma cuando se utilizan solos y tienen una advertencia en caja relacionada con esto. La combinación de un LABA con un corticosteroide inhalado es el régimen preferido para el asma de moderada a grave.

6.9 ¿Cuál de los siguientes agentes adrenérgicos tiene restricciones en los medicamentos de venta libre debido a su uso potencial para la síntesis ilegal de metanfetamina?

A. Nafazolina
B. Seudoefedrina
C. Epinefrina
D. Tetrahidrozolina

Respuesta correcta = B. La seudoefedrina es un precursor directo en la síntesis de la metanfetamina, debido a su similitud estructural estereoquímica con la metanfetamina. Las estructuras químicas de los otros fármacos mencionados no se prestan a la síntesis de la metanfetamina.

6.10 Una empresa farmacéutica desarrolla un nuevo medicamento para tratar los síntomas de la enfermedad pulmonar obstructiva crónica. En los estudios preclínicos, el fármaco provocó una broncodilatación, pero no causó una vasoconstricción significativa, ni un aumento de la frecuencia cardiaca o de la contractilidad. ¿A cuál de los siguientes medicamentos se parece este nuevo fármaco?

A. Epinefrina
B. Arformoterol
C. Norepinefrina
D. Dobutamina

Respuesta correcta = B. Dado que el nuevo fármaco causa broncodilatación y no provoca vasoconstricción ni aumento de la frecuencia y la contractilidad cardiacas, es probable que el fármaco tenga actividad agonista β_2 pero no α_1 o β_1, lo que es similar al arformoterol que es un agonista β_2 selectivo. Epinefrina, norepinefrina y dobutamina provocan aumento de la presión arterial.

Antagonistas adrenérgicos

7

Sandhya Jinesh y Rajan Radhakrishnan

I. GENERALIDADES

Los antagonistas adrenérgicos (también llamados bloqueadores adrenérgicos o simpaticolíticos) se unen a los adrenoceptores, pero no desencadenan los efectos intracelulares usuales mediados por receptor. Estos fármacos actúan ya sea al unirse de forma reversible o irreversible a los adrenoceptores, con lo que previene la activación por agonistas endógenos o exógenos. Al igual que los agonistas, los antagonistas adrenérgicos se clasifican de acuerdo con sus afinidades relativas por los receptores α o β en el sistema nervioso simpático. Numerosos antagonistas adrenérgicos tienen importantes funciones en medicina clínica, sobre todo para tratar enfermedades relacionadas con el sistema cardiovascular. [Nota: los antagonistas que bloquean los receptores de dopamina son más importantes en el sistema nervioso central (SNC) y, por lo tanto, se consideran en esa sección]. Los antagonistas adrenérgicos que se analizan en este capítulo se resumen en la figura 7-1.

BLOQUEADORES α
Alfuzosina UROXATRAL
Doxazosina CARDURA
Fenoxibenzamina DIBENZYLINE
Fentolamina SOLO GENÉRICO
Prazosina MINIPRESS
Silodosina RAPAFLO
Tamsulosina FLOMAX
Terazosina SOLO GENÉRICO
BLOQUEADORES β
Acebutolol SOLO GENÉRICO
Atenolol TENORMIN
Betaxolol BETOPTIC-S
Bisoprolol SOLO GENÉRICO
Carteolol SOLO GENÉRICO
Carvedilol COREG, COREG CR
Esmolol BREVIBLOC
Labetalol SOLO GENÉRICO
Levobunolol BETAGAN
Metoprolol LOPRESSOR, TOPROL-XL
Nadolol CORGARD
Nebivolol BYSTOLIC
Pindolol SOLO GENÉRICO
Propranolol INDERAL LA, INNOPRAN XL
Timolol BETIMOL, ISTALOL, TIMOPTIC
FÁRMACOS QUE AFECTAN LA CAPTACIÓN O LIBERACIÓN DE NEUROTRANSMISORES
Reserpina SOLO GENÉRICO

Figura 7-1
Resumen de los agentes bloqueadores y los fármacos que afectan la captación o liberación de neurotransmisores.

II. AGENTES BLOQUEADORES α-ADRENÉRGICOS

Los agentes bloqueadores α-adrenérgicos antagonizan el o los subtipos de receptores α-adrenérgicos (α_1 o α_2), dependiendo de la especificidad del agente para el o los subtipos de receptor. Los fármacos que bloquean los adrenoceptores α_1 afectan profundamente la presión arterial. Debido a que el control simpático normal de la vasculatura ocurre en gran parte a través de las acciones agonistas sobre los receptores α_1-adrenérgicos, el bloqueo de estos receptores reduce el tono simpático de los vasos sanguíneos, lo que resulta en una menor resistencia vascular periférica y la consiguiente reducción de la presión arterial. Esta presión arterial reducida induce taquicardia refleja. La magnitud de la respuesta depende del tono simpático del individuo cuando se administra el agente. Los bloqueadores α_2-adrenérgicos puede aumentar teóricamente la liberación de norepinefrina, pero tienen una utilidad clínica limitada.

A. Fenoxibenzamina

Fenoxibenzamina es un bloqueador irreversible (no competitivo), no selectivo de receptores α_1 y α_2-adrenérgicos.

1. Acciones

a. Efectos cardiovasculares: el fármaco previene vasoconstricción del receptor α_1 de los vasos sanguíneos periféricos causada por catecolaminas endógenas, lo que provoca menor resistencia periférica y taquicardia refleja resultante. Sin embargo, al bloquear los receptores presinápticos α_2 en las terminales de los nervios simpáticos del corazón, *fenoxibenzamina* causa un aumento en la liberación de norepinefrina, que a su vez aumenta la frecuencia cardiaca y el gasto cardiaco (mediados por receptores β_1). Esto puede causar arritmias cardiacas y dolor por angina. Por estas razones, *fenoxibenzamina* no se utiliza como terapia de mantenimiento para el tratamiento de la hipertensión, aunque es útil en el manejo a corto plazo de algunas crisis hipertensivas.

b. Inversión de epinefrina: todos los bloqueadores α-adrenérgicos revierten las acciones agonistas α de *epinefrina*. Por ejemplo, la acción vasoconstrictora de *epinefrina* se ve interrumpida, pero la vasodilatación de otros lechos vasculares causada por la estimulación de los receptores β_2 no está bloqueada. Por lo tanto, en presencia de *fenoxibenzamina,* la presión arterial sistémica disminuye en respuesta a *epinefrina* (fig. 7-2). [Nota: las acciones de *norepinefrina* no se invierten, sino que disminuyen debido a que *norepinefrina* carece de una acción agonista β significativa sobre la vasculatura]. *Fenoxibenzamina* no tiene efecto alguno sobre las acciones de *isoproterenol,* que es un agonista β puro (fig. 7-2).

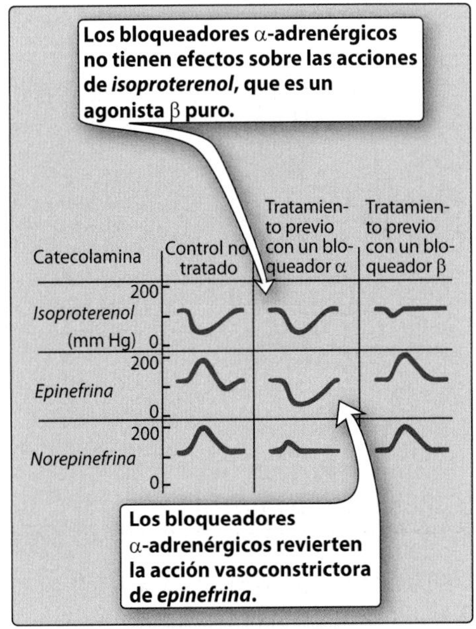

Figura 7-2
Resumen de los efectos de los bloqueadores adrenérgicos sobre los cambios en la presión arterial inducidos por *isoproterenol*, *epinefrina* y *norepinefrina*.

2. **Usos terapéuticos:** *fenoxibenzamina* es indicado en el tratamiento de la sudoración y la hipertensión relacionadas con el feocromocitoma, un tumor secretor de catecolaminas en la médula suprarrenal. Los usos no indicados incluyen el tratamiento de las crisis hipertensivas causadas por las aminas simpaticomiméticas, los problemas urinarios asociados con la vejiga neurógena, la obstrucción funcional de la salida y la obstrucción parcial de la próstata.

3. **Efectos adversos:** *fenoxibenzamina* puede causar hipotensión postural, congestión nasal, eyaculación inhibida e irritación gastrointestinal. También puede inducir taquicardia refleja, que está mediada por el reflejo barorreceptor. Debe usarse *fenoxibenzamina* con precaución en pacientes con enfermedad cerebrovascular o cardiovascular.

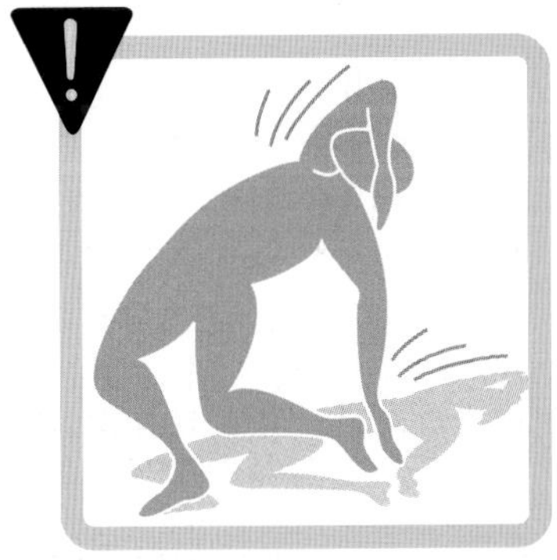

Figura 7-3
La primera dosis de un bloqueador del receptor α_1 puede producir una respuesta hipotensora ortostática que puede resultar en síncope (desmayo).

B. Fentolamina

En contraste con *fenoxibenzamina, fentolamina* es un reversible, competitivo bloqueador no selectivo de los receptores α_1 y α_2. Los efectos duran por alrededor de 4 h después de una sola inyección. Los efectos farmacológicos de *fentolamina* son muy similares a los de *fenoxibenzamina.* Se usa para el diagnóstico y manejo a corto plazo del feocromocitoma y crisis hipertensivas y para prevenir necrosis dérmica después de la extravasación de *norepinefrina*. En los procedimientos dentales y periodontales, la administración local de *fentolamina* puede ayudar a revertir la anestesia de los tejidos blandos (p. ej., labio y lengua) producida por la inyección de un anestésico local que contiene un vasoconstrictor.

C. Prazosina, terazosina y doxazosina

Prazosina, terazosina y *doxazosina* son bloqueadores competitivos selectivos del receptor α_1. En contraste con *fenoxibenzamina* y *fentolamina,* son útiles en el tratamiento de la hipertensión, aunque no son agentes de primera línea. [Nota: *tamsulosina, alfuzosina* y *silodosina* son ejemplos de otros antagonistas selectivos α_1 indicados para el tratamiento de la hiperplasia prostática benigna (véase cap. 43)]. El metabolismo conduce a productos inactivos que se excretan en la orina excepto por los de *doxa-*

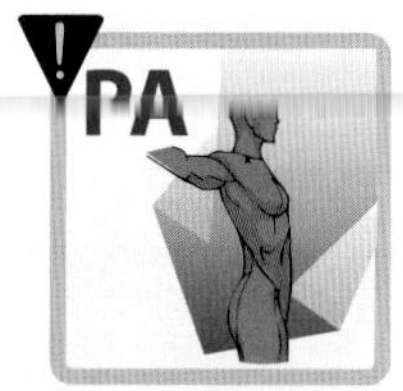

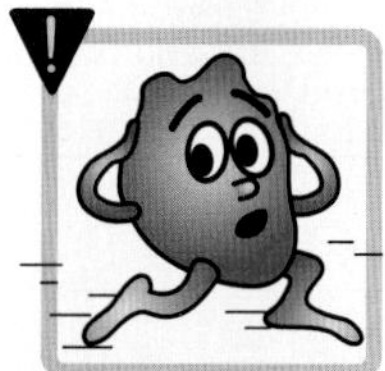

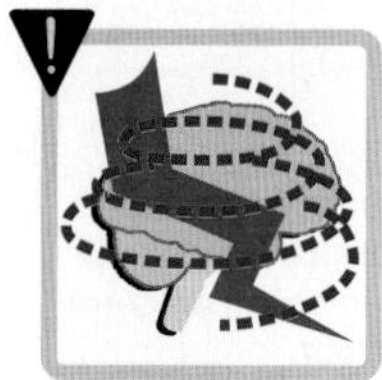

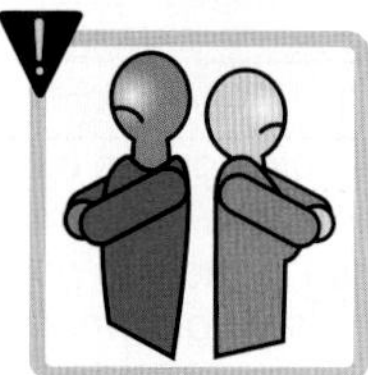

Figura 7-4
Algunos efectos adversos que se observan con frecuencia con los agentes bloqueadores α-adrenérgicos.

zosina, que aparecen en las heces. *Doxazosina* es el fármaco de mayor acción entre estos.

1. **Mecanismos de acción:** estos agentes disminuyen la resistencia vascular periférica y reducen la presión arterial al causar relajación del músculo liso tanto arterial como venoso. A diferencia de *fenoxibenzamina* y *fentolamina,* estos fármacos causan cambios mínimos en el gasto cardiaco, flujo sanguíneo renal y filtración glomerular. *Tamsulosina, alfuzosina* y *silodosina* tienen efectos menos pronunciados sobre la presión arterial debido a que son menos selectivos para los receptores α_{1B} que se encuentran en los vasos sanguíneos y más selectivos para los receptores α_{1A} en la próstata y la vejiga. El bloqueo de los receptores α_{1A} disminuye el tono en el músculo liso del cuello de la vejiga y la próstata y mejora el flujo urinario.

2. **Usos terapéuticos:** las personas con presión arterial elevada tratados con uno de estos fármacos no se vuelven tolerantes a su acción. Sin embargo, la primera dosis de estos fármacos puede producir una respuesta hipotensiva ortostática exagerada (fig. 7-3) que puede resultar en síncope (desmayo). Esta acción, denominada un efecto de "primera dosis" puede minimizarse al ajustar la primera dosis a un tercio a un cuarto de la dosis normal y al administrar el fármaco a la hora de dormir. Estos fármacos pueden causar una mejoría modesta en los perfiles de lípidos y el metabolismo de la glucosa en pacientes con hipertensión. Debido a resultados cardiovasculares inferiores en comparación con otros antihipertensivos, los antagonistas α_1 no se usan como monoterapia para el tratamiento de la hipertensión (véase cap. 8).

3. **Efectos adversos:** los bloqueadores α_1 como *prazosina* y *doxazosina* pueden causar mareo, falta de energía, congestión nasal, cefalea, somnolencia e hipotensión ortostática (aunque en menor grado que lo que se observa con *fenoxibenzamina* y *fentolamina*). Ocurre un efecto antihipertensivo aditivo cuando se administran antagonistas α_1 con vasodilatadores como nitratos o inhibidores de PDE-5 (p. ej., *sildenafilo*), por lo que requiere de un ajuste cuidadoso de la dosis y el uso de las menores dosis posibles. Estos agentes pueden causar "síndrome del iris flácido", un trastorno en que el iris se ondula en respuesta a cirugía ocular intraoperatoria. La figura 7-4 resume algunos efectos adversos observados con bloqueadores α.

Aplicación clínica 7-1. Uso de bloqueadores α en hiperplasia prostática benigna

La hiperplasia prostática benigna (HPB) es una afección común en los hombres mayores. En la HPB, el agrandamiento de la próstata puede obstruir el flujo de la orina fuera de la vejiga, causando molestos síntomas urinarios. Los síntomas pueden incluir dificultad para iniciar la micción, necesidad frecuente o urgente de orinar y aumento de la frecuencia de la micción nocturna (nicturia), entre otros. Las modificaciones del estilo de vida, como la limitación de líquidos, el aumento del ejercicio y el control del peso, pueden ayudar a reducir o minimizar los síntomas de la HPB. Para los pacientes que no responden de manera adecuada a las modificaciones del estilo de vida, los bloqueadores α son una opción de tratamiento farmacológico preferida para el manejo de los síntomas. [Nota: los pacientes con agrandamiento de la próstata pueden beneficiarse de la adición de un inhibidor de la 5-α reductasa; véase cap. 43]. Los bloqueadores α antagonizan los receptores adrenérgicos α_1 que se encuentran en las células musculares lisas vasculares (efecto α_{1B}), así como en las células musculares lisas urogenitales (efecto α_{1A}). Así, relajan los músculos lisos de los órganos urogenitales, en especial en el esfínter interno (cuello de la vejiga) de la vejiga, la uretra y la próstata. Esto ayuda a mejorar el flujo de orina y los síntomas asociados con la evacuación en la HPB. Dado que algunos bloqueadores α provocan una vasodilatación periférica (efecto α_{1B}), pueden asociarse con síncopes de primera dosis debidos a hipotensión ortostática, en especial los fármacos con menor selectividad α_{1A}, como *doxazosina* y *terazosina*. Por lo tanto, los bloqueadores α deben iniciarse con una dosis baja y titularse en función de la tolerancia del paciente y la mejora de los síntomas.

III. AGENTES BLOQUEADORES β-ADRENÉRGICOS

Todos los bloqueadores β disponibles en clínica son antagonistas competitivos. Los bloqueadores β no selectivos actúan tanto en los receptores β_1 como β_2, mientras que los antagonistas β cardioselectivos bloquean sobre todo los receptores β_1. [Nota: no hay antagonistas selectivos β_2 clínicamente útiles]. Estos fármacos también difieren en su actividad simpaticomimética intrínseca, efectos sobre el SNC, bloqueo de receptores simpáticos y farmacocinética (fig. 7-5). Aunque todos los bloqueadores β disminuyen la presión arterial, son menos propensos a inducir hipotensión postural, debido a que los α-adrenoceptores permanecen funcionales. Por lo tanto, el control simpático normal de la vasculatura se mantiene y responde a los cambios posturales y de actividad. Los bloqueadores β son eficaces (las indicaciones de cada medicamento varían) para tratar tanto la hipertensión sistémica como la portal, angina, arritmias cardiacas, infarto del miocardio, insuficiencia cardiaca, hipertiroidismo, temblores y glaucoma. También se usan para la profilaxis de las cefaleas por migraña. [Nota: los nombres de todos los bloqueadores β terminan en "-olol", excepto por *labetalol* y *carvedilol*. Tanto *labetalol* como *carvedilol* también tienen algunas acciones alfabloqueadoras.]

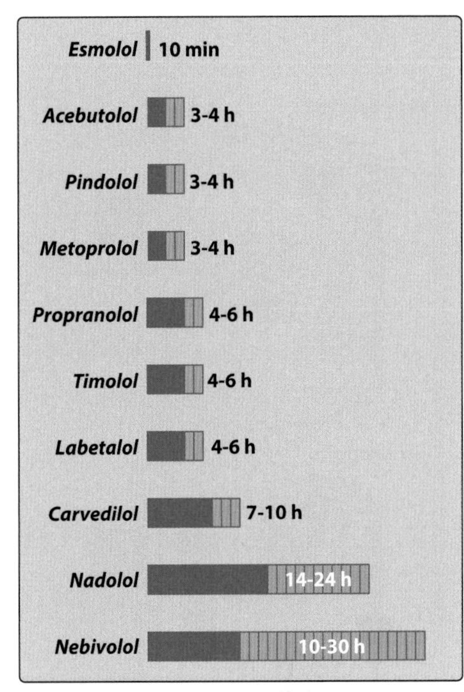

Figura 7-5
Semividas de eliminación para algunos bloqueadores β.

A. Propranolol: un antagonista β no selectivo

Propranolol es el antagonista β-adrenérgico prototípico y bloquea los receptores tanto β_1 como β_2 con la misma afinidad. Existen preparaciones de liberación sostenida para dosificación una vez al día. Los bloqueadores β no selectivos, incluyendo *propranolol*, tiene la capacidad de bloquear las acciones de *isoproterenol* (agonista β_1, β_2) en el sistema cardiovascular. Así, en presencia de un bloqueador β, *isoproterenol* no produce estimulación cardiaca (mediada por β_1) o reducciones en la presión arterial media y la presión diastólica (mediada por β_2; fig. 7-2). [Nota: en presencia de un bloqueador β no selectivo, *epinefrina* ya no reduce la presión arterial diastólica o estimula el corazón, pero su acción vasoconstrictora (mediada por receptores α) permanece sin alteración. Las acciones de *norepinefrina* sobre el sistema cardiovascular están mediadas sobre todo por los receptores α_1 y, por lo tanto, casi no se ven afectadas.]

1. Acciones

a. **Cardiovasculares:** *propranolol* disminuye el gasto cardiaco, con efectos negativos tanto inotrópicos (disminución de la fuerza de contracción) como cronotrópicos (disminución de la frecuencia cardiaca) (fig. 7-6). Deprime de forma directa la actividad de los nodos sinoauricular y auriculoventricular. La bradicardia resultante suele limitar la dosis del fármaco. Durante el ejercicio o el estrés, cuando el sistema nervioso simpático está activado, los bloqueadores β atenúan el aumento esperado en la frecuencia cardiaca. El gasto cardiaco, la carga de trabajo y el consumo de oxígeno disminuyen por el bloqueo de los receptores β_1 y estos efectos son útiles en el tratamiento de la angina (véase cap. 12). Los bloqueadores β son efectivos para atenuar las arritmias cardiacas supraventriculares (p. ej., fibrilación auricular), pero por lo general no son efectivos contra las arritmias ventriculares (excepto las inducidas por el ejercicio).

b. **Vasoconstricción periférica:** el bloqueo no selectivo de los receptores β previene la vasodilatación mediada por β_2 en los músculos esqueléticos, aumentando la resistencia vascular periférica (fig. 7-6). La reducción del gasto cardiaco producida por todos los bloqueadores β disminuye la presión arterial, que desencadena una vasoconstricción periférica refleja que se manifiesta como

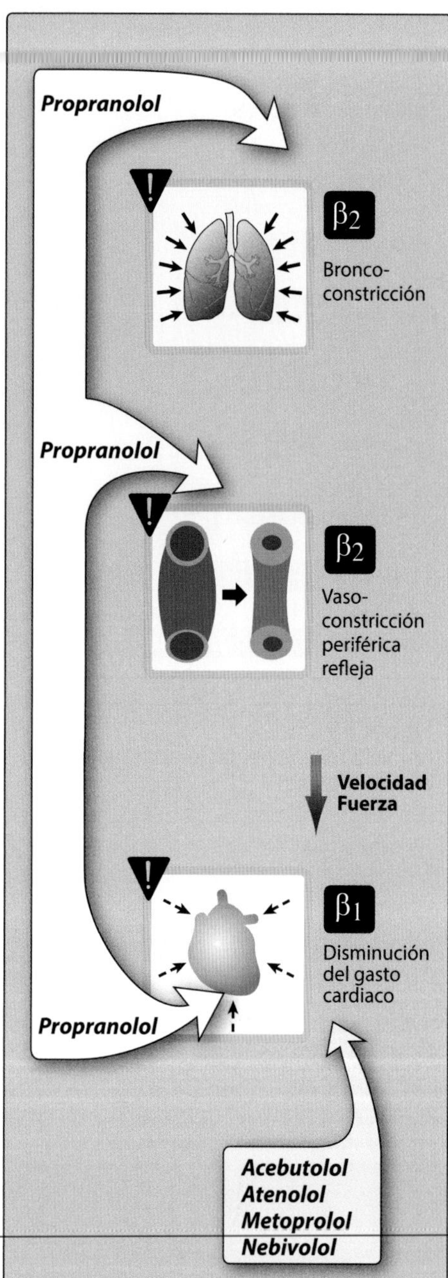

Figura 7-6
Acciones de *propranolol* y otros bloqueadores β.

una reducción del flujo sanguíneo a la periferia. En pacientes con hipertensión, la resistencia periférica total regresa a la normalidad o disminuye con el uso a largo plazo de *propranolol* como resultado de la regulación descendente de los receptores β. El efecto inhibidor de los bloqueadores β sobre la liberación de renina también puede contribuir a la disminución de la resistencia periférica al reducir la producción de angiotensina II. Clínicamente, existe una reducción gradual de las presiones arteriales tanto sistólica como diastólica en pacientes con hipertensión.

c. **Broncoconstricción:** el bloqueo de los receptores β_2 en los pulmones de los pacientes susceptibles causa la contracción del músculo liso bronquial (fig. 7-6). Esto puede precipitar una exacerbación en pacientes con enfermedad pulmonar obstructiva crónica (EPOC) o asma. Por lo tanto, los bloqueadores β, en especial los no selectivos, están contraindicados en pacientes con asma y deben evitarse en la EPOC.

d. **Alteraciones en el metabolismo de la glucosa:** el bloqueo β causa disminución de la glucogenólisis y disminución en la secreción de glucagón. Por lo tanto, si se administra *propranolol* a un paciente con diabetes que recibe *insulina,* es esencial la vigilancia cuidadosa de la glucosa sanguínea, debido a que puede ocurrir hipoglicemia prolongada después de la inyección de insulina. Los bloqueadores β también atenúan la respuesta fisiológica normal a la hipoglicemia. [Nota: sigue ocurriendo diaforesis con la hipoglucemia, debido a que está mediada por el neurotransmisor acetilcolina].

2. **Usos terapéuticos**

a. **Hipertensión:** *propranolol* no reduce la presión arterial en personas con una presión arterial normal. *Propranolol* reduce la presión arterial en la hipertensión a través de varios mecanismos diferentes de acción. La disminución del gasto cardiaco es el mecanismo primario, pero la inhibición de la liberación de renina del riñón, la disminución en la resistencia periférica total con el uso a largo plazo y la disminución del flujo de salida simpático del SNC son contribuyentes secundarios a los efectos antihipertensivos (véase cap. 8).

b. **Angina de pecho:** *propranolol* disminuye los requerimientos de oxígeno del músculo cardiaco y, por lo tanto, es efectivo para reducir el dolor torácico al esfuerzo que es frecuente en la angina. De este modo, *propranolol* es útil en el manejo de la angina estable crónica.

c. **Infarto del miocardio:** *propranolol* y otros bloqueadores β tienen efecto protector sobre el miocardio. Así, los pacientes que han tenido un infarto del miocardio parecen estar protegidos contra un segundo ataque cardiaco con el uso profiláctico de bloqueadores β. Además, la administración de un bloqueador β inmediatamente después de un infarto del miocardio reduce el tamaño del infarto y la mortalidad temprana. El mecanismo para estos efectos puede ser una reducción en las acciones de las catecolaminas circulantes que aumentan consumo y posterior demanda de oxígeno en un músculo cardiaco ya de por sí isquémico. *Propranolol* también reduce la incidencia de muerte arrítmica repentina después de infarto del miocardio.

d. **Migraña:** *propranolol* es efectivo para reducir los episodios de migraña cuando se usa de forma profiláctica (véase cap. 39). Es uno de los bloqueadores β más útiles para esta indicación, debido a su naturaleza lipofílica que le permite penetrar en el SNC. [Nota: para el manejo agudo de la migraña se usan los agonistas de serotonina como *sumatriptán,* así como otros fármacos].

e. **Hipertiroidismo:** *propranolol* y otros bloqueadores β son efectivos para embotar la estimulación simpática extensa que ocurre en el hipertiroidismo. En el hipertiroidismo agudo (tormenta tiroidea), los bloqueadores β pueden salvar la vida al proteger contra arritmias cardiacas graves.

3. **Farmacocinética:** después de su administración oral, *propranolol* se absorbe casi por completo. Está sujeto al efecto de primer paso y solo alrededor de 25% de una dosis administrada alcanza la circulación. El volumen de distribución de *propranolol* es bastante grande (4 L/kg) y el fármaco cruza con facilidad la barrera hematoencefálica debido a su alta lipofilicidad. *Propranolol* se metaboliza extensamente y la mayoría de sus metabolitos se excretan en la orina.

4. **Efectos adversos**

a. **Broncoconstricción:** *propranolol* tiene el potencial de causar una significativa broncoconstricción (fig. 7-7) debido al bloqueo de los receptores β_2. Se ha informado muerte por asfixia para pacientes con asma que han recibido el fármaco de forma inadvertida. Por lo tanto, *propranolol* está contraindicado en pacientes con asma bronquial y debe evitarse su uso en EPOC.

b. **Arritmias:** el tratamiento con bloqueadores β nunca debe suspenderse de forma abrupta debido al riesgo de precipitar una arritmia cardiaca, la cual puede ser grave. Los bloqueadores β deben ajustarse de forma gradual a lo largo de un periodo de al menos unas cuantas semanas. El tratamiento a largo plazo con antagonistas β conduce a la regulación al alta del receptor β. Al suspender el tratamiento precipita el empeoramiento de la angina, infarto del miocardio o hipertensión mediante la acción de las catecolaminas endógenas en los receptores β regulados al alta.

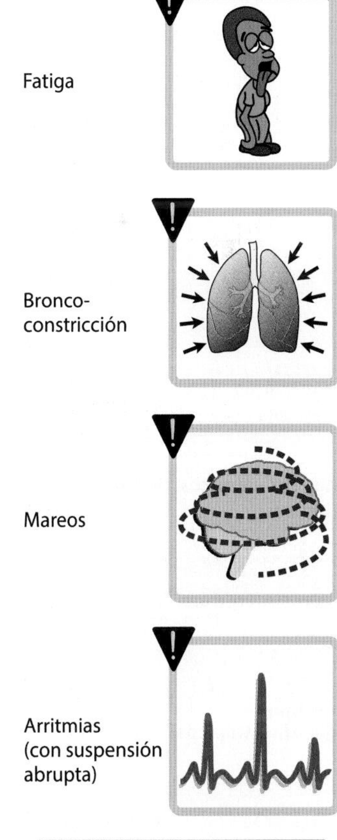

Figura 7-7
Efectos adversos que suelen observarse en individuos tratados con *propranolol*.

c. **Alteraciones metabólicas:** el bloqueo β causa menor glucogenólisis y menor secreción de glucagón. Puede ocurrir hipoglucemia en ayuno. Además, los bloqueadores β pueden prevenir los efectos contrarregulatorios de las catecolaminas durante la hipoglucemia. Así, la percepción de los síntomas de hipoglucemia como temblor, taquicardia y nerviosismo se ven reducidos por los bloqueadores β. Un importante papel de los receptores β es movilizar las moléculas de energía como los ácidos grasos libres. [Nota: las lipasas en las células grasas se activan sobre todo mediante la estimulación del receptor β, lo que conduce al metabolismo de triglicéridos en ácidos grasos libres]. Los pacientes a quienes se les administran bloqueadores β no selectivos pueden tener triglicéridos elevados y lipoproteínas de alta densidad reducidas (colesterol "bueno") mediante bloqueo β. Estos efectos en el perfil de los lípidos séricos pueden ser menos pronunciados con el uso de antagonistas selectivos β_1 como *metoprolol*.

d. **Efectos del SNC:** *propranolol* tiene numerosos efectos mediados por el SNC, lo que incluye depresión, mareo, letargo, fatiga, debilidad, alteraciones visuales, alucinaciones, pérdida de memoria a corto plazo, labilidad emocional, sueños vívidos (lo que incluye pesadillas) y depresión. Pueden observarse menos efectos del SNC con bloqueadores β más hidrofílicos (p. ej., *atenolol*) debido a que no cruzan la barrera hematoencefálica con tanta facilidad.

e. **Interacciones farmacológicas:** *propranolol* se metaboliza en el hígado principalmente por las enzimas CYP1A2 y CYP2D6. Por lo tanto, los inhibidores de estas enzimas (p. ej., *bupropión*, *fluoxetina*, *paroxetina*, *quinidina*, *ritonavir*) pueden potenciar y los inductores (p. ej., tabaquismo) pueden disminuir los efectos antihipertensivos del *propranolol*. Además, fármacos como *amiodarona*, *diltiazem*, *disopiramida*, *dobutamina*, *dronedarona*, *flecainida*, *lidocaína*, *mefloquina*, *mexiletina* y *verapamilo* pueden aumentar el riesgo de efectos adversos cardiovasculares cuando se administran con *propranolol* a través de diversos mecanismos. Los bloqueadores β no selectivos como *propranolol* pueden impedir los efectos broncodilatadores de los agonistas β_2 en el asma y los efectos de rescate de *epinefrina* en la anafilaxia.

B. Nadolol y timolol: antagonistas β no selectivos

Nadolol y *timolol* también bloquean los adrenoceptores β_1 y β_2 y son más potentes que *propranolol. Nadolol* tiene una duración de acción muy prolongada (fig. 7-5). *Timolol* reduce la producción de humor acuoso en el ojo. Se usa por vía tópica en el tratamiento del glaucoma crónico de ángulo abierto.

1. **Tratamiento de glaucoma:** los bloqueadores β, como *timolol* que se aplica por vía tópica, son efectivos para disminuir la presión intraocular en el glaucoma (fig. 7-8). Esto ocurre al disminuir la secreción de

CLASE DE FÁRMACO	NOMBRES DE FÁRMACOS	MECANISMO DE ACCIÓN	EFECTOS SECUNDARIOS
Antagonistas adrenérgicos β (tópicos)	***Betaxolol, carteolol, levobunolol, timolol***	**Disminución de la producción del humor acuoso**	**Irritación ocular; contraindicados en pacientes con asma, enfermedad obstructiva de la vía aérea, bradicardia e insuficiencia cardiaca congestiva.**
Agonistas adrenérgicos α (tópicos)	***Apraclonidina, brimonidina***	**Disminución de la producción del humor acuoso y aumento del flujo de salida acuoso**	**Ojo rojo e irritación ocular, reacciones alérgicas, malestar y cefalea.**
Agonistas colinérgicos (tópicos)	***Pilocarpina, carbacol***	**Aumento del flujo de salida acuoso**	**Dolor ocular o de las cejas, aumento de la miopía y disminución de la visión.**
Análogos tipo prostaglandina (tópicos)	***Latanoprost, travaprost, bimatoprost***	**Aumento del flujo de salida del humor acuoso**	**Ojo rojo e irritación ocular, aumento de la pigmentación del iris y crecimiento excesivo de las pestañas.**
Inhibidores de la anhidrasa carbónica (tópicos y sistémicos)	***Dorzolamida* y *brinzolamida* (tópicas), *acetazolamida,* y *metazolamida* (orales)**	**Disminución de la producción de humor acuoso**	**Miopía transitoria, náusea, diarrea, pérdida del gusto y el apetito y cálculos renales (fármacos orales).**

Figura 7-8
Clases de fármacos usados para tratar glaucoma.

humor acuoso por el cuerpo ciliar. *Carteolol* y *levobunolol* son antagonistas β no selectivos, en tanto que *betaxolol* es un agente selectivo β_1. A diferencia de los fármacos colinérgicos, estos agentes no afectan la capacidad del ojo para enfocarse en la visión de cerca ni cambian el tamaño de la pupila. Cuando se administran por vía intraocular, el inicio es en alrededor de 30 min y sus efectos duran de 12 a 24 h. Los bloqueadores β solo se usan para el manejo crónico del glaucoma. En una crisis aguda de glaucoma, *pilocarpina* sigue siendo el fármaco de elección para la reducción de urgencia de la presión intraocular. Otros agentes usados en el tratamiento del glaucoma se resumen en la figura 7-8.

2. **Hipertensión portal:** los bloqueadores β no selectivos como el *nadolol* (y el *propranolol*) se utilizan en el tratamiento de la hipertensión portal en pacientes con cirrosis. El tratamiento con estos agentes reduce el riesgo de hemorragia por varices.

C. Acebutolol, atenolol, betaxolol, bisoprolol, esmolol, metoprolol y nebivolol: antagonistas β_1 selectivos

Los fármacos que bloquean de forma preferencial los receptores β_1 minimizan la broncoconstricción no deseada (efecto β_2) que se observa con los agentes no selectivos en pacientes con asma. Los bloqueadores β cardioselectivos, como *acebutolol, atenolol* y *metoprolol* antagonizan los receptores β_1 a dosis de 50 a 100 veces menores que aquellas requeridas para bloquear los receptores β_2. Esta cardioselectividad es más pronunciada a dosis bajas y se pierde a dosis altas. [Nota: debido a que la selectividad β_1 de estos agentes se pierde a dosis altas, pueden antagonizar a los receptores β_2].

1. **Acciones:** estos fármacos reducen la presión arterial en la hipertensión y aumentan la tolerancia al ejercicio en la angina (fig. 7-6). *Esmolol* tiene una semivida muy breve (fig. 7-5) debido al metabolismo de un enlace éster. Solo está disponible por vía intravenosa y se usa para controlar la presión arterial o el ritmo cardiaco en pacientes críticamente enfermos y aquellos que se someten a cirugía o procedimientos diagnósticos. Además de este bloqueo β cardioselectivo, *nebivolol* libera óxido nítrico de las células endoteliales y causa vasodilatación. En contraste con *propranolol,* los bloqueadores β cardioselectivos tienen menos efectos sobre la función pulmonar, resistencia periférica y metabolismo de los carbohidratos. De cualquier modo, los pacientes con asma tratados con estos agentes deben vigilarse con cuidado para asegurarse que la actividad respiratoria no esté comprometida. Debido a que estos fármacos tienen un menor efecto sobre los receptores β_2 vasculares, es frecuente la frialdad de las extremidades (fenómeno de Raynaud), un efecto frecuente de los bloqueadores β.

2. **Usos terapéuticos:** los bloqueadores β cardioselectivos son útiles en pacientes hipertensos con alteración de la función pulmonar. Estos agentes también son el tratamiento de primera línea para la agina estable crónica. *Bisoprolol* y la formulación de liberación extendida de *metoprolol* (*succinato de metoprolol*) están indicados para el manejo de la insuficiencia cardiaca crónica.

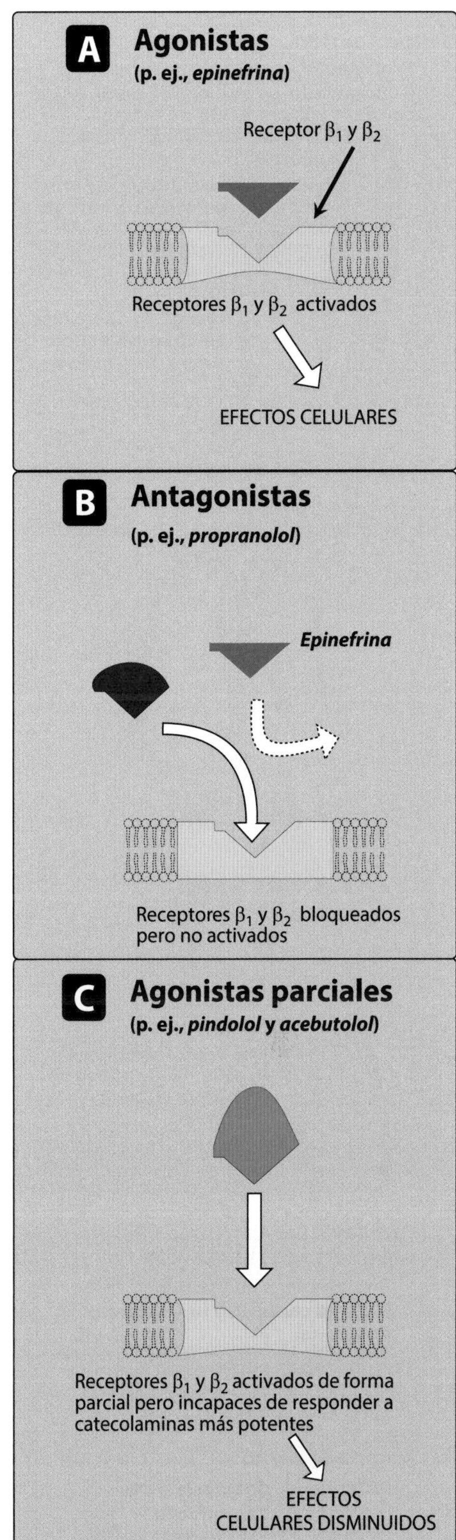

Figura 7-9
Comparación de los agonistas, antagonistas y agonistas parciales de los adrenoceptores β.

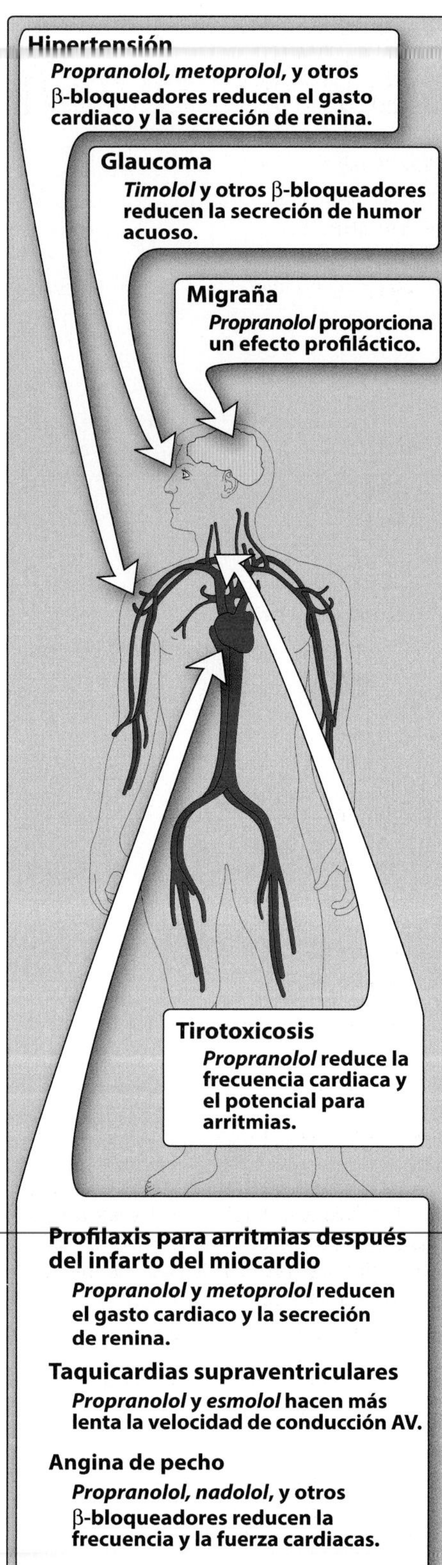

Figura 7-10
Algunas aplicaciones clínicas de los bloqueadores β. AV = auriculoventricular.

D. Acebutolol y pindolol: antagonistas con actividad agonista parcial

1. **Acciones**

a. **Cardiovasculares:** *acebutolol* (antagonista β_1 selectivo) y *pindolol* (bloqueador β no selectivo) no son antagonistas puros. Estos fármacos también pueden estimular de forma débil los receptores tanto β_1 como β_2 (fig. 7-9) y se dice que tienen actividad simpaticomimética intrínseca. Estos agonistas parciales estimulan al receptor β al cual están unidos, si bien inhiben la estimulación por las catecolaminas endógenas más potentes, epinefrina y norepinefrina. El resultado de estas acciones opuestas es un efecto disminuido sobre la reducción de la frecuencia cardiaca y el gasto cardiaco en comparación con el de los bloqueadores β sin actividad simpaticomimética intrínseca.

b. **Efectos metabólicos disminuidos:** los bloqueadores β con actividad simpaticomimética intrínseca minimizan las alteraciones del metabolismo de los lípidos y carbohidratos que se observan con otros bloqueadores β. Por ejemplo, estos agentes no disminuyen las concentraciones plasmáticas de lipoproteínas de alta densidad.

2. **Uso terapéutico:** los bloqueadores β con actividad simpaticomimética intrínseca son eficaces en pacientes hipertensos con bradicardia moderada, debido a que una mayor distribución en la frecuencia cardiaca es menos pronunciada con estos fármacos. [Nota: los bloqueadores β con actividad simpaticomimética intrínseca no se usan para angina estable o arritmias debido a su efecto agonista parcial]. En general, los bloqueadores β con actividad simpaticomimética intrínseca se usan de forma infrecuente en la práctica clínica. En la figura 7-10 se resumen algunas de las indicaciones para los bloqueadores β.

E. Labetalol y carvedilol: antagonistas de los adrenoceptores tanto α como β

1. **Acciones:** *labetalol* y *carvedilol* son bloqueadores β no selectivos con acciones de bloqueo α_1 concurrentes que producen vasodilatación periférica, con o que reducen la presión arterial. Contrastan con los otros bloqueadores β que producen vasoconstricción periférica inicial, y estos agentes son, por lo tanto, útiles para tratar a los pacientes hipertensos en quienes la resistencia vascular periférica aumentada es indeseable. *Carvedilol* también disminuye la peroxidación de lípidos y el engrosamiento de la pared vascular, efectos que son benéficos en la insuficiencia cardiaca.

2. **Uso terapéutico:** *labetalol* se usa como una alternativa a *metildopa* en el tratamiento de la hipertensión inducida por el embarazo. *Labetalol* intravenoso también se usa para tratar las urgencias antihipertensivas, debido a que puede reducir la presión arterial con rapidez, en especial en pacientes con una frecuencia cardiaca elevada (véase cap. 8). Los bloqueadores β no deben administrarse en pacientes con exacerbación aguda de la insuficiencia cardiaca, debido a que pueden empeorar el trastorno. Sin embargo, *carvedilol,* así como *metoprolol* y *bisoprolol* son benéficos en pacientes con insuficiencia cardiaca estable. Estos agentes funcionan al bloquear los efectos de la estimulación simpática sobre el corazón, lo que hace que empeore la insuficiencia cardiaca con el tiempo (véase cap. 10).

3. **Efectos adversos:** la hipotensión ortostática y el mareo se relacionan con el bloqueo α_1. La figura 7-11 resume las especificidades del receptor y los usos de los antagonistas adrenérgicos β.

FÁRMACO	ESPECIFICIDAD DEL RECEPTOR	USOS TERAPÉUTICOS
Propranolol	β_1, β_2	**Hipertensión** **Migraña profilaxis** **Hipertiroidismo** **Angina de pecho** **Infarto de miocardio**
Nadolol *Pindolol*[1]	β_1, β_2	**Hipertensión**
Timolol	β_1, β_2	**Glaucoma**
Atenolol *Bisoprolol*[2] *Esmolol* *Metoprolol*[2]	β_1	**Hipertensión** **Angina** **Infarto de miocardio** **Fibrilación auricular**
Acebutolol[1]	β_1	**Hipertensión**
Nebivolol	β_1, NO ↑	**Hipertensión**
Carvedilol[2] *Labetalol*	$\alpha_1, \beta_1, \beta_2$	**Hipertensión**

Figura 7-11
Resumen de los antagonistas adrenérgicos β. NO = óxido nítrico. [1]*Acebutolol* y *pindolol* son agonistas parciales también. [2]*Bisoprolol*, *metoprolol* y *carvedilol* también se usan para el tratamiento de la insuficiencia cardiaca.

Aplicación clínica 7-2. Uso terapéutico de los bloqueadores β

Los usos terapéuticos de los bloqueadores β son muchos, y hay varios agentes entre los que elegir. Al considerar la selección de un bloqueador β para la terapia, es útil que el clínico considere las siguientes preguntas:

1. ¿El bloqueador β es selectivo? Los bloqueadores β selectivos antagonizan preferentemente los receptores β_1 en el corazón, lo que los hace útiles para aplicaciones cardiacas, como la angina, hipertensión e insuficiencia cardiaca. A través de su efecto sobre los receptores β_1 cardiacos, los bloqueadores β selectivos reducen el gasto cardiaco, lo que disminuye la presión arterial en la hipertensión y causa menor consumo de oxígeno del miocardio en la angina de pecho. Además, los efectos respiratorios (broncoconstricción) son mínimos con bloqueadores β cardioselectivos a dosis normales.
2. ¿El bloqueador β es no selectivo? Los bloqueadores β no selectivos (p. ej., *propranolol*) antagonizan los receptores β_1 que se encuentran en el corazón y también los receptores β_2 que se encuentran en los pulmones. Al bloquear los receptores β_2 en los pulmones, estos agentes pueden empeorar la broncoconstricción, y deben evitarse en pacientes con asma y EPOC. Aunque los bloqueadores β no selectivos no se prefieren para muchas indicaciones, se consideran agentes de elección para el manejo de la hipertensión portal en la cirrosis (p. ej., *nadolol*).
3. ¿El bloqueador β tiene actividad simpaticomimética intrínseca (ASI)? Estos agentes se utilizan raramente en la práctica clínica (p. ej., *acebutolol* y *pindolol*).
4. ¿El agente está disponible en una formulación tópica? Sólo los bloqueadores β disponibles en formulación tópica (p. ej., *timolol* y *betaxolol*) se utilizan para tratar el glaucoma.
5. ¿El bloqueador β tiene evidencia que apoye su uso para la indicación terapéutica deseada? Por ejemplo, los bloqueadores β se utilizan en el tratamiento de la insuficiencia cardiaca, donde reducen la carga de trabajo del miocardio y mejoran la supervivencia general. *Metoprolol* de liberación prolongada (*succinato de metoprolol*), *bisoprolol* y *carvedilol* son los bloqueadores β con mayor evidencia de beneficio en el tratamiento de la insuficiencia cardiaca. Además, aunque los bloqueadores β no se consideran una terapia de primera línea para el tratamiento de la hipertensión (véase cap. 8), pueden ser beneficiosos en el tratamiento de la hipertensión en pacientes con afecciones coexistentes como angina, insuficiencia cardiaca o arritmias supraventriculares.

IV. FÁRMACOS QUE AFECTAN LA LIBERACIÓN O CAPTACIÓN DE NEUROTRANSMISORES

Reserpina, un alcaloide vegetal, bloquea el transporte dependiente de Mg^{2+}/adenosina trifosfato de las aminas biógenas (norepinefrina, dopamina y serotonina) del citoplasma en las vesículas de almacenamiento en las terminales nerviosas adrenérgicas en todos los tejidos corporales. Esto causa el agotamiento final de las aminas biógenas. La función simpática, en general, se ve alterada debido a la menor liberación de norepinefrina. *Reserpina* tiene un inicio lento, una duración de acción prolongada y efectos que persisten por muchos días después de la descontinuación. *Reserpina* fue uno de los primeros fármacos eficaces para el tratamiento de la hipertensión; pero, debido al desarrollo de agentes más recientes con mejores perfiles de efectos secundarios y menores interacciones farmacológicas, *reserpina* se utiliza raramente. Se incluye en este capítulo por su mecanismo de acción único y su valor histórico.

Resumen del capítulo

- Existen dos clases de antagonistas adrenérgicos: los bloqueadores α y los bloqueadores β.
- Los bloqueadores α ejercen su efecto clínico antagonizando los receptores α_1.
- Los bloqueadores α (*terazosina*, *doxazosina*, *tamsulosina*, *alfuzosina* y *silodosina*) se utilizan principalmente en el tratamiento de la hiperplasia prostática benigna.
- Los bloqueadores α, incluida *prazosina*, también pueden utilizarse para el tratamiento de la hipertensión, aunque no son agentes de primera línea.
- Uno de los principales efectos adversos de los bloqueadores α es la hipotensión ortostática.
- Los bloqueadores β ejercen su efecto clínico principalmente al antagonizar los receptores β_1 en el corazón, lo que provoca una disminución de la frecuencia y la contractilidad cardiacas y la consiguiente reducción del gasto cardiaco.
- Los bloqueadores β se utilizan en el tratamiento de la hipertensión, la angina de pecho estable, la insuficiencia cardiaca y la fibrilación auricular.
- Los preparados oftálmicos de bloqueadores β (p. ej., *timolol*) se utilizan en el tratamiento del glaucoma.
- Los bloqueadores β no selectivos (p. ej., *propranolol*) pueden empeorar la broncoconstricción en pacientes con asma. Por ello, se prefieren los bloqueadores β cardioselectivos (p. ej., *metoprolol*) en los pacientes con afecciones pulmonares.

Preguntas de estudio

Elija la MEJOR respuesta.

7.1 Un paciente de 60 años inició un nuevo medicamento antihipertensivo. Su presión arterial está bien controlada, pero refiere fatiga, somnolencia y desmayos cuando se levanta de la cama (hipotensión ortostática). ¿Cuál de los siguientes fármacos es más probable que esté tomando?

A. Metoprolol
B. Propranolol
C. Prazosina
D. Alfuzosina

Respuesta correcta = C. Debido a que bloquean la vasoconstricción mediada por α_1, los bloqueadores α (prazosina) tienen mayores probabilidades de causar hipotensión ortostática, en comparación con los bloqueadores β (metoprolol, propranolol). Alfuzosina es un antagonista más selectivo para los receptores α_{1A} en la próstata y la vejiga y es menos probable que cause hipotensión que prazosina.

7.2 Un paciente, hombre de 30 años, llegó a la sala de urgencias con una sobredosis de anfetaminas. Se presentó con presión arterial elevada y arritmias. ¿Cuál de los siguientes es el más apropiado para tratar los síntomas cardiovasculares de la sobredosis de anfetamina en este paciente?

A. Metoprolol
B. Prazosina
C. Nebivolol
D. Labetalol

Respuesta correcta = D. Anfetamina es un agonista adrenérgico indirecto que aumenta sobre todo la liberación de norepinefrina de las neuronas simpáticas periféricas. Por lo tanto, activa todos los tipos de receptores adrenérgicos (esto es, los receptores α y β) y causa un aumento en la presión arterial. Dado que tanto los receptores α como β se activan de forma indirecta por la anfetamina, los bloqueadores α (prazosina) o los bloqueadores β (metoprolol, nebivolol) por si solos no pueden aliviar los efectos cardiovasculares de la intoxicación por anfetaminas. Labetalol bloquea tanto los receptores α_1 como β y puede minimizar los efectos cardiovasculares de la sobredosis de anfetaminas.

7.3 Se ha probado un nuevo fármaco antihipertensivo en un modelo animal de hipertensión. El fármaco cuando se administra solo reduce la presión arterial en el animal. Norepinefrina cuando se administra en presencia de este fármaco no causó ningún cambio significativo sobre la presión arterial o la frecuencia cardiaca en el animal. ¿A cuál de los siguientes agentes es similar el mecanismo de acción del nuevo fármaco?

A. Carvedilol
B. Clonidina
C. Atenolol
D. Doxazosina

Respuesta correcta = A. Norepinefrina activa los receptores tanto α_1 como β_1 y causa un aumento en la frecuencia cardiaca y la presión arterial. Un fármaco que previene el aumento de la presión arterial causado por norepinefrina debe ser similar a carvedilol que antagoniza los receptores tanto α_1 como β_1. Doxazosina es un antagonista α_1, clonidina es un agonista α_2 y atenolol es un agonista β y estos fármacos no pueden prevenir por completo los efectos cardiovasculares de norepinefrina.

7.4 Se prescribió un bloqueador β para hipertensión en un paciente con asma. Después de una semana de tratamiento, la crisis de asma empeoró y se pidió al paciente que dejara de tomar el bloqueador β. ¿Cuál de los siguientes bloqueadores β es una alterativa con menos probabilidades de empeorar el asma?

A. Propranolol
B. Metoprolol
C. Labetalol
D. Carvedilol

Respuesta correcta = B. Lo más probable es que al paciente se le administrara un bloqueador β no selectivo (antagoniza los receptores tanto β_1 como β_2) que empeoran el asma debido a antagonismo β_2. Una alternativa es prescribir un bloqueador β cardioselectivo (que solo antagoniza β_1) que no antagonice los receptores β_2 en los bronquiolos. Metoprolol es un bloqueador β cardioselectivo. Propranolol, labetalol y carvedilol son bloqueadores β no selectivos y podrían empeorar el asma.

7.5 Un hombre de 70 años se trata con doxazosina por incontinencia por rebosamiento debido a su próstata hiperplásica. Refiere episodios de mareo al levantarse de la cama durante la noche. ¿Cuál de los siguientes fármacos es una alternativa que no causa mareo?

A. Propranolol
B. Fentolamina
C. Tamsulosina
D. Terazosina

Respuesta correcta = C. El mareo en este paciente de edad avanzada podría deberse a hipotensión ortostática causada por doxazosina. Tamsulosina es un antagonista α_1 que es más selectivo al subtipo del receptor α_1 (α_{1A}) presente en la próstata y menos selectivo para el subtipo del receptor α_1 (α_{1B}) presente en los vasos sanguíneos. Por lo tanto, tamsulosina no debe afectar la presión arterial de forma significativa y puede no causar mareo. Terazosina y fentolamina antagonizan a estos dos subtipos y causan hipotensión significativa como efecto secundario. Propranolol es otro bloqueador β no selectivo que no está indicado en la incontinencia por rebosamiento.

7.6 ¿Cuál de los siguientes es correcto en relación con los bloqueadores β?

A. El tratamiento con bloqueadores β no debe suspenderse de forma abrupta
B. Propranolol es un bloqueador β cardioselectivo
C. Los bloqueadores β cardioselectivos empeoran el asma
D. Los bloqueador β disminuyen la resistencia periférica al causar vasorrelajación

Respuesta correcta = A. Si el tratamiento con bloqueador β se detiene de forma abrupta, esto puede causar angina e hipertensión de rebote. Esto puede deberse a la regulación positiva de los receptores β en el cuerpo. Los bloqueadores β no causan vasorrelajación directa. Por lo tanto, no disminuyen la resistencia periférica con el uso a corto plazo. Propranolol es un bloqueador β no selectivo (no cardioselectivo). Los bloqueadores β cardioselectivos antagonizan solo los receptores β_1 y no empeoran el asma, debido a que no antagonizan los receptores β_2.

7.7 ¿Cuál de los siguientes fármacos tiene el mayor potencial para empeorar la hipotensión ortostática cuando se administra junto con prazosina?

A. Propranolol
B. Atenolol
C. Nebivolol
D. Labetalol

Respuesta correcta = D. Labetalol es un bloqueador β no selectivo con actividad bloqueadora α_1. Prazosina causa hipotensión ortostática debido a su bloqueo α_1, que podría aumentarse al añadir labetalol. Propranolol, atenolol y nebivolol no tienen efectos de bloqueo α_1.

7.8 A un hombre de 50 años se le diagnosticó angina de esfuerzo y se le prescribió metoprolol y nitroglicerina. El metoprolol ayudará a aliviar los síntomas de la angina del paciente principalmente por ¿cuál de los siguientes mecanismos?

A. Reducción de la resistencia vascular periférica
B. Reducción del consumo de oxígeno del miocardio
C. Aumento del gasto cardiaco
D. Relajación de las arterias coronarias

Respuesta correcta = B. El metoprolol es un bloqueador β selectivo que bloquea los receptores β_1. Al bloquear los receptores β_1 en el corazón, reduce la frecuencia cardiaca y la fuerza de contracción, lo que reduce el gasto cardiaco y el consumo de oxígeno por parte del miocardio. El metoprolol no tiene ningún efecto vasorrelajante directo sobre la vasculatura periférica o las arterias coronarias; por lo tanto, no reduce la resistencia periférica directamente.

7.9 Una mujer de 25 años presenta dolor ocular, cefalea y visión nublada y se le diagnostica glaucoma de ángulo abierto. ¿Cuál de los siguientes fármacos es el más apropiado para usar como agente tópico para tratar sus síntomas?

A. Propranolol
B. Metoprolol
C. Timolol
D. Carvedilol

Respuesta correcta = C. Entre los fármacos de la lista, el timolol es el único bloqueador β aprobado para uso tópico.

7.10 Una mujer de 30 años fue diagnosticada de cefalea migrañosa, y su médico desea prescribir un bloqueador β como agente profiláctico en esta paciente. ¿Cuál de los siguientes fármacos es el más apropiado para este fin?

A. Propranolol
B. Atenolol
C. Metoprolol
D. Carvedilol

Respuesta correcta = A. El propranolol es el único bloqueador β entre las opciones de fármacos que está aprobado como agente profiláctico en la migraña. Esto se debe posiblemente a la alta lipofilia del propranolol, que permite que el fármaco penetre en el SNC.

UNIDAD III: Fármacos que afectan el sistema cardiovascular

Antihipertensivos

8

Benjamin Gross

I. GENERALIDADES

La presión arterial normal es una presión arterial sistólica inferior a 120 mm Hg y una presión arterial diastólica menor a 80 mm Hg. La presión arterial está elevada cuando la presión arterial sistólica supera los 120 mm Hg y la presión arterial diastólica permanece por debajo de 80 mm Hg. Ocurre hipertensión cuando la presión arterial sistólica es mayor de 130 mm Hg o la presión arterial diastólica supera los 80 mm Hg al menos en dos ocasiones. La hipertensión es el resultado de un aumento en el tono del músculo liso arteriolar vascular periférico, que conduce a una mayor resistencia arteriolar y una reducción en la capacitancia del sistema venoso. En la mayoría de los casos, la causa del aumento del tono vascular se desconoce.

La presión arterial elevada es una afección frecuente, que afecta a alrededor de 45% de los adultos en EUA. Aunque muchos pacientes no tienen síntomas, la hipertensión crónica puede causar cardiopatía y accidente vascular cerebral, las dos causas principales de muerte en el mundo. La hipertensión también es un factor de riesgo importante en el desarrollo de enfermedad renal crónica e insuficiencia cardiaca. La incidencia de morbilidad y mortalidad disminuyen de forma significativa cuando la hipertensión se diagnostica de forma temprana y se trata de manera adecuada. Los fármacos usados en el tratamiento de la hipertensión se muestran en la figura 8-1. En reconocimiento

BLOQUEADORES DE LOS RECEPTORES DE ANGIOTENSINA II

Azilsartán EDARBI
Candesartán ATACAND
Irbesartán AVAPRO
Losartán COZAAR
Olmesartán BENICAR
Telmisartán MICARDIS
Valsartán DIOVAN

INHIBIDORES DE RENINA

Aliskiren TEKTURNA

INHIBIDORES DE LA ECA

Benazepril LOTENSIN
Captopril SOLO GENÉRICO
Enalapril VASOTEC
Fosinopril SOLO GENÉRICO
Lisinopril PRINIVIL, ZESTRIL
Moexipril SOLO GENÉRICO
Quinapril ACCUPRIL
Perindopril SOLO GENÉRICO
Ramipril ALTACE
Trandolapril SOLO GENÉRICO

DIURÉTICOS

Amilorida MIDAMOR
Bumetanida BUMEX
Clortalidona SOLO GENÉRICO
Eplerenona INSPRA
Ácido etracrínico EDECRIN
Furosemida LASIX
Hidroclorotiazida MICROZIDE
Indapamida SOLO GENÉRICO
Metolazona ZAROXOLYN
Espironolactona ALDACTONE
Triamtereno DYRENIUM
Torsemida DEMADEX

BLOQUEADORES β

Acebutolol SOLO GENÉRICO
Atenolol TENORMIN
Betaxolol SOLO GENÉRICO
Bisoprolol SOLO GENÉRICO
Carvedilol COREG, COREG CR
Esmolol BREVIBLOC
Labetalol TRANDATE
Metoprolol LOPRESSOR, TOPROL-XL
Nadolol CORGARD
Nebivolol BYSTOLIC
Pindolol SOLO GENÉRICO
Propranolol INDERAL LA, INNOPRAN XL

Figura 8-1
Resumen de los fármacos antihipertensivos. ECA = enzima convertidora de angiotensina.
(La figura continúa en la página siguiente)

BLOQUEADORES DE LOS CANALES DE CALCIO

Amlodipino NORVASC
Clevidipino CLEVIPREX
Diltiazem CARDIZEM, CARTIA, TIAZAC
Felodipino SOLO GENÉRICO
Isradipino SOLO GENÉRICO
Nicardipino CARDENE
Nifedipino ADALAT, PROCARDIA
Nisoldipino SULAR
Verapamilo CALAN, VERELAN
Clonidina CATAPRES, DURACLON
Hidralacina SOLO GENÉRICO
Metildopa SOLO GENÉRICO
Minoxidilo SOLO GENÉRICO
Nitroprusiato NIPRIDE, NITROPRESS
Fenoldopam CORLOPAM

BLOQUEADORES α

Doxazosina CARDURA
Prazosina MINIPRESS
Terazosina SOLO GENÉRICO

Figura 8-1 (*continuación*)
Resumen de fármacos antihipertensivos. ECA = enzima convertidora de angiotensina

de la naturaleza progresiva de la hipertensión, la cual se clasifica en cuatro categorías (fig. 8-2). La mayoría de las guías actuales recomiendan tomar decisiones terapéuticas con base en los objetivos del tratamiento antihipertensivo, más que en la categoría de hipertensión.

II. ETIOLOGÍA DE LA HIPERTENSIÓN

Aunque puede ocurrir hipertensión secundaria a otros procesos patológicos, más de 90% de los pacientes tienen hipertensión esencial (hipertensión con causa no identificable). Los antecedentes familiares de hipertensión aumentan la probabilidad de que el paciente desarrolle hipertensión. La prevalencia de hipertensión aumenta con la edad, pero disminuye con la educación y el nivel de ingresos. Las personas de etnia negra no hispanas tienen mayor incidencia de hipertensión que los de etnia blanca no hispanas y los de etnia blanca hispanas. Las personas con diabetes, obesidad o estado de discapacidad tienen mayores probabilidades de tener hipertensión que aquellos sin estas condiciones. Además, los factores ambientales, como un estilo de vida estresante, consumo de una dieta con alto contenido en sodio y tabaquismo, pueden predisponer a un individuo a hipertensión.

III. MECANISMOS PARA CONTROLAR LA PRESIÓN ARTERIAL

La presión arterial se regula dentro de un estrecho rango que proporciona una perfusión adecuada de los tejidos sin causar daño al sistema vascular, en particular la íntima arterial (endotelio). La presión arterial es directamente proporcional al gasto cardiaco y la resistencia vascular periférica (fig. 8-3). El gasto cardiaco y la resistencia periférica, a su vez, se controlan sobre todo por dos mecanismos que se superponen: 1) actividad simpática subyacente con su correspondiente barorreflejos y 2) el sistema de renina-angiotensina-aldosterona (fig. 8-4). La mayoría de los fármacos antihipertensivos reducen la presión arterial al reducir el gasto cardiaco o disminuir la resistencia periférica.

A. Sistema nervioso autónomo

El sistema nervioso autónomo es el principal responsable de la regulación de la presión arterial, que es una combinación del gasto cardiaco y la resistencia vascular sistémica. El gasto cardiaco es el resultado de una combinación de actividad cronotrópica, inotrópica, lusitrópica y dromotrópica, combinada con una precarga ventricular ajustable que dicta el volumen de sangre expulsado del corazón. [Nota: la actividad cronotrópica está relacionada con la frecuencia cardiaca (p. ej., el aumento de la frecuencia cardiaca puede aumentar el gasto cardiaco); la inotrópica está relacionada con la fuerza de contractilidad; la lusitrópica es la tasa de relajación del corazón, y la dromotrópica es la velocidad de conducción]. Estas variables del gasto cardiaco están controladas principalmente por la actividad simpática subyacente junto con sus fuerzas parasimpáticas contrarrestantes. La precarga ventricular puede verse alterada por 1) catecolaminas de acción directa procedentes del sistema simpático que desplazan el líquido de los compartimentos periféricos a los centrales, 2) la actividad parasimpática que vasodilata y reduce la precarga, o 3) la actividad hormonal procedente del sistema renina-angiotensina-aldosterona. La regulación rápida, momento a momento, de la presión arterial es un resultado directo de las acciones tanto simpáticas como parasimpáticas, unidas a los barorreflejos que funcionan para mitigar los cambios bruscos de la fisiología. Por ejemplo, una caída en la presión arterial causa que las

	Sistólica mm Hg		Diastólica mm Hg
Normal	**< 120**	**y**	**< 80**
Elevada	**120-129**	**o**	**< 80**
Hipertensión etapa 1	**130-139**	**u**	**80-89**
Hipertensión etapa 2	**≥ 140**	**o**	**≥ 90**

Figura 8-2
Clasificación de la presión arterial.

neuronas sensibles a la presión (barorreceptores en el arco aórtico y senos carótidos) para enviar menos impulsos a los centros cardiovasculares en la médula espinal. Esto promueve una respuesta refleja incrementando la actividad del simpático y disminuyendo la actividad del parasimpático en el corazón y la vasculatura, lo que resulta en vasoconstricción y aumento del gasto cardiaco. Estos cambios resultan en una elevación compensatoria en la presión arterial (fig. 8-4). La actividad autónoma de los sistemas simpático y parasimpático también influye directamente en la resistencia cambiante dentro de la vasculatura sistémica, que aumenta o disminuye directamente el tono vascular y la consiguiente presión arterial.

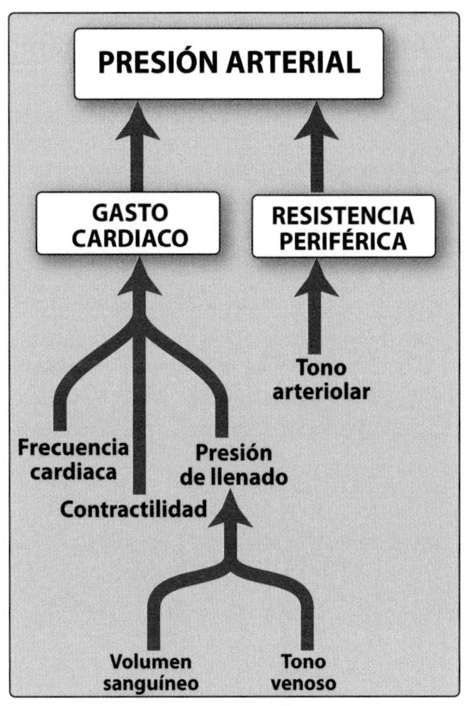

Figura 8-3
Principales factores que influyen sobre la presión arterial.

B. Sistema de renina-angiotensina-aldosterona

El riñón proporciona control a largo plazo de la presión arterial al alterar el volumen sanguíneo dentro del sistema vascular. Los barorreceptores en el riñón responden a una menor presión arterial (y a la estimulación simpática de los adrenorreceptores β_1) al liberar la enzima renina (fig. 8-4). Un consumo bajo de sodio y una mayor pérdida de sodio también aumenta la liberación de renina. La renina convierte angiotensinógeno a angiotensina I, que se convierte a su vez a angiotensina II, en presencia de la enzima convertidora de angiotensina (ECA). La angiotensina II es un potente vasoconstrictor circulante, que constriñe tanto arteriolas como venas, lo que resulta en un aumento en la presión arterial. La angiotensina II ejerce una acción vasoconstrictora preferencial de las arteriolas eferentes del glomérulo renal, aumentando la filtración glomerular. Asimismo, angiotensina II estimula la secreción de aldosterona, lo que causa un aumento de la reabsorción de sodio renal y un aumento del volumen sanguíneo, que contribuyen a un incremento en la presión arterial. Estos efectos de angiotensina II están mediados por la estimulación de los receptores de angiotensina de tipo 1 (AT_1).

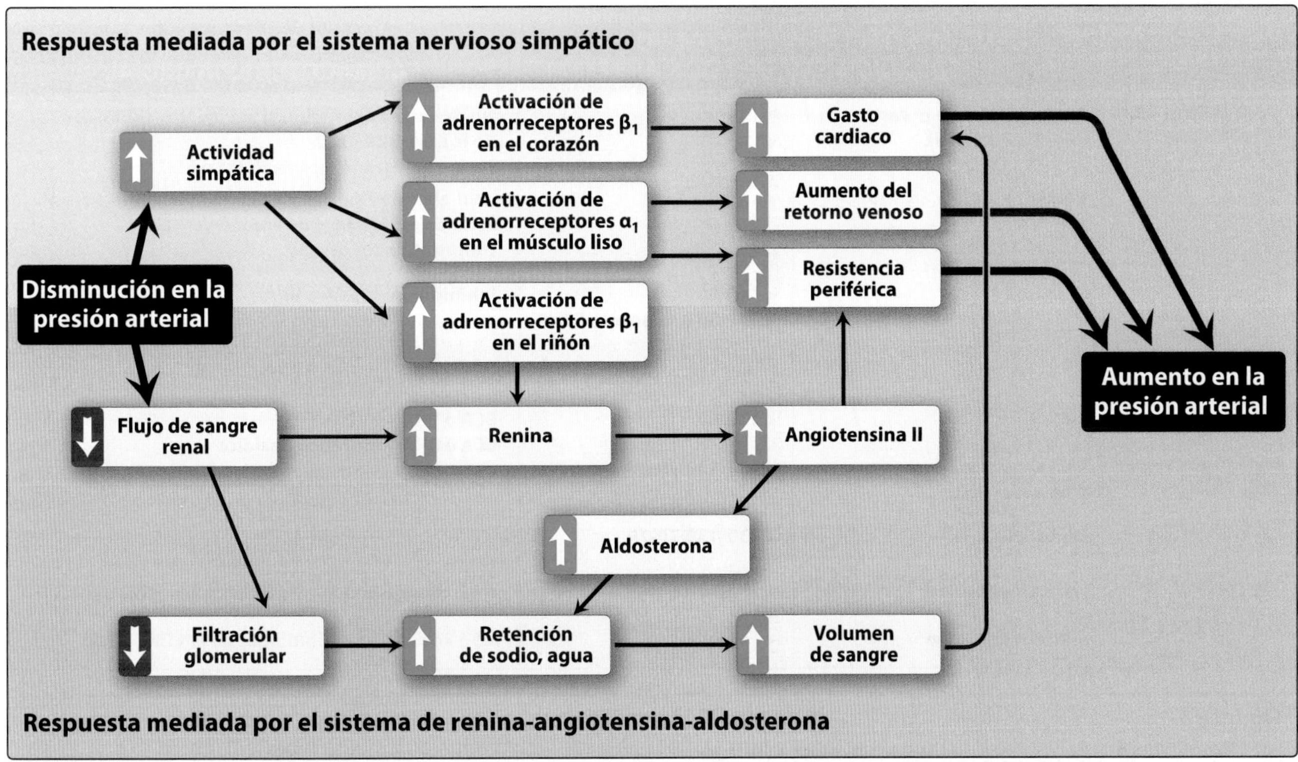

Figura 8-4
Respuesta del sistema nervioso autónomo y del sistema de renina-angiotensina-aldosterona a una disminución en la presión arterial.

Aplicación clínica 8-1. Mecanismo de control de la presión arterial

El control del gasto cardiaco o de la resistencia vascular periférica mediante dos mecanismos superpuestos puede ser clave para controlar la presión arterial. Las catecolaminas liberadas como resultado de la actividad simpática estimulan los receptores α_1 en la periferia (vasoconstricción y aumento de la resistencia vascular periférica) y los receptores β_1 en el corazón (aumento de la frecuencia cardiaca, la contractilidad y el gasto cardiaco), lo que provoca un aumento de la presión arterial. La administración de agentes que bloquean los receptores α_1 o β_1 mitiga los cambios inmediatos y de corta duración y establece un control a corto plazo del aumento del gasto cardiaco y la resistencia vascular periférica. Los riñones proporcionan un control a largo plazo de la presión arterial utilizando también los barorreceptores, de ahí la superposición de mecanismos. Un descenso de la presión arterial provoca la liberación de la enzima renina como parte del sistema renina-angiotensina-aldosterona (fig. 8-4). En última instancia, esto causa la producción de angiotensina II, que es un potente vasoconstrictor. La angiotensina II también estimula la secreción de aldosterona, aumentando aún más la presión arterial. Algunos de estos mecanismos compensatorios son disfuncionales en personas con hipertensión y, por lo tanto, son un objetivo para el tratamiento.

IV. ESTRATEGIAS DE TRATAMIENTO

El objetivo del tratamiento antihipertensivo es reducir la morbilidad y mortalidad cardiovascular y renal. Para la mayoría de los pacientes, la meta en la presión arterial al tratar la hipertensión es una presión arterial sistólica de menos de 130 mm Hg y una presión arterial diastólica de menos de 80 mm Hg. Las recomendaciones actuales son iniciar el tratamiento con un diurético tiazídico, inhibidor de la ECA, bloqueador del receptor de angiotensina o bloqueador de los canales de calcio. Sin embargo, recomendaciones para la farmacoterapia inicial puede variar dependiendo de las guías, estados de las enfermedades concomitantes y edad del paciente (fig. 8-5). Si la presión arterial no se controla de forma adecuada, debe añadirse un segundo fármaco antihipertensivo, basando la selección en lograr una presión arterial objetivo y minimizar los efectos adversos del esquema combinado. Los pacientes con una presión arterial sistólica

GUÍAS	DEMOGRAFÍA DE LA POBLACIÓN	OBJETIVO DE LA PRESIÓN ARTERIAL	OPCIONES PARA FARMACOTERAPIA INICIAL
ACC/AHA 2017	Por lo general no personas de edad avanzada	< 130/80	No de etnia negra, diurético tiazídico, inhibidor de la ECA, BRA, BCC Etnia negra: diurético tiazídico o BCC
	Edad avanzada > 65 años de edad	< 130/80	Usar el juicio clínico sobre el objetivo de la presión arterial y el fármaco de elección si hay comorbilidades graves
ADA 2021	Diabetes	< 140/90 ≤ 130/80 (riesgo alto ECVA)	Inhibidor de la ECA o BRA
KDIGO 2020	NC	PAS < 120	Inhibidor de la ECA o BRA
ESH/ESC 2018	< 65 años	< 130/80	ECA o BRA + BCC O ECA o BRA + diurético tiazídico
	< 65 años más NC > 65 años	< 130-139/70-79	
	Diabetes	< 130-139/70-79	
NICE 2019	> 80 años de edad	< 150/90	≥ 55 años de edad y afroamericanos: BCC
	< 80 años de edad	< 140/90	< 55 años de edad: inhibidor de la ECA o BRA

Figura 8-5
Comparación de los objetivos de presión arterial y farmacoterapia inicial con varias guías para hipertensión. ACC = American College of Cardiology; ADA = American Diabetes Association; AHA = American Heart Association; BCC = bloqueador de los canales de calcio; BRA = bloqueador del receptor de angiotensina; ECVA = enfermedad cardiovascular ateroesclerótica; ECA = enzima convertidora de angiotensina; ESC = European Society of Cardiology; ESH = European Society of Hypertension; KDIGO = Kidney Disease: Improving Global Outcomes; NC = nefropatía crónica; NICE = National Institute for Health and Care Excellence; PAS = presión arterial sistólica.

mayor de 20 mm Hg por arriba del objetivo o una presión arterial diastólica mayor de 10 mm Hg por arriba del objetivo deben iniciarse con dos antihipertensivos de forma simultánea. El tratamiento en combinación con agentes separados o una pastilla de combinación a dosis fija puede reducir la presión arterial más rápido con menos efectos adversos. Se cuenta con una variedad de terapias combinadas de dosis fijas para aumentar la facilidad de cumplimiento por parte del paciente con tratamientos que requieren múltiples medicamentos.

A. Atención individualizada

La hipertensión puede coexistir con otras afecciones que pueden verse agravados por alguno de los fármacos antihipertensivos o que pueden beneficiarse del uso de algunos fármacos antihipertensivos independientemente del control de la presión arterial. En estos casos, es importante adaptar el régimen antihipertensivo para cada paciente. En la figura 8-6 se muestran los tratamientos preferidos en pacientes hipertensos con enfermedades concomitantes.

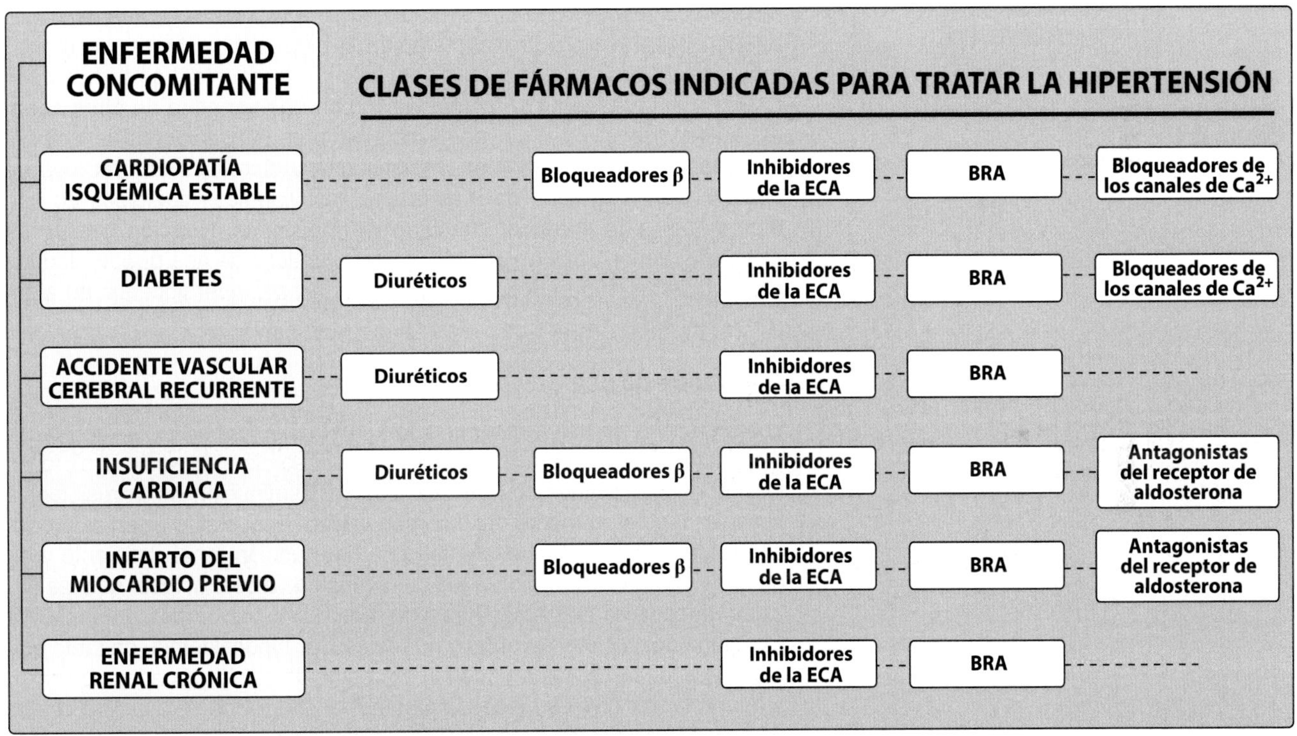

Figura 8-6
Tratamiento de la hipertensión en pacientes con enfermedades concomitantes. [Nota: los bloqueadores del receptor de angiotensina (BRA) son una alternativa a los inhibidores de la enzima convertidora de angiotensina (ECA)].

Aplicación clínica 8-2. Estrategias de tratamiento de la hipertensión

Para la mayoría de los pacientes, un objetivo de presión arterial inferior a 130/80 mm Hg es suficiente y está respaldado por las guías actuales. La selección del tratamiento farmacológico inicial varía según las guías, pero la mayoría de ellas recomiendan utilizar un diurético tiazídico, un inhibidor de la ECA, un BRA o un antagonista del calcio. En algunos casos, las enfermedades comórbidas pueden llevar al clínico a elegir un agente que no es uno de los tratamientos de primera línea recomendados, como un bloqueador β. Asimismo, hay situaciones en las que la elección de una medicación de primera línea sería inapropiada. Por ejemplo, los inhibidores de la ECA y los BRA son una mala elección en un paciente con antecedentes de angioedema, y los antagonistas del calcio no dihidropiridínicos pueden ser perjudiciales en pacientes con insuficiencia cardiaca con fracción de eyección reducida. La individualización de la atención al paciente hipertenso es importante para mejorar los resultados clínicos, reducir la carga de medicación y limitar los efectos adversos.

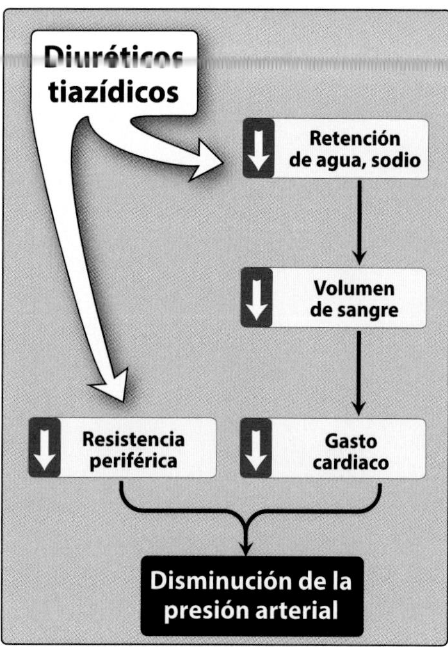

Figura 8-7
Acciones de los diuréticos tiazídicos.

V. DIURÉTICOS

Para todas las clases de diuréticos, el mecanismo de acción inicial se basa en la disminución del volumen sanguíneo, que a la larga causa disminución de la presión arterial. La monitorización sistemática de los electrolitos séricos debe realizarse en todos los pacientes que reciben diuréticos. Se presenta un análisis completo de las acciones, usos terapéuticos, farmacocinética y efectos adversos de los diuréticos en el capítulo 9.

A. Diuréticos tiazídicos

Los diuréticos tiazídicos, como *hidroclorotiazida* y diuréticos tipo tiazida, como *clortalidona,* reducen la presión inicialmente al aumentar la excreción de sodio y agua. Esto causa una diminución en el volumen extracelular, que resulta en una disminución del gasto cardiaco y el flujo de sangre renal (fig. 8-7). Con el tratamiento a largo plazo, el volumen de plasma se aproxima a su valor normal, pero persiste un efecto hipotensor que se relaciona con una diminución en la resistencia vascular periférica que se produce después de unas semanas de terapia. Los diuréticos tiazídicos pueden usarse como farmacoterapia inicial para hipertensión a menos que existan razones poderosas para elegir otro agente. Las tiazidas son útiles en el tratamiento en combinación con una variedad de otros agentes antihipertensivos, incluyendo bloqueadores β, inhibidores de la ECA, bloqueadores del receptor de angiotensina y diuréticos ahorradores de potasio. Con excepción de *metolazona,* los diuréticos tiazídicos no son efectivos en pacientes con función renal deficiente (filtración glomerular estimada menor de 30 mL/min/m^2). Los diuréticos de asa pueden inducir hipopotasemia, hiperuricemia y, en menor grado, hiperglucemia en algunos pacientes.

B. Diuréticos de asa

Los diuréticos de asa *furosemida, torsemida, bumetanida* y *ácido etacrínico* actúan sin demora al bloquear la reabsorción de sodio y cloro en los riñones. Los diuréticos de asa causan disminución de la resistencia vascular renal y aumento del flujo sanguíneo renal. Estos agentes producen diuresis, incluso en pacientes con una función renal deficiente y en quienes no han respondido a los diuréticos tiazídicos. Al igual que las tiazidas, pueden causar hipopotasemia. Los diuréticos de asa aumentan la excreción de calcio en la orina y puede causar hipocalcemia, en tanto que los diuréticos tiazídicos reducen la excreción de calcio y pueden contribuir a aumentar los niveles de calcio en plasma. Diuréticos de asa rara vez se usan de forma aislada para tratar la hipertensión, pero suelen usarse para manejar los síntomas de insuficiencia cardiaca y edema.

C. Diuréticos ahorradores de potasio

Amilorida y *triamtereno* son inhibidores del transporte de sodio epitelial en la parte final de los túbulos distales y túbulos colectores y *espironolactona* y *eplerenona* son antagonistas del receptor de aldosterona. Todos estos agentes reducen la pérdida de potasio en la orina. Los antagonistas de aldosterona tienen el beneficio adicional de mejorar la remodelación cardiaca de los ventrículos en pacientes con sistólica insuficiencia cardiaca (véase cap. 10). Los diuréticos ahorradores de potasio en ocasiones se usan en combinación con diuréticos de asa y tiazidas para reducir la cantidad de pérdida de potasio inducida por estos diuréticos.

VI. AGENTES BLOQUEADORES DEL ADRENORRECEPTOR β

Los bloqueadores β son una opción terapéutica para pacientes con hipertensión, y puede ser en especial útil para aquellos pacientes con cardiopatía o insuficiencia cardiaca concomitantes (fig. 8-6).

A. Acciones

Los bloqueadores β reducen la presión arterial sobre todo al disminuir el gasto cardiaco a través de una reducción de la actividad cronotrópica, inotrópica y lusitrópica (fig. 8-8). Pueden también disminuir el flujo de salida simpático del sistema nervioso central (SNC) por lo que se inhibe la liberación de renina de los riñones y después al disminuir la formación de angiotensina II y la secreción de aldosterona. El prototipo de bloqueador β es *propranolol,* que actúa tanto en los receptores β_1 como β_2. Los bloqueadores selectivos de receptores β_1, como *metoprolol* y *atenolol* están entre los bloqueadores β más comúnmente prescritos. *Nebivolol* es un bloqueador selectivo de los receptores β_1, que también aumenta la producción de óxido nítrico, lo que causa vasodilatación. Los bloqueadores β selectivos deben ser usados con cuidado en pacientes con hipertensión que también tienen asma; sin embargo, los bloqueadores β no selectivos están contraindicados debido a su efecto inhibidor de la broncodilatación mediada por β_2. (Véase cap. 7 para una discusión a fondo de los bloqueadores β). Los bloqueadores β deben usarse con precaución en el tratamiento de pacientes con insuficiencia cardiaca aguda o enfermedad vascular periférica.

B. Usos terapéuticos

Los beneficios terapéuticos primarios de los bloqueadores β se observan en pacientes hipertensos con cardiopatía concomitante, como taquiarritmia supraventricular (p. ej., fibrilación auricular), infarto del miocardio previo, cardiopatía isquémica estable e insuficiencia cardiaca crónica. Las condiciones en que se desaconseja el uso de bloqueadores β incluyen enfermedad broncoespástica reversible como asma, bloqueo cardiaco de segundo y tercer grados y enfermedad vascular periférica grave.

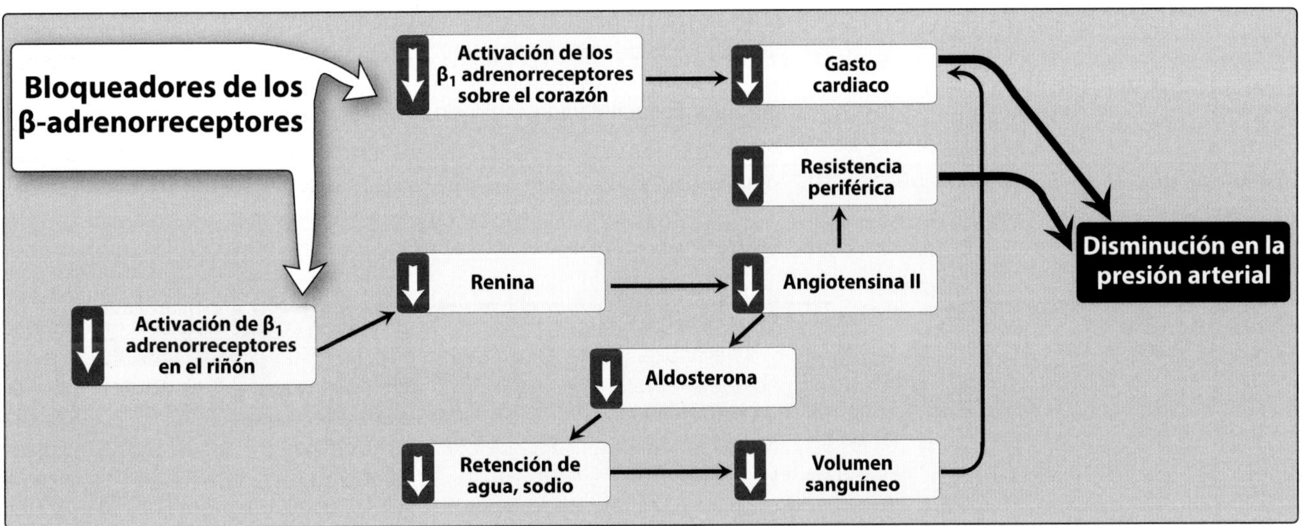

Figura 8-8
Acciones de los agentes bloqueadores de adrenorreceptor β.

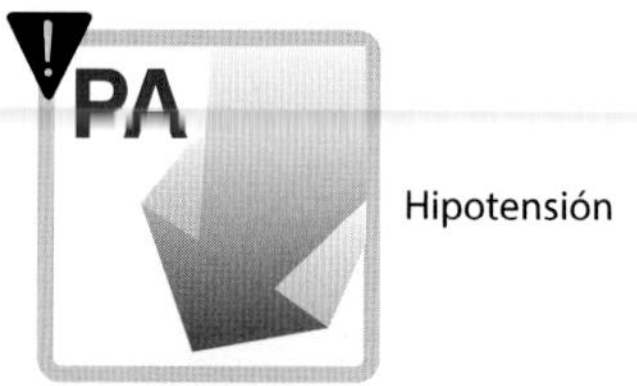

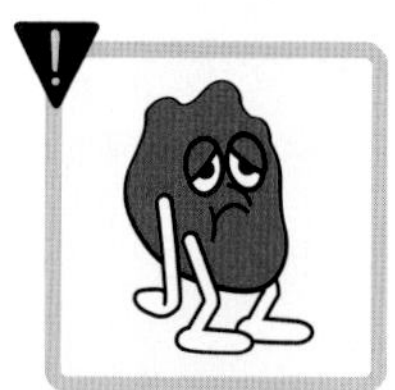

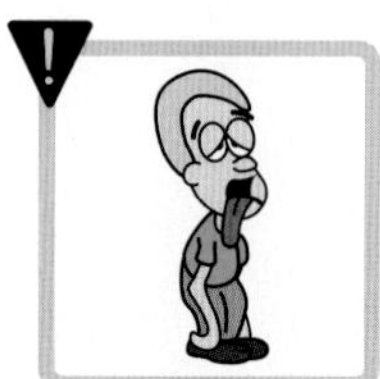

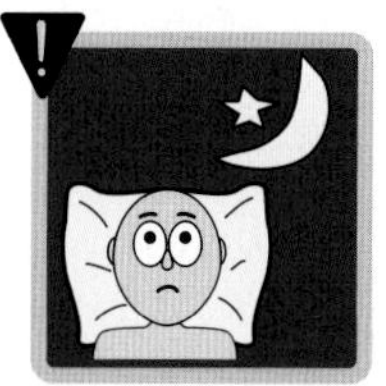

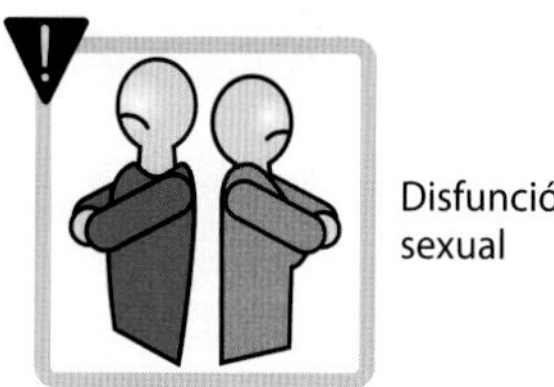

Figura 8-9
Algunos efectos adversos de los bloqueadores β.

C. Farmacocinética

Los bloqueadores β se administran por vía oral para el tratamiento de la hipertensión. *Propranolol* pasa por un metabolismo de primer paso altamente variable y extenso. Los bloqueadores β orales pueden tardar varias semanas en desarrollar sus efectos totales. *Esmolol, metoprolol* y *propranolol* están disponibles en formulaciones intravenosas.

D. Efectos adversos

Los bloqueadores β reducen la frecuencia cardiaca y pueden provocar bradicardia, hipotensión y reducir la tolerancia al ejercicio. Los bloqueadores β no selectivos pueden alterar el metabolismo de los lípidos, al disminuir el colesterol de lipoproteínas de alta densidad y aumentar los triglicéridos. Los agentes lipofílicos, como el *propranolol*, pueden penetrar en el SNC y provocar pesadillas o dificultad para dormir (véase cap. 7). La abstinencia abrupta de los bloqueadores β puede inducir hipertensión grave, angina, infarto del miocardio e incluso muerte repentina en pacientes con cardiopatía isquémica. Por lo tanto, estos fármacos deben retirarse de forma gradual a lo largo de unas cuantas semanas en pacientes con hipertensión y cardiopatía isquémica. En la figura 8-9 se describen algunos de los efectos adversos de los bloqueadores β.

VII. INHIBIDORES DE LA ECA

Los inhibidores de la ECA como *captopril, enalapril* o *lisinopril* se recomiendan como tratamiento de primera línea de la hipertensión en pacientes con una variedad de indicaciones imperiosas, lo que incluye antecedentes de enfermedad coronaria, diabetes, accidente vascular cerebral, insuficiencia cardiaca, infarto del miocardio o nefropatía crónica (fig. 8-6).

A. Acciones

Los inhibidores de la ECA reducen la presión arterial al reducir la resistencia vascular periférica. Estos fármacos bloquean la enzima ECA, que disocia la angiotensina I para formar el potente vasoconstrictor angiotensina II (fig. 8-10). La ECA también es responsable de la degradación de bradicinina, un péptido que aumenta la producción de óxido nítrico y prostaciclina por los vasos sanguíneos. Tanto óxido nítrico como prostaciclina son potentes vasodilatadores. La administración de inhibidores de la ECA produce vasodilatación tanto de las arteriolas como de las venas. Esto

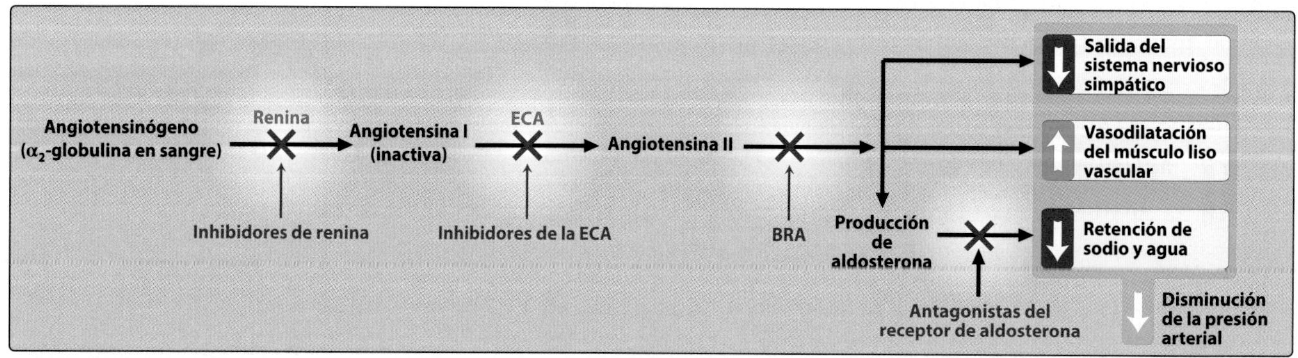

Figura 8-10
Efectos de varias clases de fármacos sobre el sistema de regina-angiotensina-aldosterona. *Azul* = enzimas objetivo del fármaco; *rojo* = clase del fármaco.

ocurre como resultado de una vasoconstricción disminuida (por concentraciones disminuidas de angiotensina II) y aumento de la vasodilatación (por aumento de bradicinina). Al reducir las concentraciones circulantes de angiotensina II, los inhibidores de la ECA también disminuyen la secreción de aldosterona, lo que resulta en disminución de la retención de sodio y agua. En seguida, los inhibidores de la ECA reducen tanto la precarga como la poscarga cardiacas, con lo que disminuye la carga miocardial de trabajo. Además, los efectos beneficiosos sobre la función renal pueden ser el resultado de la vasodilatación arteriolar eferente y la disminución de las presiones intraglomerulares.

B. Usos terapéuticos

Los inhibidores de la ECA son una clase de fármacos preferida para el tratamiento inicial de la hipertensión. Todos los inhibidores de la ECA son igual de efectivos en el tratamiento de la hipertensión a dosis equivalentes. Los inhibidores de la ECA hacen más lenta la progresión de la neuropatía diabética y reducen la albuminuria que apoya su uso en pacientes con nefropatía diabética. El tratamiento crónico con inhibidores de la ECA logra una reducción sostenida de la presión arterial, regresión de la hipertrofia del ventrículo izquierdo y prevención de la remodelación ventricular después de un infarto del miocardio. Los inhibidores de la ECA son una norma en el cuidado de un paciente después de un infarto del miocardio y fármacos de primera línea en el tratamiento de pacientes con disfunción sistólica, pacientes hipertensos con nefropatía crónica y pacientes con riesgo elevado de arteriopatía coronaria.

C. Farmacocinética

Todos los inhibidores de la ECA tienen biodisponibilidad oral como fármaco o profármaco. Todos excepto por *captopril* y *lisinopril* pasan por conversión hepática a metabolitos activos, de modo que estos agentes pueden preferirse en pacientes con afección hepática grave. *Fosinopril* es el único inhibidor de la ECA que no se elimina sobre todo por los riñones. Por lo tanto, no requiere de ajuste de la dosis en pacientes con afección renal. *Enalaprilato* es el único fármaco en esta clase disponible por vía intravenosa.

D. Efectos adversos

La figura 8-11 describe algunos de los efectos adversos comunes de los inhibidores de la ECA. Se cree que la tos seca, que ocurre en hasta 10% de los pacientes, se debe a las mayores concentraciones de bradicinina y sustancia P en el árbol pulmonar. La tos ocurre con mayor frecuencia en mujeres y suele resolverse en unos cuantos días después de la descontinuación. El angioedema, una reacción rara, pero que puede poner en riesgo la vida y que provoca la hinchazón de los labios, de la mucosa oral y de la garganta, probablemente sea el resultado de mayores concentraciones de bradicinina. Debido a la disminución de la producción de aldosterona, la excreción de potasio se reduce con el uso de inhibidores de la ECA. Las concentraciones de potasio deben vigilarse mientras se tomen inhibidores de la ECA y los suplementos de potasio y los diuréticos ahorradores de potasio deben usarse con cuidado debido al riesgo de hiperpotasemia. Las concentraciones séricas de creatinina también deben vigilarse, sobre todo en pacientes con enfermedad renal subyacente. Sin embargo, un aumento en la creatinina sérica de hasta 30% por arriba de los valores iniciales tras el inicio de la terapia con inhibidores de la ECA es aceptable y en sí mismo no justifica la descontinuación del tratamiento. Los inhibidores de la ECA pueden inducir las malformaciones fetales y no deben usarse en embarazadas.

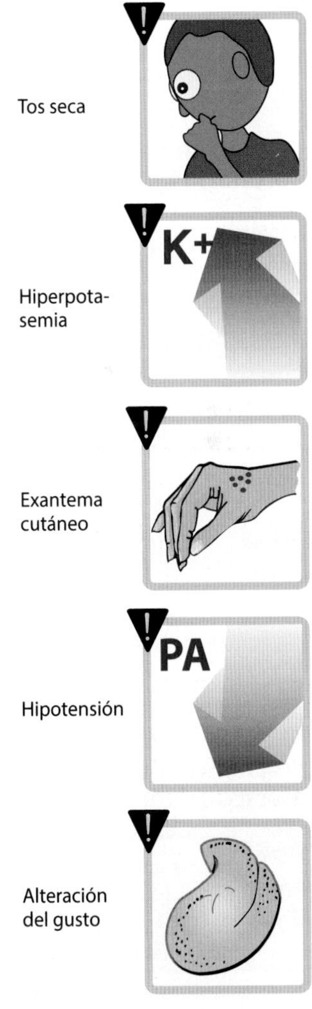

Figura 8-11
Algunos efectos adversos frecuentes de los inhibidores de la ECA.

VIII. BLOQUEADORES DEL RECEPTOR DE ANGIOTENSINA II

Los bloqueadores del receptor de angiotensina, como *losartán* e *irbesartán,* bloquean los receptores AT_1, disminuyendo la activación de los receptores AT_1 por angiotensina II. Sus efectos farmacológicos son similares a los de los inhibidores de la ECA en que producen dilatación arteriolar y venosa y bloquear la secreción de aldosterona, con lo que reducen la presión arterial y precarga ventricular disminuyendo la retención de sal y agua (fig. 8-10). Los BRA no aumentan las concentraciones de bradicinina. Pueden usarse como agentes de primera línea para el tratamiento de la hipertensión, en especial en pacientes con diabetes coexistente, insuficiencia cardiaca o nefropatía crónica (fig. 8-6). Los efectos adversos son similares a los de los inhibidores de la ECA, aunque los riesgos de tos y angioedema están disminuidos de manera significativa. Los bloqueadores del receptor de angiotensina no deben combinarse con un inhibidor de la ECA para el tratamiento de hipertensión debido a mecanismos y eventos adversos similares. Estos agentes también son teratógenos y no deben usarse en embarazadas. [Nota: los bloqueadores del receptor de angiotensina se analizan con mayor detalle en el capítulo 10].

IX. INHIBIDOR DE RENINA

Un inhibidor selectivo de renina, *aliskiren,* está disponible para el tratamiento de la hipertensión. *Aliskiren* inhibe directamente la renina y, por lo tanto, actúa antes en el sistema de renina-angiotensina-aldosterona que los inhibidores de la ECA o bloqueadores del receptor de angiotensina (fig. 8-10). *Aliskiren* no debe combinarse con inhibidores de la ECA o bloqueadores de receptores de angiotensina en el tratamiento de hipertensión. *Aliskiren* puede causar diarrea, sobre todo a dosis mayores. También puede ocurrir tos y angioedema, pero a menor frecuencia que con los inhibidores de la ECA. Al igual que con los inhibidores de la ECA y los bloqueadores del receptor de angiotensina, *aliskiren* está contraindicado durante el embarazo. *Aliskiren* se metaboliza por CYP3A4 está sujeto a muchas interacciones farmacológicas.

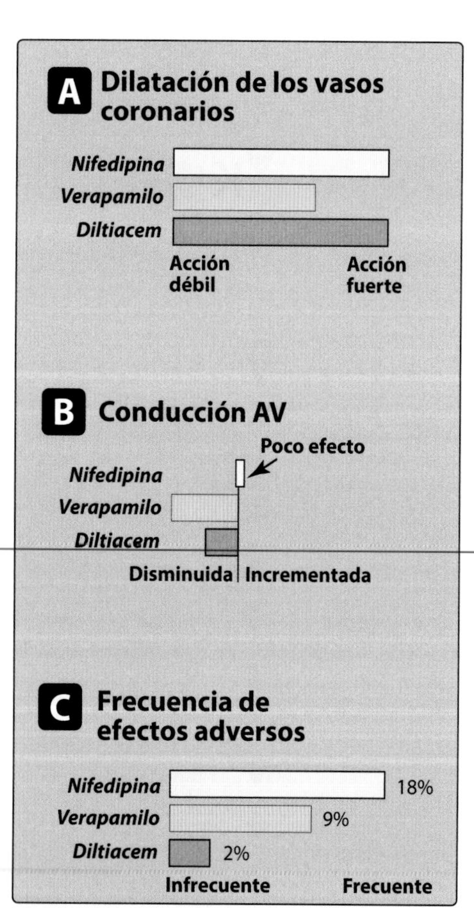

Figura 8-12
Acciones de los bloqueadores de los canales de calcio. AV = auriculoventricular.

X. BLOQUEADORES DE LOS CANALES DE CALCIO

Los bloqueadores de los canales de calcio son la opción de tratamiento de primera línea recomendado en pacientes de etnia negra. También pueden usarse en pacientes con hipertensión con diabetes o cardiopatía isquémica estable. Las dosis elevadas de bloqueadores de los canales de calcio de acción breve deben evitarse debido a un mayor riesgo de infarto del miocardio debido a vasodilatación excesiva y la marcada actividad barorreceptora cardiaca refleja.

A. Clases de bloqueadores de los canales de calcio

Los bloqueadores de los canales de calcio se dividen en tres clases químicas, cada una con diferentes propiedades farmacocinéticas e indicaciones clínicas (fig. 8-12).

1. **Difenilalquilaminas:** *verapamilo* es el único miembro de esta clase que está disponible en EUA. *Verapamilo* ralentiza la conducción cardiaca (dromotropía negativa) y disminuye la frecuencia cardiaca (cronotropía negativa) y la contractilidad (inotropía negativa). También se usan para tratar angina y taquiarritmias supraventriculares así como para prevenir migrañas y cefaleas en racimo.

2. **Benzotiazepinas:** *diltiacem* es el único miembro de esta clase que está aprobado a la fecha en Estados Unidos. *Diltiacem* afecta tanto las células de músculo liso cardiaco como vascular, pero tiene un efecto inotrópico negativo menos pronunciado en el corazón comparado con *verapamilo*. *Diltiacem* tiene un perfil favorable de efectos adversos.

3. **Dihidropiridinas:** esta clase de bloqueadores de los canales de calcio incluye *nifedipino* (el prototipo), *amlodipino, felodipino, isradipino, nicardipino* y *nisoldipino*. Estos agentes difieren en cuanto a su farmacocinética, usos aprobados e interacciones farmacológicas. Todas las dihidropiridinas tienen una afinidad mucho mayor para los canales de calcio vasculares que para los canales de calcio cardiacos. Son, por lo tanto, particularmente benéficos para tratar la hipertensión. Las dihidropiridinas tienen efectos mínimos sobre la conducción cardiaca y la frecuencia cardiaca.

B. Acciones

La concentración intracelular de calcio desempeña un importante papel en el mantenimiento del tono del músculo liso y en la contracción (inotropía) del miocardio. Los antagonistas de los canales de calcio bloquean el movimiento hacia adentro del calcio al unirse a los canales de calcio en el corazón y en el músculo liso de la vasculatura arteriolar periférica y coronaria. Esto hace que el músculo liso se relaje, dilatando sobre todo las arteriolas. Los bloqueadores de los canales de calcio no dilatan las venas. En el caso de *diltiazem* y *verapamilo*, la disminución de la conducción (dromotropía negativa) del sistema eléctrico del corazón que resulta de la alteración de la entrada de células de calcio también disminuye la frecuencia cardiaca (cronotropía negativa).

C. Usos terapéuticos

En el manejo de la hipertensión, los bloqueadores de los canales de calcio pueden usarse como un tratamiento inicial o como un tratamiento añadido. Son útiles en el tratamiento de los pacientes hipertensos que también tienen asma, diabetes o enfermedad vascular periférica o más de una a la vez, porque a diferencia de los bloqueadores β, no tienen el potencial de afectar de forma adversa estas condiciones. Todos los bloqueadores de los canales de calcio son útiles en el tratamiento de la angina. Además, *diltiacem* y *verapamilo* se usan en el tratamiento de la fibrilación auricular, donde reducen el riesgo de una respuesta ventricular rápida.

D. Farmacocinética

La mayoría de estos agentes tienen vidas medias breves (3 a 8 h) después de una dosis oral. Se cuenta con preparaciones de liberación sostenida y permiten la dosificación una vez al día. *Amlodipino* tiene una vida media muy prolongada (30-50 h) y no requiere de una formulación de liberación sostenida.

E. Efectos adversos

El bloqueo arterioventricular de primer grado y el estreñimiento son eventos secundarios frecuentes dependientes de la dosis de *verapamilo*. debido a sus efectos inotrópico y dromotrópico negativos, *verapamilo* y *diltiacem* deben evitarse en pacientes con bloqueo auriculoventricular o con insuficiencia cardiaca con fracción de eyección reducida. El mareo, la cefalea y una sensación de fatiga causados por una disminución en la presión arterial son más frecuentes con las dihidropiridinas (fig. 8-13). El edema periférico es otro efecto secundario que suele reportarse con frecuencia en esta clase. *Nifedipino* y otras dihidropiridinas pueden causar hiperplasia gingival.

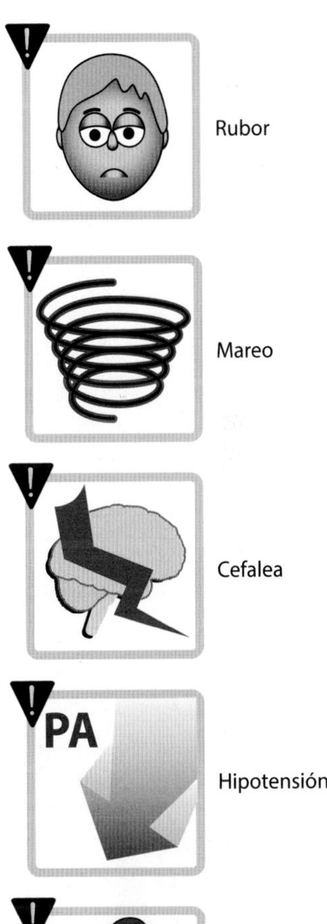

Figura 8-13
Algunos efectos adversos frecuentes de los bloqueadores de los canales de calcio.

XI. AGENTES BLOQUEADORES DEL α-ADRENORRECEPTOR

Los bloqueadores α-adrenérgicos usados en el tratamiento de la hipertensión incluyen *prazosina, doxazosina* y *terazosina.* Estos agentes producen un bloque competitivo de α_1-adrenorreceptores. Disminuyen la resistencia vascular periférica y reducen la presión arterial al causar relajación tanto en el músculo liso arterial como venoso. Estos fármacos solo causan cambios mínimos en el gasto cardiaco, el flujo sanguíneo renal y la filtración glomerular. Por lo tanto, no ocurre taquicardia a largo plazo, pero sí retención de sal y agua. A menudo ocurren taquicardia refleja e hipotensión postural al inicio del tratamiento y con aumentos de las dosis, lo que requiere un ajuste gradual lento del fármaco. A diferencia de los antihipertensivos de primera línea, los bloqueadores α no han demostrado un impacto positivo en las complicaciones cardiovasculares de la hipertensión, como la insuficiencia cardiaca. Por ello, los bloqueadores α ya no se recomiendan como tratamiento inicial para la hipertensión, sino que pueden usarse para hipertensión resistente. Otros bloqueadores α_1 con mayor selectividad para los receptores α de la próstata se usan en el tratamiento de la hiperplasia prostática benigna (véase cap. 43).

XII. AGENTES BLOQUEADORES DE LOS α/β-ADRENORRECEPTORES

Labetalol y *carvedilol* bloquean los receptores α_1, β_1 y β_2. *Carvedilol* está indicado en el tratamiento de la insuficiencia cardiaca y la hipertensión. Se ha mostrado que reducen la morbilidad y la mortalidad relacionadas con la insuficiencia cardiaca. *Labetalol* se usa en el manejo de la hipertensión gestacional y las urgencias hipertensivas.

XIII. FÁRMACOS ADRENÉRGICOS DE ACCIÓN CENTRAL

A. Clonidina

Clonidina actúa a nivel central como un agonista α_2 para producir la inhibición de los centros vasomotores simpáticos, disminuyendo el flujo de salida simpático hacia la periferia. Esto reduce la resistencia periférica total y disminuye la presión arterial. *Clonidina* se usa sobre todo para el tratamiento de la hipertensión que no ha respondido de forma adecuada al tratamiento con dos o más fármacos. *Clonidina* no disminuye el flujo sanguíneo renal o la filtración glomerular y, por lo tanto, es útil en el tratamiento de la hipertensión complicada por nefropatía. *Clonidina* es bien absorbida después de su administración oral y se excreta por el riñón. También está disponible en parche transdérmico. Los efectos adversos incluyen sedación, boca seca y estreñimiento (fig. 8-14). Ocurre hipertensión de rebote después de la retirada súbita de *clonidina.* El fármaco debe, por lo tanto, retirarse de manera paulatina si se requiere su descontinuación.

B. Metildopa

Metildopa es un agonista α_2 que se convierte a metilnorepinefrina a nivel central para disminuir el flujo de salida adrenérgico del SNC. Los efectos secundarios más frecuentes de *metildopa* son sedación y somnolencia. Su uso es limitado debido a sus efectos adversos y la necesidad de múltiples dosis diarias. Se usa sobre todo para el manejo de hipertensión en el embarazo, en el cual tiene un récord por seguridad.

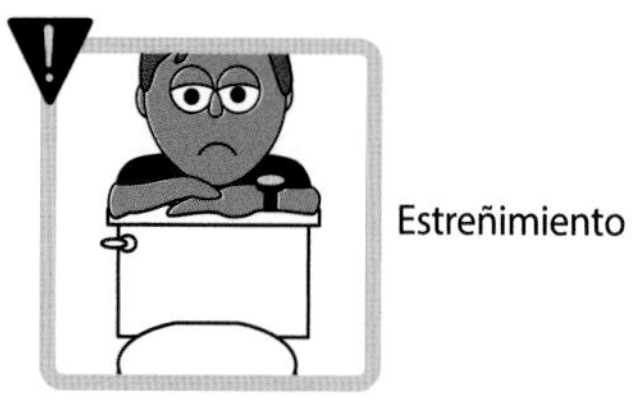

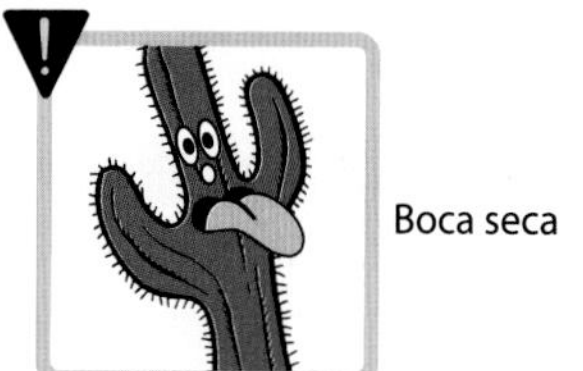

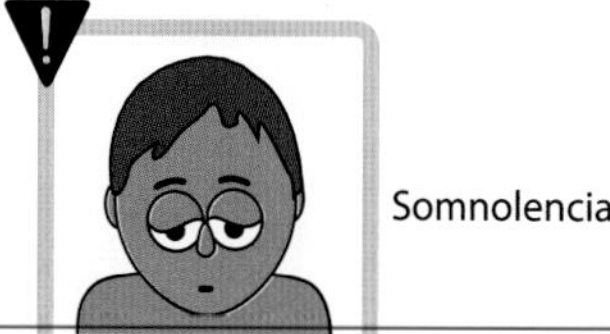

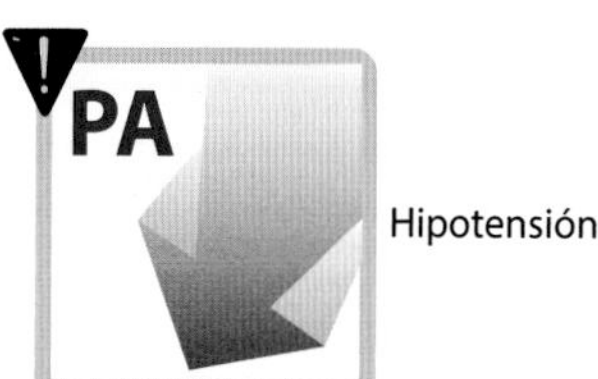

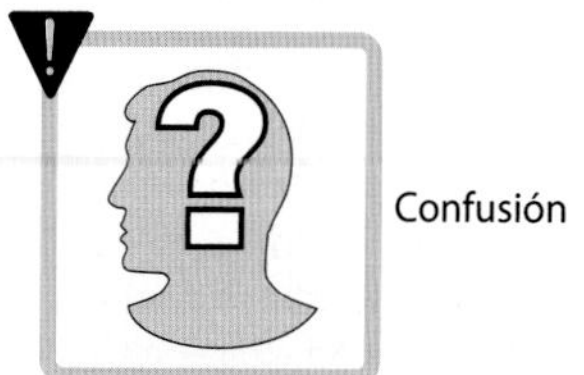

Figura 8-14
Algunos efectos adversos de *clonidina*.

XIV. VASODILATADORES

Los relajantes de músculo liso de acción directa, como *hidralacina* y *minoxidilo,* suelen reservarse para los casos resistentes de hipertensión. Estos vasodilatadores actúan al producir relajación del músculo liso vascular, en particular en arterias y arteriolas. Esto resulta en una diminución de la resistencia periférica y, por lo tanto, de la presión arterial. Ambos agentes producen estimulación refleja del corazón, con incremento de la contractilidad del miocardio, la frecuencia cardiaca y el consumo de oxígeno. Estas acciones pueden llevar a angina de pecho, infarto de miocardio o insuficiencia cardiaca en individuos predispuestos. [Nota: en los casos de hipertensión grave acompañada de bradicardia, *hidralacina* es un agente apropiado]. Los vasodilatadores también incrementan la concentración plasmática de renina, causando retención de sodio y agua. Estos efectos secundarios indeseables pueden ser mitigados por la introducción de los agentes a una dosis baja con titulación lenta, o uso concomitante de un diurético (para disminuir la retención de sodio) y un bloqueador β (para equilibrar la taquicardia refleja). En conjunto, los tres fármacos disminuyen el gasto cardiaco, el volumen de plasma y la resistencia vascular periférica. *Hidralacina* es un medicamento aceptado para controlar la presión arterial en la hipertensión inducida por el embarazo. Los efectos adversos de *hidralacina* incluyen cefalea, taquicardia, náusea, sudoración, arritmia y precipitación de angina (fig. 8-15). Puede ocurrir un síndrome similar a lupus con las dosis elevadas, pero es reversible al descontinuar el fármaco. El tratamiento con *minoxidilo* causa hipertricosis (el crecimiento de vello corporal). Este fármaco se usa de forma tópica para tratar la alopecia de patrón masculino.

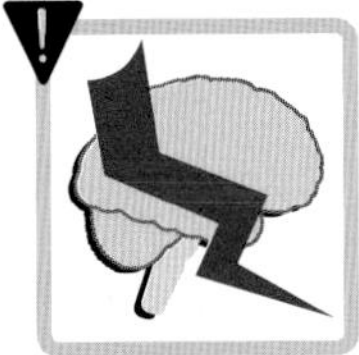

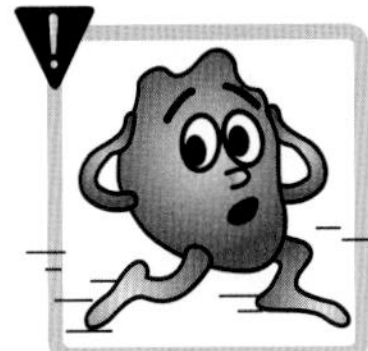

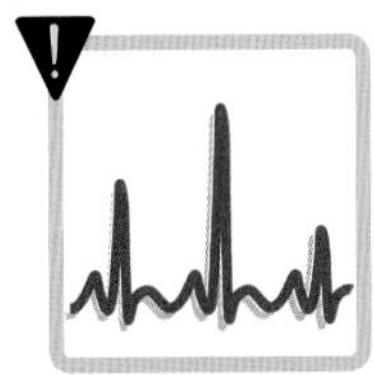

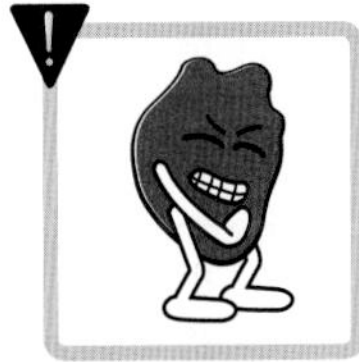

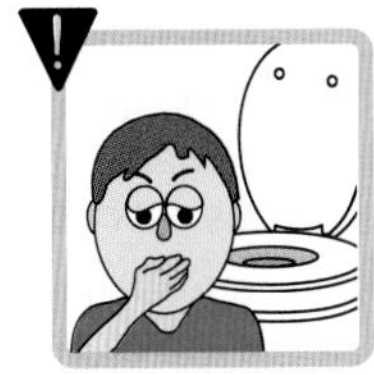

Figura 8-15
Algunos efectos adversos de *hidralacina*.

XV. EMERGENCIA HIPERTENSIVA

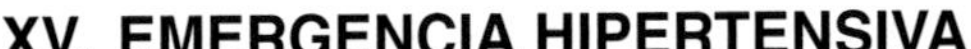

La emergencia hipertensiva es una situación rara, pero que pone en riesgo la vida caracterizada por elevaciones intensas en la presión arterial (sistólica mayor de 180 mm Hg o diastólica mayor de 120 mm Hg) con evidencia de daño a órgano objetivo inminente o progresiva (p. ej., accidente vascular cerebral, infarto del miocardio). [Nota: una elevación intensa de la presión arterial sin evidencia de daño a órganos objetivo se considera una urgencia hipertensiva]. Las emergencias hipertensivas requieren de una reducción oportuna de la presión arterial con tratamiento administrado por vía intravenosa para prevenir o limitar el daño al órgano blanco. Se usa una variedad de medicamentos, incluyendo bloqueadores de los canales de calcio (*nicardipino* y *clevidipino),* vasodilatadores de óxido nítrico (*nitroprusiato* y *nitroglicerina*), antagonistas del receptor adrenérgico (*fentolamina, esmolol* y *labetalol*), el vasodilatador *hidralacina* y el agonista de dopamina *fenoldopam.* El tratamiento está dirigido al tipo de daño de órgano blanco o comorbilidades presentes.

Aplicación clínica 8-3. Emergencia hipertensiva

Para determinar si una presión arterial significativamente elevada (presión arterial sistólica superior a 180 mm Hg o presión arterial diastólica superior a 120 mm Hg) es urgencia o emergencia, a menudo hay que tener en cuenta la evidencia de un daño orgánico inminente o progresivo (TOD; *target organ damage*). Algunos ejemplos de TOD son hipertrofia ventricular izquierda, albuminuria, deterioro de la función renal, angina inestable e infarto agudo de miocardio. La hipertensión pasa de urgencia a emergencia cuando órganos como el corazón, el cerebro y el riñón muestran signos de TOD, lo que requiere atención hospitalaria inmediata. La administración intravenosa de antihipertensivos permite un ritmo adecuado para la reducción de la presión arterial, a la vez que previene y limita la TOD. El objetivo inicial en la urgencia hipertensiva es reducir la presión arterial media en no más de 25% en un plazo de minutos a horas. Los medicamentos parenterales como *enalaprilato*, *nicardipino* y *labetalol* son ejemplos de tratamiento para situaciones de urgencia.

XVI. HIPERTENSIÓN RESISTENTE

La hipertensión resistente se define como una presión arterial que permanece elevada (por arriba del objetivo) a pesar de la administración de un esquema óptimo de tres fármacos que incluye un diurético. Las causas más frecuentes de hipertensión resistente son mal cumplimiento, consumo excesivo de etanol, trastornos concomitantes (diabetes, obesidad, apnea del sueño, hiperaldosteronismo, consumo elevado de sal o síndrome metabólico o varias de las anteriores a la vez), medicamentos concomitantes (simpaticomiméticos, fármacos antiinflamatorios no esteroides o corticoesteroides), dosis o fármacos insuficientes y uso de fármacos con mecanismos de acción similares.

Resumen del capítulo

- La hipertensión se diagnostica cuando la presión arterial sistólica supera los 130 mm Hg o la presión arterial diastólica supera los 80 mm Hg.
- La presión arterial es directamente proporcional al gasto cardiaco y a la resistencia vascular periférica. La mayoría de los fármacos antihipertensivos actúan reduciendo el gasto cardiaco o disminuyendo la resistencia vascular periférica a través de los efectos sobre el sistema nervioso autónomo o el sistema renina-angiotensina-aldosterona.
- La hipertensión suele coexistir con otras enfermedades que pueden agravarse con algunos de los fármacos antihipertensivos o que pueden beneficiarse de su uso, independientemente del control de la presión arterial. El diseño de regímenes antihipertensivos para un paciente concreto es importante para mejorar los resultados clínicos y evitar posibles efectos adversos.
- El objetivo del tratamiento de la hipertensión en la mayoría de las personas es una presión arterial inferior a 130/80 mm Hg.
- La elección del tratamiento farmacológico inicial varía según la pauta y los estados de enfermedad concomitantes. Sin embargo, la mayoría de los pacientes pueden ser tratados con una de las cuatro clases de fármacos preferidas: Inhibidores de la ECA, BRA, antagonistas del calcio o diuréticos tiazídicos.
- A menudo, la presión arterial no se controla de manera adecuada después del tratamiento inicial y es necesario añadir un segundo agente. La selección de un segundo agente depende de la minimización de los efectos adversos y de proporcionar el mejor régimen para lograr el objetivo de presión arterial deseado. Deben tenerse en cuenta las enfermedades coexistentes.
- Los diuréticos tiazídicos disminuyen la resistencia vascular periférica para mejorar el control de la presión arterial. Los diuréticos tiazídicos son muy útiles en combinación con otros antihipertensivos, pero estos agentes pierden eficacia en pacientes con una tasa de filtración glomerular estimada inferior a 30 mL/min/m^2.
- Los inhibidores de la ECA reducen la resistencia vascular periférica al bloquear la enzima ECA, con lo que se reduce la producción del potente vasoconstrictor angiotensina II y se produce una vasodilatación tanto de las arteriolas como de las venas. Los inhibidores de la ECA disminuyen la carga de trabajo del corazón y frenan la progresión de la nefropatía diabética. Estos agentes son el tratamiento de primera línea en pacientes con antecedentes de diabetes, evento vascular cerebral, insuficiencia cardiaca, infarto del miocardio o enfermedad renal crónica.
- Los BRA tienen un perfil farmacológico y de efectos adversos similar al de los inhibidores de la ECA. Estos agentes reducen la presión arterial actuando sobre el sistema renina-angiotensina-aldosterona. A diferencia de los inhibidores de la ECA, no aumentan los niveles de bradicinina. Por lo tanto, los pacientes tienen menos riesgo de desarrollar tos o angioedema en comparación con los inhibidores de la ECA.
- Los bloqueadores de los canales del calcio se dividen en tres clases químicas: difenilalquilaminas (*verapamilo*), benzotiazepinas (*diltiazem*) y dihidropiridinas (*amlodipino*, *nifedipino*, etc.). Las dihidropiridinas tienen mayor afinidad por los canales de calcio vasculares periféricos. Esto es en especial benéfico en el tratamiento de la hipertensión, en comparación con otras clases de bloqueadores de los canales de calcio que actúan principalmente sobre los receptores cardiacos.
- Los bloqueadores β reducen la presión arterial al disminuir el gasto cardiaco (actividad inotrópica y cronotrópica negativa). Aunque ya no se consideran de primera línea, esta clase es útil en pacientes hipertensos con cardiopatía concomitante e insuficiencia cardiaca crónica. La rotirada brusca puede provocar hipertensión grave, angina, infarto del miocardio e incluso muerte súbita en pacientes con cardiopatía isquémica. Estos fármacos deben reducirse al suspenderlos.

Preguntas de estudio

Elija la MEJOR respuesta.

8.1 Un hombre de etnia blanca no hispano de 60 años tiene hipertensión. Sus antecedentes médicos previos también incluyen asma, diabetes e hiperlipidemia. De acuerdo con las guías de la ACC/AHA, ¿cuál de las siguientes opciones representa el objetivo de presión arterial más apropiado para el paciente?

A. Menos de 140/80
B. Menos de 135/85
C. Menos de 120/85
D. Menos de 130/80

Respuesta correcta = D. Los objetivos del tratamiento difieren de acuerdo con la guía utilizada por el médico en su práctica. De acuerdo con las guías de la ACC/AHA, el objetivo de presión arterial para pacientes es menor que 130/80.

8.2 Un hombre de etnia negra no hispano de 62 años se presenta para el tratamiento de la hipertensión. Sus antecedentes médicos incluyen también diabetes, depresión e hipertensión. La presión arterial es de 152/96 (tanto hoy como en la última visita). ¿Cuál es la terapia inicial recomendada para tratar la hipertensión en este paciente?

A. Lisinopril
B. Clonidina
C. Diltiazem
D. Propranolol

Respuesta correcta = A. El lisinopril es un inhibidor de la ECA y se recomienda como terapia de primera línea en varias poblaciones de pacientes, incluyendo aquellos que tienen una indicación imperiosa como la diabetes. Las otras terapias no se consideran de primera línea.

8.3 Un paciente ingresó recientemente en el hospital por un angioedema. La medicación domiciliaria para la presión arterial incluía nifedipino, enalapril, prazosina y metoprolol. ¿Qué medicación domiciliaria causó con mayor probabilidad el raro efecto secundario del angioedema y no debe reiniciarse?

A. Nifedipino
B. Enalapril
C. Prazosina
D. Metoprolol

Respuesta correcta = B. Los inhibidores de la ECA (enalapril), los BRA (p. ej., losartán) y los inhibidores de la renina (aliskiren) pueden causar angioedema. La aparición de angioedema es más frecuente con los inhibidores de la ECA. Nifedipino puede causar mareos, dolor de cabeza y edema periférico. La prazosina puede provocar taquicardia refleja e hipotensión postural. El metoprolol puede causar insomnio, fatiga y bradicardia.

8.4 La presión arterial de un paciente con hipertensión esencial está en su objetivo con tratamiento usando ramipril. Desde que se inició ramipril, la creatinina sérica ha aumentado 25% por arriba de valores iniciales. ¿Cuál es el siguiente paso apropiado para el tratamiento con ramipril?

A. Descontinuar ramipril
B. Reducir la dosis de ramipril
C. Continuar la dosis actual de ramipril
D. Aumentar la dosis de ramipril

Respuesta correcta = C. La presión arterial está en su objetivo. Los electrolitos (como potasio) y la creatinina sérica deben vigilarse en pacientes que inician con inhibidores de la ECA. Los aumentos en la creatinina sérica de hasta 30% por arriba de valores iniciales son aceptables y no justifican la descontinuación o reducción del tratamiento. Debido a que la presión arterial está en su objetivo, no es necesario aumentar ramipril.

8.5 ¿Cuál de los siguientes resume de forma correcta una importante diferencia en las alteraciones de electrolitos relacionadas con los diuréticos tiazídicos y de asa?

A. Los diuréticos tiazídicos disminuyen el potasio y los diuréticos de asa aumentan el potasio
B. Los diuréticos tiazídicos aumentan el potasio y los diuréticos de asa disminuyen el potasio
C. Los diuréticos tiazídicos disminuyen el calcio y los diuréticos de asa aumentan el calcio
D. Los diuréticos tiazídicos aumentan el calcio y los diuréticos de asa disminuyen el calcio

Respuesta correcta = D. Los diuréticos tiazídicos y los de asa disminuyen el potasio, el sodio y el magnesio. Sin embargo, los diuréticos tiazídicos aumentan el calcio (mediante una excreción urinaria reducida), en tanto que los diuréticos de asa reducen el calcio (mediante una mayor excreción urinaria).

8.6 Un hombre de 45 años ha empezado tratamiento para hipertensión y desarrollado tos seca persistente. Su régimen de medicación consiste en nifedipino, metoprolol, lisinopril, clortalidona, aspirina, metformina y duloxetina. ¿Cuál es más probable que sea responsable de este efecto secundario?

A. Lisinoprilo
B. Clortalidona
C. Nifedipino
D. Metoprolol

Respuesta correcta = A. Es más probable que la tos sea un efecto adverso del inhibidor de la ECA lisinoprilo. Clortalidona, nifedipino y metoprolol no causan este efecto secundario.

8.7 Un hombre de 63 años se presenta para un control de la presión arterial. La presión arterial es de 140/85 mm Hg, que es la misma que en la visita anterior hace 6 semanas. La historia médica anterior incluye diabetes y accidente cerebrovascular. El paciente informa de que se adhiere a las modificaciones del estilo de vida. Basándose en la información proporcionada, ¿qué agente sería una opción razonable para el tratamiento de la hipertensión?

A. Lisinopril
B. Metoprolol
C. Furosemida
D. Espironolactona

Respuesta correcta = A. Dado que el paciente tiene diabetes y antecedentes de accidente cerebrovascular, se recomendaría el uso de tres clases de fármacos en este caso: Inhibidores de la ECA, ARA o diuréticos. El único medicamento que pertenece a una de estas clases es el lisinopril.

8.8 Un paciente se presenta en la clínica después de una visita reciente al hospital por un infarto del miocardio. La presión arterial es de 145/85 mm Hg. El régimen actual consiste en lisinopril (dosis máxima efectiva), aspirina, clopidogrel y amlodipino (dosis máxima efectiva). ¿Cuál es el agente más apropiado para añadir al régimen para lograr una presión arterial objetivo de 130/80 mm Hg?

A. Metoprolol
B. Valsartán
C. Nifedipino
D. Clortalidona

Respuesta correcta = A. Los bloqueadores β (metoprolol) son apropiados para un paciente con infarto del miocardio previo que no tiene la presión arterial objetivo. Los BRA (valsartán) no se recomiendan en combinación con inhibidores de la ECA (lisinopril). El nifedipino pertenece a la misma clase de fármacos que el amlodipino (antagonista del calcio dihidropiridínico). Los diuréticos tiazídicos son una opción una vez que se ha maximizado la dosis de bloqueadores β.

8.9 Un hombre de 75 años acude a su consulta de atención primaria sintiéndose fatigado y débil. En la exploración, el paciente presenta bradicardia y presión arterial de 110/60 mm Hg. El régimen antihipertensivo actual incluye metoprolol, enalapril, amlodipino y clortalidona. ¿Cuál de sus medicamentos está contribuyendo a su baja frecuencia cardiaca?

A. Metoprolol
B. Enalapril
C. Clortalidona
D. Amlodipino

Respuesta correcta = A. Los bloqueadores β pueden reducir la frecuencia cardiaca. Teniendo en cuenta el riesgo en este paciente en particular, la mejor recomendación sería reducir la dosis del metoprolol o disminuir el medicamento hasta suspenderlo.

8.10 A un paciente se le empezó a administrar clortalidona para el tratamiento inicial de la presión arterial y se tituló hasta la dosis máxima efectiva. La presión arterial sigue estando por encima del objetivo. ¿Qué tipo de información sería útil al considerar un segundo agente para alcanzar el objetivo de presión arterial?

A. Peso y altura
B. Antecedentes familiares
C. Empleo
D. Estados de enfermedad concomitantes

Respuesta correcta = D. La hipertensión suele coexistir con otras enfermedades que pueden agravarse con algunos de los fármacos antihipertensivos o que pueden beneficiarse de su uso independientemente de la presión arterial. La adecuación de los fármacos antihipertensivos a un paciente concreto es importante para mejorar los resultados clínicos y evitar posibles efectos adversos.

Diuréticos

Zachary L. Cox

9

I. GENERALIDADES

Los diuréticos son fármacos que aumentan el volumen de orina excretada. La mayoría de los agentes diuréticos son inhibidores de los transportadores de iones renales que disminuyen la reabsorción de Na^+ en diferentes sitios de la nefrona. Como resultado, Na^+ es excretado en cantidades superiores a las normales (natriuresis) junto con otros iones y agua, que se transporta de forma pasiva para mantener un equilibrio osmótico. Así, los diuréticos aumentan el volumen de la orina y a menudo cambian su pH, así como la composición iónica correspondiente de orina y sangre. El alcance de la diuresis causada por las diferentes clases de diuréticos varía de forma considerable dependiendo del segmento de la nefrona en el que trabajan. Además de los inhibidores del transporte de iones, otro tipo de diuréticos incluyen diuréticos osmóticos, antagonistas de aldosterona e inhibidores de la anhidrasa carbónica. Si bien los diuréticos se usan más a menudo para el manejo de la retención excesiva de líquido (edema), muchos agentes dentro de esta clase se prescriben para indicaciones no diuréticas o para los efectos fisiológicos en el organismo resultantes de su actividad en el riñón. Algunos ejemplos, que se analizan más adelante, incluyen el uso de tiazidas en la hipertensión, el uso de inhibidores de la anhidrasa carbónica en el glaucoma y el uso de antagonistas de la aldosterona en la insuficiencia cardiaca. En este capítulo, los fármacos diuréticos (fig. 9-1) se analizan en el orden de la frecuencia de su uso.

DIURÉTICOS TIACÍDICOS
Clorotiazida DIURIL
Clortalidona SOLO GENÉRICO
Hidroclorotiazida (HCTZ) MICROZIDE
Indapamida SOLO GENÉRICO
Metolazona ZAROXOLYN
DIURÉTICOS DE ASA
Bumetanida BUMEX
Ácido etacrínico EDECRIN
Furosemida LASIX
Torsemida DEMADEX
DIURÉTICOS AHORRADORES DE POTASIO
Amilorida MIDAMOR
Eplerenona INSPRA
Espironolactona ALDACTONE
Triamtereno DYRENIUM
INHIBIDORES DE LA ANHIDRASA CARBÓNICA
Acetazolamida DIAMOX
DIURÉTICOS OSMÓTICOS
Manitol OSMITROL

Figura 9-1
Resumen de fármacos diuréticos.

II. REGULACIÓN NORMAL DE LÍQUIDOS Y ELECTROLITOS POR LOS RIÑONES

Entre 16 y 20% de la sangre que entra a los riñones se filtra desde los capilares glomerulares hacia la cápsula de Bowman. El filtrado, aunque normalmente libre de proteínas y células sanguíneas, contiene la mayoría de los componentes plasmáticos de bajo peso molecular en concentraciones similares a las que se encuentran en plasma. Estos incluyen glucosa, bicarbonato de sodio, aminoácidos y otros solutos orgánicos, así como electrolitos, como Na^+, K^+ y Cl^-. El riñón regula la composición iónica y el volumen de la orina mediante reabsorción activa o secreción de iones o reabsorción pasiva del agua en cinco zonas funcionales a lo largo de la nefrona: 1) los túbulos contorneados proximales, 2) el asa de Henle descendente, 3) el asa de Henle ascendente, 4) los túbulos contorneados distales y 5) los túbulos y conductos recolectores (fig. 9-2).

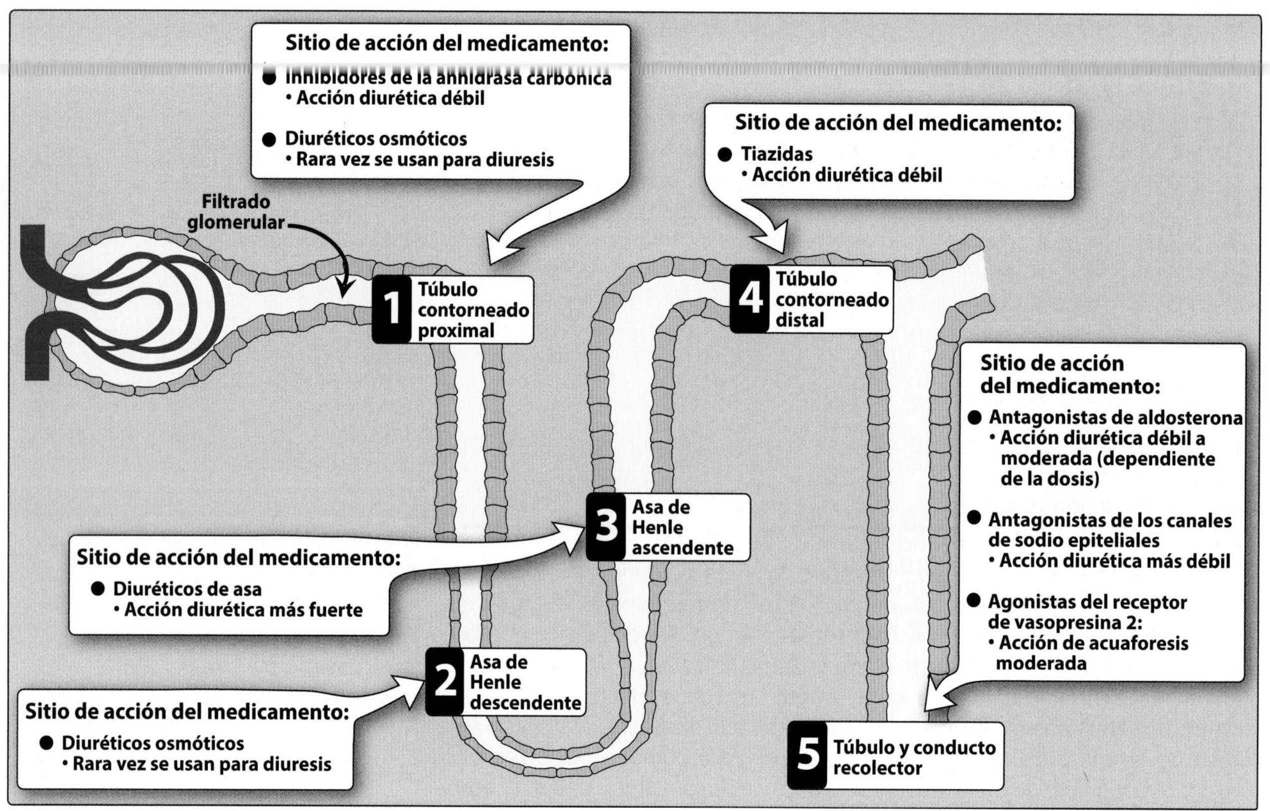

Figura 9-2
Principales ubicaciones de intercambio de iones y agua en la nefrona, que muestra sitios de acción de los fármacos diuréticos.

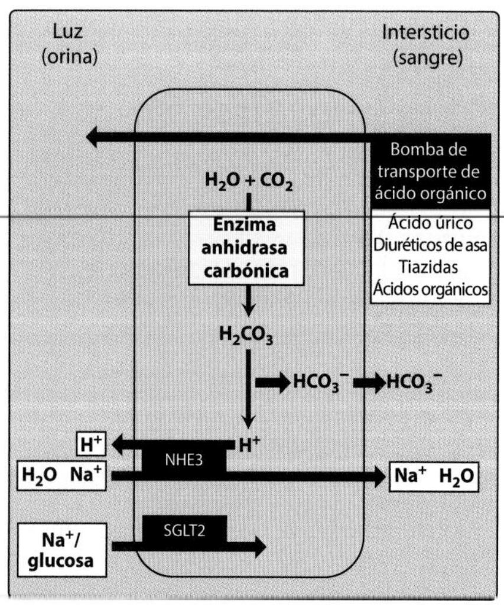

Figura 9-3
Célula del túbulo contorneado proximal. NHE3 = intercambiador sodio-hidrógeno; SGLT2 = cotransportador sodio-glucosa-2.

A. Túbulo contorneado proximal

El túbulo contorneado proximal, ubicado en la corteza del riñón, reabsorbe casi toda la glucosa, el bicarbonato, los aminoácidos y otros solutos (fig. 9-3). Alrededor de 65% del Na^+ (y agua) filtrado se reabsorbe. El Na^+ se reabsorbe a través del intercambiador sodio-hidrógeno (NHE3) a cambio de H^+ y a través del cotransportador sodio-glucosa-2. Aunque los inhibidores del cotransportador de sodio-glucosa-2 tienen una acción diurética, sus indicaciones principales no están relacionadas con la diuresis e incluyen diabetes (véase cap. 24), insuficiencia cardiaca (véase cap. 10) y enfermedad renal crónica. El Na^+ que se reabsorbe se bombea hacia el intersticio mediante la bomba de Na^+/K^+-adenosina trifosfatasa (ATPasa). Considerando la elevada permeabilidad de agua, alrededor de 60% de ésta se reabsorbe a partir de la luz a la sangre para mantener una igualdad osmolar. El cloro entra a la luz del túbulo a cambio de un anión, como oxalato, así como de forma paracelular a través de la luz. La anhidrasa carbónica en la membrana luminal y el citoplasma de las células tubulares proximales modulan la reabsorción de bicarbonato. A pesar de tener el mayor porcentaje de Na^+ filtrado que se reabsorbe, los diuréticos que funcionan en el túbulo contorneado proximal exhiben débiles propiedades diuréticas. Esta débil actividad es el resultado de la presencia de un área de alta capacidad para reabsorción de Na^+ (asa de Henle) esto es distal al túbulo contorneado proximal, el cual permite la reabsorción de Na^+ que queda en la luz y limita la diuresis efectiva.

El túbulo proximal es el sitio de los sistemas secretores de ácidos y bases orgánicos. El sistema secretor de ácido orgánico, ubicado en el tercio medio del túbulo proximal, secreta una variedad de ácidos orgánicos, como ácido úrico, algunos antibióticos y diuréticos, desde el torrente sanguíneo hacia la luz tubular proximal. El sistema secretor de ácido orgánico es saturable y los fármacos diuréticos en el torrente sanguíneo compiten por la transferencia con los ácidos orgánicos endógenos, como el ácido úrico. También puede ocurrir una variedad de otras interacciones, como *probenecid*, el cual interfiere con la secreción de *penicilina.* El sistema secretor de bases orgánicas, ubicado en los segmentos superior y medio del túbulo proximal, es responsable de la secreción de creatinina y colina.

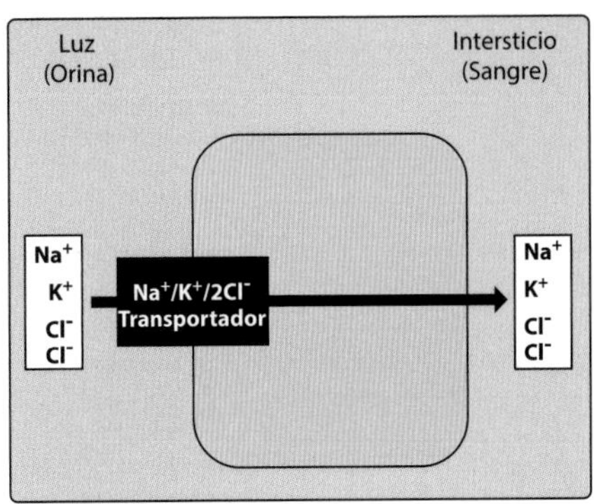

Figura 9-4
Célula del asa de Henle ascendente.

B. Asa de Henle descendente

El filtrado restante, que es isotónico, entra a continuación al tramo descendente del asa de Henle y pasa hacia la médula del riñón. El agua se reabsorbe debido al intersticio hipertónico de la médula. La osmolaridad del filtrado aumenta a lo largo de la porción descendente del asa de Henle debido al mecanismo de contracorriente que es responsable de la absorción de agua. Esto da como resultado un líquido tubular con un aumento de tres veces en la concentración de Na^+ y Cl^-. Los diuréticos osmóticos ejercen parte de su acción en esta región.

C. Asa de Henle ascendente

Las células del epitelio tubular ascendente son únicas porque son impermeables al agua. La reabsorción activa de Na^+, K^+ y Cl^- está mediada por el cotransportador $Na^+/K^+/2Cl^-$ (fig. 9-4). Tanto Mg^{2+} como Ca^{2+} se reabsorben a través de la vía paracelular. Así, el asa ascendente diluye el líquido tubular y aumenta la osmolaridad del intersticio medular, que impulsa la reabsorción de agua en otros segmentos de la nefrona. Entre 25 y 30% del cloruro de sodio filtrado se absorbe aquí. Debido a que el asa de Henle ascendente es un importante sitio de reabsorción de sal y no hay segmentos distales capaces de una reabsorción significativa de Na^+ y agua, los fármacos que afectan este sitio (p. ej., diuréticos de asa) tienen el mayor efecto diurético.

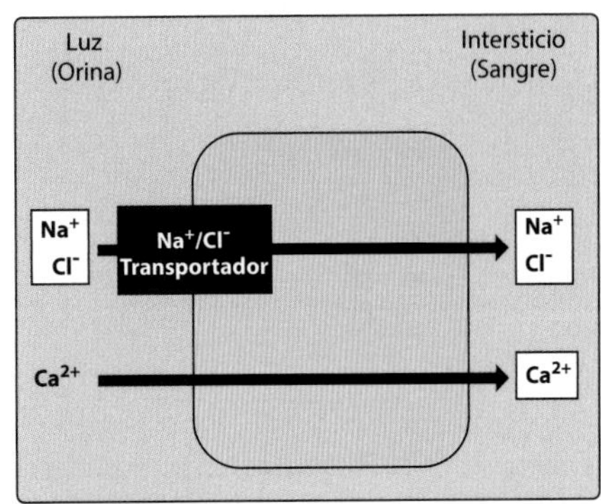

Figura 9-5
Célula de túbulo contorneado distal.

D. Túbulo contorneado distal

Las células del túbulo contorneado distal también son impermeables al agua. Alrededor de 5 a 10% del cloruro de sodio filtrado se reabsorbe a través del transportador de Na^+/Cl^-, que es el objetivo de los diuréticos tiazídicos. Bajo la regulación de la hormona paratiroidea, la reabsorción de calcio está medida por un canal apical y después se transporta por el intercambiador de Na^+/Ca^{2+} al líquido intersticial (fig. 9-5).

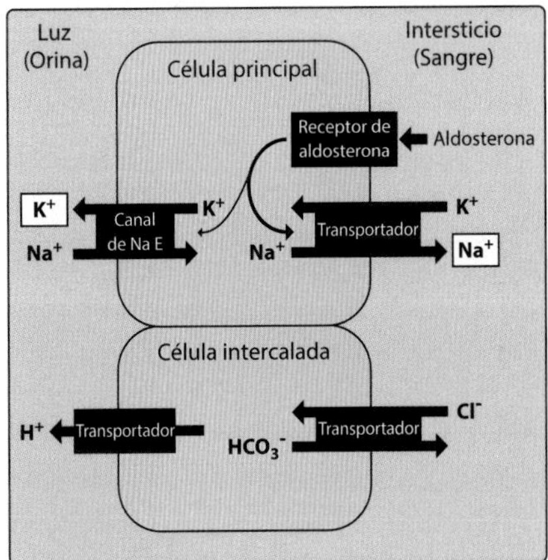

Figura 9-6
Células del túbulo y el conducto recolector. Canal Na E = canal de sodio epitelial.

E. Túbulo y conducto recolector

Las principales células del conducto y el túbulo recolector son responsables del transporte de Na^+, K^+ y agua, en tanto que las células intercaladas afectan la secreción de H^+ (fig. 9-6). Aproximadamente 1 a 2% del sodio filtrado entra a las células principales a través de los canales de sodio epiteliales. Estos canales se inhiben por *amilorida* y *triamtereno.* Una vez en el interior de la célula, la reabsorción de Na^+ depende de la bomba de Na^+/K^+-ATPasa para su transporte hacia la sangre. Los receptores de aldosterona en las células principales influyen sobre la reabsorción de Na^+ y la secreción de K^+. Aldosterona aumenta la síntesis de los canales de sodio epitelial y de la bomba de Na^+/K^+-ATPasa para aumentar la reabsorción de Na^+ y la excreción de K^+. La hormona antidiurética (ADH; vasopresina) se une a los receptores V2 para promover la reabsorción de agua a través de los canales de acuaporina.

III. TIAZIDAS

Las tiazidas son los diuréticos más utilizados por sus efectos antihipertensivos. Sin embargo, la eficacia de las tiazidas para la hipertensión no depende por completo de sus acciones diuréticas. Estos agentes también reducen la resistencia vascular periférica con el tratamiento a largo plazo. A pesar de ser derivados de sulfonamida, las tiazidas por lo general no causan reacciones de hipersensibilidad en pacientes con alergia a los antimicrobianos de sulfonamida, como *sulfametoxazol.* Todas las tiazidas afectan al túbulo contorneado distal (fig. 9-2) y todas tienen efectos diuréticos máximos iguales, que difieren solo en su potencia. Las tiazidas en ocasiones se denominan "diuréticos de techo bajo" debido a que el aumentar la dosis por arriba de las dosis terapéuticas normales no promueve una respuesta diurética adicional.

A. Tiazidas y medicamentos tipo tiazida

Clorotiazida fue la primera tiazida con actividad oral, aunque la *hidroclorotiazida* y la *clortalidona* se usan ahora con mayor frecuencia debido a una mejor biodisponibilidad. *Hidroclorotiazida* es más potente, de modo que la dosis requerida es considerablemente menor que con *clorotiazida,* pero su eficacia es comparable con la del fármaco original. En todos los demás aspectos, *hidroclorotiazida* se parece a *clorotiazida. Clortalidona* es casi el doble de potente que *hidroclorotiazida. Clortalidona, indapamida* y *metolazona* se conocen como diuréticos tipo tiazida debido a que carecen de la estructura química característica de benzotiadizina; sin embargo, su mecanismo de acción, sus indicaciones y sus efectos adversos son similares a los de *hidroclorotiazida*.

1. **Mecanismo de acción:** los diuréticos tiazídicos y similares a tiazida actúan sobre todo en el túbulo contorneado distal para disminuir la reabsorción de Na^+ mediante la inhibición del cotransportador de Na^+/Cl^- (fig. 9-5). Como resultado, estos fármacos aumentan la concentración de Na^+ y Cl^- en el líquido tubular. Las tiazidas deben excretarse hacia la luz tubular en el túbulo contorneado distal para ser efectivas (fig. 9-3). Por lo tanto, la función renal decreciente reduce los efectos diuréticos. Los efectos antihipertensivos de las tiazidas pueden persistir incluso cuando la filtración glomerular está por debajo de 30 mL/min/1.73m^2. Sin embargo, la hipertensión a este nivel de disfunción renal a menudo se acompaña de hipervolemia, lo que requiere un cambio a diuréticos de asa para el manejo del estado de volumen y el control de la presión arterial. La eficacia de las tiazidas puede disminuir con el uso concomitante de fármacos antiinflamatorios no esteroides (AINE), como *indometacina,* que inhibe la producción de las prostaglandinas renales y reduce el flujo de sangre renal.

2. **Acciones**

   a. **Aumento de la excreción de Na^+ y Cl^-:** los diuréticos tiazídicos y tipo tiazida causan diuresis con aumento de la excreción de Na^+ y Cl^-, lo que puede resultar en la excreción de orina muy hiperosmolar (concentrada). Este último efecto es único, debido a que las

CLASE DE DIURÉTICO	VOLUMEN DE ORINA	EXCRECIÓN URINARIA DE:						
		Na^+	K^+	Mg^{2+}	Ca^{2+}	Cl^-	HCO_3^-	Ácido úrico
Tiazida	**Inicial:** ↑ **Crónico:** ↔	↑	↑	↑	↓	↑	↓	↓
Asa	↑↑↑	↑↑	↑↑	↑	↑↑	↑	↓↓	↓
Ahorradores de potasio								
Antagonistas de aldosterona	↑	↔	↓	↔	↔	↔	↔	↔
Antagonistas de los canales de sodio epiteliales	↔	↔	↓	↔	↔	↔	↔	↔
Inhibidor de la anhidrasa carbónica	↑	↔	↑	↔	↔	↔	↑	↔

Figura 9-7
Excreción urinaria por tratamiento de diuréticos.

otras clases de diuréticos tienen pocas probabilidades de producir una orina hiperosmolar. En la figura 9-7 se delinean los cambios relativos en la composición iónica de la orina con diuréticos tiazídicos y tipo tiazida.

b. **Disminución de la excreción urinaria de calcio:** los diuréticos tiazídicos y tipo tiazida disminuyen el contenido de Ca^{2+} de la orina al promover la reabsorción de Ca^{2+} en el túbulo contorneado distal donde la hormona paratiroidea regula la reabsorción.

c. **Reducción de la resistencia vascular periférica:** una reducción inicial en la presión arterial resulta de una disminución en el volumen sanguíneo y, por lo tanto, una disminución en el gasto cardiaco. Con el tratamiento continuo, el volumen de sangre regresa a valores iniciales. Sin embargo, los efectos antihipertensivos continúan, resultado de una resistencia vascular periférica reducida causada por relajación del músculo liso arteriolar.

3. Usos terapéuticos

a. **Hipertensión:** en clínica, las tiazidas son la base del tratamiento antihipertensivo, debido a que no son costosas, son convenientes de administrar y bien toleradas. La presión arterial puede reducirse con una dosis diaria de tiazida. A dosis equipotentes a *hidroclorotiazida, clortalidona* se considera una opción preferida por algunos médicos debido a su vida media más prolongada (50 a 60 h) y un mejor control de la presión arterial a lo largo de todo el día. Sin embargo, las guías de tratamiento actuales para hipertensión no recomiendan ninguna tiazida de forma preferencial.

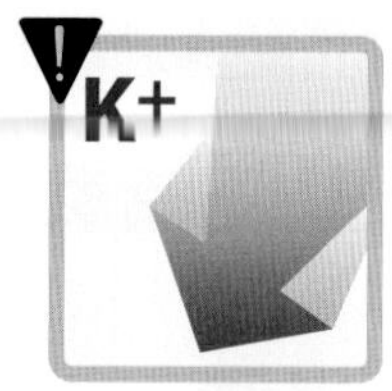

Hipopotasemia

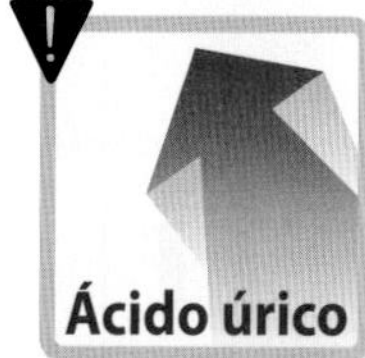

Hiperuricemia

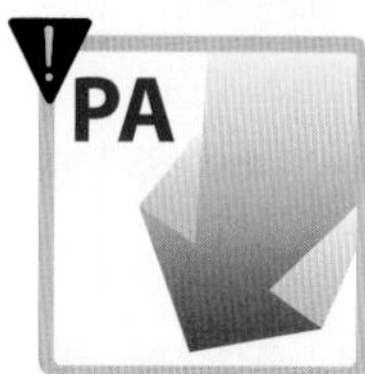

Hipotensión

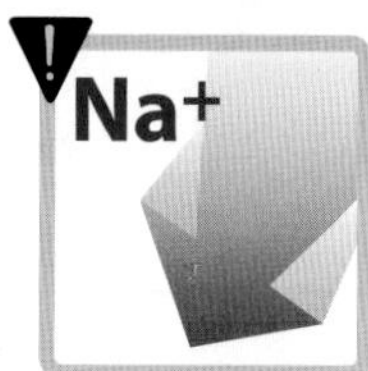

Hiponatremia

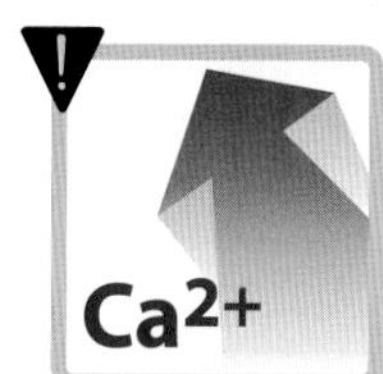

Hipercalcemia

Figura 9-8
Resumen de efectos adversos que suelen observarse con las tiazidas y los medicamentos similares a tiazidas.

b. **Insuficiencia cardiaca:** los diuréticos de asa (no tiazidas) son los diuréticos de elección para reducir el volumen extracelular en la insuficiencia cardiaca. Sin embargo, los diuréticos tiazídicos pueden añadirse en pacientes resistentes a los diuréticos de asa, con monitorización cuidadosa para detectar hipopotasemia. *Metolazona* es el utilizado con mayor frecuencia como una adición a los diuréticos de asa, aunque hay una falta de evidencia de que sea más efectiva que otras tiazidas para esta indicación cuando se administra a dosis equipotentes. Históricamente, las tiazidas fueron administrados 30 min antes de los diuréticos de asa para permitir que la tiazida tuviera tiempo de alcanzar el sitio de acción cuando se combinaba con diuresis aumentada en la resistencia a diuréticos. Esta práctica no es necesaria y no se apoya en la práctica actual.

c. **Hipercalciuria:** las tiazidas pueden ser útiles para tratar la hipercalciuria idiopática y los cálculos de oxalato de calcio en las vías urinarias, debido a que inhiben la excreción urinaria de Ca^{2+}.

d. **Diabetes insípida:** las tiazidas tienen la capacidad única de producir orina hiperosmolar. Las tiazidas pueden utilizarse como tratamiento de la diabetes insípida nefrógena. El volumen de orina en estos individuos puede caer de 11 a cerca de 3 L/día cuando se tratan con tiazidas.

4. **Farmacocinética:** como clase, las tiazidas son efectivas por vía oral, con una biodisponibilidad de 60 a 70%. *Clorotiazida* tiene una biodisponibilidad mucho menor (15 a 30%) y es la única tiazida con una forma de dosis intravenosa. La mayoría de las tiazidas toman de 1 a 3 semanas para producir una reducción estable en la presión arterial y exhiben una vida media prolongada (de 10 a 15 h). Estos agentes se excretan de forma primaria sin cambios en la orina. *Indapamida* difiere de la clase debido a que pasa por metabolismo hepático y se excreta tanto en la orina como en la bilis.

5. **Efectos adversos:** estos incluyen sobre todo problemas en el equilibrio de líquidos y electrolitos (fig. 9-8).

a. **Hipopotasemia:** la hipopotasemia es el problema más frecuente con los diuréticos tiazídicos. Debido a que las tiazidas aumentan el Na^+ en el filtrado que llega al túbulo distal, también se intercambia más K^+ por Na^+, resultando en una continua pérdida de K^+ del cuerpo con el uso prolongado de estos fármacos. Así, el K^+ sérico debe medirse de forma periódica (con mayor frecuencia al inicio del tratamiento) para monitorizar el desarrollo de hipopotasemia. Puede ser necesaria la suplementación con potasio o la combinación con un diurético ahorrador de potasio. Las dietas bajas en sodio reducen el agotamiento de potasio causado por los diuréticos tiazídicos.

b. **Hipomagnesemia:** la pérdida urinaria de magnesio puede causar hipomagnesemia.

c. **Hiponatremia:** la hiponatremia puede desarrollarse debido a elevación de la ADH, así como a una menor capacidad de dilución de los riñones y aumento de la sed.

d. **Hiperuricemia:** las tiazidas aumentan el ácido úrico en suero al disminuir la cantidad de ácido que se excreta a través de competencia en el sistema secretor de ácido orgánico. Al ser insoluble, el ácido úrico se deposita en las articulaciones y puede precipitar una crisis de gota en personas predispuestas. Por lo tanto, las tiazidas deben usarse con precaución en pacientes con gota o concentraciones elevadas de ácido úrico.

e. **Hipovolemia:** puede causar hipotensión ortostática o mareo.

f. **Hipercalcemia:** las tiazidas inhiben la secreción de Ca^{2+}, causando en ocasiones hipercalcemia (concentraciones elevadas de Ca^{2+} en la sangre).

g. **Hiperglucemia:** el tratamiento con tiazidas puede causar elevaciones leves en la glucosa sérica, posiblemente debido a una alteración en la liberación de insulina relacionada con hipopotasemia. Los pacientes con diabetes siguen beneficiándose del tratamiento con tiazidas, pero debe vigilarse la glucosa para valorar la necesidad de un ajuste en el tratamiento de la diabetes si se inician tiazidas.

IV. DIURÉTICOS DE ASA

Diuréticos de asa tienen su mayor acción diurética sobre el tramo ascendente del asa de Henle (fig. 9-2). De todos los diuréticos, estos fármacos tienen la mayor eficacia para movilizar Na^+ y Cl^- del cuerpo, produciendo cantidades abundantes de orina. De forma similar a las tiazidas, los diuréticos de asa por lo general no causan reacciones de hipersensibilidad en pacientes con alergia a los antimicrobianos sulfonamida como *sulfametoxazol* debido a diferencias estructurales en su derivado de sulfonamida.

A. Medicamentos diuréticos de asa

Los diuréticos de asa incluyen *bumetanida*, *furosemida*, *torsemida* y *ácido etacrínico*. *Furosemida* es el más usado de estos fármacos. El uso de *bumetanida* y *torsemida* está aumentando, ya que estos agentes tienen mejor biodisponibilidad y son más potentes comparados con *furosemida*. El *ácido etacrínico* se usa en casos raros debido a su perfil de efectos adversos.

1. **Mecanismo de acción:** los diuréticos de asa inhiben el cotransportador de $Na^+/K^+/2Cl^-$ ubicado en la membrana luminal en el tramo ascendente del asa de Henle (fig. 9-4). Por lo tanto, la reabsorción de estos iones hacia la médula renal está disminuida. Al reducir la presión osmótica en la médula, se reabsorbe menos agua desde los segmentos permeables al agua, como el asa de Henle descendente, causando diuresis. Estos agentes tienen el mayor efecto diurético de todos los diuréticos debido a que el asa ascendente se encarga de la reabsorción de 25 a 30% del NaCl filtrado y los sitios corriente abajo no son capaces de compensar el aumento en la carga de Na^+. Los diuréticos de asa deben excretarse hacia la luz tubular en el túbulo contorneado proximal para ser efectivos (fig. 9-3). Los AINE inhiben a síntesis de prostaglandina renal y pueden reducir la acción diurética de los diuréticos de asa.

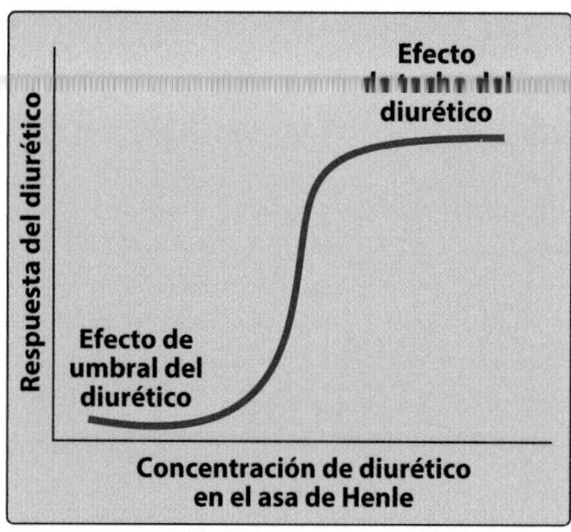

Figura 9-9
Curva de dosis-respuesta de los diuréticos de asa.

2. **Acciones**

   a. **Diuresis:** los diuréticos de asa causan diuresis incluso en pacientes con una función renal deficiente o una falta de respuesta a otros diuréticos. Los cambios en la composición de la orina inducidos por los diuréticos de asa se muestran en la figura 9-7.

   Los diuréticos de asa exhiben una curva de dosis-respuesta sigmoidal (en forma de "S") con tres partes: 1) un efecto máximo, 2) un aumento rápido en la diuresis con pequeños cambios en la concentración farmacológica y 3) un efecto de techo (fig. 9-9). Debe elegirse una dosis para cruzar el umbral de respuesta, que es específico de cada paciente. El reducir la dosis efectiva con la intención de una reducción en la diuresis puede resultar en ausencia de diuresis, si la concentración de diuréticos de asa disminuye por debajo del umbral de respuesta. De igual modo, el aumentar la dosis efectiva puede no causar más diuresis debido al efecto máximo. Así, después de determinar una dosis diurética efectiva, el médico debe modificar la frecuencia de administración para aumentar o disminuir la diuresis diaria.

Aplicación clínica 9-1. Dosificación de los diuréticos de asa

La dosificación de los diuréticos de asa es muy personalizada debido a que la curva sigmoidal dosis-respuesta se desplaza hacia abajo (menor efecto máximo o techo) y hacia la derecha (mayor concentración de diurético necesaria para cruzar el umbral diurético) en los pacientes resistentes a los diuréticos. Una de las decisiones más difíciles es la selección de la dosis de diuréticos de asa intravenosos (IV) cuando un paciente ingresa en el hospital por hipervolemia. La dosis intravenosa inicial es mejor elegirla entre 2 y 2.5 veces la dosis de diurético oral crónico administrado a ese paciente. Por ejemplo, un paciente que recibe 40 mg de furosemida por vía oral dos veces al día recibiría 100 mg de furosemida por vía intravenosa dos veces al día. Para los pacientes que no tienen experiencia con diuréticos, la furosemida IV de 40 a 80 mg dos veces al día es una estrategia de dosificación empírica razonable. Las dosis subsiguientes deben ajustarse en función de la respuesta diurética obtenida con la dosis inicial. La respuesta diurética puede medirse en función de la cantidad de diuresis, el sodio excretado en la orina o el peso perdido. Si la diuresis no aumenta sustancialmente en las 2 h siguientes a la dosis de diurético, debe administrarse rápido una dosis mayor (normalmente el doble de la dosis anterior). No es necesario esperar hasta la siguiente dosis programada para realizar un ajuste de la dosis.

   b. **Aumento de la excreción urinaria de calcio:** a diferencia de las tiazidas, los diuréticos de asa aumentan el contenido de Ca^{2+} en la orina. En pacientes con concentraciones séricas normales de Ca^{2+}, no ocurre hipocalcemia debido a que el Ca^{2+} se reabsorbe en el túbulo contorneado distal.

   c. **Venodilatación:** antes de sus acciones diuréticas, los diuréticos de asa causan venodilatación aguda y reducen las presiones de llenado ventricular izquierdo a través de una mayor síntesis de prostaglandinas.

3. **Usos terapéuticos**

   a. **Edema:** los diuréticos de asa son los fármacos de elección para el tratamiento del edema pulmonar y el edema periférico agudo/crónico causado por insuficiencia cardiaca o afección renal. Debido a su rápido inicio de acción, sobre todo cuando se administran por vía intravenosa, los fármacos son útiles en situaciones de urgencia como edema pulmonar agudo.

b. **Hipercalcemia:** los diuréticos de asa (junto con la hidratación) también son útiles para tratar la hipercalcemia, debido a que estimulan la excreción de Ca^{2+} tubular.

c. **Hiperpotasemia:** los diuréticos de asa pueden usarse con o sin remplazo del líquido intravenoso para el tratamiento de la hiperpotasemia.

4. **Farmacocinética:** los diuréticos de asa se administran por vía oral o parenteral. *Furosemida* tiene una biodisponibilidad impredecible de 10 a 90% después de su administración oral. *Bumetanida* y *torsemida* tienen una biodisponibilidad confiable de 80 a 100%, lo que hace que estos agentes se prefieran para tratamiento oral. La duración de acción es de aproximadamente 6 h para *furosemida* y *bumetanida* y moderadamente más prolongada para *torsemida,* lo que permite a los pacientes predecir la ventana de diuresis. [Nota: el nombre comercial de furosemida es Lasix, lo que denota que la duración de la actividad "es de 6" horas].

5. **Efectos:** los problemas con líquidos y electrolitos son los efectos adversos predominantes (fig. 9-10).

a. **Hipovolemia aguda:** los diuréticos de asa pueden causar una reducción intensa y rápida del volumen sanguíneo, con la posibilidad de hipotensión, choque y arritmias cardiacas.

b. **Hipopotasemia:** la carga pesada de Na^+ presentada al túbulo recolector produce mayor intercambio de Na^+ tubular para K^+, lo que causa hipopotasemia, el efecto adverso más frecuente de los diuréticos de asa. La pérdida de K^+ de las células a cambio de H^+ causa alcalosis hipopotasiémica. El uso de diuréticos ahorradores de potasio o de suplementación con K^+ puede prevenir el desarrollo de hipopotasemia.

c. **Hipomagnesemia:** la pérdida urinaria de magnesio puede causar hipomagnesemia.

d. **Ototoxicidad:** puede ocurrir hipoacusia reversible o permanente con los diuréticos de asa, en especial cuando se infunden por vía intravenosa a una velocidad rápida, a dosis elevadas o cuando se usan en conjunto con otros fármacos ototóxicos (p. ej., antibióticos aminoglucósidos). Con la dosificación actual y velocidades de infusión apropiadas, la ototoxicidad es una ocurrencia rara. El *ácido etacrínico* es el que tiene más probabilidades de causar ototoxicidad. Aunque menos frecuente, la función vestibular también puede verse afectada e inducir vértigo.

e. **Hiperuricemia:** los diuréticos de asa compiten con el ácido úrico por los sistemas secretores renales, con lo que bloquean su secreción. Estos agentes pueden causar o exacerbar las crisis gotosas.

f. **Hiponatremia:** es menos común que con las tiazidas y normalmente solo se produce cuando se combina con otro proceso de enfermedad que disminuye el sodio sérico o en el caso de la ingestión abundante de agua.

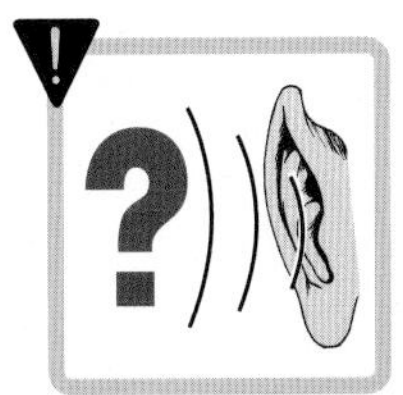

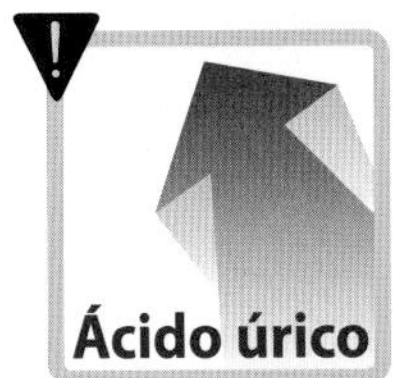

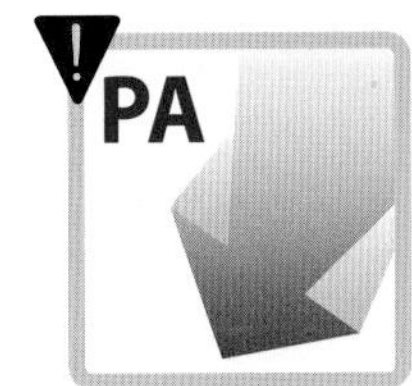

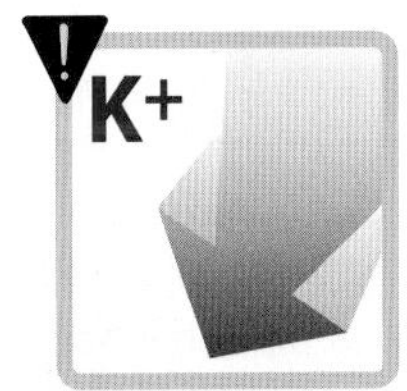

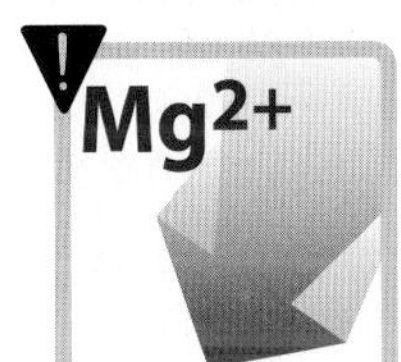

Figura 9-10
Resumen de efectos adversos que suelen observarse con los diuréticos de asa.

V. DIURÉTICOS AHORRADORES DE POTASIO

Los diuréticos ahorradores de potasio actúan en los túbulos colectores para inhibir la reabsorción de Na^+ y la excreción de K^+ (fig. 9-6). Las concentraciones de potasio deben vigilarse en pacientes tratados con diuréticos ahorradores de potasio. Estos fármacos deben usarse con precaución en la disfunción renal moderada y evitarse en pacientes con disfunción renal grave debido al riesgo elevado de hiperpotasemia. Dentro de esta clase, hay fármacos con dos mecanismos de acción distintivos con diferentes indicaciones de uso: antagonistas de aldosterona y bloqueadores de los canales de sodio epiteliales. Los cambios en la composición de la orina inducidos por los diuréticos ahorradores de potasio se muestran en la figura 9-7.

A. Antagonistas de la aldosterona

1. **Mecanismo de acción:** *espironolactona* y *eplerenona* son esteroides sintéticos que antagonizan los receptores de aldosterona. Esto previene la translocación del complejo receptor hacia el núcleo de la célula blanco, lo que posteriormente resulta en una falta de proteínas intracelulares que estimulan los sitios de intercambio de Na^+/K^+ del túbulo recolector. Así, los antagonistas de aldosterona previenen la reabsorción de Na^+ y, por lo tanto, la secreción de K^+ y H^+. *Eplerenona* es más selectiva para los receptores de aldosterona y causa menos efectos endocrinos (p. ej., ginecomastia) que *espironolactona,* que también se une a los receptores de progesterona y andrógeno.

Aplicación clínica 9-2. Antagonistas de la aldosterona

Los antagonistas de la aldosterona tienen efectos diversos según la dosis utilizada y el estado de la enfermedad tratada. En la insuficiencia cardiaca con fracción de eyección reducida, los regímenes de 25 a 50 mg una vez al día de *espironolactona* o *eplerenona* reducen la muerte y hospitalización sin un efecto diurético significativo ni una reducción de la presión arterial. En la hipertensión resistente, las mismas dosis diarias producen una disminución de forma significativa de la presión arterial. A dosis diarias de 100 mg o más, *espironolactona* y *eplerenona* producen diuresis clínicamente significativa y se utilizan para el tratamiento de la ascitis cirrótica. Independientemente del estado de la enfermedad, el riesgo de hiperpotasemia aumenta con la dosis y con tasas de filtración glomerular más bajas (en particular, inferiores a 30 mL/ min/1.73 m^2).

2. **Acciones:** *espironolactona* y *eplerenona* antagonizan los receptores de aldosterona en los sitios renales, lo que causa diuresis, y en los sitios no renales, lo que causa otros efectos. En la mayoría de los estados edematosos, las concentraciones en sangre de aldosterona son elevadas, lo que causa retención de Na^+. *Espironolactona* antagoniza la actividad de aldosterona, lo que resulta en la retención de K^+ y la excreción de Na^+.

3. **Usos terapéuticos**

   a. **Edema:** los antagonistas de aldosterona son diuréticos particularmente efectivos cuando se usan en dosis elevadas para edema relacionado con hiperaldosteronismo secundario, como cirrosis hepática y síndrome nefrótico. *Espironolactona* es el diurético de elección en pacientes con cirrosis hepática con líquido en la cavidad peritoneal (ascitis). En contraste, en pacientes que no tienen concentraciones circulantes significativas de aldosterona, hay un efecto diurético mínimo con el uso de este fármaco.

   b. **Hipopotasemia:** aunque los antagonistas de aldosterona tienen una baja eficacia para movilizar Na^+ del cuerpo en comparación con otros diuréticos, tienen el efecto secundario propiedad de causar retención de K^+. Estos agentes suelen administrarse junto con diuréticos tiazídicos o de asa para contrarrestar la excreción de K^+ que ocurre con estos diuréticos.

c. **Insuficiencia cardiaca:** los antagonistas de aldosterona se emplean a dosis menores para prevenir remodelación miocárdica mediada por aldosterona. Se ha mostrado que el uso de estos agentes disminuye la mortalidad relacionada con insuficiencia cardiaca, en particular en aquellos con una fracción de expulsión reducida.

d. **Hipertensión resistente:** la hipertensión resistente, definida por el uso de tres o más medicamentos sin alcanzar el objetivo de presión arterial, a menudo responde bien a los antagonistas de aldosterona. Este efecto puede apreciarse en aquellos con o sin concentraciones elevadas de aldosterona.

e. **Síndrome de ovario poliquístico:** *espironolactona* se utiliza a menudo fuera de indicación para el tratamiento del síndrome de ovario poliquístico. Bloquea los receptores de andrógenos e inhibe la síntesis de esteroides en dosis elevadas, con lo que ayuda a compensar las concentraciones elevadas de andrógenos que se observan en este trastorno.

4. **Farmacocinética:** tanto *espironolactona* como *eplerenona* se absorben bien después de su administración oral. *Espironolactona* se metaboliza extensamente y se convierte a varios metabolitos activos, que contribuyen a los efectos terapéuticos. *Eplerenona* se metaboliza por el citocromo P450 3A4.

5. **Efectos adversos**

a. **Hiperpotasemia:** es el efecto secundario más frecuente. Es dependiente de la dosis y aumenta con la disfunción renal o el uso de otros agentes ahorradores de potasio, como inhibidores de la enzima convertidora de angiotensina y suplementos de potasio.

b. **Ginecomastia:** *espironolactona,* pero no *eplerenona,* puede inducir ginecomastia en alrededor de 10% de pacientes masculinos y provocar irregularidades menstruales en mujeres.

B. Triamtereno y amilorida

Triamtereno y *amilorida* bloquean los canales de sodio epiteliales, lo que resulta en una disminución en el intercambio de Na^+/K^+. Aunque tienen una acción diurética ahorradora de K^+ similar a la de los antagonistas de aldosterona, su capacidad para bloquear el sitio de intercambio de Na^+/K^+ en el túbulo recolector no depende de la presencia de aldosterona. Al igual que los antagonistas de aldosterona, estos agentes no son unos diuréticos muy eficaces. Tanto *triamtereno* como *amilorida* suelen usarse en combinación con otros diuréticos, casi únicamente por sus propiedades ahorradoras de potasio.

VI. INHIBIDOR DE LA ANHIDRASA CARBÓNICA

Acetazolamida y otros inhibidores de la anhidrasa carbónica se usan con mayor frecuencia por sus otras acciones farmacológicas que por su efecto diurético, debido a que son mucho menos eficaces que los diuréticos tiazídicos o de asa para favorecer la diuresis.

A. Acetazolamida

1. **Mecanismo de acción:** *acetazolamida* inhibe la anhidrasa carbónica ubicada en un sitio intracelular (citoplasma) y en la membrana apical del epitelio tubular proximal (fig. 9-3). [Nota: la anhidrasa carbónica cataliza la reacción de CO_2 y H_2O que conduce a H_2CO_3, que se ioniza de forma espontánea a H^+ y HCO_3^- (bicarbonato)]. La menor capacidad para intercambiar Na^+ por H^+ en presencia de *acetazolamida* resulta en una diuresis leve. Además, HCO_3^- se retiene en la luz, con una elevación marcada en el pH urinario. La pérdida de HCO_3^- causa acidosis metabólica hiperclorémica. Los cambios en la composición de los electrolitos urinarios inducidos por *acetazolamida* se resumen en la figura 9-7.

2. **Usos terapéuticos**

   a. **Glaucoma:** *acetazolamida* oral disminuye la producción de humor acuoso y reduce la presión intraocular en pacientes con glaucoma de ángulo abierto crónico, probablemente al bloquear la anhidrasa carbónica en el cuerpo ciliar del ojo. Los inhibidores tópicos de la anhidrasa carbónica, como *dorzolamida* y *brinzolamida,* tienen la ventaja de no causar efectos sistémicos.

   b. **Mal de montaña:** *acetazolamida* puede usarse en la profilaxis de los síntomas del mal de montaña creando una acidosis metabólica para mitigar una alcalosis respiratoria en desarrollo por la disminución de la concentración de oxígeno inhalado. *Acetazolamida* previene la debilidad, falta de aliento, mareo, náusea y edema tanto cerebral como pulmonar característico del síndrome.

3. **Farmacocinética:** *acetazolamida* puede administrarse por vía oral o intravenosa. Está unida a proteínas aproximadamente en 90% y se elimina por vía renal tanto por secreción tubular activa como por reabsorción pasiva.

4. **Efectos adversos:** pueden ocurrir acidosis metabólica (leve), agotamiento de potasio, formación de cálculos renales, somnolencia y parestesias. El fármaco debe evitarse en pacientes con cirrosis hepática, debido a que puede causar disminución en la excreción de NH_4^+.

VII. DIURÉTICOS OSMÓTICOS

Un número de sustancias químicas simples e hidrofílicas que se filtran a través del glomérulo, como *manitol,* resultan en diuresis (fig}. 9-2). Las sustancias filtradas con poca o ninguna reabsorción resultan en una mayor osmolaridad del líquido tubular. Esto previene una reabsorción adicional de agua en el asa de Henle descendente y el túbulo contorneado proximal, lo que causa diuresis osmótica con poca excreción adicional de Na^+ (acuaresis). Por lo tanto, estos agentes no son útiles para tratar condiciones en que ocurre retención de Na^+. Se usan para mantener el flujo de orina después de la ingestión tóxica aguda de sustancias capaces de producir insuficiencia renal aguda. Los diuréticos osmóticos son una base del tratamiento para pacientes con aumento de la presión intracraneal. [Nota: *manitol* no se absorbe cuando se administra por vía oral y debe administrarse por vía intravenosa]. Los efectos adversos incluyen deshidratación y expansión de agua extracelular por los efectos osmóticos en la circulación sistémica. La expansión de agua extracelular ocurre debido a que la presencia de *manitol* en el líquido extracelular extrae agua de las células y causa hiponatremia hasta que ocurre la diuresis.

Resumen del capítulo

- Las distintas clases de diuréticos actúan en diferentes segmentos de la nefrona, producen magnitudes variables de diuresis, contribuyen a diferentes cambios de electrolitos séricos y tienen indicaciones terapéuticas únicas al margen de su acción diurética.
- Los diuréticos tiazídicos (y similares) actúan en los túbulos contorneados distales; sin embargo, su efecto diurético leve y transitorio limita su uso como monoterapia en el tratamiento de la hipervolemia. El uso principal de esta clase es el tratamiento de la hipertensión.
- Los diuréticos del asa actúan en el asa de Henle ascendente para producir la mayor magnitud de diuresis. Esta es la principal clase de diuréticos utilizada para tratar las condiciones de hipervolemia.
- Dos clases distintas de medicamentos, los antagonistas de la aldosterona y los antagonistas de los canales de sodio epiteliales, se clasifican como "diuréticos ahorradores de potasio", pero poseen mecanismos de acción e indicaciones terapéuticas diferentes.
- Los diuréticos ahorradores de potasio, que actúan en los túbulos y conductos colectores, producen un efecto diurético débil y se combinan con otros agentes diuréticos para mitigar su efecto hipopotasémico.
- Los inhibidores de la anhidrasa carbónica, como *acetazolamida*, actúan en los túbulos proximales de la nefrona y son diuréticos débiles. Esta clase de medicamentos se utiliza principalmente para indicaciones no diuréticas.

Preguntas de estudio

Elija la MEJOR respuesta.

9.1 ¿Qué segmento de la nefrona reabsorbe la mayor cantidad de sodio y agua?

A. Túbulos proximales
B. Asa de Henle
C. Túbulos contorneados distales
D. Túbulos y conductos colectores

Respuesta correcta = A. Los túbulos proximales reabsorben alrededor de 65% del sodio filtrado y del filtrado en individuos normales.

9.2 ¿Qué diurético tiene la capacidad de producir la mayor cantidad de orina?

A. Amilorida
B. Torsemida
C. Clorotiazida
D. Acetazolamida

Respuesta correcta = B. Los diuréticos de asa tienen la capacidad de producir la mayor diuresis. Aunque la acetazolamida actúa en los túbulos proximales, donde se puede reabsorber una mayor cantidad de sodio y filtrado, posee un efecto diurético débil.

9.3 Un paciente de edad avanzada con antecedentes de insuficiencia cardiaca con fracción de eyección preservada se presenta con disnea y las imágenes radiográficas del tórax indican edema pulmonar agudo. La frecuencia respiratoria es de 24 respiraciones por minuto. ¿Qué tratamiento está indicado?

A. Acetazolamida oral
B. Clorotiazida intravenosa
C. Furosemida intravenosa
D. Espironolactona oral

Respuesta correcta = C. Es importante administrar un diurético que reduzca la acumulación de líquido en los pulmones y mejore la oxigenación y la función cardiaca. Los diuréticos de asa son más efectivos para eliminar grandes volúmenes de líquido del cuerpo y son el tratamiento de elección en esta situación. En esta situación, furosemida debe administrarse por vía intravenosa. Las otras opciones son inapropiadas, ya que no provocarán una diuresis aguda con una producción de orina suficiente para tratar la hipervolemia.

9.4 Un grupo de estudiantes universitarios está planeando un viaje de alpinismo a los Andes. ¿Cuál de los siguientes es lo más apropiado que tomen para prevenir el mal de montaña?

A. Diuréticos tiazídicos como hidroclorotiazida
B. Un anticolinérgico como atropina
C. Un inhibidor de anhidrasa carbónica como acetazolamida
D. Un diurético de asa como furosemida

Respuesta correcta = C. Acetazolamida se usa de forma profiláctica durante varios días antes de un ascenso superior a 3000 metros. Este tratamiento previene los problemas cerebrales y pulmonares relacionados con el mal de montaña, así como otras dificultades, como náusea.

9.5 Un hombre de 51 años ha desarrollado cirrosis hepática descompensada secundaria a alcoholismo crónico. Presenta ascitis de gran volumen y edema de las extremidades inferiores. Para controlar la ascitis y el edema, ¿Cuál de los siguientes debe prescribirse?

A. Amilorida
B. Clortalidona
C. Furosemida
D. Espironolactona

Respuesta correcta = D. Espironolactona a dosis más altas (100 mg diarios o más) es muy efectivo en el tratamiento del edema y ascitis por cirrosis. Estos pacientes también pueden requerir la combinación de diuréticos de asa con espironolactona para controlar el edema. Aunque también se clasifica como diurético ahorrador de potasio, la amilorida no antagoniza los efectos de la aldosterona y no produce el mismo beneficio diurético.

9.6 Un hombre de 55 años de edad con cálculos renales de oxalato de calcio necesita un medicamento para disminuir la excreción de calcio urinario, con el objetivo de reducir los futuros cálculos renales. ¿Qué diurético es mejor para esta indicación?

A. Torsemida
B. Hidroclorotiazida
C. Espironolactona
D. Triamtereno

Respuesta correcta = B. Hidroclorotiazida es efectiva para aumentar la reabsorción de calcio, con lo que disminuye la cantidad de calcio excretado y disminuye la formación de cálculos renales que contienen fosfato de calcio u oxalato de calcio. Furosemida aumenta la excreción de calcio, en tanto que los diuréticos ahorradores de K^+, espironolactona y triamtereno no tienen un efecto sobre el calcio.

9.7 Un paciente de 86 años con insuficiencia cardiaca con fracción de eyección preservada, hipertensión y enfermedad renal crónica ingresa en el hospital con hiperpotasemia. La tasa de filtración glomerular estimada es de 20 mL/min/1.73 m^2. El paciente está tomando bumetanida, valsartán/hidroclorotiazida, carvedilol y eplerenona. ¿Qué medicamento diurético es más probable que sea la causa de la hiperpotasemia?

A. Bumetanida
B. Hidroclorotiazida
C. Carvedilol
D. Eplerenona

Respuesta correcta = D. La eplerenona actúa en el túbulo colector a través del antagonismo de la aldosterona para inhibir la reabsorción de Na^+ y la excreción de K^+. Es muy importante que los pacientes tratados con cualquier diurético ahorrador de potasio sean vigilados estrechamente en cuanto a los niveles de potasio. La eplerenona suele evitarse cuando la tasa de filtración glomerular es inferior a 30 mL/min/1.73 m^2 debido al riesgo de hiperpotasemia. Bumetanida e hidroclorotiazida favorecen la excreción de potasio, mientras que carvedilol no es un diurético y no afecta a las concentraciones séricas de potasio.

9.8 Paciente masculino de 59 años de edad, se encuentra en la unidad de cuidados intensivos tiene alcalosis metabólica. ¿Qué tratamiento permite atender este trastorno?

A. Amilorida
B. Hidroclorotiazida
C. Manitol
D. Acetazolamida

Respuesta correcta = D. Acetazolamida causa un aumento en la excreción urinaria de bicarbonato, lo que reduce el pH de la sangre.

9.9 Una mujer de 49 años está en seguimiento en una clínica de atención ambulatoria por hipertensión resistente. Su diario de presión arterial muestra presiones arteriales consistentemente por encima del objetivo. Su régimen de medicación actual incluye dosis máximas de lisinopril, hidroclorotiazida y nifedipino. Presenta euvolemia según la exploración física. ¿Qué terapia es la mejor para tratar su hipertensión resistente?

A. Cambiar hidroclorotiazida por indapamida
B. Agregar furosemida
C. Añadir clortalidona
D. Añadir espironolactona

Respuesta correcta = D. La hipertensión resistente, definida por el uso de tres o más medicamentos sin alcanzar el objetivo de presión arterial, suele responder bien a los antagonistas de la aldosterona. Este efecto puede observarse en personas con o sin niveles elevados de aldosterona. Es poco probable que el cambio a una tiazida diferente (indapamida) o la adición de otra tiazida (clortalidona) sea mejor que su tratamiento actual con tiazidas. La furosemida no está indicada, ya que la paciente no tiene hipervolemia y no producirá una vasodilatación arterial.

9.10 Una mujer de edad avanzada está siendo tratada en el hospital con furosemida intravenosa por hipervolemia secundaria a insuficiencia cardiaca. No consigue producir la diuresis necesaria para resolver su edema y solo produce 500 mL de orina en las 6 h siguientes a la dosis. ¿Qué cambio terapéutico es mejor para aumentar su respuesta diurética?

A. Aumentar la frecuencia de la furosemida a dos veces al día
B. Duplicar la dosis de furosemida
C. Cambiar la furosemida por la hidroclorotiazida
D. Añadir metolazona a la furosemida

Respuesta correcta = B. La dosis de furosemida no ha producido una concentración diurética lo suficientemente alta como para cruzar el "umbral diurético". Aumentar la dosis es el mejor método para aumentar la respuesta diurética. El cambio a una tiazida no producirá una mayor diuresis, ya que el asa de Henle reabsorbe mayor porcentaje de sodio que los túbulos distales. La adición de una tiazida como la metolazona aumentaría la respuesta diurética, pero provocaría anomalías electrolíticas importantes, como una hipopotasemia profunda. Esto debería reservarse para cuando no se consiga una respuesta diurética con dosis de diuréticos de asa significativamente mayores.

Fármacos para la insuficiencia cardiaca

10

Shawn David Anderson y Katherine Vogel Anderson

I. GENERALIDADES

La insuficiencia cardiaca (IC) es un trastorno complejo y progresivo en que el corazón no es capaz de bombear suficiente sangre para satisfacer las necesidades del cuerpo. Sus síntomas cardinales son disnea, fatiga y retención de líquidos. La IC se debe a una incapacidad del corazón para llenarse de forma adecuada con sangre o expulsarla. A menudo se acompaña de aumentos anormales de volumen sanguíneo y líquido intersticial. Las causas subyacentes de IC incluyen, pero no se limitan a cardiopatía ateroesclerótica, cardiopatía hipertensiva, cardiopatía valvular y cardiopatía congénita.

A. Papel de los mecanismos fisiopatológicos en la progresión de la IC

Los objetivos del tratamiento son aliviar los síntomas, hacer más lenta la progresión de la enfermedad y mejorar la supervivencia. Las siguientes clases de fármacos han demostrado ser efectivas: 1) inhibidores de la enzima convertidora de angiotensina (ECA), 2) bloqueadores del receptor de angiotensina, 3) bloqueadores del receptor de angiotensina-inhibidores de neprilisina, 4) bloqueadores β, 5) diuréticos, 6) bloqueadores de los canales con compuerta de nucleótido cíclicos activados por hiperpolarización, 7) agentes inotrópicos, 8) antagonistas del receptor de mineralocorticoides, 9) inhibidores del cotransportador de sodio-glucosa 2 (SGLT2), 10) estimuladores de la guanilato ciclasa soluble y 11) vasodilatadores (fig. 10-1). Dependiendo de la gravedad de la IC y los factores del paciente individual, se administran una o más de esas clases de fármacos. La intervención farmacológica en la IC tiene la intención de proporcionar los siguientes beneficios: la carga de trabajo miocárdica reducida, la disminución del volumen de líquido extracelular, la mejoría de la contractilidad cardiaca y una menor velocidad de remodelación cardiaca.

II. FISIOLOGÍA DE LA CONTRACCIÓN MUSCULAR

El conocimiento de la fisiología de la contracción del músculo cardiaco es esencial para entender las repuestas compensatorias evocadas por el corazón con insuficiencia, así como las acciones de los fármacos usados para tratar la IC. El miocardio, al igual que el músculo liso y el esquelético, responde a la estimulación por despolarización de la membrana, que va seguida por el acortamiento de las proteínas contráctiles y termina con la relajación y el retorno a un estado de reposo (repolarización). Los miocitos cardiacos están interconectados en grupos que responden a los estímulos como una unidad, contrayéndose en conjunto siempre que se estimule una sola célula. La fuerza de contracción de los músculos cardiacos está directamente relacionada con la concentración de calcio citosólico libre (no unido). Por lo tanto, los agentes que aumentan las concentraciones de calcio intracelular (o que aumentan la sensibilidad al calcio del mecanismo contráctil) aumentan la fuerza de la contracción (efecto inotrópico). La estimulación neurohormonal sostenida e inapropiada del tejido cardiaco causa una alteración de la homeostasis del calcio, insuficiencia cardiaca y arritmias. El movimiento de calcio en los miocitos cardiacos se ilustra en la figura 10-2.

En IC, la activación crónica del sistema nervioso simpático y el sistema de renina-angiotensina-aldosterona, el estrés oxidativo y la inflamación y la resistencia a los péptidos natriuréticos se relacionan con la remodelación de los tejidos cardiacos, pérdida de miocitos, hipertrofia y fibrosis. Esto crea un círculo vicioso que, si no se trata, causa la muerte.

A. Respuestas fisiológicas compensatorias en la IC

El corazón con insuficiencia evoca cuatro principales mecanismos de compensación para mejorar el gasto cardiaco, tres de los cuales tienen un impacto negativo en la supervivencia del miocardio. Otras secuelas derivadas del bajo gasto cardiaco son inflamación, estrés oxidativo y resistencia a los péptidos natriuréticos (fig. 10-3).

1. **Aumento de la actividad simpática:** los barorreceptores detectan una disminución en la presión arterial y activan el sistema nervioso simpático. En un intento por mantener la perfusión tisular, esta estimulación de los receptores β-adrenérgicos resulta en un aumento de la frecuencia cardiaca (cronotropía positiva) y una mayor fuerza de contracción (inotropía positiva) del músculo cardiaco. Además, la vasoconstricción mejora el retorno venoso y aumenta la precarga cardiaca. Un aumento en la precarga (estiramiento del corazón) aumenta el volumen latido, que, a su vez, aumenta el gasto cardiaco. Estas respuestas compensatorias aumentan la carga de trabajo del corazón, que, a largo plazo, contribuye a una mayor declinación de la función cardiaca.
2. **Activación del sistema de renina-angiotensina-aldosterona:** una caída en el gasto cardiaco disminuye el flujo de sangre al riñón, promoviendo la liberación de renina. La liberación de renina también está estimulada por una mayor actividad simpática que resulta en una mayor formación de angiotensina II y liberación de aldosterona. Esto lleva a una mayor resistencia periférica (poscarga) y retención de sodio y agua (precarga). Como el volumen sanguíneo aumenta, más sangre regresa al corazón. Si el corazón no es capaz de bombear este volumen adicional, la presión venosa aumenta y ocurre edema periférico y pulmonar. Además, las concentraciones elevadas de angiotensina II y aldosterona tienen efectos deletéreos directos sobre el músculo cardiaco, mejorar aún más la remodelación, fibrosis y cambios inflamatorios. De nuevo, estas respuestas compensatorias aumentan la carga de trabajo del corazón, contribuyendo a una continua declinación en la función cardiaca.
3. **Activación de los péptidos natriuréticos:** un incremento en la precarga también aumenta la liberación de péptidos natriuréticos. Los péptidos natriuréticos, que incluyen auricular, tipo B y tipo C, tienen distintos papeles en la IC; los péptidos natriuréticos auricular y de tipo B tienen el mayor impacto en la función cardiaca. La activación de los

INHIBIDORES DE LA ECA
Captopril SOLO GENÉRICO
Enalapril VASOTEC
Fosinopril SOLO GENÉRICO
Lisinopril PRINIVIL, ZESTRIL
Quinapril ACCUPRIL
Ramipril ALTACE

BLOQUEADORES DEL RECEPTOR DE ANGIOTENSINA
Candesartán ATACAND
Losartán COZAAR
Telmisartán MICARDIS
Valsartán DIOVAN

IRAN
Sacubitril/valsartán ENTRESTO

ANTAGONISTAS DE ALDOSTERONA
Eplerenona INSPRA
Espironolactona ALDACTONE

BLOQUEADORES DE LOS β-ADRENORRECEPTORES
Bisoprolol SOLO GENÉRICO
Carvedilol COREG, COREG CR
Succinato de metoprolol TOPROL XL
Tartrato de metoprolol LOPRESSOR

DIURÉTICOS
Bumetanida BUMEX
Furosemida LASIX
Metolazona ZAROXOLYN
Torsemida DEMADEX

BLOQUEADOR DE LOS CANALES CCH
Ivabradina CORLANOR

AGENTES INOTRÓPICOS
Digoxina LANOXIN
Dobutamina DOBUTREX
Dopamina SOLO GENÉRICO
Milrinona SOLO GENÉRICO

ANTAGONISTAS DE LOS RECEPTORES DE MINERALOCORTICOIDES
Eplerenona INSPRA
Espironolactona ALDACTONE

ESTIMULADOR SGC
Vericiguat VERQUVO

INHIBIDORES DE LA SGLT2
Dapagliflozina FARXIGA
Empagliflozina JARDIANCE

VASODILATADORES
Hidralazina SOLO GENÉRICO
Dinitrato de isosorbida DILATRATE-SR, ISORDIL
CDF Hidralazina/
Dinitrato de isosorbida BIDIL
Nitroglicerina SOLO GENÉRICO
Nitroprusside NIPIRIDE, NITROPRESS

Figura 10-1
Resumen de fármacos usados para tratar la IC. BRA = bloqueador del receptor de angiotensina; CCH = compuerta de nucleótidos cíclicos activados por hiperpolarización; CDF = combinación a dosis fija; ECA = enzima convertidora de angiotensina; IRAN = inhibidor del receptor de angiotensina-neprilisina; sGC = guanilato ciclasa soluble; SGLT2 = cotransportador sodio-glucosa 2.

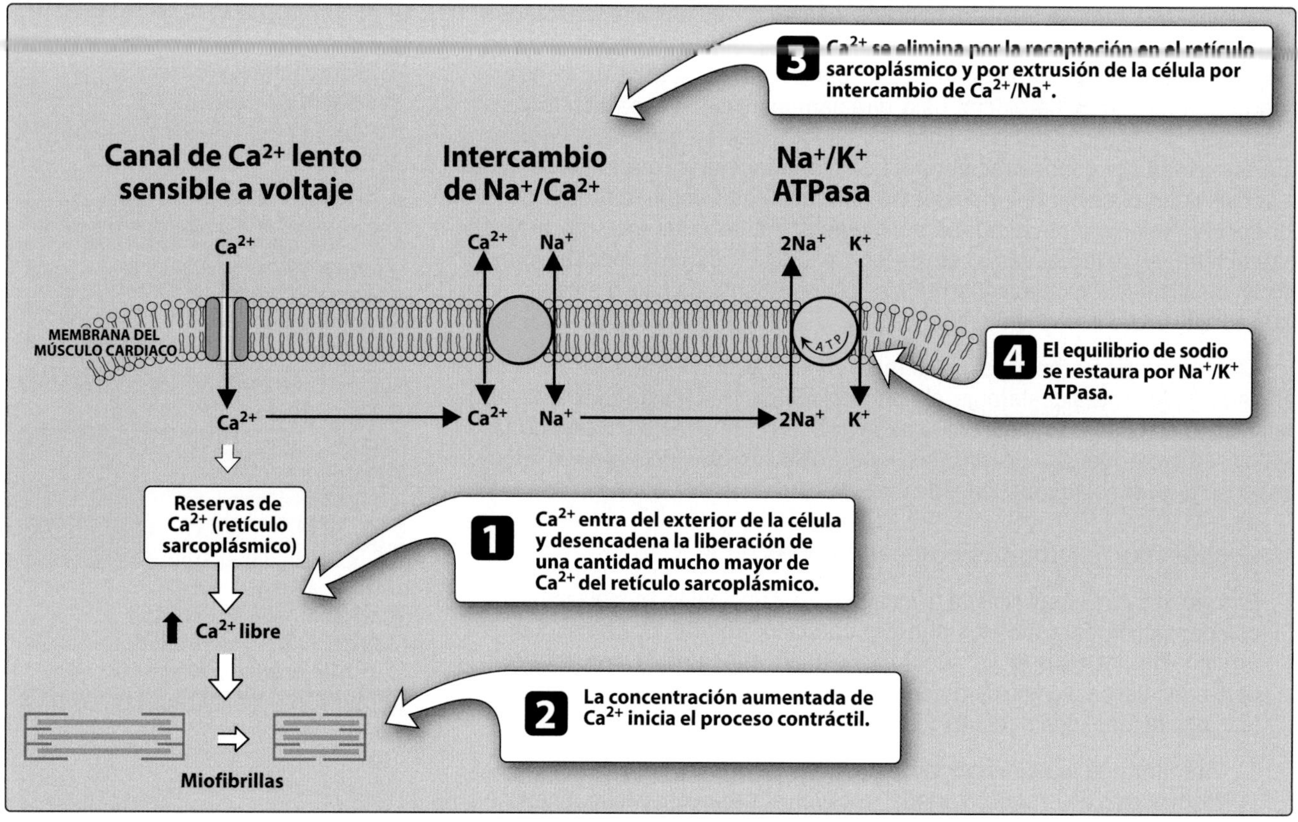

Figura 10-2
Movimientos iónicos durante la contracción del músculo cardiaco. ATPasa = adenosina trifosfatasa.

péptidos natriuréticos a la larga resulta en vasodilatación, natriuresis, inhibición de la liberación de renina y aldosterona y una reducción en la fibrosis del miocardio. Esta respuesta benéfica puede mejorar la función cardiaca y los síntomas de la IC.

4. **Hipertrofia del miocardio:** inicialmente, el estiramiento del músculo cardiaco conduce contracción más fuerte del corazón. Sin embargo, el alargamiento excesivo de las fibras resulta en contracciones más débiles y menor capacidad para expulsar la sangre. Este tipo de insuficiencia se denomina "insuficiencia sistólica" o insuficiencia cardiaca con fracción de expulsión reducida (ICFEr) y es el resultado de que el ventrículo sea incapaz de bombear con eficiencia. Alternativamente, los pacientes con IC pueden tener "disfunción diastólica", un término que se aplica cuando la capacidad de los ventrículos para relajarse (lusitropismo) y aceptar sangre está afectada por cambios estructurales como hipertrofia. El engrosamiento de la pared ventricular y la disminución subsecuente del volumen ventricular disminuye la capacidad del músculo cardiaco para relajar. En este caso, el ventrículo no se llena de forma adecuada y lo inadecuado del gasto cardiaco se denomina "IC diastólica" o IC con fracción de expulsión preservada (ICFEp). La disfunción diastólica, en su forma pura, se caracteriza por signos y síntomas de IC en presencia de un funcionamiento normal del ventrículo izquierdo. Sin embargo, tanto la disfunción sistólica como la diastólica suelen coexistir en la IC.

5. **Aumento de la inflamación y del estrés oxidativo:** la reducción del gasto cardiaco en el contexto de la ICFEr causa hipoperfusión tisular, la activación neurohormonal y la sobrecarga de volumen. Todo ello,

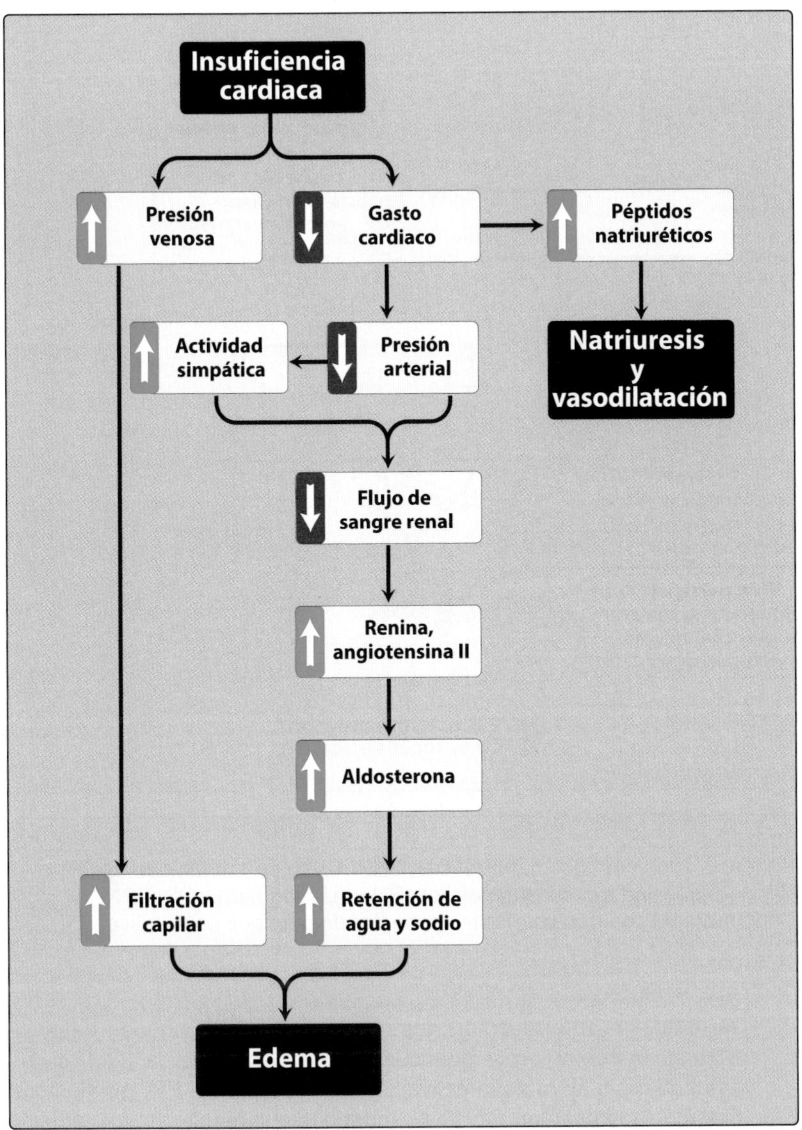

Figura 10-3
Consecuencias cardiovasculares de insuficiencia cardiaca.

junto con el deterioro del metabolismo energético cardiaco, contribuye a la disfunción mitocondrial, el estrés oxidativo y la inflamación. En la ICFEp, el estrés oxidativo y la inflamación causados por comorbilidades (diabetes, obesidad) se consideran desencadenantes de la disfunción cardiaca. El resultado, tanto en la ICFEr como en la ICFEp, es la alteración de la regulación del calcio, la hipertrofia cardiaca, la muerte de los miocitos y la fibrosis.

6. **Resistencia a los péptidos natriuréticos:** en los síndromes de IC, el corazón libera péptidos natriuréticos (p. ej., PNA, PNB) en respuesta a los aumentos de poscarga o precarga. Los niveles elevados de péptidos natriuréticos deberían generar vasodilatación y natriuresis; sin embargo, estas respuestas a menudo quedan silenciadas. Los posibles mecanismos de resistencia a los péptidos natriuréticos están mediados por el prerreceptor, el receptor o el posreceptor. El péptido natriurético (PN) puede estar inactivo o ser inactivado por

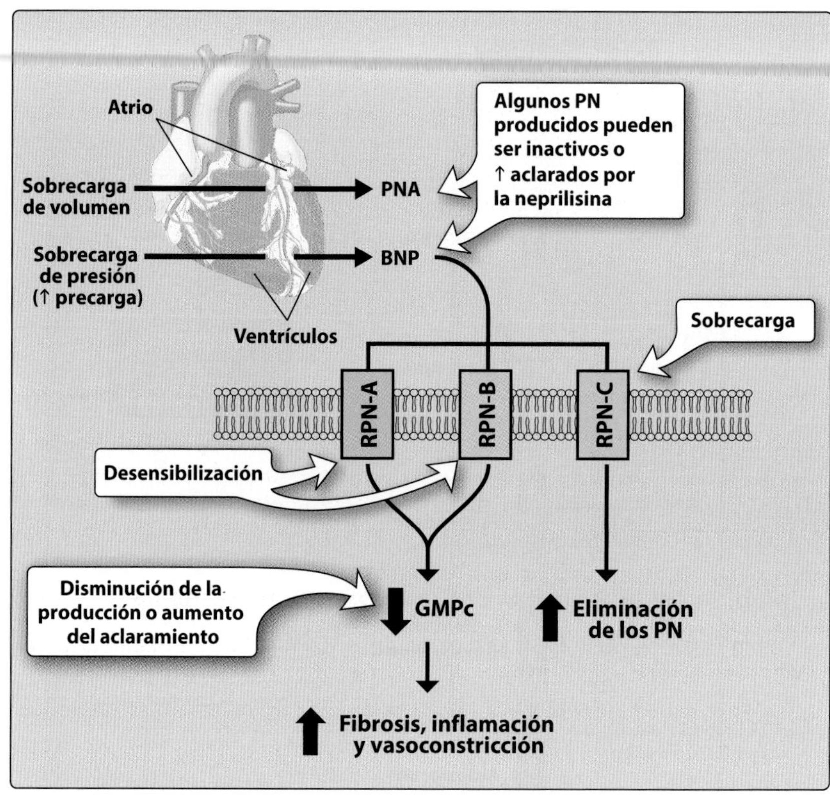

Figura 10-4
Resistencia a los péptidos natriuréticos. BNP = péptido natriurético tipo B; GMPc = guanosina monofosfato cíclica; PN = péptido natriurético; PNA = péptido natriurético auricular; RNP = receptor de péptidos natriuréticos.

las proteasas (prerreceptor), los receptores del PN pueden desensibilizarse (receptor), o la guanosina monofosfato cíclica (GMPc), un segundo mensajero de la activación del receptor del PN, puede estar alterado (posreceptor; fig. 10-4). Independientemente del mecanismo de resistencia al PN, el resultado es hipertrofia, fibrosis, inflamación, vasoconstricción y reducción del flujo sanguíneo renal.

B. IC aguda (descompensada)

Si los mecanismos compensatorios restauran de forma adecuada el gasto cardiaco, se dice que la IC es compensada. Si los mecanismos compensatorios no logran mantener el gasto cardiaco, la IC es descompensada y el paciente desarrolla signos y síntomas de IC que empeora. Los signos y síntomas típicos de la IC incluyen disnea con el esfuerzo, ortopnea, disnea paroxística nocturna, fatiga y edema periférico.

C. Estrategias terapéuticas en la IC

La IC suele manejarse por limitaciones de líquido (menos de 1.5 a 2 L al día); ingesta baja de sodio en la dieta (entre 2 y 3 g/día); tratamiento de los trastornos comórbidos; y uso juicioso de diuréticos. No se ha demostrado que ningún medicamento mejore la supervivencia de la ICFEp. Sin embargo, los inhibidores del sistema de renina-angiotensina-aldosterona, inhibidores del sistema nervioso simpático y diuréticos pueden reducir los síntomas. En la ICFEr, se suelen combinar varias clases de medicamentos para mejorar la supervivencia y reducir los síntomas. Los agentes inotrópicos y vasodilatadores intravenosos se reservan para los signos y síntomas agudos de la IC y se usan sobre todo en el ámbito intrahospitalario. Los fármacos que pueden precipitar o exacerbar la IC, como los fármacos antiinflamatorios no esteroides, el alcohol y los bloqueadores de los canales de calcio no hidropiridina, así como algunos fármacos antiarrítmicos. Deben evitarse en la medida de lo posible.

III. INHIBIDORES DEL SISTEMA DE RENINA-ANGIOTENSINA-ALDOSTERONA

La activación compensatoria del sistema de renina-angiotensina-aldosterona en la IC conduce a un aumento en la carga de trabajo del corazón y en una declinación resultante en la función cardiaca. Por lo tanto, la inhibición de este sistema es un objetivo farmacológico importante en el manejo de la IC.

A. Inhibidores de la enzima convertidora de angiotensina

Los inhibidores de la ECA son parte de la farmacoterapia estándar en la ICFEr. Estos fármacos bloquean la enzima que disocia a la angiotensina I para formar el potente vasoconstrictor angiotensina II. También disminuyen la degradación de bradicinina (fig. 10-5).

1. **Acciones:** los inhibidores de la ECA disminuyen la resistencia vascular (poscarga) y el tono venoso (precarga), lo que resulta en aumento global de gasto cardiaco. Los inhibidores de la ECA también obstaculizan el aumento habitual mediado por angiotensina II de epinefrina y aldosterona que se observan en la IC. Los inhibidores de la ECA mejoran los signos y síntomas clínicos de la IC y han mostrado mejorar la supervivencia del paciente con la ICFEr.

2. **Uso terapéutico:** los inhibidores de la ECA pueden considerarse para pacientes con ICFEr sintomática y asintomática. Resulta importante mencionar que los inhibidores de la ECA están indicados para pacientes en todas las etapas de insuficiencia del ventrículo izquierdo. Estos agentes deben iniciarse a dosis bajas y ajustarse al objetivo o dosis

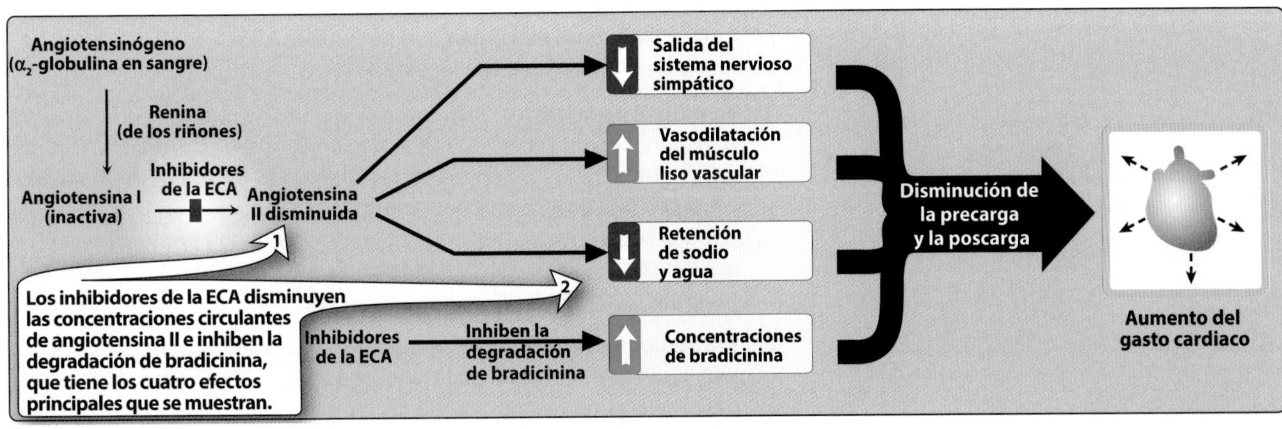

Figura 10-5
Efectos de los inhibidores de la ECA. [Nota: la retención reducida de sodio y agua resulta de dos causas: menor producción de angiotensina II y aldosterona].

máximas toleradas en el manejo de la ICFEr. Los inhibidores de la ECA también se usan en el tratamiento de la hipertensión en HFEFp (véase cap. 8 para más información sobre los inhibidores de la ECA para la hipertensión). Los pacientes que han presentado un infarto del miocardio reciente o están en riesgo elevado de un evento cardiovascular también se benefician del tratamiento a largo plazo con un inhibidor de la enzima convertidora de angiotensina.

3. **Farmacocinética:** los inhibidores de la ECA se absorben de forma adecuada después de la administración oral. Los alimentos pueden disminuir la absorción de *captopril,* por lo que debe tomarse con el estómago vacío. Excepto por el *captopril* y el *enalapril* inyectable, los inhibidores de la ECA son profármacos que requieren de la activación por hidrólisis a través de las enzimas hepáticas. La eliminación renal de la fracción activa es importante para la mayoría de los inhibidores de la ECA excepto *fosinopril,* que también se excreta en las heces. La vida media plasmática de los compuestos activos varían de 2 a 12 h, aunque la inhibición de la ECA puede ser mucho más prolongada.

4. **Efectos adversos:** estos incluyen hipotensión postural, insuficiencia renal, hiperpotasemia, tos seca persistente y angioedema (raro). Debido al riesgo de hiperpotasemia, deben monitorizarse las concentraciones de potasio, en especial con el uso concurrente de complementos de potasio, diuréticos ahorradores de potasio o antagonista de los receptores de mineracorticoides. Las concentraciones séricas de creatinina también deben vigilarse, en especial en pacientes con enfermedad renal subyacente. El potencial de hipotensión sintomática con los inhibidores de la ECA es mucho más frecuente si se usa de forma concomitante con un diurético. Los inhibidores de la ECA son teratógenos y no deben usarse en embarazadas.

B. Bloqueadores del receptor de angiotensina

Los bloqueadores del receptor de angiotensina (BRA) son compuestos con actividad oral que son antagonistas competitivos del receptor de angiotensina II tipo 1. Debido a que los inhibidores de ECA inhiben solo una enzima responsable para la producción de angiotensina II, los BRA tienen la ventaja de un bloqueo más completo de las acciones de angiotensina II. Además, los BRA no afectan las concentraciones de bradicinina. Aunque los BRA tienen acciones similares a los de los inhibidores de la ECA, no son terapéuticamente idénticos. A pesar de ellos, los BRA son un sustituto para pacientes que no pueden tolerar los inhibidores de la enzima convertidora de angiotensina.

1. **Acciones:** aunque los BRA tienen un mecanismo de acción diferente a los inhibidores de la ECA, sus acciones sobre la precarga y la poscarga son similares. Su uso en la IC es sobre todo como un sustituto en pacientes que no pueden tolerar los inhibidores de la ECA debido a tos o angioedema, que se cree están mediados por la elevación en las concentraciones de bradicinina. Los BRA también se usan en el tratamiento de la hipertensión (véase cap. 8).

2. **Farmacocinética:** los BRA son activos por vía oral y se dosifican una vez al día, con la excepción de *valsartán,* que se dosifica dos veces al día. Tienen una fuerte unión a proteínas plasmáticas. *Losartán* difiere en que pasa por un metabolismo hepático de primer paso extenso, incluyendo la conversión a un metabolito activo. Los otros fármacos tienen metabolitos inactivos. La eliminación de los metabolitos y compuestos originales ocurren en orina y heces.

3. **Efectos adversos:** los BRA tienen un efecto adverso y un perfil de interacción similar al de los inhibidores de la ECA. Sin embargo, los BRA tienen menor incidencia de tos y angioedema. Al igual que los inhibidores de la ECA, los BRA están contraindicados en el embarazo.

C. Receptor de mineralocorticoides antagonistas

Los pacientes con IC tienen concentraciones elevadas de aldosterona debido a la estimulación de angiotensina II y reducción de la depuración hepática de la hormona. *Espironolactona* y *eplerenona* son antagonistas de aldosterona en el receptor mineralocorticoide, con lo que previenen la retención de sal, la hipertrofia del miocardio y la hipopotasemia. *Espironolactona* también tiene afinidad para los receptores de andrógeno y progesterona y se relaciona con efectos adversos con relación endocrina como ginecomastia y dismenorrea. *Eplerenona* es selectiva para el receptor mineralocorticoide. Si se producen efectos adversos relacionados con el sistema endocrino con *espironolactona*, la transición a *eplerenona* es apropiada. Los receptores de mineralocorticoides antagonistas (RMA) están indicados en pacientes con ICFEr o preservada e infarto del miocardio reciente o para prevenir las hospitalizaciones en la ICFEp. Véase el capítulo 9 para un análisis detallado de los RMA.

IV. INHIBIDOR DEL RECEPTOR DE ANGIOTENSINA-NEPRILISINA

Neprilisina es la enzima responsable de degradar los péptidos vasoactivos, como angiotensina I y II, bradicinina y péptidos natriuréticos. La inhibición de neprilisina aumenta la actividad de los péptidos vasoactivos. Para ayudar a compensar la activación del sistema de renina-angiotensina-aldosterona y la bradicinina manteniendo los beneficios de los péptidos natriuréticos, se combina un bloqueador del receptor de angiotensina con un inhibidor de neprilisina. Todo esto minimiza el riesgo de angioedema (fig. 10-6).

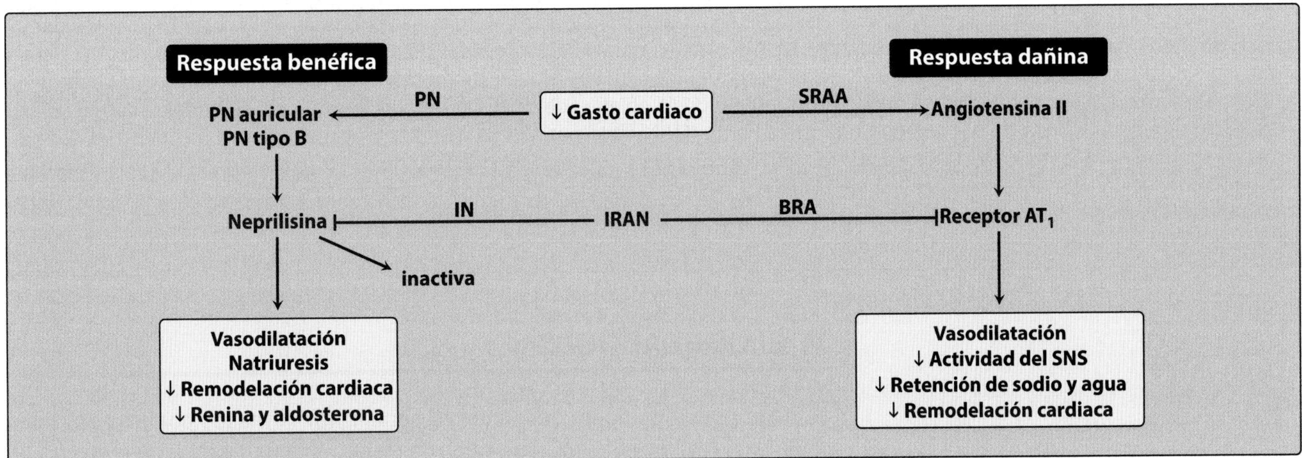

Figura 10-6
Efectos de los inhibidores de neprilisina-bloqueador del receptor de angiotensina. BRA = bloqueador del receptor de angiotensina; IRAN = inhibidor de neprilisina-receptor de angiotensina; AT_1 = angiotensina tipo 1; IN = inhibidor de neprilisina; PN = péptido natriurético; SRAA = sistema de renina-angiotensina-aldosterona; SNS = sistema nervioso simpático.

A. Sacubitrilo/valsartán

Sacubitrilo/valsartán es un inhibidor de neprilisina-receptor de angiotensina.

1. **Acciones:** *sacubitrilo/valsartán* combina las acciones de un BRA con la inhibición de neprilisina. La inhibición de neprilisina resulta en una mayor concentración de péptidos vasoactivos, lo que causa natriuresis, vasodilatación e inhibición de la fibrosis. En conjunto, la combinación disminuye la poscarga, precarga y fibrosis del miocardio. La combinación inhibidor del receptor de angiotensina-neprilisina (IRAN) mejora la supervivencia y los signos y síntomas clínicos de IC, en comparación con el tratamiento con un inhibidor de la ECA.
2. **Uso terapéutico:** *sacubitrilo/valsartán* debe sustituir un inhibidor de la ECA o un BRA en pacientes con IC con fracción de expulsión reducida que permanecen sintomáticos con dosis óptimas de un bloqueador β y un inhibidor de la ECA o un BRA.
3. **Farmacocinética:** *sacubitrilo/valsartán* es activo por vía oral, administrado con o sin alimentos y se degrada con rapidez en sus componentes separados. *Sacubitrilo* se transforma al fármaco activo por esterasas plasmáticas. Ambos fármacos tienen un elevado volumen de distribución y tienen una unión estrecha a las proteínas plasmáticas. *Sacubitrilo* se excreta sobre todo en la orina. La vida media de alrededor de 10 h para ambos componentes permite una dosificación dos veces al día.
4. **Efectos adversos:** el perfil de efectos adversos es similar al de un inhibidor de la ECA o BRA. Debido a la reducción añadida de la poscarga, la hipotensión es más frecuente con un IRAN. Debido a la inhibición de neprilisina con *sacubitrilo*, los niveles de bradicinina pueden aumentar y puede ocurrir angioedema. Por lo tanto, la combinación está contraindicada en pacientes con antecedentes de angioedema hereditario o angioedema relacionado con un inhibidor de la ECA o BRA. Para minimizar el riesgo de angioedema, el inhibidor de la ECA debe suspenderse al menos 36 h antes de comenzar con *sacubitrilo/valsartán*.

Aplicación clínica 10-1. Uso de sacubitril/valsartán en insuficiencia cardiaca

El inhibidor del receptor de angiotensina-neprilisina (IRAN) *sacubitril/valsartán* es más eficaz que un IECA o un BRA en pacientes con ICEFr sintomática de leve a moderada. La hipotensión es el efecto adverso más común asociado con un IRAN. Para maximizar la capacidad de tolerar un IRAN, la mayoría de los médicos siguen protocolos que detallan la transición desde un IECA. De forma óptima, los pacientes deben estar en una dosis objetivo de un IECA durante al menos 4 semanas, y luego dejar el IECA durante al menos 36 h antes de la transición a un IRAN. Este periodo de lavado es necesario para minimizar el riesgo de angioedema. En la mayoría de los casos, los pacientes pasan a una dosis moderada de IRAN para permitir la tolerabilidad y luego son reevaluados en 2 semanas con análisis para evaluar la creatinina sérica y el potasio. Si el paciente no presenta hipotensión sintomática y las pruebas de laboratorio son estables, *sacubitril/valsartán* debe aumentarse hasta la dosis objetivo.

V. BLOQUEADORES β

Aunque puede parecer contraintuitivo administrar fármacos con una actividad inotrópica negativa en la IC, la evidencia claramente demuestra una mejoría en la función sistólica y revierte la remodelación cardiaca en pacientes que reciben bloqueadores β. Estos beneficios surgen a pesar de una exacerbación inicial ocasional de los síntomas. El beneficio de los bloqueadores β se atribuye, en parte, a su capacidad para prevenir los cambios que ocurren debido a la activación crónica del sistema nervioso simpático. Estos agentes disminuyen la frecuencia cardiaca e inhiben la liberación de renina en los riñones. Además, los bloqueadores β previenen los efectos deletéreos de la norepinefrina en las fibras musculares cardiacas, disminuyendo la remodelación, la hipertrofia y la muerte celular. Tres bloqueadores β han mostrado beneficios en la frecuencia cardiaca con una fracción de expulsión reducida: *bisoprolol*, *carvedilol* y *succinato de metoprolol* de acción prolongada. *Carvedilol* es un antagonista β-adrenorreceptor no selectivo que también bloquea los α-adrenorreceptores, en tanto que *bisoprolol* y *succinato de metoprolol* son antagonistas β_1 selectivos. [Nota: la farmacología de los bloqueadores β se describe a detalle en el capítulo 7]. El bloqueo β se recomienda para todos los pacientes con ICFEr crónico estable y en aquellos con ICFEr que necesitan control de la frecuencia cardiaca. *Bisoprolol*, *carvedilol* y *succinato de metoprolol* reducen la morbilidad y la mortalidad relacionadas con ICFEr. El tratamiento debe iniciarse a dosis bajas y ajustarse de forma gradual hasta las dosis objetivo con base en la tolerancia del paciente y sus signos vitales. Tanto *carvedilol* como *metoprolol* se metabolizan por la isoenzima del citocromo P450 (CYP) 2D6 y los inhibidores de esta vía metabólica pueden aumentar las concentraciones de estos fármacos y aumentar el riesgo de efectos adversos. Además, *carvedilol* es un sustrato de P-glucoproteína (P-gp). Pueden ocurrir efectos aumentados de *carvedilol* si se coadministra con inhibidores de P-gp. Los bloqueadores β también deben usarse con precaución con otros fármacos que hacen más lenta la conducción AV (dromotropía negativa), como *amiodarona*, *verapamilo* y *diltiacem*.

VI. DIURÉTICOS

Los diuréticos reducen los signos y síntomas de sobrecarga de volumen, como disnea de esfuerzo, ortopnea y edema periférico. Los diuréticos disminuyen el volumen de plasma y, de forma subsecuente, disminuyen el retorno venoso al corazón (precarga). Esto disminuye la carga de trabajo cardiaca y la demanda de oxígeno. Los diuréticos también pueden disminuir la poscarga al reducir el volumen plasmático, con lo que disminuye la presión arterial. Los diuréticos de asa son los diuréticos que se usan con mayor frecuencia en la IC. Estos agentes se usan para pacientes que requieren diuresis extensa y aquellos con insuficiencia renal. Debido a que los diuréticos no han mostrado que mejoren la supervivencia en la insuficiencia cardiaca, solo deben usarse para tratar los signos y síntomas de exceso de volumen. Véase el capítulo 9 para una revisión detallada de los diuréticos.

VII. BLOQUEADOR DE CANAL CON COMPUERTA DE NUCLÉOTIDO CÍCLICO ACTIVADO CON HIPERPOLARIZACIÓN

El canal con compuerta de nucleótido cíclico activado con hiperpolarización es responsable de la corriente I_f y de establecer el paso dentro del nodo SA. La inhibición del canal con compuerta de nucleótido cíclico activado con hiperpolarización resulta en una despolarización más lenta y en una frecuencia cardiaca más baja (fig. 10-7). La reducción en la frecuencia cardiaca (cronotropía negativa) depende del uso y de la dosis.

A. Ivabradina

Ivabradina es el único fármaco en la clase de los bloqueadores del canal con compuerta de nucleótido cíclico activado con hiperpolarización.

1. **Acciones:** al hacer más lenta de forma selectiva la corriente I_f en el nodo SA, ocurre la reducción de la frecuencia cardiaca sin una reducción en

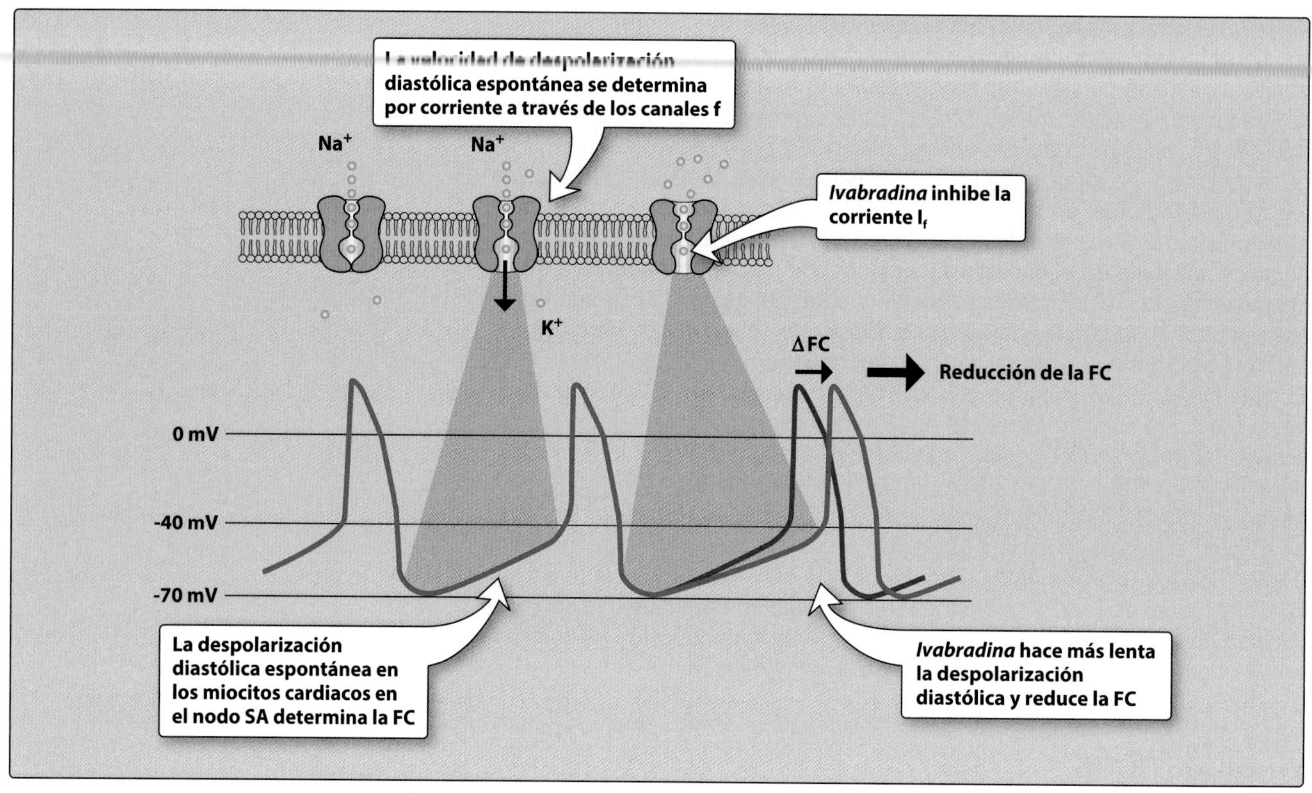

Figura 10-7

Efectos de la inhibidción de la corriente I_f con *ivabradina*. FC = frecuencia cardiaca; K^+ = potasio; Na^+ - sodio; SA = senoauricular.

la contractilidad, conducción AV, repolarización ventricular o presión arterial. En pacientes con ICFEr, una frecuencia cardiaca más lenta aumenta el volumen latido y mejora los síntomas de IC.

2. **Uso terapéutico:** *ivabradina* se utiliza en la ICFEr para mejorar los síntomas en pacientes que están en ritmo sinusal con una frecuencia cardiaca superior a 70 latidos por minuto y están con farmacoterapia optimizada para IC. En específico, los pacientes deben recibir una dosis óptima de un bloqueador β o tener una contraindicación para bloqueadores β.

3. **Farmacocinética:** *ivabradina* debe administrarse con los alimentos para aumentar la absorción. Pasa por un extenso metabolismo de primer paso por CYP3A4 a un metabolito activo, que también es un sustrato de 3A4. *Ivabradina* tiene un volumen de distribución elevado y está unido a proteínas en 70%. La vida media es de 6 h, lo que permite una dosificación dos veces al día.

4. **Efectos adversos:** puede ocurrir bradicardia con *ivabradina,* lo que puede mejorar al reducir la dosis. Debido a que *ivabradina* es sobre todo selectiva para el nodo SA, no es efectiva para el control de la frecuencia en la fibrilación auricular y ha mostrado que aumenta el riesgo de fibrilación auricular. *Ivabradina* inhibe canales similares en los ojos y pueden ocurrir fenómenos luminosos (p. ej., brillo o halos) con el tratamiento. Este aumento de la brillantez puede aminorarse con la reducción de la dosis. *Ivabradina* no debe usarse en el embarazo o la lactancia, con un bloqueo cardiaco más avanzado o con inhibidores del CYP3A4 potentes.

VIII. VASODILATADORES

Los vasodilatadores suelen clasificarse en arteriales o venosos. Sin embargo, la mayoría de los fármacos realizan ambas acciones en distintos grados.

A. Vasodilatadores arteriales

Hidralazina es un vasodilatador arterial que puede utilizarse para reducir la poscarga y que se suele utilizar en combinación con un nitrato oral en la IC crónica.

1. **Acciones:** el mecanismo exacto de la hidralazina no se comprende por completo, pero se cree que reduce el calcio en el músculo liso de las arteriolas, lo que provoca vasodilatación, reducción de la poscarga y aumento del gasto cardiaco. La hidralazina también posee propiedades antioxidantes. La inhibición de las oxidasas impide la descomposición del óxido nítrico (NO) endógeno y exógeno. El aumento del óxido nítrico produce una vasodilatación y una reducción de la poscarga y la precarga (fig. 10-8).

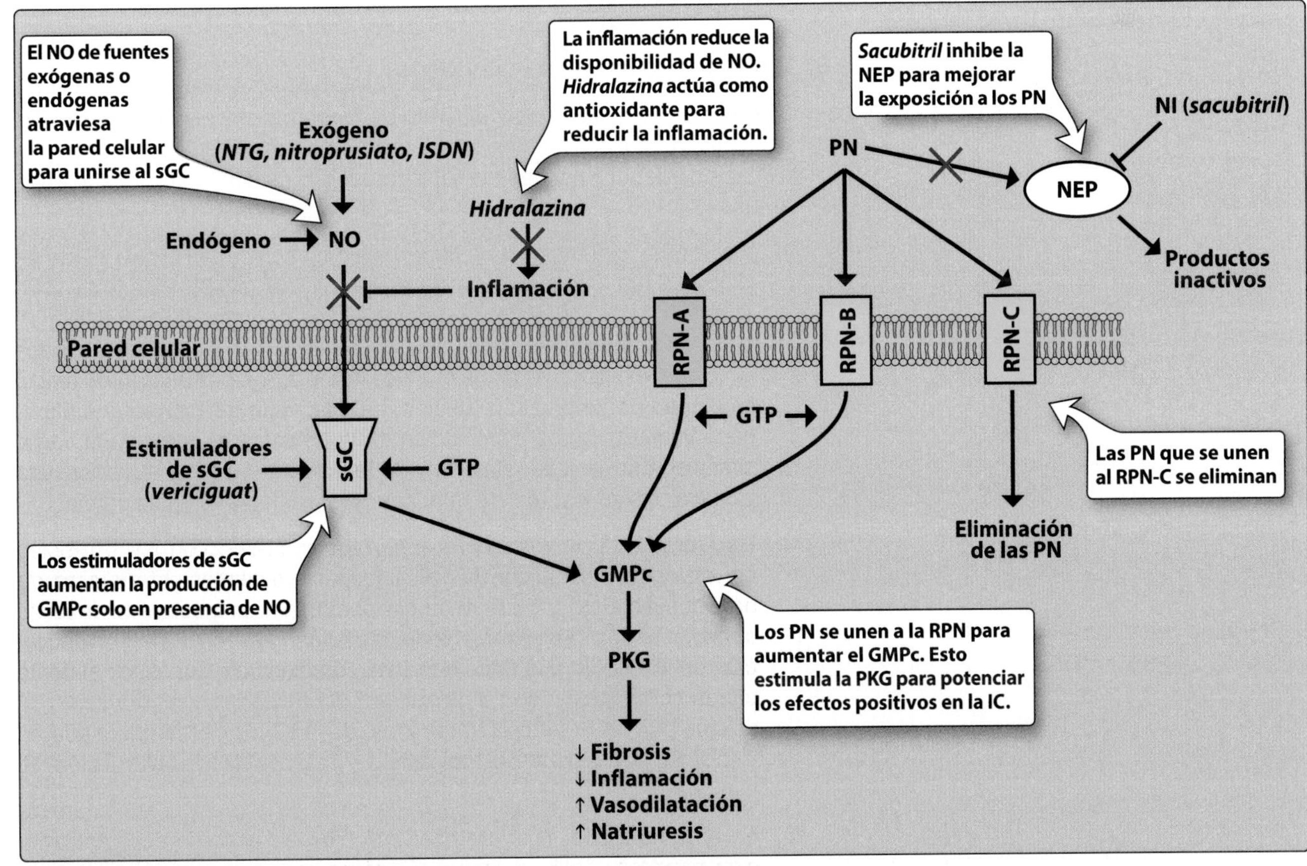

Figura 10-8
Acción fisiológica del óxido nítrico y los péptidos natriuréticos. GMPc = monofosfato de guanosina cíclico; GTP = trifosfato de guanosina; ISDN = dinitrato de isosorbida; NEP = neprilisina; NI = inhibidor de la neprilisina; NO = óxido nítrico; NTG = nitroglicerina; PN = péptido natriurético;PNA = péptido natriurético auricular; PNB = péptido natriurético de tipo B; PNC = péptido natriurético de tipo C; PKG = proteína cinasa G; RPN = receptor del péptido natriurético; sGC = guanilato ciclasa soluble.

2. **Uso terapéutico:** si un paciente es intolerante a los inhibidores de la ECA o a los bloqueadores de la liberación de angiotensina, o si se requiere de una respuesta vasodilatadora adicional, puede usarse una combinación de *hidralazina* y *dinitrato de isosorbida*. Una combinación a dosis fija de estos agentes ha mostrado que mejora los síntomas y la supervivencia en pacientes de etnia negra con ICFEr en el médico orientado por las guías de tratamiento (bloqueador β más inhibidor de la ECA o bloqueador del receptor de angiotensina). [Nota: *hidralazina* también se utiliza para el tratamiento de la hipertensión no controlada con terapias de primera o segunda línea (véase cap. 8)].

3. **Farmacocinética:** *hidralazina* está disponible en forma de comprimidos orales y como solución para inyección intravenosa o intramuscular. La formulación oral se utiliza en la IC y tiene una biodisponibilidad de 90%. Los alimentos pueden reducir la absorción, por lo que la mayoría de los pacientes deben tomar el fármaco sin alimentos. Se metaboliza en el hígado por acetilación a metabolitos inactivos. La vida media de la hidralazina es corta, al igual que su efecto vasodilatador (2-4 h). Por ello, la hidralazina se suele administrar de 2 a 4 veces al día.

4. **Efectos adversos:** algunos efectos adversos frecuentes con esta combinación incluyen cefalea, mareo, hipotensión, taquicardia refleja y edema. En casos raros, *hidralazina* se ha relacionado con lupus inducido por fármacos.

B. Dilatadores arteriales y venosos

Los nitratos (*nitroglicerina* y *dinitrato de isosorbida*) y el nitroprusiato son vasodilatadores. Los nitratos contribuyen más a la venodilatación que a la dilatación arterial, mientras que el nitroprusiato está más equilibrado entre ambas.

1. **Acciones:** los nitratos y el nitroprusiato se convierten rápidamente en NO y se unen a la guanilato ciclasa soluble (sGC). Esta activación aumenta el monofosfato de guanosina cíclico intracelular (GMPc) en las células musculares lisas. El GMP cíclico activa la proteína cinasa G, lo que en última instancia provoca la liberación de calcio intracelular, causando así una vasodilatación. La dilatación de los vasos sanguíneos venosos causa disminución en la precarga al aumentarla capacitancia venosa, y la dilatación de las arterias reduce la resistencia vascular sistémica, reduce la poscarga y aumenta el gasto cardiaco.

2. **Uso terapéutico:** *dinitrato de isosorbida* se utiliza con mayor frecuencia en combinación con *hidralazina* para pacientes de etnia negra autoidentificados con insuficiencia cardiaca. Los pacientes de etnia negra suelen tener menor biodisponibilidad de NO y menor activación del RAAS, lo que hace que esta combinación sea especialmente útil en comparación con otras etnias. *Nitroglicerina* y *nitroprusiato* se utilizan por vía IV para el tratamiento de la ICFEr descompensada en pacientes con signos de congestión y resistencia vascular sistémica elevada.

3. **Farmacocinética:** *dinitrato de isosorbida* se absorbe con rapidez y experimenta un alto metabolismo de primer paso a metabolitos activos. El inicio es rápido, alrededor de 30 min, y la duración del efecto es de 4 a 6 horas. Por ello, la combinación de esta formulación con *hidralazina* da lugar a una estrecha coincidencia farmacocinética.

Nitroglicerina intravenosa tiene un elevado metabolismo hepático de primer paso y también es metabolizada en la periferia por transferasas y esterasas. El inicio es casi inmediato a la administración y la vida media es de 2 a 6 minutos. La biotransformación del *nitroprusiato* es única, ya que se disocia al entrar en contacto con los grupos sulfhidrilos que se encuentran en todas las paredes celulares para formar grupos de hierro NO y cianuro. También se disocia al entrar en contacto con la hemoglobina para formar cianometahemoglobina y cianuro. El cianuro reacciona con el tiosulfato para formar tiocianato y permitir su excreción renal. Debido a un suministro limitado de tiosulfato y a la excreción renal de tiocianato, las dosis altas, las infusiones más largas y la enfermedad renal predisponen a los pacientes a la toxicidad por cianuro con el uso de *nitroprusiato*.

4. **Efectos adversos:** los nitratos orales suelen ser bien tolerados si se comienza con dosis bajas y se aumentan lentamente. Sin embargo, el dolor de cabeza y los mareos pueden limitar la dosis. El efecto adverso más común tanto de *nitroglicerina* intravenosa como de *nitroprusiato* es la hipotensión y sus signos y síntomas relacionados. Ambos pueden causar raramente metahemoglobinemia, y *nitroprusiato* puede causar toxicidad por cianuro.

IX. INHIBIDORES DEL COTRANSPORTADOR DE SODIO-GLUCOSA 2

En los ensayos clínicos que examinaron los inhibidores del cotransportador de sodio-glucosa 2 (SGLT2) en el tratamiento de la diabetes tipo 2 se identificó una reducción de los nuevos diagnósticos de IC. La farmacología de los inhibidores de SGLT2 dio lugar a nuevos estudios sobre la IC. Los aumentos anormales del volumen sanguíneo y del líquido intersticial son habituales en la IC y pueden contribuir a elevar la precarga y la poscarga, lo que agravará los síntomas de la IC. Los inhibidores de SGLT2 reducen el volumen plasmático a través de la glucosuria y la natriuresis, disminuyendo así la precarga y la poscarga. Aunque el mecanismo no se conoce del todo, los inhibidores de SGLT2 también pueden aumentar la eficiencia cardiaca al desplazar el metabolismo energético hacia la oxidación de cuerpos cetónicos, reducir el estrés oxidativo mediante la inhibición del intercambiador miocárdico de sodio-hidrógeno y prevenir la fibrosis cardiaca mediante la inhibición de la diferenciación de miofibroblastos.

A. Dapagliflozina y empagliflozina

Los inhibidores del SGLT2, como *dapagliflozina* y *empagliflozina*, reducen el desarrollo de la IC en los pacientes con antecedentes de diabetes y disminuyen el riesgo de hospitalización por IC y de muerte cardiovascular en aquellos con ICFEr.

1. **Acciones:** los inhibidores del SGLT2 inhiben principalmente el SGLT2 en el túbulo proximal para reducir la reabsorción de glucosa y sodio. Por ello, aumentan la excreción urinaria de glucosa y sodio, lo que provoca glucosuria, disminución de la glucemia y natriuresis. En comparación con los diuréticos, los inhibidores de SGLT2 pueden reducir selectivamente el volumen intersticial frente al volumen intravascular, limitando así la estimulación neurohormonal refleja. Aunque existen múltiples mecanismos posibles responsables de los efectos cardioprotectores de los inhibidores de SGLT2, la teoría más plausible es que la inhibición del intercambiador sodio-hidrógeno (NHE) evita la sobrecarga de calcio y contribuye a la natriuresis.

2. **Uso terapéutico:** los inhibidores de SGLT2 deben considerarse en los pacientes con insuficiencia cardiaca sintomática que reciben una farmacoterapia óptima para la insuficiencia cardiaca con bloqueadores β, inhibidores de la ECA y ARM. Debido a los efectos natriuréticos de los inhibidores de SGLT2, puede ser necesario reducir las dosis de diuréticos tras el inicio del tratamiento con SGLT2. Los inhibidores de SGLT2 también están indicados para pacientes con diabetes tipo 2 debido a su mayor excreción de glucosa (véase cap. 24).

3. **Farmacocinética:** *dapagliflozina* y *empagliflozina* se absorben bien y pueden administrarse con y sin alimentos. Ambos se metabolizan principalmente por glucuronidación y presentan mínimas interacciones farmacocinéticas. El fármaco principal y los metabolitos inactivos se excretan por vía renal. Una semivida similar de alrededor de 12 h para cada uno de ellos permite una dosificación diaria.

Aplicación clínica 10-2. Uso de los inhibidores de SGLT 2 en pacientes con insuficiencia cardiaca y diabetes

Los inhibidores del SGLT2 aumentan la excreción de glucosa e inducen la natriuresis. Muchos pacientes con IC tienen diabetes mellitus tipo 2 concomitante y toman diuréticos, sulfonilureas o insulina. Estas combinaciones pueden dificultar la adición de un inhibidor de SGLT2, teniendo en cuenta que la hipovolemia y la hipoglucemia son más frecuentes en este escenario. Si un paciente es euvolémico y la diabetes está bajo excelente control, es apropiado reducir o suspender un diurético, una sulfonilurea o una insulina antes de iniciar el inhibidor de SGLT2. Si el paciente es hipervolémico o tiene un mal control de la glucosa, no es necesario ajustar otros medicamentos.

4. **Efectos adversos:** los efectos adversos potenciales incluyen los relacionados con la depleción de volumen, la insuficiencia renal y las infecciones urogenitales. Los inhibidores de SGLT2 son más propensos a causar hipoglucemia cuando se combinan con una sulfonilurea o insulina. Pueden producirse efectos adversos poco frecuentes, como cetoacidosis diabética, gangrena de Fournier y fracturas óseas. Aunque no se dispone de datos sobre la seguridad, deben considerarse alternativas en el embarazo y la lactancia.

X. ESTIMULADORES SOLUBLES DE LA GUANILATO CICLASA

El óxido nítrico (NO) activa la enzima guanilato ciclasa (sGC) para estimular la producción de GMPc. El estrés oxidativo y la inflamación en la IC inactivan el NO endógeno y minimizan la activación de la sGC. Esto reduce la producción de GMPc y contribuye a la vasoconstricción, la fibrosis y la inflamación. Los moduladores de la sGC aumentan la capacidad de respuesta de la sGC al NO endógeno, corrigiendo así el déficit de NO en la IC. Este enfoque más fisiológico de la producción de GMPc, en comparación con la introducción directa de NO exógeno, limita la hipotensión.

A. Vericiguat

Vericiguat es un estimulador oral de la sGC de acción prolongada.

1. **Acciones:** *vericiguat* estimula directamente la sGC a través de un sitio de unión diferente al del NO y sensibiliza la sGC al NO endógeno. El

NO se difunde a través de las células para estimular a las sGC a sintetizar GMPc. Un aumento del GMPc activa la proteína cinasa G para, en última instancia, mejorar la distensibilidad del ventrículo izquierdo, vasodilatar, reducir la inflamación y prevenir la hipertrofia y la fibrosis (fig. 10-8). Un estimulador de la sGC reduce el riesgo de hospitalización por IC en aquellas personas con evidencia de descompensación aguda reciente.

2. **Uso terapéutico:** puede iniciarse un estimulador de la sGC en pacientes con IC-FEr que hayan sido hospitalizados recientemente por IC y estén en tratamiento médico dirigido por las guías.

3. **Farmacocinética:** *vericiguat* es activo por vía oral y debe administrarse con alimentos para aumentar su biodisponibilidad *vericiguat* se excreta principalmente en la orina como metabolito inactivo y también se excreta en menor medida como fármaco inalterado en las heces. Se recomienda una dosis diaria debido a su vida media de alrededor de 30 horas.

4. **Efectos adversos:** los efectos adversos son mínimos con *vericiguat* y se deben a su potenciación vasodilatadora del NO. Puede producirse hipotensión, síncope y anemia. *Vericiguat* está contraindicado en el embarazo debido a un mayor riesgo de malformaciones cardiacas y no debe utilizarse en la lactancia. Debe evitarse el uso de *vericiguat* con nitratos o inhibidores de la fosfodiesterasa debido al riesgo de hipotensión excesiva.

XI. FÁRMACOS INOTRÓPICOS

Los agentes inotrópicos positivos fomentan la contractilidad cardiaca y, así aumentan el gasto cardiaco. Aunque estos fármacos actúan a través de diferentes mecanismos, la acción inotrópica es el resultado de una mayor concentración de calcio citoplásmico que promueve la contractilidad del músculo cardiaco. Los efectos de la función ventricular en la insuficiencia cardiaca, junto con los inótropos positivos, se revisan en la figura 10-9. Todos los inotrópicos positivos en la ICFEr que aumentan la concentración de calcio intracelular se han relacionado con una menor supervivencia, en particular en pacientes con ICFEr. Por este motivo, estos agentes, con la excepción de *digoxina,* solo se usan por periodos breves, sobre todo en el ámbito intrahospitalario.

A. Glucósidos digitálicos

Los glucósidos cardiacos a menudo se denominan digitálicos o glucósidos digitálicos debido a que la mayoría de los fármacos provienen de la planta de digital (dedalera). Son un conjunto de compuestos químicamente similares que pueden aumentar la contractilidad del músculo del corazón y, por lo tanto, se usan para tratar la IC. Los glucósidos digitálicos tienen un bajo índice terapéutico, con solo una pequeña diferencia entre la dosis terapéutica y las dosis que son tóxicas o incluso letales. El único agente disponible es *digoxina*.

1. Mecanismo de acción

a. **Regulación de la concentración de calcio citosólico:** al inhibir la enzima Na^+/K^+-adenosina trifosfatasa (ATPasa), *digoxina* reduce la capacidad del miocito para bombear de forma activa el Na^+ de la célula. Esto a la larga resulta en un aumento pequeño,

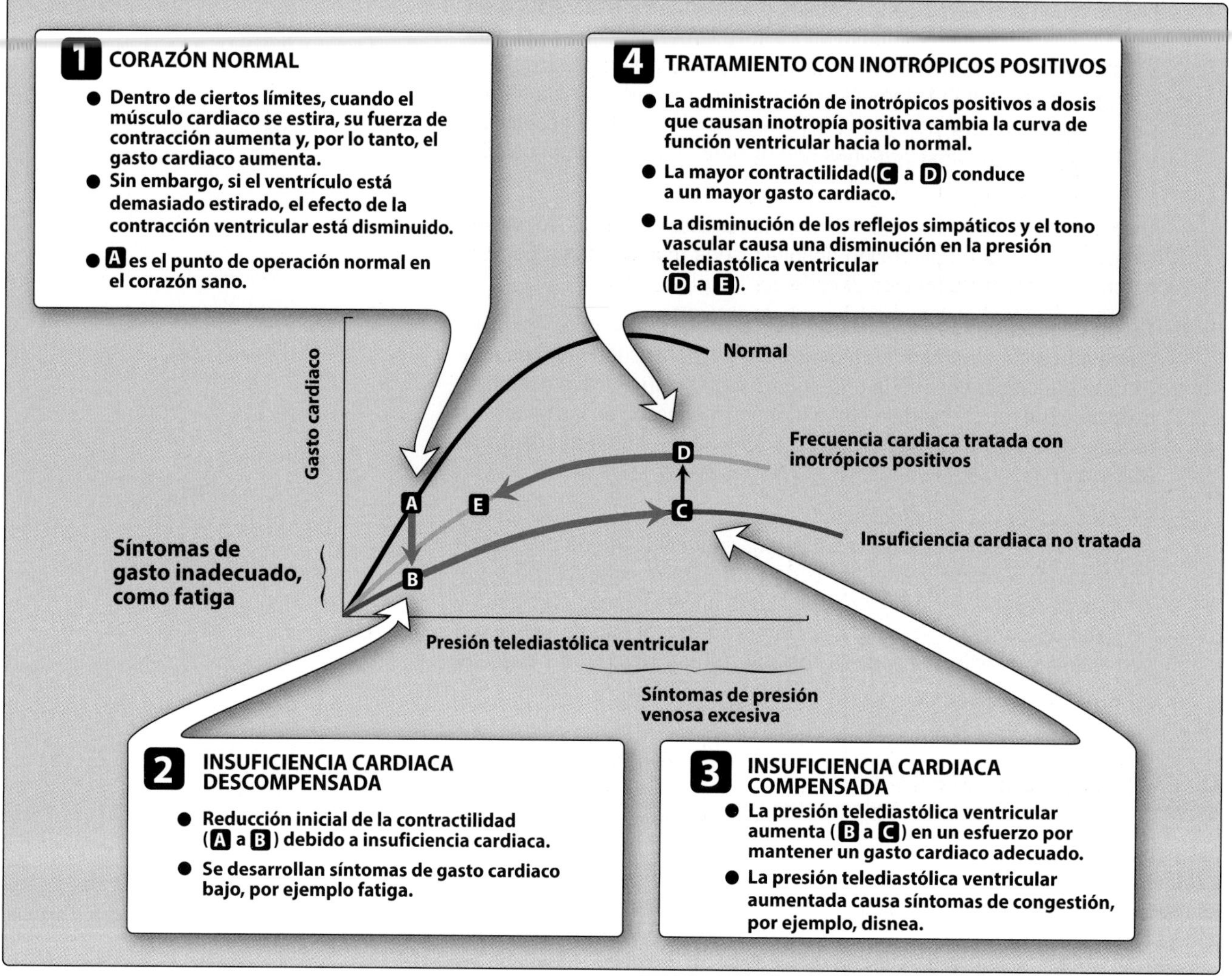

Figura 10-9
Curvas de función ventricular en el corazón normal, en insuficiencia cardiaca y en insuficiencia cardiaca tratada con inotrópico positivo.

pero fisiológicamente significativo en el Ca^{2+} libre, lo que causa aumento en la contractilidad cardiaca.

b. **Aumento en la contractilidad del músculo cardiaco:** *digoxina* aumenta la fuerza de la contracción cardiaca, causando que el gasto cardiaco se parezca más de cerca al del corazón normal (fig. 10-9). El tono vagal también aumenta, por lo que disminuyen tanto la frecuencia cardiaca como la demanda de oxígeno del miocardio. *Digoxina* hace más lenta la velocidad de conducción a través del nodo AV, haciéndola útil para la fibrilación auricular.

c. **Inhibición neurohormonal:** aunque no se ha elucidado el mecanismo exacto de este efecto, *digoxina* en dosis bajas inhibe la activación simpática con efectos mínimos sobre la contractilidad. Este efecto es el motivo por el que el objetivo en la IC de fracción de expulsión reducida es una menor concentración sérica del fármaco.

2. **Uso terapéutico:** el tratamiento con *digoxina* está indicado en pacientes con ICFEr que se encuentran sintomáticos con farmacoterapia óptima para la IC. Una concentración sérica baja de *digoxina* (0.5 a 0.9 ng/mL) es benéfica en la ICFEr.

3. **Farmacocinética:** *digoxina* está disponible en formulaciones oral e inyectable. Tiene un gran volumen de distribución, debido a que se acumula en el músculo. La dosis se basa en el peso corporal magro. En situaciones agudas, como fibrilación auricular sintomática, se usa un esquema de dosis de carga. *Digoxina* tiene una vida media prolongada de 30 a 40 horas. Se elimina sobre todo intacta por el riñón, lo que requiere el ajuste de la dosis en disfunción renal.

4. **Efectos adversos:** a concentraciones séricas bajas del fármaco, *digoxina* es bien tolerada. Sin embargo, tiene un índice terapéutico muy estrecho. Anorexia, náusea, vómito, visión borrosa o visión amarillenta pueden ser indicadores iniciales de toxicidad. Cuando Na^+/K^+-ATPasa está marcadamente inhibida por *digoxina,* el potencial de membrana en reposo puede aumentar, lo que hace a la membrana más excitable, aumentando el riesgo de arritmias. Las concentraciones reducidas de potasio sérico (hipopotasemia) predisponen al paciente a toxicidad por *digoxina,* debido a que *digoxina* normalmente compite con potasio por el mismo sitio de unión en la bomba de Na^+/K^+-ATPasa. Con el uso de una concentración sérica del fármaco más baja en la ICFEr, las concentraciones tóxicas son infrecuentes. *Digoxina* es un sustrato de P-gp y los inhibidores de P-gp, como *claritromicina, verapamilo* y *amiodarona,* pueden aumentar significativamente las concentraciones de *digoxina,* lo que requiere de una dosis reducida de *digoxina.* *Digoxina* también debe usarse con precaución con otros fármacos que hacen más lenta la conducción AV, como bloqueadores β, *verapamilo* y *diltiazem*.

B. Agonistas β-adrenérgicos

Los agonistas β-adrenérgicos, como *dobutamina* y *dopamina*, mejoran el desempeño cardiaco al causar efectos inotrópicos positivos y vasodilatación (en el caso de *dobutamina*). Los agonistas β-adrenérgicos a la larga provocan mayor entrada de iones de calcio en las células miocárdicas y a una mayor contracción (fig. 10-10). Ambos fármacos deben administrarse por infusión intravenosa y se usan sobre todo en el tratamiento a corto plazo de la IC aguda en el ámbito intrahospitalario.

C. Inhibidores de la fosfodiesterasa

Milrinona es un inhibidor de la fosfodiesterasa que aumenta la concentración intracelular de AMPc (fig. 10-10). Al igual que los agonistas β-adrenérgicos, esto causa aumento del calcio intracelular y, por lo tanto, de la contractilidad cardiaca, *Milrinona* suele administrarse por infusión intravenosa para el tratamiento a corto plazo de la descompensada IC aguda con bajo gasto cardiaco. Sin embargo, *dobutamina* y *milrinona* también pueden considerarse para el tratamiento a mediano plazo en el ámbito ambulatorio para cuidados paliativos. [Nota: *milrinona* también puede reducir la resistencia de la vasculatura pulmonar, lo que la hace útil para el tratamiento agudo de la hipertensión pulmonar y la insuficiencia cardiaca derecha].

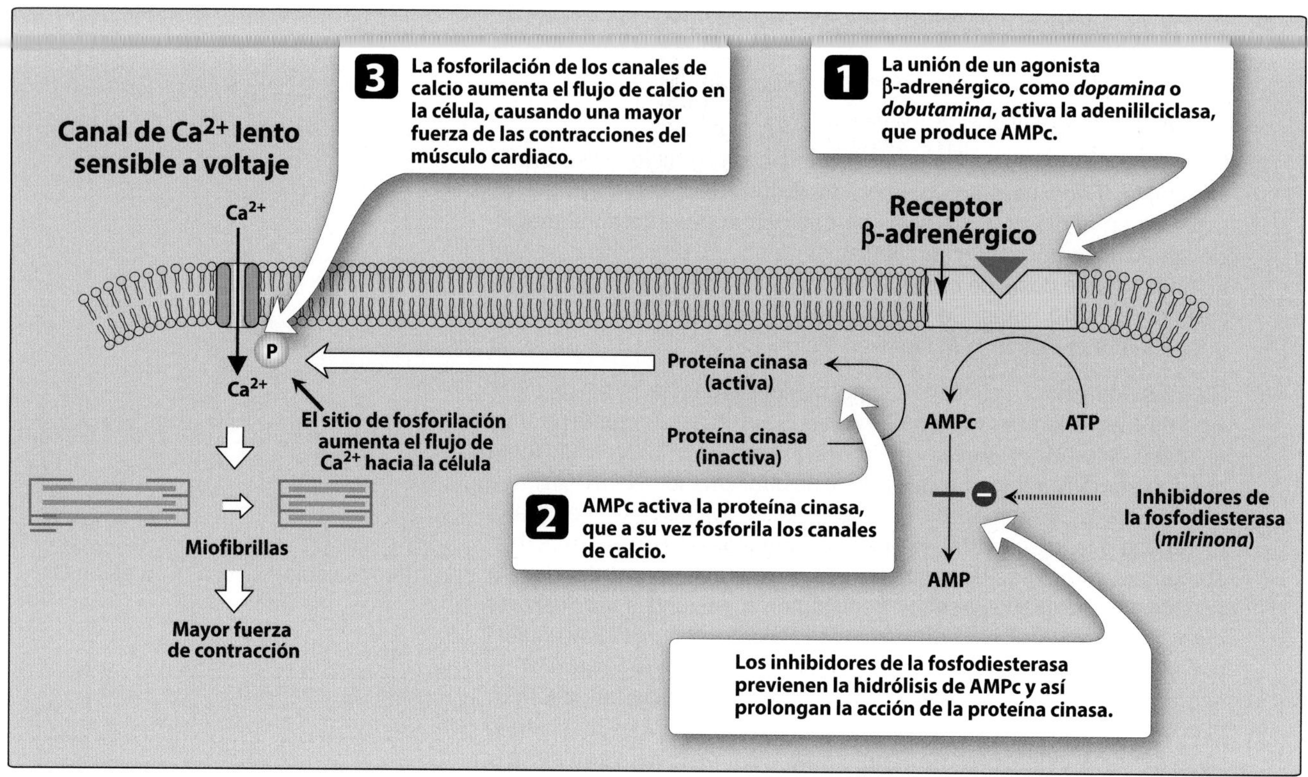

Figura 10-10
Sitios de acción de agonistas β-adrenérgicos en el músculo cardiaco. AMP = adenosina monofosfato; AMPc = adenosina monofosfato cíclico; ATP = adenosina trifosfato; P = fosfato.

XII. ORDEN DE LA TERAPÉUTICA

Las guías han clasificado a la crónica IC en cuatro etapas, de menos a más grave. En la figura 10-11 se muestra una estrategia de tratamiento usando esta clasificación y los fármacos descritos en este capítulo. Nótese que a medida que la enfermedad avanza la politerapia se convierte en la práctica habitual. En pacientes con IC descompensada, los diuréticos de asa suelen introducirse primero para el alivio de los signos o síntomas de la sobrecarga de volumen, como disnea y edema periférico. Los inhibidores de la ECA o bloqueadores del receptor de angiotensina (si no se toleran los inhibidores de la ECA) se añaden después de la optimización del tratamiento con diuréticos. La dosis se ajusta de forma gradual a la máxima tolerada o a la que produce el gasto cardiaco óptimo. Históricamente, los bloqueadores β se añadían después de la optimización del tratamiento con inhibidor de la ECA o el bloqueador del receptor de angiotensina; sin embargo, la mayoría de los pacientes recién diagnosticados con ICFEr se inician tanto con dosis bajas de un inhibidor de la ECA como con un bloqueador β después de la estabilización inicial. Estos agentes se ajustan poco a poco hasta concentraciones óptimas para aumentar la tolerabilidad. Los receptores de mineralocorticoides antagonistas e *hidralazina* e *isosorbida dinitrato* dosis fijas e inhibidores SGLT2 se inician en pacientes que siguen presentando síntomas de IC a pesar de dosis óptimas de un inhibidor de la ECA y un bloqueador β. Una vez que se alcanza una dosis óptima de un inhibidor de la ECA o bloqueador del receptor de angiotensina y si el paciente permanece sintomático, cualquiera de estos puede sustituirse con *sacubitrilo/valsartán*. Por último, se añaden *digoxina*, *ivabradina* y *vericiguat* para beneficio sintomático solo en pacientes con una farmacoterapia óptima para la IC.

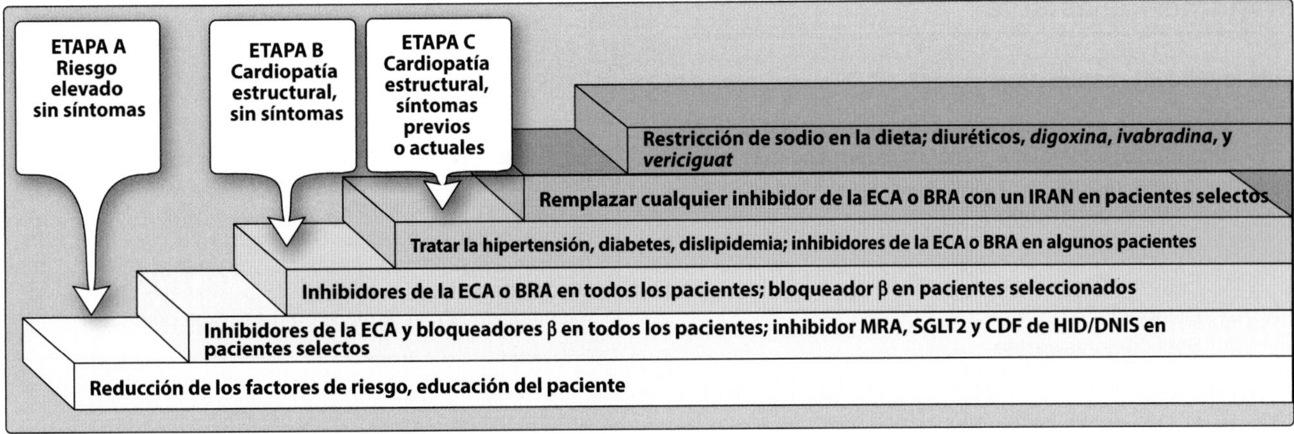

Figura 10-11
Opciones de tratamiento para varias etapas de la insuficiencia cardiaca. ARM = antagonista del receptor de mineralocorticoides; BRA = bloqueadores del receptor de angiotensina; CDF = combinación a dosis fija; DNIS = dinitrato de isosorbida; ECA = enzima convertidora de angiotensina; HID = hidralazina; SGLT2 = cotransportador de sodio-glucosa 2. La etapa D (síntomas refractarios que requieren intervenciones especiales) no se muestra.

Resumen del capítulo

- Tras una agresión inicial, como el síndrome coronario agudo, los mecanismos compensatorios que activan el sistema nervioso simpático y el SRAA ayudan a mantener un flujo sanguíneo y una presión adecuados. Si estos mecanismos no se mejoran, una mayor activación causa inflamación, resistencia a los péptidos natriuréticos, empeoramiento de los síntomas de la IC y muerte.
- La base del tratamiento de la IC es la farmacoterapia. Estos medicamentos bloquean las vías que, cuando se activan, tienen consecuencias negativas, o potencian las vías que tienen resultados positivos. Los bloqueadores β inhiben la respuesta del sistema nervioso simpático; los inhibidores de la ECA, los BRA y los ARM inhiben el SRAA; los inhibidores de la neprilisina potencian el sistema del PN; y los estimuladores de las sCG y los vasodilatadores potencian el NO.
- Los diuréticos se utilizan para minimizar los síntomas congestivos en la insuficiencia cardiaca. Bloquean la reabsorción de sodio y agua, lo que causa diuresis y reducción de la precarga. Los diuréticos reducen el volumen plasmático y pueden activar aún más el SRAA. Por ello, si no hay signos o síntomas de sobrecarga de volumen, el uso de diuréticos debe minimizarse.
- En algunos pacientes, la frecuencia cardiaca no se controla de forma adecuada con una dosis máxima de un bloqueador β. Algunos de estos pacientes pueden no tolerar dosis más altas de bloqueador β debido a la hipotensión u otros efectos adversos. *Ivabradina* puede añadirse a un bloqueador β para controlar aún más la frecuencia cardiaca. *Ivabradina* bloquea el canal HCN en el nodo sinoauricular para inhibir la corriente I_f. Esto ralentiza la despolarización diastólica y reduce la frecuencia cardiaca.
- Los inhibidores del SGLT2 inhiben el cotransportador de sodio-glucosa 2 en el túbulo proximal para reducir la reabsorción de glucosa y sodio. Esto reduce la precarga y la poscarga. Es posible que otros mecanismos contribuyan al beneficio de los inhibidores de SGLT2 en la IC, pero se necesitan más estudios.
- Los estimuladores de la guanilato ciclasa soluble aumentan la capacidad de la sGC para producir GMPc. Dado que el NO sigue siendo necesario para activar la sGC, *vericiguat* contribuye a la vasodilatación mediante una acción más fisiológica, limitando la hipotensión excesiva. La estimulación de la sGC también reduce la hipertrofia, la fibrosis y el remodelado vascular.
- Los vasodilatadores intravenosos (*nitroglicerina* y *nitroprusiato*) aportan NO al músculo liso vascular para su vasodilatación. El rápido inicio y la corta duración de la acción permiten la titulación para optimizar la precarga, la poscarga y el gasto cardiaco en la IC aguda descompensada.
- Los inótropos positivos (*milrinona*) suelen utilizarse por vía intravenosa en el ámbito hospitalario para la IC aguda descompensada. Estos fármacos estimulan o impiden la descomposición del AMPc para acabar aumentando el calcio intracelular. El calcio se une entonces a la actina y la miosina para aumentar la contractilidad. El exceso de calcio intracelular aumenta el riesgo de arritmias y de muerte si se permite que continúe a largo plazo. Por ello, los inotrópicos positivos se utilizan durante la menor duración posible.
- *Digoxina* todavía está disponible para su uso, pero ha caído en desfavorablemente debido a los beneficios obtenidos con otros fármacos para la IC. A dosis más bajas, la *digoxina* tiene más probabilidades de inhibir la activación neurohormonal sin efectos inotrópicos positivos. Si se utiliza, el objetivo son las concentraciones séricas mínimas de digoxina de 0.5 a 0.9 ng/mL.

Preguntas de estudio

Elija la MEJOR respuesta.

10.1 Un paciente está recién diagnosticado con ICFEr y se encuentra asintomático. ¿Cuál es el fármaco más apropiado para iniciarlo en cuanto a sus beneficios sintomáticos y de supervivencia?

A. Dobutamina
B. Furosemida
C. Lisinoprilo
D. Sacubitrilo/valsartán

Respuesta correcta = C. Los inhibidores de la ECA deben iniciarse en todos los pacientes, a menos que esté contraindicado, si tienen ICFEr y están asintomáticos. Esto se conoce como IC etapa B. Dobutamina y furosemida solo mejoran los síntomas. Sacubitrilo/valsartán sustituye al inhibidor de la ECA si el paciente permanece sintomático mientras sigue una farmacoterapia óptima para IC.

10.2 ¿Cuál de los siguientes enunciados describe mejor la acción de los inhibidores de la ECA en el corazón con insuficiencia?

A. Aumento de la resistencia vascular
B. Disminución del gasto cardiaco
C. Reducción de la precarga
D. Aumento de aldosterona

Respuesta correcta = C. Los inhibidores de la ECA disminuyen la resistencia vascular, reducen la precarga, reducen la poscarga y aumentan el gasto cardiaco. Además, los inhibidores de la ECA pueden embotar la liberación de aldosterona.

10.3 Un hombre hispano con ICFEr a la fecha toma las dosis máximas toleradas de succinato de metoprolol y enalapril, junto con furosemida a dosis moderada. Se encuentra en estado euvolémico, pero sigue presentando síntomas de IC. La presión arterial sistólica es baja, pero el paciente no exhibe signos o síntomas de hipotensión. ¿Cuál es la mejor recomendación para mejorar los síntomas de IC y la supervivencia en este paciente?

A. Suspender enalapril, esperar 36 h y comenzar sacubitrilo/valsartán.
B. Empezar digoxina.
C. Empezar hidralazina y dinitrato de isosorbida a dosis fijas.
D. Empezar espironolactona.

Respuesta correcta = D. Debido a que el paciente recibe farmacoterapia óptima y sigue presentando síntomas, se justifica otro agente. Añadir espironolactona a dosis bajas tiene pocas probabilidades de disminuir la presión arterial y conferirá un beneficio de supervivencia y sintomático. El cambiar a sacubitrilo/valsartán probablemente empeore la presión arterial baja. Digoxina solo mejorará los síntomas y no mejorará la supervivencia. Hidralazina y dinitrato de isosorbida a dosis fija sería apropiado si el paciente fuera de etnia negra.

10.4 Los bloqueadores β mejoran la función cardiaca en la IC al:

A. disminuir la remodelación cardiaca
B. aumentar la frecuencia cardiaca
C. aumentar la liberación de renina
D. activar la norepinefrina

Respuesta correcta = A. Aunque parece contraintuitivo para disminuir la frecuencia cardiaca en la IC, los bloqueadores β mejoran la función cardiaca al hacer más lenta la frecuencia cardiaca, disminuyendo la liberación de renina y previniendo los efectos directos de norepinefrina sobre el músculo cardiaco para disminuir la remodelación.

10.5 Un hombre de etnia blanca de 75 años de edad tiene ICFEr e informa síntomas estables de IC. Su farmacoterapia actual incluye enalapril, carvedilol y espironolactona a dosis óptimas. ¿Cuál es la mejor recomendación para mejorar los síntomas de IC y la supervivencia?

A. Comenzar hidralazina/dinitrato de isosorbida a dosis fija.
B. Comenzar ivabradina.
C. Remplazar enalapril con sacubitrilo/valsartán.
D. Comenzar digoxina.

Respuesta correcta = C. Dado que el paciente recibe dosis óptimas de medicamentos para la IC y a que sigue presentando síntomas, sustituir enalapril con sacubitrilo/valsartán es la única opción que mejora tanto los síntomas como la supervivencia en un paciente de etnia blanca.

10.6 Un hombre blanco de 55 años tiene ICFEr y reporta síntomas de IC estables. El tratamiento farmacológico actual incluye dosis óptimas de sacubitril/valsartán, succinato de metoprolol y espironolactona. ¿Cuál es la mejor recomendación para mejorar los síntomas de IC y la supervivencia?

A. Iniciar dapagliflozina
B. Iniciar torsemida
C. Empezar vericiguat
D. Iniciar milrinona

Respuesta correcta = A. Dado que el paciente está en dosis óptimas de medicamentos para la IC y sigue teniendo síntomas, añadir un inhibidor de SGLT2 es la única opción que mejora tanto los síntomas como la supervivencia.

10.7 Un hombre con ICFEr está tomando carvedilol, candesartán y espironolactona y experimenta dolor y sensibilidad en la mama izquierda. No hay aumento de tamaño de las mamas. ¿Cuál es la mejor opción para minimizar este síntoma mientras se continúa con el tratamiento óptimo de la IC?

A. Reducir la dosis de espironolactona
B. Suspender la espironolactona y comenzar con la eplerenona
C. Suspender la espironolactona y comenzar con enalapril
D. Continuar con la espironolactona en la dosis actual

Respuesta correcta = B. La espironolactona no es selectiva y puede antagonizar los andrógenos y la progesterona. Por ello, puede producirse ginecomastia en los varones. Si esto ocurre, la transición a la eplerenona selectiva es lo más apropiado.

10.8 Los inhibidores de SGLT2 mejoran los síntomas de la IC a través de qué mecanismo?

A. Reducción de la precarga
B. Aumentar el gasto cardiaco
C. Reducir la glucosa en sangre
D. Aumentar los cuerpos cetónicos

Respuesta correcta = A. Los inhibidores de SGLT2 reducen la precarga a través de la glucosuria y la natriuresis. Aunque la glucosuria contribuye a la reducción de la glucosa en sangre, la reducción de la glucosa en sangre no es la causa de la mejora de los síntomas de la IC.

10.9 Un hombre de 49 años está actualmente hospitalizado por insuficiencia cardiaca aguda con un bajo gasto cardiaco. El equipo desea iniciar un inotropo positivo mientras continúa con el succinato de metoprolol. ¿Cuál es el inotrópico positivo más apropiado para iniciar?

A. Digoxina
B. Dobutamina
C. Milrinona
D. Diltiazem

Respuesta correcta = C. La digoxina no se utiliza como inotrópico positivo en el ámbito hospitalario para la IC aguda descompensada. La dobutamina agoniza los receptores β para aumentar el AMPc y la contractilidad. Si el paciente sigue tomando un bloqueador β, existe una acción competitiva en el receptor, lo que puede limitar la eficacia de la dobutamina. La milrinona aumenta el AMPc a través de la inhibición de la PDE-3 y, por lo tanto, no interactúa con el metoprolol. Diltiazem es un inotrópico negativo y no debe utilizarse en la IC-FEr.

10.10 Una mujer de 85 años tiene ICFEp. No está tomando ninguna medicación para la IC y tiene la presión arterial elevada. ¿Cuál es el fármaco más apropiado para iniciar?

A. Ramipril
B. Sacubitril/valsartán
C. Empagliflozina
D. FDC hidralazina/dinitrato de isosorbida

Respuesta correcta = A. No se ha demostrado que ninguna medicación mejore la supervivencia en la insuficiencia cardiaca. Sin embargo, los inhibidores de la ECA, los BRA y los ARM se utilizan para reducir la poscarga, disminuir la presión arterial y mejorar los síntomas en la ICFEp. Sacubitril/valsartán, los inhibidores de SGLT2 y la hidralazina/dinitrato de isosorbida FDC solo han demostrado su beneficio en la ICFFEr.

Antiarrítmicos

Shawn David Anderson y Lisa Deacon

11

I. GENERALIDADES

En contraste con el músculo esquelético, que solo se contrae cuando recibe un estímulo, el corazón contiene células "marcapasos" que generan potenciales de acción rítmicos en ausencia de estímulos externos. Esto se conoce como "automaticidad". Estas células difieren de otras células del corazón en que muestran una despolarización espontánea y lenta durante la diástole (fase 4), causada por una corriente positiva hacia el interior transportada por los iones de sodio y calcio. La despolarización es más rápida en el nodo sinoauricular (SA) (el sitio de inicio del potencial de acción) y disminuye a través de la vía de conducción normal a través del nodo auriculoventricular (AV) al haz de His y el sistema de Purkinje. La disfunción de la generación o conducción de impulsos en cualquier sitio en el corazón puede causar una anormalidad en el ritmo cardiaco, una arritmia. Este capítulo repasa los fármacos usados para tratar las arritmias (fig. 11-1) y sus diversos mecanismos de acción. Los fármacos antiarrítmicos suelen clasificarse en función de su efecto sobre el potencial de acción cardiaco. La figura 11-2 ilustra el potencial de acción cardiaco y destaca los principales iones que contribuyen a la despolarización y repolarización de los miocitos cardiacos. Esto se explicará con más detalle a lo largo del capítulo.

CLASE I (bloqueadores de los canales de Na^+)
Disopiramida NORPACE
Flecainida TAMBOCOR
Lidocaína XYLOCAINE
Mexiletina SOLO GENÉRICO
Procainamida SOLO GENÉRICO
Propafenona RYTHMOL
Quinidina SOLO GENÉRICO
CLASE II (bloqueadores del β-adrenorreceptor)
Atenolol TENORMIN
Esmolol BREVIBLOC
Metoprolol LOPRESSOR, TOPROL-XL
CLASE III (bloqueadores de los canales de K^+)
Amiodarona CORDARONE, PACERONE
Dofetilida TIKOSYN
Dronedarona MULTAQ
Ibutilida CORVERT
Sotalol BETAPACE, SORINE
CLASE IV (bloqueadores de los canales de Ca^{2+})
Diltiazem CARDIZEM, CARTIA, TIAZAC
Verapamilo CALAN, VERELAN
OTROS FÁRMACOS ANTIARRÍTMICOS
Adenosina ADENOCARD
Digoxina LANOXIN
Sulfato de magnesio SOLO GENÉRICO
Ranolazina RANEXA

Figura 11-1
Resumen de los fármacos antiarrítmicos.

II. INTRODUCCIÓN A LAS ARRITMIAS

Las arritmias son causadas por anormalidades en la formación de impulsos y conducción en el miocardio. Las arritmias se presentan como una compleja familia de trastornos con una variedad de síntomas. Para entender este gran número de trastornos, es útil organizar las arritmias en grupos de acuerdo con el sitio anatómico de la anormalidad; las aurículas, el nodo AV o los ventrículos. En la figura 11-3 se resumen varias arritmias frecuentes.

A. Causas de arritmias

La mayoría de las arritmias se debe a las aberraciones en la generación de impulsos (automaticidad anormal) o de un defecto en la conducción de impulsos.

1. **Automaticidad anormal:** el nodo SA muestra una velocidad más rápida de descarga que otras células marcapasos y por lo tanto normalmente establece el ritmo de la contracción para el miocardio. Si otros de los sitios cardiacos al nodo SA muestran una mayor automaticidad, pueden generar estímulos que compiten y así surgir arritmias. La mayoría de los agentes antiarrítmicos suprimen la automaticidad

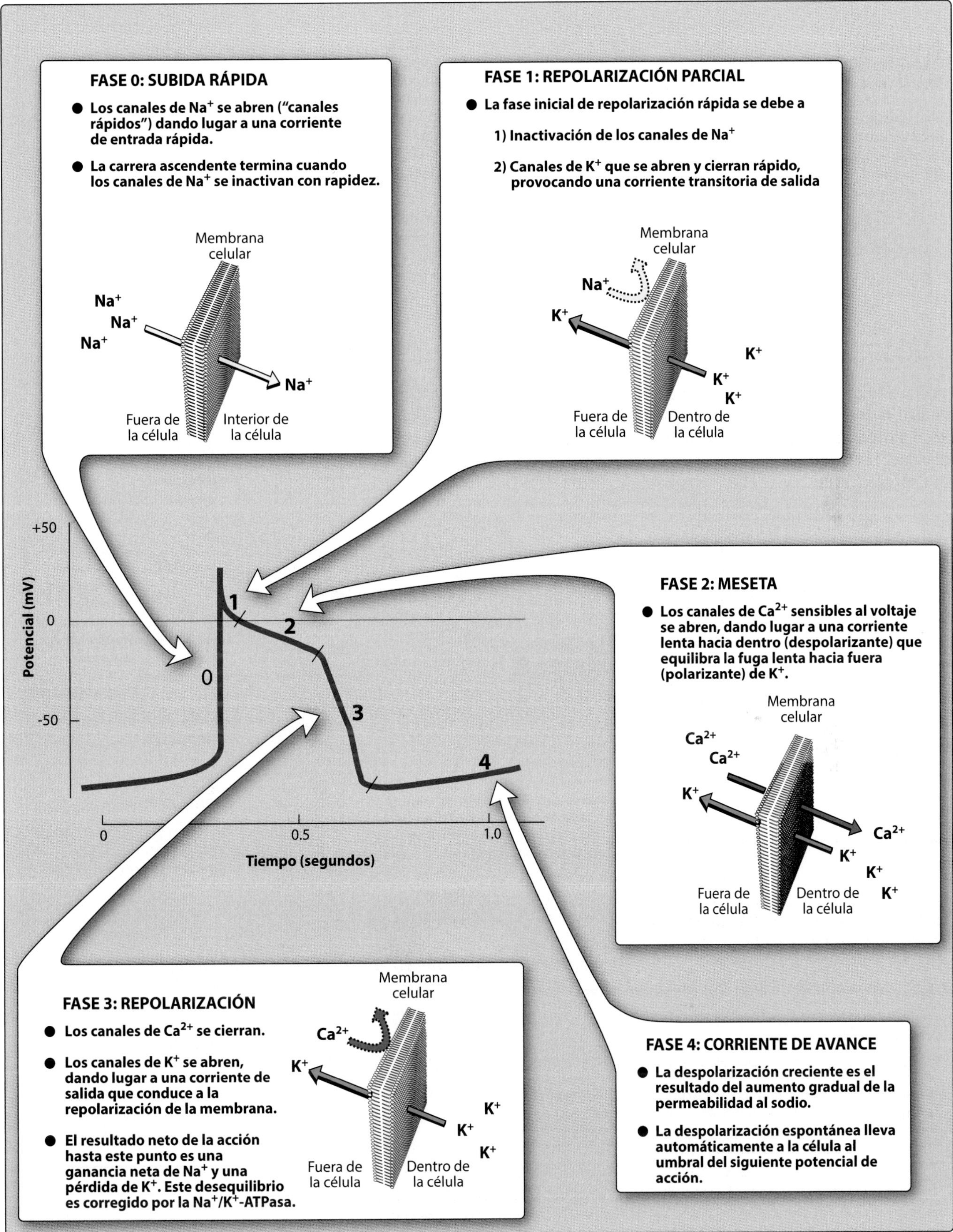

Figura 11-2
Potencial de acción de un miocito cardiaco. ATPasa = adenosina trifosfatasa.

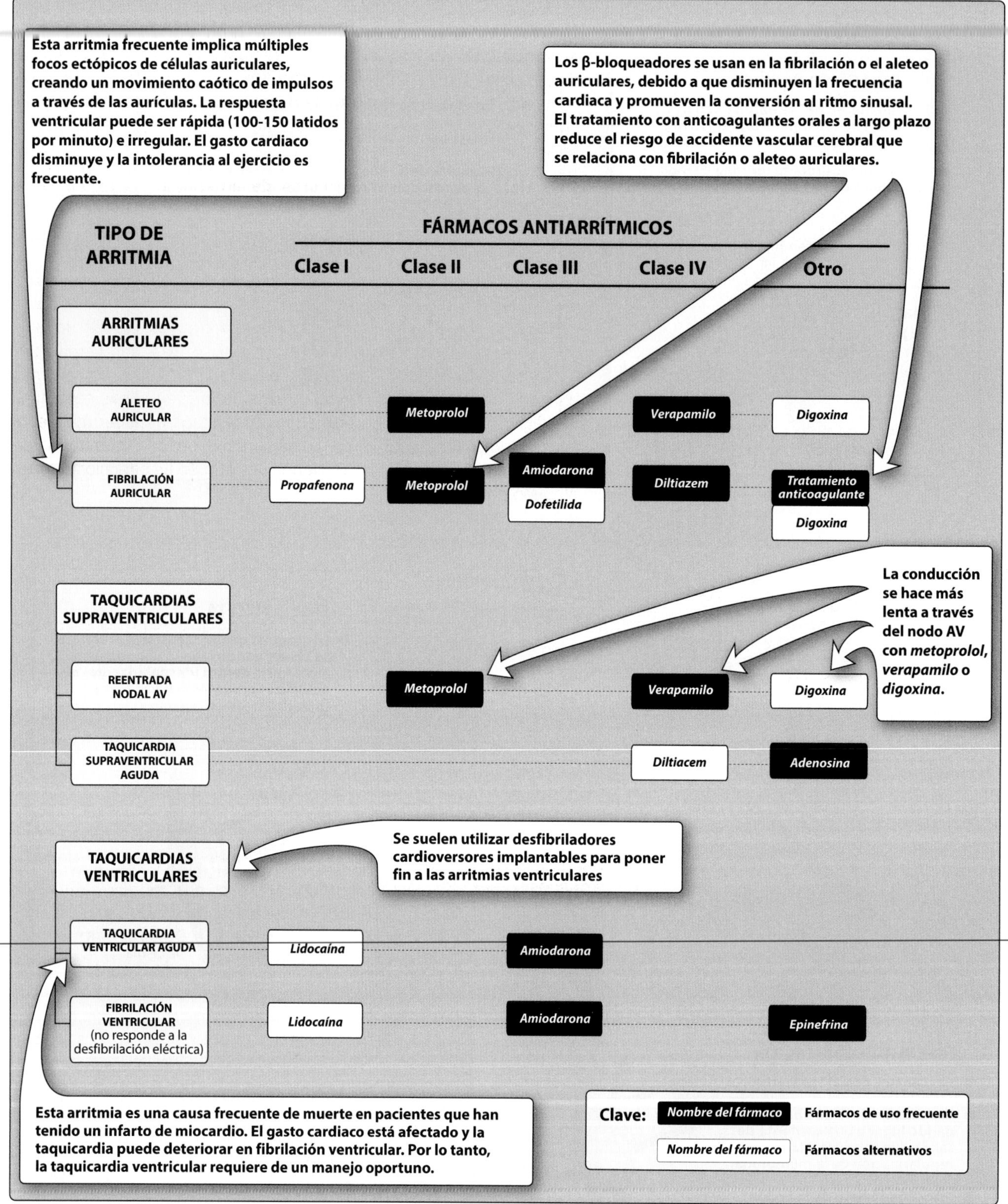

Figura 11-3
Indicaciones terapéuticas para algunas arritmias encontradas con frecuencia. AV = auriculoventriculares.

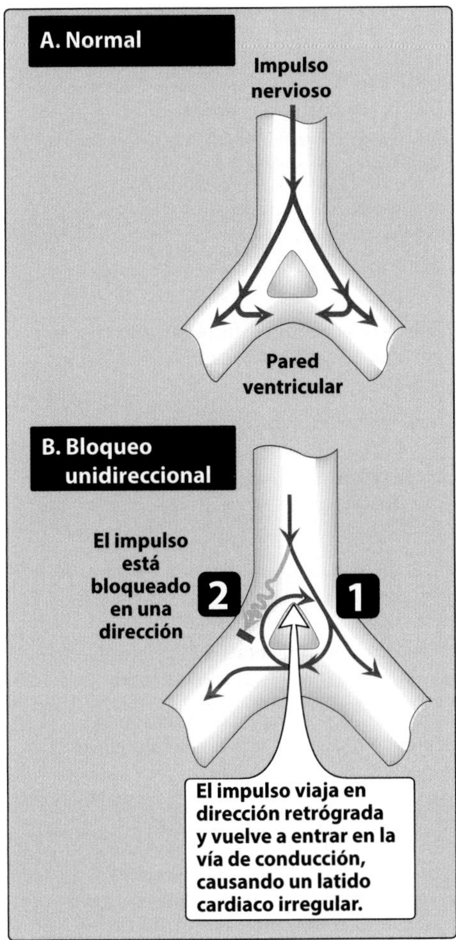

Figura 11-4
Representación esquemática de reentrada.

al bloquear los canales ya sea de sodio (Na^+) o de calcio (Ca^{2+}) para reducir la relación de estos iones con potasio (K^+). Esto disminuye la pendiente de la despolarización fase 4 (diastólica) y aumenta el umbral de descarga a un voltaje menos negativo o ambos, lo que causa disminución general en la frecuencia de la descarga. Este efecto es más pronunciado en las células con actividad de marcapasos ectópica que en las células normales.

2. **Anormalidades en la conducción de impulsos:** los impulsos de centros de marcapasos más altos se conducen de forma normal en sentido descendente por vías que se bifurcan para activar la totalidad de la superficie ventricular (fig. 11-4). Puede ocurrir un fenómeno llamado reentrada si un bloqueo unidireccional causado por una lesión del miocardio o un periodo refractario prolongado resulta en una vía de conducción anormal. La reentrada es la causa más frecuente de arritmias y puede ocurrir en cualquier nivel del sistema de conducción cardiaco. Esta vía de corto circuito resulta en la reexcitación del músculo cardiaco, causando la contracción prematura o una arritmia sostenida. Los agentes antiarrítmicos previenen la reentrada al hacer más lenta la conducción (fármacos clase I) o aumentar el periodo refractario (fármacos clase III), con lo que convierten un bloqueo unidireccional en un bloqueo bidireccional

B. Fármacos antiarrítmicos

Los fármacos antiarrítmicos pueden modificar la generación de impulsos y la conducción para prevenir arritmias o reducir los síntomas relacionados con arritmias. Desafortunadamente, se sabe que muchos de los agentes antiarrítmicos tienen acciones proarrítmicas peligrosas, es decir, causan arritmias. La inhibición de los canales de K^+ amplía el potencial de acción y puede así prolongar el intervalo QT. Si la prolongación es excesiva, estos fármacos aumentan el riesgo de desarrollar taquiarritmias ventriculares que ponen en riesgo la vida (*torsades de pointes*). La causa más frecuente de prolongación QT es inducida por fármacos, aunque hay otros trastornos (p. ej., isquemia e hipopotasemia) y anormalidades genéticas que pueden contribuir a ello. Además de los antiarrítmicos, se sabe que muchos otros fármacos prolongan el intervalo QT, como los antibióticos macrólidos y los antipsicóticos. Debe tenerse precaución al combinar fármacos con efectos aditivos sobre el intervalo QT o al administrar agentes antiarrítmicos que prolongan el intervalo QT con fármacos que se sabe inhiben su metabolismo.

Los fármacos antiarrítmicos pueden clasificarse (clasificación de Vaughan-Williams) de acuerdo con sus efectos predominantes sobre el potencial de acción (fig. 11-5). Aunque esta clasificación es conveniente, tiene ciertas limitaciones. Muchos fármacos antiarrítmicos tienen acciones que se relacionan con más de una clase o pueden tener metabolitos activos con una clase de acción diferente, o pueden tener una acción que no cumple ninguna clasificación formal.

III. FÁRMACOS ANTIARRÍTMICOS CLASE I

Los fármacos antiarrítmicos clase I actúan al bloquear los canales de Na^+ sensibles a voltaje. Se unen más rápido a los canales de Na^+ abiertos o inactivados que a los canales que están completamente repolarizados. Por lo tanto, estos fármacos muestran un mayor grado de bloqueo en los tejidos que están despolarizándose con frecuencia. Esta propiedad se conoce como dependencia de uso (o dependencia de estado) y permite que estos fármacos bloqueen

CLASIFICACIÓN DEL FARMACO	MECANISMO DE ACCIÓN	NOMBRE DEL FÁRMACO	EFECTOS ADVERSOS
IA	**Bloqueador del canal de Na^+** Ralentiza despolarización fase 0 en las fibras musculares ventriculares	*Disopiramida* *Procainamida* *Quinidina*	Arritmias ventriculares, prolongación del QT, insuficiencia cardiaca aguda, síncope, mareos, erupción cutánea, anemia hemolítica, efectos anticolinérgicos ***Quinidina:*** cinconismo, anemia hemolítica, alteraciones visuales, esofagitis ***Procainamida:*** síndrome similar al lupus, hipotensión
IB	**Bloqueador del canal de Na^+** Acorta la repolarización fase 3 en miocitos cardiacos	*Lidocaína* *Mexiletina*	Empeoramiento de las arritmias ventriculares, síncope, mareo, temblor, ataxia, parestesia, confusión, convulsiones, insuficiencia hepática ***Mexlletina:*** Náusea/vómito, dispepsia, disfagia
IC	**Bloqueador del canal de Na^+** Enlentece de forma marcada la despolarización fase 0 en miocitos cardiacos	*Flecainida* *Propafenona*	Bradicardia, prolongación del QT, empeoramiento de las arritmias ventriculares, IC aguda, síncope, mareos, hipotensión, estreñimiento, cefalea, temblores, alteraciones visuales ***Propafenona:*** Broncoespasmos, insuficiencia hepática, agranulocitosis, anemia, edema
II	**Bloqueador del β-adrenorreceptor** Inhibe la despolarización fase 4 en los nodos SA y AV	*Atenolol* *Esmolol* *Metoprolol*	Bradicardia, bloqueo cardiaco. hipotensión, empeoramiento de la insuficiencia cardiaca, mareos, broncoespasmo ***Metoprolol:*** intolerancia al ejercicio, fatiga, trastornos del sueño, depresión, disfunción sexual, hiperglucemia, hipertrigliceridemia
III	**Bloqueador del canal de Na^+** Prolonga la repolarización fase 3 en miocitos cardiacos	*Amiodarona** *Dofetilida* *Dronedarona* *Ibutilida* *Sotalol#*	***Amiodarona:*** bradicardia, prolongación del QT, empeoramiento de las arritmias ventriculares, síncope, mareos, hipotensión, toxicidad pulmonar (neumonitis, fibrosis), insuficiencia hepática, transaminitis, neuropatía periférica, parestesia, hipo e hipertiroidismo, erupción cutánea, decoloración azul-grisácea de la piel, depósitos corneales, neuritis óptica
IV	**Bloqueador del canal de Ca^{2+}** Inhibe el potencial de acción en los nodos SA y AV	*Diltiazem* *Verapamil*	Bradicardia, bloqueo cardiaco, insuficiencia cardiaca aguda, edema periférico, hipotensión, mareos, estreñimiento, ginecomastia, disfunción sexual ***Verapamilo:*** hiperplasia gingival, estreñimiento
Otro	**Varios mecanismos**	*Adenosina* *Digoxina* *Sulfato de magnesio* *Ranolazina*	***Adenosina:*** arritmias transitorias, mareos, dolor torácico, disnea, palpitaciones, hipotensión, nerviosismo, dolor de cabeza ***Digoxina:*** bradicardia, empeoramiento de las arritmias ventriculares, síncope, hipopotasemia, hiperpotasemia, anorexia, mareos, erupción cutánea, alucinaciones, visión borrosa y xantopsia ***Magnesio:*** hipotensión, vasodilatación, enrojecimiento ***Ranolozina:*** prolongación del QT, empeoramiento de las arritmias ventriculares, síncope, mareos, dolor de cabeza, alucinaciones, visión borrosa, vértigo, náusea, estreñimiento

Figura 11-5
Acciones y efectos adversos de los fármacos antiarrítmicos. AV = auriculoventricular; SA = senoauricular; * = exhibe acciones de clase I, II, III y IV; # = también exhibe actividad bloqueador β no selectivo.

las células que están descargándose a una frecuencia anormalmente alta, sin interferir con el latido normal del corazón.

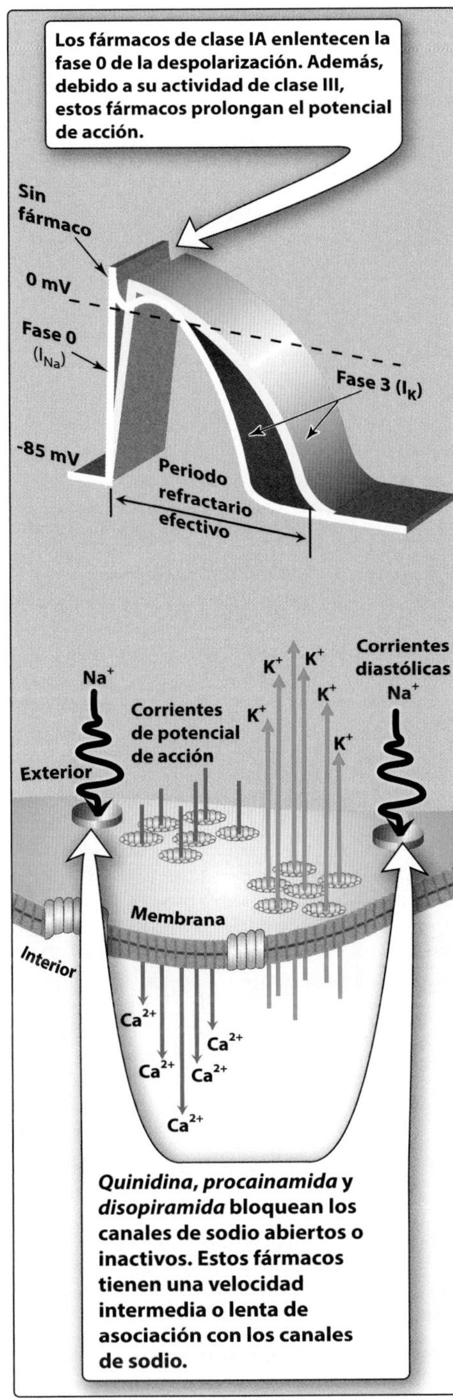

Figura 11-6
Diagrama esquemático de los efectos de los agentes de clase IA. I_{Na} e I_K son corrientes transmembrana debidas al movimiento de Na^+ y K^+, respectivamente.

El uso de los bloqueadores de los canales de Na^+ ha declinado debido a sus efectos proarrítmicos, en particular en pacientes con una función reducida del ventrículo izquierdo y cardiopatía ateroesclerótica. Los fármacos de clase I se subdividen aún más en tres grupos de acuerdo con su efecto sobre la duración del potencial de acción cardiaco (fig. 11-5).

A. Fármacos antiarrítmicos clase IA: quinidina, procainamida y dispiramida

Quinidina es el fármaco clase IA prototipo. Otros agentes en esta clase incluyen *procainamida* y *disopiramida.* Debido a su actividad clase III concomitante, pueden precipitar arritmias que evolucionan a fibrilación ventricular.

1. **Mecanismo de acción:** *quinidina* se une a canales de Na^+ abiertos o inactivados y previene la entrada de Na^+, con lo que hacen más lenta la despolarización rápida durante la fase 0 (fig. 11-6). Disminuye la pendiente de la despolarización espontánea de la fase 4, inhibe los canales de K^+ y bloquea los canales de Ca^{2+}. Debido a estas acciones, hace más lenta la velocidad de conducción y aumenta la refractariedad. *Quinidina* también tiene acciones de bloqueo α-adrenérgico leve y anticolinérgica. Aunque *procainamida* y *disopiramida* tienen acciones similares a las de *quinidina,* hay menos actividad anticolinérgica con *procainamida* y más con *disopiramida.* Ni *procainamida* ni *disopiramida* tienen actividad de bloqueo α. *Disopiramida* produce un mayor efecto negativo inotrópico y a diferencia de los otros fármacos, causa vasoconstricción periférica.

2. **Usos terapéuticos:** *quinidina* se usa en el tratamiento de una amplia variedad de arritmias, incluyendo taquiarritmias auricular, de la unión AV y ventriculares. *Procainamida* solo está disponible en una formulación intravenosa y puede usarse para tratar arritmias auriculares y ventriculares agudas. Sin embargo, la cardioversión eléctrica o desfibrilación y *amiodarona* han remplazado en gran medida a *procainamida* en la práctica clínica. *Disopiramida* puede usarse como un tratamiento alternativo de las arritmias ventriculares y también puede usarse para el control del ritmo en el aleteo o fibrilación auricular.

3. **Farmacocinética:** *sulfato* o *gluconato de quinidina* se absorbe bien y con rapidez después de su administración oral. Pasa por un extenso metabolismo de forma primaria por la isoenzima del citocromo hepático P450 3A4 (CYP3A4), formando metabolitos activos. Una porción de *procainamida* se acetila en el hígado a *N*-acetiloprocainamida (NAPA), que tiene las propiedades y efectos adversos de un fármaco antiarrítmico clase III. *N*-acetiloprocainamida se elimina a través del riñón; por lo tanto, las dosis de *procainamida* deben ajustarse en pacientes con disfunción renal. *Disopiramida* se absorbe bien después de su administración oral y se metaboliza en el hígado por CYP3A4 a un metabolito menos activo y varios metabolitos inactivos. Alrededor de la mitad del fármaco se excreta sin cambio por los riñones.

4. **Efectos adversos:** debido a efectos proarrítmicos mayores y a una capacidad para empeorar los síntomas de insuficiencia cardiaca, los fármacos clase IA no deben usarse en pacientes con cardiopatía ateroesclerótica o insuficiencia cardiaca sistólica. Grandes dosis de *quinidina* pueden inducir los síntomas de cinconismo (visión borrosa, acúfenos, cefalea, desorientación y psicosis). Las interacciones farmacológicas

son frecuentes con *quinidina* debido a que es un inhibidor tanto de CYP2D6 como de P-glucoproteína. La administración intravenosa de *procainamida* puede causar hipotensión. *Disopiramida* tiene los mayores efectos adversos anticolinérgicos de los fármacos clase IA (boca seca, retención urinaria, visión borrosa y estreñimiento). Tanto *quinidina* como *disopiramida* deben usarse con precaución con inhibidores potentes de CYP3A4.

B. Fármacos antiarrítmicos clase IB: lidocaína y mexiletina

Los agentes de clase IB rápidamente se asocian y disocian de los canales de Na^+. Así, las acciones son mayores cuando la célula cardiaca está despolarizada o disparando con velocidad. Los fármacos de clase IB *lidocaína* y *mexiletina* son útiles para tratar las arritmias ventriculares.

1. **Mecanismo de acción:** además del bloqueo de los canales de Na^+, *lidocaína* y *mexiletina* hacen más corta la repolarización de fase 3 y disminuyen la duración del potencial de acción (fig. 11-7). Ninguno de estos fármacos contribuye a la inotropía negativa.

2. **Usos terapéuticos:** aunque *amiodarona* es el fármaco de elección para fibrilación ventricular o taquicardia ventricular, *lidocaína* puede usarse como una alternativa. También puede usarse en combinación con *amiodarona* para una tormenta de taquicardia ventricular, que se caracteriza por un estado de inestabilidad eléctrica cardiaca que se manifiesta en múltiples episodios de taquicardia o fibrilación ventricular. *Lidocaína* no hace más lenta la conducción de forma marcada y, por lo tanto, tiene poco efecto sobre las arritmias auriculares o de la unión AV. *Mexiletina* se usa para el tratamiento crónico de las arritmias ventriculares, a menudo en combinación con *amiodarona.*

3. **Farmacocinética:** *lidocaína* se administra por vía intravenosa debido a la extensa transformación de primer paso por el hígado. El fármaco se desalquila a dos metabolitos activos, sobre todo CYP1A2 con un menor papel por CYP3A4. *Lidocaína* debe vigilarse de cerca cuando se administra en combinación con fármacos que afectan estas isoenzimas CYP. *Mexiletina* se absorbe bien después de su administración oral. Se metaboliza en el hígado sobre todo por CYP2D6 a metabolitos inactivos y se excreta sobre todo a través de la vía biliar.

4. **Efectos adversos:** *lidocaína* tiene un índice terapéutico bastante amplio. Los efectos del sistema nervioso central (SNC) incluyen nistagmo (indicador temprano de toxicidad), somnolencia, habla farfullada, parestesia, agitación, confusión y convulsiones, que a menudo limitan la duración de las infusiones continuas. *Mexiletina* tiene un índice terapéutico estrecho y debe tenerse cuidado cuando se administra el fármaco con inhibidores de CYP2D6. Los efectos adversos más frecuentes son náusea, vómito y dispepsia.

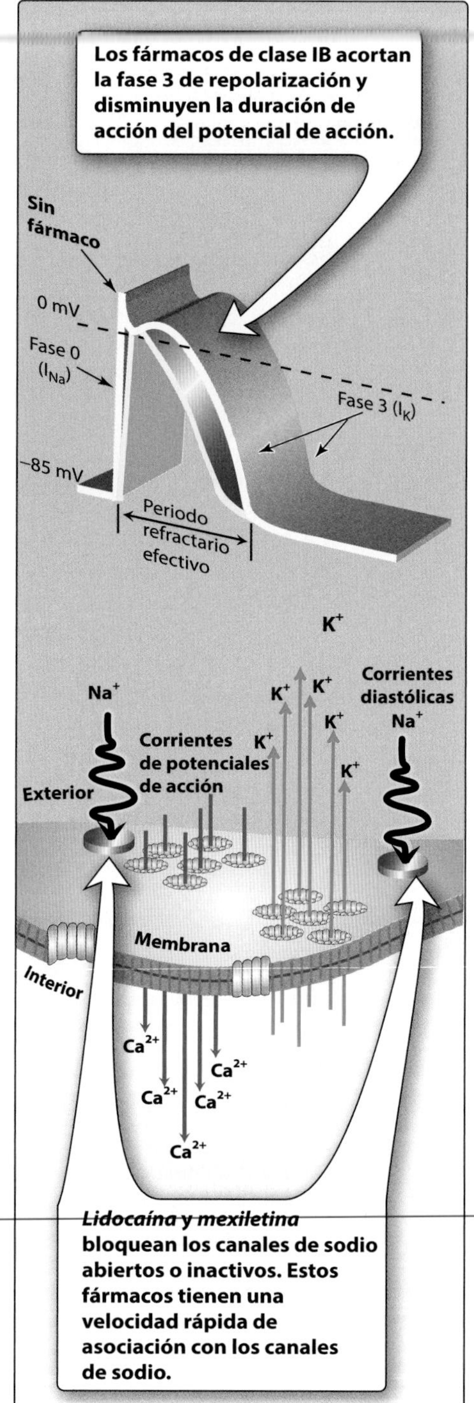

Figura 11-7
Diagrama esquemático de los efectos de los agentes de clase IB. I_{Na} e I_K son corrientes transmembrana debidas al movimiento de Na^+ y K^+, respectivamente.

C. Fármacos antiarrítmicos clase IC: flecainida y propafenona

Estos fármacos se disocian lentamente de los canales de Na^+ en reposo y muestran efectos prominentes incluso a frecuencias cardiacas normales. Debido a sus efectos proarrítmicos e inotrópicos negativos, el uso de estos agentes se evita en pacientes con cardiopatía estructural (hipertrofia del ventrículo izquierdo, insuficiencia cardiaca, cardiopatía ateroesclerótica).

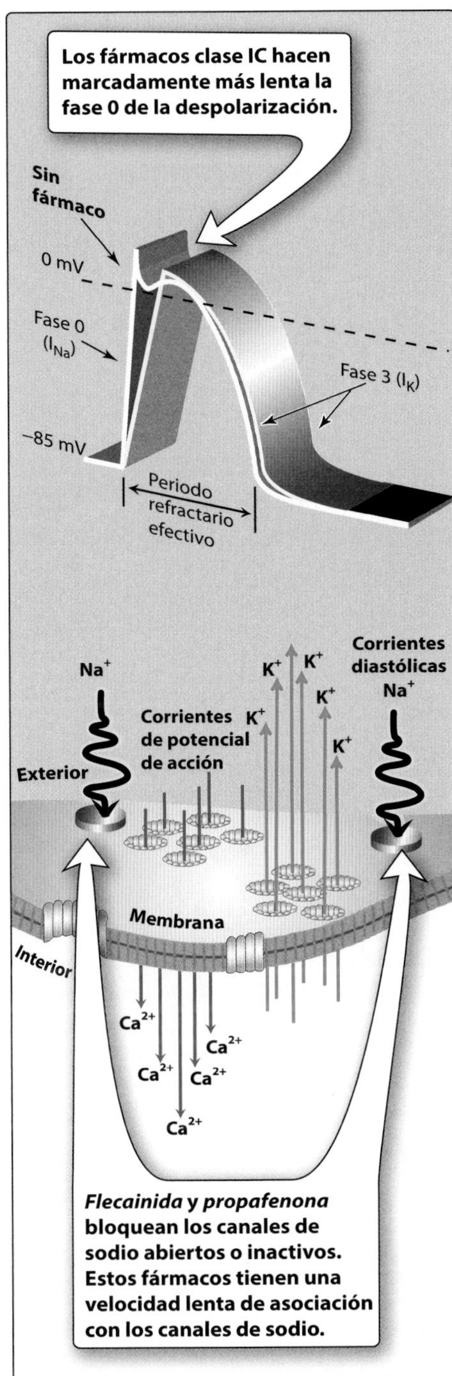

Figura 11-8
Diagrama esquemático de los efectos de los agentes de clase IC. I_{Na} e I_K son corrientes transmembrana debidas al movimiento de Na^+ y K^+, respectivamente.

1. **Mecanismo de acción:** *flecainida* suprime la despolarización en fase 0 en las fibras de Purkinje y del miocardio (fig. 11-8). Esto causa un enlentecimiento marcado de la conducción en todos los tejidos cardiacos, con un efecto menor sobre la duración del potencial de acción y de la refractariedad. La automaticidad se reduce mediante el incremento del potencial umbral, más que por una disminución en la pendiente de la despolarización de fase 4. *Flecainida* también bloquea los canales de K^+, conduciendo a una mayor duración del potencial de acción. *Propafenona,* al igual que *flecainida,* hace más lenta la conducción en todos los tejidos cardiacos, pero no bloquea los canales de K^+. Posee propiedades débiles de bloqueo β.

2. **Usos terapéuticos:** *flecainida* es útil en el mantenimiento del ritmo sinusal en el aleteo o fibrilación auriculares en pacientes sin cardiopatía estructural y para tratar las arritmias ventriculares refractarias. El uso de *propafenona* se restringe sobre todo a las arritmias auriculares: control del ritmo de la fibrilación o aleteo auriculares y profilaxis para la taquicardia supraventricular paroxística en pacientes con taquicardias de reentrada auriculoventriculares.

3. **Farmacocinética:** *flecainida* se absorbe bien después de su administración oral y es metabolizada por CYP2D6 a metabolitos múltiples. El fármaco original y los metabolitos se eliminan sobre todo por vía renal. *Propafenona* se transforma a metabolitos activos sobre todo a través de CYP2D6 y también por CYP1A2 y CYP3A4. Los metabolitos se excretan en la orina y las heces.

4. **Efectos adversos:** *flecainida* por lo general es bien tolerada, con visión borrosa, mareo y náusea siendo los efectos secundarios no deseados los más frecuentes. *Propafenona* tiene un perfil de efectos colaterales similar, pero también puede causar broncoespasmo, por lo que, deber evitarse en pacientes con asma. *Propafenona* es también un inhibidor de la P-glucoproteína. Ambos fármacos deben usarse con precaución junto con inhibidores potentes de CYP2D6.

IV. FÁRMACOS ANTIARRÍTMICOS CLASE II

Los agentes de clase II son antagonistas β-adrenérgicos o bloqueadores β. Estos fármacos disminuyen la despolarización de fase 4 y, por lo tanto, deprimen la automaticidad, prolongan la conducción AV y disminuyen la frecuencia y la contractilidad cardiacas. Los agentes de clase II son útiles para tratar las taquiarritmias causadas por un aumento de la actividad simpática. También se usan para aleteo y fibrilación auriculares y para taquicardia de reentrada nodal AV. Además, los bloqueadores β previenen las arritmias ventriculares que ponen en riesgo la vida después de un infarto del miocardio.

Metoprolol es el bloqueador β usado más ampliamente para el tratamiento de las arritmias cardiacas. En comparación con los bloqueadores β no selectivos, como *propranolol,* reducen el riesgo de broncoespasmo. Se metaboliza extensamente por CYP2D6 y tiene penetración en el SNC (menos que *propranolol,* pero más que *etenolol*). *Esmolol* es un bloqueador β de acción muy breve y rápida usado para administración intravenosa en arritmias agudas que ocurren durante la cirugía o en situaciones de urgencias. *Esmolol* se metaboliza con rapidez por esterasas en los eritrocitos. Como tales, no hay interacciones farmacológicas farmacocinéticas. Los efectos adversos frecuentes con los bloqueadores β incluyen bradicardia, hipotensión y fatiga (véase cap. 7).

V. FÁRMACOS ANTIARRÍTMICOS CLASE III

Los agentes de clase III bloquean canales de K^+ y, por lo tanto, disminuyen la corriente de K^+ hacia el exterior durante la repolarización de las células cardiacas. Estos agentes prolongan la duración del potencial de acción sin alterar la fase 0 de la despolarización o el potencial de membrana en reposo (fig. 11-9). En lugar de ello, prolongan el periodo refractario efectivo, aumentando la refractariedad. Todos los fármacos de clase III tienen el potencial de inducir arritmias.

A. Amiodarona

1. **Mecanismo de acción:** *amiodarona* contiene yodo y está relacionada estructuralmente con tiroxina. Tiene efectos complejos, mostrando acciones de clase I, II, III y IV, así como actividad de bloqueo α. Su efecto dominante es la prolongación de la duración del potencial de acción y del periodo refractario al bloquear los canales de K^+.

2. **Usos terapéuticos:** *amiodarona* es efectiva en el tratamiento de las taquiarritmias supraventricular y ventricular refractarias graves. *Amiodarona* ha sido una base del tratamiento para el manejo del ritmo de la fibrilación o el aleteo auriculares. A pesar de su perfil de efectos adversos, se cree que *amiodarona* es el menos proarrítmico de los fármacos antiarrítmicos clases I y III.

3. **Farmacocinética:** *amiodarona* se absorbe de forma incompleta después de la administración oral. El fármaco es inusual porque tiene una vida media prolongada de varias semanas y un gran volumen de distribución. Los efectos clínicos totales pueden no alcanzarse hasta meses después de iniciar el tratamiento, a menos que se empleen dosis de carga.

4. **Efectos adversos:** *amiodarona* muestra una variedad de efectos tóxicos, lo que incluye fibrosis pulmonar, neuropatía, hepatotoxicidad, depósitos corneales, neuritis óptica, decoloración de la piel azul-grisácea, hipotiroidismo o hipertiroidismo. Sin embargo, el uso de dosis bajas y la vigilancia estrecha reducen la toxicidad al tiempo que conservan la eficacia clínica. *Amiodarona* está sujeta a muchas interacciones farmacológicas, debido a que se metaboliza por CYP3A4 y sirve como inhibidor de CYP1A2, CYP2C9, CYP2D6, y P-glucoproteína.

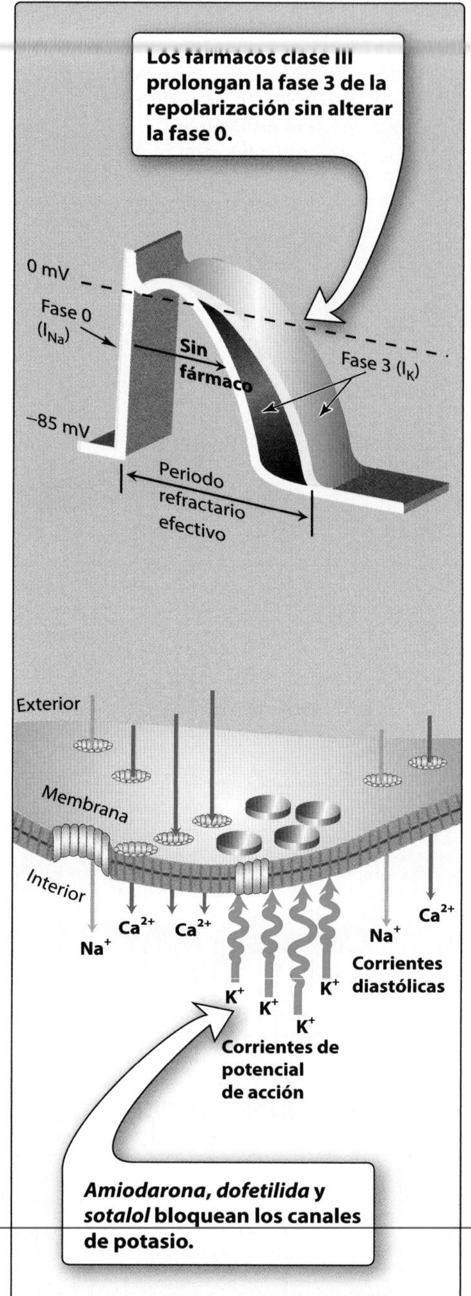

Figura 11-9
Diagrama esquemático de los efectos de los agentes de clase III. I_{Na} e I_K son corrientes transmembrana debidas al movimiento de Na^+ y K^+, respectivamente.

B. Dronedarona

Dronedarona es un derivado de benzofurano de *amiodarona*, que es menos lipofílico y tiene una vida media más breve que *amiodarona.* No tiene fracciones de yodo que sean responsables de disfunción tiroidea relacionada con *amiodarona.* Al igual que *amiodarona,* tiene acciones de clase I, II, III y IV. *Dronedarona* tiene un mejor perfil de eventos adversos que *amiodarona,* pero de cualquier manera puede causar insuficiencia hepática. El fármaco está contraindicado en personas con insuficiencia cardiaca sintomática o fibrilación auricular permanente debido a un mayor riesgo de muerte. Actualmente, *dronedarona* se usa para mantener el ritmo sinusal en la fibrilación o el aleteo auricular, pero es menos efectivo que *amiodarona.*

C. Sotalol

Sotalol, aunque es un agente antiarrítmico clase III, también tiene actividad de bloqueador β no selectivo. El isómero levogiro (L-sotalol) tiene activi-

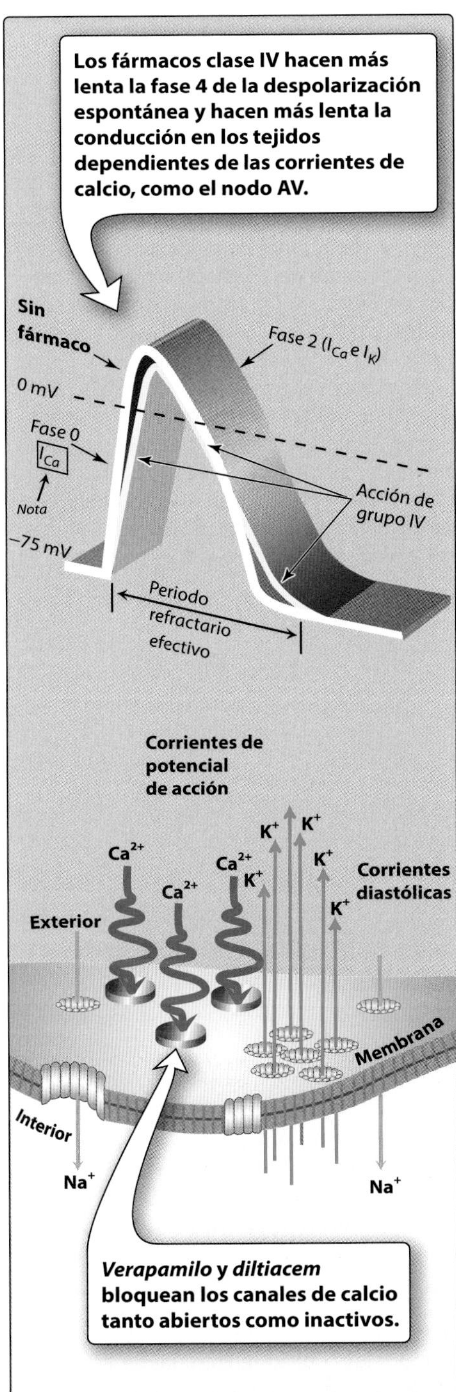

Figura 11-10
Diagrama esquemático de los efectos de los agentes de clase IV. I_{Na} e I_K son corrientes transmembrana debidas al movimiento de Ca^{2+} y K^+, respectivamente. AV = auriculoventricular.

dad betabloqueadora y D-*sotalol* tiene acción antiarrítmica clase III. *Sotalol* bloquea una corriente de K^+ de salida rápida, conocida como la corriente rectificadora retrasada. Este bloqueo prolonga tanto la repolarización como la duración del potencial de acción, lo que prolonga el periodo refractario. *Sotalol* se usa para el mantenimiento del ritmo sinusal en pacientes con fibrilación auricular, aleteo auricular o taquicardia supraventricular paroxística refractaria y en el tratamiento de las arritmias ventriculares. Debido a que *sotalol* tiene propiedades de bloqueo β, suele usarse para estas indicaciones en pacientes con hipertrofia del ventrículo izquierdo o cardiopatía ateroesclerótica. Este fármaco puede causar los efectos adversos típicos relacionados con los bloqueadores β, pero tiene una tasa baja de efectos adversos cuando se compara con otros agentes antiarrítmicos. El intervalo de dosificación debe extenderse en pacientes con enfermedad renal, debido a que el fármaco se elimina por vía renal. Para reducir el riesgo de efectos proarrítmicos, *sotalol* debe iniciarse en el hospital para monitorizar el intervalo QT.

D. Dofetilida

Dofetilida es un bloqueador de los canales de K^+ puro. Puede usarse como agente antiarrítmico de primera línea en pacientes con fibrilación auricular persistente e insuficiencia cardiaca o en aquellos con enfermedad de arteria coronaria. Debido al riesgo de proarritmia, el inicio de *dofetilida* se limita al ámbito intrahospitalario. La vida media de este fármaco oral es de 10 horas. El fármaco se excreta sobre todo sin cambio en la orina. Los fármacos que inhiben la secreción tubular activa están contraindicados con *dofetilida*.

E. Ibutilida

Ibutilida es un bloqueador del canal de K^+ que también activa la corriente de Na^+ hacia adentro (acciones mixtas de clase III y IA). *Ibutilida* es el fármaco de elección para la conversión química de la fibrilación auricular, pero la cardioversión eléctrica ha suplantado su uso. Pasa por metabolismo extenso de primer paso y no se usa por vía oral. El inicio también está limitado al ámbito intrahospitalario debido al riesgo de arritmia.

VI. FÁRMACOS ANTIARRÍTMICOS CLASE IV

Los fármacos clase IV son los bloqueadores de los canales de Ca^{2+} no dihidropiridina *verapamilo* y *diltiacem*. Aunque los canales de Ca^{2+} dependientes de voltaje se encuentran en muchos tejidos diferentes, el principal efecto de los bloqueadores de los canales de Ca^{2+} es sobre el músculo liso vascular y el corazón. Ambos fármacos muestran mayor acción sobre el corazón que sobre el músculo liso vascular, pero más con *verapamilo*. En el corazón, *verapamilo* y *diltiazem* solo se unen a canales sensibles a voltaje despolarizados abiertos, con lo que disminuyen la corriente hacia adentro transmitida por Ca^{2+}. Estos fármacos dependen del uso en que previenen la repolarización hasta que el fármaco se disocia del canal, lo que resulta en una menor velocidad de despolarización espontánea de fase 4. También hacen más lenta la conducción en los tejidos que dependen de las corrientes de Ca^{2+}, como los nodos AV y SA (fig. 11-10). Estos agentes son más efectivos contra las arritmias auriculares que contra las ventriculares. Son útiles para tratar la taquicardia supraventricular de reentrada y para reducir la frecuencia ventricular en el aleteo y la fibrilación auriculares. Los efectos adversos frecuentes incluyen bradicardia, hipotensión y edema periférico. Ambos fármacos se metabolizan en el hígado por CYP3A4. Pueden requerirse ajustes a la dosis en pacientes con disfunción hepático. Ambos agentes están sujetos a muchas interacciones dado que hay inhibidores de CYP3A4, así como sustratos e inhibidores de P-glucoproteína.

Aplicación clínica 11-1. Fármacos antiarrítmicos y cardiopatías estructurales

A los pacientes diagnosticados de arritmias cardiacas, como la fibrilación auricular, se les suelen recetar medicamentos para obtener el control de la frecuencia y el ritmo. Las estrategias de control del ritmo pueden utilizarse para restablecer y mantener el ritmo sinusal normal, reducir los síntomas de la enfermedad, mejorar la capacidad de ejercicio y prevenir el desarrollo de una miocardiopatía mediada por taquicardia. Debido a los efectos inotrópicos negativos y proarrítmicos de algunos agentes antiarrítmicos, cuando se emplean estrategias de control del ritmo, la elección del tratamiento farmacológico depende de la presencia o ausencia de cardiopatía estructural coexistente. Si el paciente no tiene una cardiopatía estructural, *dofetilida*, *dronedarona*, *flecainida*, *propafenona*, *sotalol* o *amiodarona* son opciones razonables y recomendadas por las guías de práctica actuales. En el caso de los pacientes con cardiopatía estructural, la selección del tratamiento se rige además por si el paciente tiene hipertrofia ventricular izquierda, enfermedad arterial coronaria o insuficiencia cardiaca. Para los pacientes con hipertrofia ventricular izquierda (grosor de la pared miocárdica superior a 1.5 cm), la *amiodarona* se considera la opción más segura. Para la enfermedad arterial coronaria, *dofetilida*, *dronedarona*, *sotalol* o *amiodarona* son opciones adecuadas. Por último, en los pacientes con insuficiencia cardiaca con fracción de eyección reducida, debe utilizarse *amiodarona* o *dofetilida*.

VII. OTROS FÁRMACOS ANTIARRÍTMICOS

A. Digoxina

Digoxina inhibe la bomba de Na^+/K^+-ATPasa, a la larga acortando el periodo refractario en las células miocárdicas auriculares y ventriculares al tiempo que prolongan el periodo refractario efectivo y disminuyen la velocidad de conducción en el nodo AV. *Digoxina* se usa para controlar la velocidad de respuesta ventricular en la fibrilación y el aleteo auriculares; sin embargo, la estimulación simpática supera con facilidad los efectos inhibitorios de *digoxina*. A concentraciones tóxicas, *digoxina* causa latidos ventriculares ectópicos que pueden resultar en taquicardia ventricular y fibrilación. [Nota: las concentraciones séricas mínimas de 1.0 a 2.0 ng/mL son deseables para la fibrilación o el aleteo auriculares, en tanto que concentraciones menores de 0.5 a 0.9 ng/mL son el objetivo para la insuficiencia cardiaca con fracción de eyección reducida].

Aplicación clínica 11-2. Toxicidad de digoxina

Aunque los niveles terapéuticos de *digoxina* son eficaces para ayudar a controlar algunas arritmias, la toxicidad de *digoxina* también es motivo de preocupación y puede causar otras arritmias potencialmente mortales. Por lo tanto, cuando se inicia *digoxina* para tratar las arritmias, deben medirse las concentraciones séricas al iniciar el fármaco, con cualquier cambio en la función renal o en los electrolitos, si se sospecha de toxicidad, y después de los cambios de dosis. Cabe destacar que estos niveles se obtienen con mayor frecuencia si *digoxina* se utiliza para tratar la insuficiencia cardiaca. El riesgo de toxicidad de *digoxina* es mayor en pacientes con anomalías electrolíticas (como hipopotasemia o hipomagnesemia) o con una función renal disminuida. Además, el uso concomitante de inductores o inhibidores de la P-glucoproteína, diuréticos y antiácidos puede afectar a las concentraciones séricas de *digoxina*. Los síntomas comunes de toxicidad por *digoxina* incluyen bradicardia, taquicardia, náusea/vómito, cambios en la visión (visión borrosa o amarilla), confusión y pérdida de apetito. La hiperpotasemia concomitante es frecuente en la toxicidad aguda por *digoxina*, y los niveles más altos de digoxina indican un mayor riesgo de muerte. Aunque pueden aparecer signos de toxicidad con niveles de *digoxina* más bajos, se cree que este riesgo es particularmente mayor con niveles séricos superiores a 2.0 ng/mL. Cuando se midan las concentraciones séricas de *digoxina*, deberán medirse en estado estable (al menos 6 h después de la administración de la última dosis o de 12 a 24 h en pacientes con enfermedad renal avanzada). Si se confirma la toxicidad de *digoxina*, debe suspenderse la administración de la misma y pueden administrarse antídotos de *digoxina*.

B. Adenosina

Adenosina es un nucleósido que ocurre de forma natural, pero a dosis elevadas, el fármaco disminuye la velocidad de conducción, prolonga el periodo refractario y disminuye la automaticidad en el nodo AV. *Adenosina* intravenosa es el fármaco de elección para convertir las taquicardias supraventriculares agudas. Tiene baja toxicidad, pero causa rubor, dolor pleural e hipotensión. *Adenosina* tiene una duración de acción extremadamente breve (alrededor de 10 a 15 segundos) debido a la captación rápida por los eritrocitos y las células endoteliales.

C. Sulfato de magnesio

El *magnesio* es necesario para el transporte de Na^+, Ca^{2+} y K^+ a través de las membranas celulares. Hace más lenta la velocidad de formación de impulsos en el nodo SA y prolonga el tiempo de conducción a lo largo del tejido miocárdico. El *sulfato de magnesio* intravenoso es la sal usada para tratar arritmias, debido a que *magnesio* oral no es efectivo en el caso de arritmias. Lo más destacado es que *magnesio* es el fármaco de elección para tratar la arritmia potencialmente letal conocida como *torsades de pointes* y las arritmias inducidas por *digoxina.*

D. Ranolazina

Ranolazina es un fármaco antianginoso con propiedades antiarrítmicas similares a *amiodarona.* Sin embargo, su efecto principal es acortar la repolarización y disminuir la duración del potencial de acción de forma similar a *mexiletina.* Se usa para tratar las arritmias auriculares y ventriculares refractarias, a menudo en combinación con otros fármacos antiarrítmicos. Es bien tolerado con mareo y estreñimiento como los efectos adversos más frecuentes. *Ranolazina* se metaboliza extensamente en el hígado por las isoenzimas CYP3A y CYP2D6 y se excreta sobre todo por el riñón. El uso concomitante con inductores o inhibidores CYP3A fuertes está contraindicado.

Resumen del capítulo

- Las arritmias se producen cuando hay una desviación de la generación normal de impulsos (automatismo anormal) o un defecto en la conducción de los impulsos en el miocardio.
- Los fármacos antiarrítmicos se utilizan para ayudar a prevenir las arritmias o reducir sus síntomas.
- Los fármacos antiarrítmicos no están exentos de efectos secundarios, el más peligroso es su acción proarrítmica. Por lo tanto, deben controlarse los intervalos QT y se debe tener precaución cuando se utilicen otros fármacos que prolonguen el QT de forma concomitante con los agentes antiarrítmicos.
- Los fármacos antiarrítmicos se clasifican en cuatro "clases" mediante el sistema de clasificación de Vaughan-Williams, que los agrupa en función de sus efectos predominantes sobre el potencial de acción.
- Debido a los efectos proarrítmicos o a los efectos inotrópicos negativos de algunos de estos agentes, al elegir un fármaco antiarrítmico deben tenerse en cuenta los antecedentes de cardiopatía estructural (hipertrofia ventricular izquierda, insuficiencia cardiaca o cardiopatía ateroesclerótica). En los pacientes con insuficiencia cardiaca y fibrilación o aleteo auricular concomitantes, se utiliza *amiodarona* o *dofetilida*. La *amiodarona* se considera el fármaco antiarrítmico más eficaz, ya que posee muchos mecanismos antiarrítmicos.
- *Flecainida* y *propafenona* se toleran bien y se utilizan habitualmente para el control del ritmo de la fibrilación o el aleteo auricular. Sin embargo, ambos deben evitarse en pacientes con cardiopatía estructural.
- Los bloqueadores β ralentizan la frecuencia cardiaca al antagonizar directamente los receptores β1 en los nodos SA y AV. Los bloqueadores de los canales de calcio no dihidropiridínicos también reducen la frecuencia cardiaca al bloquear los canales de calcio en los nodos SA y AV.

Preguntas de estudio

Elija la MEJOR respuesta.

11.1 Una mujer de 60 años tuvo un infarto del miocardio. ¿Qué agente debe usarse para prevenir arritmias que ponen en riesgo la vida que pueden ocurrir después de un infarto del miocardio en esta paciente?

A. Digoxina
B. Flecainida
C. Metoprolol
D. Procainamida

Respuesta correcta = C. Los bloqueadores β como metoprolol previenen las arritmias que ocurren de forma subsecuente a un infarto del miocardio. Ninguno de los otros fármacos ha mostrado ser efectivo para prevenir las arritmias posteriores a un infarto. Flecainida debe evitarse en pacientes con cardiopatía estructural.

11.2 Un hombre de 57 años está recibiendo tratamiento por una arritmia auricular. Refiere boca seca, visión borrosa y retención urinaria. ¿Qué fármaco antiarrítmico es más probable que esté tomando?

A. Metoprolol
B. Disopiramida
C. Dronedarona
D. Sotalol

Respuesta correcta = B. Los síntomas agrupados de boca seca, visión borrosa y retención urinaria son característicos de efectos adversos anticolinérgicos, que son causados por agentes de clase IA (en este caso disopiramida). Los otros fármacos no causan efectos anticolinérgicos.

11.3 Una mujer de 78 años acaba de ser diagnosticada con fibrilación auricular. Actualmente no tiene síntomas de palpitaciones o fatiga. ¿Cuál es apropiado para iniciar control de la frecuencia como paciente ambulatorio?

A. Dronedarona
B. Esmolol
C. Flecainida
D. Metoprolol

Respuesta correcta = D. Solo B y D son opciones para controlar la frecuencia. Las otras opciones se usan para control del ritmo en pacientes con fibrilación auricular. Debido a que esmolol solo se administra por vía IV, la única opción para comenzar como paciente ambulatorio es con metoprolol.

11.4 Todos los siguientes son efectos adversos de amiodarona excepto:

A. Cinconismo
B. Hipotiroidismo
C. Fibrosis pulmonar
D. Decoloración azul de la piel

Respuesta correcta = A. Cinconismo es una constelación de síntomas (visión borrosa, acúfenos, cefalea, psicosis) que se sabe ocurre con quinidina. Todas las demás opciones son efectos adversos con amiodarona que requieren de vigilancia estrecha.

11.5 ¿Qué arritmia puede tratarse con lidocaína?

A. Taquicardia ventricular supraventricular paroxística
B. Fibrilación auricular
C. Aleteo auricular
D. Taquicardia ventricular

Respuesta correcta = D. Lidocaína tiene poco efecto sobre el tejido auricular o del nodo AV; así, se usa para arritmias ventriculares como taquicardia ventricular.

11.6 Un médico desea iniciar un fármaco para el control del ritmo en la fibrilación auricular. ¿Cuál de los siguientes trastornos coexistentes permitirían el inicio de flecainida?

A. Hipertensión
B. Hipertrofia del ventrículo izquierdo
C. Arteriopatía coronaria
D. Insuficiencia cardiaca

Respuesta correcta = A. Dado que flecainida puede aumentar el riesgo de muerte cardiaca intempestiva en aquellos con antecedentes de cardiopatía estructural, solo la hipertensión coexistente permitirá iniciar flecainida. La cardiopatía estructural incluye hipertrofia del ventrículo izquierdo, insuficiencia cardiaca y cardiopatía ateroesclerótica.

11.7 Un ECG de un hombre de 57 años muestra *torsades de pointes*. ¿Qué fármaco es el de elección para tratar esta arritmia mortal?

A. Amiodarona
B. Sulfato de magnesio
C. Quinidina
D. Citrato de magnesio

Respuesta correcta = B. El sulfato de magnesio intravenoso es el fármaco de elección para tratar la *torsades de pointes*. El citrato de magnesio es un laxante. La amiodarona y la quinidina podrían empeorar la *torsades de pointes*.

11.8 ¿Cuál de los siguientes fármacos antiarrítmicos de clase III puede iniciarse en un entorno ambulatorio sin monitorización del QT?

A. Dofetilida
B. Sotalol
C. Metoprolol
D. Amiodarona

Respuesta correcta = D. La amiodarona no requiere monitorización del QT al iniciarse. Se recomienda dofetilida y sotalol se inicien en el hospital para reducir el riesgo de efectos proarrítmicos. Aunque el metoprolol puede iniciarse en un entorno ambulatorio, no es un agente de clase III.

11.9 Un hombre de 62 años refiere un edema periférico. ¿Cuál de los siguientes medicamentos es más probable que contribuya a ello?

A. Sotalol
B. Digoxina
C. Verapamilo
D. Atenolol

Respuesta correcta = C. Un efecto secundario del verapamilo es el edema periférico.

11.10 Propafenona debe evitarse en todos los siguientes estados de enfermedad concomitantes excepto:

A. Diabetes
B. Insuficiencia cardiaca
C. Asma
D. Enfermedad arterial coronaria

Respuesta correcta = A. Propafenona debe evitarse en pacientes con cardiopatía estructural (p. ej., hipertrofia ventricular izquierda, insuficiencia cardiaca y arteriopatía coronaria) debido a sus efectos inotrópicos y proarrítmicos negativos. Además, puede causar broncoespasmos y debe evitarse en pacientes con asma.

Fármacos antianginosos

12

Kristyn M. Pardo

I. GENERALIDADES

La enfermedad ateroesclerótica de las arterias coronarias, también conocida como arteriopatía coronaria o cardiopatía isquémica, es la causa más frecuente de mortalidad a nivel mundial. Las lesiones ateroescleróticas en las arterias coronarias pueden obstruir el flujo de sangre, causando desequilibrio en el suministro y la demanda de oxígeno del miocardio y una demanda que se presenta como angina estable o un síndrome coronario agudo (infarto del miocardio [IM] o angina inestable). Los espasmos del músculo liso vascular también pueden impedir el flujo de sangre al corazón, lo que reduce la perfusión y causa isquemia y dolor anginoso. La angina de pecho típica o "angina" es un dolor aplastante, súbito y severo en el pecho que puede irradiarse al cuello, mandíbula, espalda y brazo. Todos los pacientes con cardiopatía isquémica y angina deben recibir tratamiento médico dirigido en las guías con énfasis en las modificaciones al estilo de vida (suspensión del tabaquismo, actividad física, manejo del peso) y manejo de factores de riesgo modificables (hipertensión, diabetes, dislipidemia) para reducir la morbilidad y la mortalidad cardiovasculares. Los medicamentos usados para el manejo de la angina estable se resumen en la figura 12-1.

BLOQUEADORES β (NO SELECTIVO)
Nadolol CORGARD
Propranolol INDERAL, INNOPRAN XL
Sotalol BETAPACE, SORINE
BLOQUEADORES β1 (CARDIOSELECTIVO)
Atenolol TENORMIN
Bisoprolol SOLO GENÉRICO
Metoprolol LOPRESSOR, TOPROL-XL
Nebivolol BYSTOLIC
BLOQUEADORES DE LOS CANALES DE CALCIO (DIHIDROPIRIDINAS)
Amlodipina NORVASC
Felodipina PLENDIL
Nifedipina ADALAT, PROCARDIA
BLOQUEADORES DE LOS CANALES DE CALCIO (NO DIHIDROPIRIDINA)
Diltiazem CARDIZEM, CARTIA, TIAZAC
Verapamilo CALAN, VERELAN
NITRATOS
Nitroglicerina MINITRAN, NITRO-DUR, NITROSTAT
Dinitrato de isosorbida DILATRATE-SR, ISORDIL
Mononitrato de isosorbida SOLO GENÉRICO
BLOQUEADOR DE LOS CANALES DE SODIO
Ranolazina RANEXA

Figura 12-1
Resumen de los fármacos antianginosos.

Aplicación clínica 12-1. Enfermedad arterial coronaria: opciones distintas a la medicación

La extensión y la gravedad de la enfermedad coronaria pueden evaluarse mediante pruebas de esfuerzo, imágenes cardiacas y angiografía. La revascularización o las intervenciones coronarias percutáneas pueden beneficiar a determinados pacientes, como los que tienen cardiopatía isquémica grave o los que presentan síntomas de angina persistentes que repercuten negativamente en la calidad de vida a pesar de un tratamiento médico óptimo.

II. TIPOS DE ANGINA

La angina de pecho tiene tres patrones: 1) angina estable, la cual es inducida por esfuerzo, y la clásica o típica angina; 2) angina inestable y 3) angina de Prinzmetal, que es la variante subtipo que puede ser vasoespástica o en reposo. Los diferentes tipos de angina son causados por combinaciones variables de aumento de la demanda de oxígeno miocárdico y disminución de la perfusión miocárdica.

A. Angina estable, angina inducida por esfuerzo, angina clásica o típica

La angina de pecho clásica o típica es la forma más frecuente de angina. Suele caracterizarse por una sensación pasajera de ardor, pesantez u opresión en el tórax. Algunos episodios isquémicos pueden presentarse de forma "atípica", con fatiga extrema, náusea o diaforesis, en tanto que otros pueden no asociarse con ningún síntoma (angina silenciosa) las presentaciones atípicas son más frecuentes en mujeres, pacientes diabéticos y las personas de edad avanzada.

Las lesiones ateroescleróticas pueden reducir el flujo sanguíneo en las arterias coronarias. La angina clásica se debe a la reducción de la perfusión coronaria debido a una obstrucción fija (lesión ateroesclerótica) dentro de una arteria coronaria. El aumento de la demanda de oxígeno miocárdico, como la producida por la actividad física, estrés emocional o excitación, o cualquier otra causa de aumento de la carga de trabajo cardiaca (fig. 12-2) puede inducir isquemia. La angina de pecho típica se alivia sin demora con reposo o *nitroglicerina.* Cuando el patrón del dolor precordial y la cantidad de esfuerzo necesaria para desencadenar el dolor torácico no varían con el tiempo, la angina se denomina "angina estable".

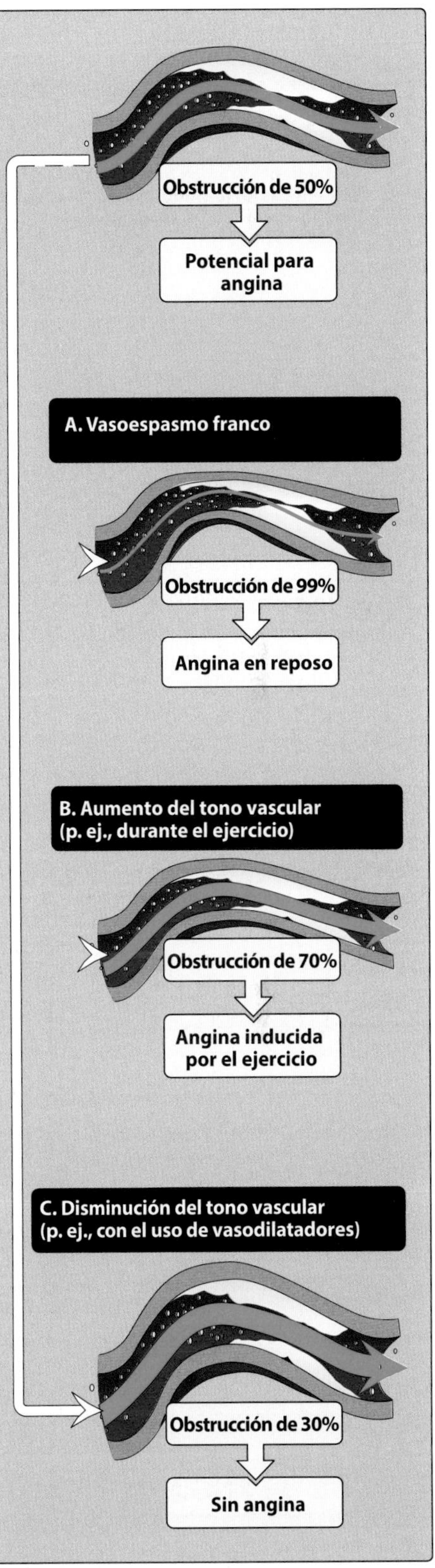

Figura 12-2
Flujo de sangre en una arteria coronaria parcialmente bloqueada con placas ateroescleróticas.

B. Angina inestable

La angina inestable es un dolor torácico que ocurre con una frecuencia, duración e intensidad en aumento y que puede ser precipitado por un esfuerzo progresivamente menor. Cualquier episodio de angina en reposo mayor de 20 min, cualquier angina de nuevo inicio, cualquier angina en incremento (*crescendo*) o incluso el desarrollo repentino de disnea es sugerente de angina inestable. Los síntomas no se alivian por el reposo o con *nitroglicerina.* La angina inestable es una forma de síndrome coronario agudo y requiere de ingreso al hospital y un tratamiento más intensivo para evitar la progresión a IM y la muerte.

C. Angina de Prinzmetal, variante, vasoespástica o en reposo

La angina de Prinzmetal es un patrón poco frecuente de angina episódica que ocurre en reposo y se debe a una disminución del flujo de sangre al músculo cardiaco causado por espasmo de las arterias coronarias. Aunque los individuos con esta forma de angina pueden tener ateroesclerosis coronaria significativa, las crisis de angina no tienen relación con la actividad física, la frecuencia cardiaca o la presión arterial. La angina de Prinzmetal por lo general responde rápidamente a vasodilatadores coronarios, como *nitroglicerina* y bloqueadores de los canales de calcio.

D. Síndrome coronario agudo

El síndrome coronario agudo es una urgencia que resulta de la rotura de una placa ateroesclerótica, que produce una trombosis parcial o completa de una arteria coronaria. Si el trombo ocluye la mayoría de los vasos sanguíneos y si la oclusión no se trata, la consecuencia puede ser necrosis del músculo cardiaco: El IM (necrosis) se tipifica por aumentos en las concentraciones séricas de biomarcadores como troponinas y creatina cinasa. El síndrome coronario agudo puede presentarse como varios cambios en el electrocardiograma (ECG) como IM con elevación del segmento ST, IM sin elevación del segmento ST o como angina inestable. [Nota: en la angina inestable no están necesariamente presentes los aumentos en los biomarcadores de necrosis miocárdica].

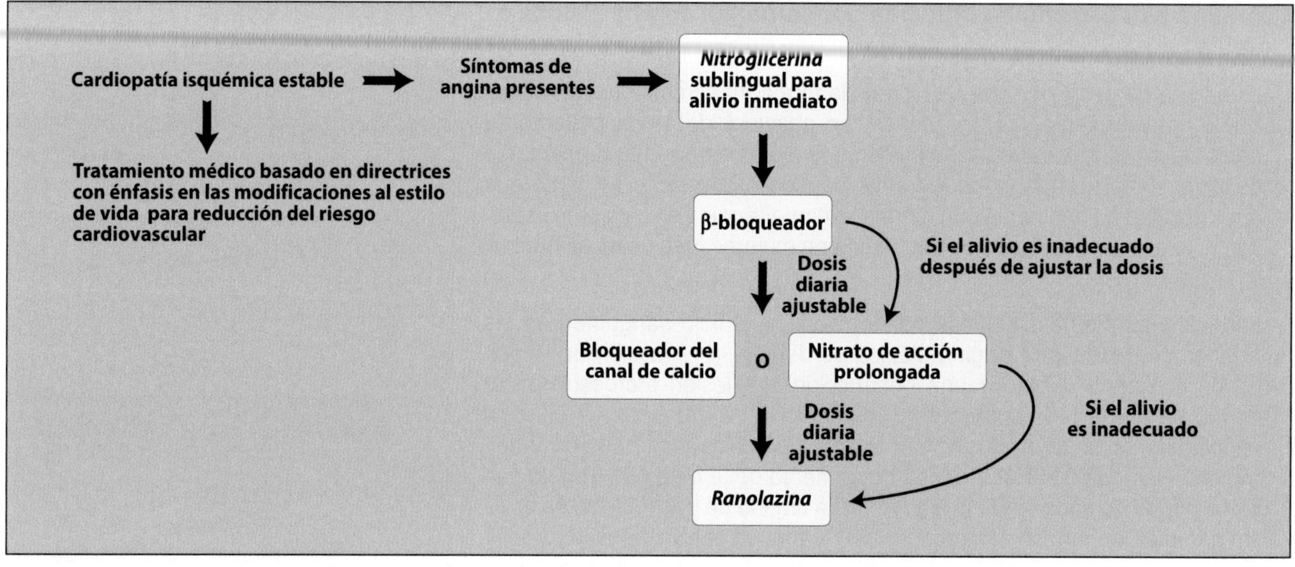

Figura 12-3
Algoritmo general de tratamiento para mejorar los síntomas en pacientes con angina estable.

III. ESTRATEGIAS DE TRATAMIENTO

Suelen usarse cuatro tipos de fármacos, ya sea solos o en combinación, para el manejo de los pacientes con angina estable: bloqueadores β, bloqueadores de los canales de calcio, nitratos orgánicos y el fármaco bloqueador de los canales de sodio, *ranolazina* (fig. 12-1). Estos agentes ayudan a equilibrar la demanda y el suministro de oxígeno cardiaco al afectar la presión arterial, el retorno venoso, la frecuencia cardiaca y la contractilidad. En la figura 12-3 se proporciona un algoritmo general de tratamiento para pacientes con angina estable y en la figura 12-4 se resumen las recomendaciones de tratamiento de la angina en pacientes con enfermedades concomitantes.

IV. BLOQUEADORES β-ADRENÉRGICOS

Los bloqueadores β-adrenérgicos disminuyen las demandas de oxígeno del miocardio al bloquear los receptores β_1, lo que resulta en una disminución de la frecuencia cardiaca y la contractilidad, que posteriormente disminuye el gasto cardiaco y la presión arterial. Estos agentes reducen la demanda de oxígeno miocárdico durante el esfuerzo y en reposo. Como tal, pueden reducir tanto la frecuencia como la gravedad de las crisis de angina. Los bloqueadores β pueden usarse para aumentar la duración y tolerancia del ejercicio en pacientes con angina inducida por el esfuerzo.

Los bloqueadores β se recomiendan como la primera línea tratamiento antianginoso en todos los pacientes a menos que esté contraindicado. La excepción a la regla es la angina vasoespástica, en la que los bloqueadores β son ineficaces y en realidad pueden empeorar los síntomas. Los bloqueadores β reducen el riesgo de muerte e IM en pacientes que han sufrido un IM previo y también disminuyen la mortalidad en pacientes con insuficiencia cardiaca y fracción de expulsión reducida.

Propranolol es el prototipo para esta clase de compuestos; sin embargo, actúa tanto en los receptores β_1 como en los β_2 y no es cardioselectivo (véase cap. 7). Así, se prefieren otros bloqueadores β que solo bloquean los receptores β_1,

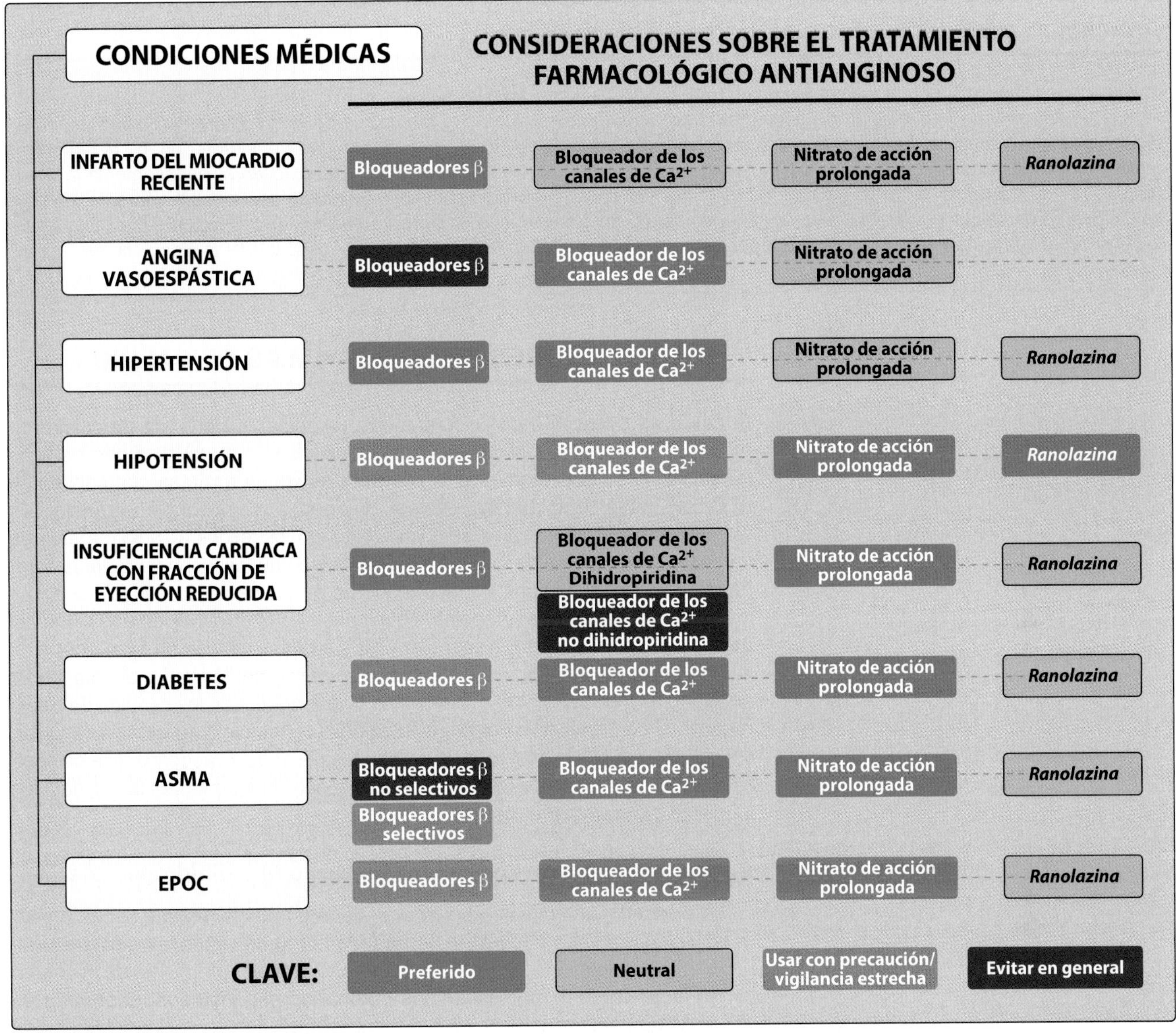

Figura12-4
Tratamiento de la angina de pecho en pacientes con enfermedades concomitantes. EPOC = enfermedad pulmonar obstructiva crónica. Clave = *verde*: preferido; *amarillo*: neutral; *naranja*: utilizar con precaución/vigilancia estrecha; *rojo*: evitar generalmente.

como *metoprolol* y *atenolol*. [Nota: todos los bloqueadores β son no selectivos a dosis elevadas y pueden inhibir los receptores β_2]. Algunos bloqueadores β de nueva generación también demuestran efectos bloqueadores α (p. ej., *carvedilol*, *labetalol*). [Nota: los agentes con actividad simpaticomimética intrínseca (ASI), como *pindolol*, deben evitarse en los pacientes con angina de pecho y en aquellos con antecedentes de IM.] Los bloqueadores β deben evitarse en pacientes con bradicardia; sin embargo, pueden usarse en pacientes con enfermedad vascular periférica o enfermedad pulmonar obstructiva crónica, siempre y cuando se vigilen de cerca. Los bloqueadores β no selectivos deben evitarse en pacientes con asma porque pueden provocar una broncoconstricción por el bloqueo β_2. Los bloqueadores β pueden utilizarse en pacientes con diabetes, pero pueden enmascarar algunos de los síntomas cardinales de la hipoglucemia. Es importante no descontinuar el tratamiento con bloqueadores β de forma abrupta. La dosis debe ajustarse de forma gradual a lo largo de 2 a 3 semanas para evitar la angina de rebote, el IM e hipertensión.

Aplicación clínica 12-2. Bloqueadores β o hipoglucemia

Muchos medicamentos para la diabetes aumentan el riesgo de hipoglucemia (véase cap. 24). Los niveles bajos de azúcar en sangre desencadenan la liberación de epinefrina, que produce los síntomas autonómicos de la hipoglucemia, como temblores, palpitaciones, ansiedad y diaforesis. Los bloqueadores β pueden bloquear los efectos de la epinefrina en los receptores adrenérgicos. Se debe aconsejar a los pacientes con diabetes que reciben bloqueadores β que vigilen cuidadosamente la diaforesis, ya que puede ser su único indicador autonómico de un episodio hipoglucémico (mediado por la activación del sistema colinérgico). Los pacientes con diabetes de larga duración, los tratados con objetivos agresivos de reducción de la glucosa y los que tienen antecedentes de episodios hipoglucémicos frecuentes tienen mayor riesgo de desconocer la hipoglucemia.

V. BLOQUEADORES DE LOS CANALES DE CALCIO

El calcio es esencial para la contracción muscular. La entrada de calcio aumenta en la isquemia debido a la despolarización de membrana que produce la hipoxia. A su vez, promueve la actividad de varias enzimas que consumen ATP, con lo que se agotan las reservas de energía y empeora la isquemia. Los bloqueadores de los canales de calcio protegen los tejidos al inhibir la entrada de calcio a las células de músculo liso y cardiaco de los lechos arteriales coronarios y sistémicos. Todos los bloqueadores de los canales de calcio son, por lo tanto, vasodilatadores arteriolares que causan una disminución en el tono del músculo liso y la resistencia vascular. Estos agentes afectan de forma primaria la resistencia del músculo liso arteriolar coronario y periférico. En el tratamiento de la angina inducida por el esfuerzo, los bloqueadores de los canales de calcio reducen el consumo de oxígeno miocárdico al disminuir la resistencia vascular, con lo que reducen la poscarga. Su eficacia en la angina vasoespástica se debe a la relajación de las arterias coronarias. Todos los bloqueadores de los canales de calcio reducen la presión arterial.

A. Bloqueadores de los canales de calcio tipo dihidropiridina

Amlodipino, una dihidropiridina oral, tiene un efecto mínimo sobre la conducción cardiaca y funciona sobre todo como un vasodilatador arteriolar. El efecto vasodilatador de *amlodipino* es útil en el tratamiento de la angina variante causada por espasmos coronarios espontáneos. *Nifedipino* es otro agente en esta clase; suele administrarse como una formulación oral de liberación extendida. [Nota: las dihidropiridinas de acción breve deben evitarse en la arteriopatía coronaria debido a evidencia de aumento de la mortalidad después de un IM y un aumento en el infarto del miocardio agudo (IMA) en pacientes hipertensos].

B. Bloqueadores de los canales de calcio tipo no dihidropiridina

Verapamilo hace más lenta la conducción auriculoventricular (dromotropismo negativo) de forma directa y disminuye la frecuencia cardiaca (cronotropismo negativo) y la contractilidad, que todos disminuyen la presión arterial y la correspondiente demanda de oxígeno. *Verapamilo* tiene mayores efectos inotrópicos negativos que *amlodipino,* pero es un vasodilatador más débil. *Verapamilo* está contraindicado en pacientes con anormalidades de la conducción AV preexistentes. *Diltiazem* hace más lenta la conducción AV, disminuye la velocidad de disparo del marcapasos del nodo sinusal y es también un vasodilatador de la arteria coronaria. *Diltiazem* puede aliviar el espasmo de la arteria coronaria y es en particular útil en pacientes con angina variante. Los bloqueadores de los canales de calcio no dihidropiridínicos pueden empeorar la insuficiencia cardiaca en pacientes con fracción de eyección reducida debido a su efecto inotrópico negativo; por lo tanto su uso debe evitarse en esta población.

Nitratos administrados
Nitritos
Óxido nítrico
GMPc
Desfosforilación de la cadena ligera de miosina
Relajación del músculo liso vascular

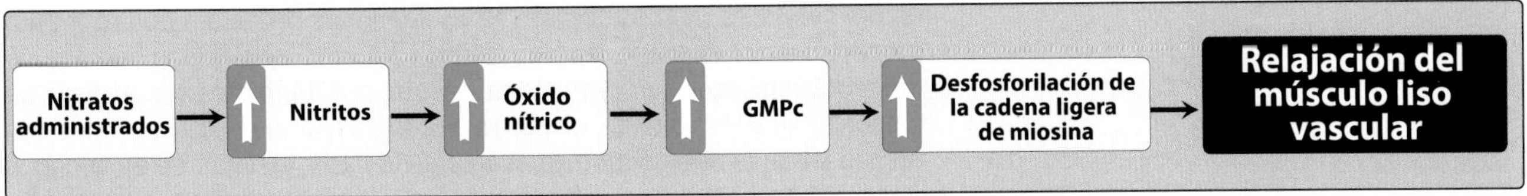

Figura12-5
Efectos de nitratos y nitritos sobre el músculo liso. GMPc = guanosín 3′,5′-monofosfato cíclico.

VI. NITRATOS ORGÁNICOS

Estos compuestos causan reducción en la demanda de oxígeno miocárdico, seguida por el alivio de los síntomas. Son efectivos en la angina estable, inestable y variante.

A. Mecanismo de acción

Los nitratos orgánicos relajan el músculo liso vascular por su conversión intracelular a óxido nítrico, que activa la guanilato ciclasa y aumenta la síntesis de guanosina monofosfato cíclico (GMPc). La elevación del GMPc conduce a desfosforilación de la cadena ligera de miosina, lo que resulta en relajación del músculo liso vascular (fig. 12-5). Los nitratos como la *nitroglicerina* causan dilatación de las grandes venas, lo que reduce la precarga (retorno venoso al corazón) y por lo tanto reduce el trabajo del corazón. Los nitratos también dilatan la vasculatura coronaria, proporcionando un aumento de la irrigación sanguínea al músculo cardiaco.

B. Farmacocinética

Los nitratos difieren en su inicio de acción y velocidad de eliminación. El inicio de acción varía de 1 min para *nitroglicerina* hasta 30 min para *mononitrato de isosorbida* (fig. 12-6). El metabolismo de primer paso significativo de *nitroglicerina* ocurre en el hígado. Por lo tanto, suele administrarse a través de la vía sublingual y transdérmica (parche o ungüento). *Nitroglicerina* sublingual, disponible en formulación de tableta o aerosol, es el fármaco de elección para promover el alivio de una crisis de angina precipitada por el ejercicio o el estrés emocional. Todos los pacientes deben tener *nitroglicerina* a la mano para tratar crisis agudas de angina. *Mononitrato de isosorbida* debe su mejor biodisponibilidad y larga duración de acción a su estabilidad contra la degradación hepática.

C. Efectos adversos

La cefalea es el efecto adverso más frecuente de los nitratos. Las dosis elevadas de nitratos también pueden causar hipotensión postural, rubor facial y taquicardia. Los inhibidores de fosfodiesterasa tipo 5 como *sildenafilo* potencian la acción de los nitratos. Para evitar la hipotensión peligrosa que puede ocurrir, esta combinación está contraindicada.

La tolerancia a las acciones de los nitratos se desarrolla rápido a medida que los vasos sanguíneos se desensibilizan a la vasodilatación. La tolerancia puede superarse al proporcionar un "intervalo libre de nitratos" al día para restaurar la sensibilidad al fármaco. El intervalo libre de nitrato de 10 a 12 h generalmente se proporciona durante la noche cuando la demanda de oxígeno miocárdico disminuye (p. ej., los pacientes toman la última dosis al final de la tarde o a primera hora de la noche y luego no toman otra dosis hasta primera hora de la mañana). Los parches de

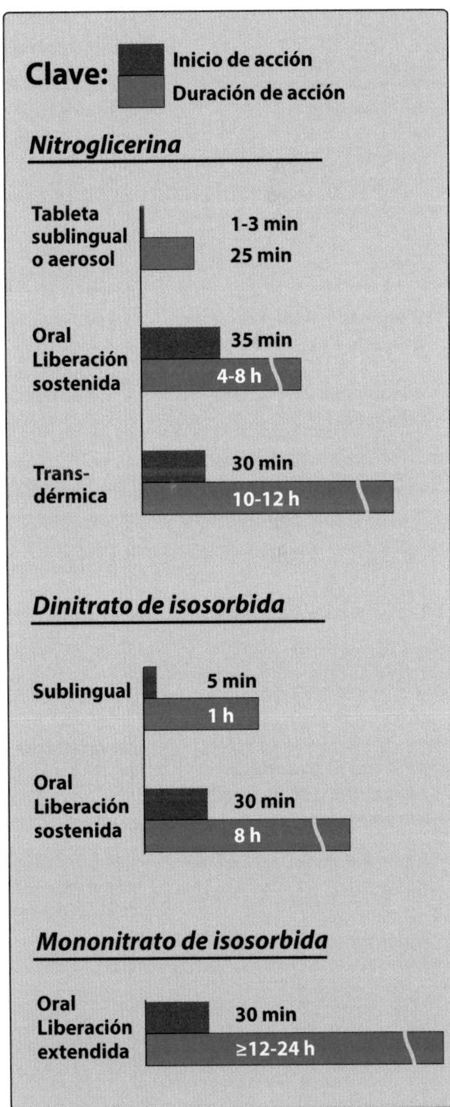

Figura 12-6
Tiempo hasta el efecto y la duración máximos para algunas preparaciones comunes de nitratos orgánicos.

nitroglicerina se utilizan durante 12 h y después se retiran por 12 h para proporcionar un intervalo libre de nitrato. Sin embargo, la angina variante empeora temprano por la mañana, tal vez por los brotes circadianos de catecolamina. Por lo tanto, el intervalo libre de nitrato en las pacientes con angina variante debe ocurrir ya avanzada la tarde, en lugar de en la noche a la mañana.

VII. BLOQUEADOR DE LOS CANALES DE SODIO

Ranolazina inhibe la fase tardía de la corriente de sodio (I_{Na} tardía), mejorando la ecuación de suministro y demanda de oxígeno. La inhibición de I_{Na} tardía reduce la sobrecarga de sodio y calcio intracelular, con lo que mejora la función diastólica. *Ranolazina* tiene propiedades antianginosas así como antiarrítmicas

CLASE FARMACOLÓGICA	EFECTOS ADVERSOS FRECUENTES	INTERACCIONES FARMACOLÓGICAS	NOTA
Bloqueadores β ***atenolol*** ***metoprolol*** ***propranolol***	**Bradicardia, fatiga, alteraciones del sueño, depresión, puede mitigar la conciencia de la hipoglucemia, inhibición de broncodilatación mediada por β_2 en asmáticos y empeorar los síntomas de claudicación en la enfermedad vascular periférica**	**Agonistas β_2 (efecto amortiguado); bloqueadores de los canales de calcio no dihidropiridina (efectos aditivos)**	**Se prefieren los agentes selectivos β_1 (*atenolol*, *metoprolol*). Evitar agentes con ASI para el tratamiento de la angina (*pindolol*)**
Bloqueadores de los canales de calcio tipo dihidropiridina ***amlodipina*** ***felodipina*** ***nifedipina***	**Edema periférico, cefalea, rubor, taquicardia de rebote (formulaciones de liberación inmediata), hipotensión**	**Sustratos CYP 3A4 (aumentan las concentraciones farmacológicas)**	**Evitar los agentes de acción breve porque pueden empeorar la angina (pueden usarse formulaciones de liberación extendida)**
Bloqueadores de los canales de calcio no dihidropiridina ***diltiazem*** ***verapamilo***	**Bradicardia, estreñimiento, exacerbación de insuficiencia cardiaca, hiperplasia gingival (*verapamilo*), edema (*diltiazem*)**	**Sustratos CYP 3A4 (aumentan las concentraciones farmacológicas); puede aumentar las concentraciones de *digoxina*; bloqueadores β y otros fármacos que afectan la conducción del nodo AV (efectos aditivos)**	**Evitar en pacientes con insuficiencia cardiaca con fracción de eyección reducida** **Se metaboliza ampliamente en el hígado; tener precaución y ajustar la dosis en consecuencia en pacientes con cirrosis**
Nitratos orgánicos ***dinitrato de isosorbida*** ***mononitrato de isosorbida*** ***nitroglicerina***	**Cefalea, hipotensión, rubor, taquicardia**	**Contraindicado con inhibidores de PDE5 (*sildenafilo* y otros)**	**Asegurar un intervalo libre de nitratos para prevenir la tolerancia**
Inhibidor de los canales de calcio ***ranolazina***	**Estreñimiento, cefalea, edema, mareo, prolongación del intervalo QT**	**Evitar su uso con inductores de CYP3A4 (*fenitoína, carbamazepina*, hierba de San Juan) e inhibidores potentes (*claritromicina*, antimicóticos azólicos) y agentes que prolongan el intervalo QT (*citalopram, quetiapina*, otros). También está sujeto a interacciones con medicamentos que afectan al CYP2D6 y a la glicoproteína-p**	**No hay efecto sobre los parámetros hemodinámicos**

Figura 12-7
Resumen de las características de los fármacos antianginosos. CYP = citocromo P450; ASI = actividad simpaticomimética intrínseca; PDE5 = fosfodiesterasa tipo 5.

(véase cap.11). Se usa más a menudo en pacientes en quienes no han funcionado otros tratamientos antianginosos. Los efectos antianginosos de *ranolazina* son considerablemente menores en mujeres que en hombres. El motivo de esta diferencia en su efecto se desconoce. *Ranolazina* se metaboliza extensamente en el hígado, sobre todo por la familia de CYP3A4 y también por CYP2D6. También es un sustrato de P-glucoproteína. Como tal, *ranolazina* está sujeta a numerosas interacciones farmacológicas. Además, *ranolazina* puede prolongar el intervalo QT y debe evitarse con otros fármacos que causan prolongación del intervalo QT.

La figura 12-7 proporciona un resumen de las características de los fármacos antianginosos.

Aplicación clínica 12-3. Selección del tratamiento antianginoso

Todos los pacientes deben ser considerados para el tratamiento con *nitroglicerina* durante los ataques anginosos agudos, y a la mayoría de los pacientes se les debe prescribir bloqueadores β como tratamiento antianginoso de primera línea. Si los síntomas persisten a pesar de una titulación adecuada de los bloqueadores β, o si los efectos adversos exigen su interrupción, se puede considerar bloqueador de los canales de calcio, nitrato de acción prolongada o *ranolazina*. La elección del mejor tratamiento requiere la consideración de las condiciones médicas y los medicamentos concomitantes (para evaluar las posibles interacciones farmacológicas con *ranolazina*). Un antagonista del calcio como *amlodipino* puede ser doblemente beneficioso si el paciente tiene hipertensión no controlada. Los pacientes con insuficiencia cardiaca con fracción de eyección reducida no deben ser tratados con antagonistas del calcio no dihidropiridínicos debido a sus efectos inotrópicos negativos. Si la presión arterial está bien controlada o es relativamente baja, podría considerarse en su lugar un nitrato de acción prolongada o *ranolazina*, ya que estos no suelen tener efectos reductores significativos de la presión arterial.

Resumen del capítulo

- La arteriopatía coronaria o cardiopatía isquémica es una causa importante de morbilidad y mortalidad. Todos los pacientes con cardiopatía isquémica deben recibir un tratamiento médico dirigido por las guías de terapia médica, que incluya modificaciones del estilo de vida y el control de los factores de riesgo modificables.
- Un desequilibrio en el suministro y la demanda de oxígeno del miocardio ocasiona angina de pecho. Esto puede estar causado por la obstrucción del flujo sanguíneo (ateroesclerosis) o por el vasoespasmo. La angina típica se presenta como dolor torácico repentino, intenso y opresivo, pero también son posibles las presentaciones atípicas (fatiga, náusea, diaforesis o ausencia de síntomas), en especial en mujeres, adultos mayores y personas con diabetes.
- La angina estable se alivia rápido con el reposo o *nitroglicerina*, mientras que la angina inestable se presenta con mayor frecuencia, duración e intensidad y no se alivia con el reposo o *nitroglicerina*. La angina inestable es un síndrome coronario agudo que requiere atención médica inmediata para evitar la progresión a IM y la muerte.
- Para el tratamiento de la angina estable se utilizan bloqueadores β, bloqueadores de los canales de calcio, nitratos orgánicos y *ranolazina*, un fármaco bloqueador de los canales de sodio, solos o combinados.
- Los bloqueadores β disminuyen la demanda de oxígeno del miocardio al reducir la frecuencia cardiaca y la contractilidad. Los bloqueadores β se recomiendan como tratamiento antianginoso inicial a menos que estén contraindicados (excepto en el caso de la angina vasoespástica, en la que los bloqueadores β pueden empeorar los síntomas). Se prefieren los bloqueadores β_1-cardioselectivos; deben evitarse los bloqueadores β con actividad simpaticomimética intrínseca.
- Los antagonistas del calcio son vasodilatadores arteriales (en especial las dihidropiridinas). Los antagonistas del calcio son los preferidos para el tratamiento de la angina vasoespástica. Los antagonistas del calcio no dihidropiridínicos también tienen efectos inotrópicos negativos y deben evitarse en pacientes con insuficiencia cardiaca con fracción de eyección reducida.
- Los nitratos reducen la precarga y dilatan las arterias coronarias. Todos los pacientes deben tener *nitroglicerina* a mano para tratar los ataques de angina aguda. Es necesario un intervalo sin nitratos en los nitratos de acción prolongada y en las formulaciones transdérmicas para evitar la tolerancia.
- El fármaco bloqueador de los canales de sodio, *ranolazina*, suele utilizarse en pacientes en los que no han funcionado otros tratamientos para la angina estable. Puede prolongar el intervalo QT y está sujeto a numerosas interacciones farmacológicas. Es menos eficaz en las mujeres.

Preguntas de estudio

Elija la MEJOR respuesta.

12.1 ¿Cuál de los siguientes medicamentos debe prescribirse para todos los pacientes de angina para tratar una crisis aguda?

A. Dinitrato de isosorbida
B. Propranolol
C. Tableta sublingual o aerosol de nitroglicerina
D. Ranolazina

Respuesta correcta = C. Las otras opciones no proporcionan alivio pronto de la angina y no deben usarse para tratar una crisis aguda.

12.2 ¿Cuál de las siguientes instrucciones es importante comunicar al paciente que recibe una prescripción para el parche de nitroglicerina?

A. Aplicar el parche al inicio de los síntomas de angina para un alivio rápido.
B. Retirar el parche viejo después de 24 h de uso, después aplicar inmediatamente el siguiente parche para prevenir cualquier dolor de irrupción de la angina.
C. No usar nitroglicerina sublingual en combinación con el parche.
D. Tener un intervalo libre de nitratos de 10 a 12 h cada día para prevenir el desarrollo de tolerancia a nitratos.

Respuesta correcta = D. Los intervalos libres de nitrato ayudan a prevenir el desarrollo de tolerancia a nitratos. La nitroglicerina sublingual debe usarse para tratar la angina de irrupción debido a su rápido inicio de acción; la nitroglicerina transdérmica tiene un inicio de acción retrasado.

12.3 ¿Cuál de los siguientes clasifica correctamente los bloqueadores de los canales de calcio de los más activos a nivel periférico a los más activos sobre el miocardio?

A. Diltiazem, amlodipina, verapamilo
B. Verapamilo, diltiazem, nifedipina
C. Nifedipina, verapamilo, diltiazem
D. Amlodipina, diltiazem, verapamilo

Respuesta correcta = D. Amlodipino (como nifedipina) es un vasodilatador periférico, diltiazem tiene acciones intermedias tanto sobre el miocardio como los canales de calcio periféricos, y verapamilo tiene los efectos inotrópicos más negativos.

12.4 Un hombre de 74 años con un IM reciente experimenta un dolor anginoso típico que se alivia con reposo y nitroglicerina sublingual. Su presión arterial está bien controlada (126/73 mm Hg) y su frecuencia cardiaca es de 81 lpm. ¿Cuál es el tratamiento más adecuado para su angina?

A. Parche de nitroglicerina
B. Verapamilo
C. Metoprolol
D. Felodipino

Respuesta correcta = C. Los bloqueadores β reducen el riesgo de muerte e IM en pacientes que han tenido un IM previo, lo que hace que el metoprolol sea la mejor respuesta. Las otras respuestas serían razonables como tratamiento complementario si sigue sintomático tras la titulación de metoprolol o si no tolera un bloqueador β.

12.5 Una mujer de 68 años experimenta dolor torácico que le obliga a realizar frecuentes descansos mientras hace la compra en el supermercado. Es adherente a una dosis maximizada de bloqueador β. Su frecuencia cardiaca en reposo es baja (54) y la presión arterial en la clínica hoy es elevada (154/82 mm Hg). No ha podido tolerar un aumento de mononitrato de isosorbida debido a la cefalea. ¿Cuál de las siguientes opciones es la más adecuada para añadir a su tratamiento antianginoso?

A. Amlodipino
B. Diltiazem
C. Ranolazina
D. Verapamilo

Respuesta correcta = A. El amlodipino es la mejor respuesta ya que también ayudará a controlar su hipertensión. La frecuencia cardiaca de la paciente es relativamente baja; diltiazem y verapamilo podrían disminuir aún más la frecuencia cardiaca. Ranolazina puede usarse cuando se maximizan los otros agentes, pero es menos eficaz en las mujeres y no ayudaría a reducir su presión arterial.

12.6 ¿Cuál de los siguientes es correcto en relación con el tratamiento antianginoso en pacientes con insuficiencia cardiaca con una fracción de expulsión reducida?

A. Los bloqueadores β se han relacionado con reducción de la mortalidad.
B. Los bloqueadores de los canales de calcio tipo dihidropiridina deben evitarse.
C. Los bloqueadores β con actividad simpaticomimética intrínseca se prefieren a aquellos sin actividad simpaticomimética intrínseca.
D. Los bloqueadores de los canales de calcio no dihidropiridina deben usarse en pacientes con insuficiencia cardiaca y fracción de expulsión reducida que no pueden tolerar los bloqueadores β.

Respuesta correcta = A. Los bloqueadores β han mostrado que reducen la mortalidad en la insuficiencia cardiaca con una fracción de expulsión reducida, pero los bloqueadores β con actividad simpaticomimética intrínseca deben evitarse en estos pacientes. Los bloqueadores de los canales de calcio tipo dihidropiridina pueden usarse en pacientes con insuficiencia cardiaca con fracción de expulsión reducida, pero los bloqueadores de los canales de calcio no dihidropiridina deben evitarse debido a efectos inotrópicos negativos.

12.7 Una mujer de 45 años de edad con diabetes tipo 1 ha sido diagnosticada con angina de Prinzmetal. ¿Cuál de los siguientes es correcto en relación con el manejo de la angina en esta paciente?

A. Los bloqueadores β son el tratamiento de elección pero deben evitarse debido a su diabetes.
B. Nitroglicerina no es benéfica para este tipo de angina.
C. Debe aconsejársele que tome nitroglicerina antes de la actividad física para prevenir los síntomas.
D. Felodipina será más efectiva que verapamilo.

Respuesta correcta = D. La angina de Prinzmetal o vasoespástica responde bien a los vasodilatadores, incluyendo el bloqueador de los canales de calcio tipo dihidropiridina, felodipina. Verapamilo es un vasodilatador leve. Los bloqueadores β pueden usarse con precaución en pacientes con diabetes, pero estos fármacos son opciones menos efectivas para la angina de Prinzmetal. Los nitratos también son efectivos, pero la angina de Prinzmetal es provocada por vasoespasmo de la arteria coronaria más que por actividad física.

12.8 Un hombre de 56 años con angina estable está siendo evaluado en el servicio de urgencias por una exacerbación del asma. ¿Cuál de sus medicamentos caseros puede afectar a la eficacia del tratamiento broncodilatador?

A. Amlodipino
B. Propranolol
C. Aerosol de nitroglicerina
D. Valsartán

Respuesta correcta = B. Los bloqueadores β no selectivos deben evitarse en pacientes con asma, ya que pueden bloquear los efectos de los broncodilatadores β-agonistas utilizados para la terapia de rescate. Los otros medicamentos no afectarán a la eficacia de los broncodilatadores.

12.9 A un hombre de 83 años con diabetes y en tratamiento con insulina basal se le prescribe un bloqueador β para su angina. ¿Cuál de las siguientes opciones es correcta para este paciente?

A. Se debe prescribir una alternativa porque los bloqueadores β están contraindicados en pacientes con diabetes.
B. Deberá reducir su dosis de insulina porque los bloqueadores β pueden causar hipoglucemia.
C. Puede experimentar síntomas de hipoglucemia incluso con niveles normales de glucosa en sangre debido al efecto del bloqueador β sobre los receptores adrenérgicos.
D. Los bloqueadores β pueden atenuar la conciencia de hipoglucemia. La diaforesis puede convertirse en su principal síntoma de alerta de hipoglucemia.

Respuesta correcta = D. Los bloqueadores β pueden utilizarse en pacientes con diabetes, pero es necesario aconsejar a los pacientes que pueden tener un mayor riesgo de no ser conscientes de la hipoglucemia. Los bloqueadores β pueden bloquear los efectos de la norepinefrina sobre los receptores adrenérgicos, lo que puede dejar la diaforesis como el principal síntoma autonómico en estos pacientes.

12.10 ¿Cuál de los siguientes puede utilizarse con seguridad con ranolazina?

A. Carbamazepina
B. Quetiapina
C. Warfarina
D. Fluconazol

Respuesta correcta = C. Carbamazepina es un inductor del CYP 3A4, y fluconazol es un inhibidor del CYP 3A4 y tendría efectos significativos sobre los niveles del fármaco ranolazina. La quetiapina, al igual que ranolazina, puede provocar una prolongación del QT; por lo tanto, debe evitarse la combinación.

Agentes anticoagulantes y antiplaquetarios

13

Katherine Vogel Anderson y Kimberly Atkinson

INHIBIDORES PLAQUETARIOS
Abciximab REOPRO
Aspirina VARIOS
Cangrelor KENGREAL
Cilostazol SOLO GENÉRICO
Clopidogrel PLAVIX
Dipiridamol PERSANTINE
Eptibatida INTEGRILIN
Prasugrel EFFIENT
Ticagrelor BRILINTA
Ticlopidina TICLID
Tirobán AGGRASTAT
Vorapaxar ZONTIVITY
ANTICOAGULANTES
Apixabán ELIQUIS
Argatrobán SOLO GENÉRICO
Bivalirudina ANGIOMAX
Dabigatrán PRADAXA
Dalteparina FRAGMIN
Edoxabán SAVAYSA
Enoxaparina LOVENOX
Fondaparinux ARIXTRA
Heparina VARIOS
Rivaroxabán XARELTO
Warfarina COUMADIN, JANTOVEN
AGENTES TROMBOLÍTICOS
Alteplasa (tPA) ACTIVASE
Reteplase RETAVASE
Tenecteplasa TNKASE
TRATAMIENTO DEL SANGRADO
Ácido aminocaproico AMICAR
Factor Xa ANDEXXA
Idarucizumab PRAXBIND
Sulfato de protamina SOLO GENÉRICO
Ácido tranexámico CYKLOKAPRON, LYSTEDA
Vitamina K_1 (fitonadiona) MEPHYTON

Figura 13-1
Resumen de los fármacos usados para tratar las disfunciones de la hemostasia.

I. GENERALIDADES

Este capítulo describe los fármacos que son útiles en el tratamiento de los trastornos de la hemostasia. La trombosis, que es la formación de un coágulo indeseado dentro de un vaso sanguíneo, es la anormalidad más frecuente de la hemostasia. Los trastornos trombóticos incluyen infarto del miocardio agudo (IMA), trombosis venosa profunda, embolia pulmonar (EP) e ictus isquémico agudo. Estos trastornos se tratan con fármacos como anticoagulantes y fibrinolíticos. Los trastornos hemorrágicos relacionados con problemas de la hemostasia son menos frecuentes que los trastornos tromboembólicos. Los trastornos hemorrágicos incluyen hemofilia, que se trata con transfusión de factor recombinante VIII y deficiencia de vitamina K, que se trata con suplementación de vitamina K. En la figura 13-1 se resumen los agentes usados para el tratamiento de las disfunciones de la hemostasia.

II. TROMBOS FRENTE A ÉMBOLOS

Un coágulo que se adhiere a la pared de un vaso se conoce como un "trombo", en tanto que un coágulo intravascular que flota en la sangre se conoce como un "émbolo". Así, un trombo que se desprende se convierte en un émbolo. Tanto los trombos como los émbolos son peligrosos, debido a que pueden obstruir los vasos sanguíneos y privar a los tejidos de oxígeno y nutrientes. La trombosis arterial ocurre con mayor frecuencia en vasos de tamaño medio que se han vuelto trombógenos debido a ateroesclerosis. La trombosis arterial suele consistir de un coágulo con alto contenido en plaquetas. En contraste, la trombosis venosa es desencadenada por estasis venosa o activación inapropiada de la cascada de coagulación. La trombosis venosa suele incluir un coágulo que tiene alto contenido en fibrina, con menos plaquetas que lo observado con los coágulos arteriales.

III. RESPUESTA PLAQUETARIA A LA LESIÓN VASCULAR

Los traumatismos físicos al sistema vascular, como una punción o una cortada, inicia una serie compleja de interacciones entre las plaquetas, células endoteliales y la cascada de coagulación. Estas interacciones causan homeostasia o suspensión de la pérdida de sangre de un vaso sanguíneo dañado. Las plaquetas son fundamentales en este proceso. Al inicio hay vasoespasmo del vaso sanguíneo dañado para evitar una pérdida adicional de sangre. El siguiente paso implica la formación de un tapón de plaquetas-fibrina en el sitio de la punción. La creación de un trombo indeseado incluye muchos de los mismos pasos que la formación de un coágulo normal, excepto que el estímulo desencadenante es un trastorno patológico en el sistema vascular, más que un traumatismo físico externo.

A. Plaquetas en reposo

Las plaquetas actúan como centinelas vasculares, vigilando la integridad del endotelio vascular. En ausencia de lesión, las plaquetas en reposo circulan libremente, debido a que el equilibrio de las señales químicas indica que el sistema vascular no está dañado (fig. 13-2, [1]).

1. **Mediadores químicos sintetizados por células endoteliales:** prostaciclina es sintetizada por células endoteliales intactas y actúa como un inhibidor de la agregación plaquetaria. Prostaciclina (también conocida como prostaglandina I_2) se une a los receptores de membrana plaquetaria que se acoplan a la síntesis de adenosina monofosfato cíclico (AMPc), un mensajero intracelular (fig. 13-2, [2]). Las concentraciones elevadas de AMPc intracelular se relacionan con una disminución en el calcio intracelular. La disminución del calcio intracelular previene la activación plaquetaria y la liberación subsecuente de los agentes de agregación plaquetaria. Las células endoteliales dañadas sintetizan menos prostaciclina que las células sanas. Con menos prostaciclina para unirse a los receptores plaquetarios, se sintetiza menos AMPc intracelular; esto conduce a agregación plaquetaria.

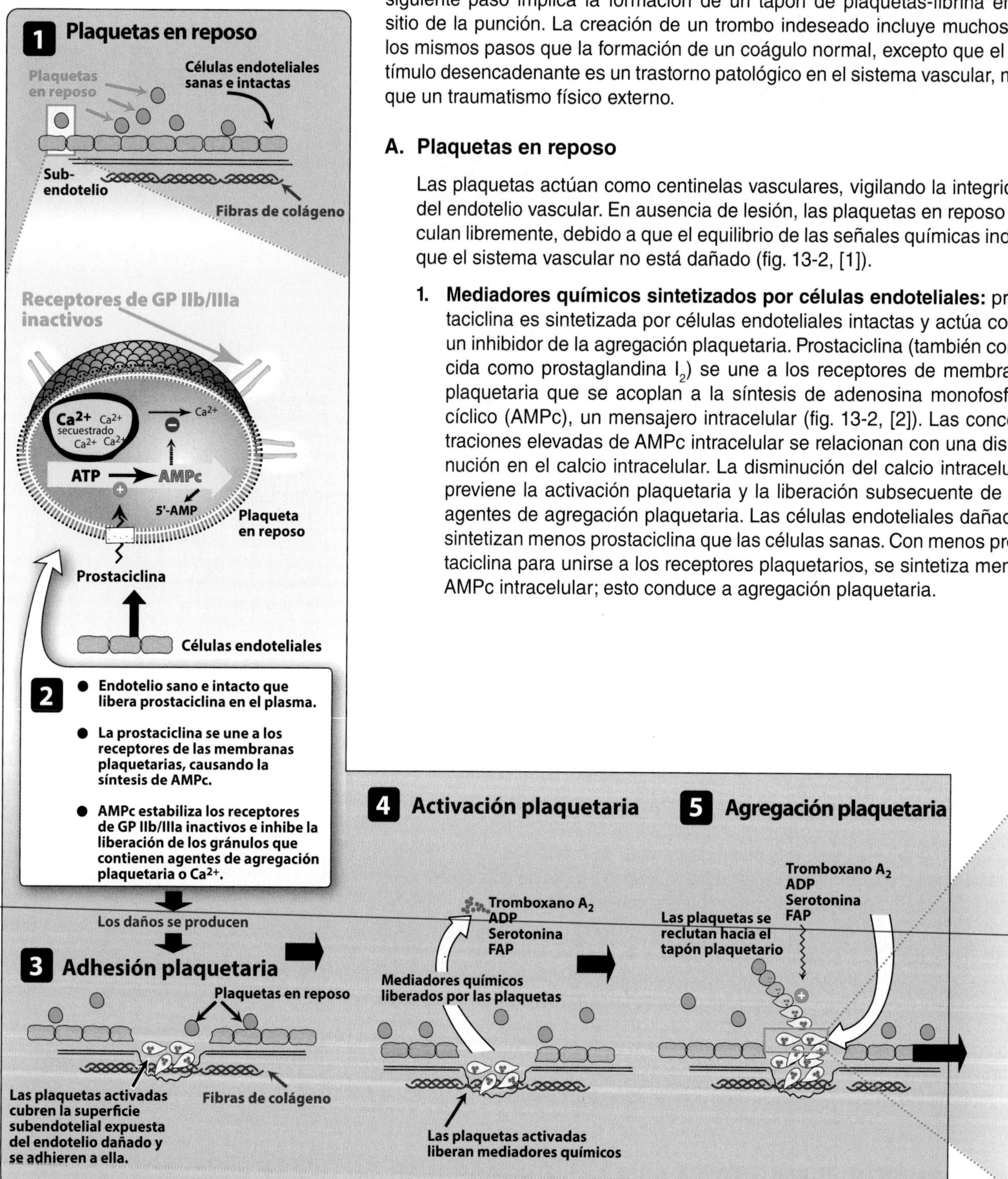

Figura 13-2
Formación de un tapón hemostático. ADP = adenosina difosfato; AMPc = adenosina monofosfato cíclico; ATP = adenosina trifosfato; FAP = factor de activación plaquetaria; GP = glucoproteína.

2. **Funciones de la trombina, tromboxanos y colágeno:** la membrana plaquetaria también contiene receptores que pueden unir trombina, tromboxanos y colágeno expuesto. En el vaso normal intacto, las concentraciones circulantes de trombina y tromboxano son bajas y el endotelio intacto cubre el colágeno en las capas subendoteliales. Los receptores plaquetarios correspondientes están, por lo tanto, desocupados, y como resultado, no se inician la activación y la agregación plaquetarias. Sin embargo, cuando están ocupados, cada uno de estos receptores desencadena una serie de reacciones que conduce a la liberación hacia la circulación de gránulos intracelulares por parte de las plaquetas. Esto a la larga estimula la agregación plaquetaria.

B. Adhesión plaquetaria

Cuando el endotelio está lesionado, las plaquetas se adhieren y virtualmente cubren el colágeno expuesto del subendotelio (fig. 13-2, [3]). Esto desencadena una serie compleja de reacciones químicas, lo que resulta en activación plaquetaria.

C. Activación plaquetaria

Los receptores en la superficie de las plaquetas adheridas son activados por el colágeno del tejido conjuntivo subyacente. Esto causa cambios morfológicos en las plaquetas (fig. 13-3) y la liberación de gránulos de plaquetas que contienen mediadores químicos, como adenosina difosfato (ADP), tromboxano A_2, serotonina, factor de activación plaquetaria y trombina (fig. 13-2, [4]). Estas moléculas de señalización se unen a receptores en la membrana externa de las plaquetas en reposo que circulan en la cercanía. Estos receptores funcionan como sensores que son activados por las señales enviadas de las plaquetas adheridas. Las plaquetas previamente en reposo se activan y comienzan a agregarse. Estas acciones

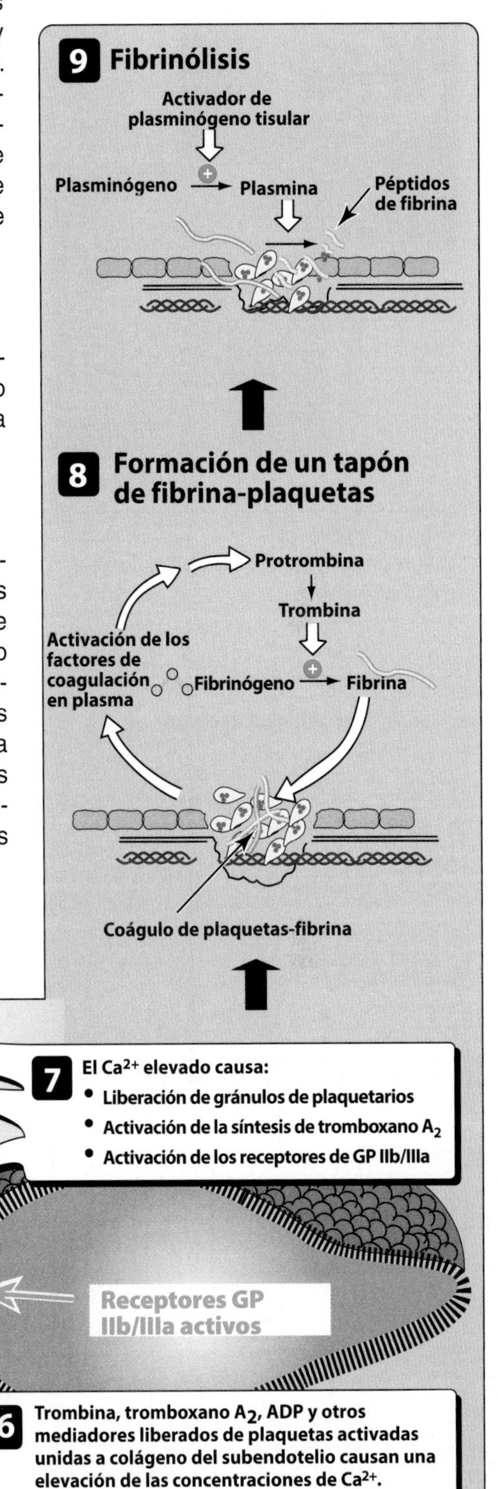

Figura 13-2
(*Continuación*)

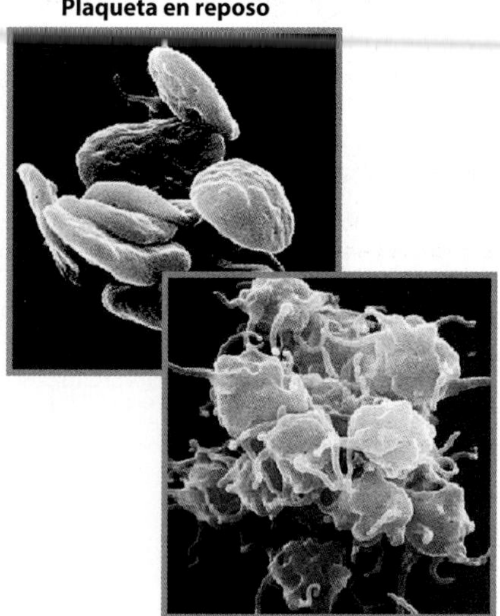

Figura 13-3
Micrografía electrónica de barrido de plaquetas.

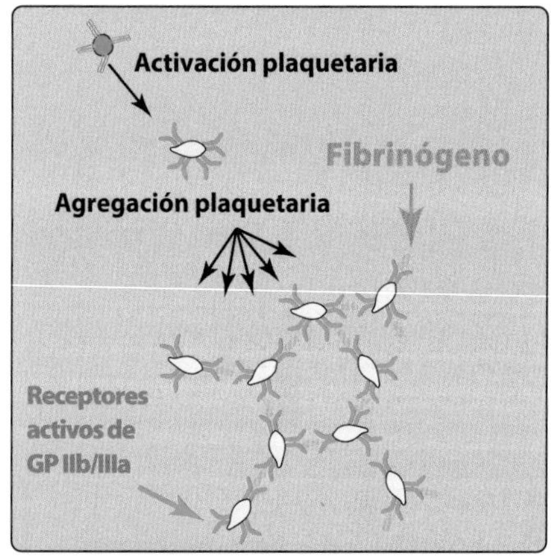

Figura 13-4
Activación y agregación de plaquetas. GP = glucoproteína.

están mediadas por varios sistemas mensajeros que a la larga resultan en concentraciones elevadas de calcio y una menor concentración de AMPc dentro de la plaqueta.

D. Agregación plaquetaria

El aumento del calcio citosólico que acompaña a la activación se debe a la liberación de las reservas secuestradas dentro de la plaqueta (fig. 13-2, [5, 6, 7]). Esto causa 1) la liberación de gránulos de plaquetas que contienen mediadores, como ADP y serotonina que activan otras plaquetas; 2) activación de la síntesis de tromboxano A_2; y 3) activación de los receptores de glucoproteína (GP) IIb/IIIa que unen fibrinógeno y, a la larga, regulan la interacción plaqueta-plaqueta y la formación de trombos. El fibrinógeno, una GP plasmática soluble, se une de forma simultánea a los receptores GP IIb/IIIa en dos plaquetas separadas, lo que resulta en un enlace cruzado de plaquetas y agregación plaquetaria. Esto provoca una avalancha de agregación plaquetaria, debido a que cada plaqueta activada puede reclutar otras plaquetas (fig. 13-4).

E. Formación de un coágulo

La estimulación local de la cascada de coagulación por los factores tisulares liberados del tejido lesionado y por mediadores en la superficie de las plaquetas resulta en la formación de trombina (factor IIa). A su vez, la trombina, una proteasa de serina, cataliza la hidrólisis de fibrinógeno a fibrina, que se incorpora en el coágulo. Los enlaces cruzados subsecuentes de las hebras de fibrina estabilizan el coágulo y forman un tapón hemostático de plaquetas-fibrina (fig. 13-2, [8]).

F. Fibrinólisis

Durante la formación de coágulos, la vía fibrinolítica está activada a nivel local. El plasminógeno se procesa de forma enzimática a plasmina (fibrinolisina) por activadores de plasminógeno en el tejido (fig. 13-2, [9]). La plasmina limita el crecimiento del coágulo y disuelve la red de fibrina a medida que las heridas sanan.

IV. INHIBIDORES DE LA AGREGACIÓN PLAQUETARIA

Los inhibidores de la agregación plaquetaria disminuyen la formación de un coágulo abundante en plaquetas o disminuye la acción de las señales químicas que promueven la agregación plaquetaria (fig. 13-5). Los inhibidores de la agregación plaquetaria descritos más adelante inhiben la ciclooxigenasa-1 (COX-1), bloquean GP IIb/IIIa, o bloquean los receptores de ADP, con lo que interfieren con las señales que promueven la agregación plaquetaria. Estos agentes son benéficos en la prevención y el tratamiento de las enfermedades cardiovasculares oclusivas, en el mantenimiento de los injertos vasculares y la permeabilidad arterial y como coadyuvantes a los inhibidores de trombina o tratamiento trombolítico en el infarto del miocardio (IM).

A. Aspirina

1. **Mecanismo de acción:** la estimulación de las plaquetas por la trombina, colágeno y ADP resulta en la activación de las fosfolipasas

Fármaco	Efectos adversos	Interacciones farmacológicas	Parámetros de vigilancia
Agentes orales:			
Aspirina	Angioedema Sangrado Broncoespasmo Alteraciones GI Síndrome de Reye SSJ	Anticoagulantes, inhibidores de PDY12, AINE - aumento de sangrado *cidofovir* - nefrotoxicidad *metotrexato* - incremento de toxicidad *probenecid* - efectos uricosúricos disminuidos	BH PFH
Cilostazol	Sangrado Alteraciones GI Cefalea Edema periférico SSJ	Alimentos (administrar con el estómago vacío)	BH
Clopidogrel	Sangrado SSJ	Los inhibidores CYP2C19 fuertes reducen el efecto antiplaquetario (p. ej., *omeprazol*)	BH PFH
Dipiridamol	Sangrado Mareo Molestias GI Exantema	Salicilatos - aumento del sangrado Agentes trombolíticos - aumento del sangrado	Ninguno
Prasugrel	Angioedema Sangrado Cefalea Hiperlipidemia Hipertensión	Anticoagulantes - aumento del sangrado Otros antiplaquetarios - aumento del sangrado	BH
Ticagrelor	Sangrado Disnea Cefalea Elevación de CrS	Inhibidores CYP3A4 potentes (p. ej., *ketoconazol*) - aumentan el sangrado Inductores CYP3A4 (p. ej., *rifampicina*) - disminución de la eficacia	BH PFH
Agentes inyectables:			
Abcimaxab *Eptifibatida* *Tirofibán*	Para todos los agentes: Hipotensión Náusea Vómito Trombocitopenia	Para todos los agentes: Aumento del sangrado: *Ginkgo biloba* Antiplaquetarios Salicilatos ISRS e IRSN	Para todos los agentes: tiempo de coagulación TTPA H/H recuento plaquetario tiempo de trombina

Figura 13-5
Resumen de las características de los inhibidores de la agregación plaquetaria. BH = biometría hemática; CrS = creatinina sérica; GI = gastrointestinal; H/H = hemoglobina y hematocrito, IRSN = inhibidor de la recaptación de serotonina-norepinefrina; ISRS = inhibidor selectivo de la recaptación de serotonina; PFH = prueba de función hepática; AINE = fármaco antiinflamatorio no esteroide; SSJ = síndrome de Stevens-Johnson; TTPA = tiempo de tromboplastina parcial activado.

de membrana plaquetaria que liberan ácido araquidónico de los fosfolípidos de membrana. El ácido araquidónico se convierte primero a prostaglandina H_2 por COX-1 (fig. 13-6). Prostaglandina H_2 se metaboliza adicionalmente a tromboxano A_2, que se libera al plasma. Tromboxano A_2 promueve el proceso de agregación que es esencial para la formación rápida de un tapón hemostático. *Aspirina* inhibe la síntesis de tromboxano A_2 mediante la acetilación de un residuo de serina en el sitio activo de COX-1, lo que inactiva de forma irreversible la enzima (fig. 13-7). Esto desvía el equilibrio de los mediadores químicos para favorecer los efectos antiagregación de prostaciclina, con lo que se previene la agregación plaquetaria. El efecto inhibitorio es rápido, y la supresión del tromboxano A_2 inducida por *aspirina* y la supresión resultante de

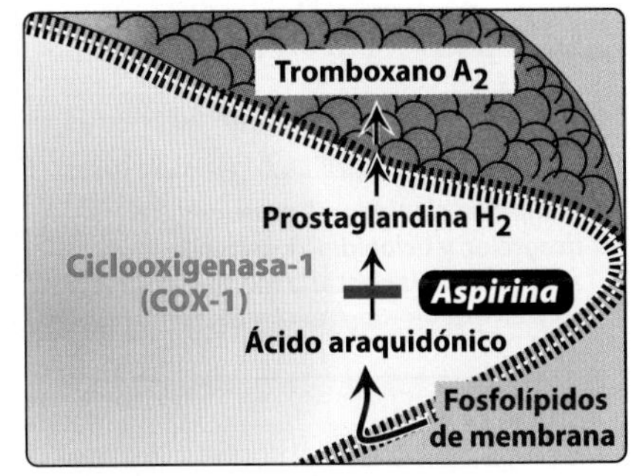

Figura 13-6
La *aspirina* inhibe irreversiblemente la ciclooxigenasa-1 plaquetaria.

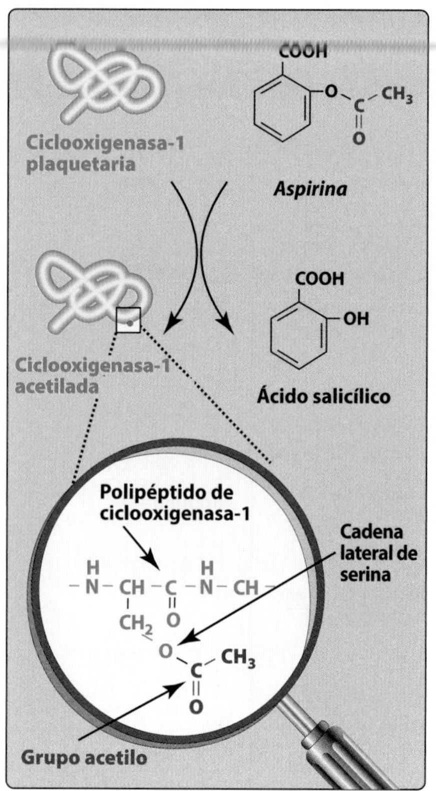

Figura 13-7
Acetilación de ciclooxigenasa-1 por *aspirina*.

la agregación plaquetaria duran toda la vida de la plaqueta, que es entre 7 y 10 días. La administración repetida de *aspirina* tiene un efecto acumulativo sobre la función de las plaquetas. *Aspirina* es el único agente antiplaquetario que inhibe de forma irreversible la función plaquetaria.

2. **Uso terapéutico:** *aspirina* se usa en el tratamiento profiláctico de la isquemia cerebral transitoria, para reducir la incidencia de IM recurrente y para disminuir la mortalidad en el ámbito de la prevención primaria y secundaria del IM. Ocurre la inactivación total de las plaquetas con 75 mg de *aspirina* administrados a diario. La dosis antiplaquetaria recomendada de *aspirina* varía de 50 a 325 mg diarios. [Nota: *aspirina* también se utiliza para el tratamiento de la inflamación, el dolor y la fiebre (véase cap. 40)].

3. **Farmacocinética:** cuando se administra por vía oral, *aspirina* se absorbe mediante difusión pasiva y se hidroliza sin demora a ácido salicílico en el hígado. El ácido salicílico se metaboliza aún más en el hígado y una parte se excreta sin cambios en la orina. La vida media de *aspirina* varía de 15 a 20 min y para el ácido salicílico es de 3 a 12 horas.

4. **Efectos adversos:** las dosis más elevadas de *aspirina* aumentan las toxicidades relacionadas con fármacos, así como la probabilidad de que *aspirina* también inhiba la producción de prostaciclina. El tiempo de sangrado se prolonga por el tratamiento con *aspirina,* causando complicaciones que incluyen una mayor incidencia de accidente vascular hemorrágico y sangrado gastrointestinal (GI), en especial a dosis más elevadas del fármaco. Los fármacos antiinflamatorios no esteroides, como *ibuprofeno,* inhiben la COX-1 al competir de forma transitoria en el sitio catalítico (véase cap. 40). *Ibuprofeno,* si se toma en un lapso de 2 h antes de *aspirina,* puede obstruir el acceso de *aspirina* al residuo de serina y, por lo tanto, antagonizar la inhibición plaquetaria por parte de *aspirina.* De este modo, debe tomarse *aspirina* de liberación inmediata al menos 60 min antes o al menos 8 h después de *ibuprofeno*.

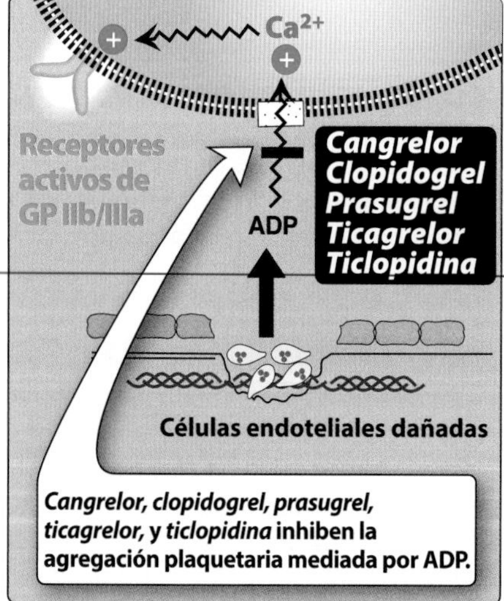

Figura 13-8
Mecanismo de acción de los antagonistas del receptor $P2Y_{12}$. ADP = adenina difosfato; GP = glucoproteína.

B. Antagonistas del receptor de $P2Y_{12}$

Ticlopidina, clopidrogel, prasugrel, ticagrelor y *cangrelor* son inhibidores del receptor de ADP $P2Y_{12}$ que también bloquean la agregación plaquetaria, pero mediante un mecanismo distinto al de *aspirina.* Todos estos agentes se administran por vía oral, con la excepción de *cangrelor,* que es una formulación inyectable.

1. **Mecanismo de acción:** estos fármacos inhiben la unión de ADP al receptor $P2Y_{12}$ en las plaquetas y, por lo tanto, inhiben la activación de los receptores GP IIb/IIIa requeridos para que las plaquetas se unan a fibrinógeno y entre sí (fig. 13-8). *Ticagrelor* y *cangrelor* se unen al receptor ADP $P2Y_{12}$ en una forma reversible. Los otros agentes se unen de forma irreversible. La inhibición máxima de la agregación plaquetaria se logra en 2 min con *cangrelor* intravenoso (IV), en 1 a 3 h con *ticagrelor,* en 2 a 4 h con *prasugrel,* en 3 a 4 días con *ticlopidina* y en 3 a 5 días con *clopidogrel.* Cuando se suspende el tratamiento, el sistema plaquetario requiere de tiempo para recuperarse.

2. **Uso terapéutico:** *clopidogrel* está aprobado para la prevención de eventos ateroescleróticos en pacientes con IM o ictus reciente y en aquellos con arteriopatía periférica establecida. También está aprobado para la profilaxis de eventos trombóticos en síndromes coronarios agudos (angina inestable o IM sin elevación de ST). Además, *clopidogrel* se usa para prevenir eventos trombóticos relacionados con intervención coronaria percutánea (ICP) con o sin endoprótesis coronarias. *Ticlopidina* tiene una estructura similar a *clopidogrel.* Está indicada para la prevención de crisis isquémicas transitorias e ictus en pacientes con evento trombótico cerebral previo. Sin embargo, debido a reacciones hematológicas adversas que ponen en riesgo la vida, *ticlopidina* por lo general se reserva para pacientes que son intolerantes o alérgicos al tratamiento con *aspirina*. *Prasugrel* está aprobado para disminuir los eventos cardiovasculares trombóticos en pacientes con síndromes coronarios agudos (angina inestable, IM sin elevación de ST, IM con elevación de ST manejado con intervención coronaria percutánea). *Ticagrelor* está aprobado para la prevención del tromboembolismo arterial en pacientes con angina inestable e IMA, incluyendo aquellos sometidos a intervención coronaria percutánea. *Cangrelor* está aprobado como coadyuvante a la ICP para reducir los eventos trombóticos en pacientes selectos.

3. **Farmacocinética:** estos agentes requieren de dosis de carga orales para un efecto antiplaquetario más rápido, excepto *cangrelor* que tiene un inicio rápido de acción con la administración intravenosa. Los alimentos interfieren con la absorción de *ticlopidina,* pero no con los demás agentes. Después de su ingestión oral, los fármacos se unen de forma extensa a las proteínas plasmáticas. Pasan por metabolismo hepático por parte del sistema del citocromo P-450 (CYP) a metabolitos activos. La eliminación de los fármacos y metabolitos ocurre tanto por las vías renal como fecal. *Clopidogrel* es un profármaco y su eficacia terapéutica depende de su metabolito activo, que se produce a través del metabolismo de CYP 2C19. El polimorfismo genético de CYP 2C19 produce menor respuesta clínica en pacientes que son "metabolizadores lentos" de *clopidogrel.* A la fecha se cuenta con pruebas para identificar a los metabolizadores lentos y se recomienda que se prescriban otros agentes antiplaquetarios (*prasugrel* o *ticagrelor*) para estos pacientes. Además, otros fármacos que inhiben CYP 2C19, como *omeprazol* y *esomeprazol,* deben evitarse mientras se toma *clopidogrel*.

4. **Efectos adversos:** estos agentes pueden causar un sangrado prolongado para el cual no hay antídoto. *Ticlopidina* se relaciona con reacciones hemorrágicas graves que limitan su uso, como agranulocitosis, púrpura trombocitopénica trombótica (PTT) y anemia aplásica. *Clopidogrel* causa menos reacciones adversas y la incidencia de neutropenia es menor. Aunque todos los inhibidores de $P2Y_{12}$ tienen un riesgo de PTT, se considera raro. *Prasugrel* está contraindicado en pacientes con antecedentes de crisis isquémica transitoria o ictus. *Prasugrel, ticagrelor* y *cangrelor* se acompañan de una advertencia en su empaque para hemorragia. Además, *ticagrelor* se acompaña de una advertencia en su empaque para disminución de la efectividad con el uso concomitante de dosis de *aspirina* superiores a 100 mg.

Aplicación clínica 13-1. Transición entre inhibidores de $P2Y_{12}$

Debido a la intolerancia o a un cambio en la cobertura de la prescripción, los pacientes pueden necesitar cambiar de inhibidor de $P2Y_{12}$. Por ello, es importante saber si el paciente se encuentra en la fase aguda (30 días o menos) o en la fase tardía (31 días o más) luego del evento cardiovascular para el que se le prescriba el inhibidor de $P2Y_{12}$. Los pacientes en la fase aguda deben tomar una dosis de carga del nuevo inhibidor de $P2Y_{12}$ 24 h después de dejar el agente anterior. Esto es para asegurar que se maximiza la inhibición plaquetaria. Por ejemplo, cuando se cambia de *ticagrelor* a *prasugrel*, el paciente debe tomar una dosis de carga de *prasugrel* 24 h después de dejar de tomar *ticagrelor*, y luego seguir con *prasugrel* una vez al día como de costumbre. Si los pacientes se encuentran en la fase tardía, las dosis de carga no son necesarias, excepto cuando se cambia de *ticagrelor* a *clopidogrel* o *prasugrel*. En este caso, se recomiendan dosis de carga de *clopidogrel* o *prasugrel* debido al rápido desplazamiento de la acción de ticagrelor.

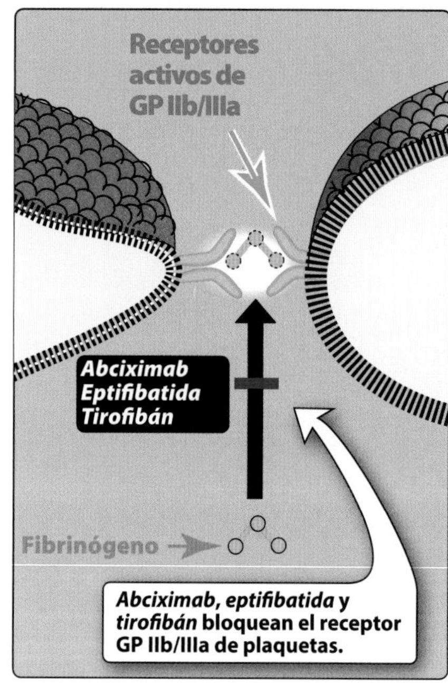

Figura 13-9
Mecanismo de acción de los bloqueadores del receptor de glucoproteína (GP) IIb/IIIa.

C. Inhibidores de glucoproteína IIb/IIIa

1. **Mecanismo de acción:** el receptor de GP IIb/IIIa desempeña una función clave en la estimulación de la agregación plaquetaria (fig. 13-9). *Eptifibatida* y *tirofibán bloquean* el receptor de GP IIb/IIIa. *Eptifibatida* es un péptido cíclico que se une a GP IIb/IIIa en el sitio que interactúa con la secuencia de arginina-glicina-ácido aspártico de fibrinógeno. *Tirofibán* no es un péptido, pero bloquea el mismo sitio que *eptifibatida*. [Nota: *abciximab* es también un complejo receptor de GP IIb/IIIa aunque no está disponible en EUA].

2. **Uso terapéutico:** estos agentes se administran por vía intravenosa, junto con *heparina* y *aspirina*, como coadyuvantes a la intervención coronaria percutánea para la prevención de complicaciones isquémicas cardiacas. En general, el uso de estos agentes ha disminuido debido a la aprobación de nuevos agentes antiplaquetarios.

3. **Farmacocinética:** *eptifibatida y tirofibán* se administran por infusión intravenosa. Cuando se suspende la infusión IV de *eptifibatida* o *tirofibán*, ambos agentes se eliminan rápido del plasma. *Eptifibatida* y sus metabolitos se excretan por el riñón. *Tirofibán* se excreta sobre todo sin cambio por el riñón y en menor grado en las heces.

4. **Efectos adversos:** el principal efecto adverso de estos agentes es el sangrado, en particular si se usa con anticoagulantes.

D. Dipiridamol

Dipiridamol, un vasodilatador coronario, aumenta las concentraciones intracelulares de AMPc al inhibir la fosfodiesterasa, lo que resulta en una disminución en la síntesis de tromboxano A_2. El fármaco puede potenciar el efecto de prostaciclina y, por lo tanto, disminuir la adhesión plaquetaria a superficies trombógenas (fig. 13-2). *Dipiridamol* se usa para la prevención de ictus y suele administrarse en combinación con otro agente antiplaquetario como *aspirina*, ya que tiene débiles efectos antiplaquetarios por sí mismo. *Dipiridamol* tiene una biodisponibilidad variable después de su administración oral. Tiene una intensa unión a proteínas. El fármaco pasa por metabolismo hepático, sobre todo glucuronidación, y se excreta principalmente en las heces. Los pacientes con angina inestable no deben usar *dipiridamol* debido a sus propiedades vasodilatadoras, que pueden empeorar la isquemia (fenómeno de robo coronario). *Dipiridamol* suele causar cefalea y mareo y puede producir hipotensión ortostática (en especial si se administra por vía intravenosa).

E. Cilostazol

Cilostazol es un agente antiplaquetario oral que también tiene actividad vasodilatadora. *Cilostazol* y sus metabolitos activos inhiben la fosfodiesterasa tipo III, que previene la degradación de AMPc, con lo que aumentan las concentraciones de AMPc en las plaquetas y tejidos vasculares. El aumento de AMPc previene la agregación plaquetaria y promueve la vasodilatación de los vasos sanguíneos, respectivamente. *Cilostazol* está aprobado para reducir los síntomas de la claudicación intermitente. *Cilostazol* se metaboliza de forma extensa en el hígado por las isoenzimas CYP 3A4 y 2C19. Como tal, este agente tiene muchas interacciones farmacológicas que requieren la modificación de la dosis. La vía primaria de eliminación es a través del riñón. Los efectos adversos más frecuentes que se observan con *cilostazol* son cefalea y efectos GI adversos (diarrea, heces anormales, dispepsia y dolor abdominal). En casos raros se han informado trombocitopenia o leucopenia. Los inhibidores de fosfodiesterasa tipo III han mostrado que aumentan la mortalidad en pacientes con insuficiencia cardiaca avanzada. Como tal, *cilostazol* está contraindicado en pacientes con insuficiencia cardiaca.

F. Vorapaxar

Vorapaxar es un antagonista del receptor-1 activado por la proteasa (un receptor de la trombina) expresado en las plaquetas. Aunque se une de forma reversible, tiene una vida media larga y una duración de acción prolongada en la que los efectos pueden observarse hasta 4 semanas después de la interrupción. Es un fármaco oral que está indicado junto con *aspirina* o *clopidogrel* para reducir los eventos cardiovasculares en pacientes con antecedentes de IM o con enfermedad arterial periférica. No debe administrarse a pacientes con un alto riesgo de hemorragia, incluidos los pacientes con antecedentes de ictus, ataque isquémico transitorio o hemorragia intracraneal.

V. COAGULACIÓN SANGUÍNEA

El proceso de coagulación que genera trombina consiste de dos vías interrelacionadas, los sistemas extrínseco e intrínseco (fig. 13-10). El sistema extrínseco inicia por la activación del factor de la coagulación VII por el factor tisular (también conocido como tromboplastina). El factor tisular es una proteína de membrana que normalmente se separa de la sangre por las células endoteliales que recubren la vasculatura. Sin embargo, en respuesta a una lesión vascular, el factor tisular se expone a la sangre. Ahí, puede unirse y activar el factor VII, iniciando la vía extrínseca. El sistema extrínseco es desencadenado por la activación del factor de coagulación XII. Esto ocurre cuando la sangre entra en contacto con el colágeno en la pared dañada de un vaso sanguíneo.

A. Formación de fibrina

Tanto el sistema extrínseco como el intrínseco incluyen una cascada de reacciones enzimáticas que transforman de manera secuencial varios factores plasmáticos (proenzimas) a sus formas activas (enzimáticas). [Nota: la forma activa de un factor de coagulación se designa por la letra "a"]. Por último, se produce el factor Xa, que convierte la protrombina (factor II) en trombina (factor IIa; fig. 13-11). La trombina desempeña una función clave en la coagulación, debido a que es responsable de la generación de

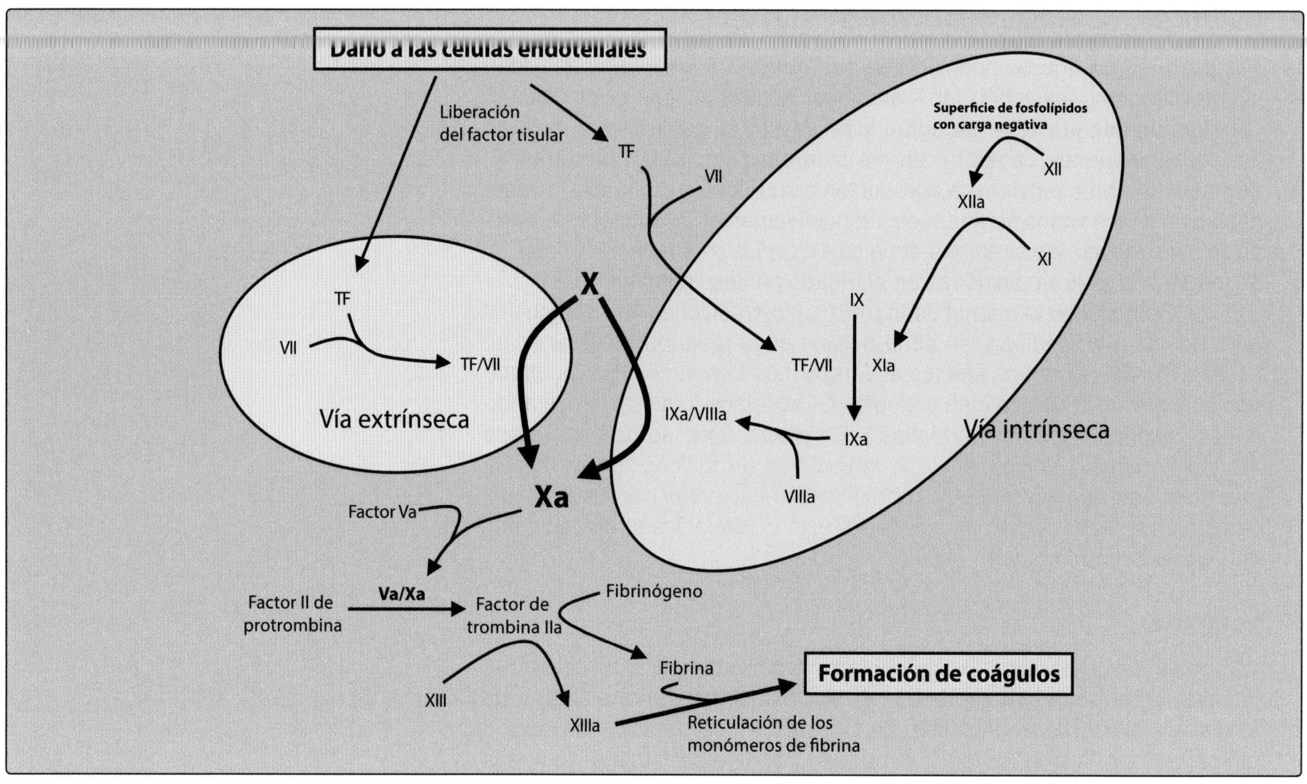

Figura 13-10
La cascada de la coagulación. Las vías extrínseca e intrínseca se inician por mecanismos distintos. Se fusionan en la activación del factor X para formar la vía común. Para todos los factores de coagulación, la letra "a" denota la forma activada del factor. TF = factor tisular.

fibrina, que forma la matriz similar a una red del coágulo sanguíneo. Si no se forma trombina o su función se ve impedida (p. ej., por antitrombina III), la coagulación queda inhibida.

B. Inhibidores de la coagulación

Es importante que la coagulación se restrinja al sitio local de lesión vascular. A nivel endógeno, la proteína C, la proteína S, la antitrombina III y el inhibidor de la vía de factor tisular inhiben los factores de la coagulación como parte del esfuerzo natural del cuerpo para evitar que los coágulos locales se conviertan en sistémicos tras una lesión vascular. El mecanismo de acción de varios agentes anticoagulantes, lo que incluye *heparina* y productos relacionados con *heparina,* incluye la activación de estos inhibidores endógenos (sobre todo antitrombina III).

VI. ANTICOAGULANTES PARENTERALES

Los fármacos anticoagulantes inhiben ya sea la acción de los factores de coagulación (p. ej., *heparina*) o interfieren con la síntesis de los factores de coagulación (*warfarina*).

A. Heparina y heparinas de bajo peso molecular

Heparina es un anticoagulante inyectable, de acción rápida, que suele usarse de forma aguda para interferir en la formación de trombos. La *heparina* se presenta naturalmente como una macromolécula compleja con histamina en los mastocitos, donde se desconoce su función fisiológica. Se extrae para su uso comercial de la mucosa intestinal porcina. La *heparina* no fraccionada es una mezcla de glucosaminoglucanos aniónicos de cadena recta con una amplia variedad de pesos moleculares. Es fuertemente ácida debido a la presencia de los grupos sulfato y ácido carboxílico. Saber que las formas de bajo peso molecular de *heparina* también pueden actuar como anticoagulantes llevó al aislamiento de *enoxaparina* y *dalteparina,* producidas por despolimerización de *heparina* no fraccionada. Las heparinas de bajo peso molecular (HBPM) son compuestos heterogéneos de alrededor de un tercio del tamaño de la *heparina* no fraccionada.

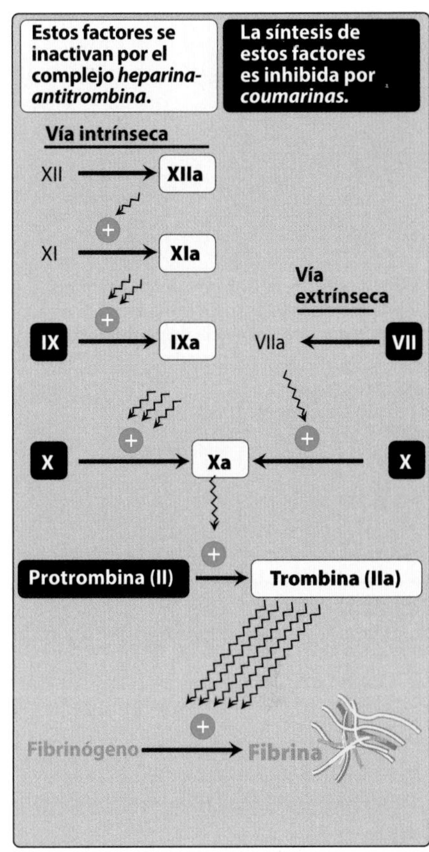

Figura 13-11
Formación de un coágulo de fibrina.

1. **Mecanismo de acción:** *heparina* actúa en una variedad de objetivos moleculares, pero su efecto anticoagulante es la consecuencia de la unión a antitrombina III, con la subsecuente inactivación rápida de los factores de la coagulación (fig. 13-12). La antitrombina III es una globulina α que inhibe las proteasas de serina de la trombina (factor IIa) y el factor Xa. En ausencia de *heparina,* antitrombina III interactúa muy lentamente con trombina y factor Xa. Cuando las moléculas de *heparina* se unen a antitrombina III, ocurre un cambio en la conformacional que cataliza la inhibición de trombina alrededor de mil veces. Las HBPM forman complejos con la antitrombina III e inactivan el factor Xa (incluido el que se encuentra en superficies plaquetarias), pero no se unen con tanta avidez a la trombina. Una secuencia pentasacárida única contenida en *heparina* y las heparinas de bajo peso molecular permite su unión a antitrombina III (fig. 13-13).

2. **Uso terapéutico:** *heparina* y las HBPM limitan la expansión de los trombos al prevenir la formación de fibrina. Estos agentes se usan para el tratamiento del tromboembolismo venoso (trombosis venosa profunda o embolia pulmonar). *Heparina* y las HBPM también se usan para profilaxis de la trombosis venosa posoperatoria en pacientes que se someten a cirugía (p. ej., artroplastia de cadera) y aquellos con IMA. Estos fármacos

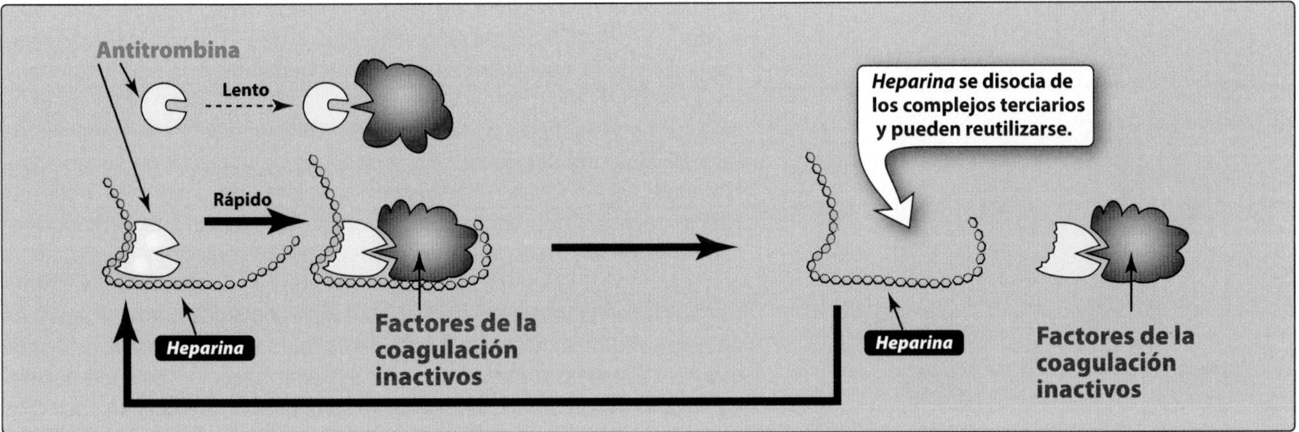

Figura 13-12
Heparina acelera la inactivación de los factores de coagulación por antitrombina.

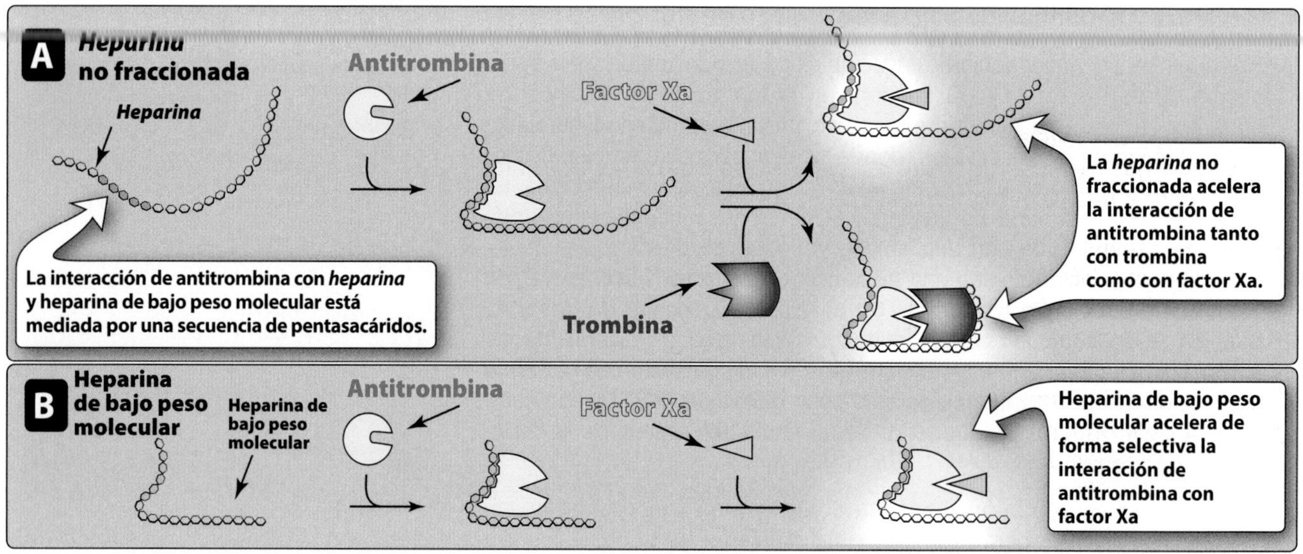

Figura 13-13
Inactivación mediada por *heparina* y mediada por heparina de bajo peso molecular de trombina o factor Xa.

son los anticoagulantes de elección para tratar a embarazadas, debido a que no cruzan la placenta, debido a su gran tamaño y carga negativa. Las heparinas de bajo peso molecular no requieren la misma monitorización intensa que *heparina,* con lo que ahorran costos de laboratorio y tiempo de enfermería. Estas ventajas hacen a las HBPM útiles tanto para el tratamiento intrahospitalario como para el extrahospitalario.

3. **Farmacocinética:** *heparina* debe administrarse por vía subcutánea o intravenosa debido a que el fármaco no cruza con facilidad las membranas (fig. 13-14). Las heparinas de bajo peso molecular suelen administrarse por vía subcutánea. [Nota: *enoxaparina* puede administrarse por vía intravenosa en el tratamiento del IM]. *Heparina* a menudo se inicia como un bolo intravenoso para alcanzar una anticoagulacón inmediata. Esto va seguido por menores dosis o infusión continua de *heparina,* ajustada a la concentración deseada de anticoagulación de acuerdo con el tiempo de tromboplastina parcial activada (TTPa) o concentración anti-Xa. [Nota: existe una importante variabilidad en la sensibilidad del reactivo de tromboplastina utilizado para realizar las pruebas de laboratorio de TTPa. Por lo tanto, el rango terapéutico de TTPa para la heparina es específico de la institución]. El efecto anticoagulante con heparina ocurre en un lapso de minutos de la administración IV (o 1 a 2 h después de la inyección subcutánea), en tanto que la actividad máxima antifactor Xa de las HBPM ocurre alrededor de 4 h después de la inyección subcutánea. No suele ser necesario monitorizar los valores de coagulación con las HBPM debido a que las concentraciones plasmáticas y la farmacocinética de estos fármacos son más predecibles. Sin embargo, en pacientes con afección renal, en pacientes embarazadas y con obesidad, la vigilancia de las concentraciones de factor Xa se recomienda con las heparinas de bajo peso molecular. En sangre, *heparina* se une a muchas proteínas que neutralizan su actividad, causando una farmacocinética impredecible. La unión de *heparina* a las proteínas plasmáticas es variable en pacientes con enfermedades tromboembólicas. Aunque por lo general se restringe a la circulación, *heparina* es captada por el sistema de monocitos/macrófagos y pasa por despolimerización y desulfatación a productos inactivos. Los metabolitos inactivos, así como parte de la *heparina* original, pasan

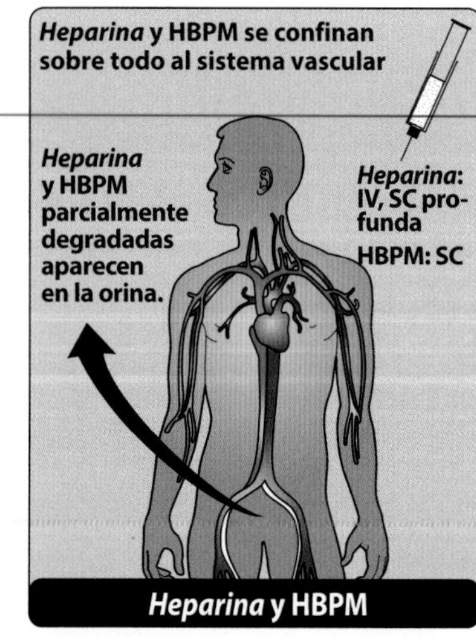

Figura 13-14
Administración y destino de *heparina* y heparinas de bajo peso molecular (HBPM).

por excreción renal. Las heparinas de bajo peso molecular se eliminan de forma primaria en la orina. Por lo tanto, la insuficiencia renal prolonga la vida media de la heparina de bajo peso molecular, y la dosis de la heparina de bajo peso molecular debe reducirse en pacientes con afección renal. La vida media de *heparina* es de aproximadamente 1.5 h, en tanto que la vida media de las heparinas de bajo peso molecular es más prolongada que la de *heparina*, que va de 3 a 12 horas.

4. **Efectos adversos:** la principal complicación del tratamiento con *heparina* y HBPM es la hemorragia (fig. 13-15). La vigilancia cuidadosa del paciente y de los parámetros de laboratorio es necesario para minimizar el sangrado. El sangrado excesivo puede manejarse suspendiendo el fármaco o al tratar con *sulfato de protamina.* Cuando se infunde lentamente, este último se combina a nivel iónico con *heparina* para formar un complejo inactivo 1:1, estable. Es importante que la dosificación de *sulfato de protamina* se ajuste con cuidado (1 mg por cada 100 unidades de heparina administradas), debido a que *sulfato de protamina* es un anticoagulante débil y las cantidades excesivas pueden desencadenar episodios de sangrado o empeorar el potencial hemorrágico. [Nota: *sulfato de protamina* tiene una neutralización antiXa incompleta de HBPM, aunque aún puede considerarse con hemorragias debidas a HBPM]. Las preparaciones de *heparina* se obtienen de fuentes porcinas y, por lo tanto, puede ser antigénica. Las posibles reacciones adversas incluyen escalofríos, fiebre, urticaria y choque anafiláctico. La trombocitopenia inducida por *heparina* (TIH) es un trastorno grave, en que la sangre circulante contiene un número anormalmente bajo de plaquetas. Esta reacción es de mediación inmunológica y se acompaña de un riesgo de embolismo venoso y arterial. El tratamiento con *heparina* debe interrumpirse cuando los pacientes desarrollan trombocitopenia inducida por *heparina* o muestran trombocitopenia grave. En casos de trombocitopenia inducida por *heparina,* puede remplazarse *heparina* por otro anticoagulante, como *argatrobán.* [Nota: los pacientes que han experimentado trombocitopenia inducida con *heparina* pueden también tener una sensibilidad cruzada a las HBPM y no se recomiendan en pacientes con TIH]. Además, se ha observado osteoporosis en pacientes con tratamiento con *heparina* a largo plazo. *Heparina* y las HBPM están contraindicadas en pacientes con hipersensibilidad a *heparina,* trastornos hemorrágicos, antecedentes de trastorno por consumo de alcohol o quienes han tenido cirugía reciente del cerebro, ojo o médula espinal.

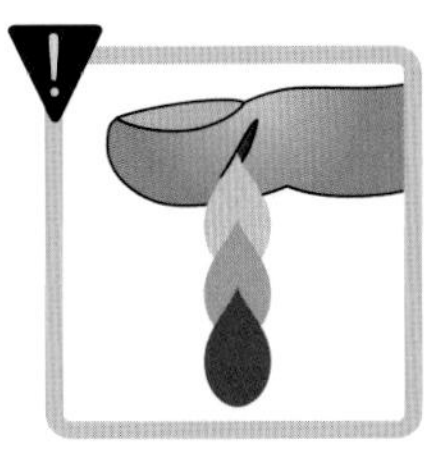

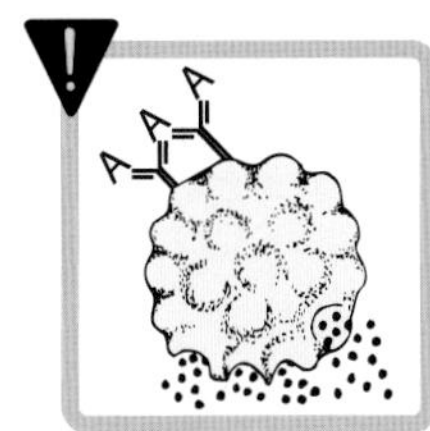

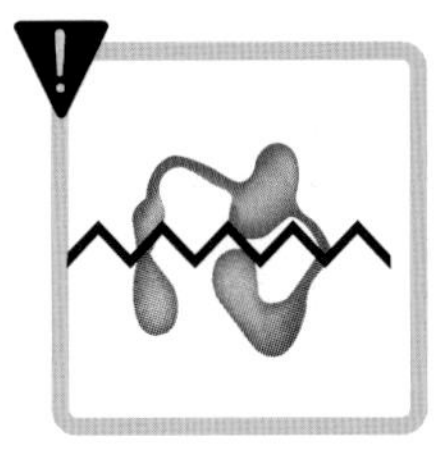

Figura 13-15
Efectos adversos de *heparina*.

B. Argatrobán

Argatrobán es un anticoagulante parenteral sintético que se deriva de L-arginina. Es un inhibidor directo de trombina. *Argatrobán* se usa para la profilaxis o el tratamiento del tromboembolismo venoso en pacientes con trombocitopenia inducida por *heparina* y también está aprobado para el uso durante la intervención coronaria percutánea en pacientes que tienen o están en riesgo de desarrollar trombocitopenia inducida por *heparina.* Los efectos anticoagulantes son intermedios. *Argatrobán* se metaboliza en el hígado y tiene una vida media de alrededor de 39 a 51 minutos. La reducción de la dosis se recomienda para pacientes con afección hepática. La monitorización incluye TTPa, hemoglobina y hematocrito. Al igual que con otros anticoagulantes, el principal evento secundario es el sangrado.

C. Bivalirudina

Bivalirudina es un anticoagulante parenteral que es un análogo de hirudina, un inhibidor de trombina derivado de la saliva de las sanguijuelas medicinales. Es un inhibidor selectivo directo de la trombina que inhibe de forma reversible el sitio catalítico tanto de la trombina libre como de la unida a coágulos. *Bivalirudina* es una alternativa a *heparina* en pacientes que se someten a intervención coronaria percutánea que tienen o están en riesgo de desarrollar trombocitopenia inducida por *heparina* y también en pacientes con angina inestable que se someten a angioplastia. En pacientes con función renal normal, la vida media de *bivalirudina* es 25 minutos. Los ajustes a la dosificación son necesarios en pacientes con afección renal.

D. Fondaparinux

Fondaparinux es un anticoagulante pentasacárido de derivación sintética que inhibe de forma selectiva al factor Xa. Al unirse de forma selectiva a antitrombina III, *fondaparinux* potencia (300 a 1 000 veces) la neutralización innata de factor Xa por antitrombina III. *Fondaparinux* está aprobado para usarse en el tratamiento de la trombosis venosa profunda y el embolismo pulmonar y para la profilaxis del tromboembolismo venoso en caso de cirugía ortopédica y abdominal. El fármaco se absorbe bien a partir de la vía subcutánea con un perfil farmacocinético predecible y, por lo tanto, requiere menos monitorización que la *heparina. Fondaparinux* se elimina en la orina sobre todo como fármaco sin cambio con una vida media de eliminación de 18 horas. Está contraindicado en pacientes con afección renal grave. El sangrado es el principal efecto secundario de *fondaparinux.* No hay un agente disponible para la reversión del sangrado relacionado con *fondaparinux.* La trombocitopenia inducida por *heparina* tiene menos probabilidades de ocurrir con *fondaparinux* que con *heparina,* pero sigue siendo una posibilidad.

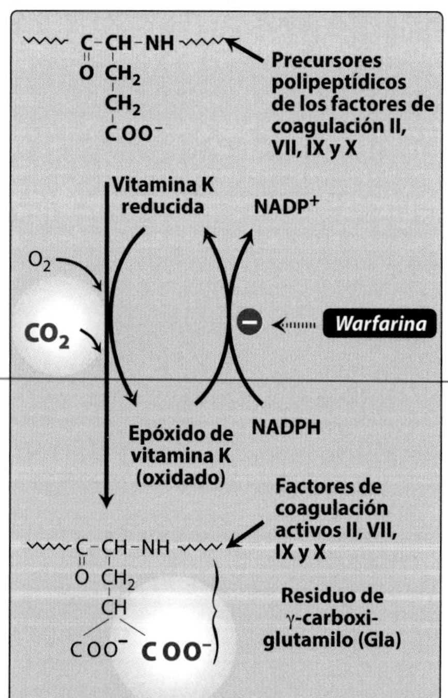

Figura 13-16
Mecanismo de acción de *warfarina*. NADP+ = forma oxidada de nicotinamida adenina dinucleótido fosfato; NADPH = forma reducida de nicotinamida adenina dinucleótido fosfato.

VII. ANTAGONISTAS DE LA VITAMINA K

Los anticoagulantes coumarínicos deben su acción a su capacidad para antagonizar las funciones de cofactor de la vitamina K. El único anticoagulante coumarínico disponible en EUA es *warfarina*. El índicie internacional normalizado (INR) es el estándar por el cual se vigila la actividad anticoagulante del tratamiento con *warfarina*. *Warfarina* tiene un índice terapéutico estrecho. Por lo tanto, es importante que el INR se mantenga dentro de un rango óptimo y puede requerirse de vigilancia frecuente. [Nota: el INR deseado para la mayoría de los usos terapéuticos es un rango de 2.0 a 3.0, con valores de INR más altos que indican un mayor nivel de anticoagulación].

A. Warfarina

1. **Mecanismo de acción:** los factores II, VII, IX y X (fig. 13-11) requieren de vitamina K como un cofactor para su síntesis por el hígado. Estos factores pasan por modificación postraduccional dependiente de vitamina K, en tanto que un número de sus residuos de ácido glutámico se carboxilan para formar residuos de ácido γ-carboxiglutámico (fig. 13-16). Los residuos de γ-carboxiglutamilo unen iones de calcio, que son esenciales para la interacción entre los factores de la coagulación y las membranas plaquetarias. En las reacciones de carboxilación, la carboxilasa dependiente de vitamina K fija CO_2 para formar el nuevo grupo COOH en el ácido glutámico. El cofactor reducido de vitamina K se convierte a epóxido de vitamina K durante la reacción. La vitamina K se regenera del epóxido por la reductasa de epóxido de la vitamina K, la enzima que es inhibida por *warfarina.* El tratamiento con *warfarina* resulta en la producción de factores de la coagulación con actividad disminuida (10 a 40% de lo normal), debido a la falta

de suficientes cadenas laterales de γ-carboxiglutamilo. A diferencia de *heparina,* los efectos anticoagulantes de *warfarina* no se observan de inmediato después de la administración del fármaco. En lugar de ello, los efectos máximos pueden retrasarse por 72 a 96 h, que es el tiempo requerido para agotar la reserva de factores coagulantes circulantes. [Nota: durante el inicio del tratamiento con *warfarina*, puede ser necesario superponer *warfarina* con otro anticoagulante, como *heparina* o HBPM. Esto suele denominarse "puente" y se utiliza en pacientes con alto riesgo tromboembólico]. Los efectos anticoagulantes de *warfarina* pueden superarse por la administración de vitamina K. Sin embargo, la reversión después de la administración de vitamina K toma alrededor de 24 h (el tiempo necesario para la degradación de los factores de coagulación que ya están sintetizados).

2. **Uso terapéutico:** *warfarina* se usa en la prevención y tratamiento de la trombosis venosa profunda y el embolismo pulmonar, prevención de ictus en caso de fibrilación auricular o válvulas cardiacas protésicas, deficiencia de proteína C y S y síndrome antifosfolípido. También se usa para la prevención de tromboembolismo venoso después de cirugía ortopédica.

3. **Farmacocinética:** *warfarina* se absorbe con rapidez después de su administración oral (biodisponibilidad de 100% con poca variación entre pacientes individuales). *Warfarina* tiene una fuerte unión a albúmina plasmática, que previene su difusión hacia el líquido cefalorraquídeo, orina y leche materna. Sin embargo, los fármacos que tienen mayor afinidad para el sitio de unión a albúmina, como las sulfonamidas, pueden desplazar al anticoagulante y conducir a una actividad elevada transitoria. Los fármacos que afectan la unión de *warfarina* a proteínas plasmáticas pueden conducir a variabilidad en la respuesta terapéutica a *warfarina. Warfarina* cruza con facilidad la barrera placentaria. La vida media plasmática de *warfarina* es de alrededor 40 h, pero este valor es altamente variable entre individuos. *Warfarina* se metaboliza por el sistema de CYP450 (sobre todo CYP2C9) a componentes inactivos. Después de su conjugación a ácido glucorónico, los metabolitos inactivos se excretan en la orina y en las heces. Los agentes que afectan el metabolismo de *warfarina* pueden alterar sus efectos terapéuticos. *Warfarina* tiene numerosas interacciones con medicamentos y alimentos que pueden potenciar o atenuar su efecto anticoagulante. [Nota: las interacciones alimentarias pueden incluir productos que contengan vitamina K, como verduras de hoja verde, suplementos nutricionales y pomelo. Es importante aconsejar a los pacientes que sean cuidadosos con su dieta para evitar cambios en los niveles del medicamento]. La lista de fármacos que interactúan es extensa. Se presenta un resumen de algunas de las interacciones importantes en la figura 13-17.

4. **Efectos adversos:** el efecto adverso principal de *warfarina* es el sangrado. El sangrado menor puede tratarse con la suspensión del fármaco o la administración de *vitamina K* oral, pero el sangrado grave puede requerir de mayores dosis de *vitamina K* administradas por vía intravenosa. También pueden usarse sangre entera, plasma congelado y concentrados plasmáticos de los factores sanguíneos para la reversión rápida de *warfarina.* Las lesiones cutáneas y la necrosis son complicaciones raras del tratamiento con *warfarina.* También se ha observado con el tratamiento con *warfarina* el síndrome del dedo del pie morado, una rara decoloración dolorosa con tinte azulado del dedo del pie causada por un émbolo de colesterol de las placas. *Warfarina* es teratógena y está contraindicada en el embarazo.

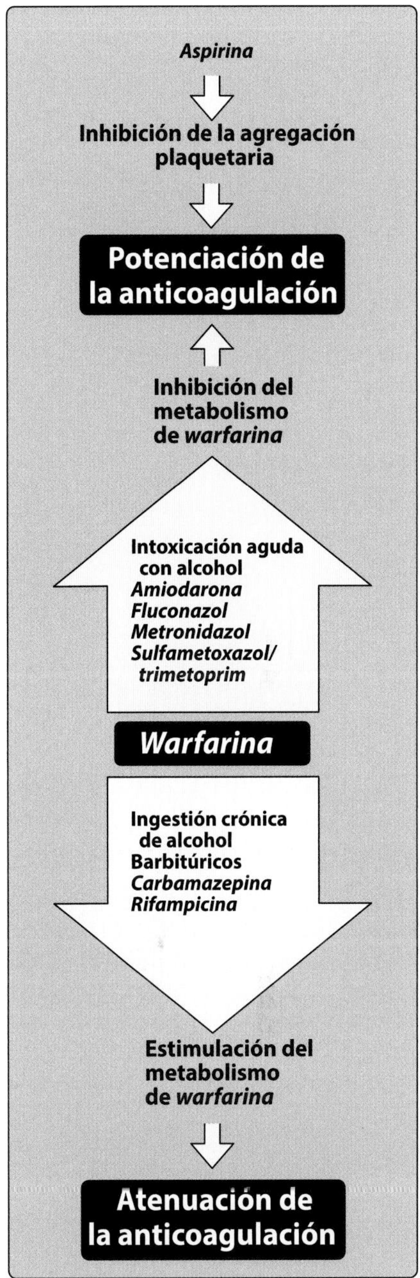

Figura 13-17
Fármacos que afectan la acción anticoagulante de *warfarina*.

VIII. ANTICOAGULANTES ORALES DIRECTOS

A. Dabigatrán

1. **Mecanismo de acción:** *etexilato de dabigatrán* es el profármaco de la fracción activa de *dabigatrán,* que es un inhibidor directo de trombina. Tanto la trombina unida a coágulos y la trombina libre se inhiben con *dabigatrán*.

2. **Uso terapéutico:** *dabigatrán* está aprobado para la prevención del ictus y el embolismo directo en pacientes con fibrilación auricular no valvular. También puede usarse en el tratamiento de la trombosis venosa profunda y el embolismo pulmonar en pacientes que ya han recibido anticoagulantes parenterales y como profilaxis para prevenir o reducir el riesgo de recurrencia de trombosis venosa profunda y embolismo pulmonar. El fármaco está contraindicado en pacientes con válvulas cardiacas protésicas mecánicas y no se recomienda en pacientes con válvulas cardiacas bioprotésicas.

3. **Farmacocinética:** *etexilato de dabigatrán* se administra por vía oral. Se hidroliza al fármaco activo *dabigatrán* por varias esterasas plasmáticas. *Dabigatrán* se metaboliza por esterasas. Es un sustrato para P-glucoproteína (P-gp) y se elimina por vía renal.

4. **Efectos adversos:** el principal efecto adverso, al igual que con otros anticoagulantes, es el sangrado. *Dabigatrán* debe usarse con precaución en la afección renal o en pacientes mayores de 75 años, debido a que el riesgo de sangrado es mayor en estos grupos de edad. *Idarucizumab* también puede usarse para revertir el sangrado en casos graves. Los efectos GI adversos son frecuentes con *dabigatrán* y pueden incluir dispepsia, dolor abdominal, esofagitis y sangrado GI. Debe evitarse la descontinuación abrupta, pues los pacientes pueden estar en mayor riesgo de eventos trombóticos.

B. Inhibidores del factor Xa orales directos

1. **Mecanismo de acción:** *apixabán, edoxabán* y *rivaroxabán* son inhibidores orales del factor Xa. La inhibición del factor Xa reduce la conversión de protrombina en trombina IIa (fig. 13-11).

2. **Uso terapéutico:** estos agentes están aprobados para la prevención del ictus en la fibrilación auricular no valvular, así como para el tratamiento de la trombosis venosa profunda y el embolismo pulmonar. *Rivaroxabán* y *apixabán* también se usan como profilaxis para prevenir o reducir el riesgo de recurrencia de trombosis venosa profunda y embolismo pulmonar. Además, *rivaroxabán* puede utilizarse para prevenir eventos cardiovasculares importantes asociados con la enfermedad arterial coronaria o a la enfermedad arterial periférica.

3. **Farmacocinética:** estos fármacos se absorben de forma adecuada después de su administración oral. *Rivaroxabán* se metaboliza por las isoenzimas de CYP 3A4/5 y CYP 2J2 a metabolitos inactivos. Alrededor de una tercera parte del fármaco se excreta sin cambios en la orina y los metabolitos inactivos se excretan en la orina y las heces. *Apixabán* se metaboliza de forma primaria por CYP 3A4, con las enzimas CYP 1A2, 2C8, 2C9, 2C19 y 2J2 compartiendo todas las funciones metabólicas menores; alrededor de 27% se excreta por vía renal. *Edoxabán* se metaboliza principalmente por hidrólisis y se elimina sobre todo sin

cambio en la orina. Todos esos fármacos son sustratos de P-gp y las dosificaciones deben reducirse (en algunos casos debe evitarse el uso concomitante) con inhibidores de P-gp como *claritromicina, verapamilo* y *amiodarona*. La administración concomitante de *apixabán* y *rivaroxabán* con fármacos que son inductores fuertes de P-gp y CYP 3A4 (p. ej., *fenitoína, carbamazepina, rifampicina, hierba de san Juan*) debe evitarse debido al potencial de eficacia reducida de los inhibidores del factor Xa.

4. **Efectos adversos:** el sangrado es el efecto adverso más grave. El factor Xa puede utilizarse para revertir las hemorragias graves causadas por *apixabán* y *rivaroxabán*. La disminución de la función renal puede prolongar el efecto de estos medicamentos y, por lo tanto, aumentar el riesgo de hemorragia. Los ajustes a la dosificación renal se recomiendan para estos agentes. La interrupción abrupta de los inhibidores del factor Xa debe evitarse debido a un mayor riesgo de eventos trombóticos.

Aplicación clínica 13-2. Transición de warfarina a los inhibidores orales directos del factor Xa

A medida que los inhibidores orales directos del factor Xa se conviertan en una opción más rentable para los pacientes, se presentará la situación de que un paciente quiera pasar de *warfarina* a estos agentes. Puede haber varias razones por las que un paciente sea un mejor candidato para los inhibidores orales directos del factor Xa, como la probabilidad de un mal control del INR, la dificultad para controlar el INR y las fluctuaciones peligrosas del INR. La estrategia de transición de *warfarina* a los inhibidores orales directos del factor Xa difiere para cada medicamento. Al pasar de *warfarina* a *apixabán*, el INR debe ser inferior a 2. *Edoxabán* puede iniciarse cuando el INR es de 2.5 o menos. *Rivaroxabán* debe iniciarse cuando el INR sea inferior a 3. Por lo tanto, es importante vigilar de cerca el INR durante el periodo de transición para asegurarse de que el paciente no tiene un mayor riesgo de hemorragia.

IX. FÁRMACOS TROMBOLÍTICOS

La enfermedad tromboembólica aguda en pacientes seleccionados puede tratarse mediante la administración de fármacos que activan la conversión de plasminógeno a plasmina, una proteasa de serina que hidroliza fibrina y, por lo tanto, disuelve los coágulos.

A. Características frecuentes de los agentes trombolíticos

1. **Mecanismo de acción:** los agentes trombolíticos actúan ya sea de forma directa o indirecta para convertir plasminógeno a plasmina que, a su vez, disocian la fibrina, con lo que se lisan los trombos (fig. 13-18). Ocurren disolución de los coágulos y reperfusión con una mayor frecuencia cuando el tratamiento se inicia al poco de la formación del coágulo debido a que los coágulos se vuelven más resistentes a la lisis a medida que envejecen. Desafortunadamente, pueden aumentar los trombos locales a medida que el coágulo se disuelve, lo que conduce a una mayor agregación plaquetaria y trombosis. Las estrategias para prevenir esto incluyen la administración de fármacos antiplaquetarios, como *aspirina*, o antitrombóticos como *heparina*.

2. **Uso terapéutico:** originalmente usados para el tratamiento de la trombosis venosa profunda y el embolismo pulmonar grave, los fármacos trombolíticos se usan a la fecha con menor frecuencia debido a su tendencia a causar sangrado grave. Para el IM, la administración

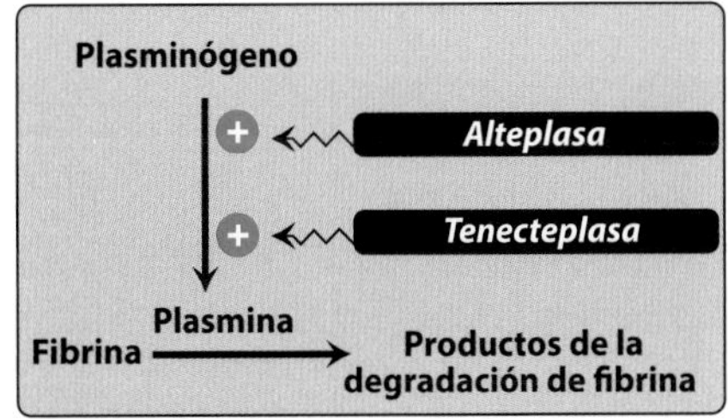

Figura 13-18
Activación del plasminógeno por fármacos trombolíticos.

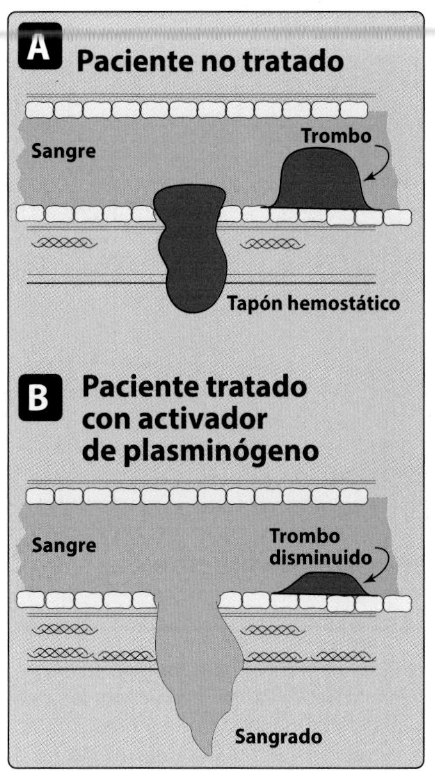

Figura 13-19
Degradación de un trombo no deseado y un tapón hemostático benéfico por activadores de plasminógeno.

intracoronaria de los fármacos es lo más confiable en términos de lograr la recanalización. Sin embargo, la cateterización cardiaca no puede ser posible en la "ventana terapéutica" de 2 a 6 h, más allá de la cual el salvamento miocárdico significativo se hace menos probable. Así, los agentes trombolíticos suelen administrarse por vía intravenosa. Los agentes trombolíticos son útiles para restaurar la función del catéter y de la derivación, al lisar los coágulos que causan oclusiones. También se usan para disolver coágulos que resultan en ictus.

3. **Efectos adversos:** los agentes trombolíticos no distinguen entre la fibrina de un trombo no deseado y la fibrina de un tapón hemostático benéfico. Así, la hemorragia es un efecto adverso mayor. Por ejemplo, una lesión previamente no sospechada, como una úlcera gástrica, puede presentar una hemorragia después de la inyección de un agente trombolítico (fig. 13-19). Estos fármacos están contraindicados en el embarazo y en pacientes con heridas que están sanando, antecedentes de ictus, tumor cerebral, traumatismo craneoencefálico, sangrado intracraneal y cáncer metastásico.

B. Agentes fibrinolíticos

Alteplasa (antes conocida como *activador del plasminógeno tisular* o *tPA*) es una proteasa de serina originalmente derivada de células humanas de melanoma cultivadas. Ahora se obtiene como un producto de la tecnología de ADN recombinante. *Tenecteplasa* es tPA recombinante con una vida media más prolongada y una mayor afinidad para fibrina que *alteplasa*. *Alteplasa* tiene una menor afinidad por plasminógeno libre en plasma, pero activa rápido el plasminógeno que está unido a fibrina en un trombo o un tapón hemostásico. Así, se dice que *alteplasa* es "selectiva a fibrina" a dosis bajas. *Reteplasa* es otro agente disponible de esta clase que se considera específico para la fibrina. *Alteplasa* está aprobada para el tratamiento del IM, el tromboembolismo pulmonar masivo e ictus isquémico agudo. *Reteplasa* y *tenecteplasa* están aprobadas solo para usarse en el IMA. *Alteplasa* tiene una vida media muy breve (5 a 30 min) y, por lo tanto, una porción de la dosis total se inyecta por vía intravenosa como bolo, y el fármaco restante se administra a lo largo de 1 a 3 h, dependiendo de la indicación. *Reteplasa* tiene una semivida ligeramente más larga y se considera comparable a *alteplasa*, pero es más fácil de utilizar, ya que puede administrarse en dos bolos intravenosos con un intervalo de unos 30 minutos. *Tenecteplasa* tiene una vida media más larga y, por lo tanto, puede administrarse en forma de bolo intravenoso. *Alteplasa* puede causar angioedema y puede haber un mayor riesgo de este efecto cuando se combina con inhibidores de la enzima convertidora de angiotensina. *Tenecteplasa* y la reteplasa suelen ser preferibles a la alteplasa por su mejor relación beneficio-riesgo y su facilidad de uso.

X. FÁRMACOS USADOS PARA TRATAR EL SANGRADO

Los problemas hemorrágicos pueden tener su origen en condiciones patológicas que ocurren de forma natural, como hemofilia, o como un resultado de estados fibrinolíticos que pueden surgir después de la cirugía. El uso de anticoagulantes también puede dar origen a una hemorragia. Ciertas proteínas naturales y la *vitamina K,* así como los antagonistas sintéticos, son efectivas para controlar esta hemorragia (fig. 13-20). Las preparaciones concentradas de factores de coagulación están disponibles de donadores humanos. Sin embargo, estas pre-

Antídoto	Motivo de la hemorragia	Efectos adversos	Parámetros de vigilancia
Ácido aminocaproico *Ácido tranexámico*	Estado fibrinolítico	Necrosis muscular Trombosis AVC Convulsión	BH Enzimas musculares Presión arterial
Factor Xa	*Apixabán, Rivaroxabán*	Trombosis IM	Ninguno necesario según el fabricante
Idarucizumab	*Dabigatrán*	Hipopotasemia Trombosis	TTPa Tiempo de coagulación Tiempo de trombina
Sulfato de protamina	*Heparina*	Rubor Náusea/vómito Disnea Bradiarritmia Hipotensión Anafilaxia	Vigilancia de la coagulación Presión arterial Frecuencia cardiaca
Vitamina K1	*Warfarina*	Reacción cutánea Anafilaxia	TP/IRN

Figura 13-20
Resumen de los fármacos usados para tratar el sangrado. AVC = accidente vascular cerebral; BH = biometría hemática; INR = índice internacional normalizado; IM = infarto del miocardio; TP = tiempo de protrombina TTPa = tiempo de tromboplastina parcial activado.

paraciones se acompañan del riesgo de transferir infecciones virales. La transfusión sanguínea también es una opción para tratar la hemorragia grave.

A. Ácido aminocaproico y ácido tranexámico

El sangrado se puede controlar mediante la administración de *ácido aminocaproico* o *ácido tranexámico.* Ambos agentes son sintéticos, con actividad oral, se excretan en la orina e inhiben la activación del plasminógeno. El *ácido tranexámico* es 10 veces más potente que el *ácido aminocaproico.* Un efecto secundario potencial es la trombosis intravascular.

B. Sulfato de protamina

El *sulfato de protamina* antagoniza los efectos anticoagulantes de *heparina.* Esta proteína se deriva del esperma o los testículos de pescado y tiene un elevado contenido de arginina, que explica su carácter básico. *Protamina* con carga positiva interactúa con *heparina* con carga negativa, formando un complejo estable sin actividad anticoagulante. Los efectos adversos de la administración del fármaco incluyen hipersensibilidad además de disnea, rubor, bradicardia e hipotensión cuando se inyecta con rapidez.

C. Vitamina K

La administración de *vitamina* K_1 *(fitonadiona)* puede detener los problemas hemorrágicos debidos a *warfarina* al aumentar el suministro de *vitamina* K_1 activa, con lo que inhibe el efecto de *warfarina.* La *vitamina* K_1 puede administrarse por vía oral, subcutánea o intravenosa. [Nota: la *vitamina K* intravenosa debe administrarse mediante infusión IV lenta para minimizar el riesgo de hipersensibilidad o reacciones anafilactoides]. Para el tratamiento de la hemorragia, la vía subcutánea de *vitamina* K_1 se prefiere en menor grado, debido a que no es tan efectiva como la administración oral o IV. La respuesta a la *vitamina K_1* es lenta, pues requiere alrededor de 24 h para reducir el INR (tiempo hasta sintetizar nuevos factores de coagulación). Así, si se requiere de hemostasia inmediata, debe infundirse plasma fresco congelado.

D. Idarucizumab

Idarucizumab es un fragmento de anticuerpo monoclonal usado para revertir el sangrado causado por *dabigatrán.* Al unirse a *dabigatrán* y sus metabolitos, *idarucizumab* neutraliza la anticoagulación. *Idarucizumab* se administra por vía intravenosa y se elimina con rapidez. *Idarucizumab* se usa en situaciones de urgencia, en el ámbito intrahospitalario. Debido a que revierte el efecto de *dabigatrán,* la trombosis es el efecto adverso más grave de *idarucizumab*.

E. Factor Xa

Factor Xa es una proteína humana recombinante modificada que se administra por vía parenteral para revertir el efecto de *apixabán* o *rivaroxabán* en caso de hemorragia potencialmente mortal o incontrolada. El factor Xa se une a *apixabán* o a *rivaroxabán* para impedir la inhibición del factor Xa, revirtiendo así el efecto anticoagulante de estos agentes. El factor Xa no está aprobado para la reversión de *edoxabán*. El factor Xa se asocia con acontecimientos adversos graves y potencialmente mortales, como tromboembolismo arterial y venoso, IM, ictus isquémico, paro cardiaco y muerte súbita. Para reducir el riesgo tromboembólico, *apixabán* o *rivaroxabán* deben reanudarse tan pronto como sea médicamente apropiado después del tratamiento con factor Xa.

Resumen del capítulo

- El cuerpo crea coágulos de forma natural para ayudar a prevenir la pérdida de sangre y mantener la hemostasia en respuesta a un traumatismo físico. Los trombos y los émbolos se desarrollan de forma similar, pero se desencadenan por una condición patológica en el sistema vascular. Los trombos y émbolos pueden ocluir los vasos sanguíneos, lo que puede poner en peligro la vida si no se trata de manera adecuada.
- *Aspirina* inhibe la síntesis de tromboxano A_2 mediante la acetilación de un residuo de serina en el sitio activo de la COX-1.
- Los antagonistas del receptor $P2Y_{12}$ (*clopidogrel*, *prasugrel*, *ticagrelor* y *cangrelor*) inhiben la unión del ADP al receptor $P2Y_{12}$ de las plaquetas, con lo que se inhibe la activación de los receptores GP IIb/IIIa.
- Los inhibidores de la glucoproteína IIb/IIIa (*eptifibatida* y *tirofibán*) inhiben la formación del complejo del receptor GP IIb/IIIa y, por tanto, la agregación plaquetaria. Estos medicamentos se administran por vía intravenosa como complemento de la ICP para prevenir las complicaciones isquémicas cardiacas.
- *Heparina* es un anticoagulante inyectable de acción rápida que se utiliza de forma aguda para interferir en la formación de trombos. Tanto la *heparina* como las HBPM limitan la expansión de los trombos al impedir la formación de fibrina. Estos agentes se utilizan para el tratamiento y la profilaxis de la TVP o la EP.
- *Warfarina* es un antagonista de la vitamina K y se controla mediante el INR. *Warfarina* requiere un control frecuente para asegurar que el INR se mantiene dentro del rango terapéutico. Se utiliza en la prevención y el tratamiento de la TVP y la EP, la prevención de ictus en el contexto de la fibrilación auricular o las válvulas cardiacas mecánicas y protésicas, la deficiencia de proteínas C y S y el síndrome antifosfolípido.
- Los anticoagulantes orales directos incluyen *dabigatrán*, que es un inhibidor directo de la trombina por vía oral, y los inhibidores del factor Xa, que incluyen *apixabán*, *edoxabán* y *rivaroxabán*. Estos medicamentos se utilizan para la prevención del ictus en la fibrilación auricular no valvular y la prevención o el tratamiento de la TVP y la EP.
- Los agentes trombolíticos (*alteplasa*, *reteplasa* y *tenecteplasa*) se utilizan para restaurar la función del catéter y de la derivación mediante la lisis de los coágulos que causan oclusiones.
- *Heparina*, HBPM, *warfarina*, fibrinolíticos y anticoagulantes orales directos pueden aumentar el riesgo de hemorragia y, en algunos casos, pueden causar una hemorragia potencialmente mortal. Los agentes reversibles disponibles son *ácido aminocaproico*, *ácido tranexámico*, *idarucizumab*, *sulfato de protamina*, *vitamina K_1* y *factor Xa*.

Preguntas de estudio

Elija la MEJOR respuesta.

13.1 Un paciente recibe el alta hospitalaria tras presentar un infarto de miocardio. El paciente será dado de alta con aspirina y clopidogrel. ¿Qué medicamento debe evitarse mientras el paciente esté tomando clopidogrel?

A. Omeprazol
B. Lisinopril
C. Atorvastatina
D. Famotidina

Respuesta correcta = A. Clopidogrel es un profármaco que debe ser metabolizado por el CYP2C19 a su metabolito activo, para alcanzar la eficacia terapéutica. Deben evitarse fármacos como omeprazol y esomeprazol mientras se toma clopidogrel porque inhiben el CYP2C19, impidiendo que clopidogrel se metabolice a la forma activa. Los otros fármacos enumerados no tienen interacciones farmacológicas significativas con clopidogrel.

13.2 Un hombre de 54 años acude al servicio de urgencias con dolor torácico. Se le diagnostica angina inestable. ¿Qué antiagregante plaquetario debe evitarse en este paciente?

A. Clopidogrel
B. Cilostazol
C. Aspirina
D. Dipiridamol

Respuesta correcta = D. Dipiridamol debe evitarse en pacientes con angina inestable. Dipiridamol tiene propiedades vasodilatadoras, que pueden empeorar la isquemia, también conocida como fenómeno de robo coronario.

13.3 Una paciente embarazada acude a la clínica con la pantorrilla derecha sensible, roja, dolorosa y caliente al tacto. Se le diagnostica trombosis venosa profunda y requiere anticoagulación. ¿Cuál es el anticoagulante de elección para tratar a esta paciente?

A. Warfarina
B. Enoxaparina
C. Apixabán
D. Rivaroxabán

Respuesta correcta = B. La heparina y las HBPM son los fármacos de elección para tratar a las mujeres embarazadas. Estos medicamentos no atraviesan la placenta debido a su gran tamaño y a su carga negativa y no causan daños al feto. La warfarina es teratogénica, atraviesa la placenta y las concentraciones plasmáticas fetales son similares a las maternas. No se recomienda el uso de apixabán y rivaroxabán, ya que los datos son limitados e insuficientes para determinar los riesgos de defectos congénitos importantes, aborto espontáneo o resultados adversos en el desarrollo.

13.4 La monitorización de los niveles de anti-Xa en pacientes que toman HBPM se recomienda en pacientes ¿con cuál de las siguientes condiciones?

A. Asplenia
B. Deterioro renal
C. Hipotiroidismo
D. Deterioro hepático

Respuesta correcta = B. Normalmente no se recomienda la monitorización de los niveles de anti-Xa en pacientes que toman HBPM porque los niveles plasmáticos y la farmacocinética de estos fármacos son más predecibles en comparación con la heparina. Sin embargo, se recomienda la monitorización en caso de insuficiencia renal, embarazo u obesidad. La HBPM se excreta principalmente por la orina; por lo tanto, la insuficiencia renal prolonga la vida media de la HBPM y puede ser necesario ajustar la dosis de HBPM en pacientes con insuficiencia renal.

13.5 Un paciente tiene fibrilación auricular y está siendo tratado con warfarina. ¿Qué parámetro de monitorización es el más adecuado para evaluar la eficacia del tratamiento?

A. Hemoglobina
B. TTPa
C. Tiempo de trombina
D. INR

Respuesta correcta = D. Warfarina se monitoriza midiendo el INR. Aunque puede ser pertinente monitorizar la hemoglobina mientras un paciente está tomando warfarina, esto no se utiliza para evaluar el tratamiento con warfarina. El tiempo de trombina y el TTPa pueden utilizarse para monitorizar otros anticoagulantes, pero no warfarina.

13.6 ¿Qué medicamento puede aumentar el efecto anticoagulante de warfarina?

A. Amiodarona
B. Rifampina
C. Carbamazepina
D. Fenobarbital

Respuesta correcta = A. La amiodarona puede aumentar el efecto anticoagulante de warfarina. Otros medicamentos que pueden aumentar el efecto de warfarina son fluconazol, metronidazol y sulfametoxazol/trimetoprima. Rifampicina, carbamazepina y fenobarbital pueden disminuir el efecto anticoagulante de warfarina.

13.7 Un paciente de 32 años recibe un nuevo anticoagulante durante su visita al hospital. El paciente tiene una válvula cardiaca mecánica. ¿Qué anticoagulante es más probable que se haya iniciado para este paciente?

A. Apixabán
B. Warfarina
C. Dabigatrán
D. Rivaroxabán

Respuesta correcta = B. Warfarina es el único anticoagulante indicado para su uso en pacientes con válvulas cardiacas mecánicas protésicas. Dabigatrán, apixabán, rivaroxabán y edoxabán no están aprobados para su uso en pacientes con válvulas cardiacas mecánicas.

13.8 Una paciente está tomando rivaroxabán para la prevención del ictus en el contexto de la fibrilación auricular. Va a empezar a tomar verapamilo para controlar la frecuencia. ¿Cuál de las siguientes afirmaciones es CORRECTA?

A. Esta paciente debe duplicar la dosis de rivaroxabán después de iniciar el verapamilo.
B. La adición de verapamilo puede aumentar el riesgo de hemorragia de la paciente.
C. La concentracion de rivaroxabán disminuye cuando se toma con verapamilo.
D. La dosis inicial de verapamilo debe aumentarse ya que el rivaroxabán es un inductor.

Respuesta correcta = B. El verapamilo es un inhibidor de la P-gp. El rivaroxabán es un sustrato de la P-gp, y cuando se toma con verapamilo, las concentraciones pueden aumentar, incrementando así el riesgo de hemorragia. Dado que el verapamilo es un inhibidor de la P-gp, más que un inductor, cabría esperar que las concentraciones de rivaroxabán aumentaran en lugar de disminuir. Por lo tanto, no hay razón para duplicar la dosis de rivaroxabán. Por último, el rivaroxabán es un sustrato de la P-gp; no es ni un inductor ni un inhibidor de la P-gp.

13.9 Un paciente de 56 años al que se le ha prescrito dabigatrán ingresa en el hospital con una hemorragia intracraneal. ¿Qué agente puede utilizarse para revertir la hemorragia?

A. Idarucizumab
B. Vitamina K
C. Factor Xa
D. Sulfato de protamina

Respuesta correcta = A. Idarucizumab se utiliza para revertir las hemorragias causadas por el dabigatrán. La vitamina K se utiliza para las hemorragias asociadas con warfarina. El factor Xa se utiliza para revertir las hemorragias causadas por apixabán o rivaroxabán. El sulfato de protamina se utiliza para revertir las hemorragias causadas por la heparina

13.10 ¿Cuál de las siguientes afirmaciones es correcta en relación con el ticagrelor?

A. Inhibe la síntesis de tromboxano A_2.
B. Inhibe el complejo receptor GP IIb/IIIa.
C. Inhibe irreversiblemente la unión del ADP al receptor $P2Y_{12}$ de las plaquetas.
D. Inhibe de forma reversible la unión del ADP al receptor $P2Y_{12}$ de las plaquetas.

Respuesta correcta = D. El ticagrelor se une de forma reversible al receptor $P2Y_{12}$ del ADP. Clopidogrel y prasugrel se unen de forma irreversible al receptor $P2Y_{12}$ ADP. La aspirina inhibe la síntesis de tromboxano A_2 mediante la acetilación de un residuo de serina en el sitio activo de la COX-1. Eptifibatida y tirofibán inhiben el complejo receptor GP IIb/ IIIa.

Fármacos para hiperlipidemia

14

Christina E. DeRemer y Eric Dietrich

I. GENERALIDADES

La cardiopatía coronaria es la causa principal de muerte a nivel mundial. La cardiopatía coronaria está relacionada con niveles anormales de colesterol (dislipidemia). En concreto, la cardiopatía coronaria se asocia a concentraciones elevadas de colesterol de lipoproteínas de baja densidad (C-LDL) y triglicéridos y concentraciones bajas de colesterol de lipoproteínas de alta densidad (C-HDL). Otros factores de riesgo para cardiopatía coronaria incluyen tabaquismo, hipertensión, obesidad, diabetes, nefropatía crónica y edad avanzada. Las concentraciones elevadas de colesterol (hiperlipidemia) pueden deberse a factores del estilo de vida (p. ej., falta de ejercicio o dieta que contiene un exceso de grasas saturadas). La hiperlipidemia también puede ser el resultado de un defecto heredado en el metabolismo de las lipoproteínas o, más a menudo, de una combinación de factores genéticos y del estilo de vida. Los cambios apropiados al estilo de vida, junto con la farmacoterapia antihiperlipidémica, pueden conducir a una importante reducción en la mortalidad por cardiopatía coronaria. Los fármacos antihiperlipidémicos (fig. 14-1) a menudo se toman de forma indefinida para reducir el riesgo de enfermedad cardiovascular ateroesclerótica en pacientes selectos y para controlar las concentraciones plasmáticas de lípidos. [Nota: la enfermedad cardiovascular ateroesclerótica incluye cardiopatía coronaria (infarto del miocardio, también conocido como "ataque al corazón", y angina de pecho), ictus y arteriopatía periférica]. En la figura 14-2 se ilustra el metabolismo normal de las lipoproteínas séricas y las características de las principales hiperlipidemias genéticas.

II. OBJETIVOS DE TRATAMIENTO

Los lípidos plasmáticos consisten principalmente en lipoproteínas, que son complejos esféricos de lípidos y proteínas específicas. Las lipoproteínas clínicamente importantes enlistadas en orden decreciente de aterogenicidad son LDL, lipoproteínas de muy baja densidad (VLDL) y quilomicrones, así como HDL. [Nota: las VLDL son portadoras de triglicéridos. El VLDL no se mide directamente en la sangre, sino que se estima dividiendo el valor de los triglicéridos por 5 (p. ej., un valor de triglicéridos de 150 mg/dL se correlaciona con un VLDL de 30)]. La ocurrencia de cardiopatía coronaria se relaciona de forma positiva con un colesterol

INHIBIDORES DE LA REDUCTASA DE HMG Coa (ESTATINAS)

Atorvastatina LIPITOR
Fluvastatina LESCOL
Lovastatina ALTOPREV
Pitavastatina LIVALO
Pravastatina PRAVACHOL
Rosuvastatina CRESTOR
Simvastatina ZOCOR

INHIBIDOR DE LA ABSORCIÓN DE COLESTEROL

Ezetimiba ZETIA

SECUESTRADORES DEL ÁCIDO BILIAR

Colesevelam WELCHOL
Colestipol COLESTID
Colestiramina PREVALITE, QUESTRAN

INHIBIDORES DE PCSK9

Alirocumab PRALUENT
Evolocumab REPATHA

INHIBIDOR ACL

Bempedoic Acid NEXLETOL

INHIBIDOR MTP

Lomitapide JUXTAPID

FIBRATOS

Gemfibrozilo LOPID
Fenofibrato TRICOR, TRIGLIDE

NIACINA

Niacina NIASPAN, SLO-NIACIN

ÁCIDOS GRASOS OMEGA 3

Ácidos ocosahexaenoico y eicosapentaenoico LOVAZA, VARIOS PREPARADOS DE VL
Icosapent etilo VASCEPA

Figura 14-1
Resumen de fármacos antihiperlipidémicos. ACL = adenosina trifosfato-citrato liasa; HMG CoA = 3-hidroxi-3-metilglutaril coenzima A; MTP = proteína de transferencia de triglicéridos microsómica; PCSK9 = proproteína convertasa de subtilisina kexina tipo 9; VL = de venta libre.

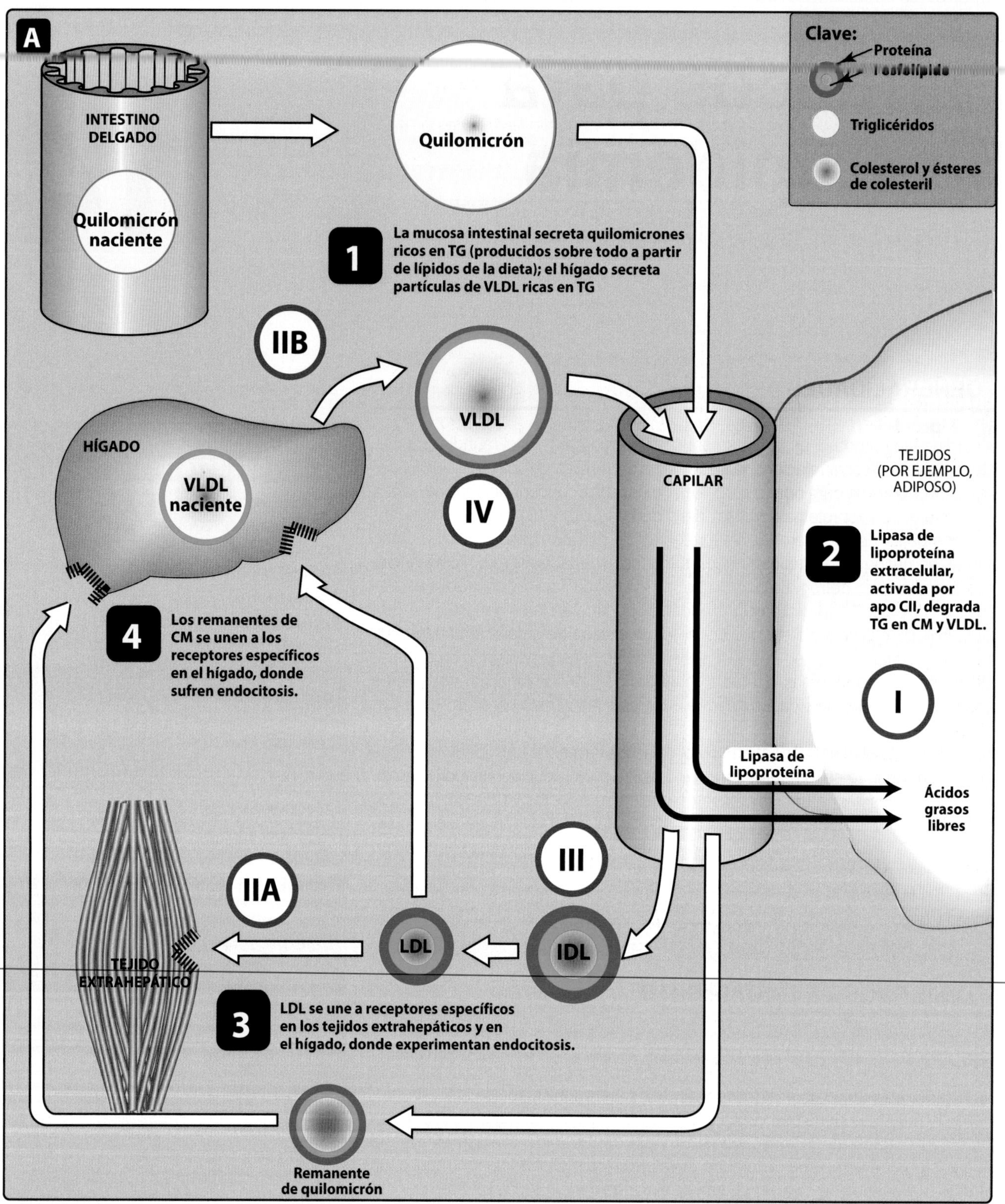

Figura 14-2
A. Metabolismo normal de lipoproteínas plasmáticas. Los números romanos en *círculos blancos* se refieren a tipos genéticos específicos de familias hiperlipidemias resumidos en la página siguiente. **B.** Clasificación de Fredrickson de las hiperlipidemias familiares. apo CII = apolipoproteína CII que se encuentra en quilomicrones y VLDL: CM = quilomicrón; IDL = lipoproteína de densidad intermedia; LDL = lipoproteína de baja densidad; PCSK9 = proproteína convertasa de subtilisina kexina tipo 9; TG = triglicérido; VLDL = lipoproteína de muy baja densidad.

B

Tipo 1 (HIPERQUILOMICRONEMIA FAMILIAR)

- Hiperquilomicronemia masiva en ayuno, incluso después de una ingesta alimentaria normal de grasas, que resulta en concentraciones séricas muy elevadas de TG.
- Deficiencia de lipasa de lipoproteína o deficiencia de apolipoproteína CII normal (rara).
- El tipo I no se relaciona con un aumento en la cardiopatía coronaria.
- Tratamiento: dieta baja en grasas. Ningún tratamiento farmacológico es efectivo para la hiperlipidemia tipo I.

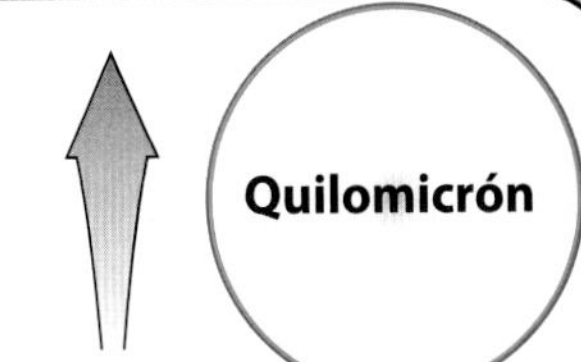

Tipo IIA (HIPERCOLESTEROLEMIA FAMILIAR)

- LDL elevada con concentraciones normales de VLDL debido a un bloqueo en la degradación de LDL. Esto resulta en el aumento del colesterol sérico pero concentraciones normales de TG.
- Causada por defectos en la síntesis o procesamiento de los receptores de LDL.
- La cardiopatía isquémica está muy acelerada.
- Tratamiento: dieta. Homocigotos: inhibidor PCSK9, *lomitapida*, *estatina*, *ezetimiba*; Heterocigotos: un inhibidor de PCSK9, *ácido bempedoico*, *estatina*, *ezetimiba*. Otras opciones: *colestiramina*, *niacina*

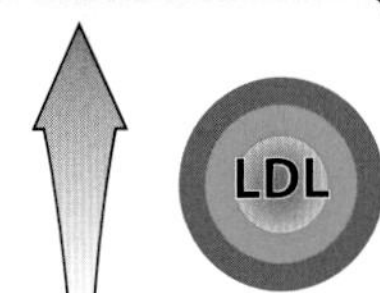

Tipo IIB (HIPERLIPIDEMIA FAMILIAR COMBINADA [MIXTA)]

- Similar al tipo IIA, excepto que las VLDL también están elevadas, lo que resulta en TG séricos elevados, además de las concentraciones de colesterol.
- Relativamente frecuente.
- Causada por una producción excesiva de VLDL en el hígado.
- Tratamiento: dieta: La farmacoterapia es muy similar a la del tipo IIA.

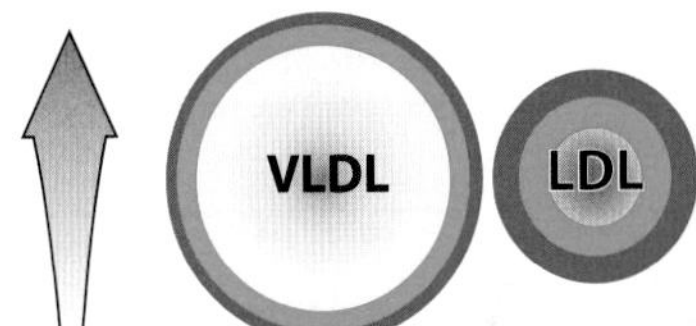

Tipo III (DISBETALIPOPROTEINEMIA FAMILIAR)

- Las concentraciones séricas de IDL están elevadas, lo que resulta en un aumento en las concentraciones de TG y colesterol.
- La causa es la sobreproducción o la infrautilización de IDL debido a la apolipoproteína E mutante.
- Tratamiento: dieta. La farmacoterapia incluye *fenofibrato*, *icosapent etílico*, o *niacina*. Una estatina para los pacientes del grupo que se beneficia de las estatinas.

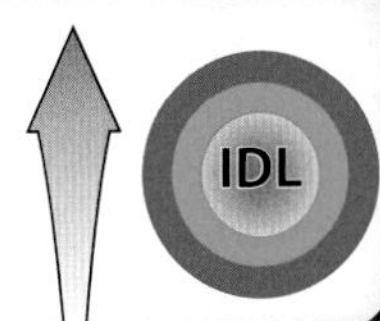

Tipo IV (HIPERTRIGLICERIDEMIA FAMILIAR)

- Las concentraciones normales de VLDL están aumentadas, en tanto que las concentraciones de LDL son normales o están disminuidas, lo que resulta en un colesterol normal a elevado y concentraciones de TG circulantes muy elevadas.
- La causa es una sobreproducción o una disminución en la eliminación de VLDL y TG en suero.
- Esta es una enfermedad relativamente frecuente. Tiene pocas manifestaciones clínicas más allá de una cardiopatía isquémica acelerada. Los pacientes con este trastorno con frecuencia con obesidad, diabetes e hiperglucemia.
- Tratamiento: dieta. De ser necesaria, la farmacoterapia incluye *fenofibrato*, *icosapent etílico*, o *niacina*. Estatina para pacientes en el grupo de beneficio de la estatina.

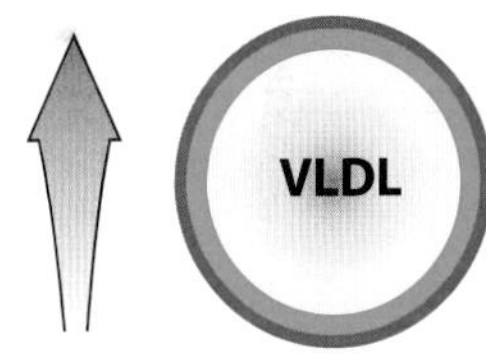

Tipo V (HIPERTRIGLICERIDEMIA MIXTA FAMILIAR)

- La VLDL y los quilomicrones en suero están elevados. La LDL es normal o está disminuida. Esto resulta en colesterol elevado y concentraciones de TG muy elevadas.
- La causa es ya sea una producción aumentada o una depuración disminuida de VLDL y quilomicrones. Por lo general es un defecto genético.
- Ocurre más a menudo en adultos con obesidad o diabetes o ambas condiciones.
- Tratamiento: dieta. De ser necesaria, la farmacoterapia incluye *fenofibrato*, *icosapent etilo* o *niacina*. Estatina para los pacientes del grupo de beneficio de las estatinas.

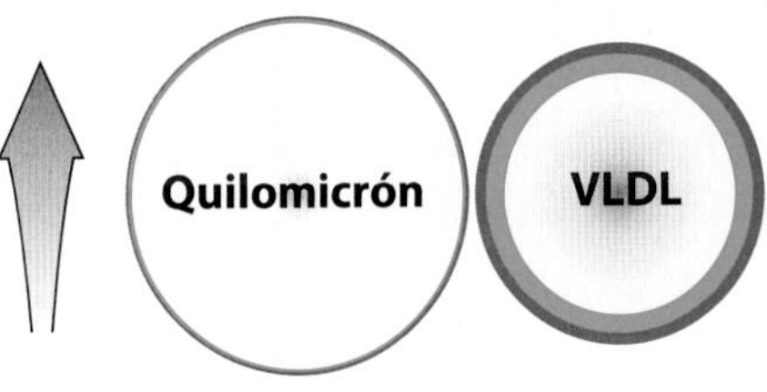

Figura 14-2
(*continuación*)

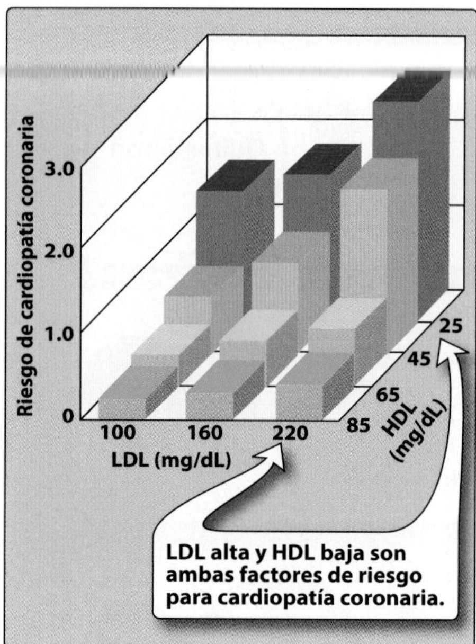

Figura 14-3
Efecto de lipoproteína de baja densidad (LDL) y liipoproteína de alta densidad (HDL) circundantes sobre el riesgo de cardiopatía coronaria.

total elevado y tiene una correlación aún más fuerte con el C-LDL elevado. En contraste con el C-LDL, se ha encontrado que las concentraciones elevadas de C-HDL se relacionan con menor riesgo de cardiopatía coronaria (fig. 14-3). De acuerdo con las guías sobre colesterol, la necesidad de tratamiento farmacológico antihiperlipidémico debe determinarse con base en la valoración del riesgo de enfermedad cardiovascular ateroesclerótica, en conjunto con la evaluación de las concentraciones de lipoproteínas.

III. FÁRMACOS PARA HIPERLIPIDEMIA

Los fármacos antihiperlipidémicos incluyen agentes que se dirigen principalmente al C-LDL (las estatinas, un inhibidor de la absorción de colesterol, secuestradores de ácido biliar, los inhibidores de la proproteína convertasa de subtilisina kexina tipo 9, inhibidores de la adenosina trifosfato-citrato liasa e inhibidores de la proteína de transferencia de triglicéridos microsómica), así como agentes dirigidos a los triglicéridos (fibratos, *niacina,* y los ácidos grasos omega 3). La farmacoterapia para la hiperlipidemia siempre debe acompañarse de modificaciones al estilo de vida, como ejercicio y dieta baja en grasas saturadas.

A. Inhibidores de la reductasa de HMG CoA

Los inhibidores de la reductasa de 3-hidroxi-3-metilglutaril coenzima A (HMG CoA) (que se conocen comúnmente como estatinas) bajan el C-LDL, lo que resulta en una reducción sustancial de los eventos coronarios y la muerte por cardiopatía coronaria. Son el tratamiento de primera línea para reducir la aparición de enfermedad cardiovacular ateroesclerótica (ECVA) eventos para pacientes con riesgo elevado de enfermedad cardiovascular ateroesclerótica (véase fig. 14-4). Los cambios terapéuticos en el estilo de vida, como la dieta, el ejercicio y la pérdida de peso, pueden ayudar a reducir los niveles de colesterol; sin embargo, las modificaciones en el estilo de vida no sustituyen la necesidad de un tratamiento farmacológico en los pacientes que entran en uno de los cuatro grupos de beneficios de las estatinas, como se indica en la figura 14-4. [Nota: los cuatro grupos de beneficio de las estatinas incluyen a los pacientes con (1) ECVA clínica, (2) C-LDL $\geq$ 190 mg/dL, (3) diabetes y edad de 40 a 75 años, o (4) riesgo elevado de ECVA a 10 años y edad de 40 a 75 años.]

1. **Mecanismo de acción:** *lovastatina, simvastatina, pravastatina, atorvastatina, fluvastatina, pitavastatina* y *rosuvastatina* son inhibidores competitivos de la reductasa de HMG CoA, el paso que limita la velocidad en la síntesis de colesterol. Al inhibir la síntesis de colesterol *de novo,* agotan el suministro intracelular de colesterol (fig. 14-5). El agotamiento de colesterol intracelular hace que la célula aumente el número de receptores de LDL en la superficie celular que pueden unirse e internalizar el C-LDL circulante. Así, el colesterol plasmático se reduce tanto por una menor síntesis de colesterol como por un mayor catabolismo de C-LDL. *Rosuvastatina* y *atorvastatina* son las estatinas más potentes para reducir el C-LDL, seguidas por *pitavastatina, simvastatina, lovastatina, pravastatina* y *fluvastatina.* [Nota: debido a que estos agentes pasan por una marcada extracción de primer paso por el hígado, su efecto dominante es en dicho órgano]. Los inhibidores de la reductasa de HMG CoA también disminuyen las concentraciones de triglicéridos y pueden elevar el C-HDL en algunos pacientes. Los beneficios clínicos van más allá del mecanismo principal de reducción del colesterol e incluyen efectos pleiotrópicos, como la mejora de la función endotelial, el aumento de la biodisponibilidad del óxido nítrico, las propiedades antioxidantes, la inhibición de las respuestas inflamatorias y la estabilización de las placas ateroescleróticas.

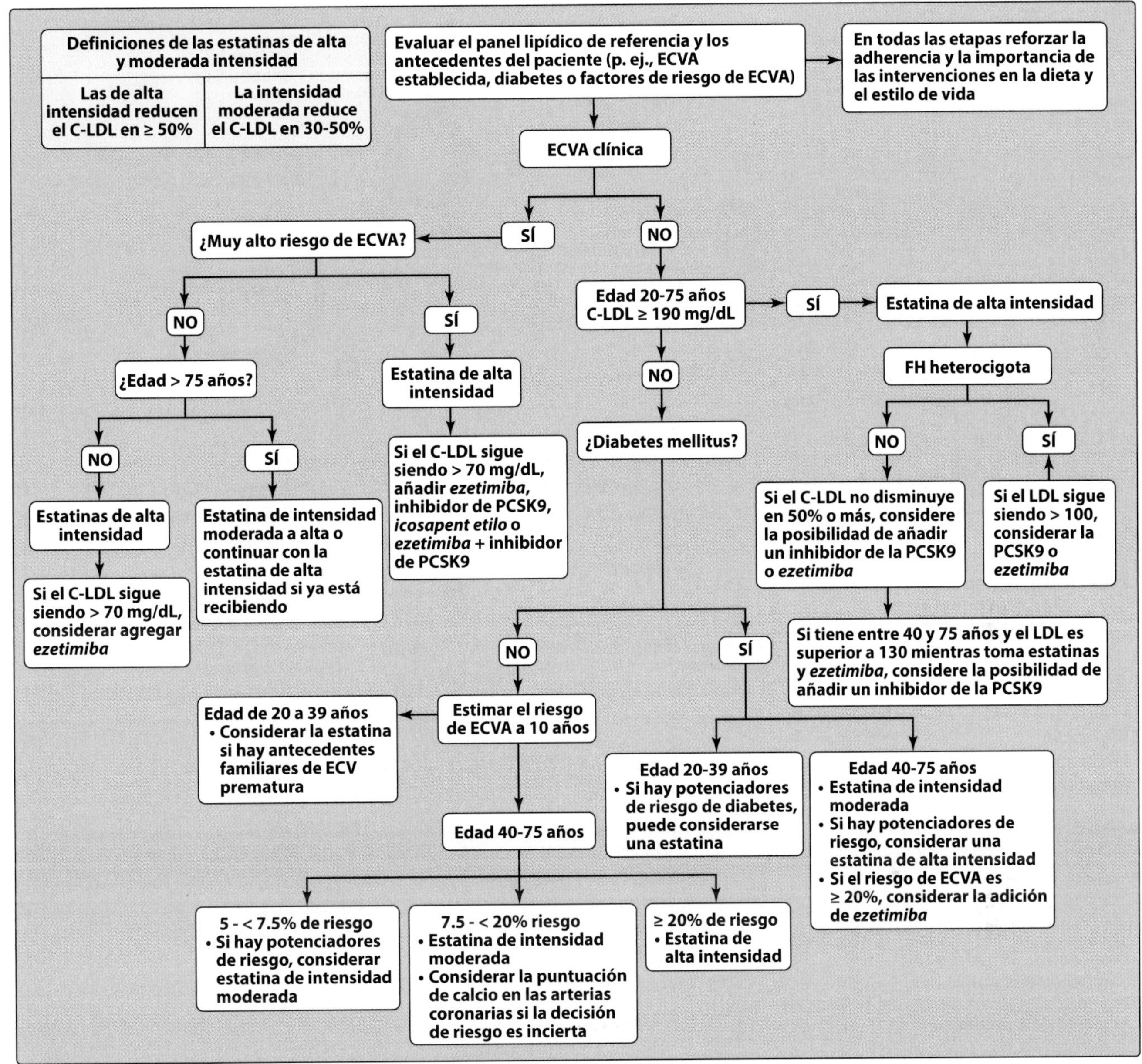

Figura 14-4
Pautas de tratamiento de la hiperlipidemia. C-LDL = colesterol de lipoproteínas de baja densidad; ECVA = enfermedad cardiovascular ateroesclerótica; HF = hipercolesterolemia familiar; PCSK9 = proproteína convertasa subtilisina tipo 9; TG = triglicéridos.

2. **Usos terapéuticos:** estos fármacos se usan para reducir el riesgo de eventos de ECVA para pacientes en los cuatro grupos de beneficio de estatinas. La intensidad del tratamiento con estatinas debe guiarse por el riesgo absoluto del paciente de presentar ECVA (fig. 14-4). [Nota: *rosuvastatina* y *atorvastatina* son las únicas estatinas que pueden proporcionar efectos reductores de las LDL de alta intensidad]. Las estatinas son efectivas para reducir las concentraciones de colesterol en plasma en todos los tipos de hiperlipidemias. Sin embargo, los pacientes que son homocigotos para hipercolesterolemia familiar (tipo IIA) y carecen de receptores de LDL funcionales se benefician mucho menos del tratamiento con estos fármacos.

3. **Farmacocinética:** *lovastatina* y *simvastatina* son lactonas que se hidrolizan al fármaco activo. Las estatinas restantes se administran todas en

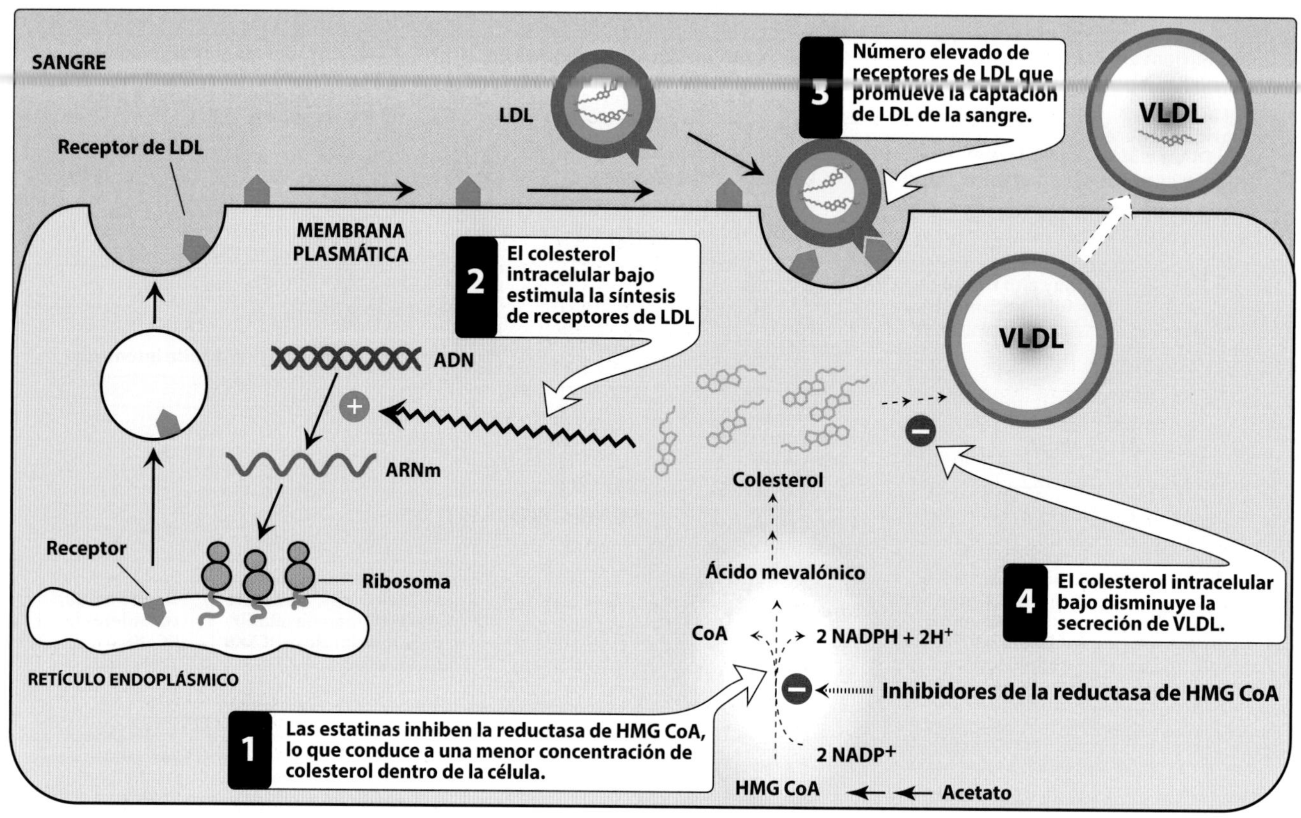

Figura 14-5
Inhibición de reductasa de 3-hidroxi-3-metilglutaril coenzima A (HMG CoA) por los fármacos estatinas. LDL = lipoproteína de baja densidad; VLDL = lipoproteína de muy baja densidad.

Característica	*Atorvastatina*	*Fluvastatina*	*Lovastatina*	*Pitavastatina*	*Pravastatina*	*Rosuvastatina*	*Simvastatina*
Reducción de la producción de colesterol LDL en suero (%)	55	24	34	43	34	60	41
Reducción de la producción de triglicéridos séricos (%)	29	10	16	18	24	18	18
Aumento de la producción del colesterol HDL sérico (%)	6	8	9	8	12	8	12
Vida media plasmática (h)	14	2-3	2	12	1-2	19	1-2
Penetración al sistema nervioso central	No	No	Sí	Sí	No	No	Sí
Excreción renal de la dosis absorbida	2	<6	10	15	20	10	13

Figura 14-6
Resumen de los inhibidores de la reductasa de 3-hidroxi-3-metilglutaril coenzima A (HMG CoA). HDL = lipoproteína de alta densidad. LDL = lipoproteína de baja densidad.

su forma activa. La absorción de las estatinas es variable (30 a 85%) después de su administración oral. Todas las estatinas se metabolizan por las isoenzimas del citocromo P450 (CYP) en el hígado, excepto la *pravastatina.* La excreción tiene lugar sobre todo a través de la bilis y las heces, pero también ocurre un poco de eliminación urinaria. Algunas características de las estatinas se resumen en la figura 14-6.

4. **Efectos adversos:** puede ocurrir elevación de las enzimas hepáticas con el tratamiento con estatinas. Por lo tanto, debe evaluarse la función hepática antes de iniciar el tratamiento o si el paciente tiene síntomas consistentes con disfunción hepática mientras recibe una estatina. [Nota: la insuficiencia hepática puede causar acumulación del fármaco]. Se han informado mialgias (dolores musculares o calambres), miopatía y rabdomiólisis (desintegración del tejido muscular que provoca la liberación de mioglobina en la sangre; rara) (fig. 14-7). Los factores de riesgo para rabdomiólisis incluyen fragilidad o baja masa corporal, hipertensión, insuficiencia renal, deficiencia de vitamina D, hipotiroidismo, edad avanzada, sexo femenino, abuso de alcohol o drogas, y uso de fármacos que aumentan el riesgo de efectos adversos musculares, como los antibióticos macrólidos (*claritromicina*, *eritromicina*), *daptomicina, itraconazol*, *ciclosporina, gemfibrozilo*, *colchicina,* algunos inhibidores de la proteasa, y jugo de toronja. *Simvastatina lovastatina*, y *atorvastatina* son los principales sustratos de CYP3A4 y los inhibidores de esta enzima pueden aumentar el riesgo de rabdomiólisis. Las concentraciones de creatinina cinasa en plasma deben determinarse en pacientes con dolor muscular. Los inhibidores de la reductasa de HMG CoA pueden incrementar también el efecto de *warfarina.* Así, es importante evaluar la razón normalizada internacional (INR, por sus siglas en inglés) al iniciar una estatina o cambiar la dosificación. Estos fármacos están contraindicados durante el embarazo, la lactancia y con enfermedad hepática activa.

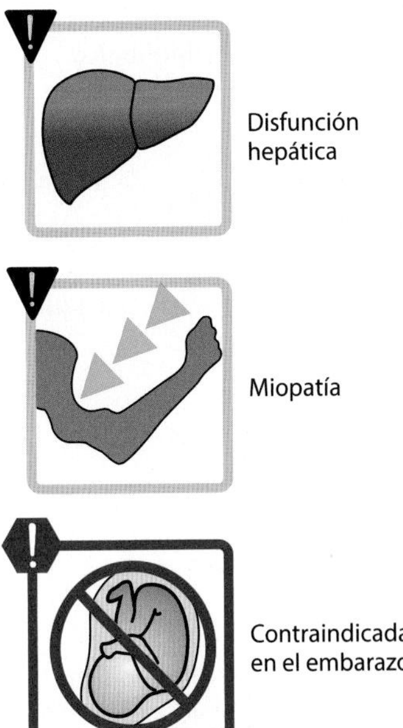

Figura 14-7
Algunos efectos adversos y precauciones relacionadas con inhibidores de la reductasa de 3-hidroxi-r3-metilglutaril coenzima A (HMG CoA).

B. Inhibidor de la absorción de colesterol

Ezetimiba inhibe de forma selectiva la absorción de colesterol de la dieta y biliar en el intestino delgado, lo que causa disminución en el suministro de colesterol intestinal al hígado. Esto causa una reducción de las reservas de colesterol hepático y un aumento en la depuración de colesterol de la sangre. *Ezetimiba* reduce el C-LDL en aproximadamente 18 a 23%. Debido a su modesta reducción de C-LDL, *ezetimiba* a menudo se usa como coadyuvante del tratamiento máximo tolerado de una estatina en pacientes con riesgo elevado de ECVA o en pacientes intolerantes a las estatinas. *Ezetimiba* se metaboliza sobre todo en el intestino delgado y el hígado a través de la conjugación de glucurónido, con excreción biliar y renal subsiguiente. Los pacientes con insuficiencia hepática moderada a grave no deben tratarse con *ezetimiba.* Son raros los efectos adversos con el uso de *ezetimiba.*

C. Secuestradores de ácido biliar

Los secuestradores de ácido biliar (resinas) tienen efectos significativos para reducir el C-LDL, aunque los beneficios son menores que los observados con estatinas.

1. **Mecanismo de acción:** *la resina de colestiramina, colestipol* y *colesevelam* son resinas de intercambio aniónico que se unen con ácidos biliares con carga negativa y sales biliares en el intestino delgado (fig. 14-8). El complejo resina/ácido biliar se excreta en las heces, con lo que se reduce la concentración de ácido biliar. Esto hace que los hepatocitos aumenten la conversión de colesterol a ácidos biliares, que son componentes esenciales de la bilis. En consecuencia, las concentraciones intracelulares de colesterol disminuyen, lo que activa una mayor captación hepática de partículas que contienen colesterol LDL, lo que causa disminución del C-LDL en plasma. [Nota: la mayor captación está mediada por una regulación ascendente de los receptores de LDL en la superficie celular].

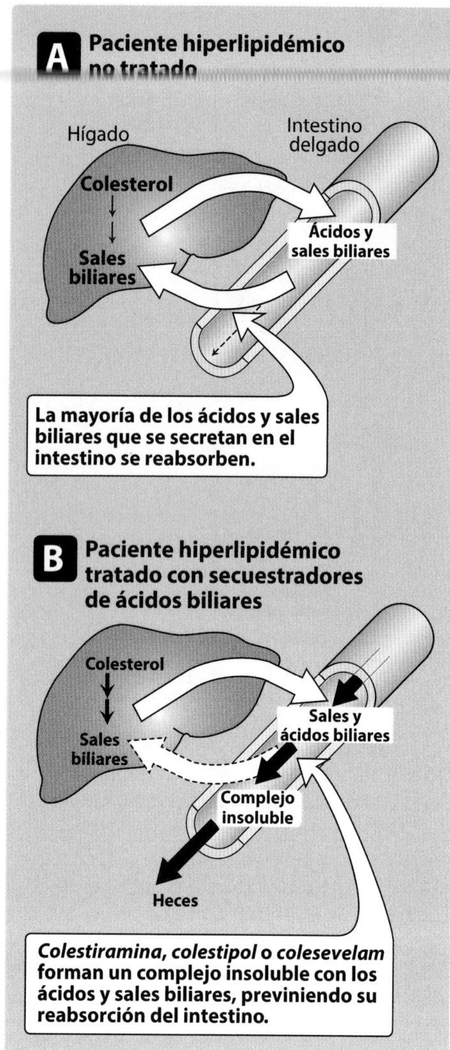

Figura 14-8
Mecanismo de los secuestradores de ácidos biliares.

2. **Usos terapéuticos:** los secuestradores de ácidos biliares quizá sean útiles (a menudo en combinación con dieta u otros medicamentos) para tratar las hiperlipidemias tipo IIA y tipo IIB. Debido a la falta de pruebas que demuestren una reducción del riesgo de desarrollar enfermedades cardiovasculares, así como a su escasa tolerabilidad, los secuestradores de ácidos biliares suelen reservarse para los pacientes que no toleran otros tratamientos hipolipemiantes. [Nota: en aquellos raros individuos que son homocigotos para los receptores tipo IIA en los que los receptores de LDL funcionales son esencialmente indetectables, estos fármacos tienen poco efecto sobre las concentraciones plasmáticas de LDL-C]. *Colestiramina* también puede aliviar el prurito causado por acumulación de ácidos biliares en pacientes con estasis biliar. *Colesevelam* también está indicado para la diabetes tipo 2 debido a sus efectos reductores de glucosa. [Nota: estos agentes están disponibles en polvo para solución o en comprimidos. La formulación en polvo puede resultar desagradable para los pacientes debido a su textura arenosa, y la carga de comprimidos es elevada (se necesitan hasta 16 comprimidos al día). Esto limita el uso clínico de estos agentes].

3. **Farmacocinética:** los secuestradores de ácidos biliares son insolubles en agua y tienen pesos moleculares grandes. Después de su administración oral, ni se absorben ni son metabólicamente alterados por el intestino. En lugar de ello, se excretan por completo en las heces.

4. **Efectos adversos:** los efectos adversos más frecuentes son alteraciones gastrointestinales (GI), como estreñimiento, náusea y flatulencia. *Colesevelam* tiene menos efectos secundarios GI que otros secuestradores de ácidos biliares. Estos agentes pueden afectar la absorción de las vitaminas liposolubles (A, D, E y K) e interfieren con la absorción de muchos fármacos (p. ej., *digoxina, warfarina* y hormona tiroidea). Por lo tanto, otros fármacos deben tomarse al menos 1 a 2 h antes, o 4 a 6 h después, que los secuestradores de ácidos biliares. Estos agentes pueden aumentar las concentraciones de triglicéridos y están contraindicados en pacientes con hipertrigliceridemia significativa (más de 400 mg/dL). Deben utilizarse con precaución en pacientes con gastroparesia u otros trastornos importantes de la motilidad GI.

D. Inhibidores de la proproteína convertasa de subtilisina kexina tipo 9

La proproteína convertasa de subtilisina kexina tipo 9 (PCSK9) es una enzima que se produce de forma predominante en el hígado. PCSK9 se une al receptor de LDL en la superficie de los hepatocitos, lo que provoca la degradación de los receptores de LDL (fig. 14-9). Al inhibir la enzima PCSK9, hay más receptores de LDL disponibles para depurar el C-LDL del suero. *Alirocumab* y *evolucumab* son inhibidores de PCSK9, que son anticuerpos monoclonales completamente humanizados. Estos agentes se usan además del tratamiento máximo con estatinas en pacientes con hipercolesterolemia familiar heterocigota u homocigota, o en pacientes con ECVA clínica que requieren una reducción adicional del C-LDL. Cuando se combinan con tratamiento con estatinas, los inhibidores de PCSK9 proporcionan una potente reducción de C-LDL (50 a 70%). También pueden considerarse para pacientes con un riesgo elevado de ECVA e intolerancia a estatinas. Los inhibidores de PCSK9 están disponibles en inyecciones subcutáneas y se administran cada 2 a 4 semanas.

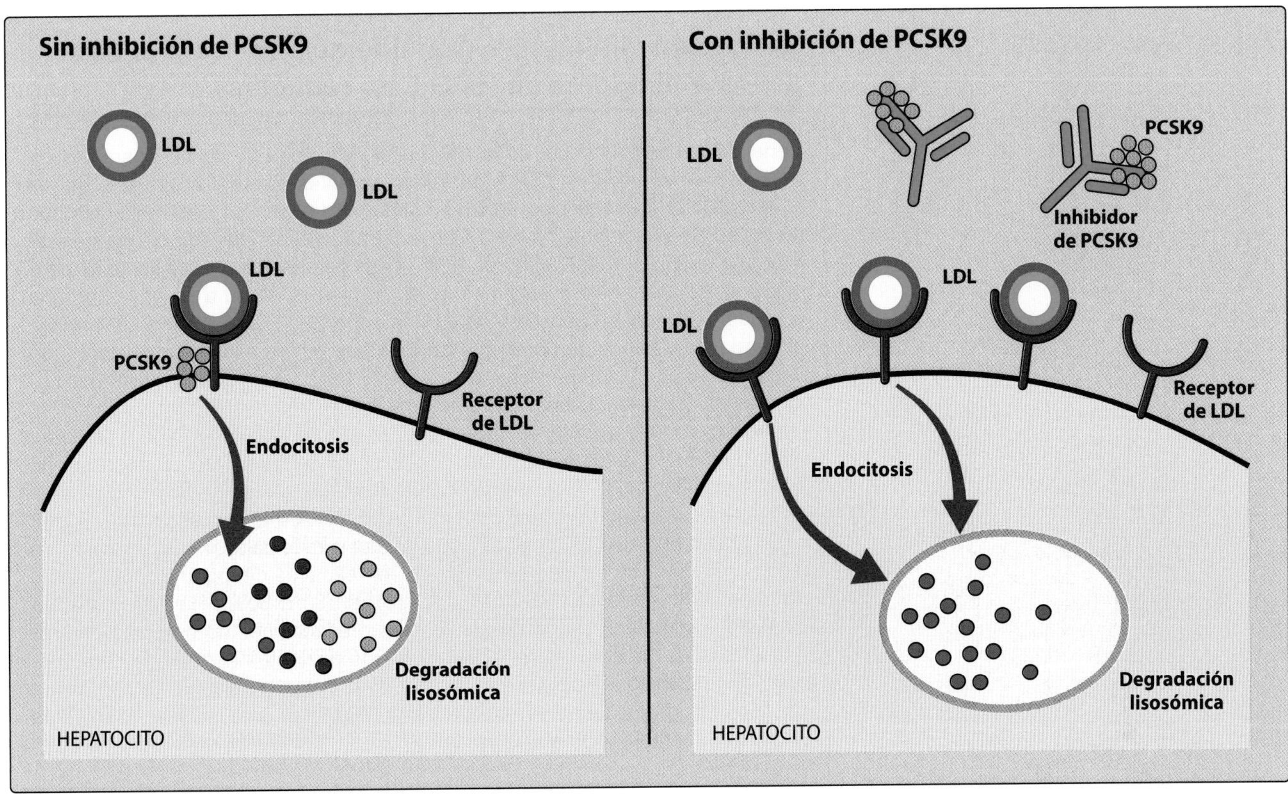

Figura 14-9
Mecanismo de acción de los inhibidores de PCSK9. PCSK9 se une al receptor de LDL en la superficie de los hepatocitos, conduciendo a la degradación de los receptores de LDL. La inhibición de PCSK9 previene la degradación de los receptores de LDL y promueve una mayor depuración de C-LDL del suero. C-LDL = colesterol de lipoproteínas de baja densidad; PCSK9 = poliproteína convertasa de subtilisina kexina tipo 9.

Los inhibidores de PCSK9 por lo general son bien tolerados. Las reacciones farmacológicas adversas más frecuentes son reacciones en el lugar de inyección, reacciones inmunológicas o alérgicas, nasofaringitis, diarrea, mialgia e infecciones de las vías aéreas superiores.

E. Inhibidor de denosina trifosfato-citrato liasa

El *ácido bempedoico* es un inhibidor de la adenosina trifosfato-citrato liasa (ACL) que reduce el C-LDL mediante la inhibición de la síntesis de colesterol en el hígado con un objetivo, la ACL, que se encuentra más arriba de la HMG CoA reductasa. Este agente se utiliza como complemento con el tratamiento máximo tolerado con estatinas en pacientes con hipercolesterolemia familiar heterocigótica o en pacientes con ECVA que requieren una reducción adicional del C-LDL. El ácido bempedoico reduce el C-LD entre 12 y 17% adicional cuando se añade a otras terapias. Administrado por vía oral como profármaco, se metaboliza en el hígado a la forma activa y se secreta principalmente en la orina como metabolito glucurónido. En general, se tolera bien; sin embargo, se ha notificado hiperuricemia, y debe utilizarse con precaución en pacientes con antecedentes de gota. Otras reacciones adversas pueden incluir dolor de extremidades o de espalda, espasmos musculares o rotura de tendones.

Aplicación clínica 14-1. Consideraciones para el uso de los inhibidores de HMG CoA reductasa

Debe iniciarse un inhibidor de la HMG CoA reductasa ("estatina") para reducir el riesgo de eventos de ECVA para los pacientes que entran en uno de los cuatro grupos de beneficios de las estatinas. En el caso de los pacientes que no tienen ECVA, diabetes o un C-LDL extremadamente elevado, se puede realizar una estimación del riesgo de ECVA para determinar si el paciente es candidato al tratamiento con estatinas (p. ej., pacientes de 40 a 75 años con una puntuación de riesgo de ECVA de 7.5% o superior). El riesgo de ECVA refleja el riesgo de 10 años de un evento de ECVA, y puede estimarse utilizando un índice de riesgo estandarizado (p. ej., https://tools. acc.org/ascvd-risk- estimator-plus/#!/ calculate/estimate/). Al seleccionar el tratamiento con estatinas, la intensidad de la terapia (p. ej., intensidad alta o intensidad moderada) se determina por el riesgo de eventos de ECVA, como se indica en el algoritmo de tratamiento (fig. 14-4). Solo las dosis más elevadas de *atorvastatina* y *rosuvastatina* se consideran un tratamiento con estatinas de alta intensidad (reducen el C-LDL en 50% o más), mientras que las dosis más bajas de estos dos agentes y la mayoría de las demás estatinas son capaces de lograr un tratamiento de intensidad moderada (reducen el C-LDL en 30 a 50%). Hay que tener en cuenta los posibles efectos adversos y las precauciones de prescripción. Por ejemplo, debe hacerse un seguimiento de los pacientes para detectar la aparición de disfunciones hepáticas y miopatías durante el tratamiento con estatinas. Los pacientes deben ser evaluados por el riesgo de complicaciones antes de iniciar la terapia y ser educados sobre las posibles reacciones adversas.

F. Inhibidor de la proteína de transferencia de triglicéridos microsómica

Lomitapida está indicada para la hipercolesterolemia familiar homocigótica (HFH), que a menudo se trata de forma ineficaz con inhibidores de la HMG CoA reductasa. Como inhibidor de la proteína de transferencia de triglicéridos microsómica, su mecanismo de acción único conduce a una reducción de la liberación de VLDL y de la secreción de triglicéridos mediada por VLDL. Esto provoca reducción de las concentraciones de LDL de hasta 51%. *Lomitapida* se prescribe como complemento de otros tratamientos hipolipemiantes y de un estilo de vida optimizado en la HFHo. Debido al potencial de hepatotoxicidad, este agente forma parte de un programa de seguridad de los medicamentos de la estrategia de evaluación y mitigación de riesgos, que ordena el control regular de la función hepática. Otras posibles reacciones adversas son el dolor torácico, la fatiga, el malestar GI (diarrea, náusea, vómito, dispepsia), la infección y los problemas respiratorios (nasofaringitis, congestión nasal). Deben tenerse en cuenta las interacciones farmacológicas, ya que es un sustrato e inhibidor del metabolismo del CYP3A4. La coadministración con inhibidores moderados o fuertes del CYP3A4 está contraindicada.

G. Fibratos

Fenofibrato y *gemfibrozilo* son derivados del ácido fíbrico que reducen los triglicéridos séricos y aumentan el colesterol de lipoproteínas de alta densidad.

1. **Mecanismo de acción:** los receptores del proliferador activado de peroxisoma son miembros de la familia del receptor nuclear que regulan el metabolismo de los lípidos. Los receptores del proliferador activado

de peroxisoma funcionan como factores de transcripción activados por ligandos. Al unirse a sus ligandos naturales (ácidos grasos o eicosanoides) o fármacos antihiperlipidémicos (*fenofibrato* o *gemfibrozil*), los receptores del proliferador activado de peroxisoma se activan. Tras la activación, se unen a los elementos de respuesta del proliferador de peroxisomas, que a la larga causa disminución en las concentraciones de triglicéridos a través de una mayor expresión de lipasa de lipoproteínas (fig. 14-10) y una disminución en la concentración CII de apolipoproteína (apo). *Fenofibrato* es más efectivo que *gemfibrozilo* para reducir las concentraciones de triglicéridos. Los fibratos también aumentan el C-HDL al aumentar la expresión de apo AI y apo AII.

2. **Usos terapéuticos:** los fibratos se usan en el tratamiento de las hipertrigliceridemias. Son en particular útiles para tratar la hiperlipidemia tipo III (disbetalipoproteinemia), en que se acumulan las partículas de lipoproteínas de densidad intermedia. Los fibratos no están indicados para obtener beneficios cardiovasculares o reducir los eventos de ECVA. Sin embargo, las guías apoyan su uso en caso de hipertrigliceridemia grave, que podría provocar pancreatitis.

3. **Farmacocinética:** *gemfibrozilo* y *fenofibrato* se absorben por completo después de su administración oral y se distribuyen ampliamente, unidos a albúmina. *Fenofibrato* es un profármaco que se convierte a la fracción activa ácido fenofíbrico. Ambos fármacos pasan por biotransformación extensa y se excretan en la orina como conjugados de glucurónido.

4. **Efectos adversos:** los efectos adversos más frecuentes son alteraciones GI leves. Estas disminuyen a medida que el tratamiento avanza. Debido a que estos fármacos aumentan la excreción de colesterol biliar, existe una predisposición a formar cálculos biliares. Puede ocurrir miositis (inflamación de un músculo voluntario) con fibratos y debe evaluarse cualquier debilidad o hipersensibilidad muscular. Los pacientes con insuficiencia renal pueden estar en riesgo. Se ha informado miopatía y rabdomiólisis en pacientes que toman *gemfibrozilo* y estatinas en conjunto. El uso de *gemfibrozilo* está contraindicado con *simvastatina* y, en general, el uso de *gemfibrozilo* con cualquier estatina debe evitarse. Ambos fibratos pueden aumentar los efectos de *warfarina.* Por lo tanto, el INR debe vigilarse con mayor frecuencia cuando se inicia un fibrato. Los fibratos no deben usarse en pacientes con disfunción hepática o renal grave, enfermedad preexistente de la vesícula biliar o cirrosis biliar. Deben utilizarse con precaución en el embarazo.

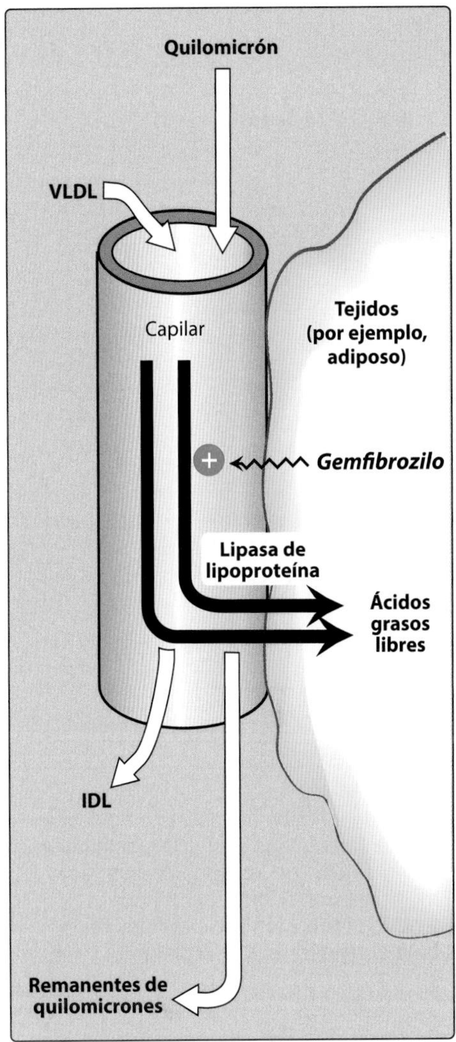

Figura 14-10
Activación de lipasa de lipoproteínas por *gemfibrozilo*. IDL = lipoproteína de densidad intermedia; VLDL = lipoproteína de muy baja densidad.

H. Niacina (ácido nicotínico)

Niacina reduce los triglicéridos en 20 a 50%. También reduce el C-LDL en 10 a 20% y es el agente más efectivo para aumentar el C-HDL. *Niacina* puede usarse en combinación con las estatinas. [Nota: la adición de *niacina* al tratamiento con estatinas no ha mostrado proporcionar cualquier reducción adicional en el riesgo de ECVA o mortalidad].

1. **Mecanismo de acción:** *niacina* inhibe de forma potente la lipólisis en el tejido adiposo, con lo que reduce la producción de los ácidos grasos libres (fig. 14-11). El hígado normalmente usa los ácidos grasos circulantes como un precursor mayor para la síntesis de triglicéridos. Las concentraciones reducidas de triglicéridos hepáticos disminuyen la producción de VLDL hepática, que a su vez reduce las concentraciones plasmáticas de colesterol de lipoproteínas de baja densidad.

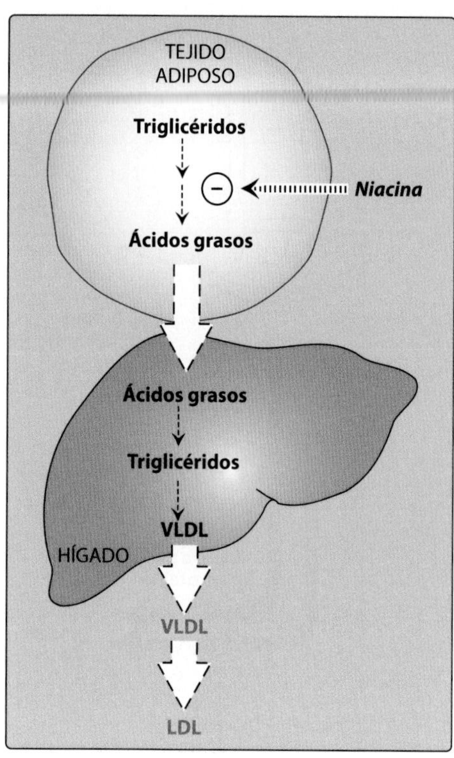

Figura 14-11
La *niacina* inhibe la lipólisis en el tejido adiposo, resultando en una disminución de la síntesis de las lipoproteínas de muy baja densidad (VLDL) hepáticas y de la producción de lipoproteínas de baja densidad (LDL) en plasma.

2. **Usos terapéuticos:** *niacina* tiene indicaciones limitadas. A diferencia de las estatinas, *niacina* no está indicada para obtener beneficios cardiovasculares o reducir los eventos de ECVA. Debido a que reduce las concentraciones plasmáticas tanto de colesterol como de triglicéridos, es útil en el tratamiento de las hiperlipidemias familiares o en pacientes intolerantes a los inhibidores de la HMG CoA reductasa.

3. **Farmacocinética:** *niacina* se administra por vía oral. Se convierte en el cuerpo a nicotinamida, que se incorpora en el cofactor de nicotinamida adenina dinucleótido (NAD^+). *Niacina,* su derivado de nicotinamida, y otros metabolitos se excretan en la orina. [Nota: la administración de nicotinamida sola no disminuye las concentraciones plasmáticas de lípidos].

4. **Efectos adversos:** los efectos adversos más frecuentes de *niacina* son un rubor cutáneo intenso acompañado por una sensación desagradable de calor y prurito. La administración de *aspirina* 30 min antes de tomar *niacina* disminuye el rubor, que está mediado por prostaglandina. Algunos pacientes también experimentan náusea y dolor abdominal con *niacina*. El ajuste gradual lento de la dosificación o el uso de una formulación de liberación sostenida de *niacina* reduce los efectos iniciales molestos. *Niacina* inhibe la secreción tubular de ácido úrico y predispone a los pacientes a hiperuricemia y gota. También se han informado tolerancia alterada a la glucosa y hepatotoxicidad. El fármaco debe evitarse en enfermedad hepática o en pacientes con úlcera péptica activa.

I. Ácidos grasos omega 3

Los ácidos grasos poliinsaturados omega 3 son ácidos grasos esenciales que se usan sobre todo para la reducción de triglicéridos. Los ácidos grasos esenciales inhiben la síntesis de VLDL y triglicéridos en el hígado. Los ácidos grasos omega 3 ácido eicosapentaenoico y ácido docosahexaenoico se encuentran en fuentes marinas como atún, rodaballo y salmón. Aproximadamente 4 g de ácidos grasos omega 3 derivados de fuentes marinas al día disminuyen las concentraciones séricas de triglicéridos en 25 a 30%, con ligeros incrementos en el C-LDL y el C-HDL. Las cápsulas de aceite de pescado de venta libre o con receta (ácido eicosapentaenoico/ácido docosahexaenoico) pueden usarse para suplementación y es difícil consumir suficientes ácidos grasos poliinsaturados omega 3 a partir de fuentes alimentarias por sí solas. El *etilo de icosapent* es un producto con receta que solo contiene ácido eicosapentaenoico y, a diferencia de otros suplementos de aceite de pescado, no aumenta de forma significativa el C-LDL. Los ácidos grasos poliinsaturados omega 3 pueden considerarse un coadyuvante de otros tratamientos hipolipemiantes para individuos con triglicéridos elevados ($\geq$ 500 mg/dL). Aunque es efectiva para la reducción de triglicéridos, la suplementación con ácidos grasos poliinsaturados omega 3 no ha mostrado que reduzca la morbilidad y la mortalidad cardiovasculares. Una excepción es *icosapent etílico*, que ha demostrado reducir el riesgo de eventos cardiovasculares en pacientes en prevención secundaria o en prevención primaria de alto riesgo cuando se añade a una estatina. Los efectos secundarios más frecuentes de los ácidos grasos poliinsaturados omega 3 incluyen efectos GI (dolor abdominal, náusea y diarrea) y un sabor a pescado. El riesgo de sangrado puede aumentar en quienes están tomando anticoagulantes o agentes plaquetarios de forma concomitante.

TIPO DE FÁRMACO	EFECTO SOBRE LDL	EFECTO SOBRE HDL	EFECTO SOBRE LOS TRIGLICÉRIDOS
Inhibidores de la reductasa de HMG CoA (estatinas)	↓↓↓↓	↑↑	↓↓
Inhibidor de la absorción de colesterol	↓	↑	↓
Secuestradores de ácidos biliares	↓↓↓	↑	↑
Inhibidor de PCSK9	↓↓↓↓↓	↑↑	↓
Inhibidor de ACL	↓↓	—	—
Inhibidor de MTP	↓↓↓↓	—	↓↓
Fibratos	↓	↑↑↑	↓↓↓↓
Niacina	↓↓	↑↑↑↑	↓↓↓
Ácidos grasos omega-3			
EPA+DHA	↑↑	—	↓↓↓↓
EPA	—	—	↓↓

Figura 14-12
Características de las familias de fármacos antihiperlipidémicos. ACL = adenosina trifosfato-citrato liasa; HDL = lipoproteína de alta densidad; HMG CoA = 3-hidroxi-3-metilglutaril coenzima A; LDL = lipoproteína de baja densidad; MTP = proteína de transferencia de triglicéridos microsómica; PCSK9 = proproteína convertasa subtilisina tipo 9.

J. Farmacoterapia de combinación

En ocasiones es necesario usar más de un fármaco antihiperlipidémico para alcanzar los objetivos del tratamiento. Los pacientes con enfermedad cardiovascular ateroesclerótica establecida o un riesgo a 10 años elevado de enfermedad cardiovascular ateroesclerótica o aquellos que no logran las reducciones deseadas de C-LDL con el máximo tratamiento tolerado con estatinas pueden considerarse para la terapia de combinación. *Ezetimiba* y los inhibidores de PCSK9 y el icosapent etílico pueden considerarse para tratamiento añadido, debido a que existen evidencias de que estas combinaciones reducen aún más los eventos de enfermedad cardiovascular ateroesclerótica en pacientes que ya están tomando tratamiento con estatinas. La farmacoterapia de combinación no carece de riesgos. Ocurre toxicidad hepática y muscular con mayor frecuencia si se toman combinaciones de hipolipemiantes. En la figura 14-12 se resumen algunas acciones de los fármacos antihiperlipidémicos.

Aplicación clínica 14-2. Mantenimiento de los niveles de colesterol deseados

La terapia combinada puede ser necesaria en numerosas poblaciones que no pueden mantener los niveles deseados de colesterol a pesar del tratamiento maximizado con inhibidores de la HMG CoA reductasa (estatinas) y una dieta optimizada. Solo *ezetimiba*, los inhibidores de la PCSK9 e *icosapent etílico* cuentan con pruebas de que estas combinaciones reducen aún más los eventos de ECVA en pacientes que ya están tomando un tratamiento con estatinas. El ácido *bempedoico* no tiene datos de resultados que apoyen el beneficio cardiovascular en este momento. *Lomitapida* tiene una indicación única (HFH) en la que el tratamiento de primera línea contra la HMG CoA reductasa ha demostrado ser ineficaz. Agentes como *niacina*, fibratos o secuestradores de ácidos biliares pueden utilizarse raramente en combinación para alcanzar los niveles deseados de colesterol, pero debido al limitado beneficio cardiovascular o a las interacciones entre fármacos y a la mala tolerabilidad, estos agentes suelen reservarse solo para los pacientes que no toleran otras opciones.

Resumen del capítulo

- La cardiopatía coronaria es la principal causa de muerte en todo el mundo y se ha relacionado con la dislipidemia. El tratamiento farmacológico utilizado junto con cambios en el estilo de vida, como una dieta baja en grasas y ejercicio, ha demostrado una reducción significativa de la mortalidad por cardiopatía isquémica.
- El objetivo principal del tratamiento de la hiperlipidemia es reducir el riesgo de futuros episodios de ECVA. Un objetivo secundario es mantener niveles optimizados más bajos de C-LDL y triglicéridos y niveles adecuados de C-HDL.
- Los fármacos antihiperlipidémicos incluyen las estatinas, los inhibidores de la absorción de colesterol, los secuestradores de ácidos biliares, los inhibidores de la proproteína convertidora de subtilisina tipo 9, los inhibidores de la adenosina trifosfato-citrato liasa (ACL), los inhibidores de la proteína de transferencia de triglicéridos microsómica, fibratos, *niacina* y ácidos grasos omega-3.
- Los inhibidores de la 3-hidroximetilglutaril coenzima A (HMG CoA), las "estatinas", como *simvastatina*, *pravastatina*, *atorvastatina* y *rosuvastatina*, se consideran el tratamiento de primera línea para los pacientes con riesgo elevado de ECVA. Estos agentes ayudan a reducir la aparición (o la recurrencia) de eventos de ECVA, con beneficios que van más allá de la reducción de los niveles de colesterol, incluyendo la estabilización de la placa ateroesclerótica, la mejora de la función endotelial coronaria, la inhibición de la formación de trombos plaquetarios y la actividad antiinflamatoria vascular.
- La terapia combinada puede ser necesaria para obtener un control óptimo del C-LDL. *Ezetimiba*, inhibidores de la PCSK9 o *icosapent etílico* pueden considerarse un tratamiento complementario, ya que existen pruebas de que estas combinaciones reducen aún más los eventos de ECVA en los pacientes que ya reciben tratamiento con estatinas.
- El inhibidor del ACL, *ácido bempedoico*, está aprobado para su uso en combinación con inhibidores de la HMG CoA reductasa máximamente tolerados, aunque no se ha establecido su efecto sobre la mortalidad cardiovascular.
- *Lomitapida* es un inhibidor de la proteína de transferencia de triglicéridos microsómica indicado para la hipercolesterolemia familiar homocigótica.
- Fibratos, *niacina* y ácidos grasos omega-3 se utilizan para el tratamiento de los triglicéridos elevados.

Preguntas de estudio

Elija la MEJOR respuesta.

14.1 A un hombre de 19 años se le diagnostica una hiperlipidemia de tipo 1 caracterizada por niveles plasmáticos elevados de quilomicrones. ¿Cuál de las siguientes opciones de tratamiento sería la más adecuada para tratar la dislipidemia?

A. Ezetimiba
B. Simvastatina
C. Inhibidor de la PCSK9
D. Ajustes dietéticos para incluir una dieta baja en grasas

Respuesta correcta = D. La hiperlipidemia de tipo I (hiperquilomicronemia) se trata con una dieta baja en grasas (por lo que la D es correcta). Ningún tratamiento farmacológico es eficaz para este trastorno.

14.2 ¿Cuál de los siguientes fármacos disminuye la síntesis de colesterol al inhibir la enzima 3-hidroxi-3-metilglutaril coenzima A reductasa?

A. Fenofibrato
B. Colestipol
C. Rosuvastatina
D. Gemfibrozil

Respuesta correcta = C. Rosuvastatina disminuye la síntesis de colesterol al inhibir la HMG CoA reductasa. Fenofibrato y gemfibrozilo aumentan la actividad de la lipoproteína lipasa, aumentando así la eliminación de VLDL del plasma. El colestipol disminuye la cantidad de ácidos biliares que regresan al hígado a través de la circulación enterohepática.

14.3 Un hombre de 47 años con antecedentes de insuficiencia renal, gota, fibrilación auricular e hipertrigliceridemia comienza a tomar un inhibidor de la HMG CoA reductasa. ¿Qué factor de riesgo probablemente aumentará la posibilidad de mialgia o miopatía con el nuevo medicamento?

A. Insuficiencia renal
B. Gota
C. Hipertrigliceridemia
D. Fibrilación auricular

Respuesta correcta = A. Los pacientes con antecedentes de insuficiencia renal tienen mayor incidencia de desarrollar mialgias, miopatías y rabdomiólisis con el uso de inhibidores de la HMG CoA reductasa (estatinas), en especial con los de eliminación renal, ya que puede producirse una acumulación del fármaco. En el resto de poblaciones no se ha descrito una mayor incidencia de este efecto adverso con los inhibidores de la HMG CoA reductasa.

14.4 Una mujer de 47 años acude a su médico familiar para su examen anual. Tiene una historia clínica de hipertensión, obesidad y consumo de tabaco (20 paquetes). Un panel de lípidos en ayunas revela un LDL de 125 mg/dL, y su riesgo estimado de ECVA se calcula en 10%. ¿Cuál de las siguientes opciones caracteriza mejor el beneficio del grupo de las estatinas para esta paciente?

A. Grupo 1-historia de ECVA clínica
B. Grupo 3: edad de 40 a 75 años con diabetes
C. Grupo 4: edad de 40 a 75 años sin diabetes y riesgo de ECVA > 7.5%
D. No encaja en ningún grupo de beneficio de las estatinas

Respuesta correcta = C. La opción A es incorrecta ya que no tiene antecedentes de eventos clínicos de ECVA. La opción B es incorrecta, ya que no tiene antecedentes de diabetes. La opción D es incorrecta ya que tiene más de 40 años y un riesgo calculado de ECVA de 10%, lo que la sitúa en el grupo de beneficio de las estatinas 4 (lo que hace que la opción C sea correcta).

14.5 Una mujer de 63 años con niveles elevados de C-LDL no puede tolerar las estatinas debido a sus efectos adversos, incluyendo un fuerte dolor muscular. El médico desea prescribir un fármaco sin estatinas para reducir eficazmente sus niveles de C-LDL. ¿Qué medicamento sería el tratamiento más eficaz?

A. Niacina
B. Alirocumab
C. Colestiramina
D. Ezetimiba

Respuesta correcta = B. Alirocumab es un inhibidor de PCSK9 que puede reducir el C-LDL por aproximadamente 50%. Niacina aumenta sobre todo el C-HDL y disminuye los triglicéridos, con efectos menos potentes para la reducción del C-LDL. Colestiramina y ezetimiba reducen el C-LDL, aunque no de forma tan potente como los inhibidores de PCSK9.

14.6 ¿Cuál de los siguientes fármacos une ácidos biliares en el intestino, con lo que previenen su retorno al hígado a través de la circulación enterohepática?

A. Niacina
B. Gemfibrozil
C. Colestiramina
D. Simvastatina

Respuesta correcta = C. Colestiramina es una resina de intercambio aniónico que se une a los ácidos biliares con carga negativa y a las sales biliares en el intestino delgado. El complejo de resina/ácido biliar se excreta en las heces, con lo que previene el retorno de los ácidos biliares al hígado a través de la circulación enterohepática. Las otras opciones no unen los ácidos biliares intestinales.

14.7 Un hombre de 65 años acude a su médico para el tratamiento de la diabetes mellitus tipo 2 y un C-LDL elevado de 165 mg/dL. ¿Cuál de las siguientes opciones es la mejor para reducir los niveles de C-LDL y disminuir el riesgo de eventos de ECVA en este paciente?

A. Ácido bempedoico
B. Colesevelam
C. Atorvastatina
D. Fenofibrato

Respuesta correcta = C. La atorvastatina, un inhibidor de la HMG CoA reductasa (estatina), es la opción más eficaz para reducir el C-LDL, logrando reducciones de hasta 60% respecto a los niveles basales. Las estatinas son la principal modalidad para reducir el riesgo de ECVA cuando el tratamiento farmacológico está indicado. El ácido bempedoico reduce modestamente el C-LDL en comparación con la reducción del C-LDL conseguida por las estatinas. Colesevelam puede reducir el C-LDL, pero no con la misma eficacia que las estatinas. Aunque colesevelam tiene efectos reductores de la glucosa, estos son modestos, y no es un agente preferido para la diabetes tipo 2. Fenofibrato es más eficaz para reducir los niveles de triglicéridos o elevar el C-HDL.

14.8 Un hombre de 42 años de edad comenzó niacina de liberación sostenida 2 semanas antes. Informa rubor incómodo y comezón que considera están relacionadas con niacina. ¿Cuál de los siguientes puede ayudar a manejar estos efectos adversos?

A. Administrar aspirina 30 min antes de tomar niacina
B. Administrar aspirina 30 min después de tomar niacina
C. Aumentar la dosis de niacina
D. Cambiar niacina de liberación sostenida a niacina de liberación intermedia

Respuesta correcta = A. El rubor relacionado con niacina es mediado por prostaglandina; por lo tanto, el uso de aspirina (un inhibidor de prostaglandina) puede ayudar a minimizar este efecto adverso. Debe administrarse 30 minutos antes de la dosis de niacina; por lo tanto, la opción B es incorrecta. Aumentar la dosis de niacina probablemente aumente estas quejas; por lo tanto, la opción C es incorrecta. La formulación de liberación sostenida de niacina tiene una menor incidencia de rubor frente a la de liberación intermedia; por lo tanto la opción D es incorrecta.

14.9 Una mujer de 55 años acude a su médico de atención primaria para su examen anual. Sus antecedentes médicos incluyen prediabetes, hipertensión y obesidad. Su riesgo estimado de ECVA se calcula en 6.5%, y su panel de lípidos en ayunas revela hipertrigliceridemia (triglicéridos 655 mg/dL). ¿Cuál de los siguientes tratamientos sería más importante para comenzar inmediatamente?

A. Ezetimiba
B. Simvastatina
C. Icosapent etílico
D. Alirocumab

Respuesta correcta = C. Debido al riesgo de ECVA de 6.5%, la terapia hipolipemiante definitivamente no es necesaria para reducir el riesgo de eventos de ECVA, ya que el riesgo no supera 7.5% (por lo que la opción B es incorrecta). La opción A es incorrecta, ya que la monoterapia con ezetimiba no estaría indicada en pacientes en los que no haya fracasado el tratamiento con estatinas. La opción D es incorrecta, ya que el alirocumab se reservaría para pacientes en quienes no ha funcionado la terapia con estatinas o con elevaciones significativas de LDL y para reducir el riesgo de eventos ECVA (para los que este paciente tiene un riesgo bajo). La opción C es correcta, ya que la paciente presenta hipertrigliceridemia grave y riesgo de pancreatitis; los aceites de pescado pueden reducir significativamente los triglicéridos y, de las opciones disponibles son los que tienen un mayor efecto sobre los triglicéridos.

14.10 Un hombre de 62 años recibe hoy el alta hospitalaria luego de presentar un infarto del miocardio. ¿Cuál de las siguientes opciones es la intensidad más adecuada del tratamiento con estatinas para este paciente?

A. Estatina de baja intensidad
B. Estatina de intensidad moderada
C. Estatina de alta intensidad
D. Estatina no indicada

Respuesta correcta = C. El paciente tiene una historia reciente de un evento de ECVA (infarto del miocardio). Los pacientes con ECVA clínica deben recibir una estatina de alta intensidad debido a su elevado riesgo de eventos ECVA recurrentes. Las opciones A y B solo estarían indicadas si el paciente no pudiera tolerar una estatina de mayor intensidad. La opción D es incorrecta ya que una estatina está indicada para este paciente dado el evento clínico de ECVA que presentó.

Fármacos para enfermedades neurodegenerativas

15

Jose A. Rey

I. GENERALIDADES

La mayoría de los fármacos que afectan el sistema nervioso central (SNC) actúan al alterar algún paso en el proceso de neurotransmisión. Los fármacos que afectan el SNC pueden actuar a nivel presináptico al influir sobre la producción, almacenamiento, liberación o terminación de la acción de los neurotransmisores. Otros agentes pueden activar o bloquear los receptores postsinápticos. Este capítulo proporciona una revisión general del SNC, con un enfoque en los neurotransmisores que participan en las acciones de los fármacos para el SNC útiles en clínica. Estos conceptos son útiles para entender la etiología y las estrategias de tratamiento para los trastornos neurodegenerativos que responden a la farmacoterapia incluida enfermedad de Parkinson (EP), enfermedad de Alzheimer (EA) (fig. 15-1), esclerosis múltiple (EM) y esclerosis lateral amiotrófica (ELA).

II. NEUROTRANSMISIÓN EN EL SNC

El funcionamiento básico de las neuronas en el SNC es similar al del sistema nervioso autónomo (SNA) descrito en el capítulo 3. Por ejemplo, la transmisión de información tanto en el SNC como en el periférico implica la liberación de neurotransmisores que se difunden a través de la hendidura sináptica para unirse a receptores específicos en la neurona postsináptica. En ambos sistemas, el reconocimiento del neurotransmisor por el receptor de membrana de la neurona postsináptica desencadena cambios intracelulares. Sin embargo, existen diferencias mayores entre las neuronas en el SNA periférico y aquellas en el SNC. Los circuitos del SNC son más complejos que en el SNA y el número de sinapsis en el SNC es mucho mayor. El SNC, a diferencia del SNA, contiene redes de neuronas inhibitorias que están constantemente activas en la modulación de la velocidad de la transmisión neuronal. Además, el SNC se comunica

FÁRMACOS ANTIPARKINSONIANOS
Amantadina GOCOVRI
Apomorfina APOKYN, KYNMOBI
Benzatropina COGENTIN
Bromocriptina PARLODEL
Carbidopa LODOSYN
Entacapona COMTAN
Levodopa (c/Carbidopa) SINEMET
Levodopa (c/Carbidopa+ entacapona) STALEVO
Istradefylline NOURIANZ
Opicapona ONGENTYS
Pramipexol MIRAPEX
Rasagilina AZILECT
Ropinirol REQUIP
Rotigotina NEUPRO
Safinamida XADAGO
Selegilina (Deprenilo) ELDEPRYL, ZELAPAR
Tolcapona TASMAR
Trihexifenidilo SOLO GENÉRICO
FÁRMACOS ANTIALZHEIMER
Aducanumab ADUHELM
Donepezilo ARICEPT
Galantamina RAZADYNE
Memantina NAMENDA
Rivastigmina EXELON

Figura 15-1
Resumen de los agentes usados en el tratamiento de la enfermedad de Parkinson y la enfermedad de Alzheimer.

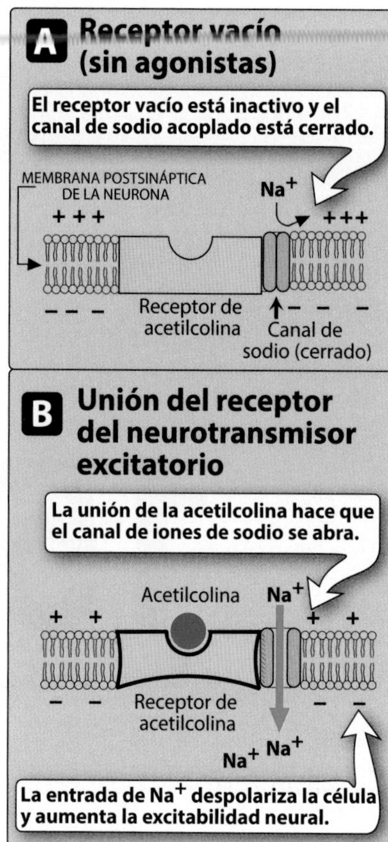

Figura 15-2
La unión del neurotransmisor excitatorio, acetilcolina, causa la despolarización de la neurona.

a través del uso de múltiples neurotransmisores, en tanto que el SNA solo usa dos neurotransmisores primarios, acetilcolina y norepinefrina.

III. POTENCIALES SINÁPTICOS

En el SNC, los receptores de la mayoría de las sinapsis están acoplados a canales iónicos. La unión del neurotransmisor a los receptores de la membrana postsináptica resulta en una abertura rápida, pero transitoria de los canales iónicos. Los canales abiertos permiten que iones específicos dentro y fuera de la membrana celular fluyan en sentido descendiente de sus gradientes de concentración. El cambio resultante en la composición iónica a través de la membrana de la neurona altera el potencial postsináptico, produciendo ya sea despolarización o hiperpolarización de la membrana postsináptica dependiendo de los iones específicos y de la dirección de su desplazamiento.

A. Vías excitatorias

Los neurotransmisores pueden clasificarse ya sea como excitatorios o inhibitorios, dependiendo de la naturaleza de la acción que provocan. La estimulación de las neuronas excitatorias causa un movimiento de iones que resulta en despolarización de la membrana postsináptica. Estos potenciales postsinápticos excitatorios se generan por lo siguiente: 1) la estimulación de una neurona excitatoria causa la liberación de neurotransmisores, como glutamato y acetilcolina, que se unen a receptores en la membrana celular postsináptica. Esto causa un aumento transitorio en la permeabilidad de los iones de sodio (Na^+). 2) El influjo de Na^+ causa una despolarización débil, o potenciales postsinápticos excitatorios, que mueven el potencial postsináptico hacia su umbral de disparo. 3) Si el número de neuronas excitatorias estimuladas aumenta, se libera más neurotransmisor excitatorio. Esto a la larga causa que la despolarización de potenciales postsinápticos excitatorios de la célula pasen un umbral, con lo que generan un potencial de acción de todo o nada. [Nota: la generación de un impulso nervioso suele reflejar la activación de los receptores postsinápticos a través de cientos de moléculas neurotransmisoras excitatorias liberadas de muchas fibras nerviosas]. La figura 15-2 muestra un ejemplo de una vía excitatoria.

B. Vías inhibitorias

La estimulación de las neuronas inhibitorias causa movimiento de los iones que resulta en una hiperpolarización de la membrana postsináptica. Estos potenciales postsinápticos inhibitorios se generan por lo siguiente: 1) la estimulación de las neuronas inhibitorias libera neurotransmisores, como ácido γ-aminobutírico (GABA) o glicina, que se une a receptores en la membrana celular postsináptica. Esto causa un aumento transitorio en la permeabilidad de iones específicos, como potasio (K^+) y cloro (Cl^-). 2) El influjo de Cl^- y el eflujo de K^+ causan una hiperpolarización débil o potenciales postsinápticos inhibitorios, que mueven el potencial postsináptico lejos de su umbral de disparo. Esto disminuye la generación de potenciales de acción. La figura 15-3 muestra un ejemplo de una vía inhibitoria.

C. Efectos combinados de los potenciales postsinápticos excitatorios e inhibitorios

La mayoría de las neuronas en el SNC reciben información de los potenciales postsinápticos tanto excitatorios como inhibitorios. Así, varios tipos diferentes de neurotransmisores pueden actuar sobre la misma neurona, pero cada uno se une a su receptor específico. La acción general es la suma de las acciones individuales de varios neurotransmisores en la neurona. Los neurotransmisores no están distribuidos de manera uniforme en el SNC, sino que se localizan en grupos específicos de neuronas, cuyos axones pueden formar sinapsis con regiones específicas del cerebro. Muchas vías neuronales, por lo tanto, parecen tener una codificación química y esto puede ofrecer una mayor oportunidad para la modulación farmacológica selectiva de ciertas vías neuronales.

IV. ENFERMEDADES NEURODEGENERATIVAS

Las enfermedades neurodegenerativas del SNC incluyen EP, EA, EM y ELA. Estas devastadoras enfermedades se caracterizan por la pérdida progresiva de neuronas seleccionadas en áreas discretas del cerebro, lo que resulta en trastornos característicos del movimiento, la cognición o ambos.

V. VISIÓN GENERAL DE LA ENFERMEDAD DE PARKINSON

El parkinsonismo es un trastorno neurológico progresivo del movimiento muscular caracterizado por temblores, rigidez muscular, bradicinesia y anormalidades posturales y de la marcha. La mayoría de los casos afectan a personas mayores de 65 años de edad.

A. Etiología

La causa de la enfermedad de Parkinson se desconoce en la mayoría de los pacientes. La enfermedad se correlaciona con la destrucción de neuronas dopaminérgicas en la sustancia negra con una reducción consecuente de las acciones de la dopamina en el cuerpo estriado, un grupo de neuronas en los ganglios basales que participan en el control motor.

1. **Sustancia negra:** la sustancia negra, parte del sistema extrapiramidal, es la fuente de las neuronas dopaminérgicas (fig. 15-4) que terminan en el neoestriado. Cada neurona dopaminérgica establece miles de contactos sinápticos dentro del neuroestriado y por lo tanto modula la actividad de un gran número de células. Estas proyecciones dopaminérgicas de la sustancia negra se activan de forma tónica en lugar de en respuesta a movimientos musculares específicos o entrada de información sensorial. Así, el sistema dopaminérgico parece servir como una influencia tónica sostenida sobre la actividad motora, más que participar en movimientos específicos.

2. **Neoestriado:** en condiciones normales, el neoestriado está conectado a la sustancia negra por neuronas (fig. 15-4) que secretan el transmisor inhibitorio GABA en sus terminales. A su vez, las células de la sustancia negra mandan neuronas de vuelta al neuroestriado, secretando el transmisor inhibitorio dopamina en sus terminales. Esta vía inhibitoria mutua por lo general mantiene un grado de inhibición de ambas áreas. En la EP, la destrucción de las células en la sustancia negra resulta en la degeneración de las terminales nerviosas que secretan dopamina en el neoestriado. Así, la influencia inhibitoria normal de la dopamina sobre las neuronas colinérgicas en el neoestriado está significativamente disminuida, lo que causa sobreproducción, o una hiperactividad

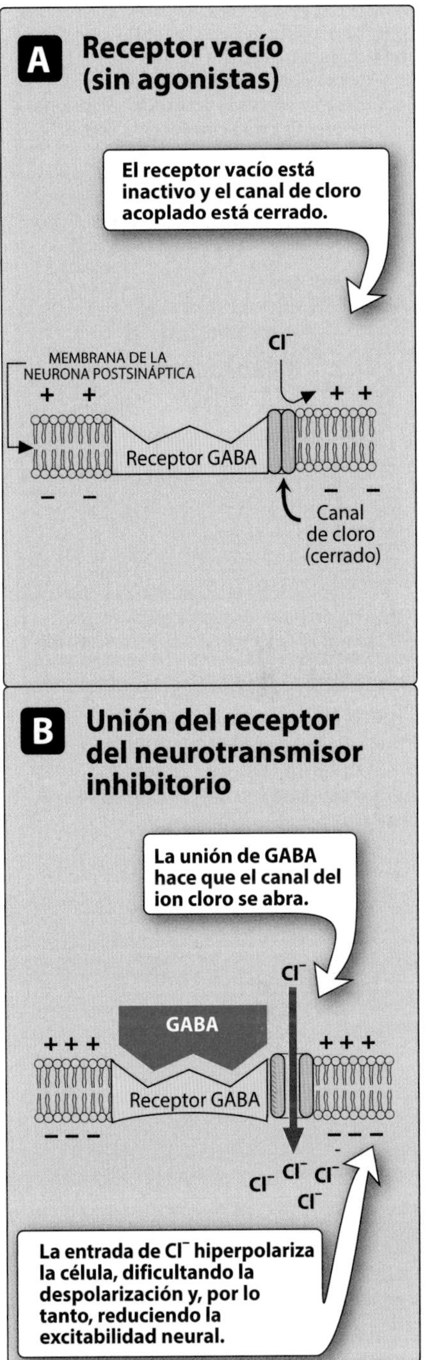

Figura 15-3
La unión del neurotransmisor inhibitorio, ácido γ-aminobutírico (GABA), causa hiperpolarización de la neurona.

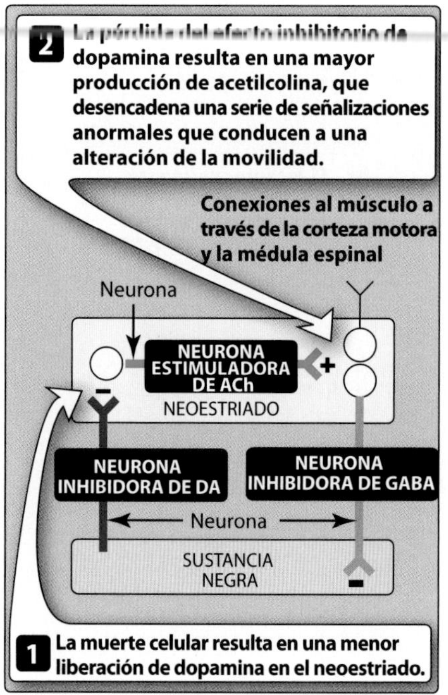

Figura 15-4
Función de la sustancia negra en la enfermedad de Parkinson. ACh = acetilcolina; DA = dopamina; GABA = ácido γ-aminobutírico.

relativa, de acetilcolina por las neuronas estimuladoras (fig. 15-4). Esto pone en marcha una cadena de señalización anormal, que resulta en la pérdida del control de los movimientos musculares.

3. **Parkinsonismo secundario:** los fármacos como las fenotiacinas y *haloperidol,* cuya acción farmacológica principal es el bloqueo de los receptores de dopamina en el cerebro, pueden producir síntomas parkinsonianos (también llamado seudoparkinsonismo). Estos fármacos deben usarse con extrema precaución en pacientes con enfermedad de Parkinson y en algunos casos incluso están contraindicados. Se espera que todos los antipsicóticos, u otros agentes que bloquean los receptores de la dopamina, tengan algún grado de riesgo (bajo o alto) de causar seudoparkinsonismo.

B. Estrategia de tratamiento

Además de la abundancia de neuronas dopaminérgicas inhibitorias, el neoestriado también es rico en neuronas colinérgicas excitatorias que se oponen a la acción de dopamina (fig. 15-4). Muchos de los síntomas de parkinsonismo reflejan un desequilibrio entre las neuronas colinérgicas excitatorias y el número grandemente disminuido de las neuronas dopaminérgicas inhibitorias. El tratamiento se dirige a restaurar la dopamina en los núcleos basales y antagonizar el efecto excitatorio de las neuronas colinérgicas, con lo que se restablece el equilibrio correcto de dopamina/acetilcolina.

VI. FÁRMACOS USADOS EN LA ENFERMEDAD DE PARKINSON

Muchos de los fármacos disponibles en la actualidad buscan mantener las concentraciones de dopamina del SNC, o la señalización, tan constantes como sea posible. Estos agentes solo ofrecen alivio temporal de los síntomas del trastorno, y no detienen o revierten la degeneración neuronal causada por la enfermedad.

A. Levodopa y carbidopa

Levodopa es un precursor metabólico de dopamina (fig. 15-5). Restaura la neurotransmisión dopaminérgica en el neoestriado al fomentar la síntesis de dopamina en las neuronas que sobreviven de la sustancia negra. En la enfermedad temprana, el número de neuronas dopaminérgicas residuales en la sustancia negra (por lo general alrededor de 20% de lo normal) es adecuado para la conversión de *levodopa* a dopamina. Así, en nuevos pacientes, la respuesta terapéutica a *levodopa* es consistente y el paciente rara vez manifiesta que los efectos del fármaco "desaparecen". Desafortunadamente, con el tiempo, el número de neuronas disminuye, y cada vez menos células son capaces de convertir *levodopa* administrada de forma endógena a dopamina. En consecuencia, se desarrolla una fluctuación del control motor. El alivio proporcionado por *levodopa* es solo sintomático y dura nada más mientras el fármaco esté presente en el cuerpo.

1. **Mecanismo de acción**

   a. **Levodopa:** dopamina no cruza la barrera hematoencefálica, pero su precursor inmediato, *levodopa,* se transporta de forma activa al SNC y se convierte en dopamina (fig. 15-5). *Levodopa* debe administrarse con *carbidopa.* Sin *carbidopa,* gran parte del fármaco se descarboxila a dopamina en la periferia, lo que resulta en un efecto disminuido, náusea, vómito, arritmias cardiacas e hipotensión.

b. **Carbidopa:** un inhibidor de la descarboxilasa de dopamina, disminuye el metabolismo de *levodopa* en la periferia, con lo que aumenta la disponibilidad de *levodopa* para el SNC. La adición de *carbidopa* reduce la dosis de *levodopa* requerida en cuatro a cinco veces y, en consecuencia, disminuye la gravedad de los eventos adversos que surgen de la dopamina formada periféricamente.

2. **Usos terapéuticos:** *levodopa* en combinación con *carbidopa* es un esquema farmacológico eficaz para el tratamiento de la EP y suele considerarse un tratamiento de primera línea. Es eficaz para el manejo de los síntomas bradicinéticos y también puede disminuir la rigidez y los temblores. En aproximadamente dos tercios de los pacientes con EP, *levodopa-carbidopa* reduce de forma sustancial la gravedad de los síntomas durante los primeros años de tratamiento. Los pacientes suelen experimentar una declinación en la respuesta durante el tercero al quinto años de tratamiento. La retirada del fármaco debe ser gradual.

3. **Absorción y metabolismo:** el fármaco se absorbe rápidamente desde el intestino delgado (cuando no tiene comida). *Levodopa* tiene una vida media extremadamente breve (1 a 2 h), lo que causa fluctuaciones en la respuesta motora, que por lo general se correlaciona con la concentración plasmática de *levodopa* o tal vez da origen al fenómeno más problemático de "encendido-apagado" en que las fluctuaciones motoras no se relacionan con las concentraciones plasmáticas de una forma sencilla. Las fluctuaciones motoras pueden causar que el paciente pierda la movilidad normal y experimente temblores, calambres e inmovilidad. La ingestión de alimentos, en especial si son ricos en proteínas, interfiere con el transporte de *levodopa*. Así, *levodopa* debe tomarse con el estómago vacío, por lo general 30 min antes de una comida.

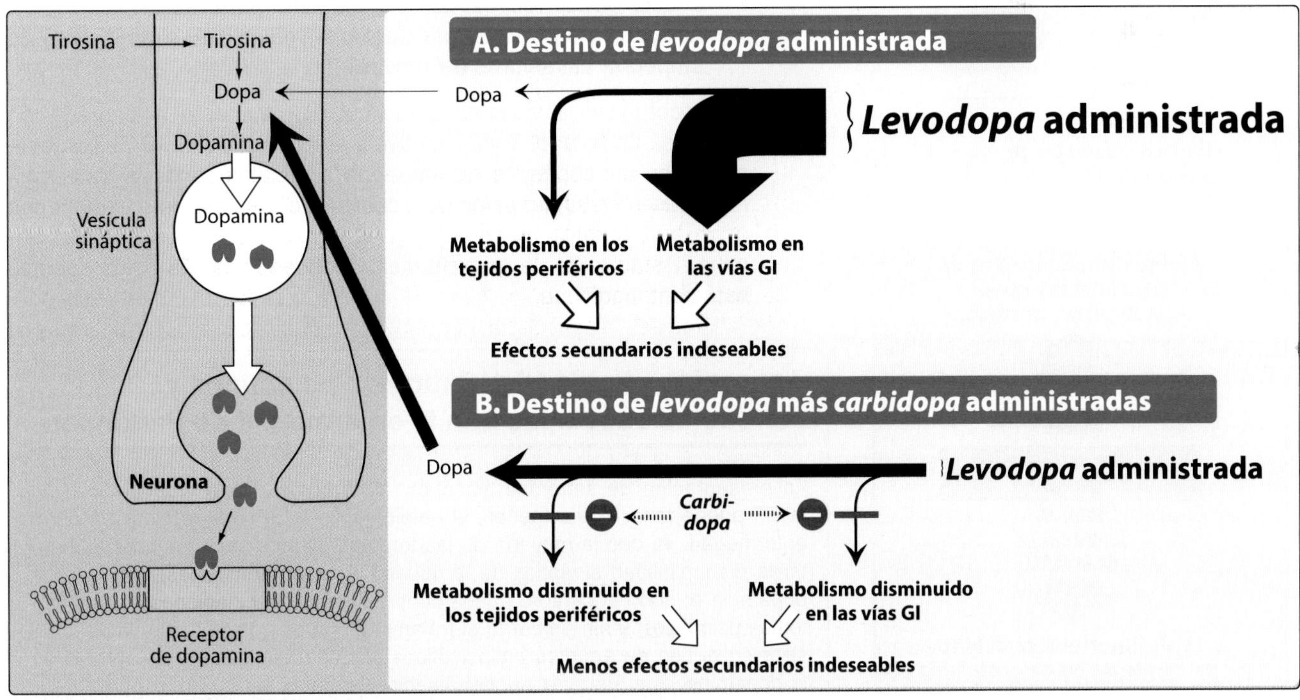

Figura 15-5
Síntesis de dopamina a partir de *levodopa* en ausencia y en presencia de *carbidopa,* un inhibidor de descarboxilasa de dopamina en los tejidos periféricos. GI = gastrointestinal.

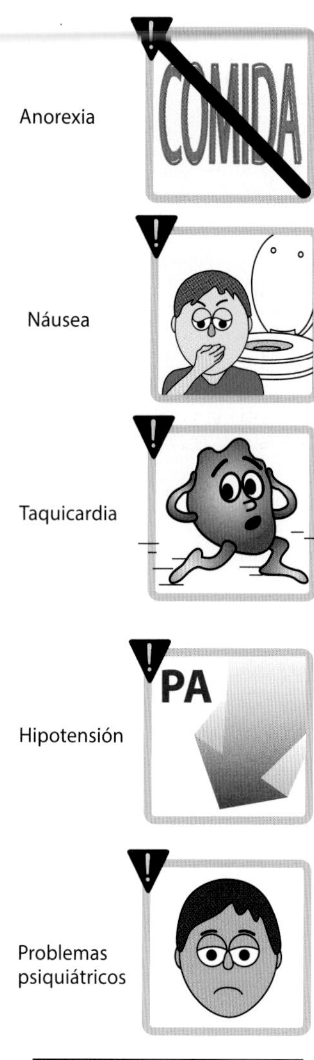

Figura 15-6
Efectos adversos de *levodopa*.

4. **Efectos adversos**

   a. **Efectos periféricos:** ocurren anorexia, náusea y vómito debido a la estimulación de la zona de activación quimiorreceptora (fig. 15-6). La hipotensión ortostática es un efecto adverso común, en especial en el tratamiento inicial. La taquicardia y la extrasístole ventricular resultan de la acción dopaminérgica sobre el corazón, pero estos efectos son menos frecuentes. Los pacientes con antecedentes de enfermedad cardiaca deben ser vigilados cuidadosamente por el posible desarrollo de arritmias. La acción adrenérgica en el iris causa midriasis. En algunos individuos se observan discrasias sanguíneas y una reacción positiva a la prueba de Coombs. La saliva y la orina pueden aparecer oscuras debido al pigmento melanina que se produce por la oxidación de catecolamina.

   b. **Efectos del SNC:** pueden ocurrir alucinaciones visuales y auditivas y movimientos involuntarios anormales (discinesias). Estos efectos son opuestos a los síntomas parkinsonianos y reflejan hiperactividad de la dopamina en los núcleos basales. *Levodopa* también puede causar somnolencia, mareos, cambios en el estado de ánimo, depresión, psicosis, ansiedad y pérdida de control de los impulsos. En muchos pacientes con psicosis centrales.

   Los fármacos antipsicóticos por lo general están contraindicados en la enfermedad de Parkinson, debido a que bloquean los receptores de dopamina de forma potente y pueden aumentar los síntomas parkinsonianos. Sin embargo, las dosis bajas de antipsicóticos, como *quetiapina* o *clozapina,* en ocasiones se usan para tratar los síntomas psicóticos inducidos por *levodopa*. *Pimavanserina* es un agonista y antagonista inverso de los receptores 2A de la serotonina (5-HT) que está aprobado para el tratamiento de la psicosis de la EP. Dada su falta de antagonismo directo de los receptores de dopamina, *pimavanserina* tiene un riesgo muy bajo de causar efectos adversos extrapiramidales y de empeorar el trastorno del movimiento.

5. **Interacciones:** la vitamina piridoxina (B_6) aumenta la degradación periférica de *levodopa* y disminuye su efectividad (fig. 15-7). La administración concomitante de *levodopa* e inhibidores de la monoaminooxidasa (IMAO) no selectivos, como *fenelcina,* pueden producir una crisis hipertensiva causada por una mayor producción de catecolamina. Por lo tanto, la administración concomitante de estos agentes está contraindicada.

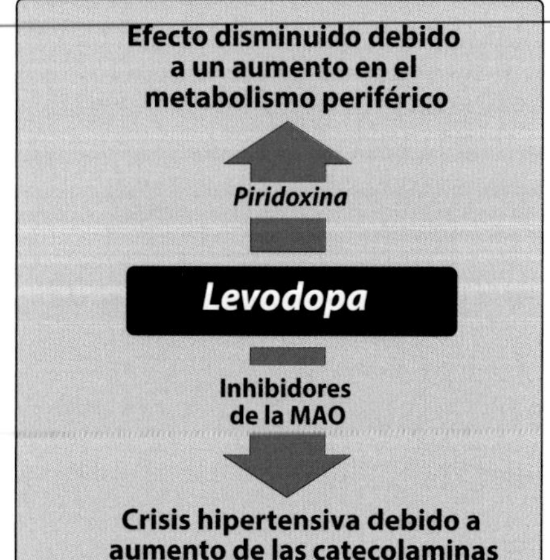

Figura 15-7
Algunas interacciones farmacológicas observadas con *levodopa*. MAO = monoaminooxidasa.

Aplicación clínica 15-1. Síntomas psicóticos y conductas asociadas con la enfermedad de Parkinson

La presentación de síntomas psicóticos y comportamientos asociados con la EP puede tener dos orígenes: la patología de la EP o el tratamiento de la enfermedad, ya que la mayoría de las terapias están diseñadas para aumentar la disponibilidad sináptica de la dopamina. El aumento inespecífico de la dopamina en todo el cerebro puede contribuir a las alucinaciones y otros síntomas psicóticos, y sin embargo el tratamiento de dichos síntomas suele consistir en el uso de agentes antipsicóticos bloqueadores de los receptores de la dopamina, que a su vez pueden inhibir la eficacia del tratamiento de la EP que aumenta la dopamina. Es un reto terapéutico manejar los síntomas psiquiátricos de la EP sin empeorar el trastorno del movimiento. *Pimavanserina* y los antipsicóticos con un antagonismo dopaminérgico muy débil son agentes comunes utilizados en el tratamiento de la psicosis relacionada con la EP.

B. Selegilina, rasagilina y safinamida

Selegilina, también llamada *deprenilo,* inhibe de forma selectiva la monoaminooxidasa (MAO) tipo B, la enzima que metaboliza dopamina. No inhibe la MAO tipo A (metaboliza norepinefrina y serotonina) a menos que se administre por arriba de las dosis recomendadas, a las que pierde su selectividad. Al disminuir el metabolismo de dopamina, *selegilina* aumenta las concentraciones de dopamina en el cerebro (fig. 15-8). Cuando *selegilina* se administra con *levodopa,* aumenta las acciones de *levodopa* y reduce de forma sustancial la dosis requerida. A diferencia de los IMAO no selectivos, *selegilina* a las dosis recomendadas tiene poco potencial de causar crisis hipertensivas. Sin embargo, el fármaco pierde selectividad a dosis elevadas y existe el riesgo de hipertensión grave. *Selegilina* se metaboliza a *metanfetamina* y *anfetamina,* cuyas propiedades estimulantes pueden producir insomnio si el fármaco se administra más allá de la mitad de la tarde. *Rasagilina,* un inhibidor selectivo e irreversible de la MAO tipo B cerebral, tiene cinco veces la potencia de *selegilina.* A diferencia de *selegilina, rasagilina* no se metaboliza a una sustancia similar a *anfetamina. Safinamida* también es un inhibidor selectivo de MAO tipo B indicada para usarse como adjunto de *levodopa-carbidopa*. Estos agentes se utilizan como complemento del tratamiento con levodopa. Los efectos adversos pueden incluir náusea, dolor de cabeza y confusión. Debido a la posibilidad de precipitar el síndrome serotoninérgico, debe evitarse el uso concomitante con agentes serotoninérgicos, como los inhibidores de la recaptación de serotonina.

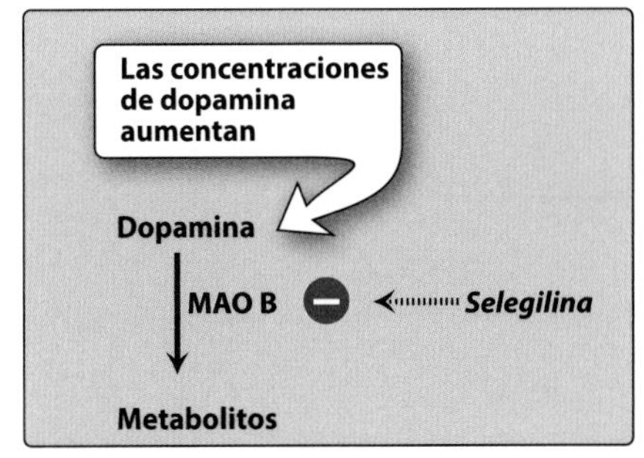

Figura 15-8
Acción de la *selegilina (deprenilo)* en el metabolismo de la dopamina. (MAO B = monoaminooxidasa tipo B.).

C. Inhibidores de catecol-*O*-metiltransferasa

En condiciones normales, la metilación de *levodopa* por catecol-*O*-metiltransferasa (COMT) a 3-*O*-metildopa es una vía menor para el metabolismo *levodopa.* Sin embargo, cuando la actividad de descarboxilasa de dopamina periférica es inhibida por *carbidopa,* se forma una concentración significativa de 3-*O*-metildopa que compite con *levodopa* para su transporte activo en el SNC (fig. 15-9). *Entacapona, opicapona* y *tolcapona* inhiben de forma selectiva y reversible el COMT. La inhibición de COMT por estos agentes produce menores concentraciones en plasma de 3-*O*-metildopa, mayor captación central de *levodopa* y mayores concentraciones de dopamina cerebral. Estos agentes reducen los síntomas

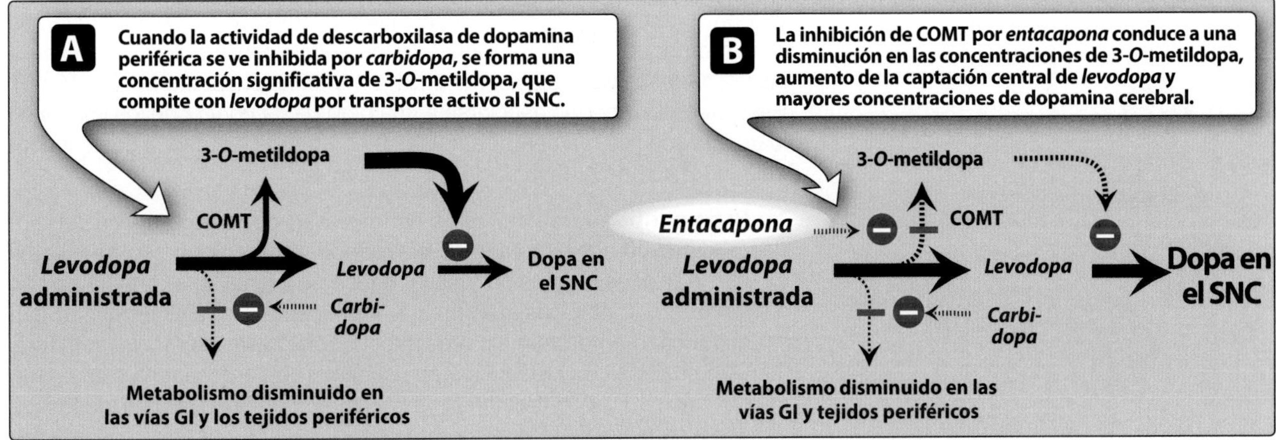

Figura 15-9
Efecto de *entacapona* en la concentración de dopa en el sistema nervioso central (SNC). COMT = catecol-*O*-metiltransferasa.

del fenómeno de "desgaste" que se observa en pacientes que toman *levodopa-carbidopa.* Los dos fármacos difieren sobre todo en sus perfiles farmacocinético y de efectos adversos.

1. **Farmacocinética:** la absorción oral de *entacapona* y *tolcapona* ocurre con facilidad y no está influenciada por los alimentos. *Opicapona* debe tomarse con el estómago vacío. Los pacientes no deben ingerir alimentos 1 h antes o después de la administración. Estos agentes se fijan de forma extensa a la albúmina plasmática, con un volumen de distribución limitado. *Tolcapona* tiene una duración relativamente prolongada (probablemente debido a su afinidad por COMT) en comparación con *entacapona,* aunque ambos medicamentos requieren múltiples dosis diarias. *Opicapona* se administra una vez al día al acostarse. Estos fármacos se metabolizan de forma extensa y se eliminan en heces y orina. Puede ser necesario ajustar la dosis en pacientes con deterioro hepático moderada o grave.

2. **Efectos adversos:** Los inhibidores COMT presentan los efectos adversos que se observan en pacientes que toman *levodopa-carbidopa,* lo que incluye diarrea, hipotensión postural, náusea, anorexia, discinesias, alucinaciones y trastornos del sueño. Lo que resulta más grave, es que el uso de *tolcapona* se relaciona con necrosis hepática fulminante. Por lo tanto, junto con una vigilancia hepática apropiada, solo debe usarse en pacientes en quienes han fallado otras modalidades. *Entacapona* y *opicapona* no exhiben esta toxicidad y han remplazado en gran medida a *tolcapona* en la práctica clínica.

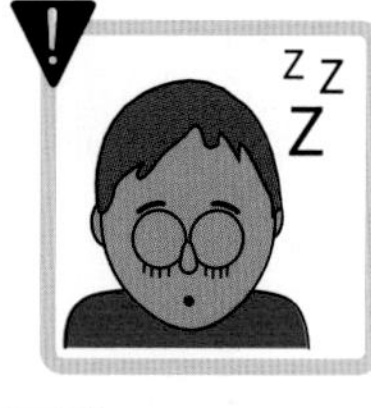

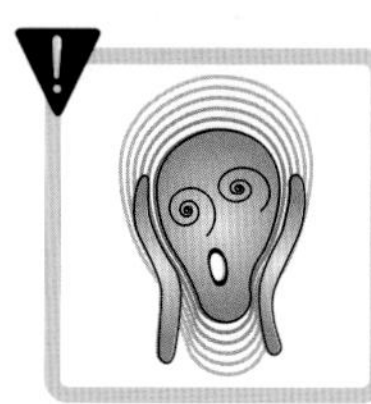

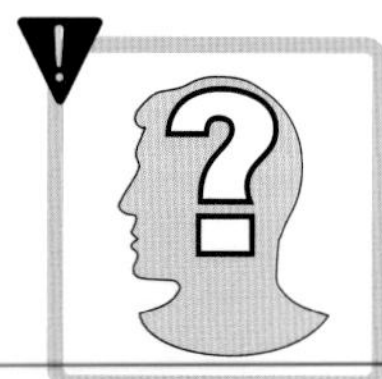

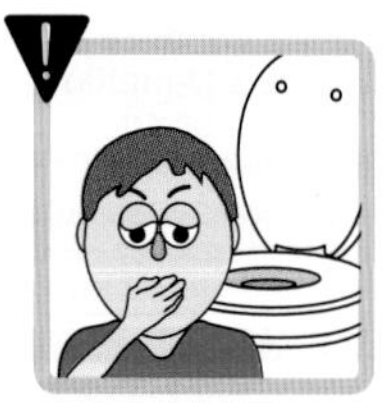

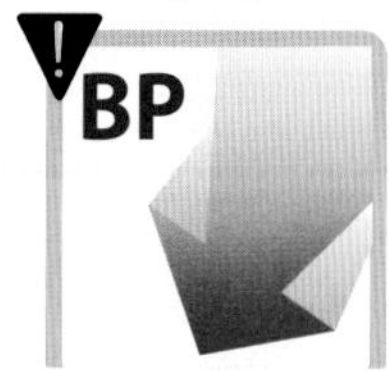

Figura 15-10
Algunos efectos adversos de los agonistas de dopamina.

D. Agonistas del receptor de dopamina

Este grupo de compuestos antiparkinsonianos incluye *bromocriptina,* un derivado de la ergotamina, y los fármacos no ergotamínicos *ropinirol, pramipexol, rotigotina* y *apomorfina.* Estos agentes tienen una mayor duración de acción que *levodopa* y son efectivos en pacientes que exhiben fluctuaciones en respuesta a *levodopa.* El tratamiento inicial con estos fármacos se relaciona con un menor riesgo de desarrollar discinesias y fluctuaciones motoras en comparación con pacientes que empezaron con *levodopa. Bromocriptina, pramipexol* y *ropinirol* son efectivos en pacientes con enfermedad de Parkinson complicada por fluctuaciones motoras y discinesias. Sin embargo, estos fármacos son ineficaces en pacientes que no han respondido a *levodopa.* La *apomorfina* inyectable es un agonista dopamínico que se usa en etapas graves y avanzadas de la enfermedad para complementar los medicamentos orales. Los efectos adversos limitan en gran medida la utilidad de los agonistas de dopamina y puede incluir náusea, vómito, somnolencia e hipotensión postural (fig. 15-10). Estos agentes pueden asociarse a una pérdida de control de los impulsos, lo que puede llevar a comportamientos compulsivos como el gasto incontrolado, el aumento de la libido o los atracones.

1. **Bromocriptina:** las acciones del derivado de la ergotamina *bromocriptina* son similares a los de *levodopa,* excepto que son frecuentes alucinaciones, confusión, delirio, náusea e hipotensión ortostática, en tanto que la discinesia es menos prominente. En la enfermedad psiquiátrica, *bromocriptina* puede hacer que el trastorno mental empeore. Debe usarse con precaución en pacientes con antecedentes de infarto del miocardio o enfermedad vascular periférica debido al riesgo de vasoespasmo. Debido a que *bromocriptina* es un derivado de la ergotamina, tiene el potencial de causar fibrosis pulmonar y retroperitoneal.

2. **Apomorfina, pramipexol, ropinirol y rotigotina:** estos son agonistas dopamínicos no ergotamínicos que están aprobados para el tratamiento de la enfermedad de Parkinson. [Nota: *pramipexol*, *ropinirol* y *rotigotina* también están indicados para el tratamiento del síndrome de piernas inquietas]. *Pramipexol* y *ropinirol* son agentes con actividad por vía oral. *Apomorfina* está disponible en inyectables y formulaciones sublinguales, y *rotigotina* está disponible como un sistema de administración transdérmica. *Apomorfina* se usa para el manejo agudo del fenómeno de hipomovilidad "apagado" en la enfermedad de Parkinson avanzada. *Rotigotina* se administra como parche transdérmico una vez al día que proporciona incluso concentraciones farmacológicas a lo largo de 24 horas. Estos agentes alivian los déficits motores en pacientes que nunca han tomado *levodopa* y también en pacientes con enfermedad de Parkinson avanzada que se tratan con *levodopa*. Los agonistas de dopamina pueden retrasar la necesidad de usar *levodopa* en la enfermedad de Parkinson temprana y pueden disminuir la dosis de *levodopa* en la enfermedad de Parkinson avanzada. A diferencia de los derivados de ergotamina, estos agentes no exacerban los trastornos vasculares periféricos o causan fibrosis. Náusea, alucinaciones, comportamientos compulsivos, insomnio, mareo, estreñimiento e hipotensión ortostática son efectos adversos de estos fármacos, pero las discinesias son menos frecuentes que con *levodopa* (fig. 15-11). *Pramipexol* se excreta sobre todo sin cambios en la orina y se requieren ajustes de la dosis en la disfunción renal. Los antibióticos fluoroquinolona y otros inhibidores de la enzima del citocromo P450 (CP450) 1A2 (p. ej., *fluvoxamina*) pueden inhibir el metabolismo de *ropinirol*, lo que requiere un ajuste en la dosificación de *ropinirol*. En la figura 15-12 se resumen algunas propiedades de los agonistas de dopamina.

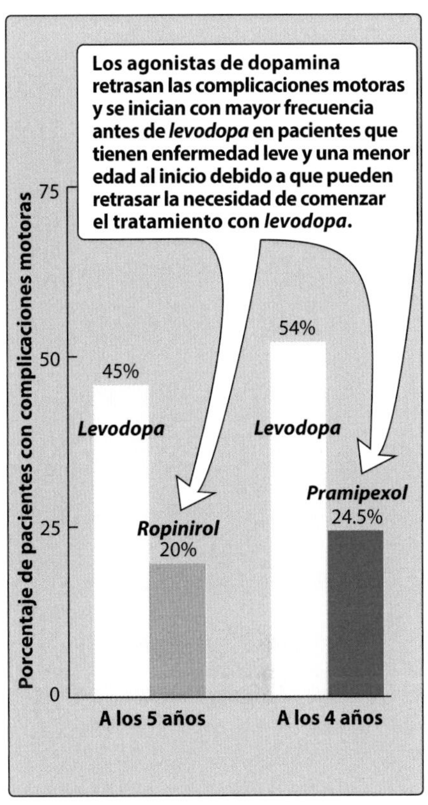

Figura 15-11
Complicaciones motoras en pacientes tratados con *levodopa* o agonistas de la dopamina.

E. Amantadina

Se descubrió de forma accidental que el fármaco antiviral *amantadina* tiene una acción antiparkinsoniana. *Amantadina* tiene varios efectos sobre una variedad de neurotransmisores implicados en el parkinsonismo, lo que incluye aumentar la liberación de dopamina, bloquear los receptores colinérgicos e inhibir el tipo *N*-metilo-D-aspartato (NMDA) de los receptores de glutamato. El fármaco puede causar inquietud, agitación, confusión y alucinaciones y, a dosis elevadas, puede inducir psicosis tóxica aguda. También pueden ocurrir hipotensión ortostática, retención urinaria, edema periférico y boca seca. *Amantadina* es menos eficaz que *levodopa* y se

Característica	*Pramipexol*	*Ropinirol*	*Rotigotina*
Biodisponibilidad	>90%	55%	45%
V_d	7 L/kg	7.5 L/kg	84 L/kg
Vida media	8 h[1]	6 h	7 h[3]
Metabolismo	Insignificante	Extenso	Extenso
Eliminación	Renal	Renal[2]	Renal[2]

Figura 15-12
Propiedades farmacocinéticas de los agonistas de dopamina *pramipexol, ropinirol* y *rotigotina*. V_d = volumen de distribución. [1]Aumenta a 12 h en pacientes mayores de 65 años de edad. [2]Menos de 10% excretado sin cambios. [3]Administrado como parche transdérmico una vez al día.

desarrolla tolerancia con mayor facilidad. Sin embargo, *amantadina* tiene menos efectos adversos.

F. Agentes antimuscarínicos

Los agentes antimuscarínicos son mucho menos eficaces que *levodopa* y desempeñan solo una función adyuvante en el tratamiento antiparkinsoniano. Las acciones de *benzatropina* y *trihexifenidilo* son similares, aunque algunos pacientes pueden responder de forma más favorable a un fármaco o a otro. El bloqueo de la transmisión colinérgica produce efectos similares al aumento de la transmisión dopaminérgica, dado que ayuda a corregir el desequilibrio en la actividad de dopamina/acetilcolina (fig. 15-4). Estos agentes pueden inducir cambios en el estado de ánimo y confusión y producen xerostomía, estreñimiento y problemas visuales típicos de los bloqueadores muscarínicos (véase cap. 5). Interfieren con la peristalsis gastrointestinal y están contraindicados en pacientes con glaucoma, hiperplasia prostática o estenosis pilórica.

G. Antagonista del receptor de adenosina

Istradefilina está indicada como coadyuvante de la terapia con levodopa/carbidopa para el tratamiento sintomático de la EP, con el fin de reducir la frecuencia y la duración de los episodios de desconexión. El mecanismo de acción propuesto para este agente es el antagonismo del receptor A_{2A} de la adenosina. Los efectos adversos que pueden producirse con su uso son discinesias, náusea, estreñimiento, alucinaciones, insomnio y pérdida de control de los impulsos.

VII. FÁRMACOS USADOS EN LA ENFERMEDAD DE ALZHEIMER

La demencia de tipo Alzheimer tiene tres características distintivas: 1) acumulación de placas β-amiloides en el cerebro, 2) formación de numerosos haces neurofibrilares (acumulaciones de la proteína tau) y 3) pérdida de neuronas corticales, en especial colinérgicas. Los tratamientos actuales buscan ya sea mejorar la transmisión colinérgica dentro del SNC, prevenir acciones excitotóxicas que resultan de la sobreestimulación de los receptores de NMDA-glutamato en áreas selectas del cerebro o reducir la acumulación de placas de β-amiloide. En general, la intervención farmacológica para la enfermedad de Alzheimer solo es paliativa y proporciona un modesto beneficio a corto plazo disminuyendo o estabilizando los síntomas.

A. Inhibidores de la acetilcolinesterasa

Numerosos estudios han relacionado la pérdida progresiva de neuronas colinérgicas y presumiblemente a transmisión colinérgica dentro de la corteza a la pérdida de memoria que es un síntoma característico de la enfermedad de Alzheimer. Se ha postulado que la inhibición de acetilcolinesterasa (AChE) dentro del SNC mejora la transmisión colinérgica al menos en las neuronas que siguen funcionando. Los inhibidores reversibles de AChE aprobados para el tratamiento de la enfermedad de Alzheimer incluyen *donepezilo, galantamina* y *rivastigmina.* Estos agentes tienen cierta selectividad para AChE en el SNC, en comparación con la periferia. *Galantamina* también puede aumentar la acción de acetilcolina en los receptores nicotínicos en el SNC. En el mejor de los casos, estos compuestos pueden proporcionar una reducción modesta en la velocidad de pérdida de la función cognitiva en los pacientes con Alzheimer. En general, se prefiere *donepezilo* porque puede administrarse una vez al día. *Rivastigmina* es el único agente aprobado para el manejo de la demencia relacionada con la enfermedad de Parkinson y también el único inhibidor de AChE disponible como formulación transdérmica. *Rivastigmina* se hidroliza mediante AChE a un metabolito carbamilado y no tiene interacciones con fármacos que alteran la actividad de las enzimas CYP450. Los otros agentes son sustratos para CYP450 y tienen un potencial para estas interacciones. Los efectos adversos comunes incluyen náusea, diarrea, vómito, anorexia, temblores, bradicardia y calambres musculares (fig. 15-13).

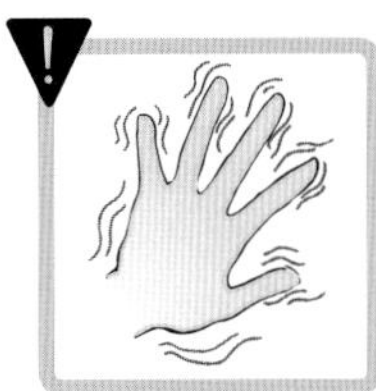

Temblores

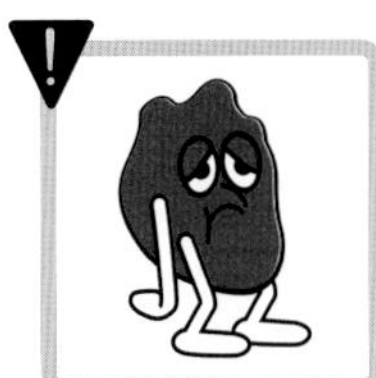

Bradicardia

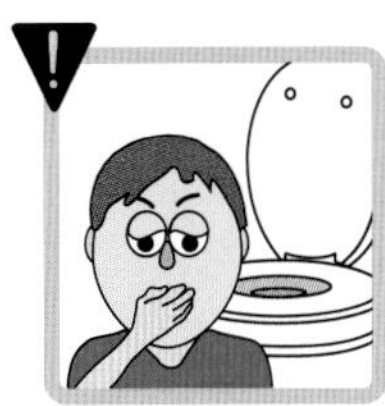

Náusea

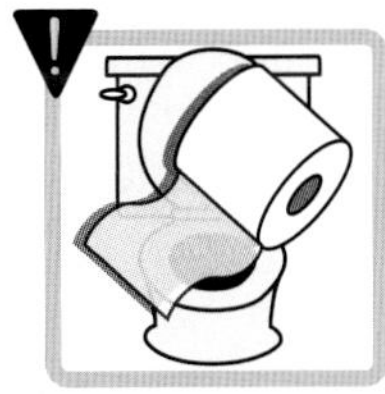

Diarrea

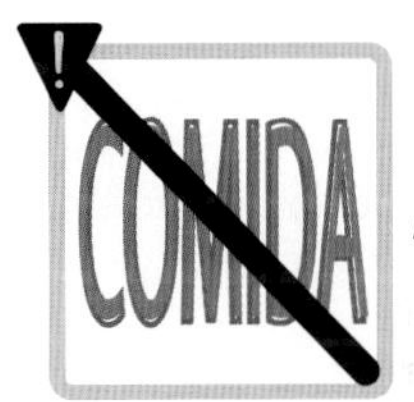

Anorexia

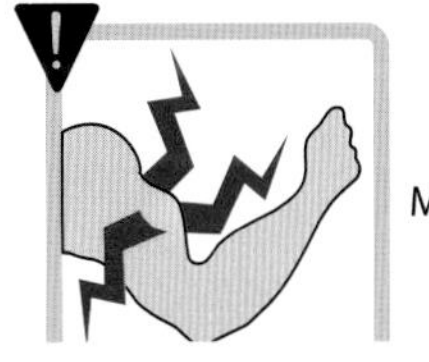

Mialgia

Figura 15-13
Efectos adversos de los inhibidores de AChE.

Aplicación clínica 15-2. Uso de inhibidores de la acetilcolinesterasa en la enfermedad de Alzheimer

Cuando se utilizan inhibidores de la acetilcolinesterasa en el tratamiento de la EA, el paciente puede experimentar náusea, vómito, enuresis y diarrea. Los medicamentos comunes utilizados para controlar estos efectos secundarios pueden tener propiedades anticolinérgicas como parte de su perfil terapéutico. El prescriptor debe tener en cuenta que algunas de estas estrategias para tratar los efectos adversos colinérgicos periféricos secundarios a los inhibidores de la acetilcolinesterasa también pueden afectar negativamente a la cognición. Esto puede ocurrir porque estos agentes pueden atravesar la barrera hematoencefálica e interferir con el intento de aumentar la actividad sináptica de la acetilcolina en el SNC.

B. Antagonista del receptor de NMDA

La estimulación de los receptores de glutamato en el SNC al parecer es crítica para la formación de ciertas memorias. Sin embargo, la estimulación excesiva de los receptores de glutamato, en especial del tipo NMDA, puede resultar en efectos excitotóxicos de las neuronas y se sugiere como un mecanismo para procesos neurodegenerativos o apoptósicos (muerte celular programada). La unión de glutamato al receptor de NMDA ayuda en la abertura de un canal iónico que permite que el Ca^{2+} entre en la neurona. El Ca^{2+} intracelular en exceso puede activar una variedad de procesos que a la larga daña las neuronas y causa apoptosis. *Memantina* es un antagonista del receptor de NMDA indicado para enfermedad de Alzheimer moderada a grave. Actúa al bloquear el receptor NMDA y limitar la entrada de Ca^{2+} a la neurona, de modo que no se alcancen concentraciones tóxicas. *Memantina* es bien tolerada, con pocos eventos adversos dependientes de la dosis. Los efectos adversos esperados, como confusión, agitación e inquietud, con frecuencia son indistinguibles de los síntomas de la enfermedad de Alzheimer. Considerando su diferente mecanismo de acción y posibles efectos neuroprotectores, *memantina* a menudo se administra en combinación con un inhibidor de AChE.

C. Aducanumab

Aducanumab es un anticuerpo monoclonal dirigido a la β-amiloide que se administra por vía intravenosa para el tratamiento de la EA. *Aducanumab* reduce las placas de β-amiloide en el cerebro, aunque no se sabe si retrasa la progresión de la enfermedad. Los efectos adversos incluyen anomalías

FÁRMACOS PARA ESCLEROSIS MÚLTIPLE
Alemtuzumab LEMTRADA
Azatioprina AZASAN, IMURAN
Cladribine MAVENCLAD
Ciclofosfamida SOLO GENÉRICO
Dalfampridina AMPYRA
Dexametasona DECADRON
Dimetil fumarato TECFIDERA
Diroximel fumarato VUMERITY
Fingolimod GILENYA
Glatiramer COPAXONE
Interferón β1a AVONEX, REBIF
Interferón β1b BETASERON, EXTAVIA
Monometil fumarato BAFIERTAM
Natalizumab TYSABRI
Ocrelizumab OCREVUS
Ofatumumab KESIMPTA
Ozanimod ZEPOSIA
Ponesimod PONVORY
Prednisona DELTASONE
Siponimod MAYZENT
Teriflunomida AUBAGIO
FÁRMACOS PARA ESCLEROSIS LATERAL AMIOTRÓFICA
Edaravona RADICAVA
Riluzole RILUTEK

Figura 15-14
Agentes usados en el tratamiento de esclerosis múltiple y esclerosis lateral amiotrófica (ELA).

en las imágenes relacionadas con el amiloide, como edema cerebral o microhemorragia, dolor de cabeza y diarrea.

VIII. FÁRMACOS USADOS EN ESCLEROSIS MÚLTIPLE

La esclerosis múltiple es una enfermedad desmielinizante inflamatoria autoinmune del SNC. El curso de la esclerosis múltiple es variable. Para algunos, la esclerosis múltiple puede consistir de uno o dos episodios neurológicos agudos. En otros, es una enfermedad crónica, con recaídas o progresiva que puede abarcar de 10 a 20 años. Históricamente, los corticoesteroides (p. ej., *dexametasona, metilprednisolona* y *prednisona*) se han usado para tratar las exacerbaciones agudas de la enfermedad. También se han usado agentes quimioterapéuticos, como *ciclofosfamida* y *azatioprina*.

A. Tratamientos modificadores de la enfermedad

Los fármacos aprobados en la actualidad para la esclerosis múltiple están indicados para disminuir las tasas de recaída o, en algunos casos, prevenir la acumulación de discapacidad (fig. 15-14). El principal objetivo de estos medicamentos es modificar la respuesta inmune mediante la inhibición de procesos inflamatorios mediados por leucocitos que eventualmente pueden conducir a daño en la vaina de mielina y comunicación axonal disminuida o inapropiada entre las células.

1. **Interferón β_{1a} e interferón β_{1b}:** los efectos inmunomoduladores del interferón inyectable ayudan a disminuir las respuestas inflamatorias que causan desmielinización de las vainas axonales. Los efectos adversos de estos medicamentos pueden incluir depresión, reacciones en el sitio de inyección local, aumento de las enzimas hepáticas y síntomas similares a la influenza.

2. **Glatiramer:** *glatiramer* es un polipéptido sintético que se asemeja a la proteína de mielina y puede actuar como un señuelo para el ataque a los linfocitos T. Algunos pacientes experimentan una reacción posterior a la inyección que incluye rubor, dolor torácico, ansiedad y prurito. Suele ser autolimitada.

3. **Moduladores del receptor de esfingosina 1-fosfato:** *fingolimod*, *ozanimod*, *ponesimod*, y *siponimod* son fármacos orales que alteran la migración de linfocitos mediante la modulación del receptor de esfingosina 1-fosfato (S1P), lo que resulta en menos linfocitos en el SNC. *Fingolimod* puede causar bradicardia de la primera dosis que requiere un periodo de observación de al menos 6 h después de la administración. *Fingolimod* y los demás moduladores del receptor S1P se relacionan con mayor riesgo de edema macular. Estos agentes también conllevan mayor riesgo de infecciones oportunistas y de leucoencefalopatía multifocal progresiva (LMP), una enfermedad rara pero agresiva y potencialmente mortal que ataca al cerebro. *Ozanimod* es un sustrato del CYP2C8, y no se recomienda la coadministración con inductores o inhibidores fuertes del CYP2C8. Es necesario realizar pruebas genéticas para detectar polimorfismos de la enzima CYP2C9 para ajustar la dosis de *siponimod*, ya que la CYP2C9 es la enzima principal para el metabolismo del medicamento. La expresión del genotipo CYP2C9*3/*3 es una contraindicación para el uso de este agente, debido al potencial de niveles significativamente elevados de *siponimod*.

4. **Teriflunomida:** *teriflunomida* es un inhibidor de la síntesis de pirimidina oral que produce una menor concentración de linfocitos activos en el SNC. *Teriflunomida* puede causar aumento de enzimas hepáticas. Debe evitarse en el embarazo.

5. **Activadores del factor nuclear (derivado del eritroide 2):** *fumarato de dimetilo, fumarato de diroximel y fumarato de monometilo* son agentes orales que activan la vía de respuesta antioxidante del factor nuclear (derivado de los eritroides 2) (Nrf2). Esta acción puede alterar la respuesta celular al estrés oxidativo para reducir la progresión de la enfermedad en EM. Los eventos adversos más frecuentes pueden ser rubor, dolor abdominal, diarrea y náusea. El aumento del riesgo de infecciones oportunistas, incluidas la LPM y las lesiones hepáticas, es una advertencia para estos agentes.

6. **Anticuerpos monoclonales:** *alemtuzumab*, *natalizumab*, *ocrelizumab* y *ofatumumab* son anticuerpos monoclonales indicados para el tratamiento de la EM que se dirigen a diferentes pasos de la respuesta inmune en la que intervienen los linfocitos o los leucocitos. [Nota: *rituximab* también puede utilizarse de forma no autorizada para el tratamiento de la EM]. *Ocrelizumab* es el primer agente en aprobarse para las formas progresivas primarias de la enfermedad. Estos agentes pueden relacionarse con toxicidades significativas, como leucoencefalopatía multifocal progresiva y otras infecciones graves, y trastornos autoinmunes con *alemtuzumab*. Como tales, estos agentes pueden reservarse para pacientes en quienes han fallado otros tratamientos.

   Natalizumab es un anticuerpo monoclonal recombinante que puede utilizarse como monoterapia para el tratamiento de las formas recidivantes de la EM. También se utiliza en el tratamiento de la enfermedad de Crohn. *Natalizumab* está dirigido contra la subunidad alfa-4 de las moléculas de integrina. Bloquea la asociación de la integrina con los receptores de las células endoteliales vasculares para limitar la adhesión y la transmigración de los leucocitos. Este agente se administra por infusión intravenosa (IV). Los efectos adversos pueden incluir reacciones relacionadas con la infusión, artralgia, malestar gastrointestinal, erupción cutánea y aumento del riesgo de infección. Debido al mayor riesgo de LPM, solo está disponible a través de un programa de distribución.

   Ocrelizumab es un anticuerpo monoclonal anti-CD20 con un mecanismo de acción similar al de *rituximab*. Se une a un epítopo CD20 diferente al de *rituximab* y puede potenciar el agotamiento de las células B. *Ocrelizumab* puede utilizarse para el tratamiento de las formas recidivantes de la EM, así como de la EM primaria progresiva. Se administra por infusión intravenosa. Los efectos adversos pueden incluir reacciones a la infusión y un mayor riesgo de infección, en especial de la piel y del sistema respiratorio. *Ofatumumab* es también un anticuerpo monoclonal anti-CD20 que produce una depleción selectiva de las células B. Está indicado para las formas recidivantes de la EM y puede administrarse mediante infusión intravenosa o inyección subcutánea. Los efectos adversos pueden incluir dolor de cabeza, erupción cutánea, reacciones en el lugar de la infusión o de la inyección y mayor riesgo de infecciones respiratorias superiores.

   Alemtuzumab es un anticuerpo monoclonal anti-CD52 que provoca el agotamiento de las células T, las células B, las células asesinas naturales y los monocitos que expresan CD52. Puede utilizarse en el tratamiento de las formas recidivantes de la EM, pero debido a su potencial de efectos adversos graves se reserva para los casos graves que pueden no responder a otro tratamiento. Este agente puede causar dolor de cabeza, erupción cutánea y malestar gastrointestinal. Además, tiene advertencias en el recuadro sobre efectos autoinmunes, reacciones a la infusión, nuevos tumores malignos e ictus. Debido a estos riesgos, solo está disponible a través de un programa de distribución restringida.

7. **Cladribina:** *cladribina* es un análogo de la purina que sirve como antimetabolito. El fármaco interfiere con las enzimas necesarias para la síntesis del ADN y provoca efectos citotóxicos en los linfocitos B y T, lo que provoca agotamiento. *Cladribina* puede causar lesiones hepáticas y mayor riesgo de infecciones. Las malignidades y la teratogenicidad son advertencias graves para este agente, y debe evitarse en el embarazo.

B. Tratamiento sintomático

Muchas clases diferentes de fármacos se usan para manejar los síntomas de EM como espasticidad, estreñimiento, disfunción vesical y depresión. *Dalfampridina,* un bloqueador oral de los canales de potasio, mejora las velocidades para caminar en pacientes con EM. Es el primer fármaco aprobado para este uso.

Aplicación clínica 15-3. Riesgo de infección con el tratamiento farmacológico de la esclerosis múltiple

Para controlar y ralentizar la progresión de la EM, la mayoría de los agentes disponibles actúan como moduladores o inhibidores de determinadas respuestas inmunes. Como resultado, muchos de los agentes para la EM aumentan el riesgo de infecciones oportunistas (p. ej., LMP, citomegalovirus o meningitis criptocócica) o impiden que el organismo monte adecuadamente una respuesta completa a los procesos infecciosos. Tanto los médicos como los pacientes que toman estos medicamentos deben estar atentos a este aumento del riesgo y a los posibles problemas que esto puede causar a un paciente que recibe un tratamiento a largo plazo para la EM.

IX. FÁRMACOS USADOS EN ESCLEROSIS LATERAL AMIOTRÓFICA

La esclerosis lateral amiotrófica (ELA), también llamada enfermedad de Lou Gehrig, se caracteriza por la degeneración progresiva de las neuronas motoras, lo que resulta en la capacidad para iniciar o controlar el movimiento muscular. *Riluzol* y *edaravona* están indicados para el manejo de la ELA. *Riluzol* es un modulador del glutamato que se cree que actúa inhibiendo la liberación de glutamato y bloquear los canales de sodio. *Riluzol* puede mejorar los tiempos de supervivencia en pacientes con ELA. Los efectos adversos pueden incluir náusea, mareos, debilidad y aumento de las enzimas hepáticas. *Edaravona* es un eliminador intravenoso de radicales libres y un antioxidante que puede hacer más lenta la progresión de la ELA. Los efectos adversos de este agente pueden incluir una marcha anormal, hematomas y dolor de cabeza.

Resumen del capítulo

- Las enfermedades neurodegenerativas progresivas, como la enfermedad de Parkinson (EP), la enfermedad de Alzheimer (EA), la esclerosis múltiple (EM) y la esclerosis lateral amiotrófica (ELA), no tienen actualmente ningún tratamiento curativo. La farmacoterapia se dirige a ralentizar la progresión de la enfermedad y a controlar los síntomas para conseguir una calidad de vida óptima.
- Se cree que la EP se debe a la pérdida de neuronas productoras de dopamina en la zona de la sustancia negra de los ganglios basales, lo que provoca una pérdida progresiva del control motor y del equilibrio del paciente.
- A medida que la enfermedad progresa, el tratamiento de la EP puede dar lugar a la utilización de múltiples agentes, cada uno con un mecanismo de acción diferente. Suelen aumentar la disponibilidad de la dopamina o la señalización de los receptores de dopamina.
- Se cree que la EA es el resultado de la pérdida neuronal colinérgica, que probablemente se deba a la acumulación de placas β-amiloides o de la proteína tau, que provoca la muerte de las células neuronales.
- Los inhibidores de la acetilcolinesterasa (*donepezilo*, *galantamina* y *rivastigmina*) son la base del tratamiento de la EA. Estos agentes inhiben la descomposición enzimática de la acetilcolina, lo que hace que haya más acetilcolina disponible en la hendidura sináptica para hacer frente al deterioro cognitivo relacionado con la pérdida de actividad neuronal colinérgica.
- *Memantina*, un antagonista de los receptores NMDA, suele combinarse con un inhibidor de la acetilcolinesterasa en el tratamiento de la EA de moderada a grave.
- Se ha desarrollado una variedad de medicamentos para la EM con el fin de manejar y tratar al paciente con recaídas; sin embargo, muchos de estos tratamientos son infusiones que requieren la administración y supervisión de un profesional. La mayoría de los tratamientos farmacológicos de la EM modifican e inhiben algunas respuestas inmunes, lo que aumenta el riesgo de infecciones.

Preguntas de estudio

Elija la MEJOR respuesta.

15.1 Un hombre de 75 años tiene enfermedad de Parkinson moderada. Sus temblores y bradicinesia ya no están respondiendo al tratamiento anticolinérgico. ¿Qué combinación de fármacos antiparkinsonianos es el plan de tratamiento apropiado?

A. Amantadina, carbidopa y entacapona
B. Levodopa, carbidopa y entacapona
C. Pramipexol, carbidopa y entacapona
D. Ropinirol, carbidopa y selegilina

Respuesta correcta = B. Para reducir la dosis de levodopa y sus efectos secundarios periféricos, se coadministra el inhibidor de descarboxilasa periférico con carbidopa. Como resultado de esta combinación, hay más levodopa disponible para el metabolismo mediante catecol-*O*-metiltransferasa (COMT) a 3-*O*-metildopa que compite con levodopa por el proceso de transporte activo en el SNC. Al administrar entacapona (un inhibidor de COMT), el producto competidor no se forma y más levodopa entra al cerebro. Las otras opciones no son apropiadas debido a que ni la descarboxilasa periférica ni COMT o monoaminooxidasa metabolizan amantadina o el agonista de dopamina de acción directa ropinirol y pramipexol; así, carbidopa y entacapona solo deben administrase con levodopa, de otro modo no están contribuyendo a la respuesta clínica del paciente.

15.2 ¿Qué fármaco utilizado en el tratamiento de la enfermedad de Parkinson puede causar vasoespasmo?

A. Amantadina
B. Bromocriptina
C. Entacapona
D. Ropinirol

Respuesta correcta = B. Bromocriptina es un agonista del receptor de dopamina que puede causar vasoespasmo. Está contraindicado en pacientes con enfermedad vascular periférica. Ropinirol estimula directamente los receptores de dopamina, pero no causa vasoespasmo. Los otros fármacos no actúan directamente sobre los receptores de dopamina.

15.3 Puede ocurrir una mejoría modesta en la memoria de los pacientes con la enfermedad de Alzheimer con medicamentos que aumentan transmisión ¿en qué receptor?

A. Adrenérgico
B. Colinérgico
C. Dopaminérgico
D. Serotonérgico

Respuesta correcta = B. Los inhibidores de AChE, como galantamina, aumentan la transmisión colinérgica en el SNC y pueden causar un retraso modesto en la progresión de la enfermedad de Alzheimer. La mayor transmisión en los otros tipos de receptores enlistados no resulta en una mejoría de la memoria.

15.4 Una mujer de 70 años con demencia moderada a grave relacionada con enfermedad de Alzheimer se ha tratado con un inhibidor de la acetilcolinesterasa durante 6 meses a dosis máxima con un efecto mínimo. ¿Qué medicamento es un antagonista del receptor de glutamato que puede proporcionar un beneficio añadido para el manejo de sus síntomas moderados a graves de enfermedad de Alzheimer?

A. Rivastigmina
B. Pramipexol
C. Memantina
D. Galantamina

Respuesta correcta = C. Cuando se combina con un inhibidor de acetilcolinesterasa, memantina tiene una eficacia modesta para mantener a los pacientes con Alzheimer en o por arriba de valores iniciales por al menos 6 meses y puede retrasar la progresión de la enfermedad. A la fecha no está aprobada para afección cognitiva leve o enfermedad de Alzheimer leve.

15.5 ¿Qué medicamento beneficiaría a una mujer de 55 años recientemente diagnosticada con esclerosis lateral amiotrófica?

A. Cladribina
B. Galantamina
C. Riluzol
D. Prednisona

Respuesta correcta = C. Riluzol está aprobado para la enfermedad debilitante y letal que es la enfermedad lateral amiotrófica. Se usa para retrasar la progresión y necesidad de apoyo con respirador en pacientes graves. Se cree que funciona al disminuir la liberación de glutamato de la terminal presináptica.

15.6 Una mujer de 48 años con recaída de esclerosis múltiple tiene reacciones adversas intolerables a interferón beta (depresión) y fumarato de dimetilo (angioedema) y ahora requiere una opción terapéutica alternativa. ¿Qué medicamento es más apropiado para esta paciente?

A. Edaravone
B. Fumarato de monometilo
C. Teriflunomida
D. Galantamina

Respuesta correcta = C. Teriflunomida puede proporcionar una opción de tratamiento alternativa con un perfil diferente de efectos secundarios en comparación con los dos tratamientos previos que se intentaron. Si la paciente está en edad fértil, debe ser advertida del riesgo de teratogenicidad. El monometilfumarato es el metabolito activo del dimetilfumarato y conlleva los mismos riesgos para esta paciente que el dimetilfumarato. Edaravona y galantamina no están indicados para el tratamiento de la esclerosis múltiple.

15.7 ¿Qué agente puede causar temblores como un efecto adverso y, por lo tanto, debe usarse con precaución en pacientes con enfermedad de Parkinson, a pesar de que también está indicado para el tratamiento de la demencia relacionada con la enfermedad de Parkinson?

A. Benzatropina
B. Rotigotina
C. Rivastigmina
D. Trihexifenidilo

Respuesta correcta = C. Aunque rivastigmina es un inhibidor de acetilcolinesterasa que puede causar temblores como un efecto adverso, su uso no está contraindicado en pacientes con enfermedad de Parkinson, debido a que este agente es el único medicamento aprobado para la demencia por enfermedad de Parkinson. Debe usarse con precaución, ya que puede empeorar los temblores de relación parkinsoniana. Suele tener lugar una discusión sobre los riesgos y beneficios con el paciente y el cuidador antes de que se use rivastigmina. Rotigotina, benzatropina y trihexifenidilo son tratamientos para mejorar los temblores en la EP.

15.8 Una mujer de 45 años acude a urgencias con una disfunción debilitante de la marcha, entumecimiento de las extremidades inferiores, incontinencia urinaria y fatiga. Su historial médico es negativo y no toma ninguna medicación. Las pruebas de imagen y de laboratorio confirman el diagnóstico de esclerosis múltiple. ¿Qué agente podría utilizarse para tratar esta exacerbación aguda de la esclerosis múltiple en la paciente?

A. Siponimod
B. Metilprednisolona
C. Cladribina
D. Ofatumumab

Respuesta correcta = B. Los corticoesteroides como la metilprednisolona IV durante 3 a 5 días se recomiendan para las exacerbaciones agudas, mientras que los otros agentes, siponimod, cladribina y ofatumumab, están indicados para la prevención de recaídas o la reducción de la frecuencia de las mismas.

15.9 Un hombre de 75 años acude a su neurólogo para el tratamiento de una demencia leve de tipo Alzheimer recién diagnosticada. El médico desea prescribir un inhibidor de la acetilcolinesterasa. ¿Qué agente sería la mejor opción para iniciar el tratamiento?

A. Glatiramer
B. Memantina
C. Galantamina
D. Selegilina

Respuesta correcta = C. Galantamina es el único inhibidor de la acetilcolinesterasa y está indicada para la EA de leve a moderada. Aunque memantina está indicada para la EA de moderada a grave, es un antagonista del NMDA. Glatiramer está indicado para la EM y selegilina para la EP.

15.10 Un hombre de 39 años acude a su neurólogo para el tratamiento de la esclerosis múltiple. Tiene antecedentes de leucoencefalopatía multifocal progresiva (LMP) inducida por el virus JC por el uso de alemtuzumab y ahora requiere un tratamiento alternativo sin mayor riesgo de desarrollo de LMP. ¿Qué agente tiene el menor riesgo de LMP y sería una opción de tratamiento eficaz para la EM?

A. Fingolimod
B. Ocrelizumab
C. Natalizumab
D. Interferón beta-1a

Respuesta correcta = D. Los interferones no aumentan el riesgo de desarrollar LPM, mientras que los otros medicamentos modificadores de la enfermedad enumerados, fingolimod, ocrelizumab y natalizumab, conllevan un mayor riesgo de esta peligrosa infección y enfermedad oportunista.

Fármacos ansiolíticos e hipnóticos

16

Jose A. Rey

I. GENERALIDADES

Las afecciones que se relacionan con la ansiedad están entre los trastornos mentales más frecuentes. La ansiedad es un estado de tensión desagradable, aprehensión o inquietud (un miedo que surge de una fuente ya sea conocida o desconocida). Los síntomas físicos de la ansiedad grave son similares a los del miedo (como taquicardia, sudoración, temblores y palpitaciones) e incluyen activación simpática. Los episodios de ansiedad leve son experiencias vitales frecuentes y su tratamiento no se justifica. Sin embargo, la ansiedad grave, crónica y debilitante puede tratarse con fármacos contra la ansiedad (en ocasiones llamados ansiolíticos) o alguna forma de psicoterapia. Debido a que muchos medicamentos contra la ansiedad también causan cierta sedación, pueden usarse en clínica como fármacos ansiolíticos y como hipnóticos (que inducen el sueño). La figura 16-1 resume los fármacos ansiolíticos e hipnóticos. Algunos antidepresivos también están indicados para determinadas afecciones de ansiedad; sin embargo, se analizarán con los antidepresivos (véase cap. 17).

BENZODIACEPINAS
Alprazolam XANAX
Clordiacepóxido LIBRIUM
Clonazepam KLONOPIN
Clorazepato TRANXENE
Diazepam VALIUM, DIASTAT
Estazolam SOLO GENÉRICO
Flurazepam SOLO GENÉRICO
Lorazepam ATIVAN
Midazolam SOLO GENÉRICO
Oxazepam SOLO GENÉRICO
Quazepam DORAL
Temazepam RESTORIL
Triazolam HALCION
ANTAGONISTAS BENZODIACEPÍNICOS
Flumazenilo SOLO GENÉRICO
OTROS FÁRMACOS ANSIOLÍTICOS
Antidepresivos VARIOS (*VÉASE* CAP. 17)
Buspirona SOLO GENÉRICO
Meprobamato SOLO GENÉRICO
BARBITÚRICOS
Amobarbital AMYTAL
Metohexital BREVITAL
Pentobarbital NEMBUTAL
Fenobarbital SOLO GENÉRICO
Secobarbital SECONAL
OTROS AGENTES HIPNÓTICOS
Antihistaminas VARIOS (*VÉASE* CAP. 39)
Doxepina SILENOR
Eszopiclona LUNESTA
Lemborexant DAYVIGO
Ramelteón ROZEREM
Suvorexant BELSOMRA
Tasimelteón HETLIOZ
Zaleplón SONATA
Zolpidem AMBIEN, ZOLPIMIST

Figura 16-1
Resumen de los fármacos ansiolíticos e hipnóticos.

II. BENZODIACEPINAS

Las benzodiacepinas son fármacos ansiolíticos ampliamente usados. Han sustituido a los barbitúricos y a *meprobamato* en el tratamiento de la ansiedad y el insomnio, debido a que las benzodiacepinas por lo general se consideran más seguras y más efectivas (fig. 16-2). Aunque las benzodiacepinas se usan con frecuencia, no suelen ser el fármaco de elección para el tratamiento de la ansiedad o el insomnio. Algunos antidepresivos con acción ansiolítica, como los inhibidores selectivos de la recaptación de serotonina (ISRS) se prefieren en muchos casos para el manejo de la ansiedad y los hipnóticos no benzodiacepínicos y los antihistamínicos pueden ser preferibles para el insomnio.

A. Mecanismo de acción

Las acciones de las benzodiacepinas están mediadas por el neurotransmisor inhibidor ácido γ-aminobutírico (GABA) en el sistema nervioso central (SNC). Las benzodiacepinas se dirigen preferentemente al subtipo A de los receptores GABA ($GABA_A$). Los receptores $GABA_A$ están compuestos de una combinación de cinco subunidades α, β y γ que abarcan la membrana postsináptica (fig. 16-3). Para cada subunidad existen muchos subtipos (p. ej., hay seis subtipos de la subunidad α). La unión de GABA a su receptor desencadena una abertura del canal iónico central, permitiendo el paso de los iones de cloro a través del poro. La entrada de los iones de cloro causa hiperpolarización de la neurona y disminuyen la neurotransmisión al inhibir la formación de potenciales de acción. Las benzodiacepinas modulan los efectos de GABA al unirse a un sitio de alta afinidad específico (distinto del sitio de unión de GABA) ubicado en la interfaz de la subunidad α y la subunidad γ en el receptor $GABA_A$ (fig. 16-3). Las benzodiacepinas aumentan la frecuencia de las aberturas del canal producidas por GABA. Los efectos clínicos de las benzodiacepinas individuales se correlacionan bien con la afinidad de unión de cada fármaco para el complejo de receptor GABA-canales del ion de cloro.

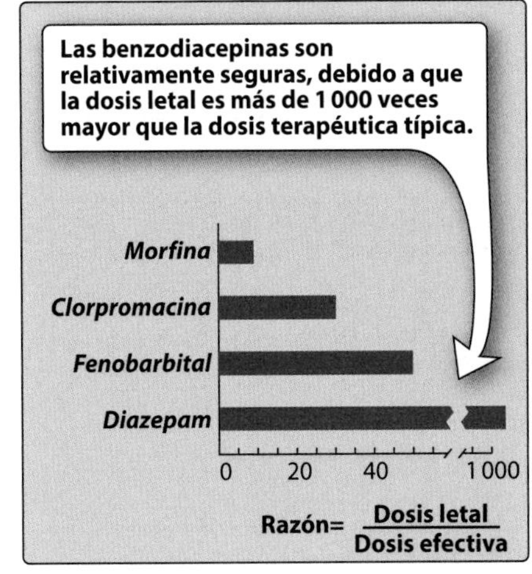

Figura 16-2
Razón de dosis letal a dosis efectiva para *morfina* (un opioide, véase cap. 21), *clorpromacina* (un antipsicótico, véase cap. 18), y los fármacos ansiolíticos, hipnóticos, *fenobarbital* y *diazepam*.

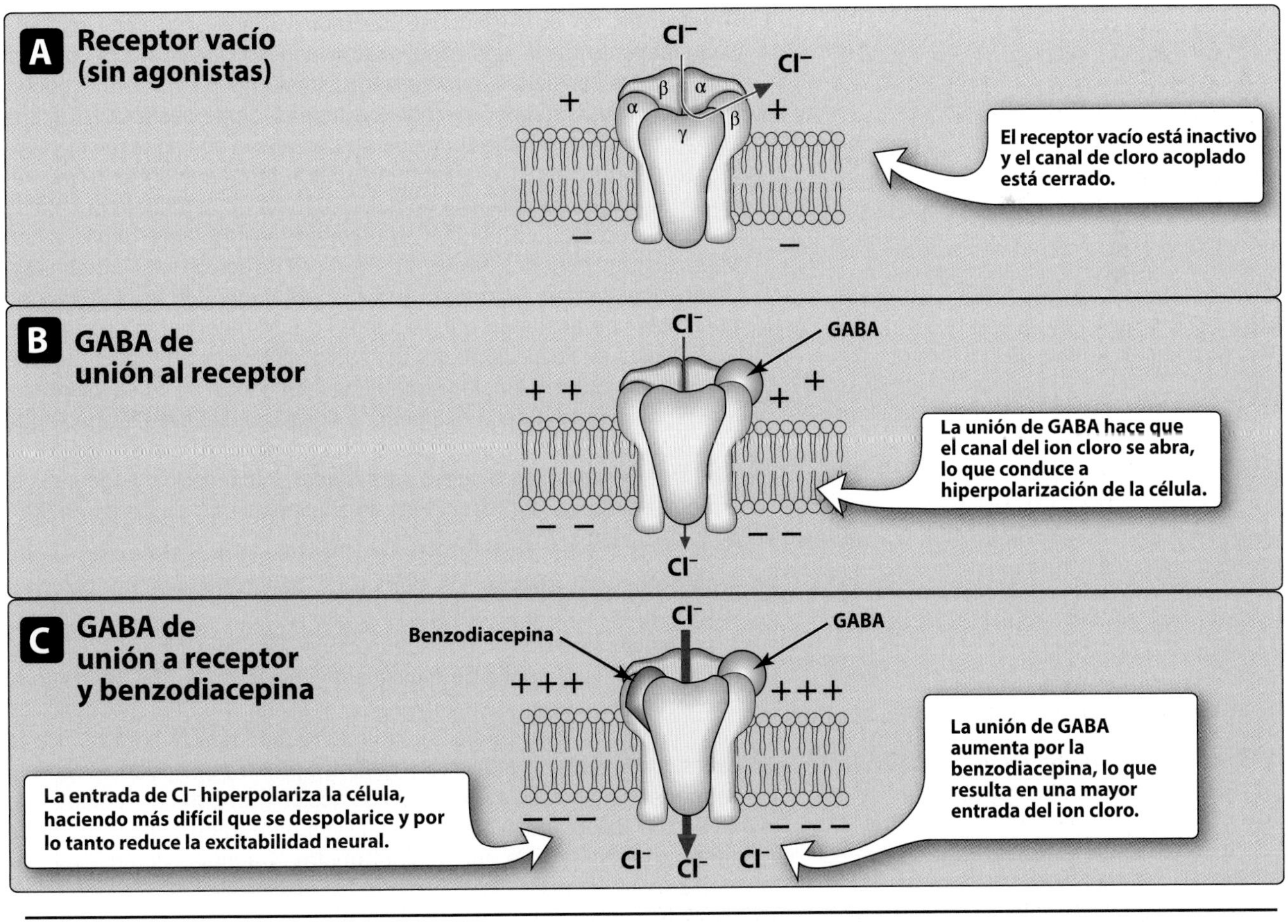

B. Acciones

Todas las benzodiacepinas exhiben las siguientes acciones a cierto grado:

1. **Reducción de la ansiedad:** a dosis bajas, las benzodiacepinas son ansiolíticos. Se cree que reducen la ansiedad al aumentar de forma selectiva la transmisión GABAérgica en las neuronas que tienen la subunidad α_2 en sus receptores $GABA_A$, con lo que inhiben los circuitos neuronales en el sistema límbico del cerebro.

A Receptor vacío (sin agonistas)

El receptor vacío está inactivo y el canal de cloro acoplado está cerrado.

B GABA de unión al receptor

La unión de GABA hace que el canal del ion cloro se abra, lo que conduce a hiperpolarización de la célula.

C GABA de unión a receptor y benzodiacepina

La entrada de Cl^- hiperpolariza la célula, haciendo más difícil que se despolarice y por lo tanto reduce la excitabilidad neural.

La unión de GABA aumenta por la benzodiacepina, lo que resulta en una mayor entrada del ion cloro.

Figura 16-3
Diagrama esquemático del complejo benzodiacepina-GABA-canal de iones de cloro. GABA = γ-ácido butírico.

2. **Sedante/hipnótico:** todas las benzodiacepinas tienen propiedades sedantes y calmantes y algunas pueden producir hipnosis (sueño producido de forma artificial) a dosis mayores. Los efectos hipnóticos son mediados por los receptores α_1-GABA$_A$.

3. **Amnesia anterógrada:** la afección temporal de la memoria con el uso de benzodiacepinas también está mediada por los receptores α_1-GABA$_A$. La capacidad para aprender y formar nuevas memorias también está alterada.

4. **Anticonvulsivante:** este efecto está mediado de forma parcial, aunque no por completo, por los receptores α_1-GABA$_A$.

5. **Relajante muscular:** a dosis elevadas, las benzodiacepinas relajan la espasticidad de los músculos esqueléticos, probablemente al aumentar la inhibición presináptica en la médula espinal, donde los receptores α_2-GABA$_A$ están ubicados en gran medida. [Nota: *baclofeno* es un relajante muscular que se cree afecta a los receptores GABA a nivel de la columna vertebral].

C. Usos terapéuticos

Las benzodiacepinas individuales muestran pocas diferencias en sus propiedades ansiolíticas, anticonvulsivantes y sedantes. Sin embargo, las consideraciones farmacocinéticas con frecuencia son importantes al momento de elegir un agente benzodiacepínico.

1. **Trastornos de ansiedad:** las benzodiacepinas son efectivas para el tratamiento de la ansiedad relacionada con trastorno de pánico, trastorno de ansiedad generalizada, trastorno de ansiedad social, ansiedad por desempeño y fobias extremas, como miedo a volar. Las benzodiacepinas también son útiles para tratar la ansiedad relacionada con la depresión y la esquizofrenia. Estos fármacos deben reservarse para la ansiedad grave y no deben usarse en el manejo del estrés de la vida cotidiana. Debido a su potencial adictivo, solo deben reservarse durante periodos breves. Los agentes de acción más prolongada, como *clonazepam, lorazepam* y *diazepam* a menudo se prefieren en pacientes con ansiedad que requieren de un tratamiento prolongado. Los efectos ansiolíticos de las benzodiacepinas están menos sujetos a tolerancia que los efectos sedantes e hipnóticos. [Nota: la tolerancia es una disminución de la respuesta a dosis repetidas del fármaco que ocurren cuando se usa por más de 1 a 2 semanas]. Para trastornos de pánico, *alprazolam* es efectivo para tratamiento a corto y largo plazos, aunque puede causar reacciones de abstinencia en alrededor de 30% de los pacientes.

2. **Trastornos del sueño:** los hipnóticos benzodiacepínicos disminuyen la latencia al inicio del sueño (el tiempo que se tarda en dormir) y aumentan la etapa II del sueño de movimiento ocular no rápido (MONR). Tanto el sueño de movimiento ocular rápido (MOR) como el sueño de onda lenta disminuyen. En el tratamiento del insomnio, es importante equilibrar el efecto sedante requerido a la hora de ir a la cama con la sedación residual ("resaca o cruda") que puede ocurrir al despertar. En general, los agentes de acción breve con un rápido inicio de acción (p. ej., *triazolam*) son efectivos para tratar a individuos que tienen problemas para quedarse dormidos, y agentes de acción intermedia (p. ej., *temazepam*) o agentes de acción prolongada son útiles

para pacientes que experimentan despertares frecuentes o tienen dificultades para quedarse dormidos. El riesgo de abstinencia e insomnio de rebote es mayor con agentes de acción más corta como *triazolam* mientras que la posibilidad de sedación diurna ("resaca") es mucho mayor con agentes de acción prolongada. Por ejemplo, *flurazepam* de acción prolongada se usa rara vez, debido a su vida media extendida, que puede resultar en una sedación diurna excesiva y acumulación del fármaco, en especial en adultos mayores. *Estazolam* y *quazepam* se consideran agentes de acción intermedia y prolongada, respectivamente. En la mayoría de los casos, los hipnóticos solo deben usarse por un tiempo limitado, por lo general 1 a 3 semanas.

3. **Amnesia:** los agentes de acción más breve a menudo se emplean como premedicación para procedimientos y cirugías que provocan ansiedad. Estos agentes causan una forma de sedación consciente, lo que permite que el paciente sea receptivo a las instrucciones y seguir las órdenes durante estos procedimientos. *Midazolam* es la más común usada benzodiacepina para proporcionar este nivel de sedación, y su uso con frecuencia resulta en amnesia anterógrada que hace que el paciente no recuerde el suceso. Los niveles de sedación más profundos se producen con dosis crecientes de benzodiacepinas, y en dosis más elevadas estos agentes son capaces de producir un estado de anestesia.

4. **Convulsiones:** *clonazepam* se usa en ocasiones como tratamiento coadyuvante para ciertos tipos de convulsiones, en tanto que *lorazepam* y *diazepam* son los fármacos de elección para terminar el estado epiléptico (véase cap. 19). Debido a tolerancia cruzada, *clordiacepóxido, cloracepato, diazepam, lorazepam* y *oxazepam,* son útiles en el tratamiento agudo de la abstinencia alcohólica y para reducir el riesgo de convulsiones relacionadas con abstinencia.

5. **Trastornos musculares:** *diazepam,* es útil en el tratamiento de los espasmos de músculo esquelético y para tratar la espasticidad de trastornos degenerativos, como esclerosis múltiple y parálisis cerebral.

D. Farmacocinética

1. **Absorción y distribución:** las benzodiacepinas son lipofílicas. Se absorben con rapidez y por completo después de su administración oral, se distribuyen a lo largo del cuerpo (gran volumen de distribución) y penetran en el sistema nervioso central.

2. **Duración de la acción:** las vidas medias de las benzodiacepinas son de importancia clínica debido a que la duración de la acción puede determinar la utilidad terapéutica. Las benzodiacepinas pueden dividirse a grandes rasgos en grupos de acción breve, intermedia y prolongada (fig. 16-4). Los agentes de acción más prolongada forman metabolitos activos con vidas medias prolongadas. Sin embargo, con ciertas benzodiacepinas, la duración clínica de acción no se correlaciona con la vida media real (de lo contrario, una dosis de *diazepam* podría, concebiblemente, administrarse cada tercer día, considerando su vida media prolongada y sus metabolitos activos). Esto puede deberse a las tasas de disociación del receptor en el SNC y la redistribución subsecuente a los tejidos grasos y otras áreas.

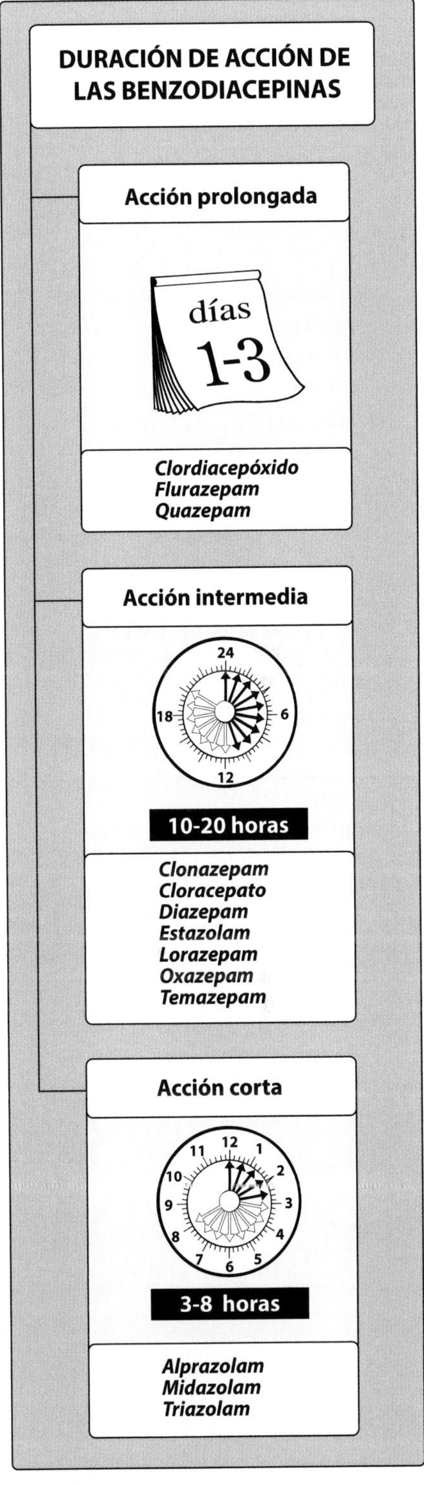

Figura 16-4
Comparación de las duraciones de acción de las benzodiacepinas.

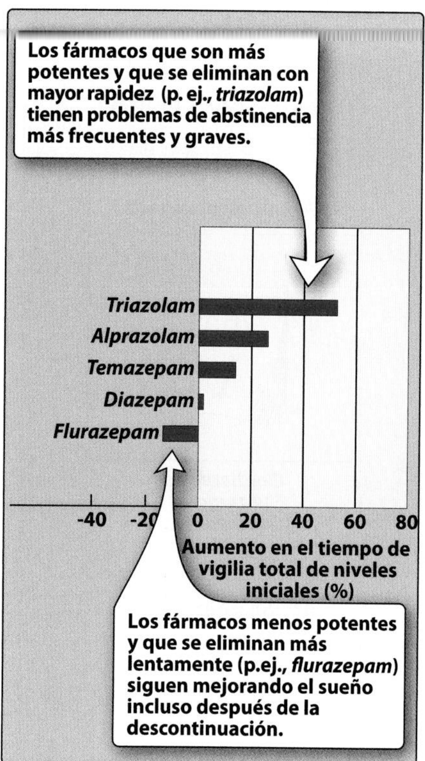

Figura 16-5
Frecuencia de insomnio de rebote resultante de la descontinuación del tratamiento con benzodiacepinas.

3. **Metabolismo y eliminación:** la mayoría de las benzodiacepinas, incluyendo *clordiacepóxido* y *diazepam,* se metabolizan por el sistema microsómico hepático a compuestos que también son activos. [Nota: muchos de estos agentes son metabolizados por CYP3A4 y están sujetos a numerosas interacciones farmacológicas]. Para estas benzodiacepinas, la vida media aparente del fármaco representa las acciones combinadas del fármaco de origen y sus metabolitos. Las benzodiacepinas se excretan en la orina en forma de glucurónido o metabolitos oxidados. [Nota: *lorazepam*, *oxazepam* y *temazepam* no presentan el metabolismo de fase I. Se glucuronidan a metabolitos inactivos. Como estos agentes no tienen metabolitos activos, son menos propensos a la acumulación y a las interacciones farmacológicas, y son útiles en pacientes con disfunción renal o hepática]. Todas las benzodiacepinas cruzan la placenta y pueden deprimir el SNC del recién nacido si se administran antes del nacimiento. Las benzodiacepinas no se recomiendan para usarse durante el embarazo. Los lactantes también pueden estar expuestos a los fármacos al ingerir la leche materna.

E. Dependencia

Puede desarrollarse dependencia psicológica y física si se administran dosis elevadas de benzodiacepinas por un periodo prolongado. Todas las benzodiacepinas son sustancias controladas. La interrupción abrupta de estos agentes resulta en síntomas de abstinencia, lo que incluye confusión, ansiedad, agitación, inquietud, insomnio, tensión y (en casos raros) convulsiones. Las benzodiacepinas con una vida media de eliminación breve, como *triazolam,* inducen reacciones de abstinencia más abruptas y graves que aquellas que se observan con fármacos que se eliminan lentamente, como *flurazepam* (fig. 16-5). Las reacciones de abstinencia y la ansiedad o el insomnio de rebote, así como la reaparición de los síntomas de pánico, son comunes después de la interrupción de *alprazolam*, incluso cuando el fármaco se reduce.

F. Efectos adversos

La somnolencia y la confusión son los eventos adversos más frecuentes de las benzodiacepinas. Ocurre ataxia a dosis elevadas y obstaculiza las actividades que requieren coordinación motora fina, como manejar un automóvil. Puede ocurrir afección cognitiva (disminución del recuerdo y retención de nuevos conocimientos) con el uso de benzodiacepinas. Las benzodiacepinas deben usarse con cautela en pacientes con enfermedad hepática. El alcohol y otros depresores del SNC potencian los efectos sedantes-hipnóticos de las benzodiacepinas. Debe evitarse el uso simultáneo de benzodiacepinas y opioides debido al riesgo de sedación profunda y deficiencia respiratoria, que puede conducir al coma o a la muerte. Sin embargo, las benzodiacepinas son considerablemente menos peligrosas que los fármacos ansiolíticos e hipnóticos más antiguos. Como resultado, una sobredosis del fármaco rara vez es letal a menos que se tomen al mismo tiempo otros depresores centrales, como el alcohol o los opioides.

III. ANTAGONISTAS DE LAS BENZODIACEPINAS

Flumazenilo es el antagonista del receptor GABA que revierte con rapidez los efectos de las benzodiacepinas en casos de sobredosis o toxicidad. El fármaco está disponible solo para administración intravenosa (IV). El inicio es rápido, pero la duración es breve, con una vida media de alrededor de 1 hora. La administración frecuente puede ser necesaria para mantener la reversión después de una sobredosis de una benzodiacepina de acción prolongada. La administración de *flumazenilo* puede precipitar la abstinencia en pacientes dependientes o causar convulsiones si las benzodiacepinas se usan para controlar actividad convulsiva. También pueden ocurrir convulsiones si el paciente tiene una ingestión mixta con antidepresivos tricíclicos o antipsicóticos. Los efectos adversos más frecuentes son mareo, náusea, vómito y agitación.

IV. OTROS AGENTES ANSIOLÍTICOS

A. Antidepresivos

Muchos antidepresivos son efectivos en el tratamiento de los trastornos de ansiedad crónica y deben considerarse como agentes de primera línea, en especial en pacientes con preocupaciones de adicción o dependencia. Los ISRS (como *escitalopram* o *paroxetina)* o los inhibidores de la recaptación de serotonina/norepinefrina (IRSN) pueden usarse solos o en combinación con una benzodiacepina durante la primera semana de tratamiento (fig. 16-6). Después de 4 a 6 semanas, cuando el antidepresivo empieza a producir un efecto ansiolítico, la dosis de benzodiacepina puede reducirse de forma gradual. En tanto que solo ciertos ISRS o IRSN se han aprobado para el tratamiento de los trastornos de ansiedad como trastorno de ansiedad generalizado, la eficacia de estos fármacos probablemente sea más un efecto de clase. El uso a largo plazo de los antidepresivos y las benzodiacepinas para los trastornos de ansiedad a menudo es necesario para mantener un beneficio constante y evitar una recaída.

B. Buspirona

Buspirona es útil para el tratamiento crónico del trastorno de ansiedad generalizado y tiene una eficacia comparable a la de las benzodiacepinas. Tiene un inicio de acción lento y no es efectiva para el tratamiento a corto plazo o "según se requiera" de la ansiedad aguda. Las acciones de *buspirona* parecen estar mediadas por receptores de serotonina (5-HT_{1A}), aunque también muestra cierta afinidad por los receptores de dopamina D_2 y los receptores de serotonina 5-HT_{2A}. Así, el modo de acción difiere del de las benzodiacepinas. Además, *buspirona* carece de las propiedades anticonvulsivantes y relajantes musculares de las benzodiacepinas. La frecuencia de efectos adversos es baja, siendo los efectos más frecuen-

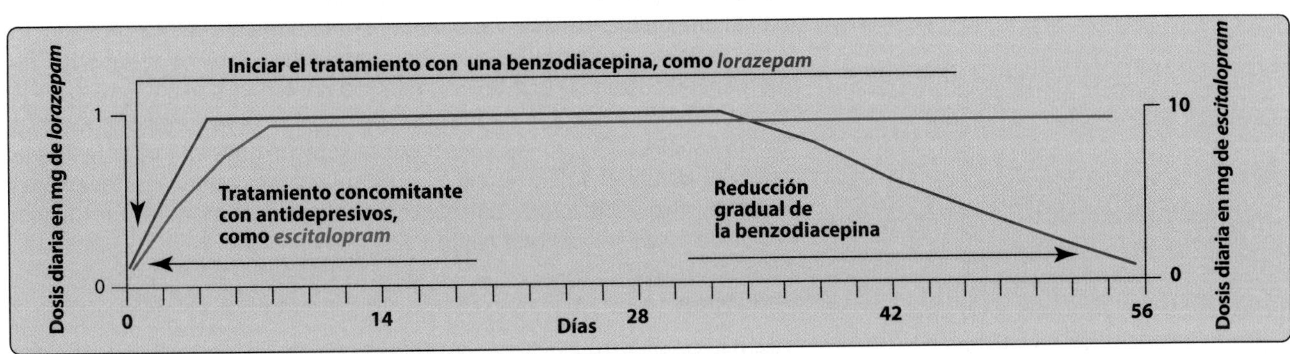

Figura 16-6
Guía de tratamiento para la ansiedad persistente.

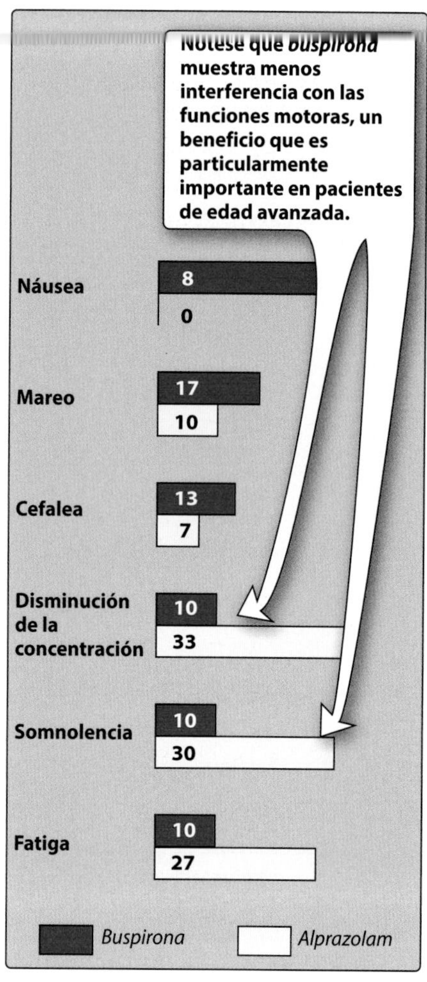

Figura 16-7
Comparación de efectos adversos comunes de *buspirona* y *alprazolam*. Los resultados se expresan como el porcentaje de pacientes que exhiben cada síntoma.

tes cefalea, mareo, nerviosismo, náusea y aturdimiento. La sedación y la disfunción psicomotora y cognitiva son mínimas y la dependencia es poco probable. *Buspirona* no potencia la depresión del SNC del alcohol. En la figura 16-7 se comparan los efectos adversos comunes de *buspirona* y la benzodiacepina *alprazolam*.

Aplicación clínica 16-1. Manejo del trastorno de ansiedad generalizada (TAG)

El TAG es un trastorno caracterizado por una ansiedad o preocupación persistente y excesiva que se produce la mayoría de los días durante al menos 6 meses. Los pacientes con TAG pueden experimentar un deterioro funcional, así como síntomas físicos como tensión muscular, fatiga y problemas de sueño. El tratamiento del TAG incluye psicoterapia (terapia cognitivo-conductual) o medicamentos. Las benzodiacepinas (p. ej., *alprazolam*, *lorazepam*) pueden utilizarse para el alivio agudo de los síntomas de ansiedad. Sin embargo, en el caso de los pacientes que requieren un tratamiento farmacológico para el manejo de la ansiedad crónica, los ISRS, como *escitalopram* o *paroxetina*, o los antidepresivos IRSN, como *venlafaxina* o *duloxetina*, se consideran un tratamiento de primera línea (véase cap. 17). Los ISRS y los IRSN tienen la ventaja de poder tratar otras afecciones psiquiátricas comórbidas, como la depresión y el trastorno de pánico, sin las preocupaciones de dependencia y el potencial de abuso asociados con las benzodiacepinas. *Buspirona* es un agente alternativo para el tratamiento del TAG. Para los pacientes que no logran una respuesta completa con una dosis adecuada de ISRS o IRSN, se puede considerar el cambio a otro agente ISRS o IRSN, o la adición de benzodiacepinas, buspirona o antipsicóticos atípicos.

V. BARBITÚRICOS

Los barbitúricos antes eran la base del tratamiento para sedar a los pacientes o para inducir y mantener el sueño. Con la excepción de algunos usos terapéuticos especiales, han sido sustituidos en gran medida por las benzodiacepinas, sobre todo porque los barbitúricos inducen la tolerancia y la dependencia física, son letales en sobredosis y se relacionan con síntomas de abstinencia graves. Todos los barbitúricos son sustancias controladas y tienen el potencial de abuso.

A. Mecanismo de acción

La acción sedante-hipnótica de los barbitúricos se debe a su interacción con los receptores $GABA_A$, que aumentan la transmisión GABAérgica. El sitio de unión de los barbitúricos en el receptor GABA es distinto del de las benzodiacepinas. Los barbitúricos potencian la acción GABA en la entrada de cloro hacia la neurona al prolongar la duración de la abertura de los canales de cloro. Además, los barbitúricos pueden inhibir la liberación del neurotransmisor excitador glutamato y bloquear los receptores de glutamato excitatorios. Estas acciones moleculares conducen a una disminución de la actividad neuronal.

B. Acciones

Los barbitúricos se clasifican de acuerdo con su duración de acción (fig. 16-8). *Fenobarbital* de acción prolongada tiene una duración mayor de un día. *Pentobarbital, secobarbital, amobarbital* y *butalbital* son barbitúricos de acción breve.

1. **Depresión del SNC:** a dosis bajas, los barbitúricos producen sedación (tienen un efecto calmante y reducen la excitación). A dosis más elevadas, los fármacos causan hipnosis, seguida de anestesia (pérdida de sensibilidad o sensación) y por último, coma y muerte. Así, cualquier grado de depresión del SNC es posible, dependiendo de la dosis. Los barbitúricos no aumentan el umbral de dolor y no tienen propiedades analgésicas. Pueden incluso exacerbar el dolor. El uso crónico conduce a tolerancia.

2. **Deficiencia respiratoria:** los barbitúricos suprimen la respuesta hipóxica y quimiorreceptora al CO_2 y la sobredosis va seguida de deficiencia respiratoria y la muerte.

DURACIÓN DE ACCIÓN DE LOS BARBITÚRICOS
Acción prolongada
días
1-2
Fenobarbital
Acción breve
3-8 horas
Pentobarbital
Secobarbital
Amobarbital

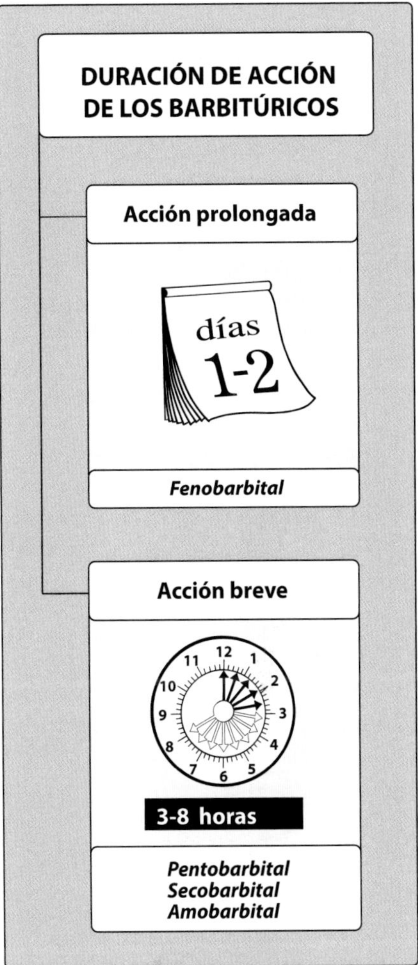

Figura 16-8
Barbitúricos clasificados de acuerdo con sus duraciones de acción.

C. Usos terapéuticos

1. **Anestesia:** los barbitúricos de acción muy breve como *metohexital* se utilizan por vía intravenosa para inducir anestesia para cirugías o procedimientos cortos. *Metohexital* es en especial útil para la terapia electroconvulsiva (TEC) porque reduce el umbral de convulsiones necesario para el éxito de la terapia. [Nota: la terapia electroconvulsiva es un tratamiento para la depresión mayor refractaria. Implica la estimulación eléctrica del cerebro para inducir una breve actividad convulsiva]. El *pentobarbital* intravenoso puede utilizarse para inducir un "coma barbitúrico" en pacientes con lesiones cerebrales traumáticas y presión intracraneal elevada que no responden a otras terapias.

2. **Anticonvulsivantes:** *fenobarbital* tiene actividad anticonvulsivante específica que se distingue de la depresión inespecífica del SNC causados por otros barbitúricos. Sin embargo, *fenobarbital* puede deprimir el desarrollo cognitivo en niños y disminuir el desempeño cognitivo en adultos y debe usarse para manejo de la epilepsia solo si otros tratamientos han fallado. De forma similar, *fenobarbital* puede usarse para el tratamiento del estado epiléptico refractario.

3. **Sedantes/hipnóticos:** los barbitúricos se han usado como sedantes leves para aliviar la ansiedad, la tensión nerviosa y el insomnio. Cuando se usan como hipnóticos para el tratamiento del insomnio, suprimen el sueño MOR más que otras etapas. Sin embargo, el uso de barbitúricos para insomnio ya no se acepta de forma general, dados sus efectos adversos y potencial para tolerancia. *Butalbital* suele usarse en productos en combinación (con *paracetamol* y *cafeína* o *aspirina* y *cafeína*) como sedante para ayudar en el manejo de las cefaleas por tensión o migraña.

D. Farmacocinética

Los barbitúricos se absorben bien después de su administración oral, se distribuyen en todo el cuerpo (gran volumen de distribución), y penetran la barrera hematoencefálica. Todos los barbitúricos se redistribuyen del cerebro a las áreas esplácnicas, al músculo esquelético y, finalmente, al tejido adiposo. Los barbitúricos cruzan la placenta con facilidad y pueden causar depresión respiratoria en los recién nacidos si se administra alrededor del momento del parto. Estos agentes se metabolizan en el hígado y los metabolitos inactivos se excretan en la orina.

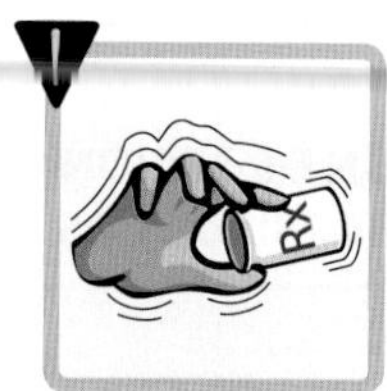

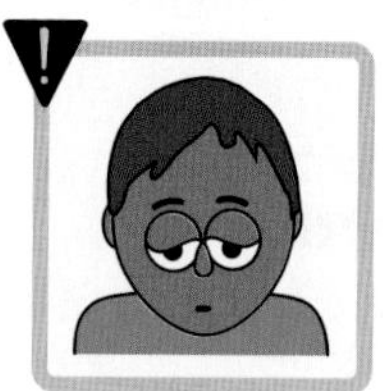

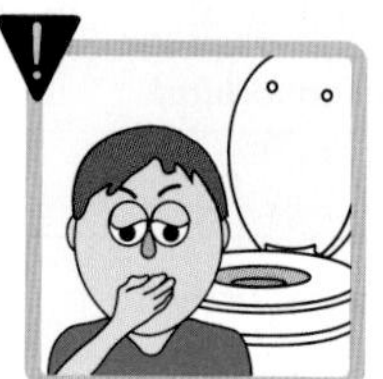

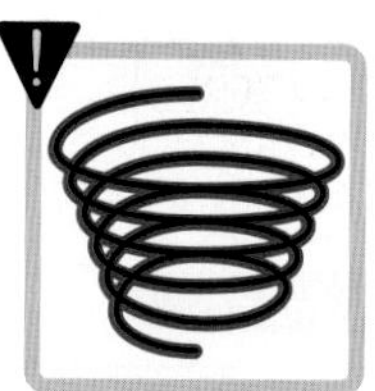

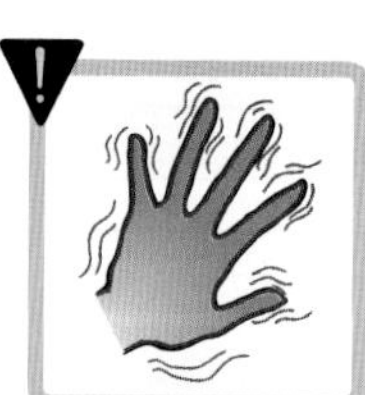

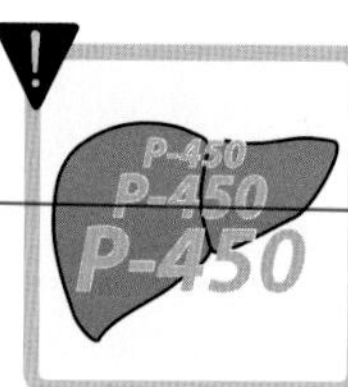

Figura 16-9
Efectos adversos de los barbitúricos.

E. Efectos adversos

Los barbitúricos causan somnolencia, alteración de la concentración y afección mental y psicomotora (fig.16-9). Los efectos depresores del SNC de los barbitúricos hacen sinergia con aquellos del *etanol*.

Las dosis hipnóticas de los barbitúricos producen una "resaca o cruda" farmacológica que puede causar una capacidad alterada para funcionar normalmente durante varias horas después de despertar. En ocasiones ocurren náusea y mareo. Los barbitúricos inducen enzimas microsómicas del citocromo P450 (CYP450) en el hígado. Por lo tanto, la administración crónica de barbitúricos disminuye la acción de muchos fármacos que son metabolizados por el sistema CYP450. Los barbitúricos están contraindicados en pacientes con porfiria intermitente aguda, ya que pueden inducir las enzimas implicadas en la producción de porfirina. La abstinencia abrupta de los barbitúricos puede causar temblores, ansiedad, debilidad, inquietud, náusea y vómito, convulsiones, delirio y paro cardiaco. La abstinencia es mucho más grave que la relacionada con opioides y puede resultar en la muerte. La muerte también puede resultar de sobredosis secundario a la apnea o al colapso cardiovascular. No existe ningún agente de reversión, y el tratamiento incluye cuidados de apoyo y descontaminación gástrica para ingestiones recientes.

VI. OTROS AGENTES HIPNÓTICOS

A. Zolpidem

El hipnótico *zolpidem* no está estructuralmente relacionado con las benzodiacepinas, pero se une a los receptores $GABA_A$ con relativa selectividad para el sitio de las benzodiacepinas con la subunidad α_1. *Zolpidem* no tiene propiedades anticonvulsivantes o relajantes musculares a dosis hipnóticas. Muestra pocos efectos de abstinencia, exhibe un insomnio por rebote mínimo y ocurre poca tolerancia con el uso prolongado. *Zolpidem* se absorbe con rapidez después de su administración oral. Tiene un inicio de acción rápido y una vida media de eliminación breve (alrededor de 2 a 3 h). El fármaco proporciona un efecto hipnótico durante aproximadamente 5 h (fig. 16-10). [Nota: también están disponibles un aerosol sublingual y una formulación de liberación extendida. Puede usarse una formulación de tableta sublingual para despertares a mitad de la noche]. *Zolpidem* pasa por oxidación hepática por el sistema CYP450 a productos inactivos. Así, los fármacos como *rifampicina,* que inducen este sistema de enzimas, acortan la vida media de *zolpidem,* y los fármacos que inhiben la isoenzima CYP3A4 pueden aumentar la vida media. Los efectos adversos de *zolpidem* incluyen cefalea, mareo, amnesia anterógrada y afección a la mañana siguiente (en particular con las formulaciones de liberación extendida). Se han reportado conductas de sueño complejas como sonambulismo, conducir dormido y realizar otras actividades sin estar totalmente despiertos y son una advertencia para esta clase de medicamentos. A diferencia de las benzodiacepinas, a dosis hipnóticas habituales los fármacos no benzodiacepínicos, *zolpidem, zaleplón* y *eszopiclona* no alteran de forma significativa las diferentes etapas del sueño y, por lo tanto, a menudo son los hipnóticos preferidos. Los tres agentes son sustancias controladas con advertencias de dependencia. En caso de sobredosis, los efectos sedantes de *zolpidem* y *eszopiclona* pueden revertirse con el antagonista de las benzodiacepinas *flumazenil*.

B. Zaleplón

Zaleplón es un hipnótico no benzodiacepínico similar a *zolpidem;* sin embargo, *zaleplón* causa menos efectos residuales sobre la función psicomotora y cognitiva en comparación con *zolpidem* o las benzodiacepinas. Esto puede deberse a su rápida eliminación, con una vida media de aproximadamente 1 hora. Debido a su rápido inicio de acción y a su corta vida media, el fármaco se utiliza mejor en pacientes que tienen dificultades para conciliar el sueño. *Zaleplon* se metaboliza por CYP3A4.

C. Eszopiclona

Eszopiclona es un hipnótico no benzodiacepínico oral que ha mostrado ser efectivo para el insomnio hasta por 6 meses. *Eszopiclona* se absorbe rápidamente (tiempo para alcanzar el pico máximo, 1 h), se metaboliza extensivamente por oxidación y desmetilación a través del sistema CYP450 y se excreta sobre todo en la orina. La vida media de eliminación es de aproximadamente 6 horas. Los eventos adversos con *eszopiclona* incluyen ansiedad, boca seca, cefalea, edema periférico, somnolencia y gusto desagradable.

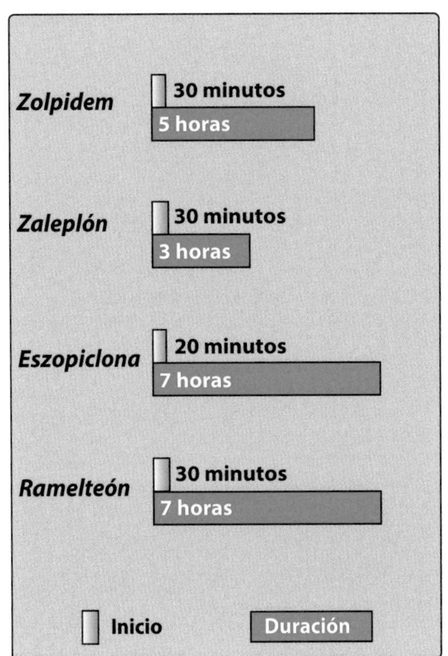

Figura 16-10
Inicio y duración de acción de los agentes hipnóticos no benzodiacepínicos usados con frecuencia.

D. Agonistas receptores de melatonina

Rameltéon y *tasimeltéon* son agonistas selectivos en los subtipos MT_1 y MT_2 de los receptores de melatonina. La melatonina es una hormona secretada por la glándula pineal que ayuda a mantener el ritmo circadiano que subyace al ciclo normal de sueño-vigilia. Se cree que la estimulación de los receptores MT_1 y MT_2 por *rameltéon* y *tasimeltéon* induce y promueve el sueño. Tienen un potencial de abuso mínimo y no se ha observado evidencia de dependencia o abstinencia. Por lo tanto, *rameltéon* y *tasimeltéon* pueden administrarse a largo plazo. *Rameltéon* está indicado para el tratamiento del insomnio caracterizado por dificultad para quedarse dormido (aumento de la latencia del sueño). Los efectos adversos frecuentes de *rameltéon* incluyen mareo, fatiga y somnolencia. *Rameltéon* también puede aumentar las concentraciones de prolactina. *Tasimeltéon* está indicado para un trastorno de sueño-vigilia distinto a 24 h, a menudo experimentado por pacientes ciegos. Los efectos adversos más frecuentes de *tasimeltéon* son cefalea, sueños anormales, aumento en las pruebas de función hepática y posibles infecciones de las vías aéreas superiores. CYP1A2 y CYP3A4 son las principales isoenzimas requeridas para el metabolismo de *rameltéon* y *tasimeltéon*, y, así las interacciones fármaco-fármaco son posibles con inductores o inhibidores de estas enzimas.

E. Antihistamínicos

Los antihistamínicos con propiedades sedantes, como *difenhidramina*, *hidroxicina* y *doxilamina* son efectivas para tratar el insomnio situacional leve (véase cap. 39). Sin embargo, tienen efectos adversos indeseables (como efectos anticolinérgicos) que las hacen menos útiles que las benzodiacepinas y los no benzodiacepínicos. Los antihistamínicos sedantes se comercializan en numerosos productos de venta libre.

F. Antidepresivos

El uso de antidepresivos sedantes con perfiles antihistamínicos fuertes se mantienen desde hace décadas. *Doxepina,* un agente tricíclico más viejo con mecanismos de inhibidor de la recaptación de serotonina-norepinefrina de acción antidepresiva y ansiolítica, está aprobada a dosis bajas para el manejo del insomnio. Los antidepresivos, como *trazodona, mirtazapina* y otros antidepresivos tricíclicos anteriores con fuertes propiedades antihistamínicas se usan fuera de su indicación habitual para el tratamiento del insomnio (véase cap. 17).

Aplicación clínica 16-2. Manejo del insomnio

Los pacientes con insomnio tienen dificultades para conciliar el sueño o para mantenerlo. Tanto el insomnio de corta duración (insomnio durante menos de 3 meses, por lo general debido a un factor de estrés agudo en la vida, como una muerte en la familia, un divorcio u otro cambio importante en la vida) como el insomnio crónico se benefician del empleo de los principios de higiene del sueño y del control del estrés. Hay muchos fármacos disponibles para tratar el insomnio transitorio o de corta duración (p. ej., no benzodiacepinas, benzodiacepinas y antihistamínicos); sin embargo, estos fármacos no tienen datos de eficacia a largo plazo a pesar de su uso continuado en la práctica. Si un paciente presenta síntomas de insomnio crónico, debe realizarse una evaluación médica y psiquiátrica para determinar si un problema subyacente está contribuyendo al insomnio. Algunos ejemplos de afecciones crónicas que pueden contribuir al insomnio son las enfermedades pulmonares, la apnea del sueño, la insuficiencia cardiaca, el dolor crónico, los trastornos por consumo de sustancias y otras afecciones psiquiátricas, como ansiedad y depresión. Cuando se seleccionan medicamentos para el tratamiento del insomnio, el clínico debe tener en cuenta el riesgo de abuso y dependencia del agente, en especial en pacientes con antecedentes de abuso de drogas, y, por lo tanto, debe seleccionar un tratamiento sin riesgo de abuso o dependencia. Los agentes hipnóticos no benzodiacepínicos siguen utilizando el receptor benzodiacepínico para su mecanismo de acción y, por lo tanto, son sustancias controladas con riesgos de amnesia anterógrada, desinhibición, abuso y dependencia. Estos agentes se utilizan ampliamente en la sociedad actual y han sustituido en gran medida a las benzodiacepinas para el tratamiento del insomnio de corta duración; sin embargo, sus riesgos son similares.

G. Antagonistas de los receptores de la orexina

Suvorexant y *lemborexant* son antagonistas de los receptores de orexina OX1R y OX2R. La orexina es un neuropéptido que promueve el estar despierto. El antagonismo de los efectos de orexina se cree que suprime el impulso de estar despierto de este neuropéptido. Este antagonismo también puede explicar los eventos adversos que son similares a signos de narcolepsia, como la parálisis del sueño, cataplexia y alucinaciones hipnagógicas o hipnopómpicas. Se cree que la pérdida de neuronas productoras de orexina es una patología subyacente de la narcolepsia. La somnolencia diurna y el aumento de la ideación suicida son otros eventos adversos informados. *Suvorexant* y *lemborexant* se metabolizan sobre todo por CYP3A4, y, por tanto, puede tener interacciones farmacológicas con inductores o inhibidores de CYP3A4.

La figura 16-11 resume las desventajas y ventajas terapéuticas de algunos fármacos ansiolíticos e hipnóticos.

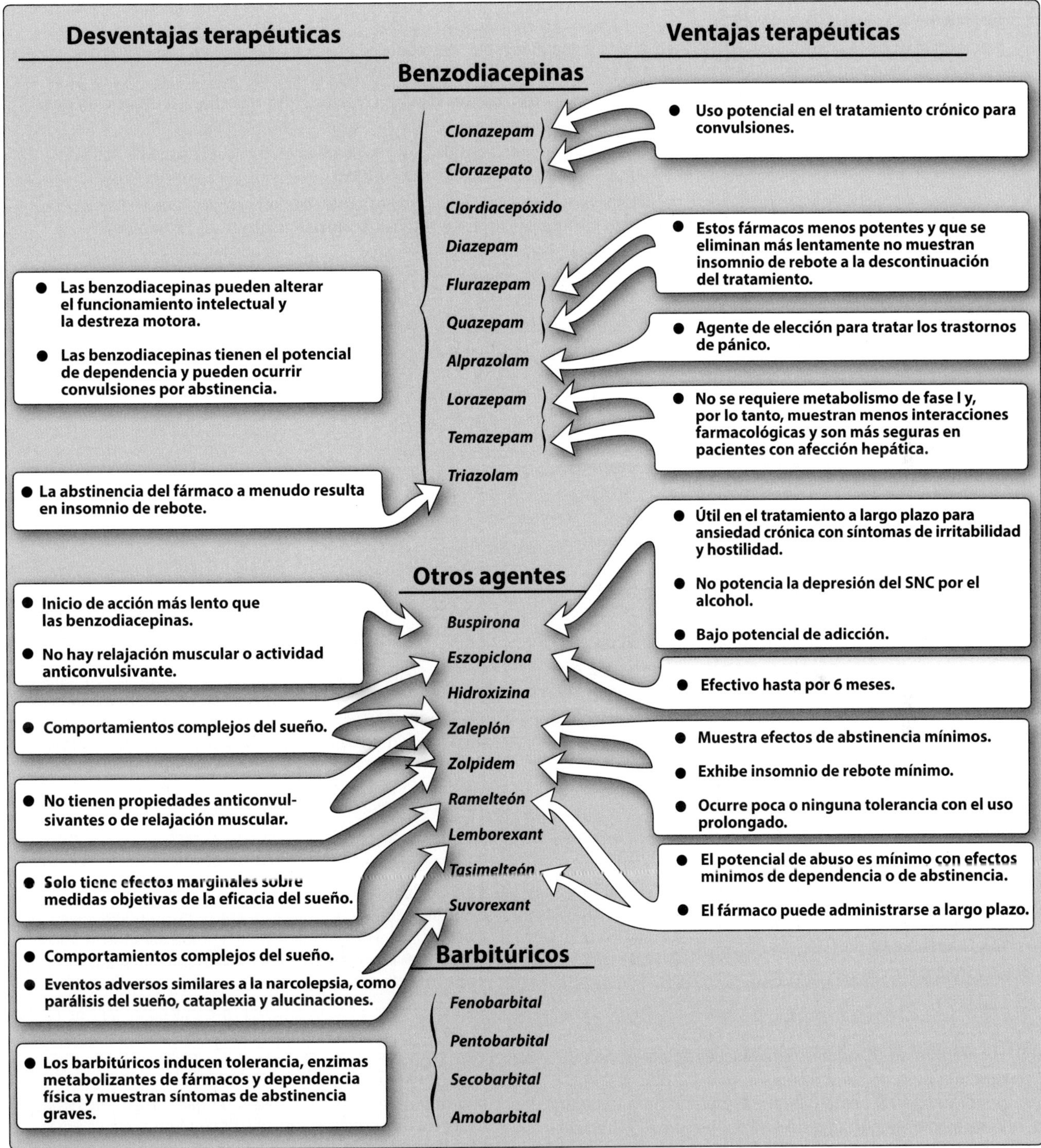

Figura 16-11
Desventajas y ventajas terapéuticas de algunos agentes ansiolíticos e hipnóticos. SNC = sistema nervioso central.

Resumen del capítulo

- Los ansiolíticos y los hipnóticos suelen tener cualidades depresoras del SNC, y estos agentes deben utilizarse bajo supervisión clínica durante el menor tiempo posible.
- La potenciación de la actividad del GABA mediante la unión al receptor de la benzodiacepina proporciona a las benzodiacepinas (p. ej., *alprazolam*) y a las no benzodiacepinas (p. ej., *zolpidem*) un rápido inicio de efecto.
- Para el tratamiento rápido y a corto plazo de la ansiedad, las benzodiacepinas son efectivas y demuestran su eficacia en cuestión de horas o días.
- Para el manejo a largo plazo de los trastornos de ansiedad, deben considerarse medicamentos con bajo riesgo de abuso o dependencia, como los ISRS o los IRSN, en lugar de las benzodiacepinas, si es posible.
- Los agentes hipnóticos para el tratamiento del insomnio deben utilizarse durante el menor tiempo posible, y las sustancias no controladas reducen el riesgo de dependencia, como los agentes con propiedades antihistamínicas (p. ej., *doxepina*).
- El insomnio crónico suele tener una patología subyacente, como la apnea del sueño, que mantiene los síntomas del insomnio y la fatiga diurna, y el uso de hipnóticos puede tener limitaciones en la eficacia cuando se utilizan a largo plazo sin abordar estas patologías subyacentes.

Preguntas de estudio

Elija la MEJOR respuesta.

16.1 ¿Cuál de los siguientes enunciados es correcto en relación con las benzodiacepinas?

A. Las benzodiacepinas abren directamente los canales de cloro.
B. Las benzodiacepinas exhiben acciones analgésicas.
C. La mejoría clínica de la ansiedad requiere de 2 a 4 semanas de tratamiento con benzodiacepinas.
D. Todas las benzodiacepinas tienen ciertos efectos sedantes.

Respuesta correcta = D. Aunque todas las benzodiacepinas pueden causar sedación, los fármacos denominados "benzodiacepinas" en la figura 16-1 se promueven para el tratamiento de los trastornos del sueño. Las benzodiacepinas aumentan la unión de receptores GABA a $GABA_A$, lo que aumenta la permeabilidad del cloro; sin embargo, las benzodiacepinas no abren canales de cloruro independientes de GABA. Las benzodiacepinas no alivian el dolor, pero pueden reducir la ansiedad relacionada con el dolor. A diferencia de los antidepresivos tricíclicos y los inhibidores de la monoaminooxidasa, las benzodiacepinas son efectivas en un lapso de horas después de su administración.

16.2 ¿Cuál de los siguientes es un hipnótico de acción breve?

A. Flurazepam
B. Diazepam
C. Clordiacepóxido
D. Triazolam

Respuesta correcta = D. Triazolam es un agente hipnótico de acción breve. Se utiliza mejor para el tratamiento del insomnio. Causa poca sedación diurna. Los otros medicamentos enlistados tienen una acción más prolongada con vidas medias más largas.

16.3 Un hombre de 36 años refiere dificultad para quedarse dormido durante las 2 últimas semanas, pero necesita poder despertar por la mañana temprano para trabajar y no quiere ningún tipo de sedación diurna. ¿Cuál de los siguientes medicamentos es mejor recomendarle para el tratamiento de su insomnio?

A. Quazepam
B. Flurazepam
C. Zaleplón
D. Buspirona

Respuesta correcta = C. Zaleplón tiene la vida media y la duración de acción más breves de este grupo. Buspirona no es efectiva como agente hipnótico. Quazepam y flurazepam tienen una mayor duración de acción. Estos agentes reducen los despertares durante la noche, pero tienen mayor riesgo de sedación diurna o efecto de resaca en comparación con zaleplón.

16.4 Una mujer de 45 años informa ansiedad constante durante el día debido a problemas en el trabajo y con la familia. Esto le está causando dificultades para funcionar y participar en las actividades diurnas necesarias. ¿Cuál de los siguientes agentes tiene un efecto ansiolítico rápido y es mejor para el manejo agudo de su ansiedad?

A. Buspirona
B. Venlafaxina
C. Alprazolam
D. Sertralina

Respuesta correcta = C. Las benzodiacepinas tienen eficacia de la primera dosis para el mismo día para ansiedad, en tanto que otros agentes requieren de 2 a 8 semanas para que ocurra una mejoría clínicamente significativa en la ansiedad.

16.5 Una mujer de 75 años está presentando signos y síntomas de insomnio, en especial dificultad para quedarse dormida. Tiene miedo de tomar un medicamento que afecte negativamente su memoria y su concentración, debido a que sigue trabajando como bibliotecaria. Ha estado tomando temazepam durante los últimos 4 días y ha notado un problema de memoria y quisiera suspender este medicamento. ¿Qué medicamento es más apropiado para tratar el insomnio y minimizar el riesgo de afección cognitiva?

A. Difenhidramina
B. Zolpidem
C. Lemborexant
D. Ramelteón

Respuesta correcta = D. Todos estos agentes se han relacionado con afecciones cognitivas, lo que incluye alteración de la memoria. Difenhidramina probablemente esté causando sus problemas cognitivos por sus efectos anticolinérgicos y antihistaminérgicos. Zolpidem es una causa bien conocida de afección cognitiva, lo que incluye amnesia anterógrada. Se ha notificado que Lemborexant produce una alteración del SNC, incluida la alteración de la vigilia diurna. Ramelteón es un agente hipnótico no controlado que actúa como un agonista del receptor de melatonina. Se considera que tiene un menor riesgo de afección cognitiva comparado con los otros agentes enlistados, pero no está exento de riesgo de deterioro cognitivo.

16.6 Una mujer de 18 años es ingresada a la sala de urgencias después de una sobredosis accidental de alprazolam. Está inconsciente y no se considera una usuaria regular de ningún medicamento o fármaco ilícito.¿Cuál de los siguientes tratamientos podría usarse para revertir el efecto de la sobredosis de alprazolam?

A. Lorazepam
B. Ramelteón
C. Flumazenilo
D. Naloxona

Respuesta correcta = C. Flumazenilo está indicado para revertir los efectos de las benzodiacepinas mediante el antagonismo del receptor de benzodiacepinas. También puede utilizarse para revertir los efectos del zolpidem y la eszopiclona. Debe usarse con precaución debido al riesgo de convulsiones si el paciente ha sido un receptor a largo plazo de benzodiacepinas o si el intento de sobredosis fue con fármacos mezclados. Naloxona es un antagonista del receptor de opioides. Los otros agentes no son eficaces para revertir los efectos de las benzodiacepinas.

16.7 Un paciente está tomando fluvoxamina para el trastorno obsesivo compulsivo y necesita un medicamento para el insomnio. ¿Cuál de los siguientes agentes es la mejor opción para este paciente debido a que tiene el menor riesgo de interacciones farmacológicas con la fluvoxamina?

A. Triazolam
B. Ramelteón
C. Temazepam
D. Doxepina

Respuesta correcta = C. Los ISRS, como la fluvoxamina, son los fármacos de elección para el trastorno obsesivo compulsivo; sin embargo, la fluvoxamina es un inhibidor de moderado a fuerte de las isoenzimas CYP1A2 y CYP3A4, que son necesarias para metabolizar el triazolam, el ramelteón y la doxepina. El temazepam se somete a la conjugación de fase dos para su metabolismo y no requiere las enzimas CYP450 para su eliminación.

16.8 Un hombre de 40 años con una historia de 25 años de trastorno de ansiedad generalizada y una historia de 10 años de trastorno por consumo de alcohol (ha estado limpio y sobrio durante 5 años) se presenta en la clínica refiriendo ansiedad significativa y continua. El paciente no está tomando actualmente ninguna medicación e informa de una mejora mínima con la psicoterapia. ¿Cuál de los siguientes ansiolíticos sería la mejor opción para prescribir a largo plazo?

A. Venlafaxina
B. Clonazepam
C. Alprazolam
D. Clordiazepóxido

Respuesta correcta = A. Dados los antecedentes de trastorno por consumo de alcohol, el IRS venlafaxina es la mejor opción para tratar el TAG de este paciente. Todas las demás opciones son benzodiacepinas, que son sustancias controladas con riesgo de dependencia y abuso.

16.9 ¿Cuál de los siguientes agentes hipnóticos es más probable que cause cataplexia y parálisis del sueño como reacciones adversas?

A. Doxepina
B. Ramelteón
C. Temazepam
D. Suvorexant

Respuesta correcta = D. Posiblemente debido a su antagonismo con los receptores de orexina, se ha informado de que el suvorexant, más que los otros agentes, causa reacciones adversas como cataplexia, parálisis del sueño y alucinaciones al dormirse (hipnogógicas) o al despertarse (hipnopómpicas). Los otros agentes pueden seguir causando comportamientos complejos del sueño, pero no están asociados con los listados para suvorexant o lemborexant.

16.10 ¿Cuál de los siguientes agentes se utiliza comúnmente como ansiolítico para procedimientos diagnósticos como la endoscopia o como sedante preanestésico debido a su corta vida media y alta potencia?

A. Clonazepam
B. Midazolam
C. Ramelteón
D. Lemborexant

Respuesta correcta = B. Midazolam se utiliza habitualmente para la ansiolisis rápida y la sedación de pacientes sometidos a procedimientos desagradables y que provocan ansiedad. Su vida media muy corta, su disponibilidad en forma de inyección y la corta duración de su efecto son propicias para intervenciones y procedimientos breves. Su efecto de amnesia anterógrada es a veces una ventaja para que los pacientes eviten un recuerdo negativo del procedimiento desagradable. Clonazepam solo está disponible por vía oral y tiene una vida media y una duración del efecto mucho más largas. Ramelteón y lemborexant no tienen aplicaciones como preanestésicos y no han sido aprobados para tal uso.

Antidepresivos

Jose A. Rey

17

I. GENERALIDADES

Los síntomas de depresión son sentimientos de tristeza y desesperanza, así como la incapacidad para experimentar placer en las actividades habituales, cambios en los patrones de sueño y apetito, pérdida de energía y pensamientos suicidas. La manía se caracteriza por la conducta opuesta: entusiasmo, ira, patrones de pensamiento y habla rápidos, autoconfianza extrema y juicio alterado. Este capítulo proporciona una revisión general de los fármacos usados para el tratamiento de depresión y manía asociados con el trastorno bipolar.

II. MECANISMO DE LOS FÁRMACOS ANTIDEPRESIVOS

La mayoría de los fármacos antidepresivos (fig. 10-1) potencian, ya sea de forma directa o indirecta, las acciones de noradrenalina o serotonina (5-HT) o ambas en el cerebro. Esto, junto con otra evidencia, condujo a la teoría de las aminas biógenas, que propone que la depresión se debe a una deficiencia de las monoaminas, como norepinefrina y serotonina, en ciertos sitios clave del cerebro. A la inversa, la teoría propone que la manía es causada por una producción excesiva de estos neurotransmisores. Sin embargo, la teoría de las aminas biógenas de la depresión y la manía es excesivamente simplista. No consigue explicar la evolución de la respuesta terapéutica con antidepresivos, que suele ocurrir a lo largo de varias semanas o meses en comparación con los efectos farmacodinámicos de los agentes, que suelen ser inmediatos. Esto sugiere que la recaptación disminuida de los neurotransmisores es solo un efecto inicial de los fármacos, que puede no ser directamente responsable de los efectos antidepresivos.

III. INHIBIDORES SELECTIVOS DE LA RECAPTACIÓN DE SEROTONINA

Los inhibidores selectivos de la recaptación de serotonina (ISRS) son un grupo de fármacos antidepresivos que inhiben en específico la recaptación de serotonina, teniendo una selectividad mucho mayor para el transportador de serotonina, en comparación con el transportador de norepinefrina. Esto contrasta con los antidepresivos tricíclicos (ATC) y los inhibidores de la recaptación de serotonina-norepinefrina (IRSN) que inhiben de forma no selectiva la recaptación de

INHIBIDORES SELECTIVOS DE LA RECAPTACIÓN DE SEROTONINA (ISRS)
Citalopram CELEXA
Escitalopram LEXAPRO
Fluoxetina PROZAC
Fluvoxamina LUVOX
Paroxetina PAXIL
Sertralina ZOLOFT
INHIBIDORES DE LA RECAPTACIÓN DE SEROTONINA-NOREPINEFRINA
Desvenlafaxina PRISTIQ
Duloxetina CYMBALTA
Levomilnaciprán FETZIMA
Venlafaxina EFFEXOR
ANTIDEPRESIVOS ATÍPICOS
Brexanolone ZULRESSO
Bupropión WELLBUTRIN, ZYBAN
Esketamine SPRAVATO
Mirtazapina REMERON
Nefazodona SOLO GENÉRICO
Trazodona SOLO GENÉRICO
Vilazodona VIIBRYD
Vortioxetina TRINTELLIX
ANTIDEPRESIVOS TRICÍCLICOS
Amitriptilina SOLO GENÉRICO
Amoxapina SOLO GENÉRICO
Clomipramina ANAFRANIL
Desipramina NORPRAMIN
Doxepina SILENOR
Imipramina TOFRANIL
Maprotilina SOLO GENÉRICO
Nortriptilina PAMELOR
Protriptilina SOLO GENÉRICO
Trimipramina SURMONTIL
INHIBIDORES DE LA MONOAMINOOXIDASA (IMAO)
Isocarboxázido MARPLAN
Fenelzina NARDIL
Selegilina EMSAM
Tranilcipromina PARNATE

Figura 17-1
Resumen de antidepresivos

FÁRMACOS USADOS PARA TRATAR MANÍA y TRASTORNO BIPOLAR
Carbamazepina TEGRETOL, EQUETRO
Divalproex DEPAKOTE
Lamotrigina LAMICTAL
Litio LITHOBID
Ácido valproico DEPAKENE, DEPAKOTE

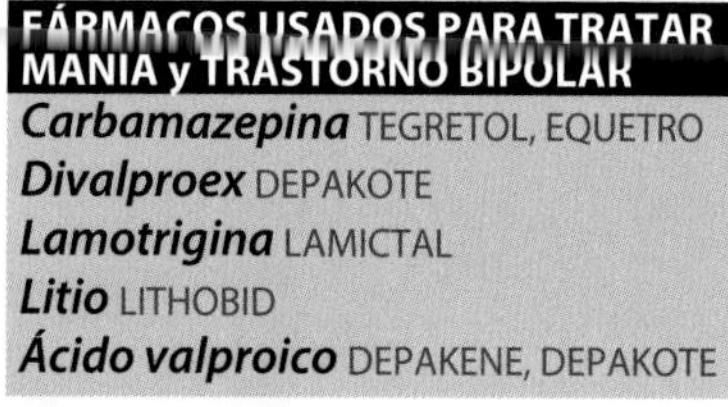

Figura 17-1
Continuación

FÁRMACO	INHIBICIÓN DE LA RECAPTACIÓN	
	Norepinefrina	Serotonina
Inhibidor selectivo de la recaptación de serotonina		
Fluoxetina	0	++++
Inhibidores de la recaptación de serotonina-norepinefrina		
Venlaflaxina*	++	++++
Duloxetina	++++	++++
Antidepresivos tricíclicos		
Imipramina	++++	+++
Nortriptilina	++++	++

Figura 17-2
Especifidad relativa del receptor de algunos fármacos antidepresivos. **Venlafaxina* inhibe solo la recaptación de norepinefrina a dosis elevadas. ++++ = afinidad muy fuerte; +++ = afinidad fuerte; ++ = afinidad moderada; + = afinidad débil: 0 = poca o ninguna actividad.

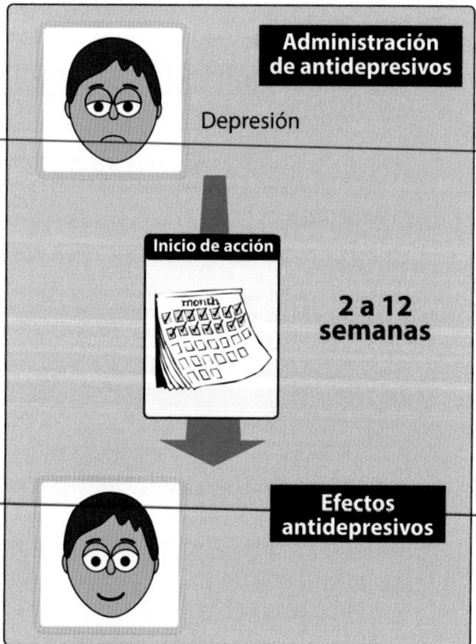

Figura 17-3
El inicio de los efectos terpéuticos de los fármacos antidepresivos mayores requiere varias semanas.

norepinefrina y serotonina (fig. 17-2). Asimismo, los inhibidores selectivos de la recaptación de serotonina tienen poca actividad bloqueadora en los receptores muscarínicos, α-adrenérgicos e histamínicos H_1. Debido a que tienen diferentes efectos adversos y son relativamente seguros en una sobredosis, los ISRS han sustituido en gran medida a los antidepresivos tricíclicos y los inhibidores de la monoaminooxidasa (IMAO) como los fármacos de elección para tratar la depresión. Los inhibidores selectivos de la recaptación de serotonina incluyen *fluoxetina* (el fármaco prototípico), *citalopram, escitalopram, fluvoxamina, paroxetina* y *sertralina. Escitalopram* es el S-enantiómero puro de *citalopram.*

A. Acciones

Los ISRS bloquean la recaptación de serotonina, lo que causa mayores concentraciones del neurotransmisor en la hendidura sináptica. Los antidepresivos, incluyendo los ISRS, suelen tomar al menos 2 semanas para producir una mejoría significativa en el estado de ánimo y un beneficio máximo puede requerir hasta 12 semanas o más (fig. 17-3).

B. Usos terapéuticos

La indicación primaria para los ISRS es la depresión. Una variedad de otros trastornos psiquiátricos también responden de forma favorable a estos medicamentos, lo que incluye trastorno obsesivo-compulsivo, trastorno de pánico, trastorno de ansiedad generalizada, trastorno de estrés postraumático, trastorno de ansiedad social, trastorno disfórico premenstrual y bulimia nerviosa (solo *fluoxetina* está aprobada para bulimia).

C. Farmacocinética

Todos los ISRS se absorben bien tras la administración oral. Las concentraciones máximas se observan en aproximadamente 2 a 8 h en promedio. Los alimentos tienen poco efecto sobre la absorción (excepto con *sertralina,* en la cual los alimentos aumentan la absorción). La mayoría de los ISRS tienen vidas medias plasmáticas que van de 16 a 36 horas. El metabolismo por enzimas dependientes del citocromo P450 (CYP450) y glucurónido o conjugación de sulfato ocurren de forma extensa. *Fluoxetina* difiere de otros miembros de la clase al tener una vida media mucho más prolongada (50 h) y la vida media de su metabolito activo *S*-norfluoxetina es bastante prolongada, promediando 10 días. *Fluoxetina* y *paroxetina* son potentes inhibidores de CYP2D6. Además, la *fluoxetina* y la *fluvoxamina* son potentes inhibidores de CYP2C19, y *fluvoxamina* es también un potente inhibidor de CYP1A2, e inhibidor moderado de CYP3A4.

D. Efectos adversos

Aunque se considera que los ISRS tienen menos efectos adversos y menos graves que los antidepresivos tricíclicos e IMAO, no están exentos de efectos adversos. Por ejemplo, pueden causar cefalea, sudoración, ansiedad y agitación, hiponatremia, efectos gastrointestinales (GI) (náusea, vómito y diarrea), debilidad y fatiga, disfunción sexual, cambios en el peso, alteraciones del sueño (insomnio y somnolencia) y prolongación del QT. Además, estos agentes tienen el potencial para interacciones fármaco-fármaco (fig. 17-4). Algunos ISRS son más propensos a causar efectos adversos específicos. Por ejemplo, *citalopram* tiene más probabilidades de causar una prolongación del QT en comparación con otros ISRS. Por esta razón, los pacientes que no toleran un ISRS pueden tolerar otro ISRS.

1. **Alteraciones del sueño:** *paroxetina* y *fluvoxamina* por lo general son más sedantes que activantes y pueden ser útiles en pacientes que tienen dificultades para dormir. A la inversa, los pacientes que están fatigados o que refieren somnolencia excesiva pueden beneficiarse de uno de los inhibidores selectivos de la recaptación de serotonina más activantes, como *fluoxetina* o *sertralina*.

2. **Disfunción sexual:** la disfunción sexual, que puede incluir pérdida de la libido, eyaculación retrasada y anorgasmia, es frecuente con los inhibidores selectivos de la recaptación de serotonina. [Nota: los ISRS se consideran una estrategia de tratamiento de primera línea para el manejo de la eyaculación precoz].

3. **Uso en niños y adolescentes:** los antidepresivos deben usarse con precaución en niños y adolescentes debido a riesgo incrementado de ideación suicida como resultado del tratamiento. Esta precaución incluye no solo los ISRS, sino también otras categorías principales de antidepresivos (IRSN, ATC, IMAO y antidepresivos atípicos). Los pacientes pediátricos deben ser observados por empeoramiento de la depresión y pensamientos suicidas con el inicio o el cambio de la dosis de cualquier antidepresivo. *Fluoxetina, sertralina* y *fluvoxamina* están aprobados para usarse en niños para tratar el trastorno obsesivo-compulsivo. *Fluoxetina* y *escitalopram*, junto con algunos ATC, están aprobados para tratar la depresión en la infancia.

4. **Sobredosis:** la sobredosis de ISRS no suele causar arritmias cardiacas, con excepción de *citalopram* que puede causar prolongación de QT. Las convulsiones son una posibilidad debido a que todos los antidepresivos pueden reducir el umbral convulsivo. Los ISRS tienen el potencial de causar síndrome de serotonina, en especial cuando se usan en presencia de un IMAO u otro fármaco altamente serotoninérgico. El síndrome de serotonina puede incluir los síntomas de hipertermia, rigidez muscular, sudoración, mioclono (contracciones de músculo clónico) y cambios en el estado mental y los signos vitales.

5. **Síndrome de abstinencia:** los ISRS tienen el potencial de causar síndrome de abstinencia después de su suspensión abrupta, en especial los agentes con vidas medias más breves y metabolitos inactivos. *Fluoxetina* tiene el menor riesgo de causar una abstinencia de inhibidores selectivos de la recaptación de serotonina debido a su vida media más prolongada y metabolito activo. Los posibles signos y síntomas de síndrome de abstinencia de un ISRS incluyen cefalea, malestar y síntomas similares a la influenza, agitación e irritabilidad, nerviosismo y cambios en el patrón de sueño. Se recomienda la reducción gradual de los ISRS para prevenir o reducir los síntomas del síndrome de abstinencia.

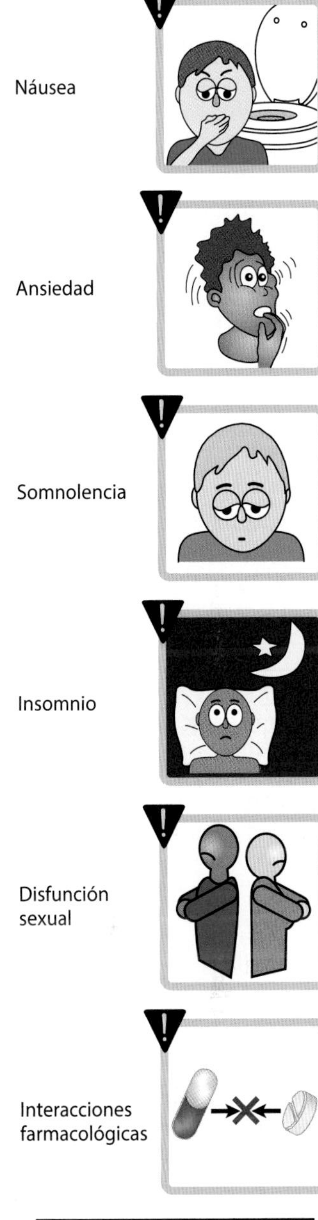

Figura 17-4
Algunos efectos adversos observados con frecuencia de los inhibidores selectivos de la recaptación de serotonina.

IV. INHIBIDORES SELECTIVOS DE LA RECAPTACIÓN DE SEROTONINA-NOREPINEFRINA

Venlafaxina, desvenlafaxina, levomilnaciprán y *duloxetina* inhiben la recaptación tanto de serotonina como de norepinefrina (fig. 17-5) y, por lo tanto, se conocen IRSN. La depresión suele acompañarse de dolor crónico, como dorsalgia y dolores musculares, para lo cual los ISRS son relativamente ineficaces. El dolor está modulado en parte por las vías de serotonina y norepinefrina en el sistema nervioso central. Con la inhibición dual de la recaptación de serotonina

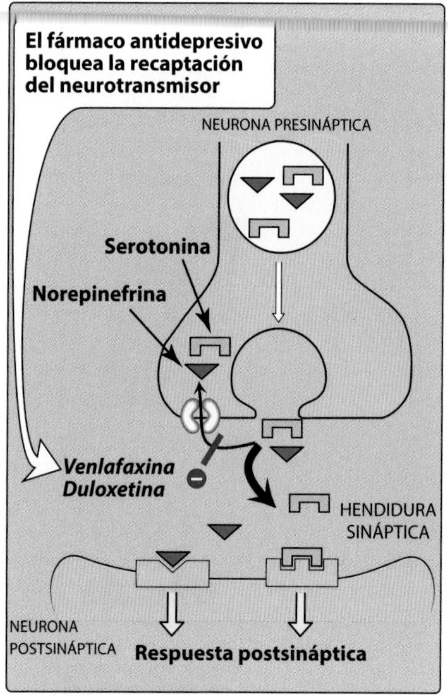

Figura 17-5
Mecanismo de acción propuesto para los fármacos antidepresivos inhibidores selectivos de la recaptación de serotonina-norepinefrina.

y norepinefrina, tanto los IRSN como los ATC pueden ser efectivos para aliviar el dolor. Estos agentes también se usan en el tratamiento de los síndromes de dolor, como neuropatía diabética periférica, neuralgia posherpética, fibromialgia y lumbalgia. Los IRSN, a diferencia de ATC, tienen poca actividad en los receptores α-adrenérgicos, muscarínicos o histamínicos y por lo tanto tienen menos efectos adversos mediados por receptor que los antidepresivos tricíclicos. Algunos efectos adversos son similares a los de los ISRS, como náusea y disfunción sexual. También pueden producirse mareos y diaforesis. Los IRSN pueden también precipitar un síndrome de abstinencia si el tratamiento se interrumpe de manera abrupta.

A. Venlafaxina y desvenlafaxina

Venlafaxina es un inhibidor de la recaptación de serotonina y, a dosis medias o elevadas, es un inhibidor de la recaptación de norepinefrina. *Venlafaxina* tiene inhibición mínima de las isoenzimas CYP450 y es un sustrato de la isoenzima CYP2D6. *Desvenlafaxina* es un metabolito activo desmetilado de *venlafaxina.* Los efectos secundarios más frecuentes de *venlafaxina* son náusea, cefalea, disfunción sexual, mareo, insomnio sedación y estreñimiento. A dosis elevadas, puede haber un aumento en la presión arterial y la frecuencia cardiaca. Las actividades clínicas y el perfil de eventos adversos de *desvenlafaxina* son similares al de *venlafaxina.*

B. Duloxetina

Duloxetina inhibe la recaptación de serotonina y norepinefrina a todas las dosis. Se metaboliza extensamente en el hígado para inactivar metabolitos y debe evitarse en pacientes con disfunción hepática. Los efectos secundarios gastrointestinales son frecuentes con *duloxetina,* incluyendo náusea y estreñimiento. También se observan boca seca, insomnio, mareo, somnolencia, sudoración y disfunción sexual. *Duloxetina* puede aumentar la presión arterial o la frecuencia cardiaca. Es un inhibidor moderado de las isoenzimas CYP2D6 y pueden aumentar las concentraciones de los fármacos metabolizados por esta vía, como los antipsicóticos.

C. Levomilnaciprán

Levomilnaciprán es un enantiómero de *milnacipán* (un inhibidor más antiguo de la IRSN usado para el tratamiento de la depresión en Europa y fibromialgia en Estados Unidos). El perfil de efectos adversos de *levomilnaciprán* es similar al de otros IRSN, incluyendo náusea, dolor de cabeza y sequedad de boca. Se metaboliza de forma primaria por CYP3A4 y, por lo tanto, la actividad puede alterarse por inductores o inhibidores de este sistema enzimático.

V. ANTIDEPRESIVOS ATÍPICOS

Los antidepresivos atípicos son un grupo mixto de agentes que tienen acciones en diferentes sitios. Este grupo incluye *brexanolona, bupropión, eskotamina, mirtazapina, nefazodona, trazodona, vilazodona* y *vortioxetina.*

A. Brexanolona

Brexanolona es un modulador alostérico positivo de los receptores $GABA_A$ que se utiliza para el tratamiento de la depresión posparto. Este agente es un análogo del neuroesteroide alopregnanolona (un metabolito de la progesterona). Después del parto, los niveles de alopregnanolona disminuyen, y esto puede estar relacionado con la etiología de la depresión posparto. *Brexanolona* se administra en infusión intravenosa durante 60 h en régimen de hospitalización para las mujeres con depresión posparto. El riesgo de sedación excesiva, pérdida súbita de conciencia e hipoxia son eventos adversos potenciales que justifican la supervisión y vigilancia con el uso de este agente. La paciente debe ser supervisada cuando interactúe con su hijo (o hijos) durante el tratamiento.

B. Bupropión

Bupropión es un inhibidor débil de la recaptación de dopamina y norepinefrina que se usa para aliviar los síntomas de depresión. *Bupropión* también es útil para disminuir los antojos y atenuar los síntomas de abstinencia de nicotina en pacientes que tratan de dejar de fumar (potencialmente a través de la disminución de los efectos estimulantes de la nicotina en los receptores nicotínicos de acetilcolina). Los efectos secundarios pueden incluir boca seca, sudoración, nerviosismo, temblor y un aumento del riesgo de convulsiones dependientes de la dosis. Tiene una incidencia muy baja de disfunción sexual y puede utilizarse en pacientes preocupados por el riesgo de disfunción sexual relacionada con los antidepresivos. *Bupropión* es metabolizado por la vía de CYP2B6 y tiene un riesgo relativamente bajo de interacciones fármaco-fármaco, considerando los pocos agentes que inhiben/inducen esta enzima. El uso de *bupropión* debe evitarse en pacientes en riesgo de convulsiones, incluidos los que presentan anomalías electrolíticas concurrentes, o aquellos que tienen una historia de anorexia o bulimia.

C. Esketamina

Esketamina, el enantiómero S de la *ketamina* racémica (un agente anestésico), es un antagonista no selectivo y no competitivo del receptor de glutamato N-metil-D-aspartato. La *esketamina* se considera de acción más rápida que los antidepresivos estándar. El fármaco se administra por vía intranasal como terapia complementaria para el tratamiento de la depresión resistente al tratamiento o del trastorno depresivo mayor con ideación o comportamiento suicida. Debido a los riesgos de sedación y sensación de disociación que pueden producirse con el uso de este agente, *esketamina* se administra en un entorno controlado en el que los pacientes deben ser vigilados estrechamente durante 2 h después de la administración. Es una sustancia controlada debido a estos riesgos, así como a sus riesgos de abuso y mal uso. Los efectos adversos agudos tras el tratamiento incluyen sedación, náusea y vómito, disociación y alucinaciones, y aumento de la presión arterial.

D. Mirtazapina

Mirtazapina aumenta la neurotransmisión de serotonina y norepinefrina al servir como un antagonista en los receptores presinápticos centrales α_2. Además, parte de la actividad antidepresiva puede relacionarse con antagonismo en los receptores $5\text{-}HT_2$. *Mirtazapina* es sedante debido a su potente actividad antihistamínica, pero no causa los efectos secunda-

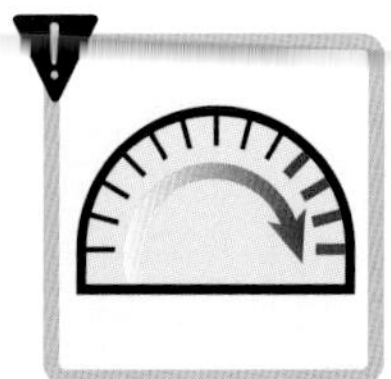

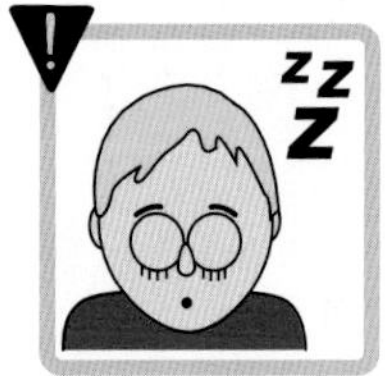

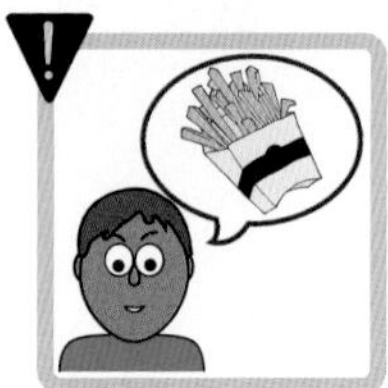

Figura 17-6
Algunos efectos adversos observados con frecuencia de *mirtazapina*.

rios antimuscarínicos de los ATC o interfiere con la función sexual como los ISRS. Ocurren sedación, aumento del apetito y por consecuencia aumento de peso (fig. 17-6).

E. Nefazodona y trazodona

Nefazodona y *trazodona* son inhibidores débiles de la recaptación de serotonina y la recaptación de norepinefrina y también son antagonistas en el receptor postsináptico 5-HT_{2a}. Ambos agentes son sedantes, probablemente debido a su potente actividad de bloqueo de histamina H_1. *Trazodona* suele usarse fuera de indicación para el manejo del insomnio. Deben tenerse en cuenta las interacciones farmacológicas, ya que ambos agentes son metabolizados por el CYP3A4. Además, *nefazodona* es un potente inhibidor del CYP3A4. *Trazodona* se ha relacionado con priapismo y *nefazodona* se ha relacionado con un riesgo de hepatotoxicidad. Ambos agentes tienen también antagonismo leve a moderado del receptor α_1, que contribuye a ortostasis y mareo. Náusea y sequedad de boca también son efectos secundarios potenciales de estos agentes.

F. Vilazodona

Vilazodona es un inhibidor de la recaptación de serotonina y un agonista parcial del receptor 5-HT_{1a}. Aunque el grado al cual la actividad del receptor 5-HT_{1a} contribuye a sus efectos terapéuticos se desconoce, este posible mecanismo de acción lo hace único frente a los ISRS. *Vilazodona* es metabolizada por el CYP3A4, y los inhibidores o inductores fuertes del CYP3A4 pueden aumentar o disminuir de manera significativa los niveles, respectivamente. El perfil de efectos adversos es similar al de los ISRS e incluye náusea, diarrea, disfunción sexual y mareos. Además, *vilazodona* tiene un riesgo de síndrome de abstinencia si se suspende forma abrupta.

G. Vortioxetina

Vortioxetina utiliza una combinación de inhibición de la recaptación de serotonina, agonismo 5-HT_{1a} y antagonismo 5-HT_3 y 5-HT_7 como sus mecanismos propuestos de acción para tratar la depresión. No está claro a qué grado las actividades distintas a la inhibición de la recaptación de serotonina influyen sobre los efectos generales de *vortioxetina.* Este agente se metaboliza principalmente por el CYP2D6, y se recomienda una reducción de la dosis cuando *vortioxetina* se coadministra con fuertes inhibidores del CYP2D6. Los efectos adversos frecuentes incluyen náusea, estreñimiento y disfunción sexual, que pueden esperarse debido a sus mecanismos serotoninérgicos.

VI. ANTIDEPRESIVOS TRICÍCLICOS

Al igual que los IRSN, los ATC inhiben la recaptación de norepinefrina y serotonina en la neurona presináptica. La principal diferencia entre estas dos clases de fármacos es el perfil de efectos secundarios más benigno de los IRSN, ya que los ATC también afectan a otros tipos de receptores. Los ATC incluyen las aminas terciarias *imipramina* (el fármaco prototípico), *amitriptilina, clomipramina, doxepina* y *trimipramina* y las aminas secundarias *desipramina* y *nortriptilina* (los metabolitos *N*-desmetilados de *imipramina* y *amitriptilina*, respectivamente) y *protriptilina. Maprotilina* y *amoxapina* son agentes antidepresivos "tetracíclicos" relacionados y se incluyen con frecuencia en la clase general de ATC.

A. Mecanismo de acción

1. **Inhibición de la recaptación de neurotransmisores:** los ATC y *amoxapina* son inhibidores potentes de la recaptación neuronal de norepinefrina y serotonina en las terminales nerviosas presinápticas. *Maprotilina* y *desipramina* son inhibidores relativamente selectivos de la recaptación de norepinefrina.
2. **Bloqueo de los receptores:** los ATC también bloquean los receptores serotoninérgicos, α-adrenérgicos, muscarínicos e histamínicos H_1. No se sabe si cualquiera de estas acciones produce el beneficio terapéutico de los antidepresivos tricíclicos. Sin embargo, las acciones en estos receptores son probablemente responsables de muchos de sus efectos adversos. *Amoxapina* también bloquea los receptores 5-HT_2 y de dopamina D_2.

B. Acciones

Los antidepresivos tricíclicos mejoran el estado de ánimo, en 50 a 70% de las personas con depresión mayor. Como la mayoría de los antidepresivos, el inicio de la elevación del estado de ánimo es lento y requiere 2 semanas o más (fig. 17-3). La respuesta del paciente puede usarse para ajustar la dosis. La reducción gradual de estos agentes se recomienda para minimizar los síndromes de abstinencia y los efectos de rebote colinérgico.

C. Usos terapéuticos

Los ATC son efectivos para tratar la depresión moderada a grave. Algunos pacientes con trastorno de pánico también responden a los ATC. *Imipramina* se usa como una alternativa a *desmopresina* o a los tratamientos no farmacológicos (alarmas de enuresis) en el tratamiento de la enuresis en niños. Los ATC, en particular *amitriptilina,* se han usado para ayudar a prevenir la cefalea por migraña y tratar los síndromes de dolor crónico (p. ej., dolor neuropático) en un número de trastornos para los cuales la causa del dolor no está clara. Las dosis bajas de ATC, en especial *doxepina,* pueden usarse para tratar el insomnio.

D. Farmacocinética

Los antidepresivos tricíclicos se absorben bien con la administración oral. Como resultado de su metabolismo variable de primer paso en el hígado, los ATC tienen una biodisponibilidad baja e inconsistente. Estos fármacos se metabolizan por el sistema microsómico hepático (y, por lo tanto, pueden ser sensibles a los agentes que inducen o inhiben las isoenzimas CYP450) y se conjugan con el ácido glucurónico. Por último, los ATC se excretan como metabolitos inactivos a través del riñón.

E. Efectos adversos

El bloqueo de los receptores muscarínicos causa visión borrosa, xerostomía, retención urinaria, taquicardia sinusal, estreñimiento y agravamiento del glaucoma de ángulo cerrado (fig. 17-7). Estos agentes afectan la conducción cardiaca de forma similar a quinidina y pueden precipitar arritmias que ponen en riesgo la vida en una situación de sobredosis. Los ATC también bloquean los receptores α-adrenérgicos, causando hipotensión

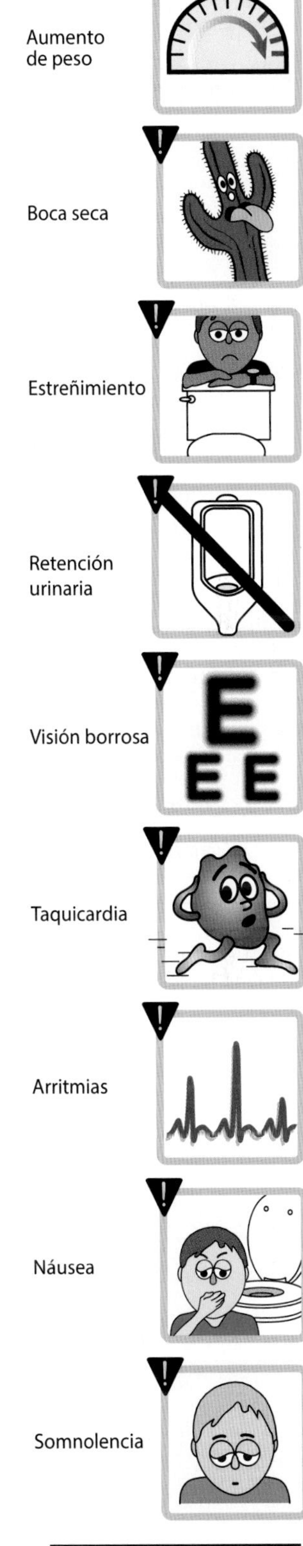

Figura 17-7
Algunos efectos adversos observados con frecuencia de los antidepresivos tricíclicos.

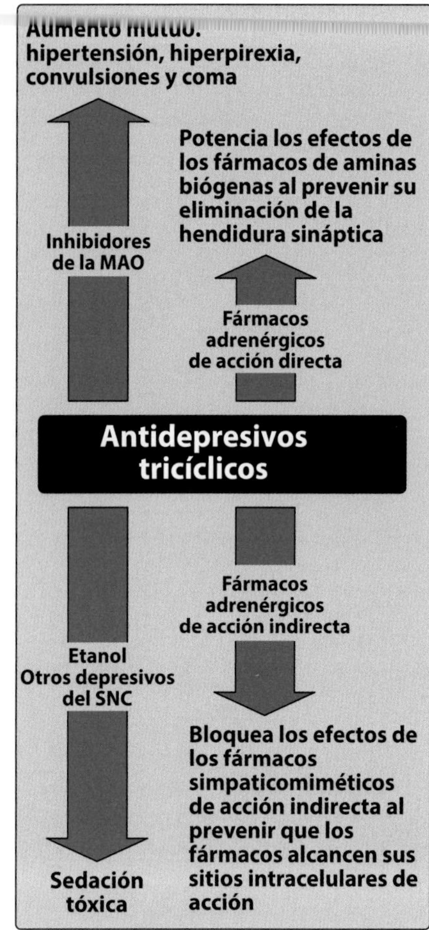

Figura 17-8
Fármacos que interactúan con los antidepresivos tricíclicos. MAO = monoaminooxidasa; SNC= sistema nervioso central.

ortostática, mareo y taquicardia refleja. La sedación se relaciona con la capacidad de estos fármacos para bloquear los receptores de histamina H_1. El aumento de peso es un efecto adverso frecuente de los ATC. Ocurre disfunción sexual en una minoría de los pacientes y la incidencia es más baja que la que se relaciona con los ISRS.

Todos los antidepresivos, incluyendo los ATC, deben usarse con precaución en pacientes con trastorno bipolar, incluso durante su estado deprimido, debido a que los antidepresivos pueden causar un cambio a la conducta maniaca. Los ATC tienen un índice terapéutico estrecho (p. ej., cinco a seis veces la dosis diaria máxima de *imipramina* puede ser letal). Los pacientes con depresión con ideación suicida deben recibir solo cantidades limitadas de estos fármacos y vigilarse de cerca. Las interacciones farmacológicas con los antidepresivos tricíclicos se muestran en la figura 17-8. Los ATC pueden exacerbar ciertos trastornos médicos, como hiperplasia prostática benigna, epilepsia y arritmias preexistentes.

VII. INHIBIDORES DE LA MONOAMINOOXIDASA

La monoaminooxidasa (MAO) es una enzima mitocondrial encontrada en los nervios y otros tejidos, como el intestino y el hígado. En la neurona, la MAO funciona como una "válvula de seguridad" para desaminar de forma oxidativa e inactivar cualquier exceso de neurotransmisores (p. ej., norepinefrina, dopamina y serotonina) que pueden filtrarse de las vesículas sinápticas cuando la neurona está en reposo. De las dos isoenzimas de la MAO, la MAO-A metaboliza la serotonina, norepinefrina y dopamina y la MAO-B metaboliza principalmente la dopamina. Los inhibidores de la MAO o IMAO pueden inactivar de forma irreversible o reversible la enzima, permitiendo que los neurotransmisores escapen a la degradación y, por lo tanto, se acumulen dentro de la neurona presináptica y se filtren hacia el espacio sináptico. Los cuatro inhibidores de la MAO disponibles en la actualidad para el tratamiento de la depresión incluyen *fenelzina, tranilcipromina, isocarboxazida* y *selegilina*. Todos son no selectivos para la inhibición de la MAO-A y la MAO-B, excepto *selegilina*, que es más selectiva para la MAO-B a dosis bajas, pero se considera no selectiva a dosis altas. [Nota: *selegilina* también se usa para el tratamiento de la enfermedad de Parkinson. Es el único antidepresivo disponible en un sistema de administración transdérmica]. El uso de los inhibidores de la MAO o IMAO está limitado debido a la gravedad potencial de las interacciones entre medicamentos y alimentos mientras se toman estos agentes.

A. Mecanismo de acción

La mayoría de los IMAO, como *fenelzina* forman complejos estables con la enzima, causando inactivación irreversible. Esto resulta en un aumento de las reservas de norepinefrina, serotonina y dopamina dentro de la neurona y la difusión subsecuente del exceso de neurotransmisor en el espacio sináptico (fig. 17-9). Estos fármacos inhiben no solo la MAO en el cerebro, sino también la MAO en el hígado y el intestino que catalizan la desaminación oxidativa de los fármacos y las sustancias potencialmente tóxicas, como tiramina, que se encuentra en algunos alimentos. Los IMAO, por lo tanto, muestran una incidencia elevada de interacciones fármaco-fármaco y fármaco-alimento. *Selegilina* administrada como parche transdérmico puede producir menos IMAO intestinal y hepática a dosis bajas debido a que evita el metabolismo de primer paso.

B. Acciones

Aunque la MAO es inhibida por completo después de varios días de tratamiento, la acción antidepresiva de los IMAO, como la de los ISRS, IRSN y TC, se retrasa varias semanas. *Selegilina* y *tranilcipromina* tienen un efecto estimulante similar a anfetamina que puede producir agitación o insomnio.

C. Usos terapéuticos

Los IMAO están indicados para pacientes con depresión que no responden o son intolerantes a otros antidepresivos. Debido a su riesgo para interacciones fármaco-fármaco y fármaco-alimentos, los IMAO se consideran agentes de última línea en muchos ámbitos terapéuticos.

D. Farmacocinética

Estos fármacos se absorben bien después de su administración oral. El tiempo de la regeneración de la enzima MAO tras la inactivación irreversible por los IMAO varía, pero suele ocurrir varias semanas después de suspender el fármaco. Así, cuando se cambian agentes antidepresivos, debe permitirse un mínimo de 2 semanas de retraso después de la terminación del tratamiento con IMAO y el inicio de otro antidepresivo de cualquier otra clase. Los IMAO se metabolizan a nivel hepático y se excretan sin demora en la orina.

E. Efectos adversos

Los efectos secundarios graves y a menudo impredecibles, debido a las interacciones fármaco-alimentos y fármaco-fármaco, limitan el amplio uso de los IMAO. Por ejemplo, tiramina, que está presente en quesos y carnes añejados, hígado, pescado ahumado o en salmuera y vinos tintos, normalmente es inactivado por la MAO-A en el intestino. personas que reciben un IMAO no selectivo son incapaces de degradar tiramina obtenida de la dieta. Tiramina causa la liberación de grandes cantidades de catecolaminas almacenadas de terminales nerviosas, lo que resulta en una crisis hipertensiva, con signos y síntomas como cefalea occipital, rigidez del cuello, taquicardia, náusea, arritmias cardiacas, convulsiones y, posiblemente, ictus. Los pacientes deben instruirse sobre qué alimentos contienen tiramina para evitarlos. Otros posibles efectos adversos del tratamiento con IMAO incluyen somnolencia, hipotensión ortostática, visión borrosa, boca seca y estreñimiento. Los ISRS no deben coadministrarse con IMAO debido al riesgo de síndrome de serotonina. Tanto los ISRS como los IMAO requieren un periodo de reposo farmacológico de al menos 2 semanas antes de que se administre otro tipo, excepto con *fluoxetina,* que debe suspenderse al menos 6 semanas antes de iniciar los IMAO. Además, los IMAO tienen muchas otras interacciones farmacológicas críticas y se requiere tener cuidado al administrar estos agentes de forma concurrente con otros fármacos. Por ejemplo, cuando los IMAO se combinan con simpaticomiméticos directos o indirectos, como *seudoefedrina*, se puede producir una hipertensión importante. En la figura 17-10 se resumen los efectos secundarios de los fármacos antidepresivos.

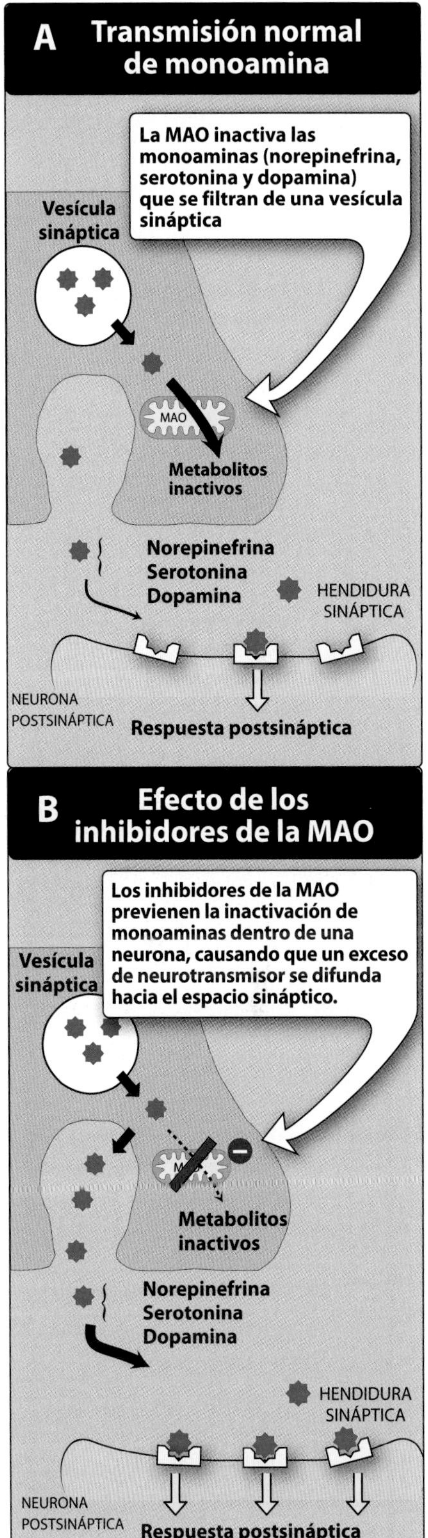

Figura 17-9
Mecanismos de acción de los inhibidores de la monoaminooxidasa.

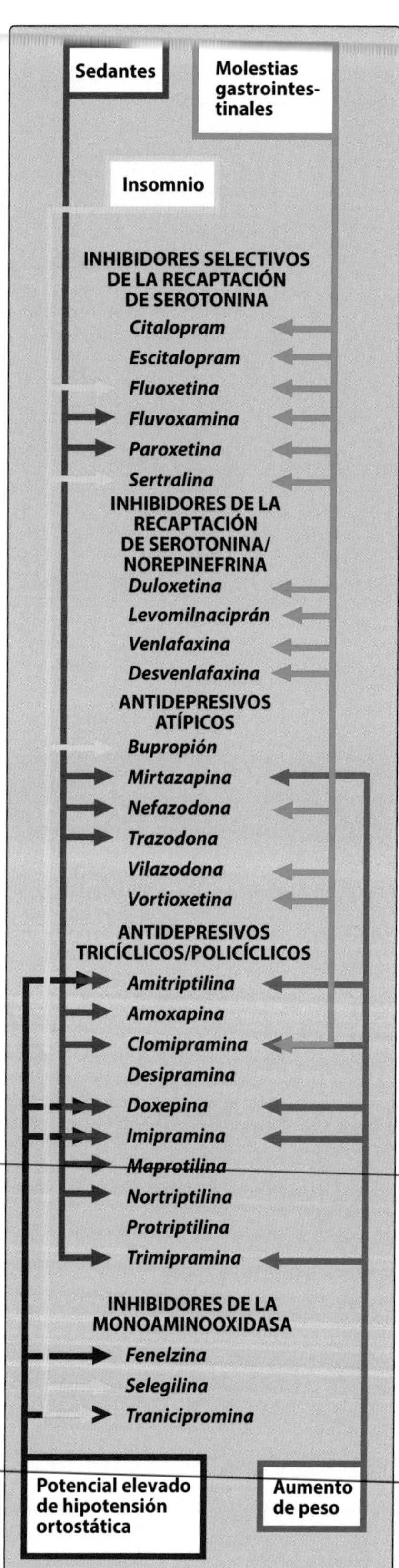

Figura 17-10
Efectos secundarios de algunos fármacos usados para tratar la depresión.

Aplicación clínica 17.1. Consideraciones específicas del paciente en la selección de fármacos antidepresivos

Dado que muchos antidepresivos se consideran igual de eficaces a pesar de tener diferentes mecanismos de acción y perfiles de efectos secundarios, tiene sentido clínico intentar seleccionar el mejor antidepresivo para un paciente específico en un proceso individualizado y reflexivo. Los médicos deben tener en cuenta los siguientes aspectos principales del paciente y de los posibles antidepresivos a la hora de elegir un tratamiento: antecedentes del paciente de respuesta a antidepresivos específicos, antecedentes familiares de respuesta a antidepresivos, condiciones médicas y psiquiátricas concurrentes, perfil de efectos adversos del antidepresivo que se está considerando y presentación clínica de los síntomas depresivos. Las consideraciones secundarias pueden incluir edad, costo de la medicación, régimen/frecuencia de dosificación, interacciones entre medicamentos o entre medicamentos y alimentos, factores genéticos, estigma que rodea a algunos medicamentos, intervenciones no farmacológicas e historial de adherencia a tratamientos anteriores.

VIII. ANTAGONISTAS DE LA SEROTONINA-DOPAMINA

Si bien 60 a 80% de los pacientes responden favorablemente a los antidepresivos, 20 a 40% experimenta una respuesta parcial o deficiente a la monoterapia. Los antipsicóticos de segunda generación (ASG), también denominados antipsicóticos atípicos, bloquean los receptores de serotonina (5-HT2) y dopamina (D2) (véase cap. 18). Los ASG se utilizan como tratamientos coadyuvantes en los pacientes sin una respuesta completa a la terapia antidepresiva. *Aripiprazol, brexpiprazol* y *quetiapina* están aprobados para usarse como coadyuvantes en el trastorno depresivo mayor, y la combinación de *fluoxetina* y *olanzapina* está aprobada para la depresión resistente al tratamiento.

XI. TRATAMIENTO DE LA MANÍA Y EL TRASTORNO BIPOLAR

Ha habido mejoras en el tratamiento del trastorno bipolar debido a que cada vez se reconoce más este tipo de trastorno y también por un aumento en el número de medicamentos disponibles para el tratamiento de la manía.

A. Litio

Las *sales de litio* se usan de forma aguda y profiláctica para el manejo de trastorno bipolar. El *litio* es efectivo para tratar de 60 a 80% de los pacientes que presentan manía e hipomanía. Aunque muchos procesos celulares se alteran por el tratamiento con *litio,* el modo de acción no se conoce del todo. El *litio* es un catión monovalente al que se le atribuyen varios mecanismos, entre ellos los efectos sobre los segundos mensajeros y la transducción de señales intracelulares. También puede tener efectos neuroprotectores. El índice terapéutico del *litio* es extremadamente bajo y concentraciones de *serum litio* deben ser controlados durante el tratamiento.

Los efectos adversos frecuentes pueden incluir cefalea, boca seca, polidipsia, poliuria, polifagia, molestias gastrointestinales, temblor fino de las manos, mareo, fatiga, reacciones dermatológicas y sedación. Los efectos adversos como ataxia, habla farfullada, temblores gruesos, confusión y convulsiones indican concentraciones plasmáticas más elevadas y potencial de toxicidad por *litio*. El uso de *litio* se ha asociado con el desarrollo de diabetes insípida nefrogénica, en especial con el tratamiento a largo plazo. La función tiroidea puede estar disminuida y debe vigilarse. El *litio* se elimina por vía renal y debe tenerse cuidado al dosificar este fármaco en pacientes con afección renal. *Litio* puede ser la mejor opción para estabilizar el estado de ánimo en pacientes con alteraciones hepáticas.

B. Otros fármacos

Varios fármacos antiepilépticos, incluyendo *carbamazepina*, *divalproex* (un profármaco que se convierte en *ácido valproico* y *valproato* después de la ingestión), y *lamotrigina* (véase cap. 19) están aprobados como estabilizadores del estado de ánimo para el trastorno bipolar. Otros agentes que pueden mejorar los síntomas maniacos incluyen antipsicóticos más antiguos (*clorpromacina* y *haloperidol*) y antipsicóticos atípicos de segunda generación más recientes. Los antipsicóticos atípicos *risperidona, olanzapina, ziprasidona, aripiprazol, asenapina, caripracina* y *quetiapina* (véase cap. 18) también se usan para el manejo de la manía. *Quetiapina, lurasidona, cariprazina* y la combinación de *olanzapina* y *fluoxetina* se han aprobado para la depresión bipolar.

Resumen del capítulo

- Los antidepresivos, en general, tienen el objetivo farmacodinámico de aumentar o modular los neurotransmisores de norepinefrina, serotonina y dopamina. Esto se suele conseguir con la inhibición de los transportadores de recaptación, el antagonismo de los receptores o la inhibición de la monoamino oxidasa.
- Los antidepresivos atípicos más recientes pueden actuar sobre otros sistemas neurotransmisores como GABA (*brexanolona*) o glutamato (*esketamina*).
- Los ISRS y los nuevos IRSN se prescriben con mayor frecuencia, ya que tienen múltiples indicaciones, suelen ser más fáciles de utilizar en pacientes con enfermedades concurrentes y se consideran más seguros en caso de sobredosis.
- La mayoría de los antidepresivos se consideran igualmente eficaces, por lo que la selección de un agente sobre otro puede estar relacionada con los perfiles de efectos adversos y el historial de respuesta del paciente. Los agentes más recientes se utilizan para aspectos más específicos de la depresión, como la depresión resistente al tratamiento (*esketamina* o la combinación de *olanzapina* y *fluoxetina*) o la depresión posparto (*brexanolona*).
- Los IMAO se consideran por lo general como tratamiento de última línea para la depresión, ya que tienen múltiples interacciones fármaco-alimentación y fármaco-fármaco que pueden ser significativas.
- Algunos antipsicóticos de segunda generación se utilizan como tratamientos complementarios a los antidepresivos para la depresión refractaria, como *aripiprazol*, *brexpiprazol* o *quetiapina*.
- Los estabilizadores del estado de ánimo, como *litio*, *divalproex sódico*, *carbamazepina* y *lamotrigina* son los fármacos de elección para el mantenimiento del trastorno bipolar, y algunos ASG son eficaces para los episodios agudos tanto de síntomas de manía como de síntomas depresivos.

Preguntas de estudio

Elija la MEJOR respuesta.

17.1 Un hombre de 55 años fue diagnosticado con depresión y comenzó tratamiento con fluoxetina. Después de 6 semanas, sus síntomas mejoraron, pero refiere disfunción sexual. ¿Cuál de los siguientes fármacos puede ser útil para manejar la depresión de este paciente para minimizar este efecto adverso?

A. Sertralina
B. Citalopram
C. Mirtazapina
D. Litio

Respuesta correcta = C. Mirtazapina se considera que tiene un bajo riesgo de efectos secundarios sexuales. Suele ocurrir disfunción sexual con los ISRS (sertralina y citalopram), así como con los ATC y los IRSN. El litio se usa comúnmente para el tratamiento de la manía y el trastorno bipolar, y no está indicado para la depresión de este paciente.

17.2 Un hombre de 36 años se presenta con síntomas de conducta compulsiva. Se da cuenta de que su conducta está interfiriendo con su capacidad para completar sus tareas diarias, pero siente que no puede detenerse. ¿Cuál de los siguientes fármacos sería más útil para este paciente?

A. Desipramina
B. Paroxetina
C. Amitriptilina
D. Selegilina

Respuesta correcta = B. Los inhibidores selectivos de la recaptación de serotonina son en particular efectivos para tratar trastornos obsesivos-compulsivos y paroxetina está aprobada para este trastorno además de estar aprobado para la depresión. Los otros fármacos son menos efectivos en el tratamiento del trastorno obsesivo-compulsivo. Los pacientes con trastorno obsesivo-compulsivo suelen tener un trastorno depresivo concurrente.

17.3 ¿Cuál de los siguientes antidepresivos causa agonismo parcial del receptor 5-HT_{1a} e inhibición de la recaptación de 5-HT?

A. Sertralina
B. Brexpiprazola
C. Maprotilina
D. Vilazodona

Respuesta correcta = D. Además de la inhibición de la recaptación de serotonina, la actividad antidepresiva de vilazodona puede relacionarse con su agonismo del receptor 5-HT_{1a}. Aunque también se ha propuesto que brexpiprazola tiene agonismo parcial 5-HT_{1a}, no es considerada un inhibidor de la recaptación de serotonina. La sertralina es un ISRS sin agonismo parcial 5-HT_{1a} apreciable. Maprotilina es relativamente selectiva para la inhibición de la recaptación de norepinefrina y tampoco tiene un agonismo parcial apreciable de 5-HT_{1a}.

17.4 Un hombre de 45 años refiere depresión y dificultad para dormir. El médico preferiría recetarle un fármaco que ayude a controlar tanto la depresión como el insomnio. ¿Cuál de los siguientes antidepresivos es el más adecuado para tratar ambas indicaciones?

A. Bupropión
B. Duloxetina
C. Doxepina
D. Levomilnaciprán

Respuesta correcta = C. Doxepina es el más sedante de la lista debido a su actividad bloqueadora de la histamina. Doxepina también se utiliza para el tratamiento del insomnio a dosis bajas.

17.5 Un paciente de 32 años es diagnosticado de trastorno bipolar. Su historial médico es significativo por afección hepática. Por lo tanto, el prescriptor prefiere utilizar un medicamento que se elimine por vía renal. ¿Qué estabilizador del estado de ánimo puede ser más seguro y eficaz para este paciente?

A. Ácido valproico
B. Carbamazepina
C. Litio
D. Lamotrigina

Respuesta correcta = C. Litio es el único agente para el trastorno bipolar que no requiere de metabolismo hepático y, por lo tanto, puede dosificarse sin problema en un paciente con afección hepática. Sin embargo, si el paciente tiene afección renal, la dosificación de litio tendría que ajustarse.

17.6 Una mujer de 75 años se presenta por aturdimiento y mareos al levantarse desde una posición sentada. Dice que estos síntomas comenzaron después de empezar a tomar un nuevo antidepresivo hace unas semanas. Se le diagnostica con hipotensión ortostática. ¿Cuál de los siguientes agentes antidepresivos tiene un antagonismo significativo del receptor α_1 y lo más probable es que haya causado estos síntomas?

A. Venlafaxina
B. Bupropión
C. Escitalopram
D. Imipramina

Respuesta correcta = D. Venlafaxina, bupropión y escitalopram tienen muy poco efecto para disminuir la presión arterial (no hay antagonismo del receptor α_1) y se consideran opciones aceptables para el tratamiento de la depresión en las personas de edad avanzada. Venlafaxina se asocia más a menudo con un aumento de la presión arterial (no con hipotensión). Imipramina se relaciona con un riesgo elevado de ortostasis en las personas de edad avanzada y debe evitarse debido a su perfil de efectos adversos y riesgo de caídas.

17.7 Una paciente de 15 años ha sido diagnosticada recientemente de depresión mayor y no responde a la psicoterapia. Tiene un historial de dos intentos de suicidio con medicamentos de venta libre. ¿Cuál de los siguientes agentes sería una primera opción apropiada para esta paciente cuando se utiliza con una estrecha vigilancia?

A. Escitalopram
B. Quetiapina
C. Vilazodona
D. Imipramina

Respuesta correcta = A. El ISRS escitalopram está aprobado para su uso en adolescentes. Los ATC, como imipramina, son más peligrosos en caso de sobredosis que los ISRS. Vilazodona no está aprobada para adolescentes con depresión mayor, y quetiapina está aprobada para pacientes adultos (no adolescentes) que han respondido parcialmente a ensayos adecuados de monoterapia antidepresiva.

17.8 Un hombre de 45 años es remitido a un psiquiatra para el manejo de depresión resistente al tratamiento después de múltiples fracasos de la monoterapia con varios antidepresivos. ¿Cuál de los siguientes agentes puede ser beneficioso para su uso como terapia adyuvante para el manejo de la depresión resistente al tratamiento en este paciente?

A. Amoxapina
B. Brexanolona
C. Risperidona
D. Esketamina

Respuesta correcta = D. De los fármacos mencionados, solo esketamina está aprobada para su uso complementario con antidepresivos para la depresión resistente al tratamiento. Se administra por vía intranasal y solo bajo la supervisión de un profesional sanitario debido a los múltiples riesgos que conlleva su uso.

17.9 Una mujer de 35 años con depresión ha tenido una respuesta parcial a sertralina, pero no ha podido lograr la remisión completa de sus síntomas depresivos. ¿Cuál de los siguientes tratamientos está indicado como agente coadyuvante para ayudar a una mayor mejora de sus síntomas?

A. Maprotilina
B. Tranilcipromina
C. Aripiprazol
D. Brexanolona

Respuesta correcta = C. De los agentes mencionados, solo aripiprazol está aprobado como tratamiento complementario para los pacientes que han tenido una respuesta parcial a su antidepresivo en monoterapia. Quetiapina y Brexpiprazol también están indicados para este tipo de respuesta parcial a los antidepresivos.

17.10 Un hombre de 50 años es diagnosticado de depresión mayor y ansiedad generalizada. Sus antecedentes médicos incluyen diabetes y neuropatía diabética. ¿Cuál de los siguientes medicamentos tiene más posibilidades de mejorar la depresión, la ansiedad y el dolor neuropático como tratamiento único en este paciente?

A. Fluoxetina
B. Citalopram
C. Vortioxetina
D. Duloxetina

Respuesta correcta = D. Duloxetina está indicada para cada afección (depresión, ansiedad generalizada y dolor neuropático diabético). Los otros agentes pueden mejorar la depresión y la ansiedad, pero no se consideran tan eficaces como duloxetina en el manejo de los síndromes de dolor crónico.

Fármacos antipsicóticos

18

Jose A. Rey

I. GENERALIDADES

Los fármacos antipsicóticos se usan sobre todo para tratar la esquizofrenia, pero también son efectivos en otros estados psicóticos y maniacos. El uso de medicamentos antipsicóticos implica hacer un intercambio difícil entre los beneficios de aliviar los síntomas relacionados con la psicosis y el riesgo de una amplia variedad de efectos adversos. Los fármacos antipsicóticos (fig. 18-1) no son curativos y no eliminan los trastornos crónicos del pensamiento, pero sí reducen la intensidad de las alucinaciones y los delirios y permiten al paciente con esquizofrenia desenvolverse en un ambiente de apoyo.

II. ESQUIZOFRENIA

La esquizofrenia es un tipo de psicosis crónica caracterizada por síntomas positivos como delirios, alucinaciones (a menudo en forma de voces), alteraciones en el pensamiento y comportamiento, y síntomas negativos como la avolición o la ambivalencia. El inicio de la enfermedad suele ser ya avanzada la adolescencia o al inicio de la edad adulta. Ocurren en cerca de 1% de la población y es un trastorno crónico e incapacitante. La esquizofrenia tiene un fuerte componente genético y probablemente refleja alguna anormalidad fundamental del desarrollo y bioquímica, posiblemente una disfunción de las vías neuronales dopaminérgicas mesolímbicas o mesocorticales. Hay cuatro vías dopaminérgicas primarias de interés en el manejo de la esquizofrenia con antipsicóticos. Se cree que los síntomas positivos del trastorno están relacionados con una disfunción hiperdopaminérgica de la vía mesolímbica. Los síntomas negativos y algunas disfunciones cognitivas del trastorno pueden estar relacionados con una disfunción hipodopaminérgica de la vía mesocortical. Los problemas relacionados con los trastornos del movimiento se deben al bloqueo dopaminérgico en la vía nigroestriada, y los problemas relacionados con los cambios de la prolactina se deben al bloqueo dopaminérgico en la vía tuberoinfundibular.

ANTIPSICÓTICOS DE PRIMERA GENERACIÓN (baja potencia)

Clorpromazina SOLO GENÉRICO
Tioridazina SOLO GENÉRICO

ANTIPSICÓTICOS DE PRIMERA GENERACIÓN (alta potencia)

Flufenazina SOLO GENÉRICO
Haloperidol HALDOL
Loxapina SOLO GENÉRICO
Molindona SOLO GENÉRICO
Perfenazina SOLO GENÉRICO
Pimozida ORAP
Proclorperazina COMPRO, PROCOMP
Tiotixeno SOLO GENÉRICO
Trifluoperazina SOLO GENÉRICO

ANTIPSICÓTICOS DE SEGUNDA GENERACIÓN

Aripiprazol ABILIFY, ARISTADA
Asenapina SAPHRIS, SECUADO
Brexpiprazol REXULTI
Cariprazina VRAYLAR
Clozapina CLOZARIL
Iloperidona FANAPT
Lumateperone CAPLYTA
Lurasidona LATUDA
Olanzapina ZYPREXA
Paliperidona INVEGA
Pimavanserina NUPLAZID
Quetiapina SEROQUEL
Risperidona PERSERIS, RISPERDAL
Ziprasidona GEODON

Figura 18-1
Resumen de agentes antipsicóticos.

III. FÁRMACOS ANTIPSICÓTICOS

Los fármacos antipsicóticos suelen dividirse en agentes de primera y segunda generaciones. Los fármacos de primera generación se subdividen en "baja potencia" y "alta potencia". Esta clasificación no indica la efectividad clínica de los fármacos, sino que especifica la afinidad por el receptor de dopamina D_2, que, a su vez, puede influir sobre el perfil de efectos adversos del fármaco.

A. Antipsicóticos de primera generación

Los fármacos antipsicóticos de primera generación (APG, también históricamente llamados antipsicóticos convencionales, neurolépticos y tranquilizantes mayores) son inhibidores competitivos de una variedad de receptores, pero sus efectos antipsicóticos reflejan el bloqueo competitivo de los receptores de dopamina D_2. Los antipsicóticos de primera generación tienen mayores probabilidades de relacionarse con trastornos del movimiento conocidos como síntomas extrapiramidales (SEP), en especial fármacos que forman una unión estrecha con los neurorreceptores dopaminérgicos, como *haloperidol.* Los trastornos del movimiento son un poco menos probables con medicamentos que se unen de una forma menos potente, como *clorpromazina.* Ningún fármaco es clínicamente más efectivo que otro.

B. Fármacos antipsicóticos de segunda generación

Los fármacos antipsicóticos de segunda generación (también llamados antipsicóticos "atípicos") tienen una menor incidencia de síntomas extrapiramidales que los agentes de primera generación, pero se relacionan con un mayor riesgo de efectos adversos metabólicos, como diabetes, hipercolesterolemia y aumento de peso. Los fármacos de segunda generación deben su actividad única al bloqueo de los receptores tanto de serotonina 5-HT_2 como de dopamina D_2.

1. **Selección de fármacos:** los agentes de segunda generación (ASG) por lo general se usan como tratamiento de primera línea para esquizofrenia con la finalidad de minimizar el riesgo de SEP debilitantes relacionados con los fármacos de primera generación que actúan sobre todo en el receptor de dopamina D_2. Los antipsicóticos de segunda generación exhiben una eficacia que es equivalente a, y en ocasiones excede, la de los agentes antipsicóticos de primera generación. Las diferencias en la eficacia terapéutica entre los fármacos de segunda generación no se han establecido y la respuesta del paciente individual, así como las comorbilidades, deben usarse con frecuencia para guiar la selección del fármaco.

2. **Pacientes refractarios:** alrededor de 10 a 20% de los pacientes con esquizofrenia tienen una respuesta insuficiente a los antipsicóticos de primera y segunda generaciones. Para estos pacientes, *clozapina* ha mostrado ser un antipsicótico efectivo con un riesgo mínimo de SEP. Sin embargo, debido al riesgo de eventos adversos graves, su uso clínico se limita a pacientes refractarios o pacientes con riesgo sustancial de suicidio o antecedentes de intentos de suicidio. *Clozapina* puede producir supresión de la médula ósea, convulsiones y efectos secundarios cardiovasculares, como ortostasis. El riesgo de agranulocitosis grave requiere de vigilancia frecuente de los recuentos leucocíticos. También puede causar estreñimiento que puede evolucionar a complicaciones intestinales graves.

C. Mecanismo de acción

1. **Antagonismo de dopamina:** todos los fármacos antipsicóticos de primera generación y la mayoría de los de segunda generación bloquean los receptores de dopamina D_2 en el cerebro y en la periferia (fig. 18-2).

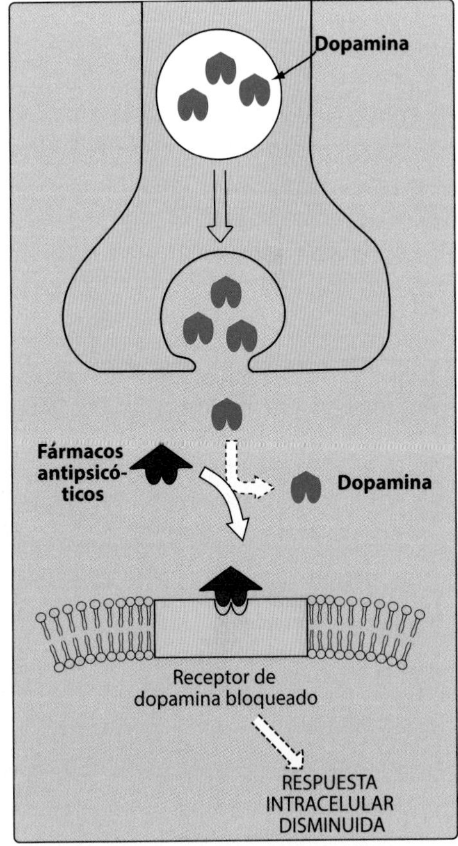

Figura 18-2
Acciones de bloqueo de dopamina de los fármacos antipsicóticos.

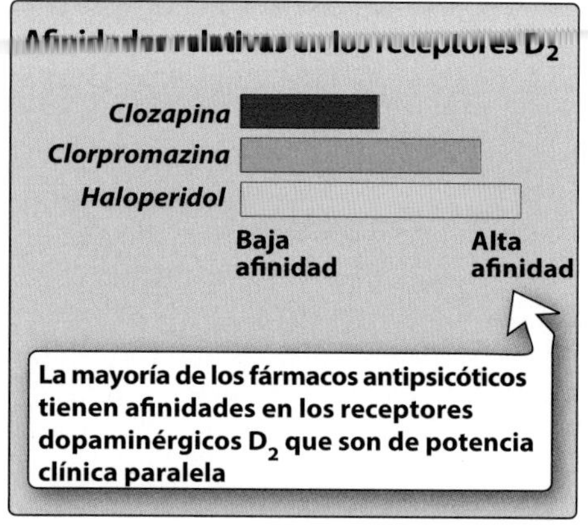

Figura 18-3
Afinidades relativas de *clozapina, clorpromazina* y *haloperidol* en los receptores dopaminérgicos D_2.

2. **Actividad de bloqueo del receptor de serotonina:** la mayoría de los agentes de segunda generación ejercen parte de su acción a través de antagonistas de los receptores de serotonina (5-HT), en particular los receptores 5-HT_{2A}. *Clozapina* tiene una alta afinidad por los receptores D_1, D_4, 5-HT_2, muscarínicos y α-adrenérgicos, pero también es un débil antagonista del receptor de dopamina D_2 (fig. 18-3). *Risperidona* bloquea los receptores 5-HT_{2A} en un mayor grado que los receptores D_2, al igual que *olanzapina.* Los antipsicóticos de segunda generación *aripiprazol, brexpiprazol* y *cariprazina* son agonistas parciales en los receptores D_2 y 5-HT_{1A}, así como antagonistas de los receptores 5-HT_{2A}. *Quetiapina* es relativamente débil en el bloqueo de los receptores D_2 y 5-HT_{2A}. Su bajo riesgo de SEP también puede relacionarse con el periodo relativamente breve que se une al receptor D_2. *Pimavanserina* parece actuar como una agonista y un antagonista inverso en el receptor 5-HT_{2A} y el receptor 5-HT_{2C}, sin afinidad apreciable para los receptores de dopamina. *Pimavanserina* está indicado para psicosis relacionada con enfermedad de Parkinson.

D. Acciones

Los efectos clínicos de los fármacos antipsicóticos reflejan un bloqueo en los receptores de dopamina o serotonina o de ambas. Sin embargo, muchos agentes antipsicóticos también bloquean los receptores colinérgicos, adrenérgicos e histaminérgicos (fig. 18-4). Se desconoce cuál es el papel, si hay alguno, que tienen estas acciones para aliviar los síntomas de psicosis. Sin embargo, los efectos adversos indeseables de los fármacos antipsicóticos a menudo resultan de las acciones farmacológicas en estos otros receptores.

1. **Efectos antipsicóticos:** todos los fármacos antipsicóticos pueden reducir las alucinaciones y los delirios relacionados con esquizofrenia (conocidos como síntomas "positivos") al bloquear los receptores D_2 en el sistema mesolímbico del cerebro. Los síntomas "negativos", como afecto embotado, apatía y alteración de la atención, así como afección cognitiva, no responden tan bien al tratamiento, en particular

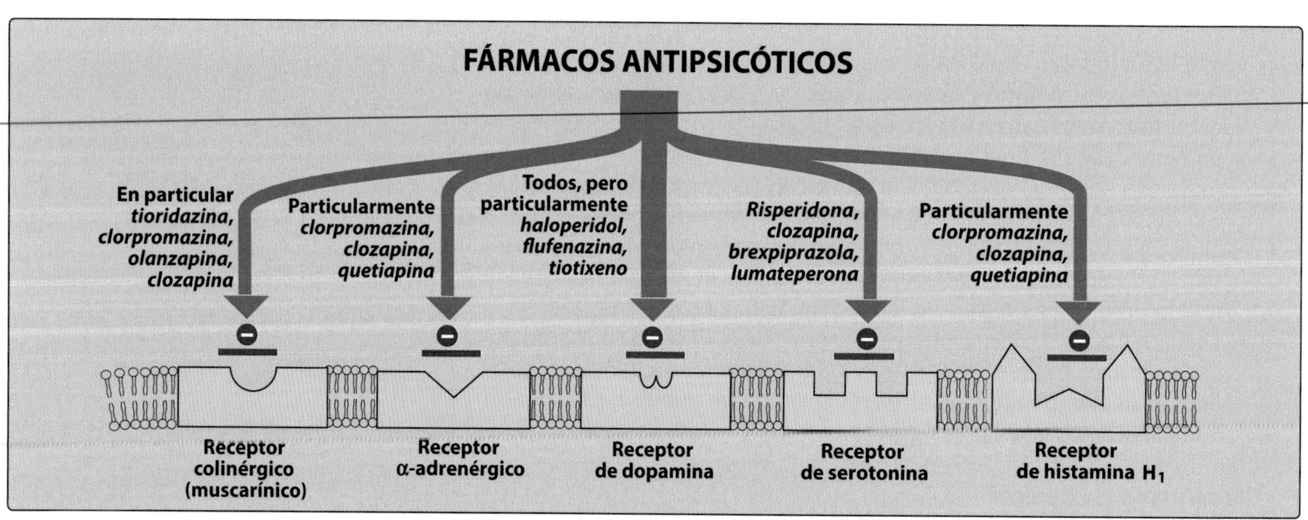

Figura 18-4
Los fármacos antipsicóticos bloquean los receptores serotoninérgicos y dopaminérgicos, así como los receptores adrenérgicos, colinérgicos y de unión a histamina.

con los antipsicóticos de primera generación. Muchos agentes de segunda generación (p. ej., *clozapina*) pueden reducir los síntomas negativos en cierto grado. En muchos casos, otras manifestaciones clínicas relacionadas con la esquizofrenia, como el deterioro cognitivo y la ansiedad, son las más difíciles de tratar.

2. **Efectos antieméticos:** los fármacos antipsicóticos tienen efectos antieméticos que están mediados por el bloqueo de los receptores D_2 de la zona disparadora quimiorreceptora de la médula (véase cap. 42). La figura 18-5 resume los usos antieméticos de los fármacos antipsicóticos, así como otros fármacos usados para manejar la náusea.

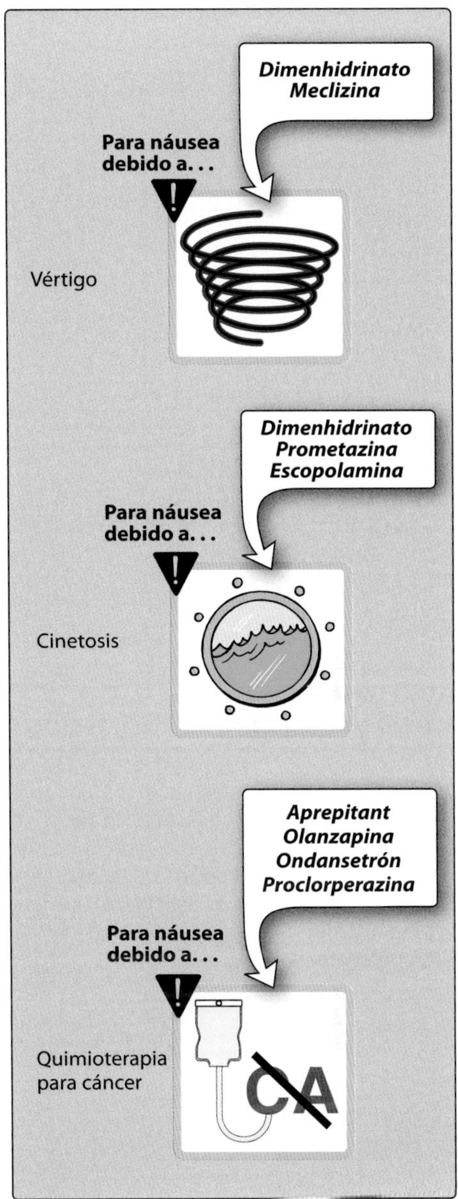

Figura 18-5
Aplicación terapéutica de agentes antieméticos.

E. Usos terapéuticos

1. **Tratamiento de la esquizofrenia:** los antipsicóticos son el único tratamiento farmacológico eficaz para la esquizofrenia. Los antipsicóticos de primera generación por lo general son más efectivos para tratar los síntomas positivos de la esquizofrenia. Los antipsicóticos atípicos con actividad de bloqueo del receptor 5-HT_{2A} pueden ser efectivos en muchos pacientes que son resistentes a los agentes tradicionales, en especial para tratar los síntomas negativos de la esquizofrenia.

2. **Prevención de náusea y vómito:** los antipsicóticos más antiguos (más a menudo *proclorperazina*), son útiles en el tratamiento de la náusea inducida por fármacos. Además, *olanzapina*, un ASG, puede ser eficaz para la prevención de náusea y vómito, tanto agudos como retardados, debidos a la quimioterapia.

3. **Otros usos:** los fármacos antipsicóticos pueden usarse como tranquilizantes para manejar la conducta agitada e intrusiva secundaria a otros trastornos. *Risperidona* y *aripiprazol* están aprobados para el manejo de la conducta intrusiva y la irritabilidad secundaria a autismo. *Pimozida* está indicada sobre todo para el tratamiento de los tics motores y fónicos del trastorno de Tourette. Sin embargo, *risperidona* y *haloperidol* también suelen prescribirse para este trastorno de tics. Muchos agentes antipsicóticos están aprobados para el manejo de los síntomas maniacos y mixtos relacionados con el trastorno bipolar. *Lurasidona, cariprazina* y *quetiapina* están indicados para el tratamiento de la depresión bipolar. *Paliperidona* está aprobada para el tratamiento del trastorno esquizoafectivo. Algunos antipsicóticos (*aripiprazol*, *brexpiprazol* y *quetiapina*) se usan como agentes adjuntos con antidepresivos para el tratamiento de la depresión refractaria al tratamiento.

   Clorpromazina se ha utilizado durante mucho tiempo para tratar el hipo intratable, aunque actualmente se prefiere *baclofeno* y *gabapentina* para esta indicación.

F. Absorción y metabolismo

Después de su administración oral, los antipsicóticos muestran una absorción variable que no está afectada por los alimentos (excepto *ziprasidona, lurasidona* y *paliperidona,* cuya absorción aumenta con los alimentos). Estos agentes pasan sin problema al cerebro y tienen un gran volumen de distribución. Se metabolizan en varios metabolitos, generalmente por el sistema del citocromo P-450 en el hígado, en especial las isoenzimas CYP2D6, CYP1A2, y CYP3A4. Algunos metabolitos son activos y han desarrollado agentes farmacológicos por sí mismos (p. ej., *paliperidona* es el metabolito activo de *risperidona,* y el antidepresivo *amoxapina* es el metabolito activo de *loxapina*). Deben tenerse en cuenta las interacciones farmacológicas con estos agentes, ya que muchos antipsicóticos utilizan el sistema enzimático CYP450 para su metabolismo. Además, el tabaquismo puede causar la inducción del CYP1A2 y puede disminuir los niveles de ciertos antipsicóticos, como *clozapina* y *olanzapina*.

Asenapina está disponible como sistema de administración sublingual y transdérmica. *Decanoato de flufenazina, decanoato de haloperidol, microesferas de risperidona, suspensión de risperidona, palmitato de paliperidona, monohidrato de aripiprazol, lauroxil de aripiprazol y pamoato de olanzapina* son formulaciones inyectables de acción prolongada (IAP) de los antipsicóticos. Estas formulaciones suelen tener una duración terapéutica de 2 a 4 semanas, teniendo algunos una duración de 6 a 12 semanas, y la formulación más nueva de *palmitato de paliperidona* puede administrarse cada 6 meses. Por lo tanto, estas formulaciones inyectables de acción prolongada a menudo se usan para tratar pacientes ambulatorios y personas que no cumplen con los medicamentos orales. La mayoría de los IAP se administran como inyección intramuscular; sin embargo, dos formulaciones, la suspensión de *risperidona* y *decanoato de flufenazina*, pueden administrarse como inyecciones subcutáneas.

Aplicación clínica 18-1. Retos de la adherencia al tratamiento antipsicótico

La adherencia al tratamiento con antipsicóticos puede ser un reto para los pacientes por muchas razones, entre las que se incluyen la falta de conocimiento de la enfermedad, la negación de la misma, las deficiencias cognitivas como la memoria, los perfiles de eventos adversos de los antipsicóticos y el estigma de la enfermedad. El uso de antipsicóticos IAP puede no prevenir todos los aspectos de la falta de adherencia; sin embargo, el uso de estos agentes puede mejorar el conocimiento del cumplimiento por parte del clínico. Si el paciente falta a las citas programadas, entonces el equipo de tratamiento puede actuar para abordar estos problemas, en lugar de asumir que los pacientes están tomando los antipsicóticos orales tal y como se les ha prescrito.

G. Efectos adversos

Pueden ocurrir efectos adversos de los fármacos antipsicóticos en casi todos los pacientes y son significativos en alrededor de 80% (fig. 18-6).

1. **Síntomas extrapiramidales:** los efectos inhibitorios de las neuronas dopaminérgicas normalmente son equilibrados por las acciones excitativas de las neuronas colinérgicas en el estriado. El bloquear los receptores de dopamina altera este equilibrio, lo que provoca un exceso relativo de la influencia colinérgica, que resulta en efectos motores extrapiramidales. En específico, se cree que el bloqueo de los receptores de dopamina en la vía nigroestriada causa estos SEP. Las distonías (contracción sostenida de los músculos que conducen a posturas distorsionadas con giros), síntomas similares a Parkinson, y acatisia (inquietud motora) pueden ocurrir con el tratamiento tanto agudo como crónico con antipsicóticos. El aspecto de los trastornos del movimiento por lo general depende de la hora y de la dosis, ocurre distonía de unas cuantas horas a días del tratamiento, seguida por acatisias que ocurren en un lapso de días a semanas. Las acatisias también pueden estar relacionadas con el antagonismo de la

serotonina y los cambios secundarios en la actividad de la norepinefrina, ya que a menudo se presenta como nerviosismo o inquietud. Síntomas similares a Parkinson de bradicinesia, rigidez y temblor que usualmente ocurren en un lapso de semanas a meses de iniciar el tratamiento. Un nuevo ASG, *lumateperona*, ha demostrado una incidencia muy baja de SEP. Esto se debe probablemente a que es mucho más potente para bloquear los receptores de serotonina que los de dopamina.

Si la actividad colinérgica también está bloqueada, se restaura un nuevo equilibrio casi normal y los efectos extrapiramidales se minimizan. Esto puede lograrse mediante la administración de un fármaco anticolinérgico como *benzatropina.* La compensación terapéutica es una menor incidencia de SEP a cambio del efecto adverso de bloqueo del receptor muscarínico. La acatisia puede responder mejor a los bloqueadores β (p. ej., *propranolol*) o benzodiacepinas, más que a los medicamentos anticolinérgicos.

2. **Discinesia tardía:** el tratamiento a largo plazo con antipsicóticos puede causar discinesia tardía (movimientos involuntarios, por lo general de la lengua, labios, cuello, tronco y extremidades). Los pacientes exhiben movimientos involuntarios, incluyendo movimientos bilaterales y faciales de la mandíbula y movimientos de "atrapar moscas" con la lengua. Puede ocurrir discinesia tardía, que puede ser irreversible, luego de meses a años de tratamiento. [Nota: los antipsicóticos de segunda generación exhiben una menor incidencia de SEP y discinesia tardía]. Un descanso prolongado de los antipsicóticos puede hacer que los síntomas disminuyan o desaparezcan en unos cuantos meses. Sin embargo, en muchas personas, la discinesia tardía es irreversible y persiste después de la suspensión del tratamiento. Se ha postulado que la discinesia tardía es el resultado de un número cada vez mayor de receptores de dopamina que se sintetizan como una respuesta compensatoria al bloqueo a largo plazo del receptor de dopamina. Esto hace que las neuronas sean hipersensibles a las acciones de la dopamina y permite la entrada dopaminérgica a esta estructura para dominar la entrada colinérgica, causando un exceso de movimiento en el paciente. Los medicamentos tradicionales contra SEP, como el tratamiento anticolinérgico *benzatropina*, pueden en realidad empeorar esta condición. *Valbenazina* y *deutetrabenazina* son inhibidores del transportador de monoamina vesicular y están indicadas para el manejo de la discinesia tardía. Estos agentes causan una disminución en la captación de monoaminas en las vesículas sinápticas y agotamiento de las reservas de monoamina, idealmente enfocados en la dopamina, para atender a los síntomas de la discinesia tardía.

3. **Síndrome neuroléptico maligno:** esta reacción rara, pero potencialmente letal, a los fármacos antipsicóticos se caracteriza por rigidez muscular, fiebre, estado mental alterado y estupor, inestabilidad autonómica (presión arterial inestable, taquicardia, taquipnea, diaforesis) y mioglobinemia. El tratamiento requiere la descontinuación del agente antipsicótico y tratamiento de apoyo. La administración de *dantroleno*, un relajante muscular esquelético, o *bromocriptina*, un agonista de la dopamina, puede ser de ayuda.

4. **Efectos anticolinérgicos:** algunos de los antipsicóticos, en particular *tioridazina*, *clorpromazina, clozapina,* y *olanzapina*, producen efectos anticolinérgicos. Estos efectos incluyen visión borrosa, boca seca (la excepción es *clozapina,* que aumenta la salivación), confusión e inhibición del músculo liso gastrointestinal y de las vías urinarias, lo que

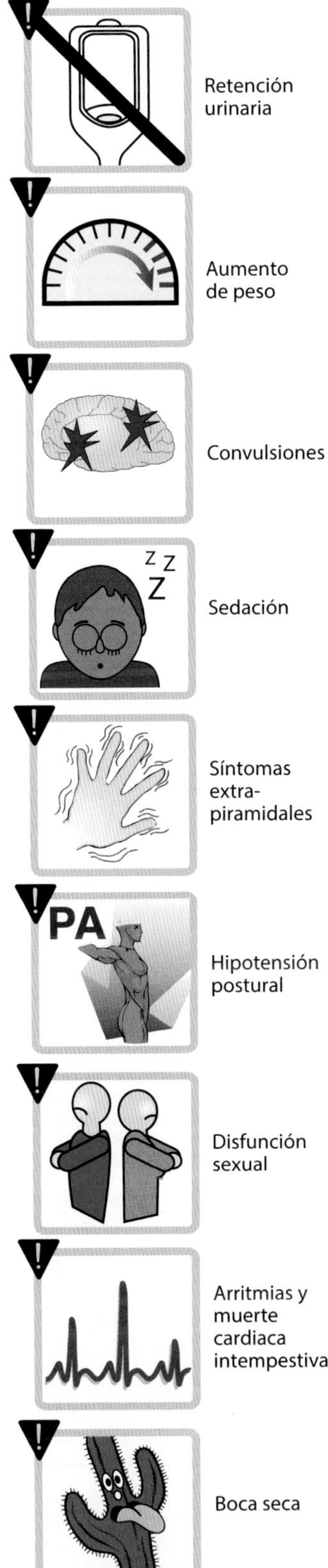

Figura 18-6
Efectos adversos observados en individuos tratados con fármacos antipsicóticos.

causa estreñimiento y retención urinaria. Los efectos anticolinérgicos pueden de hecho ayudar a reducir el riesgo de SEP con estos agentes.

5. **Otros efectos:** ocurre somnolencia durante las primeras semanas del tratamiento. El bloqueo de los receptores α-adrenérgicos (p. ej., *clorpromazina* y *clozapina*) pueden causar hipotensión ortostática y aturdimiento. Ocurre sedación con aquellos fármacos que son antagonistas potentes del receptor de histamina H_1, lo que incluye *clorpromazina, olanzapina* y *clozapina*. Los antipsicóticos también alteran los mecanismos de regulación de la temperatura y pueden producir poiquilotermia (trastorno en que la temperatura corporal varía con el ambiente). En la hipófisis, los antipsicóticos que bloquean los receptores D_2 en la vía tuberoinfundibular dopaminérgica (p. ej., *risperidona* y *paliperidona*) pueden causar un aumento en la liberación de prolactina, que puede causar efectos adversos como ginecomastia, amenorrea o galactorrea. Puede ocurrir disfunción sexual con los antipsicóticos debido a varias características de unión a receptor. El aumento de peso también es un efecto adverso frecuente de los antipsicóticos y es más significativo con los agentes de segunda generación. El aumento de peso importante suele ser un motivo para la falta de cumplimiento del tratamiento. [Nota: se desarrolló una combinación de *olanzapina* y *samidorfán* (un antagonista de los receptores opioides) para disminuir el aumento de peso que normalmente se observa con *olanzapina*. Esta combinación está contraindicada en pacientes que reciben opioides, debido a la capacidad de *samidorfán* de inducir la abstinencia de opioides]. Los perfiles de lípidos y glucosa deben vigilarse en pacientes que toman antipsicóticos, debido a que los agentes de segunda generación pueden aumentar estos parámetros de laboratorio y posiblemente exacerbar la diabetes o hiperlipidemia existente. Algunos antipsicóticos se han relacionado con prolongación leve a significativa del intervalo QT. *Tioridazina* tiene el mayor riesgo, y *ziprasidona* e *iloperidona* también tienen advertencias con su uso debido a este efecto. Otros antipsicóticos tienen una advertencia general relacionada con la prolongación de QT, incluso si el riesgo es relativamente bajo.

6. **Precauciones y contraindicaciones:** todos los antipsicóticos pueden reducir el umbral convulsivo y deben usarse con precaución en pacientes con trastornos convulsivos o en aquellos con un mayor riesgo de convulsiones, como en la abstinencia del alcohol. Estos agentes también se acompañan de la advertencia de mayor riesgo de mortalidad cuando se usan en pacientes en edad avanzada con alteraciones de la conducta relacionadas con demencia y psicosis. En adultos mayores, los agentes antipsicóticos deben iniciarse con una dosis más baja y titularse más lentamente. Los pacientes con alteraciones del estado de ánimo tratados con terapia antipsicótica deben vigilarse debido a empeoramiento del estado de ánimo e ideación o conductas suicidas.

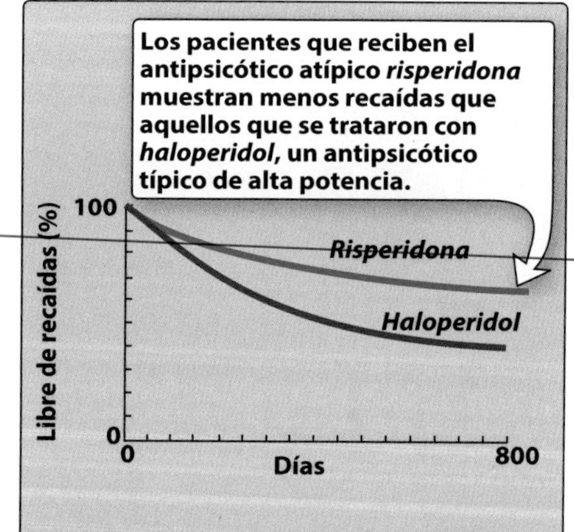

Figura 18-7
Porcentajes de caída entre pacientes con esquizofrenia después de tratamiento de mantenimiento ya sea con *risperidona* o *haloperidol*.

H. Tratamiento de mantenimiento

Los pacientes que han tenido dos o más episodios psicóticos secundarios a esquizofrenia deben recibir tratamiento de mantenimiento por al menos 5 años y algunos expertos prefieren el tratamiento indefinido. La tasa de recaída puede ser menor con los fármacos de segunda generación en APG (fig. 18-7). En la figura 18-8 se resumen las propiedades y los usos terapéuticos de algunos de los fármacos antipsicóticos.

NOMBRE DEL FÁRMACO	INDICACIONES	SEDACIÓN	EPS	ANTI-COLINÉRGICO	ORTOSTASIS	NOTAS TERAPÉUTICAS Y EFECTOS SECUNDARIOS ESPECIALES
Primera generación						
Clorpromazina	Psicosis, manía, N/V, hipo intratable	++++	+++	+++	++++	
Flufenazina	Esquizofrenia	+	++++	+	+	IAP para pacientes con antecedentes de falta de adherencia a los regímenes orales
Haloperidol	Esquizofrenia, síndrome de Tourette, problemas graves de comportamiento en niños	+	++++	0	+	IAP para pacientes con antecedentes de incumplimiento de regímenes orales; bajo potencial de aumento de peso
Loxapina	Esquizofrenia	+++	+++	++	++	El metabolito es *amoxapina* (antidepresivo)
Molindona	Esquizofrenia	+	+++	++	++	Pérdida de peso
Perfenazina	Esquizofrenia, N/V	++	+++	++	++	
Proclorperazina	Esquizofrenia, ansiedad, N/V	++	+++	+	+	Disponible en formulación IM y en supositorio; comúnmente utilizado para N/V
Tioridazina	Esquizofrenia	++++	++	++++	++++	Prolongación del intervalo QTc: evitar en combinación con otros fármacos que se sabe que prolongan el intervalo QTc y en pacientes con síndrome de QT largo congénito o con antecedentes de arritmias cardiacas; retinopatía pigmentaria
Tiotixeno	Esquizofrenia	+	+++	+	+	
Trifluoperazina	Esquizofrenia, ansiedad	++	+++	++	++	
Segunda generación						
Aripiprazola	Esquizofrenia, manía bipolar, irritabilidad secundaria al trastorno autista, tratamiento coadyuvante del TDM, mantenimiento bipolar	+	+	0	+	Dos formulaciones de IAP disponibles; N/V quizá debido al agonismo parcial D_2; bajo riesgo de problemas relacionados con la prolactina
Asenapina	Esquizofrenia, manía aguda	++	++	0	+	Formulación transdérmica y SL disponible; disgeusia e hipoestesia oral con la formulación SL; bajo potencial de aumento de peso
Brexpiprazola	Esquizofrenia, tratamiento complementario del TDM	+	+	0	+	N/V probable debido al agonismo parcial D_2; bajo riesgo de problemas relacionados con la prolactina; bajo potencial de aumento de peso
Cariprazina	Esquizofrenia, manía bipolar, depresión bipolar	+	++	0	0	N/V probablemente debido al agonismo parcial D_2; bajo riesgo de problemas relacionados con la prolactina; bajo potencial de aumento de peso
Clozapina	Esquizofrenia resistente al tratamiento, comportamiento suicida recurrente en la esquizofrenia o el trastorno esquizoafectivo	++++	–/+	++++	++++	Alto riesgo de discrasias sanguíneas, ortostasis, convulsiones, aumento de peso, sialorrea; miocarditis
Iloperidona	Esquizofrenia	+	+	+	++	Prolongación del intervalo QTc
Lumateperona	Esquizofrenia	++	–/+	0	+	Bajo potencial de aumento de peso
Lurasidona	Esquizofrenia, depresión bipolar	+	+	0	+	Los alimentos aumentan la absorción; bajo potencial de aumento de peso
Olanzapina	Esquizofrenia, manía bipolar	+++	++	++	++	Formulación IAP disponible; alto potencial de aumento de peso
Paliperidona	Esquizofrenia, trastorno esquizoafectivo	+	+	0	++	Formulación IAP disponible; alto riesgo de aumento del nivel de prolactina; metabolito activo de *risperidona*
Quetiapina	Esquizofrenia, manía aguda, depresión bipolar, tratamiento complementario del TDM	+++	+	+	++	Alto potencial de aumento de peso
Risperidona	Esquizofrenia, manía aguda, irritabilidad secundaria al trastorno autista, mantenimiento bipolar	+	++	0	++	Formulación IAP disponible; alto riesgo de aumento del nivel de prolactina; potencial moderado de aumento de peso
Ziprasidona	Esquizofrenia, manía bipolar	+	+	0	+	Contraindicado en pacientes con historial conocido de prolongación del QT, infarto del miocardio agudo reciente y con insuficiencia cardiaca no compensada; bajo potencial de aumento de peso

Figura 18-8
Resumen de los agentes antipsicóticos utilizados habitualmente para tratar la esquizofrenia. IAP = inyectable de acción prolongada; IM = intramuscular; N/V = náusea y vómito; SEP = efectos extrapiramidales; SL = sublingual; TDM = trastorno depresivo mayor.

Resumen del capítulo

- Los efectos clínicos de los fármacos antipsicóticos reflejan un bloqueo en los receptores de dopamina o serotonina. Sin embargo, muchos agentes antipsicóticos también bloquean los receptores colinérgicos, adrenérgicos e histaminérgicos, lo que conlleva la posibilidad de numerosos efectos adversos.
- Los efectos antipsicóticos de los fármacos antipsicóticos de primera generación (APG) reflejan su bloqueo competitivo de los receptores D_2 de la dopamina.
- Los antipsicóticos de segunda generación (ASG) provocan un bloqueo tanto de los receptores de serotonina 5-HT_2 como de los de dopamina D_2. *Aripiprazol*, *brexpiprazol* y *cariprazina* son ASG que ejercen sus efectos terapéuticos debido al agonismo parcial del receptor D_2 y al antagonismo del receptor $5HT_{2A}$.
- Todos los fármacos antipsicóticos pueden reducir las alucinaciones y los delirios asociados con la esquizofrenia (conocidos como síntomas "positivos") mediante el bloqueo de los receptores D_2 en el sistema mesolímbico del cerebro. Los síntomas "'negativos", como el afecto embotado, la apatía y el deterioro de la atención, no responden tanto a la terapia. Mientras que los APG solo ayudan a aliviar los síntomas positivos, los ASG pueden ayudar a aliviar los síntomas positivos y negativos.
- Es más probable que los APG se asocien con los trastornos del movimiento conocidos como síntomas extrapiramidales (SEP), en particular los fármacos que se unen fuertemente a los neurorreceptores dopaminérgicos, como *haloperidol*. Los trastornos del movimiento son algo menos probables con los medicamentos que se unen de forma menos potente, como *clorpromazina*.
- Los ASG tienen una menor incidencia de SEP que los APG, pero se asocian con un mayor riesgo de efectos adversos metabólicos, como diabetes, hipercolesterolemia y aumento de peso.
- En general, los antipsicóticos se consideran igualmente eficaces. Por lo tanto, los agentes deben seleccionarse en función de factores específicos del paciente. Las formas de dosificación alternativas pueden mejorar la adherencia al tratamiento y cambiar los perfiles de eventos adversos de algunos agentes.
- Los fármacos antipsicóticos también pueden utilizarse para otras indicaciones, como manía, irritabilidad, agitación, ansiedad y síntomas del estado de ánimo refractarios que se producen con la depresión y el trastorno bipolar.

Preguntas de estudio

Elija la MEJOR respuesta.

18.1 Un adolescente del sexo masculino se ha diagnosticado recientemente con esquizofrenia. ¿Cuál de los siguientes agentes antipsicóticos puede tener la mejor oportunidad de mejorar su apatía y afecto embotado?

A. Clorpromazina
B. Flufenazina
C. Haloperidol
D. Olanzapina

Respuesta correcta = D. Mientras que los APG solo ayudan a controlar los síntomas positivos asociados con la esquizofrenia, los antipsicóticos de segunda generación pueden ayudar con los síntomas positivos y negativos. Olanzapina, un agente de segunda generación, es el único antipsicótico de la lista proporcionado que tiene cierto beneficio informado para mejorar los síntomas negativos de la esquizofrenia. Todos los agentes tienen el potencial de disminuir las alucinaciones y los procesos de pensamiento delirantes (síntomas positivos).

18.2 ¿Cuál de los siguientes antipsicóticos es un agonista parcial en el receptor de dopamina D_2?

A. Cariprazina
B. Clozapina
C. Perfenazina
D. Risperidona

Respuesta correcta = A. Cariprazina es el único agente enlistado que actúa como un agonista parcial en los receptores D_2. En teoría, el fármaco aumenta la acción de estos receptores bajo condiciones de dopamina baja y bloquea la activación cuando las concentraciones de dopamina son elevadas. Todos los demás fármacos son antagonistas en los receptores D_2.

18.3 Un hombre de 21 años ha comenzado recientemente a tratarse con pimozida para su enfermedad de Tourette. Ha estado experimentando la "aparición de diferentes tics" como la contracción prolongada de los músculos faciales y opistótonos (espasmo extrapiramidal del cuerpo en que la cabeza y los talones se apuntan hacia atrás y el cuerpo se flexiona hacia adelante). ¿Cuál de los siguientes fármacos sería benéfico para reducir estos síntomas?

A. Benzatropina
B. Bromocriptina
C. Proclorperazina
D. Risperidona

Respuesta correcta = A. El paciente está experimentando síntomas extrapiramidales (SEP) debido a pimozida; por lo tanto, un agonista muscarínico como benzatropina sería efectivo para reducir los síntomas. Los otros fármacos no tendrían efectos o, en el caso de proclorperazina y risperidona puede aumentarlos síntomas adversos.

18.4 Una mujer de 26 años recibe un nuevo antipsicótico para el tratamiento de la manía aguda relacionada con el trastorno bipolar. En su cita de seguimiento, refiere que está muy cansada debido a los efectos sedantes de la medicación. ¿Cuál de los siguientes antipsicóticos le fue prescrito con mayor probabilidad?

A. Flufenazina
B. Tiotixeno
C. Quetiapina
D. Haloperidol

Respuesta correcta = C. Quetiapina tiene fuertes efectos antihistaminérgicos que causan sedación y en ocasiones se usan en dosis bajas como un sedante-hipnótico, a pesar de que este uso se considera como fuera de especificación. Los otros agentes antipsicóticos aquí enlistados son más débiles para bloquear el receptor de histamina y por lo tanto no son tan sedantes.

18.5 Un hombre de 30 años es tratado con haloperidol para esquizofrenia. Su psicosis se maneja bien con haloperidol; sin embargo, ha estado informando inquietud y la incapacidad de permanecer quieto al estar sentado a la mesa. También afirma que su familia nota que con frecuencia anda caminando por los pasillos. ¿Cuál de los siguientes es el mejor agente para tratar los síntomas?

A. Benzatropina
B. Dantroleno
C. Bromocriptina
D. Propranolol

Respuesta correcta = D. Los síntomas son consistentes con la acatisia (inquietud). Propranolol, un bloqueador β, se considera el fármaco de elección para el manejo de la acatisia inducida por antipsicóticos. Benzatropina es más efectiva para el seudoparkinsonismo y las distonías agudas. Bromocriptina es más efectiva para los síntomas tipo Parkinson y dantroleno es un relajante muscular que es mejor reservarlo para el manejo de algunos síntomas del síndrome neuroléptico maligno.

18.6 Un hombre de 33 años con antecedentes de esquizofrenia resistente al tratamiento se presenta para un control rutinario del recuento absoluto de neutrófilos, ya que la medicación que se le ha prescrito puede causar neutropenia grave o agranulocitosis. ¿Qué medicación es más probable que esté tomando el paciente?

A. Risperidona
B. Olanzapina
C. Litio
D. Clozapina

Respuesta correcta = D. Clozapina es el único medicamento antipsicótico disponible que tiene una advertencia en su caja y un significativo riesgo de agranulocitosis en aproximadamente 1% de los pacientes. Esto requiere vigilancia regular de los recuentos leucocíticos. Además, se debe pedir a los pacientes que informen de los síntomas relacionados con una infección, como fiebre, dolor de garganta o letargo. Aunque otros antipsicóticos tienen informes de casos de discrasias sanguíneas y una advertencia general para estas cuestiones, clozapina se considera como el que tiene el mayor riesgo y solo está disponible a través de un programa especial de prescripción.

18.7 Un niño de 6 años está diagnosticado con un trastorno del espectro autista y muestra una irritabilidad y combatividad significativas, lo que impide la aplicación exitosa y el beneficio de las terapias ocupacionales y del habla. ¿Cuál de los siguientes tratamientos está aprobado para el manejo de estas conductas?

A. Trifluoperazina
B. Lumateperona
C. Olanzapina
D. Aripiprazol

Respuesta correcta = D. De los fármacos antipsicóticos enumerados, solo aripiprazol está aprobado para el tratamiento de estas conductas disruptivas que perjudican las intervenciones no farmacológicas. Risperidona también está aprobada para este uso. Aunque otros antipsicóticos pueden tratar estos síntomas, no han demostrado, o probado, la eficacia y seguridad en la medida en que lo han hecho aripiprazol y risperidona.

18.8 Una persona diagnosticada de trastorno bipolar y con problemas de adherencia a la medicación oral comienza a recibir un antipsicótico inyectable de acción prolongada para prevenir la recaída de los episodios maniacos. ¿Cuál de los siguientes antipsicóticos es más probable que se prescriba?

A. Quetiapina
B. Risperidona
C. Clorpromazina
D. Lurasidona

Respuesta correcta = B. De los antipsicóticos mencionados, cada uno está aprobado para su uso en los episodios maniacos o depresivos del trastorno bipolar. Sin embargo, solo risperidona está disponible como microesferas de liberación prolongada en una formulación inyectable de acción prolongada (IAP) aprobada para el mantenimiento y la reducción de las recaídas de los episodios del estado de ánimo relacionados con el trastorno bipolar. Aripiprazol monohidrato IAP también está indicado para este uso.

18.9 Un hombre de 25 años con esquizofrenia experimenta síntomas extrapiramidales (SEP) de reacciones distónicas en brazos y hombros por perfenazina. Se está considerando cambiarle a un antipsicótico con menor riesgo de SEP. ¿Cuál de los siguientes agentes es la opción más apropiada para este paciente?

A. Quetiapina
B. Haloperidol
C. Trifluoperazina
D. Flufenazina

Respuesta correcta = A. De los antipsicóticos mencionados, solo quetiapina es un antipsicótico de segunda generación (ASG) y se considera que tiene un bajo riesgo de SEP. Los otros fármacos mencionados son todos agentes de primera generación y son más potentes en el bloqueo del receptor D_2 que perfenazina, y, por lo tanto, se espera que tengan un mayor riesgo de SEP que perfenazina.

18.10 Una mujer de 34 años ha estado luchando contra una depresión refractaria que solo responde parcialmente a múltiples ensayos de varios fármacos antidepresivos. Es candidata a un tratamiento complementario de su depresión con un antipsicótico de segunda generación (ASG) para aumentar la respuesta antidepresiva. ¿Cuál de los siguientes ASG sería más apropiado como tratamiento complementario en la depresión refractaria de esta paciente?

A. Paliperidona
B. Risperidona
C. Brexpiprazol
D. Iloperidona

Respuesta correcta = C. Brexpiprazol es el único agente de la lista que está aprobado como tratamiento adjunto a la terapia antidepresiva para la depresión refractaria. Aunque los otros agentes pueden ser beneficiosos para esta población, su eficacia y seguridad no están tan bien documentadas y establecidas, por lo que no están aprobados para este uso.

Fármacos para la epilepsia

19

Jeannine M. Conway y Angela K. Birnbaum

I. GENERALIDADES

Aproximadamente 10% de la población tiene al menos una convulsión en su vida. A nivel global, la epilepsia es el cuarto trastorno neurológico más frecuente después de la migraña, enfermedad vascular cerebral (ictus) y enfermedad de Alzheimer. La epilepsia no es una entidad única, sino una variedad de mecanismos diversos que tienen en común la descarga repentina, excesiva y sincrónica de neuronas cerebrales. Esta actividad eléctrica anormal puede resultar en una variedad de eventos, incluyendo pérdida de la consciencia, movimientos anormales, conducta anormal o atípica, y percepciones distorsionadas que tienen una duración limitada, pero que recurren si no se tratan. El sitio de origen de los disparos neuronales anormales determina los síntomas que ocurren. Por ejemplo, si está involucrada la corteza motora, el paciente puede experimentar movimientos anormales o una convulsión generalizada. Las convulsiones que se originan en el lóbulo parietal u occipital pueden incluir alucinaciones visuales, auditivas u olfatorias. Los medicamentos son el modo de tratamiento que se usan más ampliamente para los pacientes con epilepsia. En general, las convulsiones pueden controlarse con un medicamento en alrededor de 75% de los pacientes. Otros pacientes pueden requerir más de un medicamento para poder optimizar el control de sus convulsiones y algunos pacientes pueden no obtener jamás un control total de las convulsiones. En la figura 19-1 se muestra un resumen de los medicamentos anticonvulsivos.

Bivaracetam BRIVIACT
Cannabidiol EPIDIOLEX
Carbamazepina TEGRETOL
Cenobamate XCOPRI
Clobazam ONFI
Clonazepam KLONOPIN
Diazepam VALIUM
Divalproex DEPAKOTE
Eslicarbazepina APTIOM
Etosuximida ZARONTIN
Fenfluramina FINTEPLA
Felbamato FELBATOL
Fosfenitoína CEREBYX
Gabapentina NEURONTIN
Lacosamida VIMPAT
Lamotrigina LAMICTAL
Levetiracetam KEPPRA
Lorazepam ATIVAN
Oxcarbazepina TRILEPTAL
Perampanel FYCOMPA
Fenobarbital SOLO GENÉRICO
Fenitoína DILANTIN
Pregabalina LYRICA
Primidona MYSOLINE
Rufinamida BANZEL
Stiripentol DIACOMIT
Tiagabina GABITRIL
Topiramato TOPAMAX
Vigabatrina SABRIL
Zonisamida ZONEGRAN

Figura 19-1
Resumen de los agentes usados en el tratamiento de la epilepsia.

II. ETIOLOGÍA DE LAS CONVULSIONES

La epilepsia puede deberse a una causa genética, estructural o metabólica subyacente o a una etiología desconocida. En la mayoría de los casos, la epilepsia no tiene una causa identificable. La descarga neuronal en la epilepsia resulta del disparo de una pequeña población de neuronas en un área específica del cerebro que se denomina "foco primario". Las áreas focales que son funcionalmente anormales pueden dispararse para activarse debido a cambios en factores fisiológicos, como una alteración en la gasometría arterial, pH, electrolitos, glucosa sanguínea y cambios en factores ambientales, como privación del sueño, ingesta de alcohol y estrés. Una variedad de causas, como uso de drogas ilícitas, tumor, lesión cefálica, hipoglucemia, infección meníngea y abstinencia rápida de alcohol en un alcohólico, puede precipitar las convulsiones. En casos en que la fuente de una convulsión puede determinarse y corregirse, los medicamentos pueden no ser necesarios. Por ejemplo, una convulsión que se debe a una reacción farmacológica no es epilepsia y no requiere de tratamiento crónico. En otras situaciones, pueden requerirse medicamentos anticonvulsivos cuando la causa primaria de las convulsiones no puede corregirse. Aunque se han clasificado múltiples síndromes de epilepsia específicos que incluyen síntomas distintos a las convulsiones, una discusión de estos síndromes está más allá del alcance de este capítulo.

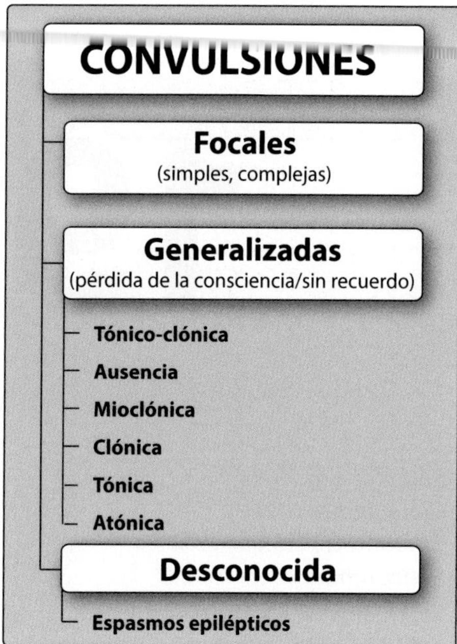

Figura 19-2
Clasificación de la epilepsia.

III. CLASIFICACIÓN DE LAS CONVULSIONES

Es importante clasificar de manera correcta las convulsiones para determinar el tratamiento apropiado. Las convulsiones se han clasificado por sitio de origen, etiología, correlación electrofisiológica y presentación clínica. La nomenclatura desarrollada por la International League Against Epilepsy se considera la clasificación estándar para convulsiones y los síndromes de epilepsia (fig. 19-2). Las convulsiones se han clasificado en dos grupos amplios: focales y generalizadas.

A. Focal

Las convulsiones focales implican solo una porción de un hemisferio del cerebro. Los síntomas de cada tipo de convulsión dependen del sitio de descarga neuronal y del grado al que la actividad eléctrica se extiende a otras neuronas del cerebro. Las convulsiones focales pueden evolucionar para convertirse en convulsiones tónico-clónicas bilaterales. Los pacientes pueden perder la consciencia o el estado de alerta. Este tipo de convulsión puede comenzar con una actividad motora o no motora.

B. Generalizada

Las convulsiones generalizadas pueden comenzar a nivel local y después evolucionar para incluir descargas eléctricas anormales a lo largo de ambos hemisferios del cerebro. Las convulsiones primarias generalizadas pueden ser convulsivas o no convulsivas y el paciente suele tener una pérdida de la consciencia intermedia.

1. **Tónico-clónicas:** estas convulsiones resultan en la pérdida de la consciencia, seguida por fases tónica (contracción continua) y clónica (contracción y relajación rápidas). La convulsión puede ir seguida por un periodo de confusión y extenuación debido al agotamiento de las reservas de glucosa y energía.
2. **Ausencia:** estas convulsiones se acompañan de una pérdida de la consciencia breve, abrupta y autolimitada de la consciencia. El inicio por lo general ocurre en pacientes a los 3 a 5 años de edad y dura hasta la pubertad o más allá. El paciente se queda mirando fijamente y exhibe un parpadeo rápido, que dura de 3 a 5 segundos. Una convulsión de ausencia tiene una espiga de tres segundos y una descarga en onda muy distintivas en el electroencefalograma.
3. **Mioclónicas:** estas convulsiones consisten en episodios breves de contracciones musculares que pueden recurrir por varios minutos. Por lo general ocurren después de despertar y se observan como sacudidas breves de las extremidades. Las convulsiones mioclónicas ocurren a cualquier edad, pero por lo general comienzan alrededor de la pubertad o el inicio de la edad adulta.
4. **Clónicas:** estas convulsiones consisten en episodios breves de contracciones musculares que se pueden asemejar muy de cerca a las convulsiones mioclónicas. La consciencia se ve más afectada con las convulsiones clínicas en comparación con las mioclónicas.

5. **Tónicas:** estas convulsiones implican un mayor tono en la extensión de los músculos y por lo general duran menos de 60 segundos.

6. **Atónicas:** estas convulsiones también se conocen como ataques de caídas y se caracterizan por una pérdida repentina del tono muscular.

IV. MECANISMOS DE ACCIÓN DE LOS MEDICAMENTOS ANTICONVULSIVOS

Los fármacos reducen las convulsiones a través de mecanismos como bloqueo de los canales con compuertas de voltaje (Na^+ o Ca^{2+}), que aumentan los impulsos inhibitorios de ácido γ-aminobutírico (GABA) e interfiere con la transmisión de glutamato excitatorio. Algunos medicamentos anticonvulsivos parecen tener múltiples blancos dentro del sistema nervioso central (SNC), en tanto que el mecanismo de acción para algunos agentes está mal definido. Los medicamentos anticonvulsivos suprimen, pero no "curan" o "previenen" la epilepsia.

V. SELECCIÓN DE FÁRMACOS

La elección de un tratamiento farmacológico se basa en la clasificación de las convulsiones, variables específicas del paciente (p. ej., edad, trastornos médicos concurrentes, estilo de vida y preferencia personal) y las características del fármaco (como costo e interacciones farmacológicas). Por ejemplo, las convulsiones de inicio focal se tratan con una serie diferente de medicamentos que las convulsiones primarias generalizadas, aunque la lista de agentes efectivos se superpone. La toxicidad del agente y las características del paciente son consideraciones mayores en la selección del fármaco. En pacientes recién diagnosticados, se instituye monoterapia con un solo agente hasta que las convulsiones se controlan u ocurre toxicidad (fig. 19-3). En comparación con quienes reciben tratamiento de combinación, los pacientes que reciben monoterapia exhiben mejor cumplimiento con el tratamiento y menos efectos secundarios. Si las convulsiones no se controlan con el primer medicamento, debe considerarse monoterapia con un medicamento alternativo o la adición de otros medicamentos (fig. 19-4). Si esto no funciona, debe considerarse otro manejo médico (estimulación del nervio vago, cirugía, etc.). El estar al tanto de los medicamentos anticonvulsivos disponibles y sus mecanismos de acción, farmacocinética, potencial de interacciones fármaco-fármaco y efectos adversos es esencial para el tratamiento exitoso del paciente.

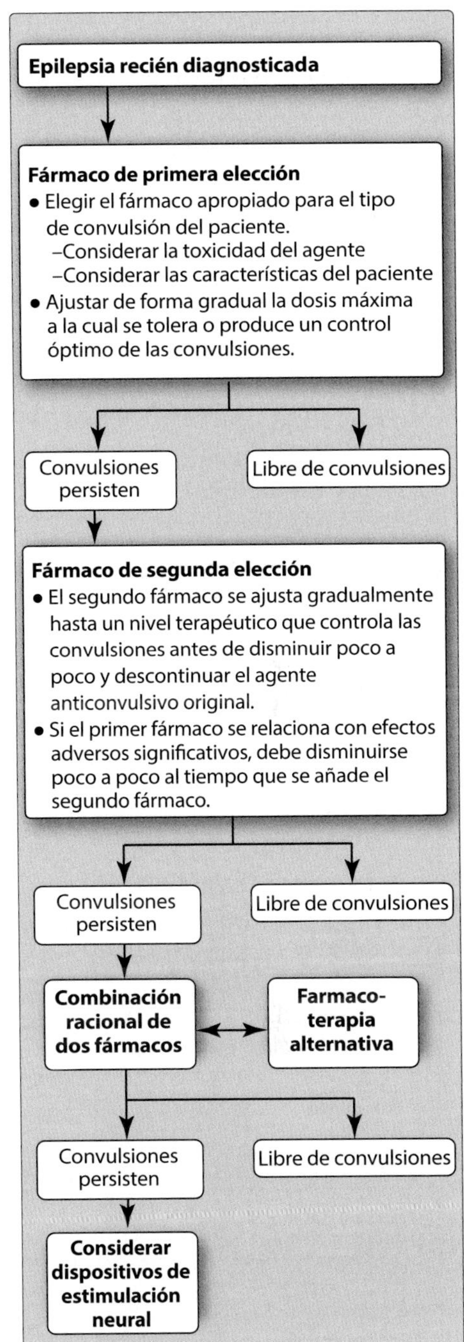

Figura 19-3
Estrategias terapéuticas para manejar epilepsia recién diagnosticada.

VI. MEDICAMENTOS ANTICONVULSIVOS

Muchos nuevos medicamentos anticonvulsivos han sido aprobados en las últimas décadas. Se cree que algunos de estos agentes tienen ventajas potenciales sobre medicamentos más antiguos en términos de farmacocinética, tolerabilidad y reducción del riesgo de interacciones fármaco-fármaco. Sin embargo, los estudios no han logrado demostrar que los fármacos más recientes son significativamente más eficaces que los agentes más antiguos. En la figura 19-5 se resumen las propiedades farmacocinéticas de los medicamentos anticonvulsivos y en la figura 19-6 se muestran sus efectos adversos frecuentes. Se han identificado a la conducta suicida y a la ideación suicida como un riesgo con los medicamentos anticonvulsivos. Además, prácticamente todos los medicamentos anticonvulsivos se han relacionado con reacciones de hipersensibilidad multiorgánica, una rara reacción idiosincrática caracterizada por exantema, fiebre y afección de órganos sistémicos.

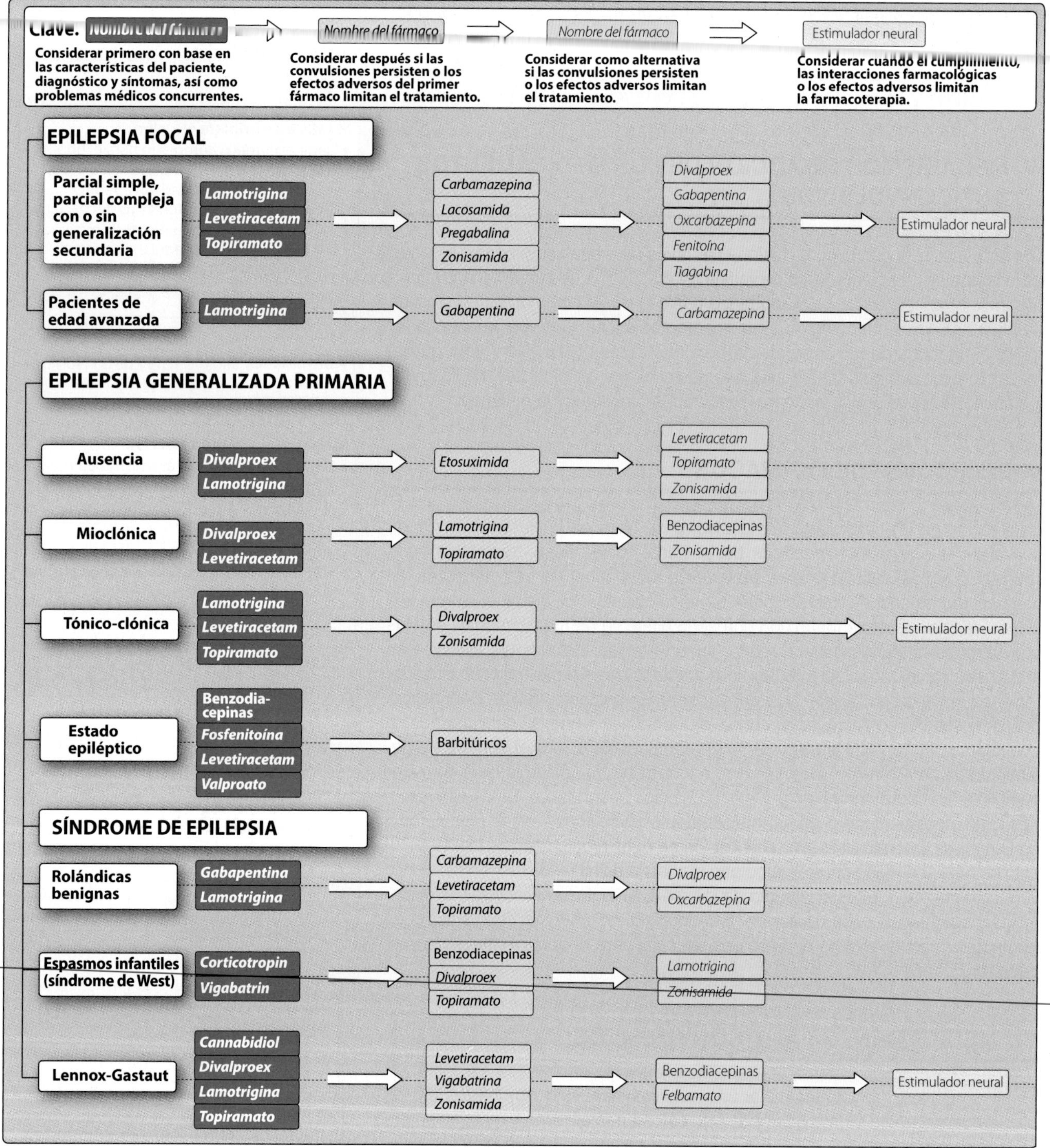

Figura 19-4
Indicaciones terapéuticas para los agentes anticonvulsivantes. Benzodiacepinas = *diazepam* y *lorazepam*.

A. Benzodiacepinas

Las benzodiacepinas se unen a los receptores inhibidores GABA para reducir la velocidad de disparo de las neuronas. Debido a que tolerancia puede desarrollarse con el uso crónico, la mayoría de las benzodiacepinas se reservan para el tratamiento de urgencia o agudo de las convul-

FÁRMACO ANTICONVULSIVO	UNIÓN A PROTEÍNAS*	VIDA MEDIA**	METABOLITO ACTIVO	ÓRGANO PRINCIPAL DE ELIMINACIÓN	INTERACCIONES FARMACOLÓGICAS
*Acetato de eslicarbazepina^*	Baja	8-24	Eslicarbazepina (S-licabazepina)	Riñón	✔
Ácido valproico (divalproex)	Moderada/ Alta	6-18	Varios	Hígado	✔
Brivaracetam	Baja	9		Hígado	✔
Cannabidiol	Alta	56-61	7-OH-CBD	Hígado	✔
Carbamazepina	Moderada	6-15	CBZ-10,11-epóxido	Hígado	✔
Cenobamato	Moderada	50-60		Hígado	✔
Etosuximida	Baja	25-26		Hígado	✔
Felbamato	Baja	20-23		Riñón/hígado	✔
Fenfluramina	Moderada	20		Hígado	✔
Fenitoína	Alta	12-60		Hígado	✔
Fenobarbital	Baja	72-124		Hígado	✔
*Fosfenitoína^*	Alta	12-60	*fenitoína*	Hígado	✔
Gabapentina	Baja	5-9		Riñón	
Lacosamida	Baja	13		Varias	
Lamotrigina	Baja	25-32		Hígado	
Levetiracetam	Baja	6-8		Hidrólisis	
*Oxcarbazepina^*	Baja	5-13	Metabolito monohidroxi (MHD)	Hígado	✔
Perampanel	Alta	105		Hígado	✔
Pregabalina	Baja	5-6.5		Riñón	
Primidona	Alta	72-124	*Fenobarbital, PEMA*	Hígado	✔
Rufinamida	Baja	6-10		Hígado	✔
Stiripentol	Alta	4.5-13		Hígado	✔
Tiagabina	Alta	7-9		Hígado	✔
Topiramato	Baja	21		Varios	✔
Vigabatrina	Baja	7.5		Riñón	✔
Zonisamida	Baja	63		Hígado	✔

*Baja = 60% o menos, moderada = 61-85%, alta = > 85%. **Vida media en horas. ^Profármaco. PEMA = feniletilmalonamida.

Figura 19-5
Resumen de la farmacocinética de los medicamentos anticonvulsivos usados como tratamiento crónico.

siones. Sin embargo, *clonazepam* y *clobazam* pueden prescribirse para tipos particulares de convulsiones. *Clobazam* se metaboliza a través de CYP3A4 y 2C19 y tiene un metabolito activo, norclobazam. *Diazepam* también está disponible para administración rectal e intranasal para evitar o interrumpir las convulsiones o grupos tónico-clónicos generalizados prolongados cuando la administración oral no es posible.

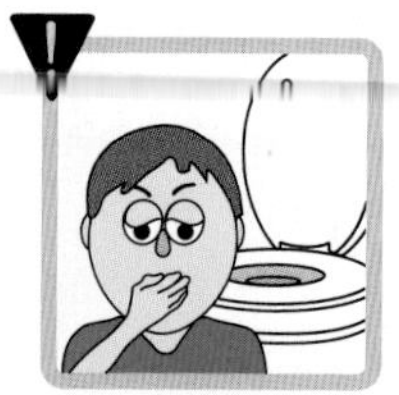

Náusea y vómito

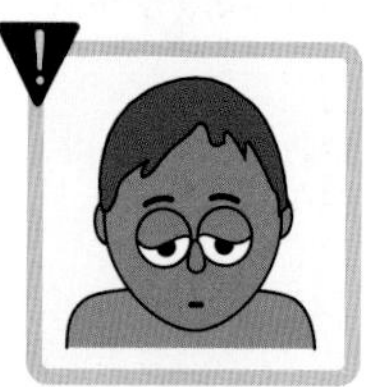

Sedación

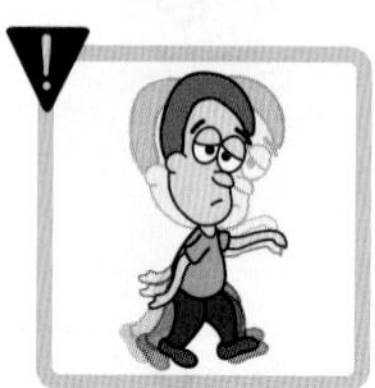

Ataxia

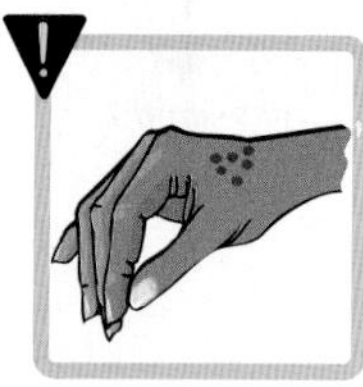

Exantema

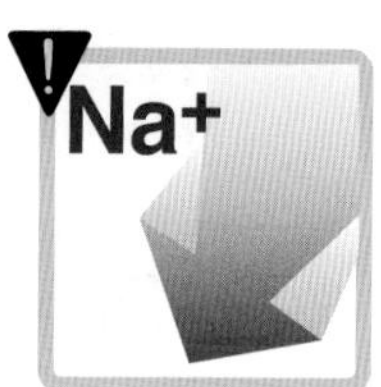

Hiponatriemia

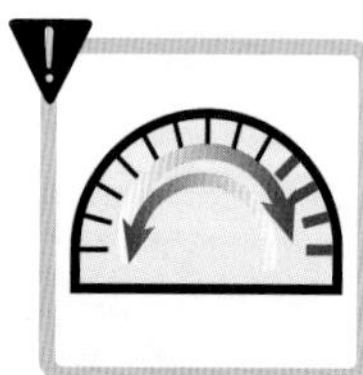

Aumento o pérdida de peso

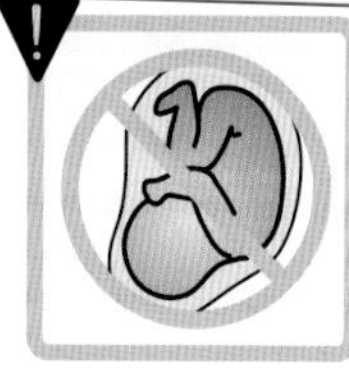

Teratogenicidad

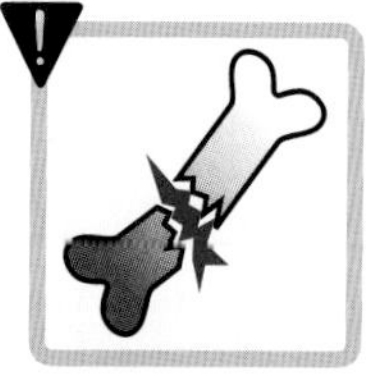

Osteoporosis

Figura 19-6
Efectos adversos notables de los fármacos anticonvulsivantes.

B. Brivaracetam

Brivaracetam está aprobado para el tratamiento de las convulsiones de inicio focal en adultos. Demuestra una afinidad elevada y selectiva por una proteína de la vesícula sináptica (SV2A); sin embargo, se desconoce el mecanismo exacto de acción anticonvulsiva. El fármaco es bien absorbido después de su administración oral y se metaboliza tanto por hidrólisis como por CYP2C19 (menor). Uso simultáneo de medicamentos fuertes inductores de CYP450 puede conducir a menores concentraciones plasmáticas. *Brivaracetam* es un inhibidor moderado de la epóxido hidrolasa, lo que causa mayores concentraciones del metabolito activo de *carbamazepina* cuando los fármacos se administran juntos.

C. Cannabidiol

Cannabidiol está aprobado para el tratamiento de las convulsiones debidas al síndrome de Lennox-Gastaut, el síndrome de Dravet o el complejo de esclerosis tuberosa. El fármaco se extrae de la planta *Cannabis sativa*, y es tanto un sustrato como un inhibidor de varias enzimas CYP450, lo que da lugar a interacciones farmacológicas clínicamente relevantes. El fármaco no tiene efectos psicoactivos, y los efectos secundarios más frecuentes son somnolencia, diarrea, vómito y disminución del apetito. *Cannabidiol* solo está disponible en forma de líquido formulado con aceite de sésamo. Existe mayor riesgo de elevación de las enzimas hepáticas cuando se utiliza con *divalproex*.

D. Carbamazepina

Carbamazepina bloquea los canales de sodio, con lo que posiblemente inhibe la generación de potenciales de acción repetitivos en el foco epiléptico y previene la diseminación. *Carbamazepina* es efectiva para el tratamiento de las convulsiones focales, convulsiones tónico-clónicas generalizadas, neuralgia del trigémino y trastorno bipolar. Induce su propio metabolismo, lo que resulta en concentraciones sanguíneas totales menores de *carbamazepina* en sangre a mayores dosis. *Carbamazepina* es un inductor de las enzimas CYP1A2, CYP2C, CYP3A, y UDP glucuronosiltransferasa (UGT), que aumentan la depuración de otros fármacos (fig. 19-7). Puede notarse hiponatriemia en algunos pacientes, en especial en pacientes de edad avanzada y es posible que requieran un cambio del medicamento. *Carbamazepina* no debe prescribirse para pacientes con convulsiones de ausencia debido a que puede causar un aumento de las convulsiones.

E. Cenobamato

El *cenobamato* es un bloqueador de los canales de sodio activados por voltaje y modula el canal iónico $GABA_A$. Está aprobado para el tratamiento de las convulsiones focales. El perfil de efectos secundarios incluye fatiga, dolor de cabeza, mareos y visión doble.

F. Eslicarbazepina

Acetato de eslicarbazepina es un profármaco que se convierte al metabolito activo *eslicarbazepina* (S-licarbazepina) mediante hidrólisis. S-licarbazepina es el metabolito activo de *oxcarbazepina*. Es un bloqueador del canal de sodio con compuerta de voltaje y está aprobado para convulsiones focales. *Eslicarbazepina* exhibe una farmacocinética lineal y se elimina a través de glucuronidación. El perfil de efectos secundarios incluye mareo, somnolencia, diplopía y cefalea. Las reacciones adversas graves como exantema, efectos secundarios psiquiátricos e hiponatriemia ocurren raramente.

G. Etosuximida

Etosuximida reduce la propagación de la actividad eléctrica anormal en el cerebro, más probablemente al inhibir los canales de calcio tipo T. Es más efectiva para tratar las convulsiones por ausencia.

H. Felbamato

Felbamato tiene un amplio espectro de acción anticonvulsivante con múltiples mecanismos propuestos, incluyendo los canales de sodio bloqueadores dependientes de voltaje, que compite con el sitio de unión a glicina en el receptor *N*-metilo-D-aspartato (NMDA) glutamato, bloqueando los canales de calcio y potenciando la acción GABA. Es un inhibidor de los fármacos metabolizados por CYP2C19 e induce los fármacos metabolizados por CYP3A4. Se reserva para usarse en epilepsias refractarias (en particular síndrome de Lennox-Gastaut) debido al riesgo de anemia aplásica (alrededor de 1:4 000) e insuficiencia hepática.

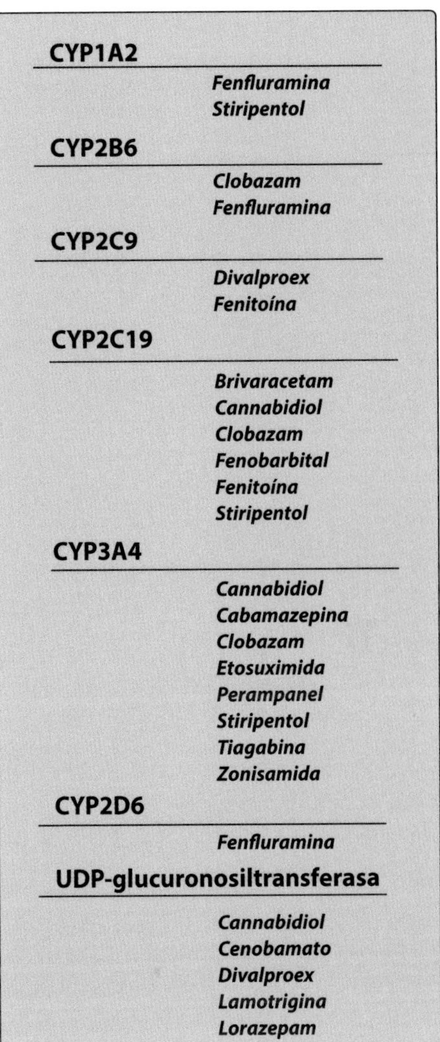

Figura 19-7
Metabolismo CYP de los medicamentos anticonvulsivantes.

I. Fenfluramina

Fenfluramina está indicada para las convulsiones asociadas con el síndrome de Dravet. Este agente se introdujo originalmente como un fármaco para la obesidad, pero se retiró del mercado debido a la preocupación por la enfermedad cardiaca valvular y la hipertensión pulmonar. *Fenfluramina* es un agonista de los receptores 5-HT_2, pero se desconoce el mecanismo de su actividad anticonvulsiva en el síndrome de Dravet. Los efectos adversos incluyen somnolencia, letargo, disminución del apetito y pérdida de peso. Es necesario realizar ecocardiogramas semestrales para controlar el desarrollo de valvulopatía e hipertensión pulmonar.

J. Gabapentina

Gabapentina es un análogo de GABA. Sin embargo, no actúa en los receptores GABA, potencia las acciones de GABA o se convierte a GABA. Aunque *gabapentina* se une a la subunidad $\alpha_2\delta$ de los canales de calcio con compuerta de voltaje, se desconoce su mecanismo preciso de acción. Está aprobado como tratamiento coadyuvante para las convulsiones focales y tratamiento de neuralgia posherpética. *Gabapentina* exhibe una farmacocinética no lineal (véase cap. 1) debido a su captación por un sistema de transporte saturable desde el intestino. *Gabapentina* no se une a las proteínas plasmáticas y se excreta sin cambios a través de los riñones. Se requiere una reducción de la dosis en la enfermedad renal. *Gabapentina* es general bien tolerada debido a sus efectos adversos relativamente leves. También puede ser una buena elección para el paciente de edad avanzada debido a que hay pocas interacciones farmacológicas.

K. Lacosamida

Lacosamida afecta a los canales de sodio con compuerta de voltaje, resultando en la estabilización de las membranas neuronales hiperexcitables y en la inhibición de los disparos neuronales repetitivos. *Lacosamida* se une a la proteína mediadora de respuesta a colapsina 2 (CRMP-2), una fosfoproteína involucrada en la diferenciación neuronal y el control del crecimiento axonal. Se desconoce la función de la unión a CRMP-2 en el control de las convulsiones. *Lacosamida* está aprobada para el tratamiento de las convulsiones focales y el tratamiento coadyuvante de convulsiones tónico-clónicas primarias generalizadas. Los eventos adversos más frecuentes que limitan el tratamiento incluyen mareo, cefalea y fatiga.

L. Lamotrigina

Lamotrigina bloquea los canales de sodio y los canales de calcio dependientes de alto voltaje. *Lamotrigina* es efectiva en una gran variedad de tipos de convulsiones, lo que incluye focales, generalizadas, de ausencia y síndrome de Lennox-Gastaut. También se usa para tratar el trastorno bipolar. *Lamotrigina* se metaboliza sobre todo al metabolito 2-N-glucurónido a través de la vía UGT1A4. Al igual que con otros medicamentos anticonvulsivos, los inductores generales aumentan la depuración de *lamotrigina,* lo que causa menores concentraciones de *lamotrigina,* en tanto que *divalproex* resulta en una disminución significativa en la depuración de *lamotrigina* (mayores concentraciones de *lamotrigina*). Las dosis de *lamotrigina* deben reducirse cuando se añade *valproato* al tratamiento. Se requiere de un ajuste gradual y lento con *lamotrigina* (en especial cuando se añade *lamotrigina* a un esquema que incluye *valproato*) debido al riesgo de exantema, que puede evolucionar a una reacción grave que pone en riesgo la vida.

M. Levetiracetam

Levetiracetam está aprobado para el tratamiento de las convulsiones de inicio focal y el tratamiento conjunto de convulsiones mioclónicas y tónico-clónicas generalizadas primarias en adultos y niños. Demuestra una elevada afinidad por la proteína de vesículas sinápticas (SV2A). El fármaco se absorbe bien después de su administración oral y se excreta casi sin cambio en la orina, lo que resulta en poca a ninguna interacción farmacológica. *Levetiracetam* puede causar alteraciones en el estado de ánimo que pueden requerir una reducción de la dosis o un cambio de medicamento.

N. Oxcarbazepina

Oxcarbazepina es un profármaco que se reduce con rapidez al metabolito 10-monohidroxilo (MHD) responsable de su actividad anticonvulsiva. MHD bloquea los canales de sodio y se cree que modula los canales de calcio. Está aprobada para usarse en adultos y niños con convulsiones focales. *Oxcarbazepina* es un inductor menos potente de CYP3A4 y UGT que *carbamazepina.* El efecto adverso de hiponatremia limita su uso en la población de edad avanzada.

O. Perampanel

Perampanel es un antagonista del ácido α-amino-3-hidroxi-5-metil-4 isoxazolepropiónico que resulta en una actividad excitatoria reducida. *Perampanel* tiene una vida media prologada que permite la dosificación una vez al día. Está aprobado para el tratamiento de las convulsiones focales y el tratamiento coadyuvante de convulsiones tónico-clónicas generalizadas. Este medicamento tiene una advertencia para reacciones psiquiátricas y conductuales graves, incluyendo agresión, hostilidad, irritabilidad, ira e ideación homicida.

P. Fenobarbital y primidona

El mecanismo de acción primario de *fenobarbital* es la potenciación de los efectos inhibitorios de las neuronas mediadas por GABA (véase cap. 16). *Primidona* se metaboliza a *fenobarbital* (mayor) y *feniletilmalonamida*, ambas con actividad anticonvulsiva. *Fenobarbital* se usa sobre todo en el tratamiento del estado epiléptico cuando otros agentes fracasan.

Q. Fenitoína y fosfenitoína

Fenitoína bloquea los canales de sodio con compuerta de voltaje al unirse de forma selectiva al canal en el estado inactivo y hacer más lenta su velocidad de recuperación. Es efectiva para el tratamiento de las convulsiones focales y tónico-clónicas generalizadas y en el tratamiento del estado epiléptico. *Fenitoína* induce las familias CYP2C y CYP3A y el sistema de la enzima UGT. *Fenitoína* exhibe un metabolismo enzimático saturable que resulta en propiedades farmacocinéticas no lineales (pequeños aumentos en la dosis diaria pueden producir grandes incrementos en la concentración plasmática, lo que causa toxicidad inducida por fármacos; fig. 19-8). La depresión del SNC ocurre en particular en el cerebelo y el sistema vestibular, causando nistagmo y ataxia. Las personas de edad avanzada son altamente susceptibles a este efecto. La hiperplasia gingival puede hacer que las encías crezcan sobre los dientes (fig. 19-9). El uso a largo plazo puede provocar desarrollo de neuropatías periféricas y osteoporosis. Aunque *fenitoína* es ventajosa debido a su bajo costo, el costo real del tratamiento puede ser mayor, considerando el potencial de toxicidad y efectos adversos graves.

Fosfenitoína es un profármaco que se convierte rápidamente a *fenitoína* en sangre en un lapso de minutos. *Fosfenitoína* puede administrarse por vía intramuscular (IM), en tanto que *fenitoína sódica* nunca debe administrarse por vía IM, debido a que causa daño tisular y necrosis. *Fosfenitoína* es el fármaco de elección y el estándar de atención para la administración IV e IM de *fenitoína*.

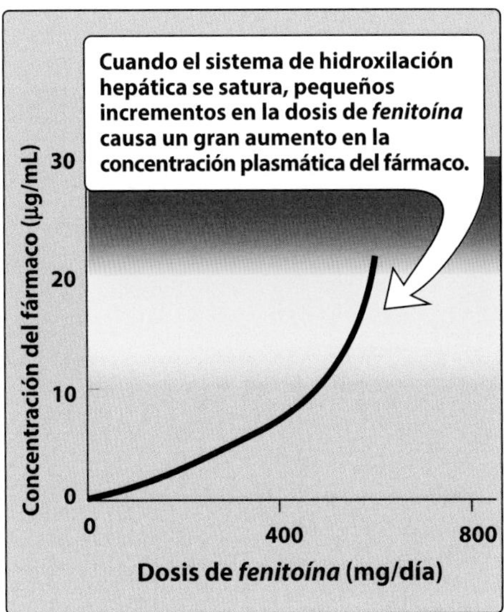

Figura 19-8
Efecto no lineal de la dosificación de *fenitoína* en la concentración plasmática del fármaco.

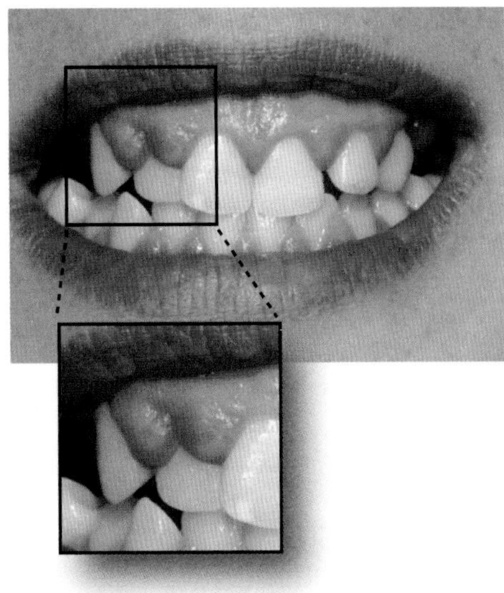

Figura 19-9
Hiperplasia gingival en un paciente tratado con *fenitoína*.

R. Pregabalina

Pregabalina se une al sitio $\alpha_2\delta$, una subunidad auxiliar de los canales de calcio con compuerta de voltaje en el SNC, inhibiendo la liberación de neurotransmisor excitatorio. El fármaco tiene efectos comprobados sobre las convulsiones de inicio focal, neuropatía diabética periférica, neuralgia posherpética y fibromialgia. Más de 90% de *pregabalina* se elimina por vía renal. No tiene efectos significativos sobre el metabolismo farmacológico y pocas interacciones farmacológicas. Se requieren ajustes de la dosis en la disfunción renal.

S. Rufinamida

Rufinamida actúa en los canales de sodio. Está aprobada para el tratamiento coadyuvante de las convulsiones relacionadas con el síndrome de Lennox-Gastut en niños de 1 año y mayores y en adultos. *Rufinamida* es un inhibidor leve de CYP2E1 y un inductor débil de las enzimas CYP3A4. Los alimentos aumentan la absorción y las concentraciones séricas máximas. Las concentraciones séricas de *rufinamida* se ven afectadas por otros medicamentos anticonvulsivos. *Carbamazepina* y *fenitoína* pueden reducir y *valproato* puede aumentar las concentraciones séricas de *rufinamida*. Los efectos adversos incluyen el potencial de acortamiento del intervalo QT. Los pacientes con síndrome de QT corto familiar no deben tratarse con *rufinamida*.

T. Estiripentol

Estiripentol se cree que modula los receptores $GABA_A$. Su uso se limita a los pacientes con síndrome de Dravet que también toman *clobazam*. Se metaboliza a través de CYP1A2, 2C19 y 3A4. Cuando se administra con *clobazam*, aumenta significativamente la concentración tanto del *clobazam* como del metabolito activo (norclobazam).

U. Tiagabina

Tiagabina bloquea la captación de GABA en las neuronas presinápticas permitiendo que más GABA esté disponible para su unión al receptor, con lo que aumenta su actividad inhibitoria. *Tiagabina* es efectiva como tratamiento coadyuvante en las convulsiones focales. En la vigilancia posterior a la comercialización, han ocurrido convulsiones en pacientes que no tenían epilepsia y estaban usando *tiagabina*. *Tiagabina* no debe usarse para indicaciones distintas a epilepsia.

V. Topiramato

Topiramato tiene múltiples mecanismos de acción. Bloquea los canales de sodio dependientes de voltaje, reduce las corrientes de calcio de alto voltaje (tipo L), es un inhibidor de la anhidrasa carbónica y puede actuar en los sitios de glutamato (NMDA). *Topiramato* es efectivo para usarse en la epilepsia focal y generalizada primaria. También está aprobado para la prevención de la migraña. Inhibe de forma leve CYP2C19 y su coadministración con *fenitoína* y *carbamazepina* puede reducir las concentraciones séricas de *topiramato*. Los efectos adversos incluyen somnolencia, pérdida de peso y parestesias. También se han reportado cálculos renales, glaucoma, oligohidrosis (disminución de la sudoración) e hipertermia.

W. Ácido valproico, valproato y divalproex

Los posibles mecanismos de acción incluyen bloqueo de los canales de sodio, bloqueo de la transaminasa GABA (GABA-T) y acción en los canales de calcio de tipo T. Estos mecanismos diversos proporcionan un amplio espectro de actividad contra convulsiones. Estos agentes son efectivos para el tratamiento de las epilepsias focales y generalizadas primarias. El *ácido valproico* está disponible como un ácido libre. *Divalproex sódico* es una combinación de *valproato sódico* y *ácido valproico* que se convierte al ion *valproato* en las vías gastrointestinales. Se desarrolló para mejorar la tolerancia gastrointestinal al *ácido valproico*. Todas las formas disponibles de la sal son equivalentes en cuanto a eficacia (*ácido valproico* y *valproato sódico*). Se cuenta con productos comerciales en presentaciones de múltiples sales, dosis y formulaciones de liberación prolongada. La gran variedad de fórmulas puede resultar confusa, y por lo tanto, el riesgo de errores en la medicación es alto y es esencial estar familiarizado con todas las preparaciones. *Valproato* inhibe el metabolismo de los sistemas CYP2C9, UGT, y del sistema epóxido hidrolasa (fig. 19-7). La hepatotoxicidad rara puede provocar una elevación de las enzimas hepáticas, por lo que deben vigilarse con frecuencia. En la medida de lo posible, debe evitarse su uso en mujeres y niños menores de 2 años.

X. Vigabatrina

Vigabatrina actúa como un inhibidor irreversible de GABA-T. Esta es la enzima responsable del metabolismo de GABA. *Vigabatrina* se relaciona con pérdida del campo visual que va de leve a grave en 30% o más de los pacientes. *Vigabatrina* solo está disponible a través de los médicos y farmacias que participan en el programa REMS (estrategias de evaluación y mitigación de riesgos).

Y. Zonisamida

Zonisamida es un derivado de sulfonamida que tiene un amplio espectro de acción. El compuesto tiene múltiples efectos, lo que incluye el bloqueo tanto de los canales de sodio con compuertas de voltaje como de las corrientes de calcio tipo T. Tiene una cantidad limitada de actividad de anhidrasa carbónica. *Zonisamida* está aprobada para usarse en pacientes con epilepsia focal. Se metaboliza por la isoenzima CYP3A4 y puede, en menor grado, son metabolizados por CYP3A5 y CYP2C19. Además de los efectos adversos típicos del SNC, *zonisamida* puede provocar cálculos renales. Se ha reportado oligohidrosis y los pacientes por lo que debe vigilarse el aumento de la temperatura corporal y la disminución de la sudoración. *Zonisamida* está contraindicada en pacientes con hipersensibilidad a sulfonamida o al inhibidor de la anhidrasa carbónica.

VII. ESTADO EPILÉPTICO

En el estado epiléptico ocurren dos o más convulsiones sin recuperación total de la consciencia entre episodios. Estos pueden ser focales o generalizados, convulsivos o no convulsivos. El estado epiléptico pone en riesgo la vida y requiere de tratamiento de urgencia, que por lo general consiste de la administración parenteral de un medicamento de acción rápida, como una benzodiacepina, seguida por un medicamento de acción más lenta, como *fenitoína, fosfenitoína, divalproex* o *levetiracetam*.

VIII. SALUD REPRODUCTIVA Y EPILEPSIA

Personas con potencial reproductivo y epilepsia requieren de la valoración de sus medicamentos anticonvulsivos en relación con anticoncepción y planeación del embarazo. Varios medicamentos anticonvulsivos aumentan el metabolismo de los anticonceptivos orales, potencialmente inutilizándolos. Estos incluyen *fenitoína, fenobarbital, carbamazepina, topiramato, oxcarbazepina, rufinamida* y *clobazam*. Estos medicamentos aumentan el metabolismo de los anticonceptivos, sin importar el sistema de suministro usado (p. ej., parche, anillo, implantes y tabletas orales). La planeación del embarazo es vital y muchos medicamentos anticonvulsivos tienen el potencial de afectar el desarrollo fetal y causar defectos congénitos. Todas las pacientes que consideran embarazarse deben recibir dosis elevadas (1 a 5 mg) de ácido fólico antes de la concepción para prevenir los defectos de la cabeza neural. Deben evitarse *divalproex* y barbitúricos en el embarazo cuando sea posible. Puede haber una justificación clínica, incluyendo el fracaso del tratamiento con otros medicamentos, para continuar con *divalproex* o barbitúricos durante el embarazo. De ser posible, pacientes que ya están tomando *divalproex* deben seguir otro tratamiento antes del embarazo y recibir asesoría sobre el potencial de defectos congénitos, incluyendo anormalidades cognitivas (fig. 19-10) y conductuales, así como defectos del tubo neural. La farmacocinética de los medicamentos anticonvulsivos y la frecuencia e intensidad de las convulsiones pueden cambiar durante el embarazo. La vigilancia renal tanto por un obstetra como por un neurólogo es importante. Todas las personas con epilepsia deben ser invitadas a registrarse en el Antiepileptic Drug Pregnancy Registry (registro de embarazos con fármacos antiepilépticos). En la figura 19-11 se resumen características importantes de los medicamentos anticonvulsivos.

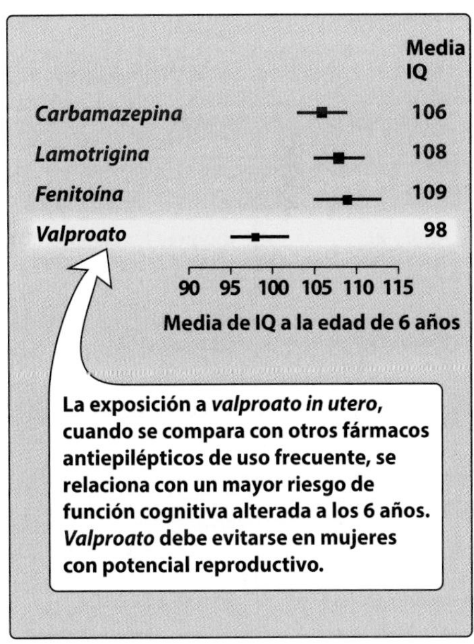

Figura 19-10
Función cognitiva a los 6 años después de exposición fetal a dosis de fármacos antiepilépticos. Se presentan las medias (*cuadros negros*) e intervalos de confianza de 95% (*líneas horizontales*) para el coeficiente intelectual (IQ) de los niños como una función de los fármacos antiepilépticos.

FÁRMACO	MECANISMO DE ACCIÓN	EFECTOS ADVERSOS Y COMENTARIOS
Brivaracetam	**Une SV2A**	Sedación, mareo, fatiga e irritabilidad.
Cannabidiol	**Desconocido**	Somnolencia, disminución del apetito, diarrea, elevación de las enzimas hepáticas, fatiga, mala calidad del sueño. Obtener AST, ALT y bilirrubina total antes de iniciar el tratamiento.
Carbamazepina	**Bloquea los canales de Na^+**	Hiponatremia, somnolencia, fatiga, mareo y visión borrosa. El uso del fármaco también se ha relacionado con síndrome de Stevens-Johnson. Discrasias sanguíneas; neutropenia, leucopenia, trombocitopenia, pancitopenia y anemias.
Cenobamato	**Bloquea los canales de Na^+ y modula el canal GABA-A**	Diplopía, mareos, dolor de cabeza, fatiga. Evitar en pacientes con síndrome de QT corto familiar.
Divalproex	**Múltiples mecanismos de acción**	Aumento de peso, formación fácil de hematomas, náusea, temblor, alopecia, alteraciones GI, daño hepático, caída de pelo y sedación. Se han observado insuficiencia hepática, pancreatitis y efectos teratógenos. Amplio espectro de la actividad anticonvulsiva.
Eslicarbazepina, acetato	**Bloquea los canales de Na^+**	Náusea, exantema, hiponatremia, cefalea, sedación, mareo, vértigo, ataxia y diplopía.
Estiripentol	**Modulación GABA-A**	Somnolencia, disminución del apetito, agitación, ataxia, pérdida de peso, hipotonía, náusea, temblores, disartria e insomnio. También son posibles la neutropenia y la trombocitopenia.
Etosuximida	**Bloquea los canales de $Ca2^+$**	Somnolencia, hiperactividad, náusea, sedación, alteración GI, aumento de peso, letargo, LES, y exantema. Pueden ocurrir discrasias sanguíneas; debe realizarse una BH periódica. El descontinuar el fármaco de manera abrupta puede causar convulsiones.
Felbamato	**Múltiples mecanismos de acción**	Insomnio, mareo, cefalea, ataxia, aumento de peso e irritabilidad. Anemia aplásica e insuficiencia hepática. Amplio espectro de la actividad anticonvulsiva. Requiere que el paciente firme un consentimiento informado al recibir el fármaco.
Fenfluramina	**Desconocida**	Disminución del apetito y del peso, somnolencia, sedación, letargo y diarrea. Solo disponible a través del programa REMS debido al riesgo de cardiopatía valvular e hipertensión arterial pulmonar.
Fenitoína	**Bloquea los canales de Na^+**	Hiperplasia gingival, confusión, habla farfullada, visión doble, ataxia, sedación, mareo e hirsutismo. Síndrome de Stevens-Johnson –tiene el potencial de poner en riesgo la vida–. No se recomienda para uso crónico. Tratamiento primario para estado epiléptico (fosfenitoína).
Gabapentina	**Desconocida**	Somnolencia leve, mareo, ataxia, aumento de peso y diarrea. Pocas interacciones farmacológicas. Eliminación renal 100%.
Lacosamida	**Múltiples mecanismos de acción**	Mareo, fatiga y cefalea. Pocas interacciones farmacológicas; esquema V.
Lamotrigina	**Múltiples mecanismos de acción**	Náusea, somnolencia, mareo, cefalea y diplopía. Exantema (síndrome de Stevens-Johnson –potencial de poner en riesgo la vida–). Amplio espectro de la actividad anticonvulsiva.
Levetiracetam	**Se une a SV2A**	Sedación, mareo, cefalea, anorexia, fatiga, infecciones y síntomas conductuales. Pocas interacciones farmacológicas. Amplio espectro de la actividad anticonvulsiva.
Oxcarbazepina	**Bloquea los canales de Na+**	Náusea, exantema, hiponatremia, cefalea, sedación, mareo, vértigo, ataxia y diplopía.
Perampanel	**Bloquea los receptores de AMPA glutamato**	Reacciones psiquiátricas y conductuales graves, mareo, somnolencia, fatiga, alteración de la marcha y caídas, vida media prolongada.

Figura 19-11
Resumen de fármacos anticonvulsivantes. ALT = alanina aminotranferasa; AMPA = ácido α-amino-3-hidroxi-5-metil-4 isoxazolepropionico; AST = aspartato aminotransferasa; BH = biometría hemática; GABA = ácido γ-aminobutírico; GABA-T = transaminasa de ácido γ-aminobutírico; GI = gastrointestinal; LES = lupus eritematoso sistémico; REMS = estrategias de evaluación y mitigación de riesgos; SV2A = proteína de la vesícula sináptica.

FÁRMACO	MECANISMO DE ACCIÓN	EFECTOS ADVERSOS Y COMENTARIOS
Pregabalina	**Múltiples mecanismos de acción**	Aumento de peso, somnolencia, mareo, cefalea, diplopía y ataxia. Cien por ciento de eliminación renal; esquema V.
Rufinamida	**Desconocido**	Intervalo QT corto. Múltiples interacciones farmacológicas.
Tiagabina	**Bloquea la captación de GABA**	Sedación, aumento de peso, fatiga, cefalea, temblor, mareo y anorexia. Múltiples interacciones farmacológicas.
Topiramato	**Múltiples mecanismos de acción**	Parestesia, pérdida de peso, nerviosismo, depresión, anorexia, ansiedad, temblor, síntomas cognitivos, cefalea y oligohidrosis. Pocas interacciones farmacológicas. Amplio espectro de la actividad anticonvulsiva.
Vigabatrina	**Unión irreversible de GABA-T**	Pérdida de la visión, anemia, somnolencia, fatiga, neuropatía periférica, aumento de peso. Disponible solo a través de farmacias SHARE.
Zonisamida	**Múltiples mecanismos de acción**	Náusea, anorexia, ataxia, confusión, dificultad para concentrarse, sedación, parestesia y oligohidrosis. Amplio espectro de la actividad anticonvulsiva.

Figura19-11 (*continúa*)

Aplicación clínica 19-1. Manejo de las interacciones con medicamentos para epilepsia

Como se ilustra en las figuras 19-5 y 19-7, muchos fármacos para la epilepsia se metabolizan a través del hígado y tienen el potencial de interactuar con otros medicamentos. *Lamotrigina* se utiliza ampliamente en personas con potencial de gestación que planean un embarazo debido a su menor riesgo de teratogenicidad. *Lamotrigina* se metaboliza a través de la UDP-glucuronosiltransferasa. El *valproato*, un conocido inhibidor del metabolismo de *lamotrigina*, provoca una disminución significativa del aclaramiento de la *lamotrigina*, lo que da lugar a concentraciones de *lamotrigina* superiores a las esperadas si se prescribe *lamotrigina* como monoterapia. La vida media de *lamotrigina* también aumenta de una media de 25 h a aproximadamente 60 h en presencia de *valproato*. *Lamotrigina* también tiene una alta propensión a la aparición de erupciones cutáneas cuando las dosis se aumentan demasiado rápido. Si se prescribe *lamotrigina* mientras un paciente sigue tomando *valproato*, la dosis debe ser aún más conservadora (dosis baja inicial administrada en días alternos) para equilibrar el cambio adicional en el metabolismo y el aclaramiento.

Resumen del capítulo

- Hay muchos fármacos disponibles para el tratamiento de la epilepsia y los síndromes epilépticos.
- Los agentes para la epilepsia tienen mecanismos de acción variados, pero la mayoría de los fármacos reducen las convulsiones a través de mecanismos como el bloqueo de los canales activados por voltaje, la potenciación de las actividades inhibitorias del GABA o la reducción de la transmisión excitatoria del glutamato.
- A la hora de seleccionar un fármaco anticonvulsivo, es fundamental conocer el tipo de epilepsia o síndrome epiléptico.
- Además, la selección de fármacos para la epilepsia debe basarse en:
  - eficacia
  - efectos adversos
  - potencial de interacción con otros fármacos
  - comorbilidades
  - costo
  - preferencias del paciente
- Las interacciones farmacológicas son comunes con muchos medicamentos anticonvulsivos y pueden manejarse con ajustes de dosis en algunos casos.
- Si la paciente está en edad fértil, deben tenerse en cuenta los riesgos teratogénicos del anticonvulsivo. *Divalproex* y los barbitúricos deben evitarse, si es posible, durante el embarazo.
- El estado epiléptico es una emergencia médica que requiere un tratamiento parenteral con un medicamento de acción rápida, como una benzodiacepina, seguido de un tratamiento con anticonvulsivos como *fenitoína*, *fosfenitoína*, *divalproex* o *levetiracetam*.

Preguntas de estudio

Elija la MEJOR respuesta.

19.1 Un niño de 9 años es llevado para evaluación neurológica debido a episodios de aparente falta de atención. A lo largo del año anterior, el niño ha experimentado episodios durante los cuales desarrolla una expresión con la mirada perdida y parpadeo durante 15 segundos. Inmediatamente reanuda su actividad previa. ¿Cuál de los siguientes describe mejor las convulsiones en este paciente?

A. Focales
B. Tónico-clónicas
C. Ausencia
D. Mioclónicas

Respuesta correcta = C. El paciente está experimentando episodios de convulsiones de ausencia en que la consciencia está brevemente alterada. Las convulsiones de ausencia por lo general comienzan en niños de 4 a 12 años. El diagnóstico incluye obtener un electroencefalograma que muestra ondas de 3-Hz generalizadas.

19.2 Un niño está experimentando convulsiones de ausencia que interrumpen su capacidad para prestar atención durante la escuela y en actividades. ¿Qué tratamiento es más apropiado para este paciente?

A. Etosuximida
B. Carbamazepina
C. Diazepam
D. Observación vigilante

Respuesta correcta = A. El paciente ha presentado muchas convulsiones que interrumpen su capacidad para prestar atención durante la escuela y en actividades, por lo que el tratamiento está justificado. Carbamazepina puede hacer que las convulsiones sean más frecuentes. Diazepam no está indicado para las convulsiones de ausencia.

19.3 Una mujer de 25 años con convulsiones generalizadas está bien controlada con valproato. Indica que está interesada en embarazarse el año siguiente. En cuanto a sus medicamentos anticonvulsivos, ¿qué debería de considerar?

A. Dejarla con su tratamiento actual
B. Considerar cambiar a lamotrigina
C. Considerar añadir un segundo medicamento anticonvulsivo
D. Disminuir su dosis de valproato

Respuesta correcta = B. Valproato es una mala opción en mujeres en edad reproductiva y debe evitarse de ser posible. Está justificada una revisión de los antecedentes farmacológicos de esta paciente. Si no ha probado ningún otro medicamento anticonvulsivante, considerar otro medicamento de este tipo puede ser benéfica. Los estudios muestran que el tomar valproato durante el embarazo puede tener un efecto deletéreo sobre las capacidades cognitivas en niños. Sin embargo, el tratamiento con valproato puede no ser evitable debido a que puede ser la única opción en algunas mujeres. En estos casos, debe usarse la menor dosis efectiva.

19.4 Un hombre de 52 años ha presentado varias convulsiones focales con alteración de la consciencia a lo largo del año anterior. ¿Cuál de los siguientes es el tratamiento inicial más apropiado para este paciente?

A. Etosuximida
B. Levetiracetam
C. Diazepam
D. Carbamazepina más primidona

Respuesta correcta = B. El paciente ha presentado varias convulsiones y el riesgo de no iniciar la farmacoterapia sería sustancialmente mayor que el riesgo de tratar sus convulsiones. Debido a que el paciente tiene alteración de la consciencia durante la convulsión, está en riesgo de una lesión durante las crisis. La monoterapia con agentes primarios se prefiere para la mayoría de los pacientes. Las ventajas de la monoterapia incluyen menor frecuencia de efectos adversos, ausencia de interacciones entre fármacos antiepilépticos, menor costo y mejor cumplimiento en la prescripción. Etosuximida y diazepam no están indicados para convulsiones focales.

19.5 Un paciente con convulsiones focales ha sido tratado durante 6 meses con carbamazepina, pero en fechas recientes ha estado experimentando convulsiones de forma más frecuente. Además de un segundo fármaco al esquema anticonvulsivo está siendo considerado. ¿Cuál de los siguientes fármacos tiene menos probabilidades de presentar una interacción farmacocinética con el régimen actual del paciente?

A. Topiramato
B. Tiagabina
C. Levetiracetam
D. Lamotrigina

Respuesta correcta = C. De los fármacos enlistados, los cuales están aprobados como tratamiento coadyuvante para convulsiones focales refractarias, solo levetiracetam no afecta la farmacocinética de otros fármacos antiepilépticos y otros fármacos no alteran de forma significativa su farmacocinética. Sin embargo, cualquiera de los fármacos enlistados puede añadirse dependiendo del plan y de las características del paciente. El tratamiento de la epilepsia es complejo y el diagnóstico se basa en los antecedentes y puede ser necesario volverlo a evaluar cuando la farmacoterapia falla o las convulsiones aumentan.

19.6 Una mujer de 75 años tuvo un ictus aproximadamente hace 1 mes. Sigue presentando pequeñas convulsiones focales en que no es capaz de responder de forma apropiada a las preguntas. ¿Cuál de los siguientes es el tratamiento más apropiado para esta paciente?

A. Fenitoína
B. Oxcarbazepina
C. Gabapentina
D. Fenobarbital

Respuesta correcta = C. Gabapentina se tolera bien en los adultos mayores debido a su perfil de efectos secundarios leves, y tiene pocas interacciones farmacológicas. Dado que los pacientes de edad avanzada pueden tener una función renal reducida, la dosis debe reducirse de manera adecuada. Oxcarbazepina puede causar hiponatremia, que es más sintomática en las personas de edad avanzada. Fenitoína y fenobarbital tienen muchas interacciones farmacológicas y un perfil de efectos secundarios que puede ser particularmente problemático en el grupo de edad avanzada, lo que incluye mareo que puede provocar caídas, problemas cognitivos y alteraciones de la salud ósea.

19.7 Un paciente de 17 años con diagnóstico de síndrome de Dravet está siendo considerado para un ensayo de cannabidiol. ¿Qué laboratorio de referencia debe comprobarse antes de comenzar con el cannabidiol?

A. Creatinina sérica
B. Proteína total
C. Colesterol total
D. Alanina aminotransferasa

Respuesta correcta = D. Las pruebas de función hepática de referencia, como alanina aminotransferasa, aspartato aminotransferasa y bilirrubina deben comprobarse antes de iniciar cannabidiol, ya que el tratamiento con cannabidiol puede elevar las pruebas de función hepática. La creatinina sérica no es necesaria porque la eliminación primaria de cannabidiol es por vía hepática. Las proteínas y el colesterol no son parámetros relacionados con la seguridad de la medicación de cannabidiol.

19.8 Un paciente de 62 años tiene convulsiones de nueva aparición tras un traumatismo craneal. El paciente tiene antecedentes de hipertensión, que se controla con hidroclorotiazida (disminuye el nivel de sodio en la sangre). ¿Cuál de los siguientes fármacos anticonvulsivos puede aumentar el riesgo de hiponatremia en este paciente?

A Gabapentina
B. Divalproex
C. Carbamazepina
D. Lacosamida

Respuesta correcta = C. Carbamazepina se asocia con la hiponatremia. Cuando se utiliza en combinación con otros medicamentos que disminuyen el sodio, aumenta la posibilidad de hiponatremia. No se sabe que gabapentina, divalproex y lacosamida alteren las concentraciones de sodio.

19.9 Un paciente de 34 años con obesidad y convulsiones focales que progresan a convulsiones tónico-clónicas generalizadas está tomando actualmente lamotrigina y levetiracetam. Sigue teniendo una crisis cada 4 meses. Actualmente no planea tener hijos y toma anticonceptivos orales. ¿Cuál de los siguientes fármacos anticonvulsivos es más apropiado añadir?

A. Brivaracetam
B. Lacosamida
C. Zonisamida
D. Carbamazepina

Respuesta correcta = C. Zonisamida tiene un amplio espectro de acción, no interactúa con los anticonceptivos orales y puede provocar una pérdida de peso. Brivaracetam tiene un mecanismo de acción similar al de levetiracetam, por lo que su adición no sería apropiada. Lacosamida actúa bloqueando los canales de sodio, que también es un mecanismo de acción principal de lamotrigina. Carbamazepina disminuye la eficacia de los anticonceptivos orales debido a la inducción enzimática y también actúa principalmente mediante el bloqueo de los canales de sodio.

19.10 Un chico de 14 años con convulsiones tónico-clónicas generalizadas experimenta convulsiones ocasionales. Vive a 1 hora de distancia del hospital más cercano. ¿Cuál de los siguientes tratamientos es el más apropiado para sugerir a su familia para el tratamiento de las convulsiones intermitentes en casa?

A. Loción tópica de cáñamo (contiene cannabidiol)
B. Diazepam intranasal
C. Clonazepam oral
D. Lamotrigina oral

Respuesta correcta = B. Diazepam intranasal o rectal puede utilizarse para tratar grupos de convulsiones en casa, lo que puede ayudar al paciente a evitar la hospitalización. La loción de cáñamo no está sujeta a la supervisión y las regulaciones a las que se someten los productos farmacéuticos aprobados y lo más probable es que contenga una pequeña cantidad no terapéutica de cannabidiol. Clonazepam es una posible medicación según la necesidad; sin embargo, la administración de un producto oral no sería práctica.

Anestésicos

20

Brandon M. Lopez y Chris R. Giordano

I. GENERALIDADES

Para pacientes que se someten a procedimientos médicos o quirúrgicos, diferentes niveles de sedación pueden proporcionar beneficios importantes para facilitar el procedimiento en las intervenciones. Estos niveles de sedación varían de ansiólisis a anestesia general y pueden crear:

- Sedación y reducción de la ansiedad
- Falta de consciencia y amnesia
- Relajación muscular y esquelética
- Supresión de reflejos indeseables
- Analgesia

Debido a que ningún agente por sí solo proporciona todos los objetivos deseados, se combinan varias categorías de fármacos para producir el nivel óptimo de sedación requerido (fig. 20-1). Los fármacos se eligen para proporcionar una sedación segura y eficiente basada en el tipo y duración del procedimiento y las características del paciente, como función orgánica, alteraciones médicas y fármacos concurrentes (fig. 20-2). Los medicamentos preoperatorios proporcionan ansiólisis y analgesia y mitigan los efectos secundarios no deseados del anestésico o el procedimiento en sí mismo. Los bloqueadores neuromusculares permiten la intubación endotraqueal y la relajación muscular para facilitar la cirugía. Los medicamentos anestésicos generales potentes se administran mediante inhalación o por vía intravenosa. Excepto por el *óxido nítrico,* los anestésicos inhalables son hidrocarburos halogenados volátiles, en tanto que los anestésicos intravenosos (IV) consisten de varias clases de fármacos no relacionados que suelen usarse para inducir rápido y mantener un estado general de anestesia o ambos.

II. NIVELES DE SEDACIÓN

Los niveles de sedación ocurren en una relación continua con la dosis, que es variable y depende de la respuesta del paciente individual a varios fármacos. Estos niveles "artificiales" de sedación comienzan con una sedación ligera y finalmente un estado de anestesia general. Las características del escalamiento de un nivel al siguiente se reconocen por cambios en la actividad mental, la estabilidad hemodinámica y la competencia respiratoria (fig. 20-3). Esta escalada de niveles a menudo es muy sutil e impredecible; por lo tanto, quien pro-

MEDICAMENTOS PREOPERATORIOS
Analgésicos
Antiácidos
Antieméticos
Benzodiacepinas*

ANALGÉSICOS
Paracetamol TYLENOL, OFIRMEV
Celecoxib CELEBREX
Gabapentina NEURONTIN
Ketamina KETALAR*
Opioides (véase cap. 21)

ANESTÉSICOS GENERALES: INHALADOS
Desflurano SUPRANE
Isoflurano FORANE
Óxido nitroso SOLO GENÉRICO
Sevoflurano ULTANE

ANESTÉSICOS GENERALES: INTRAVENOSOS
Dexmedetomidina PRECEDEX
Etomidato AMIDATE
Metohexital BREVITAL
Propofol DIPRIVAN

BLOQUEADORES NEUROMUSCULARES (véase cap. 5)
Cisatracurio, mivacurio, pancuronio, rocuronio, succinilcolina, vecuronio

ANESTÉSICOS LOCALES: AMIDAS
Bupivacaína MARCAINE
Lidocaína XILOCAÍNA
Mepivacaína CARBOCAINE
Ropivacaína NAROPIN

ANESTÉSICOS LOCALES: ÉSTERES
Cloroprocaína NESACAINE
Tetracaína SOLO GENÉRICO

Figura 20-1
Resumen de fármacos comunes usados para anestesia. *Puede causar anestesia general con dosis elevadas. Véase el capítulo 5 para un resumen de los agentes de bloqueo neuromuscular.

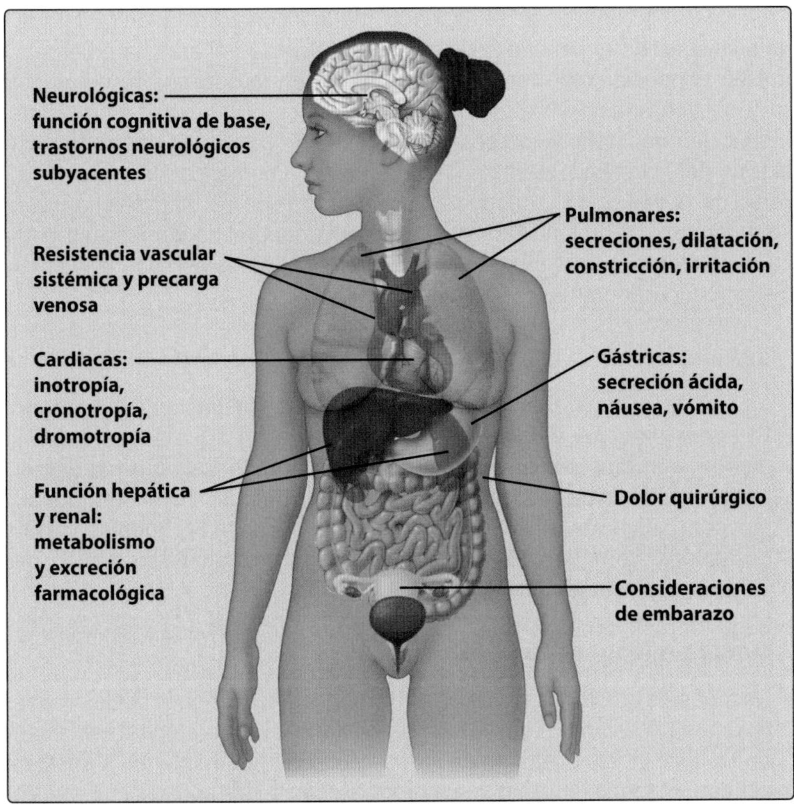

Figura 20-2
Consideraciones generales cuando se administra un anestésico.

porciona la sedación debe estar siempre listo para manejar el siguiente nivel de sedación no anticipado.

III. ETAPAS DE LA ANESTESIA GENERAL

La anestesia general es un estado reversible de depresión del sistema nervioso central, causando pérdida de la respuesta a percepción a los estímulos. El estado de anestesia general puede dividirse en tres etapas: inducción, mantenimiento y emergencia. La inducción es el momento de la administración de

	MÍNIMA (ANSIÓLISIS)	MODERADA	PROFUNDA	GENERAL
Actividad mental	Responde normalmente a los estímulos verbales	Responde intencionadamente a los estímulos verbales o táctiles	Responde intencionadamente a los estímulos verbales o dolorosos repetidos	No se despierta ante estímulos dolorosos
Competencia de las vías aéreas	No están afectadas	Adecuada	Puede requerirse de intervención	Suele requerirse de intervención
Aparato respiratorio	No está afectado	Adecuado	Puede ser inadecuado	Con frecuencia inadecuado
Sistema cardiovascular	No está afectado	Suele mantenerse	Suele mantenerse	Puede estar afectado

Figura 20-3
Niveles anestésicos de sedación.

un anestésico potente hasta el desarrollo de la inconsciencia, en tanto que el mantenimiento es el periodo sostenido de anestesia general. La emergencia (también conocida como recuperación) inicia con la suspensión del anestésico y continúa hasta el retorno de la consciencia y los reflejos protectores. La inducción de la anestesia depende de qué tan rápido las concentraciones efectivas del anestésico alcanzan el cerebro. La emergencia es en esencia lo inverso de la inducción y depende de qué tan rápido se difunde el anestésico del cerebro. La profundidad de la anestesia general es el grado en el que está deprimido el sistema nervioso central (SNC), como se hace evidente en los electroencefalogramas.

A. Inducción

La anestesia general en adultos es inducida normalmente con un agente IV como *propofol,* produciendo inconsciencia en 30 a 40 segundos. A menudo, un bloqueador neuromuscular IV como *rocuronio, vecuronio* o *succinilcolina* se administra para facilitar la intubación endotraqueal al provocar relajación muscular. Para niños sin acceso IV, agentes volátiles no agudos, como *sevoflurano,* se administran mediante inhalación para inducir anestesia general.

B. Mantenimiento de la anestesia

Después de administrar el fármaco de inducción, los signos vitales y la respuesta a los estímulos se vigilan con gran atención para equilibrar la cantidad que se inhala o infunde de forma continua para mantener la anestesia general. El mantenimiento suele proporcionarse con anestésicos volátiles, aunque la anestesia intravenosa total (AIVT) con fármacos como *propofol* puede usarse para mantener la anestesia general. Los opioides como *fentanilo* se usan para analgesia junto con los agentes de inhalación, debido a que estos últimos alteran la consciencia, pero no la percepción del dolor.

C. Despertar

Después de suspender el fármaco anestésico de mantenimiento, el paciente se evalúa para el regreso de la consciencia. Para la mayoría de los agentes anestésicos, la redistribución desde el sitio de acción (más que el metabolismo del fármaco) es subyacente a la recuperación. Los fármacos de bloqueo neuromuscular suelen revertirse después de completar la cirugía, a menos que haya pasado suficiente tiempo para su metabolismo. El paciente se monitoriza para asegurar la recuperación total de todas las funciones fisiológicas normales (respiración espontánea, presión arterial, frecuencia cardiaca y todos los reflejos protectores).

IV. ANESTÉSICOS INHALADOS

Los gases inhalables se usan sobre todo para el mantenimiento de la anestesia después de la administración de un fármaco IV (fig. 20-4). La profundidad de la anestesia puede alterarse con rapidez al cambiar la concentración de gas inhalado. Los agentes inhalados tienen curvas de dosis-respuesta pronunciadas con índices terapéuticos muy estrechos, de modo que la diferencia en las concentraciones para provocar la anestesia general y causar colapso cardiovascular es reducida. No existen antagonistas. Para minimizar residuos, los gases inhalables se proporcionan en un sistema de recirculación que contiene absorbentes para eliminar el dióxido de carbono y permitir la respiración del gas. En fechas recientes se ha puesto más atención a las emisiones antropogénicas de estos

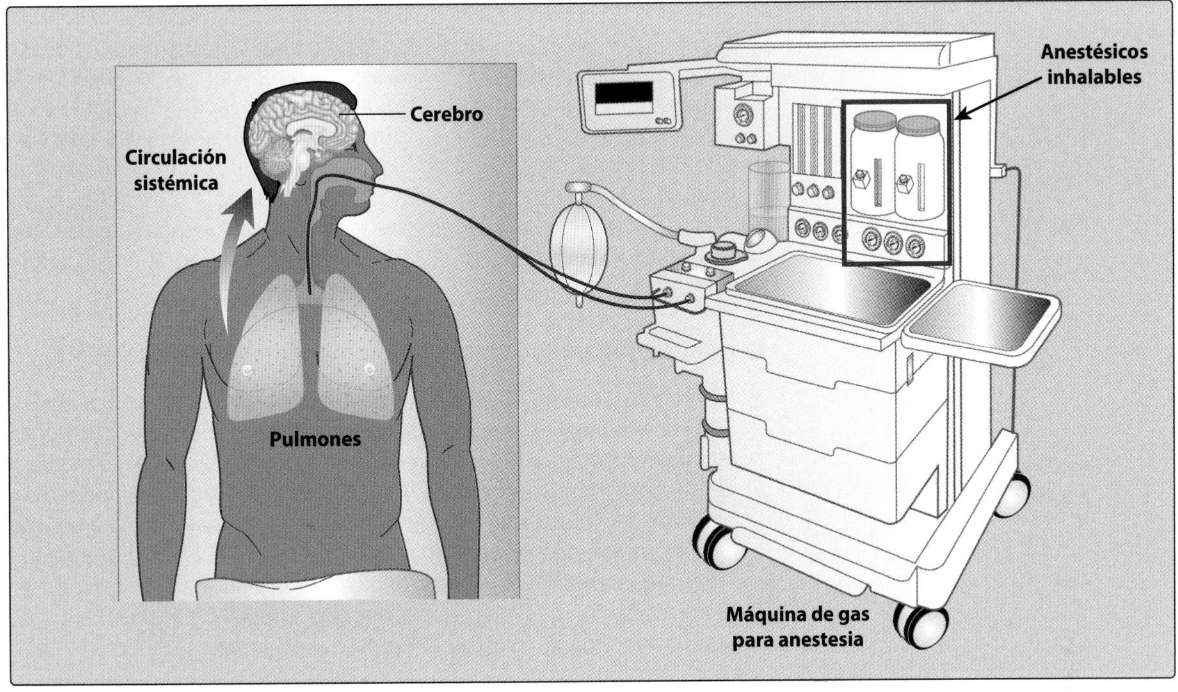

Figura 20-4
Los anestésicos volátiles que se administran al paciente se absorben a través de los pulmones hacia la circulación sistémica causando depresión del SNC dependiente de la dosis.

potentes gases de invernadero, que suelen liberarse desde los techos de los hospitales después de cada procedimiento.

A. Características comunes de los anestésicos inhalables

Los anestésicos inhalables modernos no son inflamables ni explosivos, e incluyen al *óxido nitroso* y a hidrocarburos halogenados volátiles (*isoflurano*, *sevoflurano* y *desflurano*). Estos agentes disminuyen la resistencia cerebrovascular, resultando en una mayor perfusión cerebral. Causan broncodilatación, pero también disminuyen el impulso respiratorio y la vasoconstricción pulmonar hipóxica (aumento de la resistencia vascular pulmonar en regiones mal oxigenadas de los pulmones, redirigiendo el flujo sanguíneo a regiones mejor oxigenadas). El movimiento de estos gases de los pulmones a diversos compartimientos del cuerpo depende de su solubilidad en la sangre y los tejidos, así como del flujo sanguíneo. Los siguientes factores desempeñan un papel en la inducción y la emergencia.

B. Potencia

La potencia se define cuantitativamente como la concentración alveolar mínima (CAM), que es la concentración teleespiratoria del anestésico inhalado necesaria para eliminar el movimiento en 50% de los pacientes expuestos a un estímulo nocivo. La CAM es la mediana de la dosis efectiva (ED_{50}) del anestésico, expresada como el porcentaje de gas en una mezcla requerido para lograr ese efecto. A nivel numérico, la CAM es pequeña para anestésicos potentes como *isoflurano* y grande para agentes menos potentes como *óxido nitroso*. Así, la inversa de la CAM es un índice de potencia (fig. 20-5). El *óxido nitroso* por sí solo no puede producir anestesia general debido a que cualquier mezcla con un porcentaje de

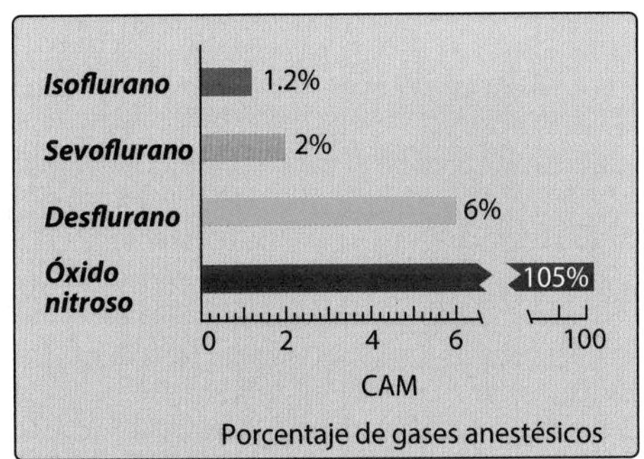

Figura 20-5
Se usan las concentraciones alveolares mínimas (CAM) para los gases anestésicos para comparar los efectos farmacológicos de diferentes agentes (CAM alta = baja potencia).

oxígeno de supervivencia no puede alcanzar su valor de CAM. Entre más liposoluble sea un anestésico, menor concentración se necesita para producir anestesia y, por lo tanto, mayor la potencia. Los factores que pueden aumentar la concentración alveolar mínima (hacer al paciente más resistente) incluyen hipertermia, fármacos que aumentan las catecolaminas del SNC y abuso crónico de etanol. Los factores que pueden disminuir la concentración alveolar mínima (hacer al paciente más sensible) incluyen mayor edad, hipotermia, embarazo, sepsis, intoxicación aguda, anestésicos IV concurrentes y agonistas del receptor α_2-adrenérgico (*clonidina* y *dexmedetomidina*).

C. Captación y distribución de los anestésicos inhalables

El principal objetivo de la anestesia inhalada es una presión parcial cerebral (P_c) constante y óptima del anestésico inhalado (para crear un equilibrio de la presión parcial entre los alveolos [P_{alv}] y el cerebro [P_c]). La medición de la P_{alv} es la forma más práctica y factible de establecer la P_c para la concentración del anestésico inhalado, pero esto requiere un tiempo adecuado para que los dos compartimientos logren un equilibrio. La presión parcial de un gas anestésico que se origina por la entrada pulmonar es la fuerza impulsora que mueve el gas del espacio alveolar al torrente sanguíneo (P_a), que transporta el fármaco al cerebro y otros compartimientos del cuerpo. Debido a que los gases se mueven de un compartimiento del cuerpo a otro de acuerdo con los gradientes de presión parcial, se alcanza un estado estable cuando la presión parcial en cada uno de estos componentes es equivalente a la de la mezcla inspirada. [Nota: en equilibrio, $P_{alv} = P_a = P_c$]. El tiempo transcurrido para lograr este estado estable se determina por los siguientes factores:

1. **Lavado alveolar:** esto se refiere a la restitución de los gases pulmonares normales con la mezcla anestésica inspirada. El tiempo requerido para este proceso es directamente proporcional con la capacidad residual funcional del pulmón (volumen de gas que permanece en los pulmones al final de una espiración normal) e inversamente proporcional a la velocidad de ventilación. Es independiente de las propiedades físicas del gas. A medida que la presión parcial se acumula dentro del pulmón, comienza la transferencia de gas de los pulmones.

2. **Captación del anestésico (remoción a tejidos periféricos distintos al cerebro):** la captación es el producto de la solubilidad del gas en la sangre, el gasto cardiaco (GC) y el gradiente entre las presiones parciales del anestésico alveolar y en sangre.

   a. **Solubilidad en sangre:** esta se determina por una propiedad física del anestésico que se conoce como coeficiente de partición sangre: gas (la relación de la concentración del anestésico en la fase líquida [sangre] a la concentración del anestésico en la fase de gas cuando el anestésico está en equilibrio entre las dos fases; fig. 20-6). Para anestésicos inhalados, piense en la sangre como el reservorio farmacológicamente inactivo. Los fármacos con una solubilidad en sangre baja frente a alta difieren en su velocidad de inducción de la anestesia. Cuando un gas anestésico con una baja solubilidad en sangre, como el *óxido nitroso,* se difunde de los alveolos hacia la circulación, poco anestésico se disuelve en la sangre. Por lo tanto, el equilibrio entre el anestésico inspirado y la sangre arterial ocurre sin demora con relativamente pocas moléculas adicionales de anestésico requeridas para aumentar

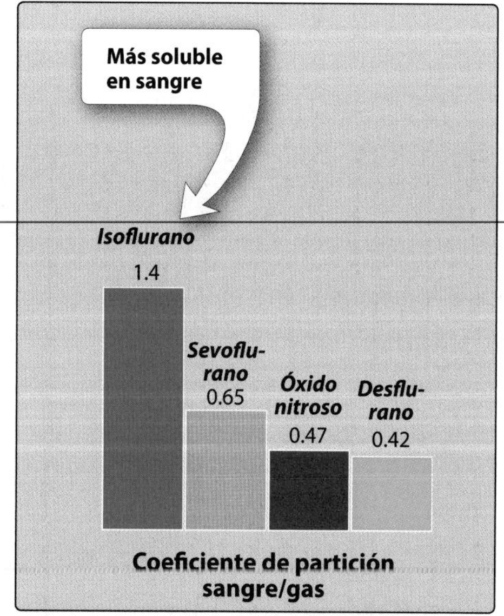

Figura 20-6
Coeficientes de partición sangre/gas para algunos anestésicos inhalables.

la presión arterial parcial del anestésico. En contraste, los gases anestésicos con una elevada solubilidad en sangre, como *isoflurano,* se disuelven más completamente en la sangre; por lo tanto, se requieren mayores cantidades de gas y periodos más prolongados para aumentar la presión parcial en sangre. Esto resulta en periodos más prolongados para inducción, recuperación y tiempo para cambiar la profundidad de la anestesia en respuesta a cambios en la concentración del fármaco. La solubilidad en sangre se clasifica como sigue: *isoflurano* > *sevoflurano* > *óxido nitroso* > *desflurano*.

b. **Gasto cardiaco:** el gasto cardiaco está inversamente correlacionado con el tiempo de inducción para los anestésicos inhalados. Este fenómeno contraintuitivo se explica por el umbral de concentración del fármaco requerido para alterar la actividad neuronal y el tiempo que las neuronas están expuestas al fármaco en la sangre circulante. Durante un GC bajo, un periodo más prolongado permite que una mayor concentración del gas se disuelva en el torrente sanguíneo que se mueve con lentitud. Asimismo, este gran bolo del fármaco tiene un mayor tiempo de contacto para difundirse en el tejido neuronal cuando atraviesa la barrera hematoencefálica. Aunque un GC elevado transportará con rapidez el fármaco al cerebro, una menor concentración del fármaco con un tiempo de exposición más breve hace más lenta la velocidad de inducción.

c. **Gradiente de presión parcial alveolar a venosa:** este gradiente entre la presión parcial del gas alveolar y retorno venoso resulta de la captación tisular del suministro arterial. La circulación arterial distribuye el anestésico a diversos tejidos y la captación tisular depende del flujo sanguíneo tisular, diferencia de presión parcial de sangre a tejido, y coeficiente de solubilidad de sangre a tejido. A medida que la circulación venosa regresa a la sangre pulmonar con poco o ningún gas anestésico disuelto, el gradiente elevado hace que el gas se mueva de los alveolos hacia la sangre. Si persiste un gran gradiente de presión parcial alveolar-venoso, la captación de gas en los tejidos periféricos debe ser elevada y, por lo tanto, el tiempo de inducción es más prolongado. Con el tiempo, a medida que la presión parcial del gas en la sangre venosa se aproxima a la mezcla inspirada y concentración alveolar subsecuente, no ocurre una captación adicional del pulmón.

3. **Efecto de diferentes tipos de tejidos en la captación anestésica:** el tiempo requerido para que un compartimiento tisular alcance un estado estable con la presión parcial del gas anestésico inspirado es inversamente proporcional al flujo de sangre a ese tejido (mayor flujo es igual a menos tiempo hasta alcanzar el equilibrio). El tiempo hasta el estado estable es directamente proporcional a la capacidad de ese tejido para almacenar anestésico (mayor capacidad de almacenamiento es igual a mayor tiempo hasta alcanzar el equilibrio). Asimismo, la capacidad es directamente proporcional al volumen de tejido y el coeficiente de solubilidad tejido:sangre del gas. Cuatro principales compartimientos tisulares determinan tiempo transcurrido de la captación anestésica:

a. **Grupo rico en vasos (cerebro, corazón, hígado, riñón y glándulas endocrinas):** los tejidos altamente perfundidos alcanzan con rapidez un estado estable con la presión parcial del anestésico en la sangre.

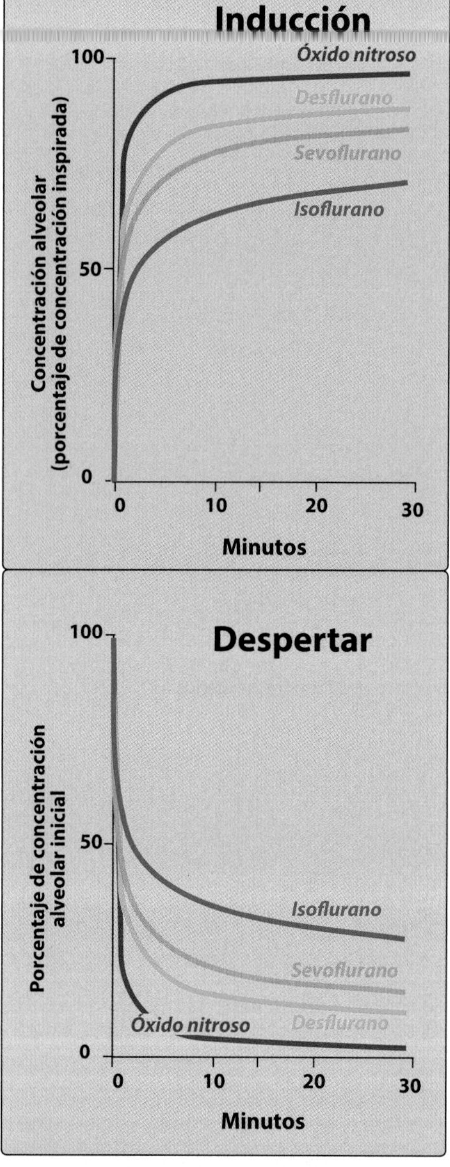

Figura 20-7
Cambios en las concentraciones de sangre alveolar de algunos anestésicos inhalados a través del tiempo.

b. **Músculos esqueléticos:** estos tejidos están moderadamente perfundidos con una gran capacidad de almacenamiento, que prolonga el tiempo requerido para alcanzar el estado estable.

c. **Grasa:** la grasa es mal perfundida, pero tiene una gran capacidad de almacenamiento para los anestésicos volátiles altamente lipofílicos. Esta mala perfusión a un compartimiento de alta capacidad prolonga drásticamente el tiempo requerido para alcanzar el estado estable.

d. **Grupo pobre en vasos (huesos, ligamentos y cartílago):** estos están muy mal perfundidos y tienen una baja capacidad para almacenar el anestésico inhalado. Por lo tanto, estos tejidos tienen un impacto mínimo sobre tiempo transcurrido para la distribución anestésica en el cuerpo.

4. **Lavado:** cuando un gas anestésico inhalado se retira de la mezcla inspirada, el cuerpo se vuelve el depósito del gas anestésico para que circule de regreso al compartimiento alveolar. Los mismos factores que influyen sobre la captación y el equilibrio del anestésico inspirado determinan el tiempo transcurrido para su exhalación del cuerpo. Así, el *óxido nitroso* sale del cuerpo más rápido que *isoflurano* (fig. 20-7).

D. Mecanismo de acción

No se ha identificado un receptor específico como el *locus* para crear un estado de anestesia general. El hecho de que compuestos sin relación química produzcan inconsciencia es un argumento contra la existencia de un solo receptor, y parece ser que una variedad de mecanismos moleculares puede contribuir a la actividad de los anestésicos. A concentraciones clínicamente efectivas, los anestésicos generales aumentan la sensibilidad de los receptores de ácido γ-aminobutírico ($GABA_A$) al neurotransmisor inhibitorio GABA. Esto aumenta el influjo del ion cloro y la hiperpolarización de las neuronas. La excitabilidad neuronal postsináptica y, por lo tanto, la actividad del SNC están disminuidas (fig. 20-8). A diferencia de otros anestésicos, el *óxido nitroso* y *ketamina* no tienen acciones sobre los receptores $GABA_A$. Sus efectos están mediados a través de la inhibición de los receptores de *N*-metil-D-aspartato (NMDA). [Nota: el receptor NMDA es un receptor de glutamato, que es el principal neurotransmisor excitatorio del cuerpo]. Los receptores distintos a GABA que están afectados por los anestésicos volátiles incluyen los receptores inhibitorios de glicina encontrados en las neuronas motoras espinales. Además, los anestésicos inhalados bloquean las corrientes postsinápticas excitatorias que se encuentran en los receptores nicotínicos. Sin embargo, los mecanismos mediante los cuales los anestésicos realizan estas funciones moduladoras no se entienden por completo.

E. Isoflurano

Isoflurano se ha convertido en el hidrocarburo halogenado prototípico desde que se dejó de utilizar el halotano. Al igual que otros gases halogenados, *isoflurano* produce hipotensión dependiente de la dosis sobre todo por la relajación de la vasculatura sistémica. La hipotensión puede tratarse con un vasoconstrictor de acción directa, como *fenilefrina* (véase cap. 6). Debido a que pasa por poco metabolismo, *isoflurano* se considera no tóxico para el hígado y los riñones. Su olor penetrante estimula los reflejos respiratorios (aguantar la respiración, salivación, tos, laringoespasmo), por lo que no se usa para la inducción de la inhalación. Con una mayor solubilidad en sangre que *desflurano* y *sevoflurano, isoflurano* tarda más en alcanzar el equilibrio, haciéndolo menos ideal para procedimientos cortos; sin embargo, su bajo costo lo hace una buena opción para cirugías prolongadas.

F. Desflurano

Desflurano proporciona un inicio y una emergencia muy rápidos debido a su baja solubilidad en sangre. Esto lo hace un anestésico popular para procedimientos breves. Tiene una volatilidad baja, que requiere de su administración a través de un vaporizador con calentador especial. Al igual que *isoflurano,* disminuye la resistencia vascular y perfunde muy bien a todos los tejidos mayores. *Desflurano* tiene irritación respiratoria importante, al igual que *isoflurano,* por lo que no debe usarse para inducción de la inhalación. Su degradación es mínima y la toxicidad tisular es rara. Sus costos más elevados en ocasiones impiden su uso.

G. Sevoflurano

Sevoflurano tiene baja penetración o irritación respiratoria. Esto lo hace útil para la inducción de la inhalación, en especial con pacientes pediátricos que no toleran la colocación de una IV. Tiene un inicio y recuperación rápidos debido a su baja solubilidad en sangre. *Sevoflurano* tiene un bajo potencial hepatotóxico, pero los compuestos formados (compuesto A) a partir de estas reacciones en el circuito de anestesia (cal sodada) pueden ser nefrotóxicos con flujo de gas fresco muy bajo que permite un tiempo de reacción química más prolongado. Se recomienda que cuando se utilicen absorbentes de cal sodada en el circuito de anestesia se mantengan los flujos de gas fresco por encima de los 2 L por minuto para evitar la formación de esta sustancia química nefrotóxica.

Aplicación clínica 20-1. Inducción anestésica pediátrica

La mayoría de los pacientes pediátricos menores de 12 años que necesitan anestesia general para una intervención quirúrgica llegan al quirófano sin una vía intravenosa. La inducción de la anestesia puede lograrse colocando una mascarilla sobre la nariz y la boca del paciente y utilizando *sevoflurano* en dosis altas para anestesiar al paciente hasta que se coloque una vía intravenosa. *Sevoflurano* es el anestésico inhalado preferido debido a su baja intensidad e irritación respiratoria. También se pueden añadir aromas a la mascarilla para ayudar a la cooperación del paciente. Para los procedimientos cortos, como las miringotomías (tubos en los oídos), el anestesiólogo puede optar por no colocar una vía intravenosa y mantener al paciente anestesiado simplemente enmascarando con *sevoflurano* durante todo el procedimiento.

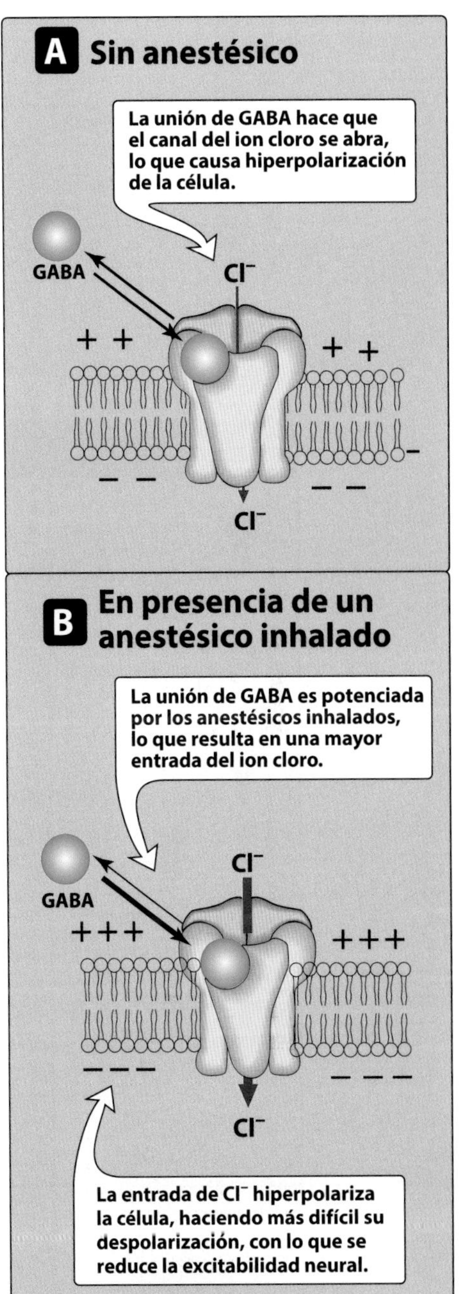

Figura 20-8
Ejemplo de modulación de un canal de membrana con compuerta de ligando modulado por anestésicos inhalados. Cl^- = ion cloro; GABA = ácido γ-aminobutírico.

H. Óxido nitroso

El *óxido nitroso* ("gas de la risa") es un potente sedante no irritante que no es capaz de crear un estado de anestesia general. Se usa con frecuencia a concentraciones de 30 a 50% en combinación con oxígeno para crear sedación moderada, sobre todo entre dentistas. El *óxido nitroso* no deprime la respiración y mantiene la hemodinamia cardiovascular, así como la fuerza muscular. El *óxido nitroso* puede combinarse con otros agentes inhalados para establecer la anestesia general, lo que reduce la concentración requerida del agente combinado. Esta mezcla de gas reduce aún más los efectos secundarios indeseables de los otros agentes volátiles que impactan sobre el gasto cardiovascular y el flujo sanguíneo cerebral. El *óxido nitroso* es poco soluble en la sangre y otros tejidos, permitiéndole moverse con rapidez hacia el interior y el exterior del cuerpo. Esto puede ser problemático en compartimientos cerrados del cuerpo, debido a que el *óxido nitroso* puede aumentar su volumen (exa-

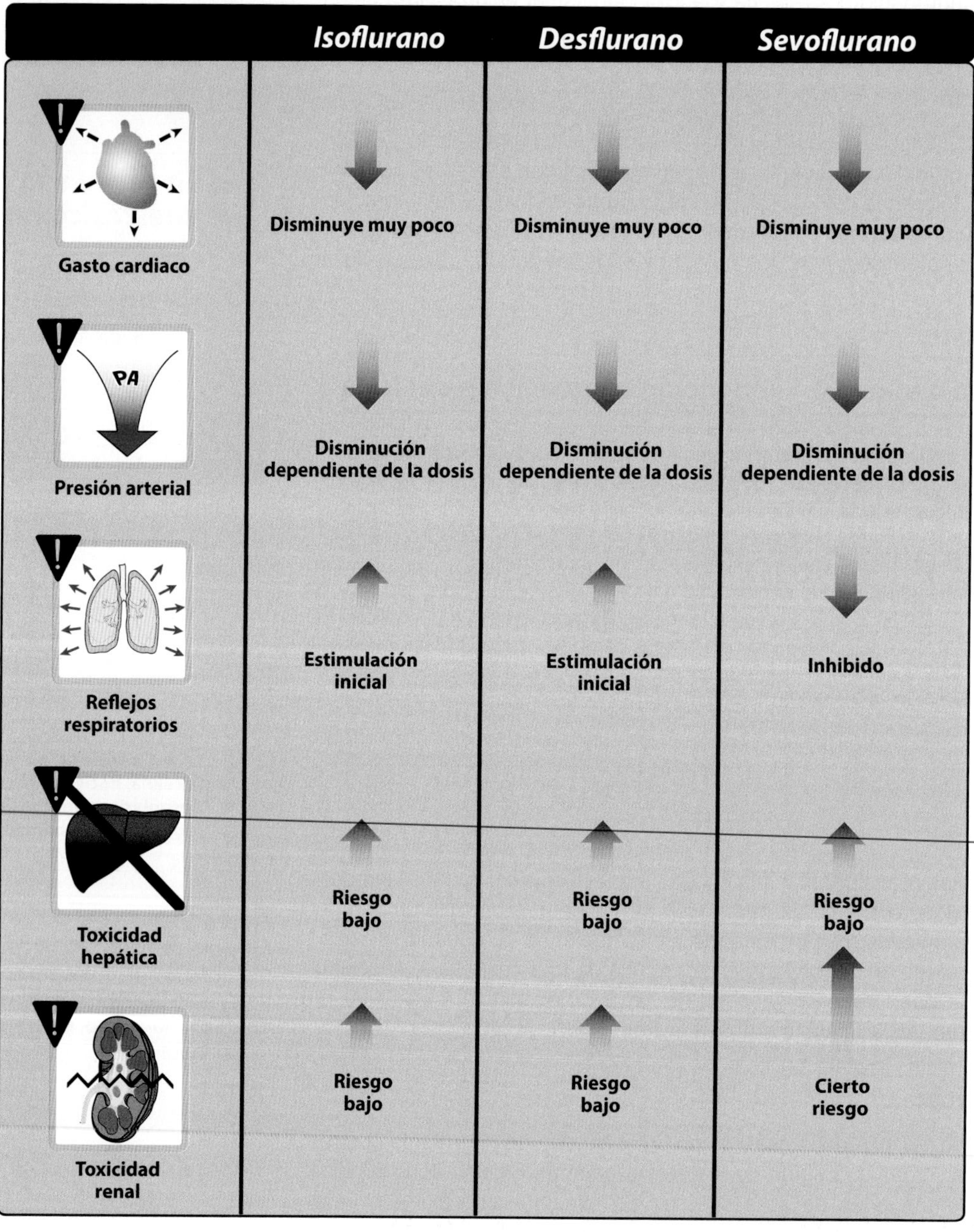

Figura 20-9
Características de algunos anestésicos inhalados.

cerbando un neumotórax) o presión (presión sinusal o del oído medio); sustituye al nitrógeno en varios espacios de aire más rápido de lo que sale el nitrógeno. Su velocidad de movimiento permite al *óxido nitroso* retrasar la captación de oxígeno durante la emergencia, lo que causa "hipoxia por difusión". Esto puede superarse al suministrar concentraciones elevadas de oxígeno inspirado durante la emergencia. Algunas características de los anestésicos inhalables se resumen en la figura 20-9.

I. Hipertermia maligna

En un porcentaje muy reducido de pacientes susceptibles, la exposición a los anestésicos de hidrocarburo halogenado (o *succinilcolina*) puede inducir hipertermia maligna, un raro trastorno que pone en riesgo la vida. La hipertermia maligna causa un aumento drástico descontrolado en el metabolismo oxidativo del músculo esquelético, avasallando la capacidad del cuerpo para proporcionar oxígeno, eliminar dióxido de carbono y regular la temperatura, causando a la larga colapso circulatorio y muerte de no tratarse de inmediato. Evidencia sólida indica que la hipertermia maligna se debe a un defecto de acoplamiento de excitación-contracción. Las víctimas de quemaduras y personas con distrofia muscular, miopatía, miotonía y osteogénesis imperfecta son susceptibles a eventos similares a hipertermia maligna y debe tenerse precaución cuando se utilizan anestésicos halogenados. La susceptibilidad a hipertermia maligna a menudo es hereditaria como un trastorno autosómico dominante. La susceptibilidad puede deberse a múltiples mutaciones genéticas, pero la más común es la mutación del receptor de rianodina 1 (RYR1). El RYR1 es un canal de liberación de calcio del músculo esquelético. En caso de que un paciente exhiba síntomas de hipertermia maligna, se administra *dantroleno* a medida que se retira la mezcla y se toman medidas para enfriar al paciente sin demora. *Dantroleno* bloquea la liberación de Ca^{2+} del retículo sarcoplásmico de las células musculares, reduciendo la producción de calor y relajando el tono muscular. Debe estar disponible siempre que se administren agentes disparadores como los anestésicos halogenados. Además, el paciente debe vigilarse y apoyarse en caso de problemas respiratorios, circulatorios y renales. El uso de *dantroleno* y evitar los agentes disparadores en personas susceptibles han reducido marcadamente la mortalidad por hipertermia maligna. Se cuenta ahora en el comercio con una formulación más soluble de *dantroleno* que reduce drásticamente el tiempo de constitución necesario para preparar este fármaco en urgencias.

V. ANESTÉSICOS INTRAVENOSOS

Los anestésicos intravenosos (IV) causan la inducción rápida de anestesia que suele ocurrir en 1 min o menos. Es la forma más frecuente de inducir anestesia antes del mantenimiento de la anestesia con un agente de inhalación. Los anestésicos IV pueden usarse como un bolo único para procedimientos muy breves o administrarse como AIVT para mantener la sedación o anestesia general durante cirugías más prolongadas. En los casos de AIVT, normalmente se administra un bolo del fármaco de inducción (p. ej., *propofol*) para inducir la anestesia general o la sedación, y luego se titula una infusión constante del anestésico intravenoso hasta alcanzar el nivel adecuado de sedación. Si las dosis de la AIVT son lo suficientemente bajas, se puede administrar y mantener un nivel de sedación más bajo, como la sedación moderada o profunda (véase fig. 20-3).

A. Inducción

Después de entrar a la sangre, un porcentaje del fármaco se une a las proteínas plasmáticas y el resto permanece sin unirse o "libre". El grado de unión de proteínas depende de las características físicas del fármaco, como el grado de ionización y solubilidad lípida. La mayoría del GC fluye al cerebro, el hígado y los riñones ("órganos ricos en vasos"). Así, una elevada proporción del bolo inicial de fármaco se libera a la circulación cerebral y luego pasa por un gradiente de concentración de la sangre al encéfalo. La velocidad de esta transferencia depende de la concentración arterial del fármaco libre sin unir, la liposolubilidad del fármaco y el grado de ionización. Sin unirse, las moléculas no ionizadas liposolubles cruzan hacia el cerebro con gran rapidez. Al igual que los anestésicos inhalados, el modo exacto de acción de los anestésicos IV se desconoce; sin embargo, es muy probable que GABA desempeñe un papel destacado.

B. Despertar

El despertar de los anestésicos IV se debe a la redistribución desde el SNC. Después de la inundación inicial del SNC y otros tejidos ricos en vasos con moléculas no ionizadas, el fármaco se difunde hacia otros tejidos con menos flujo sanguíneo. Con la captación en tejido secundario, sobre todo músculo esquelético, la concentración plasmática del fármaco cae. Esto permite al fármaco difundirse fuera del SNC, en sentido descendente del gradiente de concentración inverso resultante. Esta redistribución inicial del fármaco hacia otros tejidos causa la recuperación rápida poco después de una sola dosis IV del agente de inducción. El metabolismo y la depuración plasmática se vuelven importantes solo después de infusiones y dosis repetidas de un fármaco. El tejido adiposo contribuye poco a la redistribución temprana del fármaco libre después de un bolo, debido a su pobre flujo sanguíneo. Sin embargo, después de dosis o infusiones repetidas, el equilibrio con los tejidos grasos forma un reservorio del fármaco, lo que suele conducir a una recuperación retrasada.

C. Efecto del gasto cardiaco reducido sobre los anestésicos IV

Cuando el GC está reducido (p. ej., en ciertos tipos de choque, en personas de edad avanzada, con cardiopatías), el cuerpo compensa con un mayor GC a la circulación cerebral. Una mayor proporción de anestésico IV entra a la circulación cerebral bajo estas circunstancias. Por lo tanto, la dosis del fármaco debe reducirse. Además, el GC disminuido resulta en un tiempo de circulación prolongado. A medida que el GC global se reduce, toma más tiempo para que un fármaco de inducción alcance el cerebro y ejerza sus efectos. **El lento ajuste gradual de una dosis reducida de un anestésico IV es clave para una inducción segura en pacientes con GC reducido.**

D. Propofol

Propofol es un sedante/hipnótico IV usado para la inducción o el mantenimiento de la anestesia o para ambos. Se usa ampliamente y ha remplazado a *tiopental* como la primera opción para la inducción de anestesia general y sedación. Debido a que *propofol* es poco hidrosoluble, se suministra como una emulsión que contiene aceite de soya y fosfolípido de huevo, lo que le da su aspecto lechoso.

1. **Inicio:** la inducción es suave y ocurre 30 a 40 segundos después de su administración. Las concentraciones plasmáticas declinan con

rapidez como resultado de la redistribución, seguida por un periodo más prolongado de metabolismo hepático y depuración renal. La vida media de redistribución inicial es de 2 a 4 minutos. La farmacocinética de *propofol* no se ve alterada por la insuficiencia hepática o renal moderada.

2. **Acciones:** aunque *propofol* deprime el SNC, en ocasiones contribuye a fenómenos excitatorios, como espasmos musculares, movimiento espontáneo, bostezos e hipo. El dolor transitorio en el sitio de inyección es frecuente. *Propofol* disminuye la presión arterial sin deprimir de forma significativa el miocardio. También reduce la presión intracraneal, sobre todo debido a una disminución en el flujo de sangre cerebral y el consumo de oxígeno. Tiene menos efecto depresor que los anestésicos volátiles sobre los potenciales evocados por el SNC, haciéndolo útil para las cirugías en que se monitoriza la función de la médula espinal. No proporciona analgesia, por lo que se requiere complementarlo con narcóticos. *Propofol* suele infundirse en dosis menores para proporcionar sedación. La incidencia de náusea y vómito posoperatorios (NVPO) es muy baja debido a sus propiedades antieméticas.

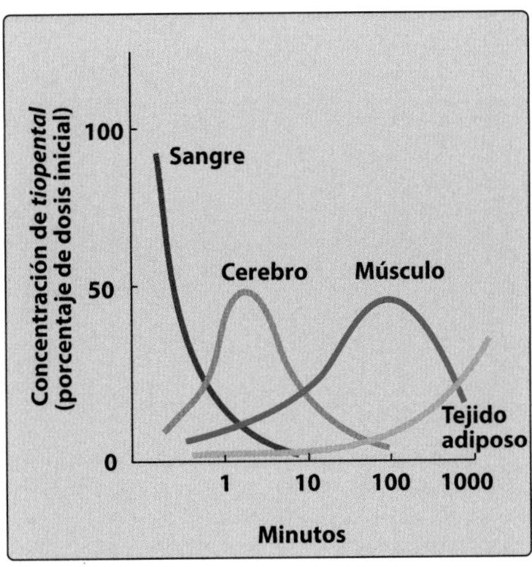

Figura 20-10
Redistribución de *tiopental* del cerebro al músculo y tejido adiposo.

E. Barbitúricos

Tiopental es un barbitúrico de acción ultra breve con una alta liposolubilidad. Es un anestésico potente, pero un analgésico débil. Los barbitúricos deben complementarse con la administración de analgésicos durante la anestesia. Cuando se administran por vía IV, agentes como *tiopental* y *metohexital* entran con rapidez al SNC y deprimen su función, a menudo en menos de 1 minuto. Sin embargo, la difusión fuera del cerebro también puede ocurrir con gran rapidez debido a la redistribución a otros tejidos (fig. 20-10). Estos fármacos pueden permanecer en el cuerpo por periodos relativamente prolongados, debido a que solo alrededor de 15% de la dosis que entra a la circulación es metabolizada por el hígado por hora. Así, el metabolismo de *tiopental* es mucho más lento que su redistribución. Los barbitúricos tienden a bajar la presión arterial, lo cual pude causar una taquicardia refleja. Estos también disminuyen la presión intracraneal a través de reducciones en el flujo sanguíneo cerebral y el consumo de oxígeno. *Tiopental* ya no está disponible en muchos países, incluyendo Estados Unidos. *Metohexital* sigue usándose con frecuencia para tratamiento electroconvulsivo porque, a diferencia de los demás barbitúricos, reduce el umbral de las convulsiones.

F. Benzodiacepinas

Las benzodiacepinas se usan en conjunto con anestésicos para la sedación y la amnesia. El usado con mayor frecuencia es *midazolam*. *Diazepam* y *lorazepam* son alternativos. Los tres facilitan la amnesia al tiempo que causan sedación, aumentando los efectos inhibitorios de varios neurotransmisores como GABA. Se observan efectos cardiovasculares mínimos, pero todos son depresores respiratorios potenciales (en particular cuando se administran por vía IV). Se metabolizan en el hígado con vidas medias de eliminación variables. *Midazolam* es un sustrato del CYP3A4, y los inhibidores fuertes del CYP3A4 (p. ej., *claritromicina* y *eritromicina*) pueden prolongar los efectos de *midazolam*. Las benzodiacepinas pueden inducir una forma temporal de amnesia anterógrada en que el paciente retiene la memoria de eventos pasados, pero no se transfiere nueva información a la memoria de largo plazo. Por lo tanto, la información importante sobre el tratamiento debe repetirse al paciente después de que hayan desaparecido los efectos del fármaco.

G. Opioides

Debido a sus propiedades analgésicas, los opioides suelen combinarse con otros anestésicos. La elección del opioide se basa sobre todo en la duración de la acción necesaria. Los opioides que se utilizan con mayor frecuencia son *fentanilo* y sus congéneres, *sufentanilo* y *remifentanilo,* debido a que inducen analgesia más rápido que *morfina.* Pueden administrarse por vía intravenosa, epidural o intratecal (hacia el líquido cefalorraquídeo). Los opioides no son buenos amnésicos y todos pueden causar hipotensión y depresión respiratoria, así como náusea y vómito. Los efectos opioides pueden antagonizarse con *naloxona*. Véase el capítulo 21 para obtener información detallada sobre los opioides.

H. Etomidato

Etomidato es un agente hipnótico usado para inducir anestesia, pero que carece de actividad analgésica. Su solubilidad en agua es pobre, por lo que se formula en una solución de propilenglicol. La inducción es rápida y el fármaco es de acción breve. Un beneficio clave de *etomidato* es la estabilidad hemodinámica, ya que este agente tiene un efecto sobre el paro cardiaco y la resistencia vascular sistémica. *Etomidato* suele usarse solo para pacientes con disfunción cardiovascular o pacientes con enfermedad muy grave de forma aguda. Inhibe la 11-β hidroxilasa involucrada en la esteroidogénesis y sus efectos adversos pueden incluir disminución de las concentraciones plasmáticas de cortisol y aldosterona. *Etomidato* no debe infundirse por un tiempo prolongado, debido a que la supresión prolongada de estas hormonas es peligrosa. Son frecuentes el dolor en el sitio de inyección, movimientos involuntarios del músculo esquelético y náusea y vómito.

I. Ketamina

Ketamina, un anestésico y analgésico receptor anti-NMDA de acción breve, induce un estado disociado en que el paciente parece desconectado del entorno exterior mientras experimenta analgesia profunda; sin embargo, su nivel de conciencia no es identificable con facilidad. *Ketamina* estimula el flujo de salida simpático central, causando la estimulación del corazón con aumento de la presión arterial y el GC. También es un broncodilatador potente. Por lo tanto, es benéfico en pacientes con choque hipovolémico o cardiogénico, así como en pacientes con asma. A la inversa, está contraindicado en pacientes con hipertensión o ictus. El fármaco es lipofílico y entra al cerebro muy rápido. Al igual que los barbitúricos, se redistribuye a otros órganos y tejidos. *Ketamina* se ha vuelto popular como coadyuvante para reducir el consumo de opioides durante la cirugía. Cabe destacar que puede inducir alucinaciones, en especial en adultos jóvenes, pero el tratamiento previo con benzodiacepinas puede ayudar. *Ketamina* puede usarse de forma ilícita, debido a que causa un estado similar a la ensoñación y alucinaciones similares a las de *fenciclidina*.

J. Dexmedetomidina

Dexmedetomidina es un sedante utilizado en el ámbito de los cuidados intensivos y la cirugía. Al igual que *clonidina*, es un agonista del receptor α_2 en ciertas partes del cerebro. *Dexmedetomidina* tiene efectos sedantes, analgésicos, simpatolíticos y ansiolíticos que embotan muchas repuestas cardiovasculares. Reduce los requerimientos de anestésicos, sedantes y analgésicos volátiles sin causar insuficiencia respiratoria significativa y puede utilizarse como único agente para la AIVT. Ha ganado popularidad por su capacidad por suprimir el delirio al despertar en la población pediátrica.

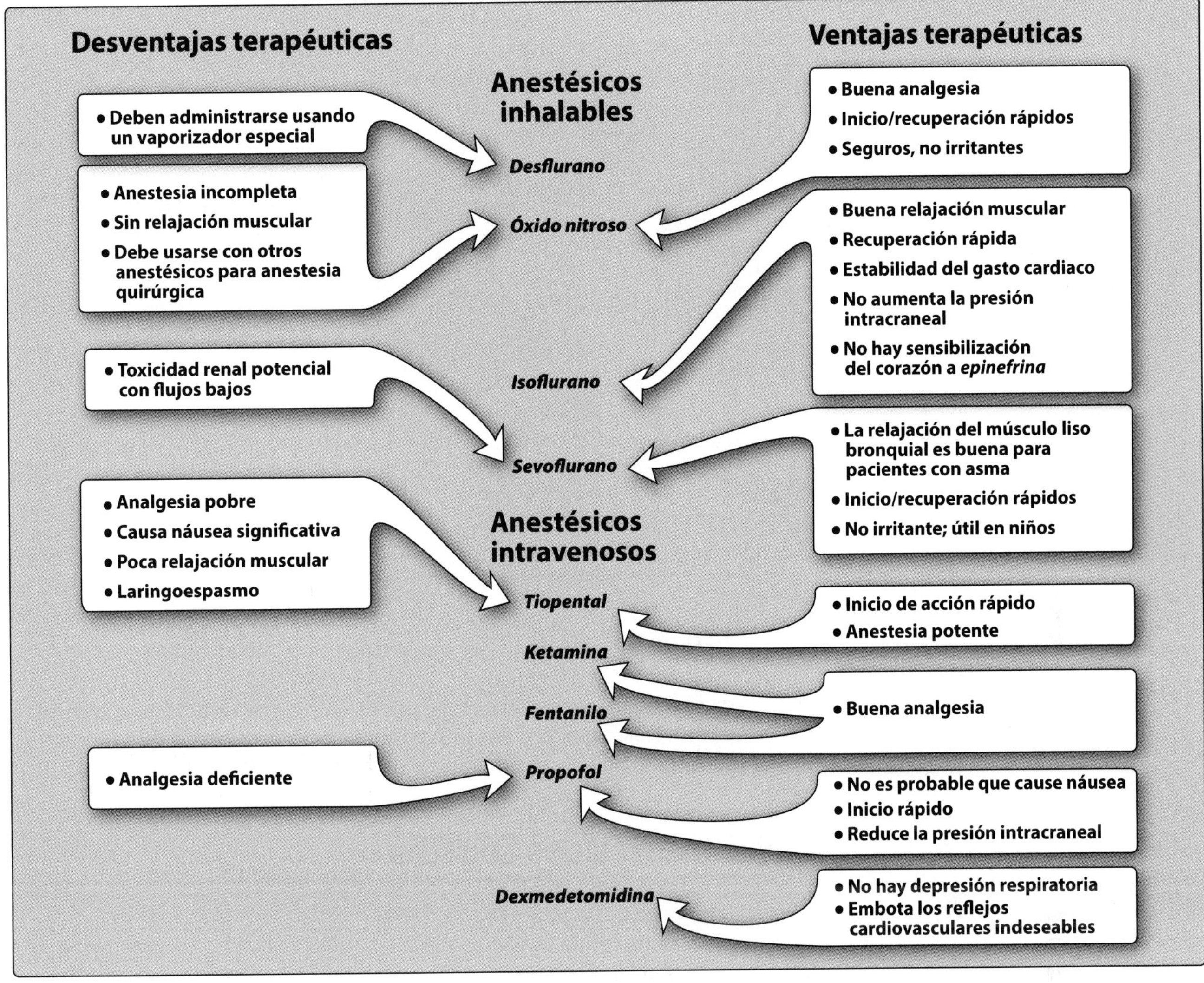

Figura 20-11
Ventajas y desventajas terapéuticas de algunos agentes anestésicos.

Algunas ventajas y desventajas terapéuticas de los agentes anestésicos se resumen en la figura 20-11.

VI. BLOQUEADORES NEUROMUSCULARES

Los bloqueadores neuromusculares son cruciales a la práctica de la anestesia y se usan para facilitar la intubación endotraqueal y proporcionar relajación muscular cuando se requiere para cirugía. Su mecanismo de acción es mediante el bloqueo de los receptores nicotínicos de acetilcolina en la membrana celular de los músculos esqueléticos. Estos agentes incluyen *cisatracurio, mivacurio, pancuronio, rocuronio, succinilcolina* y *vecuronio* (véase cap. 5).

A. Sugammadex

Sugammadex es un agente relajante selectivo de unión que termina la acción tanto de *rocuronio* como de *vecuronio.* Su estructura tridimensional atrapa al bloqueador neuromuscular en una proporción de 1:1, terminando

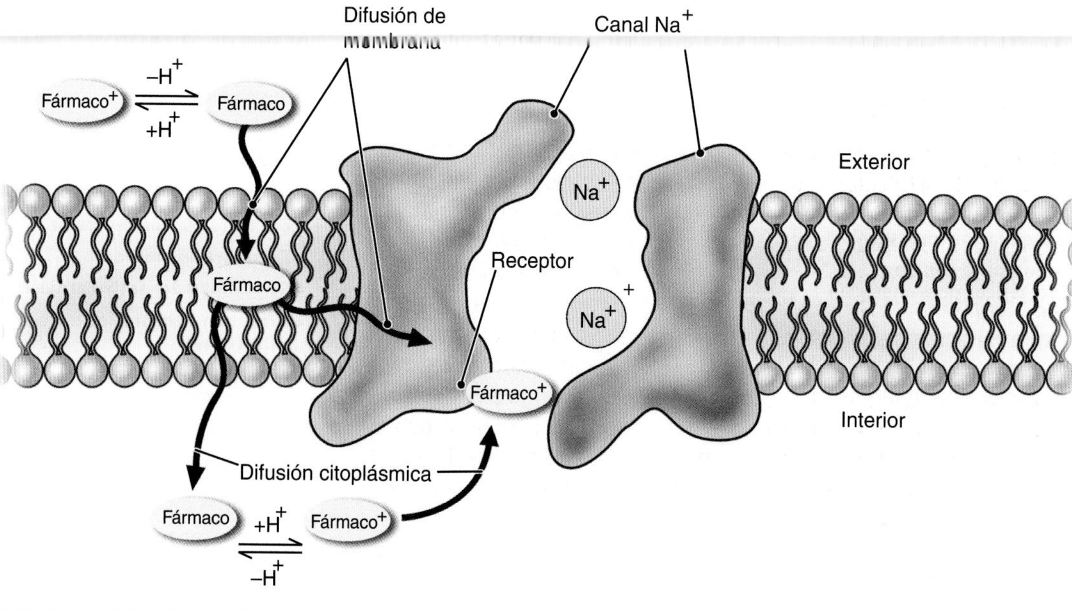

Figura 20-12
Mecanismo de acción de los anestésicos locales.

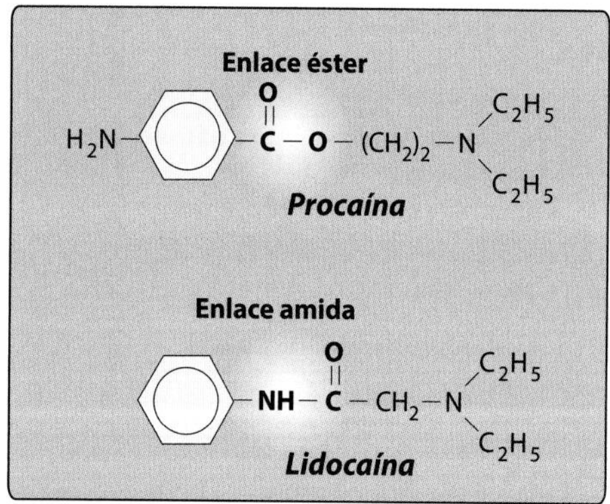

Figura 20-13
Estructuras representativas de los anestésicos ésteres y amidas.

su acción y haciéndolo hidrosoluble. Es único en el sentido de que produce una reversión rápida y efectiva del bloqueo neuromuscular tanto superficial como profundo. *Sugammadex* se elimina a través de los riñones.

VII. ANESTÉSICOS LOCALES

Los anestésicos locales bloquean la conducción nerviosa de los impulsos sensoriales y en concentraciones más elevadas bloquean los impulsos motores de la periferia al SNC. Los canales del ion sodio se bloquean para prevenir el aumento transitorio en la permeabilidad de la membrana nerviosa al Na^+ que se requiere para un potencial de acción (fig. 20-12). Cuando se previene la propagación de los potenciales de acción, la sensación no puede transmitirse de la fuente de estimulación al cerebro. Las técnicas de administración incluyen administración tópica, infiltración y bloqueos perineural y neuroaxial (raquídeo, epidural o caudal). Las pequeñas fibras nerviosas sin mielina para el dolor, la temperatura y la actividad autónoma son más sensibles. A nivel estructural, todos los anestésicos locales incluyen un grupo lipofílico unido por un enlace de amida o éster a una cadena de carbono, que, a su vez, está unida a un grupo hidrofílico (fig. 20-13). Los anestésicos locales usados de forma más extensa son *bupivacaína, lidocaína, mepivacaína, ropivacaína, cloroprocaína* y *tetracaína.*

A. Acciones

Los anestésicos locales causan vasodilatación (con la excepción de la *cocaína*), que causa una difusión rápida lejos del sitio de acción y una duración breve cuando estos fármacos se administran solos. Al añadir el vasoconstrictor *epinefrina,* la velocidad de absorción y difusión del anestésico local disminuye. Esto minimiza la toxicidad sistémica y aumenta la duración de acción. La función hepática no afecta la duración de acción de la anestesia local debido a que está determinada por la redistribución más que por la biotransformación. Algunos anestésicos locales tienen otros usos terapéuticos (p. ej., *lidocaína* es un antiarrítmico IV; véase cap. 11).

B. Inicio, potencia y duración de acción

El inicio de acción de los anestésicos locales está influido por varios factores, que incluyen pH tisular, morfología nerviosa, concentración, pKa y liposolubilidad del fármaco. De estos, pKa es el de mayor importancia. Los anestésicos locales con pKa más baja tienen un inicio más rápido, debido a que existe más fármaco en la forma no ionizada a un pH fisiológico, lo que permite una penetración de la membrana celular nerviosa. Una vez en la membrana nerviosa, la forma ionizada interactúa con el preceptor de proteína del canal de Na^+ para inhibir su función y lograr la anestesia local. El pH de los tejidos circundantes puede disminuir durante las infecciones activas, causando el retraso del inicio de anestesia local o incluso la prevención del mismo. La potencia y duración de estos agentes depende sobre todo de la liposolubilidad, con una mayor solubilidad correlacionándose con una mayor potencia y duración de la acción.

C. Metabolismo

Las amidas se biotrasformarán sobre todo en el hígado. *Prilocaína,* un anestésico dental, también se metaboliza en el plasma y el riñón, y uno de sus metabolitos puede causar metahemoglobinemia. Los ésteres se biotransforman por la colinesterasa plasmática (seudocolinesterasa). Los pacientes con deficiencia de seudocolinesterasa pueden metabolizar los anestésicos locales de éster más lento. A dosis normales, esto tiene poco efecto clínico. La función hepática reducida predispone a los pacientes a efectos tóxicos, pero no debe aumentar de forma significativa la duración de acción de los anestésicos locales.

D. Reacciones alérgicas

Los informes de pacientes de reacciones alérgicas a los anestésicos locales son bastante frecuentes, pero a menudo las "alergias" informadas son en realidad efectos secundarios de la administración conjunta de *epinefrina.* Una alergia verdadera a un anestésico local de amida es extremadamente rara, en tanto que el éster *procaína* es más alergénico y se ha retirado en gran medida del mercado. La alergia a un éster descarta el uso de otro éster, debido a que el componente alérgico es el metabolito ácido para-aminobenzoico, producido por todos los ésteres. En contraste, la alergia a una amida no descarta el uso de otra amida. Un paciente puede ser alérgico a otros compuestos en el anestésico local, como los conservadores en los viales de dosis múltiples.

E. Toxicidad sistémica de los anestésicos locales

Las concentraciones tóxicas en sangre de un anestésico local pueden deberse a inyecciones repetidas o puede resultar de una sola inyección IV inadvertida. Cada fármaco tiene un umbral tóxico basado en el peso que debe calcularse. Esto es en especial importante en niños, personas de edad avanzada y mujeres en trabajo de parto (que son más susceptibles a los anestésicos locales). La aspiración antes de cada inyección es imperativa. Los signos, síntomas y momento de ocurrencia de la toxicidad sistémica de los anestésicos locales son impredecibles. Debe considerarse el diagnóstico en cualquier paciente con una actividad mental alterada, convulsiones o inestabilidad cardiovascular después de la inyección de un anestésico local. El tratamiento para toxicidad sistémica por anestésicos locales puede incluir supresión de las convulsiones, manejo de las vías

CARACTERÍSTICA	ÉSTERES • Benzocaína • Procaína • Cloroprocaína • Tetracaína • Cocaína	AMIDAS • Bupivacaína • Prilocaína • Lidocaína • Ropivacaína • Mepivacaína
Metabolismo	Rápido por colinesterasa plasmática	Lento, hepático
Toxicidad sistémica	Menos probable	Más probable
Reacción alérgica	Posible - forma derivativa de PABA	Muy rara
Estabilidad en solución	Degradación en ámpulas (calor, sol)	Muy estable a nivel químico
Inicio de acción	Lento como regla general	Moderado a rápido
pKa	Mayor que el pH fisiológico (8.5-8.9)	Cerca del pH fisiológico (7.6-8.1)

FÁRMACO	POTENCIA	INICIO	DURACIÓN
Bupivacaína	Alta	Lento	Prolongada
Cloroprocaína	Baja	Rápido	Breve
Lidocaína	Baja	Rápido	Intermedia
Mepivacaína	Baja	Moderado	Intermedia
Ropivacaína	Alta	Moderado	Prolongada
Tetracaína	Alta	Lento	Prolongada (raquídea)

Figura 20-14
Resumen de las propiedades farmacológicas de algunos anestésicos locales. PABA = ácido para-aminobenzoico.

aéreas y apoyo cardiopulmonar. Administrar una infusión de emulsión de lípidos al 20% (tratamiento de rescate con lípidos) es un recurso valioso. La figura 20-14 resume las propiedades farmacológicas de algunos de los anestésicos locales.

VIII. COADYUVANTES ANESTÉSICOS

Los coadyuvantes son una parte crítica de la práctica de la anestesia e incluye fármacos que afectan la motilidad gastrointestinal (GI), NVPO, la ansiedad y la analgesia. Los coadyuvantes se usan en colaboración para ayudar a hacer la experiencia anestésica segura y placentera.

A. Medicamentos gastrointestinales

Los antagonistas del receptor H_2 (p. ej., *ranitidina;* véase el cap. 42) y los inhibidores de la bomba de protones (p. ej., *omeprazol;* véase cap. 42) ayudan a reducir la acidez gástrica en caso de broncoaspiración. Los antiácidos no particulados (*citrato de sodio/ácido cítrico*) se administran en ocasiones para aumentar con rapidez el pH de los contenidos gástricos para reducir las consecuencias de una aspiración involuntaria. Estos fármacos se usan en la población obstétrica que va a entrar a cirugía, junto con otros pacientes con reflujo. Por último, puede usarse un antagonista del receptor de dopamina (*metoclopramida*) como un agente procinético para acelerar el vaciado gástrico y aumentar el tono del esfínter esofágico inferior para reducir aún más el riesgo de aspiración.

B. Medicamentos para náusea y vómito posoperatorios

La náusea y el vómito posoperatorios (NVPO) pueden ser un problema significativo durante y después de la cirugía tanto para el médico como para el paciente. Los factores de riesgo para NVPO incluyen género femenino, no ser fumador, el uso de anestésicos volátiles y nitrosos, duración de la cirugía y uso posoperatorio de narcóticos. Los antagonistas del receptor 5-HT_3 (p. ej., *ondansetrón;* véase cap. 42) se usan con frecuencia para prevenir NVPO y suelen administrarse hacia el final de la cirugía. Estos agentes deben utilizarse con cuidado en pacientes con intervalos QT prolongados, y es necesario el control del electrocardiograma. También pueden usarse un anticolinérgico y un antihistamínico (*prometazina*); sin embargo, la sedación, el delirio y la confusión pueden complicar el periodo posoperatorio, en especial en las personas de edad avanzada. Los glucocorticoides como *dexametasona* pueden usarse para reducir NVPO. El mecanismo no está claro, pero debido a un inicio más prolongado, estos agentes suelen administrarse al inicio de la cirugía. Por último, *escopolamina* transdérmica se administra de forma preoperatoria a pacientes con múltiples factores de riesgo o antecedentes de NVPO. Se aconseja tener precaución debido a que puede producir efectos anticolinérgicos centrales. La evitación de agentes volátiles y el uso de *propofol* AIVT puede reducir en gran medida la incidencia de NVPO.

C. Ansiolíticos

La ansiedad es una parte frecuente de la experiencia quirúrgica. Las benzodiacepinas (*midazolam, diazepam*), los agonistas α_2 (*clonidina, dexmedetomidina*), y los antagonistas del receptor H_1 (*difenhidramina*) pueden usarse para aliviar la ansiedad. Las benzodiacepinas también causan amnesia anterógrada, que puede ayudar a promover una experiencia quirúrgica más placentera eliminando los recuerdos que causan la aparición.

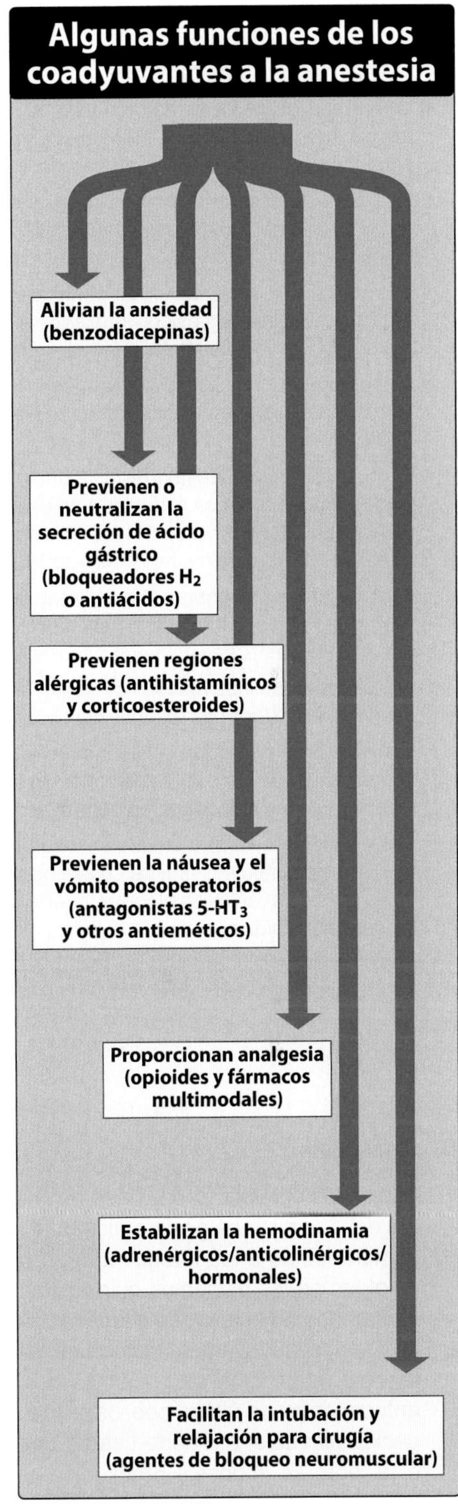

Figura 20-15
Acciones de los fármacos coadyuvantes de la anestesia.

Aplicación clínica 20-2. Náusea posoperatoria

La náusea posoperatoria es una de las principales causas de insatisfacción de los pacientes después de la anestesia y también provocan estancias posoperatorias más largas en los centros de cirugía ambulatoria. Además de los medicamentos para náusea, como *ondansetrón* y *prometazina*, otra estrategia para reducir las NVPO es evitar los anestésicos que puedan provocarlas. En lugar de utilizar anestésicos inhalados para el mantenimiento de la anestesia, el mantenimiento puede realizarse mediante AIVT con *propofol*. Como se ha comentado antes, *propofol* tiene propiedades antieméticas y, junto con medicamentos como *ondansetrón*, *prometazina* y *dexametasona*, se pueden bloquear múltiples receptores de náusea al tiempo que se evitan los anestésicos que provocan náusea. También puede añadirse un parche transdérmico de *escopolamina* en el preoperatorio para obtener mejores resultados.

Resumen del capítulo

- Los niveles de sedación se producen en relación con una dosis continua, que es variable y depende de la respuesta individual del paciente a los distintos fármacos. Estos niveles "artificiales" de sedación comienzan con una sedación ligera (ansiolisis) y continúan con una sedación moderada, luego con una sedación profunda y finalmente con un estado de anestesia general.
- La anestesia general es un estado reversible de depresión del sistema nervioso central (SNC) que provoca la pérdida de respuesta y percepción de los estímulos. El estado de anestesia general puede dividirse en tres etapas: inducción, mantenimiento y emergencia.
- Los gases inhalados se utilizan principalmente para el mantenimiento de la anestesia tras la administración de un anestésico intravenoso. Los anestésicos inhalados modernos son agentes no inflamables y no explosivos, que incluyen *óxido nitroso* e hidrocarburos volátiles halogenados, como *isoflurano*, *sevoflurano* y *desflurano*.
- La potencia se define cuantitativamente como la concentración alveolar mínima (CAM), que es la concentración al final de la concentración del anestésico inhalado necesaria para eliminar el movimiento en 50% de los pacientes expuestos a un estímulo nocivo.
- El objetivo principal de la anestesia por inhalación es una presión parcial cerebral constante y óptima de anestésico inhalado. El tiempo que se tarda en alcanzar este estado estacionario viene determinado por el lavado alveolar, la absorción del anestésico y el lavado. No se ha identificado ningún receptor específico como *locus* para crear un estado de anestesia general, y parece que una variedad de mecanismos moleculares puede contribuir a la actividad de los anestésicos.
- La hipertermia maligna es una afección rara y potencialmente mortal que puede producirse con anestésicos de hidrocarburos halogenados o *succinilcolina*. Esta afección provoca un aumento drástico del metabolismo oxidativo del músculo esquelético y puede tratarse eficazmente con *dantroleno*.
- Los anestésicos intravenosos provocan una rápida inducción de la anestesia, con una emergencia debida a la redistribución desde el SNC. *Propofol*, *metohexital*, *etomidato* y *ketamina* son anestésicos intravenosos habituales.
- El mecanismo de acción de los bloqueadores neuromusculares es el bloqueo de los receptores nicotínicos de acetilcolina en la membrana de las células del músculo esquelético. *Sugammadex* es un agente relajante selectivo que produce una rápida reversión de los bloqueadores neuromusculares *rocuronio* y *vecuronio*.
- Los anestésicos locales bloquean la conducción nerviosa de los impulsos sensoriales y, en concentraciones más elevadas, bloquean los impulsos motores desde la periferia hasta el SNC mediante la inhibición de los canales de sodio. La toxicidad sistémica de los anestésicos locales puede producirse cuando se alcanzan los umbrales tóxicos y debe tratarse con una terapia de emulsión lipídica.
- Los complementos anestésicos son una parte fundamental de la práctica de la anestesia e incluyen fármacos que afectan a la motilidad gastrointestinal, NVPO, la ansiedad y la analgesia.

D. Analgesia

Si bien los opioides son la base de la anestesia para el control del dolor, la analgesia multimodal se está haciendo más común debido a los riesgos a largo plazo del consumo de opioides en los pacientes quirúrgicos. Los fármacos antiinflamatorios no esteroides (*ketorolaco, celecoxib;* véase cap. 40) son coadyuvantes frecuentes de los opioides. Debe tenerse precaución en pacientes con coagulopatías y con antecedentes de úlcera péptica o anormalidades de la agregación plaquetaria. Puede usarse *paracetamol* por vía oral o IV, pero se aconseja precaución con la alteración de la función hepática. Los análogos de GABA (*gabapentina, pregabalina;* véase cap. 19) se están haciendo más comunes como tratamiento previo para reducir el consumo de opioides tanto durante como después de la cirugía. También tienen múltiples usos en el dolor neuropático y en la medicina para adicciones. El antagonista NMDA *ketamina* se usa para reducir el consumo general de opioides en la fase intraoperatoria y en la posoperatoria. Las acciones de los fármacos coadyuvantes a la anestesia se muestran en la figura 20-15.

Preguntas de estudio

Elija la MEJOR respuesta.

20.1 En relación con los niveles de sedación, ¿cuál de los siguientes indica tener alguna respuesta a estímulos, pero las respiraciones pueden ser inadecuadas?

A. Ansiólisis
B. Anestesia general
C. Sedación moderada
D. Sedación profunda

Respuesta correcta = D. La ansiólisis es un estado de relajación, pero la consciencia permanece. La anestesia general es una pérdida total de la percepción y la sensación a los estímulos. La sedación moderada mantiene la actividad mental con una competencia adecuada de las vías aéreas y la respiración. La sedación profunda tiene cierta respuesta a los estímulos, pero las respiraciones pueden ser inadecuadas.

20.2 ¿Cuál de los siguientes disminuye la concentración alveolar mínima?

A. Hipertermia
B. Intoxicación por cocaína
C. Abuso crónico de etanol
D. Intoxicación aguda por etanol

Respuesta correcta = D. Intoxicación aguda por etanol es la única opción que disminuye la concentración alveolar mínima. Todas las demás opciones la aumentan.

20.3 ¿Cuál de los siguientes determina la velocidad de recuperación de un anestésico intravenoso usado para inducción?

A. Metabolismo hepático del fármaco
B. Redistribución del fármaco desde sitios en el SNC
C. Ionización del fármaco
D. Unión a proteínas del fármaco

Respuesta correcta = B. Después de la inundación inicial del SNC con moléculas no ionizadas, el fármaco se difunde hacia otros tejidos. Con la captación de tejidos secundarios, las concentraciones plasmáticas caen, lo que permite que el fármaco se difunda fuera del SNC. Esta redistribución inicial del fármaco hacia otros tejidos conduce a la recuperación rápida que se observa después de una dosis única de un fármaco de inducción IV. La unión a proteínas, ionización y liposolubilidad afectan la velocidad de transferencia.

20.4 Una mujer de 32 años con antecedentes de náusea y vómito posoperatorios intensos se presenta para cirugía plástica. ¿Cuál de los siguientes fármacos anestésicos sería mejor usar para mantenimiento en esta situación?

A. Isoflurano
B. Propofol
C. Óxido nitroso
D. Sevoflurano

Respuesta correcta = B. Una infusión anestésica de propofol sería lo mejor para este paciente con antecedentes de náusea y vómito posoperatorios. Propofol es el único anestésico enlistado con propiedades antieméticas. Ambos hidrocarburos halogenados (isofluorano y sevoflurano) y el óxido nitroso están relacionados con náusea y vómito durante la cirugía.

20.5 Un paciente de 65 años en la unidad de cuidados intensivos requiere de sedación debido a una intubación endotraqueal prolongada después de una laparotomía exploratoria. ¿Cuál de los siguientes medicamentos debe evitarse para la sedación en este paciente?

A. Etomidato
B. Fentanilo
C. Propofol
D. Dexmedetomidina

Respuesta correcta = A. Los efectos adversos de etomidato incluyen disminución de las concentraciones plasmáticas de cortisol y aldosterona al inhibir la enzima 11-β hidroxilasa. Etomidato no debe infundirse por un tiempo prolongado, debido a que la supresión prolongada de estas hormonas es peligrosa. Todas las demás opciones podrían usarse para sedación en el ámbito de la unidad de cuidados intensivos.

20.6 Un hombre de 20 años se presenta con apendicitis y requiere de intervención quirúrgica. Tiene antecedentes familiares de hipertermia maligna. ¿Cuál de los siguientes medicamentos anestésicos deben ser evitados en este paciente?

A. Isoflurano
B. Propofol
C. Midazolam
D. Fentanilo

Respuesta correcta = A. Todos los hidrocarburos halogenados (isoflurano, sevoflurano, desflurano), así como succinilcolina están contraindicados y se consideran agentes disparadores. El purgado de la máquina de anestesia, la retirada de los vaporizadores, el uso de filtros especiales y la disponibilidad de dantroleno se recomiendan ampliamente. Propofol así como ansiolíticos (midazolam) y opioides (fentanilo) son seguros en la hipertermia maligna.

20.7 Una mujer de 32 años se presenta por una fractura distal en el radio derecho. Solicita anestesia regional para ayudar con su dolor en el posoperatorio. Informa que cuando era niña había presentado una reacción alérgica a Novocaína (*procaína*) en el consultorio del dentista. ¿Cuál de los siguientes anestésicos locales debe evitarse en esta paciente?

A. Mepivacaína
B. Bupivacaína
C. Ropivacaína
D. Tetracaína

Respuesta correcta = D. Procaína es un anestésico local éster. Dado que esta paciente tiene una alergia a procaína, no deben usarse otros anestésicos ésteres (cloroprocaína, tetracaína, benzocaína). Todas las demás opciones son anestésicos locales amida que suelen usarse en la anestesia regional para facilitar el bloqueo de los nervios periféricos.

20.8 Una niña de 3 años se presenta para la extirpación de amígdalas y adenoides. No se le ha colocado una vía intravenosa antes de la operación. ¿Cuál de los siguientes es el anestésico más apropiado para la inducción de la anestesia?

A. Isoflurano
B. Desflurano
C. Sevoflurano
D. Propofol

Respuesta correcta = C. Sevoflurano tiene poca acritud e irritación respiratoria en comparación con isoflurano y desflurano y es preferible para las inducciones anestésicas inhalatorias en pediatría. Propofol requiere una vía intravenosa para la inducción anestésica.

20.9 Un niño de 12 años se presenta en el servicio de urgencias para una reducción cerrada de una fractura de radio distal derecho. ¿Cuál de los siguientes anestésicos sería mejor para proporcionar tanto amnesia como analgesia a este paciente?

A. Ketamina
B. Propofol
C. Midazolam
D. Fentanilo

Respuesta correcta = A. Ketamina es única en su bloqueo de los receptores NMDA, resultando tanto en propiedades anestésicas como analgésicas potentes. Las benzodiacepinas como midazolam tienen poco efecto analgésico, pero pueden ser un anestésico potente a dosis elevadas. Fentanilo es un analgésico potente. Propofol es un anestésico potente, pero un analgésico débil comúnmente utilizado para la inducción de la anestesia.

20.10 Un hombre de 45 años se somete a una apendicectomía laparoscópica con anestesia general. Tras la inducción de la anestesia y la administración de rocuronio, el paciente no puede ser intubado y necesita que se le revierta el paralizante. ¿Cuál de los siguientes fármacos es el más adecuado para esta situación?

A. Propofol
B. Midazalam
C. Sugammadex
D. Fentanilo

Respuesta correcta = C. Sugammadex es un agente de unión de relajantes selectivos con una estructura tridimensional que atrapa el bloqueador neuromuscular y termina su acción. Produce una reversión rápida y eficaz del bloqueo neuromuscular tanto superficial como profundo. Todas las demás opciones no revierten los relajantes musculares.

Opioides

Robin Moorman Li y Matthew G. Hermenau

21

I. GENERALIDADES

El manejo del dolor es uno de los grandes retos de la medicina clínica. La International Association for the Study of Pain (IASP) recientemente definió al dolor como "una desagradable experiencia sensorial y emocional asociada con un daño tisular real o potencial, o que se asemeja a él". El dolor puede ser agudo o crónico y es subjetivo, ya que está influenciado en mayor o menor medida por factores biológicos, psicológicos y sociales. El clínico debe depender de la percepción y descripción del paciente sobre el dolor a la hora de elaborar un régimen terapéutico. El alivio del dolor depende del tipo específico del dolor (nociceptivo, neuropático o central). Por ejemplo, con dolor artrítico leve a moderado (nociceptivo), los analgésicos no opioides como los fármacos antiinflamatorios no esteroides (AINE; véase cap. 40) suelen ser efectivos. El dolor neuropático responde mejor a los anticonvulsivos, antidepresivos tricíclicos o inhibidores de la recaptación de serotonina/norepinefrina (IRSN). Para el dolor agudo intenso o el dolor crónico maligno o no maligno, los opioides pueden considerarse como parte del plan de tratamiento en pacientes seleccionados (fig 21-1). Los opioides son compuestos naturales, semisintéticos o sintéticos que producen efectos similares a los causados por la *morfina* (fig. 21-2). Estos agentes se dividen en clases químicas en función a su estructura química (fig. 21-3). Todos los opioides actúan al unirse a receptores de opioides específicos en el sistema nervioso central (SNC) para producir efectos que simulan la acción de los neurotransmisores peptídicos endógenos (p. ej., endorfinas, encefalinas y dinorfinas). Aunque los opioides tienen una amplia gama de efectos, su uso principal es aliviar el dolor intenso que resulta de una cirugía, lesión o enfermedad crónica. Desafortunadamente, la disponibilidad extensa de los opioides ha llevado al abuso de los agentes con propiedades eufóricas. Los antagonistas que revierten la acción de los opioides también son clínicamente importantes para usarse en casos de sobredosis (fig. 21-1).

AGONISTAS FUERTES
- ***Alfentanilo*** ALFENTA
- ***Fentanilo*** ACTIQ, DURAGESIC, FENTORA, LAZANDA, SUBLIMAZE, SUBSYS
- ***Heroína*** SOLO GENÉRICO
- ***Hidrocodona*** HYSINGLA ER, ZOHYDRO ER
- ***Hidromorfona*** DILAUDID
- ***Levorfanol*** SOLO GENÉRICO
- ***Meperidina*** DEMEROL
- ***Metadona*** METHADOSE
- ***Morfina*** KADIAN, MS CONTIN
- ***Oxicodona*** ENDOCET*, OXAYDO, OXYCONTIN, PERCOCET*, ROXICODONE, XTAMPZA ER
- ***Oximorfona*** SOLO GENÉRICO
- ***Remifentanilo*** ULTIVA
- ***Sufentanilo*** DSUVIA, SUFENTA

AGONISTAS MODERADOS/BAJOS
- ***Codeína*** SOLO GENÉRICO

AGONISTAS-ANTAGONISTAS MIXTOS Y AGONISTAS PARCIALES
- ***Buprenorfina*** BELBUCA, BUPRENEX, BUTRANS
- ***Butorfanol*** SOLO GENÉRICO
- ***Nalbufina*** SOLO GENÉRICO
- ***Pentazocina*** SOLO GENÉRICO

ANTAGONISTAS
- ***Naloxona*** NARCAN
- ***Naltrexona*** VIVITROL

OTROS ANALGÉSICOS
- ***Oliceridina*** OLINVYK
- ***Tapentadol*** NUCYNTA
- ***Tramadol*** CONZIP, QDOLO, ULTRAM, ULTRACET*

Figura 21-1
Resumen de analgésicos opioides y antagonistas con sus nombres comerciales frecuentes.
* = Contiene paracetamol.

II. RECEPTORES OPIOIDES

Los principales efectos de los opioides están mediados por tres principales familias de receptores, que suelen designarse como μ (mu, MOR), κ (kappa, KOR) y δ (delta, DOR). Cada familia de receptores exhibe una especificidad diferente para el o los fármacos con los que se une. Además, existe el receptor de la nociceptina (NOP), también denominado ORL1, que tiene una estructura similar a la de los tres receptores principales, pero no se une a los ligandos opioides clásicos. Se activa con su único ligando endógeno y con otros

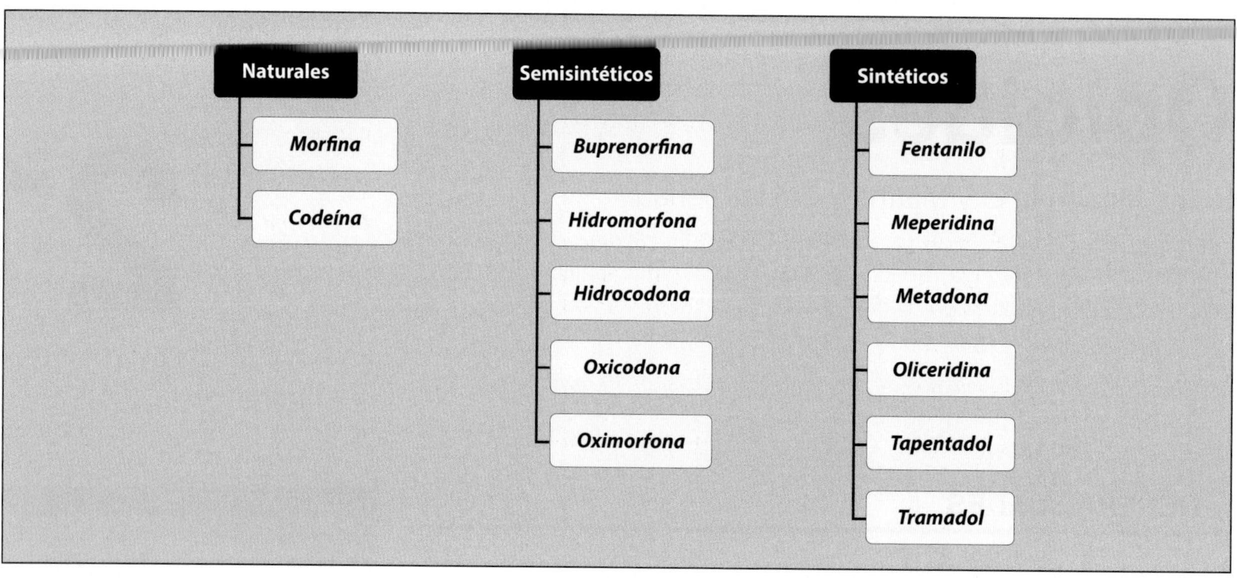

Figura 21-2
Origen de los opioides: naturales, semisintéticos o sintéticos.

agonistas (p. ej., *buprenorfina*) y se sigue investigando para el tratamiento del dolor, la depresión y el abuso de sustancias. Las propiedades analgésicas de los opioides están mediadas sobre todo por los receptores μ que modulan las respuestas a la nocicepción térmica, mecánica y química. Los receptores κ en el asta dorsal también contribuyen a la analgesia al modular la respuesta a la nocicepción química y térmica. Las encefalinas interactúan de forma más selectiva con los receptores δ en la periferia. Los tres receptores opioides son miembros de la familia del receptor acoplado a proteína G e inhiben la adenililciclasa que da lugar a una disminución de los niveles intracelulares de adenosina monofosfato cíclico (AMPc). También se relacionan con canales iónicos, aumentando el eflujo K^+ postsináptico (hiperpolarización) o reduciendo el influjo Ca^{2+} presináptico, lo que impide el disparo neuronal y la liberación de transmisores en el asta dorsal espinal (fig. 21-4).

III. AGONISTAS OPIOIDES

Morfina es el agonista prototipo del receptor μ. *Codeína* es un profármaco de morfina y un agonista opioide μ inherentemente menos potente. Los opioides disponibles a la fecha tienen muchas diferencias, como afinidad con el receptor, perfiles farmacocinéticos, vías de administración disponibles y perfiles de efectos adversos. Algunos opioides también están disponibles en fórmulas para la disuasión del abuso. Comparar otros opioides disponibles a *morfina* es de utilidad para identificar diferencias únicas para guiar la selección de un esquema de manejo del dolor seguro y efectivo (fig. 21-5).

A. Morfina

1. **Mecanismo de acción:** *morfina* y otros opioides ejercen sus efectos analgésicos al interactuar de forma estereoespecífica con los receptores opioides en las membranas de las células neuronales en el SNC y otras estructuras anatómicas, como el músculo liso de las vías gastrointestinales (GI) y la vejiga urinaria. *Morfina* es un tanto selectiva al

receptor opioide μ, pero tienen cierta afinidad para los receptores κ y δ. *Morfina* también inhibe la liberación de muchos transmisores excitatorios de las terminales nerviosas que transmiten estímulos nociceptivos (dolorosos). Algunos usos terapéuticos de *morfina* y otros opioides se enlistan en la figura 21-6.

2. **Acciones**

a. **Analgesia:** *morfina* y otros opioides alivian el dolor al aumentar el umbral de dolor a nivel de la médula espinal al alterar la percepción del dolor por el cerebro. La eficacia analgésica máxima para los agonistas opioides representativos se muestra en la figura 21-7.

b. **Euforia:** *morfina* produce un poderoso sentido de satisfacción y bienestar. La euforia puede deberse a la desinhibición de las neuronas que contienen dopamina en el área tegmentaria ventral, lo que provoca un aumento de la dopamina en el núcleo accumbens y produce un refuerzo positivo.

c. **Respiración:** el correcto funcionamiento del sistema de control ventilatorio es necesario para una adecuada captación de oxígeno y eliminación de dióxido de carbono (CO_2). *Morfina* causa depresión respiratoria mediante la reducción de la respuesta de las neuronas de los centros respiratorios medulares al dióxido de carbono. Esto puede ocurrir con dosis ordinarias de *morfina* en pacientes que nunca han recibido opioides y puede acentuarse a medida que la dosis aumenta, hasta que eventualmente la respiración se detiene. La depresión respiratoria es la causa más frecuente de muerte en las sobredosis agudas de opioides. La tolerancia a este efecto se desarrolla con las dosis repetidas, lo que permite un uso más seguro de *morfina* para el tratamiento del dolor cuando la dosis se ajusta de forma correcta.

d. **Depresión del reflejo de la tos:** tanto *morfina* como *codeína* tienen propiedades antitusivas y provocan la supresión de la tos por depresión directa del reflejo medular de la tos. En general, la supresión de la tos no se correlaciona estrechamente con las propiedades analgésicas y depresoras de la respiración de los fármacos opioides. Los receptores involucrados en la acción antitusiva parecen ser diferentes de aquellos involucrados en la analgesia.

e. **Miosis:** la pupila puntiforme (fig. 21-8) característica del uso de *morfina* resulta de la estimulación de los receptores μ y κ. Existe poca tolerancia a este efecto. [Nota: esto es importante a nivel diagnóstico, debido a que muchas otras causas de coma y depresión respiratoria producen dilatación de la pupila].

f. **Emesis:** *morfina* estimula directamente la zona disparadora quimiorreceptora en el área postrema. El área postrema está situada en la superficie dorsal de la médula oblonga y forma parte del tronco cerebral. La estimulación de esta zona causa vómito.

g. **Tracto GI:** *morfina* alivia la diarrea al disminuir la motilidad y aumentar el tono del músculo liso circular intestinal. *Morfina* también aumenta el tono del esfínter anal. *Morfina* y otros opioides producen estreñimiento, con poco desarrollo de tolerancia para este efecto. *Morfina* también puede aumentar la presión de las vías biliares debido a la contracción de la vesícula biliar y la constricción del esfínter biliar.

Fenantrenos	Acción de los receptores opioides
Morfina	Agonista
Codeína	Agonista
Oxicodona	Agonista
Oximorfona	Agonista
Hidromorfona	Agonista
Hidrocodona	Agonista
Levorfanol	Agonista
Buprenorfina	Agonista parcial/antagonista
Nalbufina	Agonista mixto/antagonista
Butorfanol	Agonista mixto/antagonista
Naloxona	Antagonista
Naltrexona	Antagonista
Bezmorfano	
Pentazocina	Agonista mixto/antagonista
Fenilpiperidinas	
Fentanilo	Agonista
Alfentanilo	Agonista
Remifentanilo	Agonista
Sufentanilo	Agonista
Meperidina	Agonista
Difenilheptano	
Metadona	Agonista
Fenilpiperidinas	
Tramadol	Agonista
Tapentadol	Agonista

Figura 21-3
Clases farmacológicas de opioides y acciones sobre los receptores de opioides.

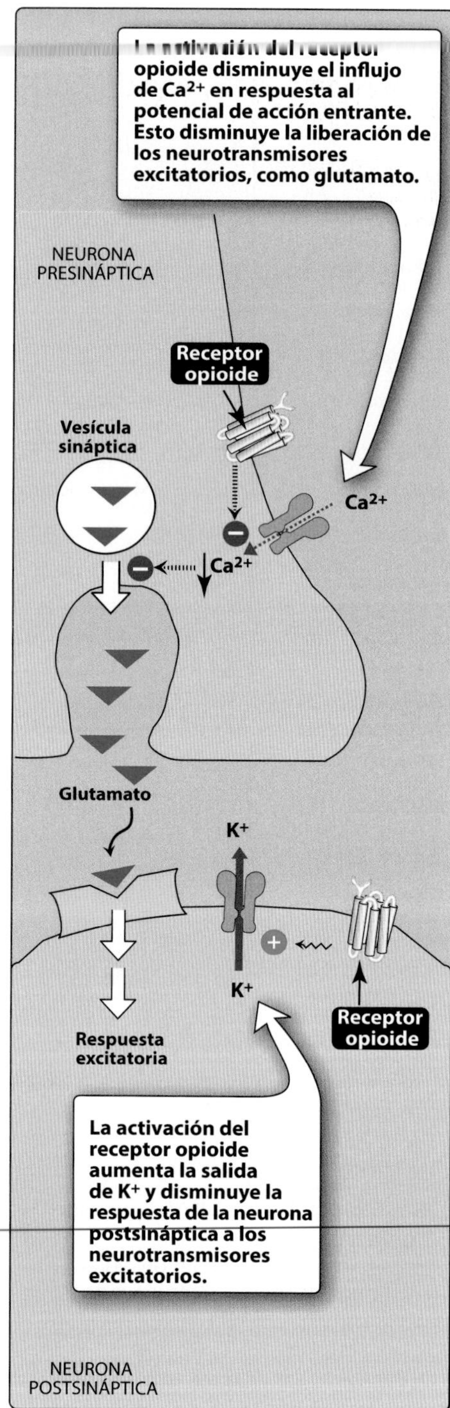

Figura 21-4
Mecanismo de acción de los agonistas del receptor opioide μ en la médula espinal.

h. **Vías urinarias:** se ha demostrado que *morfina* inhibe el reflejo de vaciado de la vejiga urinaria y aumenta el tono del esfínter, lo que provoca retención urinaria. La retención urinaria posoperatoria se observa comúnmente con la morfina después de la administración intravenosa o epidural. La administración oral también puede provocar retención urinaria. Algunos pacientes pueden requerir un cateterismo.

i. **Cardiovascular:** *morfina* no tiene efectos mayores sobre la presión arterial o la frecuencia cardiaca a dosis menores, pero pueden ocurrir hipotensión y bradicardia a dosis mayores. Debido a depresión respiratoria y retención de dióxido de carbono, los vasos cerebrales se dilatan y aumentan la presión del líquido cefalorraquídeo. *Morfina* suele estar contraindicada en personas con traumatismo cefálico o lesión cerebral grave.

j. **Liberación de histamina:** *morfina* libera histamina de los mastocitos causando urticaria, sudoración, broncoconstricción y vasodilatación (hipotensión). *Morfina* debe usarse con precaución en pacientes con asma, debido a que puede precipitar o exacerbar un ataque asmático. Agentes como *fentanilo*, que tienen una menor incidencia de liberación de histamina, pueden ser mejores opciones en este caso.

k. **Acciones hormonales:** el uso prolongado de *morfina* puede causar deficiencia de andrógenos inducida por opioides debido a la supresión del eje hipotalámico-hipofisario-gonadal (HHG). Esto resulta en una producción disminuida de hormonas sexuales, en especial testosterona, lo que resulta en muchos síntomas clínicos (fig. 21-9).

l. **Parto:** *morfina* puede prolongar la segunda etapa del parto al disminuir de forma transitoria la potencia, duración y frecuencia de las contracciones uterinas.

3. **Farmacocinética**

a. **Administración:** *morfina* tiene un perfil farmacocinético lineal; sin embargo, la absorción de *morfina* después de su administración oral es lenta y errática. Las preparaciones orales de liberación extendida proporcionan concentraciones plasmáticas más consistentes. Debido a que una parte importante del metabolismo de primer paso de *morfina* ocurre en el hígado, las inyecciones subcutáneas e intravenosas (IV) producen la respuesta más confiable.

b. **Distribución:** morfina entra rápidamente a todos los tejidos corporales, incluyendo los fetos en embarazadas. [Nota: no debe usarse para analgesia durante el parto. Los lactantes nacidos de madres con trastorno por consumo de opioides pueden experimentar el síndrome neonatal de abstinencia, muestran dependencia física a los opioides y exhiben síntomas de abstinencia si no se administran opioides]. Solo un pequeño porcentaje de morfina cruza la barrera hematoencefálica debido a que *morfina* es el menos lipofílico de los opioides comunes. En contraste, los opioides más liposolubles, como *fentanilo* y *metadona*, penetran sin problema el sistema nervioso central.

Opioide	Vías de administración	Comentarios
Morfina	PO (LI y LE), PR, IM, IV, SC, AI, SL, AE	• **Para todos los fármacos enlistados en esta figura: efectos secundarios de la clase de opioides.** • Propiedades hidrofílicas. • Metabolismo a través de conjugación en el hígado y P-glucoproteína. • Los metabolitos activos se eliminan por vía renal y se acumulan en la nefropatía. • El metabolito M3G no tiene acción analgésica, pero puede ser neuroexcitatorio. El M3G también puede causar hiperalgesia. • El metabolito M6G es dos a cuatro veces más potente que el fármaco original; la acumulación puede causar sedación excesiva y depresión respiratoria. • Se cuenta con fórmulas para la disuasión del abuso.

Metadona	PO, IV, IM, SC	• Sin metabolitos activos.
		• Mezcla racémica
		  • **Metabolizada por muchas isoenzimas CYP450:** riesgo elevado de interacciones farmacológicas.
		  • **Sustrato de P-glucoproteína.**
		• La vida media larga y variable aumenta el riesgo de sobredosis.
		• Muy lipofílica y se redistribuye a las reservas de grasa.
		• La duración de la analgesia es mucho menor que la vida media de eliminación. Las dosis repetidas pueden causar acumulación.
		• Puede prolongar el intervalo QTc y causar *torsades de pointes*.
		• Advertencia: la conversión a y de *metadona* y otros opioides debe hacerse con gran cuidado, debido a que la dosis equianalgésica varía ampliamente.

Fentanilo	IV, AE, AI, TD, CFTO, SL, oral, nasal, IM, SC	• 100 veces más potente que *morfina*. • Mayor lipofilia y penetración en el SNC en comparación con la *morfina*. • Menos liberación de histamina, sedación y estreñimiento en comparación con *morfina*. • Metabolizado por CYP3A4. • Sin metabolitos activos; opción para pacientes con disfunción renal, pero debe usarse con precaución. • Puede acumularse si se realiza una infusión continua en pacientes críticos causando hiperalgesia y sobresedación.
Oxicodona	PO (LI y LC)	• El metabolito activo es noroxicodona. • Metabolizada por CYP2D6 y CYP3A4. • Caja advertencia: interacciones farmacológicas CYP3A4. • Menos liberación de histamina y náusea en comparación con *morfina*. • Se cuenta con formulación para disuasión de abuso.
Oximorfona	PO (LI y LE), PR, IV	• La liberación inmediata tiene una mayor duración de acción y vida media de eliminación (8 h) comparada con otros opioides de liberación inmediata. • La biodisponibilidad oral aumenta con los alimentos. • Debe administrarse 1 a 2 h después de los alimentos. • Su biodisponibilidad aumenta con la coadministración de alcohol. • Los metabolitos activos son oximorfona-3-glucurónido y 6-OH-oximorfona.
Hidromorfona	PO (LI y LE), PR, IV, SC, AE, AI	• Mayor lipofilia y penetración en el SNC en comparación con *morfina*. • Se metaboliza a través de glucuronidación a H6G y H3G que se eliminan por vía renal y pueden causar efectos secundarios del SNC cuando se administra en dosis altas en pacientes con insuficiencia renal. • Se cuenta con formulación para disuasión de abuso.
Hidrocodona	PO (LI y LE)	• El metabolito activo es la *hidromorfona*. • Metabolizado por CYP2D6 y CYP3A4. • Se dispone de formulaciones disuasorias del abuso.
Tapentadol	PO (LI y LE)	• Analgésico de acción central, actividad agonista μ junto con inhibición de la recaptación de norepinefrina. • Eficacia para tratar el dolor nociceptivo y neuropático. • Metabolizado sobre todo mediante glucuronidación; no hay interacciones CYP450. • Pueden ocurrir convulsiones y síndrome de serotonina en pacientes predispuestos.

Tramadol	PO (LI y LE), tópica	• Metabolizado por fase 1 y 2. CYP2D6, CYP2B6 y CYP3A4 participan en el metabolismo; estar atento a interacciones farmacológicas.
		• Puede ocurrir síndrome de serotonina debido a interacciones farmacológicas.
		• CI para tratamiento de dolor en niños < 12 años.
		• CI en niños < 18 años después de extirpación de amígdalas/adenoides.
		• No se recomienda usar en niños de 12-18 años con obesidad, con neumopatía grave o apnea del sueño
		• No se recomienda usar en mujeres que amamantan debido a reacciones adversas en los lactantes amamantados.
		• Advertencia:
		  • Se requiere dosificación en nefropatía.
		  • Revisar las recomendaciones de posología en afección hepática grave.

Codeína	PO, SC	• Profármaco: metabolizado por CYP2D6 al fármaco activo *morfina*. • Los metabolizadores rápidos de CYP2D6 pueden experimentar toxicidad. • Los inhibidores de CYP2D6 prevendrán la conversión de *codeína* a *morfina*, con lo que previenen el control del dolor. • No usar en pacientes con disfunción renal. • Usar solo para dolor leve a moderado. • CI en el tratamiento del dolor o la tos en niños < 12 años. • CI en niños <18 años después de extirpar las amígdalas/adenoides. • No es recomienda su uso en niños de 12-18 años con obesidad, con neumopatía grave o con apnea del sueño. • No se recomienda usar en mujeres que amamantan debido a reacciones adversas en los lactantes amamantados.

Figura 21-5
Resumen de las propiedades clínicamente relevantes para opioides selectos. SNC = sistema nervioso central.

Opioide	Vías de administración	Comentarios
Meperidina	PO, IM, IV, SC, AE, AI	• No se recomienda como el opioide de primera línea. • Su metabolito activo normeperidina se acumula en la disfunción renal, lo que causa toxicidad. • *Naloxona* no antagoniza los efectos de normeperidina; puede empeorar la actividad convulsiva. • No usar en personas de edad avanzada, pacientes con disfunción renal o manejo crónico del dolor.
Buprenorfina	SL, TD, IM, IV, oral (transmucoso), implante	• Duración de acción prolongada; muy lipofílico. • Reversible de forma incompleta por *naloxona*. • El riesgo de depresión respiratoria aumenta con el uso concomitante de benzodiacepinas o alcohol. - Incidencia teóricamente menor de depresión respiratoria, estreñimiento e hiperalgesia. • El parche transdérmico se aplica cada 7 días. • Se cuenta con formulación para disuasión de abuso.

AE = anestesia epidural; AI = anestesia intratecal; CFTO = citrato de fentanilo transmucosa oral; CI = contraindicado; H3G = hidromorfona-3-glucurónido; H6G = hidromorfona-6-glucurónido; IM = intramuscular; IV = intravenoso; LC = liberación controlada; LI = liberación inmediata; M3G = morfina-3-glucurónido; M6G = morfina-6-glucurónido; PO = oral; PR = rectal; SC = subcutáneo; SL = sublingual; TD = transdérmico.
Nota: pueden usarse muchos acrónimos diferentes para indicar que un medicamento es de liberación prolongada. Algunos ejemplos incluyen LC (liberación controlada), AP (acción prolongada, LE (liberación extendida).

Figura 21-5
Continua

Uso terapéutico	Comentarios
Analgesia	*Morfina* es el agonista opioide prototípico. Los opioides se usan para el dolor en traumatismos, cáncer y otros tipos de dolor intenso.
Tratamiento de diarrea	Los opioides disminuyen la motilidad y aumentan el tono del músculo liso intestinal circular. [Nota: los agentes que suelen usarse incluyen *difenoxilato* y *loperamida* (véase cap. 42)].
Alivio de la tos	*Morfina* suprime el reflejo de la tos, pero *codeína* y *dextrometorfano* se usan con mayor frecuencia.
Tratamiento del edema pulmonar agudo	*Morfina* intravenosa alivia de forma notoria la disnea causada por edema pulmonar relacionado con insuficiencia del ventrículo izquierdo, posiblemente a través del efecto vasodilatador. Esto, de hecho, disminuye la precarga y la poscarga cardiacas, así como la ansiedad que experimenta el paciente.
Anestesia	Los opioides se usan como medicamentos previos a la anestesia, para anestesia sistémica y espinal y para analgesia posoperatoria.

Figura 21-6
Usos clínicos selectos de los opioides.

c. **Metabolismo y eliminación:** *morfina* se conjuga con ácido glucurónico en el hígado a dos metabolitos activos (*morfina*-6-glucurónido [M6G] y *morfina*-3-glucurónido [M3G]), que se excretan por vía renal. M6G es un analgésico muy potente. M3G no tiene actividad analgésica, pero se cree que causa efectos neuroexcitatorios. La duración de acción de *morfina* es de 4 a 5 h cuando se administra por vía sistémica a individuos que no se han tratado previamente con opioides, pero considerablemente mayor cuando se inyectan por vía epidural debido a que la baja lipofilicidad previene la redistribución del espacio epidural.

4. **Efectos adversos:** muchos efectos adversos son comunes a lo largo de toda la clase de opioides (fig. 21-10). Con la mayoría de los agonistas μ, puede ocurrir depresión respiratoria grave y resultar en la muerte por sobredosis aguda de opioides. El impulso respiratorio puede estar suprimido en pacientes con trastornos respiratorios como apnea obstructiva del sueño, enfermedad pulmonar obstructiva crónica o cardiopatía pulmonar (*cor pulmonale*), de modo que la vigilancia estrecha es necesaria cuando se usan opioides. El estreñimiento inducido por opioides es un evento adverso frecuente. El manejo inicial incluye un laxante estimulante de venta libre, como *senósidos*. Los antagonistas del receptor opioide μ de acción periférica, como *metilnaltrexona, naloxegol* y *naldemedina* son fármacos de prescripción disponibles para el tratamiento del refractario a los laxantes para estreñimiento inducido por opioides. [Nota: *lubiprostona* es un activador del canal del cloro que está indicado para el estreñimiento inducido por opioides y el síndrome de intestino irritable; véase cap. 42]. *Morfina* debe usarse con precaución en pacientes con enfermedad hepática y disfunción renal.

5. **Tolerancia a la dependencia física:** el uso repetido produce tolerancia a los depresores respiratorios, efectos analgésicos, eufóricos, eméticos y sedantes de *morfina.* La tolerancia a la miosis (constricción de la pupila) o el estreñimiento no suele desarrollarse. Puede ocurrir dependencia física y psicológica con *morfina* y otros agonistas. La interrupción brusca puede producir una serie de respuestas autónomas, motoras y psicológicas que pueden ser graves, y puede resultar perjudicial en pacientes con comorbilidades graves, aunque es raro que los efectos de la abstinencia provoquen la muerte.

6. **Interacciones farmacológicas:** las interacciones farmacológicas con *morfina* son posibles. Las acciones depresoras de *morfina* son potenciadas por su coadministración con medicamentos depresores del SNC, como fenotiacinas, inhibidores de la monoaminooxidasa (IMAO) y benzodiacepinas. Las guías para prescribir opioides indican a los médicos que eviten prescribir simultáneamente opioides y benzodiacepinas. También se ha incluido una advertencia en su caja y en los insertos tanto de los opioides como de las benzodiacepinas para alertar a los médicos sobre esta peligrosa combinación. Además, también se han observado graves dificultades respiratorias con la coadministración de opioides y gabapentinoides (p. ej., *gabapentina* y *pregabalina*).

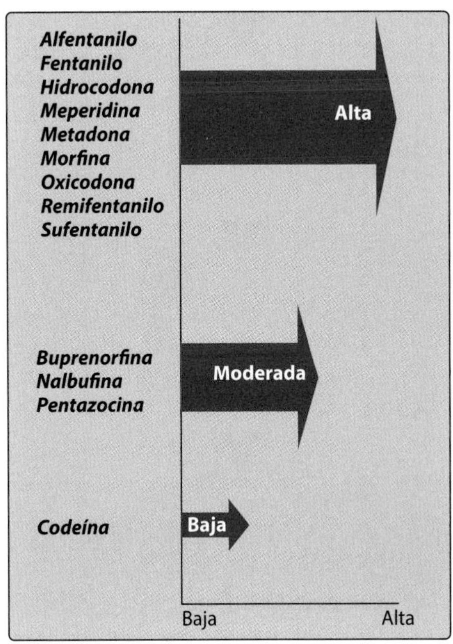

Figura 21-7
Comparación de la eficacia de los agonistas opioides.

B. Codeína

Codeína es un opioide de forma natural y un analgésico débil comparado con *morfina*. Se usa para el dolor leve a moderado. Las acciones analgésicas de *codeína* se derivan de su conversión a *morfina* por la enzima CYP2D6 (véase cap. 1). La actividad de CYP2D6 varía entre pacientes y los metabolizadores ultrarrápidos pueden experimentar mayores concentraciones de *morfina,* lo que causa un riesgo incrementado de sobredosis y toxicidad (véase cap. 48). Se han informado depresión respiratoria que pone en riesgo la vida y muerte en niños que recibieron codeína, sobre todo después de amigdalectomía y adenoindectomía o ambas, lo que llevó a su advertencia en su caja para su uso en esta población de pacientes. *Codeína* suele usarse en combinación con *paracetamol* para el manejo del dolor. El fármaco exhibe buena actividad antitusiva a dosis que no causan analgesia. *Dextrometorfano* es un depresor sintético de la tos que tiene una acción relativamente no analgésica y un potencial mucho menor para abuso en las dosis antitusivas habituales. Se prefiere frente a *codeína* en la mayoría de las situaciones en que se requiere supresión para la tos.

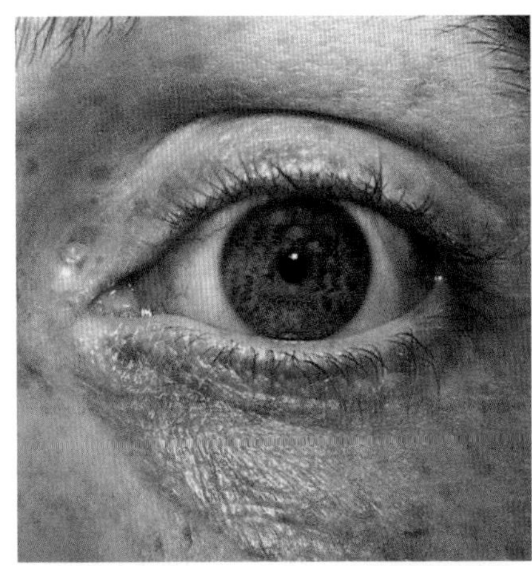

Figura 21-8
Pupila puntiforme, característica relacionada con el uso de *morfina*.

C. Oxicodona y oximorfona

Oximorfona y *oxicodona* son análogos semisintéticos de *morfina* y *codeína,* respectivamente. Cuando se administra por vía oral, la potencia de *oximorfona* es cerca de tres veces la de *morfina. Oximorfona* está disponible tanto en formulaciones orales de liberación inmediata como de liberación extendida. Este agente no tiene interacciones farmacológicas clínicamente relevantes relacionadas con el sistema de la enzima CYP450. *Oxicodona* es aproximadamente dos veces más potente que *morfina* y está disponible en formulación de liberación inmediata, sola o en combinación con *paracetamol, aspirina* o *ibuprofeno.* También está disponible una formulación de liberación extendida. *Oxicodona* se metaboliza sobre todo mediante las enzimas CYP2D6 (a *oximorfona*) y CYP3A4, y es susceptible de interacciones farmacológicas.

D. Hidromorfona e hidrocodona

Hidromorfona e *hidrocodona* son análogos semisintéticos de *morfina* y *codeína,* respectivamente. *Hidromorfona* oral es aproximadamente 4 a 7 veces más potente que *morfina* oral. Se prefiere a *morfina* en pacientes con disfunción renal debido a una menor acumulación de metabolitos activos. *Hidrocodona* es el derivado metil éter de *hidromorfona,* pero es un analgésico más débil que *hidromorfona,* con una eficacia oral comparable a la de *morfina.* Este agente se combina con *paracetamol* o *ibuprofeno*

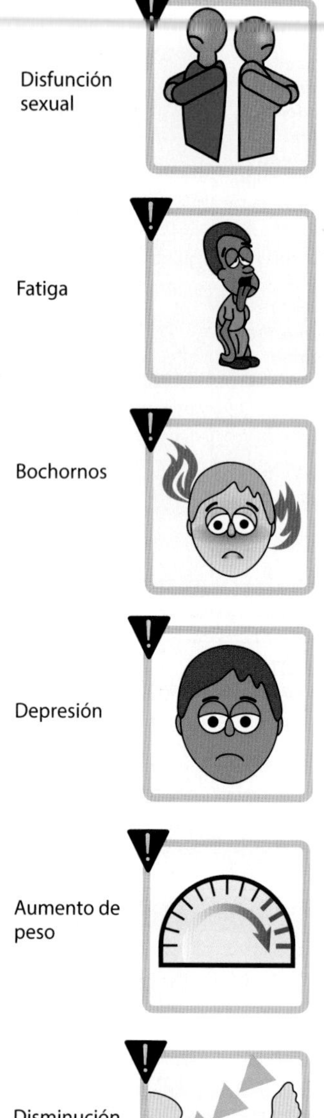

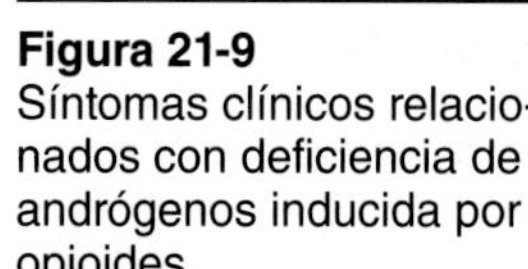

Figura 21-9
Síntomas clínicos relacionados con deficiencia de andrógenos inducida por opioides.

para tratar el dolor moderado a grave. También se usa como antitusivo. *Hidrocodona* se metaboliza en el hígado a varios metabolitos, uno de los cuales es *hidromorfona* a través de las acciones de CYP2D6. Por lo tanto, *hidrocodona* es susceptible de interactuar con fuertes inhibidores o inductores del CYP2D6.

E. Fentanilo

Fentanilo es un opioide sintético químicamente relacionado con *meperidina. Fentanilo* tiene alrededor de 80 a100 veces la potencia analgésica de *morfina* y se usa para anestesia y manejo del dolor agudo. El fármaco es altamente lipofílico y tiene un inicio rápido y duración breve de acción (15 a 30 min). Suele administrarse por vía IV, epidural o intratecal. [Nota: la infusión rápida por vía IV de *fentanilo* y compuestos afines puede provocar rigidez del músculo esquelético y de la pared torácica, deterioro de la ventilación o dificultad respiratoria. Esto se observa con mayor frecuencia en pacientes pediátricos]. *Fentanilo* se combina con anestésicos locales para proporcionar analgesia epidural para el parto y el dolor posoperatorio. *Fentanilo* IV se usa en la anestesia por sus efectos analgésicos y sedantes. Muchos productos de *fentanilo* nasal y transmucoso de acción rápida están disponibles para dolor irruptivo relacionado con cáncer en pacientes tolerantes a opioides. El parche transdérmico crea un reservorio del fármaco en la piel y tiene un inicio retrasado de al menos 12 h y una neutralización prolongada. El parche se usa para el manejo del dolor crónico intenso. Está contraindicado en pacientes que no han recibido opioides previamente y no debe usarse en el manejo del dolor agudo o posoperatorio. *Fentanilo* se metaboliza a metabolitos inactivos por CYP3A4 y los fármacos que inhiben esta isoenzima pueden potenciar el efecto de *fentanilo*.

Aplicación clínica 21-1. Los opioides y el sistema enzimático del citocromo P450

A la hora de seleccionar el opioide óptimo para un paciente, debe tenerse en cuenta el riesgo de interacciones farmacológicas. Los opioides que dependen del sistema enzimático CYP450 para su metabolismo tienen un mayor riesgo de interacciones farmacológicas que los agentes que no lo hacen. Los opioides que no dependen predominantemente del sistema enzimático CYP450 para su metabolismo son *morfina*, *oximorfona*, *hidromorfona* y *tapentadol*. Por lo tanto, estos agentes tienen un menor riesgo de interacciones farmacológicas.

F. Sufentanilo, alfentanilo, remifentanilo y carfentanilo

Sufentanilo, alfentanilo, remifentanilo y *carfentanilo* son agonistas opioides sintéticos relacionados con *fentanilo*. Estos agentes difieren en potencia y disposición metabólica. *Sufentanilo* y *carfentanilo* son incluso más potentes que *fentanilo,* en tanto que los otros dos son menos potentes y de acción más breve. *Sufentanilo, alfentanilo* y *ramifentanilo* intravenosos se usan sobre todo por sus propiedades sedantes y analgésicas durante procedimientos quirúrgicos que requieren anestesia. *Sufentanilo* también está disponible en forma de comprimido sublingual para el tratamiento del dolor agudo intenso en el entorno perioperatorio. Este agente debe administrarse en un entorno con supervisión médica y no debe utilizarse en casa. *Carfentanilo* es alrededor de 100 veces más potente que *fentanilo*

(10 000 veces más potente que *morfina*). El fármaco sólo está aprobado para uso veterinario y no se usa en la práctica clínica; sin embargo, es de interés farmacológico debido a que se usa para adicionar heroína y ha contribuido a varias muertes relacionadas con opioides.

G. Metadona

Metadona es un opioide sintético que tiene una potencia equianalgésica variable en comparación con la de *morfina* y la conversión entre los dos productos es no lineal. *Metadona* es un agonista μ, un antagonista del receptor de *N*-metilo-D-aspartato (NMDA) y un inhibidor de la recaptación de norepinefrina y serotonina. Por lo tanto, es útil en el tratamiento del dolor tanto nociceptivo como neuropático. *Metadona* también puede usarse para el tratamiento de la abstinencia por opioides y mantenimiento en caso de trastorno por consumo de sustancias de opioides de prescripción y *heroína*. El síndrome de abstinencia con *metadona* es más leve, pero más prolongado (días a semanas) que con otros opioides. *Metadona* induce menos euforia y tiene una mayor duración de acción que *morfina*.

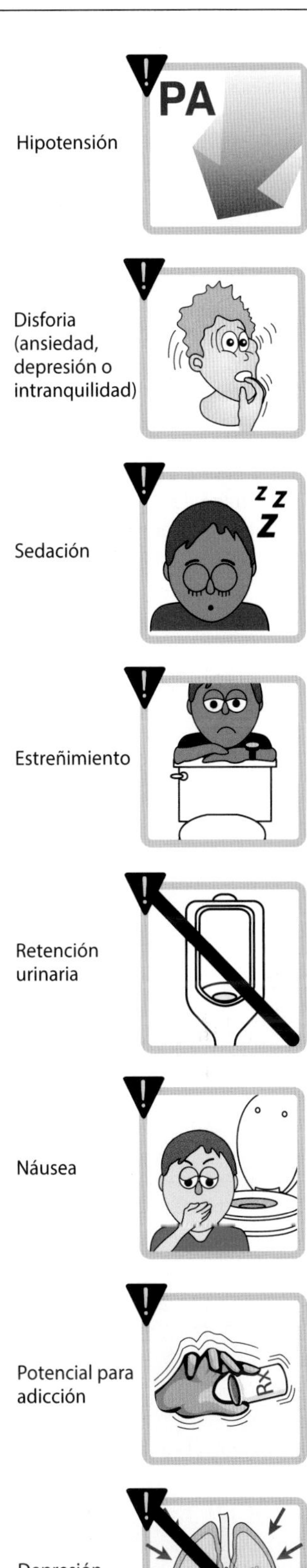

Figura 21-10
Efectos adversos que suelen observarse en individuos tratados con opioides.

Aplicación clínica 21-2. Dosificación de la metadona según la indicación

La *metadona* es un opioide muy complejo y eficaz que puede utilizarse para el dolor moderado o severo de origen nociceptivo y neuropático. Solo los comprimidos de 5 o 10 mg están aprobados para el tratamiento del dolor; se pueden adquirir con receta en las farmacias. *Metadona* también se utiliza para el mantenimiento del trastorno por consumo de opioides en un programa de tratamiento de opiodes certificado por el gobierno federal. Para esta indicación, los pacientes son tratados con comprimidos de 40 mg o con una solución líquida. Es importante que los médicos comprendan las diferencias de dosificación para cada indicación a efectos legales, así como la compleja farmacocinética, los posibles efectos cardiacos y las numerosas interacciones farmacológicas a la hora de prescribir este medicamento.

1. **Farmacocinética:** entender la farmacocinética de *metadona* es importante para asegurar su uso apropiado. En comparación con *morfina*, *metadona* se absorbe mejor tras su administración oral (biodisponibilidad de *metadona* 36 a 100%; *morfina* 20 a 40%). Después de la administración oral, *metadona* se biotransforma en el hígado y se excreta de forma casi exclusiva en las heces. *Metadona* es muy lipofílica, se distribuye con rapidez a lo largo del cuerpo y se libera lentamente durante la redistribución y la eliminación. Esto se traduce en una vida media prolongada que va de 12 a 40 h, aunque puede extenderse hasta 150 horas. A pesar de la vida media extendida, la duración actual de la analgesia varía de 4 a 8 horas. El alcanzar un estado estable puede variar de forma marcada, variando de 35 h a 2 semanas, de modo que los ajustes de la dosis deben ocurrir solo cada 5 a 7 días. Con las dosis repetidas, *metadona* puede acumularse debido a la vida media terminal prolongada que causa toxicidad. La sobredosis es posible cuando los médicos prescriptores no están al tanto de su vida media prolongada, la tolerancia cruzada incompleta entre *metadona* y otros opioides y las guías de ajuste gradual para evitar la acumulación tóxica. El metabolismo es variable debido a la

participación de múltiples isoenzimas CYP450, algunas de las cuales están afectadas por polimorfismos genéticos conocidos. Como tal, *metadona* es susceptible a muchas interacciones fármaco-fármaco.

Aplicación clínica 21-3. Tolerancia cruzada a los opioides

Los pacientes tratados con medicamentos opioides pueden presentar intolerancia a un opioide concreto y experimentar efectos adversos como picor, náusea o dolor de cabeza. La administración repetida del opioide puede desarrollar tolerancia al efecto adverso específico en la mayoría de las situaciones. Los pacientes también pueden desarrollar tolerancia a los efectos analgésicos del opioide, lo que provoca una pérdida gradual de eficacia. La rotación de un opioide a otro después de una exposición crónica puede causar una "tolerancia cruzada", lo que provoca disminución de la analgesia, en especial si actúa sobre el mismo sitio receptor. Sin embargo, el cambio de opioides suele ocasionar "tolerancia cruzada incompleta", en la que el nuevo opioide sustituido se une a diferentes subtipos de receptores debido a la variabilidad de los pacientes y a la farmacogenómica. Esto da como resultado una mayor potencia en el receptor, un mayor alivio del dolor y también un mayor riesgo de efectos adversos. Las guías de la American Pain Society recomiendan una reducción de la dosis de 25 a 50% al pasar de un opioide a otro para el tratamiento del dolor crónico, pero no se ha establecido un porcentaje exacto de reducción. Los pacientes con un dolor mal controlado no suelen necesitar una reducción tan significativa de la dosis cuando rotan a otro opioide.

2. **Efectos adversos:** *metadona* puede producir dependencia física como la de *morfina,* pero tiene menos neurotoxicidad que *morfina* debido a la falta de metabolitos activos. *Metadona* también produce estreñimiento, pero menos que *morfina. Metadona* puede prolongar el intervalo QT_c y causar *torsades de pointes,* posiblemente al interactuar con los canales de potasio cardiacos. Se recomienda realizar monitorización ecocardiográfica inicial y sistemática.

H. Meperidina

Meperidina es un opioide sintético de menor potencial sin relación estructural con *morfina.* Se usa para el dolor agudo y actúa sobre todo como un agonista κ, con cierta actividad agonista μ. *Meperidina* es muy lipofílico y tiene efectos anticolinérgicos, lo que causa mayor incidencia de delirio comparada con otros opioides. No suele provocar miosis (debido potencialmente a sus propiedades anticolinérgicas). *Meperidina* tiene un metabolito activo (*normeperidina*), que es potencialmente neurotóxico. *Normeperidina* se excreta por vía renal y en pacientes con insuficiencia renal, la acumulación del metabolito puede causar delirio, hiperreflexia, mioclono y convulsiones. Debido a la duración breve de acción y al potencial para toxicidad, *meperidina* solo debe usarse para el manejo del dolor por periodos breves (≤ 48 h). *Meperidina* no debe usarse en personas de edad avanzada o aquellos con insuficiencia renal, insuficiencia hepática, compromiso respiratorio preexistente o administración concomitante o reciente de IMAO (p. ej., *fenelzina*, *selegilina*, *isocarboxazida*). Se ha informado síndrome de serotonina en pacientes que reciben tanto *meperidina* como inhibidores selectivos de la recaptación de serotonina (ISRS).

IV. AGONISTAS PARCIALES Y AGONISTAS-ANTAGONISTAS MIXTOS

Los agonistas parciales se unen al receptor opioide, pero tienen menos actividad intrínseca que los agonistas completos (véase cap. 2). Existe un límite a los efectos farmacológicos de estos agentes. Los fármacos que estimulan un receptor, pero que bloquean otro se denominan agonistas-antagonistas mixtos. Los efectos de estos fármacos dependen de la exposición previa a opioides. En personas que no han recibido opioides previamente, los agonistas-antagonistas mixtos muestran actividad agonista y se usan para aliviar el dolor. En presencia de agonistas totales, los fármacos agonistas-antagonistas pueden precipitar síntomas de abstinencia de opioides, desplazando el agonista completo del receptor.

A. Buprenorfina

Buprenorfina actúa como un agonista parcial potente en el receptor μ y el receptor ORL-1 y un antagonista en los receptores κ y δ. A pesar de la actividad agonista parcial en el receptor μ, tiene una potente afinidad con el receptor y proporciona una analgesia similar a la de los agonistas completos del receptor opioide mu. *Buprenorfina* tiene una potencia analgésica entre 25 y 100 veces superior a la de *morfina*, dependiendo de la formulación y la vía. Sin embargo, su riesgo de toxicidad es mucho menor que el de los agonistas opioides completos. *Buprenorfina* es muy lipofílica y tiene una mayor duración de acción debido a su elevada afinidad para los receptores opioides cuando se compara con *morfina*. Debido a su alta afinidad para el receptor μ, *buprenorfina* puede desplazar a los agonistas μ totales, lo que provoca síntomas de abstinencia en pacientes actualmente tomando opioides. Debido a la actividad agonista μ parcial, *buprenorfina* proporciona un "efecto de techo" que causa efectos menos eufóricos y un menor potencial de abuso que el de los agonistas totales. Además, el riesgo de depresión respiratoria inducida por opioides puede ser menor cuando se compara con los agonistas totales, excepto cuando se combina con depresores del SNC como benzodiacepinas. *Buprenorfina* está disponible en varias formulaciones. Las formulaciones transdérmica, oral e inyectables son indicadas para el alivio de dolor moderado a grave. Tableta o comprido sublingual, comprimido oral, inyección de liberación prolongada e implante subdérmico se utilizan en el tratamiento del trastorno por consumo de opioides. En contraste con *metadona*, que está disponible solo en clínicas especializadas cuando se usa para destoxificación de opioides o mantenimiento, *buprenorfina* está aprobada para el tratamiento en el consultorio del trastorno por uso de opioides. Ha demostrado que tiene síntomas de abstinencia más breves y menos intensos en comparación con *metadona*, aunque los datos han demostrado que metadona tiene mayores tasas de retención de pacientes (fig. 21-11).

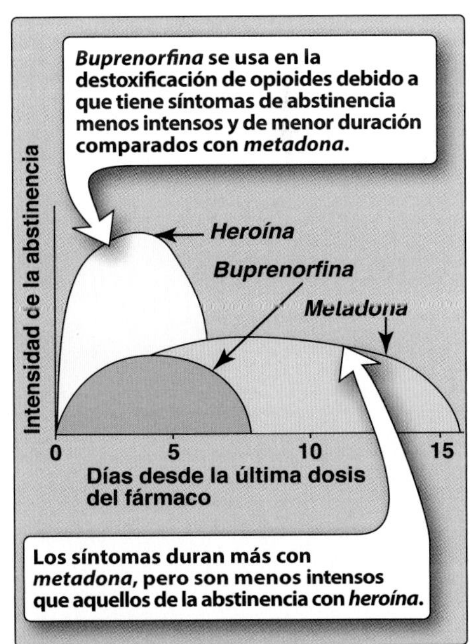

Figura 21-11
La gravedad de los síntomas de abstinencia de opioides después de la retirada abrupta de dosis equivalentes de *heroína, buprenorfina* y *metadona*.

Los efectos adversos incluyen depresión respiratoria que no puede revertirse con facilidad con *naloxona* y disminución (o en casos raros, aumento) de la presión arterial, náusea, estreñimiento y mareo. Además, *buprenorfina* se ha relacionado con la prolongación del intervalo QTc. Aunque la relevancia clínica es controvertida, se sigue recomendando vigilar a los pacientes que toman agentes concomitantes que pueden prolongar el intervalo QTc o a los pacientes con anomalías cardiacas preexistentes. *Buprenorfina* se metaboliza a través del sistema enzimático CYP3A4, por lo que debe tenerse precaución cuando se coadministra el medicamento con inhibidores fuertes del CYP3A4.

B. Pentazocina

Pentazocina actúa como un agonista en los receptores κ y es un agonista parcial de los receptores μ. Puede administrarse por vía parenteral o como agente oral, que solo está disponible en combinación con *naloxona*. *Pentazocina* produce menos euforia en comparación con *morfina,* pero en dosis mayores, pueden ocurrir depresión respiratoria, aumento de la presión arterial, taquicardia y alucinaciones. Por estos motivos, *pentazocina* rara vez se usa para el manejo del dolor. A pesar de su débilmente acción antagonista con agonistas completos, *pentazocina* no antagoniza la depresión respiratoria de *morfina,* pero puede precipitar efectos de abstinencia en un usuario de *morfina. Pentazocina* debe usarse con precaución en pacientes con angina o arteriopatía coronaria, debido a que puede aumentar la presión arterial.

C. Nalbufina y butorfanol

Nalbufina y *butorfanol* son agonistas-antagonistas opioides mixtos. Al igual que *pentazocina,* desempeñan una función limitada en el tratamiento del dolor crónico. *Butorfanol* está disponible en un aerosol nasal que se ha usado para cefaleas intensas, pero se ha relacionado con uso incorrecto. La exposición accidental de la formulación intranasal puede provocar una sobredosis mortal, en especial en niños. Ambos productos están disponibles en una formulación inyectable. Su propensión a causar efectos psicotomiméticos es menor a la de *pentazocina.* En contraste con *pentazocina* y *butorfanol, nalbufina* no afecta el corazón o aumenta la presión arterial. Un beneficio de los tres medicamentos es que exhiben un efecto límite para depresión respiratoria.

V. OTROS ANALGÉSICOS

A. Tapentadol

Tapentadol, es un agonista completo en el receptor opioide μ y un inhibidor de la recaptación de norepinefrina. Es aproximadamente de 2 a 3 veces menos potente que la *morfina* oral y tiene una mejor tolerabilidad gastrointestinal en comparación con *oxicodona*. *Tapentadol* se usa para manejar el dolor agudo y crónico de moderado a grave, lo que incluye dolor neuropático relacionado con neuropatía periférica diabética. Se metaboliza sobre todo a metabolitos inactivos mediante glucuronidación y no inhibe o induce el sistema de la enzima CYP450. Debido a que *tapentadol* no produce metabolitos activos, el ajuste de la dosis no es necesario en la afección renal leve a moderada. *Tapentadol* debe evitarse en pacientes que han recibido IMAO en los 14 días previos y se utiliza con precaución en pacientes que toman medicamentos serotoninérgicos debido a un mayor riesgo de síndrome serotoninérgico. Está disponible en una formulación de liberación inmediata y liberación extendida.

B. Tramadol

Tramadol es un analgésico de acción central que se une al receptor opioide μ e inhibe de forma débil la recaptación de norepinefrina y serotonina. Pasa por un metabolismo extenso mediante CYP2D6, lo que causa un metabolito activo, que tiene una afinidad mucho mayor por el receptor μ que el compuesto original. *Tramadol* también es metabolizado por CYP3A4 y CYP2B6. Se usa para manejar el dolor suave a moderado. Cabe notar que *tramadol* tiene menos actividad depresora respiratoria comparado con *morfina*. La administración de *naloxona* solo puede revertir de forma parcial la toxicidad de *tramadol* y se ha relacionado con un mayor riesgo de convulsiones. Los efectos adversos raros, pero graves incluyen reacciones anafilactoides y síndrome serotoninérgico. El riesgo de síndrome serotoninérgico aumenta cuando *tramadol* se administra en combinación con otros agentes serotoninérgicos o cuando sus concentraciones plasmáticas aumentan debido a una interacción farmacológica. La sobredosis o las interacciones fármaco-fármaco con ISRS, IMAO y antidepresivos tricíclicos puede causar toxicidad manifestada por excitación de SNC y convulsiones. *Tramadol* debe usarse con precaución en pacientes con antecedentes de convulsiones. Al igual que otros agentes que se unen al receptor opioide μ, *tramadol* se ha relacionado con uso inadecuado y trastorno por consumo de sustancias.

C. Oliceridina

Oliceridina es un nuevo agonista sintético de los μ-opioides de acción central y periférica que se une preferentemente a la vía acoplada a la proteína G con una reducción del reclutamiento de la β-arrestina tras el receptor. La activación de la β-arrestina contribuye a la depresión respiratoria y a la disfunción gastrointestinal. Por lo tanto, la reducción de la activación de la β-arrestina tiene el potencial de reducir estos efectos, en comparación con los opioides tradicionales como la *morfina*. *Oliceridina* solo está disponible en formulación intravenosa y está indicada para el dolor agudo de moderado a grave. Tiene un inicio más rápido y una duración y vida media más cortas, y es relativamente cinco veces más potente que la *morfina* intravenosa. Con este agente aún puede producirse depresión respiratoria. Otros efectos adversos son mareos, cefalea, náusea, vómito y estreñimiento. *Oliceridina* tiene un metabolismo significativo a través de CYP2D6 y CYP3A4 y no tiene metabolitos activos conocidos. En pacientes con insuficiencia hepática de leve a moderada, los intervalos de dosificación deben ampliarse. En caso de insuficiencia hepática grave, debe reducirse la dosis inicial y administrar las dosis posteriores solo después de evaluar el estado clínico. No es necesario ajustar la dosis en caso de insuficiencia renal.

VI. ANTAGONISTAS

Los antagonistas opioides se unen con los receptores opioides de alta afinidad, pero no logran activar la repuesta mediada por receptor. La administración de antagonistas opioides no produce efectos profundos en individuos que no toman opioides. En pacientes dependientes de opioides, los antagonistas revierten con rapidez el efecto de los agonistas, como *morfina* o un agonista μ total y precipita los síntomas de abstinencia a opioides. En la figura 21-12 se resumen algunos de los signos y síntomas de abstinencia por opioides.

A. Naloxona

Naloxona es un antagonista competitivo en los receptores μ, κ, y δ, con una afinidad 10 veces mayor para los receptores μ y para los receptores κ. Desplaza con rapidez todas las moléculas opioides unidas al receptor

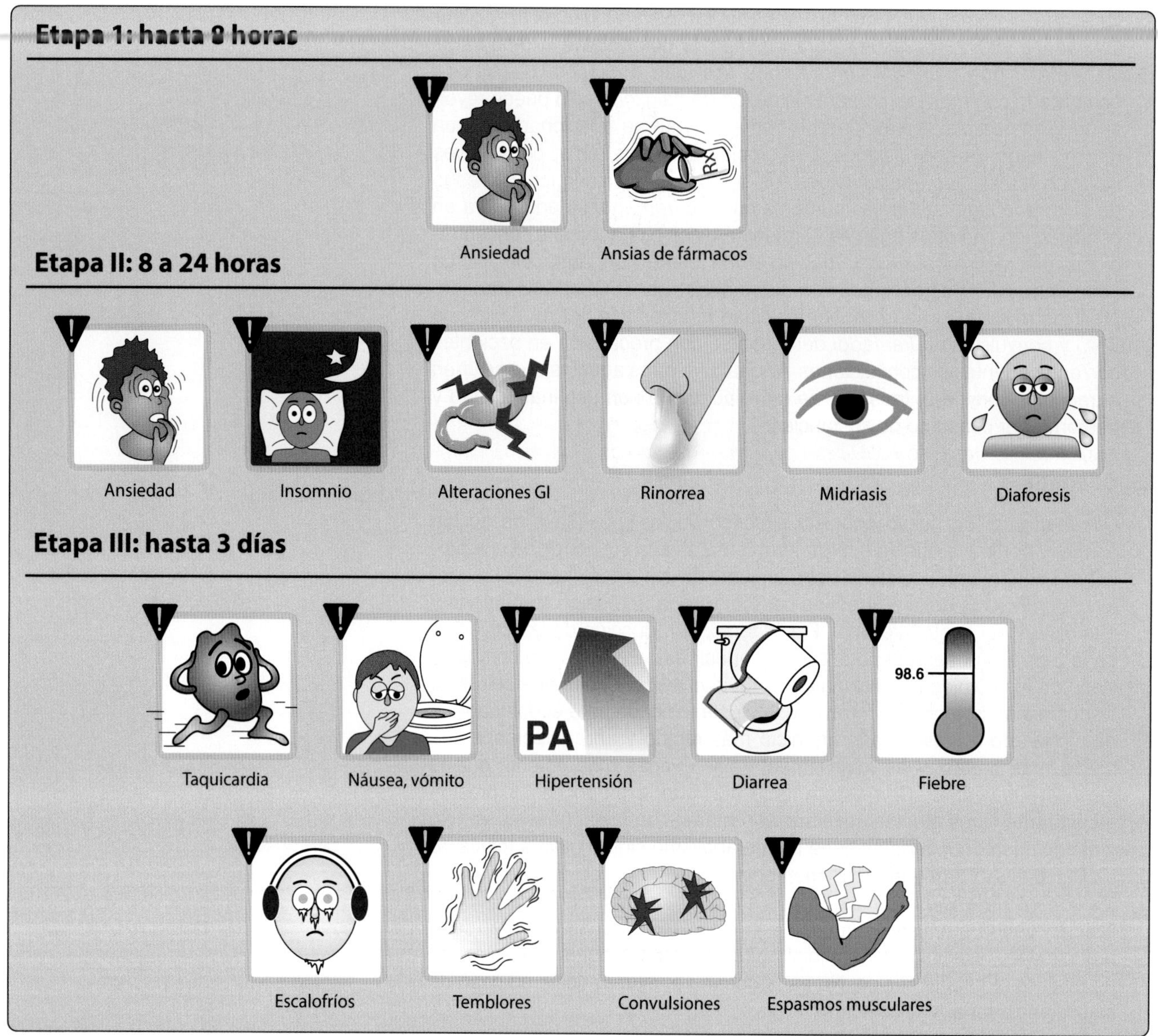

Figura 21-12
Síndrome de abstinencia de opioides. GI = gastrointestinal.

y, por lo tanto, pueden revertir los efectos de la sobredosis de *morfina,* como depresión respiratoria y coma en un lapso de 2 min de la administración IV. *Naloxona* también puede administrarse por vía intramuscular, subcutánea e intranasal, con un inicio de acción ligeramente mayor; sin embargo, se observa poco o ningún efecto clínico con *naloxona* oral debido a su extenso metabolismo de primer paso. Debido a que *naloxona* tiene una vida media de 30 a 90 min, un paciente que se ha tratado para una sobredosis y se ha recuperado, puede recaer a depresión respiratoria, dependiendo del opioide ingerido y de la forma de dosis de dicho opioide. [Nota: se requieren las dosis más elevadas y la administración continua de naloxona para revertir los efectos de *buprenorfina* debido a su alta afinidad por el receptor μ. Esta estrategia también puede ser necesaria para los opioides muy potentes].

Naloxona está disponible en un autoinyector y un inhalador nasal para distribución en la comunidad para el tratamiento de sobredosis de opioides que incluye *heroína* u opioides de prescripción. Es imperativo que los prescriptores asesoren al paciente y a los familiares en relación con la disponibilidad de estos productos, las indicaciones para su uso apropiado y la importancia de llamar a los servicios de urgencia en caso de una sobredosis. En EUA, las leyes actuales permiten a los pacientes comprar *naloxona* en las farmacias sin necesidad de receta.

B. Naltrexona

Naltrexona tiene acciones similares a las de *naloxona,* pero tiene una mayor duración de acción y puede administrarse por vía oral. Por ejemplo, una sola dosis oral de *naltrexona* bloquea el efecto de la *heroína* inyectada por hasta 24 h y la formulación intramuscular bloquea el efecto por 30 días. *Naltrexona* está aprobado para el tratamiento del trastorno por consumo de opioides y del trastorno por consumo de alcohol. Se usa para la destoxificación rápida de opioides en combinación con *clonidina* (y, en ocasiones con *buprenorfina*). *Naltrexona* se ha asociado con la elevación de las enzimas hepáticas, y se recomienda monitorizar la función hepática. Los efectos secundarios más comunes son náusea y sueños vívidos o pesadillas. Para reducir el riesgo de pesadillas, se debe indicar a los pacientes que tomen la medicación por la mañana, en lugar de por la noche.

Resumen del capítulo

- El dolor es una experiencia compleja en la que influyen diversos grados de factores biológicos, psicológicos y sociales. A la hora de elaborar un régimen terapéutico, el clínico debe realizar una evaluación exhaustiva y completa del dolor.
- Los opioides se dividen en clases clínicas basadas en su estructura química. Todos los opioides tienen efectos importantes mediados por las tres familias principales de receptores comúnmente designadas como μ (mu, MOP), κ (kappa, KOP) y δ (delta, DOP).
- *Morfina* es el agonista prototípico del receptor μ. La comparación de otros opioides disponibles con *morfina* es útil para identificar las diferencias únicas en los perfiles de efectos secundarios y las potencias relevantes para guiar la selección de un régimen de tratamiento del dolor seguro y eficaz.
- Aunque todos los opioides tienen efectos secundarios similares, es importante tener en cuenta las diferencias en el metabolismo, el mecanismo de acción y la eliminación al diseñar un régimen terapéutico para un paciente individual.
- *Metadona* es un opioide muy complejo y eficaz que puede utilizarse para el dolor moderado o grave de origen nociceptivo y neuropático. Debido a sus complejas propiedades farmacocinéticas, a sus efectos cardiacos y a sus numerosas interacciones farmacológicas, este opioide debe utilizarse con precaución.
- *Buprenorfina* sirve como opción de tratamiento para los pacientes con riesgo de depresión respiratoria (p. ej., obesidad, afecciones respiratorias, depresores del SNC concomitantes) o para quienes experimentan hiperalgesia con el régimen opioide actual. Hasta la fecha se carece de conversiones establecidas entre diferentes formulaciones.
- *Naloxona* es un antagonista competitivo de los receptores μ, κ y δ y puede revertir los efectos de la mayor parte de la depresión respiratoria inducida por los opioides. Está disponible para su distribución en la comunidad y debería ponerse a disposición de los pacientes que tienen opioides en su hogar.

Preguntas de estudio

Elija la MEJOR respuesta.

21.1 ¿Cuál de los siguientes agentes enlistados es un opioide fenantreno que exhibe una respuesta total e inmediata al tratamiento con naloxona en caso de sobredosis?

A. Meperidina
B. Fentanilo
C. Buprenorfina
D. Morfina

Respuesta correcta = D. Morfina es un fenantreno. Una sobredosis de morfina puede tratarse de forma efectiva con naloxona. Naloxona antagoniza el opioide al desplazarlo del receptor, pero hay casos en que naloxona no es efectiva. Naloxona es efectiva para las sobredosis de fentanilo; sin embargo, fentanilo es una fenilpiperidina y no un fenantreno. Meperidina es una fenilpiperidina, no un fenantreno, y el metabolito activo, normeperidina, no es reversible con naloxona. Los efectos de buprenorfina son solo parcialmente reversibles con naloxona. En la mayoría de los casos de sobredosis de buprenorfina, la dosis de naloxona necesita ser elevada y continua debido a la mayor afinidad de unión al receptor mu.

21.2 ¿Cuál de las siguientes afirmaciones es correcta respecto a la morfina?

A. La morfina es el opioide más lipofílico.
B. La morfina se metaboliza a través de CYP2D6 y CYP3A4 y tiene numerosas interacciones farmacológicas.
C. La morfina tiene metabolitos activos que pueden acumularse en la insuficiencia renal, dando lugar a efectos clínicamente relevantes.
D. La morfina puede causar estreñimiento inducido por opioides al iniciar el tratamiento con ellos, pero la tolerancia se produce después de 1 a 2 semanas de exposición a los opioides.

Respuesta correcta = C. La morfina tiene dos metabolitos activos M3G y M6G, que se eliminan por vía renal. Cuando estos metabolitos activos se acumulan, pueden producirse efectos clínicamente relevantes; véase la figura 21-5 para más detalles. Morfina es hidrófila y se metaboliza por conjugación en el hígado. Morfina no depende del sistema enzimático CYP450 para su metabolismo, y esto disminuye el riesgo de interacciones farmacológicas. Morfina puede causar estreñimiento inducido por opioides al iniciar la terapia con ellos, pero no se produce tolerancia al estreñimiento inducido por opioides.

21.3 Una mujer de 76 años se presenta a la clínica del dolor con dolor intenso secundario a una fractura de compresión en la columna lumbar. Su historial médico es significativo para insuficiencia renal. Informa que el dolor no se ha podido controlar con paracetamol. ¿Cuál de los siguientes es el mejor opioide para esta paciente?

A. Morfina (oral)
B. Fentanilo (parche transdérmico)
C. Meperidina (oral)
D. Hidrocodona/paracetamol (oral)

Respuesta correcta = D. Hidrocodona/paracetamol es la mejor opción. Es muy importante usar una dosis baja y vigilar de cerca para un control adecuado del dolor y efectos adversos. Morfina no es la mejor opción debido a que los metabolitos activos pueden acumularse en la insuficiencia renal. El parche transdérmico no es una buena opción, ya que su dolor se considera agudo y no se ha tratado previamente con opioides. Meperidina no debe usarse para el dolor crónico, ni debe usarse en un paciente con insuficiencia renal.

21.4 Un paciente de 56 años presenta una dolorosa neuropatía diabética y dorsalgia crónica grave con radiculopatía secundaria a estenosis espinal por muchos años. Este paciente no ha logrado obtener alivio del dolor para su dolor neuropático con agentes de primera línea, como tricíclicos, inhibidores de la recaptación de serotonina-norepinefrina o anticonvulsivos. ¿Cuál de los siguientes opioides tiene un doble mecanismo de acción y debería considerarse para tratar tanto dolor nociceptivo como neuropático en este paciente?

A. Tapentadol
B. Oximorfona
C. Morfina
D. Hidrocodona

Respuesta correcta = A. Tapentadol tiene un mecanismo de acción único en comparación con las otras opciones presentadas. Tapentadol tiene un mecanismo de acción dual (agonista μ e inhibición de la recaptación de norepinefrina), que ha mostrado tratar de forma efectiva el dolor neuropático relacionado con la neuropatía diabética periférica. Todos los demás agonistas μ podrían tener cierta eficacia en el tratamiento del dolor neuropático, pero no tienen el mecanismo dual como tapentadol.

21.5 ¿Cuál de los siguientes enunciados relacionados con metadona es correcto?

A. Metadona es una excelente opción para analgesia en la mayoría de los pacientes debido a que hay interacciones fármaco-fármaco limitadas.
B. La duración de la analgesia para metadona es mucho más breve que la vida media de eliminación.
C. La potencia equianalgésica de metadona es similar a la de morfina.
D. Los metabolitos activos de metadona se acumulan en pacientes con disfunción renal.

Respuesta correcta = B. La duración de la analgesia es mucho más breve con metadona que la vida media de eliminación, lo que causa peligros de acumulación y a un mayor potencial de depresión respiratoria y la muerte. La potencia equianalgésica de metadona es extremadamente variable con base en muchos factores y solo los médicos familiarizados con metadona deben prescribir este agente. Las interacciones farmacológicas relacionadas con metadona son numerosas debido a las múltiples enzimas hepáticas implicados en el metabolismo del fármaco. Metadona no tiene metabolitos activos, lo que la hace una opción terapéutica en pacientes con disfunción renal.

21.6 Un hombre de 57 años se ha tratado con tapentadol de liberación prolongada por dolor crónico no maligno durante 2 años. Ahora informa aumento del dolor por la tarde mientras está en el trabajo. ¿Cuál de los siguientes es un opioide de acción breve y es la mejor opción para el dolor irruptivo del paciente?

A. Hidrocodona
B. Metadona
C. Buprenorfina
D. Nalbufina

Respuesta correcta = A. Hidrocodona es un agente de acción breve de uso frecuente que está disponible en el comercio en combinación ya sea con paracetamol o ibuprofeno. Metadona no debe usarse de forma sistemática para el dolor de irrupción debido a su farmacocinética única y debe reservarse para médicos que tienen experiencia con este agente y entienden las variables relacionadas con el fármaco. Buprenorfina y nalbufina podrían precipitar abstinencia en pacientes que a la fecha están tomando un opioide de doble mecanismo, como tapentadol.

21.7 Un hombre de 64 años se ha hospitalizado después de un accidente automovilístico en el que se fracturó un brazo y una pierna. Se cambió a morfina oral en anticipación al alta del hospital. ¿Cuál de los siguientes medicamentos debe recibir junto con la morfina?

A. Docusato sódico
B. Senósidos
C. Metilfenidato
D. Difenhidramina

Respuesta correcta = B. Debe prescribirse un esquema intestinal al iniciar el opioide debido a que el estreñimiento es muy frecuente y puede ocurrir en cualquier momento. No ocurre tolerancia a este efecto adverso. Los senósidos son laxantes estimulantes disponibles de venta libre. Docusato sódico es un ablandador de heces que es ineficaz en el estreñimiento inducido por opioides cuando se usa como agente único. Los productos combinados que incluyen tanto docusato sódico como un senósido pueden ser efectivos, sobre todo por la acción del senósido. Difenhidramina puede usarse para la urticaria que llega a ocurrir al iniciar un opioide. Metilfenidato puede usarse para la sedación inducida por opioides en ciertas circunstancias, pero estos problemas no se informan en este caso.

21.8 Un hombre de 67 años se ha tratado con hidrocodona/paracetamol para dolor crónico no maligno sin cambios en dosis por 2 años. Su dolor ha estado moderadamente bien controlado y permanece activo, informa satisfacción con su esquema para el dolor y niega cualquier efecto secundario. Se le ha diagnosticado recientemente con EPOC y apnea obstructiva del sueño. ¿Cuáles de las siguientes opciones es la mejor recomendación terapéutica para él en estos momentos?

A. Disminución gradual de todos los opioides inmediatamente debido al mayor riesgo de depresión respiratoria inducida por opioides.
B. Prescribir tabletas de naloxona oral para tener en el hogar en caso de que experimente una sobredosis de opioides.
C. Prescribir naloxona en aerosol nasal para tener en el hogar y aconsejar al paciente y a sus familiares sobre el uso adecuado en caso de que experimente una sobredosis de opioides.
D. No se requiere ninguna acción en este momento. Su dolor está bien controlado y no está informando efectos secundarios.

Respuesta correcta = C. Debido a que este paciente acaba de ser diagnosticado con EPOC y apnea obstructiva del sueño, su riesgo de depresión respiratoria inducida por opioides es mayor. Debido a que su dolor está controlado y no se informan efectos secundarios, la disminución gradual de los opioides en este momento no es la mejor respuesta. Debido a su efecto de primer paso, naloxona no es clínicamente efectiva para el manejo de una sobredosis cuando se administra por vía oral. Por lo tanto, el aerosol nasal es la mejor opción. Ofrecer un aerosol nasal de naloxona para el hogar, junto con una capacitación adecuada, puede salvar la vida en caso de que ocurra una sobredosis. Proporcionar la capacitación adecuada al paciente y sus cuidadores sobre la importancia de contar con el aerosol nasal de naloxona en casa y de llamar a los servicios de urgencia es fundamental en caso de enfrentar una situación de sobredosis.

21.9 Un niño de 6 años acude al hospital para una amigdalectomía. Al día siguiente de la operación, sus niveles de dolor siguen siendo elevados a pesar del uso de analgésicos no opioides. ¿Cuál de los siguientes opioides se considera una opción adecuada según las recomendaciones actuales?

A. Tramadol
B. Meperidina
C. Codeína
D. Oxicodona

Respuesta correcta = D. De las opciones proporcionadas, oxicodona es el opioide más apropiado a considerar. Tanto tramadol como codeína están contraindicados para su uso en niños < 18 años después de una amigdalectomía o adenoidectomía. Meperidina conlleva riesgos adicionales.

21.10 ¿Con qué frecuencia se debe ajustar la dosis de metadona en el ámbito ambulatorio?

A. Cada 1 o 2 días
B. Cada 3 o 4 días
C. Cada 5 a 7 días
D. Cada 10 a 14 días

Respuesta correcta = C. Metadona tiene una vida media larga que puede variar de 12 a 40 h, pero se ha informado que puede llegar a ser de 150 horas. Para permitir un tiempo adecuado para que metadona alcance el estado estable, se recomienda que los ajustes de dosis se realicen solo cada 5 a 7 días en el ámbito ambulatorio. En el ámbito hospitalario, las dosis pueden ajustarse en algunas situaciones cada 2 o 3 días con una supervisión muy estrecha.

Estimulantes del SNC

22

Jose A. Rey y Carol Motycka

I. GENERALIDADES

Los estimulantes psicomotores y los alucinógenos son dos grupos de fármacos que actúan sobre todo para estimular el sistema nervioso central (SNC). Los estimulantes psicomotores causan excitación y euforia, disminuyen la sensación de fatiga y aumentan la actividad motora. Como grupo, los estimulantes psicomotores tienen diversos usos clínicos y también son posibles drogas de abuso, al igual que los depresores del SNC (cap. 16) y los opioides (cap. 21). La figura 22-1 resume los estimulantes del sistema nervioso central y fármacos relacionados. Los alucinógenos producen cambios profundos en los patrones de pensamiento y el estado de ánimo, con poco efecto sobre el tronco encefálico y la médula espinal. Los alucinógenos se analizan en detalle en el capítulo 47.

ESTIMULANTES PSICOMOTORES

Anfetamina ADDERALL, DYANAVEL, MYDAYIS
Armodafinilo NUVIGIL
Cafeína CAFCIT, NO DOZ, VIVARIN
Cocaína SOLO GENÉRICO
Dexmetilfenidato FOCALIN
Dexmetilfenidato/ Serdexmetilfenidato AZSTARYS
Dextroanfetamina DEXEDRINE, ZENZEDI
Lisdexanfetamina VYVANSE
Metanfetamina DESOXYN
Metilfenidato CONCERTA, COTEMPLA, DAYTRANA, RITALIN
Modafinilo PROVIGIL
Nicotina NICODERM CQ, NICORETTE, NICOTROL
Teofilina ELIXOPHYLLIN, THEO-24, THEOCHRON
Vareniclina CHANTIX

MEDICAMENTOS NO ESTIMULANTES PARA EL TDAH

Atomoxetina STRATTERA
Clonidina KAPVAY
Guanfacina INTUNIV
Viloxazina QELBREE

Figura 22-1
Resumen de los estimulantes del sistema nervioso central y fármacos no estimulantes para el trastorno por déficit de atención e hiperactividad (TDAH).

II. ESTIMULANTES PSICOMOTORES

A. Metilxantinas

Las metilxantinas incluyen *teofilina,* que se encuentra en el té; *teobromina,* que se encuentra en el cacao; y *cafeína.* El estimulante más ampliamente consumido en el mundo es la *cafeína,* se encuentra en mayores concentraciones en ciertos productos de café (p. ej., expreso), pero está presente en el té, bebidas de cola, bebidas energéticas, dulces de chocolate y cacao.

1. **Mecanismo de acción:** se han propuesto varios mecanismos para las acciones de metilxantinas, lo que incluye translocación de calcio extracelular, aumento de la adenosina monofosfato cíclica y guanosina monofosfato cíclica causada por inhibición de fosfodiesterasa y bloqueo de los receptores de adenosina.

2. **Acciones**

   a. **Sistema nervioso central:** la *cafeína* contenida en una a dos tazas de café (100 a 200 mg) causa la disminución de la fatiga y el aumento de la alerta mental como resultado de la estimulación de la corteza y otras áreas del cerebro. El consumo de 1.5 g de *cafeína* (12 a 15 tazas de café) produce ansiedad y temblores. La médula espinal se estimula solo con dosis muy altas (2 a 5 g) de *cafeína.* Puede desarrollarse tolerancia muy rápido ante las propiedades estimulantes de la *cafeína* y la abstinencia consiste en sensaciones de fatiga y sedación.

b. **Sistema cardiovascular:** una dosis elevada de *cafeína* tiene efectos inotrópicos y cronotrópicos positivos sobre el corazón. [Nota: el aumento de la contractilidad puede ser dañino para pacientes con angina de pecho. En otros, una frecuencia cardiaca acelerada puede desencadenar contracciones ventriculares prematuras].

c. **Acción diurética:** la *cafeína* tiene una acción diurética leve que aumenta el gasto urinario de sodio, cloro y potasio.

d. **Mucosa gástrica:** debido a que las metilxantinas estimulan la secreción de ácido gástrico, las personas con úlceras pépticas deben evitar los alimentos y bebidas que contienen metilxantinas.

3. **Usos terapéuticos:** la *cafeína* y sus derivados relajan los músculos lisos de los bronquiolos. *Teofilina* ha sido remplazada en gran medida por otros agentes, como agonistas β_2 y corticoesteroides, para el tratamiento del asma (véase cap. 41). La *cafeína* también se usa en combinación con los analgésicos *paracetamol* y *aspirina* para el manejo de cefalea tanto en productos de prescripción como de venta libre. La *cafeína* es utilizada a menudo por el público en general para mantener la vigilia y reducir temporalmente la fatiga.

4. **Farmacocinética:** las metilxantinas se absorben bien por vía oral. La *cafeína* se distribuye por el cuerpo, incluyendo el cerebro. Estos fármacos cruzan la placenta hacia el feto y se secretan en la leche materna. Todas las metilxantinas se metabolizan en el hígado, por lo general por la vía citocromo P450 (CYP)1A2 y los metabolitos se excretan en la orina.

5. **Efectos adversos:** las dosis moderadas de *cafeína* causan insomnio, ansiedad y agitación. Se requiere de una dosis elevada para toxicidad, que se manifiesta con emesis y convulsiones. La dosis letal es de 10 g de cafeína (alrededor de 100 tazas de café), que induce arritmia cardiaca. Ocurren letargo, irritabilidad y cefalea en usuarios que consumen más de 600 mg de *cafeína* por día (alrededor de seis tazas de café al día) y dejan de tomarla de forma súbita.

B. Nicotina

La *nicotina* es el ingrediente activo en el tabaco. Aunque esta sustancia no se usa en la actualidad con fines terapéuticos (excepto en el tratamiento para suspender el tabaquismo), la *nicotina* sigue siendo importante porque ocupa el segundo lugar solo detrás de la *cafeína* como el estimulante del SNC de uso más extendido y solo es segunda tras el alcohol como la droga de la que más se abusa. En combinación con el alquitrán y el monóxido de carbono que se encuentran en el humo, la *nicotina* representa un importante factor de riesgo para enfermedad pulmonar y enfermedad cardiovascular ateroesclerótica, así como otras enfermedades.

1. **Mecanismo de acción:** en dosis bajas, la *nicotina* causa estimulación ganglionar por despolarización. En dosis elevadas, la *nicotina* causa bloqueo ganglionar. Existen receptores de *nicotina* (o nicóticos) en una variedad de sitios en el SNC, que participan en los atributos estimulantes del fármaco.

2. **Acciones**

a. **Sistema nervioso central:** la *nicotina* es altamente liposoluble y cruza con facilidad la barrera hematoencefálica. El tabaquismo o la administración de dosis bajas de *nicotina* producen cierto grado de euforia y excitación, así como relajación. Mejora la atención, el aprendizaje, la resolución de problemas y el tiempo de reacción. Las dosis elevadas de *nicotina* resultan en parálisis respiratoria central e hipotensión grave causada por parálisis medular (fig. 22-2). *Nicotina* también es un supresor del apetito.

b. **Efectos periféricos:** los efectos periféricos de *nicotina* son complejos. La estimulación de los ganglios simpáticos, así como de la médula suprarrenal aumenta la presión arterial y la frecuencia cardiaca. Así, el uso de tabaco es particularmente dañino en pacientes hipertensos. Muchos pacientes con enfermedad arteria periférica experimentan una exacerbación de los síntomas con el tabaquismo. Además, la vasoconstricción inducida con *nicotina* puede disminuir el flujo sanguíneo coronario, afectando de forma adversa al paciente con angina. La estimulación de los ganglios parasimpáticos también aumenta la actividad motora del intestino. A dosis mayores, la presión arterial cae y la actividad se interrumpe tanto en el tracto gastrointestinal (GI) como en la musculatura vesical como resultado del bloqueo de los ganglios parasimpáticos inducido por *nicotina.*

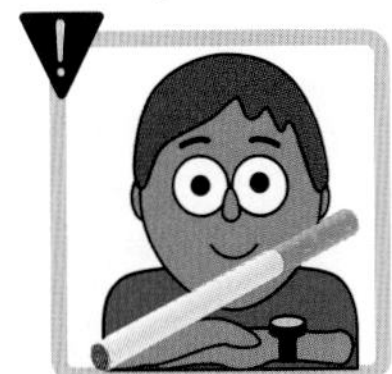

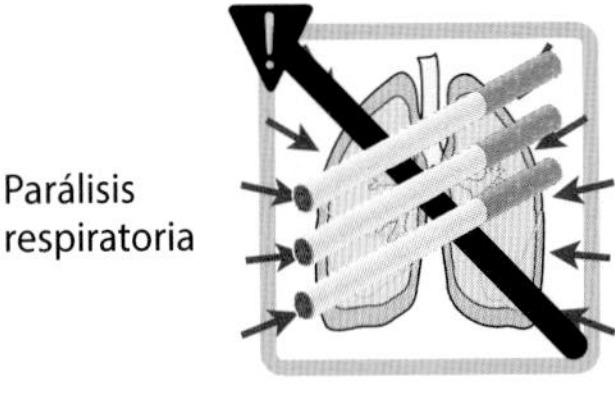

Figura 22-2
Acciones de la *nicotina* sobre el SNC.

3. **Farmacocinética:** debido a que la *nicotina* es altamente liposoluble, su absorción ocurre con facilidad a través de la mucosa oral, pulmones, mucosa GI y la piel. *Nicotina* cruza la membrana placentaria y se secreta en la leche materna. Al inhalar el humo de tabaco, el fumador promedio absorbe 1 a 2 mg de *nicotina* por cigarro. La dosis letal aguda es de 60 mg. Más de 90% de la *nicotina* inhalada en el humo se absorbe. La depuración de *nicotina* involucra el metabolismo de los pulmones y el hígado y la excreción urinaria. La tolerancia a los efectos tóxicos de la *nicotina* se desarrolla con rapidez, a menudo en unos cuantos días.

4. **Efectos adversos:** los efectos del SNC de la *nicotina* incluyen irritabilidad y temblores. La *nicotina* también puede provocar cólicos intestinales, diarrea y aumento de la frecuencia cardiaca y la presión arterial. Además, el tabaquismo aumenta la tasa del metabolismo para una variedad de fármacos.

Aplicación clínica 22-1. Interacciones farmacológicas con el consumo de cigarrillos: ¿es la nicotina?

Muchos clínicos creen que que la *nicotina* es la causa de inducción de las enzimas metabolizadoras CYP1A2 y da lugar a las interacciones farmacológicas observadas al fumar cigarrillos. En realidad, son los hidrocarburos procedentes de la inhalación del humo los que causan la inducción enzimática y, por lo tanto, la reducción de los niveles plasmáticos de algunos medicamentos psicotrópicos comunes, como *olanzapina*, *clozapina* y *haloperidol*. El consumo de cigarrillos contribuye a que algunos pacientes tengan niveles plasmáticos subterapéuticos (inferiores a los necesarios para el efecto terapéutico) en el ámbito ambulatorio. Por lo tanto, fumar puede suponer un riesgo de pérdida de los efectos antipsicóticos o estabilizadores del estado de ánimo de estos medicamentos, a pesar del cumplimiento de las dosis prescritas.

5. **Síndrome de abstinencia:** al igual que con los otros fármacos en esta clase, *nicotina* es una sustancia adictiva y se desarrolla dependencia

Potencial para abstinencia

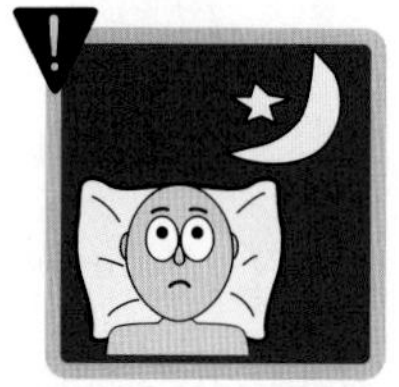

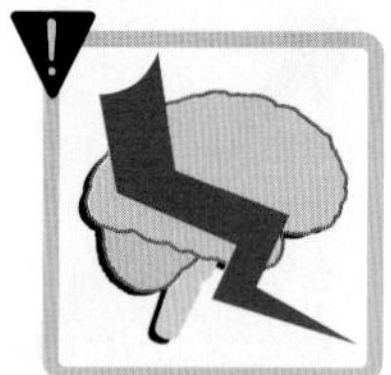

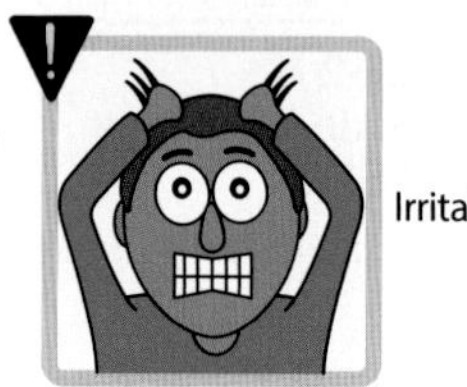

Potencial para adicción

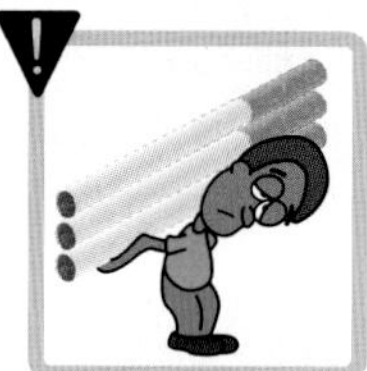

Nicotina

Figura 22-3
Nicotina tiene potencial para adicción y abstinencia.

física en poco tiempo, la cual puede ser grave (fig. 22-3). La abstinencia se caracteriza por irritabilidad, ansiedad, inquietud, dificultad para concentrarse, cefaleas e insomnio. El apetito se ve afectado y a menudo ocurren alteraciones GI. El parche transdérmico y la goma de mascar que contienen *nicotina* han demostrado que reducen los síntomas de abstinencia de *nicotina* y ayudan a los fumadores a dejar de fumar. Por ejemplo, la concentración sanguínea de *nicotina* obtenida de la goma de mascar con *nicotina* suele ser una mitad del nivel máximo observado con el tabaquismo (fig. 22-4). Otras formas de remplazo de *nicotina* para dejar de fumar incluyen inhalador, aerosol nasal y trociscos. *Bupropión,* un antidepresivo (cap. 17) puede reducir el antojo de un cigarro/*nicotina* y ayudar a dejar de fumar, así como a atenuar los síntomas de la abstinencia. Estas propiedades se deben probablemente a sus cualidades de ser una ceto-anfetamina y un débil inhibidor de la recaptación de dopamina y norepinefrina.

C. Vareniclina

Vareniclina es un agonista parcial en los receptores de acetilcolina nicotínicos neuronales en el SNC. Debido a que *vareniclina* es solo un agonista parcial en estos receptores, produce menos efectos eufóricos que *nicotina* (*nicotina* es un agonista total). Así, es útil como coadyuvante en el manejo de la suspensión del tabaquismo en pacientes con síntomas de abstinencia de *nicotina.* Los pacientes que toman *vareniclina* deben vigilarse para pensamientos suicidas, pesadillas vívidas y cambios en el estado de ánimo.

D. Cocaína

Cocaína es una sustancia disponible y muy adictiva. Debido a su potencial de abuso, *cocaína* se clasifica como un fármaco de Lista II por parte de la Drug Enforcement Agency de EUA. El mecanismo primario de acción subyacente a los efectos de *cocaína* es el bloqueo de la recaptación de monoaminas (norepinefrina, serotonina y dopamina) en las terminales presinápticas. Esto potencia y prolonga las acciones del SNC y periféricas de estas monoaminas. En particular, la prolongación de los efectos dopaminérgicos en el sistema de placer del cerebro (sistema límbico) produce la intensa euforia que *cocaína* causa en un inicio. El consumo crónico de *cocaína* agota la dopamina. Este agotamiento desencadena un deseo de *cocaína* (fig. 22-5). En el capítulo 47 se proporciona una descripción detallada de *cocaína* y sus efectos.

E. Anfetamina

Anfetamina es una amina simpática que exhibe efectos neurológicos y clínicos similares a los de *cocaína. Dextroanfetamina* es el principal miembro de esta clase de compuestos y es el isómero D de la mezcla racémica de anfetaminas. *Lisdexanfetamina* es un profármaco que se convierte a L-lisina y el componente activo *dextroanfetamina* a través de las acciones hidrolíticas de los eritrocitos. *Metanfetamina* (también conocida como "cristal") es un derivativo de *anfetamina* disponible para uso con receta médica. *3,4-metilenodioximetanfetamina* (también conocida como MDMA o éxtasis) es un derivado sintético de *metanfetamina* con propiedades estimulantes y alucinógenas (véase cap. 47).

1. **Mecanismo de acción:** al igual que con *cocaína,* los efectos de *anfetamina* sobre el SNC y el sistema nervioso periférico son indirectos. Esto es, ambos dependen de una elevación del nivel de los neurotransmisores de catecolamina en los espacios sinápticos. Las *anfetaminas*, sin embargo, alcanzan este efecto al liberar las reservas intracelulares de catecolaminas (fig. 22-6). Debido a que las *anfetaminas* también inhiben la monoaminooxidasa (MAO) y son un inhibidor débil del transporte de recaptación, hay concentraciones elevadas de catecolaminas en los espacios sinápticos. A pesar de diferentes mecanismos de acción, los efectos conductuales de *anfetaminas* y sus derivados son similares a los de *cocaína*.

2. **Acciones**

   a. **Sistema nervioso central:** los principales efectos conductuales de las *anfetaminas* resultan de una combinación de sus propiedades potenciadoras de la liberación de dopamina y norepinefrina. Las *anfetaminas* estimulan la totalidad del eje cerebroespinal, la corteza, el tronco encefálico y la médula o bulbo raquídeo. Esto conduce a un aumento de la alerta, disminución de la fatiga, depresión del apetito e insomnio. Los efectos estimulantes del SNC de las *anfetaminas* y sus derivados han llevado a su uso en el tratamiento de la hiperactividad en niños, narcolepsia y obesidad. A dosis elevadas, pueden ocurrir psicosis y convulsiones.

   b. **Sistema nervioso simpático:** además de una acción marcada del SNC, las *anfetaminas* actúan en el sistema adrenérgico, estimulando indirectamente los receptores a través de la liberación de norepinefrina.

3. **Usos terapéuticos:** los factores que limitan la utilidad terapéutica de *anfetamina* incluyen dependencia psicológica y fisiológica.

   a. **Trastorno de déficit de atención e hiperactividad:** niños con trastorno por déficit de atención e hiperactividad (TDAH) son hipercinéticos y carecen de la capacidad de participar en cualquier actividad por más de unos cuantos minutos. *Dextroanfetamina, lisdexanfetamina, metanfetamina,* y las *sales de anfetamina mixtas* son medicamentos estimulantes que ayudan a mejorar el periodo de atención y alivian muchos de los problemas conductuales relacionados con este síndrome, además de reducir la hipercinesia. Los estimulantes se consideran agentes de primera línea en el tratamiento del TDAH. Los fármacos estimulantes tienen potencial de abuso y están clasificados como sustancias controladas de la Lista II.

   b. **Narcolepsia:** es un trastorno del sueño relativamente raro que se caracteriza por episodios incontrolables de somnolencia durante el día. La somnolencia puede tratarse con fármacos, como las *sales de anfetamina mixtas, metilfenidato, modafinilo* o *armodafinilo* (véase más abajo).

   c. **Supresión del apetito:** *fentermina* y *dietilpropión* son aminas simpaticomiméticas que tienen una relación estructural con *anfetamina.* Estos agentes se usan por sus efectos supresores del apetito en el manejo de la obesidad. Véase Sección III para

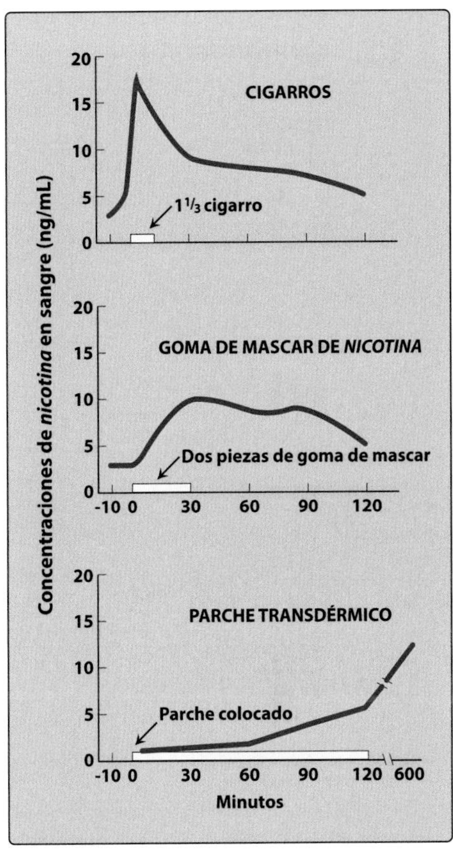

Figura 22-4
Concentraciones sanguínea de *nicotina* en individuos que fuman cigarros, masticaron goma de mascar de *nicotina* o recibieron *nicotina* en parche transdérmico.

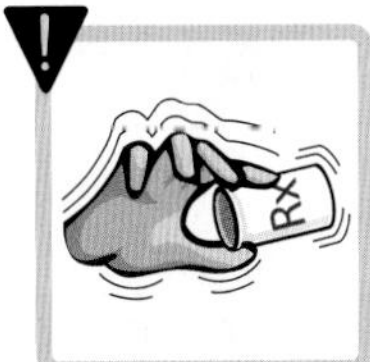

Figura 22-5
Cocaína y *anfetamina* tienen potencial de adicción.

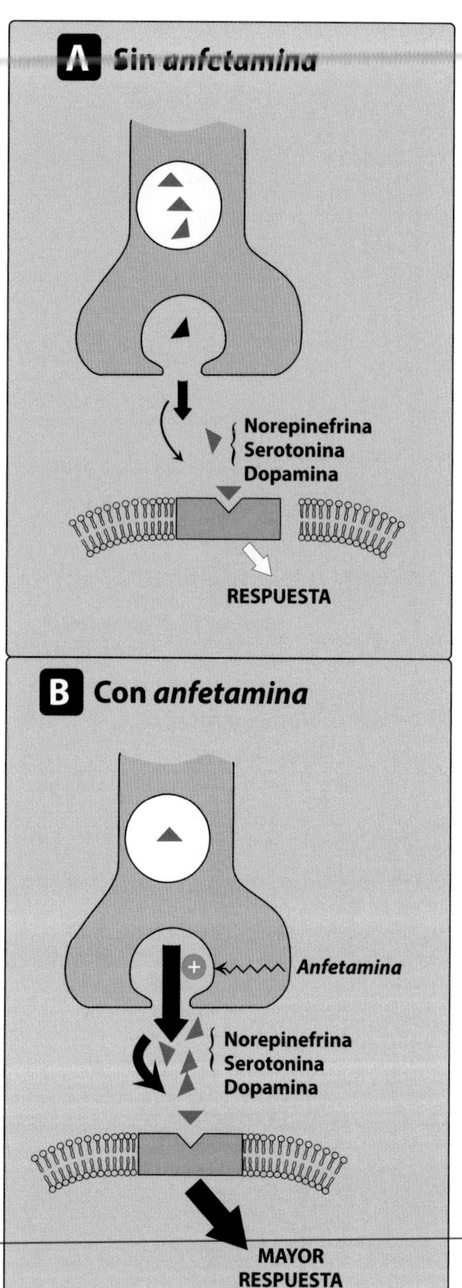

Figura 22-6
Mecanismo de acción de *anfetamina*.

más información sobre estos fármacos y otros agentes utilizados para la pérdida de peso en el tratamiento de la obesidad. [Nota: *lisdexanfetamina* también está aprobada para el trastorno por atracón].

4. **Farmacocinética:** las *anfetaminas* se absorben por completo a partir del tracto GI. Se metaboliza en el hígado y se excreta en la orina. Quienes abusan de las *anfetaminas* a menudo se administran el fármaco mediante inyección IV o al fumarlo. La euforia causada por *anfetamina* dura 4 a 6 h, o cuatro a ocho veces más que los efectos de *cocaína.*

5. **Efectos adversos:** las anfetaminas pueden causar adicción, lo que provoca dependencia, tolerancia y conductas de búsqueda de drogas. Además, tienen los siguientes efectos indeseables:

   a. **Efectos del SNC:** los efectos adversos del uso de *anfetaminas* incluyen insomnio, irritabilidad, debilidad, mareo, temblor y reflejos hiperactivos (fig. 22-7). Las *anfetaminas* también pueden causar confusión, delirio, estados de pánico y tendencias suicidas, en particular en pacientes con enfermedades mentales. [Nota: las benzodiacepinas, como *lorazepam,* a menudo se usan en el manejo de la agitación y la estimulación del SNC secundaria a sobredosis de *anfetamina*]. El uso crónico de *anfetaminas* produce un estado de "psicosis por *anfetaminas"* que se asemeja a los episodios psicóticos relacionados con esquizofrenia. Si bien el uso de *anfetaminas* a largo plazo se relaciona con dependencia psicológica y física, también puede ocurrir tolerancia a sus efectos en unas cuantas semanas. El efecto anoréxico de las *anfetaminas* se debe a su acción sobre el centro de alimentación hipotalámico lateral.

   b. **Efectos cardiovasculares:** además de sus efectos en el SNC, *anfetamina* puede causar palpitaciones, arritmias cardiacas, hipertensión, dolor anginoso y colapso circulatorio. Los efectos adversos cardiovasculares han contribuido a la muerte súbita cardiaca en personas con anormalidades cardiacas subyacentes o riesgos que pueden no haber sido reconocidos antes del uso de estimulantes. También pueden ocurrir cefalea, escalofríos y sudoración excesiva.

   c. **Efectos gastrointestinales:** las *anfetaminas* actúan sobre el sistema GI, causando anorexia, náusea, vómito, cólicos abdominales y diarrea.

   d. **Contraindicaciones:** los pacientes con hipertensión, enfermedad cardiovascular, hipertiroidismo, glaucoma o antecedentes de abuso de drogas, o quienes toman inhibidores de la MAO no deben tratarse con *anfetaminas.*

F. Metilfenidato

Metilfenidato y su isómero farmacológicamente activo, *dexmetilfenidato* tienen propiedades estimulantes del SNC similares a las de las *anfetaminas* y suele usarse en el tratamiento del TDAH. Ambos, *metilfenidato y dexmetilfenidato,* tienen potencial de abuso y son sustancias controladas de la Lista II. *Serdex-metilfenidato* es un profármaco que se convierte en *dexmetilfenidato* después de la ingestión.

1. **Mecanismo de acción:** los niños con trastorno por déficit de atención (TDA) o TDAH pueden producir señales de dopamina débiles, lo que sugiere que las actividades que en alguna ocasión fueron interesantes proporcionan menos recompensas a esos niños. *Metilfenidato* es un inhibidor del transporte de dopamina y norepinefrina y puede actuar al aumentar tanto dopamina como norepinefrina en la hendidura sináptica. [Nota: *atomoxetina, viloxazina, guanfacina y clonidina* son fármacos no estimulantes aprobados para el TDAH en niños y adultos. A diferencia de *metilfenidato,* que bloquea la recaptación de dopamina más que la recaptación de norepinefrina, *atomoxetina* y *viloxazina* son más selectivas para la inhibición de la recaptación de norepinefrina. *Guanfacina* y *clonidina* son agonistas de los adrenoceptores $\alpha2$ de acción central (véase cap. 6). Fármacos no estimulantes para el TDAH no se consideran formadoras de hábito y no son sustancias controladas].

2. **Usos terapéuticos:** *metilfenidato* comúnmente se usa en el tratamiento del TDAH. *Dexmetilfenidato* y *dexmetilfenidato/serdexmetilfenidato* también se utilizan para el tratamiento del TDAH. *Metilfenidato* también es efectivo en el tratamiento de la narcolepsia. A diferencia de *metilfenidato, dexmetilfenidato* no está indicado en el tratamiento de la narcolepsia.

3. **Farmacocinética:** tanto *metilfenidato* como *dexmetilfenidato* se absorben después de su administración oral. *Metilfenidato* está disponible como formulaciones de dosis extendida y como parche transdérmico para su aplicación una vez al día. El producto desesterificado, ácido ritalínico, se excreta en la orina.

4. **Efectos adversos:** los efectos adversos GI son los más frecuentes e incluyen dolor abdominal y náusea. Otras reacciones incluyen anorexia, insomnio, nerviosismo y fiebre. Los efectos adversos y los riesgos cardiacos son similares a los de las anfetaminas. En pacientes con epilepsia, *metilfenidato* puede aumentar la frecuencia de las convulsiones.

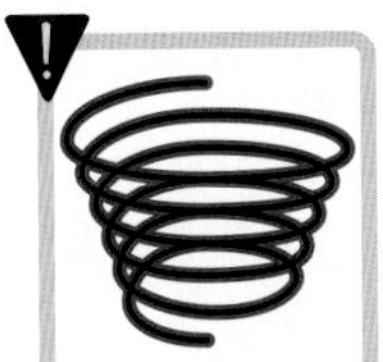

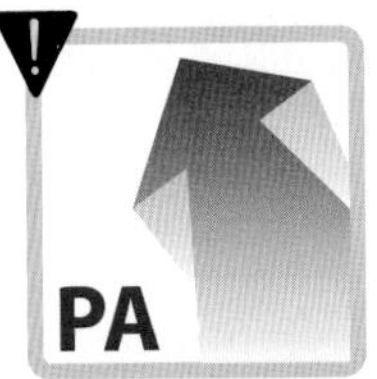

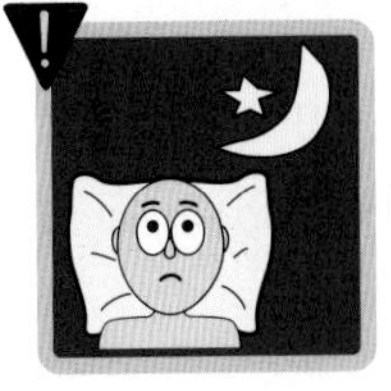

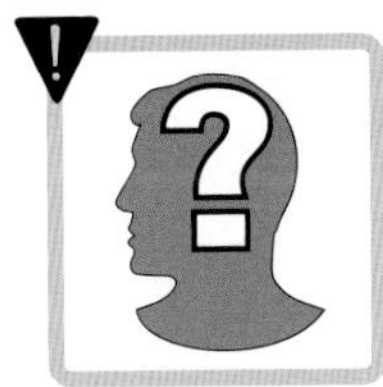

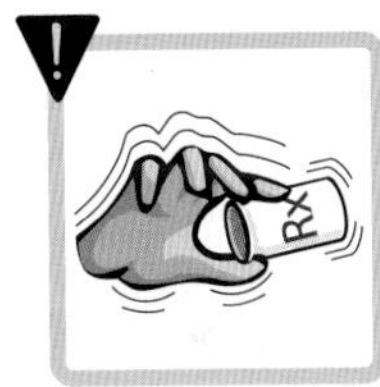

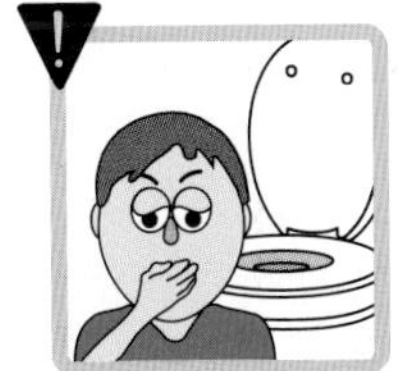

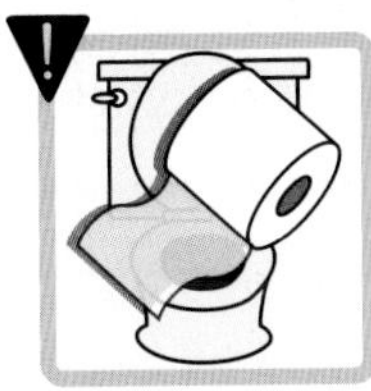

Figura 22-7 Efectos adversos de anfetaminas y metilfenidato.

G. Modafinilo y armodafinilo

Modafinilo y su derivado R-enantiómero, *armodafinilo,* se consideran agentes de primera línea para el tratamiento de la narcolepsia. *Modafinilo* promueve el estado de alerta, pero produce menos efectos psicoactivos y eufóricos y menos alteraciones en el estado de ánimo, la percepción, el pensamiento y sensaciones típicas comparado con otros estimulantes del SNC. El mecanismo de acción sigue siendo poco claro, pero puede involucrar los sistemas adrenérgicos y dopaminérgicos. *Modafinilo* está bien distribuido a lo largo del cuerpo y presenta eliminación a través de metabolismo hepático y excreción en la orina. Los principales efectos adversos son cefalea, náusea y nerviosismo. *Modafinilo* y *armodafinilo* pueden tener cierto potencial para abuso y dependencia física y ambos se clasifican como sustancias controladas. [Nota: los fármacos no estimulantes indicados para el tratamiento de la narcolepsia y la somnolencia diurna excesiva que puede producirse de forma secundaria a afecciones médi-

ANOREXÍGENOS
Dietilpropión TENUATE
Fentermina ADIPEX-P
AGONISTAS DEL RECEPTOR GLP-1
Liraglutida SAXENDA
Semaglutida WEGOVY
INHIBIDORES DE LA LIPASA
Orlistat ALLI, XENICAL
FÁRMACOS COMBINADOS
Bupropión/naltrexona CONTRAVE
Fentermina/topiramato QSYMIA

Figura 22-8
Resumen de los fármacos utilizados en el tratamiento de la obesidad. GLP-1 = péptido similar al glucagón-1.

cas como la apnea del sueño son *solriamfetol*, un inhibidor de la recaptación de dopamina y norepinefrina, y *pitolisant*, un antagonista/agonista inverso de los receptores de histamina 3].

III. MEDICAMENTOS PARA LA OBESIDAD

Se considera obesidad un índice de masa corporal (IMC) de 30 kg/m^2 o superior. La obesidad se debe en parte a un desequilibrio energético, en el que el consumo de calorías supera el gasto calórico. Sin embargo, actualmente se sabe que la genética, el metabolismo, el comportamiento, el entorno, la cultura y el estatus socioeconómico también influyen. Una persona con un IMC superior a 30 o superior a 27 con otras comorbilidades, como hipertensión y diabetes, es un candidato potencial para el tratamiento farmacológico de la obesidad. Los fármacos para la obesidad se consideran eficaces si demuestran una reducción del peso corporal de al menos 5% mayor en comparación con el placebo (ningún tratamiento). Muchos de los agentes disponibles para la pérdida de peso se clasifican como anorexígenos o supresores del apetito. Los anorexígenos actualmente aprobados y más utilizados para la pérdida de peso son *fentermina* y *dietilpropión*. Hay otros anorexígenos que se utilizan de forma no autorizada para el tratamiento de la pérdida de peso; sin embargo, el análisis de estos agentes queda fuera del alcance de este capítulo. En la figura 22-8 se presenta un resumen de los fármacos utilizados para tratar la obesidad.

A. Anorexígenos/supresores del apetito

Fentermina y *dietilpropión* son estimulantes del SNC que se utilizan como supresores del apetito. Ejercen su acción farmacológica aumentando la liberación de norepinefrina y dopamina de las terminales nerviosas e inhibiendo la recaptación de estos neurotransmisores, con lo que aumentan los niveles de los mismos en el cerebro. El aumento de norepinefrina indica una respuesta de "lucha o huida" por parte del cuerpo, que, a su vez, disminuye el apetito. La tolerancia al efecto de pérdida de peso de estos agentes se desarrolla en semanas, y la pérdida de peso suele estancarse. Un aumento de la dosis no suele causar mayor pérdida de peso, y se suele recomendar la interrupción del fármaco una vez alcanzada la meseta. Por lo tanto, estos agentes están indicados para el tratamiento a corto plazo de la pérdida de peso. Los anorexígenos están clasificados como sustancias controladas debido al potencial de dependencia o abuso. La sequedad de boca, el dolor de cabeza, el insomnio y el estreñimiento son efectos adversos comunes. La frecuencia cardiaca y la presión arterial pueden aumentar con estos agentes. Por lo tanto, estos fármacos deben evitarse en pacientes con antecedentes de hipertensión no controlada, enfermedades cardiovasculares, arritmias, insuficiencia cardiaca o ictus. Debe evitarse el uso concomitante de anorexígenos con inhibidores de la monoaminooxidasa (IMAO) u otros simpaticomiméticos.

B. Inhibidor de la lipasa

Orlistat es el único agente de una clase de medicamentos contra la obesidad conocidos como inhibidores de la lipasa. Está indicado para la pérdida de peso o el mantenimiento crónico del mismo. *Orlistat* es un éster de ácido pentanoico que inhibe las lipasas gástricas y pancreáticas, disminuyendo así la descomposición de la grasa alimentaria en moléculas más pequeñas que pueden ser absorbidas. La administración de *orlistat* disminuye la absorción de grasas en aproximadamente 30%. La pérdida de calorías por la disminución de la absorción de grasas es la principal causa de la pérdida de peso. La figura 22-9 muestra los efectos de pérdida de peso del tratamiento con *orlistat*. La utilidad clínica de *orlistat* está limitada por los efectos adversos GI, que incluyen manchas aceitosas, flatulencia con secreción, urgencia fecal y aumento de la defecación. Estos efectos pueden minimizarse mediante una dieta baja en grasas y el uso concomitante de *colestiramina*. *Orlistat* está contraindicado en el embarazo y en pacientes con síndrome de malabsorción crónica o colestasis. El fármaco también interfiere en la absorción de las vitaminas liposolubles y del β-caroteno. Se debe aconsejar a los pacientes que tomen un suplemento multivitamínico que contenga vitaminas A, D, E y K y β-caroteno. *Orlistat* también puede interferir con la absorción de otros medicamentos, como *amiodarona*, *ciclosporina* y *levotiroxina*, y debe vigilarse la respuesta clínica a estos medicamentos si se inicia el uso de *orlistat*. La dosis de *levotiroxina* debe separarse de *orlistat* por lo menos 4 horas.

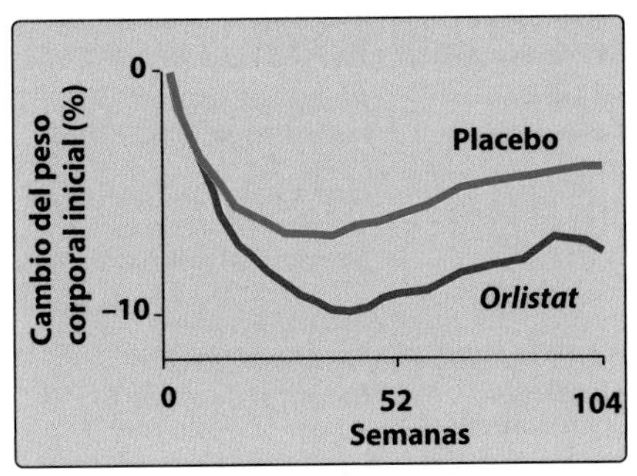

Figura 22-9
Efecto del tratamiento con *orlistat* en el peso corporal.

C. Agonistas del receptor del péptido similar al glucagón-1

Liraglutida y *semaglutida* son agonistas inyectables del receptor del péptido similar al glucagón-1 (GLP-1) que están indicados para el control de peso crónico. El GLP-1 es importante en la regulación del apetito y la ingesta de alimentos, y la administración de estos agentes reduce el hambre, lo que causa disminución de la ingesta de calorías y la pérdida de peso. *Liraglutida* se administra diariamente y *semaglutida* se administra una vez a la semana. Los agonistas del receptor de GLP-1 también están indicados para el tratamiento de la diabetes tipo 2 (véase cap. 24).

D. Terapias combinadas

La combinación de *fentermina* y *topiramato* se utiliza para el tratamiento a largo plazo de la obesidad. En los primeros estudios sobre el anticonvulsivo *topiramato* se observó una pérdida de peso en los pacientes que tomaban el fármaco. Debido a los efectos sedantes de *topiramato*, se añadió el estimulante *fentermina* para contrarrestar la sedación y promover una pérdida de peso adicional mediante la supresión del apetito. Si un paciente no logra una pérdida de peso de 5% después de 12 semanas con la dosis máxima de esta combinación, debe suspenderse su uso. También es importante tener en cuenta que este agente no debe suspenderse de manera brusca, ya que pueden precipitarse las convulsiones. *Topiramato* se ha asociado con defectos congénitos significativos, incluido paladar hendido, por lo que la combinación de *fentermina/topiramato* está contraindicada en el embarazo y deben tomarse precauciones especiales para evitar el embarazo durante el uso de este agente. *Bupropión* y *naltrexona* es otra terapia combinada utilizada para el control de peso crónico. La terapia combinada funciona a través de la regulación del sistema de recompensa mesolímbico. *Bupropión/naltrexona* está contraindicado en caso de hipertensión no controlada. Las características importantes de los fármacos para la obesidad se resumen en la figura 22-10.

FÁRMACO	OBJETIVO	MECANISMO DE ACCIÓN	FARMACOCINÉTICA	EFECTOS ADVERSOS
Bupropión + naltrexona	*Bupropión:* estimulación de las neuronas SNC-POMC *Naltrexona:* SNC - bloquea la retroalimentación autoinhibitoria del sistema hipotalámico de melanocortina	La combinación regula el sistema de recompensa mesolímbico y provoca la supresión del apetito	*Bupropión*: metabolismo en el hígado; inhibidor del CYP2D6 *Naltrexona*: excreción por los riñones	Náusea, dolor de cabeza, sequedad de boca, mareos, estreñimiento, ideación suicida
Liraglutida Semaglutida	Receptor agonista GLP-1	Ralentiza el vaciado gástrico y aumenta la saciedad	Se metaboliza de forma similar a las grandes proteínas; no hay un órgano de eliminación específico	Náusea y vómito, pancreatitis, hipoglucemia, enfermedad aguda de la vesícula biliar, frecuencia cardiaca elevada, ideación suicida
Orlistat	Sistema GI: inhibe la lipasa gástrica y pancreática	La absorción de grasas disminuye en ~30%, lo que reduce la ingesta calórica total	Mínima absorción sistémica	Síntomas GI como manchas de grasa, flatulencia, urgencia fecal y aumento de la defecación
Fentermina	SNC: aumento de la liberación de NE y dopamina e inhibición de la recaptación	Supresión del apetito	Excreción por los riñones	Boca seca, dolor de cabeza, insomnio, estreñimiento Posible aumento del ritmo cardiaco y de la presión arterial
Dietilpropión	SNC: aumento de la liberación de NE y dopamina e inhibición de la recaptación	Supresión del apetito	Excreción principalmente por los riñones	Boca seca, dolor de cabeza, insomnio, estreñimiento Posible aumento del ritmo cardiaco y de la presión arterial
Fentermina + topiramato	*Fentermina:* SNC - aumento de la liberación de NE y dopamina e inhibición de la recaptación *Topiramato:* SNC - aumento de GABA	Supresión del apetito y aumento de la saciedad	Excreción principalmente por los riñones con un metabolismo hepático limitado	Parestesia, alteración del gusto, mareos, insomnio, sequedad de boca, estreñimiento Contraindicado en el embarazo

Figura 22-10
Características de los medicamentos para la obesidad. GABA = ácido γ-aminobutírico; GI = gastrointestinal; GLP = péptido similar al glucagón; NE = norepinefrina; POMC = proopiomelanocortina; SNC = sistema nervioso central.

Aplicación clínica 22-2. Manejo de la obesidad

La obesidad es una condición que afecta aproximadamente a un tercio de la población en EUA y se está convirtiendo en un problema creciente en todo el mundo. La obesidad es responsable de una multitud de comorbilidades, como hipertensión, diabetes, enfermedad coronaria y depresión. El tratamiento debe ser multifactorial y debe incluir modificaciones del estilo de vida para la dieta y el ejercicio, terapia conductual y medicamentos cuando sea necesario. La terapia farmacológica para el tratamiento de la obesidad debe considerarse cuando la dieta y el ejercicio no han tenido éxito. Dado que los agentes para el tratamiento de la obesidad se asocian con riesgos significativos, solo se recomiendan para pacientes con un IMC superior a 30 kg/m^2 o superior a 27 kg/m^2 con otras comorbilidades, como hipertensión y diabetes. Los agentes para la obesidad proporcionan el mayor beneficio cuando se utilizan junto con la terapia conductual y la continuación de las modificaciones del estilo de vida.

Resumen del capítulo

- Los estimulantes del SNC, también denominados psicoestimulantes, son tratamientos eficaces para TDA/TDAH, narcolepsia, obesidad y trastorno por atracón.
- La mayoría de los estimulantes del SNC disponibles tienen como principal mecanismo de acción la inhibición de la recaptación presináptica de dopamina o norepinefrina.
- Los estimulantes del SNC tienen un alto riesgo de abuso y dependencia. Muchas de las drogas de las que se abusa habitualmente, como *nicotina*, *cafeína* y *cocaína*, son estimulantes del SNC, y los psicoestimulantes de venta con receta también tienen un alto riesgo de abuso.
- Los estimulantes del SNC, *cafeína* y *nicotina*, siguen siendo dos de las drogas de las que más se abusa en la sociedad debido a su facilidad de acceso y a sus cualidades adictivas, respectivamente.
- Las personas que reciben estimulantes del SNC recetados deben ser evaluados médicamente antes de iniciar la terapia, debido al alto riesgo de que estos agentes empeoren condiciones médicas comunes como la hipertensión y las enfermedades cardiacas.
- Muchos de los psicoestimulantes utilizados actualmente para el tratamiento del TDAH se han utilizado por vía oral durante muchos años. La mayoría de los nuevos tratamientos para el TDAH se centran en el desarrollo de formulaciones innovadoras, como los agentes orales transdérmicos o de liberación prolongada en suspensiones líquidas o comprimidos solubles.
- Los estimulantes del SNC, como *anfetaminas*, *dextroanfetamina*, *metilfenidato* y *dexmetilfenidato*, se consideran agentes de primera línea para el tratamiento del TDAH, junto con las intervenciones conductuales.
- Los estimulantes del SNC *modafinilo* y *armodafinilo* se consideran terapia de primera línea para el tratamiento de la narcolepsia, y *anfetaminas* y *metilfenidato* se reservan para los casos más graves.
- Los fármacos para la obesidad deben utilizarse junto con modificaciones del estilo de vida y terapia conductual para un tratamiento óptimo.
- Los fármacos para el tratamiento de la obesidad incluyen *fentermina*, *dietilpropión*, *orlistat*, *liraglutida*, *semaglutida* y medicamentos combinados que incluyen *fentermina/topiramato* y *bupropión/naltrexona*.
- El uso de *fentermina* o de combinaciones que contengan *fentermina* debe evitarse en pacientes con hipertensión no controlada debido al potencial aumento de la presión arterial y de la frecuencia cardiaca con su uso.
- *Orlistat* se asocia con muchos efectos adversos gastrointestinales (p. ej., manchas aceitosas, flatulencia con secreción y urgencia fecal) que limitan su uso clínico.

Preguntas de estudio

Elija la MEJOR respuesta.

22.1 Las anfetaminas pueden utilizarse en pacientes ¿con cuál de las siguientes condiciones?

A. Enfermedad cardiovascular
B. Hipertensión
C. Hipertiroidismo
D. Obesidad

Respuesta correcta = D. El uso de anfetaminas en el manejo de la obesidad debe vigilarse de cerca. Los análogos de anfetamina como fentermina están aprobados para la obesidad. Los otros trastornos son contraindicaciones cuando se considera el uso de anfetaminas.

22.2 Un niño de 10 años es enviado al neurólogo pediatra para una evaluación debido a un mal desempeño e incapacidad para prestar atención en la escuela. Ha estado peleando con otros niños. Se le diagnostica con TDAH con impulsividad e irritabilidad. ¿Cuál de los siguientes fármacos es más apropiado para el manejo del trastorno por déficit de atención e hiperactividad?

A. Clonidina
B. Mirtazapina
C. Dextroanfetamina
D. Haloperidol

Respuesta correcta = C. Dextroanfetamina es el único medicamento estimulante en la lista que está aprobado para el TDAH. Los síntomas como las peleas pueden mejorar con haloperidol y la hiperactividad puede mejorar con clonidina, pero estos agentes no mejorarían el desempeño académico del paciente y los problemas subyacentes.

22.3 Una niña de 6 años con síntomas predominantes de déficit de atención, y sin conductas de hiperactividad, requiere un tratamiento alternativo para abordar los problemas escolares y familiares debidos a su TDA, ya ha fracasado en los ensayos adecuados de las formulaciones de anfetaminas y metilfenidato. ¿Cuál de los siguientes es una opción de tratamiento adecuada en este momento?

A. Armodafinil
B. Atomoxetina
C. Lisdexanfetamina
D. Dexmetilfenidato

Respuesta correcta = B. Atomoxetina se considera un agente apropiado de segunda línea después de que los pacientes hayan fracasado con los psicoestimulantes de ambas clases de anfetaminas y metilfenidato. No se espera que los isómeros de estos respectivos grupos de estimulantes tengan una eficacia superior a la de las mezclas racémicas. Armodafinilo se utiliza para la narcolepsia.

22.4 ¿Cuál de los siguientes es un efecto adverso frecuente de las anfetaminas?

A. Bradicardia
B. Somnolencia
C. Estreñimiento
D. Hipertensión

Respuesta correcta = D. La hipertensión es un posible efecto adverso que requiere tener cuidado, en especial en personas con factores de riesgo para aumento de la presión arterial. Las anfetaminas causan taquicardia (no bradicardia), insomnio (no somnolencia) y diarrea (no estreñimiento).

22.5 ¿Cuál de los siguientes agentes se considera un tratamiento de primera línea para narcolepsia?

A. Galantamina
B. Atomoxetina
C. Temazepam
D. Modafinilo

Respuesta correcta = D. Modafinilo es el único fármaco enlistado que está aprobado para narcolepsia. Temazepam está indicado para el insomnio, galantamina para la enfermedad de Alzheimer y atomoxetina para el trastorno por déficit de atención e hiperactividad.

22.6 Un hombre de 35 años está interesado en dejar de fumar. En sus intentos previos por dejar el hábito ha intentado con goma de mascar con nicotina, parche de nicotina y el método de "dejar de jalón". No ha tenido éxito en ninguno de estos intentos y volvió a fumar en 4 a 6 semanas. ¿Cuál de los siguientes puede ser útil para ayudar en sus intentos por dejar de fumar?

A. Vareniclina
B. Dextroanfetamina
C. Lorazepam
D. Metilfenidato

Respuesta correcta = A. Vareniclina está aprobada como una opción de tratamiento coadyuvante para el manejo de la dependencia de nicotina. Se cree que atenúa los síntomas de abstinencia de la suspensión del tabaquismo, aunque se requiere vigilancia para los cambios en el estado psiquiátrico, incluyendo ideación suicida. El uso de dextro-anfetamina, lorazepam y metilfenidato llevan el riesgo de adición a otra sustancia con potencial de abuso.

22.7 ¿Cuál de las siguientes opciones de tratamiento para el manejo del TDAH conlleva el menor riesgo de abuso o adicción?

A. Viloxazina
B. Dextroanfetamina
C. Dexmetilfenidato
D. Metanfetamina

Respuesta correcta = A. Viloxazina es el único agente de la lista que no está etiquetado como sustancia controlada, y no tiene el riesgo de abuso que tienen dextroanfetamina, dexmetilfenidato o metanfetamina.

22.8 Un paciente que pesa 85 kg y tiene un índice de masa corporal de 40 kg/m^2 es diagnosticado con trastorno por atracón y obesidad y requiere tratamiento. ¿Cuál de los siguientes es el agente más apropiado para este paciente?

A. Fluoxetina
B. Lisdexanfetamina
C. Fentermina
D. Supresores del apetito de venta libre que contienen cafeína

Respuesta correcta = B. Lisdexanfetamina es el único agente aprobado para el tratamiento del trastorno por atracón. Otras formulaciones de dextroanfetamina o anfetamina se han utilizado históricamente para la pérdida de peso en el tratamiento de la obesidad, aunque ninguna está aprobada actualmente para ese uso. Fluoxetina puede provocar pérdida de peso inicial que no suele mantenerse, y está aprobada para el tratamiento de la bulimia, que es un tipo diferente de trastorno alimentario. Fentermina está aprobada solo para el tratamiento de la obesidad, no para el trastorno de la conducta alimentaria. Los productos que contienen cafeína y que se venden sin receta médica tienen pocos datos que respalden la pérdida de peso y no están indicados para el trastorno por atracón.

22.9 Un compañero de profesión está preocupado por la prescripción de orlistat a pacientes adolescentes. Muchos de sus pacientes adolescentes dejan la medicación durante el primer mes de tratamiento. ¿Cuál de los siguientes efectos secundarios es la razón más probable por la que los adolescentes dejan de tomar orlistat?

A. Hipoglucemia
B. Ideación suicida
C. Somnolencia
D. Urgencia fecal

Respuesta correcta = D. La urgencia fecal es un efecto secundario común de orlistat, junto con otros trastornos gastrointestinales. Para los adolescentes, estos efectos secundarios pueden ser embarazosos y difíciles de manejar. Es importante aconsejar a los pacientes sobre los efectos secundarios gastrointestinales de orlistat, recomendar una dieta baja en grasas y ofrecer el uso de colestiramina para contrarrestar los efectos secundarios. Los demás efectos adversos enumerados se han observado con otros medicamentos para la obesidad, pero no con orlistat.

22.10 Una mujer de 38 años con antecedentes de hipertensión no controlada pregunta por las recomendaciones para perder peso. ¿Cuál de los siguientes fármacos debe excluirse de la lista de posibles opciones para esta paciente?

A. Fentermina
B. Orlistat
C. Liraglutida
D. Semaglutida

Respuesta correcta = A. Fentermina debe evitarse en pacientes con hipertensión no controlada, ya que sus efectos estimulantes pueden elevar la presión arterial y la frecuencia cardiaca. Los otros agentes no tienen contraindicación con la hipertensión.

UNIDAD V:

Fármacos que afectan el sistema endocrino

Hipófisis y tiroides

23

Shannon A. Miller y Christina E. DeRemer

I. GENERALIDADES

El sistema endocrino libera hormonas hacia el torrente sanguíneo, que transporta mensajeros químicos a las células blanco a lo largo del cuerpo. La función principal es dirigir y gestionar las actividades corporales. Debido a las variadas funciones, las hormonas tienen un rango mucho más amplio de tiempo de respuesta que los impulsos nerviosos. Las hormonas requieren segundos a días, o más, para provocar una respuesta que puede durar semanas o meses, mientras que los impulsos nerviosos por lo general crean una respuesta en un lapso de milisegundos. Una importante función del hipotálamo es conectar el sistema nervioso con el sistema endocrino a través de la glándula hipófisis. Este capítulo presenta la función central de las hormonas hipotalámicas e hipofisarias para regular las funciones corporales. Además, se analizan los fármacos que afectan la síntesis y secreción de hormonas tiroideas o alguna de las dos (fig. 23-1). Los capítulos 24 a 26 se enfocan en los fármacos que afectan la síntesis o la secreción de hormonas específicas y sus acciones.

HORMONAS HIPOTALÁMICAS Y DE LA HIPÓFISIS ANTERIOR
Corticotropina H.P. ACTHAR
Cosintropina CORTROSYN
Folitropina alfa GONAL-F
Folitropina beta FOLLISTIM AQ
Goserelina ZOLADEX
Histrelina SUPPRELIN LA, VANTAS
Lanreótido SOMATULINE DEPOT
Leuprolida LUPRON
Menotropinas MENOPUR
Nafarelina SYNAREL
Octreótido SANDOSTATIN
Somatropina HUMATROPE, GENOTROPIN
Urofolitropina BRAVELLE
HORMONAS HIPOFISARIAS POSTERIORES
Desmopresina DDAVP
Oxitocina PITOCIN
***Vasopresina* (ADH)** VASOSTRICT
FÁRMACOS QUE AFECTAN LA TIROIDES
Yoduro y yoduro de potasio SOLUCIÓN DE LUGOL
Levotiroxina SYNTHROID
Liotironina CYTOMEL
Liotrix THYROLAR
Metimazol TAPAZOLE
***Propiltiouracilo* (PTU)** SOLO GENÉRICO

Figura 23-1
Hormonas y fármacos que afectan el hipotálamo, la hipófisis y la tiroides.

II. HORMONAS HIPOTALÁMICAS Y DE LA HIPÓFISIS ANTERIOR

La glándula pituitaria suele denominarse "glándula maestra" porque segrega importantes hormonas que influyen en todas las células y en prácticamente todos los procesos fisiológicos. La liberación de hormonas está controlada por el hipotálamo a través de una señal enviada en forma de hormonas de liberación o de inhibición. Las hormonas liberadoras e inhibidoras llegan a la hipófisis a través del sistema porta hipofisario (fig. 23-2). Cada hormona reguladora hipotalámica controla la liberación de una hormona específica de la hipófisis anterior. La interacción de las hormonas liberadoras con los receptores resulta en la activación de genes que promueven la síntesis de precursores de proteínas. Los precursores de proteínas presentan entonces una modificación postraduccional para producir hormonas, que se liberan hacia la circulación. Las hormonas secretadas por la hipófisis son péptidos o glucoproteínas que actúan al unirse a

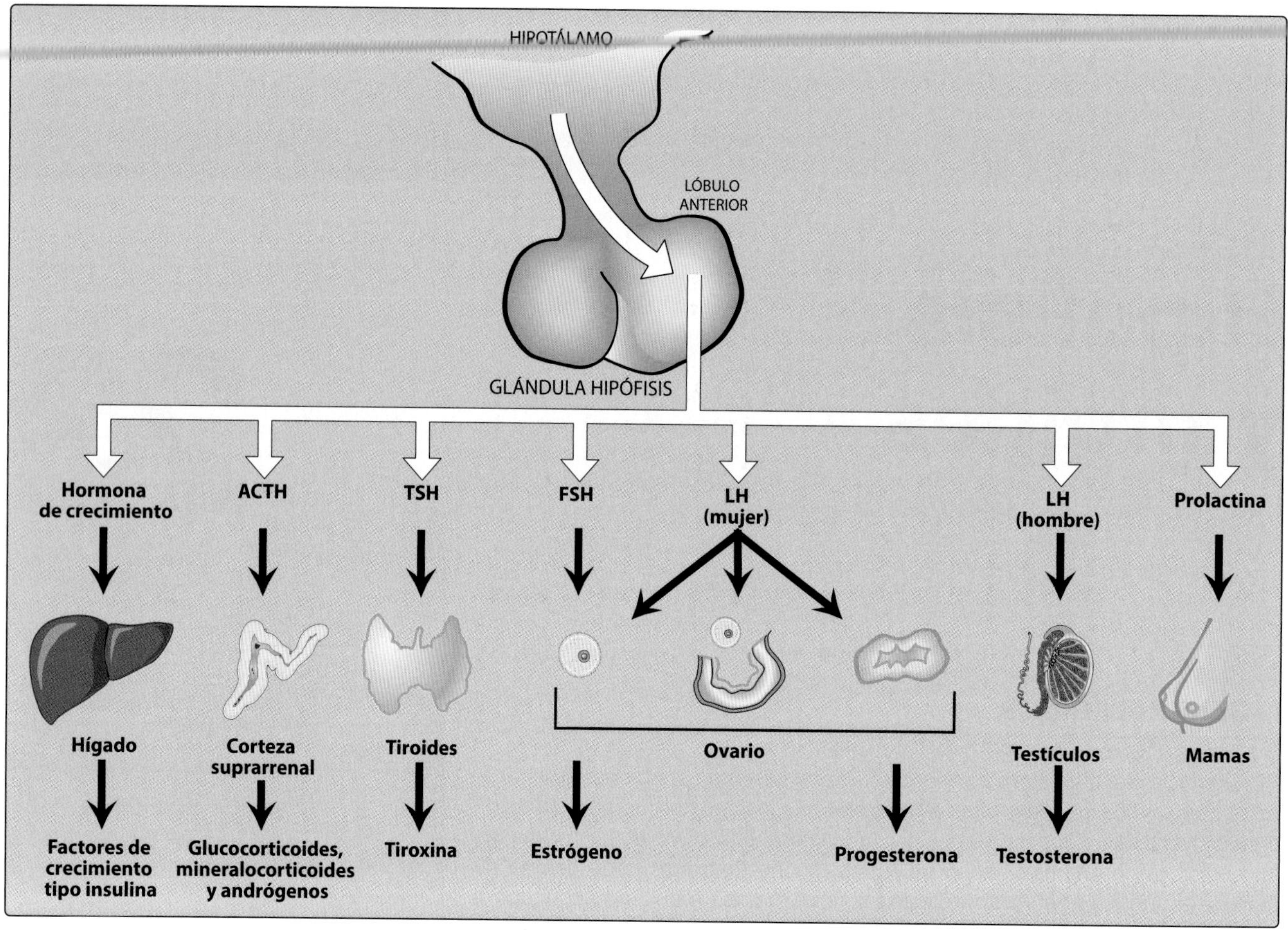

Figura 23-2
Hormonas hipofisarias anteriores. ACTH = hormona adrenocorticotrópica; FSH = hormona foliculoestimulante; LH = hormona luteinizante; TSH = hormona estimulante de la tiroides.

sitios de receptores específicos en los tejidos blanco. Las hormonas de la hipófisis anterior se administran por vía intramuscular (IM), subcutánea o intranasal debido a que su naturaleza de peptidilo las hace susceptibles a la destrucción por enzimas proteolíticas del sistema digestivo. Las preparaciones de hormona hipofisaria se usan a la fecha para deficiencias hormonales específicas, aunque la mayoría de los agentes tienen aplicaciones terapéuticas limitadas.

A. Hormona adrenocorticotrópica (corticotropina)

La hormona liberadora de corticotropina (CRH) es responsable de la síntesis y liberación del péptido proopiomelanocortina por la hipófisis (fig. 23-3). La hormona adrenocorticotrópica (ACTH) o *corticotropina* es un producto del proceso postraduccional de este polipéptido precursor. [Nota: CRH se usa con fines diagnósticos para diferenciar entre síndrome de Cushing y células productoras de ACTH ectópica]. En condiciones normales, la ACTH se libera a partir de la hipófisis en pulsos con un ritmo diurno dominante, con la mayor concentración temprano por la mañana y la más baja ya entrada la tarde. El estrés estimula su secreción, en tanto que el cortisol que actúa a través de retroalimentación negativa suprime su liberación, un concepto importante para las pruebas de diagnóstico.

1. **Mecanismo de acción:** ACTH se une a los receptores en la superficie de la corteza suprarrenal, con lo que activa los procesos acoplados a proteína G que a la larga estimulan el paso limitador de velocidad en la vía sintética de adrenocorticoesteroide (colesterol a pregnenolona; fig. 23-3). Esta vía termina con la síntesis y liberación de adrenocorticoesteroides y los andrógenos suprarrenales.

2. **Usos terapéuticos:** la disponibilidad de adrenocorticoesteroides sintéticos con proteínas específicas ha limitado el uso de *corticotropina* que sirve sobre todo como una herramienta diagnóstica para diferenciar entre insuficiencia suprarrenal primaria (enfermedad de Addison, relacionada con atrofia suprarrenal) e insuficiencia suprarrenal secundaria (causada por una secreción inadecuada de ACTH por la hipófisis). Las preparaciones terapéuticas de *corticotropina* son extractos de las hipófisis anteriores de animales domésticos o ACTH humana sintética. Se prefiere esta última, la *cosintropina,* para el diagnóstico de insuficiencia suprarrenal. ACTH también se usa en el tratamiento de espasmos infantiles, esclerosis múltiple y epilepsia resistente.

3. **Efectos adversos:** el uso a corto plazo de ACTH para fines diagnósticos suele ser bien tolerado. Con un uso más prolongado, las toxicidades son similares a las de los glucocorticoides e incluyen hipertensión, edema periférico, hipopotasemia, alteraciones emocionales, pérdida de hueso y un mayor riesgo de infección.

B. Hormona del crecimiento (somatotropina)

Somatotropina se libera por la hipófisis anterior en respuesta a la hormona liberadora de hormona del crecimiento (GH) (fig. 23-4). A la inversa, la secreción de GH se inhibe por la hormona somatostatina (véase más adelante). Somatotropina influye sobre una gran variedad de procesos bioquímicos (p. ej., proliferación celular y crecimiento óseo). La GH se libera de forma pulsátil, con las concentraciones más elevadas durante el sueño. A medida que avanza la edad, la secreción de GH disminuye, acompañada por una disminución en la masa muscular magra. La GH humana sintética (*somatropina*) es producida usando tecnología de ADN recombinante.

1. **Mecanismo de acción:** aunque muchos efectos fisiológicos de GH son ejercidos directamente en sus blancos otros están mediados a través de las somatomedinas, que son factores de crecimiento tipo insulina 1 y 2 (IGF-1 e IGF-2). [Nota: en la acromegalia (un síndrome por exceso de GH debido a un tumor hipofisario u otros tumores que secretan hormonas), las concentraciones de factor de crecimiento tipo insulina 1 son consistentemente elevadas, lo que refleja la elevación de la GH].

2. **Usos terapéuticos:** *somatropina* (hormona de crecimiento humano recombinante) se usa en el tratamiento de la deficiencia de GH, falla en el crecimiento en niños, tratamiento asociado con VIH/caquexia, y restitución de GH en adultos con deficiencia confirmada. [Nota: la GH administrada a los adultos aumenta la masa corporal magra, la densidad ósea y el grosor de la piel y disminuye el tejido adiposo. Muchos consideran a la GH una hormona "antienvejecimiento". Esto ha llevado al uso fuera de especificación de la GH por personas de edad avanzada y por atletas que buscan potenciar su desempeño]. *Somatotropina* se administra mediante inyección subcutánea o IM. Aunque la vida media de GH es breve (alrededor de 25 min), induce la liberación de factor de crecimiento tipo insulina 1 del hígado, que es responsable de las acciones tipo GH subsecuentes.

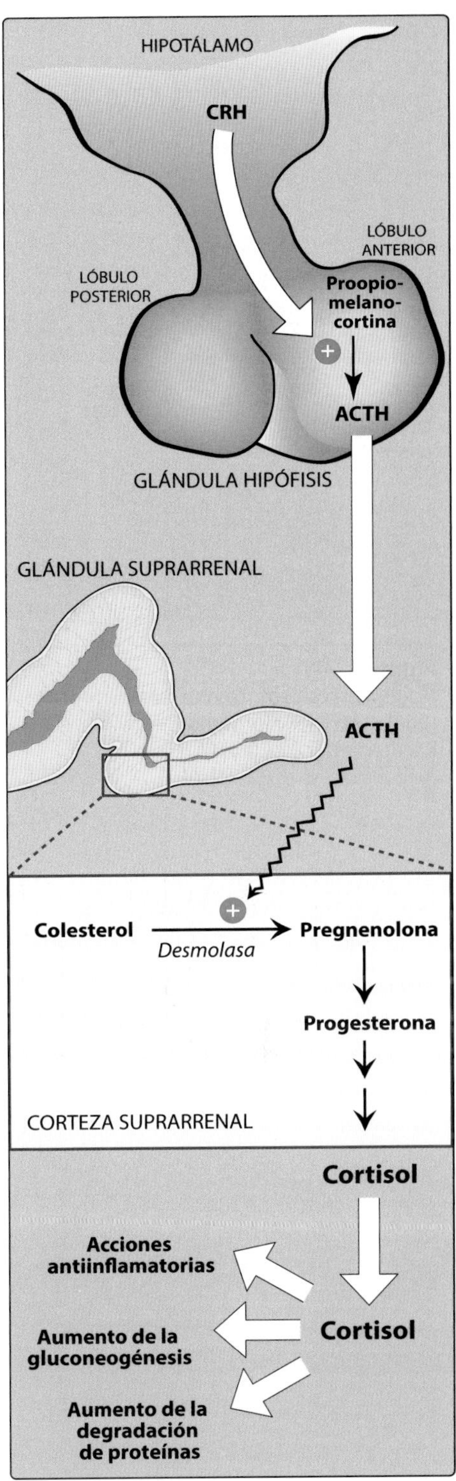

Figura 23-3
Secreción y acciones de hormonas adrenocorticotrópica (ACTH). CRH = hormona liberadora de corticotropina.

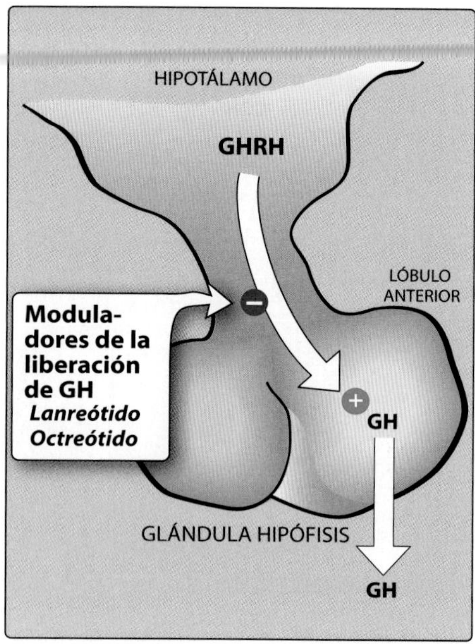

Figura 23-4
Secreción de la hormona de crecimiento (GH). GHRH = Hormona liberadora de hormona del crecimiento.

3. **Efectos adversos:** los efectos adversos de *somatropina* incluyen dolor en el lugar de inyección, edema, artralgias, mialgias, náusea y un mayor riesgo de diabetes. *Somatotropina* no debe usarse en pacientes pediátricos con epífisis cerradas, pacientes con retinopatía diabética o con obesidad y síndrome de Prader-Willi.

Aplicación clínica 23-1. Uso de somatropina para la deficiencia de la hormona del crecimiento

El uso más común en la terapia para *somatropina* (hormona de crecimiento humana recombinante) es para el tratamiento de niños con deficiencia de GH y otras causas genéticas o idiopáticas de baja estatura. Los niños con deficiencia de GH no tratados se clasifican en la categoría de enanismo o enanismo hipofisario. Los niños con deficiencia de GH suelen tener baja estatura, retraso en la maduración ósea y distribución central de la grasa. La administración de *somatropina* promueve el crecimiento, aumenta la masa ósea y disminuye la grasa corporal. *Somatropina* debe continuarse hasta que el crecimiento se reduzca a menos de 2.0 a 2.5 cm por año o el niño alcance la altura deseada. Este agente no debe utilizarse para promover el crecimiento en adolescentes en los que ya se ha producido el cierre de las placas epifisarias (placas de crecimiento al final de cada hueso largo). *Somatropina* también puede utilizarse en adultos con una deficiencia confirmada de GH debida a cirugía, traumatismo, radiación u otras causas. En los adultos, este agente se ha utilizado de forma no autorizada como fármaco antienvejecimiento para reducir la disminución de la masa muscular relacionada con la edad. Debe evitarse el uso de *somatropina* como antienvejecimiento, ya que los riesgos (síndrome del túnel carpiano, dolor articular, edema e intolerancia a la glucosa) superan cualquier beneficio potencial.

C. Somatostatina (hormona inhibidora de hormona del crecimiento)

En la hipófisis, somatostatina se une a los receptores que suprimen la liberación de la GH y la hormona estimulante de la tiroides (TSH). Originalmente aislada a partir del hipotálamo, somatostatina es un pequeño polipéptido encontrado en neuronas a lo largo del cuerpo, así como en el intestino, el estómago y el páncreas. La somatostatina inhibe no solo la liberación de GH, sino también de insulina, glucagón y gastrina. *Octreótido* y *lanreótido* son análogos sintéticos de somatostatina con vidas medias más largas. Las formulaciones de depósito de estos agentes permiten su administración cada 4 semanas. Se les ha encontrado uso en el tratamiento de la acromegalia y en los episodios graves de diarrea/rubor relacionados con tumores carcinoides. También se usa una infusión intravenosa de *octreótido* para el tratamiento de las várices esofágicas sangrantes. Los efectos adversos de *octreótido* incluyen bradicardia, diarrea, dolor abdominal, flatulencia, náusea y esteatorrea. El vaciado de la vesícula biliar se retrasa y pueden ocurrir cálculos biliares de colesterol asintomáticos con el tratamiento a largo plazo. *Lanreotida* tiene un perfil de efectos adversos similar.

D. Hormona liberadora de gonadotropina

La secreción pulsátil de hormona liberadora de gonadotropina (GnRH) del hipotálamo es esencial para la liberación de las gonadotropinas hormona foliculoestimulante (FSH) y hormona luteinizante (LH) de la hipófisis anterior. Sin embargo, la administración continua de GnRH inhibe la liberación de gonadotropina a través de la regulación descendente de los receptores de GnRH en la hipófisis. La administración continua de análogos de GnRH sintéticos, como *leuprolida,* es efectiva para suprimir la producción de FSH y LH (fig. 23-5). La supresión de gonadotropinas, a su vez, conduce a la producción reducida de las hormonas esteroideas gonadales (andrógenos y estrógenos). Así, estos agentes son efectivos en el tratamiento del cáncer prostático (véase cap. 37), la endometriosis y la pubertad precoz. *Leuprolida* también se usa para suprimir la oleada de LH y prevenir la ovulación prematura en mujeres sometidas a protocolos de estimulación ovárica controlada para el tratamiento de la infertilidad. Los antagonistas de GnRH como *cetrorelix* y *ganirelix* también pueden usarse para inhibir la secreción de LH en los protocolos de infertilidad. En mujeres, los análogos de GnRH pueden causar bochornos y sudoración, así como disminución de la libido, depresión y quistes ováricos. Están contraindicados en el embarazo y la lactancia. En hombres, en un inicio causan una elevación en testosterona que puede resultar en dolor óseo. También llegan a ocurrir bochornos, edema, ginecomastia y disminución de la libido.

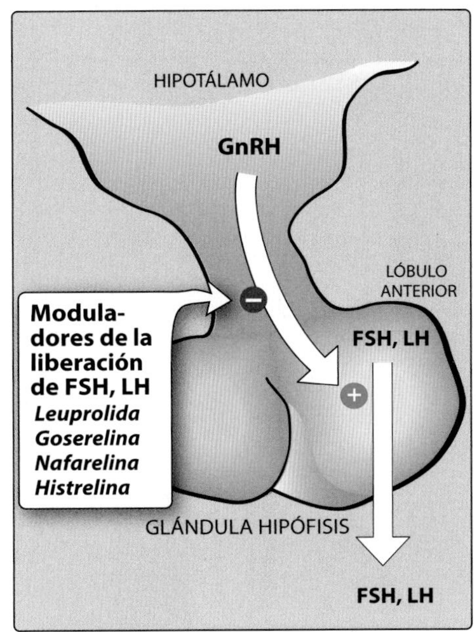

Figura 23-5
Secreción de la hormona foliculoestimulante (FSH) y hormona luteinizante (LH). GnRH = hormona liberadora de gonadotropina.

E. Gonadotropinas

Las gonadotropinas (FSH y LH) se producen en la hipófisis anterior. La regulación de hormonas esteroides gonadales depende de estos agentes. Se les ha encontrado utilidad en el tratamiento de la infertilidad. Las *menotropinas* (también conocidas como *gonadotropinas menopáusicas humanas* o *hMG*) se obtienen de la orina de mujeres en la posmenopausia y contienen tanto FSH como LH. *Urofolitropina* es FSH obtenida de mujeres en la posmenopausia y carece de LH. *Folitropina alfa* y *folitropina beta* son productos de FSH humana elaborados usando tecnología de ADN recombinante. La *gonadotropina coriónica humana* es una hormona placentaria que se excreta en la orina de las embarazadas. Los efectos de *hCG* y *coriogonadotropina alfa* (elaborada usando tecnología de ADN recombinante) son esencialmente idénticos a los de LH. Todas estas hormonas se inyectan a través de la vía IM o subcutánea. En el tratamiento de la infertilidad, la inyección de productos de *hMG* o FSH a lo largo de un periodo de 5 a 12 días causa crecimiento y maduración de los folículos ováricos y con la inyección subsecuente de *hCG* ocurre la ovulación. Los efectos adversos incluyen aumento de tamaño ovárico y posible síndrome de hiperestimulación ovárica, que puede poner en riesgo la vida. Pueden ocurrir nacimientos múltiples.

F. Prolactina

Prolactina es una hormona peptídica secretada por la hipófisis anterior. Su función primaria es estimular y mantener la lactancia. Además, disminuye el impulso sexual y la función reproductiva. La hormona liberadora de tirotropina (TRH) estimula la liberación de prolactina. La secreción se inhibe por dopamina que actúa en los receptores D_2 (fig. 23-6). [Nota: los fármacos actúan como antagonistas de dopamina (p. ej., *metoclopramida* y algunos antipsicóticos) pueden aumentar la secreción de prolactina]. Hiperprolactinemia, que se relaciona con galactorrea e hipogonadismo, se trata con agonistas del receptor D_2, como *bromocriptina* y *cabergolina.* Estos dos agentes también son útiles en el tratamiento de los microadenomas hipofisarios. [Nota: *bromocriptina* también está indicada para el tratamiento de la diabetes tipo 2, aunque los efectos sobre la glucosa son modestos, y no es un agente preferido (véase cap. 24)]. Entre sus efectos adversos se incluyen náusea, cefalea y, con menor frecuencia, psicosis.

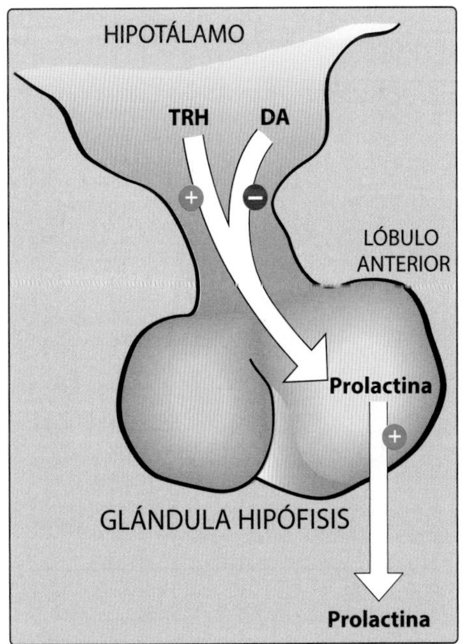

Figura 23-6
Secreción y acción de prolactina. DA = dopamina; TRH = hormona liberadora de tirotropina.

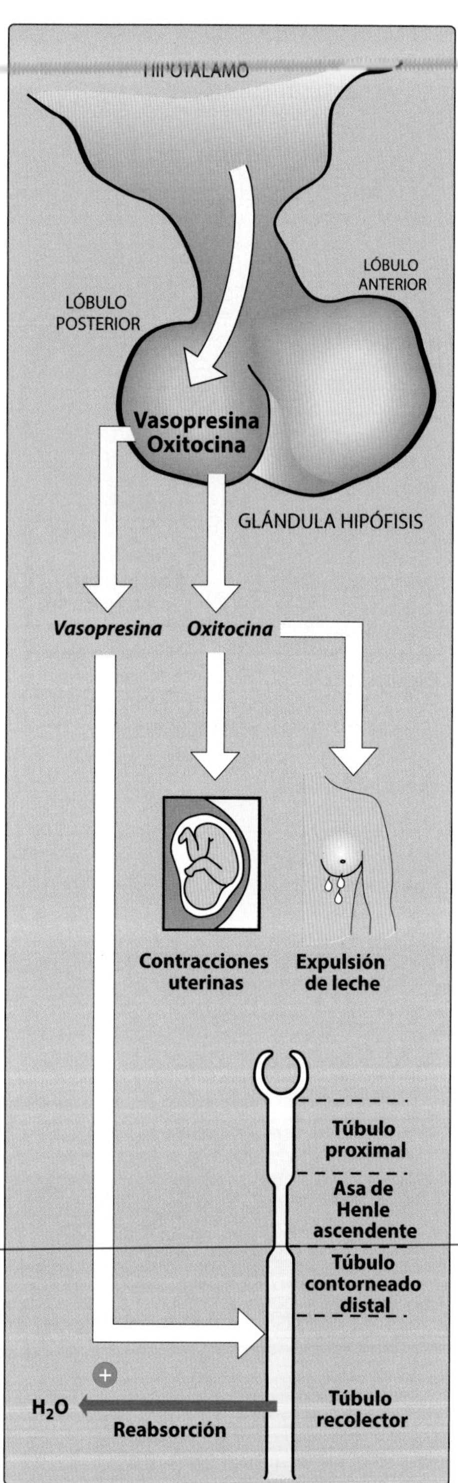

Figura 23-7
Acciones de *oxitocina* y *vasopresina*.

III. HORMONAS DE LA HIPÓFISIS POSTERIOR

En contraste con las hormonas del lóbulo anterior de la hipófisis, aquellas del lóbulo posterior, *vasopresina* y *oxitocina,* no están reguladas por la liberación de hormonas. Por consiguiente, se sintetizan en el hipotálamo, se transportan por la hipófisis posterior y se liberan en respuesta de señales fisiológicas específicas, como osmolaridad plasmática elevada o parto. Ambas hormonas se administran por vía intravenosa y tienen vidas medias muy breves. Sus acciones se resumen en la figura 23-7.

A. Oxitocina

La oxitocina se produce de forma natural durante el parto, la lactancia y el contacto humano positivo. Durante la lactancia, *oxitocina* causa la expulsión de leche al contraer las células mioepiteliales alrededor de los alveolos mamarios. La *oxitocina* sintética se usa en obstetricia para estimular la contracción uterina e inducir el parto. Aunque las toxicidades son poco frecuentes, pueden ocurrir hipertensión, rotura uterina, retención de agua y muerte fetal. Las actividades antidiuréticas y presoras de *oxitocina* son mucho menores que las de *vasopresina*.

B. Vasopresina

Vasopresina (hormona antidiurética) tiene una relación estructural a *oxitocina* (se diferencian solo en dos aminoácidos). Esta hormona neuropéptida, sintetizada en el hipotálamo y secretada por la glándula pituitaria posterior, tiene efectos tanto antidiuréticos como vasopresores (fig. 23-7). En los riñones, se une al receptor V_2 para aumentar la permeabilidad de agua, causando la reabsorción en los túbulos recolectores. Así, el principal uso de *vasopresina* es tratar la diabetes insípida, donde se produce una disminución de la formación de orina. También resulta útil en el choque séptico y para controlar el sangrado debido a várices esofágicas. Otros efectos de *vasopresina* están mediados por el receptor V_1, que se encuentra en el hígado, el músculo liso vascular (donde causa constricción) y otros tejidos. Las principales toxicidades de *vasopresina* son intoxicación por agua e hiponatremia. También pueden ocurrir dolor abdominal, temblor y vértigo. *Desmopresina,* un análogo de *vasopresina,* tiene actividad mínima en el receptor V_1, haciéndolo en gran medida libre de efectos presores. Este análogo tiene una acción más prolongada que *vasopresina* y, ya que actúa como agonista selectivo de los receptores V_2, se prefiere para el tratamiento de la diabetes insípida y la enuresis nocturna. Para estas indicaciones, *desmopresina* se administra por vía intranasal u oral. [Nota: el aerosol nasal no debe usarse para enuresis debido a informes de convulsiones en niños que usan esta formulación]. Puede ocurrir irritación local con el aerosol nasal.

IV. HORMONAS TIROIDEAS

La glándula tiroides facilita el crecimiento y maduración normales al mantener un nivel de metabolismo en los tejidos que es óptimo para una función normal. Las dos principales hormonas tiroideas son triyodotironina (T_3; la forma más activa) y tiroxina (T_4; forma más abundante). La secreción inadecuada de hormona tiroidea (hipotiroidismo) resulta en una ralentización de los procesos metabólicos. El hipotiroidismo puede manifestarse como muchos síntomas diferentes, entre ellos bradicardia, intolerancia al frío, aumento de peso, fatiga y deterioro mental. En niños, esto puede causar discapacidades mentales y enanismo. En contraste, la secreción excesiva de hormonas tiroideas (hipertiroidismo) puede causar taquicardia, arritmias cardiacas, pérdida de masa muscular, nerviosismo, temblor e intolerancia al calor.

A. Síntesis y secreción de hormona tiroidea

La glándula tiroides está constituida por múltiples folículos que consisten de una sola capa de células epiteliales que rodean un lumen lleno de tiroglobulina (la forma almacenada de hormona tiroidea). La función tiroidea es regulada por TSH (tirotropina), que se sintetiza por la hipófisis anterior (fig. 23-8). [Nota: la TRH hipotalámica controla la generación de TSH]. La acción de TSH está mediada por AMPc y provoca la estimulación de la captación de yoduro (I^-) por la glándula tiroides. La oxidación a yodo (I_2) por una peroxidasa va seguida de yodación de tirosinas en tiroglobulina. [Nota: los anticuerpos a la peroxidasa tiroidea son diagnósticos de tiroiditis de Hashimoto, una causa frecuente de hipotiroidismo]. La condensación de dos residuos de diyodotirosina da origen a T_4, en tanto que la condensación de un residuo monoyodotirosina con diyodotirosina genera T_3. Las hormonas se liberan después de la escisión proteolítica de tiroglobulina. En la figura 23-9 se muestra un resumen de los pasos en la síntesis y secreción de hormona tiroidea.

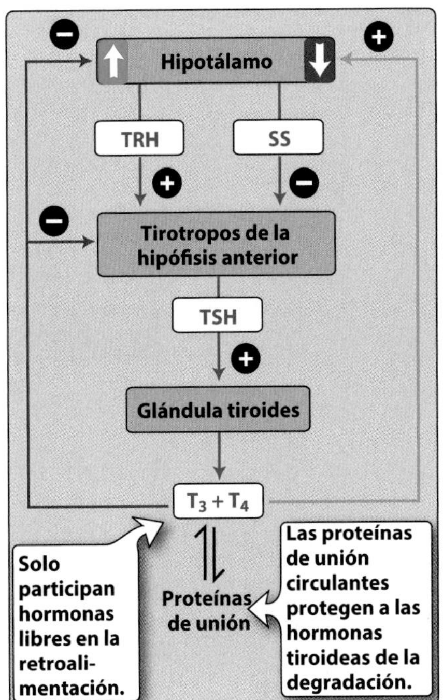

Figura 23-8
Regulación de la retroalimentación de la liberación de hormona tiroidea. SS = somatotastina; T_3 = triyodotironina; T_4 = tiroxina; TRH = hormona liberadora de tirotropina; TSH = hormona estimulante de la tiroides.

B. Mecanismo de acción

La mayoría de T_3 y T_4 circulante está unida a globulina de unión a tiroxina, la proteína responsable del transporte de las hormonas tiroideas en el plasma. Las hormonas deben disociarse de la globulina de unión a tiroxina antes de su entrada a las células. En la célula, T_4 se desyoda de forma enzimática a T_3, que entra al núcleo y se une a receptores específicos. La activación de estos receptores promueve la estimulación del consumo de oxígeno, la expresión del genoma mitocondrial y la mitocondriogénesis.

C. Farmacocinética

Tanto T_4 como T_3 se absorben después de la administración oral; Sin embargo, los alimentos, las preparaciones de calcio, las sales de hierro y los antiácidos que contienen aluminio pueden disminuir la absorción de ambos. La desyodación es la principal ruta metabólica de T_4, que se convierte en formas activas o inactivas de T_3. T_3 también pasa por desyodación secuencial como vía de inactivación. Las hormonas también se metabolizan a través de conjugación con glucurónidos y sulfatos que se excretan y se eliminan por vía biliar o urinaria.

D. Tratamiento del hipotiroidismo

El hipotiroidismo suele resultar de la destrucción autoinmune de la glándula y se diagnostica por TSH elevada. *Levotiroxina* (T_4) se prefiere a T_3 (*liotironina*) o productos combinados T_3/T_4 (*liotrix*) para el tratamiento del hipotiroidismo. *Levotiroxina* se tolera mejor que las preparaciones de T_3 y tiene una vida media más prolongada. Se dosifica una vez al día y se alcanza un estado estable en 6 a 8 semanas. Los síntomas suelen mejorar en pocas semanas, aunque la recuperación completa puede tardar meses. Los objetivos de la terapia incluyen una normalización de la TSH y una mejora de los síntomas. Si la dosis de medicación tiroidea es demasiado grande, la toxicidad refleja los síntomas del hipertiroidismo. La toxi-

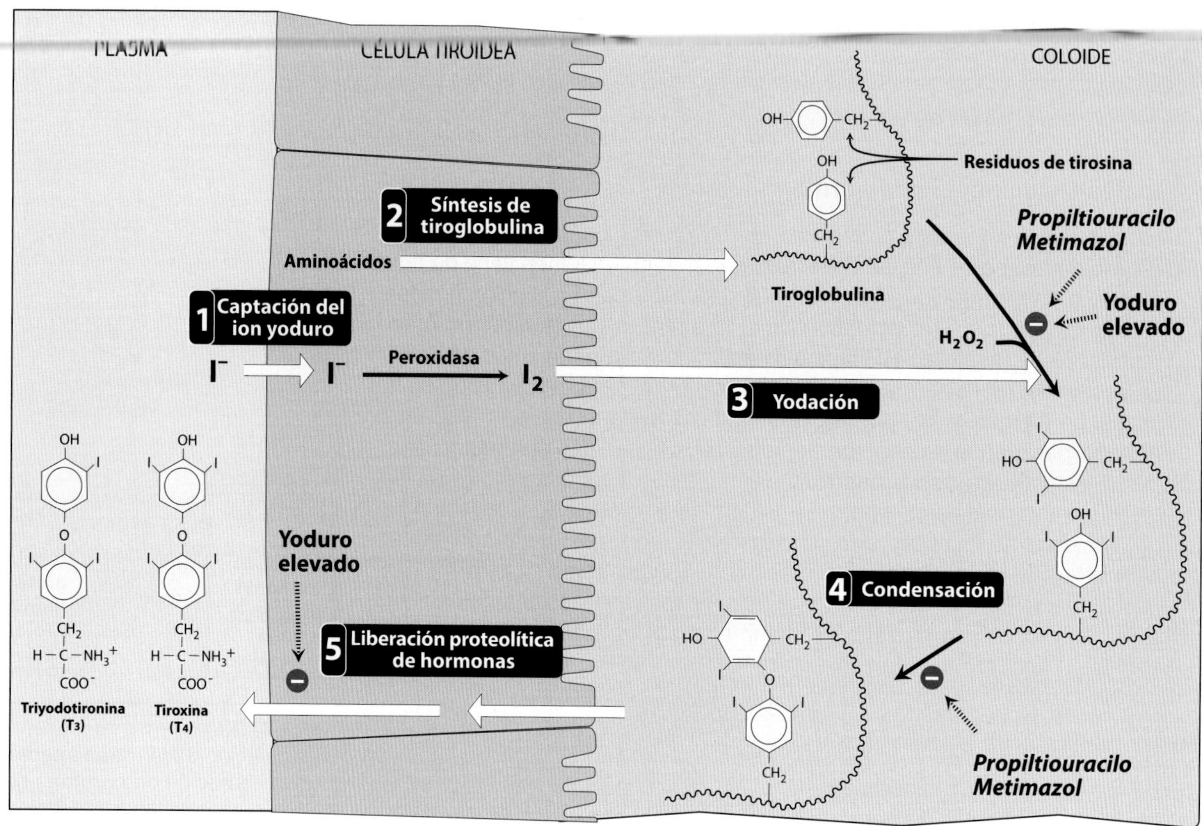

Figura 23-9
Biosíntesis de las hormonas tiroideas.

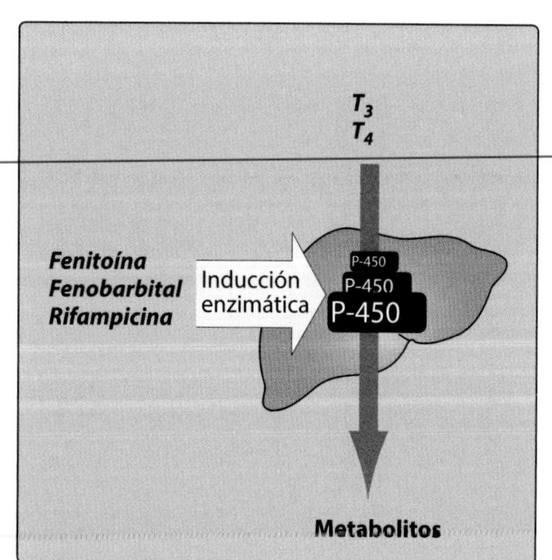

Figura 23-10
La inducción enzimática puede aumentar el metabolismo de las hormonas tiroideas. T_3 = triyodotironina; T_4 = tiroxina.

cidad se relaciona directamente con las concentraciones de ambos T_3/T_4 y se manifiesta como nerviosismo, palpitaciones y taquicardia, intolerancia al calor y pérdida de peso inexplicable. Los fármacos que inducen las enzimas del citocromo P-450, como *fenitoína, rifampicina* y *fenobarbital* aceleran el metabolismo de las hormonas tiroideas y pueden disminuir la efectividad (fig. 23-10).

E. Tratamiento de hipertiroidismo (tirotoxicosis)

La enfermedad de Graves, una enfermedad autoinmune que afecta la tiroides, es la causa más frecuente de hipertiroidismo. En estas situaciones, las concentraciones de TSH son bajas debido a retroalimentación negativa. [Nota: la inhibición de la retroalimentación de TRH ocurre con concentraciones elevadas de hormona tiroidea circulante, que, a su vez, disminuye la secreción de TSH]. El objetivo del tratamiento es disminuir la síntesis o liberación de hormona adicional o ambas. Esto puede lograrse al eliminar parte o toda la glándula tiroides, al inhibir la síntesis de las hormonas o al bloquear la liberación de hormonas del folículo.

1. **Inhibición de la función tiroidea:** la inhibición de la tiroides puede lograrse con cirugía o con destrucción de la glándula con yodo radiactivo (^{131}I), que es captado de forma selectiva por las células foliculares tiroideas. La mayoría de los pacientes se vuelven hipotiroideos después del yodo radiactivo y requieren de tratamiento con *levotiroxina*.

2. **Inhibición de la síntesis de hormona tiroidea:** las tioamidas, *propiltiouracilo (PTU)* y *metimazol* inhiben los procesos oxidativos requeridos para yodación de los grupos tirosilo y la condensación (acoplamiento) de yodotirosinas para formarT_3 y T_4 (fig. 23-9). *PTU* también bloquea la conversión periférica de T_4 a T_3. [Nota: estos fármacos no tienen efecto sobre la tiroglobulina que ya está almacenada en la glándula. Por lo tanto, los efectos clínicos pueden retrasarse hasta que se agoten las reservas de tiroglobulina (fig. 23-11)]. Los efectos adversos del tratamiento con tioamidas pueden incluir erupción cutánea, prurito y artralgia. Ambos agentes se han asociado con agranulocitosis y hepatotoxicidad, aunque *PTU* se ha relacionado con formas más graves de lesión hepática, incluida la insuficiencia hepática aguda potencialmente mortal. *Metimazol* se prefiere a *PTU* debido a que tiene una vida media más prolongada, lo que permite una dosificación una vez al día, y una menor incidencia de efectos adversos. Sin embargo, *PTU* se recomienda durante el primer trimestre del embarazo porque el *metimazol* tiene un mayor riesgo de efectos teratogénicos.

3. **Bloqueo de la liberación hormonal:** una dosis farmacológica de *yoduro* inhibe la yodación de tirosinas ("efecto de Wolff-Chaikoff"), pero este efecto solo dura unos cuantos días. Lo que es más importante, el *yoduro* inhibe la liberación de hormonas tiroideas de la tiroglobulina mediante mecanismos que todavía no se entienden. El *yoduro* se emplea para tratar la crisis tiroidea o antes de la cirugía, debido a que disminuye la vascularidad de la glándula tiroidea. El *yoduro,* administrado por vía oral, no es útil para el tratamiento a largo plazo. Los efectos adversos incluyen irritación de boca y garganta, inflamación de la lengua o laringe, exantema, ulceraciones de las membranas mucosas y sabor metálico.

4. **Crisis tiroidea:** la crisis tiroidea se presenta con síntomas extremos de hipertiroidismo. El tratamiento de la crisis tiroidea es el mismo que para el hipertiroidismo, excepto que los fármacos se administran en mayores dosis y con más frecuencia. Los bloqueadores β, como *metoprolol, atenolol* o *propranolol* son efectivos para disminuir la estimulación simpática diseminada que ocurre en el hipertiroidismo.

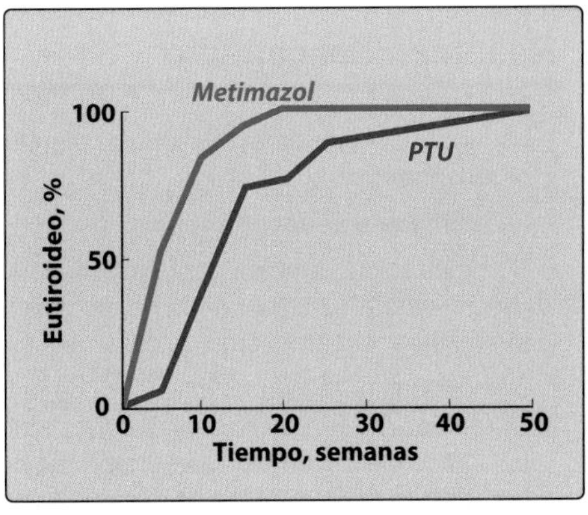

Figura 23-11
Tiempo requerido para que los pacientes con hipertiroidismo por enfermedad de Graves se encuentren eutiroideos con concentraciones séricas normales de T_4 y T_3.

Aplicación clínica 23-2. Manejo de hipo e hipertiroidismo

La función tiroidea se evalúa mediante el control de la TSH en el laboratorio. Si la TSH está elevada, puede haber hipotiroidismo. Cuando la TSH está disminuida, puede sospecharse la existencia de hipertiroidismo. En cualquiera de los casos, están indicadas pruebas adicionales para confirmar el diagnóstico y evaluar el impacto en los sistemas metabólicos. El hipotiroidismo se produce con mayor frecuencia cuando la glándula tiroidea no es capaz de producir suficiente hormona tiroidea, y la afección puede ocasionar una disminución del ritmo cardiaco, intolerancia a las temperaturas frías, metabolismo lento y aumento de peso. Para el tratamiento del hipotiroidismo se prefieren los preparados sintéticos de T_4 (*levotiroxina*). La eficacia del tratamiento se evalúa mediante el control de la TSH y la mejora de los síntomas del hipotiroidismo. Debido a la larga vida media de la T_4 (7 a 10 días), la mejoría de los síntomas suele tardar semanas, y la TSH debe medirse entre 6 y 8 semanas después del inicio o de un cambio de dosis para determinar el impacto total del tratamiento.

El hipertiroidismo se produce cuando hay un exceso de hormona tiroidea, y la afección causa un aumento del metabolismo con síntomas asociados al corazón (palpitaciones, taquicardia), intolerancia al calor, pérdida de peso y alteraciones del estado de ánimo. El plazo para la mejora de los síntomas del hipertiroidismo se basa en la terapia seleccionada. Las tioamidas (*metimazol, propiltiouracilo*) pueden producir un estado eutiroideo en tan solo 3 a 8 semanas. El yodo radiactivo puede tardar varios meses en destruir el tejido hiperactivo de la glándula tiroides. La cirugía es una opción para los pacientes con hipertiroidismo grave que requieren efectos más inmediatos.

Resumen del capítulo

- La hipófisis, comúnmente llamada "glándula maestra", produce hormonas que regulan diversos procesos y funciones en todo el organismo.
- La hormona adrenocorticotrópica (ACTH) es liberada por la hipófisis y controla la respuesta al estrés.
- Somatotropina, también denominada hormona del crecimiento (GH), impulsa los procesos de proliferación celular y crecimiento óseo. *Somatropina* (hormona de crecimiento sintética) se utiliza en el tratamiento de la deficiencia de GH, el fallo de crecimiento en niños, el tratamiento de pacientes con VIH con caquexia y la sustitución de GH en adultos con deficiencia confirmada.
- Somatostatina (hormona inhibidora de la hormona del crecimiento) inhibe la liberación de GH, insulina, glucagón y gastrina. *Octreotida* y *Lanreotida* son análogos sintéticos de la somatostatina que se utilizan en el tratamiento de la acromegalia y en los episodios graves de diarrea/enrojecimiento asociados con los tumores carcinoides. *Octreotida* también puede utilizarse para el tratamiento de las varices esofágicas sangrantes.
- La hormona luteinizante (LH) y la hormona foliculoestimulante (FSH) son gonadotropinas y regulan funciones esenciales en la reproducción.
- La administración continua de análogos de la hormona liberadora de gonadotropina (GnRH), como *leuprolida*, es eficaz para suprimir la producción de FSH y LH, lo que causa una menor producción de andrógenos y estrógenos. Estos agentes son eficaces en el tratamiento del cáncer de próstata, la endometriosis y la pubertad precoz. También pueden utilizarse para suprimir el aumento de LH y evitar la ovulación prematura en mujeres sometidas a protocolos de estimulación ovárica controlada para el tratamiento de la infertilidad.
- Las hormonas de la hipófisis posterior, *vasopresina* y *oxitocina*, no están reguladas sino que se sintetizan en el hipotálamo y se liberan en respuesta a señales fisiológicas. *Oxitocina* se utiliza en obstetricia para estimular la contracción uterina e inducir el parto. *Vasopresina* se utiliza para tratar la diabetes insípida. También puede utilizarse en el choque séptico y en el control de la hemorragia debida a las varices esofágicas. *Desmopresina* es un análogo de *vasopresina* que se prefiere para el tratamiento de la diabetes insípida y la enuresis nocturna.
- La glándula tiroidea regula los procesos metabólicos del organismo, con una retroalimentación negativa impulsada por las hormonas T_3 y T_4.
- Los síntomas del hipotiroidismo pueden incluir bradicardia, intolerancia al frío, aumento de peso, fatiga y deterioro mental. Para el tratamiento del hipotiroidismo se prefiere la *levotiroxina* (T_4) a la T_3 (*liotironina*) o a los productos combinados T_3/T_4.
- Los síntomas del hipertiroidismo pueden incluir taquicardia, arritmias cardiacas, desgaste corporal, nerviosismo, temblores e intolerancia al calor. El tratamiento puede consistir en la extirpación total o parcial de la glándula tiroidea (cirugía o *yodo radiactivo* (*^{131}I*)), en la inhibición de la síntesis de las hormonas (*metimazol* o *propiltiouracilo*) o en el bloqueo de la liberación de hormonas del folículo (*yoduro*).

Preguntas de estudio

Elija la MEJOR respuesta.

23.1 ¿Cuál de las siguientes hormonas se corresponde correctamente con su efecto principal?

A. Prolactina: promueve el crecimiento de los tejidos corporales
B. FSH-estimula el crecimiento de los folículos ováricos
C. TSH: regula los ciclos de sueño
D. Oxitocina: aumenta los niveles de glucosa

Respuesta correcta = B. FSH. Véase la figura 23-2. La FSH estimula el crecimiento del folículo ovárico y puede utilizarse en la infertilidad. Prolactina estimula y mantiene la lactancia. La TSH regula la función tiroidea. Oxitocina estimula las contracciones uterinas e induce el parto.

23.2 ¿Cuál de los siguientes agentes se empareja de manera correcta con un uso clínico apropiado del fármaco?

A. Desmopresina, tratamiento de diabetes insípida.
B. Goserelina, deficiencia de hormona del crecimiento.
C. hCG, tratamiento de várices esofágicas sangrantes.
D. Octreótido, tratamiento de la infertilidad.

Respuesta correcta = A. Goserelina es un análogo de GnRH que se usa para el tratamiento del cáncer prostático o la endometriosis. hCG se usa en el tratamiento de la infertilidad. Octreótido se usa en el tratamiento de las várices esofágicas sangrantes.

23.3 Un hombre de 31 años se presenta a su endocrinólogo para el manejo de un nuevo diagnóstico de acromegalia. ¿Cuál de los siguientes fármacos sería lo más benéfico en el tratamiento de este paciente?

A. Cosintropina
B. Lanreótido
C. Oxitocina
D. Somatropina

Respuesta correcta = B. Lanreótido es un análogo sintético de somatostatina, que inhibe la GH. La acromegalia se caracteriza por un exceso de GH. Cosintropina se usa como una herramienta diagnóstica en la insuficiencia suprarrenal. Oxitocina se usa para la inducción del parto. Somatropina es una GH humana sintética, por lo que no sería benéfica.

23.4 Una mujer de 40 años está sometiéndose a tratamiento para infertilidad. ¿Cuál de los siguientes fármacos es más probable de incluirse en su esquema de tratamiento?

A. Cabergolina
B. Folitropina
C. Metimazol
D. Vasopresina

Respuesta correcta = B. Folitropina es una versión recombinante de FSH que causa crecimiento folicular ovárico y maduración. Cabergolina es un agonista de dopamina que se usa para hiperprolactinemia. Metimazol es el tratamiento de elección para hipertiroidismo. Vasopresina es una hormona antidiurética.

23.5 Una mujer de 51 años con infección por el virus de la inmunodeficiencia humana (VIH) refiere pérdida de peso involuntaria y debilidad desde hace 1 mes. ¿Cuál de los siguientes agentes podría prescribirse para el tratamiento de la caquexia relacionada con el VIH de la paciente?

A. Somatropina
B. Leuprolida
C. Menotropina
D. Corticotropina

Respuesta correcta = A. Somatropina se utiliza en el tratamiento de la deficiencia de GH, el fracaso del crecimiento en los niños, el tratamiento de la caquexia asociada con el VIH y el remplazo de GH en adultos con deficiencia confirmada. Leuprolida, menotropinas y corticotropina no están indicadas para el tratamiento de la caquexia.

23.6 Una mujer de 29 años con síntomas de fatiga y aumento de peso se presenta para su examen físico anual. Su TSH es 13.5 mUI/L (normal 0.5 a 4.7 mUI/L). ¿Cuál de los siguientes agentes es más apropiado para tratar la anormalidad de TSH?

A. Levotiroxina
B. Liotironina
C. Liotrix
D. Propiltiouracilo

Respuesta correcta = A. Esta paciente se presenta con hipotiroidismo según se hace evidente por una TSH elevada. Se prefiere levotiroxina debido a su vida media prolongada y mejor tolerabilidad. Liotironina (T_3) y liotrix (T_3/T_4) no se toleran tan bien. Propiltiouracilo se usa en el tratamiento del hipertiroidismo.

23.7 Una mujer de 45 años requiere levotiroxina para un nuevo diagnóstico de hipotiroidismo. Su medicación actual incluye metoprolol y pravastatina. También toma carbonato de calcio y suplementos de vitamina D. ¿Cuál de sus medicamentos puede afectar los requerimientos de la dosificación de levotiroxina?

A. Pravastatina
B. Carbonato de calcio
C. Metoprolol
D. Vitamina D

Respuesta correcta = B. El carbonato de calcio puede reducir la absorción de levotiroxina. Los otros medicamentos no deben interactuar con levotiroxina. La administración de levotiroxina y calcio debe separarse al menos 4 horas.

23.8 ¿Cuál de los siguientes síntomas indica que un paciente puede requerir una menor dosis de levotiroxina?

A. Bradicardia
B. Intolerancia al frío
C. Palpitaciones
D. Aumento de peso

Respuesta correcta = C. Las palpitaciones son un efecto adverso de demasiados suplementos tiroideos. Los otros síntomas son indicativos de un hipotiroidismo no tratado o tratado de forma insuficiente y pueden requerir un aumento de la suplementación tiroidea.

23.9 Una mujer de 26 años se presenta con quejas de irritabilidad, temblores y palpitaciones. Una evaluación de laboratorio revela una TSH baja y una concentración elevada de T_4 libre. Actualmente se encuentra en su primer trimestre del embarazo. ¿Cuál de los siguientes tratamientos opción es más apropiada para este paciente?

A. Metimazol
B. Propiltiouracilo (PTU)
C. Yodo radiactivo
D. Extirpación quirúrgica de la tiroides

Respuesta correcta = B. Por lo general se prefiere metimazol a PTU para el tratamiento del hipertiroidismo debido a que tiene una vida media más prolongada y una menor incidencia de efectos adversos. Sin embargo, PTU se recomienda en el primer trimestre del embarazo debido al mayor riesgo de efectos teratógenos con metimazol. La cirugía no es ideal en una paciente embarazada. El yodo radiactivo está contraindicado debido a sus efectos potenciales sobre el feto.

23.10 A un paciente de 24 años se le administra yoduro para disminuir la vascularidad de la glándula tiroides antes de la cirugía. ¿Qué efecto adverso es más probable que experimente el paciente?

A. Dolor de garganta
B. Fatiga
C. Palpitaciones del corazón
D. Dolor de cabeza

Respuesta correcta = A. Los efectos adversos del yoduro pueden incluir dolor de boca y garganta, hinchazón de la lengua o la laringe, erupciones cutáneas, ulceraciones de las mucosas y sabor metálico.

Fármacos para diabetes

24

Karen L. Whalen y Lihui Yuan

I. GENERALIDADES

El páncreas produce las hormonas peptídicas insulina, glucagón y somatostatina. Las hormonas peptídicas se secretan a partir de células en los islotes de Langerhans (las células β producen insulina, las células α producen glucagón y las células δ producen somatostatina). Estas hormonas tienen una importante función para regular las actividades metabólicas del cuerpo, en particular la homeostasis de glucosa. Una falta relativa o absoluta de insulina, como se observa en la diabetes mellitus, puede causar hiperglucemia grave. Si no se trata, pueden resultar complicaciones como retinopatía, nefropatía, neuropatía y enfermedad cardiovascular ateroesclerótica (ASCVD, *atherosclerotic cardiovascular disease*). La administración de preparaciones de insulina u otros agentes reductores de glucosa (fig. 24-1) pueden reducir la morbilidad y mortalidad relacionadas con diabetes.

II. DIABETES MELLITUS

La incidencia de diabetes mellitus está creciendo con rapidez en EUA y a nivel mundial. Un estimado de 34.2 millones de personas en EUA y 463 millones de personas alrededor del mundo están afectadas con diabetes. La diabetes no es una enfermedad aislada. Más bien, es un grupo heterogéneo de síndromes caracterizados por elevación de la glucosa sanguínea atribuida a una deficiencia relativa o absoluta de insulina. La American Diabetes Association (ADA) reconoce cuatro clasificaciones clínicas de la diabetes: diabetes tipo 1, diabetes tipo 2, diabetes gestacional y diabetes debido a otras causas, como defectos genéticos, trastornos pancreáticos o medicamentos. La figura 24-2 resume las características de la diabetes tipo 1 y tipo 2. La diabetes gestacional se define como diabetes diagnosticada en el segundo o tercer trimestre de embarazo en mujeres que no tenían diabetes conocida antes de la gestación.

INSULINA Y ANÁLOGOS DE LA INSULINA

Insulina inhalada AFREZZA
Insulina aspart FIASP, NOVOLOG
Insulina degludec TRESIBA
Insulina detemir LEVEMIR
Insulina glargina BASAGLAR, LANTUS, SEMGLEE, TOUJEO
Insulina glulisina APIDRA
Insulina lispro ADMELOG, HUMALOG, LYUMJEV
Suspensión de insulina NPH HUMULIN N, NOVOLIN N
Insulina regular HUMULIN R, NOVOLIN R

ANÁLOGO DE AMILINA

Pramlintida SYMLIN

AGONISTAS DEL RECEPTOR DE PSG 1

Dulaglutida TRULICITY
Exenatida BYETTA, BYDUREON
Liraglutida VICTOZA
Lixisenatida ADLYXIN
Semaglutida OZEMPIC, RYBELSUS

BIGUANIDES

Metformina GLUMETZA, RIOMET

SULFONILUREAS

Glimepirida AMARYL
Glipizida GLUCOTROL
Gliburida DIABETA, GLYNASE

MEGLITINIDAS

Nateglinida SOLO GENÉRICO
Repaglinida SOLO GENÉRICO

TIAZOLIDINEDIONAS

Pioglitazona ACTOS
Rosiglitazona AVANDIA

INHIBIDORES DE LA DPP-4

Alogliptina NESINA
Linagliptina TRADJENTA
Saxagliptina ONGLYZA
Sitagliptina JANUVIA

Figura 24-1
Resumen de los fármacos usados en el tratamiento de la diabetes. DPP-4 = dipeptidil peptidasa-4; PSG 1 = péptido similar al glucagón 1; SGLT2 = cotransportador sodio-glucosa 2.

INHIBIDORES DE SGLT2
Canagliflozina INVOKANA
Dapagliflozina FARXIGA
Empagliflozina JARDIANCE
Ertugliflozina STEGLATRO

INHIBIDORES DE LA α-GLUCOSIDASA
Acarbosa SOLO GENÉRICO
Miglitol GLYSET

Figura 24-1
(*Continuación*)

Aplicación clínica 24-1. Diagnóstico de la diabetes

La diabetes se diagnostica mediante los valores de glucosa o hemoglobina glicosilada. Según la American Diabetes Association, una glucosa plasmática en ayunas de ≥ 126 mg/dL (7.0 mmol/L) o una glucosa posprandial de 2 h ≥ 200 mg/dL (11.1 mmol/L) es compatible con el diagnóstico de diabetes. La hemoglobina glicosilada (HbA1C) es un marcador del control general de la glucosa. La tasa de formación de HbA1C es proporcional a la concentración media de glucosa en sangre durante los 3 meses anteriores. Un valor de HbA1C ≥ 6.5% es consistente con un diagnóstico de diabetes. Si el paciente tiene una glucosa en ayunas, una glucosa posprandial o una HbA1C elevadas, pero no presenta signos manifiestos de hiperglucemia (p. ej., poliuria, polidipsia o polifagia), se debe repetir la prueba (en la misma muestra o en otra) lo antes posible para confirmar el diagnóstico de diabetes. [Nota: se considera que los pacientes con una glucosa en ayunas (100 a 125 mg/dL), una glucosa posprandial (140 a 199 mg/dL) o una HbA1C de entre 5.7 y 6,4% están en situación de prediabetes].

	Tipo 1	Tipo 2
Edad al inicio	Por lo general durante la infancia o la pubertad	Con frecuencia después de los 35 años de edad
Estado nutricional al momento del inicio	Por lo general desnutrido	Suele haber obesidad
Prevalencia entre diabéticos diagnosticados	5-10%	90-95%
Predisposición genética	Moderada	Muy fuerte
Defecto o deficiencia	Las células β se destruyen, eliminando la producción de insulina	Incapacidad de las células β para producir cantidades apropiadas de insulina; resistencia a la insulina; otros defectos

Figura 24-2
Comparación de la diabetes tipo 1 y tipo 2.

A. Diabetes tipo 1

La diabetes tipo 1 afecta con mayor frecuencia a los niños, adolescentes o adultos jóvenes, pero algunas formas latentes ocurren más adelante en la vida. La enfermedad se caracteriza por una deficiencia absoluta de insulina debido a la destrucción de las células β. Sin células β funcionales, el páncreas no logra responder a la glucosa y una persona con diabetes tipo 1 muestra síntomas clásicos de deficiencia a la insulina como polidipsia, polifagia, poliuria y pérdida de peso.

1. **Causa:** la pérdida de función de las células β en la diabetes tipo 1 resulta de procesos de mediación autoinmune que pueden estar desencadenados por virus u otras toxinas ambientales. En pacientes sin diabetes, la secreción constante de células β mantiene concentraciones iniciales bajas de insulina circulante. Esto suprime la lipólisis, la proteólisis y la glucogenólisis. Ocurre una oleada de secreción de insulina en un lapso de 2 min después de ingerir un alimento, en respuesta a los aumentos transitorios en la glucosa circulante y los aminoácidos. Esto dura alrededor de 15 min, seguido por la secreción posprandial de insulina. Sin embargo, sin células β funcionales, aquellos con diabetes tipo 1 no pueden mantener la secreción inicial de insulina ni responder a las variaciones en la glucosa circulante (fig. 24-3).

2. **Tratamiento:** pacientes con diabetes tipo 1 deben depender de insulina exógena para controlar la hiperglucemia, evitar la cetosis y mantener concentraciones aceptables de hemoglobina glicosilada (HbA1C). [Nota: HbA1C es un marcador de control de la glucosa general y se usa para vigilar la diabetes en la práctica clínica. La velocidad de formación de HbA1C es proporcional a la concentración promedio de glucosa sanguínea a lo largo de los 3 meses previos. Un mayor promedio de glucosa resulta en una mayor HbA1C]. El objetivo de la insulinoterapia en la diabetes tipo 1 es mantener la glucosa sanguínea tan cerca de lo normal como sea posible y evitar las fluctuaciones amplias en la glucosa. El uso de glucómetros en el hogar y monitores continuos de glucosa facilita la vigilancia frecuente por parte del propio paciente y el tratamiento con insulina.

Aplicación clínica 24-2. Objetivos glucémicos en el tratamiento de la diabetes

Un control glucémico óptimo reduce el riesgo de complicaciones a largo plazo de la diabetes, como nefropatía, neuropatía y retinopatía, así como el riesgo de complicaciones a corto plazo, como hipoglucemia y crisis hiperglucémica. El intervalo recomendado para la glucosa plasmática en ayunas en el tratamiento de la diabetes es de 80 a 130 mg/dL y el de la glucosa posprandial es inferior a 180 mg/dL. Los objetivos son más estrictos en las pacientes con diabetes gestacional (p. ej., glucosa plasmática en ayunas de 70 a 95 mg/dL). El objetivo de A1C recomendado para la mayoría de los pacientes con diabetes es inferior a 7%. Los objetivos pueden ser menos estrictos en los pacientes de edad avanzada o con múltiples enfermedades coexistentes o con una esperanza de vida limitada (p. ej., HbA1C inferior a 8%) y más estrictos en la diabetes gestacional (p. ej., HbA1C inferior a 6% si puede obtenerse sin hipoglucemia significativa). [Nota: el valor de HbA1C proporciona un marcador de la glucosa media estimada (GMe) durante los últimos 3 meses. La relación de la HbA1C con la GMe se ilustra con la fórmula: GMe = 28.7 × HbA1C – 46.7. Por ejemplo, una HbA1C de 7% proporciona una GMe de 154 mg/dL (28.7 × 7 – 46.7 = 154)].

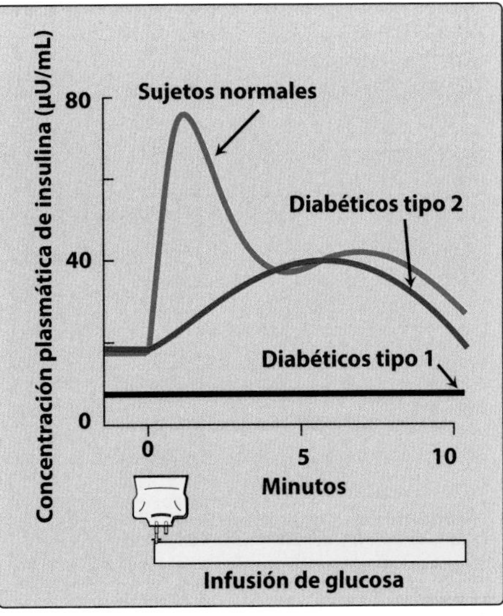

Figura 24-3
Liberación de insulina que ocurre en respuesta a una carga de glucosa IV en sujetos normales y pacientes con diabetes.

B. Diabetes tipo 2

La diabetes tipo 2 explica más de 90% de los casos. La diabetes tipo 2 se ve influenciada por factores genéticos, envejecimiento, obesidad y resistencia periférica a la insulina, más que a procesos autoinmunes. Las alteraciones metabólicas por lo general son más leves que las observadas con la diabetes tipo 1 (p. ej., los pacientes tipo 2 por lo general no son cetósicos), pero las consecuencias clínicas a largo plazo son similares si la diabetes no está controlada.

1. **Causa:** la diabetes tipo 2 se caracteriza por una falta de sensibilidad de los órganos blanco a la insulina (fig. 24-4). En la diabetes tipo 2, el páncreas retine cierta función de las células β, pero la secreción de insulina es insuficiente para mantener la homeostasis de glucosa (fig. 24-3) ante una resistencia periférica a la insulina cada vez mayor. La cantidad de células β puede declinar de forma gradual con el tiempo en la diabetes tipo 2. En contraste con los pacientes con diabetes tipo 1, aquellos con diabetes de tipo 2 suelen presentar obesidad. La obesidad contribuye a la resistencia a la insulina, que se considera el principal defecto subyacente de la diabetes tipo 2.

2. **Tratamiento:** el objetivo para tratar la diabetes tipo 2 es mantener la glucosa sanguínea dentro de rango normal y prevenir el desarrollo de complicaciones a largo plazo. La reducción de peso, el ejercicio y modificación alimentaria disminuyen la resistencia a la insulina y corrigen la hipoglucemia en pacientes con diabetes tipo 2 y debe formar parte de un plan integral de control de la diabetes. El tratamiento inicial de la diabetes tipo 2 suele consistir en agentes orales que reducen la glucosa. Los agentes inyectables (p. ej., los agonistas del péptido-1 similar al glucagón y la insulina) también pueden utilizarse en el tratamiento de la diabetes tipo 2. A medida que la enfermedad evoluciona, la función de las células β declina y a menudo se requiere de insulinoterapia para lograr concentraciones de glucosa satisfactorias (fig. 24-5).

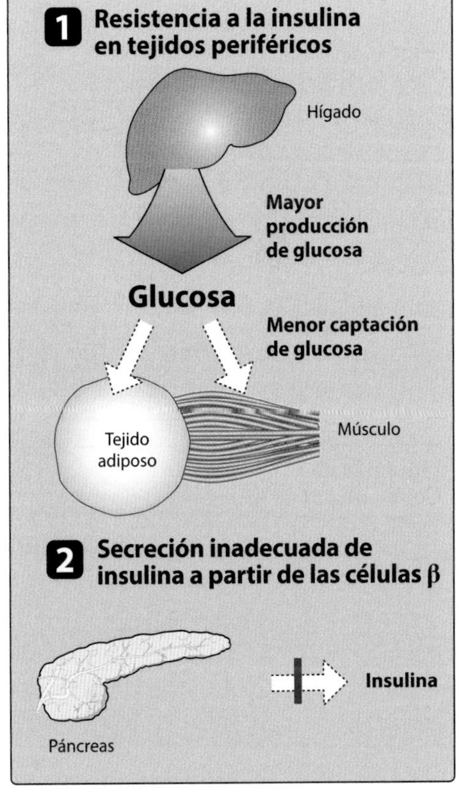

Figura 24-4
Principales factores que contribuyen a la hiperglucemia en diabetes tipo 2.

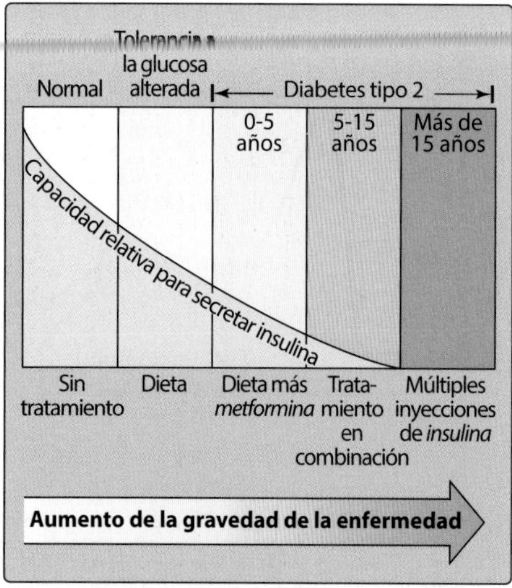

Figura 24-5
Duración de la diabetes mellitus tipo 2, suficiencia de insulina endógena y secuencia de tratamiento recomendada.

III. INSULINA

La insulina es una hormona polipeptídica que consiste de dos cadenas de péptidos que están conectadas por enlaces disulfuro. Se sintetiza como un precursor (proinsulina que pasa por escisión proteolítica para formar insulina y péptido C, los cuales son secretados por las células β del páncreas. [Nota: debido a que insulina pasa por extracción hepática y renal significativa, las concentraciones plasmáticas de insulina pueden no reflejar de forma precisa la producción de insulina. Así, la medición del péptido C proporciona un mejor índice de las concentraciones de insulina].

A. Mecanismo de acción

La secreción de insulina está regulada por las concentraciones de glucosa en sangre, ciertos aminoácidos, otras hormonas y mediadores autónomos. La secreción es desencadenada más a menudo por un aumento en la glucosa sanguínea, que es captada por el transportador de glucosa hacia las células β del páncreas. Ahí, se fosforila por glucocinasa, que actúa como un sensor de glucosa. Los productos del metabolismo de glucosa entran a la cadena respiratoria mitocondrial y general adenosina trifosfato (ATP). La elevación en las concentraciones de ATP causa bloqueo de los canales de K^+, lo que causa despolarización de la membrana y el influjo de Ca^{2+}. El aumento en el Ca^{2+} intracelular causa exocitosis pulsátil de insulina. La insulina exógena se administra para sustituir la secreción ausente de insulina en la diabetes tipo 1 o para suplementar la secreción insuficiente de insulina en la diabetes tipo 2.

B. Farmacocinética

La insulina humana se produce por tecnología de ADN recombinante usando cepas de *Escherichia coli* o levaduras que se alteran a nivel genético para que contenga el gen de la insulina humana. La modificación de la secuencia de aminoácidos de la insulina humana produce insulinas con diferentes propiedades farmacocinéticas. Las preparaciones de insulina varían sobre todo en su inicio y duración de actividad. La dosis, el lugar de inyección, la irrigación sanguínea, la temperatura y la actividad física también pueden afectar el inicio y la duración de varias preparaciones de insulina. Debido a que insulina es un polipéptido, se degrada en el tracto gastrointestinal si se toma por vía oral. Por lo tanto, generalmente se administra mediante inyección subcutánea, aunque también está disponible una formulación de insulina inhalada. [Nota: en una urgencia hiperglucémica, se administra *insulina regular* por vía intravenosa (IV)]. La infusión continua de insulina subcutánea (también llamada bomba de insulina) es otro método de suministrar insulina. Este método de administración puede ser más conveniente para algunos pacientes, en especial para los pacientes con diabetes tipo 1, eliminando múltiples inyecciones diarias de insulina. La bomba se programa para suministrar una tasa basal de insulina a lo largo del día. Además, permite al paciente suministrar un bolo de insulina para cubrir la ingesta de carbohidratos al momento de las comidas y compensar la glucosa sanguínea elevada.

C. Efectos adversos

La hipoglucemia es la reacción adversa más grave y frecuente a la insulina (fig. 24-6). Otros efectos adversos incluyen aumento de peso, reacciones locales en el lugar de inyección y lipodistrofia. La lipodistrofia puede minimizarse por la rotación de los lugares de inyección. Las personas con diabetes con insuficiencia renal pueden requerir una disminución en la dosis de insulina. Debido al potencial de broncoespasmo con la insulina inhalada, los pacientes con asma, enfermedad pulmonar obstructiva crónica y los fumadores no deben usar esta formulación.

IV. PREPARACIONES DE INSULINA Y TRATAMIENTO

Las preparaciones de insulina se clasifican como de acción rápida, breve, intermedia o prolongada. En la figura 24-7 se resumen el inicio de acción, el momento de la concentración máxima y la duración de acción de los diversos tipos de insulina. Es importante que los médicos tengan cuidado al ajustar el plan del tratamiento con insulina, poniendo gran atención a la dosis y el tipo de insulina.

A. Preparaciones de insulina de acción rápida y acción breve

Hay cinco preparaciones que caen en esta categoría: *insulina regular, insulina lispro, insulina aspart, insulina glulisina* e *insulina inhalada.* La *insulina regular* es una insulina de acción breve, soluble y cristalina de zinc. La modificación de la secuencia de aminoácidos de la *insulina regular* produce análogos que son insulinas de acción rápida. Esta modificación resulta en una absorción más rápida, un inicio más pronto y una duración más breve de la acción después de la inyección subcutánea. *Insulina lispro, aspart* y *glulisina* se clasifican como insulinas de acción rápida. Las concentraciones máximas de *insulina lispro* se observan a los 30 a 90 min, en comparación con 50 a 120 min para la *insulina regular.* [Nota: el inicio de acción de la insulina lispro es de 15 a 30 min, frente a los 30 min de la insulina normal]. *Insulina aspart* e *insulina glulisina* tienen propiedades farmacocinéticas y farmacodinámicas similares a las de *insulina lispro.* Estos agentes están disponibles en forma de solución inyectable o de pluma de insulina precargada para inyección. La *insulina inhalada* también se considera de acción rápida. Esta formulación en polvo seco se inhala y absorbe a través del tejido pulmonar, alcanzando las concentraciones máximas en un lapso de 10 a 20 min tras la inhalación.

Las insulinas de acción rápida o breve se administran para simular la liberación prandial (a la hora de los alimentos) de insulinas y para controlar la glucosa posprandial. También pueden usarse en casos en que se requiere la corrección rápida de la glucosa elevada. Las insulinas de acción rápida y breve suelen usarse en conjunto con una insulina basal de acción más prolongada que proporciona el control de la glucosa en ayuno. La *insulina regular* debe inyectarse por vía subcutánea 30 min antes de una comida, en tanto que las insulinas de acción rápida se administran en los 15 min previos a una comida o en un lapso de 15 a 20 min después de empezar una comida. Las suspensiones de insulina de acción rápida suelen usarse en las bombas de insulina externas y son adecuadas para administración IV, aunque la *insulina regular* suele usarse con mayor frecuencia cuando se requiere la vía IV.

B. Insulina de acción intermedia

La *insulina protamina neutra de Hagedorn (NPH)* es una insulina de acción intermedia formada por la adición de zinc y protamina a la *insulina regular.* [Nota: otro nombre para esta presentación es *insulina isofano*]. La combinación con protamina forma un complejo que es menos soluble, lo que resulta en la absorción retrasada y una mayor duración de acción. La *insulina NPH* se usa como basal insulina para el control de laglucosa en ayuno en la diabetes tipo 1 o 2 y suele administrarse junto con insulina

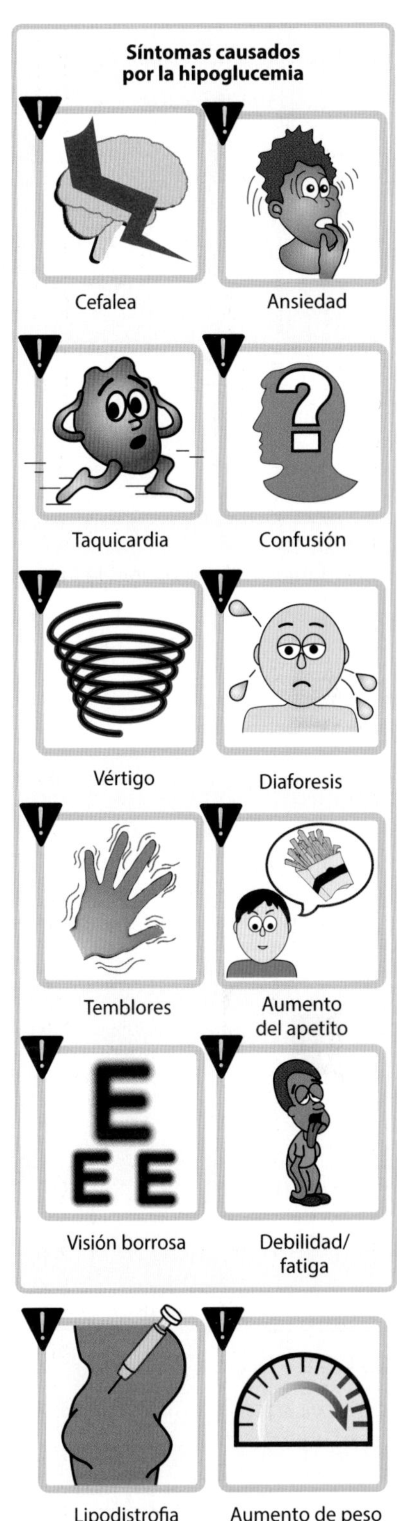

Figura 24-6
Efectos adversos observados con *insulina.* [Nota: la lipodistrofia es una atrofia local de tejido graso subcutáneo en el lugar de las inyecciones].

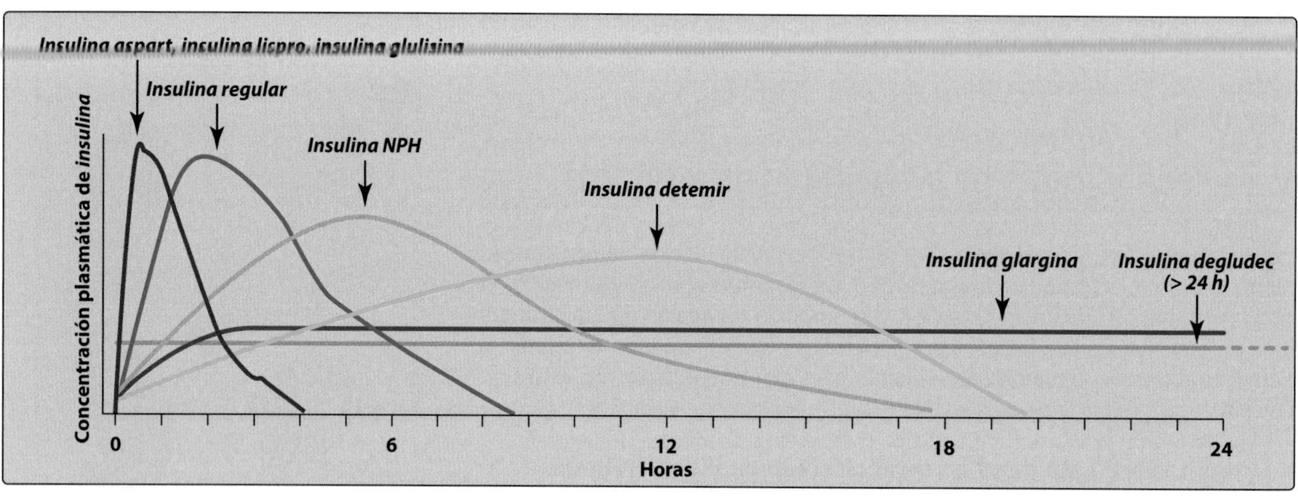

Figura 24-7
Inicio y duración de la acción de la insulina humana y los análogos de la insulina. NPH = protamina neutra de Hagedorn.

de acción rápida o breve para control a la hora de los alimentos. La *insulina NPH* debe administrarse solo por vía subcutánea (*jamás IV*) y no debe usarse cuando se requiera reducir la glucosa con rapidez (p. ej., cetoacidosis diabética). [Nota: una formulación concentrada de insulina regular (U-500) tiene propiedades farmacocinéticas más parecidas a las de la insulina de acción intermedia. La U-500 contiene 500 unidades de insulina por mL y es 5 veces más concentrada que la mayoría de los preparados de insulina estándar, que contienen 100 unidades/mL, U-100]. En la figura 24-8 se muestran los esquemas frecuentes que usan combinaciones de insulina.

C. Preparaciones de insulina de acción prolongada

El punto isoeléctrico de *insulina glargina* es menor que el de insulina humana, lo que causa la formación de un precipitado en el lugar de inyección que libera insulina a lo largo de un periodo extendido. Tiene un inicio más lento que la *insulina NPH* y un efecto hipoglucémico prolongado plano sin pico (fig. 24-7). *Insulina detemir* tiene una cadena lateral de ácidos grasos que promueve la asociación con albúmina. La disociación lenta de la albúmina resulta en propiedades de acción prolongada similares a las de *insulina glargina*. *Insulina degludec* forma multihexámeros cuando se inyecta, dando lugar a un depósito subcutáneo que libera lentamente a lo largo de un periodo extendido. Tiene la vida media mayor que las insulinas de acción prolongada. Al igual que con la *insulina NPH, insulina glargina, insulina detemir* e *insulina degludec* se usan para control basal y solo debe administrarse por vía subcutánea. Las insulinas de acción prolongada no deben mezclase en la misma jeringa con otras insulinas, porque al hacerlo puede alterar el perfil farmacodinámico.

D. Combinaciones de insulina

También están disponibles varias combinaciones premezcladas de insulinas humanas, como 70% de *insulina NPH* más 30% de *insulina regular* (fig. 24-8) o 50% de cada una de estas. El uso de combinaciones premezcladas disminuye el número de inyecciones diarias, pero hace más difícil ajustar componentes individuales del esquema de insulina.

E. Tratamiento estándar frente a tratamiento intensivo

El tratamiento estándar con insulina implica inyecciones dos veces al día. En contraste, el tratamiento intensivo utiliza tres o más inyecciones diarias con vigilancia frecuente de las concentraciones de glucosa en sangre. La ADA recomienda una media objetivo de glucosa en sangre de 154 mg/dL o menos (HbA1C ≤ 7%) para la mayoría de los pacientes y el tratamiento intensivo tiene más probabilidades de lograr este objetivo. La frecuencia de episodios hipoglucémicos, coma y convulsiones es mayor con esquemas de insulina intensivos (fig. 24-9A). Sin embargo, los pacientes en tratamiento intensivo muestran una reducción significativa de las complicaciones microvasculares de la diabetes, como retinopatía, nefropatía y neuropatía en comparación con pacientes que reciben atención estándar (fig. 24-9B). El tratamiento intensivo no debe recomendarse para pacientes con diabetes prolongada, complicaciones microvasculares significativas, edad avanzada y con falta de consciencia de la hipoglucemia.

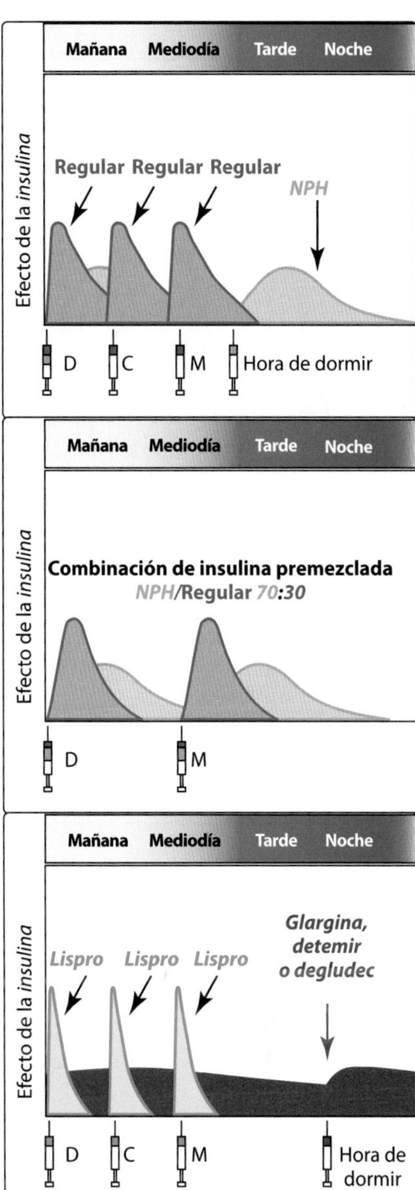

Figura 24-8
Ejemplos de tres esquemas que proporcionan restitución de *insulina* tanto prandial como inicial. D = desayuno; C = comida; M = merienda; NPH = protamina neutra de Hadedorn.

V. ANÁLOGO DE AMILINA

La amilina es una hormona que se cosecreta con insulina a partir de las células β después de la ingesta de alimentos. Retrasa el vaciado gástrico, disminuye la secreción de glucagón posprandial y mejora la saciedad. *Pramlintida* es un análogo sintético de amilina que está indicado como un coadyuvante al tratamiento con insulina a la hora de la comida en pacientes con diabetes tipo 1 y 2. *Pramlintida* se administra mediante inyección subcutánea inmediatamente antes de los alimentos. Cuando se inicia *pramlintida,* la dosis de insulina a la hora de la comida debe disminuirse en 50% para evitar el riesgo de hipoglucemia grave. Otros efectos adversos incluyen náusea, anorexia y vómito. *Pramlintida* no debe mezclarse en la misma jeringa con insulina y debe evitarse en pacientes con gastroparesia diabética (vaciado gástrico retrasado), hipersensibilidad a cresol o falta de consciencia hipoglucémica.

VI. AGONISTA DEL RECEPTOR DEL PÉPTIDO SIMILAR AL GLUCAGÓN

La ingesta oral de glucosa resulta en una mayor secreción de insulina que ocurre cuando se administra una carga igual de glucosa por vía IV. A este efecto se le denomina el "efecto de incretina" y está marcadamente reducido en la diabetes tipo 2. El efecto de incretina ocurre debido a que el intestino libera hormonas de incretina, notablemente péptido similar al glucagón 1 (GLP-1) y polipéptido insulinotrópico dependiente de glucosa en respuesta a una comida. Las hormonas de incretina son responsables de 60 a 70% de la secreción de insulina posprandial. *Dulaglutida, exenatida, liraglutida, lixisenatida* y *semaglutida* son agonistas inyectables del receptor del GLP-1 usados para el tratamiento de la diabetes tipo 2. [Nota: la *semaglutida* también está disponible en formulación oral] *Dulaglutida*, *liraglutida* y *semaglutida* también están aprobadas para reducir el riesgo de mortalidad cardiovascular en pacientes con diabetes tipo 2 y enfermedad cardiovascular. Están disponibles dos preparaciones premezcladas de insulinas de acción prolongada y agonistas del receptor de GLP-1: *insulina glargina* más *lixisenatida* e *insulina degludec* más *liraglutida.* El uso de estas combinaciones puede disminuir los requerimientos diarios de insulina y el número de inyecciones diarias.

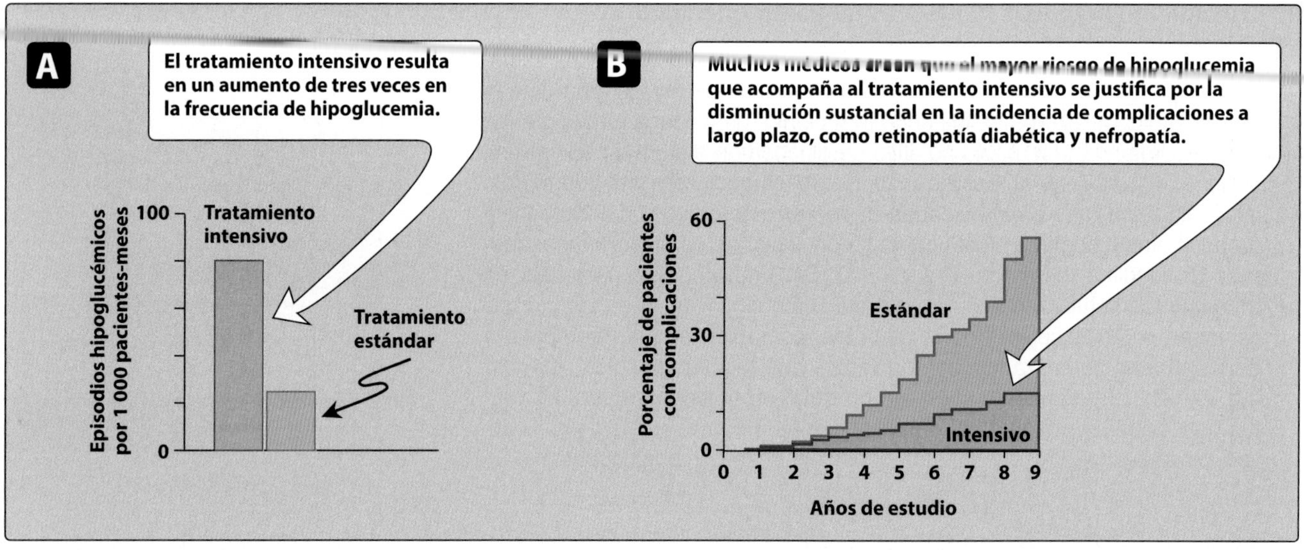

Figura 24-9
A. Efecto de un control estrecho de la glucosa sobre episodios glucémicos en una población de pacientes con diabetes tipo 1 que reciben tratamiento intensivo o estándar. **B.** Efecto de la atención estándar e intensiva en las complicaciones a largo plazo de la diabetes.

A. Mecanismo de acción

Los agonistas del GLP-1 mejoran la secreción de insulina dependiente de glucosa, hacen más lento el vaciado gástrico, reducen la ingesta de alimentos al promover la saciedad (una sensación de plenitud), disminuyen la secreción de glucagón posprandial y promueven la proliferación de células β. En consecuencia, la hiperglucemia posprandial se reduce, las concentraciones de HbA1C declinan y puede ocurrir pérdida de peso. [Nota: las dosis más altas de *semaglutida* y *liraglutida* inyectables están aprobadas para el tratamiento de la obesidad].

B. Farmacocinética

Los agonistas del receptor de GLP-1 se administran por vía subcutánea, debido a que son polipéptidos. *Dulaglutida, liraglutida* y *semaglutida* se consideran agonistas del receptor del GLP-1 de acción prolongada. *Dulaglutida* y *semaglutida* se administran en dosis una vez a la semana, en tanto que *liraglutida* está disponible como inyección una vez al día. La formulación oral de *semaglutida* se administra una vez al día. *Lixisenatida* es un agonista del receptor de GLP-1 de acción breve que se dosifica una vez al día. *Exenatida* está disponible tanto como preparación de acción breve (dosificada dos veces al día) como de liberación extendida (dosificada una vez a la semana). *Exenatida* debe evitarse en pacientes con afección renal grave.

C. Efectos adversos

Los principales efectos adversos de los agonistas del receptor GLP-1 consisten en náusea, vómito, diarrea y estreñimiento. Estos agentes se han relacionado con pancreatitis y deben evitarse en pacientes con pancreatitis crónica. Los agentes de acción más prolongada se han relacionado con tumores tiroideos de células C en roedores. No se sabe si los agonistas del receptor de GLP-1 causan estos tumores o carcinoma tiroideo en humanos, aunque están contraindicados en pacientes con antecedentes de carcinoma tiroideo medular o neoplasia endocrina múltiple tipo 2.

VII. AGENTES ORALES

Los agentes orales son útiles en el tratamiento de los pacientes con diabetes tipo 2. Los pacientes que han tenido diabetes por menos de 5 años tienen más probabilidades de responder bien a los agentes hipoglucemiantes orales. Los pacientes con enfermedad prolongada pueden requerir una combinación de agentes orales con o sin insulina o agonistas del receptor GLP-1 para controlar la hipoglucemia. En la figura 24-10 se resume la duración de acción de algunos de los fármacos hipoglucemiantes orales y en la figura 24-11 se ilustran algunos de los efectos adversos frecuentes.

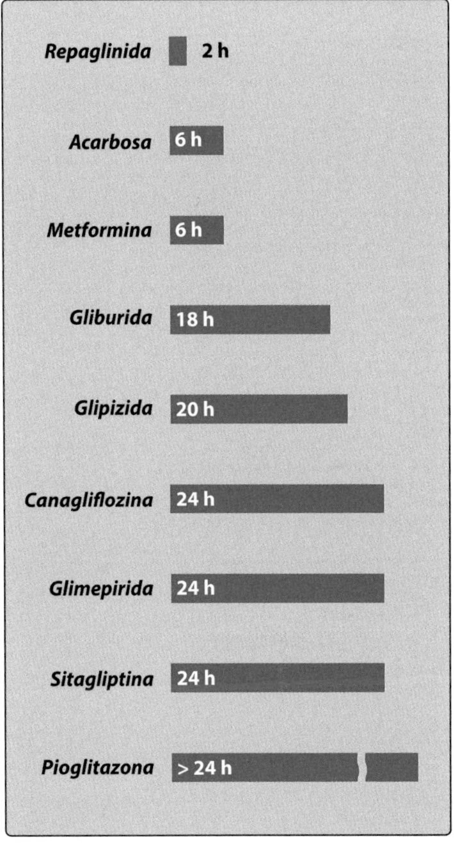

Figura 24-10
Duración de acción de algunos agentes hipoglucémicos orales.

A. Biguanidas

Metformina, la única biguanida, es el tratamiento inicial preferido para la diabetes tipo 2, y el fármaco debe iniciarse en el momento del diagnóstico. También es beneficioso para la prevención de la diabetes tipo 2 en pacientes con prediabetes. [Nota: *metformina* también es útil en el tratamiento del síndrome de ovario poliquístico, debido a que reduce la resistencia a la insulina asociado con este trastorno].

1. **Mecanismo de acción:** el principal mecanismo de acción de *metformina* es la reducción de la gluconeogénesis hepática. [Nota: el exceso de glucosa producida por el hígado es una importante fuente de glucosa sanguínea elevada en la diabetes tipo 2, lo que explica la elevada glucosa sanguínea en ayuno]. *Metformina* también hace más lenta la absorción intestinal de los azúcares y mejora la captación periférica de glucosa y su utilización (mejora la sensibilidad a la insulina). El fármaco no promueve la secreción de insulina. Por lo tanto, el riesgo de hipoglucemia es mucho menor que con otros agentes que aumentan la secreción de insulina (p. ej., sulfonilureas). *Metformina* puede usarse sola o en combinación con otros agentes orales o inyectables. Puede ocurrir hipoglucemia cuando se toma *metformina* en combinación con insulina o secretagogos de insulina, por lo que puede requerirse el ajuste de la dosis.

2. **Farmacocinética:** *metformina* se absorbe bien después de su administración oral, no está unida a proteínas séricas y no se metaboliza. La excreción es principalmente a través de los riñones como medicamento no modificado.

3. **Efectos adversos:** son sobre todo gastrointestinales, lo que incluye diarrea, náusea y vómito. Estos efectos pueden aliviarse al ajustar

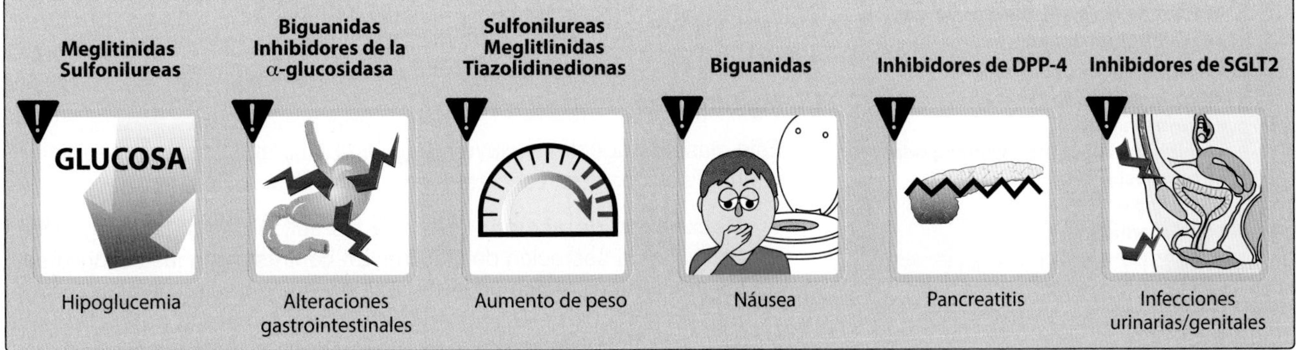

Figura 24-11
Algunos efectos adversos observados con los agentes hipoglucemiantes orales. DPP-4 = dipeptidil peptidasa-4; SGLT2 = cotransportador sodio-glucosa 2.

lentamente la dosis de *metformina* y administrar el fármaco con los alimentos. Puede ocurrir pérdida de peso debido a que *metformina* causa pérdida del apetito. *Metformina* está contraindicada en la grave disfunción renal (tasa de filtración glomerular estimada inferior a 30 mL/min/1.73 m^2) debido al riesgo de acidosis láctica. Debe descontinuarse en casos de infarto del miocardio agudo, exacerbación de la insuficiencia cardiaca, sepsis u otros trastornos que pueden causar insuficiencia renal aguda. *Metformina* debe usarse con precaución en pacientes mayores de 80 años y en personas con una historia de abuso de alcohol. Debe descontinuarse de forma temporal en pacientes que se someten a procedimientos que requieren de contraste radiográfico IV. En casos raros ha ocurrido acidosis láctica potencialmente letal. El uso a largo plazo puede relacionarse con deficiencia de vitamina B_{12} y se recomienda la medición periódica de las concentraciones de vitamina B_{12}, en particular en pacientes con anemia o neuropatía periférica.

B. Sulfonilureas

Estos agentes se clasifican como secretagogos de insulina, debido a que promueven la liberación de insulina de las células β del páncreas. Las sulfonilureas más usadas en la práctica clínica son los fármacos de segunda generación *gliburida, glipizida* y *glimepirida.*

1. **Mecanismo de acción:** el principal mecanismo de acción es la estimulación de la liberación de insulina de las células β del páncreas. Las sulfonilureas bloquean los canales de K^+ sensibles a ATP, lo que resulta en despolarización, entrada de Ca^{2+} y exocitosis de insulina. Además, las sulfonilureas pueden reducir la producción de glucosa hepática y aumentar la sensibilidad periférica de insulina.

2. **Farmacocinética:** administrados por vía oral, estos fármacos se unen a las proteínas séricas, son metabolizados por el hígado y se excretan en la orina y las heces. La duración de acción varía de 12 a 24 horas.

3. **Efectos adversos:** los efectos adversos de las sulfonilureas incluyen hipoglucemia, hiperinsulinemia y aumento de peso. Deben usarse con precaución en la insuficiencia hepática o renal, dado que la acumulación de sulfonilureas puede causar hipoglucemia. La afección renal es un problema particular para *gliburida,* debido a que puede incrementar la duración de acción y aumentar el riesgo de hipoglucemia de forma significativa. *Glipizida* o *glimepirida* son opciones más seguras en la disfunción renal y en pacientes de edad avanzada. En la figura 24-12 se resumen algunas interacciones farmacológicas con sulfonilureas.

Fármacos que pueden reducir los efectos de las sulfonilureas, lo que causa pérdida del control de la glucosa:
- **Antipsicóticos atípicos**
- **Corticoesteroides**
- **Diuréticos**
- ***Niacina***
- **Fenotiacinas**
- **Simpaticomiméticos**

Fármacos que pueden potenciar los efectos de las sulfonilureas, lo que causa hipoglucemia:
- **Antimicóticos azólicos**
- **β-bloqueadores**
- ***Claritromicina***
- **Inhibidores de la monoaminooxidasa**
- ***Probenecid***
- **Salicilatos**
- **Sulfonamidas**

Figura 24-12
Fármacos que interactúan con las sulfonilureas.

C. Meglitinidas

Esta clase de agentes incluye *repaglinida* y *nateglinida.* Las meglitinidas también se consideran secretagogos de insulina.

1. **Mecanismo de acción:** igual que las sulfonilureas, las meglitinidas estimulan la secreción de insulina. En contraste con las sulfonilureas, las meglitinidas tienen un inicio rápido y una duración de acción corta. Son en particular efectivas en la liberación temprana de insulina que ocurre después de una comida y se clasifican como reguladores de glucosa posprandial. Las meglitinidas no deben usarse en combinación

con sulfonilureas debido a los mecanismos de acción superpuestos y al mayor riesgo de hipoglucemia grave.

2. **Farmacocinética:** las meglitinidas deben tomarse antes de una comida y se absorben bien después de su administración oral. *Nateglinida* se metaboliza principalmente a través de CYP2C9 y CYP3A4, y los metabolitos se excretan en la orina. *Repaglinida* se metaboliza a productos inactivos por CYP2C8 y CYP3A4 en el hígado y sus metabolitos se excretan en las heces.

3. **Efectos adversos:** aunque las meglitinidas causan hipoglucemia y aumento de peso, la incidencia es menor que con las sulfonilureas. Al inhibir el metabolismo hepático, el fármaco hipolipemiante *gemfibrozil* puede aumentar de forma significativa los efectos de *repaglinida* y su uso concurrente está contraindicado. Estos agentes deben usarse con precaución en pacientes con afección hepática.

D. Tiazolidinedionas

Las tiazolidinedionas (TZD) también son sensibilizadores a la insulina. Los dos agentes en esta clase son *pioglitazona* y *rosiglitazona.* Aunque se requiere de insulina para su acción, las TZD no promueven su liberación de las células β, por lo que no hay riesgo de hiperinsulinemia.

1. **Mecanismo de acción:** las TZD reducen la resistencia a la insulina al actuar como agonistas de los receptores del proliferador activado de peroxisoma γ (PPARγ), un receptor hormonal nuclear. La activación de PPARγ regula la transcripción de varios genes que responden a insulina, lo que resulta en una mayor sensibilidad a la insulina en el tejido adiposo, el hígado y el músculo esquelético. Las TZD pueden usarse como monoterapia o en combinación con otros hipoglucemiantes o insulina. Puede tenerse que reducir la dosis de insulina cuando se usa en combinación con estos agentes. *Rosiglitazona* se utiliza menos debido a las preocupaciones relacionadas con sus efectos adversos cardiovasculares.

2. **Farmacocinética:** *pioglitazona* y *rosiglitazona* se absorben bien después de su administración oral y se unen de forma extensa a albúmina sérica. Ambos fármacos pasan por un metabolismo extenso, principalmente a través de CYP2C8. Algunos metabolitos de *pioglitazona* tienen actividad. La eliminación renal de *pioglitazona* es insignificante, con la mayoría del fármaco activo y sus metabolitos excretándose en la bilis y eliminándose en las heces. Los metabolitos de *rosiglitazona* se excretan sobre todo en la orina. No se requiere ajuste de la dosis en la afección renal.

3. **Efectos adversos:** puede ocurrir aumento de peso debido a que las TZD pueden aumentar la grasa subcutánea y causar retención de líquido. [Nota: la retención de líquido puede empeorar la insuficiencia cardiaca. Estos fármacos deben evitarse en pacientes con insuficiencia cardiaca grave]. Las TZD se han relacionado con osteopenia y aumento del riesgo de fracturas en mujeres. *Pioglitazona* también puede aumentar el riesgo de cáncer vesical. Además, *rosiglitazona* se acompaña de una advertencia en su caja sobre el aumento de riesgo potencial del infarto del miocardio y angina con el uso de este agente. En ocasiones se ha informado toxicidad renal con estos fármacos y se recomienda la monitorización inicial y periódico de la función hepática.

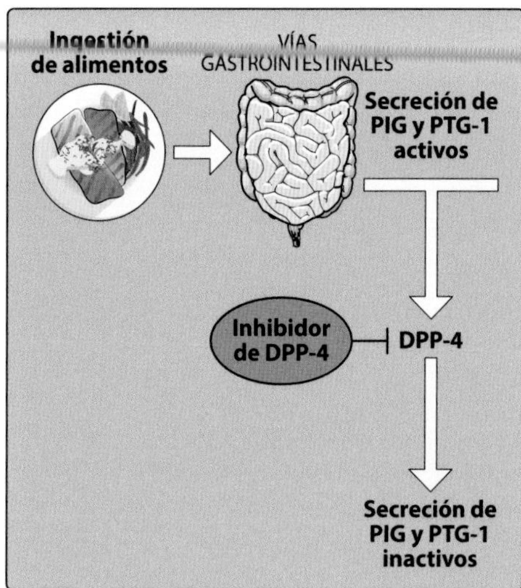

Figura 24-13
Mecanismo de acción de los inhibidores de DPP-4. DPP-4 = dipeptidil peptidasa 4. PIG = péptidos insulinotrópicos dependientes de glucosa; PTG-1 = péptido similar al glucagón 1.

E. Inhibidores de la dipeptidil peptidasa-4

Alogliptina, linagliptina, saxagliptina y *sitagliptina* son inhibidores orales de dipeptidil petidasa-4 (DPP-4) usados para el tratamiento de la diabetes tipo 2.

1. **Mecanismo de acción:** estos fármacos inhiben la enzima DPP-4, que es responsable de la inactivación de las hormonas incretinas como GLP-1 (fig. 24-13). Prolongar la actividad de las hormonas incretinas aumenta la liberación de insulina en respuesta a los alimentos y reduce la secreción inapropiada de glucagón. Los inhibidores DPP-4 pueden usarse como monoterapia o en combinación con sulfonilureas, *metformina,* TZD o insulina. Las guías de tratamiento no recomiendan la combinación de inhibidores de DPP-4 con agonistas del receptor de GLP-1 para el manejo de la diabetes debido a los mecanismos y toxicidades superpuestos. A diferencia de los agonistas del receptor de GLP-1, estos fármacos no causan saciedad o plenitud y son neutrales al peso.

2. **Farmacocinética:** los inhibidores de DPP-4 se absorben bien después de su administración oral. Los alimentos no afectan el grado de absorción. *Alogliptina* y *sitagliptina* se excretan sobre todo sin cambios en la orina. *Saxagliptina* se metaboliza a través de CYP450 3A4/5 a un metabolito activo. La vía primaria de eliminación para *saxagliptina* y el metabolito es renal. *Linagliptina* se elimina sobre todo a través del sistema enterohepático. Todos los inhibidores DPP-4 excepto *linagliptina* requieren ajustes de la dosis en la disfunción renal.

3. **Efectos adversos:** en general, los inhibidores de DPP-4 son bien tolerados, con nasofaringitis y cefalea como la mayoría de los efectos adversos frecuentes. Aunque son infrecuentes, han ocurrido reacciones de hipersensibilidad graves y pancreatitis con el uso de inhibidores DPP-4. Los agentes en esta clase también pueden aumentar el riesgo de dolor articular, que es intenso y discapacitante en algunos casos. *Saxagliptina* también ha mostrado que aumenta el riesgo de hospitalizaciones por insuficiencia cardiaca y debe usarse con precaución en pacientes en riesgo de insuficiencia cardiaca.

F. Inhibidores del cotransportador 2 de sodio-glucosa

Canagliflozina, dapagliflozina, empagliflozina y *ertugliflozina* son inhibidores del cotransportador de sodio-glucosa 2 orales para el tratamiento de la diabetes tipo 2. *Canagliflozina* y *empagliflozina* también están indicadas para reducir el riesgo de muerte cardiovascular en pacientes con diabetes tipo 2 y enfermedad cardiovascular. Además, se ha demostrado que *canagliflozina* y *dapagliflozina* reducen el riesgo de hospitalizaciones por insuficiencia cardiaca y de enfermedad renal terminal en pacientes con diabetes tipo 2. [Nota: *dapagliflozina* y *empagliflozina* también están indicadas para el tratamiento de la insuficiencia cardiaca con fracción de eyección reducida (véase cap. 10)].

1. **Mecanismo de acción:** el cotransportador 2 de sodio-glucosa (SGLT2) es responsable de reabsorber la glucosa filtrada en la luz tubular del riñón. Al inhibir SGLT2, estos agentes disminuyen la reabsorción de glucosa, aumentan la excreción de glucosa urinaria y reducen la glucosa sanguínea (fig. 24-14). La inhibición de SGLT2 también disminuye la reabsorción de sodio y causa diuresis osmótica. Por lo tanto, los inhibidores SGLT2 pueden reducir la presión arterial sistólica. Sin embargo, no están indicados para el tratamiento de la hipertensión.

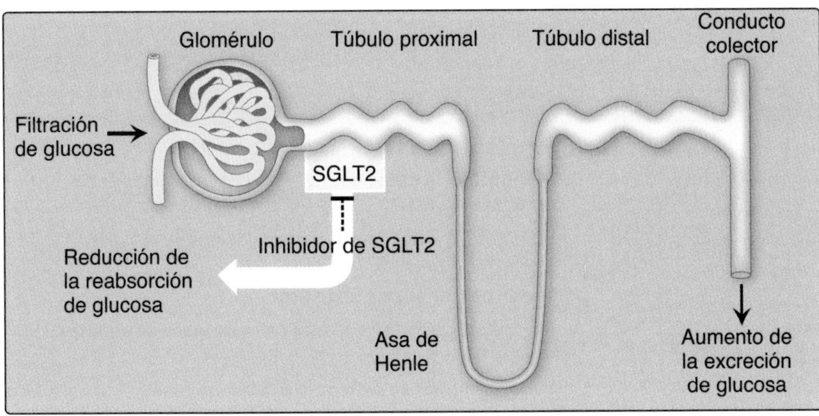

Figura 24-14
Mecanismo de acción de los inhibidores del cotransportador de sodio-glucosa 2 (SGLT2).

2. **Farmacocinética:** estos agentes se administran una vez al día por la mañana. *Canagliflozina* debe tomarse antes del primer alimento del día. Todos los fármacos se metabolizan sobre todo por glucuronidación a metabolitos inactivos. Estos agentes deben evitarse en pacientes con grave disfunción renal.

3. **Efectos adversos:** los efectos adversos más frecuentes con inhibidores de SGLT2 son infecciones micóticas en los genitales femeninos (p. ej., candidiasis vulvovaginal), infecciones urinarias y frecuencia urinaria. También ha ocurrido hipotensión, en particular en pacientes de edad avanzada o que toman diuréticos. Así, debe evaluarse el estado de volumen antes de comenzar estos agentes. Se ha informado cetoacidosis con el uso de inhibidores de SGLT2 y estos agentes deben usarse con precaución en pacientes con factores de riesgo que predisponen a cetoacidosis (p. ej., abuso de alcohol y restricción calórica relacionada con cirugía o enfermedad). Los inhibidores de SGLT2 también se asocian con un mayor riesgo de fracturas óseas y gangrena de Fournier.

G. Inhibidores de la α-glucosidasa

Acarbosa y *miglitol* son agentes orales usados para el tratamiento de la diabetes tipo 2.

1. **Mecanismo de acción:** ubicadas en el borde en cepillo en el intestino, las enzimas α-glucosidasa degradan los carbohidratos en glucosa y otros azúcares simples que pueden absorberse. *Acarbosa* y *miglitol* inhiben de forma reversible las enzimas α-glucosidasa. Cuando se toman al inicio de una comida, estos fármacos retrasan la digestión de los carbohidratos, lo que resulta en menores concentraciones de glucosa posprandial. Debido a que no estimulan la liberación de insulina o aumentan la sensibilidad de insulina, estos agentes no causan hipoglucemia cuando se usan como monoterapia. Sin embargo, cuando se usan con secretagogos de insulina o insulina, puede desarrollarse hipoglucemia. [Nota: es importante que la hipoglucemia en este contexto se trate con glucosa más que con sacarosa, debido a que la sacarosa también es inhibida por estos fármacos].

2. **Farmacocinética:** *acarbosa* se absorbe de forma deficiente. Se metaboliza sobre todo por bacterias intestinales y algunos de los metabolitos se absorben y excretan en la orina. *Miglitol* se absorbe muy bien, pero no tiene efectos sistémicos. Se excreta sin cambio por el riñón.

CLASE DE FÁRMACOS	MECANISMO DE ACCIÓN	RIESGO DE HIPOGLUCEMIA	COMENTARIOS
Biguanidas *Metformina*	Disminuye la producción hepática de glucosa	No	Agente preferido para la diabetes tipo 2. Monitorizar la función renal y las concentraciones de vitamina B_{12}. Evitar en caso de insuficiencia renal grave
Sulfonilureas *Glimepirida* *Glipizida* *Gliburida*	Estimula la secreción de insulina	Sí	Puede ocurrir aumento de peso. Hipoglucemia más frecuente con esta clase de agentes orales. Evitar *gliburida* en caso de insuficiencia renal.
Meglitinidas *Nateglinida* *Repaglinida*	Estimula la secreción de insulina	Sí (rara)	Tomado con las comidas. Acción corta con menos hipoglucemia. Efecto posprandial.
Tiazolidinedionas *Pioglitazona* *Rosiglitazona*	Se une al receptor activado del proliferador de peroxisoma y en músculo, grasa e hígado para disminuir la resistencia a la insulina	No	Efectivos en pacientes altamente resistentes a la insulina. Dosificación una vez al día para *pioglitazona*. Verificar la función hepática antes de iniciar. Evitar en enfermedad hepática o insuficiencia cardiaca.
Inhibidores de DPP-4 *Alogliptina* *Linagliptina* *Sitagliptina* *Saxagliptina*	Aumenta la liberación de insulina dependiente de glucosa; disminuye la secreción de glucagón	No	Dosificación una vez al día. Pueden tomarse con o sin alimentos. Bien tolerados. Riesgo de pancreatitis. Todos requieren un ajuste de la dosis renal, excepto *linagliptina*. No combinar con agonistas del receptor GLP-1
Inhibidores de SGLT2 *Canagliflozina* *Dapagliflozina* *Empagliflozina* *Ertugliflozina*	Aumentan la excreción de glucosa urinaria	No	Dosificación una vez al día por la mañana. Riesgo de hipotensión, infecciones genitourinarias. Evitar en la afección renal grave. *Canagliflozina* y *empagliflozina* están aprobadas para reducir los eventos cardiovasculares en pacientes con diabetes tipo 2. *Dapagliflozina* y *empagliflozina* también están indicadas para el tratamiento de la insuficiencia cardiaca.
iInhibidores de α-Glucosidasa *Acarbosa* *Miglitol*	Disminuye la absorción de la glucosa	No	Tomado con las comidas. Efectos gastrointestinales adversos. No es una terapia preferida. Reservar para pacientes que no toleran otros agentes.
Agonistas del receptor de GLP-1 *Dulaglutida* *Exenatida* *Liraglutida* *Lixisenatida* *Semaglutida*	Aumenta la liberación de insulina dependiente de glucosa; disminuye la secreción de glucagón; hace más lento el vaciado gástrico; aumenta la saciedad	No	Formulación inyectable. *Liraglutida* y *lixisenatida* se dosifican una vez al día. *Dulaglutida* y *semaglutida* se dosifican una vez a la semana. *Semaglutida* también está disponible en una formulación oral. *Exenatida* se dosifica dos veces al día y exenatida de liberación extendida se dosifica una vez a la semana. *Dulaglutida, liraglutida* y *semaglutida* están aprobadas para reducir los eventos cardiovasculares en pacientes con diabetes tipo 2. Puede ocurrir pérdida de peso. Riesgo de pancreatitis. Contraindicados en pacientes con antecedentes de carcinoma tiroideo medular.

Figura 24-15
Resumen de agentes orales y agonistas del receptor del péptido similar al glucagón 1 (GLP-1) usados para tratar la diabetes. DPP-4 = dipeptidil peptidasa; HFrEF = insuficiencia cardiaca con fracción de eyección reducida; SGLT2 = cotransportador 2 de sodio-glucosa.

3. **Efectos adversos:** los efectos adversos más frecuentes son flatulencia, diarrea y calambres abdominales. Los efectos adversos limitan el uso de estos agentes en la práctica clínica. Los pacientes con enfermedad inflamatoria intestinal, ulceración colónica u obstrucción intestinal no deben usar estos fármacos.

H. Otros agentes

Tanto el agonista de dopamina *bromocriptina* y el secuestrador de ácido biliar *colesevelam* producen reducciones modestas en HbA1C. El mecanismo de acción de reducción de glucosa se desconoce para ambos fármacos. Aunque *bromocriptina* y *colesevelam* están indicados para el tratamiento de la diabetes tipo 2, su eficacia modesta, efectos adversos y límite de carga de píldoras limita su uso en la práctica clínica.

En la figura 24-15 se presenta un resumen de los agentes antidiabéticos orales y los agonistas del receptor de GLP- 1.

En la figura 24-16 se muestran las guías de tratamiento para la diabetes tipo 2.

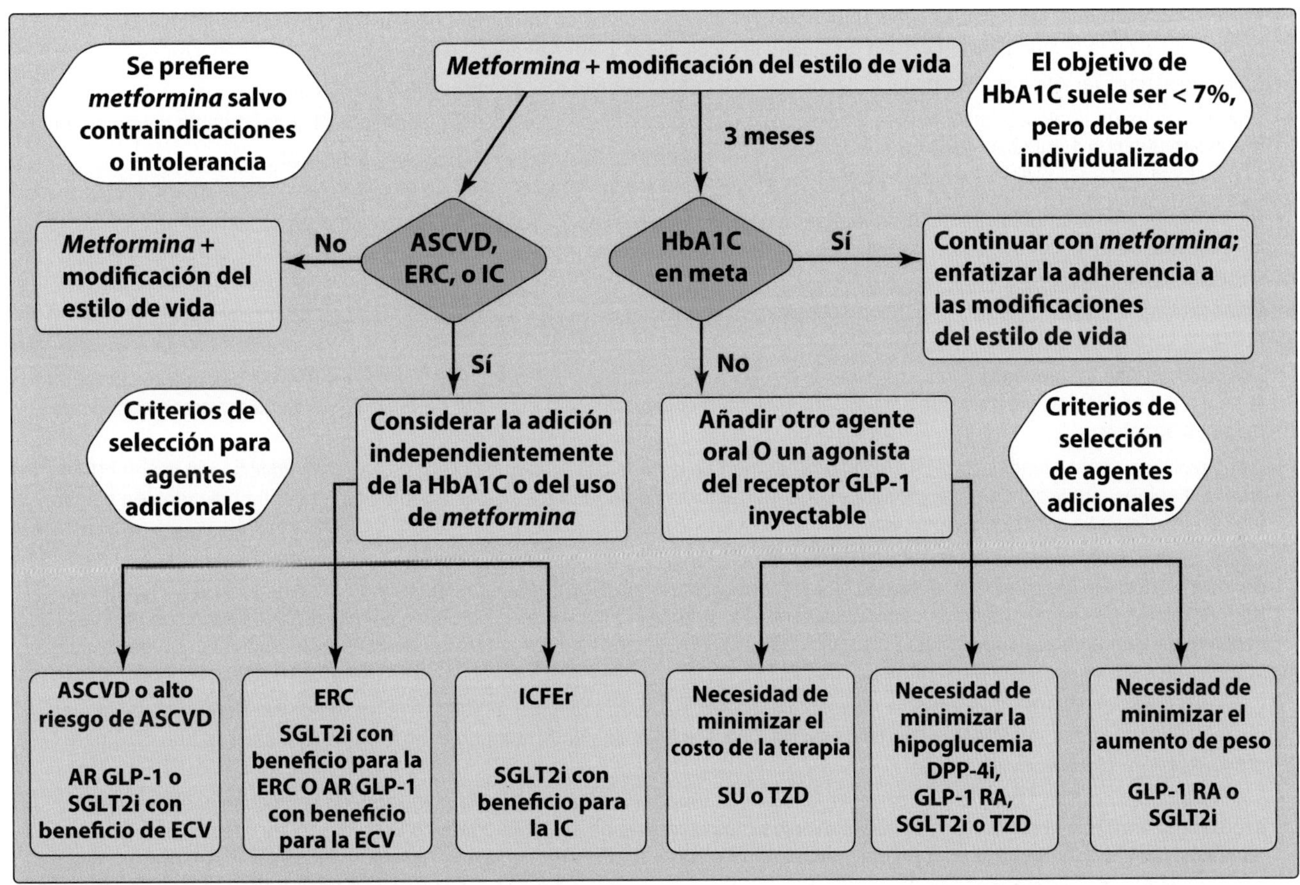

Figura 24-16
Recomendaciones para el tratamiento de la diabetes tipo 2. HbA1C = hemoglobina glicosilada; ASCVD = enfermedad cardiovascular ateroesclerótica; ECV = enfermedad cardiovascular; ERC = enfermedad renal crónica; DPP-4i = inhibidor de la dipeptidil peptidasa; GLP-1 RA = agonista del receptor del péptido similar al glucagón 1; IC = insuficiencia cardiaca; ICFEr = insuficiencia cardiaca con fracción de eyección reducida; SGLT2i = inhibidor del cotransportador 2 de sodio-glucosa; SU = sulfonilurea; TZD = tiazolidinediona.

Aplicación clínica 24.3. Terapia farmacológica para la diabetes tipo 2

La biguanida *metformina* es el agente inicial preferido para el tratamiento de la diabetes tipo 2. La eficacia, el bajo costo y la seguridad de *metformina* son las razones por las que se recomienda como fármaco de elección. [Nota: los pacientes con intolerancia o contraindicaciones a *metformina* deben ser tratados con agentes alternativos con beneficios cardiovasculares o renales]. Además de iniciar *metformina*, los pacientes con diabetes tipo 2 y enfermedad cardiovascular ateroesclerótica, enfermedad renal crónica o insuficiencia cardiaca con fracción de eyección reducida deben ser evaluados para determinar la necesidad de agentes adicionales (generalmente agonistas del receptor de GLP-1 o inhibidores del cotransportador 2 de sodio-glucosa), que demuestren la reducción de la mortalidad o la progresión de estos trastornos coexistentes (fig. 24-16). Los pacientes que no obtienen el objetivo de HbA1C con *metformina* son candidatos a la adición de otro agente para el manejo de la diabetes tipo 2. El agente adicional debe seleccionarse en función de las características específicas del paciente, como la necesidad de minimizar el costo de la terapia, la hipoglucemia o el aumento de peso.

Resumen del capítulo

- La diabetes tipo 1 se caracteriza por una deficiencia absoluta de insulina. La insulina es el tratamiento de la diabetes tipo 1.
- Las insulinas de acción rápida (*insulina aspart*, *glulisina* o *lispro*) o de acción corta (*insulina regular*) se utilizan para el control glucémico durante las comidas o en situaciones en las que es necesario reducir o corregir rápidamente la glucemia.
- Las insulinas intermedias (*insulina NPH*) o de acción prolongada (*insulina degludec*, *detemir* o *glargina*) se utilizan para el control basal de la glucosa. La necesidad de ajustar la insulina basal se evalúa con los niveles de glucosa en ayunas.
- La hipoglucemia, el aumento de peso y la lipodistrofia son efectos adversos del tratamiento con insulina.
- *Pramlintida* es un análogo sintético de la amilina que puede utilizarse para el control glucémico adicional durante las comidas en la diabetes tipo 1 o tipo 2.
- La diabetes tipo 2 se caracteriza por la resistencia a la insulina y una secreción insuficiente de esta.
- Biguanida *metformina* es el agente inicial preferido para la diabetes tipo 2. El principal mecanismo de acción de *metformina* es la reducción de la gluconeogénesis hepática. El fármaco debe evitarse en caso de insuficiencia renal grave o de insuficiencia cardiaca aguda, debido al riesgo de acidosis láctica.
- Otros fármacos para la diabetes tipo 2 son sulfonilureas, meglitinidas, tiazolidinedionas, agonistas del receptor GLP-1, inhibidores de la DPP-4 e inhibidores de la SGLT2.
- Las sulfonilureas (*glimepirida*, *glipizida*, *gliburida*) y las meglitinidas (*nateglinida*, *repaglinida*) reducen la glucosa al aumentar la secreción de insulina de las células β del páncreas. La hipoglucemia y el aumento de peso son efectos adversos habituales de estos agentes.
- Las tiazolidinedionas (*pioglitazona*, *rosiglitazona*) aumentan la sensibilidad a la insulina. Los efectos adversos incluyen retención de líquidos, aumento de peso y mayor riesgo de fracturas osteoporóticas. Estos agentes están contraindicados en pacientes con insuficiencia cardiaca sintomática.
- Los agonistas de los receptores de GLP-1 (*dulaglutida*, *exenatida*, *liraglutida*, *lixisenatida*, *semaglutida*) mejoran la secreción de insulina durante las comidas, ralentizan el tiempo de vaciado gástrico, reducen la ingesta de alimentos al aumentar la saciedad, disminuyen la secreción de glucagón posprandial y promueven la proliferación de las células β. Todos ellos son agentes inyectables. *Semaglutida* también está disponible en una formulación oral. Los efectos adversos más comunes son gastrointestinales (náusea, vómito, estreñimiento).
- Los inhibidores de la DPP-4 (*alogliptina*, *linagliptina*, *saxagliptina*, *sitagliptina*) prolongan la acción de las hormonas incretinas como el GLP-1, aumentando así la liberación de insulina a la hora de comer y reduciendo la secreción inapropiada de glucagón.
- Los inhibidores del SGLT2 (*canagliflozina*, *dapagliflozina*, *empagliflozina* y *ertugliflozina*) reducen la glucosa al aumentar la excreción urinaria de la misma. Los efectos adversos más comunes de los inhibidores de SGLT2 son las infecciones micóticas genitales, las infecciones de la vía urinaria y la frecuencia urinaria.
- Algunos inhibidores de SGLT2 y agonistas de los receptores de GLP-1 pueden tener beneficios añadidos en la reducción de la mortalidad o la progresión de trastornos coexistentes, como la enfermedad cardiovascular ateroesclerótica y la enfermedad renal. Los inhibidores de SGLT2 también tienen un beneficio añadido en la insuficiencia cardiaca con fracción de eyección reducida.

Preguntas de estudio

Elija la MEJOR respuesta.

24.1 ¿Cuál de los siguientes enunciados es correcto en relación con insulina glargina?

A. Se usa sobre todo para controlar la hiperglucemia posprandial.
B. Es una insulina "sin pico".
C. La duración prolongada de la actividad se debe a la disociación lenta de la albúmina.
D. No debe usarse en un esquema con insulina lispro o glulisina.

Respuesta correcta = B. Insulina glargina tiene un efecto hipoglucémico relativamente plano y prolongado. Debido a ello, se usa para el control inicial de la glucosa, no para el posprandial. La duración prolongada se debe a su bajo pH, que causa la precipitación en el lugar de inyección y la acción extendida resultante. Insulina glargina a menudo se usa para el control inicial en un esquema en que se usan insulina lispro, glulisina o aspart para control de la glucosa a la hora de las comidas. [Nota: glargina no debe combinarse con otras insulinas en la misma jeringa, debido a que puede alterar las propiedades farmacodinámicas del medicamento].

24.2 Un paciente con diabetes tipo 2 se está tratando en la actualidad con insulina detemir. El médico determina que el paciente necesita insulinoterapia adicional para el control de la glucosa posprandial. ¿Cuál de los siguientes agentes es más apropiado añadir en este momento?

A. Insulina degludec
B. Insulina NPH
C. Insulina lispro
D. Insulina regular/NPH 70/30

Respuesta correcta = C. Insulina lispro es una insulina de acción rápida que tiene un inicio de acción en un lapso de 15 a 30 minutos. Las insulinas de acción rápida se administran para simular la liberación prandial (a la hora de la comida) y controlar las concentraciones de glucosa posprandial. Insulina degludec es una insulina de acción prolongada usada para controlar las concentraciones de glucosa en ayuno. Insulina NPH es una insulina de acción intermedia que también se usa para el control inicial (en ayuno). Insulina NPH/regular 70/30 es una mezcla de insulina NPH (de acción intermedia) y regular (acción breve). El paciente ya está recibiendo una insulina de acción prolongada (detemir) para control inicial y no se justifica otra insulina para control inicial.

24.3 A un paciente con diabetes tipo 1 se le prescribe insulina glulisina como parte de su régimen diabético. ¿Cómo se debe aconsejar al paciente que se ponga la insulina glulisina?

A. Todas las mañanas, a las 8 h
B. Cada noche a las 8
C. En cualquier momento del día
D. De 15 a 30 min antes de cada comida

Respuesta correcta = D. La insulina glulisina es una insulina de acción rápida. Actúa entre 15 y 30 min después de su administración. Hay que aconsejar al paciente que se ponga la insulina glulisina entre 15 y 30 min antes de la comida para controlar la glucosa posprandial. Las insulinas de acción prolongada están diseñadas para imitar la insulina basal que el páncreas segrega a lo largo del día. La insulina de acción prolongada (insulina glargina, detemir, degludec) puede administrarse en cualquier momento del día debido a sus características farmacocinéticas de acción prolongada.

24.4 ¿Que clase de fármacos diabéticos orales se empareja de forma más apropiada con su mecanismo primario de acción?

A. Inhibidor de DPP-4, inhibe la degradación de carbohidratos complejos.
B. Inhibidor de SGLT2, aumenta la excreción urinaria de glucosa.
C. Sulfonilurea, aumenta la sensibilidad a la insulina.
D. Tiazolidinediona, disminuye la gluconeogénesis hepática.

Respuesta correcta = B. Los inhibidores de SGLT2 funcionan al inhibir el cotransportador 2 de sodio-glucosa (SGLT2), lo que resulta en una menor reabsorción de glucosa en el riñón y un aumento en la excreción urinaria. Las sulfonilureas funcionan sobre todo al aumentar la secreción de insulina a través de la estimulación de las células β en el páncreas. Los inhibidores DPP-4 funcionan al inhibir la degradación de incretinas, con lo que aumentan la secreción de insulina posprandial, disminuyendo el glucagón posprandial. Las tiazolidinedionas funcionan sobre todo al incrementar la sensibilidad a la insulina.

24.5 ¿Cuál de los siguientes es el agente oral más apropiado para el manejo de la diabetes tipo 2 en pacientes sin otros trastornos comórbidos?

A. Glipizida
B. Empagliflozina
C. Metformina
D. Pioglitazona

Respuesta correcta = C. Metformina es el agente inicial preferido para el manejo de la diabetes tipo 2. Véase la figura 24-16.

24.6 ¿Cuál de los siguientes fármacos para la diabetes tiene MÁS probabilidades de causar hipoglucemia?

A. Gliburida
B. Exenatida
C. Rosiglitazona
D. Saxagliptina

Respuesta correcta = A. Gliburida es una sulfonilurea que aumenta la liberación de insulina de las células β pancreáticas. La hipoglucemia es un efecto adverso habitual de las sulfonilureas. Tanto el agonista del receptor GLP-1 exenatida como el inhibidor de la DPP-4 saxagliptina aumentan la liberación de insulina en respuesta a las comidas, pero el riesgo de hipoglucemia es mucho menor con estos agentes. La TZD rosiglitazona no aumenta la liberación de insulina.

24.7 Un hombre de 56 años con diabetes tipo 2 ha tenido recientemente un infarto del miocardio (ataque al corazón). Toma metformina y canagliflozina para su diabetes, y su HbA1C sigue estando por encima del objetivo. ¿Cuál de los siguientes fármacos es el más apropiado para iniciar en este paciente?

A. Glipizida
B. Liraglutida
C. Pioglitazona
D. Sitagliptina

Respuesta correcta = B. Liraglutida es un agonista del receptor GLP-1 que también está aprobado para reducir el riesgo de mortalidad cardiovascular en pacientes con diabetes tipo 2 y enfermedad cardiovascular. Dado el reciente infarto del miocardio de la paciente, este es el agente más apropiado. Las otras opciones enumeradas no tienen evidencia de que mejoren los resultados cardiovasculares en pacientes con diabetes y enfermedad cardiovascular.

24.8 Un paciente con diabetes tipo 2 recién diagnosticada tiene una enfermedad renal crónica grave (tasa de filtración glomerular estimada inferior a 30 mL/min/1.73 m^2). ¿Cuál de los siguientes agentes orales para la diabetes es más apropiado para este paciente?

A. Dapagliflozina
B. Gliburida
C. Linagliptina
D. Metformina

Respuesta correcta = C. Linagliptina es un inhibidor de la DPP-4 que no requiere un ajuste de la dosis en caso de disfunción renal. Aunque el inhibidor de SGLT2 dapagliflozina está indicado para reducir el riesgo de enfermedad renal terminal, la eficacia clínica de los inhibidores de SGLT2 disminuye con la reducción de la función renal. Los inhibidores de SGLT2 están contraindicados en pacientes con insuficiencia renal grave. El riesgo de hipoglucemia aumenta con el uso de gliburida en la disfunción renal, y este agente debe evitarse. La metformina debe evitarse en la insuficiencia renal grave debido al riesgo de acidosis láctica.

24.9 ¿Cuál de las siguientes combinaciones de fármacos para la diabetes tipo 2 tiene un mecanismo de acción superpuesto?

A. Glipizida-repaglinida
B. Metformina-empagliflozina
C. Metformina-semaglutida
D. Sitagliptina-pioglitazona

Respuesta correcta = A. La sulfonilurea glipizida y la meglitinida repaglinida aumentan la secreción de insulina de las células β del páncreas. Debe evitarse el uso simultáneo de sulfonilureas y meglitinidas debido al mayor riesgo de hipoglucemia. Las demás combinaciones no tienen mecanismos de acción que se solapen. Cabe destacar que la combinación de inhibidores de la DPP-4 y agonistas de los receptores del GLP-1 es otra combinación que debe evitarse para el tratamiento de la diabetes tipo 2 debido al solapamiento de los mecanismos de acción y al mayor potencial de toxicidad.

24.10 Una mujer de 67 años con diabetes tipo 2 tiene también insuficiencia cardiaca con fracción de eyección reducida (ICFEr). Toma metformina para la diabetes y tiene una insuficiencia renal leve. ¿Cuál de las siguientes opciones puede ser beneficiosa para ayudar a controlar tanto la diabetes como la ICFEr?

A. Dapagliflozin
B. Exenatida
C. Nateglinida
D. Saxagliptina

Respuesta correcta = A. Dapagliflozina está indicada para el tratamiento de la diabetes tipo 2, así como para el tratamiento de la ICFEr. Los demás fármacos no están indicados para la insuficiencia cardiaca, y el inhibidor de la DPP-4 saxagliptina puede aumentar el riesgo de hospitalizaciones por insuficiencia cardiaca.

Estrógenos, progestágenos y andrógenos

25

Karen L. Whalen y Stacy L. Miller

I. GENERALIDADES

Estrógenos, andrógenos y progesterona son hormonas sexuales producidas por las gónadas (los ovarios en las mujeres y los testículos en los hombres). Las hormonas sexuales se sintetizan a partir del precursor, colesterol, en una serie de pasos que incluyen acortamiento de la cadena lateral de hidrocarburo e hidroxilación del núcleo esteroideo. Estas hormonas son importantes para la concepción, la maduración embrionaria y el desarrollo de las características sexuales primarias y secundarias en la pubertad. Las hormonas sexuales y sus derivados sintéticos se usan con fines terapéuticos para anticoncepción, manejo de los síntomas menopáusicos y terapia de remplazo en la deficiencia hormonal. Varios antagonistas son efectivos en el tratamiento o prevención de los cánceres con respuesta hormonal. La figura 25-1 enlista las hormonas sexuales que se analizan en este capítulo.

ESTRÓGENOS
Estrógenos conjugados PREMARIN
Estrógenos esterificados MENEST
Estradiol (oral) ESTRACE
Estradiol (tópico) DIVIGEL, ESTROGEL
Estradiol (transdérmico) ALORA, CLIMARA, VIVELLE
Estradiol (vaginal) ESTRACE, ESTRING, FEMRING, VAGIFEM
Estradiol (crema vaginal) ESTRACE
Estradiol (inserto vaginal) VAGIFEM
Estradiol (anillo vaginal) ESTRING, FEMRING
Estropipato SOLO GENÉRICO
Etinilestradiol*
MODULADORES SELECTIVOS DEL RECEPTOR DE ESTRÓGENO
Bazedoxifeno (con EEC) DUAVEE
Clomifeno CLOMID
Ospemifeno OSPHENA
Raloxifeno EVISTA
Tamoxifeno SOLO GENÉRICO

Figura 25-1
Resumen de estrógenos y progestágenos. *Disponible en combinación con varias progestinas. **Los progestágenos designados como disponibles en combinación con *etinilestradiol* o con *valerato de estradiol* E se utilizan como agentes anticonceptivos. Los enumerados en combinación con estrógenos equinos conjugados o estradiol se utilizan para la terapia hormonal. DIU = dispositivo intrauterino; E = estradiol; EE = etinilestradiol; EEC = estrógenos equinos conjugados; VE = valerato de estradiol.

II. ESTRÓGENOS

Estradiol es el estrógeno más potente producido y secretado por los ovarios. Es el principal estrógeno en las mujeres en la premenopausia. *Estrona* es tanto un precursor como un metabolito de *estradiol* y tiene aproximadamente un tercio de la potencia estrogénica de *estradiol*. *Estrona* es el principal estrógeno circulante después de la menopausia donde se genera sobre todo por la conversión de dehidroepiandrosterona en el tejido adiposo. *Estriol*, otro metabolito de *estradiol*, es significativamente menos potente de lo que es *estradiol*. Se presenta en cantidades significativas durante el embarazo, debido a que es sintetizado por la placenta. Los estrógenos sintéticos, como *etinilestradiol*, pasan por menos metabolismo de primer paso que las hormonas que ocurren de forma natural y, por lo tanto, son efectivos cuando se administran por vía oral a dosis menores.

A. Mecanismo de acción

Después de la disociación de sus sitios de unión en la globulina de unión a hormona sexual o albúmina en plasma, las hormonas esteroideas (p. ej., *estradiol*) se difunden a través de la membrana celular y se unen con alta afinidad a proteínas receptoras nucleares específicas (fig. 25-2). El complejo de receptor-esteroide activado interactúa con cromatina nuclear

PROGESTÁGENOS**

Desogestrel (con EE) SOLO GENÉRICO
Dienogest (con VE) NATAZIA
Drospirenona SLYND
Drospirenona (con E) ANGELIQ
Drospirenona (con EE) YASMIN, YAZ
Etonogestrel (subdérmico) NEXPLANON
Etonogestrel (con EE, anillo vaginal) NUVARING
Levonorgestrel (oral) PLAN B ONE-STEP
Levonorgestrel (DIU) KYLEENA, LILETTA, MIRENA, SKYLA
Levonorgestrel (con E - transdérmico) CLIMARA PRO
Levonorgestrel (con EE - oral) SOLO GENÉRICO
Levonorgestrel (con EE - transdérmico) TWIRLA
Medroxiprogesterona (oral) PROVERA

PROGESTÁGENOS

Medroxiprogesterona (inyectable) DEPO-PROVERA
Medroxiprogesterona (con CEE) PREMPRO
Norelgestromina (con EE - *transdérmica*) XULANE
Noretindrona SOLO GENÉRICO
Noretindrona (con EE) TRI-NORINYL
Acetato de noretindrona SOLO GENÉRICO
Acetato de noretindrona (con E - oral) ACTIVELLA
Acetato de noretindrona (con E - transdérmica) COMBIPATCH
Acetato de noretindrona (con EE) LOESTRIN
Norgestimato (con EE) ORTHO TRI-CYCLEN, SPRINTEC
Progesterona PROMETRIUM

AGONISTA/ANTAGONISTA DE PROGESTERONA

Acetato de ulipristal ELLA

ANTAGONISTAS DE LA PROGESTERONA

Mifepristona MIFEPREX

Figura 25-1 (*Continuación*)

para iniciar la síntesis de ARN específica de hormonas. Esto resulta en la síntesis de proteínas específicas que median un número de funciones fisiológicas. [Nota: las hormonas esteroideas pueden provocar la síntesis de diferentes especies de ARN en diversos tejidos blanco y, por lo tanto, son tanto específicas de receptor como de tejido]. Se ha identificado otras vías que requieren de estas hormonas que causan acciones más rápidas.

B. Usos terapéuticos

Los estrógenos se usan con mayor frecuencia para anticoncepción y el tratamiento hormonal posmenopáusico. En el pasado, los estrógenos se usaban ampliamente para la prevención de la osteoporosis; sin embargo, debido a los riesgos relacionados con el tratamiento con estrógeno, las guías actuales recomiendan usar otros tratamientos, como bisfosfonatos (véase cap. 27).

1. **Anticoncepción:** la combinación de un estrógeno y una progesterona proporciona anticoncepción efectiva a través de la vía oral, transdérmica o vaginal.

2. **Tratamiento hormonal para menopausia:** la disminución de los niveles de estrógeno después de la menopausia desencadena síntomas menopáusicos, como inestabilidad vasomotora (p. ej., "bochornos") y atrofia vaginal (fig. 25-3). La indicación primaria para el tratamiento con estrógeno en mujeres en la posmenopausia es el tratamiento de los síntomas vasomotores de moderados a graves. Las preparaciones orales, transdérmicas y tópicas de *estradiol* son eficaces para tratar los síntomas vasomotores, así como los síntomas urogenitales asociados con la menopausia. Otra preparación oral frecuente que se usa para el tratamiento de los síntomas menopáusicos son los *estrógenos equinos conjugados* (que se obtienen de la orina de yeguas gestantes), que contiene sobre todo ésteres de sulfato de *estrona* y *equilina.* Otras preparaciones orales basadas en *estrona* incluyen *estrógenos esterificados* y *estropipato.* Para las mujeres con un útero intacto, un progestágeno debe incluirse con el oral, transdérmica o tópica tratamiento con estrógeno, debido a que el progestágeno reduce el riesgo de carcinoma endometrial relacionado con estrógeno sin oposición. [Nota: algunas fórmulas de terapia de estrógeno en anillo vaginal obtienen niveles sistémicos lo suficientemente altos como para justificar la adición de un progestágeno]. Las mujeres que se han sometido a histerectomía pueden usar estrógenos preparados a base de agua para la TH. [Nota: la potencia del estrógeno usado en el tratamiento con hormonas es sustancialmente menor que el estrógeno usado en la anticoncepción. Así, los efectos adversos del estrógeno asociados con la TH suelen ser menos pronunciados que aquellos que se ven en las mujeres que toman estrógeno para fines anticonceptivos]. El uso del tratamiento con hormonas se ha relacionado con un mayor riesgo de evento cardiovascular y cáncer mamario. De este modo, debe prescribirse tratamiento con hormonas en la menor dosis efectiva para aliviar los síntomas menopáusicos. Las mujeres en la posmenopausia que solo tienen localizados síntomas urogenitales, como atrofia vaginal y dispareunia, deben tratarse con estrógenos vaginales más que sistémicos para minimizar los riesgos de uso. [Nota: las fórmulas vaginales de estrógeno formuladas específicamente para tratar los síntomas urogenitales locales de la menopausia incluyen cremas vaginales, insertos y el anillo vaginal de dosis baja].

   En los pocos años que preceden a la menopausia (periodo perimenopáusico), y después de la misma, se produce un descenso de los niveles de estrógenos debido a la pérdida de la función ovárica. La disminución de los niveles de estrógenos contribuye a los síntomas de la menopausia, como la inestabilidad vasomotora (sofocos y sudores nocturnos), la sequedad y atrofia vaginal, los trastornos del sueño y los

Aplicación clínica 25-1. Diagnóstico de la menopausia y manejo de los síntomas menopáusicos

La menopausia se define como el cese de la menstruación. Se diagnostica luego de 12 meses de amenorrea (ausencia de ciclos menstruales) en mujeres que no tienen otra razón biológica para el cese de la menstruación. Los niveles elevados de la hormona foliculoestimulante (FSH) también pueden apoyar el diagnóstico de menopausia, pero no son necesarios para confirmarlo. La edad media de la menopausia en EUA es de 51 años, pero puede variar según la región del mundo. La mayoría de las mujeres alcanzan la menopausia entre los 45 y los 55 años.

cambios de humor. A las mujeres con síntomas vasomotores de moderados a graves que afectan a la calidad de vida se les debe prescribir una terapia hormonal para aliviar los síntomas. La terapia hormonal está disponible en una variedad de formulaciones (oral, tópica, transdérmica y vaginal), y debe considerarse la preferencia de la paciente por la vía de administración. Debe utilizarse la dosis más baja de estrógenos que permita controlar con éxito los síntomas vasomotores y de otro tipo. Las mujeres que tienen el útero intacto deben utilizar un progestágeno junto con la terapia de estrógenos para reducir el riesgo de hiperplasia y carcinoma endometrial asociado con el uso de estrógenos. La duración de la terapia hormonal para los síntomas de la menopausia debe ser individualizada, con una disminución periódica de la terapia farmacológica para ver si los síntomas reaparecen. Para las mujeres que no son candidatas a la terapia hormonal, las alternativas para el manejo de los síntomas vasomotores incluyen los inhibidores selectivos de la recaptación de serotonina, los inhibidores de la recaptación de serotonina-norepinefrina y *gabapentina*. Las mujeres que solo tienen síntomas urogenitales localizados deben ser tratadas con formulaciones vaginales en lugar de estrógenos sistémicos para minimizar los riesgos de su uso.

3. **Otros usos:** el tratamiento con estrógenos que simulan el patrón cíclico natural, y por lo general en combinación con una progesterona, se instituye para estimular el desarrollo de las características sexuales

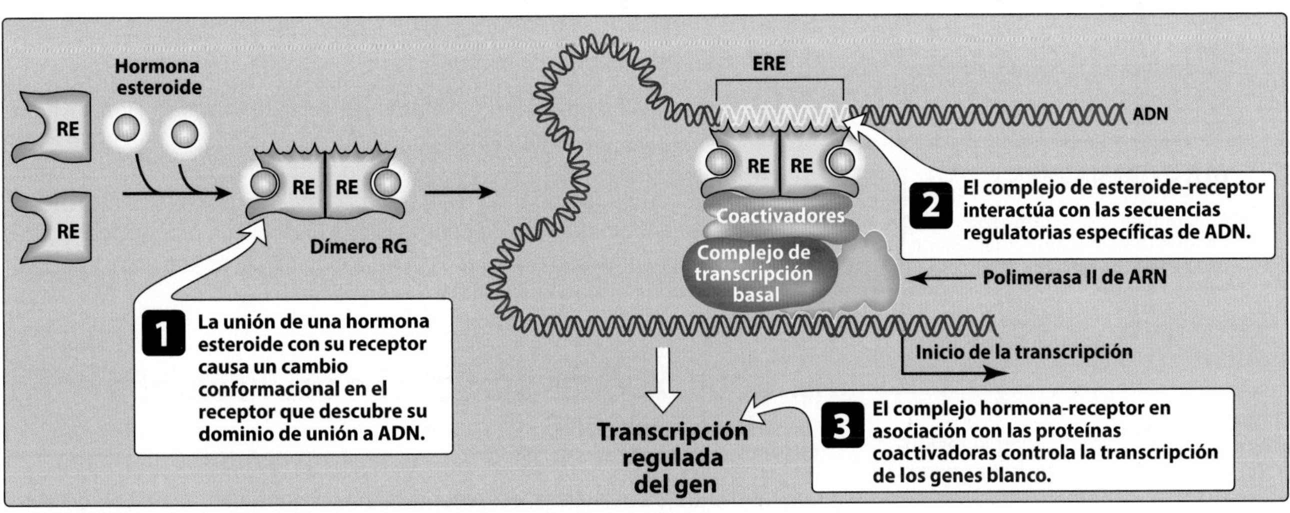

Figura 25-2
Regulación transcripcional por receptores intracelulares de hormona esteroide. ERE = elemento de respuesta de estrógeno; RE = receptor de estrógeno; RG = receptor de glucocorticoide.

Osteoporosis

- El estrógeno disminuye la reabsorción de hueso.
- El estrógeno disminuye la frecuencia de fractura de cadera. [Nota: el calcio en la dieta y los ejercicios con apoyo de pesas también hacen más lenta la pérdida de hueso].
- Se prefieren los bifosfonatos al tratamiento con estrógeno para prevenir y tratar la osteoporosis.

Vasomotor

- El tratamiento con estrógeno restablece la retroalimentación sobre el control hipotalámico de la secreción de norepinefrina, lo que causa menor frecuencia de "bochornos".

VÍAS URINARIAS

- El tratamiento con estrógeno revierte la atrofia posmenopáusica de la vulva, vagina, uretra y trígono vesical.

Figura 25-3
Beneficios relacionados con la restitución posmenopáusica de estrógenos.

secundarias en mujeres jóvenes con hipogonadismo primario. De forma similar, el tratamiento de restitución se usa para mujeres que tienen deficiencias hormonales debido a menopausia quirúrgica o insuficiencia ovárica prematura. El estrógeno también se utiliza como terapia hormonal feminizadora en pacientes con disforia de género y en pacientes transgénero que se someten al proceso de transición de género.

C. Farmacocinética

1. **Estrógenos formados de manera natural:** estos agentes y sus derivados esterificados o conjugados se absorben con facilidad a través del tracto gastrointestinal, la piel y las membranas mucosas. Cuando se toma por vía oral, *estradiol* se metaboliza con rapidez (y se inactiva de forma parcial) por las enzimas microsomales del hígado. *Estradiol* micronizado tiene menor biodisponibilidad. Aunque *estradiol* está sujeto a un metabolismo de primer paso, sigue siendo efectivo cuando se toma por vía oral.

2. **Estrógenos sintéticos:** estos compuestos, como *etinilestradiol* y *valerato de estradiol* se absorben bien después de su administración oral. *Valerato de estradiol* es un profármaco de *estradiol* que se escinde con rapidez a *estradiol* y ácido valérico. Los estrógenos sintéticos son liposolubles, se almacenan en el tejido adiposo y se liberan lentamente. Estos compuestos tienen una acción prolongada y una mayor potencia en comparación con los estrógenos naturales.

3. **Metabolismo:** la biodisponibilidad de *estradiol* después de su administración oral es baja debido al metabolismo de primer paso. Para reducir el metabolismo de primer paso, *estradiol* puede administrarse a través de un parche transdérmico, formulación tópica (gel o aerosol), preparación intravaginal (tableta, crema o anillo) o inyección. Después de su administración oral, *estradiol* se metaboliza a *estrona* y *estriol*. Los estrógenos se transportan en la sangre unidos a albúmina sérica o a globulina de unión a hormonas sexuales. *Estradiol* y sus metabolitos pasan de forma subsecuente por conjugación de glucurónico y sulfato. Además, menores cantidades de *estrona* y *estriol* son metabolizadas por la isoenzima CYP3A4 hepática. Los metabolitos se excretan sobre todo en la orina. Los metabolitos de glucurónido y sulfato también están sujetos a recirculación enterohepática. Estos compuestos se secretan hacia la bilis, hidrolizados por las bacterias del intestino y después se reabsorben.

D. Efectos adversos

La náusea y la hipersensibilidad mamarias están entre los efectos adversos más frecuentes del tratamiento con estrógeno. Además, el riesgo de eventos tromboembólicos, infarto del miocardio y cáncer mamario y endometrial aumenta con el uso de tratamiento con estrógeno. [Nota: el mayor riesgo de cáncer endometrial puede compensarse al incluir un progestágeno junto con el tratamiento con estrógenos]. Otros efectos del tratamiento con estrógeno se muestran en la figura 25-4.

III. MODULADORES SELECTIVOS DEL RECEPTOR DE ESTRÓGENO

Los moduladores selectivos del receptor de estrógeno son una clase de compuestos relacionados con el estrógeno que exhiben un agonismo o antagonismo selectivo por los receptores de estrógeno dependiendo del tipo de tejido. Esta categoría incluye *tamoxifeno, raloxifeno, basedoxifeno, clomifeno* y *ospemifeno*.

Hipersensibilidad mamaria
Náusea
Hipertensión
PA
Tromboembolismo
Cefalea
Retención de líquido
Infarto del miocardio

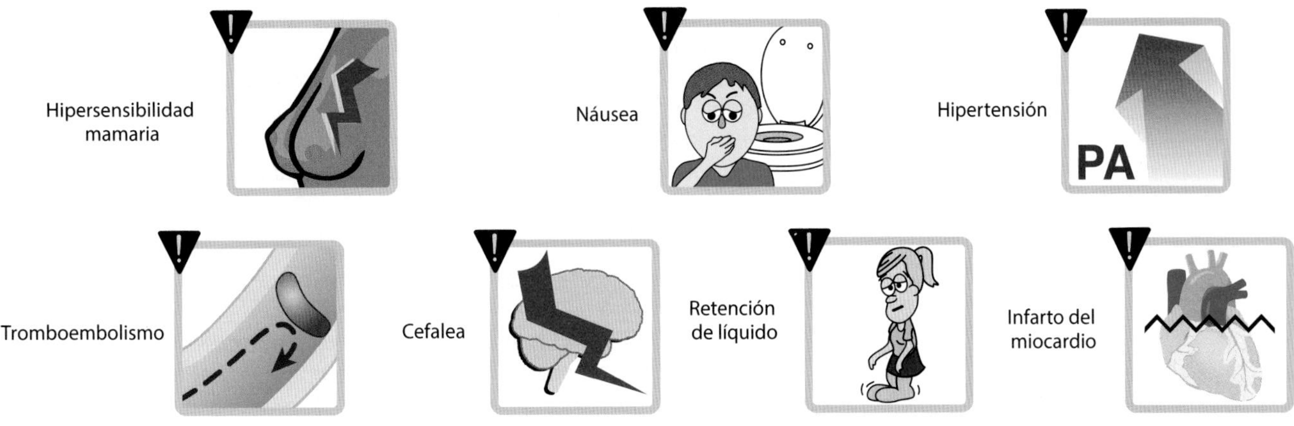

Figura 25-4
Algunos efectos adversos relacionados con tratamiento con estrógeno. PA = presión arterial.

A. Mecanismo de acción

Tamoxifeno y *raloxifeno* compiten con el estrógeno por la unión al receptor de estrógeno en el tejido mamario. [Nota: el crecimiento mamario normal es estimulado por estrógenos. Por lo tanto, algunos tumores mamarios que responden a hormonas presentan regresión después del tratamiento con estos agentes]. Además, *raloxifeno* actúa como un agonista de estrógeno en hueso, lo que conduce a una disminución en la resorción ósea, aumento de la densidad ósea y disminución de las fracturas vertebrales (fig. 25-5). A diferencia del estrógeno y *tamoxifeno, raloxifeno* no estimula el crecimiento del endometrio y, por lo tanto, no predispone a cáncer endometrial. *Raloxifeno* también reduce el colesterol sérico total y las lipoproteínas de baja densidad (LDL). Al igual que *raloxifeno, bazedoxifeno* antagoniza la acción del estrógeno sobre el útero. El fármaco reduce el riesgo de hiperplasia endometrial con el uso de estrógeno. *Clomifeno* actúa como un agonista parcial de estrógeno e interfiere con la retroalimentación negativa de los estrógenos sobre el hipotálamo. Este efecto aumenta la secreción de hormona liberadora de gonadotropinas y de las gonadotropinas, con lo que causa la estimulación de la ovulación.

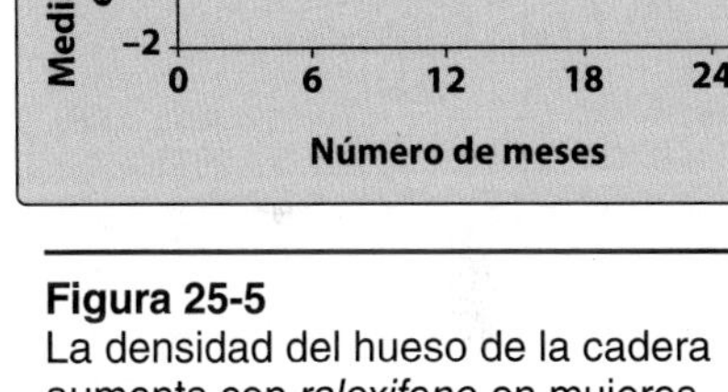

Figura 25-5
La densidad del hueso de la cadera aumenta con *raloxifeno* en mujeres en la posmenopausia.

B. Usos terapéuticos

Tamoxifeno se usa a la fecha en el tratamiento del cáncer mamario metastásico o como tratamiento coadyuvante después de mastectomía o radiación para el cáncer mamario. Tanto *tamoxifeno* como *raloxifeno* pueden usarse como tratamiento profiláctico para reducir el riesgo de cáncer mamario en pacientes de alto riesgo. *Raloxifeno* también está aprobado para la prevención y tratamiento de la osteoporosis en mujeres en la posmenopausia, aunque se prefieren otros agentes como los bifosfonatos para esta indicación. *Clomifeno* se usa en el tratamiento de la infertilidad. *Ospemifeno* está indicado para el tratamiento de dispareunia (coito doloroso) relacionada con la menopausia. *Bazedosifeno* está disponible en un producto de combinación con *estrógenos conjugados.* La combinación está indicada para el tratamiento de los síntomas menopáusicos en mujeres con un útero intacto.

C. Farmacocinética

Los moduladores selectivos del receptor de estrógeno se absorben con rapidez después de su administración oral. *Tamoxifeno* se metaboliza extensamente por el sistema del citocromo P450, lo que incluye la formación de metabolitos activos a través de las isoenzimas CYP3A4/5 y CYP2D6. [Nota: los pacientes con un polimorfismo genético en CYP2D6 pueden tener un metabolismo disminuido y producir menos metabolito activo, lo que resulta en una menor actividad de *tamoxifeno*]. *Raloxifeno* se convierte con rapidez a conjugados de glucurónido a través de metabolismo de primer paso. Estos agentes pasan por ciclado enterohepático y la vía primaria de excreción es a través de la bilis hacia las heces.

D. Efectos adversos

Los efectos adversos más frecuentes de *tamoxifeno* son bochornos y náusea. Debido a su actividad estrogénica en el endometrio, se han informado hiperplasia endometrial y neoplasias con el tratamiento con *tamoxifeno.* Los riesgos de *tamoxifeno* deben revisarse con las pacientes antes de iniciar el tratamiento farmacológico. Debido a que se metaboliza por varias isoenzimas CYP450, *tamoxifeno* está sujeto a muchas interacciones farmacológicas. *Tamoxifeno* se ha asociado con la prolongación del QT, y el uso simultáneo de otros agentes que prolongan el intervalo QT (p. ej., *amiodarona*, *claritromicina* y *trazodona) deben evitarse en lo posible*. Los bochornos y los calambres en las piernas son los efectos adversos más frecuentes con *raloxifeno.* Además, hay un mayor riesgo de trombosis venosa profunda y embolismo pulmonar. Las mujeres con antecedentes previos o activos de eventos tromboembólicos venosos no deben tomar el fármaco. Los efectos adversos de *clomifeno* están relacionados con la dosis e incluyen cefalea, náusea, bochornos vasomotores, alteraciones visuales y aumento de tamaño del ovario. El uso de *clomifeno* aumenta el riesgo de gestación múltiple, por lo general gemelar. *Ospemifeno* puede estimular el crecimiento endometrial y debe considerarse la adición de un progestágeno en mujeres con un útero intacto.

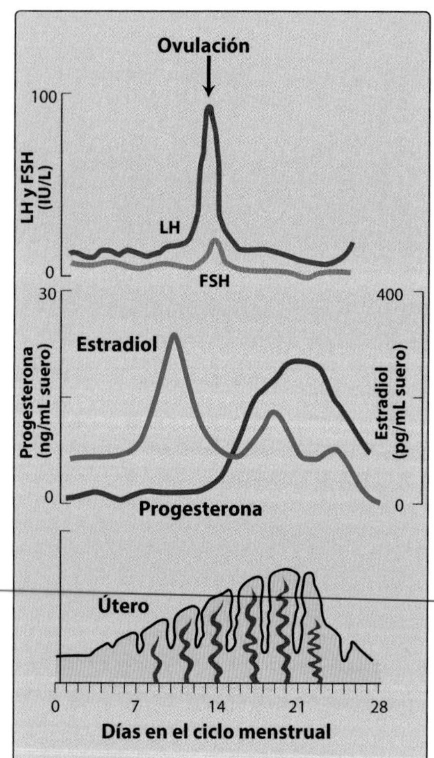

Figura 25-6
El ciclo menstrual con concentraciones plasmáticas de hormonas hipofisarias y ováricas y una representación esquemática de los cambios en la morfología de recubrimiento uterino. FSH = hormona foliculoestimulante; LH = hormona luteinizante.

IV. PROGESTÁGENOS

Progesterona, el progestágeno natural, se produce en respuesta a la hormona luteinizante (LH) tanto por mujeres (secretada por el cuerpo lúteo, sobre todo durante la segunda mitad del ciclo menstrual y por la placenta) y por hombres (secretada por los testículos). También se sintetiza por la corteza suprarrenal en ambos sexos.

A. Mecanismo de acción

Los progestágenos ejercen sus efectos de una forma análoga a la de otras hormonas esteroides. En mujeres, la progesterona promueve el desarrollo de un endometrio secretor que puede acomodar la implantación de un embrión de formación reciente. Las concentraciones elevadas de progesterona que se liberan por el cuerpo lúteo durante la segunda mitad del ciclo menstrual (la fase lútea) inhiben la producción de gonadotropina y, por lo tanto, previenen la ovulación ulterior. Si la concepción tiene lugar, la progesterona sigue secretándose, manteniendo el endometrio en un estado favorable para la continuación del embarazo y la reducción de las contracciones uterinas. Si no tiene lugar la concepción, el cuerpo lúteo retrocede, y la liberación de progesterona cesa de forma abrupta. La declinación de la progesterona estimula el inicio de la menstruación. En la figura 25-6 se resumen las hormonas producidas durante el ciclo menstrual.

B. Usos terapéuticos

Los principales usos clínicos de los progestágenos son para anticoncepción o para tratamiento de restitución hormonal. Tanto para la anticoncepción como para el tratamiento hormonal, los progestágenos suelen usarse en combinación con estrógenos. No se usa progesterona como un tratamiento anticonceptivo debido a su metabolismo rápido, lo que resulta en una baja biodisponibilidad. Los progestágenos sintéticos (esto es, progestinas) usados para anticoncepción son más estables al metabolismo de primer paso, permitiendo menores dosis cuando se administran por vía oral. Estos agentes incluyen *desogestrel, fienogest, drospirenona, levonorgestrel, noretindrona, acetato de noretindrona* y *norgestimato. Acetato de medroxiprogesterona* es un anticonceptivo inyectable y la forma oral es un componente frecuente de progestina en el tratamiento con hormonas en la posmenopausia. Los progestágenos también se usan para el control del sangrado uterino disfuncional, el tratamiento de la dismenorrea y el manejo de la endometriosis y la infertilidad.

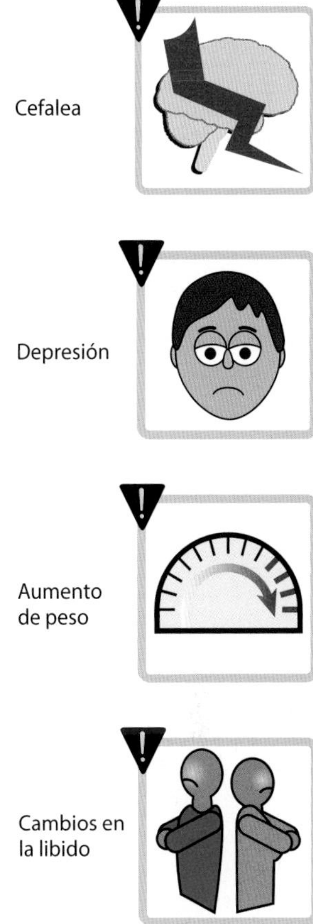

Figura 25-7
Algunos efectos adversos relacionados con tratamiento con progestina.

C. Farmacocinética

Una preparación micronizada de *progesterona* se absorbe con rapidez después de su administración oral. Tiene una vida media breve en plasma y es metabolizada por el hígado a pregnanediol y conjugados de glucurónido y sulfato. Los metabolitos se excretan sobre todo en la orina. Las progestinas sintéticas se metabolizan con menor rapidez. El *acetato de medroxiprogesterona* oral tiene una vida media de 16 a 30 horas. Cuando se inyecta intramuscular o subcutánea, el fármaco tiene una vida media de alrededor de 40 a 50 días y proporciona anticoncepción por aproximadamente 3 meses. Las otras progestinas tienen vida media de 7 a 30 h, permitiendo una dosificación de una vez al día.

D. Efectos adversos

Los principales efectos adversos relacionados con el uso de progestinas son cefalea, depresión, aumento de peso y cambios en la libido (fig. 25-7). Las progestinas que se derivan de 19-nortestosterona (p. ej., *noretindrona, acetato de noretindrona, norgestrel, levonorgestrel*) poseen cierta actividad androgénica debido a su similitud estructural con *testosterona* y pueden causar acné e hirsutismo. Las progestinas menos androgénicas, como *norgestimato* y *drospirenona,* pueden preferirse en mujeres con acné. *Drospirenona,* un análogo de la espironolactona, puede aumentar el potasio sérico debido a sus efectos antimineralocorticoides y el uso concurrente con otros fármacos que aumentan el potasio (p. ej., inhibidores de la enzima convertidora de angiotensina) pueden aumentar el riesgo de hiperpotasemia.

E. Antagonista de la progesterona

Mifepristona (también designada RU-486) es un antagonista de progesterona. La administración de este fármaco resulta en la terminación del embarazo debido a interferencia con la progesterona necesaria para mantener el embarazo. *Mifepristona* a menudo se combina con el análogo de prostaglandina *misoprostol* para inducir contracciones uterinas. Los principales eventos adversos son dolor abdominal, sangrado uterino y la posibilidad de interrupción incompleta del embarazo.

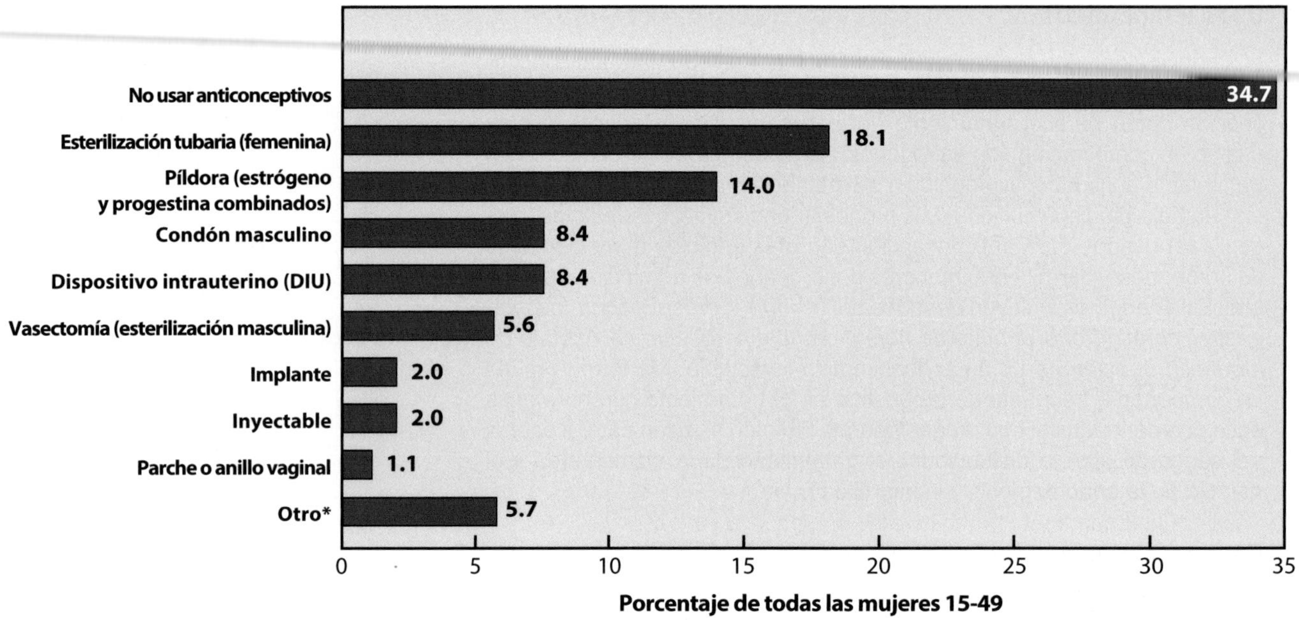

Figura 25-8
Comparación del uso de anticonceptivos entre mujeres estadounidenses de 15 a 49 años de edad. *Métodos de retirada, conocimiento de la fecundidad y otros métodos de barrera (p. ej., diafragma).

V. ANTICONCEPTIVOS

Los anticonceptivos pueden ser hormonales o no hormonales (p. ej., condón, diafragma, esponja anticonceptiva y dispositivo intrauterino de cobre). Los anticonceptivos hormonales pueden clasificarse como anticonceptivos hormonales combinados (combinación de estrógenos y un progestágeno-anticonceptivos orales combinados, parche transdérmico y anillo vaginal) o anticonceptivos de solo progestágeno (píldoras de solo progestágeno, inyectables, implantes o DIU). En la figura 25-8 se delinea la frecuencia de uso para varios métodos hormonales y no hormonales de anticoncepción. Más adelante se proporciona una revisión general de los métodos hormonales de anticoncepción.

A. Tipos de anticonceptivos hormonales

1. **Anticonceptivos orales de combinación:** los anticonceptivos orales de combinación (AOC) contienen una combinación de estrógenos, casi siempre *etinilestradiol* y progestina Estas preparaciones son altamente efectivas para lograr la anticoncepción (fig. 25-9). AOC monofásicos contienen una dosis constante de estrógeno y progestina en cada píldora. Los productos anticonceptivos orales trifásicos buscan imitar el ciclo femenino natural y suelen contener una dosis constante de estrógeno con dosis cada vez mayores de progestina. Con la mayoría de los AOC, las píldoras contienen hormonas activas que se toman durante 21 a 24 días, seguidas por 4 a 7 días de placebo píldoras, para un esquema total de 28 días en cada paquete de pastillas. Ocurre sangrado por supresión durante el intervalo libre de hormonas (placebo). Un producto de cuatro fases contiene dosis variables de *valerato de estradiol* y *dienogest* a lo largo del ciclo de 28 días, con solo 2 días de placebo. El uso de anticoncepción de ciclo extendido (84 píldoras seguidas por 7 días de placebo) resulta en sangrado por supresión menos frecuente. También se cuenta con un producto anticonceptivo oral continuo (se toman píldoras activas cada día).

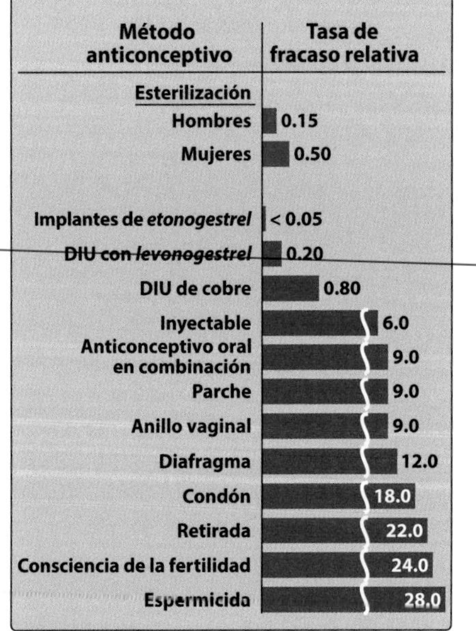

Figura 25-9
Comparación de la tasa de fracaso para varios métodos de anticoncepción de uso típico. *Las barras más largas* indican una mayor tasa de fracaso, esto es, más embarazos.

2. **Parche transdérmico:** el parche transdérmico anticonceptivo contiene una combinación de *etinilestradiol* y una progestina, o bien *norelgestromina* o *levonorgestrel*. Durante el ciclo de 28 días se aplica un parche cada semana durante 3 semanas en el abdomen, parte superior del torso o glúteo. Cada parche se lleva durante 1 semana y luego se retira. No se usa ningún parche durante la cuarta semana y ocurre sangrado por supresión. El parche transdérmico tiene una eficacia comparable a la de los anticonceptivos orales, pero es menos efectivo en mujeres que pesan más de 90 kg. La exposición total a estrógenos con el parche transdérmico puede ser significativamente mayor que lo que se observa con anticonceptivos orales, lo que conlleva un mayor riesgo de tromboembolismo venoso. El riesgo de tromboembolismo puede ser mayor en mujeres con un índice de masa corporal ≥ 30 kg/m^2, y el uso del parche anticonceptivo transdérmico está contraindicado en estas pacientes.

3. **Anillo vaginal:** el anillo vaginal anticonceptivo contiene *etinilestradiol* y *etonogestrel*. El anillo se inserta en la vagina y se deja en su sitio durante 3 semanas. Después de 3 semanas, el anillo se retira y ocurre sangrado por supresión durante la cuarta semana. La razón más común para la interrupción de este producto está relacionada con el dispositivo (p. ej., irritación vaginal o expulsión del dispositivo).

4. **Píldoras con solo progestina:** las píldoras con solo progestina (la "minipíldora") por lo general contienen *noretindrona* y se administran a diario para suministrar una dosis baja continua del fármaco. Estas preparaciones son menos efectivas que los anticonceptivos orales de combinación y los ciclos menstruales irregulares pueden ser más frecuentes. Una píldora alternativa de solo progestina con *drospirenona* proporciona 24 días de hormona activa y 4 días de placebo por ciclo de 28 días. Las píldoras de solo *progestina* pueden usarse en pacientes que están amamantando o tienen intolerancia o contraindicaciones a los productos que contienen estrógeno [Nota: los estrógenos pueden unirse a los receptores de prolactina y reducir la producción de leche en madres lactantes. A diferencia del estrógeno, las progestinas no afecta la producción de leche].

5. **Progestina inyectable:** *acetato de medroxiprogesterona* es un anticonceptivo que se administra mediante una inyección por vía intramuscular o subcutánea cada 3 meses. Este producto proporciona concentraciones elevadas de forma sostenida de progestina y muchas mujeres experimentan amenorrea con *acetato de medroxiprogesterona.* Además, el retorno de la fecundidad puede retrasarse durante varios meses después de la descontinuación. El aumento de peso es un efecto adverso frecuente. *Acetato de medroxiprogesterona* puede contribuir a pérdida ósea y predisponer a las pacientes a osteoporosis o fracturas. Por lo tanto, el fármaco no debe continuarse por más de 2 años a menos que otras opciones anticonceptivas son inapropiados para la paciente.

6. **Implantes de progestina:** después de la colocación subdérmica en la parte superior del brazo, el implante de *etonogestrel* ofrece anticoncepción por hasta 3 años. El implante es tan confiable como la esterilización y el efecto anticonceptivo es reversible cuando se retira. [Nota: los implantes de progestina y los dispositivos intrauterinos se conocen como anticonceptivos reversibles de acción prolongada (LARC). Los métodos LARC son los anticonceptivos más eficaces, ya que la eficacia no depende de la adherencia del paciente]. Los efectos adversos incluyen sangrado menstrual irregular y cefaleas. El implante de *etonogestrel* no se ha estudiado en mujeres que pesan más de 130% del peso corporal ideal y puede ser menos efectivo en esta población.

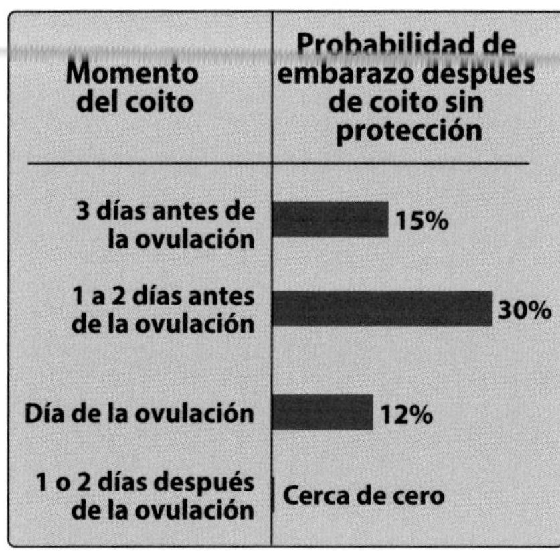

Figura 25-10
Riesgo de embarazo después de coito sin protección en parejas jóvenes a mediados de la segunda década de vida.

7. **Dispositivo intrauterino con progestina:** varios dispositivos intrauterinos que liberan *levonorgestrel* están disponibles, proporcionando un método altamente efectivo de anticoncepción por 3 a 7 años. Este es un método adecuado de anticoncepción para mujeres que desean anticoncepción a largo plazo. Debe evitarse en pacientes con enfermedad pélvica inflamatoria o un antecedente de embarazo ectópico. El dispositivo intrauterino de *levonorgestrel* es un tratamiento altamente efectivo para el sangrado menstrual abundante. [Nota: el dispositivo intrauterino de cobre no hormonal proporciona anticoncepción por hasta 10 años. A diferencia del DIU de *levonorgestrel*, el DIU de cobre puede aumentar el sangrado menstrual].

8. **Anticoncepción poscoital:** la anticoncepción de urgencia o poscoital reduce la probabilidad de embarazo entre 0.2 y 3% después del coito sin anticoncepción efectiva (fig. 25-10). El método más frecuente de anticoncepción de urgencia usa una sola dosis elevada de *levonorgestrel*. Para efectividad máxima, la anticoncepción de urgencia debe tomarse tan pronto como sea posible después del coito sin protección y de preferencia en un lapso de 72 horas. Los esquemas de anticoncepción de urgencia con *levonorgestrel* por lo general son mejor tolerados que los esquemas de combinación de estrógeno-progestina. Un anticonceptivo de urgencia alternativo es el agonista/antagonista de progesterona *ulipristal*. Está indicado para anticoncepción de urgencia en un lapso de 5 días del coito sin protección. [Nota: la inserción del dispositivo intrauterino de cobre dentro de los 5 días posteriores a la relación sexual sin protección es otro método de anticoncepción de emergencia, y también proporciona anticoncepción a largo plazo].

Aplicación clínica 25-2. Selección de un método anticonceptivo

Dada la gran variedad de anticonceptivos disponibles, la tarea de seleccionar un método anticonceptivo para una paciente puede parecer un desafío. El uso de la serie de preguntas que figuran a continuación para recopilar información de la paciente y de la historia clínica ayudará a afinar las opciones y a guiar al clínico en la selección de un agente anticonceptivo apropiado.

1. ¿La paciente está dispuesta a usar anticonceptivos hormonales? Si la paciente no quiere usar hormonas, se debe recomendar una forma de anticoncepción no hormonal (p. ej., condón, diafragma, dispositivo intrauterino de cobre o métodos de conocimiento de la fertilidad).
2. ¿La paciente tiene contraindicaciones a los estrógenos, como edad avanzada, enfermedad tromboembólica o tabaquismo? Las contraindicaciones a los estrógenos deben guiar al clínico hacia el uso de productos de progestina sola (p. ej., píldora de progestina sola, inyectable, implante o DIU de *levonorgestrel*) o métodos anticonceptivos no hormonales.
3. ¿Qué otras condiciones de salud tiene la paciente que podrían influir en la elección del agente anticonceptivo? Si los médicos no están seguros de los anticonceptivos que son aceptables para su uso con condiciones médicas concurrentes, deben consultar una referencia médica. Un ejemplo de un cuadro de referencia útil para guiar la selección de anticonceptivos es el cuadro resumen de los CDC sobre los criterios médicos de elegibilidad para el uso de anticonceptivos en EUA https://www.cdc.gov/reproductivehealth/contraception/pdf/summary-chart-us-medical-eligibility-criteria_508tagged.pdf.
4. ¿Cuál es la duración prevista del tratamiento anticonceptivo? Si las pacientes buscan una anticoncepción a largo plazo, un método LARC como el DIU o el implante es una excelente opción. Para las pacientes que solo necesitan anticoncepción a corto plazo, los métodos LARC no son los más adecuados.
5. ¿Cuál es la preferencia de la paciente en cuanto al tipo de terapia anticonceptiva? ¿Prefiere la paciente píldoras, parches, DIU, etc.? Esta información ayudará a guiar la selección de un agente anticonceptivo.
6. ¿Cuál es la capacidad de adherirse a la terapia? Para las pacientes que tienen dificultades para recordar tomar una píldora cada día, cambiar un parche cada semana, etc., se debe considerar un método LARC. Los métodos LARC tienen la mayor tasa de eficacia, ya que no dependen del paciente para la adherencia.

B. Mecanismo de acción

El estrógeno administrado por vía exógena en anticonceptivos proporciona retroalimentación negativa que embota la liberación de la hormona foliculoestimulante (FSH) por la glándula hipófisis y progestina inhibe la secreción de LH, con lo que se previene la ovulación. Progestina también espesa el moco cervicouterino, dificultando así la capacidad de los espermatozoides para llegar al óvulo. La retirada de la progestina (p. ej., durante la semana con placebo píldora, o semana sin parche o anillo durante cada ciclo de 28 días) estimula el sangrado menstrual.

C. Efectos adversos

Los efectos adversos asociados con varios anticonceptivos se determinan por los estrógenos y la progestina, compuestos específicos en el producto. Los efectos adversos más frecuentes con estrógenos son plenitud mamaria, retención de líquidos, cefalea y náusea. También puede ocurrir aumento de la presión arterial. Las progestinas pueden relacionarse con depresión, cambios en la libido, hirsutismo y acné. Aunque raros, pueden ocurrir tromboembolismo, tromboflebitis, infarto del miocardio e ictus con el uso de los anticonceptivos que contienen estrógeno. Estos efectos adversos graves son más frecuentes entre mujeres que tienen más de 35 años y fuman y deben evitarse los anticonceptivos que contienen estrógeno en esta población. Se prefieren los productos de solo progestina en mujeres mayores que fuman, debido a un menor riesgo de efectos adversos graves. El sangrado intermenstrual es un efecto adverso común de los AOC y de las píldoras con progestágeno. Este efecto adverso es más probable en las nuevas usuarias y en las que toman píldoras de dosis más bajas. La incidencia de cáncer cervicouterino puede aumentar con los anticonceptivos hormonales debido a que las mujeres tienen menos probabilidades de usar métodos anticonceptivos de barrera que reducen la exposición al virus del papiloma humano, el principal factor de riesgo para cáncer cervicouterino. [Nota: los anticonceptivos orales se relacionan con un riesgo disminuido de cáncer endometrial y ovárico]. Los anticonceptivos orales están contraindicados en presencia de enfermedad cerebrovascular y tromboembólicas, neoplasias dependientes de estrógeno, enfermedad hepática y embarazo. Los fármacos que inducen la isoenzima CYP3A4 (p. ej., *rifampicina, carbamazepina* y *fenitoína*) reducen de forma significativa la eficacia de los anticonceptivos orales. El uso concurrente de estos agentes con anticonceptivos orales debe evitarse, o debe utilizarse un método de barrera alternativo de anticoncepción. Los antibióticos que alteran la microbiota gastrointestinal normal pueden reducir el reciclado enterohepático de estrógeno, con lo que disminuye la efectividad de los anticonceptivos orales. Los pacientes deben saber sobre la posible interacción entre los antibióticos y los anticonceptivos orales, junto con la necesidad potencial de un método alternativo de anticoncepción durante el tratamiento con antibióticos.

VI. ANDRÓGENOS

Los andrógenos son un grupo de esteroides que tienen efectos anabólicos o masculinizantes o los dos en mujeres y hombres. *Testosterona*, el andrógeno más importante en humanos, se sintetiza por las células de Leydig en los testículos y, en menores cantidades, por las células tecales en los ovarios y por la glándula suprarrenal en ambos sexos. Otros andrógenos secretados por los testículos son 5α-dihidrotestosterona (DHT), androstenediona y DHEA en pequeñas cantidades. En hombres adultos, la secreción de *testosterona* por las

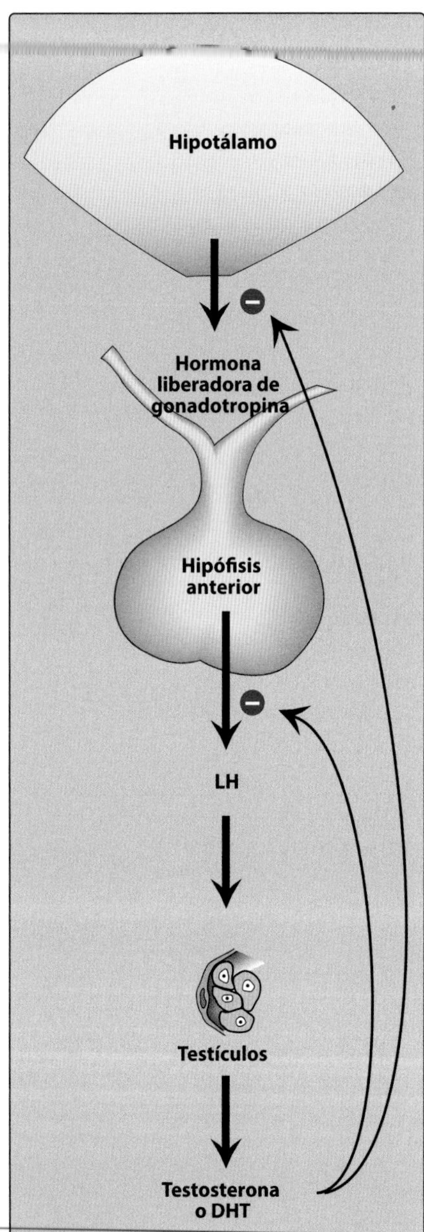

Figura 25-11
Regulación de la secreción de *testosterona*. DHT = 5α-dihidrotestosterona; LH = hormona luteinizante.

células de Leydig está controlada por la hormona liberadora de gonadotropina desde el hipotálamo, que estimula la glándula hipófisis anterior y secreta FSH y LH. *Testosterona* o su metabolito activo, DHT, inhibe la producción de estas hormonas tróficas específicas a través de un asa de retroalimentación negativa y, por lo tanto, regula la producción de *testosterona* (fig. 25-11). Se requieren andrógenos para 1) maduración normal en el hombre, 2) producción de espermatozoides, 3) aumento de la síntesis de proteínas musculares y hemoglobina y 4) disminución de la resorción ósea. Las modificaciones sintéticas de la estructura andrógena modifican la solubilidad y la susceptibilidad al metabolismo (con lo que se prolonga la vida media de la hormona) y separan los efectos anabólicos y androgénicos.

A. Mecanismo de acción

Al igual que los estrógenos y las progestinas, los andrógenos se unen a un receptor nuclear específico en una célula blanco. Aunque *testosterona* en sí misma es el ligando activo en el músculo y el hígado, en otros tejidos debe metabolizarse a sus derivados, como DHT. Por ejemplo, después de difundirse hacia las células de la próstata, las vesículas seminales, el epidídimo y la piel, *testosterona* se convierte por 5α-reductasa a DHT, que se une al receptor.

B. Usos terapéuticos

Los esteroides androgénicos (fig. 25-12) se usan para hombres con hipogonadismo primario (causado por disfunción testicular) o hipogonadismo secundario (debido a insuficiencia del hipotálamo o la hipófisis). La restitución de *testosterona* está indicada principalmente para hombres con hipogonadismo relacionado con trastornos médicos; no hay pruebas para su uso en *testosterona* baja relacionada con el envejecimiento. *Testosterona* también se utiliza en los hombres transexuales para promover la virilización en la terapia hormonal de afirmación del género. Los esteroides anabólicos pueden usarse para tratar la emaciación crónica relacionada con el virus de la inmunodeficiencia humana o cáncer. Un uso no aprobado de los esteroides anabólicos es aumentar la masa corporal magra, la fuerza muscular y la resistencia en los atletas y fisicoculturistas (véase más adelante). Debido al uso inadecuado potencial de la *testosterona* y sus derivados estos agentes se clasifican como sustancias controladas. DHEA (un precursor de *testosterona* y estrógeno) se ha promovido como una hormona antienvejecimiento, así como un "potenciador del desempeño". Sin embargo, no hay evidencia definitiva de que haga más lento el envejecimiento o de que mejore el desempeño a dosis terapéuticas normales. Las formulaciones de *testosterona* o sus derivados pueden usarse en combinación con estrógeno para mujeres con síntomas menopáusicos que no responden al estrógeno por sí solo. *Danazol,* un andrógeno débil, se usa en el tratamiento de la endometriosis y la enfermedad mamaria fibroquística. [Nota: *danazol* también posee actividad antiestrógena]. Entre los efectos adversos se encuentran aumento de peso, acné, disminución del tamaño mamario, voz más profunda, aumento de la libido y aumento del crecimiento del pelo.

C. Farmacocinética

1. **Testosterona:** este agente es ineficaz por vía oral debido a la inactivación por el metabolismo de primer paso. Por lo tanto, *testosterona* se administra mediante un parche transdérmico, gel o solución tópica, gel nasal, o gránulo implantable. *Undecanoato de testosterona* es un profármaco de éster de testosterona activo por vía oral. Este agente

también puede administrarse por vía intramuscular. Otros ésteres de testosterona (p. ej., *cipionato* o *enantato de testosterona*) también están disponibles para su administración por vía intramuscular. Las formulaciones esterificadas inyectables son más liposolubles y tienen una mayor duración de acción de hasta varias semanas. La figura 25-13 muestra las concentraciones séricas de *testosterona* que se alcanzan con inyecciones y con parche transdérmico en hombres hipogonadales. Los metabolitos activos de *testosterona* incluyen DHT y *estradiol*, con actividad relacionada con la formación de DHT. Los metabolitos inactivos se excretan sobre todo en la orina. *Testosterona* y sus ésteres demuestran una relación relativa 1:1 de actividad androgénica a anabólica.

2. **Derivados de testosterona:** la alquilación de la posición 17α de *testosterona* se relaciona con menos metabolismo hepático y permite la administración oral de la hormona. *Metiltestosterona* es un ejemplo de un derivado de *testosterona* administrado por vía oral. Con la disponibilidad de fórmulas aumentadas de *testosterona*, y los informes de disfunción hepática con este agente, no se recomienda *metiltestosterona* para el tratamiento de la deficiencia de testosterona. *Oxandrolona* es un derivado alquilado de 17α con actividad oral de DHT. *Oxandrolona* tiene actividad anabólica que es 3 a 13 veces la de *testosterona*. Este agente está indicado para el tratamiento de la caquexia y el dolor óseo asociado con la osteoporosis.

ANDRÓGENOS

Danazol SOLO GENÉRICO
Metiltestosterona SOLO GENÉRICO
Oxandrolona SOLO GENÉRICO
***Testosterona* (implante)** TESTOPEL
***Testosterona* (nasal)** NATESTO
***Testosterona* (parche)** ANDRODERM
***Testosterona* (tópica)** ANDROGEL, TESTIM, VOGELXO
Cipionato de testosterona DEPO-TESTOSTERONE
Enantato de testosterona XYOSTED
***Undecanoato de testosterona* (inyección)** AVEED
***Undecanoato de testosterona* (oral)** JATENZO

ANTIANDRÓGENOS

Apalutamida ERLEADA
Bicalutamida CASODEX
Darolutamida NUBEQA
Enzalutamida XTANDI
Flutamida SOLO GENÉRICO
Nilutamida NILANDRON

Figura 25-12
Resumen de andrógenos.

D. Efectos adversos

1. **En mujeres:** los andrógenos pueden causar masculinización, acné, crecimiento de vello facial, voz profunda, alopecia en patrón masculino y desarrollo muscular excesivo. También pueden ocurrir irregularidades menstruales. Las embarazadas no deben usar *testosterona* debido a la posible virilización del feto femenino.

2. **En hombres:** el exceso de andrógeno puede causar priapismo, impotencia, disminución de la espermatogénesis, ginecomastia y cambios cosméticos como los descritos para mujeres. Los andrógenos también pueden aumentar la libido y estimular el crecimiento de la próstata.

3. **En niños:** los andrógenos pueden causar maduración sexual anormal y alteraciones del crecimiento que resultan del cierre prematuro de las placas epifisarias.

4. **Efectos generales:** los andrógenos pueden aumentar las concentraciones séricas de LDL y reducir las de lipoproteínas de alta densidad. También pueden causar retención de líquidos y edema periférico. La restitución de *testosterona* se ha relacionado con un posible aumento de riesgo de infarto del miocardio e ictus. Los efectos adversos hepáticos se han relacionado con los andrógenos alquilados 17α. La irritación cutánea local es un efecto adverso frecuente con formulaciones tópicas.

5. **En atletas:** el uso de esteroides anabólicos (p. ej. DHEA) por atletas puede causar cierre prematuro de la epífisis de los huesos largos, que embota el crecimiento e interrumpe el desarrollo. Las dosis elevadas tomadas por atletas jóvenes pueden resultar en la reducción del tamaño testicular, anormalidades hepáticas, aumento de la agresión, alteraciones importantes del estado de ánimo y otros efectos adversos descritos en párrafos anteriores.

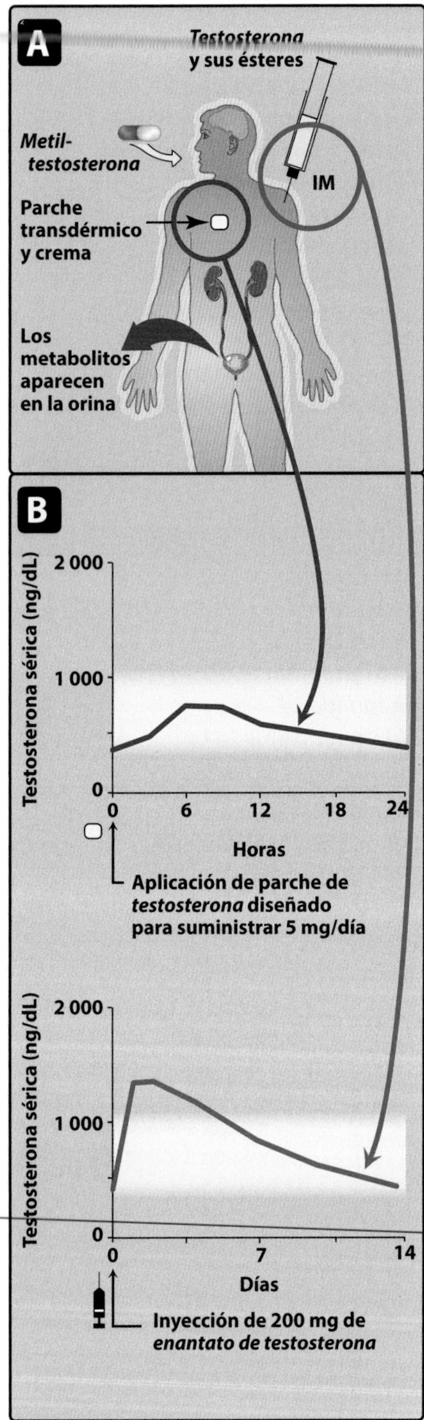

Figura 25-13
A. Administración y destino de los andrógenos. IM = intramuscular.
B. Concentraciones séricas de *testosterona* después de su administración por inyección o parche transdérmico en hombres hipogonadales.
La *banda amarilla* indica los límites superiores e inferiores de lo normal.

E. Antiandrógenos

Los antiandrógenos contrarrestan la acción hormonal masculina al interferir con la síntesis de andrógenos o al bloquear sus receptores. Los antiandrógenos, como *flutamida, bicalutamida, enzalutamida* y *nilutamida* actúan como inhibidores competitivos de los andrógenos en la célula blanco y son efectivos por vía oral para el tratamiento del cáncer prostático (véase cap. 37). *Finasterida* y *dutaserida* inhiben 5α-reductasa, lo que resulta en una menor formación de dihidrotestosterona. Estos agentes se usan para el tratamiento de la hiperplasia prostática benigna (véase cap. 43).

Resumen del capítulo

- Los usos terapéuticos más comunes de los estrógenos y progestinas son la anticoncepción y la terapia hormonal para la menopausia.
- *Etinilestradiol* es el estrógeno más común en los agentes anticonceptivos. *Estradiol* y *estrógenos equinos conjugados* son estrógenos comunes en la terapia hormonal para la menopausia.
- Los anticonceptivos hormonales pueden contener una combinación de estrógeno y progestina (anticonceptivos orales combinados, parches transdérmicos o anillos anticonceptivos vaginales) o una progestina sola (píldoras, inyectables, implantes o dispositivos intrauterinos con progestina sola).
- Los estrógenos de los anticonceptivos impiden la liberación de FSH por la hipófisis, y los progestágenos inhiben la secreción de LH, impidiendo así la ovulación. Los progestágenos también espesan el moco cervical.
- Los métodos anticonceptivos LARC (implante y DIU) son los más eficaces, ya que su eficacia no depende de la adherencia de la paciente.
- Los efectos adversos más comunes de los anticonceptivos hormonales combinados incluyen sensibilidad en las mamas, dolor de cabeza, náusea y cambios en el estado de ánimo o la libido. También puede producirse un aumento de la presión arterial, hirsutismo y acné.
- Los estrógenos aumentan el riesgo de tromboembolismo venoso, infarto del miocardio e ictus. El riesgo aumenta en mujeres mayores, fumadoras y que tienen otros factores de riesgo, como hipertensión.
- En el caso de la terapia hormonal, debe utilizarse la dosis más baja de estrógenos que controle los síntomas vasomotores. Las mujeres con el útero intacto deben tomar también un progestágeno para reducir el riesgo de cáncer de endometrio asociado con estrógenos sin oposición.
- Los moduladores selectivos de los receptores de estrógenos (MSRE) son compuestos relacionados con los estrógenos que presentan un agonismo o antagonismo selectivo para los receptores de estrógenos según el tipo de tejido. Los distintos MSRE tienen diferentes aplicaciones terapéuticas, incluyendo el tratamiento y la prevención del cáncer de mama, así como el manejo de la infertilidad y la dispareunia.
- El remplazo de testosterona está indicado para hombres con hipogonadismo relacionado con condiciones médicas; se carece de evidencia para su uso en la disminución de testosterona asociada con el envejecimiento.
- Los efectos adversos del tratamiento con testosterona pueden incluir acné, aumento de la libido, crecimiento del vello facial e hipercolesterolemia. Con dosis excesivas puede producirse calvicie de patrón masculino, priapismo e impotencia.

Preguntas de estudio

Elija la MEJOR respuesta.

25.1 ¿Cuál de las siguientes opciones describe mejor el mecanismo de acción del etinilestradiol en los anticonceptivos orales?

A. Retrasa el transporte de los espermatozoides
B. Inhibe la liberación de la hormona estimulante del folículo
C. Inhibe la liberación de la hormona luteinizante
D. Espesa el moco cervical

Respuesta correcta = B. Los estrógenos administrados de forma exógena proporcionan una retroalimentación negativa que reduce la liberación de FSH de la hipófisis. La progestina inhibe la liberación de LH, espesa el moco cervical y, por lo tanto, retrasa el transporte de los espermatozoides.

25.2 ¿Cuál de los siguientes es la forma más efectiva de anticoncepción con uso típico?

A. Anticonceptivos orales combinados
B. Minipíldora de solo progestina
C. Inyección de acetato de medroxiprogesterona de depósito
D. Implante de progestina subdérmico

Respuesta correcta = D. *Véase* la figura 25-9. El implante subdérmico es un método anticonceptivo LARC y tiene una tasa de fracaso muy baja, debido a que no requiere cumplimiento de la paciente después de su implantación. Las píldoras de solo progestina son menos efectivas que los anticonceptivos orales combinados y la inyección de acetato de medroxiprogesterona de depósito.

25.3 Una mujer de 36 años solicita anticoncepción. No presenta trastornos médicos y fuma una cajetilla de cigarros al día. ¿Cuál sería lo más apropiado para recomendar?

A. Anillo vaginal anticonceptivo
B. Parche transdérmico anticonceptivo
C. Minipíldora de solo progestina
D. Píldora anticonceptiva oral en combinación

Respuesta correcta = C. Los productos de solo progestina se prefieren en mujeres mayores que son fumadoras, debido a un menor riesgo de efectos adversos graves, como infarto del miocardio e ictus. No se recomiendan los anticonceptivos que contienen estrógeno en mujeres mayores de 35 años que son fumadoras. El anillo vaginal anticonceptivo, el parche transdérmico anticonceptivo y las píldoras anticonceptivas orales en combinación contienen todos estrógeno.

25.4 Una madre lactante de 28 años tiene 3 semanas de posparto y quiere empezar a tomar anticonceptivos hormonales. Tiene previsto intentar tener otro bebé dentro de 1 año. ¿Cuál es la mejor opción anticonceptiva para esta paciente?

A. Parche de etinilestradiol y norelgestromina
B. Anillo vaginal de etinilestradiol y etonogestrel
C. Minipíldora de noretindrona
D. Inyección de acetato de medroxiprogesterona

Respuesta correcta = C. Dado que la paciente está amamantando, deben evitarse los estrógenos, ya que pueden disminuir la producción de leche, en especial en el periodo posparto temprano. Los progestágenos no disminuyen la producción de leche. Aunque la medroxiprogesterona es un anticonceptivo que solo contiene progestágenos, puede retrasar el retorno de la fertilidad. La fertilidad vuelve inmediatamente después de suspender el uso de la minipíldora de noretindrona, y este agente no disminuye la producción de leche.

25.5 Una mujer de 25 años usa acetato de medroxiprogesterona inyectable como método anticonceptivo. ¿Cuál de los siguientes efectos adversos es una preocupación si desea seguir con este tratamiento a largo plazo?

A. Hiperpotasemia
B. Alopecia de patrón masculino
C. Osteoporosis
D. Pérdida de peso

Respuesta correcta = C. Acetato de medroxiprogesterona puede contribuir a pérdida de hueso y predisponer a los pacientes a osteoporosis o fracturas. Por lo tanto, el fármaco no debe continuarse a largo plazo, a menos que la paciente no sea candidata a otros anticonceptivos. El fármaco a menudo causa aumento de peso, no pérdida de peso. Los otros efectos adversos no se relacionan con medroxiprogesterona.

25.6 Una mujer de 22 años solicita anticoncepción de urgencia después de coito sin protección que ocurrió hace 1 día. No presenta alteraciones médicas. ¿Cuál de los siguientes agentes es más apropiado?

A. Etinilestradiol/norgestimato
B. Etonogestrel
C. Levonorgestrel
D. Mifepristona

Respuesta correcta = C. Se prefiere una sola dosis de levonorgestrel para anticoncepción de urgencia y debe administrarse en un lapso de 72 h del coito no protegido para una mejor eficacia. Los esquemas de estrógeno/progestina se usan menos para anticoncepción de urgencia debido a una mayor incidencia de efectos adversos como náusea/vómito. Etonogestrel es una progestina usada en el anillo y el implante anticonceptivo. Mifepristona es un antagonista de progesterona usado para terminar un embarazo.

25.7 Una mujer de 35 años presenta infertilidad debido a anovulación. ¿Cuál de los siguientes agentes es más apropiado para esta paciente?

A. Clomifeno
B. Ospemifeno
C. Raloxifeno
D. Ulipristal

Respuesta correcta = A. Clomifeno es un modulador selectivo del receptor de estrógeno que interfiere con la retroalimentación negativa de los estrógenos en el hipotálamo, con lo que aumenta la secreción de hormona liberadora de gonadotropina y gonadotropinas y causa estimulación de la ovulación. Ospemifeno es un modulador selectivo del receptor de estrógeno indicado para el tratamiento de dispareunia. Raloxifeno es un modulador de este tipo usado en la prevención del cáncer mamario y la osteoporosis. Ulipristal es un agonista/antagonista de progesterona que se usa como anticonceptivo de urgencia.

25.8 Una mujer de 52 años refiere fuertes bochornos que ocurren varias veces al día y que afectan a su sueño por la noche. Se sometió a una histerectomía hace 7 meses. ¿Cuál de los siguientes tratamientos es el más adecuado para sus síntomas?

A. Estrógenos equinos conjugados (orales)
B. Estrógenos equinos conjugados con medroxiprogesterona (oral)
C. Estradiol (crema vaginal)
D. Tamoxifeno (oral)

Respuesta correcta = A. La administración sistémica de estrógenos es la terapia más eficaz para los síntomas vasomotores como los sofocos. Dado que esta paciente no tiene útero (antecedentes de histerectomía), no requiere la adición de una progestina como medroxiprogesterona. La crema vaginal de estradiol aliviará la sequedad y la atrofia vaginal asociadas a la menopausia, pero no aliviará los síntomas vasomotores. Tamoxifeno es un MSRE y puede empeorar los sofocos.

25.9 ¿Cuál de los siguientes agentes hormonales se asocia con el efecto adverso más probable?

A. Drospirenona: hipopotasemia
B. Etinilestradiol: hipotensión
C. Levonorgestrel: sofocos
D. Testosterona: aumento de la libido

Respuesta correcta = D. Los efectos androgénicos de la testosterona pueden aumentar la libido. Drospirenona es un análogo de la espironolactona y puede aumentar la retención de potasio, causando hiperpotasemia. Los estrógenos de los anticonceptivos orales pueden aumentar la presión arterial (no reducirla). La progestina levonorgestrel puede tener efectos androgénicos (p. ej., acné e hirsutismo). Los sofocos suelen atribuirse a la falta de estrógenos o al antagonismo de los receptores de estrógenos.

25.10 El uso de testosterona es más apropiado, ¿en qué paciente?

A. Un atleta competitivo de 25 años
B. Un hombre de 30 años con hipogonadismo debido a lesión testicular
C. Un hombre de 50 años con testosterona baja relacionada con el envejecimiento
D. Un hombre de 65 años con testosterona baja y antecedentes de infarto del miocardio

Respuesta correcta = B. La testosterona solo debe usarse para hipogonadismo relacionado con trastornos médicos documentados y no con testosterona baja relacionada con el envejecimiento. La restitución de testosterona puede aumentar el riesgo de eventos cardiovasculares y debe usarse con precaución en pacientes con antecedentes de infarto del miocardio y cardiopatía.

Hormonas suprarrenales

26

Shannon A. Miller y Karen L. Whalen

I. GENERALIDADES

La glándula suprarrenal está formada por la corteza y la médula. La médula segrega catecolaminas (véase cap. 6), y la corteza secreta dos clases principales de hormonas esteroideas, los corticoesteroides (glucocorticoides y mineralocorticoides; fig. 26-1) y los andrógenos suprarrenales. La corteza suprarrenal tiene tres zonas y cada zona sintetiza un tipo diferente de hormona esteroide a partir del colesterol (fig. 26-2). La zona glomerular externa produce mineralocorticoides (p. ej., aldosterona) que son responsables de regular el metabolismo de la sal y el agua. La zona fascicular media sintetiza los glucocorticoides (p. ej., cortisol) que participan en el metabolismo y responden al estrés. La zona reticular interna secreta andrógenos suprarrenales (véase cap. 25). La secreción por las dos zonas internas y, en menor grado, la zona externa está controlada por la hormona adrenocorticotrópica (ACTH; también llamada corticotropina) hipofisaria, que se libera en respuesta a la hormona liberadora de corticotropina (CRH) hipotalámica. Los glucocorticoides sirven como inhibidores de la retroalimentación de la secreción de ACTH y CRH. Este capítulo ofrece una visión general de los corticoesteroides, así como de los fármacos que inhiben la producción o la función de los adrenocorticoides.

CORTICOESTEROIDES
Betametasona CELESTONE, DIPROLENE
Cortisona SOLO GENÉRICO
Dexametasona DECADRON
Fludrocortisona SOLO GENÉRICO
Hidrocortisona CORTEF
Metilprednisolona MEDROL
Prednisolona ORAPRED, PEDIAPRED
Prednisona DELTASONE
Triamcinolona KENALOG, NASACORT, ARISTOSPAN
INHIBIDORES DE LA BIOSÍNTESIS O FUNCIÓN ADRENOCORTICOIDE
Eplerenona INSPRA
Ketoconazol NIZORAL
Espironolactona ALDACTONE

Figura 26-1
Resumen de los corticoesteroides suprarrenales.

II. CORTICOESTEROIDES

Los corticoesteroides se unen a receptores citoplásmicos intracelulares específicos en tejidos blanco. Los receptores glucocorticoides están ampliamente distribuidos a lo largo del cuerpo, en tanto que los receptores mineralocorticoides se confinan sobre todo a los órganos excretores, como el riñón, el colon, las glándulas salivales y las glándulas sudoríparas. Ambos tipos de receptores se encuentran en el cerebro. Después de la dimerización, el complejo receptor-hormona recluta proteínas coactivadoras (o correpresoras) y se transloca en el núcleo, donde se une a los elementos promotores de genes. Ahí actúa como un factor de transcripción para activar los genes (cuando están en complejo con coactivadores) o desactivarlos (cuando están en complejos con correpresores), dependiendo del tejido (fig. 26-3). Debido a este mecanismo, algunos efectos de los corticoesteroides tardan de horas a días en ocurrir. Esta sección describe las acciones normales y los usos terapéuticos de los corticoesteroides.

A. Glucocorticoides

El cortisol es el principal glucocorticoide humano. En condiciones normales, su producción es diurna, con un pico temprano por la mañana,

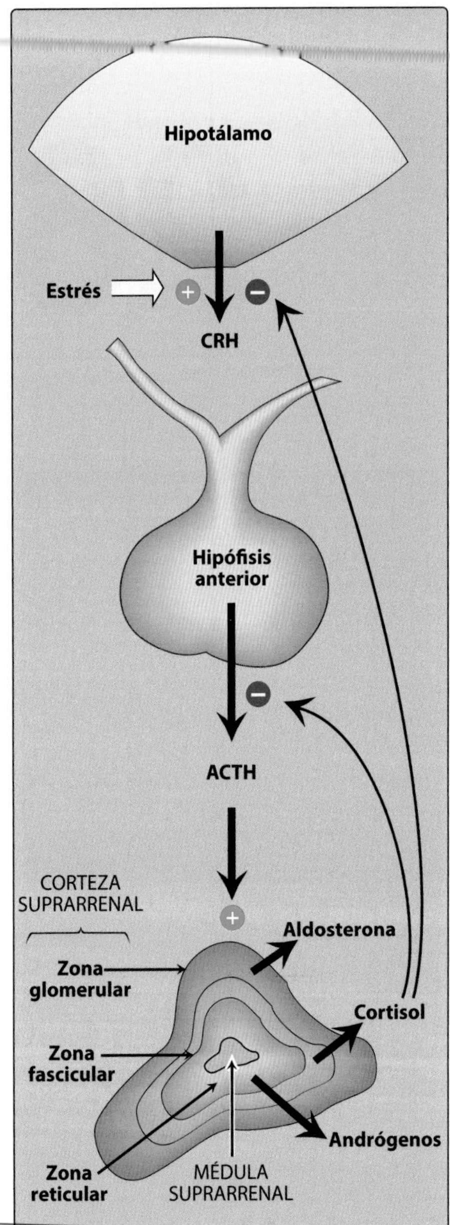

Figura 26-2
Regulación de la secreción de corticoesteroides. ACTH = hormona adrenocorticotrópica; CRH = hormona liberadora de corticotropina.

seguido de una declinación y después un pico secundario más pequeño ya avanzada la tarde. El estrés y las concentraciones de esteroides circulantes influyen sobre la secreción. Los efectos del cortisol son muchos y diversos. En general, todos los glucocorticoides:

1. **Promueven el metabolismo intermedio normal:** los glucocorticoides estimulan la producción de glucosa hepática al fomentar la expresión de las enzimas involucradas en la gluconeogénesis. Movilizan los aminoácidos y estimulan la lipólisis, con lo que proporcionan los materiales y la energía para la síntesis de glucosa.
2. **Aumentan la resistencia al estrés:** al aumentar las concentraciones de glucosa plasmática, los glucocorticoides proporcionan al cuerpo la energía para combatir el estrés causado por traumatismos, sustos, infección, sangrado o enfermedad debilitante. [Nota: la insuficiencia de glucocorticoides puede causar hipoglucemia (p. ej., durante periodos estresantes o de ayuno)].
3. **Alteran las concentraciones de células sanguíneas en plasma:** los glucocorticoides causan una disminución en los eosinófilos, basófilos, monocitos y linfocitos al redistribuirlos de la circulación al tejido linfoide. Los glucocorticoides también aumentan la hemoglobina, los eritrocitos, las plaquetas y los leucocitos polimorfonucleares.
4. **Poseen acción antiinflamatoria:** las propiedades más importantes de los glucocorticoides son las potentes actividades antiinflamatorias e inmunosupresoras. Los glucocorticoides reducen los linfocitos circulantes e inhiben la capacidad de los leucocitos y los macrófagos de responder a los mitógenos y antígenos. Los glucocorticoides también disminuyen la producción y la liberación de citocinas proinflamatorias. Aumentan la producción de lipocortina, un inhibidor de la fosfolipasa A_2, bloqueando así la liberación de ácido araquidónico (el precursor de las prostaglandinas y los leucotrienos), lo que resulta en acciones antiinflamatorias. Por último, estos agentes influyen sobre la respuesta inflamatoria al estabilizar las membranas de los mastocitos y los basófilos, con lo que disminuye la liberación de histamina.
5. **Afectan otros sistemas:** las concentraciones elevadas de glucocorticoides proporcionan retroalimentación negativa para reducir la producción de ACTH y afectar el sistema endocrino al suprimir la síntesis de glucocorticoides y hormona estimulante de la tiroides. Además, las concentraciones adecuadas de cortisol son esenciales para una filtración glomerular normal. Los corticoesteroides pueden afectar de forma adversa otros sistemas (véase Efectos adversos más adelante).

B. Mineralocorticoides

Los mineralocorticoides ayudan a controlar el estado de líquidos y la concentración de electrolitos, en particular sodio y potasio. La aldosterona es el principal mineralocorticoide fisiológico. Aldosterona actúa sobre los receptores mineralocorticoides en los túbulos distales y conductos de recolección en los riñones, causando reabsorción de sodio, bicarbonato y agua. A la inversa, aldosterona disminuye la reabsorción de potasio, que, con H^+, se pierde en la orina. El aumento de la reabsorción de sodio por aldosterona también ocurre en la mucosa gastrointestinal y en las glándulas sudoríparas y salivales. [Nota: las concentraciones elevadas de aldosterona pueden causar alcalosis e hipopotasemia, retención de sodio y agua y un aumento en el volumen de sangre y la presión arterial. El hiperaldosteronismo se trata con *espironolactona*, un diurético ahorrador de potasio que también actúa como antagonista de los receptores de mineralocorticoides (aldosterona)].

C. Usos terapéuticos de los corticoesteroides

Los derivados semisintéticos de los corticoesteroides varían en potencia antiinflamatoria, actividad mineralocorticoide y duración de la acción (fig. 26-4). Estos agentes se usan en el tratamiento de restitución y en el tratamiento de las reacciones alérgicas graves, asma, artritis reumatoide, otros trastornos inflamatorios y algunos cánceres.

1. **Alivio de los síntomas inflamatorios:** los corticoesteroides reducen de forma significativa la inflamación relacionada con trastornos cutáneos inflamatorios, lo que incluye enrojecimiento, inflamación, calor e hipersensibilidad. Además, estos agentes son importantes para el control de los síntomas en el asma persistente, así como en el tratamiento de las exacerbaciones del asma, la artritis reumatoide, la enfermedad inflamatoria intestinal y otros trastornos autoinmunes. En la osteoartritis pueden usarse corticoesteroides intraarticulares para el tratamiento de una exacerbación de la enfermedad. Los corticoesteroides no son curativos en estas afecciones.

2. **Tratamiento de asma y las alergias:** los corticoesteroides son benéficos en el tratamiento de la rinitis alérgica, así como en reacciones alérgicas a fármacos, suero y transfusiones. En el tratamiento de la rinitis alérgica y el asma, *fluticasona* y otros (véase fig. 26-5) se inhalan en las vías aéreas. Los corticoesteroides inhalados utilizados a diario proporcionan un control a largo plazo de los síntomas del asma y la rinitis alérgica (véase cap. 41). El uso de corticoides inhalados minimiza los efectos sistémicos, reduciendo o eliminando la necesidad de los corticoesteroides orales.

3. **Tratamiento de restitución para insuficiencia suprarrenal primaria (enfermedad de Addison):** la enfermedad de Addison es causada por disfunción de la corteza suprarrenal (se diagnostica por la falta de respuesta a la administración de ACTH). Los pacientes pueden presentar fatiga, pérdida de peso, hipotensión, ansia de sal y molestias musculoesqueléticas o gastrointestinales. En casos graves, los pacientes pueden sufrir un choque. Se administra *hidrocortisona*, que es idéntica al cortisol natural, para corregir la deficiencia. La incapacidad de hacerlo resulta en la muerte. Dos tercios de la dosis diaria de *hidrocortisona* se administran en la mañana y un tercio en la tarde, simulando la variación normal diurna en las concentraciones de cortisol. *Prednisona* o *dexametasona*, que se administran una vez al día, son alternativas de tratamiento de acción más prolongada. La administración de *fludrocortisona,* un potente mineralocorticoide sintético, también puede ser necesaria para corregir la deficiencia de mineralocorticoides.

4. **Terapia de restitución para insuficiencia suprarrenal secundaria o terciaria:** insuficiencia suprarrenal secundaria y terciaria se deben a un defecto en la producción de ACTH por la hipófisis o en la producción de CRH por el hipotálamo, respectivamente. Se usa *hidrocortisona* para el tratamiento de estas deficiencias.

5. **Diagnóstico del síndrome de Cushing:** el síndrome de Cushing es causado por hipersecreción de glucocorticoides (hipercortisolismo) que resulta de una liberación excesiva de ACTH por la hipófisis anterior, un tumor suprarrenal o un tumor productor de ACTH ectópico (secreción de ACTH por un tumor no hipofisario). [Nota: el tratamiento crónico con dosis elevadas de glucocorticoides es una causa frecuente de síndrome de Cushing]. Las concentraciones de cortisol (en orina,

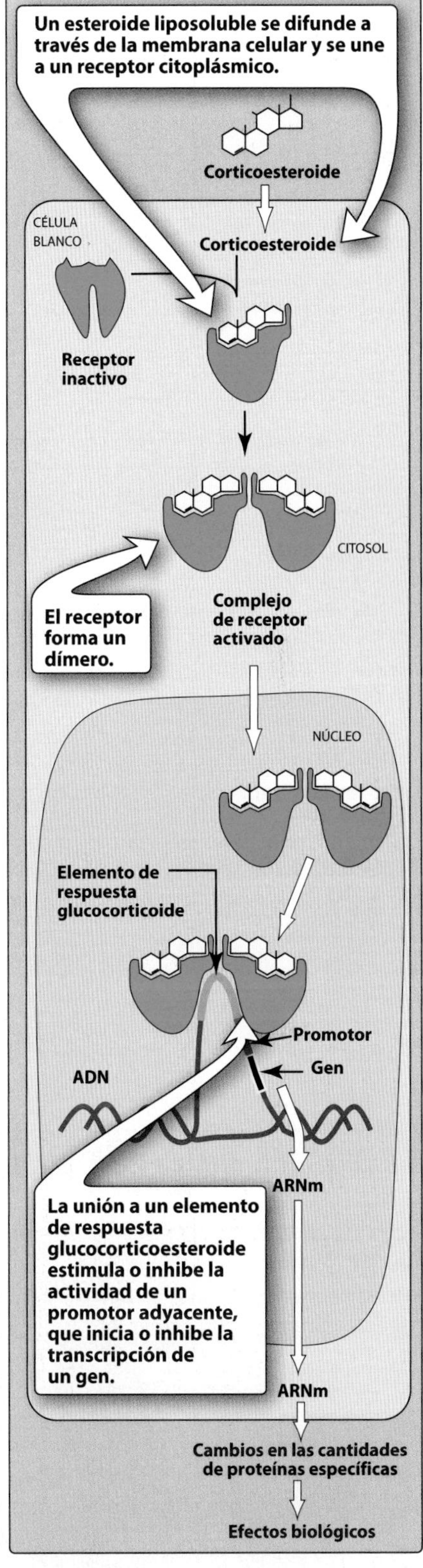

Figura 26-3
Regulación génica por glucocorticoides.

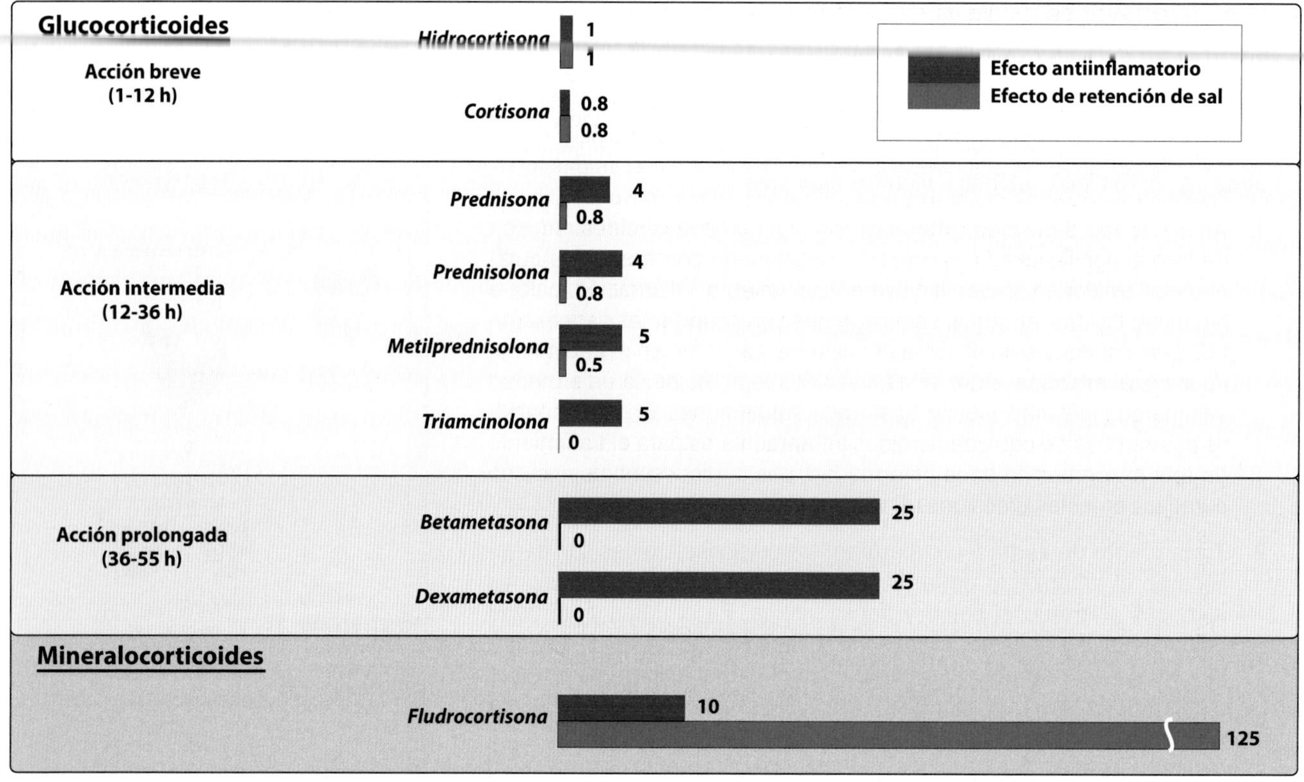

Figura 26-4
Efectos farmacológicos y duración de acción de algunos corticoesteroides sintéticos y naturales de uso frecuente. Todas las actividades son relativas a la de hidrocortisona, que se considera es 1.

plasma y saliva) y la prueba de supresión de *dexametasona* se usan para diagnosticar síndrome de Cushing. El glucocorticoide sintético *dexametasona* suprime la liberación de cortisol en personas sanas, pero no en aquellos con síndrome de Cushing.

Aplicación clínica 26-1. Síndrome de Cushing

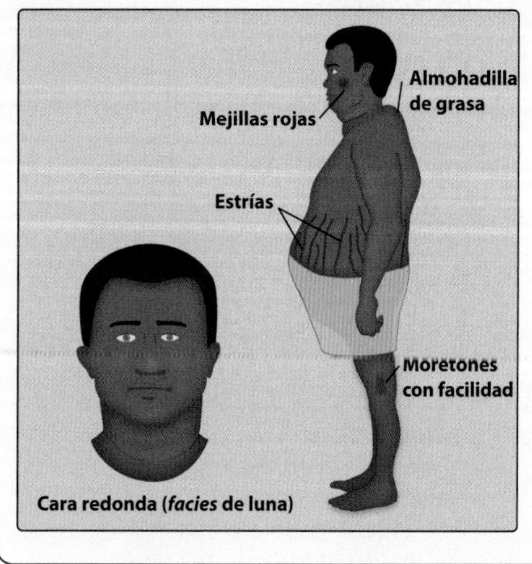

El síndrome de Cushing es una enfermedad caracterizada por un exceso de cortisol (hipercortisolismo). Puede producirse por un exceso de secreción de ACTH por parte de la hipófisis, un tumor suprarrenal, un tumor ectópico productor de ACTH (p. ej., un cáncer de pulmón de células pequeñas) o la administración exógena de medicamentos glucocorticoides (síndrome de Cushing iatrogénico). [Nota: el síndrome de Cushing causado por un exceso de secreción de ACTH de la hipófisis se conoce como enfermedad de Cushing]. Los pacientes con síndrome de Cushing pueden presentar obesidad central, una cara redonda (a veces llamada *facies* de luna) y una almohadilla de grasa en la parte posterior del cuello (joroba de búfalo). También pueden presentar una presión arterial elevada e intolerancia a la glucosa.

El diagnóstico del síndrome de Cushing se establece con un nivel de cortisol salival nocturno, la medición del cortisol libre en orina de 24 h o la prueba de supresión con *dexametasona*. En condiciones normales, el cortisol se secreta de forma intermitente, con niveles máximos a primera hora de la mañana, en torno a las 7 u 8 h, y un nadir a última hora de la tarde, en torno a la medianoche. Los pacientes con síndrome de Cushing no tienen el típico pico vespertino de cortisol y muestran niveles elevados de cortisol salival. Con la prueba de supresión con *dexametasona* (DST), se administra una dosis baja de *dexametasona* como dosis única a última hora de la tarde (o como una serie de ocho dosis a lo largo de 2 días), y se extrae un nivel de cortisol sérico a las 8 de la mañana del día siguiente. En los pacientes sin síndrome de Cushing, la administración de *dexametasona* suprime la secreción de CRH y ACTH del hipotálamo y la hipófisis, respectivamente, lo que ocasiona un nivel bajo de cortisol sérico. En los pacientes con síndrome de Cushing, el nivel de cortisol matutino no se suprime. La DST no debe utilizarse como prueba diagnóstica única del síndrome de Cushing. Los pacientes en los que se sospecha que tienen el síndrome de Cushing basándose en los resultados de la DST deben someterse a una prueba de confirmación utilizando uno de los otros métodos de prueba. [Nota: la DST de baja dosis se utiliza para ayudar a diagnosticar a los pacientes que tienen el síndrome de Cushing. Una vez confirmado el diagnóstico del síndrome de Cushing, se puede utilizar una DST de dosis alta para diferenciar la enfermedad de Cushing de otras formas de síndrome de Cushing (tumor suprarrenal, tumor ectópico secretor de ACTH)]. En la mayoría de los casos, el tratamiento del síndrome de Cushing implica la cirugía para resecar la hipófisis, las glándulas suprarrenales o el tumor ectópico productor de ACTH. En los casos de síndrome de Cushing iatrogénico, la dosis de glucocorticoides debe reducirse y disminuirse o deben utilizarse medicamentos alternativos para controlar el trastorno que se está tratando con glucocorticoides.

6. **Tratamiento de restitución para hiperplasia suprarrenal congénita:** la hiperplasia suprarrenal congénita es un grupo de enfermedades que resultan de un defecto enzimático en la síntesis de una o más hormonas esteroideas suprarrenales. La hiperplasia suprarrenal congénita puede causar virilización en mujeres debido a la producción excesiva de andrógenos suprarrenales. El tratamiento requiere la administración de suficientes corticoesteroides para suprimir la liberación de CRH y ACTH y normalizar las concentraciones de hormonas. Esto disminuye la producción de andrógenos suprarrenales. La elección de la hormona a restituir depende del defecto enzimático específico.

7. **Aceleración de la maduración pulmonar:** el síndrome de dificultad respiratoria, causado principalmente por una deficiencia de surfactante pulmonar, se observa en bebés prematuros debido a la inmadurez de sus pulmones. El cortisol fetal es un regulador de la maduración pulmonar. En consecuencia, un esquema de *betametasona* o *dexametasona* administradas por vía intramuscular a la madre en riesgo de un parto prematuro pueden acelerar la maduración pulmonar en el feto y prevenir el síndrome de dificultad respiratoria. Lo ideal es que el régimen se inicie al menos 48 h antes de la entrega.

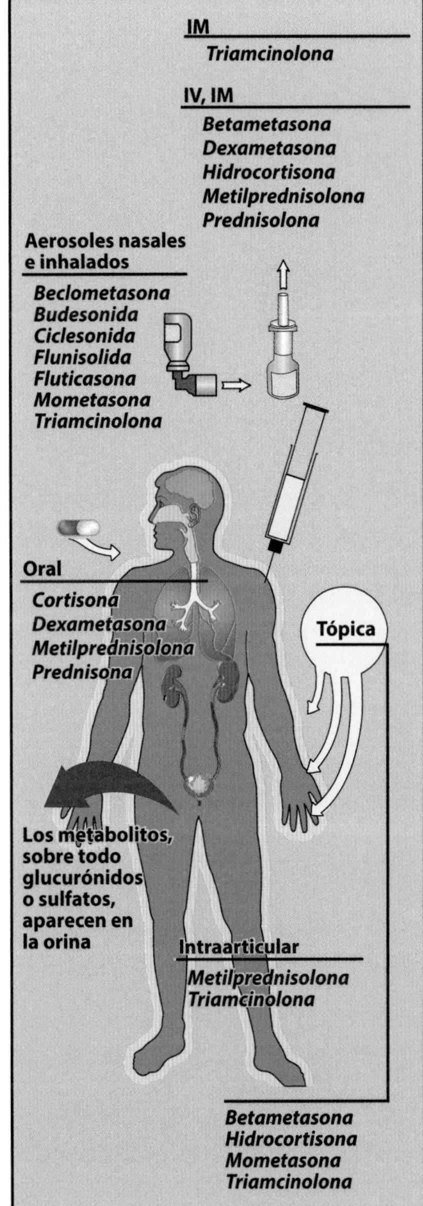

Figura 26-5
Vías de administración y eliminación de corticoesteroides. (IM = intramuscular; IV = intravenosa).

D. Farmacocinética

1. **Absorción y destino:** los corticoesteroides se absorben con facilidad después de su administración oral. Compuestos selectos pueden administrarse por vía intravenosa, intramuscular, intraarticular, tópica

o mediante aplicación intranasal (fig. 26-5). Todos los glucocorticoides tópicos o inhalados se absorben hasta cierto grado y, por lo tanto, tienen el potencial de suprimir el eje hipotalámico-hipofisario-suprarrenal. Después de su absorción, los glucocorticoides se unen en más de 90% a proteínas plasmáticas, sobre todo globulina y albúmina de unión a corticoesteroides. Los corticoesteroides se metabolizan por enzimas oxidantes microsómicas hepáticas. Los metabolitos se conjugan a ácido glucurónico o sulfato y se excretan por el riñón. [Nota: la vida media de los corticoesteroides puede aumentar de manera sustancial en la disfunción hepática]. Se prefiere *prednisona* en el embarazo debido a que minimiza los efectos esteroideos sobre el feto. Es un profármaco que no se convierte al compuesto activo, *prednisolona,* en el hígado fetal. Cualquier *prednisolona* formada en la madre se biotransforma a *prednisona* por las enzimas placentarias.

2. **Dosificación:** los factores que deben considerarse para determinar la dosificación de corticoesteroides incluyen actividad glucocorticoide frente a mineralocorticoide, duración de la acción, tipo de preparación y hora del día en que se administra el fármaco. Cuando se requieren grandes dosis de corticoesteroides por más de 2 semanas, ocurre supresión del eje hipotalámico-hipofisario-suprarrenal. La administración en días alternos de corticoesteroides puede prevenir este efecto adverso al permitir la recuperación/función del eje hipotalámico-hipofisario-suprarrenal los días en que la hormona no se administra.

E. Efectos adversos

Los efectos adversos frecuentes del tratamiento a largo plazo con corticoesteroides se relacionan con la dosis (fig. 26-6). Por ejemplo, en la artritis reumatoide, la dosis diaria de *prednisona* fue el factor de predicción más fuerte de ocurrencia de efectos adversos (fig. 26-7). La osteoporosis es el efecto adverso más frecuente debido a la capacidad de los glucocorticoides para suprimir la absorción intestinal de Ca^{2+}, inhibir la formación de hueso y disminuir la síntesis de hormonas sexuales. Se aconseja a los pacientes que tomen suplementos de calcio y vitamina D. Los bifosfonatos también pueden ser útiles en el tratamiento de la osteoporosis inducida por glucocorticoides. [Nota: el aumento del apetito no necesariamente es un efecto adverso. De hecho, es uno de los motivos por los cuales se usa *prednisona* en la quimioterapia del cáncer]. El síndrome tipo Cushing clásico (redistribución de la grasa corporal, cara hinchada, hirsutismo y aumento del apetito) se observa en la restitución excesiva de corticoesteroides. También pueden ocurrir cataratas con el tratamiento con corticoesteroides a largo plazo. Puede desarrollarse hiperglucemia y causar diabetes mellitus. Los pacientes con diabetes deben vigilar su glucosa sanguínea y ajustar sus medicamentos de forma correspondiente al tomar corticoesteroides. El tratamiento tópico puede causar atrofia de la piel, equimosis y estrías púrpuras (véase cap. 45). La terapia inhalada se asocia con candidiasis oral, ronquera e irritación de la garganta (véase cap. 41).

F. Descontinuación

La descontinuación repentina de estos fármacos puede causar consecuencias graves si el paciente presenta supresión del eje hipotalámico-hipofisario-suprarrenal. En este caso, la suspensión abrupta de los corticoesteroides causa insuficiencia suprarrenal aguda (crisis suprarrenal) que puede ser mortal. La crisis suprarrenal puede manifestarse con náusea, vómito, fiebre, deshidratación, hipotensión y, en algunos casos, choque. También puede producirse hipoglucemia e hiperpotasemia. El riesgo de la insuficiencia suprarrenal, acoplado con la posibilidad de que la retirada pueda exacerbar

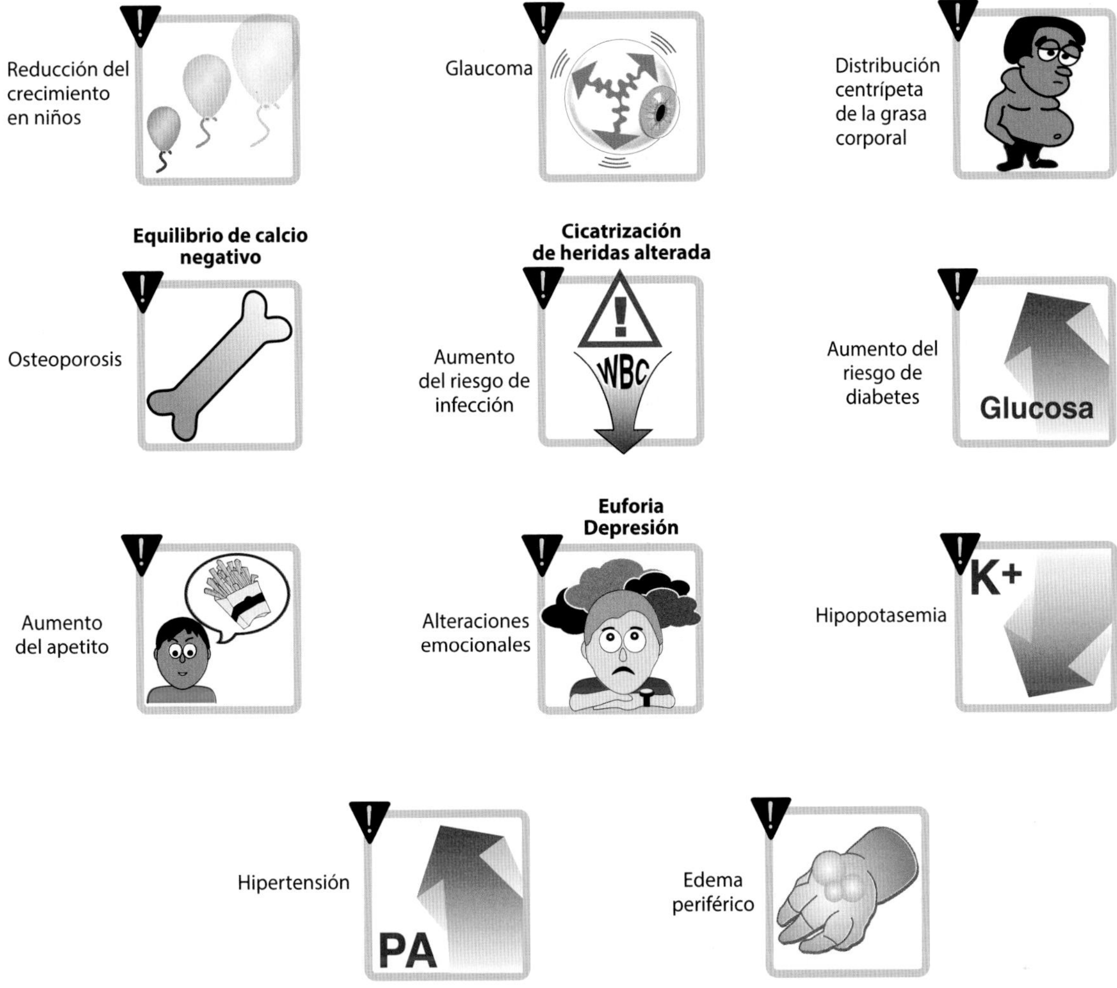

Figura 26-6
Algunos efectos observados con frecuencia del tratamiento con corticoesteroides a largo plazo. PA = presión arterial.

la enfermedad que está siendo tratado con este agente, significa que es necesario ajustar la dosis de forma gradual y lenta de acuerdo con la tolerancia individual. El paciente debe monitorizarse con cuidado.

G. Inhibidores de la función o biosíntesis de adrenocorticoides

Varias sustancias son útiles a nivel terapéutico como inhibidores de la síntesis o función de los esteroides suprarrenales: *ketoconazol, espironolactona* y *eplerenona.*

1. **Ketoconazol:** es un agente antimicótico que inhibe con fuerza la totalidad de la síntesis de las hormonas esteroides gonadales y suprarrenales. Se usa en el tratamiento de los pacientes con síndrome de Cushing cuando el tratamiento quirúrgico no es una opción.
2. **Espironolactona:** este fármaco antihipertensivo compite por el receptor mineralocorticoide y, por lo tanto, inhibe la reabsorción de sodio en el riñón. *Espironolactona* también antagoniza la síntesis de aldosterona y testosterona. *Espironolactona* es efectiva para el hiperaldosteronismo, la hipertensión resistente y la cirrosis hepática. Se puede utilizar con otros tratamientos estándar para la terapia de la insuficiencia cardiaca

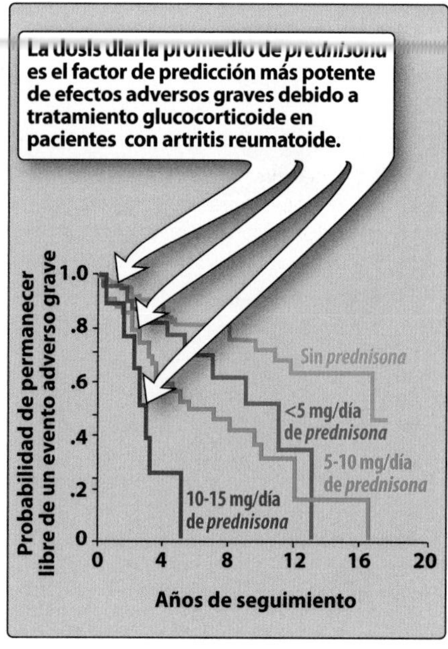

Figura 26-7
Probabilidad de permanecer libre de un evento adverso grave en pacientes con artritis reumatoide tratados con *prednisona* o con dosis diferentes de esta.

con fracción de expulsión reducida (véase cap. 10). También es útil en el manejo del hirsutismo en mujeres, probablemente debido a la actividad antiandrogénica en el folículo piloso. Los efectos adversos incluyen hiperpotasemia, ginecomastia, irregularidades menstruales y exantemas cutáneos.

3. **Eplerenona:** *eplerenona* se une de forma específica al receptor mineralocorticoide, donde actúa como un antagonista selectivo de aldosterona. El fármaco tiene una afinidad mucho menor por el receptor de andrógenos, y esto disminuye el potencial de ginecomastia y sangrado menstrual irregular que se relaciona con *espironolactona. Eplerenona* está aprobada para el tratamiento de la hipertensión y para la insuficiencia cardiaca con fracción de expulsión reducida tras un infarto agudo del miocardio.

Resumen del capítulo

- La corteza de la glándula suprarrenal segrega dos clases principales de hormonas esteroides, los corticoesteroides (glucocorticoides y mineralocorticoides) y los andrógenos suprarrenales.
- La zona glomerular externa produce mineralocorticoides (p. ej., aldosterona) que son responsables de regular el metabolismo de la sal y el agua. La zona fascicular media sintetiza glucocorticoides (p. ej., cortisol) que están relacionados con el metabolismo y la respuesta al estrés. La zona reticular interna secreta andrógenos suprarrenales (véase cap. 25).
- Los corticoesteroides difieren en su actividad metabólica (glucocorticoides) y reguladora de los electrolitos (mineralocorticoides).
- El cortisol es el principal glucocorticoide humano. Las propiedades terapéuticas más importantes de los glucocorticoides son su potente actividad antiinflamatoria e inmunosupresora.
- Los corticoesteroides reducen significativamente la inflamación asociada con las afecciones cutáneas inflamatorias. Además, estos agentes son importantes para el control de los síntomas en el asma persistente y la rinitis alérgica, así como en el tratamiento de las exacerbaciones del asma, la artritis reumatoide, la enfermedad inflamatoria intestinal y otros trastornos autoinmunes.
- *Prednisona*, *dexametasona* y *metilprednisolona* son ejemplos de corticoesteroides sistémicos de uso común.
- Los efectos adversos de los corticosteroides incluyen cambios de humor, aumento del apetito, edema periférico, hiperglucemia y aumento del riesgo de infección (reducción de la inmunidad) y osteoporosis.
- El síndrome de Cushing (redistribución de la grasa corporal, "joroba de búfalo", facies lunar, estrías y aumento del apetito) puede producirse con un exceso de sustitución de corticoesteroides.
- La aldosterona es el principal mineralocorticoide fisiológico.
- *Espironolactona* y *eplerenona* son antagonistas de la aldosterona en el receptor mineralocorticoide. Ambos agentes son útiles en pacientes seleccionados con insuficiencia cardiaca con fracción de eyección reducida. La *espironolactona* también se utiliza en el hiperaldosteronismo, la hipertensión resistente, la cirrosis hepática y el tratamiento del hirsutismo en las mujeres.

Preguntas de estudio

Elija la MEJOR respuesta.

26.1 ¿Qué parte de la glándula suprarrenal está emparejada de forma correcta con el tipo de sustancia que secreta?

A. Médula suprarrenal corticotropina
B. Zona fasciculada cortisol
C. Zona glomerular andrógenosa
D. Zona reticular catecolaminas

Respuesta correcta = B. La médula suprarrenal secreta catecolaminas. La hipófisis anterior libera corticotropina. La zona glomerulosa secreta aldosterona y la zona reticular secreta andrógenos.

26.2 ¿En el tratamiento de cuál de las siguientes afecciones son útiles los corticoesteroides?

A. Síndrome de Cushing
B. Diabetes
C. Hipertensión
D. Enfermedad inflamatoria intestinal

Respuesta correcta = D. Los corticoesteroides pueden aumentar la presión arterial y la glucosa y no se usan en el tratamiento de la hipertensión o la diabetes. El síndrome de Cushing es una secreción excesiva de glucocorticoides. Dexametasona puede usarse en el diagnóstico del síndrome de Cushing, pero no en su tratamiento. Los corticoesteroides reducen la inflamación y pueden usarse en el manejo de la enfermedad inflamatoria intestinal.

26.3 ¿Cuál de los siguientes es un glucocorticoide de acción prolongada?

A. Prednisolona
B. Dexametasona
C. Hidrocortisona
D. Triamcinolona

Respuesta correcta = B. La dexametasona es un agente de acción prolongada. La prednisolona y la triamcinolona son agentes de acción intermedia. La hidrocortisona es de acción corta.

26.4 A un hombre de 35 años se le prescribe un ciclo corto de prednisona oral para una exacerbación del asma. ¿Cuál de los siguientes efectos adversos es más probable en este paciente?

A. Cambios de humor
B. Hiperpotasemia
C. Pérdida de peso
D. Osteoartritis

Respuesta correcta = A. El uso de corticoesteroides se ha asociado con cambios de humor, incluyendo sentimientos de euforia y depresión. El tratamiento con glucocorticoides puede causar hipopotasemia, no hiperpotasemia. Los glucocorticoides también causan aumento del apetito y osteoporosis.

26.5 A un niño pequeño se le diagnostica hiperplasia suprarrenal congénita ¿Qué es más apropiado para el tratamiento de este paciente?

A. Hormona adrenocorticotrópica (ACTH)
B. Ketoconazol
C. Prednisona
D. Espironolactona

Respuesta correcta = C. La hiperplasia suprarrenal congénita se observa en la lactancia y la infancia. Debido a que la síntesis de cortisol está disminuida, la inhibición de la retroalimentación de la formación e inhibición de hormona adrenocorticotrópica (ACTH) también está disminuida, lo que resulta en un aumento en la formación de ACTH. Esto a su vez produce mayores concentraciones de andrógenos suprarrenales o mineralocorticoides. El tratamiento consiste en administrar un glucocorticoide, como hidrocortisona (en lactantes) o prednisona, que restaura la inhibición de la retroalimentación. Las otras opciones son inapropiadas.

26.6 Un paciente con enfermedad de Addison tratado con hidrocortisona está experimentando deshidratación e hiponatremia. ¿Qué fármaco es mejor añadir al tratamiento del paciente?

A. Dexametasona
B. Fludrocortisona
C. Prednisona
D. Triamcinolona

Respuesta correcta = B. Para combatir la deshidratación y la hiponatremia se requiere de un corticoesteroide con alta actividad mineralocorticoide. Fludrocortisona tiene la mayor actividad mineralocorticoide de los agentes indicados. Los otros fármacos tienen poca o ninguna actividad mineralocorticoide.

26.7 ¿Cuál de las siguientes estrategias es efectiva para minimizar el desarrollo de la supresión del eje hipotalámico-hipofisario-suprarrenal en un paciente con artritis reumatoide en el tratamiento a largo plazo con dosis elevadas de corticoesteroides?

A. Administración en días alternos.
B. Administración mediante la vía tópica o inhalación cuando es posible.
C. Suspensión inmediata del corticoesteroide.
D. Administración de dos tercios de la dosis diaria por la mañana y un tercio por la tarde.

Respuesta correcta = A. Los corticoesteroides tópicos o inhalados pueden minimizar la supresión del eje hipotalámico-hipofisario-suprarrenal, pero es poco probable que sean efectivos en la artritis reumatoide. Debido a que el paciente ha recibido tratamiento a largo plazo, es necesario un ajuste gradual. La administración de dos tercios de la dosis por la mañana y un tercio por la tarde es una estrategia para imitar la variación diurna normal de la secreción de cortisol, pero no previene la supresión del eje hipotalámico-hipofisario-suprarrenal. La administración en días alternos es benéfica.

26.8 Una mujer de 33 años está en parto prematuro ¿Cuál de los siguientes es más apropiado administrar para acelerar la maduración de los pulmones fetales y prevenir el síndrome de dificultad respiratoria en su recién nacido?

A. Betametasona
B. Fludrocortisona
C. Hidrocortisona
D. Prednisona

Respuesta correcta = A. Un corticoesteroide con una alta actividad glucocorticoide es necesario para acelerar la maduración fetal antes del parto. Betametasona tiene una alta actividad glucocorticoide y es uno de los fármacos recomendados en este contexto. Dexametasona es el otro. Fludrocortisona tiene sobre todo actividad mineralocorticoide y no es útil en esta situación. Hidrocortisona tiene una actividad glucocorticoide mucho menor. Prednisona tiene una mayor actividad glucocorticoide que hidrocortisona, pero el feto no es capaz de convertirla a prednisolona, la forma activa.

26.9 Un paciente con hipertensión resistente tiene un nivel elevado de aldosterona. ¿Cuál de los siguientes agentes sería más apropiado añadir al régimen antihipertensivo actual para el manejo de la presión arterial?

A. Dexametasona
B. Fludrocortisona
C. Ketoconazol
D. Espironolactona

Respuesta correcta = D. La espironolactona es un inhibidor de la síntesis de aldosterona y es útil en casos de hipertensión resistente asociada con hiperaldosteronismo. La dexametasona es un corticoesteroide y puede asociarse con aumento (no a una disminución) de la presión arterial. Fludrocortisona tiene una potente actividad mineralocorticoide y aumenta la presión arterial a través de la retención de sodio y agua. Ketoconazol es un antifúngico azólico. Aunque puede inhibir la síntesis de aldosterona, no está indicado para la hipertensión. Ketoconazol se utiliza raramente como antifúngico (véase cap. 33) debido a las importantes interacciones farmacológicas y al riesgo de hepatotoxicidad.

26.10 En la exploración física, se observa que una mujer de 34 años tiene obesidad central, presión arterial elevada, facies lunar, una almohadilla de grasa dorsal y estrías. El médico cree que puede tener el síndrome de Cushing. ¿Cuál de los siguientes agentes sería beneficioso para el diagnóstico del síndrome de Cushing en esta paciente?

A. Hormona adrenocorticotrópica (ACTH)
B. Dexametasona
C. Ketoconazol
D. Prednisona

Respuesta correcta = B. La prueba de supresión con dexametasona es una prueba de cribado para ayudar a detectar el síndrome de Cushing. En pacientes sin síndrome de Cushing, la administración de dexametasona suprime la secreción de CRH y ACTH del hipotálamo y la hipófisis, respectivamente, lo que ocasiona un nivel bajo de cortisol sérico. En los pacientes con síndrome de Cushing, el nivel de cortisol matutino no se suprime con la administración de dexametasona. El síndrome de Cushing está causado por un exceso de ACTH, por lo que la administración de ACTH no es beneficiosa. Ketoconazol puede utilizarse en el tratamiento (no en el diagnóstico) de los pacientes con síndrome de Cushing cuando el manejo quirúrgico no es una opción. Prednisona no se utiliza en el diagnóstico del síndrome de Cushing.

Fármacos que afectan el metabolismo óseo

27

Karen L. Whalen

I. GENERALIDADES

La osteoporosis, la enfermedad de Paget y la osteomalacia son afecciones de los huesos. La osteoporosis se caracteriza por la pérdida progresiva de masa ósea y fragilidad esquelética. Los pacientes con osteoporosis tienen mayor riesgo de fracturas, que pueden causar una morbilidad importante/significativa. La osteoporosis ocurre con mayor frecuencia en mujeres en la posmenopausia. También puede ocurrir en hombres de edad avanzada y en pacientes que toman medicamentos que inducen la pérdida ósea, como los glucocorticoides. La enfermedad de Paget es un trastorno de la remodelación ósea que provoca una formación ósea desorganizada y huesos agrandados o deformes. A diferencia de la osteoporosis, la enfermedad de Paget suele limitarse a uno o unos cuantos huesos. Los pacientes experimentan dolor óseo, deformidades óseas o fracturas. La osteomalacia es el ablandamiento de los huesos que se atribuye más a menudo a una deficiencia de vitamina D. [Nota: la osteomalacia en niños se conoce como raquitismo]. Los signos y síntomas de la osteomalacia pueden incluir dolor de huesos, fracturas y debilidad en las piernas. El tratamiento farmacológico de la osteoporosis y la enfermedad de Paget se describe en figura 27-1.

FÁRMACOS PARA OSTEOPOROSIS
Abaloparatida TYMLOS
Alendronato FOSAMAX, BINOSTO
Calcitonina MIACALCIN
Denosumab PROLIA
Ibandronato BONIVA
Raloxifeno EVISTA
Risedronato ACTONEL, ATELVIA
Romosozumab EVENITY
Teriparatida FORTEO
Ácido zoledrónico RECLAST, ZOMETA
FÁRMACOS PARA TRASTORNOS DE LA REMODELACIÓN ÓSEA
Etidronato SÓLO GENÉRICO
Pamidronato AREDIA

Figura 27-1
Resumen de fármacos usados en el tratamiento de la osteoporosis y otras afecciones óseas.

II. REMODELACIÓN ÓSEA

A lo largo de la vida, el hueso experimenta una remodelación continua, con alrededor de 10% del esqueleto remplazado cada año. La remodelación ósea sirve para retirar y remplazar el hueso dañado y mantener la homeostasis del calcio. Los osteoclastos son células que degradan el hueso, un proceso que se conoce como resorción ósea. Después de la resorción ósea, las células constructoras de hueso, conocidas como osteoblastos sintetizan el hueso nuevo. Los cristales de fosfato de calcio, conocido como hidroxiapatita, se depositan en la matriz del hueso nuevo durante el proceso de mineralización ósea. La mineralización ósea es esencial para la resistencia ósea. Finalmente, el hueso entra en una fase de reposo hasta que el ciclo de remodelación inicia de nuevo. La pérdida ósea ocurre cuando la resorción ósea supera la formación de hueso durante el proceso de remodelación. En la figura 27-2 se muestran los cambios en la morfología ósea que se observan en la osteoporosis.

III. PREVENCIÓN DE LA OSTEOPOROSIS

Las estrategias para reducir la pérdida ósea en mujeres en la posmenopausia incluyen una ingesta dietética adecuada de calcio y vitamina D, ejercicio con pesas, dejar de fumar y evitar el consumo excesivo de alcohol. Los pacientes

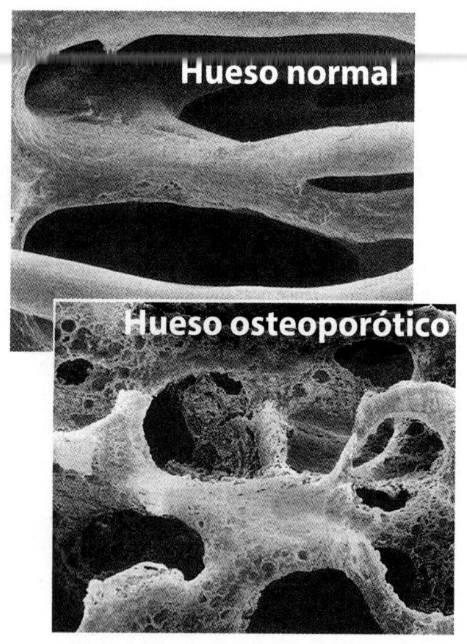

Figure 27-2
Cambios en la morfología ósea que se observan en la osteoporosis.

Antiácidos de aluminio
Anticonvulsivos (p. ej., *fenitoína*)
Inhibidores de la aromatasa
Furosemida
Glucocorticoides
Heparina
Acetato de medroxiprogesterona
Inhibidores de la bomba de protones
Inhibidores selectivos de la recaptación de serotonina
Tiazolidinedionas
Tiroideos (restitución excesiva)

Figura 27-3
Fármacos que pueden contribuir a la pérdida de hueso o a un mayor riesgo de fracturas.

con un consumo alimentario deficiente en calcio deben recibir suplementos de calcio. *Carbonato de calcio* es un suplemento de calcio económico y de uso frecuente. Contiene 40% de calcio elemental y debe tomarse con los alimentos para su mejor absorción. *Citrato de calcio* (21% de calcio elemental) es mejor tolerado y puede tomarse con o sin alimentos. Los efectos adversos de la suplementación con calcio incluyen gas, distensión abdominal y estreñimiento. El calcio puede interferir con la absorción de las preparaciones de hierro, restitución tiroidea y antibióticos como fluoroquinolonas y tetraciclinas; por lo tanto, la administración de estos fármacos debe ir separada por varias horas. *Carbonato cálcico* se absorbe mal con la coadministración de antagonistas de los receptores de histamina-2 o de inhibidores de la bomba de protones (véase cap. 42). Se prefiere el *citrato de calcio* en los pacientes que toman estos agentes reductores de la acidez. La vitamina D es esencial para la absorción de calcio y la salud ósea y los pacientes mayores a menudo están en riesgo de deficiencia de vitamina D. La suplementación con vitamina D_2 (*ergocalciferol*) o vitamina D_3 (*colecalciferol*) se usa para el tratamiento. Además, los pacientes en riesgo de osteoporosis deben evitar fármacos que aumentan la pérdida ósea como glucocorticoides (fig. 27-3), si es posible. [Nota: el uso de glucocorticoides (p. ej., *prednisona* 5 mg/día o su equivalente) por 3 meses o más es un factor de riesgo significativo para osteoporosis].

IV. TRATAMIENTO DE LA OSTEOPOROSIS

El tratamiento farmacológico para la osteoporosis está justificado en mujeres en la posmenopausia y hombres de 50 años o más que han tenido una fractura osteoporótica previa, una densidad mineral ósea que es 2.5 desviaciones estándar o más por debajo del adulto joven y sano, o una masa ósea baja (osteopenia) con una alta probabilidad de fracturas futuras.

A. Bifosfonatos

Los bifosfonatos incluidos *alendronato, risedronato* y *ácido zoledrónico* son los agentes preferidos para el tratamiento de la osteoporosis posmenopáusica. Estos bifosfonatos, junto con *etidronato, ibandronato,* y *pamidronato,* comprenden un grupo farmacológico importante usado para el tratamiento de los trastornos óseos como osteoporosis (incluye la osteoporosis posmenopáusica, la osteoporosis en los hombres y la osteoporosis inducida por glucocorticoides) y enfermedad de Paget, así como para el tratamiento de las metástasis óseas y la hipercalcemia de las neoplasias.

1. **Mecanismo de acción:** los bifosfonatos se unen a los cristales de hidroxiapatita en el hueso y disminuyen la resorción ósea osteoclástica, lo que resulta en un pequeño aumento en la masa ósea y un menor riesgo de fracturas en pacientes con osteoporosis. Los efectos benéficos de *alendronato* persisten a lo largo de varios años de tratamiento (fig. 27-4), pero la descontinuación resulta en una pérdida gradual de los efectos. *Ácido zoledrónico* tiene una afinidad muy alta por el hueso mineralizado, y disminuye la resorción ósea hasta 1 año después de una única infusión intravenosa del fármaco. [Nota: *ácido zoledrónico* es la terapia de primera línea para el tratamiento de la enfermedad de Paget, debido a su alta eficacia y a su programa de dosificación anual]. La figura 27-5 muestra las potencias relativas de los bifosfonatos.

2. **Farmacocinética:** los bifosfonatos orales *alendronato, risedronato* e *ibandronato* se dosifican de forma diaria, semanal o mensual dependiendo del fármaco (fig. 27-6). La absorción después de la administración oral es deficiente, pues se absorbe menos de 1% de la dosis. Los alimentos y otros medicamentos interfieren de forma significativa con la absorción de los bifosfonatos orales y deben seguirse las guías de administración para maximizar la absorción (fig. 27-6). Los bifosfonatos se depuran con rapidez del plasma, sobre todo debido a que se unen con avidez a hidroxiapatita en hueso. Una vez unidos a hueso, se depuran en un periodo de horas a años. La eliminación es sobre todo a través del riñón y los bifosfonatos deben evitarse en la enfermedad renal crónica. Para pacientes que no son capaces de tolerar los bifosfonatos orales, *ibandronato* y *ácido zoledrónico* intravenosos son alternativas.

3. **Efectos adversos:** estos incluyen diarrea, dolor abdominal y dolor musculoesquelético. *Alendronato, risedronato* e *ibandronato* se relacionan con esofagitis y úlceras esofágicas. Para minimizar la irritación esofágica, los pacientes deben permanecer erguidos después de tomar bifosfonatos orales. Aunque poco frecuentes, pueden ocurrir osteonecrosis de la mandíbula (ONM) y fracturas atípicas del fémur con el uso de los bifosfonatos. Los factores de riesgo para la osteonecrosis de la mandíbula incluyen una dosis más alta y una mayor duración de la terapia, la administración intravenosa, las extracciones o implantes dentales, el uso de glucocorticoides, la diabetes y el tabaquismo. El riesgo de fracturas atípicas parece aumentar con el uso a largo plazo de los bifosfonatos. Por lo tanto, las guías actuales recomiendan evaluación del riesgo de fractura además de la consideración de una suspensión temporal del fármaco para algunos pacientes después de 5 años de bifosfonatos orales o 3 años de *ácido zoledrónico*. El tratamiento con bifosfonatos no debe interrumpirse en las mujeres que siguen teniendo un alto riesgo de fracturas.

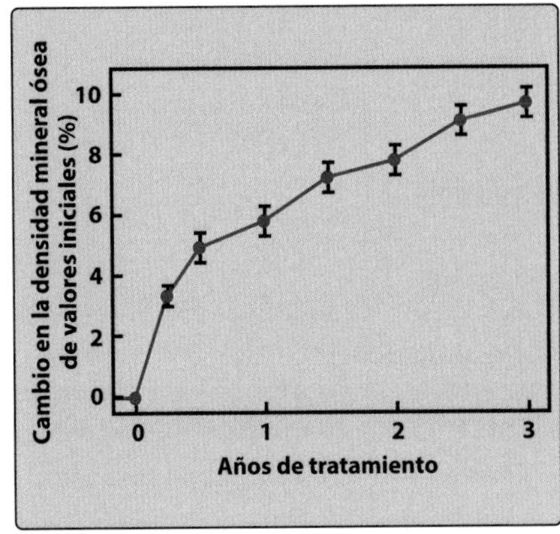

Figura 27-4
Efecto del tratamiento con *alendronato* sobre la densidad mineral ósea de la columna lumbar.

Bisfosfonatos	Actividad antirresortiva
Etidronato	1
Tiludronato	10
Pamidronato	100
Alendronato	1 000
Risedronato	5 000
Ibandronato	10 000
Ácido zoledrónico	10 000

Figura 27-5
Actividad antirresortiva de algunos bifosfonatos.

B. Inhibidor de RANKL

Denosumab es un anticuerpo monoclonal que se dirige al activador del receptor del ligando del factor nuclear kappa-B (RANKL). Al unirse al RANKL, *denosumab* impide la activación de los receptores RANK en los osteoclastos, inhibiendo así la formación y función de los osteoclastos y reducir la resorción ósea (fig. 27-7). *Denosumab* está aprobado para el tratamiento de la osteoporosis posmenopáusica con alto riesgo de fractura, así como la osteoporosis en hombres y la osteoporosis inducida por glucocorticoides. Se administra mediante inyección por vía subcutánea cada 6 meses. *Denosumab* se considera un agente alternativo de primera línea para osteoporosis posmenopáusica, en especial en pacientes en mayor riesgo de fracturas. El fármaco se ha relacionado con molestias gastrointestinales, dolor de huesos, un mayor riesgo de infecciones, reacciones dermatológicas, hipocalcemia y, en casos raros, osteonecrosis de la mandíbula y fracturas atípicas. Si se interrumpe el tratamiento con *denosumab*, los pacientes deben empezar a recibir un agente alternativo, como un bifosfonato, para evitar un aumento de rebote de la resorción ósea. [Nota: una formulación diferente de *denosumab* tiene otras indicaciones, como el tratamiento de la hipercalcemia maligna y la prevención de acontecimientos relacionados con el esqueleto en pacientes con mieloma múltiple o metástasis óseas].

BIFOSFONATO	FORMULACIÓN	FRECUENCIA DE DOSIFICACIÓN*
Alendronato	Tableta oral Tableta efervescente	Diaria o semanal Semanal
Ibandronato	Tableta oral intravenosa	Mensual Cada 3 meses
Risedronato	Tableta oral Tableta oral de liberación retardada	Diaria, semanal o mensual Semanal
Ácido zoledrónico	Intravenoso	Anual

INSTRUCCIONES DE DOSIFICACIÓN PARA BIFOSFONATOS ORALES

- **Tomar solo con 175 a 235 mL de agua pura**
  [Nota: tomar *risedronato* en tableta de liberación retardada con al menos 175 mL de agua simple]
- **Tomar al menos 30 min (60 min para *ibandronato*) ANTES de otros alimentos, bebidas o medicamentos**
  [Nota: tomar *risedronato* en tableta de liberación retardada inmediatamente DESPUÉS del desayuno]
- **Permanecer erguido y no recostarse o reclinarse por al menos 30 min (60 min para *ibandronato*) después de tomarlo**

Figura 27-6
Formulaciones e instrucciones para la dosificación y administración de bifosfonatos para el tratamiento de la osteoporosis. *La frecuencia de administración para agentes individuales varía con la dosis, administrando las dosis mayores con menor frecuencia.

C. Agentes paratiroideos

Teriparatida es una forma recombinante de la hormona paratiroidea humana y *abaloparatida* es un análogo del péptido relacionado con hormona paratiroidea. Estos fármacos actúan como agonistas en el receptor de hormona paratiroidea y la administración subcutánea una vez al día resulta en la estimulación de la actividad osteoblástica y un aumento de la formación ósea y la resistencia ósea. Los agentes paratiroides deben reservarse para pacientes con riesgo elevado de fracturas y en quienes han fallado o no pueden tolerar otros tratamientos para la osteoporosis. Los efectos adversos incluyen reacciones en el lugar de la inyección, hipercalcemia e hipotensión ortostática. Además, puede producirse hiperuricemia con la *abaloparatida*. Ambos fármacos se han relacionado con

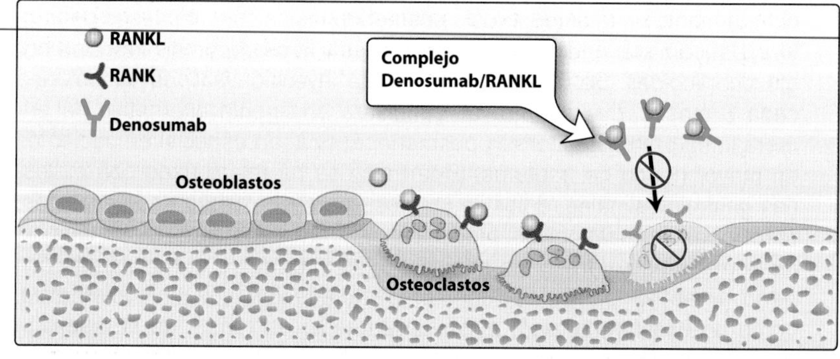

Figura 27-7
Mecanismo de acción de *denosumab*. RANKL = receptor activador del ligando del factor nuclear kappa-B.

mayor riesgo de osteosarcoma en ratas, y estos agentes están contraindicados en pacientes con riesgo de osteosarcoma. No se recomienda el uso acumulativo de cualquiera de estos agentes durante más de 2 años. Tras la finalización del tratamiento con *teriparatida* o *abaloparatida*, debe iniciarse otro agente antirresortivo para la osteoporosis con el fin de mantener la densidad mineral ósea y prevenir futuras pérdidas óseas.

D. Inhibidor de la esclerostina

Romosozumab es un anticuerpo monoclonal e inhibidor de la esclerostina. La esclerostina es un importante factor regulador del remodelado óseo, donde inhibe la formación de hueso. *Romosozumab* se une a la esclerostina e inhibe su acción, promoviendo así la actividad de los osteoblastos y la formación de hueso. Un mecanismo de acción secundario y menor es la disminución de la resorción ósea. *Romosozumab* está indicado en mujeres con osteoporosis posmenopáusica que tienen un alto riesgo de fracturas. Se administra en forma de inyección subcutánea una vez al mes durante 12 meses. Los efectos adversos incluyen artralgias, dolor de cabeza y reacciones en el lugar de la inyección. El fármaco debe evitarse en pacientes con antecedentes de infarto del miocardio o ictus, ya que en los ensayos clínicos se produjo un pequeño, pero significativo aumento de estos acontecimientos. Después de 12 meses de tratamiento con *romosozumab*, debe iniciarse el tratamiento con otros agentes antirresortivos.

E. Moduladores selectivos del receptor de estrógeno

Las concentraciones bajas de estrógenos después de la menopausia promueven la proliferación y la activación de los osteoclastos y la masa ósea puede disminuir con rapidez. La restitución de estrógeno es efectiva para la prevención de la pérdida ósea en la posmenopausia. Sin embargo, dado que el estrógeno puede incrementar el riesgo de cáncer endometrial (cuando se usa sin una progestina en mujeres con un útero intacto), cáncer mamario, ictus, tromboembolismo venoso y eventos coronarios, ya no se recomienda rutinariamente como un tratamiento para la osteoporosis. [Nota: el tratamiento con estrógenos para la osteoporosis puede considerarse para las mujeres con síntomas graves de la menopausia y contraindicaciones o intolerancia a los agentes de primera línea para la osteoporosis]. *Raloxifeno* es un modulador selectivo del receptor de estrógeno (MSRE) aprobado para la prevención y el tratamiento de la osteoporosis en mujeres en la posmenopausia. Tiene efectos similares al estrógeno sobre el hueso y efectos antagonistas de estrógeno sobre las mamas y el tejido endometrial. Por lo tanto, *raloxifeno* aumenta la densidad ósea sin aumentar el riesgo de cáncer endometrial. También disminuye el riesgo de cáncer mamario invasivo. Debido a que no ha mostrado que reduzca las fracturas no vertebrales o de la cadera, *raloxifeno* debe ser usado como un tratamiento alternativo para la osteoporosis posmenopáusica en mujeres que no pueden tomar bifosfonatos o *denosumab*. Los efectos adversos incluyen bochornos, calambres en las piernas y mayor riesgo de tromboembolismo venoso. *Raloxifeno* debe evitarse en pacientes con antecedentes de enfermedad tromboembólica (embolia pulmonar o trombosis venosa profunda). [Nota: *bazedoxifeno* (no disponible como agente único en EUA) es otro MSRE que puede utilizarse para el tratamiento de la osteoporosis posmenopáusica].

F. Calcitonina

Calcitonina, un péptido segregado por la glándula tiroides, se une a los osteoclastos e inhibe su actividad resortiva. La *calcitonina* de salmón tiene una mayor potencia y una mayor duración de acción que la calcitonina humana. Está indicada para el tratamiento de la osteoporosis en mujeres que han estado por lo menos 5 años en la posmenopausia. El fármaco reduce la resorción ósea, pero es menos efectiva que otros agentes. También se asocia con un mayor riesgo de nuevas malignidades con la administración a largo plazo. Por lo tanto, *calcitonina* solo debe utilizarse para el tratamiento de la osteoporosis si otros agentes son inapropiados o no se toleran. Una propiedad única de *calcitonina* es el alivio del dolor relacionado con la fractura osteoporótica. Por lo tanto, *calcitonina* se prescribe en ocasiones para el tratamiento a corto plazo de los pacientes con una fractura vertebral dolorosa reciente. *Calcitonina* está disponible en una formulación intranasal o inyectable (administración subcutánea o intramuscular). Rinitis y las reacciones en el lugar de la inyección son los efectos adversos más comunes con las formulaciones intranasal e inyectables, respectivamente. [Nota: *calcitonina* se usa con mayor frecuencia para el manejo de la hipercalcemia (formulación inyectable) que el tratamiento de osteoporosis].

Aplicación clínica 27-1. Diagnóstico y manejo de la osteoporosis posmenopáusica

La absorciometría de rayos X de doble energía (DXA) es una técnica de diagnóstico por imagen que utiliza bajos niveles de radiación para evaluar la densidad mineral ósea. Los resultados de la DXA se presentan como una puntuación T, que representa la densidad mineral ósea del paciente en comparación con la de adultos jóvenes sanos. Se considera que los pacientes tienen osteoporosis si tienen una densidad mineral ósea que está 2.5 desviaciones estándar o más por debajo de la de un paciente joven sano (puntuación T ≤ −2.5). Los pacientes también pueden ser diagnosticados de osteoporosis si tienen una fractura de cadera, columna vertebral, muñeca u otra zona que se produce sin traumatismo o con un traumatismo mínimo.

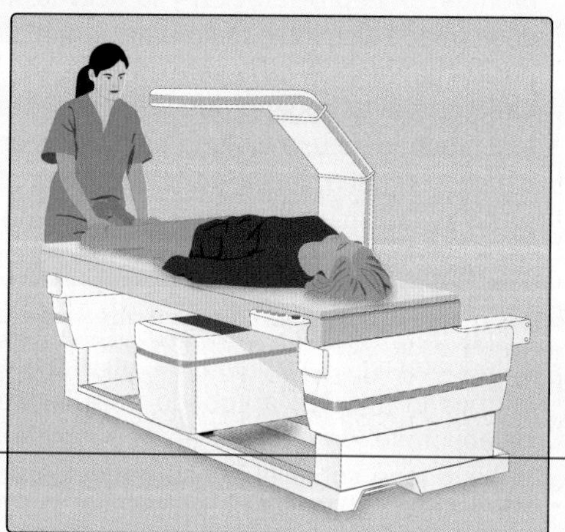

La absorciometría de rayos X de doble energía se utiliza para evaluar la densidad mineral ósea.

La terapia farmacológica para el tratamiento de la osteoporosis debe iniciarse en pacientes que cumplan uno de los criterios anteriores (puntuación T ≤ −2.5 o antecedentes de fractura por fragilidad) para prevenir futuras fracturas y la morbilidad asociada con la osteoporosis. Además, los pacientes con una masa ósea baja (también llamada osteopenia; puntuación T entre −1.0 y −2.5) pueden ser candidatos a un tratamiento farmacológico en función del riesgo de futuras fracturas. El riesgo de fractura puede calcularse mediante una herramienta como la Fracture Risk Assessment Tool (FRAX; https://www.sheffield.ac.uk/FRAX/). Las guías actuales recomiendan el tratamiento farmacológico para los pacientes con osteopenia y una probabilidad de 3% o más de fractura de cadera a 10 años, o una probabilidad de 20% o más de fractura osteoporótica mayor a 10 años. [Nota: los umbrales para el inicio del tratamiento de la osteoporosis pueden variar según el país o la región del mundo]. La terapia de primera línea para la osteoporosis incluye el tratamiento con bifosfonatos o *denosumab* como alternativa. *Teriparatida*, *abaloparatida* y *romosozumab* deben reservarse para las personas con un riesgo muy elevado de fracturas (p. ej., puntuación T inferior a −2.5 con fracturas o antecedentes de múltiples fracturas vertebrales). Tras el inicio del tratamiento farmacológico, debe realizarse una exploración DXA cada 1 a 3 años para evaluar los efectos sobre la densidad mineral ósea.

Resumen del capítulo

- Los bifosfonatos, incluidos *alendronato*, *risedronato* y *ácido zoledrónico*, son los agentes preferidos para el tratamiento de la osteoporosis posmenopáusica.
- Los bifosfonatos se unen a los cristales de hidroxiapatita del hueso y disminuyen la resorción ósea osteoclástica, lo que ocasiona aumento de la masa ósea y disminución del riesgo de fracturas. Los efectos de los bifosfonatos en el hueso son duraderos.
- Los bifosfonatos orales para la osteoporosis (*alendronato*, *risedronato*, *ibandronato*) se asocian con la esofagitis y las úlceras esofágicas. Para minimizar la irritación esofágica, los pacientes deben permanecer en posición vertical después de tomar bifosfonatos orales.
- Los alimentos y otros medicamentos interfieren significativamente en la absorción de los bifosfonatos orales.
- Los bifosfonatos intravenosos para la osteoporosis incluyen *ácido zoledrónico* e *ibandronato*. *Ácido zoledrónico* se administra una vez al año en forma de infusión intravenosa.
- Los efectos adversos de los bifosfonatos, raros pero graves, son la osteonecrosis de la mandíbula (ONM) y las fracturas atípicas de fémur. Estos efectos son más probables con una duración más larga de la terapia. Por lo tanto, debe considerarse la posibilidad de suspender el tratamiento en los pacientes que lleven 5 años de bifosfonatos orales o 3 años de *ácido zoledrónico*.
- *Denosumab* es un inhibidor del RANKL que constituye un agente alternativo de primera línea para la osteoporosis posmenopáusica, en especial en pacientes con mayor riesgo de fracturas. Se administra cada 6 meses en forma de inyección subcutánea.
- Los agentes paratiroideos *teriparatida* y *abaloparatida* actúan como agonistas del receptor de la hormona paratiroidea para estimular la actividad osteoblástica y aumentar la formación y la fuerza del hueso. Debido al riesgo de osteosarcoma, el uso de estos agentes se limita a 2 años.
- *Romosozumab* es un inhibidor de la esclerostina, por lo que promueve la actividad de los osteoblastos y la formación de hueso. Se administra en forma de inyección subcutánea una vez al mes durante 12 meses.
- En el tratamiento de la osteoporosis, *teriparatida*, *abaloparatida* y *romosozumab* deben reservarse para personas con un riesgo muy elevado de fracturas.

Preguntas de estudio

Elija la MEJOR respuesta.

27.1 Una mujer de 52 años tiene antecedentes de artritis reumatoide, diabetes, hipertensión y pirosis. Sus medicamentos incluyen metotrexato, prednisona, metformina, hidroclorotiacida, lisinoprilo y carbonato de calcio. Le preocupa el riesgo de osteoporosis debido a que se está acercando a la menopausia. ¿Cuál de sus medicamentos tiene mayores probabilidades de contribuir al riesgo de desarrollar osteoporosis?

A. Carbonato de calcio
B. Hidroclorotiacida
C. Lisinoprilo
D. Prednisona

Respuesta correcta = D. Los glucocorticoides (p. ej., prednisona a una dosis de ≥ 5 mg por día por más de 3 meses) son un factor de riesgo significativo para osteoporosis. Los otros medicamentos no han mostrado incrementar el riesgo de osteoporosis y el carbonato de calcio e hidroclorotiacida (diurético que incrementa la retención de calcio) puede ser benéfico para pacientes en riesgo de osteoporosis.

27.2 ¿Cuál de los siguientes es correcto en relación con la farmacocinética de los bifosfonatos?

A. Los bifosfonatos se absorben bien después de su administración oral.
B. Los alimentos y otros medicamentos perjudican en gran medida la absorción de los bifosfonatos.
C. Los bifosfonatos se metabolizan sobre todo a través del sistema del citocromo P450.
D. La vida media de eliminación de los bifosfonatos varía de 4 a 6 horas.

Respuesta correcta = B. Los alimentos y otros medicamentos disminuyen la absorción de los bifosfonatos, que ya de por sí se absorben deficientemente (menos de 1%) después de su administración oral. Los bifosfonatos se depuran del plasma al unirse al hueso y se eliminan por el riñón (no metabolizado por el sistema de CYP450). La vida media de eliminación puede ser de años.

27.3 Una mujer de 56 años que se ha diagnosticado con osteoporosis posmenopáusica no tiene antecedentes de fracturas y ningún otro trastorno médico pertinente. ¿Cuál de los siguientes es lo más apropiado para el manejo de su osteoporosis?

A. Alendronato
B. Calcitonina
C. Romosozumab
D. Raloxifeno

Respuesta correcta = A. Los bifosfonatos son el tratamiento de primera línea para la osteoporosis en mujeres en la posmenopausia sin contraindicaciones. Raloxifeno es una alterativa que puede ser menos eficaz (en especial para fracturas no vertebrales y de la cadera) y solo debe utilizarse en mujeres que no puedan tomar bifosfonatos o denosumab. No se recomienda calcitonina. Romosozumab es mejor usarlo para pacientes con riesgo elevado de fracturas.

27.4 Una paciente ha estado tomando alendronato para la osteoporosis posmenopáusica durante 5 años con un ligero incremento de la densidad mineral ósea y sin ocurrencia de fracturas. ¿El riesgo de qué efecto adverso puede justificar el considerar una suspensión temporal de alendronato en esta paciente?

A. Fracturas femorales atípicas
B. Hipercalcemia
C. Osteosarcoma
D. Rinitis

Respuesta correcta = A. Las fracturas femorales atípicas se relacionan con uso a largo plazo de bifosfonatos (más de 5 años). Por lo tanto, puede considerarse una suspensión farmacológica temporal debido a que la paciente no ha tenido fracturas. Hipercalcemia y osteosarcoma se relacionan con análogos de hormona paratiroidea, y la rinitis se relaciona con calcitonina intranasal.

27.5 ¿Cuál de los siguientes describe mejor el mecanismo de acción de denosumab en el tratamiento de la osteoporosis?

A. Análogo de la hormona paratiroidea
B. Inhibidor de RANKL
C. Modulador selectivo del receptor de estrógeno
D. Inhibidor de la esclerostina

Respuesta correcta = B. Denosumab es un anticuerpo monoclonal que se dirige al activador del receptor del ligando de factor nuclear kappa-B (RANKL) e inhibe la formación y función de los osteoclastos. Teriparatida y abaloparatida son agentes paratiroideos, raloxifeno es un MSRE y romosozumab es un inhibidor de la esclerostina.

27.6 ¿El uso de qué agente para osteoporosis debe limitarse a no más de 2 años?

A. Calcitonina
B. Denosumab
C. Teriparatida
D. Ácido zoledrónico

Respuesta correcta = C. El uso de la hormona paratiroidea recombinante teriparatida debe limitarse a 2 años. El uso más allá de 2 años no se ha estudiado y no se recomienda. Los otros agentes no tienen estas limitaciones.

27.7 ¿Cuál de las siguientes características haría que un paciente fuera el candidato más apropiado para el tratamiento con abaloparatida para la osteoporosis posmenopáusica?

A. Miedo a las agujas
B. Deseo de recibir una terapia mensual
C. Antecedentes de múltiples fracturas vertebrales
D. Puntuación T de −2.0 y sin antecedentes de fracturas

Respuesta correcta = C. Abaloparatida, un análogo del péptido relacionado con la hormona paratiroidea, se utiliza mejor en pacientes con un alto riesgo de fracturas, como los que tienen antecedentes de múltiples fracturas vertebrales. Abaloparatida se administra mediante una inyección subcutánea diaria. Los pacientes con una puntuación T que indica osteopenia y sin antecedentes de fracturas pueden requerir o no la farmacoterapia en función del riesgo de futuras fracturas.

27.8 Un hombre de 55 años es diagnosticado de enfermedad de Paget. No tiene otros antecedentes médicos significativos. ¿Qué agente sería el más apropiado para el tratamiento de la enfermedad de Paget en este paciente?

A. Abaloparatide
B. Denosumab
C. Raloxifeno
D. Ácido zoledrónico

Respuesta correcta = D. El ácido zoledrónico es el agente preferido para el tratamiento de la enfermedad de Paget por su eficacia y su administración una vez al año. Los otros agentes no tienen indicación para la enfermedad de Paget.

27.9 Una mujer de 67 años refiere un fuerte dolor de espalda y se descubre que tiene múltiples fracturas vertebrales relacionadas con la osteoporosis. La paciente tiene un historial médico de hipertensión, enfermedad renal crónica y un infarto del miocardio hace 6 meses. ¿Cuál de las siguientes opciones excluiría el uso de romosozumab en esta paciente?

A. Enfermedad renal crónica
B. Hipertensión
C. Infarto del miocardio
D. Fracturas vertebrales

Respuesta correcta = C. Debe evitarse el uso de romosozumab en pacientes con antecedentes de infarto del miocardio (en especial de infarto del miocardio reciente), ya que en los estudios clínicos se produjo un aumento pequeño, pero significativo de infarto del miocardio e ictus. Las fracturas vertebrales múltiples son una razón para considerar (no excluir) el tratamiento con romosozumab. La hipertensión y la disfunción renal no son contraindicaciones para el uso de este agente.

27.10 Una mujer de 55 años con osteoporosis posmenopáusica tiene antecedentes médicos previos de trastorno por consumo de alcohol, hepatopatía alcohólica, esofagitis erosiva e hipotiroidismo. ¿Cuál es el motivo principal por el que los bifosfonatos orales deben usarse con precaución en esta paciente?

A. Edad
B. Esofagitis erosiva
C. Enfermedad hepática
D. Enfermedad tiroidea

Respuesta correcta = B. Se sabe que los bifosfonatos causan irritación esofágica y deben usarse con precaución en una paciente con antecedentes de esofagitis erosiva. La edad no es un factor para la consideración del uso de los bifosfonatos. La enfermedad hepática no es una contraindicación para el uso de bifosfonatos, debido a que estos se excretan sobre todo a través del riñón. La enfermedad tiroidea no es una contraindicación para el uso de bifosfonatos, aunque la restitución tiroidea demasiado intensiva puede contribuir a la osteoporosis.

Principios del tratamiento antimicrobiano

28

Young S. Baek, Eric F. Egelund y Anthony M. Casapao

I. GENERALIDADES

El tratamiento antimicrobiano toma ventaja de las diferencias bioquímicas que existen entre los microorganismos y los seres humanos. Los fármacos antimicrobianos son efectivos en el tratamiento de las infecciones debido a su toxicidad selectiva; esto es, tienen la capacidad de lesionar o eliminar a un microorganismo invasor sin dañar a las células del hospedador. En la mayoría de los casos, la toxicidad selectiva es relativa más que absoluta, lo que requiere que la concentración del fármaco se controle de forma cuidadosa para atacar al microorganismo, al tiempo que es tolerado por el hospedador.

II. SELECCIÓN DE AGENTES ANTIMICROBIANOS

La selección del agente antimicrobiano más apropiado requiere conocer 1) la identidad del microorganismo, 2) la susceptibilidad del microorganismo a un agente en particular, 3) el sitio de infección, 4) los factores del paciente, 5) la seguridad y la eficacia del antimicrobiano y 6) el costo del tratamiento. Sin embargo, la mayoría de los pacientes requieren de tratamiento antimicrobiano empírico (administración inmediata del o los fármacos antes de la identificación bacteriana y las pruebas de susceptibilidad). El tratamiento antimicrobiano se ajusta posteriormente si es necesario, una vez que se identifica el microorganismo infeccioso.

A. Identificación del microorganismo infeccioso

La caracterización del microorganismo es fundamental para la selección del tratamiento antimicrobiano apropiado. En ocasiones puede hacerse una valoración rápida de la naturaleza del patógeno con base en la tinción de Gram, que es en particular útil para identificar la presencia y características

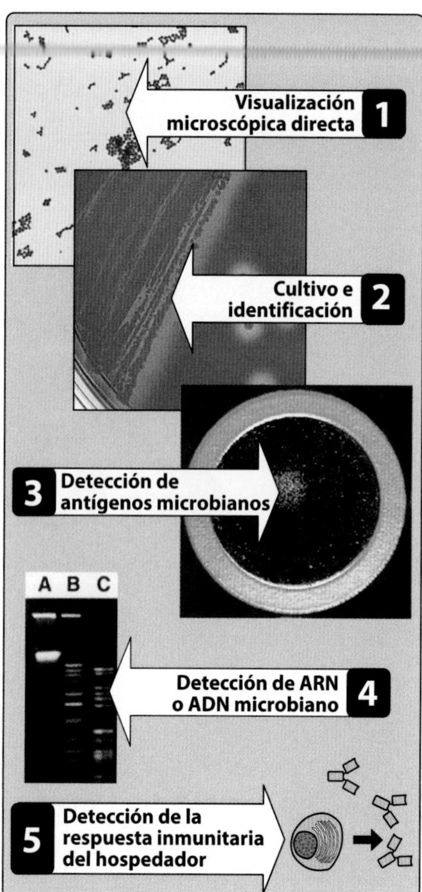

Figura 28-1
Algunas técnicas de laboratorio que son útiles en el diagnóstico de enfermedades microbianas.

morfológicas de los microorganismos en los líquidos corporales que normalmente son estériles (sangre, líquido cefalorraquídeo [LCR], líquido pleural, líquido sinovial, líquido peritoneal y orina). Sin embargo, por lo general es necesario cultivar el microorganismo infeccioso para llegar a un diagnóstico concluyente y determinar su susceptibilidad al agente antimicrobiano con antimicrobianos. Así, es esencial obtener un cultivo de muestra del microorganismo antes de iniciar el tratamiento. Por lo demás, es imposible diferenciar si un cultivo negativo se debe a la ausencia de microrganismos o si es el resultado de los efectos antimicrobianos del antibiótico administrado. La identificación definitiva del microorganismo infeccioso puede requerir otras técnicas de laboratorio, como detección de los antígenos microbianos, ADN o ARN o una respuesta inflamatoria o inmune del hospedador al microorganismo (fig. 28-1). La detección de ARN o ADN microbiano utilizando la reacción en cadena de la polimerasa rápida (PCR) y la espectrometría de masa MADLI-TOF (desorción/ionización láser asistida por matriz con tiempo de vuelo) ofrece una identificación precisa, rápida y costo-efectiva del o los microorganismos infecciosos. El uso de estos métodos permite una rápida iniciación de los antimicrobianos. Sin embargo, estos métodos aún no están disponibles en todas las instituciones. Cabe destacar que los resultados de los cultivos pueden no estar disponibles en el momento de iniciar la terapia antimicrobiana; sin embargo, esto no debe disuadir a los clínicos de iniciar una terapia antimicrobiana empírica.

Aplicación clínica 28-1. Identificación de genes resistentes a los antimicrobianos

La detección de ARN o ADN microbiano con una PCR rápida puede ser crucial para el inicio de una terapia antibiótica empírica. La detección o el diagnóstico de la infección por *Staphylococcus aureus* resistente a la *meticilina* (SARM) se realiza habitualmente mediante la detección del gen *mecA* a través de una prueba de PCR. Este gen codifica para una proteína de unión a la penicilina alterada, la PBP-2a, que hace que la mayoría de los antibióticos β-lactámicos sean ineficaces (la excepción es *ceftarolina*). La detección positiva del gen *mecA* mediante PCR informa a los clínicos para que inicien o continúen con los antibióticos empíricos apropiados de elección, como *vancomicina*, mientras se confirma la susceptibilidad del organismo.

B. Tratamiento antimicrobiano empírico

En condiciones ideales, el agente antimicrobiano usado para tratar una infección se elige después de que el microorganismo se ha identificado y se ha establecido su susceptibilidad a los agentes antimicrobianos. Sin embargo, en muchos casos, los resultados de los hemocultivos u otros análisis de laboratorio pueden no estar disponibles hasta pasados unos días, y debe iniciarse una terapia antimicrobiana empírica. Por ejemplo, en el paciente gravemente enfermo, un retraso en tratamiento podría resultar letal y está indicado el tratamiento empírico inmediato.

1. **Momento:** los pacientes con enfermedad aguda e infecciones de origen desconocido; por ejemplo, un paciente neutropénico (uno que está en riesgo de infecciones debido a una reducción en los neutrófilos) o un paciente con meningitis (inflamación aguda de las membranas que cubren el cerebro y la médula espinal) requieren de tratamiento inmediato. Para los pacientes con sepsis e hipotensión, los antimicrobianos deben iniciarse dentro de la primera hora del diagnóstico. De ser

posible, el tratamiento debe iniciarse después de que se han obtenido muestras para análisis de laboratorio, pero antes de que los resultados del cultivo y la sensibilidad estén disponibles.

2. **Selección de terapia empírica:** la elección del fármaco en ausencia de datos de susceptibilidad se ve influida por el sitio de infección (es decir, qué microorganismo(s) es(son) más probable(s) que cause(n) la infección en el lugar donde se sospecha que se ha producido la infección; fig. 28-2), los antecedentes del paciente (p. ej., infecciones previas, edad, antecedentes de viajes recientes, tratamiento antimicrobiano reciente, estado inmunológico, si la infección se adquirió en el hospital o la comunidad) y datos de susceptibilidad local. [Nota: un antibiograma es un perfil resumido de los patrones de susceptibilidad local de los microorganismos a varios antimicrobianos. Los clínicos utilizan el antibiograma para guiar la selección de la terapia empírica]. El tratamiento de amplio espectro puede estar indicado en un inicio cuando se desconoce el microorganismo o existe la probabilidad de infecciones polimicrobianas. La elección del o los agentes también puede guiarse por una relación conocida con microorganismos particulares en un ámbito clínico determinado. Por ejemplo, los cocos grampositivos en el líquido espinal de un recién nacido tienen pocas probabilidades de ser *Streptococcus pneumoniae* y muchas más de ser *Streptococcus agalactiae* (un estreptococo de grupo B), que es sensible a *penicilina G.* En contraste, los cocos grampositivos en el líquido espinal de un paciente de 40 años tienen mayores probabilidades de ser *S. pneumoniae.* Este microorganismo suele ser resistente a *penicilina G* y a menudo requiere tratamiento con una dosis elevada de una cefalosporina de tercera generación (como *ceftriaxona*) o *vancomicina.*

C. Determinación de la susceptibilidad antimicrobiana

Después de que un patógeno se aísla y se identifica por género y especie, su susceptibilidad a antibióticos específicos sirve como una guía para la selección del tratamiento. Algunos patógenos, como *Streptococcus pyogenes* y *Neisseria meningitidis,* suelen tener patrones de susceptibilidad predecibles a algunos antibióticos. En contraste, la mayoría de patógenos, por ejemplo, las especies de bacilos gramnegativos quizá muestren patrones de susceptibilidad impredecibles y requieren de pruebas de susceptibilidad para determinar el tratamiento antimicrobiano apropiado. Las concentraciones inhibitorias mínimas y bactericidas se usan para determinar la susceptibilidad de un antimicrobiano (fig. 28-3).

1. **Fármacos bacteriostáticos frente a bactericidas:** los fármacos antimicrobianos suelen clasificarse ya sea como bacteriostáticos o bactericidas. A nivel histórico, se pensaba que los fármacos bacteriostáticos solo detenían el crecimiento y la replicación de las bacterias a concentraciones farmacológicas alcanzables en el paciente, en tanto que los fármacos bactericidas eran capaces de eliminar de manera efectiva ≥ 99.9% (reducción de 3-log) del microorganismo infeccioso en un lapso de 18 a 24 h de la incubación bajo condiciones de laboratorio específicas. Existe un consenso cada vez mayor de que esta clasificación puede ser demasiado simplista, debido a que la mayoría de los agentes bacteriostáticos son capaces de eliminar de manera efectiva a los microorganismos; sin embargo, no son capaces de cumplir con el valor de corte arbitrario en la definición bactericida. En la fig. 28-4 se muestra un experimento de laboratorio en que el agente bactericida se compara con un agente bacteriostático y un control. Nótese que la velocidad de eliminación *in vitro* es mayor con los agentes bactericidas, pero

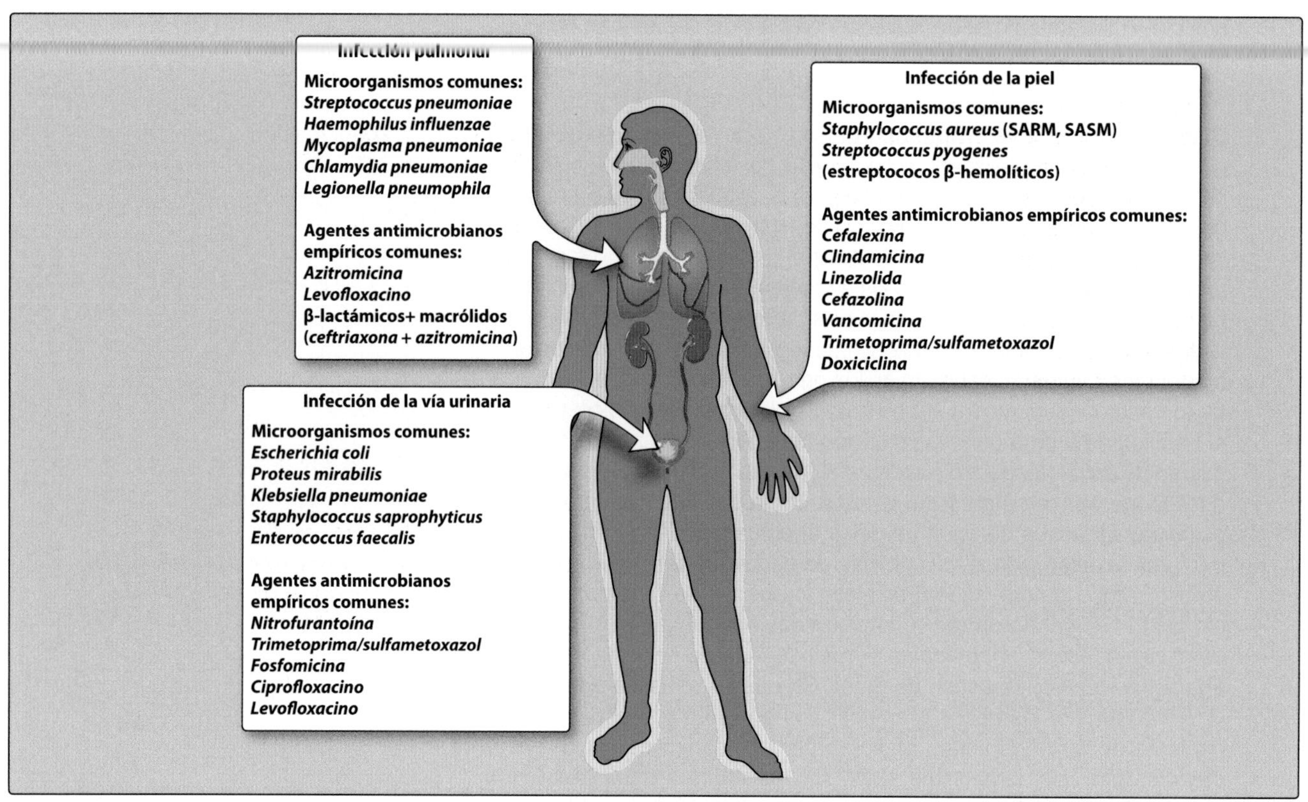

Figura 28-2
Microorganismos comunes según el lugar de la infección. SARM, *Staphylococcus aureus* resistente a la meticilina; SASM, *Staphylococcus aureus* sensible a la meticilina.

ambos agentes son capaces de eliminar el microorganismo de forma efectiva. También es posible que un antibiótico sea bacteriostático para un microorganismo y bactericida para otro. Por ejemplo, *linezolida* es un agente bacteriostático contra *Staphylococcus aureus* y enterococos, pero es bactericida para la mayoría de las cepas de *S. pneumoniae*. Además, datos recientes han demostrado que los agentes bactericidas y bacteriostáticos tienen una eficacia similar para tratar infecciones clínicas frecuentes. Al final, otros factores pueden tener un mayor impacto, lo que incluye el sistema inmunológico del hospedador, la concentración del fármaco en el lugar de la infección y la gravedad subyacente de la enfermedad.

2. **Concentración inhibitoria mínima:** es la menor concentración antimicrobiana que previene el crecimiento visible de un microorganismo después de 24 h de incubación. Sirve como una medida cuantitativa de la susceptibilidad *in vitro* y suele usarse en la práctica para agilizar el tratamiento. La automatización computarizada ha mejorado la precisión y disminuido el tiempo de recambio para determinar los resultados de la concentración inhibitoria mínima y es el abordaje más frecuente usado por los laboratorios clínicos.

3. **Concentración bactericida mínima:** la concentración bactericida mínima es la concentración más baja de un agente antimicrobiano que resulta en la declinación de 99.9% en el recuento de colonias después de incubaciones nocturnas de una dilución de caldo de cultivo (fig. 28-3). [Nota: la concentración bacteriostática mínima rara vez se determina en la práctica clínica debido a requerimientos de tiempo y esfuerzo].

D. Efecto de lugar de infección sobre el tratamiento: la barrera hematoencefálica

Las concentraciones adecuadas de un antibiótico deben alcanzar el lugar de infección para que el microorganismo invasor pueda erradicarse de forma efectiva. Los capilares con grados variables de permeabilidad transportan los fármacos a los tejidos corporales. Las barreras naturales al suministro de fármacos son creadas por las estructuras de los capilares de algunos tejidos, como próstata, testículos, placenta, cuerpo vítreo del ojo y el sistema nervioso central (SNC). De particular relevancia son los capilares en el cerebro, que ayudan a crear y mantener la barrera hematoencefálica. Esta barrera está formada por la capa única de células endoteliales fusionadas por uniones estrechas que impiden la entrada desde la sangre al cerebro de casi todas las moléculas, excepto aquellas que son pequeñas y lipofílicas. Aunque hay muchos lugares de infección clínicamente importantes (p. ej., SNC, pulmón, vías urinarias, piel), el tratamiento de las infecciones del SNC requiere una consideración especial de los factores que afectan a la penetración y la concentración de un agente antimicrobiano en el LCR. Estos factores se describen a continuación.

1. **Liposolubilidad:** la liposolubilidad de un fármaco es un factor determinante de su capacidad para penetrar la barrera hematoencefálica. Los fármacos liposolubles, como *cloranfenicol* y *metronidazol* tienen una importante penetración en el SNC, en tanto que los antibióticos β-lactámicos, como *penicilina,* están ionizados a un pH fisiológico y tienen baja liposolubilidad. Por lo tanto, tienen una penetración limitada a lo largo de la barrera hematoencefálica intacta bajo condiciones normales. En infecciones como meningitis en que el cerebro se inflama, la barrera no funciona de forma tan efectiva y la permeabilidad local está elevada. Algunos antibióticos β-lactámicos pueden entrar al LCR en cantidades terapéuticas cuando las meninges están inflamadas.
2. **Peso molecular:** un fármaco con un bajo peso molecular tiene una mayor capacidad para cruzar la barrera hematoencefálica, en tanto que los compuestos con un peso molecular elevado (p. ej., *vancomicina*) tienen una mala penetración, incluso en presencia de inflamación meníngea.
3. **Unión a proteínas:** un grado elevado de unión a proteínas de un fármaco restringe su entrada al LCR. Por lo tanto, la cantidad de fármaco libre (sin unir) en suero, más que la cantidad total del fármaco presente es importante para la penetración en LCR.
4. **Susceptibilidad a transportadores de las bombas de eflujo:** los antibióticos que tienen una afinidad por los mecanismos transportadores o que no tienen una afinidad por las bombas de eflujo tienen una mejor penetración en el sistema nervioso central.

E. Factores del paciente

Al seleccionar un antibiótico, la condición del paciente debe tenerse en cuenta. Por ejemplo, deben tomarse en cuenta el estado del sistema inmunológico, los riñones, el hígado, la circulación y la edad. En mujeres, el embarazo o la lactancia también afectan la selección del agente antimicrobiano.

1. **Sistema inmunológico:** la eliminación del microorganismo infeccioso del cuerpo depende en alto grado de un sistema inmunológico intacto y el sistema de defensa del hospedador debe eliminar a la larga al microorganismo invasor. El trastorno por consumo de alcohol, la diabetes, la infección con VIH, la desnutrición, las enfermedades

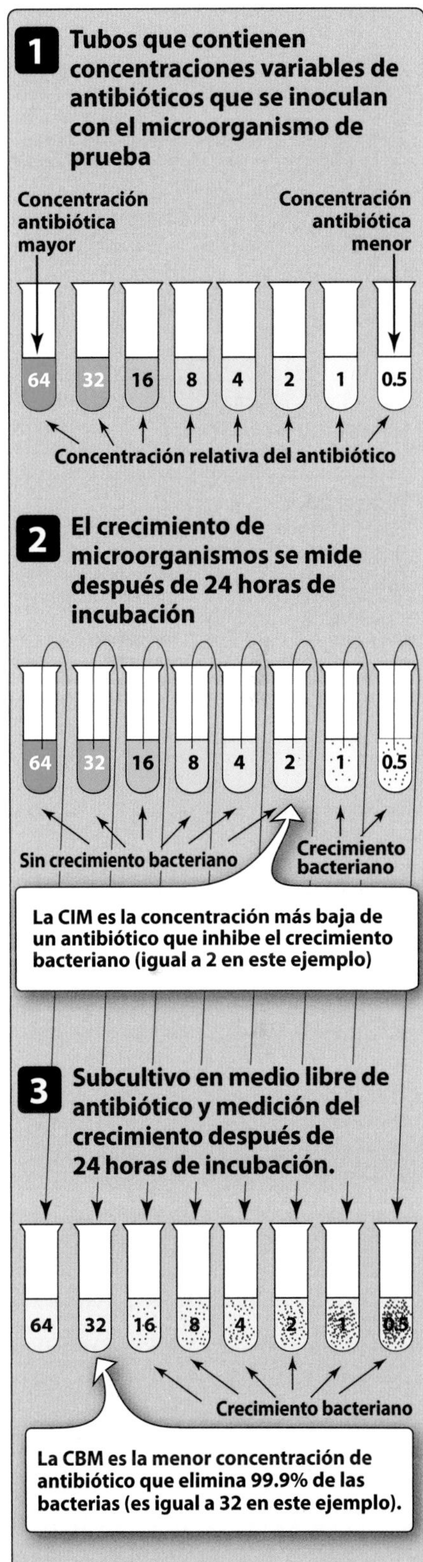

Figura 28-3
Determinación de la concentración inhibitoria mínima (CIM) y concentración bactericida mínima (CBM) de un antibiótico.

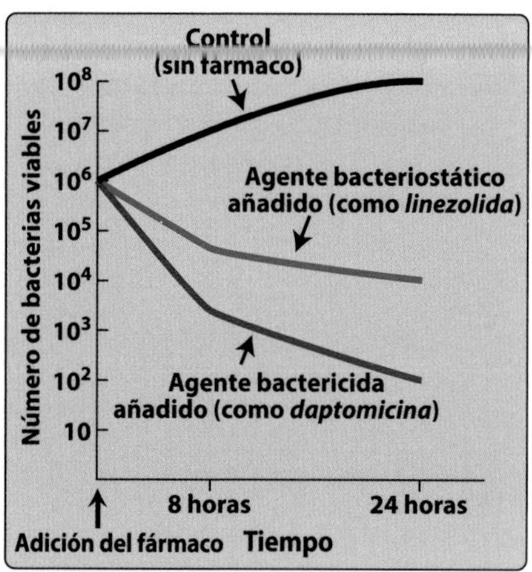

Figura 28-4
Efectos de los fármacos bactericidas y bacteriostáticos del crecimiento de las bacterias *in vitro*.

autoinmunes, el embarazo, la edad avanzada y los fármacos inmunosupresores pueden afectar la inmunocompetencia. Pueden requerirse dosis elevadas de agentes bactericidas o esquemas de tratamiento más prolongados para eliminar los microorganismos infecciosos en estas personas.

2. **Disfunción renal:** la función renal deficiente puede causar la acumulación de algunos antibióticos. El ajuste de la dosis previene la acumulación del fármaco y los efectos adversos. Las concentraciones séricas de creatinina se usan con frecuencia como un índice de la función renal para el ajuste de los esquemas farmacológicos. Sin embargo, la vigilancia directa de las concentraciones séricas de algunos antibióticos (p. ej., *vancomicina*, y los aminoglucósidos *amikacina, gentamicina, tobramicina*) se prefiere para identificar los valores máximos o mínimos o ambos y prevenir las toxicidades potenciales. [Nota: el número de nefronas funcionales disminuye con la edad. Así, los pacientes de edad avanzada son en particular vulnerables a la acumulación de fármacos eliminados por los riñones, incluso con concentraciones séricas normales de creatinina].

3. **Disfunción hepática:** los antibióticos que se concentran o eliminan en el hígado (p. ej., *rifampicina* y *doxiciclina*) deben usarse con precaución cuando se trata a pacientes con disfunción hepática.

4. **Perfusión deficiente:** la disminución de la circulación a un área anatómica, como las extremidades inferiores de un paciente diabético, reduce la cantidad de antibiótico que llega al lugar de infección, haciéndola más difícil de tratar. La perfusión reducida del tracto gastrointestinal (GI) puede resultar en una menor absorción, haciendo que sea más difícil alcanzar concentraciones terapéuticas con las vías orales.

5. **Edad:** los procesos de eliminación renal o hepática a menudo están mal desarrollados en los recién nacidos, haciendo que los neonatos sean particularmente vulnerables a los efectos tóxicos de agentes como *cloranfenicol* y sulfonamidas. Los niños pequeños no deben tratarse con tetraciclinas o fluoroquinolonas, que afectan el crecimiento óseo y las articulaciones, respectivamente. Los pacientes de edad avanzada pueden tener una disminución de la función hepática o renal, que pueden alterar la farmacocinética de ciertos antimicrobianos.

6. **Embarazo y lactancia:** muchos antibióticos cruzan la barrera placentaria o llegan a la leche materna y puede afectar al lactante. Antes de recetar un medicamento a una mujer embarazada o lactante, los médicos prescriptores deben consultar la información para prescribir el antibiótico para revisar el resumen de riesgos y consideraciones clínicas para su uso en el embarazo y la lactancia. Aunque la concentración de un antibiótico en la circulación fetal o la leche materna suele ser baja, la dosis total para el lactante puede ser suficiente para producir efectos deletéreos. Algunos agentes antimicrobianos, como las fluoroquinolonas, las tetraciclinas, las sulfonamidas y los aminoglucósidos, se evitan en el embarazo debido a su potencial teratogenicidad. Por ejemplo, se han reportado anormalidades congénitas después de la administración de tetraciclinas a embarazadas y estos agentes por lo general deben evitarse en el embarazo debido al riesgo para el feto. Además, *trimetoprima/sulfametoxazol* puede causar kernicterus (daño cerebral causado por la acumulación de bilirrubina en el cerebro) en el recién nacido cuando se administra cerca del final del embarazo. Los agentes antimicrobianos como *doxiciclina* pasan a la leche materna y

pueden asociarse con un riesgo de hipoplasia del esmalte dental o de decoloración de los dientes en el lactante.

7. **Factores de riesgo para microorganismos resistentes a múltiples fármacos:** las infecciones con patógenos resistentes a múltiples fármacos requieren de una cobertura antibiótica más amplia cuando se inicia el tratamiento empírico. Algunos factores de riesgo frecuentes para la infección con estos patógenos incluyen tratamiento antimicrobiano previo, en los 90 días previos, hospitalización durante más de o igual a 2 días en los 90 días anteriores, residencia en un asilo o centro de cuidados prolongados, terapia de infusión a domicilio y cuidado de heridas, diálisis crónica en un plazo de 30 días, miembro de la familia con microorganismos multirresistentes e inmunosupresión.

F. Seguridad del agente

Antibióticos β-lactámicos están entre los menos tóxicos de todos los fármacos antimicrobianos debido a que interfieren con el sitio o función únicos al crecimiento de los microorganismos. Otros agentes antimicrobianos (p. ej., *cloranfenicol*) tienen menos especificidad y están reservados para infecciones que ponen en riesgo la vida debido al potencial de toxicidad grave para el paciente. [Nota: la seguridad se relaciona no solo con la naturaleza inherente del fármaco, sino con los factores del paciente descritos en párrafos anteriores que pueden predisponer a toxicidad]. Es posible que los pacientes que toman antimicrobianos no experimenten habitualmente reacciones adversas al medicamento; sin embargo, la lista de efectos adversos se presenta en el etiquetado del producto para informar del posible riesgo. Por ejemplo, un efecto adverso de *vancomicina* que muchos clínicos conocen es la nefrotoxicidad. Sin embargo, solo 5% de los pacientes que reciben *vancomicina* experimentan nefrotoxicidad. Si se administran concomitantemente otros medicamentos con riesgo de nefrotoxicidad, el paciente puede tener mayor riesgo de experimentar la reacción. Por ejemplo, la combinación de un antibiótico aminoglucósido y el tratamiento con *vancomicina* puede suponer mayor riesgo de nefrotoxicidad.

G. Costo del tratamiento

Es frecuente que varios fármacos muestren una eficacia similar para tratar una infección, pero varían ampliamente en cuanto al costo. Por ejemplo, el tratamiento de SARM por lo general incluye uno de los siguientes: *vancomicina, clindamicina, daptomicina* o *linezolida*. Aunque la elección del tratamiento suele centrarse en el sitio de infección, la gravedad de la enfermedad y la capacidad de tomar medicamentos orales, también es importante considerar el costo de los medicamentos. El costo de la terapia puede limitarse mediante la transición del paciente de la terapia intravenosa (IV) a la oral cuando sea apropiado.

III. VÍA DE ADMINISTRACIÓN

La vía de administración oral es apropiada para las infecciones leves que pueden tratarse de forma ambulatoria. Los agentes orales tienen diferentes grados de biodisponibilidad (fig. 28-5). La administración parenteral se usa para fármacos que se absorben de forma deficiente a partir del tracto GI y para el tratamiento de pacientes con infecciones graves que requieren el mantenimiento de una concentración sérica más elevada de agentes antimicrobianos. En pacientes hospitalizados que requieren tratamiento intravenoso (IV), el cambio a agentes orales debe tener lugar tan pronto como sea posible. Cambiar a los pacientes de tratamiento IV a oral cuando están clínicamente estables ha mostrado que distribuye los costos de atención a la salud, reducen la duración de

BIODISPONIBILIDAD ORAL	AGENTES ANTIMICROBIANOS
Excelente (>90%)	*Clindamicina* *Fluconazol* *Metronidazol* *Trimetoprima-sulfametoxazol* *Doxiciclina* *Linezolida* *Levofloxacino*
Buena (60-90%)	*Amoxicilina* *Cefepima* *Cefaclor* *Cefalexina* *Ciprofloxacino* *Nitrofurantoína* *Azitromicina*
Pobre (<60%)	*Vancomicina* *Aciclovir* *Cefdinir* *Fosfomicina*

Figura 28-5
Biodisponibilidad oral de los agentes antimicrobianos.

la estancia y disminuyen las complicaciones de los catéteres IV. Sin embargo, algunos antimicrobianos, como *vancomicina* y aminoglucósidos, se absorben de forma deficiente a partir del tracto GI y no alcanzan concentraciones séricas adecuadas mediante administración oral.

IV. DETERMINANTES DE LA DOSIFICACIÓN RACIONAL

La dosificación racional de los agentes antimicrobianos se basa en las propiedades farmacodinámicas (la relación de las concentraciones farmacológicas a los efectos antimicrobianos) y las propiedades farmacocinéticas (absorción, distribución, metabolismo y eliminación del fármaco). Tres importantes propiedades que tienen una influencia significativa sobre la frecuencia de dosificación son eliminación dependiente de la concentración, eliminación dependiente del tiempo (independiente de la concentración) y efecto posantibiótico (EPA). Utilizar estas propiedades para optimizar los esquemas de dosificación antimicrobianos puede mejorar los resultados clínicos y posiblemente disminuir el desarrollo de resistencia.

A. Eliminación dependiente de la concentración

Algunos agentes antimicrobianos, incluyendo los aminoglucósidos y *daptomicina,* muestran un aumento significativo en la velocidad de eliminación bacteriana a medida que la concentración del antibiótico aumenta de 4 a 64 veces la concentración inhibitoria mínima del fármaco para el microorganismo infeccioso (fig. 28-6A). Administrar fármacos que exhiben esta eliminación dependiente de la concentración mediante infusión en bolo una vez al día alcanza concentraciones máximas elevadas, lo que favorece la eliminación rápida del patógeno infeccioso.

B. Eliminación dependiente de tiempo (independiente de la concentración)

En contraste, los β-lactámicos, macrólidos, *clindamicina* y *linezolida* no exhiben eliminación dependiente de la concentración (fig. 28-6B). La eficacia clínica de estos antimicrobianos se predice mejor por el porcentaje de tiempo que las concentraciones sanguíneas del fármaco que permanecen por arriba de la concentración inhibitoria mínima. Este efecto en ocasiones se denomina eliminación dependiente del tiempo (o independiente de la concentración). Por ejemplo, los esquemas de dosificación para las penicilinas y las cefalosporinas que aseguran concentraciones sanguíneas mayores que la concentración inhibitoria mínima para 50 y 60% del tiempo, respectivamente, proporcionan la mayor eficacia clínica. Por lo tanto, las infusiones extendidas (por lo general 3 a 4 h) o continuas (24 h) pueden utilizarse en lugar de la dosificación intermitente (por lo general administrado por 30 min) para alcanzar un tiempo prolongado por arriba de la concentración inhibitoria mínima y eliminar más bacterias. Otros fármacos, como las fluoroquinolonas y *vancomicina,* funcionan mejor al optimizar la relación del área bajo la curva de concentración tiempo de 24 h a concentración inhibitoria mínima (AUC_{24}/CIM). El AUC_{24} es la exposición general de un fármaco durante el intervalo de dosificación y toma en consideración la concentración además del tiempo.

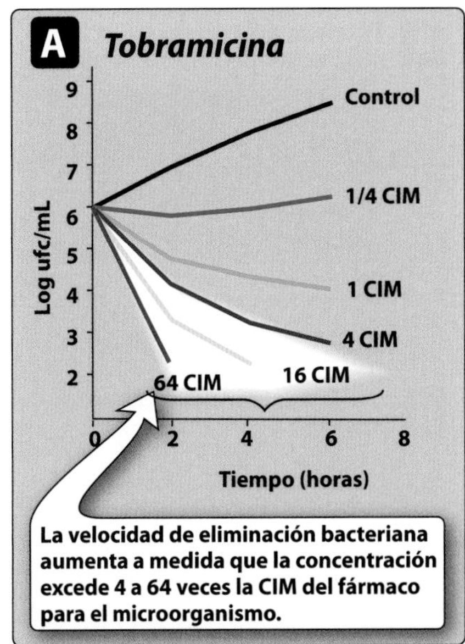

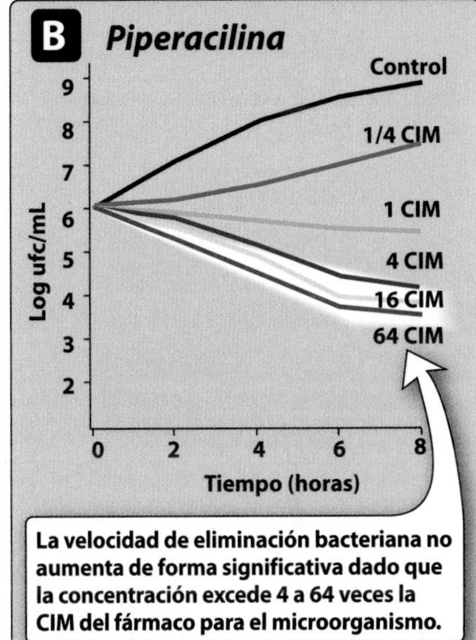

Figura 28-6
A. Efecto de eliminación significativa dependiente de la dosis exhibido por *tobramicina*. **B.** Efecto de eliminación no significativa dependiente de la dosis exhibido por *piperacilina*. ufc = unidades formadoras de colonias; CIM = concentración inhibitoria mínima.

C. Efecto posantibiótico

El EPA es una supresión persistente del crecimiento microbiano que ocurre después de que las concentraciones del antibiótico han caído por debajo de la concentración inhibitoria mínima. Los antimicrobianos que exhiben un EPA prolongado (p. ej., aminoglucósidos y fluoroquinolonas) a menudo requieren solo de una dosis por día, en particular contra bacterias gramnegativas.

V. ESPECTRO QUIMIOTERAPÉUTICO

En este libro, las bacterias clínicamente importantes se han organizado en ocho grupos basados en la tinción de Gram, la morfología y la bioquímica u otras características. Se representan como una lista con código de color (fig. 28-7A). La novena sección de la lista se denomina "Otros" y se usa para representar cualquier microorganismo que no esté incluido en una de las otras ocho categorías. En la figura 28-7B-D, la lista se usa para ilustrar los espectros de bacterias para los que un particular antimicrobiano es terapéuticamente efectivo.

A. Antimicrobianos de espectro estrecho

Se dice que los agentes quimioterapéuticos que actúan solo sobre un grupo único o limitado de microorganismos tienen un espectro estrecho. Por ejemplo, *isoniacida* solo es activo contra *Mycobacterium tuberculosis* (fig. 28-7B).

B. Antimicrobianos de espectro extendido

Los antibióticos de espectro extendido son aquellos que se modifican para ser efectivos contra microorganismos grampositivos y también contra un número significativo de bacterias gramnegativas. Por ejemplo, se considera que *ampicilina* tiene un espectro extendido debido a que actúa contra las bacterias grampositivas y algunas gramnegativas (fig. 28-7C).

C. Antimicrobianos de amplio espectro

Los fármacos como *tetraciclina,* fluoroquinolonas y carbapenems afectan a una amplia variedad de especies microbianas y se les conoce como

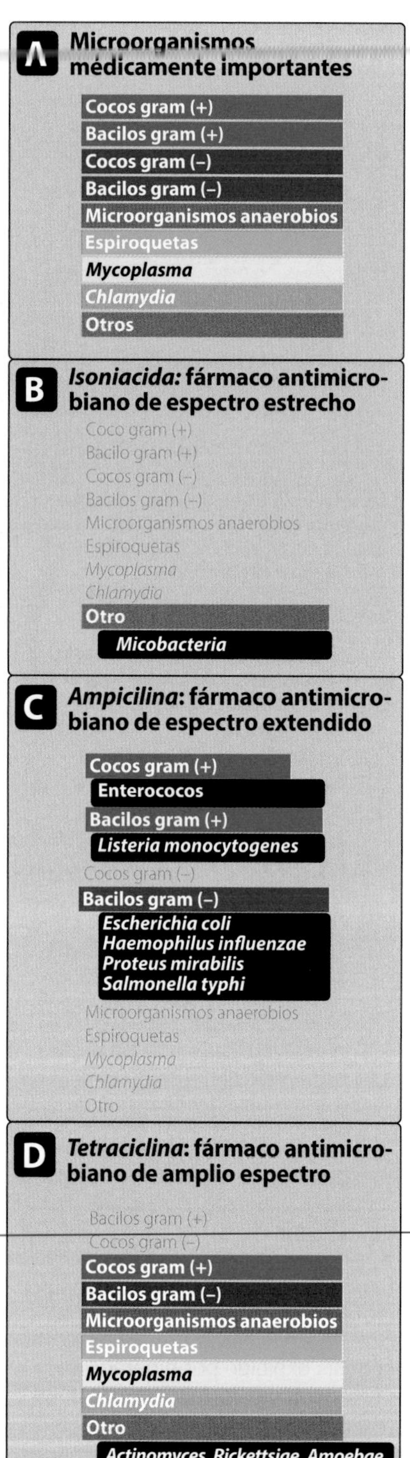

Figura 28-7
A. Representación con código de color de microorganismos médicamente importantes. **B.** *Isoniacida*, agente antimicrobiano de espectro estrecho. **C.** *Ampicilina*, agente antimicrobiano de espectro extendido. **D.** *Tetraciclina*, un agente antimicrobiano de amplio espectro.

antibióticos de amplio espectro (fig. 28-7D). Los antibióticos de amplio espectro cubren tanto las especies grampositivas como las gramnegativas y pueden utilizarse empíricamente durante la identificación de los cultivos y las pruebas de susceptibilidad. La administración de los antibióticos de amplio espectro puede alterar drásticamente la naturaleza de la microbiota bacteriana normal y precipitar una superinfección debido a microorganismos como *Clostridium difficile,* el crecimiento del cual normalmente se mantiene al margen por la presencia de otros microorganismos colonizantes.

VI. COMBINACIONES DE FÁRMACOS ANTIMICROBIANOS

Es terapéuticamente aconsejable tratar a los pacientes con un solo agente que sea más específico para el microorganismo infeccioso. Esta estrategia reduce la posibilidad de superinfecciones, disminuye el surgimiento de microorganismos resistentes y minimiza la toxicidad. Sin embargo, en algunas situaciones, las combinaciones de fármacos antimicrobianos son ventajosas e incluso necesarias. Se puede utilizar una combinación de agentes antimicrobianos de forma empírica mientras se esperan los resultados del cultivo. Esto permite cubrir eficazmente los patógenos comunes al lugar de la infección.

A. Ventajas de las combinaciones farmacológicas

Algunas combinaciones de antibióticos, como los β-lactámicos y los aminoglucósidos, muestran sinergia, esto es, la combinación es más efectiva que cualquiera de los fármacos usados por separado. Debido a que la sinergia entre agentes antimicrobianos es rara, las combinaciones sinérgicas solo están indicadas en situaciones especiales (p. ej., en el tratamiento de la endocarditis enterocócica). Las combinaciones también pueden usarse cuando la infección es de origen desconocido o cuando hay microorganismos con sensibilidad variable, como al tratar la tuberculosis.

B. Desventajas de las combinaciones farmacológicas

Algunos antibióticos actúan solo cuando los microorganismos se están multiplicando. Así, la coadministración de un agente que causa bacteriostasis más un segundo agente que es bactericida puede resultar en que el primer fármaco interactúe con la acción del segundo. Por ejemplo, los fármacos tipo tetraciclina que son bacteriostáticos pueden interferir con los efectos bactericidas de las penicilinas y las cefalosporinas. Otra preocupación es el riesgo de presión de selección y el desarrollo de resistencia antibiótica al administrar un tratamiento de combinación innecesario.

VII. RESISTENCIA FARMACOLÓGICA

Las bacterias se consideran resistentes a un antibiótico si la concentración máxima de dicho antibiótico que pueda tolerar el hospedador no suspende el crecimiento bacteriano. Algunos microorganismos son inherentemente resistentes a un antimicrobiano. Por ejemplo, la mayoría de los microorganismos gramnegativos son inherentemente resistentes a *vancomicina.* Sin embargo, las especies microbianas que normalmente responden a un fármaco particular pueden desarrollar cepas más virulentas o resistentes mediante mutación espontánea o resistencia adquirida y selección. Algunas de estas cepas pueden incluso volverse resistentes a más de un antimicrobiano.

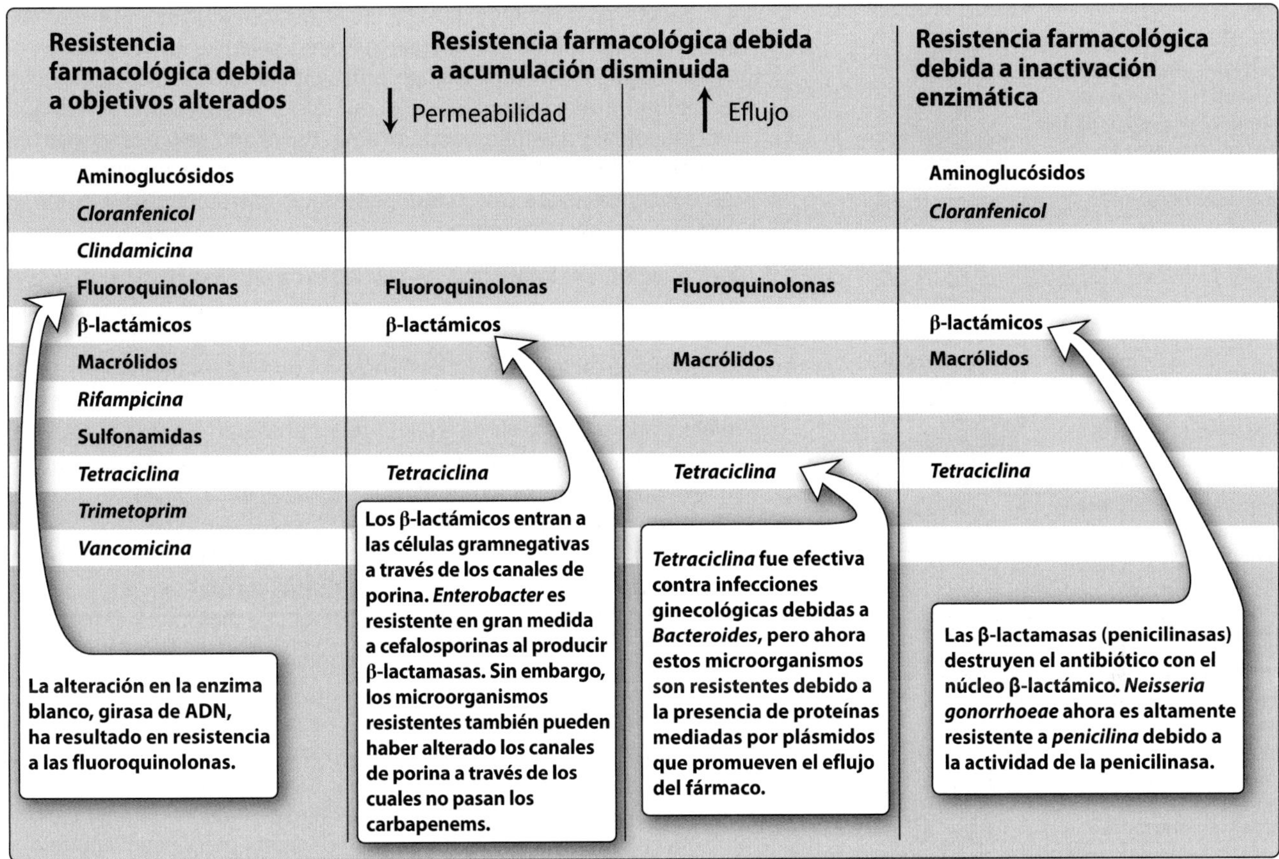

Figura 28-8
Algunos mecanismos de resistencia a antibióticos.

A. Alteraciones genéticas que causan resistencia farmacológica

La resistencia antibiótica adquirida requiere de la ganancia temporal o permanente o de la alteración de información genética bacteriana. Se desarrolla resistencia debido a la capacidad del ADN de pasar por mutación espontánea o de moverse de un microorganismo a otro.

B. Expresión alterada de las proteínas en microorganismos farmacorresistentes

La resistencia farmacológica está mediada por una variedad de mecanismos, como una alteración en el sitio blanco del antibiótico, disminución de la penetración del fármaco debido a una menor permeabilidad, aumento del eflujo del fármaco o presencia de enzimas inactivadoras del antimicrobiano (fig. 28-8).

1. **Modificación de sitios blancos:** la alteración del sitio blanco de un antibiótico a través de mutación puede conferir resistencia a uno o más antimicrobianos relacionados. Por ejemplo, la resistencia de *S. pneumoniae* a antimicrobianos β-lactámicos implica alteraciones en una o más proteínas bacterianas mayores de unión a penicilina, lo que resulta en una menor unión del antimicrobiano a su blanco.

2. **Acumulación disminuida:** la menor captación o el mayor eflujo de un antimicrobianos puede conferir resistencia debido a que el fármaco no es capaz de obtener acceso al sitio de su acción en concentraciones

El tratamiento previo puede prevenir las infecciones estafilocócicas en pacientes con antecedentes de cardiopatía reumática. Los pacientes pueden requerir años de tratamiento.

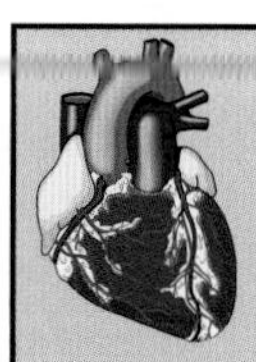

2

El tratar previamente a los pacientes que se someten a extracción dental que tienen dispositivos protésicos implantados, como válvulas cardiacas artificiales, previene la siembra bacteriana de la prótesis.

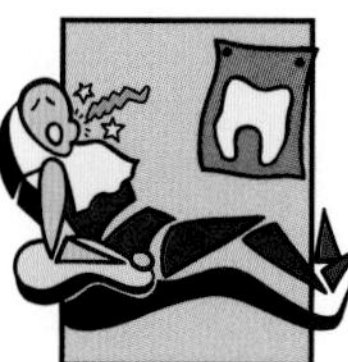

3

El tratamiento previo puede prevenir la tuberculosis o meningitis entre individuos que están en contacto estrecho con pacientes infectados.

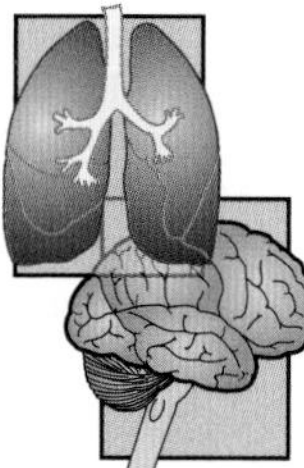

4

El tratamiento previo a la mayoría de los procedimientos quirúrgicos puede disminuir la incidencia de infección más adelante. La profilaxis efectiva está dirigida contra el microorganismo más probable, no a la erradicación de cada patógeno potencial.

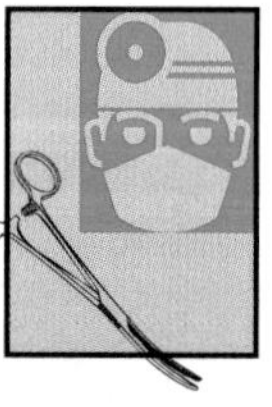

Figura 28-9
Algunas situaciones clínicas en que están indicados los antibióticos profilácticos.

suficientes para lesionar o eliminar el microorganismo. Por ejemplo, los microorganismos gramnegativos pueden limitar la penetración de ciertos agentes, lo que incluye antimicrobianos β-lactámicos, como resultado de una alteración en el número y la estructura de las porinas (canales) en la membrana externa. Asimismo, la presencia de una bomba de eflujo (bombea al fármaco fuera de la célula) puede limitar las concentraciones de un fármaco en un microorganismo, como se observa con las tetraciclinas.

3. **Inactivación enzimática:** la capacidad de destruir o inactivar el agente antimicrobiano también puede conferir resistencia sobre los microorganismos. Algunos ejemplos de enzimas inactivadoras de antimicrobianos incluyen 1) β-lactamasas ("penicilinasas") que inactivan de forma hidrolítica el anillo β-lactámico de las penicilinas, cefalosporinas y fármacos relacionados; 2) acetiltransferasas que transfieren un grupo acetilo al antimicrobiano, inactivando *cloranfenicol* o *aminoglucósidos;* y 3) esterasas que hidrolizan el anillo de lactona de los macrólidos.

VIII. USO PROFILÁCTICO DE ANTIBIÓTICOS

Ciertas situaciones clínicas, como los procedimientos dentales y las cirugías, requieren el uso de antimicrobianos para la prevención más que para el tratamiento de las infecciones (fig. 28-9). La manipulación del tejido gingival durante los procedimientos dentales puede introducir la microbiota oral, como *Streptococcus* spp. en el torrente sanguíneo, lo que provoca una infección. Además, el personal sanitario también puede introducir en el torrente sanguíneo microbiota cutánea como *S. aureus*. Esto puede ser preocupante porque, si no se controla, puede provocar el desarrollo de una endocarditis en el paciente. El uso profiláctico de agentes antimicrobianos puede prevenir la complicación quirúrgica de la infección posquirúrgica. [Nota: *amoxicilina* oral se utiliza habitualmente para la profilaxis antes de los procedimientos dentales, y *cefazolina* y *vancomicina* intravenosas son ejemplos de agentes antimicrobianos utilizados para la profilaxis quirúrgica]. Debido al uso indiscriminado de los agentes antimicrobianos puede resultar en resistencia bacteriana y superinfección, el uso profiláctico se restringe a situaciones clínicas en que los beneficios superan los riesgos potenciales. La duración de la profilaxis debe controlarse de cerca para prevenir el desarrollo innecesario de la resistencia antibiótica.

IX. COMPLICACIONES DEL TRATAMIENTO ANTIMICROBIANO

A pesar de que los antimicrobianos son selectivamente tóxicos a un microorganismo invasor, el hospedador puede experimentar de todos modos efectos adversos. Por ejemplo, el fármaco puede producir una respuesta alérgica o puede ser tóxico en formas no relacionadas con la actividad antimicrobiana.

A. Hipersensibilidad

Con frecuencia ocurre hipersensibilidad o reacciones inmunes a los fármacos antimicrobianos o sus productos metabólicos. Por ejemplo, las penicilinas, a pesar de su toxicidad microbiana selectiva absoluta, pueden causar problemas de hipersensibilidad graves, que van de urticaria (ronchas) a choque anafiláctico. Algunas reacciones pueden relacionarse con la velocidad de infusión, como "reacción a la infusión de *vancomicina*" que se observa con la infusión rápida de *vancomicina.* Los pacientes con antecedentes documentados de síndrome de Stevens-Johnson o necrólisis epidérmica tóxica (una esfacelación grave de la piel y las membranas mucosas) como reacción a un antibiótico *nunca* deben volver a exponerse a él, ni siquiera para desensibilización antimicrobiano.

B. Toxicidad directa

Las concentraciones séricas elevadas de ciertos antimicrobianos pueden causar toxicidad al afectar de forma directa los procesos celulares en el hospedador. Por ejemplo, los aminoglucósidos pueden causar ototoxicidad al interferir con la función de membrana en las células pilosas auditivas. Las fluoroquinolonas pueden tener efectos sobre los cartílagos o tendones y las tetraciclinas pueden tener efectos directos sobre los huesos. Algunos antimicrobianos pueden causar fotosensibilidad (p. ej., las tetraciclinas y las fluoroquinolonas). Los eventos adversos y las toxicidades asociadas con varios antimicrobianos se revisan en los capítulos 29 a 36.

X. CLASIFICACIÓN DE LOS AGENTES ANTIMICROBIANOS

Los fármacos antimicrobianos pueden clasificarse en una variedad de formas: 1) por su estructura química (p. ej., β-lactámicos o aminoglucósidos), 2) por su mecanismo de acción (p. ej., inhibidores de la síntesis de la pared celular) o 3) por su actividad contra tipos particulares de microorganismos (p. ej., bacterias, hongos o virus). Los capítulos 29 a 31 se organizan por los mecanismos de acción del fármaco (fig. 28-10) y los capítulos 32 a 34 se organizan de acuerdo con el tipo de microorganismos afectados por el fármaco.

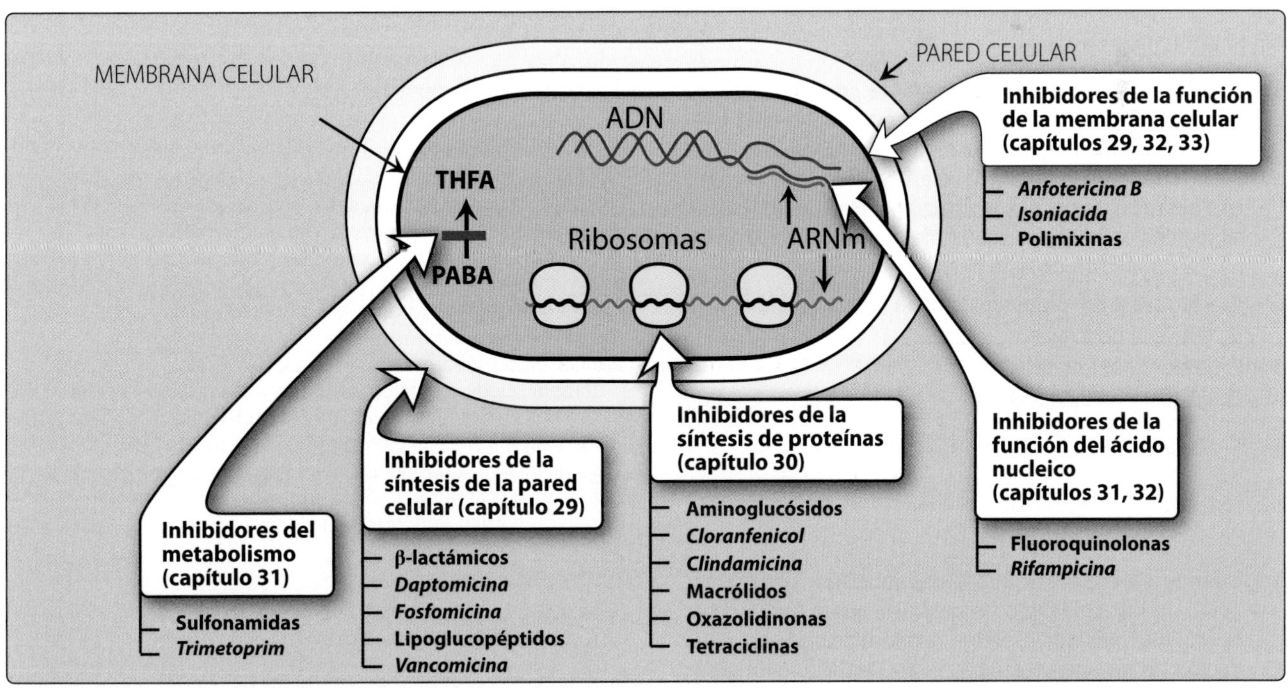

Figura 28-10
Clasificación de algunos agentes antimicrobianos según sus sitios de acción. THFA = ácido tetrahidrofólico; PABA = ácido *p*-aminobenzoico.

Resumen del capítulo

- La selección del antimicrobiano puede obedecer a múltiples factores: el lugar de la infección, el tipo de antimicrobiano, el momento en que se aplica (empírico o definitivo), las características del paciente y otros principios. Uno de los principios más importantes es la identificación de los posibles microorganismos causantes de la infección. Esto puede ayudar a racionalizar la selección del antimicrobiano.
- La frecuencia de la dosificación de los antimicrobianos se rige por las propiedades de eliminación de los mismos, como la eliminación dependiente de la concentración, la eliminación dependiente del tiempo y el EPA.
- La vía de administración oral de los antimicrobianos se utiliza principalmente para los tipos de infecciones leves o no graves. La vía oral suele utilizarse en un entorno ambulatorio o cuando se pasa de la hospitalización a la terapia ambulatoria.
- El espectro de la actividad antimicrobiana difiere por clase y dentro de la misma clase de antimicrobianos. La diferenciación de la cobertura por espectro estrecho, espectro extendido y espectro amplio proporciona más información para determinar las diferencias entre las clases de antimicrobianos.
- Los antimicrobianos de espectro estrecho cubren un número único o limitado de microorganismos.
- Los antimicrobianos de espectro extendido cubren los microorganismos grampositivos y algunos gramnegativos.
- Los antimicrobianos de espectro amplio son eficaces contra una gran variedad de especies microbianas.
- La terapia combinada de antimicrobianos tiene ventajas y desventajas. Es importante sopesar el mayor riesgo de acontecimientos adversos con los beneficios de la erradicación de un mayor espectro de microorganismos potenciales.
- La resistencia a los antimicrobianos puede desarrollarse o ser intrínseca. Los mecanismos de resistencia varían e incluyen la alteración de las proteínas expresadas, la modificación de los sitios objetivo, la inactivación enzimática y la disminución de la acumulación.
- Los antimicrobianos suelen administrarse para el tratamiento de una infección, pero estos agentes pueden utilizarse como profilaxis en determinados escenarios, como los procedimientos dentales y quirúrgicos.
- Los pacientes pueden presentar complicaciones con los antimicrobianos, desde hipersensibilidad hasta toxicidad.
- Los antimicrobianos se clasifican por su estructura química, por su mecanismo de acción o en función de su actividad contra determinados tipos de microorganismos.

Preguntas de estudio

Elija la MEJOR respuesta.

28.1 Una mujer de 56 años se presenta con fiebre, tos y disnea al ingreso. La radiografía de tórax muestra infiltrados bilaterales compatibles con neumonía. Los cultivos respiratorios están pendientes y se le inicia una combinación de ceftriaxona y azitromicina. ¿Cuál de las siguientes opciones describe mejor el uso de ceftriaxona y azitromicina en este caso?

A. Terapia letal dependiente de la concentración
B. Terapia definitiva
C. Terapia empírica
D. Terapia profiláctica

Respuesta correcta = C. La terapia empírica se inicia antes de que se identifique el microorganismo causante. La terapia empírica está diseñada para cubrir los organismos causantes más comunes en el lugar de la infección. La combinación de ceftriaxona y azitromicina se utiliza a menudo en el tratamiento empírico de la neumonía, y juntos los dos agentes proporcionan cobertura de algunos de los organismos más probables, como *Streptococcus pneumoniae*, *Haemophilus influenzae* y *Mycoplasma pneumoniae*. Si posteriormente se identifica un microorganismo, la terapia puede ajustarse de forma adecuada en función de la sensibilidad del organismo (terapia definitiva). Tanto la cefalosporina (ceftriaxona) como el macrólido (azitromicina) proporcionan una eliminación dependiente del tiempo. La terapia profiláctica se utiliza para prevenir la infección, más que para tratar una infección activa.

28.2 Cuando se evalúa la farmacoterapia para meningitis, ¿cuál de los siguientes factores se espera que tengan la MENOR influencia sobre la penetración y concentración de un agente antibacteriano en el líquido cefalorraquídeo?

A. Liposolubilidad del fármaco
B. Concentración inhibitoria mínima del fármaco
C. Unión a proteínas del fármaco
D. Peso molecular del fármaco

Respuesta correcta = B. Aunque la concentración inhibitoria mínima impacta la efectividad del fármaco contra una bacteria determinada, no afecta la capacidad del fármaco para cruzar la barrera hematoencefálica. La liposolubilidad, la unión a proteínas y el peso molecular determinan, todos ellos, la probabilidad del fármaco de penetrar la barrera hematoencefálica y de concentrarse en el cerebro.

28.3 ¿Cuál de los siguientes antimicrobianos debe vigilarse estrechamente en un paciente con disfunción renal debido al riesgo de acumulación y toxicidad del fármaco?

A. Doxiciclina
B. Amikacina
C. Rifampicina
D. Tetraciclina

Respuesta correcta = B. Amikacina, un aminoglucósido, se elimina principalmente por vía renal. El tratamiento con aminoglucósidos debe evitarse o utilizarse con precaución en pacientes con disfunción renal. Las concentraciones del fármaco deben controlarse estrechamente en pacientes con disfunción renal. Tetraciclina, doxiciclina y rifampicina se eliminan principalmente por vía hepática.

28.4 Una paciente de 24 años que está en el tercer trimestre de embarazo presenta frecuencia urinaria, urgencia y fiebre. Se le diagnostica una infección de la vía urinaria. ¿Cuál de los siguientes antibióticos es el más apropiado para tratar la infección en esta paciente?

A. Trimetoprima/sulfametoxazol
B. Doxiciclina
C. Amoxicilina
D. Gentamicina

Respuesta correcta = C. Trimetoprima/sulfametoxazol se evita en el embarazo debido al riesgo de kernicterus durante el tercer trimestre. Doxiciclina se evita en el embarazo por el riesgo de hipoplasia del esmalte. Los aminoglucósidos como gentamicina y amikacina también se evitan debido a los riesgos teratogénicos. Los β-lactámicos como amoxicilina se consideran generalmente seguros para su uso en el embarazo.

28.5 ¿Cuál de los siguientes antimicrobianos exhibe un efecto posantibiótico prolongado que permite una dosificación una vez al día?

A. Gentamicina
B. Penicilina G
C. Vancomicina
D. Aztreonam

Respuesta correcta = A. Los aminoglucósidos, incluyendo gentamicina, poseen un efecto posantibiótico prolongado, en particular cuando se administran a dosis elevadas cada 24 horas. Penicilina G, clindamicina y vancomicina tienen un efecto posantibiótico relativamente breve y requieren de una dosis que mantenga las concentraciones por arriba de la concentración inhibitoria mínima por una porción más prolongada del intervalo de dosificación.

28.6 Un paciente está infectado por un organismo gramnegativo que es resistente a los carbapenems, probablemente debido a la alteración de los canales de porina. ¿Qué mecanismo de resistencia a los fármacos se da en este caso?

A. Dianas alteradas
B. Disminución de la acumulación
C. Modificación de los lipopolisacáridos
D. Inactivación enzimática

Respuesta correcta = B. Los organismos gramnegativos, en particular, pueden alterar el número o la estructura de las porinas, un tipo de canal proteico en sus membranas externas, lo que disminuye la permeabilidad del fármaco, y causa menor acumulación del mismo.

28.7 A un paciente de 39 años se le ha programado un remplazo total de rodilla. ¿Cuál de estos agentes antimicrobianos es más apropiado para la profilaxis quirúrgica para cubrir microorganismos como *Staphylococcus aureus* y *Streptococcus pyogenes*?

A. Levofloxacino
B. Isoniazida
C. Vancomicina
D. Cefepima

Respuesta correcta = C. Levofloxacino y cefepima no serían opciones adecuadas para dar cobertura a la microbiota cutánea debido a su mayor espectro de actividad. La isoniazida es un agente de espectro estrecho preferido para la tuberculosis. Vancomicina es un agente de elección, ya que proporciona una excelente cobertura para la microbiota cutánea, como *Staphylococcus* spp. y *Streptococcus* spp.

28.8 ¿Cuál de las siguientes reacciones farmacológicas adversas evitan que un paciente vuelva a exponerse a un fármaco en el futuro?

A. Prurito/exantema por penicilina.
B. Síndrome de Stevens-Johnson por trimetoprima/sulfametoxazol.
C. Alteración gastrointestinal por claritromicina.
D. Superinfección con *Clostridium difficile* por moxifloxacino.

Respuesta correcta = B. El síndrome de Stevens-Johnson es una reacción idiosincrática grave que puede poner en riesgo la vida y estos pacientes nunca deben volver a exponerse al agente ofensor. El prurito/exantema es una reacción que se informa con frecuencia en pacientes que reciben penicilinas, pero no pone en riesgo la vida. Un paciente puede volverse a exponer al fármaco si los beneficios superan el riesgo (p. ej., embarazada con sífilis) o el paciente puede exponerse a través de un procedimiento de desensibilización. Las alteraciones gastrointestinales son un efecto secundario de claritromicina y no es lo suficientemente grave como para causar deshidratación. Moxifloxacino es un antibiótico de amplio espectro que puede inhibir la flora normal del tracto gastrointestinal, aumentando el riesgo de desarrollar superinfecciones como *C. difficile.* Esta no es una reacción alérgica y el paciente puede volver a exponerse al fármaco; sin embargo, el paciente puede estar en riesgo de volver a desarrollar infección por *C. difficile.*

28.9 Durante la anamnesis de la medicación, un paciente menciona que tuvo una reacción a un medicamento hace años, cuando estaba siendo tratado por una infección por *Staphylococcus aureus* resistente a la meticilina (SARM). Recuerda que la reacción se produjo porque el medicamento se infundió demasiado rápido. ¿Cuál de los siguientes medicamentos es más probable que haya causado esta reacción?

A. Ampicilina
B. Cloranfenicol
C. Eritromicina
D. Vancomicina

Respuesta correcta = D. La infusión rápida de vancomicina puede causar una reacción de hipersensibilidad en algunos pacientes, conocida como reacción a la infusión de vancomicina o síndrome de enrojecimiento por vancomicina. La reacción suele consistir en prurito y una erupción eritematosa que cubre la cara y el cuello; también pueden aparecer debilidad y angioedema. El tratamiento consiste en suspender la vancomicina y administrar difenhidramina.

28.10 ¿Cuál de las siguientes clases de antimicrobianos tiene un mecanismo de acción para inhibir la síntesis de la pared celular?

A. Aminoglucósidos
B. β-lactámicos
C. Macrólidos
D. Tetraciclinas

Respuesta correcta = B. Los antimicrobianos β-lactámicos, como las penicilinas y las cefalosporinas, actúan inhibiendo la síntesis de la pared celular bacteriana. Las otras categorías de fármacos actúan dirigiéndose a los ribosomas bacterianos e inhibiendo la síntesis de proteínas bacterianas (fig. 28-10).

Inhibidores de la pared celular

29

Veena Venugopalan y Barbara A. Santevecchi

I. GENERALIDADES

Algunos fármacos antimicrobianos interfieren de forma selectiva con la síntesis de la pared celular bacteriana, una estructura que no poseen las células de los mamíferos. La pared celular está compuesta por un polímero llamado peptidoglucano que consiste de unidades de glucano unidas entre sí por enlaces cruzados peptídicos. Para tener una efectividad máxima, los inhibidores de la síntesis de la pared celular requieren microorganismos que proliferen de forma activa. En la figura 29-1 se muestra la clasificación de agentes que afectan la síntesis de la pared celular.

II. PENICILINAS

La estructura básica de las penicilinas consiste de un anillo β-lactámico central de cuatro miembros, que está unido a un anillo de tizolidina y a una cadena lateral R. Los miembros de esta familia difieren entre sí en el sustituto R unido al residuo de ácido 6-aminopenicilánico (fig. 29-2). La naturaleza de esta cadena lateral afecta el espectro antimicrobiano, la estabilidad al ácido gástrico, la hipersensibilidad cruzada y la susceptibilidad a enzimas degradantes bacterianas (β-lactamasas).

A. Mecanismo de acción

Las penicilinas interfieren con el último paso de la síntesis de la pared celular bacteriana, que es el enlace cruzado de cadenas de peptidoglucano adyacentes por un proceso conocido como transpeptidación. Debido a que las penicilinas tienen una similitud estructural a la porción terminal de la cadena de peptidoglucano, compiten y se unen a enzimas llamadas proteínas de unión a penicilina (PUP), que catalizan la transpeptidasa y facilitan el enlace cruzado de la pared celular (fig. 29-3). Esto resulta en la formación de una pared celular debilitada y a la larga en muerte celular. Por este motivo, las penicilinas se consideran bactericidas y funcionan en una forma dependiente del tiempo.

B. Espectro antibacteriano

El espectro antibacteriano de varias penicilinas se determina, en parte, por la capacidad de cruzar la pared celular bacteriana de peptidoglucano para alcanzar las PUP en el espacio periplásmico. Los factores que determinan la susceptibilidad de las PUP a estos antibióticos incluyen tamaño, carga e hidrofobicidad del antibiótico β-lactámico particular. En general,

PENICILINAS

*Amoxicilina** AMOXIL
*Ampicilina*** SOLO GENÉRICO
*Dicloxacilina** SOLO GENÉRICO
Nafcilina SOLO GENÉRICO
Oxacilina SOLO GENÉRICO
Penicilina G PFIZERPEN
Penicilina G benzatínica BICILLIN L-A
Penicilina G benzatínica y penicilina G procaínica BICILLIN C-R
*Penicilina V** SOLO GENÉRICO

CEFALOSPORINAS

*Cefaclor** SOLO GENÉRICO
*Cefadroxilo** SOLO GENÉRICO
Cefazolina ANCEF, KEFZOL
*Cefdinir** OMNICEF
Cefepima MAXIPIME
Cefiderocol FETROJA
*Cefixima** SUPRAX
Cefotetán CEFOTAN
Cefoxitina MEFOXIN
*Cefpodoxima** VANTIN
Cefotaxima CLAFORAN
*Cefprozilo** CEFZIL
Ceftarolina TEFLARO
Ceftazidima FORTAZ
Ceftriaxona SOLO GENÉRICO
*Cefuroxima*** CEFTIN, ZINACEF
*Cefalexina** KEFLEX

CARBAPENÉMICOS

Doripenem DORIBAX
Ertapenem INVANZ
Imipenem/cilastatina PRIMAXIN
Meropenem MERREM

Figura 29-1
Resumen de los agentes antimicrobianos que afectan la síntesis de la pared celular.
*Solo disponible en formulación oral.
**Disponible en formulaciones oral e intravenosa.

MONOBACTÁMICOS

Aztreonam AZACTAM

INHIBIDOR DE β- LACTAMASA + COMBINACIONES DE ANTIBIÓTICOS

Avibactam + ceftazidima AVYCAZ

*Ácido clavulánico + amoxicilina** AUGMENTIN

Relebactam + imipenem/cilastatina RECARBRIO

Sulbactam + ampicilina UNASYN

Tazobactam + ceftolozano ZERBAXA

Tazobactam + piperacilina ZOSYN

Vaborbactam + meropenem VABOMERE

LIPOGLUCOPÉPTIDOS

Dalbavancina DALVANCE

Oritavancina ORBACTIV

Telavancina VIBATIV

OTROS ANTIBIÓTICOS

Colistina COLY-MYCIN M

Daptomicina CUBICIN

Fosfomicina MONUROL

Polimixina B SOLO GENÉRICO

Vancomicina VANCOCIN

Figura 29-1
(*Continuación*)

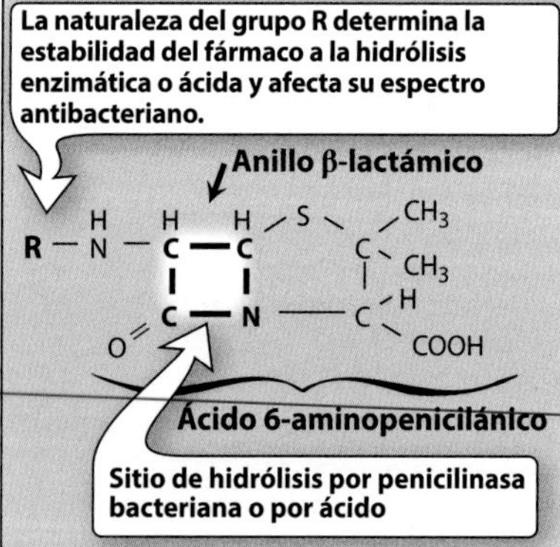

Figura 29-2
Estructura de los antibióticos β-lactámicos.

los microorganismos grampositivos tienen paredes celulares que son atravesadas con facilidad por las penicilinas y, por lo tanto, en ausencia de resistencia, son susceptibles a estos fármacos. Los microorganismos gramnegativos tienen una membrana de lipopolisacáridos externa que rodea la pared celular que presenta una barrera a las penicilinas hidrosolubles. Sin embargo, las bacterias gramnegativas tienen proteínas insertadas en la capa lipopolisacárida que actúan como canales llenos de agua (llamados porinas) para permitir la entrada transmembrana.

1. **Penicilinas naturales:** *penicilina G* y *penicilina V* se obtienen de fermentaciones del hongo *Penicillium chrysogenum*. *Penicilina G (benzilpenicilina)* tiene actividad contra una variedad de microorganismos grampositivos, microorganismos gramnegativos y espiroquetas (fig. 29-4). La potencia de *penicilina G* es 5 a 10 veces mayor que la de *penicilina V* frente a *Neisseria* spp. y ciertos anaerobios. La mayoría de los estreptococos son muy sensibles a *penicilina G,* pero están surgiendo *Streptococcus viridans* resistentes a *penicilina* y aislados de *Streptococcus pneumoniae.* La gran mayoría de *Staphylococcus aureus* (más de 90%) ahora está produciendo penicilinasa y por lo tanto es resistente a *penicilina G.* A pesar del uso diseminado y mayor resistencia de muchos tipos de bacterias, las *penicilinas* siguen siendo el fármaco de elección para el tratamiento de la gangrena gaseosa (*Clostridium perfringens*) y la sífilis (*Treponema pallidum*). *Penicilina V,* solo disponible en formulación oral, tiene un espectro similar al de *penicilina G,* pero no se usa para el tratamiento de las infecciones graves debido a su absorción oral limitada. *Penicilina V* es más estable al ácido que *penicilina G* y es el agente oral empleado en el tratamiento de las infecciones menos graves.

2. **Penicilinas semisintéticas:** *ampicilina* y *amoxicilina* (también conocidas como aminopenicilinas o penicilinas de espectro extendido) se crean al añadir por medios químicos diferentes grupos R al núcleo de ácido 6-aminopenicilánico. La adición de grupos R extiende la actividad antimicrobiana gramnegativa de las aminopenicilinas para incluir *Haemophilus influenzae, Escherichia coli* y *Proteus mirabilis* (fig. 29-5A). *Ampicilina* (con o sin la adición de gentamicina) es el fármaco de elección para el bacilo grampositivo *Listeria monocytogenes* y especies enterocócicas susceptibles. Estos agentes de espectro extendido también se usan ampliamente en el tratamiento de las infecciones respiratorias y *amoxicilina* se emplea de forma profiláctica por dentistas en pacientes de riesgo elevado para la prevención de endocarditis bacteriana. *Amoxicillina* y *ampicillina* están coformulados con inhibidores de β-lactamasa, como *ácido clavulánico* o *sulbactam* para combatir infecciones causadas por microorganismos productores de β-lactamasa. Por ejemplo, sin el inhibidor de β-lactamasa, *Staphylococcus aureus* sensible a *meticilina* (SASM) es resistente a *ampicilina* y *amoxicilina.* La resistencia en forma de penicilinasas mediadas por plásmidos es un problema clínico mayor, que limita el uso de las aminopenicilinas con algunos microorganismos gramnegativos.

3. **Penicilinas antiestafilocócicas:** *meticilina, nafcilina, oxacilina* y *dicloxacilina* son penicilinas resistentes a β-lactamasa (penicilinasa). Su uso está restringido al tratamiento de infecciones causadas por estafilococos productores de penicilinasa, incluyendo *S. aureus* sensible a *meticilina.* [Nota: debido a su toxicidad (nefritis intersticial),

meticilina no se usa en clínica en Estados Unidos excepto en pruebas de laboratorio para identificar cepas resistentes de *Staphylococcus aureus*. *S. aureus* resistente a *meticilina* (SARM) es en la actualidad una fuente de infecciones graves adquiridas en la comunidad y nosocomiales (adquiridas en el hospital) y es resistente a la mayoría de los antibióticos β-lactámicos disponibles en el comercio]. Las penicilinas resistentes a pencilinasa tienen una actividad mínima, si acaso, contra infecciones gramnegativas.

4. **Penicilina antiseudomonas:** *piperacilina* también se conoce como una penicilina antiseudomonas debido a su actividad contra *Pseudomonas aeruginosa* (fig. 29-5B). La formulación de *piperacilina* con *tazobactam* extiende el espectro antimicrobiano para incluir microorganismos productores de penicilinasa (p. ej., *enterobacteriaceae* y especies de *bacteroides*). En la figura 29-6 se resume la estabilidad de las penicilinas al ácido o la acción de la penicilinasa.

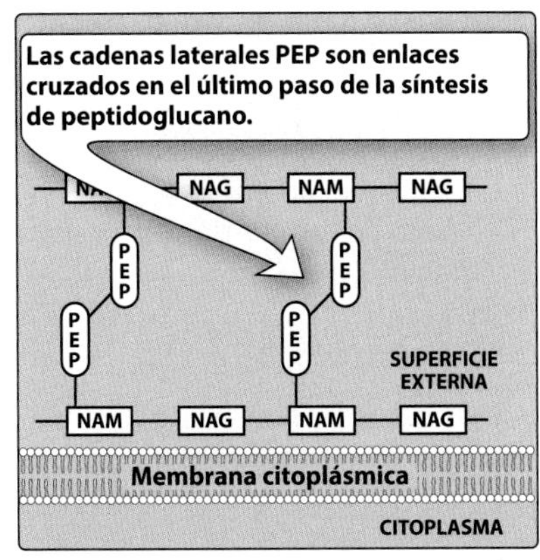

Figura 29-3
Pared celular bacteriana de bacterias grampositivas.
NAG = *N*-acetilglucosamina;
NAM = ácido *N*-acetilmurámico;
PEP = péptido de enlace cruzado.

C. Resistencia

La supervivencia de las bacterias en presencia de antibióticos β-lactámicos ocurre debido a lo siguiente:

1. **Producción de β-lactamasa:** esta familia de enzimas hidroliza el enlace de amida cíclico del anillo β-lactámico que resulta en la pérdida de actividad bactericida (fig. 29-2). Son una causa importante de resistencia a las penicilinas y una preocupación clínica cada vez mayor. Las β-lactamasas son ya sea constitutivas, que se producen sobre todo en el cromosoma bacteriano, o más a menudo adquiridas por la transferencia de plásmidos. Algunos de los antibióticos β-lactámicos son malos sustitutos para las β-lactamasas y resisten la hidrólisis, con lo que retienen su actividad contra los microorganismos productores de

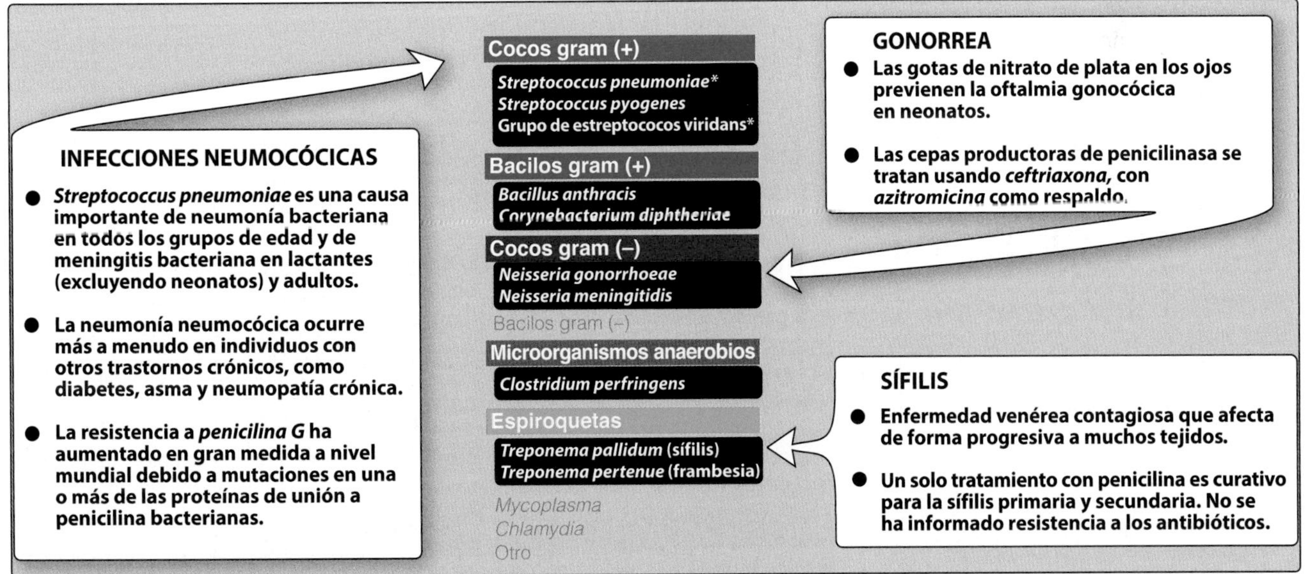

Figura 29-4
Aplicaciones terapéuticas típicas de *penicilina G*. *Las cepas resistentes se observan cada vez con más frecuencia.

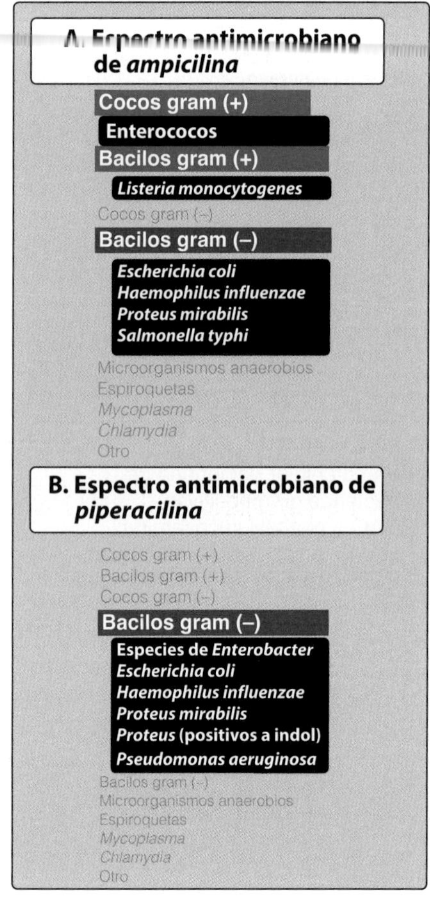

Figura 29-5
Actividad antimicrobiana de *ampicilina* (A) y *piperacilina* (B).

β-lactamasas. [Nota: ciertos microorganismos pueden tener β-lactamasas relacionadas con cromosomas que son inducibles por antibióticos β-lactámicos (p. ej., cefalosporinas de segunda y tercera generaciones). Los microorganismos grampositivos secretan β-lactamasas por vía extracelular, en tanto que las bacterias gramnegativas inactivan los fármacos β-lactámicos en el espacio periplásmico.

2. **Menor permeabilidad al fármaco:** la menor penetración de los antibióticos a través de la membrana celular exterior de las bacterias previenen que el fármaco alcance las PUP objetivo. En las bacterias grampositivas, la capa de peptidoglucano está cerca de la superficie de las bacterias y hay pocas barreras para que el fármaco alcance su objetivo. La penetración reducida del fármaco hacia la célula es una mayor preocupación en los microorganismos gramnegativos, que tienen una pared celular compleja que incluye los canales acuosos llamados porinas. Un excelente ejemplo de un patógeno que carece de porinas de alta permeabilidad es *P. aeruginosa*. La presencia de una bomba de eflujo, que elimina antibióticos de forma activa desde el sitio de acción, también puede reducir la cantidad de fármaco intracelular (p. ej., *Klebsiella pneumoniae*).

3. **PUP alteradas:** PUP son enzimas bacterianas que participan en la síntesis de la pared celular y en el mantenimiento de las características morfológicas de las bacterias. Los antibióticos β-lactámicos se unen a los PUB y pueden prevenir la síntesis de la pared celular y provocar cambios morfológicos o la lisis de bacterias susceptibles. El número de proteínas de unión a penicilinas varía con el tipo de microorganismo. Las proteínas de unión a penicilinas modificadas tienen una menor afinidad por los antibióticos β-lactámicos, lo que requiere de concentraciones clínicamente inalcanzables del fármaco para lograr la inhibición del crecimiento bacteriano. SARM se produce debido a la presencia del gen *mecA* en *S. aureus*, que produce modificaciones en la PUP, haciendo que el organismo sea resistente a la mayoría de los β-lactámicos disponibles.

Aplicación clínica 29-1. Mecanismos de resistencia y selección de fármacos

El amplio contacto con la atención sanitaria y la exposición previa a los antibióticos ponen a los pacientes en riesgo de desarrollar una infección por organismos multirresistentes. Los organismos gramnegativos más comunes asociados con la multirresistencia en los entornos sanitarios son *P. aeruginosa*, *Klebsiella*, *Acinetobacter* y *E. coli*. Algunos procesos infecciosos que pueden ser causados por estos organismos son las infecciones del torrente sanguíneo, la neumonía y las infecciones de heridas. Los mecanismos de resistencia que pueden reducir o eliminar la actividad de los antibióticos β-lactámicos incluyen las enzimas que inactivan los β-lactámicos mediante hidrólisis (es decir, las β-lactamasas), el cambio en los sitios diana de las PUP, las bombas de eflujo que desplazan los β-lactámicos fuera de la célula bacteriana y las mutaciones de las porinas que provocan la incapacidad de los β-lactámicos para entrar en la célula bacteriana y alcanzar su sitio diana. Los médicos deben tener en cuenta los posibles mecanismos de resistencia y el lugar de la infección al seleccionar los antibióticos para tratar las infecciones por gramnegativos multirresistentes.

D. Farmacocinética

1. **Administración:** la vía de administración de los antibióticos β-lactámicos se determina por la estabilidad del fármaco al ácido gástrico y por la gravedad de la infección. La combinación de *ampicilina* con *sulbactam, piperacilina* con *tazobactam* y las penicilinas antiestafilocócicas *nafcilina* y *oxacilina* deben administrarse por vía intravenosa (IV) o intramuscular (IM). *Penicilina V, amoxicilina* y *dicloxacilina* están disponibles solo como preparaciones orales (fig. 29-6). [Nota: la combinación de *amoxicilina* con *ácido clavulánico* solo está disponible en formulación oral en Estados Unidos]. *Penicilina G procaínica* y *penicilina G benzatínica* se administran por vía IM y sirven como formas de depósito. Se absorben lentamente en la circulación y persisten a concentraciones bajas a lo largo de un periodo muy prolongado.

2. **Absorción:** el ambiente ácido dentro de las vías intestinales es desfavorable para la absorción de penicilinas. En el caso de *penicilina V,* solo la tercera parte de la dosis oral se absorbe bajo las mejores condiciones. Los alimentos disminuyen la absorción de la penicilina resistente a la penicilinasa *dicloxacilina* ya que a medida que el tiempo de vaciado gástrico aumenta, el fármaco es destruido por el ácido gástrico. Por lo tanto, debe tomarse con el estómago vacío. A la inversa, *amoxicilina* es estable en ácido y se absorbe con facilidad a partir del tracto gastrointestinal.

3. **Distribución:** los antibióticos β-lactámicos se distribuyen bien a lo largo del cuerpo. Todas las penicilinas cruzan la barrera placentaria, pero ninguna ha mostrado tener efectos teratógenos. Sin embargo, la penetración hacia el hueso o el líquido cefalorraquídeo (LCR) es insuficiente para el tratamiento a menos que estos sitios estén inflamados (figs. 29-7 y 29-8). [Nota: las meninges inflamadas son más permeables a las penicilinas, lo que resulta en una mayor proporción del fármaco en el LCR en comparación con el suero]. Las concentraciones de penicilina en la próstata son insuficientes para ser efectivas contra las infecciones.

4. **Metabolismo:** el metabolismo del hospedador de los antibióticos β-lactámicos suele ser insignificante, pero puede ocurrir cierto metabolismo de *penicilina G* en pacientes con alteración de la función renal. *Nafcilina* y *oxacilina* son excepciones a la regla y se metabolizan de forma primaria en el hígado.

5. **Excreción:** la vía primaria de excreción es a través del sistema secretor de ácido orgánico (tubular) del riñón, así como por filtración glomerular. En los pacientes con función renal alterada deben ajustarse los esquemas de dosificación. Debido a que *nafcilina* y *oxacilina* se metabolizan sobre todo en el hígado, no requieren ajuste de la dosis para insuficiencia renal. *Probenecid* inhibe la secreción de penicilinas al competir por la secreción tubular activa a través del transportador de ácido orgánico y, como tal, puede aumentar las concentraciones sanguíneas. Las penicilinas también se excretan en la leche materna.

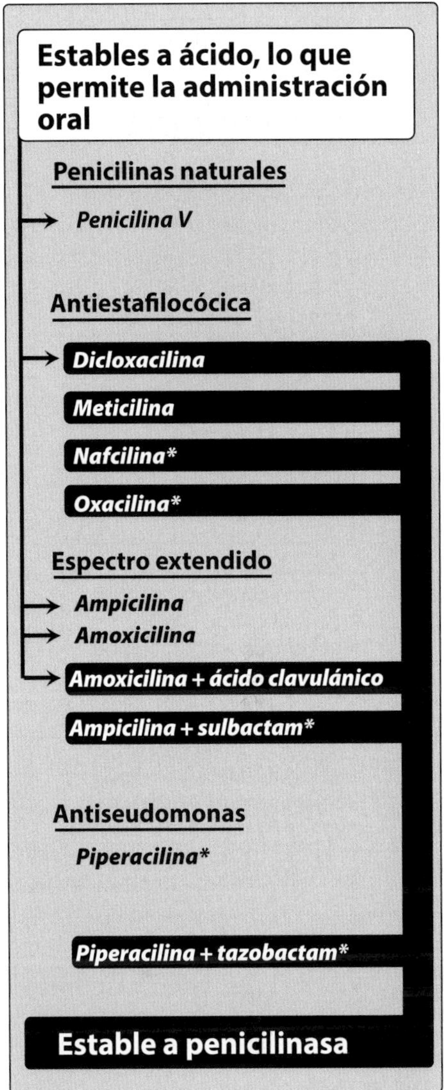

Figura 29-6
Estabilidad de las penicilinas al ácido o la acción de penicilinasa. *Disponible solo como preparación parenteral.

E. Reacciones adversas

Las penicilinas están entre los fármacos más seguros. Sin embargo, pueden ocurrir reacciones adversas (fig. 29-9).

1. **Hipersensibilidad:** alrededor de 10% de los pacientes autoinforman alergia a la penicilina. De ellos, 90% no tiene una verdadera reacción de hipersensibilidad de tipo 1, mediada por IgE. Las reacciones

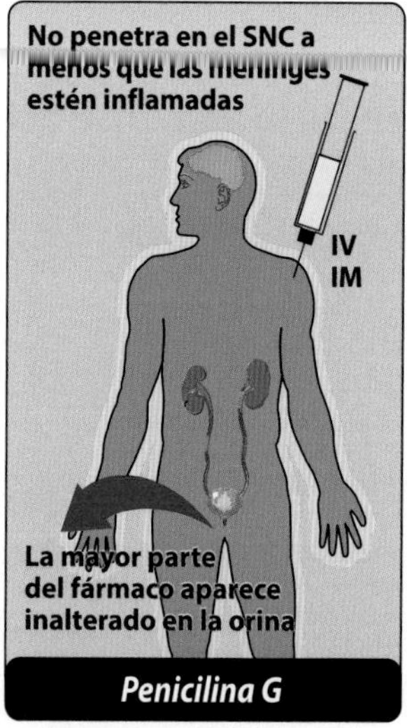

Figura 29-7
Administración y destino de *penicilina*. SNC = sistema nervioso central.

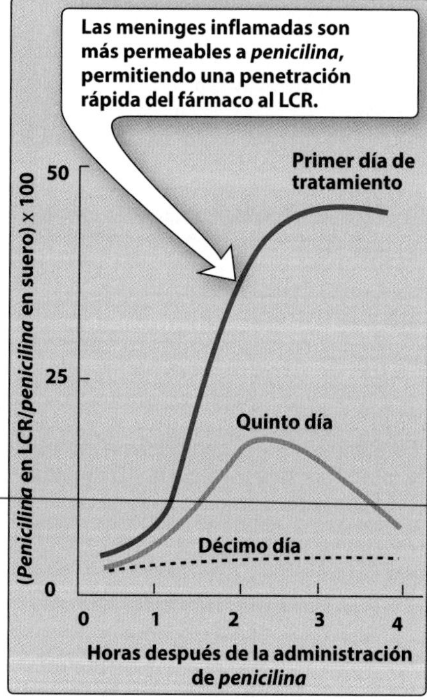

Figura 29-8
Mayor penetración de *penicilina* en el líquido cefalorraquídeo (LCR) durante la inflamación.

alérgicas varían de exantemas a angioedema (inflamación marcada de los labios, la lengua y el área periorbitaria) y anafilaxia. En pacientes con alergia a las penicilinas, reacciones alérgicas cruzadas puede ocurrir con otros antibióticos β-lactámicos. Para determinar si el tratamiento con un β-lactámico es seguro cuando se nota una alergia, los antecedentes del paciente relacionados con la gravedad de la reacción previa son esenciales.

2. **Diarrea:** la diarrea es un problema frecuente que es causado por una alteración del equilibrio normal de los microorganismos intestinales. Ocurre en mayor grado con aquellos agentes que se absorben de forma incompleta y tienen un espectro antibacteriano extendido. Pueden ocurrir colitis seudomembranosa por *Clostridium difficile* y otros microorganismos con el uso de la penicilina.

3. **Nefritis:** las penicilinas, particularmente *meticilina,* tienen el potencial de causar nefritis intersticial aguda. [Nota: *meticilina* por lo tanto ya no se usa en clínica].

4. **Neurotoxicidad:** las penicilinas son irritantes para los tejidos neuronales y pueden provocar convulsiones si se inyectan por vía intratecal o si se alcanzan concentraciones sanguíneas muy elevadas. Los pacientes con epilepsia están particularmente en riesgo debido a la capacidad de las penicilinas de causar inhibición GABAérgica.

5. **Toxicidades hematológicas:** puede observarse una disminución de la coagulación con dosis elevadas de *piperacilina* y *nafcilina* (y, en cierto grado, con *penicilina G*). Se han relacionado citopenias con un tratamiento mayor de 2 semanas de duración y, por lo tanto, los recuentos sanguíneos deben monitorizarse de forma semanal para estos pacientes.

III. CEFALOSPORINAS

Las cefalosporinas son antibióticos β-lactámicos estrechamente relacionados tanto de forma estructural como funcional con las penicilinas. La mayoría de las cefalosporinas son producidas de forma semisintética por la unión química de las cadenas laterales al ácido 7-aminocefalosporánico. Los cambios estructurales en la cadena lateral acilo en la posición 7 alteran la actividad antibacteriana y las variaciones en la posición 3 modifican el perfil farmacocinético (fig. 29-10). Las cefalosporinas tienen el mismo modo de acción que las penicilinas y están afectadas por los mismos mecanismos de resistencia. Sin embargo, tienden a ser más resistentes que las penicilinas a ciertas β-lactamasas.

A. Espectro antibacteriano

Las cefalosporinas se han clasificado como de primera, segunda, tercera, cuarta y avanzada generación, con base sobre todo en sus patrones de susceptibilidad bacteriana y resistencia a las β-lactamasas (fig. 29-11). [Nota: las cefalosporinas disponibles en el comercio son ineficaces contra *L. monocytogenes, C. difficile* y enterococos].

1. **Primera generación:** las cefalosporinas de primera generación actúan como sustitutos de *penicilina G.* Son resistentes a la penicilinasa estafilocócica (esto es, tienen cobertura para SASM). Los aislados de *S. pneumoniae* resistentes a *penicilina* también son resistentes a las cefalosporinas de primera generación. Los agentes en

esta generación también tienen actividad modesta contra *P. mirabilis, E. coli* y *K. pneumoniae*. La mayoría de los anaerobios de la cavidad oral, como *Peptostreptococcus* son sensibles, pero el grupo de *Bacteroides fragilis* es resistente.

2. **Segunda generación:** las cefalosporinas de segunda generación exhiben mayor actividad contra los microorganismos gramnegativos, como *H. influenzae*, especies de *Klebsiella*, especies de *Proteus*, *E. coli* y *Moraxella catarrhalis*, en tanto que la actividad contra microorganismos grampositivos es más débil. La cobertura antimicrobiana de las cefamicinas (*cefotetán* y *cefoxitina*) también incluye anaerobios (p. ej., *B. fragilis*). Son las únicas cefalosporinas disponibles en el comercio con actividad apreciable contra bacterias anaerobias gramnegativas. Sin embargo, ningún fármaco es de primera línea debido a la prevalencia cada vez mayor de resistencia entre *B. fragilis*.

3. **Tercera generación:** estas cefalosporinas han asumido una importante función en el tratamiento de las enfermedades infecciosas. Aunque son menos potentes que las cefalosporinas de primera generación contra SASM, las cefalosporinas de tercera generación tienen mayor actividad contra bacilos gramnegativos, lo que incluye cepas productoras de β-lactamasa de *H. influenzae* y *Neisseria gonorrhoeae*. El espectro de actividad de esta clase incluye microorganismos entéricos, como *Serratia marcescens* y especies de *Providencia*. *Ceftriaxona* y *cefotaxima* se han convertido en los agentes de elección en el tratamiento de la meningitis. *Ceftazidima* tiene actividad contra *P. aeruginosa;* sin embargo, la resistencia está aumentando y su uso debe evaluarse de forma individual. Las cefalosporinas de tercera generación deben usarse con precaución, debido a que se relacionan con "daño colateral" significativo, lo que incluye la inducción de resistencia antimicrobiana y desarrollo de infección por *Clostridium difficile*. [Nota: el uso de fluoroquinolonas también se relaciona con daño colateral].

4. **Cuarta generación:** *cefepima* se clasifica como una cefalosporina de cuarta generación y debe administrarse por vía parenteral. *Cefepima* tiene un amplio espectro antibacteriano, con actividad contra estreptococos y estafilococos (pero solo aquellos que son susceptibles a *meticilina*). *Cefepima* también es efectiva contra los microorganismos aerobios gramnegativos, como especies de *Enterobacter, E. coli, K. pneumoniae, P. mirabilis* y *P. aeruginosa*. Al seleccionar un antibiótico que tiene actividad contra *P. aeruginosa*, los médicos deben referirse a sus antibiogramas locales (pruebas de laboratorio para la sensibilidad de una cepa bacteriana aislada a diferentes antibióticos) para dirección.

5. **Generación avanzada:** *ceftarolina* es una cefalosporina de generación avanzada de amplio espectro. Es el único β-lactámico en EUA con actividad contra SARM indicado para el tratamiento de infecciones complicadas de la piel y las estructuras cutáneas y neumonía adquirida en la comunidad. La estructura única permite a *ceftarolina* unirse a las proteínas de unión a penicilina que se encuentran en SARM y *S. pneumoniae* resistente a penicilina. Además de su actividad grampositiva de amplio espectro, también tiene actividad gramnegativa similar a la cefalosporina de tercera generación *ceftriaxona*. Las brechas importantes en la cobertura incluyen *P. aeruginosa*, *Enterobacteriaceae*

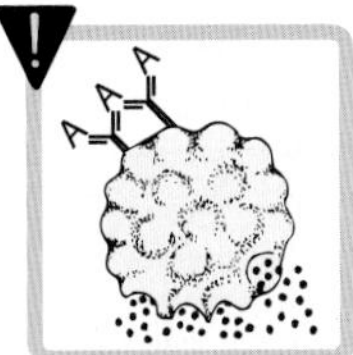

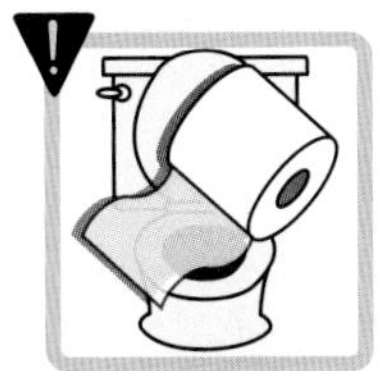

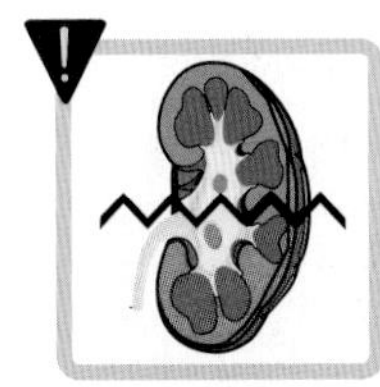

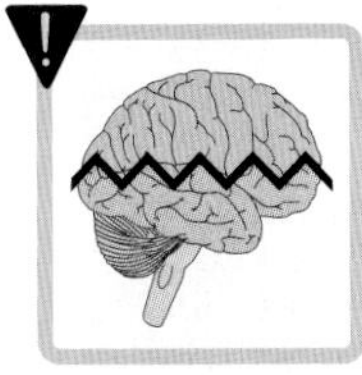

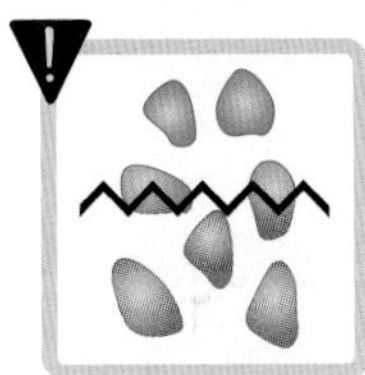

Figura 29-9
Resumen de los efectos adversos de las penicilinas.

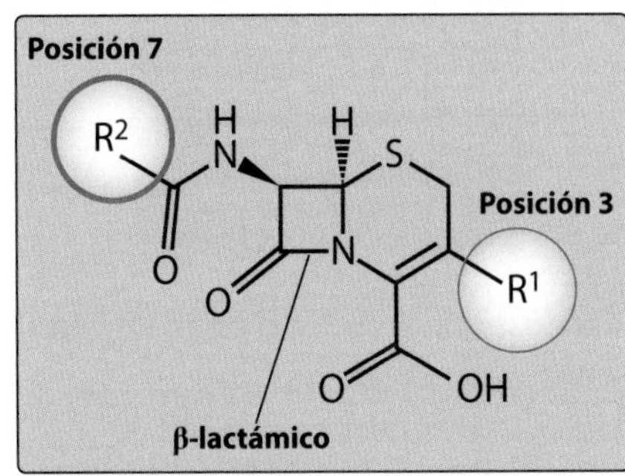

Figura 29-10
Características estructurales de los antibióticos tipo cefalosporina.

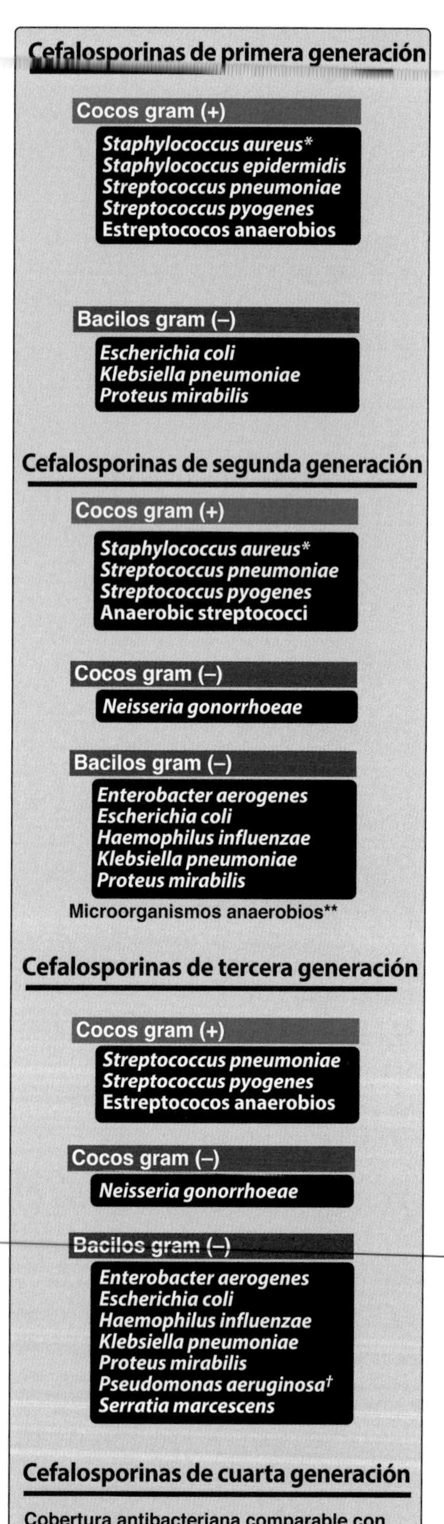

Figura 29-11
Resumen de las aplicaciones terapéuticas de cefalosporinas. *Los estafilococos resistentes a *meticilina* son resistentes. ***Cefoxitina* y *cefotetán* tienen cobertura anaerobia.

productora de β-lactamasa de espectro extendido y *Acinetobacter baumannii*. El esquema de dosis de dos veces al día también limita el uso fuera del ámbito institucional.

Cefiderocol es una cefalosporina de generación avanzada con actividad frente a organismos gramnegativos aerobios, incluidos los multirresistentes. No tiene actividad contra organismos grampositivos. *Cefiderocol* está aprobado para el tratamiento de las infecciones complicadas de las vías urinarias, incluida la pielonefritis, y la neumonía hospitalaria y asociada con la ventilación. El fármaco posee un novedoso mecanismo de acción que utiliza el hierro. *Cefiderocol* actúa como sideróforo para unirse al hierro férrico libre extracelular y entra en la membrana celular bacteriana tanto por difusión pasiva como por transporte activo a través del mecanismo de captación de hierro. Es uno de los pocos antibacterianos con ajuste de dosis recomendado para pacientes con aclaramiento renal aumentado (p. ej., una dosis de cuatro veces al día). Debido a su mecanismo único, sigue siendo activo contra las bacterias gramnegativas multirresistentes que producen muchas β-lactamasas, como la *Klebsiella pneumoniae* carbapenemasa (KPC), la β-lactamasa de tipo OXA y la metalo-β-lactamasa (MBL).

B. Resistencia

La resistencia a las cefalosporinas se debe ya sea a hidrólisis del anillo betalactámico por β-lactamasas o la afinidad reducida por las proteínas de unión a penicilinas.

C. Farmacocinética

1. **Administración:** muchas de las cefalosporinas deben administrarse por vía IV o IM (fig. 29-12) debido a su deficiente absorción oral. Las excepciones se señalan en la figura 29-13.

2. **Distribución:** todas las cefalosporinas se distribuyen muy bien en los líquidos corporales. Sin embargo, las concentraciones terapéuticas adecuadas de LCR, sin importar la inflamación, se alcanzan solo con unas cuantas cefalosporinas. Por ejemplo, *ceftriaxona* y *cefotaxima* son efectivas en el tratamiento de la meningitis neonatal y de la infancia causada por *H. influenzae*. *Cefazolina* suele usarse para la profilaxis quirúrgica debido a su actividad contra *S. aureus* productor de penicilinasa, junto con su buena penetración en tejidos y líquidos.

3. **Eliminación:** las cefalosporinas se eliminan a través de secreción tubular o filtración glomerular (fig. 29-12). Por lo tanto, las dosis deben ajustarse en la disfunción renal para protección contra acumulación y toxicidad. Una excepción es *ceftriaxona,* que se excreta a través de la bilis hacia las heces y, por lo tanto, se emplea con frecuencia en pacientes con insuficiencia renal.

D. Efectos adversos

Al igual que las penicilinas, las cefalosporinas por lo general son bien toleradas. Sin embargo, las reacciones alérgicas son una preocupación. Los pacientes que han presentado una respuesta anafiláctica, síndrome de Stevens-Johnson o necrólisis epidérmica tóxica a las penicilinas no deben recibir cefalosporinas. Las cefalosporinas deben evitarse o usarse con precaución en individuos con alergia a la penicilina. Los datos actuales sugieren que la reactividad cruzada entre penicilina y cefalosporinas es cercana a 3 a 5% y se determina por la similitud en la cadena lateral, no la estructura β-lactámica. La tasa más elevada de sensibilidad cruzada alérgica es entre *penicilina* y las cefalosporinas de primera generación.

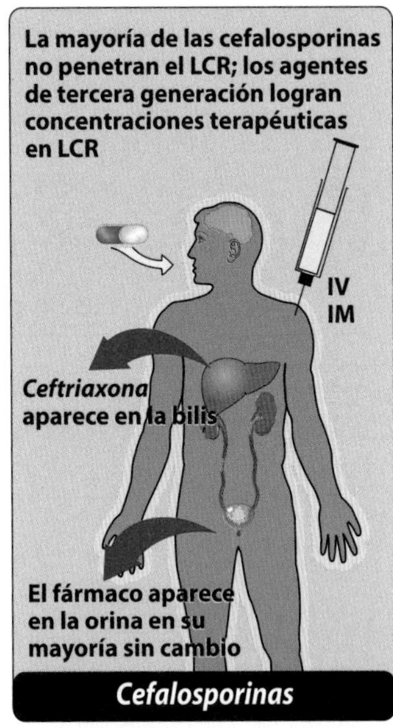

Figura 29-12
Administración y destino de las cefalosporinas. LCR = líquido cefalorraquídeo.

Aplicación clínica 29-2. Consideraciones para la administración de antibióticos β-lactámicos

Los antibióticos β-lactámicos, que incluyen las penicilinas, las cefalosporinas, los monobactámicos y los carbapenems, se consideran agentes dependientes del tiempo. Esto significa que la destrucción bacteriana se maximiza cuando las concentraciones del fármaco están por encima de la concentración inhibitoria mínima (CIM) del patógeno durante un mayor porcentaje de cada intervalo de dosificación. La CIM de un patógeno es la concentración mínima de un antibiótico que impide el crecimiento visible de las bacterias. Esta información sobre la actividad de los β-lactámicos puede utilizarse para optimizar la forma de dosificar estos antibióticos en el ámbito clínico. Por ejemplo, la mayoría de los antibióticos β-lactámicos intravenosos se infunden durante un periodo de 30 min a 1 hora. Sin embargo, al prolongar las infusiones (durante 3 o 4 h), los β-lactámicos pueden eliminar con mayor eficacia las bacterias, ya que es probable que las concentraciones del fármaco estén por encima de la CIM durante un mayor tiempo. Los β-lactámicos también pueden administrarse durante 24 horas. Esto se denomina infusión continua. La estabilidad del antibiótico debe considerarse cuidadosamente antes de utilizar una estrategia de infusión prolongada o continua.

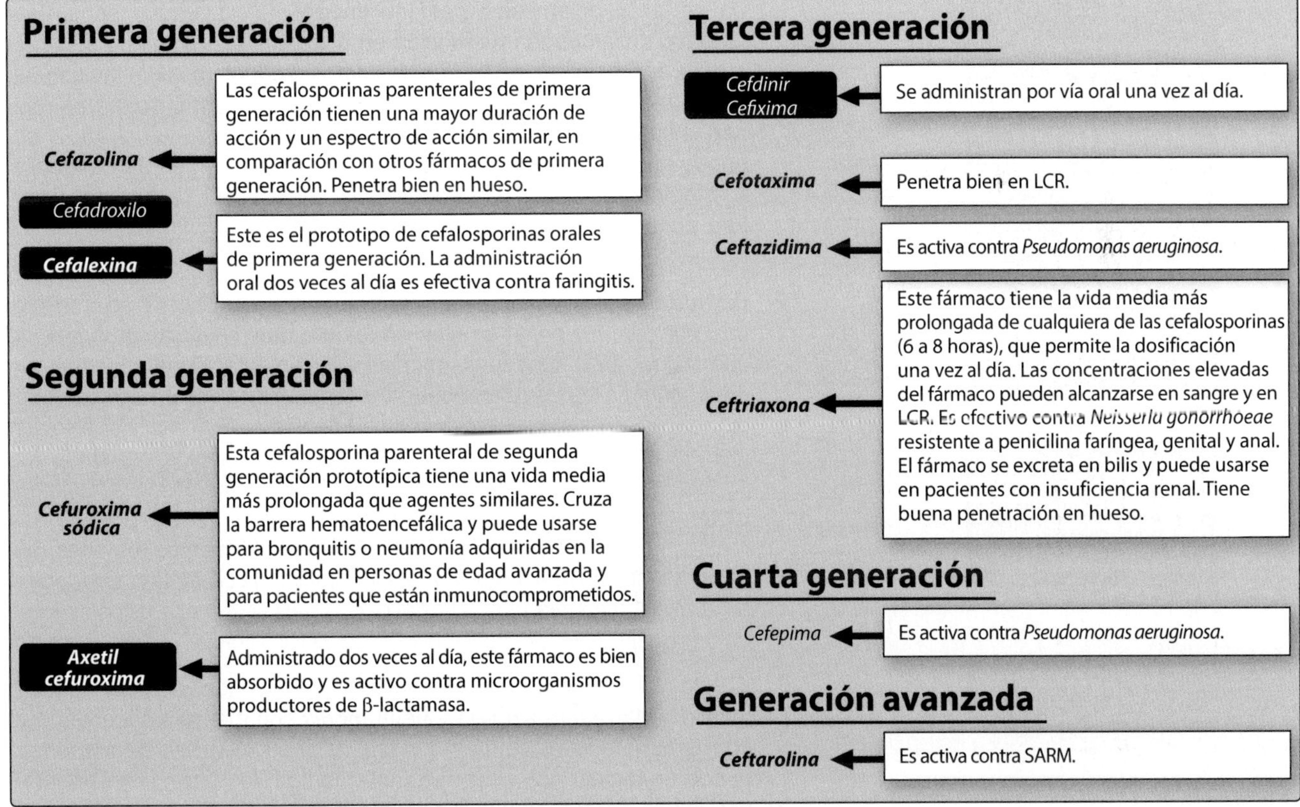

Figura 29-13
Ventajas terapéuticas de algunas cefalosporinas clínicamente útiles. [Nota: los fármacos que pueden administrarse por vía oral se muestran dentro del recuadro negro. Los fármacos más útiles se muestran en negritas]. LCR = líquido cefalorraquídeo; SARM = *Staphylococcus aureus* resistente a *meticilina*.

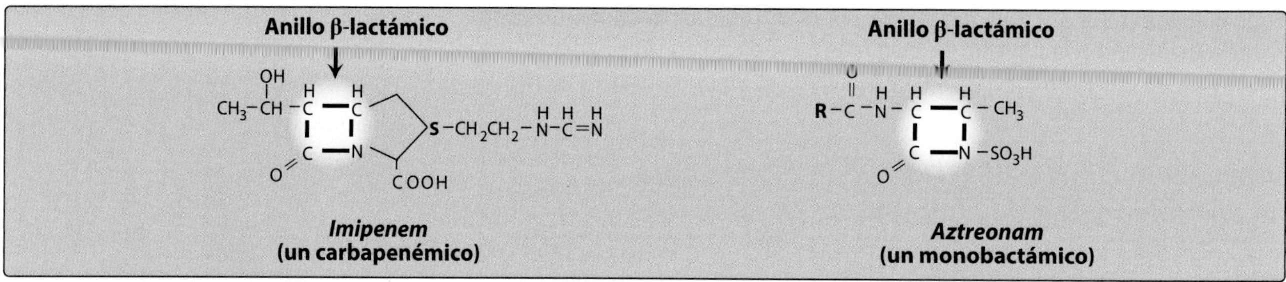

Figura 29-14
Características estructurales de *imipenem* y *aztreonam*.

IV. OTROS ANTIBIÓTICOS β-LACTÁMICOS

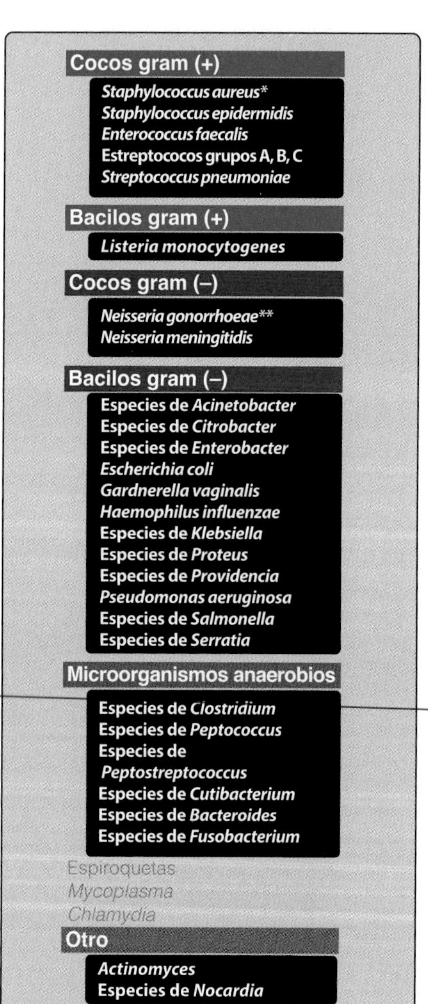

Figura 29-15
Espectro antimicrobiano de *imipenem*. *Estafilococos resistentes a *meticilina*. **Incluye cepas productoras de penicilinasa.

A. Carbapenémicos

Los carbapenémicos son antibióticos β-lactámicos sintéticos que difieren en su estructura de las penicilinas en que el átomo sulfuro del anillo de tiazolidina (fig. 29-2) se ha externalizado y remplazado por un átomo de carbono (fig. 29-14). *Imipenem*, *meropenem, doripenem* y *ertapenem* son fármacos en este grupo.

1. **Espectro antibacteriano:** *imipenem* resiste la hidrólisis por la mayoría de las β-lactamasas, pero no de las metalo-β-lactamasas. Este fármaco desempeña una función en el tratamiento empírico debido a que es activo contra los microorganismos productores de β-lactamasa, anaerobios y *P. aeruginosa* (fig. 29-15). *Meropenem* y *doripenem* tienen una actividad antibacteriana similar a la de *imipenem. Doripenem* puede retener actividad contra aislados resistentes de *Pseudomonas.* A diferencia de otros carbapenémicos, *ertapenem* carece de cobertura contra *P. aeruginosa,* especies de *Enterococcus* y especies de *Acinetobacter*.

2. **Farmacocinética:** *imipenem, meropenem* y *doripenem* se administran por vía IV y penetran bien en los tejidos y líquidos corporales, lo que incluye LCR cuando las meninges están inflamadas. Se sabe que *meropenem* alcanza concentraciones terapéuticas en la meningitis bacteriana incluso sin inflamación. Estos agentes se excretan por filtración glomerular. *Imipenem* pasa por escisión por una dehidropeptidasa que se encuentra en el borde en cepillo del túbulo renal proximal. Unir *imipenem* con *cilastatina* protege el fármaco original de dehidropeptidasa renal y, por lo tanto, prolonga su actividad en el cuerpo. Los otros carbapenémicos no requieren la coadministración de *cilastatina. Ertapenem* se administra por vía IV una vez al día. [Nota: las dosis de estos agentes deben ajustarse en pacientes con insuficiencia renal].

3. **Efectos adversos:** *imipenem/cilastatina* pueden causar náusea, vómito y diarrea. Eosinofilia y neutropenia son menos frecuentes que con otros β-lactámicos. Las concentraciones elevadas de *imipenem* pueden provocar convulsiones; sin embargo, los otros carbapenémicos tienen menos probabilidades de hacerlo. Los carbapenémicos y *penicilina* comparten un núcleo bicíclico común. La similitud estructural puede conferir reactividad cruzada entre clases. Si bien aquellos con alergia verdadera a *penicilina* deben usar carbapenémicos con

cuidado, la tasa de velocidad cruzada que se observa en los estudios es muy baja (menor de 1%).

B. Monobactámicos

Los monobactámicos, que también alteran la síntesis de la pared celular bacteriana, son únicos debido a que el anillo β-lactámico no se fusiona a otro anillo (fig. 29-14). *Aztreonam*, que es el único monobactámico comercialmente disponible, tiene actividad antimicrobiana dirigida sobre todo contra patógenos gramnegativos, lo que incluye *Enterobacterales* y *P. aeruginosa*. Carece de actividad contra microorganismos grampositivos y anaerobios. *Aztreonam* se administra ya sea por vía IV o IM y puede acumularse en pacientes con insuficiencia renal. *Aztreonam* es relativamente no tóxico, pero puede causar flebitis, exantema cutáneo y, en ocasiones, pruebas de función hepática anormales. Posee un bajo potencial inmunogénico y muestra una pequeña reactividad cruzada con los anticuerpos inducidos por otros β-lactámicos. Este fármaco puede ofrecer una alternativa segura para tratar a los pacientes que son alérgicos a otras penicilinas, cefalosporinas o carbapenémicos. Una excepción notable es el potencial de reactividad cruzada de *aztreonam* en pacientes con alergia a *ceftazidima*, debido a la similitud de una cadena lateral en ambas estructuras.

V. INHIBIDORES DE LA β-LACTAMASA

La hidrólisis del anillo β-lactámico, ya sea por escisión enzimática con una β-lactamasa o con ácido, destruye la actividad antimicrobiana de un antibiótico β-lactámico. Hay un número creciente de β-lactamasas, con más de 4000 tipos reportados. Estas enzimas se clasifican en función de la estructura y el patrón hidrolítico. El método de clasificación más sencillo clasifica las β-lactamasas en cuatro clases (de la A a la D) en función de las secuencias proteicas.

Los inhibidores de la β-lactamasa, como *ácido clavulánico, sulbactam* y *tazobactam,* contienen un anillo β-lactámico, pero en sí mismos no tienen una actividad antibacteriana importante o causan algún afecto adverso. *Avibactam, vaborbactam* y *relebactam* también son inhibidores de la β-lactamasa; sin embargo, sus estructuras carecen del anillo β-lactámico central. Los inhibidores de la β-lactamasa funcionan al inactivar las β-lactamasas, con lo que protegen a los antibióticos que normalmente son sustratos para estas enzimas. Los inhibidores de la β-lactamasa están, por lo tanto, formulados en combinación con antibióticos sensibles a β-lactamasa, como *amoxicilina, ampicilina* y *piperacilina* (fig. 29-1). La figura 29-16 muestra el efecto del *ácido clavulánico* y *amoxicilina* sobre el crecimiento de *E. coli* productora de β-lactamasa. [Nota: *ácido clavulánico* carece casi por completo de actividad antibacteriana].

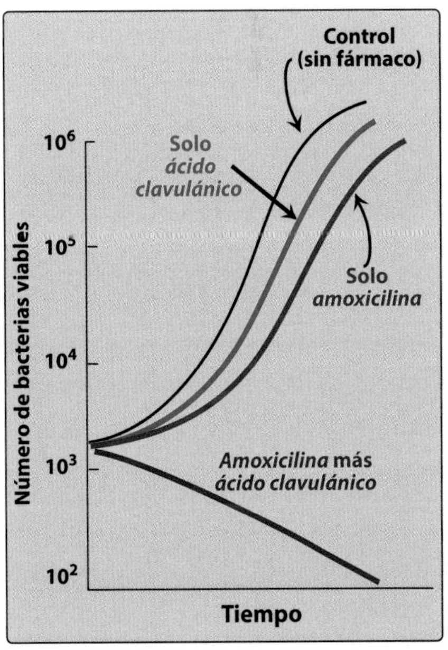

Figura 29-16
El crecimiento *in vitro* de *Escherichia coli* en presencia de *amoxicilina*, con y sin *ácido clavulánico*.

A. Combinaciones de cefalosporinas e inhibidor de la β-lactamasa

Ceftolozano es una cefalosporina de tercera generación combinada con el inhibidor de β-lactamasa *tazobactam*. *Ceftolozano-tazobactam* solo está disponible en una formulación IV. Su nicho de uso es en el tratamiento de *Enterobacteriaceae* resistente y *P. aeruginosa* resistente a múltiples fármacos. *Ceftolozano-tazobactam* tiene actividad contra algunas bacterias productoras de β-lactamasa (p. ej., cepas selectas de *Enterobacteriaceae* productoras de β-lactamasa). Esta combinación tiene actividad grampositiva estrecha y actividad anaerobia muy limitada. *Cefazidima*, una cefalosporina de tercera generación, se combina con el inhibidor de β-lactamasa *avibactam*. *Ceftazidima-avibactam,* disponibles solo en formulación IV,

	Clase A	Clase B	Clase C	Clase D
Ejemplos de enzimas	KPC, SHV, TEM, CTX-M	MBL	AmpC	OXA
Actividad inhibidora	*Tazobactam** *Avibactam* *Vaborbactam* *Relebactam*	Ninguno	*Avibactam* *Vaborbactam* *Relebactam*	*Avibactam*** *Vaborbactam* *Relebactam***

Figura 29-17
Actividad de los nuevos inhibidores de β-lactamasas contra las enzimas β-lactamasas. *Inhibe la mayoría de las enzimas excepto la KPC. **Actividad variable. AmpC = AmpC β-lactamasa; CTX-M = CTX-M β-lactamasa; KPC = *Klebsiella pneumoniae carbapenemase*; MBL = metalo-β- lactamasa; OXA = β-lactamasa de tipo OXA.

tiene una amplia actividad gramnegativa que incluye *Enterobacterales* y *P. aeruginosa*. La adición de *avibactam* permite al fármaco resistir la hidrólisis contra las β-lactamasas de amplio espectro en clase A y C, con la excepción de metalo-β-lactamasas (clase B). La figura 29-17 muestra la actividad de varios inhibidores de β-lactamasas contra las β-lactamasas. *Ceftazidima-avibactam* tiene actividad mínima contra *Acinetobacter*, así como microorganismos anaerobios y grampositivos. Estas dos combinaciones están indicadas para el tratamiento de las infecciones intraabdominales (en combinación con *metronidazol*) y para el manejo de infecciones de vías urinarias complicadas. Considerando su extensa actividad antimicrobiana, *Ceftolozano-tazobactam* y *ceftazidima-avibactam* se reservan para el tratamiento de infecciones debidas a patógenos resistentes a múltiples fármacos.

B. Combinación de carbapenémicos/inhibidor de β-lactamasa

Meropenem-vaborbactam e *imipenem-cilastatina-relebactam* son combinaciones de un carbapenémico y un no betalactámico inhibidor de la β-lactamasa. *Meropenem-vaborbactam* está aprobado para el tratamiento de infecciones urinarias complicadas que incluyen pielonefritis. Además de estas indicaciones, *imipenem-cilastatina-relebactam* también está aprobado para el tratamiento de la neumonía adquirida en el hospital y la neumonía asociada con la ventilación. *Relebactam* es estructuralmente similar a *avibactam*. La estructura de *vaborbactam* contiene ácido borónico que aumenta la actividad de *meropenem* contra las β-lactamasas de clase A. Tanto *vaborbactam* como *relebactam* tienen actividad contra *Enterobacterales* que producen un amplio espectro de β-lactamasas, con la excepción de metalo-β-lactamasas (fig. 29-18).

VI. VANCOMICINA

Vancomicina es un glucopéptido tricíclico activo contra bacterias aerobias y anaerobias grampositivas, incluyendo SARM, *Staphylococcus epidermidis* resistente a meticilina, especies de *Enterococcus* y *C. difficile* (fig. 29-19). Después de la entrada a la célula, se une a precursores peptidoglucanos, alte-

Agente	Actividad contra organismos gramnegativos resistentes a β-lactámicos
Ceftolozana/ tazobactam	• *Pseudomonas aeruginosa** • Aislados productores de BLEE • Sin actividad contra carbapenemasas
Ceftazidima/avibactam	• ERC* (incluyendo aislados productores de KPC, actividad variable contra OXA, sin actividad contra MBL) • *Pseudomonas aeruginosa** • Aislados productores de BLEE y AmpC
Cefiderocol	• ERC* (todas las carbapenemasas, incluidas las MBL) • *Pseudomonas aeruginosa* • *Acinetobacter baumannii* • *Stenotrophomonas maltophilia* • Aislados productores de BLEE y AmpC
Meropenem/vaborbactam	• ERC* (incluidos los aislados productores de KPC, sin actividad contra OXA o MBL) • Aislados productores de BLEE y AmpC • *Vaborbactam* no mejora la actividad contra *Pseudomonas aeruginosa* o *Acinetobacter* resistentes a los carbapenemes debido a mutaciones de eflujo/porina
Imipenem/cilastatina/relebactam	• ERC* (incluidos los aislados productores de KPC, menos activos frente a OXA, sin actividad frente a MBL) • *Pseudomonas aeruginosa** • Aislados productores de BLEE y AmpC

Figura 29-18
Lugar en la terapia de los nuevos agentes β-lactámicos. *Papel principal en la terapia. AmpC = β-lactamasa AmpC; ERC= enterobacterias resistentes a los carbapenemes; BLEE = β-lactamasa de espectro extendido; KPC = *Klebsiella pneumoniae carbapenemasa*; MBL = metalobactamasa; OXA = β-lactamasa de tipo OXA.

rando la polimerización y enlaces cruzados requeridos para mantener la integridad de la pared celular. Esta interacción resulta en actividad bactericida. Debido a un incremento en SARM, *vancomicina* se usa con frecuencia en pacientes con infecciones cutáneas y de tejidos blandos, endocarditis infecciosa y neumonía nosocomial. La frecuencia de administración para *vancomicina* depende de la función renal. Por lo tanto, la monitorización de la depuración de creatinina es necesario para optimizar la exposición al fármaco y minimizar la toxicidad. Se observan tasas óptimas de curación cuando las concentraciones mínimas se mantienen entre 10 y 20 mcg/mL. [Nota: el radio de la relación área bajo la curva a la concentración inhibitoria mínima (AUC/CIM radio) es el mejor factor de predicción de la actividad de *vancomicina* contra *S. aureus* con una AUC/CIM mayor o igual a 400 relacionada con el éxito del tratamiento]. Las concentraciones mínimas iniciales se alcanzan antes de la cuarta o quinta dosis de *vancomicina* para asegurar una dosificación apropiada. Algunos eventos adversos frecuentes incluyen nefrotoxicidad, reacciones relacionadas con la infusión (reacción a la infusión de *vancomicina* caracterizada por la liberación de histamina, rubor y, a veces, reacciones anafilactoides), flebitis y ototoxicidad. El surgimiento de resistencia es poco frecuente con especies de *Streptococcus* y *Staphylococcus*, pero se observa con frecuencia en infecciones por *Enterococcus faecium*. La resistencia es impulsada por alteraciones en la afinidad de unión a los precursores de peptidoglucanos y se produce en presencia del gen VanA. Debido a la prevalencia de resistencia, el uso prudente de *vancomicina* está justificado. Por último, *vancomicina* tiene una absorción deficiente después de su administración oral, por lo que el uso de la formulación oral está limitado al manejo de la infección por *C. difficile* en el colon.

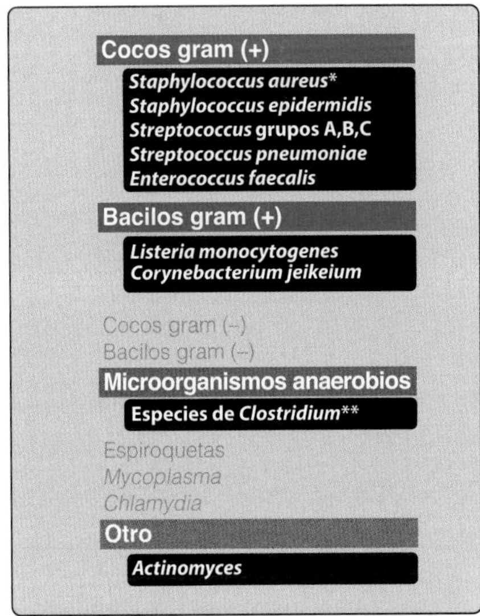

Figura 29-19
Espectro antimicrobiano de *vancomicina*. *Incluye cepas resistentes a *meticilina*. ***Vancomicina* oral solo para *Clostridioides difficile*.

VII. LIPOGLUCOPÉPTIDOS

Telavancina, oritavancina y *delbavancina* son antibióticos lipoglucopéptidos semisintéticos con actividad bactericida dependiente de la concentración contra bacterias grampositivas. Los lipoglucopéptidos mantienen un espectro de actividad similar a *vancomicina,* afectando sobre todo a los estafilococos, estreptococos y enterococos. Debido a diferencias estructurales, son más potentes que *vancomicina* y pueden tener actividad contra aislamientos resistentes a *vancomicina.* Al igual que *vancomicina,* estos agentes inhiben la síntesis de la pared bacteriana. La cola lipídica es esencial para anclar el fármaco a las paredes celulares para mejorar la unión al sitio objetivo. Además, *telavancina* y *oritavancina* alteran el potencial de membrana. En combinación, estas acciones mejoran la actividad y minimizan la selección de resistencia. *Telavancina* se considera una alternativa a *vancomicina* para tratar las infecciones bacterianas agudas de la piel y de estructuras cutáneas, así como neumonía adquirida en el hospital causada por microorganismos grampositivos, lo que incluye SARM. El uso de *telavancina* en la práctica clínica es limitado por su perfil de efectos adversos, que incluye nefrotoxicidad, riesgo de daño fetal e interacciones con medicamentos que se sabe prolongan el intervalo QT_c (p. ej., fluoroquinolonas, macrólidos). Antes de su inicio, debe valorarse la función renal, el estado de embarazo y los medicamentos actuales para asegurar una administración segura.

En contraste con *telavancina, oritavancina* y *dalbavancina* tienen vidas medias prolongadas (245 y 204 horas, respectivamente), lo que permite la administración de una dosis única para el manejo de las infecciones bacterianas agudas de la piel y estructuras cutáneas. Los pacientes con estas infecciones que se encuentran estables pueden tratarse de forma ambulatoria, lo que elimina la necesidad de hospitalización, colocación de un catéter central o antibioticoterapia parenteral ambulatoria diaria. Al igual que con otros glucopéptidos, pueden ocurrir reacciones relacionadas con la infusión. Se sabe que *oritavancina* y *telavancina* interfieren con los reactivos fosfolípidos usados para valorar la coagulación. Debe considerarse tratamiento alternativo con el uso concomitante de *heparina*.

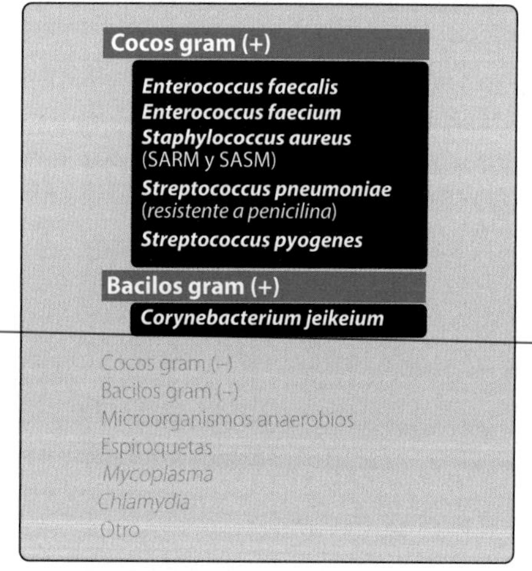

Figura 29-20
Espectro antimicrobiano de *daptomicina.* SARM = *Staphylococcus aureus* resistente a *meticilina;* SASM = *Staphylococcus aureus* sensible a *meticilina*.

VIII. DAPTOMICINA

Daptomicina es un antibiótico lipopeptídico cíclico con actividad bactericida dependiente de la concentración. Es indicada como una alternativa a otros agentes, como *vancomicina* o *linezolida,* para tratar infecciones causadas por microorganismos grampositivos resistentes, lo que incluye SARM y enterococos resistentes a *vancomicina* (fig. 29-20). *Daptomicina* está indicada para el tratamiento de las infecciones complicadas de la piel y de estructuras cutáneas y de bacteriemias causada por *S. aureus,* lo que incluye aquellas con endocarditis infecciosa del lado derecho. La eficacia del tratamiento con *daptomicina* en la endocarditis del lado izquierdo no se ha demostrado. Además, *daptomicina* es inactivada por los surfactantes pulmonares; de este modo, *nunca* debe usarse en el tratamiento de la neumonía. *Daptomicina* se dosifica por vía IV una vez al día y la frecuencia de dosificación debe ajustarse en la disfunción renal. En la figura 29-21 se proporciona una comparación de las características importantes de *vancomicina, daptomicina, telavancina* y lipoglucopéptidos.

	VANCOMICINA	DAPTOMICINA	TELAVANCINA	DALBAVANCIN	ORITAVANCIN
Mecanismo de acción	Inhibe la síntesis de la pared celular bacteriana	Causa despolarización rápida de la membrana celular, inhibe la síntesis de ADN, ARN y proteína	Inhibe la síntesis de la pared celular bacteriana; altera la membrana celular; rompe la membrana de la célula	Inhibe la síntesis de la pared celular bacteriana	Inhibe la síntesis de la pared celular de las bacterias; interrumpe la membrana celular
Farmacodinamia		Dependiente de concentración Bactericida	Dependiente de concentración Bactericida	Dependiente de concentración Bactericida	Dependiente de concentración Bactericida
Espectro antibacteriano frecuente	Actividad limitada a microorganismos grampositivos: *Staphylococcus aureus* (incluyendo SARM), *Streptococcus pyogenes, S. agalactiae, S. pneumoniae* resistente a *penicilina, Corynebacterium jeikeium, Enterococcus faecalis* y *E. faecium* susceptibles a *vancomicina*				
Espectro antibacteriano único	*Clostridioides difficile* (solo oral)	ERV	Algunos aislamientos de ERV	SAIV y algunos ERV	SAIV, SARV, y ERV
Vía	IV/PO	IV	IV	IV	IV
Tiempo de administración	Infusión IV de 60 a 90 min	Bolo IV de 2 min Infusión IV de 30 min	Infusión IV de 60 min	Infusión IV de 30 min	Infusión intravenosa de 3 h
Farmacocinética	Eliminación renal Vida media: 6-10 h La dosis se ajusta con base en la función renal y las concentraciones séricas mínimas	Eliminación renal Vida media: 7-8 h La dosis se ajusta con base en la función renal	Eliminación renal Vida media: 7-9 h La dosis se ajusta con base en la función renal	Eliminación renal Vida media: 204 h	Eliminación renal Vida media: 245 h La dosis se ajusta según la función renal
Efectos adversos únicos	Reacciones relacionadas con la infusión debido a liberación de histamina: fiebre, escalofríos, flebitis, rubor; ototoxicidad y nefrotoxicidad relacionadas con la dosis	Transaminasas hepáticas y CPK elevadas (verificar cada semana), mialgias y rabdomiólisis (considerar suspender los inhibidores de la reductasa HMG-CoA [estatinas] mientras se recibe tratamiento)	Alteraciones con el gusto, orina espumosa, prolongación de QTc, interfiere con los laboratorios de coagulación (tiempo de protrombina/INR, tiempo de tromboplastina parcial activada, tiempo activado de coagulación), no se recomienda en el embarazo (advertencia de caja recomienda prueba de embarazo antes de iniciar el fármaco)	Reacciones relacionadas con la infusión; elevación de las transaminasas hepáticas	Reacciones relacionadas con la infusión; elevación de transaminasas hepáticas Pantalla para las interacciones farmacológicas; inhibidor e inductor de las enzimas P450; aumenta las concentraciones de *warfarina*
Puntos clave de aprendizaje	Fármaco de elección para infecciones graves con SARM; la forma oral solo se usa para infección con *C. difficile*; monitorizar concentraciones mínimas en suero para seguridad y eficacia	*Daptomicina* es inactivada por el surfactante pulmonar y nunca debe usarse en el tratamiento de neumonía	Usar con precaución en pacientes con disfunción renal de base (depuración de creatinina < 50 mL/min) debido a tasas mayores de fracaso de tratamiento y mortalidad en estudios clínicos; laboratorio de coagulación debe realizarse antes de la dosis de *telavancina* para evitar interacciones	Administración de una sola dosis; puede utilizarse en pacientes ambulatorios o en SU para evitar el ingreso hospitalario de los pacientes con IBAPEP	Administración de una sola dosis; puede utilizarse en pacientes ambulatorios o en SU para evitar el ingreso en el hospital de los pacientes con IBAPEP; los análisis de coagulación deben realizarse antes de la dosis de *oritavancina* para evitar la interacción

Figura 29-21
Comparación lado a lado de *vancomicina*, *daptomicina* y *telavancina* y los lipoglicopéptidos de acción prolongada. CPK = creatina fosfocinasa; CrCl = aclaramiento de creatinina; ERV = enterococos resistentes a la vancomicina; IBAPEP = infecciones bacterianas agudas de la piel y de las estructuras de la piel; IV = intravenoso; SAIV = *Staphylococcus aureus* intermedio a la vancomicina; SARM = *Staphylococcus aureus* resistente a meticilina; SARV = *Staphylococcus aureus* resistente a la vancomicina; SU = servicio de urgencias.

IX. FOSFOMICINA

Fosfomicina es un derivado sintético del ácido fosfónico. Bloquea la síntesis de la pared celular al inhibir la enzima transferasa de enolpiruvilo, un paso clave en la síntesis de peptidoglucanos y exposiciones bactericida actividad.

Está indicada para las infecciones urinarias causadas por *E. coli* o *E. faecalis* y se considera el tratamiento de primera línea para la cistitis aguda. Debido a su estructura y mecanismo de acción únicos, la resistencia cruzada con otros agentes antimicrobianos es poco probable. *Fosfomicina* se absorbe con rapidez después de su administración oral y se distribuye bien en riñones, vejiga y próstata. El fármaco se excreta en su forma activa en la orina y mantiene concentraciones elevadas a lo largo de varios días, lo que permite una dosis única. [Nota: se cuenta con una formulación parenteral en ciertos países y se ha usado para el tratamiento de las infecciones sistémicas]. Los efectos adversos informados con mayor frecuencia incluyen diarrea, vaginitis, náusea y cefalea.

X. POLIMIXINAS

Las polimixinas son polipéptidos catiónicos que se unen a fosfolípidos en la membrana celular bacteriana de las bacterias gramnegativas. Tienen un efecto similar al detergente que altera la integridad de la pared celular, lo que provoca filtración de los componentes celulares y muerte celular. Las polimixinas son agentes bactericidas dependientes de la concentración con actividad frente a la mayoría de las bacterias gramnegativas de mayor importancia clínica, lo que incluye *P. aeruginosa, E. coli, K. pneumoniae,* especies de *Acinetobacter* y especies de *Enterobacter.* Sin embargo, por alteraciones en la membrana celular, los polisacáridos lípidos permiten que muchas especies de *Proteus* y *Serratia* sean intrínsecamente resistentes. Solo dos formas de polimixina están en uso clínico a la fecha, *polimixina B* y *colistina (polimixina E). Polimixina B* está disponible en preparaciones parenterales, oftálmicas, óticas y tópicas. *Colistina* solo está disponible como un profármaco, *colistimetato sódico,* que se administra por vía IV o inhalado con un nebulizador. El uso de estos fármacos se ha limitado debido al mayor riesgo de nefrotoxicidad y neurotoxicidad (p. ej., habla farfullada, debilidad muscular) cuando se usa por vía sistémica. Sin embargo, en el marco de resistencia gramnegativa, pueden ser utilizados como tratamiento de salvamento para pacientes con infecciones resistentes a múltiples fármacos y limitadas opciones terapéuticas alternativas. La dosificación y vigilancia cuidadosos de los efectos adversos son importantes para maximizar la seguridad y la eficacia de estos agentes.

Resumen del capítulo

- Los antibióticos activos en la pared celular ejercen su actividad bactericida al interferir en la síntesis de la pared celular.
- Un anillo β-lactámico de cuatro miembros es común a todos los antibióticos β-lactámicos.
- La *penicilina* tiene una actividad limitada contra las bacterias gramnegativas debido a la resistencia que genera la producción de β-lactamasas.
- Las modificaciones estructurales de los β-lactámicos dan lugar a las cefalosporinas y carbapenems, que tienen un espectro de actividad más amplio que la *penicilina*.
- La adición de inhibidores de β-lactamasas mejora la actividad de los antibióticos al hidrolizar las enzimas β-lactamasas producidas por las bacterias.
- *Vancomicina* es el fármaco de elección para una serie de bacterias grampositivas, especialmente el *Staphylococcus aureus* resistente a la meticilina (SARM).
- Los lipoglicopéptidos de acción prolongada (p. ej., *oritavancina* y *dalbavancina*) tienen vidas medias prolongadas que permiten la administración de una sola dosis.
- *Daptomicina* es ineficaz para el tratamiento de la neumonía debido a su inactivación por los surfactantes pulmonares.
- Las polimixinas se reservan para el tratamiento de patógenos multirresistentes.

Preguntas de estudio

Elija la MEJOR respuesta.

29.1 Un hombre de 29 años se presenta con apendicitis aguda que se rompe poco después de la hospitalización. Se le lleva al quirófano para cirugía y los cultivos posoperatorios revelan *Escherichia coli* y *Bacteroides fragilis*, con susceptibilidades pendientes. ¿Cuál de los siguientes proporcionan cobertura empírica adecuada de estos dos patógenos?

A. Cefepima
B. Piperacilina/tazobactam
C. Aztreonam
D. Ceftarolina

Respuesta correcta = B. Si bien todos estos agentes cubren la mayoría de las cepas de *E. coli*, piperacilina/tazobactam es el único fármaco en esta lista que proporciona cobertura contra especies de *Bacteroides*.

29.2 Un hombre de 68 años se presenta desde un asilo con fiebre, aumento de la frecuencia y urgencia urinaria y cambios en el estado mental. Tiene alergia a penicilina por anafilaxia. ¿Cuál de los siguientes β-lactámicos es la opción más apropiada para cobertura gramnegativa de la infección urinaria de este paciente?

A. Cefepima
B. Ertapenem
C. Aztreonam
D. Ceftarolina

Respuesta correcta = C. Con base en la gravedad de la reacción alérgica, aztreonam es la elección de todos los β-lactámicos. Aunque la reactividad cruzada con cefalosporinas y carbapenémicos es baja, el riesgo rara vez supera el beneficio en estos casos.

29.3 Un hombre de 25 años se presenta a los servicios de urgencias con una llaga indolora en los genitales que comenzó 2 semanas antes. Informa haber tenido sexo sin protección con una nueva pareja hace cerca de 1 mes. Una prueba de sangre confirma que el paciente tiene *Treponema pallidum*. ¿Cuál de los siguientes es el fármaco de elección para el tratamiento de la infección de este paciente como dosis única?

A. Penicilina G benzatínica
B. Ceftriaxona
C. Aztreonam
D. Vancomicina

Respuesta correcta = A. Un solo tratamiento con penicilina es curativo para sífilis primaria y secundaria. No se ha informado resistencia a antibióticos y sigue siendo el fármaco de elección a menos que el paciente tenga una reacción alérgica grave.

29.4 ¿Cuál de las siguientes cefalosporinas tiene actividad contra patógenos anaerobios gramnegativos como *Bacteroides fragilis*?

A. Cefoxitina
B. Cefepima
C. Ceftriaxona
D. Cefazolina

Respuesta correcta = A. Las cefamicinas (cefoxitina y cefotetán) son las únicas cefalosporinas con actividad *in vitro* contra patógenos anaerobios gramnegativos. Cefepima, ceftriaxona y cefazolina no tienen actividad apreciable contra *Bacteroides fragilis*.

29.5 ¿En cuál de los siguientes casos sería apropiado usar telavancina?

A. Una embarazada de 29 años con neumonía relacionada con el respirador
B. Un hombre de 76 años con neumonía intrahospitalaria que también recibe amiodarona para fibrilación auricular
C. Un hombre de 36 años con celulitis y absceso del que se obtiene S. aureus resistente a meticilina
D. Una mujer de 72 años con infección por pie diabético en que se obtiene SARM con disfunción renal moderada

Respuesta correcta = C. A no es una buena opción debido al potencial de que telavancina dañe al feto. La opción B no es una buena opción debido a que el paciente está recibiendo amiodarona y telavancina puede causar prolongación de QT_c. La opción D no es una opción apropiada debido a que el paciente tiene disfunción renal de base y telavancina debe evitarse a menos que los beneficios superen los riesgos. La opción C es la mejor elección debido a que telavancina está aprobada para infecciones de la piel y de estructuras cutáneas y el paciente no tiene una contraindicación aparente.

29.6 ¿Cuál de los siguientes genes produce un cambio en la PUP que hace ineficaz el tratamiento con penicilina?

A. VanA
B. mecA
C. KPC
D. AmpC

Respuesta correcta = B. El gen mecA altera las PUP, lo que hace que el tratamiento con penicilina sea ineficaz. SARM se produce debido a la presencia del gen mecA en el *Staphylococcus aureus*. VanA es el gen responsable de la resistencia a la vancomicina en los enterococos. KPC y AmpC son ejemplos de β-lactamasas.

29.7 Un paciente indigente de edad avanzada que se sabe que no cumple con la medicación, se presenta en el servicio de urgencias con una infección de piel y tejidos blandos no complicada. ¿Cuál de los siguientes antibióticos puede utilizarse para tratar la infección y evitar la hospitalización?

A. Daptomicina
B. Ceftarolina
C. Vancomicina
D. Oritavancina

Respuesta correcta = D. Todas las opciones pueden utilizarse para tratar las infecciones de la piel y los tejidos blandos. Sin embargo, oritavancina es un lipoglicopéptido de acción prolongada y puede administrarse en una sola dosis, evitando así la hospitalización.

29.8 ¿Cuál de las siguientes opciones describe mejor la razón por la que imipenem está coformulado con la cilastatina?

A. Para proteger al imipenem de las β-lactamasas
B. Para reducir las reacciones de hipersensibilidad asociadas al imipenem
C. Proteger el imipenem de la deshidropeptidasa renal
D. Reducir el metabolismo del imipenem

Respuesta correcta = C. El imipenem es escindido por una deshidropeptidasa que se encuentra en el borde en cepillo del túbulo renal proximal. La combinación de imipenem con cilastatina protege al fármaco original de la deshidropeptidasa renal y, por tanto, prolonga su actividad en el organismo.

29.9 Un paciente en la unidad de cuidados intensivos médicos está recibiendo cefepime para el tratamiento de una infección de las vías urinarias. La dosis de cefepime se ajustó debido a la disminución de la función renal. En el día 4 de hospitalización, el cultivo de orina es positivo para *Proteus mirabilis*. ¿Cuál de las siguientes opciones es la más adecuada según el perfil de susceptibilidad que se muestra a continuación y el estado clínico del paciente?

Antibiótico	Susceptible (S), Intermedio (I), Resistente (R)
Ceftriaxona	R
Cefepima	R
Piperacilina/tazobactam	S
Colistina	S

A. Continuar con cefepima
B. Cambiar a colistina
C. Cambiar a piperacilina/tazobactam
D. Cambiar a ceftriaxona

Respuesta correcta = C. Aunque tanto colistina como piperacilina/tazobactam son opciones apropiadas ya que la bacteria es susceptible, piperacilina/tazobactam es una selección más segura ya que la colistina está altamente asociada con la nefrotoxicidad y el paciente ya tiene una función renal disminuida.

29.10 A un hombre de 75 años se le diagnostica una neumonía asociada con la ventilación. Se realiza un lavado broncoalveolar y en el cultivo respiratorio se cultiva *Escherichia coli* resistente a carbapenemes que produce metaloproteína. ¿Cuál de los siguientes agentes es más probable que tenga actividad contra este organismo?

A. Ceftolozane/tazobactam
B. Cefiderocol
C. Meropenem/vaborbactam
D. Cefepime

Respuesta correcta = B. Cefiderocol es el único antibiótico de la lista que tiene actividad contra todos los carbapenemes, incluidas las metalobacterias. Además, cefiderocol está indicado para el tratamiento de la neumonía asociada con el ventilador. Los demás antibióticos de la lista no tienen actividad contra los organismos productores de metalobacterias.

Inhibidores de la síntesis de proteínas

30

Lindsey M. Childs-Kean

I. GENERALIDADES

Una variedad de antibióticos ejerce su efecto antimicrobiano al dirigirse a los ribosomas bacterianos e inhibir la síntesis de proteínas bacterianas. La mayoría de estos agentes exhiben actividad bacteriostática. Los ribosomas bacterianos difieren en su estructura de los ribosomas citoplásmicos de mamíferos y están compuestos por subunidades 30S y 50S (los ribosomas de mamíferos tienen subunidades 40S y 60S). En general, la selectividad por los ribosomas bacterianos minimiza las consecuencias adversas potenciales que se encuentran al alterar la síntesis de proteínas en las células hospedadoras de mamíferos. Sin embargo, las concentraciones elevadas de fármacos como *cloranfenicol* o tetraciclinas pueden causar efectos tóxicos como resultado de la interacción con los ribosomas mitocondriales en mamíferos, debido a que la estructura de los ribosomas mitocondriales se parece más a la de los ribosomas bacterianos. En la figura 30-1 se resumen los inhibidores de la síntesis de proteínas antimicrobianas que se analizan en este capítulo.

TETRACICLINAS
Demeclociclina DECLOMYCIN
Doxiciclina DORYX, VIBRAMYCIN
Eravaciclina XERAVA
Minociclina MINOCIN
Omadaciclina NUZYRA
Tetraciclina SOLO GENÉRICO
GLICILCICLINAS
Tigeciclina TYGACIL
AMINOGLUCÓSIDOS
Amikacina SOLO GENÉRICO
Gentamicina SOLO GENÉRICO
Neomicina SOLO GENÉRICO
Plazomicina ZEMDRI
Estreptomicina SOLO GENÉRICO
Tobramicina TOBI, TOBREX
MACRÓLIDOS
Azitromicina ZITHROMAX
Claritromicina BIAXIN
Eritromicina E.E.S., ERY-TAB
MACROCÍCLICO
Fidaxomicina DIFICID
LINCOSAMIDAS
Clindamicina CLEOCIN
OXAZOLIDINONAS
Linezolida ZYVOX
Tedizolida SIVEXTRO
PLEUROMUTILIN
Lefamulin XENLETA
OTROS
Cloranfenicol SOLO GENÉRICO
Quinupristina/Dalfopristina SYNERCID

Figura 30-1
Resumen de los inhibidores de la síntesis de proteínas.

II. TETRACICLINAS

Las tetraciclinas consisten de cuatro anillos fusionados con un sistema de enlaces dobles conjugados. Las sustituciones en estos anillos alteran la farmacocinética individual y el espectro de la actividad antimicrobiana.

A. Mecanismo de acción

Las tetraciclinas entran a los microorganismos susceptibles mediante difusión pasiva y por un mecanismo de transporte dependiente de energía de las proteínas exclusivo de la membrana citoplásmica interna de las bacterias. Las tetraciclinas se concentran de forma intracelular en los microorganismos susceptibles. Los fármacos se unen de forma reversible a la subunidad 30S del ribosoma bacteriano. Esta acción previene la unión de ARNt al complejo de ARNm-ribosomas, con lo que se inhibe la síntesis de proteínas bacterianas (fig. 30-2).

B. Espectro antibacteriano

Las tetraciclinas son antibióticos bacteriostáticos efectivos contra una amplia variedad de microorganismos, incluyendo bacterias grampositivas y gramnegativas, protozoarios, espiroquetas, micobacterias y especies atípicas. Se usan con frecuencia en el tratamiento del acné y las infecciones por *Chlamydia* (fig. 30-3).

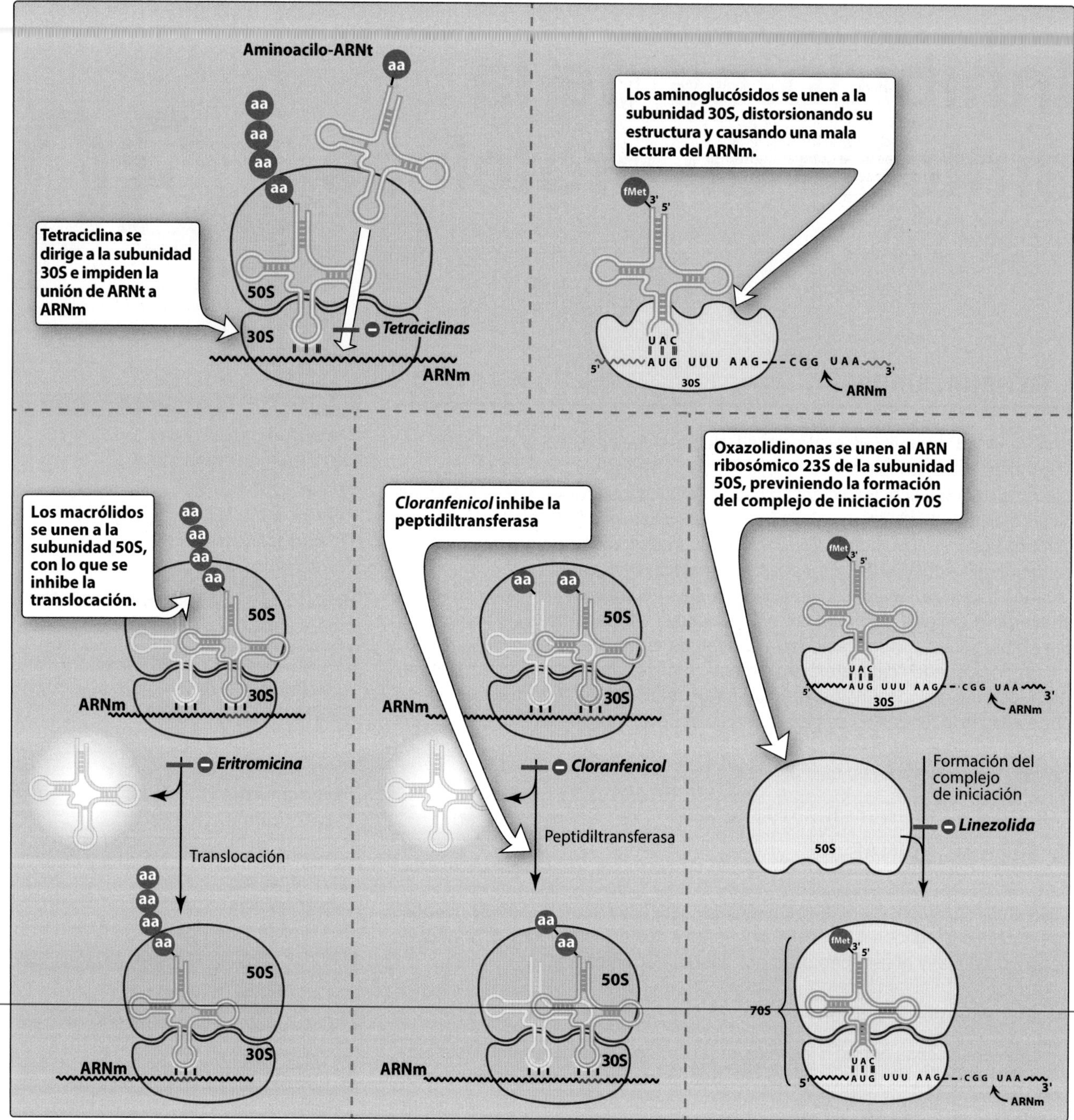

Figura 30-2
Mecanismos de acción de varios inhibidores de la síntesis de proteínas. aa = aminoácido.

C. Resistencia

La resistencia a las tetraciclinas que ocurre de forma natural y que se encuentra con mayor frecuencia es una bomba de eflujo que expulsa el fármaco fuera de la célula, con lo que se previene su acumulación intracelular. Otros mecanismos de resistencia bacteriana a las tetraciclinas incluyen

ENFERMEDAD POR ÚLCERA PÉPTICA

- *Helicobacter pylori* es una causa frecuente de enfermedad por úlcera péptica.
- El tratamiento con una combinación de *bismuto, metronidazol, tetraciclina* y un inhibidor de la bomba de protones es un esquema altamente efectivo para la erradicación de *H. pylori*

ENFERMEDAD DE LYME

- Esta es una infección por espiroquetas causada por *Borrelia burgdorferi*. La enfermedad se transmite por la picadura de garrapatas infectadas.
- La infección resulta en lesiones cutáneas, cefalea y fiebre seguidas por meningoencefalitis y, eventualmente, artritis.
- Un exantema en patrón de diana con un anillo rojo externo, llamado eritema migratorio, es una característica distintiva de la enfermedad de Lyme.
- *Doxiciclina* es una de las opciones terapéuticas preferidas.

MYCOPLASMA PNEUMONIAE

- *Mycoplasma pneumoniae*, o neumonía ambulante, es una causa frecuente de neumonía adquirida en la comunidad en adultos jóvenes y en personas que viven hacinados, como en los campos militares.
- El tratamiento con un macrólido o *doxiciclina* es efectivo.

Cocos gram (+)
Staphylococcus aureus (que incluye cepas resistentes a *meticilina*)
Streptococcus pneumoniae

Bacilos gram (+)
Bacillus anthracis

Cocos gram (–)

Bacilos gram (–)
Especies de *Brucella**
Helicobacter pylori
Vibrio cholerae
Yersinia pestis

Microorganismos anaerobios
Clostridium perfringens
Clostridium tetani

Espiroquetas
Borrelia burgdorferi
Leptospira interrogans
Treponema pallidum

Mycoplasma
Mycoplasma pneumoniae

Chlamydia
Especies de *Chlamydia*

Otro
Rickettsia rickettsii

CÓLERA

- El cólera es causado por *Vibrio cholerae* que se ingiere en alimentos o agua contaminados con heces.
- El microorganismo se multiplica en las vías gastrointestinales, donde secreta una enterotoxina que produce diarrea.
- El tratamiento incluye *doxiciclina*, que reduce el número de vibrios intestinales y la restitución de líquidos.

INFECCIONES POR *CHLAMYDIA*

- *Chlamydia trachomatis* es una causa importante de enfermedad de transmisión sexual en Estados Unidos. Causa uretritis no gonocócica, enfermedad inflamatoria pélvica y linfogranuloma venéreo.
- *Chlamydia psittaci* causa psitacosis, que suele manifestarse como neumonía. Otras formas clínicas incluyen hepatitis, miocarditis y coma.
- *Doxiciclina* o *azitromicina* se usan para tratar las infecciones por clamidia.

FIEBRE EXANTEMÁTICA DE LAS MONTAÑAS ROCOSAS

- Esta enfermedad, causada por *Rickettsia rickettsii*, se caracteriza por fiebre, escalofríos y dolores en huesos y articulaciones.
- La respuesta a las tetraciclinas es rápida si el fármaco se inicia al principio del proceso patológico.

Figura 30-3
Aplicaciones terapéuticas típicas de las tetraciclinas. *A *tetraciclina* + *gentamicina*.

inactivación enzimática del fármaco y producción de proteínas bacterianas que previenen que las tetraciclinas se unan al ribosoma. La resistencia a una tetraciclina no confiere una resistencia universal a todas las tetraciclinas y el desarrollo de resistencia cruzada puede ser dependiente del mecanismo de resistencia.

D. Farmacocinética

1. **Absorción:** las tetraciclinas se absorben de forma adecuada después de su ingestión oral (fig. 30-4). La administración con sustancias que contienen cationes divalentes y trivalentes (p. ej., antiácidos de magnesio, calcio y aluminio o suplementos de hierro) disminuyen la absorción, en particular para *tetraciclina*, debido a la formación de quelados no absorbibles (fig. 30-5). *Tetraciclina* y *omadaciclina* no deben administrarse con productos lácteos, pero estos no afectan a la absorción de *doxiciclina* o *minociclina*. *Doxiciclina*, *minociclina* y *omadaciclina* están disponibles como preparaciones orales e intravenosas (IV). *Eravaciclina* solo está disponible en preparación intravenosa.

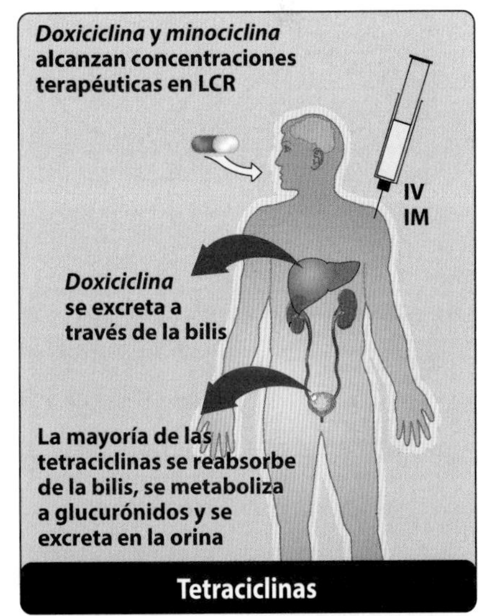

Figura 30-4
Administración y destino de las tetraciclinas. LCR = líquido cefalorraquídeo.

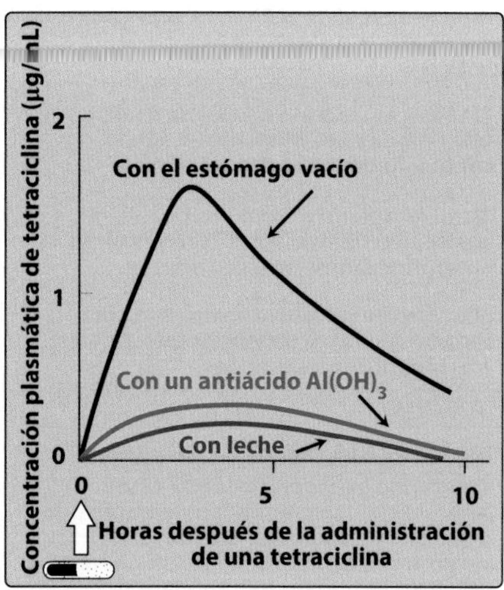

Figura 30-5
Efecto de los antiácidos y la leche en la absorción de tetraciclinas.

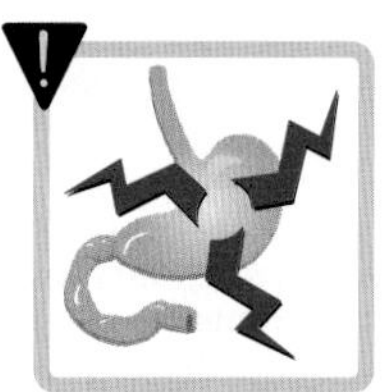

Depósito del fármaco en huesos y dientes

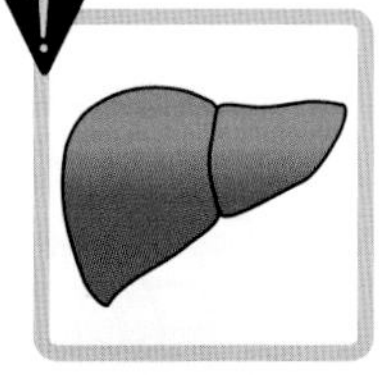
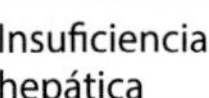

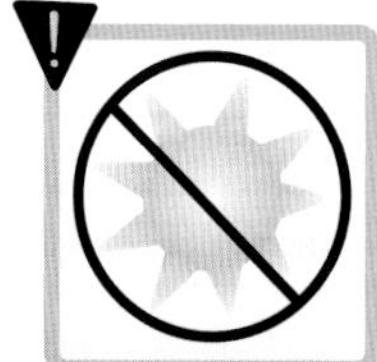

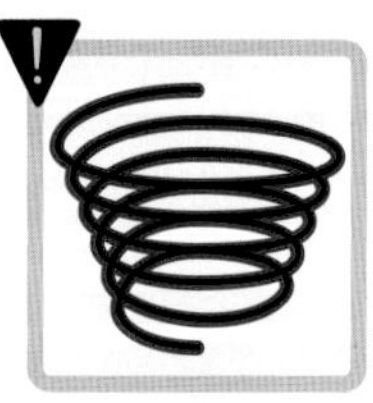

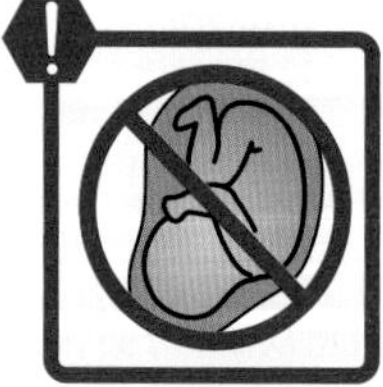

Figura 30-6
Algunos efectos adversos de las tetraciclinas. GI = gastrointestinal.

2. **Distribución:** las tetraciclinas se concentran bien en bilis, hígado, riñones, líquido gingival y piel. Además, se unen a los tejidos que presentan calcificación (p. ej., dientes y huesos) o a tumores que tienen un contenido elevado de calcio. La penetración en la mayoría de los líquidos corporales es adecuada. Solo *minociclina* y *doxiciclina* logran concentraciones terapéuticas en líquido cefalorraquídeo (LCR). *Minociclina* también alcanza concentraciones elevadas en la saliva y las lágrimas, lo que la hace útil para erradicar el estado de portador meningocócico. Todas las *tetraciclinas* cruzan la barrera placentaria y se concentran en los huesos y en la dentición fetales.

3. **Eliminación:** Las *tetraciclinas* se eliminan de forma primaria sin cambio en la orina, en tanto que *minociclina* pasa por metabolismo hepático y se elimina en menor grado a través de los riñones. *Doxiciclina* se prefiere en pacientes con disfunción renal, debido a que se elimina sobre todo a través de la bilis en las heces.

E. Efectos adversos

1. **Molestias gástricas:** las molestias epigástricas suelen ser el resultado de la irritación de la mucosa gástrica (fig. 30-6) y a menudo son responsables de la falta de cumplimiento con las tetraciclinas. La esofagitis puede minimizarse mediante la coadministración con alimentos (que no sean lácteos) o líquidos y el uso de cápsulas en lugar de tabletas. [Nota: *tetraciclina* y *omadaciclina* deben tomarse con el estómago vacío].

2. **Efectos en los tejidos calcificados:** el depósito de tetraciclinas en los huesos y la dentición primaria ocurre durante el proceso de calcificación en los niños en crecimiento. Esto puede causar decoloración e hipoplasia de los dientes y una detención temporal del crecimiento. Por este motivo, el uso de tetraciclinas es limitado en pediatría.

3. **Hepatotoxicidad:** en casos raros puede ocurrir hepatotoxicidad con dosis elevadas, sobre todo en embarazadas y en aquellos con disfunción hepática preexistente o afección renal.

4. **Fototoxicidad:** pueden ocurrir quemaduras solares en pacientes que reciben tetraciclina y que se exponen al sol o a los rayos ultravioletas. Esta toxicidad se encuentra con cualquier tetraciclina, pero con mayor frecuencia con *tetraciclina* y *demeclociclina.* Debe aconsejarse a los pacientes que usen protección solar adecuada.

5. **Otros efectos:** puede ocurrir hipertensión intracraneal benigna (seudotumor cerebral) caracterizada por cefalea y visión borrosa en casos raros en adultos. Aunque la suspensión del fármaco revierte este trastorno, no está claro si ocurren secuelas permanentes. Puede ocurrir disfunción vestibular manifestado como mareo, vértigo y acúfenos, en particular con *minociclina.*

6. **Contraindicaciones:** no deben usarse tetraciclinas en embarazo, o lactancia o en niños menores de 8 años.

Aplicación clínica 30-1. Doxiciclina para la enfermedad de Lyme

La enfermedad de Lyme es causada por la bacteria *Borrelia burgdorferi* por la picadura de una garrapata y es endémica en muchas partes del norte de EUA. La enfermedad de Lyme puede causar reacciones localizadas, como el eritema migratorio, una erupción roja característica en forma de anillo, así como síntomas diseminados, como artritis, pericarditis/miocarditis y meningitis/encefalitis. En zonas donde la enfermedad de Lyme es muy endémica, puede administrarse una dosis de *doxiciclina* como profilaxis posterior a la picadura de garrapata documentada. *Doxiciclina* es el tratamiento de elección para la enfermedad de Lyme. La duración del tratamiento es de 10 días en la enfermedad de Lyme temprana y de 2 a 4 semanas en la infección diseminada.

III. GLICILCICLINAS

Tigeciclina, un derivado de *minociclina,* es único miembro de la clase antimicrobiana de *glicilciclina*. Están indicadas para el tratamiento de las infecciones complicadas de la piel y los tejidos blandos, infecciones intraabdominales complicadas y neumonía adquirida en la comunidad.

A. Mecanismo de acción

Tigeciclina exhibe una acción bariostática al unirse reversiblemente a la subunidad ribosomal 30S e inhibir la síntesis de proteínas bacterianas.

B. Espectro antibacteriano

Tigeciclina exhibe actividad de amplio espectro que incluye a *Staphylococcus aureus* resistentes a *meticilina* (SARM), estreptococos resistentes a múltiples fármacos, enterococos resistentes a *vancomicina,* bacterias gramnegativas productoras de β-lactamasas de espectro extendido, *Acinetobacter baumannii* y muchos microorganismos anaerobios. *Tigeciclina* no tiene actividad contra especies de *Morganella, Proteus, Providencia* o *Pseudomonas.*

C. Resistencia

Tigeciclina se desarrolló para superar el surgimiento de microorganismos resistentes a la clase de tetraciclinas que utilizan bombas de eflujo y protección ribosómica para conferir resistencia. La resistencia a *tigeciclina* se ha observado y se atribuye de forma primaria a la expresión excesiva de bombas de eflujo.

D. Farmacocinética

Después de la infusión IV, *tigeciclina* exhibe un gran volumen de distribución. Penetra bien en los tejidos, pero alcanza concentraciones plasmáticas bajas. En consecuencia, *tigeciclina* es una mala opción para infecciones del torrente sanguíneo. La vía primaria de eliminación es biliar/fecal. No se requieren ajustes a la dosis para pacientes con afección renal; sin embargo, se recomienda una reducción de la dosis en la disfunción hepática grave.

E. Efectos adversos

Tigeciclina se relaciona con náusea y vómito significativos. Se ha informado pancreatitis aguda, que incluye fatalidades, con el tratamiento. También pueden ocurrir elevaciones en las enzimas hepáticas y la creatinina sérica. La mortalidad por todas las causas en pacientes tratados con *tigeciclina* es mayor que con otros agentes. Una advertencia de caja indica que *tigeciclina* debe reservarse para usarse en situaciones en que

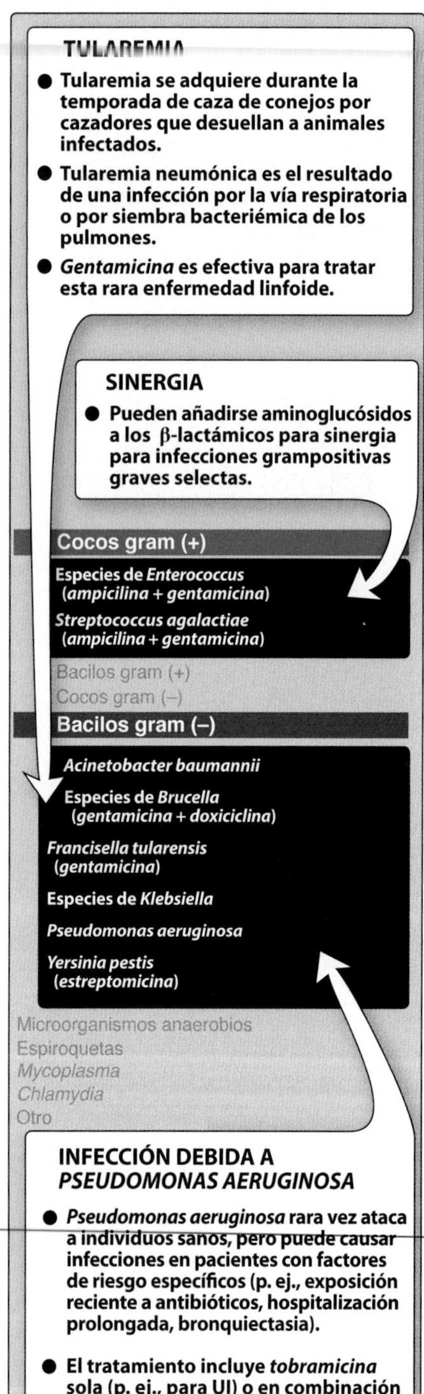

Figura 30-7
Aplicaciones terapéuticas típicas de los aminoglucósidos. IU = infección urinaria.

no son adecuados tratamientos alternativos. Otros efectos adversos son similares a aquellos con tetraciclinas e incluyen fotosensibilidad, seudotumor cerebral, decoloración de los dientes permanentes cuando se usa durante el desarrollo dental y daño fetal cuando se administra en el embarazo. *Tigeciclina* puede disminuir la depuración de *warfarina.* Por lo tanto, la razón normalizada internacional (INR) debe monitorizarse de cerca cuando se coadministre *tigeciclina* con *warfarina.*

IV. AMINOGLUCÓSIDOS

Los aminoglucósidos se usan para el tratamiento de las infecciones graves debidas a bacilos aerobios gramnegativos; sin embargo, su utilidad clínica es limitada debido a toxicidades graves.

A. Mecanismo de acción

Los aminoglucósidos se difunden a través de los canales de porina en la membrana externa de los microorganismos susceptibles. Estos microorganismos también tienen un sistema dependiente de oxígeno que transporta el fármaco a través de la membrana citoplásmica. Dentro de la célula, se unen a la subunidad ribosómica 30S, donde interfieren con el ensamblaje del aparato ribosómico funcional o causan que la subunidad 30S del ribosoma completo interprete de forma errónea el código genético (fig. 30-2). Los aminoglucósidos tienen actividad bactericida dependiente de la concentración; es decir, su eficacia depende de la concentración máxima ($C_{máx}$) del fármaco por arriba de la concentración inhibitoria mínima (CIM) del microorganismo. Para los aminoglucósidos, la $C_{máx}$ objetivo es 8 a 10 veces la concentración inhibitoria mínima. También exhiben un efecto posantibiótico (EPA), que es la supresión bacteriana continua después de que las concentraciones farmacológicas caen por debajo de la CIM. Entre más grande es la dosis, mayor es el EPA. Debido a estas propiedades, suele utilizarse una dosificación con dosis elevadas a un intervalo extendido con aminoglucósidos. Esta estrategia de dosificación también reduce el riesgo de nefrotoxicidad e incrementa la conveniencia.

B. Espectro antibacteriano

Los aminoglucósidos son efectivos para la mayoría de los bacilos aerobios gramnegativos, incluyendo aquellos que pueden ser resistentes a múltiples fármacos, como *Pseudomonas aeruginosa, Klebsiella pneumoniae* y especies de *Enterobacter*. Además, los aminoglucósidos a menudo se combinan con antibióticos β-lactámicos para emplear un efecto sinergista, en especial en el tratamiento de la endocarditis infecciosa por *Enterococcus faecalis* y *Enterococcus faecium.* Algunas aplicaciones terapéuticas de cuatro aminoglucósidos de uso frecuente, *amikacina, gentamicina, tobramicina* y *estreptomicina,* se muestran en la figura 30-7.

C. Resistencia

La resistencia a los aminoglucósidos ocurre a través de: 1) bombas de eflujo, 2) menor captación o 3) modificación e inactivación mediante la síntesis relacionada con plásmidos de las enzimas. Cada una de estas enzimas tiene su propia especificidad a aminoglucósidos; por lo tanto, no puede asumirse una resistencia cruzada. *Amikacina* y *plazomicina* son menos vulnerables a estas enzimas que otros antibióticos en este grupo.

D. Farmacocinética

1. **Absorción:** la estructura altamente polar y policatiónica de los aminoglucósidos previene la absorción adecuada después de su administración oral; por lo tanto, todos los aminoglucósidos (excepto *neomicina*) deben administrarse por vía parenteral para alcanzar concentraciones séricas adecuadas (fig. 30-8). [Nota: *neomicina* no se administra por vía parenteral debido a nefrotoxicidad grave. Se administra por vía tópica para infecciones cutáneas o por vía oral para descontaminar el tracto gastrointestinal antes de cirugía colorrectal].

2. **Distribución:** debido a su hidrofilia, las concentraciones tisulares de aminoglucósidos pueden ser subterapéuticas y la penetración en la mayoría de los tejidos corporales es variable. Las concentraciones que se alcanzan en LCR son inadecuadas, incluso en presencia de meninges inflamadas. Para infecciones del sistema nervioso central, pueden utilizarse la vía intratecal o intraventricular. Todos los aminoglucósidos cruzan la barrera placentaria y pueden acumularse en el plasma fetal y el tejido amniótico.

3. **Eliminación:** más de 90% de los aminoglucósidos parenterales se excretan sin cambio en la orina (fig. 30-8). Ocurre acumulación en pacientes con disfunción renal; así, se requieren ajustes a la dosis. *Neomicina* se excreta sobre todo sin cambio en las heces.

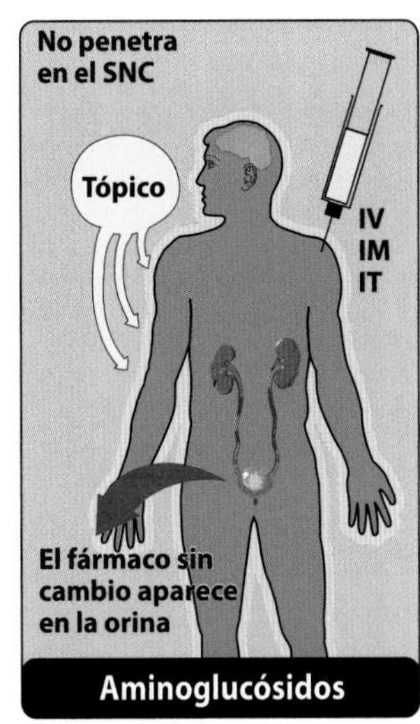

Figura 30-8
Administración y destino de aminoglucósidos. SNC = sistema nervioso central.

E. Efectos adversos

La vigilancia terapéutica del fármaco de las concentraciones plasmáticas de *gentamicina, tobramicina, amikacina* y *plazomicina* es imperativo para asegurar que la dosificación es apropiada y para minimizar las toxicidades relacionadas con la dosis (fig. 30-9). Las personas de edad avanzada son particularmente susceptibles a nefrotoxicidad y ototoxicidad.

1. **Ototoxicidad:** la ototoxicidad (vestibular y auditiva) está directamente relacionada con concentraciones plasmáticas máximas elevadas y la duración del tratamiento. Los aminoglucósidos se acumulan en la endolinfa y la perilinfa del oído interno. La sordera puede ser irreversible y se sabe que afecta a los fetos en desarrollo. Los pacientes que reciben de forma simultánea fármacos ototóxicos, como *cisplatino* o diuréticos de asa, están particularmente en riesgo. También puede ocurrir vértigo (en especial en pacientes que reciben *estreptomicina*).

2. **Nefrotoxicidad:** la retención de los aminoglucósidos por las células tubulares proximales altera los procesos de transporte mediados por calcio. Esto resulta en daño renal que varía de afección renal leve reversible a necrosis tubular aguda potencialmente irreversible.

3. **Parálisis neuromuscular:** este efecto adverso se relaciona con un aumento rápido en la concentración (p. ej., dosis elevadas infundidas a lo largo de un periodo breve) o administración concurrente con bloqueadores neuromusculares. Los pacientes con miastenia grave están particularmente en riesgo. La administración sin demora de *gluconato de calcio* puede revertir el bloqueo que causa parálisis neuromuscular.

4. **Reacciones alérgicas:** la dermatitis por contacto es una reacción frecuente a *neomicina* aplicada por vía tópica.

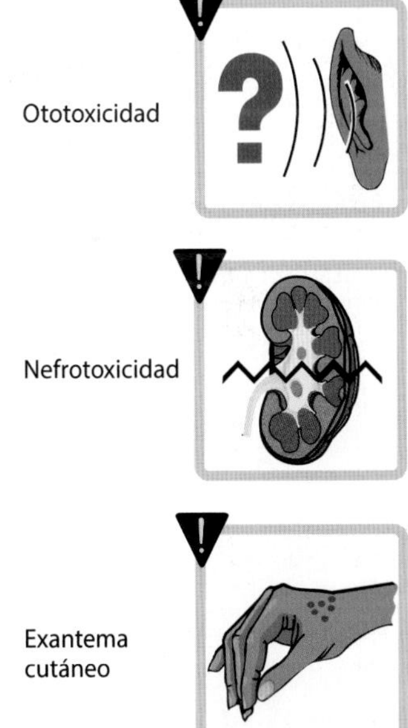

Figura 30-9
Algunos efectos adversos de los aminoglucósidos.

V. MACRÓLIDOS

Los macrólidos son un grupo de antibióticos con estructura de lactona macrocíclica a la que se unen uno o más azúcares desoxi. *Eritromicina* fue el primero de estos fármacos en tener una aplicación clínica, tanto como fármaco de primera opción y como alternativa a *penicilina* en personas con alergia a antibióticos β-lactámicos. *Claritromicina* (una forma metilada de *eritromicina*) y *azitromicina* (que tiene un anillo de lactona más grande) tienen ciertas características en común con *eritromicina*, así como otras que la mejoran.

A. Mecanismo de acción

Los macrólidos y los cetólidos se unen de forma irreversible a un sitio en la subunidad 50S del ribosoma bacteriano, con lo que inhibe los pasos de translocación de la síntesis de proteínas (fig. 30-2). También pueden interferir con otros pasos, como transpeptidación. Por lo general se considera que son bacteriostáticos, pero pueden ser bactericidas a dosis mayores. Su sitio de unión es casi idéntico o muy próximo al de *clindamicina* y *cloranfenicol.*

B. Espectro antibacteriano

1. **Eritromicina:** este fármaco es efectivo contra muchos de los mismos microorganismos que *penicilina G* (fig. 30-10); por lo tanto, puede considerarse como una alternativa en pacientes con alergia a la *penicilina.*

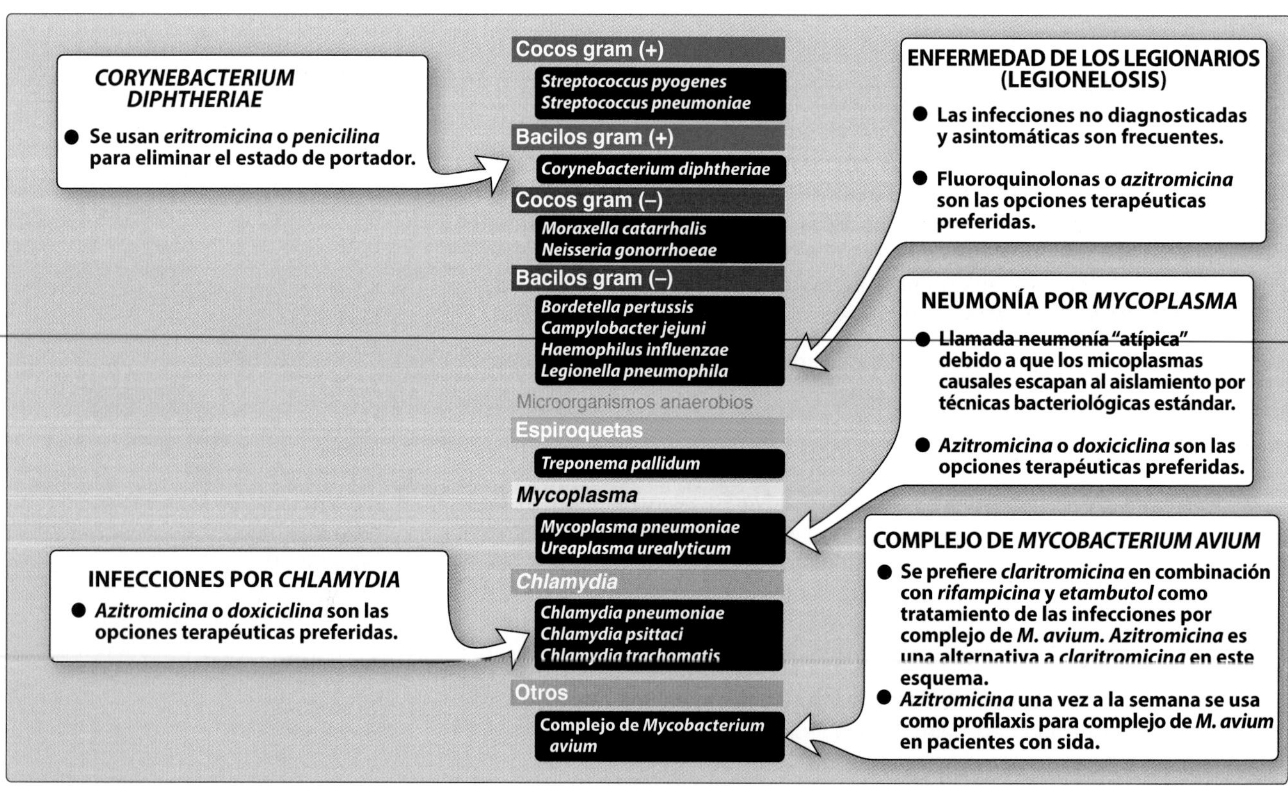

Figura 30-10
Aplicaciones terapéuticas típicas en los macrólidos.

2. **Claritromicina:** *claritromicina* tiene una actividad similar a *eritromicina,* pero también es efectiva contra *Haemophilus influenzae* y tiene mayor actividad contra patógenos intracelulares como *Chlamydia, Legionella, Moraxella,* especies de *Ureaplasma* y *H. pylori*. Este medicamento también tiene actividad contra el complejo *Mycobacterium avium*.

3. **Azitromicina:** aunque es menos activa que *eritromicina* contra estreptococos, *azitromicina* es mucho más activa contra patógenos respiratorios como *H. influenzae* y *Moraxella catarrhalis*. El uso extenso de *azitromicina* ha resultado en un aumento de la resistencia de *Streptococcus pneumoniae*.

C. Resistencia

La resistencia a los macrólidos se relaciona con: 1) la incapacidad del microorganismo de captar el antibiótico, 2) la presencia de bombas de eflujo, 3) una menor afinidad de la subunidad ribosómica 50S para el antibiótico debido a metilación de la adenina del ARN del ribosoma bacteriano 23S en microorganismos grampositivos y 4) la presencia de esterasas de *eritromicina* relacionadas con plásmido en microorganismos gramnegativos como las *Enterobacteriaceae*. *Eritromicina* tiene un uso clínico limitado debido a un aumento de la resistencia. Tanto *claritromicina* como *azitromicina* comparten cierta resistencia cruzada con *eritromicina.*

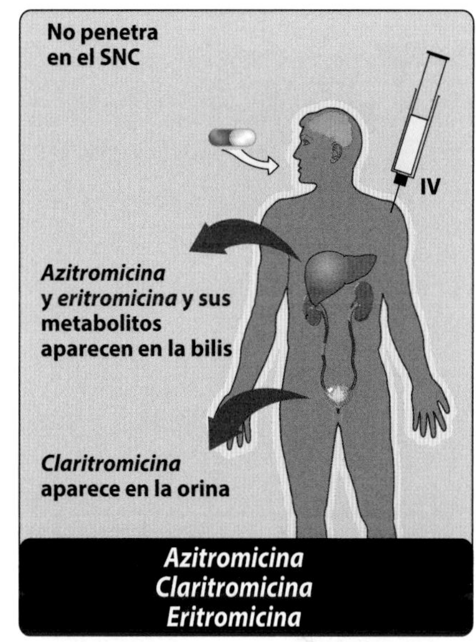

Figura 30-11
Administración y destino de los antibióticos macrólidos. SNC = sistema nervioso central.

D. Farmacocinética

1. **Absorción:** la base de *eritromicina* se destruye por el ácido gástrico; con lo que se administran ya sea tabletas con cubierta entérica o formas esterificadas del antibiótico y todas tienen una absorción oral adecuada (fig. 30-11). *Claritromicina* y *azitromicina* son estables en ácido gástrico y se absorben con facilidad. Los alimentos interfieren con la absorción de *eritromicina* y *azitromicina,* pero pueden aumentar la de *claritromicina. Eritromicina* y *azitromicina* están disponibles en formulaciones IV.

2. **Distribución:** *eritromicina* se distribuye bien en todos los líquidos corporales excepto el LCR. Es uno de los pocos antibióticos que se difunden al líquido prostático y también se acumula en los macrófagos. Los cuatro fármacos se concentran en el hígado. *Claritromicina* y *azitromicina* se distribuyen ampliamente en los tejidos. *Azitromicina* se concentra en los neutrófilos, macrófagos y fibroblastos y las concentraciones séricas son bajas. Tiene el mayor volumen de distribución de las macrolidas.

3. **Metabolismo y excreción:** *azitromicina* se concentra de forma primaria y se excreta en la bilis como fármaco activo. *Eritromicina* pasa por metabolismo hepático. *Eritromicina* y sus metabolitos también se excretan en la bilis (fig. 30-11). Ocurre reabsorción parcial a través de la circulación enterohepática. En contraste, *claritromicina* se metaboliza por vía hepática y el fármaco activo y sus metabolitos se excretan sobre todo en la orina (fig. 30-12). La dosificación de este fármaco debe ajustarse en pacientes con afección renal.

	Eritromicina	*Claritromicina*	*Azitromicina*
Absorción oral	Sí	Sí	Sí
Vida media (horas)	2	3.5	68
Conversión a metabolito activo	No	Sí	No
Excreción porcentual en la orina	< 15	30-50	< 10

Figura 30-12
Algunas propiedades de los antibióticos macrólidos.

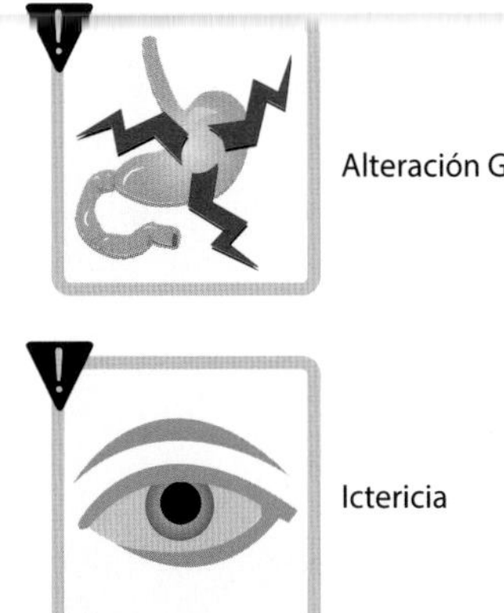

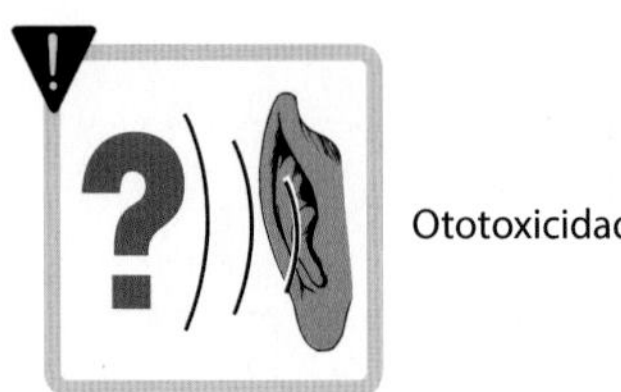

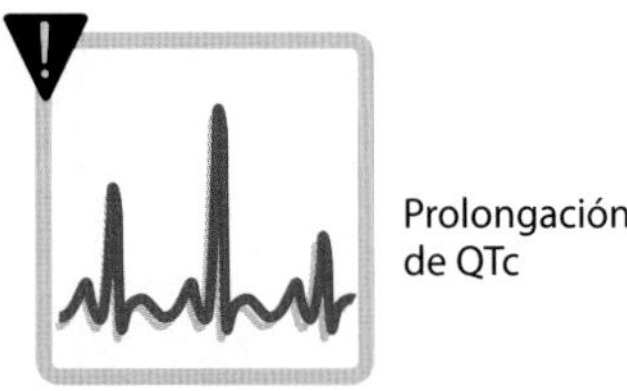

Figura 30-13
Algunos efectos adversos de los antibióticos macrólidos.

E. Efectos adversos

1. **Alteración y motilidad gástricas:** las alteraciones gastrointestinales son el efecto adverso más frecuente de los macrólidos y pueden conducir a un cumplimiento deficiente por parte del paciente, en particular con *eritromicina*. Los otros macrólidos parecen tolerarse mejor (fig. 30-13). Las dosis mayores de *eritromicina* causan contracciones de músculo liso que resultan en el movimiento de los contenidos gástricos al duodeno, un efecto adverso que en ocasiones se emplea para el tratamiento de gastroparesia o íleo posoperatorio.
2. **Ictericia colestásica:** este efecto adverso ocurre más a menudo con la forma de estolato de *eritromicina* (no se usa en EUA); sin embargo, se ha informado con otras formulaciones y otros agentes en esta clase.
3. **Ototoxicidad:** la sordera transitoria se ha relacionado con *eritromicina,* en especial a dosis elevadas. *Azitromicina* también se ha relacionado con hipoacusia sensorineural irreversible.
4. **Prolongación de QT_c:** los macrólidos y los cetólidos pueden prolongar el intervalo QT_c y deben usarse con precaución en pacientes con trastornos proarrítmicos o uso concomitante de agentes proarrítmicos.
5. **Contraindicaciones:** los pacientes con disfunción hepática deben tratarse cuidadosamente con *eritromicina* o *azitromicina,* debido a que estos fármacos se acumulan en el hígado.
6. **Interacciones farmacológicas:** *eritromicina* y *claritromicina* inhiben el metabolismo hepático de una variedad de fármacos, que pueden causar la acumulación tóxica de estos compuestos (fig. 30-14). Ambos agentes son inhibidores del CYP3A4 y del transportador de fármacos P-glicoproteína. Se han notificado interferencias con el metabolismo de fármacos como *alfuzosina*, *alprazolam*, las estatinas y otros agentes metabolizados por el CYP3A4 para *claritromicina*.

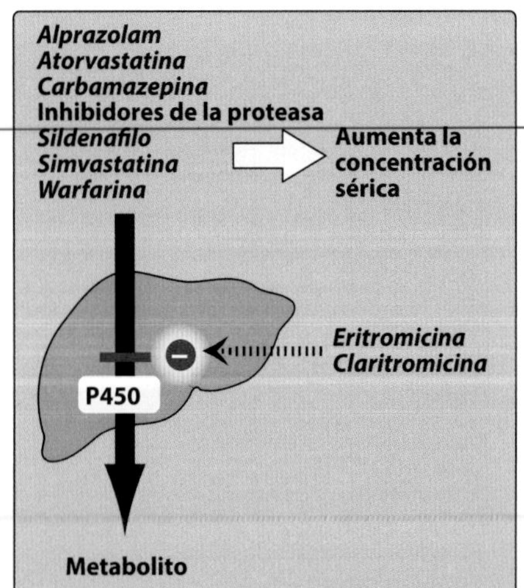

Figura 30-14
Inhibición del sistema del citocromo P450 por *eritromicina* y *claritromicina*.

Aplicación clínica 30-2. Actividad inmunomoduladora de los macrólidos

Además de sus efectos antibacterianos, los macrólidos también presentan propiedades inmunomoduladoras. *Azitromicina*, en particular, ha demostrado reducir la liberación de citoquinas proinflamatorias de forma aguda y ayudar a mejorar la inflamación crónica a largo plazo. Esto es en particular notable en las células epiteliales de los pulmones. Esto ha llevado a los investigadores y a los médicos a explorar el uso de *azitromicina* para las enfermedades pulmonares, como neumonía adquirida en la comunidad, enfermedad pulmonar obstructiva crónica y fibrosis quística.

VI. FIDAXOMICINA

Fidaxomicina es un antibiótico macrocíclico con una estructura similar a los macrólidos; sin embargo, tiene un mecanismo único de acción. *Fidaxomicina* actúa sobre la subunidad sigma de la polimerasa de ARN, con lo que altera la transcripción bacteriana, poniendo fin a la síntesis de proteínas y resultando en muerte celular en microorganismos susceptibles. *Fidaxomicina* tiene un espectro de actividad muy estrecho limitado a aerobios y anaerobios grampositivos. Se usa sobre todo por su actividad bactericida contra *Clostridium difficile.* Debido a su sitio objetivo único, no se ha documentado resistencia cruzada con otras clases antibióticas. Después de su administración oral, *fidaxomicina* tiene una absorción sistémica mínima y permanece sobre todo dentro del tracto gastrointestinal. Esto es ideal para el tratamiento de la infección de *C. difficile,* que ocurre sobre todo en los intestinos. Los efectos adversos más frecuentes incluyen náusea, vómito y dolor abdominal. Se han observado anemia y neutropenia en casos raros. Han ocurrido también reacciones de hipersensibilidad que incluyen angioedema, disnea y prurito. *Fidaxomicina* debe usarse con precaución en pacientes con alergia a los macrólidos, debido a que pueden tener un mayor riesgo de hipersensibilidad.

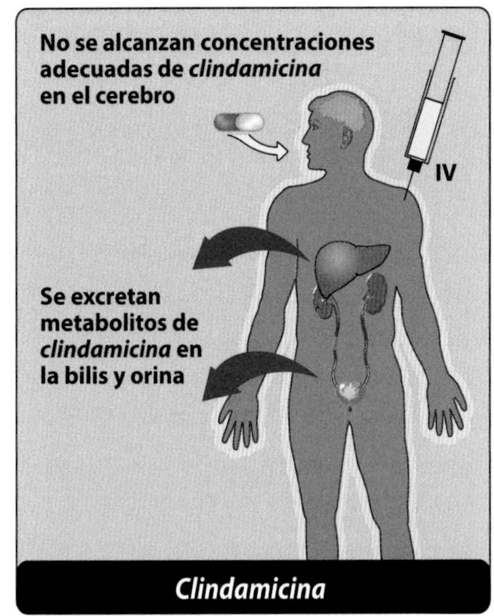

Figura 30-15
Administración y destino de *clindamicina*.

VII. CLINDAMICINA

Clindamicina tiene un mecanismo de acción que es similar al de los macrólidos. *Clindamicina* se usa sobre todo en el tratamiento de infecciones causadas por microorganismos grampositivos, lo que incluye SARM y *Streptococcus* sp., así como bacterias anaerobias. Los mecanismos de resistencia son iguales que los de *eritromicina* y se ha descrito resistencia cruzada. *C. difficile* es resistente a *clindamicina* y la utilidad de *clindamicina* para anaerobios gramnegativos (p. ej., especies de *Bacteroides*) está disminuyendo debido a una mayor resistencia. *Clindamicina* está disponible en las formulaciones IV, orales, tópico y vaginal, pero el uso de *clindamicina* oral está limitado por la intolerancia gastrointestinal. [Nota: los preparados tópicos de *clindamicina* se utilizan para el tratamiento del acné (véase cap. 45), y las formulaciones vaginales se utilizan para el tratamiento de la vaginosis bacteriana]. Después de la administración oral o intravenosa, el fármaco se distribuye bien en todos los líquidos corporales pero exhibe una entrada deficiente en el LCR. *Clindamicina* pasa por un metabolismo de oxidación extenso a productos activos e inactivos y se excreta en la bilis y la orina. La excreción urinaria baja del fármaco activo limita su utilidad clínica para las infecciones urinarias (fig. 30-15). Se ha informado acumulación en pacientes con insuficiencia renal grave o insuficiencia hepática. Además de exantema cutáneo, el efecto adverso más frecuente es diarrea, que puede representar una colitis seudomembranosa causada por crecimiento excesivo de *C. difficile.* La administración oral ya sea de *fidaxomicina* o *vancomicina* suele ser efectiva en el tratamiento de la infección por *C. difficile.*

VIII. OXAZOLIDINONAS

Linezolida y *tedizolida* son oxazolidinonas sintéticas que se desarrollaron para combatir a microorganismos grampositivos, lo que incluye aislados resistentes como SARM, *Enterococcus* resistente a *vancomicina* y estreptococos resistentes a *penicilina*.

A. Mecanismo de acción

Linezolida y *tedizolida* se unen al ARN ribosómico 23S bacteriano de la subunidad 50S, con lo que se inhibe la formación del complejo de inicio de 70S (fig. 30-2) y traducción de proteínas bacterianas.

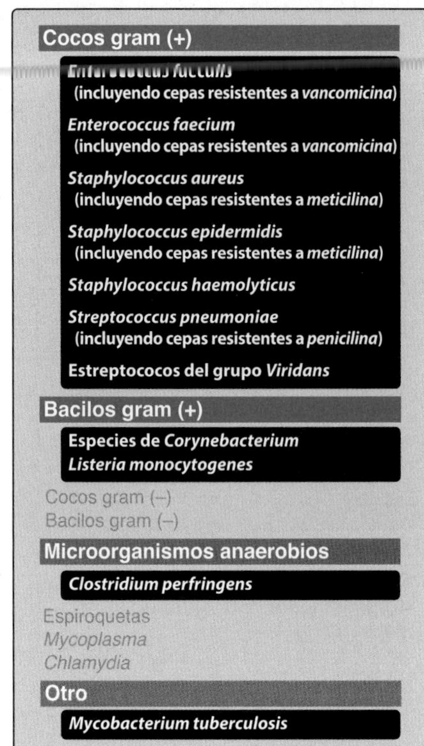

Figura 30-16
Espectro antimicrobiano de las oxazolidinonas.

B. Espectro antibacteriano

La acción antibacteriana de oxazolidinonas se dirige sobre todo contra microorganismos grampositivos como estafilococos, estreptococos y enterococos, especies de *Corynebacterium* y *Listeria monocytogenes*. También tiene actividad moderada contra *Mycobacterium tuberculosis* (fig. 30-16). El principal uso clínico de *linezolida* y *tedizolida* es tratar infecciones causadas por microorganismos grampositivos resistentes a fármacos. Al igual que otros agentes que interfieren con la síntesis de proteínas bacterianas, *linezolida* y *tedizolida* son bacteriostáticas; sin embargo, *linezolida* tiene actividad bactericida contra estreptococos. *Linezolida* es una alternativa a *daptomicina* para infecciones causadas por *Enterococcus* resistentes a *vancomicina*. Debido a que son bacteriostáticas, las oxazolidinonas no se recomiendan como tratamiento de primera línea para la bacteriemia por *S. aureus* resistente a *meticilina*.

C. Resistencia

La resistencia ocurre sobre todo a través de una reducción en la unión en el sitio objetivo. Se han informado reducción de la susceptibilidad y resistencia en *Staphylococcus aureus* y especies de *Enterococcus*. No ocurre resistencia cruzada con otros inhibidores de la síntesis de proteínas.

D. Farmacocinética

Linezolida y *tedizolida* se absorben bien después de la administración oral. También se cuenta con formulaciones IV. Estos fármacos se distribuyen ampliamente a lo largo del cuerpo. Aunque no se ha determinado por completo la vía metabólica de *linezolida*, se sabe que se metaboliza a través de oxidación a dos metabolitos inactivos. El fármaco se excreta por las vías renal y no renal. *Tedizolida* se metaboliza por sulfatación y la mayoría de la eliminación ocurre a través del hígado y el fármaco se excreta sobre todo en las heces. No se requieren ajustes a la dosis de ninguno de los dos agentes para disfunción renal o hepática.

E. Efectos adversos

Los efectos adversos más frecuentes son alteración gastrointestinal, náusea, diarrea, cefalea y exantema. Se ha informado trombocitopenia, por lo general en pacientes que toman el fármaco por más de 10 días. *Linezolida* y *tedizolida* poseen actividad no selectiva para monoaminooxidasa y pueden causar síndrome de serotonina si se administran de forma concomitante con grandes cantidades de alimentos que contienen tiramina, inhibidores de la recaptación selectiva de serotonina o inhibidores de la monoaminooxidasa. El trastorno es reversible cuando se suspende el fármaco. Se han relacionado neuropatías periféricas irreversibles y neuritis óptica que causa ceguera con un uso mayor de 28 días, limitando la utilidad de los tratamientos con duración extendida.

IX. LEFAMULINA

Lefamulina es el primer antibiótico de la clase de las pleuromutilinas y está aprobado para el tratamiento de la neumonía adquirida en la comunidad. Actúa interactuando con los sitios A y P del centro de transferencia de peptidilo de la subunidad 50s, impidiendo la unión del ARNt y la transferencia del péptido. *Lefamulina* es bacteriostática contra *S. aureus* y *Streptococcus pyogenes* y es bactericida contra *S. pneumoniae*, *Mycoplasma pneumoniae* y *H. influenzae*.

La resistencia a *lefamulina* está causada principalmente por alteraciones en la diana de unión a los ribosomas. *Lefamulina* está disponible tanto en formulaciones intravenosas como orales y alcanza concentraciones significativas en el líquido de revestimiento epitelial de los pulmones. *Lefamulina* se metaboliza principalmente por el CYP3A4 y se excreta predominantemente en las heces. Debido a este metabolismo, los medicamentos que inducen o inhiben fuertemente el CYP3A4 están contraindicados con *lefamulina*. Los síntomas gastrointestinales son los efectos adversos más comunes reportados. Se desaconseja el uso de *lefamulina* durante el embarazo.

X. CLORANFENICOL

El uso de *cloranfenicol,* un antibiótico de amplio espectro, se restringe a infecciones que ponen en riesgo la vida para las cuales no existen alternativas.

A. Mecanismo de acción

Cloranfenicol se une de forma reversible a la subunidad ribosómica bacteriana 50S e inhibe la síntesis de las proteínas en la reacción de la peptidil transferasa (fig. 30-2). Debido a algunas similitudes entre los ribosomas mitocondriales de mamíferos con los bacterianos, la síntesis de proteína y ATP en estos organelos puede inhibirse a concentraciones elevadas circulantes de *cloranfenicol,* lo que produce toxicidad de médula ósea. [Nota: la formulación oral de *cloranfenicol* se eliminó del mercado en EUA debido a su toxicidad].

B. Espectro antibacteriano

Cloranfenicol tiene actividad contra muchos tipos de microorganismos, lo que incluye clamidias, rickettsias, espiroquetas y anaerobios. El fármaco es sobre todo bacteriostático, pero puede ejercer una actividad bactericida dependiendo de la dosis y del microorganismo.

C. Resistencia

La resistencia se obtiene por la presencia de enzimas que inactivan a *cloranfenicol.* Otros mecanismos incluyen una disminución de la capacidad para penetrar el microorganismo y alteraciones en el sitio de unión al ribosoma.

D. Farmacocinética

Cloranfenicol se administra por vía intravenosa y se distribuye ampliamente a lo largo del cuerpo. Alcanza concentraciones terapéuticas en el LCR. *Cloranfenicol* pasa sobre todo por metabolismo hepático a un glucurónido inactivo, que es secretado por el túbulo renal y se elimina en la orina. Las reducciones de la dosis son necesarias en pacientes con disfunción hepática o cirrosis. *Cloranfenicol* también se secreta en la leche materna y debe evitarse en mujeres que amamantan.

E. Efectos adversos

1. **Anemias:** los pacientes pueden experimentar anemia relacionada con la dosis, anemia hemolítica (observada en pacientes con una deficiencia de glucosa-6-fosfato deshidrogenasa) y anemia aplásica. [Nota: la anemia aplásica es independiente de la dosis y puede ocurrir después que el tratamiento ha terminado].

2. **Síndrome del bebé gris:** los neonatos tienen una baja capacidad para glucuronidar el antibiótico y tienen una función renal no desarrollada, lo que disminuye su capacidad para excretar el fármaco. Esto provoca acumulación del fármaco a concentraciones que interfieren con la función de los ribosomas mitocondriales, causando una alimentación deficiente, respiración deprimida, colapso cardiovascular, cianosis (de ahí el término "bebé gris") y la muerte. Los adultos que han recibido dosis muy elevadas de *cloranfenicol* también pueden exhibir esta toxicidad.

3. **Interacciones farmacológicas:** *cloranfenicol* inhibe al CYP3A4 y CYP2C19, lo que previene el metabolismo de fármacos como *alprazolam, warfarina* y *fenitoína,* que pueden potenciar sus efectos.

XI. QUINUPRISTINA/DALFOPRISTINA

Quinupristina/dalfopristina es una mezcla de dos estreptograminas a una proporción de 30 a 70, respectivamente. Debido a sus efectos adversos significativos, este fármaco en combinación normalmente se reserva para el tratamiento de las infecciones graves causadas por *Enterococcus faecium* resistente a *vancomicina* en ausencia de otras opciones terapéuticas.

A. Mecanismo de acción

Cada componente de este fármaco en combinación se une a un sitio distinto en el ribosoma bacteriano 50S. *Dalfopristina* altera el alargamiento al interferir con la adición de nuevos aminoácidos a la cadena peptídica. *Quinupristina* previene el alargamiento similar a los macrólidos y causa la liberación de cadenas peptídicas incompletas. Así, interrumpen de forma sinérgica la síntesis de proteínas. El fármaco en combinación tiene actividad bactericida contra la mayoría de los microorganismos susceptibles y tiene un efecto posantibiótico prolongado.

B. Espectro antibacteriano

Quinupristina/dalfopristina tiene actividad sobre todo contra cocos grampositivos, lo que incluye aquellos resistentes a otros antibióticos. Su uso primario es para el tratamiento de infecciones por *E. faecium,* lo que incluye cepas de *Enterococcus* resistentes a *vancomicina,* contra las que es bacteriostático. El fármaco no es efectivo contra *E. faecalis.*

C. Resistencia

Los procesos enzimáticos suelen explicar la resistencia a estos agentes. Por ejemplo, la presencia de una enzima ribosómica que metila el sitio objetivo de ARN ribosómico 23S bacteriano puede interferir en la unión de *quinupristina.* En algunos casos, la modificación enzimática puede cambiar la acción de bactericida a bacteriostática. Acetiltransferasa relacionada con plásmido inactiva *dalfopristina.* Una bomba de eflujo activa también puede disminuir las concentraciones de los antibióticos en las bacterias.

D. Farmacocinética

Quinupristina/dalfopristina está disponible por vía intravenosa. No alcanza concentraciones terapéuticas en el LCR. Ambos compuestos pasan por metabolismo hepático, con excreción sobre todo en las heces.

E. Efectos adversos

Suele ocurrir irritación venosa cuando se administra *quinupristina/dalfopristina* a través de una línea periférica en lugar de una central. Ocurre hiperbilirrubinemia en alrededor de 25% de los pacientes, lo que resulta de una competencia con el antibiótico por su excreción. Se han informado artralgia y mialgia cuando se administran dosis más elevadas. *Quinupristina/dalfopristina* inhibe CYP3A4 y la administración concomitante con fármacos que se metabolizan por esta vía puede conducir a toxicidad.

Resumen del capítulo

- Las tetraciclinas son eficaces contra una amplia gama de bacterias y pueden utilizarse para tratar infecciones como enfermedad de Lyme, cólera y úlcera péptica. Las tetraciclinas están contraindicadas en niños pequeños y en el embarazo debido al riesgo de decoloración de los dientes.
- Los aminoglucósidos solo están disponibles en forma intravenosa (a excepción de la neomicina) y son eficaces contra las infecciones por gramnegativos. Sus principales efectos adversos son la ototoxicidad y la nefrotoxicidad.
- Los antibióticos macrólidos son eficaces contra una amplia gama de infecciones, como clamidias, legionelosis y complejo *Mycobacterium avium*. El efecto adverso más común de los macrólidos es el malestar gastrointestinal.
- *Clindamicina* es una causa común de infección por *C. difficile*, y *fidaxomicina* es un tratamiento eficaz contra *C. difficile*.
- *Linezolida* y *tedizolida* son eficaces sobre todo contra las bacterias grampositivas. Ambos agentes están disponibles en formulaciones intravenosas y orales. Sus principales efectos adversos son de naturaleza gastrointestinal y trombocitopenia cuando la terapia se prolonga más allá de 10 días.
- *Lefamulina* es un antibiótico de pleuromutilina que está indicado para la neumonía adquirida en la comunidad debido a las altas concentraciones del fármaco en los pulmones.

Preguntas de estudio

Elija la MEJOR respuesta.

30.1 ¿Cuál de los siguientes enunciados describe el mecanismo de acción de los antibióticos tipo tetraciclina?

A. Une la subunidad 30S del ribosoma bacteriano, previniendo la unión de ARNt al complejo del ribosoma ARNm.
B. Une la subunidad del ribosoma 30S, interfiriendo con el ensamblaje del aparato ribosómico funcional.
C. Se une de forma irreversible al sitio en la subunidad 50S del ribosoma bacteriano, inhibiendo los pasos de translocación de la síntesis de proteínas.
D. Une el ARN del ribosoma bacteriano 23S de la subunidad 50S, inhibiendo la formación del complejo de inicio 70S.

Respuesta correcta = A. Las tetraciclinas entran a los microorganismos susceptibles mediante difusión pasiva y también por un mecanismo de transporte de proteínas dependiente de energía único a la membrana citoplásmica interna de la bacteria. Los fármacos se unen de forma irreversible a la subunidad 30S del ribosoma bacteriano. Esta acción previene la unión de ARNt al complejo de ARN-ribosoma, con lo que inhibe la síntesis de proteínas bacterianas. B es el mecanismo para aminoglucósidos, C es el mecanismo para macrólidos y D es el mecanismo para oxazolidinonas.

30.2 ¿Cuál de los siguientes agentes antibióticos no deben administrarse a niños menores de 8 años debido a su depósito en huesos y dientes?

A. Azitromicina
B. Doxiciclina
C. Linezolida
D. Quinupristina/dalfopristina

Respuesta correcta = B. Las tetraciclinas están contraindicadas en este grupo de edad debido a que se depositan en tejidos que pasan por calcificación, como los dientes y los huesos, y puede interferir con el crecimiento.

30.3 ¿Contra qué grupo de microorganismos suelen usarse frecuentemente los aminoglucósidos por su actividad bactericida dependiente de la concentración?

A. Aerobios grampositivos
B. Aerobios gramnegativos
C. Anaerobios grampositivos
D. Anaerobios gramnegativos

Respuesta correcta = B. Aunque los aminglucósidos (como gentamicina) se usan en ocasiones de forma sinérgica contra los aerobios grampositivos, este no es su uso más frecuente. Suelen utilizarse por su actividad contra aerobios gramnegativos. Los aminoglucósidos no tienen buena actividad anaerobia.

30.4 Una mujer de 77 años inició antibióticos para el tratamiento de neumonía. Después de 3 días de tratamiento con antibióticos, la creatinina sérica se duplicó. ¿Cuál de los siguientes antibióticos tiene mayores probabilidades de ser responsable para este aumento en la creatinina sérica?

A. Doxiciclina
B. Claritromicina
C. Tobramicina
D. Linezolida

Respuesta correcta = C. Los aminoglucósidos como tobramicina se acumulan en las células tubulares proximales del riñón y alteran los procesos mediados por calcio. Esto resulta en daño renal que va de afección renal reversible leve a necrosis tubular aguda grave, potencialmente irreversible. La nefrotoxicidad no suele relacionarse con tetraciclinas (doxiciclina), macrólidos (claritromicina) u oxazolidinonas (linezolida).

30.5 Una embarazada de 24 años se diagnosticó con neumonía adquirida en la comunidad y se manejará de forma ambulatoria. ¿Cuál de los siguientes antibióticos es una opción segura para tratar la neumonía de esta paciente?

A. Azitromicina
B. Doxiciclina
C. Fidaxomicina
D. Gentamicina

Respuesta correcta = A. Azitromicina solo está disponible por vía oral y se considera segura en el embarazo. Doxiciclina no debe usarse en el embarazo debido a su capacidad para cruzar la placenta y afectar el hueso y el desarrollo esquelético en el feto. Fidaxomicina no alcanza concentraciones terapéuticas en el suero o en este sitio de infección. Se concentra en los intestinos. Gentamicina cruza la barrera placentaria y puede acumularse en el plasma fetal y el líquido amniótico. Tampoco se usaría en clínica en este escenario ambulatorio.

30.6 Un paciente es diagnosticado con diarrea diarrea asociada con *Clostridioides difficile*. ¿Cuál de los siguientes antibióticos es la mejor opción para esta infección?

A. Azitromicina
B. Clindamicina
C. Fidaxomicina
D. Tobramicina

Respuesta correcta = C. Fidaxomicina es el único antibiótico inhibidor de la síntesis de proteínas que es eficaz contra la diarrea por *Clostridioides difficile*.

30.7 ¿En cuál de los siguientes escenarios de pacientes sería linezolida una buena opción para el tratamiento con antibióticos?

A. Bacteriemia causada por *Staphylococcus aureus*
B. Infección urinaria causada por *Escherichia coli*
C. Neumonía causada por *Streptococcus pneumoniae* resistente a fármacos.
D. Infección por pie diabético causada por *Pseudomonas aeruginosa*.

Respuesta correcta = C. Linezolida tiene cobertura contra *S. pneumoniae* resistente. No es una opción óptima para el tratamiento de la bacteriemia. Linezolida tampoco tiene cobertura gramnegativa contra *E. coli* y *P. aeruginosa*.

30.8 Un paciente tiene una infección en la que los resultados de los cultivos muestran el crecimiento de SARM, ERV y *E. coli* productor de β-lactamasas de espectro extendido. ¿Cuál de los siguientes antibióticos sería eficaz contra las tres bacterias?

A. Claritromicina
B. Linezolida
C. Quinupristina/dalfopristina
D. Tigeciclina

Respuesta correcta = D. Tigeciclina es activa contra el SARM, el ERV y las bacterias productoras de BLEE. Claritromicina no es activa contra el SARM. Linezolida y quinupristina/dalfopristina solo son activos contra las bacterias grampositivas.

30.9 Un paciente tiene una neumonía que requiere tratamiento. Está recibiendo un inhibidor selectivo de la recaptación de serotonina para el tratamiento de la depresión. ¿Cuál de los siguientes antibióticos está contraindicado en este paciente?

A. Doxiciclina
B. Gentamicina
C. Linezolida
D. Azitromicina

Respuesta correcta = C. Debido al riesgo de síndrome serotoninérgico, el uso de linezolida está contraindicado en pacientes que toman inhibidores selectivos de la recaptación de serotonina.

30.10 ¿Cuál de los siguientes antibióticos está contraindicado en un paciente que está recibiendo un inhibidor fuerte del CYP3A4?

A. Minociclina
B. Lefamulina
C. Plazomicina
D. Fidaxomicina

Respuesta correcta = B. Debido a que se metaboliza por el CYP3A4, está contraindicado el uso concomitante de lefamulina y de inhibidores o inductores fuertes del CYP3A4.

Quinolonas, antagonistas del ácido fólico y antisépticos de vías urinarias

31

John M. Allen y Jacinda C. Abdul-Mutakabbir

I. FLUOROQUINOLONAS

El descubrimiento de los antimicrobianos del tipo de las quinolonas llevó al desarrollo de numerosos compuestos utilizados en la práctica clínica. Después de la síntesis de *ácido nalidíxico* al inicio de la década de 1960, la modificación continua del núcleo de quinolona expandió el espectro de actividad, mejoró la farmacocinética y estabilizó los compuestos contra mecanismos comunes de resistencia. Debido a estas mejorías, los antimicrobianos tipo quinolonas se integraron con rapidez a la medicina humana y agrícola. Desafortunadamente, su uso excesivo resultó en un aumento de las tasas de resistencia en microorganismos gramnegativos y grampositivos, mayor frecuencia de infecciones por *Clostridium difficile* e identificación de numerosos efectos adversos indeseables. En consecuencia, estos agentes se han relegado a opciones de segunda línea para varias indicaciones. Este capítulo revisa características clave de las fluoroquinolonas y su papel en el tratamiento. Las fluoroquinolonas y otros antibióticos analizados en este capítulo se enlistan en la figura 31-1.

FLUOROQUINOLONAS
Ciprofloxacino CIPRO
Delafloxacino BAXDELA
Gemifloxacino FACTIVE
Levofloxacino SOLO GENÉRICO
Moxifloxacino AVELOX, MOXEZA, VIGAMOX
Ofloxacino SOLO GENÉRICO
INHIBIDORES DE LA SÍNTESIS DE FOLATO
Mafenida SULFAMYLON
Sulfadiacina de plata SILVADENE, SSD, THERMAZENE
Sulfadiazina SOLO GENÉRICO
Sulfasalazina AZULFIDINE
INHIBIDORES DE LA REDUCCIÓN DE FOLATO
Pirimetamina DARAPRIM
Trimetoprima SOLO GENÉRICO
COMBINACIÓN DE INHIBIDORES DE LA SÍNTESIS Y REDUCCIÓN DE FOLATO
Cotrimoxazol (trimetoprima + sulfametoxazol) BACTRIM, SEPTRA
ANTISÉPTICOS PARA VÍAS URINARIAS
Metenamina HIPREX, UREX
Nitrofurantoína MACROBID, MACRODANTIN

Figura 31-1
Resumen de los fármacos descritos en este capítulo.

A. Mecanismo de acción

La mayoría de las especies mantienen dos topoisomerasas tipo II distintas que ayudan con la replicación del ácido desoxirribonucleico (ADN) —girasa de ADN y topoisomerasa IV. La girasa de ADN es responsable de reducir el estrés de torsión más allá de las horquillas de replicación al romper el ADN bicatenario e introducir superhélices negativas. La topoisomerasa IV ayuda a separar los cromosomas hijos una vez que la replicación se completa. Después de la entrada a la pared celular a través de los canales de porinas, las fluoroquinolonas se unen a estas enzimas e interfieren con la ligación de ADN. Esta interferencia aumenta el número de roturas cromosómicas permanentes, desencadenando lisis celular. En general, las fluoroquinolonas tienen diferentes objetivos para los microorganismos gramnegativos (girasa de ADN) y grampositivos (topoisomerasa IV), causando muerte celular rápida.

B. Espectro antimicrobiano

Las fluoroquinolonas son bactericidas y exhiben una eliminación del área bajo la curva/concentración inhibitoria mínima (ABC/CIM). Una importante faceta de su desarrollo se centra en mejorar la cobertura microbiológica. Las modificaciones al núcleo de quinolona mejoraron de forma consistente la actividad inhibitoria de topoisomerasa y facilitaron la penetración de la pared celular bacteriana. Estos cambios promovieron la actividad contra una variedad de patógenos, incluyendo microorganismos aerobios gramnegativos y grampositivos, microorganismos atípicos (p. ej., *Chlamydia* spp., *Legionella* spp., y *Mycoplasma* spp.) y anaerobios. Con base en el impacto de estos cambios estructurales, las fluoroquinolonas a menudo se clasifican de acuerdo con el espectro de actividad.

Los compuestos de primera generación (p. ej., *ácido nalidíxico*) fueron agentes de espectro estrecho con actividad contra bacilos aerobios gramnegativos, sobre todo *Enterobacteriaceae*. Los compuestos de segunda generación (p. ej., *ciprofloxacino*) exhiben una mejor penetración intracelular y cobertura ampliada, lo que incluye *Enterobacteriaceae, Pseudomonas aeruginosa, Haemophilus influenzae*, especies de *Neisseria, Chlamydia* y de *Legionella*. Los compuestos de tercera generación (p. ej., *levofloxacino*) mantienen el espectro bacteriano de los agentes de segunda generación, con actividad mejorada frente a especies de *Streptococcus*, incluyendo *S. pneumoniae, Staphylococcus aureus* susceptible a *meticilina, Stenotrophomonas maltophilia* y especies de *Mycobacterium*. Los compuestos de cuarta generación (*moxifloxacino, gemifloxacino* y *delafloxacino*) tienen mayor actividad grampositiva, incluyendo especies de *Staphylococcus* y *Streptococcus*. *Delafloxacino* tiene actividad contra *Staphylococcus aureus* resistente a *meticilina* y *Enterococcus faecalis*. Asimismo *delafloxacino* y *moxifloxacino* tienen actividad contra *Bacteroides fragilis* y especies de *Prevotella*, al tiempo que mantienen actividad contra *Enterobacteriaceae* y *H. influenzae*. De este grupo, solo *felafloxacino* tiene actividad contra *P. aeruginosa*. Por último, estos agentes mantienen una cobertura atípica, con *moxifloxacino* y *delafloxacino* exhibiendo actividad contra especies de *Mycobacteria*. Las aplicaciones terapéuticas frecuentes de las fluoroquinolonas se muestran en la figura 31-2.

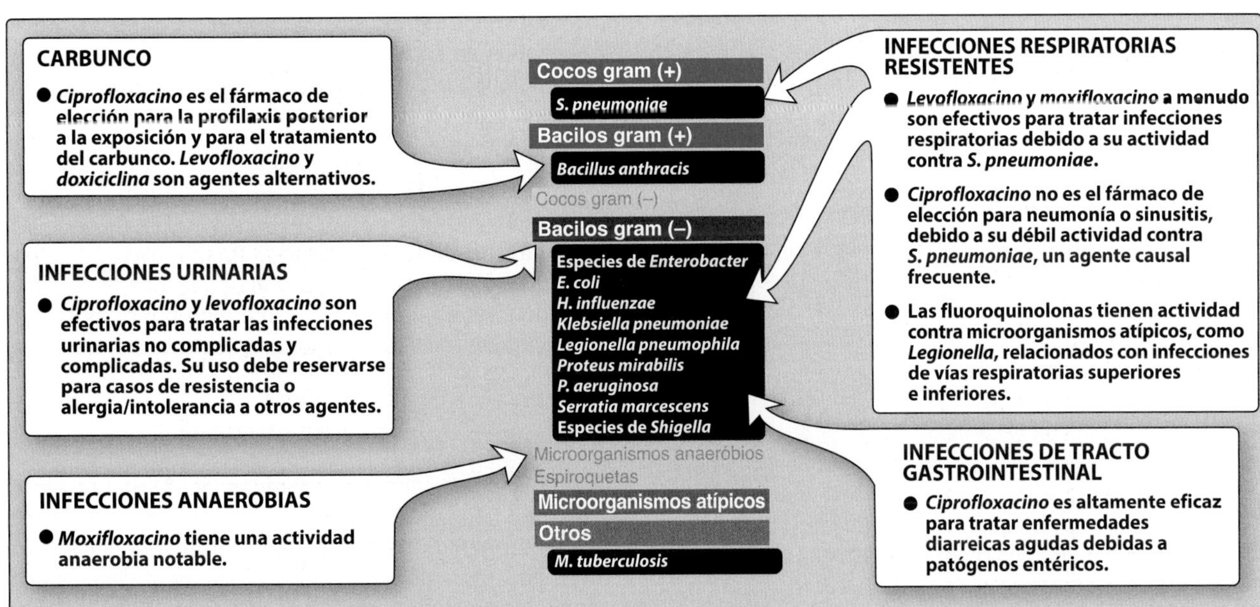

Figura 31-2
Aplicaciones terapéuticas típicas de las fluoroquinolonas.

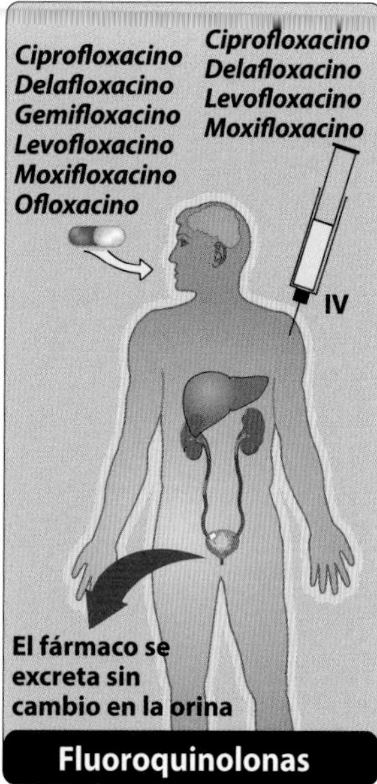

Figura 31-3
Administración y destino de las fluoroquinolonas.

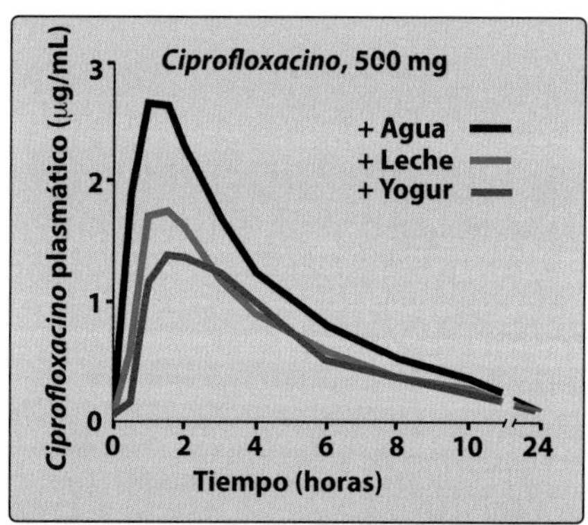

Figura 31-4
Efecto del calcio en los alimentos sobre la absorción de *ciprofloxacino.*

C. Resistencia

Existen numerosos mecanismos de resistencia a fluoroquinolonas en los patógenos clínicos. La resistencia de alto nivel a las fluoroquinolonas es impulsada sobre todo por mutaciones cromosómicas dentro de las topoisomerasas, aunque una menor entrada, los sistemas de eflujo y las enzimas modificantes desempeñan un papel. Los mecanismos responsables de la resistencia incluyen los siguientes:

1. **Unión a blanco alterado:** las mutaciones en los genes bacterianos que codifican la girasa de ADN o la topoisomerasa IV (p. ej., girA o parC) alteran la estructura del sitio de acción y reducen la eficiencia de unión de las fluoroquinolonas.
2. **Menor acumulación:** la concentración intracelular reducida se relaciona con 1) una reducción en la permeabilidad de la membrana o 2) bombas de eflujo. Las alteraciones en la permeabilidad de membrana están mediadas a través de una reducción en las proteínas de porinas de la membrana externa, lo que limita el acceso del fármaco a las topoisomerasas. Las bombas de eflujo eliminan de forma activa las fluoroquinolonas de la célula.
3. **Degradación de fluoroquinolona:** una variante de acetiltransferasa de aminoglucósido puede acetilar fluoroquinolonas, inactivándolas.

D. Farmacocinética

1. **Absorción:** las fluoroquinolonas se absorben bien después de su administración oral, con *levofloxacino* y *moxifloxacino* presentando una biodisponibilidad que supera 90% (fig. 31-3). La ingestión de fluoroquinolonas con *sucralfato,* antiácidos que contienen aluminio o magnesio o complementos a la dieta que contienen hierro o zinc puede reducir la absorción. El calcio y otros cationes divalentes también interfieren con la absorción de estos agentes (fig. 31-4).
2. **Distribución:** la unión a las proteínas plasmáticas varía de 20 a 84%. Las fluoroquinolonas se distribuyen bien en todos los tejidos y líquidos del cuerpo. Las concentraciones son elevadas en hueso, orina (excepto *moxifloxacino*), riñones, tejido prostático (pero no líquido prostático) y pulmones en comparación con suero. La penetración en el líquido cefalorraquídeo es buena y estos agentes pueden considerarse en ciertas infecciones del sistema nervioso central (SNC). La acumulación en macrófagos y leucocitos polimorfonucleares resulta en actividad contra microorganismos intracelulares como *Listeria, Chlamydia* y *Mycobacterium*.
3. **Eliminación:** la mayoría de las fluoroquinolonas se excretan por vía renal. Por lo tanto, los ajustes de la dosis son necesarios en la disfunción renal. *Moxifloxacino* se metaboliza sobre todo por el hígado y si bien hay cierta excreción renal, no se requieren ajustes a la dosis para la afección renal (fig. 31-3).

E. Reacciones adversas

En general, las fluoroquinolonas son bien toleradas (fig. 31-5). Los efectos adversos frecuentes que causan la descontinuación son náusea, vómito, cefalea y mareo. Estos agentes se acompañan de advertencias en su empaque para tendinitis, rotura de tendón, neuropatía periférica y efectos en el SNC (alucinaciones, ansiedad, insomnio, confusión y convulsiones). Los pacientes que toman fluoroquinolonas están en riesgo de fototoxicidad que resulta en reacciones exageradas a las quemaduras solares. Los

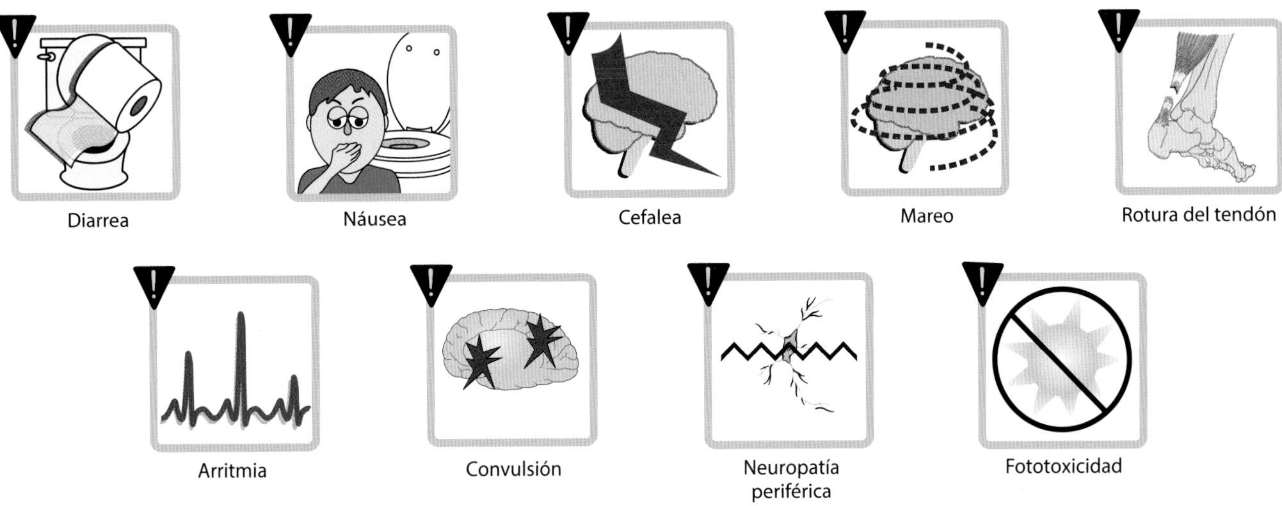

Figura 31-5
Algunas reacciones adversas a las fluoroquinolonas.

pacientes deben usar protector solar y evitar la exposición excesiva a la luz ultravioleta (UV). La artropatía es poco frecuente, pero se han informado artralgia y artritis con el uso de fluoroquinolonas en pacientes pediátricos. El uso en la población pediátrica debe limitarse a escenarios clínicos distintivos (p. ej., exacerbación de fibrosis quística). Se ha observado hepatotoxicidad o las alteraciones en la glucosa sanguínea (por lo general en pacientes diabéticos que reciben agentes hipoglucémicos orales o insulina). La identificación de cualquiera de estos eventos debe resultar en la retirada sin demora del agente. Las fluoroquinolonas pueden prolongar el intervalo QT_c y estos agentes deben evitarse en pacientes predispuestos a arritmias o que toman medicamentos relacionados con la prolongación de QT. *Ciprofloxacino* inhibe el metabolismo mediado por CYP1A2 y puede inhibir el metabolismo mediado por el CYP3A4. Las concentraciones séricas de medicamentos como *alprazolam, tizanidina, warfarina, ropinirol, duloxetina, cafeína, sildenafilo* y *zolpidem* pueden aumentar (fig.31-6).

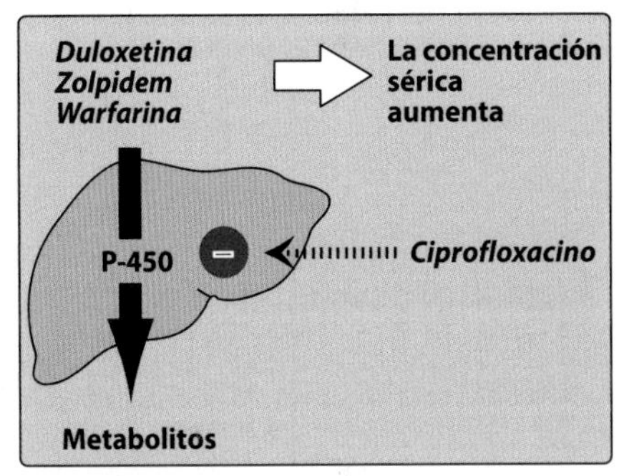

Figura 31-6
Interacciones farmacológicas con *ciprofloxacino.*

F. Ejemplos de fluoroquinolonas clínicamente útiles

Debido a una mayor resistencia y a advertencias en su empaque, las fluoroquinolonas deben usarse con precaución en circunstancias selectas. Pueden considerarse en pacientes que no toleran otros agentes (p. ej., alergias graves a β-lactámicos) o como tratamiento definitivo una vez que se cuenta con las susceptibilidades. Más adelante se enlistan las indicaciones potenciales para estos agentes. [Nota: además de las siguientes indicaciones *levofloxacino*, *moxifloxacino* y *gatifloxacino* están disponibles en preparados oftálmicos tópicos para el tratamiento de la conjuntivitis bacteriana].

1. **Ciprofloxacino:** tiene una buena actividad contra bacilos gramnegativos, lo que incluye *P. aeruginosa. Ciprofloxacino* se usa en el tratamiento de la diarrea del viajero, fiebre tifoidea y carbunco. Es un agente de segunda línea para infecciones que surgen de fuentes intraabdominales, pulmonares, cutáneas o urinarias. Cabe destacar que debe emplearse un tratamiento con dosis elevadas cuando se tratan infecciones por *Pseudomonas.*

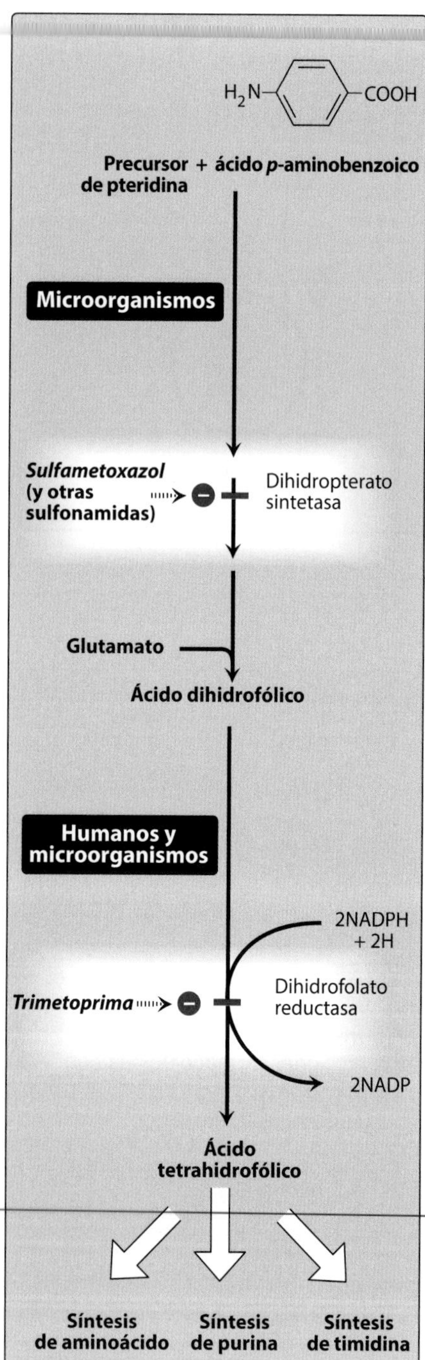

Figura 31-7
Inhibición de la síntesis de tetrahidrofolato por sulfonamidas y *trimetoprima.*

2. **Levofloxacino:** tiene una actividad similar a *ciprofloxacino* y a menudo se intercambian cuando se manejan bacilos gramnegativos, lo que incluye *P. aeruginosa*. *Levofloxacino* tiene mayor actividad contra *S. pneumoniae* y es el tratamiento de primera línea para la neumonía adquirida en la comunidad. Es el agente de segunda línea para el tratamiento de *S. maltophilia.*
3. **Moxifloxacino:** tiene mayor actividad contra microorganismos grampositivos (p. ej., *S. pneumoniae*), anaerobios gramnegativos y especies de *Mycobacterium.* El fármaco puede usarse para neumonía adquirida en la comunidad, pero no para la neumonía adquirida en el hospital debido a una cobertura deficiente para *P. aeruginosa.* Puede considerarse para infecciones intraabdominales leves a moderadas, pero debe evitarse en pacientes que tienen exposición a fluoroquinolonas en los 3 meses previos, debido a un aumento en la resistencia a *B. fragilis. Moxifloxacino* puede considerarse como un agente de segunda línea para el manejo de la tuberculosis susceptible a fármacos.
4. **Gemifloxacino:** está indicado para el manejo de las infecciones respiratorias adquiridas en la comunidad. A diferencia de otros compuestos, solo está disponible como una formulación oral.
5. **Delafloxacino:** *delafloxacino* tiene actividad mejorada contra cocos grampositivos, lo que incluye *S. aureus* resistente a *meticilina* y especies de *Enterococcus.* Debido a su espectro de actividad, es una opción para manejar las infecciones bacterianas agudas de la piel y de estructuras cutáneas, y la neumonía adquirida en la comunidad. Está disponible como una formulación intravenosa y oral.

II. ANTAGONISTAS DE FOLATO

El ácido fólico es una coenzima esencial en la síntesis del ácido ribonucleico (ARN), ADN y algunos aminoácidos. En ausencia de folato, las células no pueden crecer o dividirse. Los humanos usan folato de los alimentos para sintetizar el derivado de folato crítico, ácido tetrahidrofólico. En contraste, muchas bacterias son impermeables a los derivados de folatos y dependen de su capacidad para sintetizar folato *de novo* (fig. 31-7). Las sulfonamidas (fármacos sulfa) son una familia de antibióticos que inhiben la síntesis de folato *de novo*. Un segundo tipo de antagonista de folato, *trimetoprima,* evita que los microorganismos conviertan ácido dihidrofólico a ácido tetrahidrofólico. Así, tanto las sulfonamidas como *trimetoprima* interfieren con la capacidad de una bacteria infecciosa de realizar síntesis de ADN y otras funciones celulares esenciales. La combinación de la sulfonamida *sulfametoxazol* con *trimetoprima* (TMP/SMX) proporciona un efecto sinérgico o una mayor actividad bacteriostática debido a la dualidad de los mecanismos de acción.

III. SULFONAMIDAS

Sulfonamidas (sulfa) estuvieron entre los primeros antibióticos usados en la práctica clínica. A la fecha, rara vez se prescriben solos excepto en países en desarrollo, donde se emplean debido a su bajo costo y eficacia.

A. Mecanismo de acción

Los microorganismos usan la enzima sintetasa de dihidropteroato para crear ácido fólico a partir de la molécula precursora ácido *p*-aminobenzoico (PABA). Las sulfonamidas son análogos sintéticos del ácido *p*-aminobenzoico. Debido a su similitud estructural, las sulfonamidas compiten con el ácido *p*-aminobenzoico para inhibir la dihidropteroato sintetasa y en última instancia, inhiben la génesis del ácido dihidrofólico bacteriano (fig. 31-7). Así, el ácido dihidrofólico deja de convertirse en el derivado crítico, el ácido tetrahidrofólico. Estos agentes, incluyendo *TMP/SMX,* son bacteriostáticos que impiden el crecimiento continuo de las bacterias en lugar de matarlas (bactericida).

B. Espectro antibacteriano

Los fármacos tipo sulfa tienen actividad *in vitro* contra microorganismos gramnegativos y grampositivos. Los microorganismos frecuentes incluyen *Enterobacteriaceae* (*Escherichia coli*, *Klebsiella pneumoniae*, *Enterobacter* spp.*)*, *H. influenzae*, especies de *Streptococcus*, especies de *Staphylococcus* y *Nocardia*. Además, *sulfadiacina*, un antibiótico de sulfa, en una combinación con el inhibidor de la dihidrofolato reductasa *pirimetamina* es el tratamiento preferido para toxoplasmosis.

C. Resistencia

Las bacterias que obtienen folato de su ambiente son naturalmente resistentes a los fármacos sulfa. La resistencia bacteriana adquirida a los fármacos sulfa puede surgir de transferencias de plásmidos o mutaciones aleatorias. La resistencia puede deberse a 1) alteración de la dihidropteroato sintetasa, 2) disminución de la permeabilidad celular a los fármacos sulfa o 3) mayor producción del sustrato natural, ácido *p*-aminobenzoico. [Nota: los microorganismos resistentes a un miembro de esta familia de fármacos son resistentes a todos].

D. Farmacocinética

1. **Absorción:** la mayoría de los fármacos sulfa se absorben bien después de la administración oral (fig. 31-8) Una excepción es *sulfasalacina*. No se absorbe cuando se administra por vía oral o como supositorio y, por lo tanto, se reserva para el tratamiento de enfermedades inflamatorias intestinales crónicas. [Nota: la flora intestinal divide *sulfasalacina* en sulfapiridina y 5-aminosalicilato, con este último se ejerce el efecto antiinflamatorio. La absorción de sulfapiridina puede causar toxicidad en pacientes que son acetiladores lentos]. Las sulfonamidas intravenosas por lo general se reservan para pacientes que son incapaces de tomar preparaciones orales o que tienen una infección grave. Debido al riesgo de sensibilización, los fármacos sulfa no suelen aplicarse por vía tópica. Sin embargo, en unidades de quemados, las cremas de *sulfadiacina de plata* o *acetato de mafenida* (α-amino-*p*-toluenosulfonamida) han sido efectivas para reducir la sepsis relacionada con quemaduras debido a que previenen la colonización de bacterias. [Nota: se prefiere *sulfadiacina de plata* debido a que *mafenida* produce dolor a la aplicación y su absorción puede contribuir al desequilibrio ácido-básico].

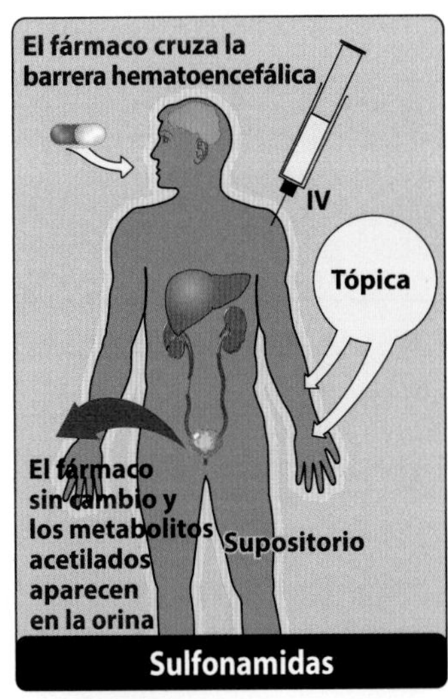

Figura 31-8
Administración y destino de sulfonamidas.

2. **Distribución:** los fármacos sulfa están unidos a albúmina sérica en la circulación y se distribuyen ampliamente a lo largo de los tejidos

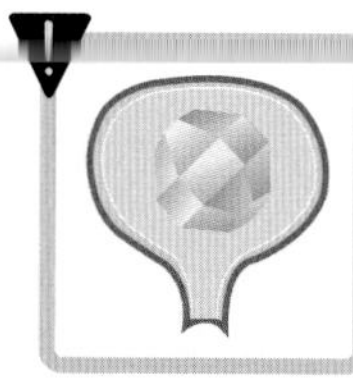

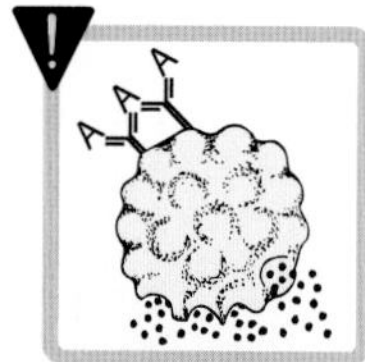

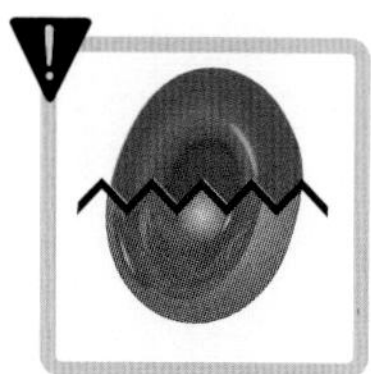

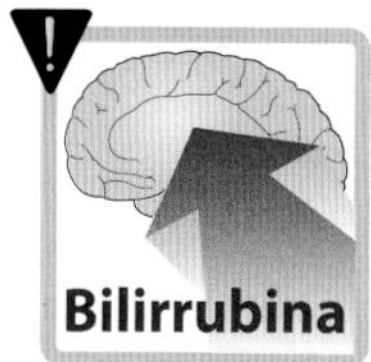

Figura 31-9
Algunas reacciones adversas a sulfonamidas.

corporales. Los fármacos sulfa penetran bien en el líquido cefalorraquídeo (incluso en ausencia de inflamación) y cruzan la barrera placentaria para entrar a los tejidos fetales.

3. **Metabolismo:** los fármacos sulfa se acetilan y conjugan sobre todo en el hígado. El producto acetilado carece de actividad antimicrobiana. pero retiene el potencial tóxico para precipitar un pH ácido o neutro. Esto causa cristaluria ("formación de cálculos" véase más adelante) y daño potencial al riñón.
4. **Excreción:** los fármacos sulfa y los metabolitos sin cambios se eliminan a través de filtración glomerular y secreción, lo que requiere ajustes a la dosis con afección renal. Las sulfonamidas pueden eliminarse en la leche materna.

E. Efectos adversos

1. **Cristaluria:** puede desarrollarse nefrotoxicidad como resultado de cristaluria (fig. 31-9). La hidratación y alcalinización adecuadas de la orina pueden prevenir el problema al reducir la concentración del fármaco y promover su ionización.
2. **Hipersensibilidad:** pueden ocurrir reacciones de hipersensibilidad, como exantemas, angioedema o síndrome de Stevens-Johnson. Cuando los pacientes informan alergias previas a sulfas, es fundamental obtener una descripción de la reacción directa el tratamiento apropiado. Las sulfamidas también se asocian con fotosensibilidad, por lo que se debe aconsejar a los pacientes que usen protección solar y limiten la exposición al sol.
3. **Alteraciones hematopoyéticas:** se encuentra anemia hemolítica en pacientes con deficiencia de glucosa-6-fosfato deshidrogenasa. También pueden ocurrir granulocitopenia y trombocitopenia. Se han informado reacciones letales por agranulocitosis, anemia aplásica y otras discrasias sanguíneas relacionadas.
4. **Kernícterus:** puede ocurrir daño cerebral relacionado con bilirrubina (kernícterus) en neonatos, debido a que los fármacos sulfa desplazan la bilirrubina de los sitios de unión en la albúmina sérica. La bilirrubina está entonces libre para pasar al SNC, debido a que la barrera hematoencefálica no está completamente desarrollada.
5. **Potenciación del fármaco:** *sulfametoxazol* potencia el efecto anticoagulante de *warfarina* debido a la inhibición de CYP2C9, lo que resulta en una menor depuración de *warfarina.* Las sulfonamidas también pueden desplazar a *warfarina* de los sitios de unión en la albúmina sérica. Las concentraciones séricas de *metotrexato* pueden surgir a través de mediada por la sulfonamida desplazamiento de la unión a proteínas. Otros sustratos de CYP2C9, como *fenitoína,* pueden tener mayores concentraciones cuando se administran con sulfonamidas.
6. **Contraindicaciones:** debido al riesgo de kernícterus, los fármacos sulfa deben evitarse en neonatos y lactantes menores de 2 meses de edad, así como en mujeres con embarazos a término. Las sulfonamidas no deben administrarse a pacientes que reciben *metenamina,* debido a que pueden cristalizarse en presencia de la orina ácida producida por sales de *metenamina*.

IV. TRIMETOPRIMA

Trimetoprima, un antagonista del folato, estuvo inicialmente disponible en combinación con la sulfonamida *sulfametoxazol* y más tarde se aprobó para usarse como agente único. A la fecha, *trimetoprima* se usa más a menudo en combinación con *sulfametoxazol* (comúnmente conocido como *TMP/SMX*).

A. Mecanismo de acción

Trimetoprima es un potente inhibidor de la dihidrofolato reductasa bacteriana (véase fig. 31-7). La inhibición de esta enzima previene la transformación de la forma metabólicamente activa de ácido fólico, ácido tetrahidrofólico y, por lo tanto, interfiere con las funciones celulares bacterianas normales. *Trimetoprima* se une a la dihidrofolato reductasa bacteriana, con mayor facilidad que a la dihidrofolato reductasa humana, lo que explica la toxicidad selectiva del fármaco.

B. Espectro antibacteriano

El espectro antibacteriano de *trimetoprima* es similar al de *sulfametoxazol.* Sin embargo, *trimetoprima* es 20 a 50 veces más potente que las sulfonamidas. *Trimetoprima* puede usarse sola en el tratamiento de las infecciones urinarias y en el tratamiento de la prostatitis bacteriana (aunque se prefieren las fluoroquinolonas y *TMP/SMX*).

C. Resistencia

La resistencia en bacterias gramnegativas se debe a la presencia de una dihidrofolato reductasa alterada que tiene una menor afinidad por *trimetoprima.* Las bombas de eflujo y la permeabilidad disminuida al fármaco pueden tener una función en la resistencia a la trimetoprima.

D Farmacocinética

Trimetoprima se absorbe con rapidez después de la administración oral. Debido a que el fármaco es una base débil, se alcanzan mayores concentraciones de *trimetoprima* en los líquidos prostáticos y vaginales relativamente ácidos. El fármaco se distribuye ampliamente en los tejidos y líquidos corporales, lo que incluye penetración en el líquido cefalorraquídeo. *Trimetoprima* pasa por cierta O-desmetilación en el hígado, pero 60 a 80% se excreta por vía renal sin cambios.

E. Efectos adversos

Trimetoprima puede producir los efectos de una deficiencia de ácido fólico. Estos efectos incluyen anemia megaloblástica, leucopenia y granulocitopenia, en especial en pacientes embarazadas y aquellos con dietas deficientes en nutrientes. Estos trastornos sanguíneos pueden revertirse al administrar de forma simultánea *ácido folico* (también conocido como *leucovorina*), que no entra a la bacteria. *Trimetoprima* tiene un efecto ahorrador de potasio y puede causar hiperpotasemia, en especial a dosis más elevadas y cuando se administra con otros medicamentos que causan hiperpotasemia (p. ej., inhibidores de la enzima convertidora de angiotensina).

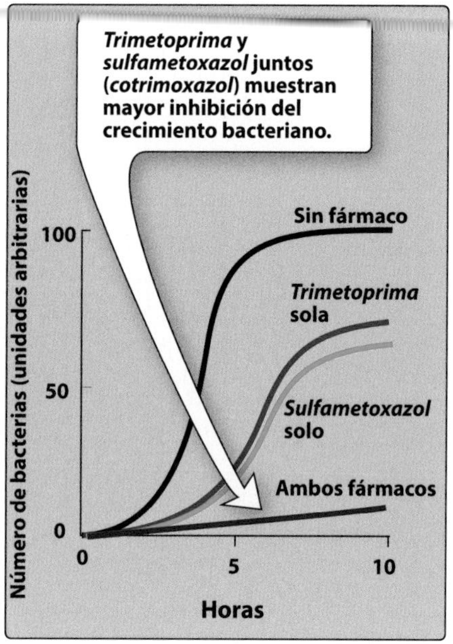

Figura 31-10
El sinergismo entre *trimetoprima* y *sulfametoxazol* inhibe el crecimiento de *Escherichia coli*.

V. TRIMETOPRIMA/SULFAMETOXAZOL

La combinación de *trimetoprima* con *sulfametoxazol*, llamada *cotrimoxazol,* muestra mayor actividad antimicrobiana que cantidades equivalentes de cualquiera de estos fármacos usados por sí solos (fig. 31-10). La combinación se eligió debido a la actividad sinérgica de la similitud en las vidas medias de los dos fármacos.

A. Mecanismo de acción

La actividad antimicrobiana sinérgica de *TMP/SMX* resulta de su inhibición de dos pasos secuenciales en la síntesis de ácido tetrahidrofólico. *Sulfametoxazol* inhibe la incorporación de ácido *p*-aminobenzoico en precursores de ácido dihidrofólico y *trimetoprima* previene la reducción de dihidrofolato a tetrahidrofolato (fig. 31-7).

B. Espectro antibacteriano

Trimetoprima-sulfametoxazol tiene un espectro más amplio de acción antibacteriana que los fármacos sulfa solos (fig. 31-11). Es efectivo para tratar las infecciones urinarias y de vías respiratorias, así como las infecciones por *Pneumocystis jirovecii*, toxoplasmosis, *Listeria monocytogenes* y *Salmonella*. Tiene actividad contra *S. aureus* resistente a *meticilina* y puede ser en particular útil para las infecciones cutáneas y de tejidos blandos causadas por estos microorganismos. Es el fármaco de elección para las infecciones causadas por especies susceptibles de *Nocardia* y *S. maltophilia*.

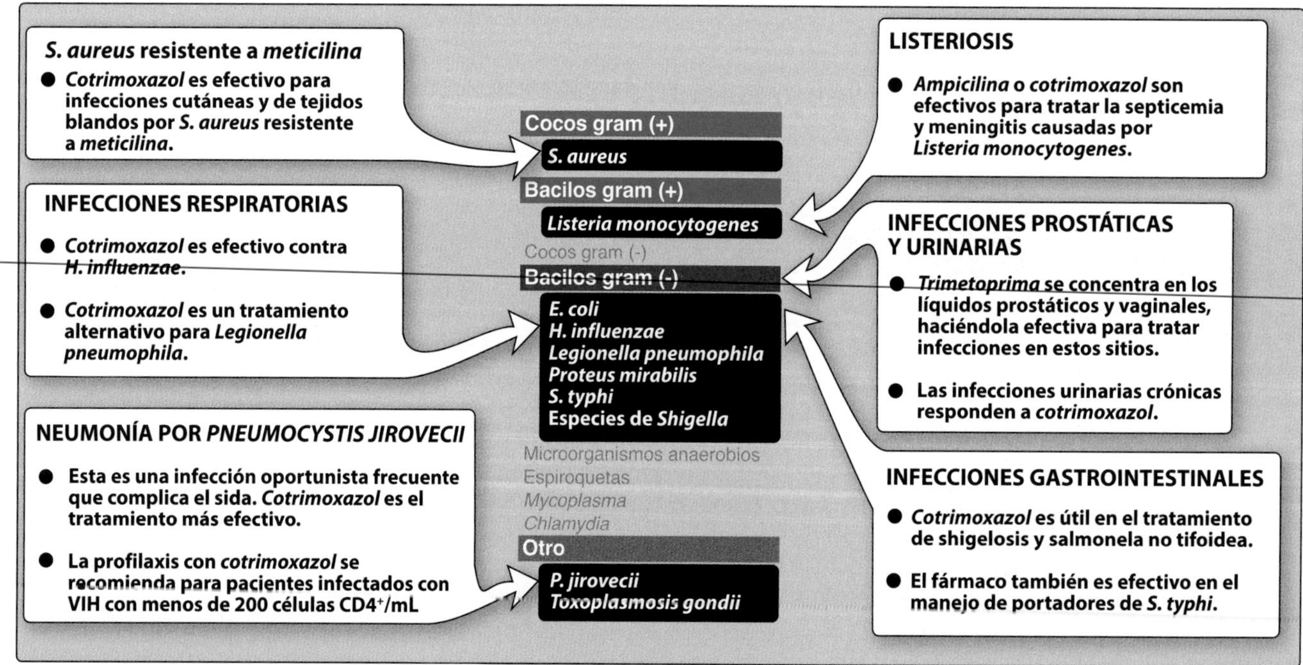

Figura 31-11
Aplicaciones terapéuticas típicas de *sulfametoxazol* más *trimetoprima* (*cotrimoxazol* o *TMP/SMX*).

C. Resistencia

La resistencia a la combinación de *trimetoprima-sulfametoxazol* se encuentra con menor frecuencia que la resistencia a cualquiera de estos fármacos por sí solos, debido a que es necesario que las bacterias mantengan una resistencia simultánea a ambos fármacos. Sin embargo, se ha documentado resistencia significativa en una variedad de microorganismos clínicamente relevantes, incluyendo *E. coli.*

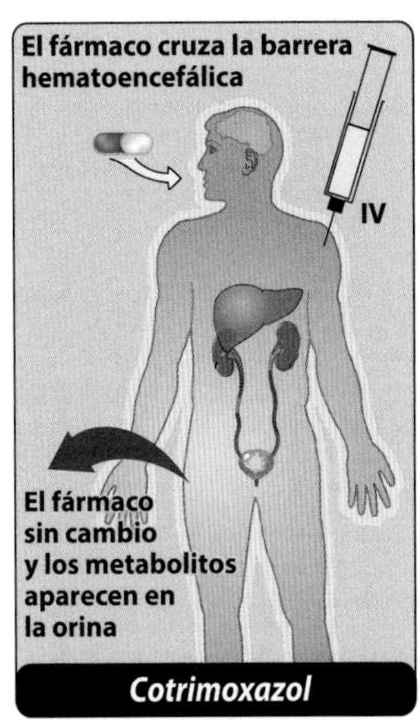

Figura 31-12
Administración y destino de *sulfametoxazol* y *trimetoprima* (*TMP/SMX*).

D. Farmacocinética

Trimetoprima-sulfametoxazol por lo general se administra por vía oral (fig. 31-12). La administración intravenosa puede utilizarse en pacientes con neumonía grave causada por *P. jirovecii*. Ambos agentes se distribuyen a lo largo del cuerpo. *Trimetoprima* se concentra en el medio relativamente ácido de los líquidos prostáticos y esto explica el uso de *trimetoprima-sulfametoxazol* en el tratamiento de la prostatitis. *Trimetoprima-sulfametoxazol* cruza con facilidad la barrera hematoencefálica. Ambos fármacos originales y sus metabolitos se excretan en la orina.

E. Efectos adversos

Las reacciones adversas y las interacciones farmacológicas relacionadas con *TMP/SMX* son similares a las esperadas con cada uno de los componentes individuales, *sulfametoxazol* y *trimetoprima* (fig. 31-13). Las reacciones adversas más frecuentes son náusea, vómito, exantema cutáneo, toxicidad hematológica e hiperpotasemia.

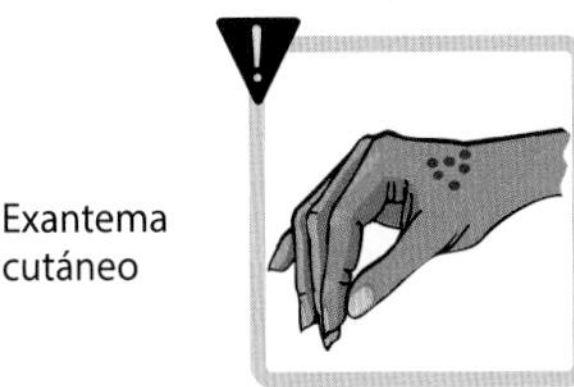

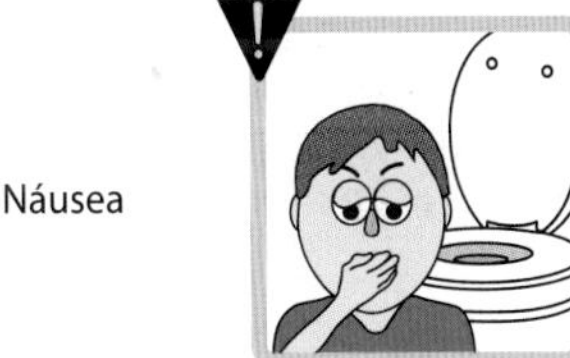

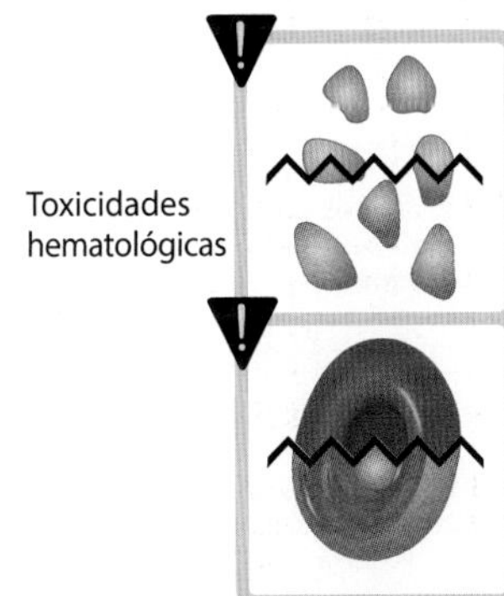

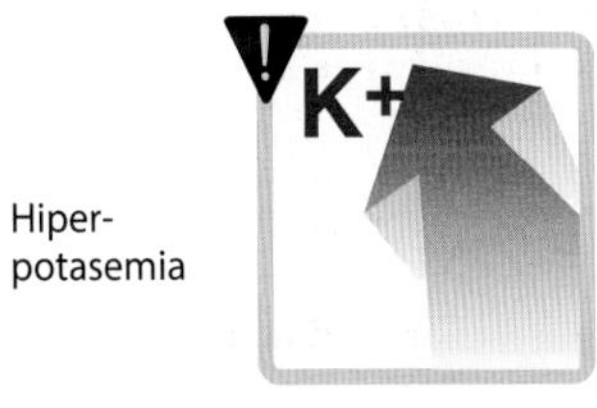

Figura 31-13
Algunas reacciones adversas a *TMP/SMX*.

VI. ANTISÉPTICOS/ANTIMICROBIANOS PARA VÍAS URINARIAS

Las infecciones urinarias son una de las infecciones bacterianas más frecuentes en el mundo, que afectan sobre todo a mujeres y a personas de edad avanzada. Históricamente, las fluoroquinolonas y *TMP/SMX* han sido la elección de primera línea para el tratamiento de las infecciones urinarias. Desafortunadamente, ha aumentado la resistencia entre patógenos frecuentes (p. ej., *E. coli*). Como resultado, *metenamina, nitrofurantoína* y *fosfomicina* (véase cap. 29) pueden considerarse para el tratamiento o supresión de la recurrencia, debido a su eficacia contra patógenos frecuentes y concentraciones elevadas en orina.

A. Metenamina

1. **Mecanismo de acción:** las sales de *metenamina* se hidrolizan a amoniaco y formaldehído en la orina ácida (pH ≤ 5.5). Formaldehído desnaturaliza las proteínas y ácidos nucleicos, lo que resulta en muerte celular bacteriana. *Metenamina* se combina con un ácido débil (p. ej., ácido hipúrico) para mantener la acidez de la orina y promover la producción de formaldehído (fig. 31-14).
2. **Espectro antibacteriano:** *metenamina* se usa sobre todo para tratamiento supresor crónico para reducir la frecuencia de infecciones urinarias. *Metenamina* tiene actividad contra *E. coli,* especies de *Enterococcus* y de *Staphylococcus.* Tiene cierta actividad contra bacterias gramnegativas fermentadoras y no fermentadoras (especies de *Proteus* y *Pseudomonas aeruginosa*); pero el pH urinario debe mantenerse ácido para lograr actividad bactericida. Especies de *Proteus* tienen la capacidad de elevar el pH de la orina mediante la actividad

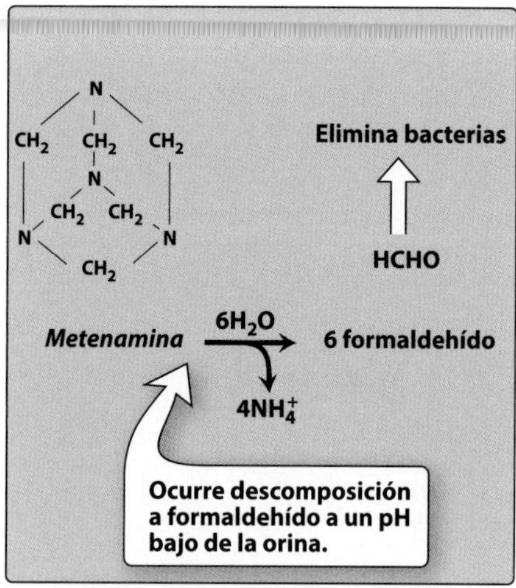

Figura 31-14
Formación de formaldehido de *metenamina* a un pH ácido.

de la ureasa, inhibiendo así la conversión de la *metenamina* en formaldehído. El principal beneficio de *metenamina* es la falta de selección para microorganismos resistentes.

3. **Farmacocinética:** *metenamina* se absorbe por vía oral, con hasta 30% descomponiéndose en los jugos gástricos, a menos que se proteja con una cubierta entérica. Alcanza la orina a través de la secreción tubular y filtración glomerular. Las concentraciones son suficientes para tratar los microorganismos susceptibles. Debido a la formación de amoniaco, debe evitarse su uso en la insuficiencia hepática.

4. **Efectos adversos:** el principal efecto adverso de *metenamina* es la alteración gastrointestinal, aunque a dosis más elevadas, pueden desarrollarse albuminuria, hematuria y exantemas. *Mandelato de metenamina* está contraindicado en pacientes con insuficiencia renal, debido a que el ácido mandélico puede precipitarse. Debe usarse en su lugar una formulación de *hipurato de metenamina*. [Nota: las sulfonamidas, como *TMP/SMX,* no deben usarse de forma concomitante con *metenamina.* La combinación aumenta el riesgo de cristaluria y antagonista mutuo].

B. Nitrofurantoína

1. **Mecanismo de acción:** *nitrofurantoína* se introdujo en la práctica clínica para el manejo de la cistitis a inicios de la década de 1950. *Nitrofurantoína* funciona al inhibir la síntesis de ADN y ARN. Durante décadas, se usó rara vez, pero se revivió debido a un aumento en la resistencia a los antibióticos entre *Enterobacteriaceae* y se considera el tratamiento de primera línea para la cistitis no complicada.

2. **Espectro antimicrobiano:** nitrofurantoína es bactericida contra la mayoría de los patógenos gramnegativos y grampositivos de las vías urinarias. Los microorganismos susceptibles incluyen *Enterobacteriaceae* (*E. coli*, especies de *Klebsiella*), especies de *Enterococcus* y de *Staphylococcus*.

3. **Farmacocinética:** *nitrofurantoína* está disponible en dos formulaciones orales: macrocristales de *nitrofurantoína* y una combinación de macrocristales (25%) con monohidrato de *nitrofurantoína (75%).* Después de la administración oral, *nitrofurantoína* se absorbe con rapidez. Los macrocristales tienen una velocidad de disolución más lenta que el monohidrato de *nitrofurantoína* (también conocido como formulación microcristalina). Para ralentizar la liberación de *nitrofurantoína* del producto combinado, el monohidrato de *nitrofurantoína* está contenido en una mezcla de polvo que forma una matriz similar a un gel al mezclarse con los jugos gástricos. La matriz permite una liberación gradual de *nitrofurantoína*, reduciendo así la frecuencia de dosificación a dos veces al día para el producto combinado. Para cada formulación, 40% del fármaco es excretado sin cambio en la orina.

4. **Efectos adversos:** los eventos adversos frecuentes incluyen náusea, vómito y diarrea. Las complicaciones raras del tratamiento incluyen fibrosis pulmonar, neuropatía y hepatitis autoinmune. Estos eventos se observan con una exposición prolongada mayor de 1 mes. Además, los pacientes con alteración de la función renal no deben recibir *nitrofurantoína* debido a un mayor riesgo de eventos adversos.

Aplicación clínica 31-1. Tratamiento de la cistitis no complicada

Históricamente, las fluoroquinolonas se consideraban antibióticos de primera línea para el tratamiento de la cistitis no complicada. Debido a la creciente aparición de resistencias en los organismos gramnegativos, incluida *E. coli*, ha aumentado el uso de antisépticos/antimicrobianos alternativos para las vías urinarias. De estos, *nitrofurantoína* es una opción terapéutica atractiva debido a sus efectos localizados en las vías urinarias; sin embargo, no es adecuada para las IVU más invasivas, como la pielonefritis. Un tratamiento típico de *nitrofurantoína* es de 5 días. Además de *nitrofurantoína*, otros antimicrobianos recomendados actualmente como opciones de primera línea para la cistitis no complicada son *TMP/SMX* (ciclo de 3 días) y *fosfomicina* (dosis única). *TMP/SMX* debe evitarse en las zonas donde las cepas resistentes de *E. coli* son frecuentes (> 20%).

C. Fosfomicina

Fosfomicina es un derivado sintético del ácido fosfónico. Bloquea la síntesis de la pared celular mediante la inhibición de la enzima enolpiruvil transferasa, un paso clave en la síntesis del peptidoglicano. La *fosfomicina* presenta una actividad bactericida y se ha demostrado que reduce la adherencia de las bacterias al epitelio urinario. Este agente se considera un tratamiento de primera línea para la cistitis aguda, y se administra como una dosis oral única. En el capítulo 29 se ofrece más información sobre este agente.

Resumen del capítulo

- Las fluoroquinolonas son bactericidas mediante la inhibición de la ADN girasa en las bacterias gramnegativas y de la topoisomerasa IV en los organismos grampositivos. Estos agentes se utilizan para muchos tipos de infecciones debido a su amplio espectro de actividad, su amplia distribución en los tejidos y su alta biodisponibilidad oral.
- Las reacciones adversas a las fluoroquinolonas incluyen náusea, vómito y fotosensibilidad. Estos agentes pueden prolongar el intervalo QT_c, y llevan advertencias en el recuadro por tendinitis, rotura de tendones, neuropatía periférica y efectos en el SNC.
- Dada la aparición de resistencias y el aumento de los informes sobre efectos adversos, las fluoroquinolonas deben reservarse para los tipos de infecciones más graves en los que no hay alternativas adecuadas.
- Los antimicrobianos sulfonamidas inhiben la síntesis *de novo* del folato. Debido a su similitud estructural, las sulfonamidas compiten con el PABA para inhibir la dihidropteroato sintetasa y, en última instancia, inhiben la génesis del ácido dihidrofólico bacteriano.
- Erupciones, fotosensibilidad, reacciones de hipersensibilidad, cristaluria y anemia hemolítica son efectos adversos asociados con las sulfonamidas.
- *Trimetoprima* es un inhibidor de la dihidrofolato reductasa bacteriana, impidiendo así la formación de la forma metabólicamente activa del ácido fólico (ácido tetrahidrofólico) necesaria para el funcionamiento normal de las células bacterianas. Este agente se utiliza con mayor frecuencia en combinación con *sulfametoxazol*.
- *TMP/SMX* sigue siendo un antimicrobiano útil en el tratamiento de múltiples tipos de infecciones, como las infecciones de las vías urinarias, las infecciones de la piel y los tejidos blandos y las infecciones de las vías respiratorias inferiores.
- *Nitrofurantoína* es un antibiótico de uso común para el tratamiento de la cistitis no complicada; sin embargo, debe evitarse en pacientes con disfunción renal o con infecciones más invasivas de las vías genitourinarias.

Preguntas de estudio

Elija la MEJOR respuesta.

31.1 Un hombre de 32 años se presenta a la clínica ambulatoria con antecedentes de 5 días de tos productiva, esputo purulento y disnea. Se le diagnostica neumonía adquirida en la comunidad. Se detecta que este paciente tiene una grave alergia a ampicilina (anafilaxia). ¿Cuál de los siguientes es un tratamiento aceptable para este paciente?

A. Levofloxacino
B. Ciprofloxacino
C. Penicilina VK
D. Nitrofurantoína

Respuesta correcta = A. *Streptococcus pneumoniae* es una causa frecuente de neumonía adquirida en la comunidad y las fluoroquinolonas respiratorias levofloxacino y moxifloxacino proporcionan buena cobertura. Ciprofloxacino no tiene buena cobertura para *S. pneumoniae* y es una mala elección para tratar la pulmonía adquirida en la comunidad. Penicilina sería una mala elección debido a la alergia. Nitrofurantoína no tiene utilidad clínica para las infecciones de vías respiratorias.

31.2 ¿Cuál de los siguientes fármacos está correctamente emparejado con el efecto adverso apropiado?

A. Levofloxacino - fibrosis pulmonar
B. Nitrofurantoína - encefalopatía hepática
C. TMP/SMX - hiperpotasemia
D. Metenamina - nistagmo

Respuesta correcta = C. La hiperpotasemia puede deberse a TMP/SMX debido al efecto ahorrador de potasio de trimetoprima. La fibrosis pulmonar es un efecto adverso asociado con el uso de nitrofurantoína. La encefalopatía hepática puede relacionarse con el tratamiento con metenamina en pacientes con insuficiencia hepática, no los que toman nitrofurantoína. El nistagmo no se relaciona con el tratamiento con metenamina.

31.3 Un hombre de 55 años se presenta a la clínica de atención primaria con un absceso eritematoso e hipersensible en su muslo izquierdo. Tiene antecedentes de infecciones cutáneas por *S. aureus* resistente a meticilina. ¿Cuál de los siguientes es un antibiótico apropiado para el tratamiento empírico?

A. Ciprofloxacino
B. TMP/SMX
C. Metenamina
D. Cefalexino

Respuesta correcta = B. TMP/SMX es el único agente con actividad confiable contra *S. aureus* resistente a meticilina. Metenamina es un antiséptico de las vías urinarias y no es apropiada para el tratamiento de una infección de piel y tejidos blandos. Ciprofloxacino tiene cierta actividad menor, pero la resistencia ha aumentado de forma importante y ya no es una recomendación válida. Cefalexino no tiene actividad contra *S. aureus* resistente a meticilina.

31.4 Un corredor de maratones de 21 años se presenta a la clínica con rotura aguda del tendón de Aquiles. La enfermera nota que el paciente recientemente tomó un antibiótico para neumonía adquirida en la comunidad. ¿Cuál de los siguientes antibióticos puede haber contribuido a la rotura del tendón?

A. Amoxicilina/clavulanato
B. Cefdinir
C. Levofloxacino
D. Minociclina

Respuesta correcta = C. Fluoroquinolones (levofloxacino) se relacionan con rotura tendinosa y tendinopatía. Los otros agentes no se relacionan con este efecto adverso.

31.5 Una mujer de 56 años con cistitis aguda se presenta a la clínica para una valoración. Tiene antecedentes médicos previos de hipertensión, hipotiroidismo, nefropatía crónica y alergia a las sulfas. ¿Cuál de las siguientes es la mayor preocupación para el uso de nitrofurantoína en pacientes?

A. Edad
B. Alergia a las sulfas
C. Nefropatía crónica
D. Hipertensión

Respuesta correcta = C. El punto clave con nitrofurantoína es que no debe administrarse en pacientes con función renal deficiente debido a un mayor riesgo de efectos adversos. Nitrofurantoína no es una sulfamida, por lo que la alergia a las sulfamidas no es motivo de preocupación. El paciente no tiene una edad avanzada en la que el aumento de los efectos adversos podría ser una preocupación, y la hipertensión no es una contraindicación para el uso de este agente.

31.6 Una mujer de 24 años con disuria y urgencia urinaria es diagnosticada de cistitis no complicada. La historia clínica revela una alergia anafiláctica a las cefalosporinas y un historial de incumplimiento de la medicación. ¿Cuál de los siguientes es el más apropiado para el tratamiento de su cistitis?

A. Moxifloxacino
B. Macrocristales de nitrofurantoína
C. Fosfomicina
D. Ceftriaxona

Respuesta correcta = C. Se recomienda una dosis única de fosfomicina en las cistitis no complicadas. En un paciente con antecedentes de incumplimiento, lo ideal es utilizar un agente que solo requiera una única administración. Aunque nitrofurantoína también es un agente preferido, la formulación macrocristalina no es ideal debido a la dosis de cuatro veces al día. Moxifloxacino no se concentra bien en la orina, y la ceftriaxona no es un agente ideal debido a la alergia documentada a las cefalosporinas.

31.7 Un paciente de 47 años está siendo tratado por una neumonía hospitalaria causada por *Pseudomonas aeruginosa*. ¿Cuál de los siguientes es el más apropiado para incluir en el régimen de tratamiento?

A. Gemifloxacino
B. Levofloxacino
C. Moxifloxacino
D. TMP/SMX

Respuesta correcta = B. Aunque levofloxacino, moxifloxacino y gemifloxacino se consideran eficaces para tratar las infecciones respiratorias, solo levofloxacino es eficaz para erradicar *la Pseudomonas aeruginosa*. TMP/SMX carece de cobertura para especies de *Pseudomonas*. y sería ineficaz en el tratamiento de la neumonía hospitalaria debida a *Pseudomonas aeruginosa*.

31.8 ¿Cuál de las siguientes opciones describe mejor el mecanismo de acción de las fluoroquinolonas?

A. Desnaturalizan las proteínas y los ácidos nucleicos, lo que provoca la muerte de las células bacterianas
B. Inhiben la incorporación de PABA en los precursores del ácido dihidrofólico
C. Impide la reducción del dihidrofolato a tetrahidrofolato
D. Interfiere en la replicación del ADN al unirse a la ADN girasa y a la topoisomerasa IV

Respuesta correcta = D. Las sales de metenamina se hidrolizan a amoniaco y formaldehído en la orina ácida (pH ≤ 5.5). El formaldehído desnaturaliza las proteínas y los ácidos nucleicos, lo que provoca la muerte de las células bacterianas. Sulfametoxazol inhibe la incorporación del PABA a los precursores del ácido dihidrofólico, y trimetoprima impide la reducción del dihidrofolato a tetrahidrofolato.

31.9 ¿Cuál de los siguientes es un acontecimiento adverso asociado con el uso de antibióticos sulfa?

A. Cristaluria
B. Prolongación del QTc
C. Neuropatía periférica
D. Alteraciones visuales

Respuesta correcta = A. De las opciones, solo la cristaluria se asocia con los antibióticos sulfa. La prolongación del QT_c se asocia con las fluoroquinolonas. La neuropatía periférica es una complicación infrecuente con nitrofurantoína o fluoroquinolonas, y los trastornos visuales no se asocian con los antibióticos sulfamidas.

31.10 Un paciente de 57 años acude a la consulta con signos y síntomas compatibles con una cistitis aguda simple. El paciente dice estar tomando metenamina como terapia supresiva crónica para reducir la frecuencia de las IVU. ¿Cuál de las siguientes opciones es el mejor agente para manejar su cistitis simple aguda?

A. Nitrofurantoína
B. TMP/SMX
C. Levofloxacino
D. Delafloxacino

Respuesta correcta = A. De las opciones disponibles, nitrofurantoína es la mejor opción. Aunque normalmente nitrofurantoína y TMP/SMX son opciones de primera línea para la cistitis aguda simple, una interacción farmacológica importante entre TMP/SMX y metenamina haría que TMP/SMX fuera una opción incorrecta. Levofloxacino debe reservarse para infecciones más graves debido a la preocupación por el aumento de la resistencia. Delafloxacino se utiliza para tratar la neumonía adquirida en la comunidad, no la cistitis aguda simple

Fármacos antimicobacterianos

32

Charles A. Peloquin y Eric F. Egelund

I. GENERALIDADES

Las micobacterias son bacilos aerobios en forma de cilindro que se multiplican lentamente, cada 18 a 24 h *in vitro*. Sus paredes celulares contienen ácidos micólicos, que dan al género su nombre. Los ácidos micólicos son ácidos grasos de cadena larga β-hidroxilados. Las micobacterias producen paredes celulares altamente lipofílicas que se tiñen de forma deficiente con tinción de Gram. Una vez teñidos, los bacilos no se decoloran con facilidad por solventes orgánicos acidificados. De ahí que los microorganismos se denominen "bacilos acidorresistentes". Las infecciones micobacterianas clásicamente resultan en la formación de lesiones granulomatosas que crecen lento y causan destrucción tisular en cualquier parte del cuerpo.

Mycobacterium tuberculosis pueden causar infección latente con tuberculosis (ILTB)y la enfermedad conocida como tuberculosis (TB). [Nota: en la ILTB, el paciente está infectado con *M. tuberculosis* sin signos o síntomas de enfermedad con TB activa]. TB es la principal causa infecciosa de muerte a nivel mundial, y un cuarto de la población del mundo está infectada con TB. Están aumentando en frecuencia enfermedades causadas por micobacterias no tuberculosas (MNT). Estas especies incluyen *Mycobacterium avium-intracellulare, Mycobacterium chelonae, Mycobacterium abscessus, Mycobacterium kansasii* y *Mycobacterium fortuitum*. Por último, *Mycobacterium leprae* causa lepra.

El tratamiento de la TB por lo general incluye cuatro fármacos de primera línea (fig. 32-1). Los fármacos de segunda línea suelen ser menos efectivos, más tóxicos y se han estudiado de forma menos extensa. Se usan para pacientes que no pueden tolerar los fármacos de primera línea o que están infectados con TB resistente. No se han desarrollado de forma específica para infecciones por MNT. Con frecuencia se incluyen macrólidos, rifamicinas y aminoglucósidos, pero los esquemas para MNT varían ampliamente según el microorganismo.

FÁRMACOS USADOS PARA TRATAR TUBERCULOSIS
Etambutol MYAMBUTOL
Isoniazida SOLO GENÉRICO
Pirazinamida SOLO GENÉRICO
Rifabutina MYCOBUTIN
Rifampicina RIFADIN
Rifapentina PRIFTIN
FÁRMACOS USADOS PARA TRATAR TUBERCULOSIS (2.ª LÍNEA)
Amikacina SOLO GENÉRICO
Ácido aminosalicílico PASER
Bedaquilina SIRTURO
Cicloserina SEROMYCIN
Etionamida TRECATOR
Fluoroquinolonas
Linezolida ZYVOX
Macrólidos
Pretomanida SOLO GENÉRICO
FÁRMACOS USADOS PARA TRATAR LEPRA
Clofazimina LAMPRENE
Dapsona SOLO GENÉRICO
Rifampicina RIFADIN

Figura 32-1
Resumen de los fármacos usados para tratar infecciones micobacterianas.

II. QUIMIOTERAPIA PARA TUBERCULOSIS

M. tuberculosis tiene un crecimiento lento y requiere de tratamiento durante meses a años. La ITBL puede tratarse con 12 dosis semanales de *isoniazida* y *rifapentina*, 4 meses de rifampicina diaria, 3 meses de *rifampicina* e *isoniazida* diarias o, como alternativa, durante 6 o 9 meses con *isoniazida* monoterapia. En contraste, la TB activa se trata con varios fármacos. El tratamiento para la TB susceptible a fármacos dura por al menos 6 meses, en tanto que el tratamiento de tuberculosis resistente a múltiples fármacos (TB-RMF) suele durar por alrededor de 2 años. Los nuevos regímenes contra la TB-RMF reducen el tiempo de tratamiento entre 6 y 9 meses.

A. Estrategias para atender a la resistencia farmacológica

Las poblaciones de *M. tuberculosis* contienen pequeñas cantidades de microorganismos que son naturalmente resistentes a un fármaco en particular. Bajo presión selectiva de un tratamiento inadecuado, en especial por monoterapia, estos microorganismos resistentes pueden surgir como la población dominante. En la figura 32-2 se muestra que la resistencia se desarrolla rápidamente en pacientes con TB que solo reciben *estreptomicina.* Se utiliza el tratamiento con múltiples fármacos para suprimir estos microorganismos resistentes. Los fármacos de primera línea *isoniazida, rifampicina, etambutol* y *pirazinamida* se prefieren debido a su alta eficacia e incidencia aceptable de toxicidad. *Rifabutina* o *rifapentina* pueden remplazar a *rifampicina* bajo ciertas circunstancias. La enfermedad activa siempre requiere de tratamiento con esquemas de múltiples fármacos y de preferencia tres o más fármacos con actividad *in vitro* demostrada contra el aislado. Aunque puede haber mejoría clínica en las primeras semanas de tratamiento, este se continúa mucho más para erradicar los microorganismos "persistentes" y prevenir las recaídas.

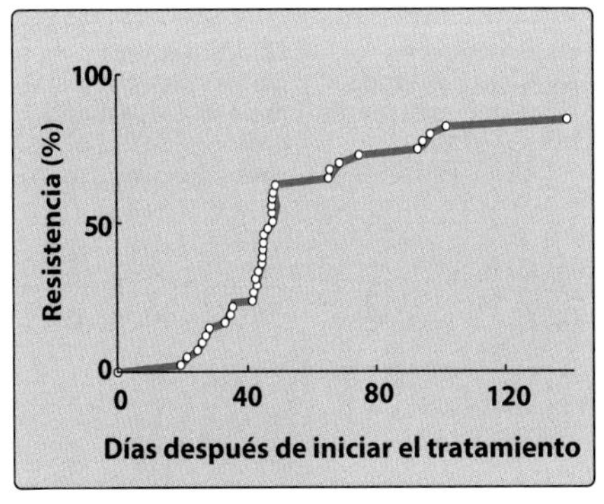

Figura 32-2
Porcentaje acumulativo de cepa de *Mycobacterium tuberculosis* que muestran resistencia a estreptomicina.

La quimioterapia de esquema breve estándar para TB activa incluye *isoniazida, rifampicina, etambutol* y *pirazinamida* por 2 meses (la fase intensiva), seguido de *isoniazida* y *rifampicina* por 4 meses (la fase de continuación; fig. 32-3). Una vez que se cuenta con datos de susceptibilidad, el esquema farmacológico puede ajustarse de forma individual. Los esquemas de segunda línea para TB-RMF (TB resistente por lo menos a *isoniazida* y *rifampicina*) normalmente incluyen una fluoroquinolona (por lo general *levofloxacino* o *moxifloxacino*), cualquier fármaco de primera línea que siga siendo activo y uno o más de los siguientes: *amikacina*, *cicloserina*, *etionamida* o *ácido p-aminosalicílico*. Para tuberculosis resistente a fármacos de forma extensa, pueden emplearse otros fármacos como *clofazimina* y *linezolida* de forma empírica. Un nuevo régimen consistente en *bedaquilina*, *pretomanida* y *linezolida* ("BPaL") puede sustituir el uso de los medicamentos de segunda línea.

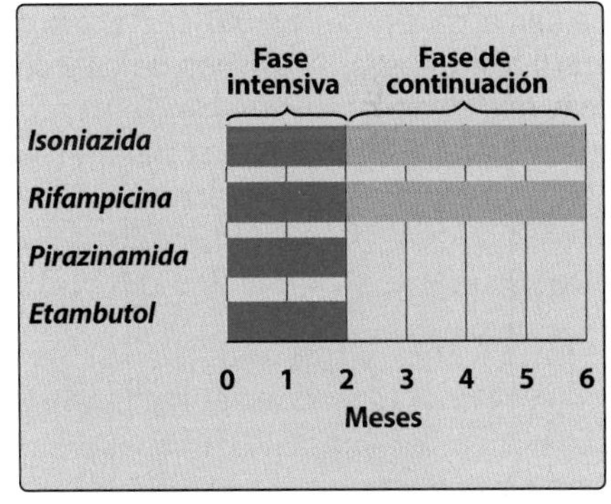

Figura 32-3
Uno de varios esquemas recomendados de múltiples fármacos para el tratamiento de tuberculosis.

El cumplimiento del paciente puede ser bajo cuando se utilizan esquemas de múltiples fármacos con duración de 6 meses o más. Una estrategia exitosa para lograr mejores tasas de tratamientos completados es el tratamiento observado de forma directa. Los pacientes toman el fármaco bajo la observación directa de un miembro del equipo de salud. La observación directa disminuye la resistencia farmacológica y mejora las tasas de curación. La mayoría de los centros de atención a la salud ofrecen servicios de tratamiento bajo observación directa.

B. Isoniazida

Isoniazida, junto con *rifampicina,* es uno de los dos fármacos más importantes para la TB.

1. **Mecanismo de acción:** *isoniazida* es un profármaco activado por una catalasa-peroxidasa micobacteriana (KatG). *Isoniazida* se dirige a la proteína transportadora de enzimas acilo (InhA) y sintasa de β-cetacil-ACP sintasa (KasA), que son esenciales para la síntesis de ácido micólico. La inhibición de ácido micólico conduce a la alteración en la pared celular bacteriana.

2. **Espectro antibacteriano:** *isoniazida* es específica para el tratamiento de *M. tuberculosis,* aunque *M. kansasii* puede ser susceptible a mayores concentraciones farmacológicas. La mayoría de las micobacterias no tuberculosas son resistentes a *isoniazid.* El fármaco es particularmente efectivo contra bacilos de crecimiento rápido y también es activo contra microorganismos intracelulares.

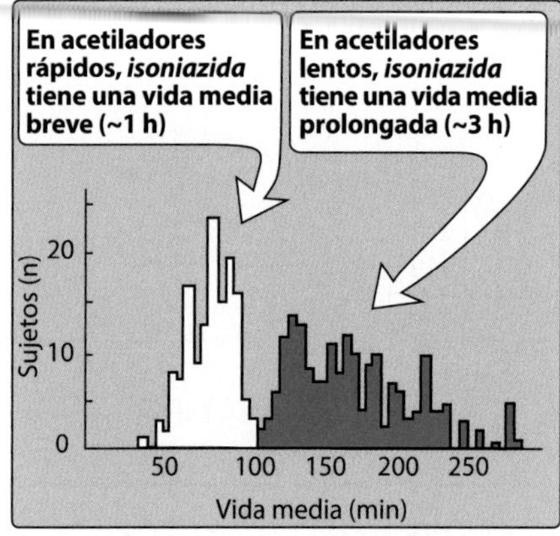

Figura 32-4
Distribución bimodal de las vidas medias de *isoniazida* causada por la acetilación rápida y lenta del fármaco.

3. **Resistencia:** la resistencia sigue a mutaciones cromosómicas, incluyendo 1) mutación o deleción de KatG (que produce mutantes incapaces de activación de profármaco), 2) mutaciones variables de las proteínas de transportador acilo, o 3) sobreexpresión de la enzima blanco InhA. Puede ocurrir resistencia cruzada entre *isoniazida* y *etionamida*.

4. **Farmacocinética:** *isoniazida* se absorbe con facilidad después de su administración oral. La absorción se ve afectada si *isoniazida* se toma con alimentos, en especial con alto contenido en grasa. El fármaco se difunde a todos los líquidos corporales, células y material caseoso (tejido necrótico similar a queso que se produce en lesiones tuberculosas). Las concentraciones farmacológicas en líquido cefalorraquídeo (LCR) son similares a las del suero. *Isoniazida* pasa por *N*-acetilación e hidrólisis, lo que resulta en productos inactivos. La acetilación de *isoniazida* se regula a nivel genético, con los acetiladores rápidos exhibiendo una vida media en suero de 90 min, en comparación con 3 a 4 h para acetiladores lentos (fig. 32-4). La excreción es a través de filtración glomerular y secreción, sobre todo como metabolitos (fig. 32-5). Los acetiladores lentos excretan más del compuesto original.

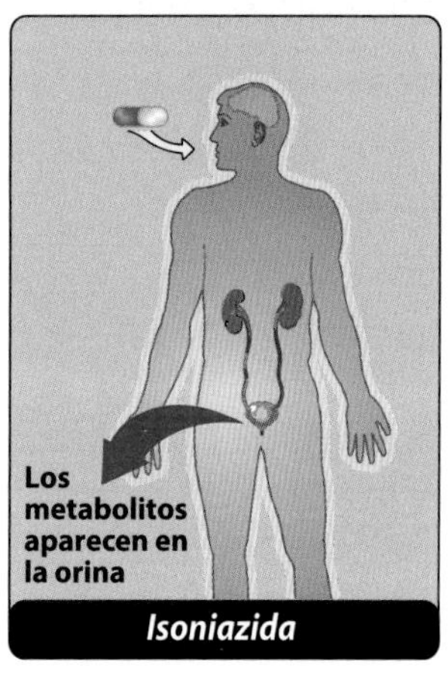

Figura 32-5
Administración y destino de *isoniazida*.

5. **Efectos adversos:** la hepatitis es el efecto adverso más grave relacionado con *isoniazida.* Si la hepatitis no se reconoce y se continúa con *isoniazida,* puede ser letal. La incidencia aumenta con la edad (mayor de 35 años), entre pacientes que también toman *rifampicina* o entre quienes beben alcohol a diario. Aparece neuropatía periférica, que se manifiesta como parestesia de las manos y los pies, debido a una deficiencia relativa de piridoxina causada por *isoniazida.* Esto puede evitarse mediante la suplementación diaria de piridoxina (vitamina B_6). Pueden ocurrir efectos adversos del sistema nervioso central (SNC), incluyendo convulsiones en pacientes propensos a convulsiones. Las reacciones de hipersensibilidad con *isoniazida* incluyen exantemas y fiebre. Debido a que *isoniazida* inhibe el metabolismo de *carbamazepina* y *fenitoína* (fig. 32-6), *isoniazida* puede potenciar los efectos adversos de estos fármacos (p. ej., nistagmo y ataxia).

C. Rifamicinas: rifampicina, rifabutina y rifapentina

Rifampicina, rifabutina y *rifapentina* se considera todas rifamicinas, un grupo de antibióticos macrocíclicos de estructura similar, que son agentes orales de primera línea para TB.

1. **Rifampicina:** tiene actividad antimicrobiana más amplia que *isoniazida* y puede usarse como parte del tratamiento para varias infecciones bacterianas diferentes. Debido a que las cepas resistentes surgen rápidamente durante la monoterapia, nunca se administra como agente único en el tratamiento de la TB activa.

   a. **Mecanismo de acción:** *rifampicina* bloquea la transcripción de ARN al interactuar con la subunidad β de polimerasa de ARN dependiente de ADN micobacteriano.

   b. **Espectro antimicrobiano:** *rifampicina* es bactericida tanto para micobacterias intracelular como extracelular, lo que incluye *M. tuberculosis* y micobacterias no tuberculosas, como *M. kansasii* y complejo *Mycobacterium avium.* Es efectiva contra muchos microorganismos grampositivos y gramnegativos y se usa de forma profiláctica para individuos expuestos a meningitis causada por meningococos o *Haemophilus influenzae. Rifampicina* también es altamente activa contra *M. leprae*.

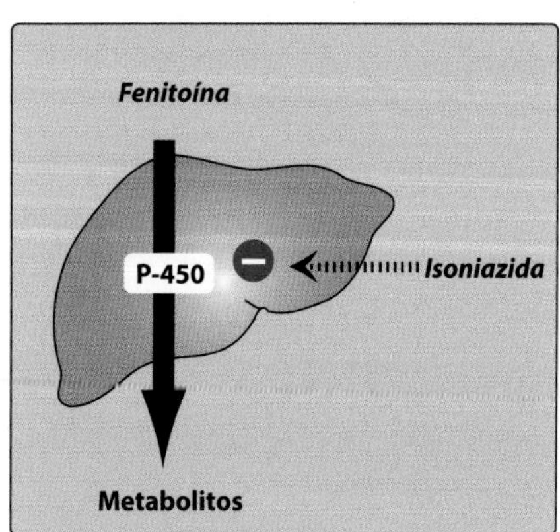

Figura 32-6
Isoniazida potencia los efectos adversos de *fenitoína*.

c. **Resistencia:** la resistencia a *rifampicina* es causada por mutaciones en la afinidad del gen de la polimerasa de ARN dependiente de ADN bacteriano para el fármaco.

d. **Farmacocinética:** la absorción es adecuada después de su administración oral. La distribución de *rifampicina* ocurre a todos los líquidos y órganos corporales. Las concentraciones alcanzadas en el LCR son variables, a menudo 10 a 20% de las concentraciones sanguíneas. El fármaco es captado por el hígado y pasa por reciclaje enterohepático. *Rifampicina* puede inducir enzimas y transportadores del citocromo P450 (véase cap. 1), lo que causa numerosas interacciones farmacológicas. Sin relación con sus efectos sobre las enzimas del citocromo P450, *rifampicina* pasa por autoinducción, lo que conduce a una vida media de eliminación más breve a lo largo de las primeras 1 a 2 semanas de la dosificación. La eliminación de *rifampicina* y sus metabolitos es sobre todo a través de la bilis y hacia las heces; un pequeño porcentaje se depura en la orina (fig. 32-7). [Nota: la orina, las heces y otras secreciones adquieren un color anaranjado rojizo, de modo que hay que advertir a los pacientes de antemano. Las lágrimas pueden incluso teñir los lentes de contacto blandos de color anaranjado-rojizo].

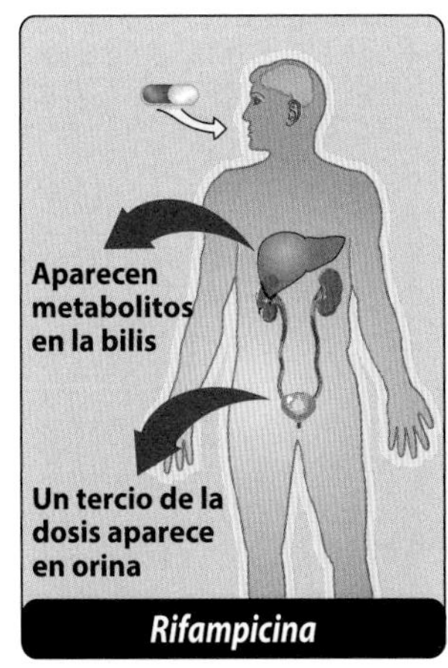

Figura 32-7
Administración y destino de *rifampicina*. [Nota: debe advertírsele al paciente que la orina y las lágrimas pueden cambiar a un color naranja-rojizo].

e. **Efectos adversos:** *rifampicina* por lo general es bien tolerada. Las reacciones adversas más frecuentes incluyen náusea, vómito y exantema. La hepatitis y la muerte debido a insuficiencia hepática son raras. Sin embargo, el fármaco debe usarse de forma juiciosa en pacientes de mayor edad, alcohólicos o aquellos con enfermedad hepática crónica. Hay un aumento modesto en la incidencia de disfunción hepática cuando se coadministra *rifampicina* con *isoniazida* y *pirazinamida*. Cuando *rifampicina* se dosifica de forma intermitente, en especial con dosis más elevadas, puede ocurrir un síndrome similar a influenza, con fiebre, escalofríos y mialgia, en ocasiones extendiéndose a insuficiencia renal aguda, anemia hemolítica y choque.

f. **Interacciones farmacológicas:** debido a que *rifampicina* induce una variedad de enzimas del citocromo P450 fase I y enzimas fase II (véase cap. 1), puede disminuir las vidas medias de los fármacos coadministrados que son metabolizados por estas enzimas (fig. 32-8). Esto puede requerir de dosis más elevadas para fármacos coadministrados, un cambio a fármacos menos afectados por *rifampicina,* o restitución de *rifampicina* con *rifabutina*.

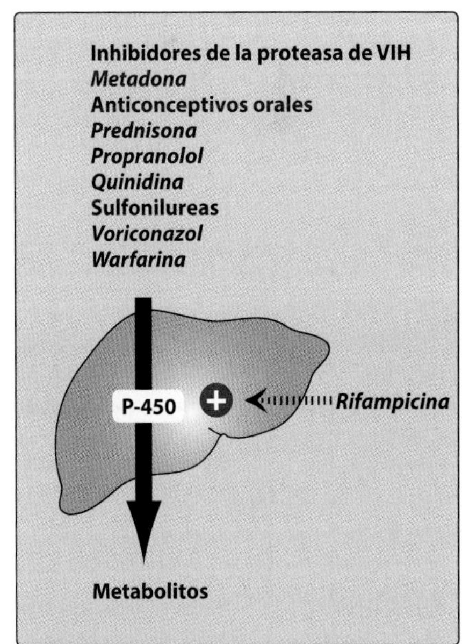

Figura 32-8
La *rifampicina* induce citocromo P450, que puede disminuir las vidas medias de los fármacos coadministrados que se metabolizan por este sistema.

2. **Rifabutina:** un derivado de *rifampicina,* se prefiere para pacientes con TB coinfectados con el virus de la inmunodeficiencia humana (VIH) que están recibiendo inhibidores de la proteasa o varios de los inhibidores de la transcriptasa inversa no nucleósidos. *Rifabutina* es un inductor menos potente (alrededor de 40% menos) de las enzimas del citocromo P450, lo que reduce las interacciones farmacológicas. *Rifabutina* tiene efectos adversos similares a los de *rifampicina*, pero también puede causar uveítis, hiperpigmentación de la piel y neutropenia.

3. **Rifapentina:** tiene una vida media más prolongada que la de *rifampicina.* En combinación con *isoniazida*, *rifapentina* puede usarse una vez a la semana con infección por TB latente y en pacientes selectos negativos a VIH con TB pulmonar mínima.

D. Pirazinamida

Pirazinamida es un agente sintético, efectivo por vía oral y de esquema breve usado en combinación con *isoniazida, rifampicina* y *etambutol.* El mecanismo preciso de acción no está claro. *Pirazinamida* debe hidrolizarse por vía enzimática por pirazinamidasa a ácido pirazinoico, que es la forma activa del fármaco. Algunas cepas resistentes carecen de la enzima pirazinamidasa. *Pirazinamida* es activa contra los bacilos de la TB en lesiones acídicas y en macrófagos. El fármaco se distribuye a lo largo del cuerpo, penetrando el LCR. *Pirazinamida* puede contribuir a toxicidad hepática. La retención de ácido úrico es frecuente, pero rara vez precipita una crisis de gota. La mayoría de los beneficios clínicos de *pirazinamida* ocurren temprano en el tratamiento. Por lo tanto, este fármaco suele descontinuarse después de 2 meses de un esquema de 6 meses.

E. Etambutol

Etambutol es bacteriostático y específico para micobacterias. *Etambutol* inhibe la transferasa de arabinósilo, una enzima importante para la síntesis de la pared celular micobacteriana. *Etambutol* se usa en combinación con *pirazinamida, isoniazida* y *rifampicina* en espera del cultivo y los datos de susceptibilidad. [Nota: *etambutol* puede descontinuarse si se determina que el aislado es susceptible a *isoniazida, rifampicina* y *pirazinamida*]. *Etambutol* se distribuye bien a lo largo del cuerpo. La penetración en el SNC es variable y es adecuado de forma cuestionable para meningitis tuberculosa. Tanto el fármaco original como sus metabolitos hepáticos se excretan sobre todo en la orina. El efecto adverso más importante es la neuritis óptica, que resulta en disminución de la agudeza visual y pérdida de la capacidad para discriminar entre el rojo y el verde. El riesgo de neuritis óptica aumenta con mayores dosis y en pacientes con afección renal. La agudeza visual y la discriminación de color deben analizarse antes de iniciar el tratamiento y de forma periódica en adelante. La excreción de ácido úrico disminuye con *etambutol* y debe tenerse cuidado en pacientes con gota.

En la figura 32-9 se resumen algunas de las características de los fármacos de primera línea.

FÁRMACO	EFECTOS ADVERSOS	COMENTARIOS
Etambutol	**Neuritis óptica con visión borrosa, ceguera para colores rojo-verde**	**Establecer la agudeza visual y la visión de color de base; analizar cada mes.**
Isoniazida	**Elevación de las enzimas hepáticas, hepatitis, neuropatía periférica**	**Tomar las mediciones de las enzimas hepáticas iniciales; repetir si son anormales o si el paciente está en riesgo o está sintomático. Interacción clínicamente significativa con *fenitoína* y *carbamazepina*.**
Pirazinamida	**Náusea, hepatitis, hiperuricemia, exantema, dolor articular, gota (rara)**	**Tomar mediciones de enzimas hepáticas y ácido úrico iniciales; repetir si son anormales o el paciente está en riesgo o es sintomático.**
Rifampicina	**Hepatitis, alteración GI, exantema, síndrome similar a gripe, interacción significativa con varios fármacos**	**Tomar mediciones de enzimas hepáticas y BH iniciales; repetir si son anormales o si el paciente está en riesgo o está asintomático. Advertir al paciente que la orina y las lágrimas pueden teñirse de color anaranjado-rojizo.**

Figura 32-9
Algunas características de los fármacos de primera línea usados para tratar trabeculosis. BH = biometría hemática; GI = gastrointestinal.

FÁRMACO	EFECTOS ADVERSOS	COMENTARIOS
Fluoroquinolonas	Intolerancia GI, tendonitis, toxicidad del SNC, incluyendo efectos similares a cafeína	Monitorizar PFH, creatinina sérica /NUS, prolongación del intervalo QT. Evitar ingestión concomitante con antiácidos, multivitamínicos o fármacos que contengan cationes divalentes o trivalentes.
Aminoglucósidos, *capreomicina*	Nefrotoxicidad, ototoxicidad	No está disponible por vía oral. Monitorizar en busca de toxicidad vestibular, auditiva y renal.
Macrólidos	Intolerancia GI, acúfenos	Monitorizar PFH, creatinina sérica/NUS, prolongación del intervalo QT. Monitorizar en busca de interacciones farmacológicas debido a inhibición de CYP (excepto *azitromicina*).
Etionamida	Intolerancia GI, hepatotoxicidad, hipotiroidismo	Monitorizar LFT, TSH. Una mayoría de pacientes experimentan intolerancia GI. Es posible resistencia cruzada con *isoniazida*.
Ácido para-aminosalicílico	Intolerancia GI, hepatotoxicidad, hipotiroidismo	Monitorizar PFH, TSH. Los pacientes con deficiencia de G6PD están en mayor riesgo de anemia hemolítica.
Cicloserina	Toxicidad del SNC	Se requiere vigilancia estrecha para depresión, ansiedad, confusión, etc. Las convulsiones pueden exacerbarse en pacientes con epilepsia. Monitorizar creatinina sérica.

Figura 32-10
Algunas características de los fármacos de segunda línea usados para tratar trabeculosis. CYP = citocromo; G6PD = glucosa-6-fosfato deshidrogenasa; GI = gastrointestinal; NUS = nitrógeno ureico en sangre; PFH = pruebas de función hepática; SNC = sistema nervioso central; TSH = hormona estimulante de la tiroides.

F. Fármacos alternos de segunda línea

Ácido para-aminosalicílico, cicloserina, etionamida, bedaquilina, fluoroquinolonas, macrólidos, *linezolida* y *pretomanida* son fármacos de segunda línea para TB. En la figura 32-10 se resumen algunas de las características de los fármacos de segunda línea.

1. **Ácido para-aminosalicílico:** funciona a través de la inhibición del ácido fólico. Si bien fueron remplazados en gran media por *etambutol* para TB susceptible a fármacos, el ácido *para-aminosalicílico* sigue siendo un componente importante de muchos esquemas para TB-RMF.

2. **Cicloserina:** es un fármaco tuberculostático que tiene efectividad oral que altera la incorporación de D-alanina en la pared celular bacteriana. Se distribuye bien a lo largo de los líquidos corporales, lo que incluye el LCR. *Cicloserina* se excreta sobre todo sin cambios en la orina. Ocurre acumulación con insuficiencia renal. Los efectos adversos consisten en alteraciones del SNC (p. ej., letargo, dificultad para concentrarse, ansiedad y tendencias suicidas) y pueden ocurrir convulsiones.

3. **Etionamida:** es un análogo estructural de *isoniazida* que también altera la síntesis de ácido micólico. El mecanismo de acción no es idéntico al de *isoniazida,* pero existe cierta superposición en los patrones de resistencia. *Etionamida* se distribuye ampliamente a lo largo del cuerpo, lo que incluye el LCR. El metabolismo es extenso, más probablemente en el hígado, para activar e inactivar metabolitos. Los efectos adversos que limitan su uso incluyen náusea, vómito y hepatotoxicidad. También se han informado hipotiroidismo, ginecomastia, alopecia, impotencia y efectos del SNC.

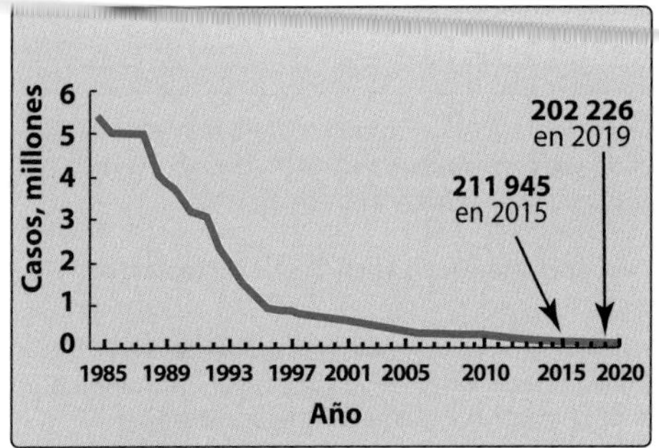

Figura 32-11
Prevalencia informada de lepra a nivel mundial.

4. **Fluoroquinolonas:** las fluoroquinolonas (véase cap. 31), en específico *moxifloxacino* y *levofloxacino*, tienen un lugar importante en el tratamiento de la TB-RMF. Algunas MNT también son susceptibles.
5. **Macrólidos:** los macrólidos (véase cap. 30) *azitromicina* y *claritromicina* se incluyen en esquemas para varias infecciones por MNT. *Azitromicina* puede preferirse para pacientes en mayor riesgo de interacciones farmacológicas, dado que *claritromicina* es tanto un sustrato como un inhibidor de las enzimas del citocromo P450.
6. **Bedaquilina:** una diarilquinolina, es un inhibidor de la sintasa de ATP y puede utilizarse junto con *linezolida* y *pretomanida* para el tratamiento de la TB-RMF o TB extensamente resistente a los medicamentos. *Bedaquilina* se administra por vía oral y tiene actividad contra muchos tipos de micobacterias. *Bedaquilina* tiene una advertencia en su empaque para prolongación QT y se recomienda monitorizar el electrocardiograma. También se han informado elevaciones en las enzimas hepáticas y la función hepática debe monitorizarse durante el tratamiento. Este agente se metaboliza mediante CYP3A4 y debe evitarse la administración con inductores CYP3A4 (p. ej., *rifampicina*).
7. **Linezolida:** una oxazolidinona, inhibe la síntesis proteica bacteriana (véase cap. 30). *Linezolida* se administra por vía oral. Los efectos secundarios incluyen citopenias y neuropatía periférica u ocular. *Linezolida* es un inhibidor de la monoaminooxidasa (IMAO) y su uso está contraindicado con agentes que aumentan la serotonina (p. ej., inhibidores selectivos de la recaptación de serotonina y antidepresivos tricíclicos) debido al mayor riesgo de síndrome serotoninérgico.
8. **Pretomanida:** una nitroimidazooxazina, inhibe la producción de la pared celular bacteriana. *Pretomanida* se administra por vía oral. Las reacciones adversas observadas en combinación con *bedaquilina* y *linezolida* que deben ser vigiladas incluyen náusea, hepatotoxicidad, mielosupresión y prolongación del QT. Este agente se metaboliza parcialmente a través del CYP3A4, y debe evitarse su administración con fuertes inductores del CYP3A4 (p. ej., *rifampicina*).

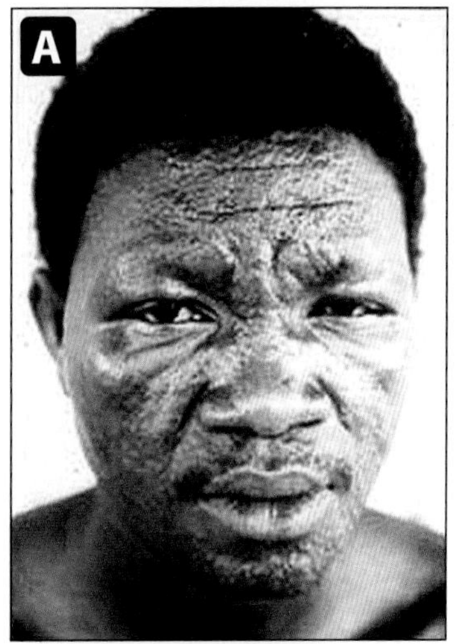

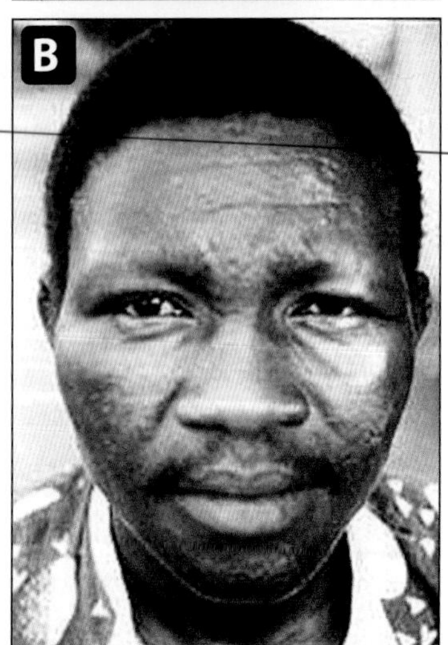

Figura 32-12
Paciente con lepra antes (**A**) y después del tratamiento (**B**).

III. FÁRMACOS PARA LEPRA

La lepra (o enfermedad de Hansen) es poco frecuente en Estados Unidos (EUA); sin embargo, a nivel mundial, es un problema mucho mayor (fig. 32-11). La lepra puede tratarse de forma efectiva con *dapsona* y *rifampicina* (fig. 32-12). *Clofazimina* puede añadirse en algunos casos.

A. Dapsona

Dapsona tiene una relación estructural en relación con las sulfonamidas e inhibe de forma similar la dihidropteroato sintasa en la vía de la síntesis de folato. Es bacteriostático para *M. leprae* y pueden encontrarse cepas resistentes. *Dapsona* también se usa en el tratamiento de neumonía causada por *Pneumocystis jirovecii* en pacientes inmunosuprimidos. El fármaco se absorbe bien a partir del tracto gastrointestinal y se distribuye a lo largo del cuerpo, con concentraciones elevadas en la piel. El fármaco original pasa por acetilación hepática. Tanto los fármacos originales como los metabolitos se eliminan en la orina. Las reacciones adversas incluyen hemólisis (en especial en pacientes con deficiencia de glucosa-6-fosfato deshidrogenasa), metahemoglobinemia y neuropatía periférica.

B. Clofazimina

Clofazimina es un tinte de fenazina. Su mecanismo de acción puede incluir la unión a ADN, aunque se han propuesto mecanismos alternativos. Sus propiedades reducción-oxidación (*redox*) pueden conducir a la generación de radicales de oxígeno citotóxico que son tóxicos a las bacterias. *Clofazimina* es bactericida a *M. leprae* y tiene actividad potencialmente útil contra *M. tuberculosis* y MNT. El fármaco es recomendado por la Organización Mundial de la Salud como parte de un esquema más breve (9 a 12 meses) para TB-RMF. Después de la absorción oral, *clofazimina* se acumula en los tejidos, permitiendo un tratamiento intermitente, pero no entra al SNC. Los pacientes suelen desarrollar una decoloración rosada a parda-negruzca de la piel y debe informárseles sobre esta situación con anticipación. Se han informado enteritis eosinofílica y de otras formas, que en ocasiones requiere cirugía. *Clofazimina* tiene cierta actividad antiinflamatoria y antiinmune. Así, puede no desarrollarse eritema nodoso leproso con este fármaco.

Aplicación clínica 32-1. Tratamiento de la tuberculosis

A diferencia de la mayoría de las enfermedades infecciosas, que requieren un tratamiento corto con un solo antibiótico, el tratamiento de la tuberculosis consiste en un régimen multimedicamentoso durante varios meses. La tuberculosis resistente y extensamente resistente (MDR-TB y XDR-TB) es aún más difícil de tratar, en especial en entornos con recursos limitados. Por lo tanto, la prevención de la resistencia es fundamental para reducir la morbilidad y la mortalidad. La realización de pruebas y el tratamiento de la infección por tuberculosis latente mediante observación directa, la garantía de la adherencia al tratamiento activo de la tuberculosis y la optimización del tratamiento farmacológico (p. ej., mediante la monitorización terapéutica de los medicamentos) son fundamentales para reducir la resistencia a los medicamentos. [Nota: con observación directa, el paciente se reúne con el trabajador sanitario (en persona o virtualmente) cada vez que necesita una dosis de medicación contra la tuberculosis y toma la medicación contra la tuberculosis mientras el trabajador sanitario lo observa. Esto ayuda a garantizar la adherencia].

Aplicación clínica 32-2. ¿Micobacterias no tuberculosas o tuberculosis?

En EUA, la prevalencia de la enfermedad por micobacterias no tuberculosas es mayor que la de la tuberculosis. Las micobacterias no tuberculosas se adquieren del medio ambiente, a diferencia de la tuberculosis, que se adquiere por contacto de persona a persona. Las muestras respiratorias de los pacientes que dan positivo a los bacilos ácido-alcohol resistentes pueden tener una infección por micobacterias no tuberculosas en lugar de tuberculosis. Los síntomas también pueden ser similares. El tratamiento farmacológico difiere entre las especies de micobacterias no tuberculosas y la tuberculosis; por lo tanto, la identificación adecuada de las especies y un diagnóstico preciso son importantes para distinguir los estados de la enfermedad.

Resumen del capítulo

- Los regímenes para el tratamiento de la infección por tuberculosis latente incluyen: 1) 3 meses de *isoniazida* y *rifapentina* una vez a la semana, 2) 4 meses de *rifampicina* diaria, o 3) 3 meses de *rifampicina* e *isoniazida* diarias.
- La tuberculosis activa requiere un tratamiento con un mínimo de cuatro fármacos durante 6 meses.
- Para tratar la tuberculosis multirresistente se utiliza un régimen compuesto por *bedaquilina*, *pretomanida* y *linezolida* ("BPaL").

Preguntas de estudio

Elija la MEJOR respuesta.

32.1 Una mujer de 32 años ingresó en el hospital con una historia de 4 semanas de tos y fiebre. Una radiografía de tórax mostró un infiltrado cavitario en el lóbulo superior izquierdo. Los cultivos de esputo mostraron *M. tuberculosis* sensible a todos los fármacos antimicrobianos. La paciente recibió *isoniazida*, *rifampicina*, *pirazinamida* y *etambutol* autoadministrados. Dos semanas después del inicio de la terapia, la paciente está preocupada porque su visión es borrosa. ¿Cuál de los siguientes fármacos es la causa más probable?

A. Isoniazida
B. Rifampicina
C. Pirazinamida
D. Etambutol

Respuesta correcta = D. Etambutol, incluso a dosis "estándar", puede causar toxicidad ocular, incluyendo visión borrosa y ceguera al color rojo-verde. Las alteraciones visuales son reversibles (semanas a meses) si etambutol se descontinúa a la brevedad.

32.2 Una mujer caquéctica de 29 años que toma isoniazida, pirazinamida, etambutol y rifampicina para la tuberculosis acude a urgencias refiriendo parestesias en manos y pies. El médico de urgencias diagnostica las parestesias como un efecto adverso de uno de los medicamentos de la paciente. ¿Cuál de las siguientes es la causa y la medicación asociada con las parestesias?

A. Deficiencia de riboflavina; etambutol
B. Deficiencia de tiamina; rifampina
C. Deficiencia de piridoxina; isoniazida
D. Deficiencia de hierro; pirazinamida

Respuesta correcta = C. La neuropatía periférica, que se manifiesta en forma de parestesias de las manos y los pies, es el resultado de una deficiencia de piridoxina causada por la inhibición competitiva de la piridoxina por isoniazida. Este efecto adverso de isoniazida se observa con mayor frecuencia en pacientes con desnutrición, alcoholismo y diabetes. Estas poblaciones de pacientes deben recibir un suplemento de 25 a 50 mg por día de piridoxina (vitamina B_6) con la administración concomitante de isoniazida. La deficiencia de riboflavina no es un efecto adverso del etambutol. La carencia de tiamina no es un efecto adverso de rifampicina. La carencia de hierro no es un efecto adverso de pirazinamida.

32.3 Un hombre de 23 años comenzó tratamiento antimicobacteriano estándar con cuatro fármacos para tuberculosis activa. Tiene epilepsia, qué se controla con carbamazepina. No ha presentado convulsiones en 5 años; sin embargo, al regresar a la clínica luego de 1 mes, informa haber presentado dos convulsiones desde la última visita. ¿Cuál de los siguientes fármacos se asocia más probablemente con el aumento de la incidencia de las convulsiones?

A. Isoniazida
B. Rifampicina
C. Pirazinamida
D. Etambutol

Respuesta correcta = B. Rifampicina es un potente inductor de las enzimas metabolizantes de fármacos dependientes del citocromo P450 y puede reducir la concentración de carbamazepina. Ninguno de los otros fármacos enlistados induce las enzimas del citocromo P450 que podría reducir los niveles de carbamazepina.

32.4 Una mujer de 26 años con VIH se diagnosticó recientemente con tuberculosis activa. A la fecha, recibe un esquema estable para VIH que consiste de atazanavir más emtricitabina/tenofovir (un inhibidor de proteasa y dos inhibidores nucleósidos de la transcriptasa inversa). ¿Cuál de los siguientes es el esquema más apropiado para el tratamiento de su tuberculosis?

A. Rifampicina + isoniazida + pirazinamida + etambutol
B. Rifabutina + isoniazida + pirazinamida + etambutol
C. Rifapentina + isoniazida + pirazinamida + etambutol
D. Rifampicina + moxifloxacino + pirazinamida + etambutol

Respuesta correcta = B. Rifabutina se recomienda en lugar de rifampicina en pacientes coinfectados con VIH, ya que es un inductor menos potente de las enzimas CYP que rifampicina. Sin embargo, rifabutina es un sustrato de CYP3A4 y pueden ocurrir interacciones "bidireccionales". Esto es, otros medicamentos, como los inhibidores de proteasa, pueden afectar la concentración de rifabutina, lo que requiere el ajuste de la dosis de rifabutina o el uso de agentes para VIH alternativos.

32.5 Un hombre de 28 años con TB-RMF está recibiendo para su tratamiento: bedaquilina, linezolida y pretomanida. ¿Cuál de los siguientes fármacos de su régimen requiere monitorización para la prolongación del QT?

A. Solo bedaquilina
B. Solo linezolida
C. Pretomanida solo
D. Bedaquilina y pretomanida

Respuesta correcta = D. Tanto bedaquilina como pretomanida se han asociado con la prolongación del QT. La combinación de ambos fármacos puede causar toxicidad aditiva y debe ser vigilada estrechamente.

32.6 Un hombre de 24 años es diagnosticado de tuberculosis latente. No está tomando ninguna medicación en este momento. ¿Cuál de los siguientes regímenes es el más apropiado para el tratamiento?

A. Isoniazida una vez al día durante 9 meses
B. Isoniazida una vez por semana durante 9 meses
C. Isoniazida y rifampicina una vez por semana durante 3 meses
D. Isoniazida y rifapentina una vez por semana durante 3 meses

Respuesta correcta = D. Los regímenes para el tratamiento de la infección tuberculosa latente incluyen: 1) 3 meses de isoniazida y rifapentina una vez por semana, 2) 4 meses de rifampicina diaria, o 3) 3 meses de rifampicina e isoniazida diarias.

32.7 ¿Cuál de las siguientes afirmaciones es correcta respecto a dapsona en el tratamiento de la lepra?

A. Dapsona no debe utilizarse en pacientes con una deficiencia de glucosa-6-fosfato deshidrogenasa (G6PD).
B. La neuropatía periférica es uno de los efectos adversos más comunes observados con el fármaco.
C. Dapsona puede provocar una decoloración de la piel con el tiempo.
D. La orina, la saliva, las lágrimas y el sudor pueden adquirir un color anaranjado debido a la dapsona.

Respuesta correcta = A. Dapsona debe utilizarse con precaución en pacientes con deficiencia de G6PD debido al riesgo de hemólisis. La neuropatía periférica es frecuente con isoniazida. Clofazimina puede causar decoloración de la piel durante el tratamiento de la lepra. Rifampicina es una causa de decoloración de la orina, la saliva y las lágrimas.

32.8 Una mujer de 25 años que recibe tratamiento para la XDR-TB a fármacos está tomando los siguientes medicamentos: clofazimina, pretomanida, linezolida y bedaquilina. Otros medicamentos son fluoxetina para la depresión y montelukast para el asma. ¿Cuál de los siguientes medicamentos puede interactuar con fluoxetina?

A. Etionamida
B. Pretomanida
C. Linezolida
D. Bedaquilina

Respuesta correcta = C. Linezolida es un inhibidor débil de la monoaminooxidasa y debe utilizarse con precaución con los inhibidores selectivos de la recaptación de serotonina, como fluoxetina, debido al mayor riesgo de síndrome serotoninérgico.

32.9 Un hombre de 46 años con TB activa va a iniciar un esquema de cuatro fármacos de isoniazida, rifampicina, pirazinamida y etambutol. Informa no tener otras afecciones, excepto gota. ¿Cuál de los siguientes pares de medicamentos anti-TB tiene el potencial de empeorar su gota?

A. Rifampicina e isoniazida
B. Etambutol y pirazinamida
C. Rifampicina y etambutol
D. Isoniazida y etambutol

Respuesta correcta = B. Etambutol y en especial pirazinamida pueden aumentar las concentraciones de ácido úrico y tienen el potencial de precipitar las crisis de gota. La hiperuricemia inducida por pirazinamida y etambutol puede controlarse usando medicamentos antigotosos, como inhibidores de la oxidasa de xantina. Los síntomas de la gota deben monitorizarse de cerca.

32.10 Un hombre de 36 años con TB multirresistente es tratado con: moxifloxacino, cicloserina, pirazinamida, etionamida y ácido *p*-aminosalicílico. Su médico notó recientemente que ha desarrollado un agrandamiento del pecho izquierdo, que es bastante doloroso. ¿Cuál de los siguientes medicamentos es probablemente el responsable?

A. Moxifloxacino
B. Cicloserina
C. Pirazinamida
D. Etionamida

Respuesta correcta = D. Aunque es poco frecuente, etionamida tiene el potencial de inducir ginecomastia. Etionamida debe ser sustituida por un medicamento diferente y el dolor debe ser tratado si es necesario.

Fármacos antimicóticos

33

Lindsey M. Childs-Kean y Vidhu Kariyawasam

I. GENERALIDADES

Las enfermedades infecciosas causadas por hongos se llaman micosis y a menudo son de evolución crónica. Las infecciones micóticas pueden afectar solo la piel (las micosis cutáneas que se extienden hacia la epidermis) o pueden causar infecciones subcutáneas o sistémicas. A diferencia de las bacterias, los hongos son células eucariotas, con paredes celulares rígidas compuestas sobre todo de quitina más que de peptidoglucano (un componente característico de la mayoría de las paredes celulares bacterianas). Además, la membrana celular micótica contiene ergosterol más que el colesterol que se encuentra en las membranas de mamíferos. Estas características estructurales son blancos útiles para agentes quimioterapéuticos contra micosis. Los hongos por lo general son resistentes a los antibióticos; a la inversa, las bacterias son resistentes a los agentes antimicóticos. La incidencia de micosis como candidemia ha estado al alza durante las últimas décadas. Esto se atribuye a un mayor número de pacientes con supresión inmunológica crónica debido a trasplante de órganos, quimioterapia por cáncer o infección por virus de la inmunodeficiencia humana (VIH). Al mismo tiempo, se ha empezado a contar con nuevas opciones terapéuticas para el tratamiento de las micosis. En la figura 33-1 se resumen los agentes clínicamente útiles para las micosis cutáneas y sistémicas. En la figura 33-2 se enlistan los microorganismos patógenos frecuentes del reino de los hongos y en la figura 33-3 se proporciona una revisión general de los mecanismos de acción de varios agentes antimicóticos.

FÁRMACOS PARA MICOSIS SUBCUTÁNEAS Y SISTÉMICAS
Anfotericina B VARIOS
Anidulafungina ERAXIS
Caspofungina CANCIDAS
Fluconazol DIFLUCAN
Flucitosina ANCOBON
Isavuconazol CRESEMBA
Itraconazol SPORANOX
Ketoconazol SOLO GENÉRICO
Micafungina MYCAMINE
Posaconazol NOXAFIL
Voriconazol VFEND
FÁRMACOS PARA MICOSIS CUTÁNEAS
Butenafina LOTRIMIN ULTRA, MENTAX
Butoconazol GYNAZOLE
Ciclopirox LOPROX, PENLAC
Clotrimazol LOTRIMIN AF, VARIOS
Econazol ECOZA, SPECTAZOLE
Efinaconazol JUBLIA
Griseofulvina GRIS-PEG
Ketoconazol VARIOS
Miconazol VARIOS
Naftifina NAFTIN
Nistatina SOLO GENÉRICO
Oxiconazol OXISTAT
Sertaconazol ERTACZO
Sulconazol EXELDERM
Tavaborol KERYDIN
Terbinafina LAMISIL AT
Terconazol SOLO GENÉRICO
Tioconazol VAGISTAT-1
Tolnaftato TINACTIN

Figura 33-1
Resumen de los fármacos antimicóticos.

II. FÁRMACOS PARA INFECCIONES MICÓTICAS SUBCUTÁNEAS Y SISTÉMICAS

A. Anfotericina B

Anfotericina B es un antimicótico polieno que ocurre de forma natural producido por *Streptomyces nodosus.* A pesar de su potencial tóxico, *anfotericina B* sigue siendo el fármaco de elección para el tratamiento de varias micosis que ponen en riesgo la vida.

1. **Mecanismo de acción:** *anfotericina B* se une a ergosterol en las membranas plasmáticas de las células micóticas. Ahí, forma poros (canales) que requieren de interacciones hidrofóbicas entre el segmento lipofílico del antimicótico polieno y el esterol (fig. 33-4). Los

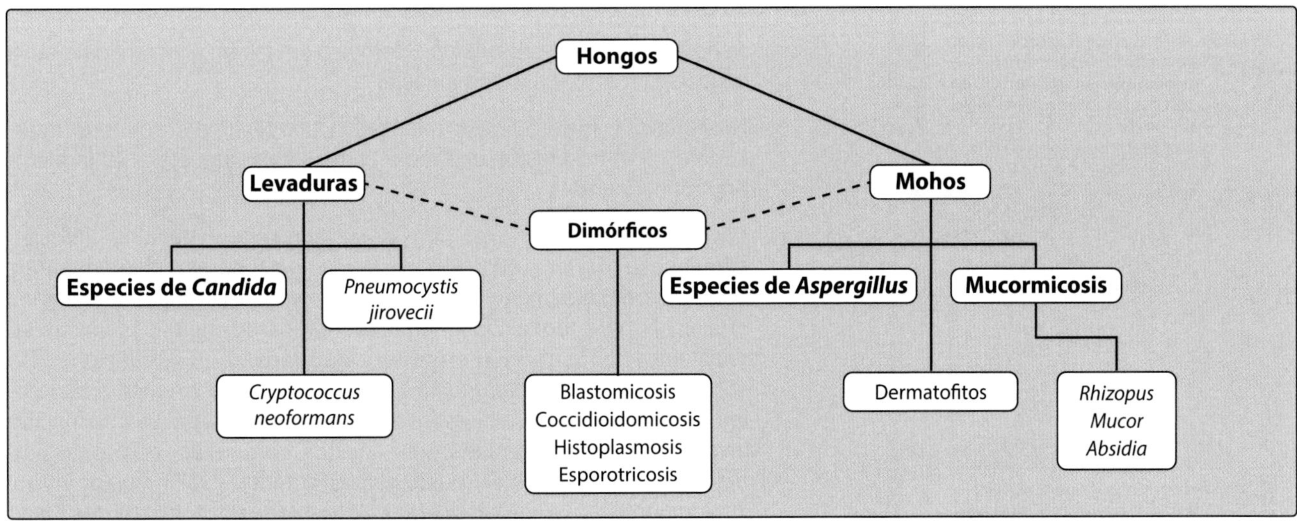

Figura 33-2
Microoorganismos patógenos frecuentes del reino de los hongos.

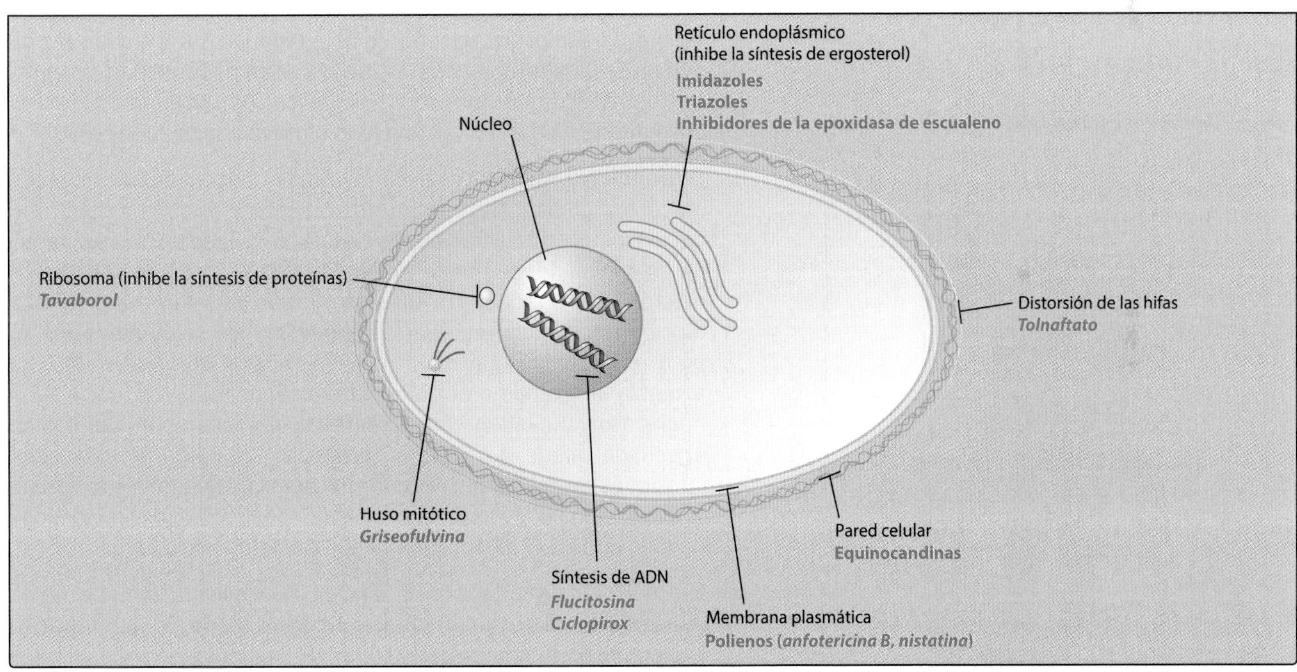

Figura 33-3
Blancos celulares de los fármacos antimicóticos.

poros alteran la función de la membrana, permitiendo que electrolitos y moléculas pequeñas se fuguen de la célula, resultando en muerte celular.

2. **Espectro antimicótico:** *anfotericina B* es un fungicida o fungistático, dependiendo de los microorganismos y la concentración del fármaco. Es efectivo contra una amplia variedad de hongos, incluyendo *Candida albicans, Histoplasma capsulatum, Cryptococcus neoformans,*

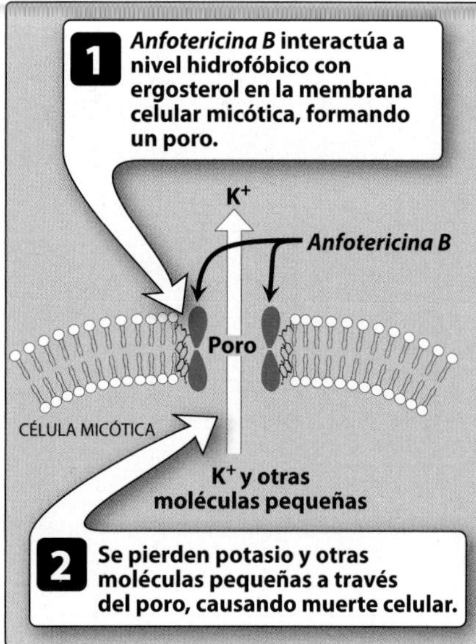

Figura 33-4
Modelo de un poro formado por *anfotericina B* en la bicapa lipídica de la membrana.

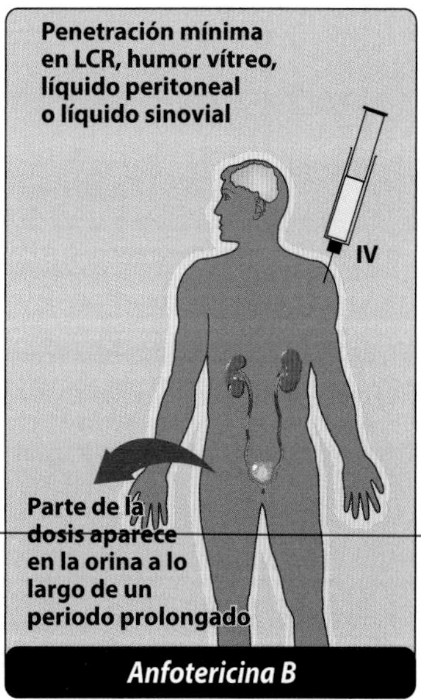

Figura 33-5
Administración y destino de *anfotericina B*. LCR = líquido cefalorraquídeo.

Coccidioides immitis, Blastomyces dermatitidis y muchas cepas de *Aspergillus*. [Nota: *anfotericina B* también se usa en el tratamiento de la infección protozoaria leishmaniasis].

3. **Resistencia:** la resistencia micótica a *anfotericina B,* aunque infrecuente, se relaciona con un menor contenido de ergosterol en la membrana del hongo.

4. **Farmacocinética:** *anfotericina B* se administra mediante infusión intravenosa (IV) lenta (fig. 33-5). *Anfotericina B* es insoluble en agua y debe coformularse con desoxicolato de sodio (convencional) o lípidos artificiales para formar liposomas. Las preparaciones liposómicas se relacionan con reducción en la toxicidad renal y de la infusión, pero son más costosas. *Anfotericina B* se une de forma extensa a las proteínas plasmáticas y se distribuye a lo largo del cuerpo. La inflamación favorece la penetración a varios líquidos corporales, pero poco fármaco se encuentra en el líquido cefalorraquídeo (LCR), humor vítreo, líquido peritoneal o líquido sinovial. Se excretan concentraciones bajas del fármaco y sus metabolitos sobre todo en la orina a lo largo de un periodo prolongado.

5. **Efectos adversos:** *anfotericina B* tiene un bajo índice terapéutico. Más adelante se delinean las manifestaciones tóxicas (fig. 33-6).

   a. **Fiebre y escalofríos:** ocurren más a menudo 1 a 3 h después de comenzar la administración IV, pero suelen ceder con la administración repetida del fármaco. La medicación previa con un corticoesteroide o un antipirético ayuda a prevenir este problema.

   b. **Disfunción renal:** a pesar de las bajas concentraciones del fármaco excretadas en la orina, los pacientes pueden exhibir una disminución en la filtración glomerular y la función tubular renal. La creatinina sérica puede aumentar, debido a que la depuración de creatinina puede disminuir, y se pierden potasio y magnesio. La función renal suele regresar con la descontinuación del fármaco, pero es probable que haya daño residual a dosis elevadas. La azoemia se exacerba por otros fármacos nefrotóxicos, como aminoglucósidos, *ciclosporina* y *vancomicina,* aunque la hidratación adecuada puede disminuir su gravedad. La carga de sodio con infusiones de solución salina normal antes de la administración de la formulación convencional o el uso de los productos liposómicos de *anfotericina B* minimiza el riesgo de nefrotoxicidad.

   c. **Hipotensión:** puede ocurrir una caída similar a choque en la presión arterial acompañada por hipopotasemia, lo que requiere suplementación con potasio. Debe tenerse cuidado en pacientes que toman *digoxina* y otros fármacos que pueden causar fluctuaciones de potasio.

   d. **Tromboflebitis:** añadir *heparina* a la infusión puede aliviar este problema.

B. Antimicóticos antimetabolito

Flucitosina (5-FC) es un antimetabolito sintético de primidina que a menudo se usa en combinación con otros agentes antimicóticos.

1. **Mecanismo de acción:** *5-FC* entra a la célula micótica a través de una permeasa específica de citosina, una enzima que no se encuentra en células de mamíferos. Se convierte de forma subsecuente a una serie

de compuestos, lo que incluye *5-fluorouracilo (5-FU)* y 5-fluorodesoxiuridina 5′-monofosfato, que alteran el ácido nucleico y la síntesis de proteínas (fig. 33-7). [Nota: *anfotericina B* aumenta la permeabilidad celular, permitiendo que más *5-FC* penetre la célula, lo que causa efectos sinérgicos].

2. **Espectros antimicóticos:** *5-FC* es fungistático. Es efectivo en combinación con *itraconazol* para tratar cromoblastomicosis. También se usa en combinación con *anfotericina B* para el tratamiento de las micosis sistémicas y para meningitis causadas por *C. neoformans* y *C. albicans*. *Flucitosina* también puede usarse para infecciones urinarias por *Candida* cuando *fluconazol* no es apropiado; sin embargo, puede ocurrir resistencia con el uso repetido.

3. **Resistencia:** puede ocurrir resistencia debido a menores concentraciones de cualquiera de las enzimas en la conversión de *5-FC* a *5-FU* y otros metabolitos. La emergencia de células micóticas resistentes es menor con una combinación de *5-FC* más un segundo agente antimicótico. Así, *5-FC* no se usa como un antimicótico solo.

4. **Farmacocinética:** *5-FC* se absorbe bien después de su administración oral. Se distribuye a lo largo del agua corporal y penetra bien en el LCR. *5-FU* es detectable en pacientes y es probablemente el resultado del metabolismo de *5-FC* por bacterias intestinales. La excreción tanto del fármaco original como de los metabolitos es a través de filtración glomerular, y la dosis debe ajustarse en pacientes con función renal comprometida.

5. **Efectos adversos:** *5-FC* causa neutropenia reversible, trombocitopenia y depresión de médula ósea relacionada con la dosis. Se ha observado disfunción hepática reversible con elevación de las transaminasas séricas. Es frecuente que ocurran náusea, vómito y diarrea y puede ocurrir enterocolitis grave.

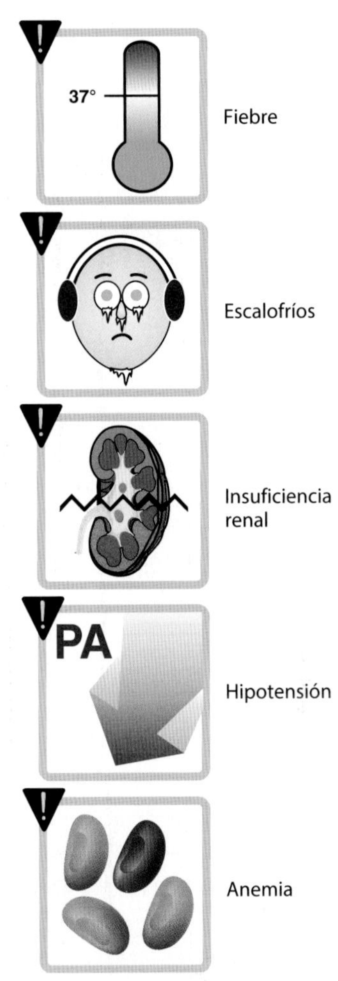

Figura 33-6
Efectos adversos de *anfotericina B*.

C. Antimicóticos azólicos

Los antimicóticos azólicos están constituidos por dos clases diferentes de fármacos, imidazoles y triazoles. Aunque estos fármacos tienen mecanismos de acción y espectros de actividad similares, sus farmacocinéticas y usos terapéuticos varían de forma significativa. En general, los imidazoles se aplican por vía tópica para infecciones cutáneas, en tanto que los triazoles se administran por vía sistémica para el tratamiento o profilaxis de las micosis cutáneas y sistémicas. [Nota: los antimicóticos tipo imidazol se analizan en la sección sobre agentes para infecciones micóticas cutáneas]. Los antimicóticos sistémicos tipo triazol incluyen *fluconazol, itraconazol, posaconazol, voriconazol* e *isavuconazol*.

1. **Mecanismo de acción:** los azoles son predominantemente fungistáticos. Inhiben la 14-α demetilasa (una enzima del citocromo P450 [CYP450]), con lo que se bloquea la desmetilación de lanosterol a ergosterol (fig. 33-8). La inhibición de la biosíntesis de ergosterol altera la estructura y la función de la membrana micótica que, a su vez, inhibe el crecimiento celular micótico.

2. **Resistencia:** la resistencia a los antimicóticos azoles se está convirtiendo en un problema clínico significativo, en especial con el tratamiento prolongado que se requiere en los pacientes inmunocomprometidos, como aquellos que tienen infección avanzada por VIH o trasplante de médula ósea. Los mecanismos de resistencia incluyen

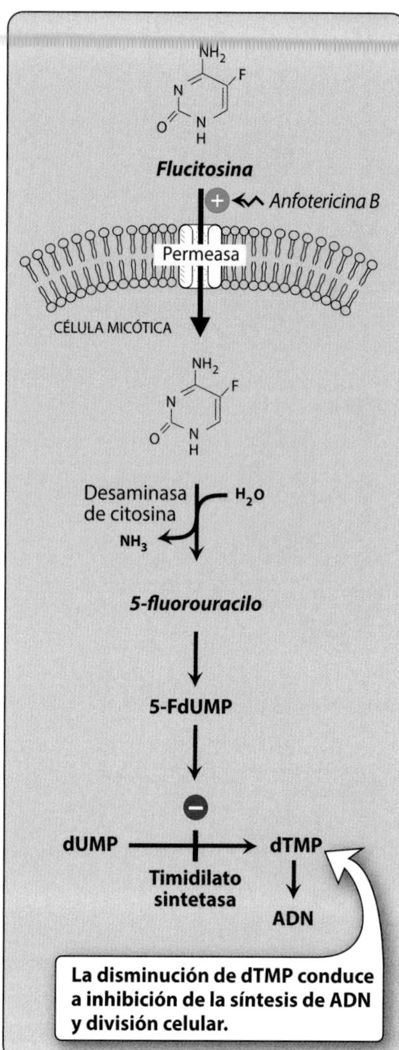

Figura 33-7
Modo de acción de *flucitosina*. 5-fluorodesoxiuridina = 5′-monofosfato; dTMP = desoxitimidina 5′-monofosfato.

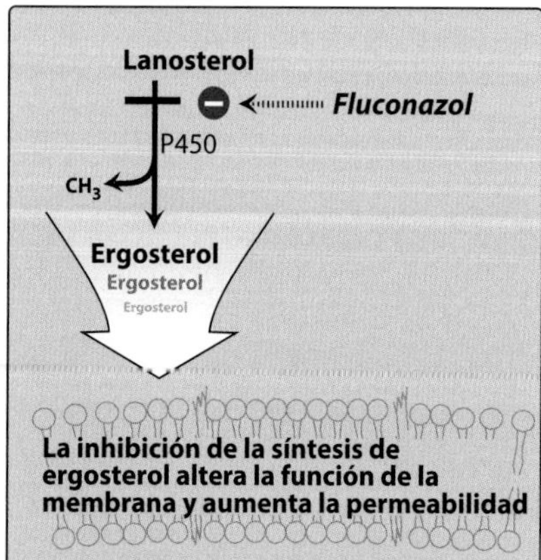

Figura 33-8
Modo de acción de los antimicóticos azólicos.

mutaciones del gen de 14-α desmetilasa que causan disminución en la unión y eficacia de azol. Además, algunas cepas de hongos desarrollan bombas de eflujo que expulsan el fármaco al exterior de la célula o tienen ergosterol reducido en la pared celular.

Aplicación clínica 33-1. Desarrollo de la resistencia a los antifúngicos azólicos

Los pacientes inmunodeprimidos que reciben fluconazol como profilaxis a largo plazo, como los pacientes que han recibido trasplantes de órganos sólidos o de médula ósea, corren un mayor riesgo de desarrollar infecciones por organismos fúngicos resistentes a los azoles comunes. Estos organismos alcanzan la resistencia a través de mutaciones en el gen de la 14-α-demetilasa, lo que causa disminución de la unión de los azoles y a una menor eficacia. Si un paciente que recibe un tratamiento prolongado con azoles presenta sepsis, debe sospecharse que se trata de una infección debida a organismos fúngicos resistentes a los azoles. A la espera de un estudio microbiológico adicional, que incluya cultivos y datos de susceptibilidad a los antifúngicos, es preferible utilizar un antifúngico de una clase diferente, como una equinocandina o una *anfotericina B*.

Se han producido múltiples brotes de *Candida auris*, una especie de *Candida* identificada como un patógeno fúngico emergente multirresistente asociado con la atención sanitaria, en centros sanitarios de varios países. Este patógeno ha mostrado un mayor riesgo de aparición en pacientes con uso previo de antifúngicos. Ha sido en especial difícil de tratar, debido a los continuos problemas de identificación errónea del organismo y a las elevadas tasas de resistencia a los fármacos antifúngicos, incluidos algunos aislados panresistentes, lo que ha provocado una importante mortalidad en los pacientes.

3. **Interacciones farmacológicas:** todos los azoles inhiben la isoenzima hepática CYP3A4 en grados variables. Los pacientes con medicamentos concomitantes que son sustratos para esta isoenzima pueden tener mayores concentraciones y riesgo de toxicidad. Varios azoles, lo que incluye *itraconazol* y *voriconazol,* se metabolizan mediante CYP3A4 y otras isoenzimas CYP450. Por lo tanto, el uso concomitante de potentes inhibidores CYP450 (p. ej., *ritonavir*) e inductores (p. ej., *rifampicina, fenitoína*) puede causar aumento de efectos adversos o fracaso clínico de estos azoles, respectivamente.
4. **Contraindicaciones:** los azoles se consideran teratógenos y deben evitarse en el embarazo a menos que los beneficios potenciales superen los riesgos del feto.

D. Fluconazol

Fluconazol fue el primer agente antimicótico tipo triazol. Es el menos activo de todos los triazoles, con la mayoría de su espectro limitado a levaduras y algunos hongos dimórficos. No tiene una función en el tratamiento de la aspergilosis o mucormicosis. Es altamente activo contra *C. neoformans* y ciertas especies de *Candida*, incluyendo *C. albicans* y *Candida parapsilosis*. Sin embargo, la resistencia es una preocupación con otras especies, lo que incluye *Candida krusei* y *Candida glabrata*. *Fluconazol* se usa para la profilaxis contra infecciones micóticas invasivas en receptores de trasplantes de médula ósea. Es el fármaco de elección para *C. neoformans* después de tratamiento de inducción con *anfotericina B* y *flucitosina* y se usa para el tratamiento de candidemia y coccidioidomicosis. *Fluconazol* es efectivo contra la mayoría de las formas de candidiasis mucocutánea. Se usa con frecuencia como tratamiento oral de dosis única para candidiasis vulvovaginal. *Fluconazol* está disponible en formulaciones de dosis oral e IV. Se absorbe bien después de la administración oral y se distribuye ampliamente a los tejidos y líquidos corporales. La mayoría del fármaco se excreta sin cambios a través de la orina y las dosis deben reducirse en pacientes con disfunción renal. Los efectos adversos más frecuentes con *fluconazol* son náusea, vómito, cefalea y exantemas cutáneos.

E. Itraconazol

Itraconazol es un triazol sintético que tiene un amplio espectro antimicótico en comparación con *fluconazol. Itraconazol* es un fármaco de elección para el tratamiento de blastomicosis, esporotricosis, paracoccidioidomicosis e histoplasmosis. Se usa rara vez para el tratamiento de infecciones debidas a especies de *Candida* y *Aspergillus* debido a la disponibilidad de agentes más efectivos. *Itraconazol* está disponible como cápsula, tableta o solución oral. La cápsula debe tomarse con alimentos e idealmente una bebida ácida, para aumentar la absorción. En contraste, la solución debe tomarse con el estómago vacío, ya que los alimentos reducen la absorción. El fármaco se distribuye bien en la mayoría de los tejidos, incluyendo hueso y tejidos adiposos. *Itraconazol* se metaboliza extensamente por el hígado y el fármaco y los metabolitos inactivos se excretan en la orina y en las heces. Es un potente inhibidor del CYP3A4 y debe evitarse, si es posible, la coadministración de otros agentes metabolizados por el CYP3A4. Los efectos adversos incluyen náusea, vómito, exantema (en especial en pacientes inmunocomprometidos), hipopotasemia, hipertensión, edema y cefalea. También puede ocurrir toxicidad hepática, en particular cuando se administra con otros fármacos hepatotóxicos. *Itraconazol* tiene un efecto inotrópico negativo y deben evitarse en pacientes con evidencia de disfunción ventricular, como insuficiencia cardiaca.

F. Posaconazol

Posaconazol, un triazol sintético, es un antimicótico de amplio espectro estructuralmente similar a *itraconazol.* Está disponible como una suspensión oral, tableta oral o formulación IV. *Posaconazol* suele usarse para el tratamiento y profilaxis de infecciones por *Candida* y *Aspergillus* en pacientes con inmunocompromiso grave. Debido a su amplio espectro de actividad, *posaconazol* se usa en el tratamiento de las infecciones micóticas invasivas causadas por *Scedosporium* y *Mucorales*. El fármaco tiene una baja biodisponibilidad y debe administrarse con alimentos. A diferencia de los azoles, *posaconazol* no se metaboliza por CYP450, pero se elimina a través de glucuronidación. Los fármacos que aumentan el pH gástrico (p. ej., inhibidores de la bomba de protones) pueden disminuir la absorción de *posaconazol* oral y deben evitarse de ser posible. Debido a su inhibición potente de CYP450 3A4, el uso concomitante de *posaconazol* con un número de agentes (p. ej., alcaloides de ergotamina, *atorvastatina*, *citalopram* y *risperidona*) está contraindicado.

G. Voriconazol

Voriconazol, un triazol sintético relacionado con *fluconazol,* es un agente antimicótico de amplio espectro que está disponible tanto en forma de dosis IV como oral. *Voriconazol* ha remplazado a *anfotericina B* como el fármaco de elección para aspergilosis invasiva. También está aprobado para el tratamiento de la candidiasis invasiva, así como infecciones graves causadas por especies de *Scedosporium* y *Fusarium*. *Voriconazol*

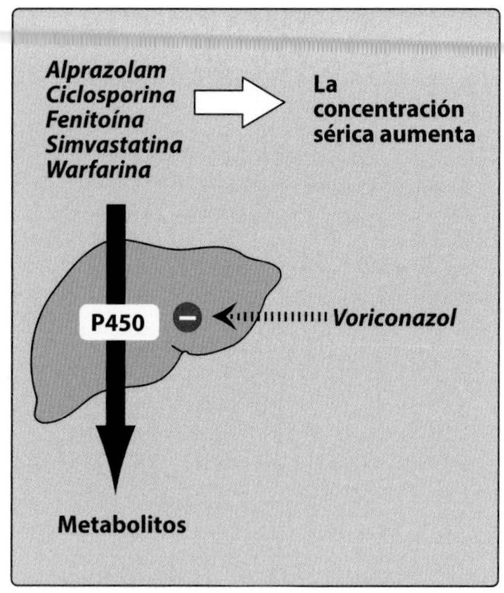

Figura 33-9
Al inhibir el citocromo P450, *voriconazol* puede potenciar las toxicidades de otros fármacos.

tiene una elevada biodisponibilidad oral y penetra bien en los tejidos. Se metaboliza de forma extensa por las isoenzimas de CYP2C19, CYP2C9 y CYP3A4, y los metabolitos se excretan principalmente a través de la orina. Los inhibidores e inductores de estas isoenzimas pueden impactar las concentraciones de *voriconazol,* lo que causa toxicidad o fracaso clínico, respectivamente. *Voriconazol* presenta una cinética no lineal, que puede verse afectada por interacciones farmacológicas y variabilidad farmacogenética, en particular polimorfismos CYP2C19. Las concentraciones elevadas se han relacionado con alucinaciones visuales y auditivas y una mayor incidencia de hepatotoxicidad. Otros efectos adversos son hipopotasemia y alteraciones visuales, que suelen ser reversibles al suspender el fármaco. *Voriconazol* también es un inhibidor de las isoenzimas CYP2C19, CYP2C9 y CYP3A4. Los fármacos que son sustratos de estas isoenzimas se ven impactados por *voriconazol* (fig. 33-9). Debido a interacciones significativas, el uso de *voriconazol* está contraindicado con muchos fármacos que son inductores de CYP450 (p. ej., *rifampicina, rifabutina, carbamazepina* y *hierba de San Juan*).

H. Isavuconazol

Isavuconazol es un agente antimicótico de amplio espectro, que está disponible como el profármaco *isavuconazonio* en formas de dosificación oral e IV. *Isavuconazonio* se hidroliza rápidamente por esterasas en la sangre a *isavuconazol. Isavuconazol* tiene un espectro de actividad similar a *voriconazol* y está aprobado para aspergilosis invasiva y mucormicosis invasiva. *Isavuconazonio* tiene alta biodisponibilidad después de la administración oral y se distribuye bien en los tejidos. El fármaco se metaboliza por CYP3A4, CYP3A5 y uridina difosfato-glucuronosiltransferasas. La coadministración de *isavuconazol* con inhibidores e inductores de CYP3A4 potentes está contraindicado. *Isavuconazol* también es inhibidor de la isoenzima CYP3A4, con lo que aumentan las concentraciones de fármacos que son sustratos de CYP3A4. Algunos efectos adversos frecuentes son náusea, vómito, diarrea e hipopotasemia.

Las figuras 33-10 y 33-11 resumen los agentes antimicóticos azólicos.

Aplicación clínica 33-2. Prolongación del intervalo QT debido a los antifúngicos azólicos

Los azoles pueden provocar un intervalo QT largo en el electrocardiograma del paciente. El intervalo QT largo puede causar un tipo de taquicardia ventricular denominada *torsades de pointes*. Las *torsades de pointes* pueden ser autolimitantes, causando mareos y síncopes, o pueden degenerar en fibrilación ventricular, paro cardiaco y muerte súbita cardiaca. Dado el potencial de mortalidad, los pacientes deben someterse a un electrocardiograma de referencia antes de iniciar el tratamiento sistémico con azoles, en especial cuando se utilizan dosis elevadas. También debe evaluarse el régimen farmacológico actual para detectar medicamentos concomitantes que se asocien con la prolongación del QT y a *torsades de pointes*, así como los fármacos que provoquen interacciones farmacocinéticas que puedan ocasionar mayor exposición al fármaco. Los pacientes de mayor riesgo o los que tienen intervalos QT elevados de base pueden necesitar una vigilancia más estrecha del electrocardiograma mientras reciben el tratamiento con azoles. A diferencia de otros azoles, *isavuconazol* se ha asociado con un acortamiento del intervalo QT. Por lo tanto, puede ser una alternativa cuando se requiera un tratamiento con azoles en un paciente con un intervalo QT basal elevado.

	FLUCONAZOL	ITRACONAZOL	ISAVUCONAZOL	VORICONAZOL	POSACONAZOL
ESPECTRO DE ACTIVIDAD	+	++	+++	+++	++++
VÍAS DE ADMINISTRACIÓN	Oral, IV	Oral	Oral, IV	Oral, IV	Oral, IV
BIODISPONIBILIDAD ORAL (%)	95	55 (solución)	98	96	Variable
CONCENTRACIONES FARMACOLÓGICAS AFECTADAS POR ALIMENTOS O pH GÁSTRICO	No	Sí	No	No	Sí
UNIÓN A PROTEÍNAS (%)	10	99	99	58	99
PRINCIPAL VÍA DE ELIMINACIÓN	Renal	CYP3A4 hepática	CYP3A4, UGT hepática	CYP2C19, 2C9, 3A4 hepática	Glucuronidación hepática
ENZIMAS DEL CITOCROMO P450 INHIBIDAS	CYP3A4, 2C9, 2C19	CYP3A4, 2C9	CYP3A4	CYP2C19, 2C9, 3A4	CYP3A4
VIDA MEDIA ($t_{1/2}$)	25 h	30-40 h	130 h	Dependiente de la dosis	20-66 h
PENETRACIÓN EN LCR	Sí	No	Sí	Sí	Sí
EXCRECIÓN RENAL DEL FÁRMACO ACTIVO (%)	> 90	< 2	45	< 2	< 2
MTF RECOMENDADO (RACIONAL)	No	Sí (eficacia)	Desconocido (no se han determinado aún las concentraciones terapéuticas)	Sí (eficacia y seguridad)	Sí (eficacia)

Figura 33-10
Resumen de antimicóticos triazólicos. LCR = líquido cefalorraquídeo; MTF = monitorización terapéutica del fármaco.

I. Equinocandinas

Las equinocandinas interfieren con la síntesis de la pared celular micótica al inhibir a síntesis de β(1,3)-D-glucano, lo que causa lisis y muerte celular. *Caspofungina, micafungina* y *anidulafungina* están disponibles para administración IV una vez al día. *Micafungina* es la única equinocandina que no requiere de una dosis de carga. Las equinocandinas tienen una potente actividad contra *Aspergillus* y la mayoría de las especies de *Candida,* incluyendo aquellas especies resistentes a azoles. Sin embargo, tienen actividad mínima contra otros hongos. Los efectos adversos más frecuentes son fiebre, exantema, náusea y flebitis en el sitio de infusión. Deben administrarse mediante infusión IV lenta, debido a que pueden causar una reacción tipo histamina (rubor) cuando se infunden con rapidez.

1. **Caspofungina:** es una opción de primera línea para pacientes con candidiasis invasiva, lo que incluye candidemia y tiene una opción de segunda línea para aspergilosis invasiva en pacientes en quienes ha fracasado o no toleran *anfotericina B* o un azol. La dosis de *caspofungina* debe ajustarse con disfunción hepática moderada. La administración concomitante de *caspofungina* con inductores de la enzima CYP450 (p. ej., *rifampicina, carbamazepina, fenitoina*) puede requerir un aumento en la dosis de *caspofungina. Caspofungina* no debe coadministrarse con *ciclosporina* debido a la elevada incidencia de transaminasas hepáticas elevadas con uso concurrente.

2. **Micafungina y anidulafungina:** son opciones de primera línea para el tratamiento de candidiasis invasiva, incluyendo candidemia. *Micafungina* también está indicada para la profilaxis de las infecciones por *Candida* invasiva en pacientes que están sometiéndose a trasplante de células madre hematopoyéticas. Estos agentes no son substratos

FÁRMACO EN INTERACCIÓN	FÁRMACO AZÓLICO	EFECTO SOBRE LA EXPOSICIÓN FARMACOLÓGICA	PRINCIPAL CONSECUENCIA CLÍNICA DE LA INTERACCIÓN
Amiodarona, dronedarona, citalopram, pimozida, quinidina	*Isavuconazol, itraconazol, fluconazol, voriconazol, posaconazol**	↑ Exposición a fármacos con interacción	Prolongación del intervalo QT con riesgo de *torsades de pointes*
Carbamazepina	*Isavuconazol, voriconazol*	↓ Exposición a *voriconazol*	Fracaso del tratamiento con *voriconazol*
Efavirenz	*Isavuconazol, voriconazol*	↓ Exposición a *voriconazol*	Fracaso del tratamiento con *voriconazol*
		↑ Exposición a *efavirenz*	Riesgo de toxicidad con *efavirenz*
Alcaloides de la ergotamina	*Isavuconazol, itraconazol, fluconazol, voriconazol, posaconazol**	↑ Exposición a alcaloide de la ergotamina	Ergotismo
Lovastatina, simvastatina	*Itraconazol, voriconazol, posaconazol*	↑ Exposición a inhibidor de la reductasa HMGCoA	Riesgo de rabdomiólisis
Midazolam, triazolam, alprazolam	*Isavuconazol, itraconazol, voriconazol, posaconazol*	↑ Exposición a benzodiacepinas	Sedación excesiva
Fenitoína	*Isavuconazol, voriconazol, posaconazol*	↓ Exposición a *voriconazol, posaconazol*	Fracaso del tratamiento
		↑ Exposición a *fenitoína*	Nistagmo, ataxia
Rifabutina	*Isavuconazol, voriconazol, posaconazol*	↓ Exposición a *voriconazol*	Fracaso del tratamiento con *voriconazol*
		↑ Exposición a *rifabutina*	Uveítis
Rifampicina	*Isavuconazol, voriconazol, posaconazol*	↓ Exposición a *voriconazol*	Fracaso del tratamiento con *voriconazol*
Ritonavir	*Isavuconazol, voriconazol*	↓ Exposición a *voriconazol*	Fracaso del tratamiento con *voriconazol*
Vincristina, vinblastina	*Isavuconazol, itraconazol, voriconazol, posaconazol*	↑ Exposición a alcaloides de la vinca	Neurotoxicidad
Sirolimús	*Isavuconazol, voriconazol, posaconazol*	↑ Exposición a *sirolimús*	Riesgo de toxicidad con *sirolimús*

Figura 33-11
Interacciones farmacológicas importantes o que ponen en riesgo la vida por fármacos azólicos. ↑ indica aumento; ↓ indica disminución. *Cuando se ha informado una interacción para un triazol, la contraindicación se ha extendido para todos los demás.

para las enzimas CYP450 y no tienen interacciones farmacológicas relacionadas.

III. FÁRMACOS PARA INFECCIONES MICÓTICAS CUTÁNEAS

Los hongos similares a mohos que causan infecciones cutáneas se conocen como dermatofitos o tiña. Las infecciones por tiña se clasifican por el sitio afectado (p. ej., tiña podálica, que se refiera a una infección de los pies). Las dermatomicosis frecuentes, como las infecciones por tiña que aparecen como anillos o parches rojos redondos con centros claros, se denominan en inglés "*ringworm*", lo que es un término erróneo, debido a que la enfermedad es causada por un hongo, no por un gusano ("*worm*"). Los tres diferentes hongos que causan la mayoría de las infecciones cutáneas son *Trichophyton, Microsporum* y *Epidermophyton*. Las levaduras *Malassezia* y *Candida* también pueden causar infecciones en la piel. Los fármacos usados en el tratamiento de las micosis cutáneas se enlistan en la figura 33-1.

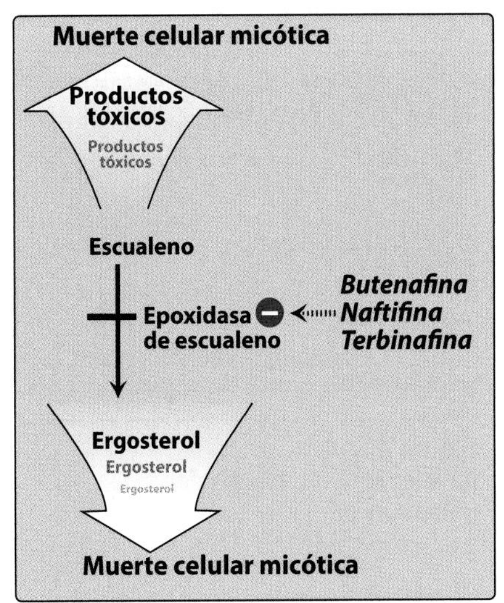

Figura 33-12
Modo de acción de los inhibidores de epoxidasa del escualeno.

A. Inhibidores de la epoxidasa de escualeno

Estos agentes actúan al inhibir la epoxidasa de escualeno, con lo que bloquean la biosíntesis de ergosterol, un componente esencial de la membrana celular micótica (fig. 33-12). La acumulación de cantidades tóxicas de escualeno resulta en un aumento de la permeabilidad de membrana y muerte de células micóticas.

1. **Terbinafina:** *terbinafina* oral es el fármaco de elección para tratar las onicomicosis por dermatofitos (infecciones por hongos de las uñas). Es mejor tolerada, requiere una duración de tratamiento más breve y es más efectiva que *itraconazol* o *griseofulvina* para *Trichophyton*. El tratamiento es prolongado (por lo general alrededor de 3 meses), pero considerablemente más breve que con *griseofulvina* y antifúngicos tópicos. *Terbinafina* oral también puede usarse para la tiña de la cabeza (infección del cuerpo cabelludo). [Nota: se requiere de tratamiento antimicótico oral (*griseofulvina, terbinafina, itraconazol*) para la tiña de la cabeza. Los antimicóticos tópicos son ineficaces]. *Terbinafina* tópica (crema, gel o solución a 1%) se usa para tratar la tiña del pie, la tiña del cuerpo, la tiña crural (infección de la ingle o "prurito del atleta") y tiña versicolor debido a *Malassezia furfur*. La duración del tratamiento suele ser 1 semana.

   a. **Espectro antimicótico:** *terbinafina* tiene actividad contra *Trichophyton* y *Malassezia*. También puede ser efectiva contra *Candida, Epidermophyton* y *Scopulariopsis*, pero la eficacia para tratar infecciones clínicas debido a estos patógenos no se ha establecido.

   b. **Farmacocinética:** *terbinafina* está disponible para administración tópica y oral. La biodisponibilidad después de administración oral es de solo 40% debido a metabolismo de primer paso. *Terbinafina* tiene una fuerte unión a proteínas y se deposita en la piel, uñas y tejido adiposo. Una vida media terminal prolongada de 200 a 400 h puede reflejar la liberación lenta de estos tejidos. *Terbinafina* oral se metaboliza extensamente por varias isoenzimas CYP450 y se excreta sobre todo a través de la orina (fig. 33-13). El fármaco debe evitarse en pacientes con afección renal moderada a grave o con disfunción hepática. *Terbinafina* es un inhibidor de la isoenzima CYP2D6 y su uso concomitante con substratos de CYP2D6 puede resultar en un mayor riesgo de efectos adversos con estos agentes.

   c. **Efectos adversos:** los efectos adversos frecuentes con la formulación oral incluyen diarrea, dispepsia, náusea, cefalea y exantema. Se han informado alteraciones del gusto y la vista, así como elevaciones en las transaminasas hepáticas séricas. Las formulaciones tópicas son bien toleradas.

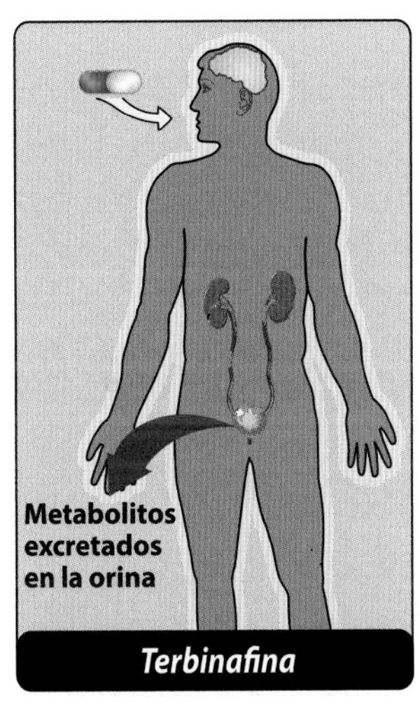

Figura 33-13
Administración y destino de *terbinafina*.

2. **Naftifina:** tiene actividad contra *Trichophyton, Microsporum* y *Epidermophyton*. La crema y el gel de *naftifina* se usan para el tratamiento

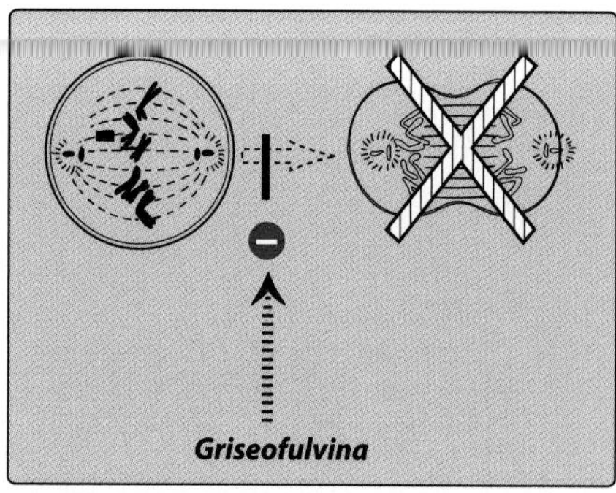

Figura 33-14
Inhibición de la mitosis por *griseofulvina*.

tópico de la tiña del cuerpo y la tiña del pie. La duración del tratamiento suele ser de 2 a 4 semanas.

3. **Butenafina:** tiene actividad contra *Trichophyton rubrum, Epidermophyton* y *Malassezia.* Al igual que *naftifina,* se usa crema de *butenafina* para el tratamiento tópico de las infecciones por tiña.

B. Griseofulvina

Griseofulvina causa la alteración del huso mitótico y la inhibición de la mitosis del hongo (fig. 33-14). Se ha remplazado en gran medida por *terbinafina* oral para el tratamiento de las onicomicosis, aunque aún se utiliza para dermatofitosis del cuero cabelludo y el pelo. *Griseofulvina* es fungistática y requiere de una duración prolongada del tratamiento (p. ej., 6 a 12 meses para onicomicosis). La duración del tratamiento depende de la velocidad de remplazo de la piel y las uñas sanas. Las preparaciones cristalinas ultrafinas se absorben de forma adecuada desde el tracto gastrointestinal y la absorción se incrementa con alimentos ricos en grasa. El fármaco se concentra en la piel, pelo, uñas y tejido adiposo. *Griseofulvina* induce la actividad de CYP450 hepático, que aumenta la velocidad del metabolismo de una variedad de fármacos, lo que incluye anticoagulantes. El uso de *griseofulvina* está contraindicado en el embarazo y en pacientes con porfiria.

C. Nistatina

Nistatina es un antimicótico polieno y su estructura, química, mecanismo de acción y perfil de resistencia semejan los de *anfotericina B.* Se usa para el tratamiento de las infecciones orales y cutáneas por *Candida.* El fármaco se absorbe muy poco a partir del tracto gastrointestinal y no se usa a nivel parenteral debido a toxicidad sistémica (efectos adversos agudos relacionados con la infusión y nefrotoxicidad). Se administra como un agente oral ("enjuagar y tragar" o "enjuagar y escupir") para el tratamiento de la candidiasis orofaríngea (algodoncillo), intravaginal para la candidiasis vulvovaginal o a nivel tópico para la candidiasis cutánea.

D. Imidazoles

Los imidazoles son derivados azoles, que a la fecha incluyen *butoconazol, clotrimazol, ketoconazol, miconazol, oxiconazol, sertaconazol, sulconazol, terconazol* y *tioconazol*. Como clase de agentes tópicos, tienen una actividad bastante amplia contra *Epidermophyton, Microsporum, Trichophyton, Candida* y *Malassezia*, dependiendo del agente. Los imidazoles tópicos tienen una variedad de usos, lo que incluye tiña del cuerpo, tiña inguinal, tiña del pie y candidiasis orofaríngea y vulvovaginal. Su uso tópico se relaciona con dermatitis por contacto, irritación vulvar (con preparaciones vaginales) y edema. *Clotrimazol* también está disponible como trocisco (pastilla para chupar) y *miconazol* está disponible como tableta oral para el tratamiento del algodoncillo. *Ketoconazol* oral rara vez se usa a la fecha debido al riesgo de lesiones hepáticas graves, insuficiencia suprarrenal e interacciones farmacológicas adversas. Las formulaciones tópicas de *ketoconazol* son útiles en el tratamiento de la tiña versicolor y la dermatitis seborreica.

E. Efinaconazol

Efinaconazol es un antimicótico triazólico tópico aprobado para el tratamiento de la onicomicosis de las uñas del pie causadas por *T. rubrum* y *Trichophyton mentagrophytes*. La duración del tratamiento es de 48 semanas.

F. Ciclopirox

Ciclopirox, un antimicótico tipo piridina, inhibe el transporte de elementos esenciales en la célula micótica, alterando la síntesis de ADN, ARN y proteínas. *Ciclopirox* tienen actividad contra *Trichophyton, Epidermophyton, Microsporum, Candida* y *Malassezia*. Está disponible en una variedad de formulaciones. El champú de *ciclopirox* se usa para el tratamiento de la dermatitis seborreica. La tiña del pie, la tiña del cuerpo, la tiña inguinal, la candidiasis cutánea y la tiña versicolor pueden tratarse con crema, gel o suspensión. La onicomicosis puede tratarse con una formulación en esmalte de uñas.

G. Tavaborol

Tavaborol inhibe la aminoacilsintetasa de ácido ribonucleico de transferencia, previniendo la síntesis de proteínas micóticas. *Tavaborol* tiene actividad contra *T. rubrum* y *T. mentagrophytes*. Está disponible como una solución tópica para el tratamiento de la onicomicosis de las uñas del pie, que requiere 48 semanas de tratamiento.

H. Tolnaftato

Tolnaftato, un tiocarbamato tópico, distorsiona las hifas y embota el crecimiento de las micelas en el hongo susceptible. *Tolnaftato* tiene actividad contra *Epidermophyton, Microsporum* y *Malassezia furfur*. [Nota: *tolnaftato* no es efectivo contra *Candida*]. *Tolnaftato* se usa para tratar la tiña del pie, la tiña inguinal y la tiña corporal. Está disponible como una solución, una crema y un polvo.

Resumen del capítulo

- Las infecciones fúngicas cutáneas, como la *tinea corporis* y la *tinea pedis*, suelen tratarse con antifúngicos tópicos. Las infecciones fúngicas subcutáneas o sistémicas requieren un tratamiento con antifúngicos orales o intravenosos.
- *Anfotericina B* solo está disponible en formulación intravenosa y es un tratamiento opcional para algunas infecciones fúngicas potencialmente mortales. Sus principales efectos adversos son fiebre y escalofríos, insuficiencia renal e hipotensión.
- *Flucitosina* administrada en combinación con *anfotericina B* es el tratamiento inicial preferido para la meningitis causada por *C. neoformans*. La resistencia a *flucitosina* se desarrolla si no se administra con otro fármaco antifúngico.
- Los antifúngicos azoles inhiben la 14-α-desmetilasa, bloqueando la conversión de lanosterol en ergosterol. Los azoles se agrupan en imidazoles, que son agentes tópicos, y triazoles, que son generalmente antifúngicos sistémicos.
- Los azoles inhiben la isoenzima CYP3A4, lo que puede provocar un aumento de los niveles de otros fármacos y una posible toxicidad. Algunos azoles, como *voriconazol* e *isavuconazol*, son metabolizados por las enzimas CYP450, y las interacciones farmacológicas con estas enzimas podrían causar toxicidad o fracaso clínico.
- Las equinocandinas detienen la formación de la pared celular del hongo al inhibir el β(1,3)-D-glucano. Todas las equinocandinas están disponibles solo en formulación intravenosa, y en general son bien toleradas.
- *Terbinafina* oral es el fármaco de elección para la onicomicosis. *Terbinafina* es metabolizada por las enzimas CYP450 e inhibe el CYP2D6. *Terbinafina* está contraindicada en pacientes con disfunción hepática o insuficiencia renal moderada o grave.
- *Efinaconazol*, *ciclopirox* y *tavaborole* son agentes tópicos para el tratamiento de la onicomicosis. La duración del tratamiento de estas infecciones es larga, hasta 48 semanas.

Preguntas de estudio

Elija la MEJOR respuesta.

33.1 ¿Cuál de los siguientes agentes antimicóticos tiene MÁS probabilidades de causar insuficiencia renal?

A. Fluconazol
B. Anfotericina B
C. Itraconazol
D. Posaconazol

Respuesta correcta = B. Anfotericina B es la mejor opción debido a que suele relacionarse nefrotoxicidad con este medicamento. Aunque la dosis de fluconazol debe ajustarse para insuficiencia renal, no se relaciona con causar nefrotoxicidad. Itraconazol y posaconazol se metabolizan por el hígado y no se relacionan con nefrotoxicidad.

33.2 ¿Cuál de los siguientes fármacos funciona al crear poros/canales en la membrana celular micótica?

A. Fluconazol
B. Anidulafungina
C. Anfotericina B
D. Flucitosina

Respuesta correcta = C. Anfotericina B crea poros/canales en la membrana celular micótica. Fluconazol funciona al inhibir la conversión de lanosterol a ergosterol. Anidulafungina inhibe la síntesis de β-D-glucano. Flucitosina altera la síntesis de ácido nucleico y proteínas.

33.3 Un paciente con un nuevo diagnóstico de VIH se presenta con cefalea y se le descubre una meningitis criptocócica. Se inicia un tratamiento adecuado y unas semanas más tarde se observa una supresión de la médula ósea con pancitopenia. ¿Cuál de los siguientes antifúngicos es MÁS probable que haya causado la supresión de la médula ósea en este paciente?

A. Anfotericina B
B. Fluconazol
C. Flucitosina
D. Micafungina

Respuesta correcta = C. flucitosina provoca neutropenia y trombocitopenia reversibles y los recuentos deben controlarse mientras se esté en tratamiento.

33.4 Una mujer de 55 años se presenta al hospital con disnea, fiebre y malestar. Tiene antecedentes de cáncer mamario y está recibiendo quimioterapia. Su radiografía torácica muestra neumonía y los cultivos respiratorios son positivos para *Aspergillus fumigatus*. ¿Cuál es la opción MÁS apropiada para el tratamiento?

A. Voriconazol
B. Fluconazol
C. Flucitosina
D. Ketoconazol

Respuesta correcta = A. Voriconazol es el fármaco de elección para aspergilosis. Los estudios han encontrado que es superior a otros esquemas, incluyendo anfotericina B. Fluconazol, flucitosina y ketoconazol no tienen actividad *in vitro* confiable y por lo tanto no se recomiendan.

33.5 Una mujer de 22 años informa una descarga vaginal similar a queso cottage y disuria ligera durante 1 semana. La paciente se diagnostica con candidiasis vulvovaginal. Solicita un esquema de tratamiento tan breve como sea posible debido a sus horarios tan complicados. ¿Cuál de los siguientes antimicóticos es la mejor opción?

A. Fluconazol oral
B. Miconazol tópico
C. Terbinafina oral
D. Efinaconazol tópico

Respuesta correcta = A. Fluconazol oral puede administrarse como dosis única para la candidiasis vulvovaginal. Miconazol tópico requiere múltiples días de tratamiento. Terbinafina y efinaconazol no se usan en clínica para la candidiasis vulvovaginal.

33.6 Un paciente deberá recibir un azol a largo plazo como terapia antifúngica supresiva. En la última visita clínica, su función renal ha disminuido (Cockcroft-Gault calculado 35 mL/min). ¿Cuál de los siguientes azoles debería tener una reducción de dosis debido a la función renal del paciente?

A. Fluconazol
B. Itraconazol
C. Isavuconazol
D. Posaconazol

Respuesta correcta = A. fluconazol es el único azol que requiere un ajuste de la dosis en la insuficiencia renal.

33.7 Un hombre de 27 años está recién diagnosticado de infección por VIH y presenta una candidiasis orofaríngea leve (aftas). Niega tener disfagia (dificultad para tragar) u odinofagia (dolor al tragar). ¿Cuál de las siguientes es la mejor recomendación de tratamiento para este paciente?

A. Cápsulas de flucitosina
B. Trociscos de clotrimazol
C. Anfotericina B intravenosa
D. Voriconazol intravenoso

Respuesta correcta = B. Los trociscos de clotrimazol son una opción de primera línea para el tratamiento de las aftas. Dado que el paciente tiene una infección leve y no tiene ninguna disfagia, no se necesita una opción intravenosa. Flucitosina no se utiliza para las aftas.

33.8 ¿Cuál de los siguientes fármacos está relativamente libre de interacciones fármaco-fármaco?

A. Voriconazol
B. Itraconazol
C. Anidulafungina
D. Terbinafina

Respuesta correcta = C. Las equinocandinas (incluyendo anidulafungina) no se metabolizan por el sistema de la enzima CYP450, por lo que tienen muy pocas interacciones fármaco-fármaco. Voriconazol, itraconazol y terbinafina se metabolizan todos ellos por el sistema de la enzima CYP450, por lo que tienen interacciones fármaco-fármaco significativas.

33.9 Una mujer de 56 años con diabetes refiere engrosamiento de la uña del dedo gordo del pie derecho y un cambio de color (amarillo). El podólogo diagnostica a la paciente con onicomicosis de la uña del pie. ¿Cuál de los siguientes es la opción más apropiada para tratar esta infección?

A. Terbinafina
B. Micafungina
C. Itraconazol
D. Griseofulvina

Respuesta correcta = A. Terbinafina se tolera mejor, requiere una duración de tratamiento más breve y es más efectiva que ya sea itraconazol o griseofulvina. Micafungina no tienen actividad para este tipo de infección.

33.10 A un paciente se le diagnostica *tinea pedis*. No tiene ninguna contraindicación a las posibles terapias. ¿Cuál de los siguientes fármacos debería recomendarse?

A. Comprimidos de terbinafina
B. Comprimidos de fluconazol
C. Crema tópica de naftifina
D. Solución tópica de tavaborole

Respuesta correcta = C. La crema tópica de naftifina es eficaz contra la *tinea pedis*. El tratamiento sistémico (terbinafina o fluconazol oral) no es necesario. La solución tópica de tavaborole solo está indicada para la onicomicosis, no para la *tinea pedis*.

Fármacos antivirales

34

Elizabeth Sherman

I. GENERALIDADES

Los virus son parásitos intracelulares obligados. Carecen tanto de una pared como de una membrana celulares y no realizan procesos metabólicos. Los virus usan gran parte de la maquinaria metabólica del hospedador, y pocos fármacos son lo bastante selectivos para prevenir la replicación viral sin lesionar las células infectadas del hospedador. El tratamiento para las enfermedades virales se complica adicionalmente por el hecho de que los síntomas clínicos aparecen ya avanzada la enfermedad, en un momento en que la mayoría de las partículas virales se han replicado. En esta etapa de infección viral, la administración de fármacos que bloquean la replicación viral tiene una efectividad limitada en muchos casos. Sin embargo, unos cuantos grupos virales responden a los fármacos antivirales disponibles y algunos agentes antivirales son útiles como agentes profilácticos. Estos agentes se analizan en este capítulo. Para ayudar a la revisión de estos fármacos, se agrupan de acuerdo con el tipo de infección viral a la que se dirigen (fig. 34-1).

PARA INFECCIONES VIRALES RESPIRATORIAS
Amantadina SOLO GENÉRICO
Baloxavir XOFLUZA
Oseltamivir TAMIFLU
Peramivir RAPIVAB
Remdesivir VEKLURY
Ribavirina VIRAZOLE
Rimantadina FLUMADINE
Zanamivir RELENZA
PARA INFECCIONES VIRALES HEPÁTICAS: HEPATITIS B
Adefovir HEPSERA
Entecavir BARACLUDE
Lamivudina EPIVIR-HBV
Peginterferón alfa-2a PEGASYS
Tenofovir alafenamida VEMLIDY
Tenofovir disoproxilo fumarato VIREAD
PARA INFECCIONES VIRALES HEPÁTICAS: HEPATITIS C
Elbasvir/grazoprevir ZEPATIER
Glecaprevir/pibrentasvir MAVYRET
Ledipasvir/sofosbuvir HARVONI
Ribavirina REBETOL
Sofosbuvir SOVALDI
Sofosbuvir/velpatasvir EPCLUSA
Sofosbuvir/velpatasvir/ voxilaprevir VOSEVI
PARA INFECCIONES POR HERPESVIRUS Y CITOMEGALOVIRUS
Aciclovir ZOVIRAX
Cidofovir SOLO GENÉRICO
Famciclovir SOLO GENÉRICO
Foscarnet FOSCAVIR
Ganciclovir CYTOVENE
Penciclovir DENAVIR
Trifluridina VIROPTIC
Valaciclovir VALTREX
Valganciclovir VALCYTE
PARA VIH: INHIBIDORES NUCLEOSÍDICOS Y NUCLEOTÍDICOS DE LA TRANSCRIPTASA INVERSA
Abacavir ZIAGEN
Didanosina VIDEX
Emtricitabina EMTRIVA
Lamivudina EPIVIR
Tenofovir alafenamida*
Tenofovir disoproxilo fumarato VIREAD
Zidovudina RETROVIR

Figura 34-1
Resumen de fármacos antivirales. VIH = virus de la inmunodeficiencia humana. *Parte de una combinación a dosis fija.

II. TRATAMIENTO DE LAS INFECCIONES VIRALES RESPIRATORIAS

Las infecciones virales de las vías respiratorias para las cuales existe tratamiento incluyen influenza A y B, virus sincitial respiratorio (VSR) y síndrome respiratorio agudo grave coronavirus 2 (SARS-CoV-2, COVID-19). [Nota: la inmunización contra la influenza y COVID-19 es el abordaje preferido. Sin embargo, se usan agentes antivirales cuando los pacientes son alérgicos a la vacuna (influenza) o cuando ocurre un brote].

A. Inhibidores de la neuraminidasa

Los inhibidores de la neuraminidasa *oseltamivir, zanamivir* y *peramivir* son efectivos contra los virus de la influenza tanto tipo A como tipo B. No interfieren con la respuesta inmune de la vacuna de la influenza. Si se administran antes de la exposición, los inhibidores de la neuraminidasa previenen la infección y cuando se administran en un plazo de 24 a 48 h después del inicio de los síntomas, disminuyen modestamente la intensidad y duración de los síntomas.

1. **Mecanismo de acción:** los virus de la influenza emplean una neuraminidasa específica que se inserta en la membrana celular del hospedador con la finalidad de liberar viriones recién formados. Esta enzima es esencial para el ciclo vital del virus. *Oseltamivir*, *zanamivir* y *peramivir* inhiben de forma selectiva la neuraminidasa, con lo que

previenen la liberación de nuevos viriones y su diseminación de una célula a otra.

2. **Farmacocinética:** *oseltamivir* es un profármaco con actividad oral que se hidroliza con rapidez por el hígado a su forma activa. *Zanamivir* no tiene actividad oral y se administra mediante inhalación. *Peramivir* se administra por infusión intravenosa (IV). Los tres fármacos se eliminan sin cambio en la orina (fig. 34-2).

3. **Efectos adversos:** los efectos adversos más frecuentes de *oseltamivir* son molestias gastrointestinales (GI) y náusea, que pueden aliviarse al tomar el fármaco con alimentos. Ocurre irritación de las vías respiratorias con *zanamivir.* Debe usarse con precaución en personas con asma o enfermedad pulmonar obstructiva crónica, debido a que puede ocurrir broncoespasmo. La diarrea es un efecto adverso común de *peramivir*.

4. **Resistencia:** se han identificado mutaciones de la enzima neuraminidasa en adultos tratados con cualquiera de los inhibidores de la neuraminidasa. Sin embargo, estos mutantes suelen ser menos infecciosos y virulentos que el tipo silvestre.

B. Inhibidor de endonucleótidos

Baloxavir marboxil es un profármaco oral que se convierte en *baloxavir*, un inhibidor de la actividad endonucleasa de una proteína ácida selectiva de la polimerasa viral de la influenza. La inhibición de esta enzima específica de la influenza impide la transcripción del gen viral y la replicación del virus de la influenza. *Baloxavir marboxil* ha demostrado una actividad antiviral contra los virus de la influenza A y B, incluidas las cepas resistentes a los agentes antivirales habituales. Está indicado dentro de las 48 h siguientes a la aparición de los síntomas de la influenza, se administra por vía oral en una sola dosis y tiene una semivida considerablemente larga (79.1 h). Debe evitarse la coadministración con productos lácteos, bebidas fortificadas con calcio, laxantes o antiácidos que contengan cationes polivalentes o suplementos orales (p. ej., calcio, hierro, magnesio, selenio o zinc) debido a la posibilidad de quelación, lo que disminuye la exposición al *baloxavir*. La diarrea es un efecto adverso comúnmente reportado.

C. Antivirales adamantanos

El espectro terapéutico de los derivados de adamantano, *amantadina* y *rimantadina*, se limita a las infecciones por influenza A. Debido a la resistencia generalizada, los adamantanos no se recomiendan en EUA para el tratamiento o la profilaxis de la influenza A.

D. Ribavirina

Ribavirina, un análogo de guanosina sintético, es efectivo contra un amplio espectro de virus de ARN y ADN. Por ejemplo, *ribavirina* se usa en el tratamiento de los lactantes y niños pequeños inmunosuprimidos con infecciones graves por VSR. *Ribavirina* también es efectiva en las infecciones crónicas con hepatitis C cuando se usa en combinación con otros antivirales de acción directa.

1. **Mecanismo de acción:** *rivabirina* inhibe la replicación de los virus de ARN y ADN. El fármaco se fosforila primero a los derivados 5′fosfato. El producto principal trifosfato de *ribavirina* ejerce su acción antiviral al

PARA VIH: INHIBIDORES NO NUCLEOSÍDICOS DE LA TRANSCRIPTASA INVERSA
Doravirina PIFELTRO
Efavirenz SUSTIVA
Etravirina INTELENCE
Nevirapina VIRAMUNE
Rilpivirina EDURANT
PARA VIH: INHIBIDORES DE LA PROTEASA
Atazanavir REYATAZ
Darunavir PREZISTA
Fosamprenavir LEXIVA
Lopinavir/ritonavir KALETRA
Nelfinavir VIRACEPT
Saquinavir INVIRASE
Tipranavir APTIVUS
PARA VIH: INHIBIDORES DE ENTRADA
Enfuvirtida FUZEON
Fostemsavir RUKOBIA
Ibalizumab TROGARZO
Maraviroc SELZENTRY
PARA VIH: INHIBIDORES DE LA INTEGRASA
Bictegravir*
Cabotegravir APRETUDE, VOCABRIA
Dolutegravir TIVICAY
Elvitegravir*
Raltegravir ISENTRESS
PARA VIH: POTENCIADORES FARMACOCINÉTICOS
Cobicistat TYBOST
Ritonavir NORVIR

PARA VIH: COMBINACIONES DE DOSIS FIJA
Abacavir + lamivudina EPZICOM
Abacavir + lamivudina + dolutegravir TRIUMEQ
Abacavir + zidovudina + lamivudina TRIZIVIR
Bictegravir + tenofovir alafenamida + emtricitabina BIKTARVY
Efavirenz + emtricitabina + tenofovir disoproxilo fumarato ATRIPLA
Elvitegravir + cobicistat + tenofovir alafenamida + emtricitabina GENVOYA
Elvitegravir + cobicistat + tenofovir disoproxilo fumarato + emtricitabina STRIBILD
Emtricitabina + tenofovir alafenamida DESCOVY
Emtricitabina + tenofovir disoproxilo fumarato TRUVADA
Rilpivirina + tenofovir alafenamida + emtricitabina ODEFSEY
Rilpivirina + tenofovir disoproxilo fumarato + emtricitabina COMPLERA
Zidovudina + lamivudina COMBIVIR

Figura 34-1
(*Continuación*)

inhibir la formación de guanosín trifosfato, previniendo el recubrimiento del ARN mensajero (ARNm) viral y bloqueando la polimerasa de ARN dependiente de ARN.

2. **Farmacocinética:** *ribavirina* es efectiva por vía oral y por inhalación. Se usa un aerosol en el tratamiento de la infección por VSR. La absorción aumenta si el fármaco se toma con una comida grasosa. El fármaco y sus metabolitos se eliminan en la orina (fig. 34-3).

3. **Efectos adversos:** los efectos adversos de *ribavirina* incluyen anemia transitoria dependiente de la dosis. También se ha informado bilirrubina elevada. El aerosol puede ser más seguro, aunque la función respiratoria en lactantes puede deteriorase rápido después de iniciar el tratamiento con aerosol. Por lo tanto, la monitorización es esencial. *Ribavirina* está contraindicado en el embarazo (fig. 34-4).

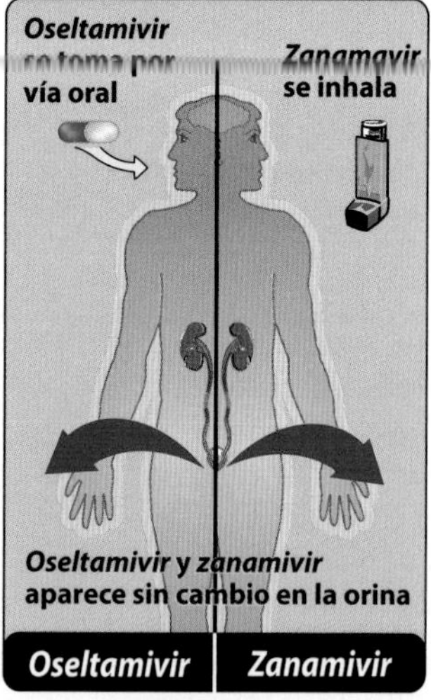

Figura 34-2
Administración y destino de *oseltamivir* y *zanamivir.*

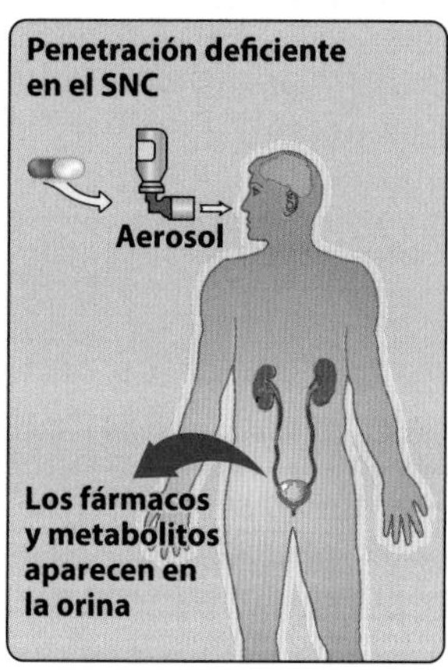

Figura 34-3
Administración y destino de *ribavirina*. SNC = sistema nervioso central.

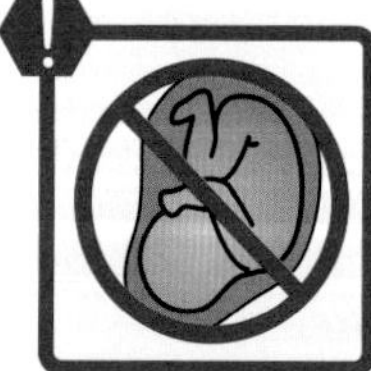

Figura 34-4
Ribavirina causa efectos teratógenos.

E. Remdesivir

Remdesivir es un profármaco de *remdesivir* trifosfato. Este agente es un análogo de la adenosina que inhibe la ARN polimerasa dependiente del ARN del SARS-CoV-2, lo que provoca un retraso en la terminación de la cadena y la interrupción de la replicación viral. *Remdesivir* se utiliza para el tratamiento de pacientes hospitalizados con COVID-19. El fármaco se administra por infusión intravenosa. La función renal y hepática debe ser monitorizada antes y durante la terapia. *Remdesivir* está contraindicado en pacientes con una tasa de filtración glomerular estimada inferior a 30 mL/min/m^2. Los efectos adversos incluyen diarrea, aumento de las enzimas hepáticas, anemia, hiperglucemia y reacciones de hipersensibilidad. [Nota: varios anticuerpos monoclonales antivirales para SARS-CoV-2, inhibidores de la proteasa (IP) orales (p. ej., *nirmatrelvir/ritonavir*) y otros antivirales orales (p. ej., *molnupiravir*) han sido autorizados como fármacos en investigación para el tratamiento de COVID-19. Estos agentes se utilizan principalmente para los pacientes con COVID-19 de leve a moderada que corren el riesgo de progresar a la enfermedad grave].

III. TRATAMIENTO DE LAS INFECCIONES VIRALES HEPÁTICAS

Cada virus de hepatitis identificados en la actualidad (A, B, C, D y E) tiene su patogénesis, que implican de forma específica la replicación en los hepatocitos y su destrucción. De este grupo, la hepatitis B (un virus ADN) y la hepatitis C (un virus ARN) son las causas más frecuentes de hepatitis crónica, cirrosis y carcinoma hepatocelular (fig. 34-5) y son las únicas infecciones virales hepáticas para las que hay tratamiento disponible en la actualidad. [Nota: la hepatitis A es una infección que se encuentra con frecuencia causada por la ingestión oral del virus, pero no es una enfermedad crónica]. La hepatitis B crónica puede tratarse con *peginterferón-α-2a,* que se inyecta por vía subcutánea una vez a la semana. El tratamiento oral para el virus de la hepatitis B (VHB) crónica incluye *lamivudina, adefovir, entecavir* y *tenofovir* (véase la sección VIII para *tenofovir*). El tratamiento preferido para el virus de la hepatitis C (VHC) crónica es una combinación de antivirales de acción directa, cuya selección se basa en el genotipo de la hepatitis C. En ciertos casos, se añade *ribavirina* al esquema de antivirales de acción directa para potenciar la respuesta virológica. Con la introducción de nuevos antivirales de acción directa, ya no se acostumbra usar *interferón α pegilado* en el VHC y no se recomienda en las guías actuales debido a su eficacia inferior y mala tolerabilidad.

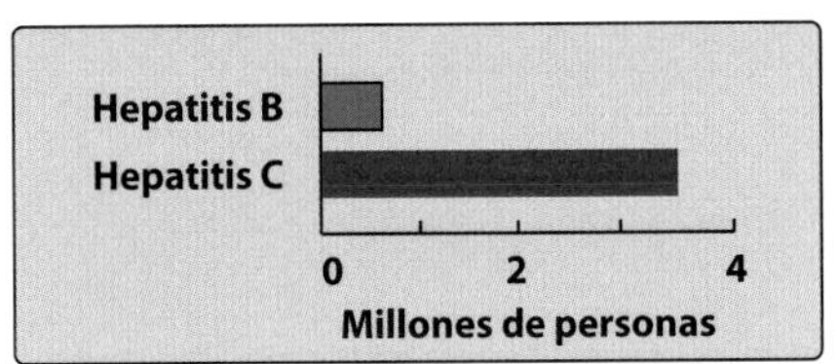

Figura 34-5
La prevalencia de la hepatitis B y C crónica en Estados Unidos.

IV. TRATAMIENTO DE LA HEPATITIS B

A. Interferones

Los interferones son una familia de glucoproteínas inducibles que se crean naturalmente e interfieren con la capacidad de los virus de infectar las células. Los interferones se sintetizan mediante tecnología de ADN recombinante. Existen al menos tres tipos de interferones, α, β y γ (fig. 34-6). En las formulaciones "pegiladas", bis-monometoxi polietilenglicol se ha unido de forma covalente a *interferón-α* para aumentar el tamaño de la molécula. El mayor tamaño de la molécula retrasa la absorción del lugar de inyección, prolonga la duración de acción del fármaco y también disminuye su depuración.

1. **Mecanismo de acción:** el mecanismo antiviral se entiende de forma parcial. Al parecer implica la inducción de las enzimas de las células hospedadoras que inhiben la traducción de ARN viral, lo que a la larga causa degradación del ARNm y ARNt virales.
2. **Usos terapéuticos:** *peginterferón α-2a* está aprobado para el tratamiento de la infección crónica por VHB. También está indicado para el tratamiento del VHC en combinación con otros agentes, aunque su uso es infrecuente debido a la disponibilidad de agentes más efectivos.
3. **Efectos adversos:** estos incluyen síntomas similares a influenza, como fiebre, escalofríos, mialgias, artralgias y alteraciones GI. La fatiga y la depresión mental son frecuentes. Las principales toxicidades limitantes de la dosis son supresión de la médula ósea, fatiga y pérdida de peso profundas, neurotoxicidad caracterizada por somnolencia y alteraciones conductuales, trastornos autoinmunes como tiroiditis y, en casos raros, problemas cardiovasculares como insuficiencia cardiaca.

Interferón α	*Interferón β*	*Interferón γ*
Hepatitis B y C crónica	**Esclerosis múltiple remitente recurrente**	**Enfermedad granulomatosa crónica**
Verrugas genitales causadas por virus del papiloma		
Tricoleucemia, leucemia mielógena crónica		
Sarcoma de Kaposi		

Figura 34-6
Algunas indicaciones aprobadas para *interferón*.

B. Lamivudina

Este análogo de citosina es un inhibidor tanto del VHB como de las transcriptasas inversas del virus de la inmunodeficiencia humana (VIH). *Lamivudina* debe ser fosforilada por las enzimas celulares del hospedador a la forma de trifosfato (activa). Este compuesto inhibe de forma competitiva la polimerasa de ADN dependiente de ARN del virus de hepatitis B. Al igual que con muchos análogos nucleotídicos, la vida media intracelular del trifosfato es muchas horas más que su vida media plasmática. La tasa de resistencia del VHB es elevada después del tratamiento a largo plazo con *lamivudina* y por lo tanto ya no se recomienda *lamivudina* en las guías actuales para hepatitis B.

C. Adefovir

Adefovir es un análogo nucleotídico que es fosforilado por cinasas celulares a difosfato de adefovir, que se incorpora entonces al ADN viral. Esto causa la terminación del alargamiento de la cadena y previene la replicación del VHB. Puede ocurrir nefrotoxicidad con su uso crónico y debe usarse con precaución en pacientes con disfunción renal existente. *Adefovir* ya no se recomienda en las guías actuales de hepatitis B debido a su menor eficacia en comparación con otros agentes.

D. Entecavir

Entecavir es un análogo del nucleósido guanosina para el tratamiento de la infección por el VHB. Después de la fosforilación intracelular al trifosfato, compite con el sustrato natural, trifosfato de desoxiguanosina, para transcriptasa inversa viral. *Entecavir* es efectivo contra cepas resistentes a *lamivudina* del VHB y se dosifica una vez al día. El fármaco se excreta de forma primaria sin cambios en la orina y se requieren ajustes a la dosis en enfermedad renal. El uso concomitante de fármacos con toxicidad renal debe evitarse.

V. TRATAMIENTO DE LA HEPATITIS C

El VHC entra al hepatocito después de su interacción con factores de entrada celular. Una vez dentro de la célula, se libera un genoma viral de la nucleocápside y una poliproteína del VHC se traduce usando el sitio de entrada del ribosoma interno. La poliproteína se escinde entonces por las proteasas celulares y virales para arrogar proteínas estructurales y no estructurales. Las proteínas centrales NS3 y NS5A forman el complejo de replicación en las gotículas lipídicas y sirven como las matrices sobre las que la polimerasa de ARN replique el genoma viral, que se empaca entonces en glucoproteínas de envoltura antes de la secreción no citolítica de los viriones maduros. Están disponibles varios agentes antivirales de acción directa que se dirigen a la proteasa de NS3/NS4A, polimerasa NS5B y NS5A que participan en la replicación y ensamblaje del virus de la hepatitis C.

El tratamiento de combinación con antivirales de acción directa es necesario para optimizar las tasas de respuesta del tratamiento para VHC. Las combinaciones actuales emplean múltiples antivirales de acción directa que se dirigen a las diferentes etapas del ciclo vital del VHC al mismo tiempo (fig. 34-7). Con el tratamiento en combinación, estos agentes son capaces de suprimir de forma colectiva tanto las poblaciones virales de tipo silvestre como las resistentes a fármacos. Ciertas combinaciones pueden tener una eficacia diferente con base en el genotipo de VHC, y algunos son pangenotípicos, lo que significa que tienen actividad contra todos los genotipos. Se anticipa que estén disponibles agentes adicionales en el futuro cercano. Para un resumen de las guías y esquemas actuales recomendados en escenarios específicos, véase www.hcvguidelines.org.

A. Inhibidores de la proteasa NS3/NS4A

La proteasa de serina viral NS3/NS4A es crucial para procesar la poliproteína única codificada por ARN del VHC en proteínas con actividad individual, NS4A, NS4B, NS5A y NS5B. Sin estas proteínas de serina,

NOMBRE(S) GENÉRICO(S)	MARCA(S) COMERCIAL(ES)	GENOTIPOS DE VHC APROBADOS
Elbasvir/grazoprevir	Zepatier	1, 4
Glecaprevir/pibrentasvir	Mavyret	1, 2, 3, 4, 5, 6
Sofosbuvir/ledipasvir	Harvoni	1, 4, 5, 6
Sofosbuvir/velpatasvir	Epclusa	1, 2, 3, 4, 5, 6
Sofosbuvir/velpatasvir/voxilaprevir	Vosevi	1, 2, 3, 4, 5, 6

Figura 34-7
Combinaciones de agentes antivirales de acción directa para tratamiento del virus de la hepatitis C. VHC = virus de la hepatitis C.

no ocurre la replicación de ARN y el ciclo vital del VHC se altera de forma efectiva. *Grazoprevir, voxilaprevir* y *glecaprevir* son antivirales de acción directa que inhiben la proteasa de serina NS3/NS4A como su mecanismo primario de acción. [Nota: los inhibidores de proteasa del VHC a menudo tienen el sufijo "previr"]. Estos fármacos tienen una menor barrera a la resistencia que otros agentes, como *sofosbuvir.* El uso de los inhibidores de la proteasa del VHC presenta un potencial significativo para interacciones fármaco-fármaco debido a su metabolismo por las enzimas CYP3A. La cirrosis descompensada es una contraindicación de uso debido a la mayor exposición al fármaco y al riesgo de descompensación hepática. Los efectos adversos de los inhibidores de proteasa NS3/NS4A incluyen exantema, prurito, náusea, fatiga y anemia.

B. Inhibidores de la polimerasa NS5B

NS5B es la única polimerasa de ARN responsable de la replicación del VHC y se procesa con otras proteínas del VHC en un polipéptido individual por la proteasa de serina NS3/NS4A viral. *Sofosbuvir* es a la fecha el único inhibidor de la polimerasa nucleotídico NS5B para el tratamiento de la infección por VHC. [Nota: los inhibidores NS5B a menudo terminan en "buvir"]. Los inhibidores de la polimerasa NS5B son bien tolerados con pocos efectos adversos.

C. Inhibidores del complejo de replicación NS5A

NS5A es una proteína viral que es esencial para la replicación y ensamblaje de ARN del VHC. Su función en la replicación parece ser la formación de una red membranosa a lo largo de la proteína viral NS4B y esta red proporciona una plataforma para replicación. Los inhibidores NS5A disponibles en la actualidad incluyen *ledipasvir, elbasvir, pibrentasvir* y *velpatasvir.* [Nota: los inhibidores de NS5A a menudo terminan en "asvir"]. Estos agentes están todos coformulados con otros antivirales de acción directa (véase fig. 34-7). Los inhibidores de NS5A tienen una variedad de interacciones farmacológicas clínicamente significativas debido a su metabolismo por isoenzimas CYP450 hepáticas e inhibición de la P-glucoproteína (P-gp). La absorción de *ledipasvir* se reduce cuando aumenta el pH gástrico. Los pacientes que reciben inhibidores de la bomba de protones deben ya sea suspender estos agentes durante el tratamiento para VHC con *ledipasvir* o tomar el inhibidor de la bomba de protones con esquemas que contengan *ledipasvir* bajo condiciones de ayuno para asegurar que el pH gástrico esté en su punto más bajo al momento de la administración del fármaco.

D. Ribavirina

Ribavirina está aprobada para el tratamiento del VHC crónico cuando se usa en combinación con *interferón* estándar o *pegilado* o con antivirales de acción directa. *Ribavirina,* un análogo de guanosina, mejora la depuración viral, disminuye las tasas de recaída y mejora las tasas de respuesta virológica sostenida cuando se usa en combinación con otros agentes. La adición de *ribavirina* a los esquemas basados en antivirales de acción directa se basa en genotipo/subtipo del VHC, estado de cirrosis, estado mutacional y antecedentes de tratamiento. A pesar de su uso en pacientes con VHC por más de 20 años, el o los mecanismos precisos por los cuales *ribavirina* mejora los resultados se desconocen. *Ribavirina* sigue siendo un componente importante del tratamiento para VHC, incluso en la edad del tratamiento con antivirales de acción directa. No se sabe si el uso de *ribavirina* será necesario con futuros antivirales de acción directa. La dosis de *ribavirina* siempre se basa en el peso y se administra en dos dosis diarias divididas con alimentos.

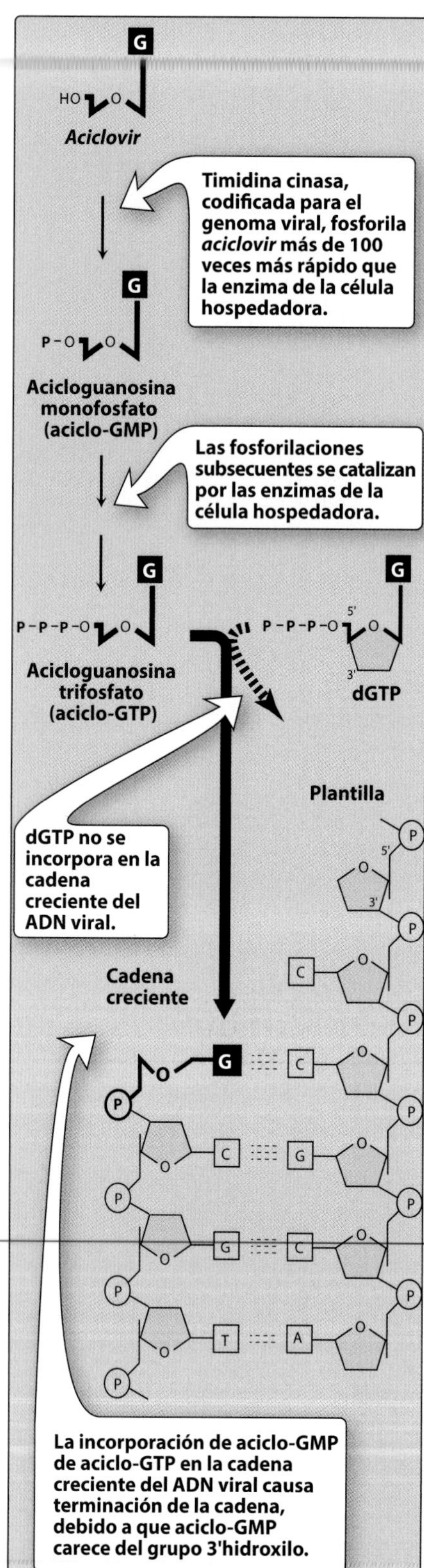

Figura 34-8
Incorporación de *aciclovir* al ADN viral replicante, que causa terminación de la cadena. dGTP = trifosfato de desoxiguanosina.

VI. TRATAMIENTO DE LAS INFECCIONES CON VIRUS DEL HERPES

Los virus del herpes se relacionan con un amplio espectro de enfermedades, por ejemplo, fuegos labiales, encefalitis viral e infecciones genitales. Los fármacos que son efectivos contra estos virus ejercen sus acciones durante la fase aguda de las infecciones virales y carecen de efecto durante la fase latente.

A. Aciclovir

Aciclovir es el agente terapéutico antiherpético prototípico. El virus del herpes simple (VHS) tipos 1 y 2, virus de varicela zóster (VVZ) y algunas infecciones mediadas por virus de Epstein-Barr son sensibles a *aciclovir.* Es el tratamiento de elección en la encefalitis por VHS. El uso más frecuente de *aciclovir* es en el tratamiento de las infecciones por herpes genital. También se administra de forma profiláctica a pacientes seropositivos antes de trasplante de médula ósea y después de trasplante cardiaco para proteger a estos pacientes de infecciones herpéticas.

1. **Mecanismo de acción:** *aciclovir,* un análogo de guanosina, se monofosforila en la célula por la enzima codificada por herpesvirus timidina cinasa (fig. 34-8). Por lo tanto, las células infectadas con virus son más susceptibles. El análogo de monofosfato se convierte a las formas di y trifosfato por las cinasas de las células hospedadoras. Trifosfato de aciclovir compite con trifosfato de desoxiguanosina como un sustrato para la polimerasa de ADN viral y en sí mismo se incorpora en el ADN viral, causando terminación prematura de la cadena de ácido desoxirribonucleico.

2. **Farmacocinética:** *aciclovir* se administra por las vías intravenosa, oral o tópica. [Nota: la eficacia de las aplicaciones tópicas es cuestionable]. El fármaco se distribuye bien a lo largo del cuerpo, incluyendo el líquido cefalorraquídeo (LCR). *Aciclovir* se metaboliza parcialmente a un producto inactivo. La excreción hacia la orina ocurre tanto por filtración glomerular como por secreción tubular (fig. 34-9). *Aciclovir* se acumula en pacientes con insuficiencia renal. Valiléster *valaciclovir* tiene mayor biodisponibilidad oral que *aciclovir.* Este éster se hidroliza rápidamente a *aciclovir* y alcanza concentraciones de este comparables a las de *aciclovir* después de la administración intravenosa.

3. **Efectos adversos:** los efectos adversos del tratamiento con *aciclovir* dependen de la vía de administración. Por ejemplo, puede ocurrir irritación local por su aplicación tópica; pueden resultar cefalea, diarrea, náusea y vómito después de su administración oral. Puede ocurrir disfunción renal transitoria a mayores dosis o en un paciente deshidratado que recibe el fármaco por vía intravenosa.

4. **Resistencia:** se han encontrado timidina cinasa alterada o deficiente y polimerasas de ADN en algunas cepas virales resistentes y se aíslan más a menudo de pacientes inmunocomprometidos. Ocurre resistencia cruzada a otros agentes en esta familia.

B. Cidofovir

Cidofovir está indicado para el tratamiento de retinitis por citomegalovirus (CMV) en pacientes con sida. [Nota: CMV es un miembro de la familia de herpesvirus.] *Cidofovir* es un análogo nucleótido de citosina, cuya fosforilación no depende de enzimas virales o celulares. Inhibe la síntesis de ADN viral. La eliminación lenta del metabolito intracelular activo permite intervalos de dosificación prolongados y elimina el acceso venoso permanente necesario para el tratamiento con *ganciclovir. Cidofovir* se administra por vía intravenosa. *Cidofovir* produce toxicidad renal significativa (fig. 34-10) y está contraindicado en pacientes con afección renal preexistente y aquellos que toman fármacos nefrotóxicos. También ocurren neutropenia y acidosis metabólica. Se coadministran *probenecid* oral y solución salina normal IV con *cidofovir* para reducir el riesgo de nefrotoxicidad. Desde la introducción del tratamiento antirretroviral (TAR) altamente activo, la prevalencia de infecciones por CMV en hospedadores inmunocomprometidos ha declinado de forma marcada, al igual que la importancia de *cidofovir* en el tratamiento de estos pacientes.

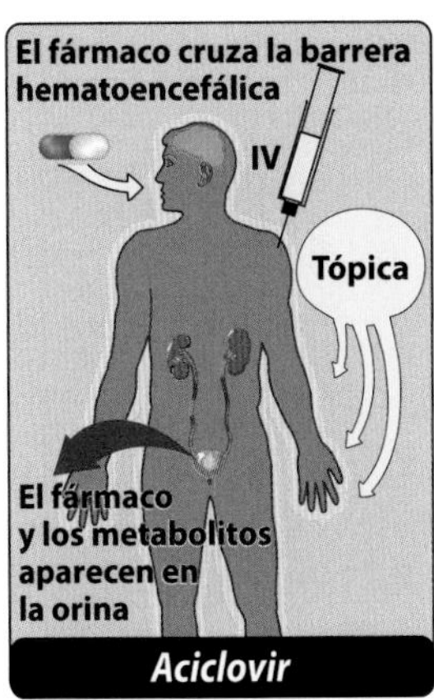

Figura 34-9
Administración y destino de *aciclovir.* IV = intravenoso.

C. Foscarnet

A diferencia de la mayoría de los agentes antivirales, *foscarnet* no es un análogo de purina o piramidina. En lugar de ello, es un derivado pirofosfato y no requiere activación por cinasas virales (o celulares). *Foscarnet* está aprobado para retinitis por CMV en hospedadores inmunocomprometidos y para infecciones por VHS resistentes a *aciclovir. Foscarnet* funciona al inhibir de forma reversible las polimerasas de ADN y ARN virales, con lo que interfiere con la síntesis de ADN y ARN virales. La mutación de la estructura de polimerasa es responsable por los virus resistentes. *Foscarnet* tiene una mala absorción por vía oral y debe inyectarse por vía intravenosa. También debe administrarse con frecuencia para evitar recaídas cuando las concentraciones plasmáticas caen. Se dispersa a lo largo del cuerpo y más de 10% entra en la matriz ósea, a partir de la cual se dispersa lentamente. El fármaco original se elimina mediante filtración glomerular y secreción tubular (fig. 34-11). Los efectos adversos incluyen nefrotoxicidad, anemia, náusea y fiebre. Debido a quelación con cationes divalentes, también se observan hipopotasemia e hipomagnesemia. Además, se han informado hipopotasemia, hipofosfatemia e hiperfosfatemia, convulsiones y arritmias.

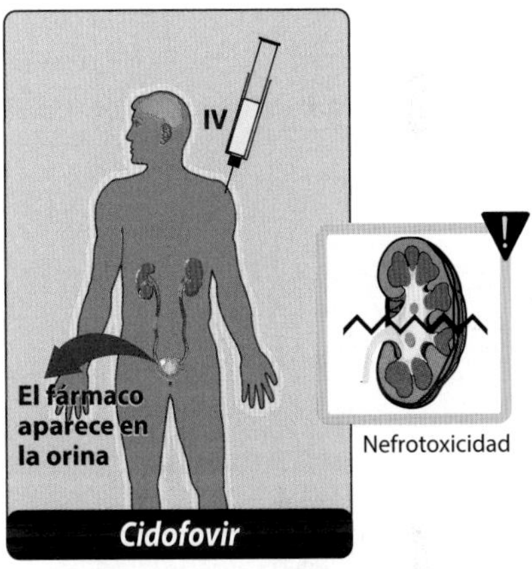

Figura 34-10
Administración, destino y toxicidad de *cidofovir*. IV = intravenoso.

D. Ganciclovir

Ganciclovir es un análogo de *aciclovir* que tiene mayor actividad contra CMV. Se usa para el tratamiento de retinitis por CMV en pacientes inmunocomprometidos y para profilaxis de CMV en pacientes de trasplante. Al igual que *aciclovir, ganciclovir* es activado mediante la conversión al trifosfato nucleósido por enzimas virales y celulares. El nucleótido inhibe la polimerasa de ADN viral y puede incorporarse en el ADN resultando en una terminación de cadena. *Ganciclovir* se administra por vía IV y se distribuye a lo largo del cuerpo, lo que incluye LCR. La excreción en la orina ocurre a través de filtración glomerular y secreción tubular (fig. 34-12). Al igual que *aciclovir, ganciclovir* se acumula en pacientes con insuficiencia renal. *Valganciclovir,* un fármaco oral, es el éster valil de *ganciclovir.* Al igual que *valaciclovir, valganciclovir* tiene una alta biodisponibilidad oral, debido a hidrólisis rápida en el intestino y el hígado después de la administración oral provoca concentraciones elevadas de *ganciclovir*. Los efectos adversos incluyen neutropenia grave dependiente de la dosis. *Ganciclovir* es carcinógeno además de teratógeno y se acompaña de una advertencia en su empaque para su uso en el embarazo. Se han detectado cepas resistentes de CMV que tienen menores concentraciones de trifosfato de ganciclovir.

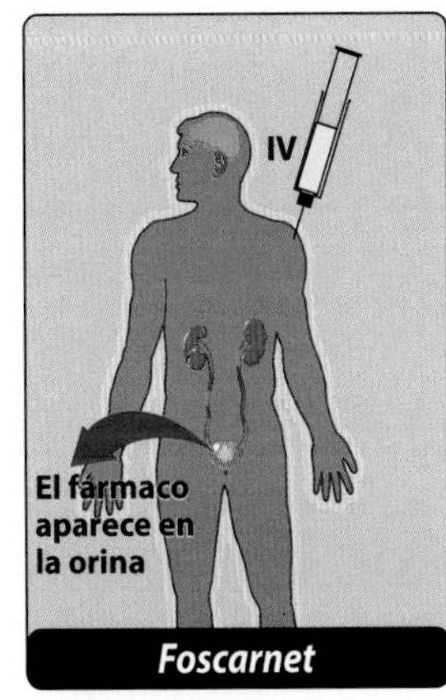

Figura 34-11
Administración y destino de *foscarnet*.

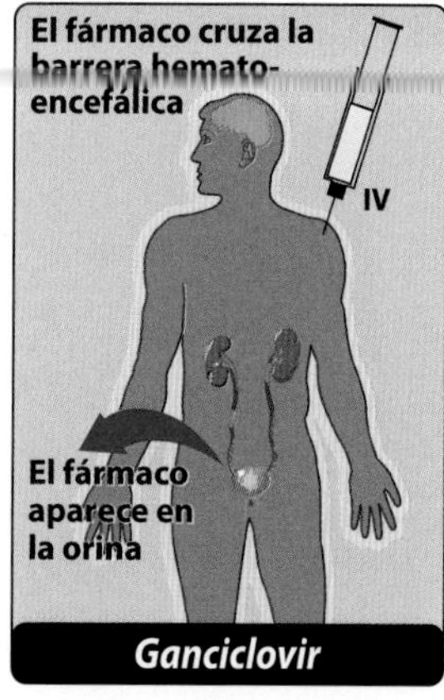

Figura 34-12
Administración y destino de *ganciclovir.*

E. Penciclovir y famciclovir

Penciclovir es un derivado de nucleósido de guanosina acíclico que tiene actividad contra VHS-1, VHS-2 y VVZ. *Penciclovir* se administra por vía tópica (fig. 34-13). Se monofosforila por timidinacinasa viral y las enzimas celulares forman trifosfato de nucleosidasa, que inhibe la polimerasa de ADN de VHS. Trifosfato de penciclovir tiene una vida media intracelular mucho más prolongada que trifosfato de aciclovir. *Penciclovir* se absorbe de forma insignificante con su aplicación tópica y es bien tolerado. *Famciclovir,* otro análogo acíclico de 2'desoxiguanosina, es un profármaco que se metaboliza a *penciclovir* activo. El espectro antiviral es similar al de *ganciclovir* y se ha aprobado para el tratamiento del herpes zóster agudo, infección genital por VHS y herpes labial recurrente. El fármaco tiene efectividad oral (fig. 34-13). Los efectos adversos incluyen cefalea y náusea.

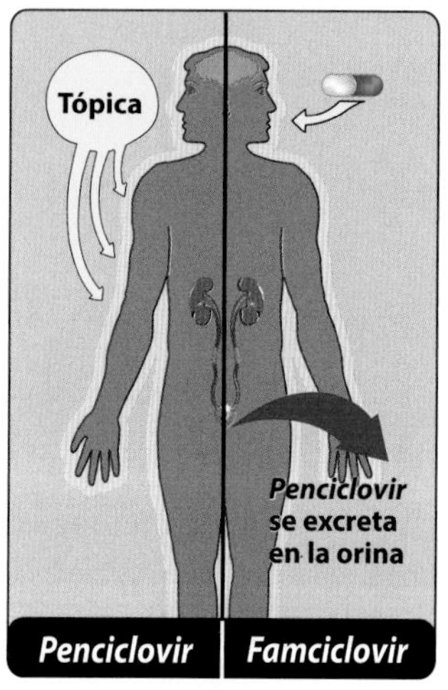

Figura 34-13
Administración y destino de *penciclovir* y *famciclovir*.

F. Trifluridina

Trifluridina es un análogo del nucleósido de pirimidina fluorinado que tiene una estructura similar a timidina. Una vez que se convierte a trifosfato, se cree que el agente inhibe la incorporación de trifosfato de timidina al ADN viral y, en menor grado, provoca la síntesis del ADN defectuoso que hace que el virus sea incapaz de replicarse. *Trifluridina* tiene actividad contra VHS-1, VHS-2 y la cepa vacunal. Está indicado para el tratamiento de la queratoconjuntivitis por VHS y queratitis epitelial recurrente. Debido a que la forma de trifosfato de *trifluridina*, también puede incorporar cierto grado de ADN celular, el fármaco es demasiado tóxico para su uso sistémico. Por lo tanto, el uso de *trifluridina* se restringe a una preparación oftálmica tópica. Su vida media breve requiere que el fármaco se aplique con frecuencia. Los efectos adversos incluyen una irritación transitoria del ojo y edema palpebral (del párpado).

En la figura 34-14 se resumen algunos agentes antivirales selectos.

VII. TRATAMIENTO DE LA INFECCIÓN POR VIH

Antes de la aprobación de *zidovudina* en 1987, el tratamiento de las infecciones por VIH se enfocaba en disminuir la ocurrencia de infecciones oportunistas que causaban un alto grado de morbilidad y mortalidad en los pacientes con sida. Hoy en día se entiende el ciclo vital del virus (fig. 34-15) y se usa una combinación de fármacos para suprimir la replicación del VIH y restaurar el número de células CD4 y la inmunocompetencia del hospedador. Este esquema de múltiples fármacos suele denominarse como TAR (fig. 34-16). Hay cinco clases de fármacos antirretrovirales, cada una de las cuales se dirige a uno de los cuatros procesos virales. Estas clases de fármacos son inhibidores nucleosídicos y nucleotídicos de la transcriptasa inversa (INTI), inhibidores no nucleosídicos de la transcriptasa inversa (INNTI), inhibidores de proteasa, inhibidores de entrada e inhibidores de integrasa. También hay dos potenciadores farmacocinéticos, también conocidos como "intensificadores", que carecen de actividad anti-VIH en sí mismos, pues más bien sirven para aumentar las concentraciones farmacológicas de agentes antirretrovirales administrados de forma concomitante y permiten una dosificación menos frecuente y menos variaciones de las concentraciones farmacológicas. El tratamiento inicial para VIH consiste de una combinación de dos INTI con un inhibidor de la integrasa, un INNTI o un inhibidor de la proteasa intensificado. En algunos casos, se puede utilizar un INTI con un inhibidor de la integrasa. La selección de la combinación apropiada se basa en 1) evitación del uso de dos agentes del mismo análogo nucleosídico; 2) evitación de

Fármaco antiviral	Mecanismo de acción	Virus o enfermedades afectadas
Aciclovir	Se metaboliza a trifosfato de aciclovir, que inhibe la polimerasa de ADN viral	Herpes simple, varicela zóster, citomegalovirus
Adefovir	Inhibición de la ADN polimerasa viral y de la transcriptasa inversa	Hepatitis B (casos crónicos)
Amantadina	Bloque del canal iónico de la proteína M2 y su capacidad para modular el pH intracelular	Influenza A
Baloxavir marboxil	Inhibe la actividad endonucleasa de una proteína polimerasa ácida selectiva requerida para la transcripción de genes virales, lo que resulta en la inhibición de la replicación viral	Influenza A y B
Cidofovir	Inhibición de la polimerasa del ADN viral	Citomegalovirus; indicado solo para retinitis inducida por virus
Entecavir	Inhibición de la polimerasa viral y de la transcriptasa inversa	Hepatitis B
Famciclovir	Igual que *penciclovir*	Herpes simple, varicela zóster
Foscarnet	Inhibición de la polimerasa y la transcriptasa inversa del ADN viral en el sitio de unión de pirofosfato	Citomegalovirus, herpes simple resistente a *aciclovir*, varicela zóster resistente a *aciclovir*
Ganciclovir	Inhibe la polimerasa de ADN viral	Citomegalovirus
Interferón α	Inducción de las enzimas celulares que interfieren con la síntesis de proteína viral	Hepatitis B y C, herpesvirus humano 8, virus del papiloma, sarcoma de Kaposi, tricoleucemia, leucemia mielógena crónica
Lamivudina	Inhibición de la polimerasa y la transcriptasa inversa del ADN viral	Hepatitis B (casos crónicos), virus de la inmunodeficiencia humana tipo 1
Oseltamivir	Inhibición de la neuraminidasa viral	Influenza A y B
Penciclovir	Metabolizado a trifosfato de penciclovir, que inhibe la polimerasa del ADN viral	Herpes simple
Peramavir	Inhibición de la neuraminidasa viral	Influenza A y B
Remdesivir	Inhibición de la ARN polimerasa dependiente del ARN del SARS-CoV-2	SARS-CoV-2 (COVID-19)
Ribavirina	Interferencia con ARN mensajero viral	Fiebre de Lassa, hantavirus (síndrome renal con fiebre hemorrágica), hepatitis C (en combinación con agentes antivirales de acción directa). VSR en niños y lactantes
Rimantadina	Bloqueo del canal iónico de proteína M2 y su capacidad para modular el pH intracelular	Influenza A
Trifluridina	Inhibe la timidilato sintetasa	Queratoconjuntivitis y queratitis herpéticas
Valaciclovir	Igual que *aciclovir*	Herpes simple, varicela zóster, citomegalovirus
Valganciclovir	Igual a *ganciclovir*	Citomegalovirus
Zanamivir	Inhibición de neuraminidasa viral	Influenza A y B

Figura 34-14
Resumen de agentes antivirales selectos. VSR = virus sincitial respiratorio.

toxicidades superpuestas y características genotípicas y fenotípicas de los virus; 3) factores del paciente, como síntomas de la enfermedad y enfermedades concurrentes; 4) impacto de interacciones farmacológicas; y 5) facilidad de cumplir con el esquema. Los objetivos del tratamiento son suprimir de forma máxima y duradera la replicación del ARN del VIH, restaurar y conservar la función inmunológica, reducir la morbilidad y mortalidad relacionadas con VIH, mejorar la calidad de vida y para prevenir la transmisión del VIH a otras personas.

VIII. INTI PARA TRATAR LA INFECCIÓN POR VIH

A. Revisión general de los INTI

Los INTI fueron los primeros agentes disponibles para tratar la infección por VIH y, a la fecha, el uso de dos de estos agentes es la base de la mayoría de los esquemas antirretrovirales iniciales. Los agentes disponibles incluyen *zidovudina, lamivudina, emtricitabina, tenofovir, didanosina* y *abacavir.* Los INTI usados con mayor frecuencia son *tenofovir, abacavir, emtricitabina* y *lamivudina* y estos agentes son partes recomendadas de los esquemas iniciales para la mayoría de los pacientes con VIH. *Tenofovir disoproxilo fumarato* (TDF) o *tenofovir alafenamida* (TAF) en combinación con *emtricitabina* también puede usarse para la profilaxis previa a la exposición en individuos en riesgo elevado de adquirir el virus de la inmunodeficiencia humana.

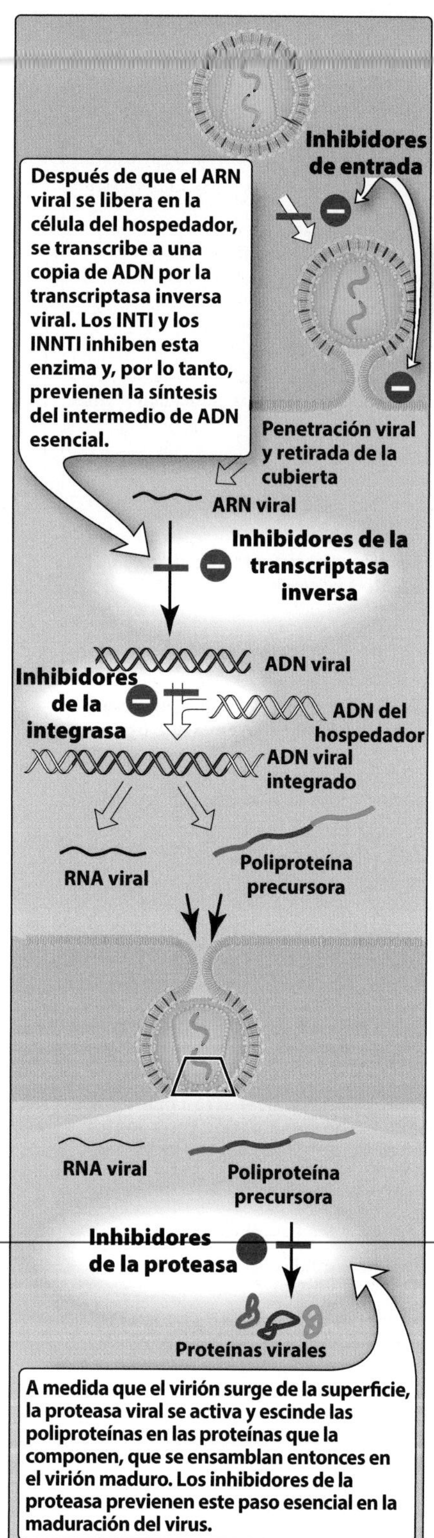

Figura 34-15
Fármacos usados para prevenir que el VIH se replique. INTI = inhibidor nucleosídico y nucleotídico de la transcriptasa inversa; INNTI = inhibidor no nucleosídico de la transcriptasa inversa.

1. **Mecanismo de acción:** estos agentes son inhibidores de la transcriptasa inversa del VIH. Los INTI son análogos de los ribósidos nativos (nucleósidos o nucleótidos que contienen ribosa), todos los cuales carecen de un grupo 3′hidroxilo. Una vez que entran en las células, se fosforilan por enzimas celulares al análogo trifosfato correspondiente, que se incorpora de forma preferencial al ADN viral por transcriptasa inversa (TI). Debido a que el grupo 3′hidroxi no está presente, no puede formarse un enlace 3′5′-fosfodiéster entre un trifosfato de nucleósido entrante y la cadena de ADN en crecimiento, con lo que termina el alargamiento de la cadena de ADN. Las afinidades de los fármacos para muchas de las polimerasas de ADN de la célula del hospedador son menores que para la transcriptasa inversa del VIH, aunque la polimerasa γ del ADN mitocondrial parece ser susceptible a concentraciones terapéuticas.

2. **Farmacocinética:** todos los INTI se administran por vía oral. [Nota: *zidovudina* también está disponible como una formulación intravenosa]. *Tenofovir* está disponible en dos diferentes formas de sales como TDF y TAF; ambos profármacos de *tenofovir.* El profármaco *tenofovir* se convierte por enzimas celulares linfoides a difosfato de tenofovir, que es la forma activa del fármaco y un inhibidor de la transcriptasa inversa de VIH. TAF alcanza una actividad anti-VIH mejorada a dosis menores que TDF, lo que resulta en un aumento de cinco a siete veces el difosfato intracelular en la célula linfoide y en menores concentraciones de *tenofovir* circulante en plasma. Debido a ello, TAF tiene menos efectos adversos (insuficiencia renal y pérdida de densidad mineral ósea) que TDF. Los INTI se excretan sobre todo por vía renal y todos requieren un ajuste de la dosis en la insuficiencia renal excepto *abacavir*, que se metaboliza por la deshidrogenasa de alcohol y la glucuroniltransferasa.

3. **Efectos adversos:** se cree que muchas toxicidades de los INTI se deben a la inhibición de la polimerasa del ADN mitocondrial en ciertos tejidos. Como regla general, los didesoxinucleósidos, como *didanosina,* tienen una mayor afinidad por la polimerasa de ADN mitocondrial, lo que causa toxicidades como neuropatía periférica, pancreatitis y lipoatrofia. Debido a estas toxicidades mitocondriales, *didanosina*

rara vez se usa en los esquemas antirretrovirales actuales. Cuando se administra más de uno de estos agentes, se debe tener cuidado de evitar las toxicidades superpuestas. Todos los INTI se han relacionado con toxicidad hepática potencialmente letal caracterizada por acidosis láctica y hepatomegalia con esteatosis. *Abacavir* se relaciona con una reacción de hipersensibilidad, que afecta a aproximadamente 5% de los pacientes y suele caracterizarse por fiebre por fármacos, más un exantema, síntomas gastrointestinales, malestar o dificultad respiratoria (fig. 34-17). Las personas sensibilizadas *nunca* deben volverse a exponer a *abacavir* debido a las reacciones de aparición rápida que pueden llevar a la muerte. Se cuenta con una prueba genética (HLA-B*5701) para la detección de pacientes con el potencial de esta reacción. En la figura 34-18 se muestran algunas reacciones adversas que suelen observarse con los análogos nucleosídicos.

4. **Interacciones farmacológicas:** debido a la excreción renal de los inhibidores nucleosídicos/nucleotídicos de la transcriptasa inversa, no hay muchas interacciones farmacológicas que se encuentren con estos agentes excepto por *zidovudina* y *tenofovir*.

5. **Resistencia:** la resistencia a los INTI está bien caracterizada y el patrón de resistencia más frecuente es una mutación en el codón de transcriptasa inversa viral 184, que confiere un grado elevado de resistencia a *lamivudina* y *emtricitabina* pero, de forma más importante, restaura la sensibilidad a *zidovudina* y *tenofovir.* Debido a que ocurren resistencia cruzada y antagonismo entre los agentes de la misma clase de análogos (timidina, citosina, guanosina y adenosina), el uso concomitante de agentes con el mismo objetivo análogo está contraindicado (p. ej., *lamivudina* y *emtricitabina* son ambos análogos de citocina y no deben usarse en conjunto).

IX. INNTI PARA TRATAR INFECCIÓN POR VIH

Estos agentes son inhibidores altamente selectivos, no competitivos, de la transcriptasa inversa del VIH. Se unen a la transcriptasa inversa del VIH en un sitio hidrófobo alostérico adyacente al sitio activo, lo que induce un cambio conformacional que resulta en inhibición de la enzima. No requieren activación por enzimas celulares. Estos fármacos tienen características comunes que incluyen resistencia cruzada con otros inhibidores de este tipo, interacciones farmacológicas y una incidencia elevada de reacciones de hipersensibilidad, incluyendo exantema. Los INNTI incluyen *nevirapina, efavirenz, etravina*, *rilpivirina* y *doravirine. Efavirenz* (fig. 34-19), *rilpivirina*, y *doravirine* se recomiendan en los esquemas antirretrovirales iniciales en ciertas situaciones clínicas. Por ejemplo, *efavirenz* es seguro para usarse en pacientes coinfectados con tuberculosis debido a su menor potencial de interacciones farmacológicas con rifamicinas y *rilpivirina* tiene el tamaño más pequeño de tableta, haciéndola ideal para pacientes con dificultades para tragar. *Doravirina* tiene ventajas de tolerabilidad en el sistema nervioso central sobre *efavirenz* y menos interacciones potenciales con otros medicamentos que *efavirenz* o *rilpivirina*. Y, a diferencia de lo que ocurre con *rilpivirina*, la eficacia virológica de *doravirina* no se ve comprometida en pacientes con niveles elevados de ARN del VIH y recuentos bajos de CD4. *Etravirina* es un INNTI de segunda generación activo contra muchas cepas de VIH que son resistentes a los agentes de este tipo de primera generación; su uso se limita a pacientes que ya han recibido tratamiento para VIH y son resistentes a múltiples fármacos que tienen evidencia de replicación viral en curso. *Nevirapina* rara vez se usa debido a toxicidades o eficacia antiviral inferior.

A Fármacos disponibles en la actualidad

Inhibidores nucleosídicos/nucleotídicos de la transcriptasa inversa
- *Abacavir*
- *Emtricitabina*
- *Lamivudina*
- *Tenofovir*
- *Zidovudina*

Inhibidores no nucleosídicos de la transcriptasa inversa
- *Delavirdina*
- *Efavirenz*
- *Etravirina*
- *Nevirapina*
- *Rilpivirina*

Inhibidores de la proteasa:
- *Atazanavir*
- *Darunavir*
- *Fosamprenavir*
- *Lopinavir/ritonavir*
- *Nelfinavir*
- *Saquinavir*
- *Tipranavir*

Inhibidores de la entrada:
- *Enfuvirtida*
- *Fostemsavir*
- *Ibalizumab*
- *Maraviroc*

Inhibidores de la integrasa:
- *Bictegravir*
- *Cabotegravir*
- *Dolutegravir*
- *Raltegravir*
- *Elvitegravir*

B Tratamiento en combinación

Dos inhibidores nucleosídicos/ nucleotídicos de la transcriptasa inversa
más
Un inhibidor de la proteasa
+ ritonavir o cobicistat
o
Un inhibidor no nucleosídico de la transcriptasa inversa
o
Un inhibidor de la integrasa

Figura 34-16
Tratamiento antirretroviral para la terapéutica del virus de la inmunodeficiencia humana.

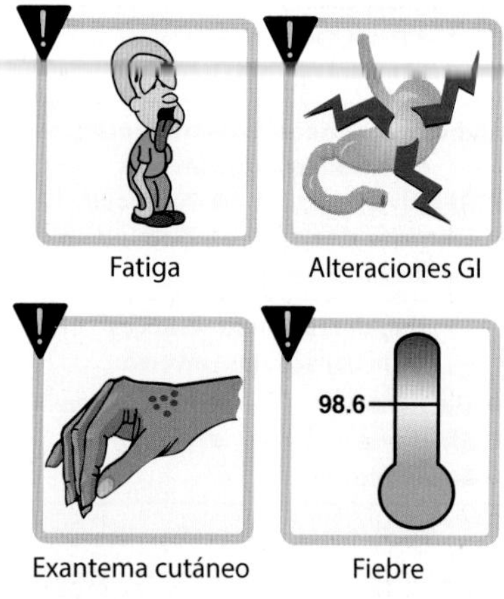

Figura 34-17
Reacciones de hipersensibilidad a *abacavir*. GI = gastrointestinal.

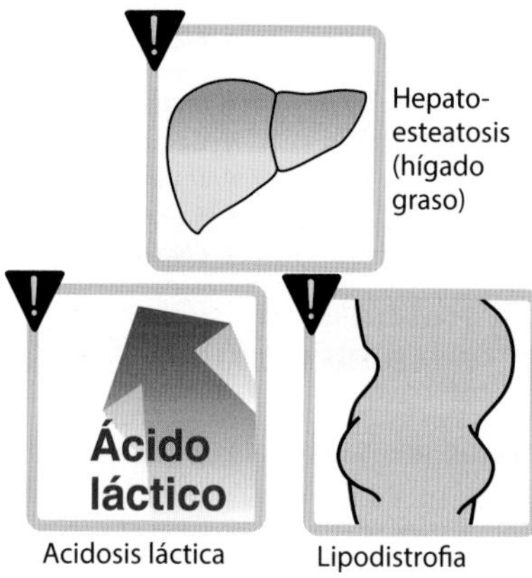

Figura 34-18
Algunas reacciones adversas de los análogos nucleosídicos.

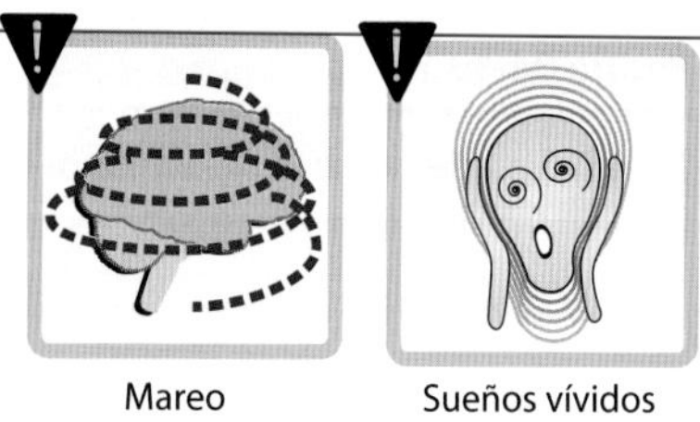

Figura 34-19
Reacciones adversas de *efavirenz*.

X. INHIBIDORES DE PROTEASA USADOS PARA TRATAR INFECCIÓN POR VIH

Los inhibidores de la proteasa de VIH han alterado significativamente el curso de esta devastadora enfermedad viral. Poco después de su introducción, el número de muertes en EUA debido a sida disminuyó y sigue en declive (fig. 34-20). Los inhibidores de proteasa disponibles incluyen *atazanavir, darunavir, fosamprenavir, lopinavir, nelfinavir, saquinavir* y *tipranavir.* Sin embargo, las guías actuales de VIH solo enlistan unos cuantos seleccionados (p. ej., *atazanavir* o *darunavir*) debido a un mejor perfil de efectos adversos, eficacia virológica y facilidad de dosificación. Debido a su alta barrera genética a la resistencia, los inhibidores de proteasa se recomiendan en los esquemas iniciales en ciertas situaciones clínicas (p. ej., pacientes con cumplimiento incierto o cuando no se cuenta aún con los resultados de las pruebas de resistencia).

A. Generalidades de los inhibidores de la proteasa

Estos potentes agentes tienen varias cualidades comunes que caracterizan su farmacología.

1. **Mecanismo de acción:** los fármacos en este grupo son inhibidores reversibles de la aspartilproteasa de VIH (retropepsina), que es la enzima viral responsable de la degradación de la poliproteína viral en una variedad de enzimas esenciales (transcriptasa inversa, proteasa e integrasa) y varias proteínas estructurales. La inhibición previene la maduración de las partículas virales y resulta en la producción de viriones no infecciosos.
2. **Farmacocinética:** las comidas ricas en grasa aumentan de forma sustancial la biodisponibilidad de algunos inhibidores de la proteasa, como *nelfinavir* y *saquinavir,* en tanto que la biodisponibilidad de otros esencialmente no está afectada. Los inhibidores de la proteasa de VIH están todos unidos de forma sustancial a las proteínas plasmáticas. Estos agentes son substratos para la isoenzima CYP3A4, e inhibidores de la proteasa individuales también se metabolizan por otras isoenzimas CYP450. El metabolismo es extenso y se excreta muy poco fármaco sin cambio en la orina.
3. **Efectos adversos:** los inhibidores de la proteasa suelen causar náusea, vómito y diarrea (fig. 34-21). También ocurren alteraciones en la glucosa y metabolismo de los lípidos, lo que incluye diabetes, hipertrigliceridemia e hipercolesterolemia. La administración crónica resulta en redistribución de la grasa, lo que incluye pérdida de grasa de las extremidades, acumulación de grasa en el abdomen y la base del cuello ("giba de búfalo"; fig. 34-22) y aumento de las mamas. Estos cambios físicos pueden indicar a otros que el individuo está infectado con VIH.
4. **Interacciones farmacológicas:** son un problema frecuente con los inhibidores de la proteasa, debido a que son sustratos y también son inhibidores potentes de las isoenzimas CYP450. Los fármacos que dependen del metabolismo para su terminación de acción pueden acumularse a concentraciones tóxicas. Algunos ejemplos de interacciones potencialmente peligrosas con los inhibidores de la proteasa incluyen rabdomiólisis por *simvastatina* o *lovastatina,* sedación excesiva por *midazolam* o *triazolam* y depresión respiratoria por *fentanilo* (fig. 34-23). Otras interacciones farmacológicas que requieren una modificación de la dosis y uso prudente incluyen *warfarina*, *sildenafilo* y *fenitoína* (fig. 34-24). Además, los inductores de las isoenzimas CYP450 pueden disminuir las concentraciones plasmáticas del inhibidor de proteasa a concentraciones subóptimas, lo que contribuye a fracasos del tratamiento. Así,

los fármacos como *rifampicina* y *hierba de San Juan* también están contraindicados con inhibidores de la proteasa.

5. **Resistencia:** ocurre resistencia como una acumulación de mutaciones escalonadas del gen de proteasa. Las mutaciones iniciales resultan en una menor capacidad del virus para replicarse, pero a medida que las mutaciones se acumulan, emergen los viriones con concentraciones elevadas de resistencia a los inhibidores de proteasa. Las concentraciones subóptimas de inhibidores de proteasa resultan en la aparición más rápida de las cepas resistentes.

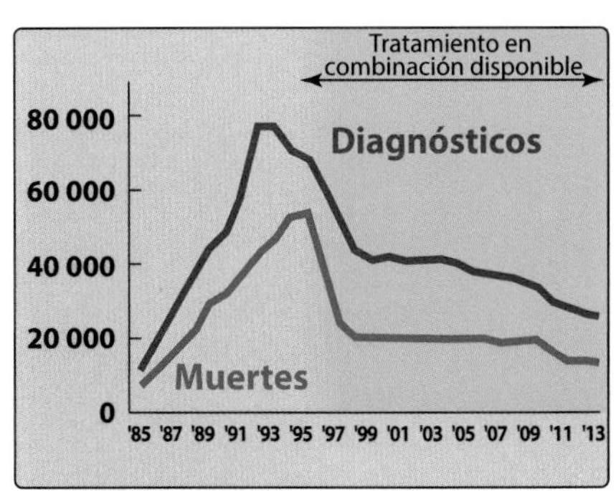

Figura 34-20
Número estimado de casos de sida y muertes debidas a sida en Estados Unidos. El fondo *verde* indica los años en que el tratamiento antirretroviral en combinación se volvió de uso común.

B. Atazanavir

Atazanavir se absorbe bien después de su administración oral. Debe tomarse con alimentos para aumentar la absorción y la biodisponibilidad. *Atazanavir* requiere un ambiente ácido para la absorción. Así, *atazanavir* no potenciado está contraindicado con el uso actual de los inhibidores de la bomba de protones y su administración debe espaciarse de los bloqueadores H_2 y los antiácidos. *Atazanavir* puede potenciarse con *ritonavir* o *cobicistat*. El fármaco tiene una unión estrecha a proteínas y pasa por metabolismo extenso por las isoenzimas CYP3A4. Se excreta sobre todo en la bilis. Tiene una vida media de alrededor de 7 h, pero puede administrarse una vez al día. *Atazanavir* es un inhibidor competitivo de la glucuroniltransferasa y se sabe que la hiperbilirrubinemia benigna y la ictericia son efectos adversos. Además, el fármaco puede prolongar el intervalo PR en el electrocardiograma. *Atazanavir* exhibe un menor riesgo de hiperlipidemia en comparación con otros inhibidores de la proteasa.

C. Darunavir

Darunavir se coadministra con *cobicistat* o una dosis baja de *ritonavir. Darunavir* está aprobado para el tratamiento inicial en pacientes infectados con VIH que no han recibido tratamiento previo, así como para el tratamiento de pacientes que ya han recibido fármacos pero tienen VIH resistente a otros inhibidores de la proteasa. *Darunavir* debe tomarse con alimentos para aumentar la absorción. La vida de eliminación es de 15 h cuando se combina con *ritonavir. Darunavir* se metaboliza extensamente por las enzimas CYP3A y también es un inhibidor de la isoenzima CYP3A4. Los efectos adversos son similares a los de otros inhibidores de la proteasa. Además, el tratamiento con *darunavir* se ha relacionado con exantema.

Se presenta un resumen de los inhibidores de la proteasa en la figura 34-25.

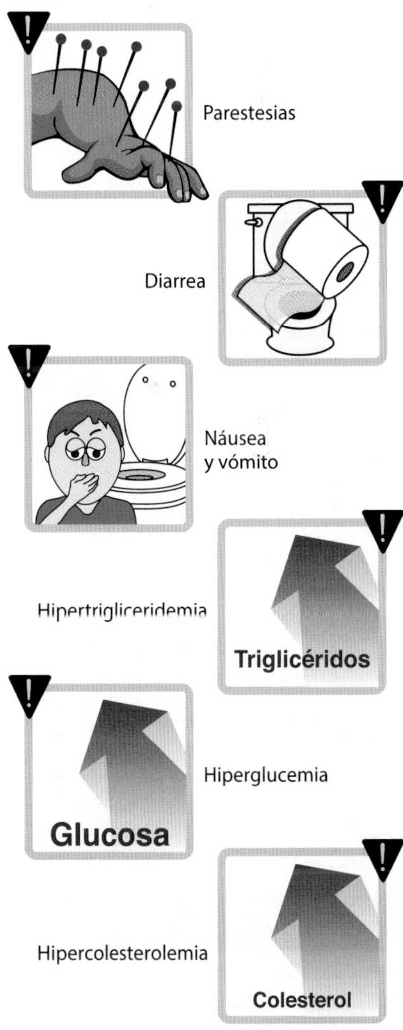

Figura 34-21
Algunos efectos adversos de los inhibidores de proteasa del virus de la inmunodeficiencia humana.

XI. INHIBIDORES DE LA ENTRADA

El proceso de entrada del VIH implica una interacción secuencial y coordinada entre el virus y la célula huésped que incluye tres pasos clave: 1) la unión de la glicoproteína 120 del VIH con el receptor CD4 del huésped; 2) la unión de la glicoproteína 120 del VIH con el correceptor de quimioquinas del huésped; y 3) la fusión del VIH con la membrana de la superficie del huésped mediada por la glicoproteína 41. La clase de fármacos inhibidores de la entrada del VIH incluye tres subclases: 1) inhibidores de la unión, 2) antagonistas del correceptor CCR5 y 3) inhibidores de la fusión.

A. Fostemsavir

Fostemsavir, un profármaco que se hidroliza hasta convertirse en el fármaco activo temsavir, ejerce su mecanismo de acción uniéndose a la gli-

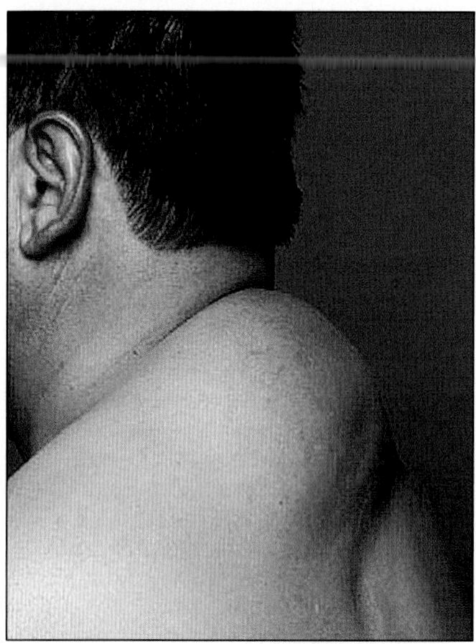

Figura 34-22
Acumulación de la grasa en la base del cuello en un paciente que recibe un inhibidor de proteasa.

CLASE DE FÁRMACO	EJEMPLO
ANTIARRÍTMICOS	*Amiodarona*
DERIVADOS DE LA ERGOTAMINA	*Ergotamina*
FÁRMACOS ANTIMICROBIANOS	*Rifampicina*
BENZODIACEPINAS	*Triazolam*
ESTEROIDES INHALADOS	*Fluticasona*
SUPLEMENTOS DE HERBOLARIA	*Hierba de San Juan*
INHIBIDORES DE LA REDUCTASA HMG CoA	*Lovastatina* *Simvastatina*
NARCÓTICOS	*Fentanilo*
AGONISTAS β_2	*Salmeterol*

Contraindicados

INHIBIDORES DE LA PROTEASA

Figura 34-23
Fármacos que no deben coadministrarse con ningún inhibidor de la proteasa.

coproteína 120 de la envoltura del VIH e inhibiendo su fijación. La unión de temsavir a la glicoproteína 120 impide el cambio conformacional necesario para la adhesión al receptor de la superficie de las células CD4 del huésped. En ausencia de una unión efectiva de la glicoproteína 120 del VIH con el receptor CD4 del huésped, el VIH no entra en la célula huésped. *Fostemsavir* está indicado en adultos con experiencia en el tratamiento y con VIH multirresistente que no han podido utilizar el régimen antirretroviral actual. El fármaco se administra por vía oral dos veces al día. Es un sustrato del CYP450 y la coadministración con fuertes inductores del CYP450 está contraindicada. El efecto adverso más frecuente es la náusea.

B. Ibalizumab

Ibalizumab inhibe los eventos de unión posCD4 necesarios para la entrada del VIH. Se une selectivamente a un epítopo del dominio 2 del receptor CD4, induciendo cambios conformacionales que, en última instancia, impiden la interacción de la glicoproteína viral 120 y los correceptores del VIH. *Ibalizumab* no se utiliza con frecuencia porque está indicado para pacientes adultos con experiencia en el tratamiento y con VIH multirresistente. Se administra cada 14 días en infusión intravenosa. El efecto adverso más frecuente es la diarrea.

C. Maraviroc

Maraviroc es un inhibidor de la entrada que bloquea el correceptor CCR5 que se une a gp41 para facilitar la entrada del VIH a través de la membrana y al interior de la célula. El VIH puede expresar preferencia ya sea por el correceptor CCR5 o el correceptor CXCR4 o ambos (tropismo dual). Antes de usar *maraviroc,* se requiere una prueba para determinar tropismo viral para distinguir si la cepa del VIH usa el correceptor CCR5, el correceptor CXCR4 o tropismo dual. Solo cepas de VIH que usan CCR5 para acceder a la célula pueden tratarse exitosamente con *maraviroc.* El fármaco se absorbe bien después de su administración oral. *Maraviroc* se metaboliza sobre todo por la isoenzima hepática CYP3A y la dosis debe reducirse cuando se administra con la mayoría de los inhibidores de la proteasa o inhibidores CYP450 fuertes. A la inversa, debe aumentarse en pacientes que reciben *efavirenz, etravirina* o inductores CYP450 potentes. *Maraviroc* generalmente se tolera bien. El fármaco se ha relacionado con hepatotoxicidad grave, que puede ir precedida por fiebre o exantema. Se recomienda la vigilancia de la función hepática.

D. Enfuvirtida

Enfuvirtida es un inhibidor de fusión. Para que el VIH logre acceder a la célula del hospedador, debe fusionar su membrana con la de la célula del hospedador. Esto se logra con cambios en la conformación de la glucoproteína de transmembrana viral gp41, que ocurre cuando el VIH se une a la superficie de la célula del hospedador. *Enfuvirtida* es un polipéptido que se une a gp41, lo que previene el cambio conformacional. *Enfuvirtida*, en combinación con otros agentes antivirales, está indicada para el tratamiento de pacientes que ya han recibido medicamentos con evidencia de replicación viral a pesar de la farmacoterapia antirretroviral en curso. Al ser un péptido, debe administrarse por vía subcutánea. La mayoría de los efectos adversos se relacionan con la inyección, lo que incluye dolor, eritema, induración y nódulos, que ocurren en casi todos los pacientes. *Enfuvirtida* debe reconstituirse antes de su administración.

XII. INHIBIDORES DE LA INTEGRASA

Raltegravir, elvitegravir, dolutegravir, bictegravir y *cabotegravir* son inhibidores de la transferencia de la cadena de integrasa (ITCI), a menudo conocidos como inhibidores de la integrasa. Estos agentes funcionan al inhibir la inserción de ADN proviral en el genoma de la célula del hospedador. El sitio activo de la enzima integrasa se une al ADN de la célula del hospedador e incluye dos cationes de metal divalentes que sirven como objetivos de quelación para los inhibidores de la transferencia de la cadena de integrasa. Como resultado, cuando está presente uno de estos agentes, el sitio activo de la enzima se ocupa y el proceso de integración se detiene. *Cabotegravir* inyectable de acción prolongada en combinación con *rilpivirina* está indicado para el tratamiento del VIH, mientras que *cabotegravir* inyectable de acción prolongada solo se utiliza para la profilaxis previa a la exposición en personas con alto riesgo de contraer el VIH. La vida media de *elvitegravir* es de 3 h cuando se administra solo, pero aumenta a alrededor de 9 h cuando se refuerza con *cobicistat.* El refuerzo farmacocinético de *elvitegravir* permite la dosificación una vez al día con alimentos. Los inhibidores de la transferencia de la cadena de integrasa por lo general se toleran bien y los efectos adversos que se informan con mayor frecuencia son náusea y diarrea. Es importante indicar que los inhibidores de la transferencia de la cadena de integrasa están sujetos a interacciones por quelación con antiácidos, lo que resulta en reducciones significativas en la biodisponibilidad. Por lo tanto, las dosis de inhibidores de la transferencia de la cadena de integrasa deben separarse de los antiácidos y otros cationes polivalentes por varias horas. Ocurre resistencia a los inhibidores de la transferencia de la cadena de integrasa con mutaciones de un solo punto dentro del gen de integrasa. Puede ocurrir resistencia cruzada entre *raltegravir* y *elvitegravir,* aunque *dolutegravir* y *bictegravir* tienen resistencia cruzada limitada a otros inhibidores de la transferencia de la cadena de integrasa.

CLASE DE FÁRMACO	EJEMPLO
ANTICOAGULANTES	*Warfarina*
ANTICONVULSIVANTES	*Fenitoína*
ANTIMICÓTICOS	*Voriconazol*
ANTIMICOBACTERIANOS	*Rifabutina*
AGENTES PARA DISFUNCIÓN ERÉCTIL	*Sildenafilo* *Tadalafilo* *Vardenafilo*
AGENTES HIPOLIPEMIANTES	*Atorvastatina*
NARCÓTICOS	*Metadona*

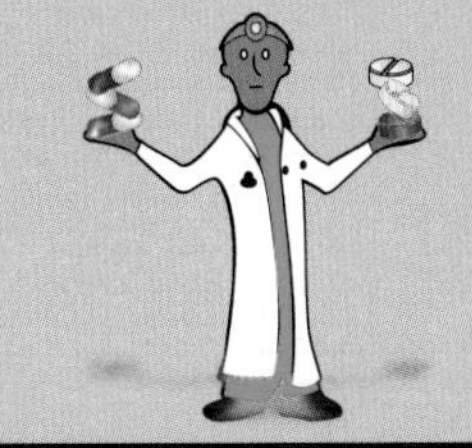

INHIBIDORES DE LA PROTEASA

Figura 34-24
Fármacos que requieren modificaciones de la dosis o uso cauteloso con cualquier inhibidor de la proteasa.

Aplicación clínica 34-1. Elegir entre los inhibidores de la transferencia de la cadena de la integrasa

Los inhibidores de la transferencia de la cadena de la integrasa (ITCI) son el pilar del tratamiento inicial de la infección por VIH. Los regímenes iniciales recomendados para la mayoría de los pacientes con VIH incluyen uno de los dos ITCI (*dolutegravir* o *bictegravir*) más dos inhibidores nucleósidos de la transcriptasa inversa o *dolutegravir/lamivudina*. Para la mayoría de los pacientes, estos regímenes que contienen ITCI son muy eficaces y tienen efectos adversos relativamente infrecuentes y pocas interacciones farmacológicas. A la hora de elegir entre los ITCI, existen diferencias clave en cuanto a la dosificación, las interacciones farmacológicas, la aparición de resistencias en caso de fracaso virológico, el efecto sobre la función renal y los efectos adversos. Las ventajas de *bictegravir* son que se dosifica una vez al día, está coformulado con *emtricitabina/tenofovir alafenamida* como parte de un régimen inicial completo, tiene una alta barrera genética a la resistencia y no tiene requisitos alimentarios. Las desventajas de *bictegravir* son que la absorción oral se ve reducida por la administración simultánea con fármacos o suplementos que contengan cationes polivalentes, eleva los niveles de creatinina sérica (~0.1 mg/dL) a través de la inhibición de la secreción tubular de creatinina, y no puede utilizarse con *rifampicina*. Las ventajas de *dolutegravir* son que se dosifica una vez al día; se coformula con *lamivudina* con o sin *abacavir* como parte de un régimen inicial completo; y tiene una alta barrera genética a la resistencia, no requiere alimentos y tiene mínimas interacciones con CYP3A4. Las desventajas de *dolutegravir* son que tiene interacciones farmacológicas con cationes polivalentes, aumenta los niveles de creatinina sérica (~0.1-0.15 mg/dL) a través de la inhibición de la secreción tubular de creatinina, tiene tasas más altas de insomnio y dolor de cabeza en comparación con otros regímenes y, cuando se coformula con *abacavir/lamivudina*, tiene un tamaño de comprimido grande entre los regímenes de pastilla única coformulados. Además, los datos actuales sugieren un mayor aumento de peso con ciertos regímenes basados en ITCI que con otros antirretrovirales. Desde el punto de vista clínico, la elección entre los ITCI se guía por las ventajas y desventajas conocidas de cada agente recomendado.

FÁRMACO	PRINCIPALES TOXICIDADES Y PREOCUPACIONES
Atazanavir	Náusea, molestias abdominales, exantema cutáneo, hiperbilirrubinemia
Darunavir	Náusea, molestias abdominales, cefalea, exantema cutáneo
Fosamprenavir	Náusea, diarrea, vómito, parestesia oral y perioral, y exantema
Lopinavir	Gastrointestinal, hiperlipidemia, resistencia insulínica
Nelfinavir	Diarrea, náusea, flatulencia, exantema
Ritonavir	Diarrea, náusea, distorsión del sabor, vómito, anemia, aumento de las enzimas hepáticas, aumento de los triglicéridos. Las cápsulas requieren refrigeración, las tabletas no. Tomar con los alimentos; la leche con chocolate mejora el sabor.
Saquinavir	Diarrea, náusea, molestias abdominales, concentraciones elevadas de transaminasa. Tomar con un alimento con alto contenido en grasa o en un lapso de 2 h de una comida completa.
Tipranavir	Náusea, vómito, diarrea, exantema, hepatotoxicidad grave, hemorragia intracraneal

Figura 34-25
Resumen de los inhibidores de la proteasa. [Nota: *lopinavir* se coformula con *ritonavir*. *Ritonavir* inhibe el metabolismo de *lopinavir*, con lo que se aumenta su concentración en plasma].

XIII. POTENCIADORES FARMACOCINÉTICOS

A. Ritonavir

Ritonavir ya no se usa como un inhibidor de la proteasa único, sino como un promotor farmacocinético o "potenciador" de otros inhibidores de la proteasa. *Ritonavir* es un potente inhibidor de CYP3A y la administración concomitante de *ritonavir* a dosis bajas aumenta la biodisponibilidad del segundo inhibidor de la proteasa, lo que a menudo permite intervalos de dosificación más prolongados. Las concentraciones $C_{mín}$ más elevadas del inhibidor de la proteasa "potenciado" también ayudan a prevenir el desarrollo de resistencia de VIH. Por lo tanto, los inhibidores de la proteasa "potenciados" se recomiendan para usarse en esquemas de VIH iniciales en ciertas situaciones clínicas. El metabolismo de CYP3A4 y CYP2D6 y la excreción biliar son los métodos de eliminación primarios. *Ritonavir* tiene una vida media de 3 a 5 horas. Aunque *ritonavir* es sobre todo un inhibidor de las isoenzimas CYP450, también puede inducir varias isoenzimas CYP450 y se han identificado numerosas interacciones farmacológicas.

B. Cobicistat

Cobicistat es un promotor farmacocinético o fármaco potenciador usado en tratamientos de combinación para VIH. Este agente inhibe las isoenzimas CYP3A y se usa para promover la biodisponibilidad de los inhibidores de la proteasa *atazanavir* y *darunavir* y el inhibidor de la integrasa *elvitegravir.* Debido a que *cobicistat* inhibe CYP3A, CYP2D6 y el transportador P-gp, existen numerosas interacciones farmacológicas. *Cobicistat* también puede causar elevaciones en la creatinina sérica debido a la inhibición de la secreción de creatinina tubular.

Resumen del capítulo

- Los virus son incapaces de llevar a cabo procesos metabólicos por sí mismos y solo pueden replicarse dentro de la célula viva de un organismo huésped. Algunos virus responden a los fármacos antivirales disponibles y algunos agentes antivirales pueden emplearse de forma profiláctica.
- La influenza A y B son infecciones virales respiratorias que suelen tratarse con los inhibidores de la neuraminidasa *oseltamivir*, *zanamivir* y *peramivir*. Estos fármacos tienen varias vías de administración y deben administrarse en las 48 h siguientes a la aparición de los síntomas de la influenza. También pueden administrarse como profilaxis posexposición en pacientes después del contacto con una persona con influenza.
- El VHB implica la replicación y la destrucción de los hepatocitos y suele tratarse con una terapia oral que incluye los análogos de nucleós(t)idos *tenofovir* o *entecavir*. El interferón pegilado alfa-2a también puede utilizarse para tratar la hepatitis B, pero su uso puede verse limitado por la necesidad de inyecciones subcutáneas y los efectos secundarios, como los síntomas de influenza.
- El VHC afecta principalmente al hígado y se trata con una combinación de agentes orales DAA que se dirigen a diferentes etapas del ciclo vital del virus. Las combinaciones eficaces incluyen uno o más fármacos de al menos dos de las siguientes clases de medicamentos IP NS3/NS4A, inhibidores de la polimerasa NS5B e inhibidores del complejo de replicación NS5A.
- Los virus del herpes están asociados con un amplio espectro de enfermedades y hay varios medicamentos antivirales disponibles para tratarlos. Aparte de *foscarnet* y *cidofovir*, todos son análogos de los nucleósidos. *Aciclovir* es el prototipo de un grupo de agentes antivirales que son activados por la timidina cinasa viral para convertirse en inhibidores de ADN polimerasa viral, bloqueando la síntesis de ADN viral. *Aciclovir*, *famciclovir* y *valaciclovir* se utilizan para tratar la mayoría de los casos de los tipos 1 y 2 del VHS.
- El VIH se trata con una combinación de fármacos de entre cinco clases disponibles: INTI, INNTI, IP, inhibidores de la integrasa e inhibidores de la entrada. También existen potenciadores farmacocinéticos que sirven para aumentar los niveles de fármacos de determinados agentes antirretrovirales administrados de forma concomitante.
- La terapia inicial para el VIH consiste en una combinación de dos INTI con un inhibidor de la integrasa, un INNTI o un IP.

Preguntas de estudio

Elija la MEJOR respuesta.

34.1 ¿Cuál de los siguientes medicamentos se administra mediante inyección intravenosa para el tratamiento de la influenza?

A. Oseltamivir
B. Peramivir
C. Zanamivir
D. Baloxavir marboxil

Respuesta correcta = B. Peramivir se administra por vía intravenosa. Oseltamivir y baloxavir marboxil se administran por vía oral. Zanamivir se administra por vía inhalatoria.

34.2 Una mujer de 24 años es diagnosticada con infección genital por virus del herpes simple. ¿Cuál de los siguientes agentes está indicado para usarse en este diagnóstico?

A. Valaciclovir
B. Cidofovir
C. Ganciclovir
D. Zanamivir

Respuesta correcta = A. Valaciclovir, famciclovir, penciclovir y aciclovir están todos indicados para la infección por virus del herpes simple. Cidofovir y ganciclovir se usan para la retinitis por CMV. Zanamivir no está indicado para influenza.

34.3 Una mujer que está siendo tratada para hepatitis B crónica desarrolla síndrome de Fanconi (disfunción generalizada del túbulo proximal) durante el tratamiento. ¿Cuál de los siguientes medicamentos es más probable que se incluya en su tratamiento para VHB?

A. Entecavir
B. Ribavirina
C. Lamivudina
D. Tenofovir disoproxil fumarato

Respuesta correcta = D. La nefrotoxicidad del síndrome de Fanconi puede observarse con tenofovir disoproxil fumarato. Este efecto adverso es poco frecuente con lamivudina y entecavir. Ribavirina se usa para el tratamiento de la infección por hepatitis C (no VHB).

34.4 ¿Qué clase de antivirales de acción directa para hepatitis C funciona al inhibir la formación de la red membranosa que proporciona una plataforma para la replicación viral?

A. Inhibidores de la proteasa NS3/NS4A
B. Inhibidores de la polimerasa NS5B
C. Inhibidores del complejo de replicación NS5A
D. Interferones

Respuesta correcta = C. Los inhibidores NS5A funcionan para inhibir la formación de proteínas que forman una red membranosa, que sirve como una plataforma para la replicación viral. Los inhibidores de la proteasa NS3/NS4A previenen el procesamiento de la poliproteína codificada por el ARN de VHC en las proteínas individualmente activas. Los inhibidores de la polimerasa NS5B actúan en la polimerasa de ARN responsable de la replicación del VHC. El mecanismo de los interferones no se ha definido por completo.

34.5 Un hombre de 59 años con infección por hepatitis C genotipo 1, que no ha recibido tratamiento y no tiene cirrosis, se presenta para iniciar el tratamiento. Tiene una historia clínica significativa de enfermedad por reflujo gastroesofágico y se le prescribe omeprazol oral 40 mg una vez al día. ¿Cuál de las siguientes es la mejor opción de tratamiento?

A. Interferón pegilado y ribavirina
B. Sofosbuvir
C. Glecaprevir/pibrentasvir
D. Sofosbuvir/ledipasvir

Respuesta correcta = C. Los pacientes no cirróticos con infección por el genotipo 1 que no han recibido tratamiento pueden ser tratados con la combinación de glecaprevir/pibrentasvir. La monoterapia con sofosbuvir es incorrecta porque el tratamiento de la hepatitis C consiste en una combinación de antivirales de acción directa. Los regímenes de interferón pegilado y ribavirina ya no se recomiendan debido a la disponibilidad de tratamientos más eficaces con menos efectos secundarios. Sofosbuvir/ledipasvir es incorrecto debido a una interacción farmacológica con el omeprazol.

34.6 Un hombre de 30 años con infección por el virus de la inmunodeficiencia humana se está tratando con un esquema antirretroviral. Después de 4 semanas de iniciar el tratamiento, se presenta al servicio de urgencias con fiebre, exantema y alteraciones gastrointestinales. Su prueba de HLA-B*5701 es positiva. ¿Cuál de los siguientes fármacos es más probable que esté causando sus síntomas?

A. Zidovudina
B. Abacavir
C. Efavirenz
D. Darunavir

Respuesta correcta = B. La reacción de hipersensibilidad a abacavir se caracteriza por fiebre, exantema y alteración gastrointestinal. El paciente debe suspender el tratamiento y no debe volver a exponerse a abacavir.

34.7 Un hombre de 62 años con infección por virus de la inmunodeficiencia humana se está tratando con un esquema antirretroviral que contiene elvitegravir/cobicistat/emtricitabina/tenofovir disoproxilo fumarato y ha logrado una concentración indetectable sostenida de ARN de VIH. El prescriptor quisiera cambiar su tratamiento a elvitegravir/cobicistat/emtricitabina/tenofovir alafenamida. ¿Cuál de la siguiente información debe proporcionar el médico prescriptor al paciente que resume mejor la ventaja de tenofovir/alafenamida frente a tenofovir disoproxilo fumarato?

A. Retirar las restricciones de alimentos
B. Menos interacciones farmacológicas
C. Dosificación dos veces al día
D. Mejor perfil de seguridad renal y ósea

Respuesta correcta = D. Tenofovir alafenamida proporciona el mismo fármaco activo que tenofovir disoproxilo fumarato, pero con una menor incidencia de los efectos adversos renales y óseos. Ambas combinaciones que contienen tenofovir se dosifican una vez al día y deben tomarse con alimentos. No se espera ningún cambio en las interacciones farmacológicas, debido a que tenofovir alafenamida es un profármaco que, al igual que TDF, se metaboliza a tenofovir.

34.8 ¿Cuál de los siguientes antirretrovirales es un inhibidor de entrada administrado por vía oral?

A. Maraviroc
B. Enfuvirtida
C. Ibalizumab
D. Raltegravir

Respuesta correcta = A. Maraviroc y fostemsavir son los únicos inhibidores de entrada administrados por vía oral para la infección por VIH. Enfuvirtida es un inhibidor de entrada (inhibidor de fusión), pero es inyectado por vía subcutánea. Ibalizumab es un inhibidor de la entrada (inhibidor de la adhesión), pero se administra por infusión intravenosa. Raltegravir es un inhibidor de la transferencia de la cadena de integrasa para la infección por VIH.

34.9 Un hombre de 64 años con experiencia en el tratamiento de la infección por el virus de la inmunodeficiencia humana está recibiendo un régimen antirretroviral que contiene atazanavir. ¿Cuál de los siguientes medicamentos concomitantes debe evitarse?

A. Metoprolol
B. Pravastatina
C. Metronidazol
D. Omeprazol

Respuesta correcta = D. Atazanavir requiere un entorno ácido para su óptima absorción. En pacientes con experiencia en el tratamiento, está contraindicada la terapia combinada con inhibidores de la bomba de protones (como omeprazol). No se conocen ni se prevén interacciones farmacológicas entre atazanavir y metoprolol, pravastatina o metronidazol.

34.10 Un hombre de 55 años ingresa en el hospital para el tratamiento de síntomas graves de infección por SARS-CoV-2 (COVID-19). ¿Cuál de los siguientes es el más apropiado para incluir en el régimen de tratamiento?

A. Entecavir
B. Famciclovir
C. Peramivir
D. Remdesivir

Respuesta correcta = D. Remdesivir es un análogo de la adenosina que inhibe la ARN polimerasa dependiente del ARN del SARS-CoV-2, lo que provoca la interrupción de la replicación viral en COVID-19. Entecavir es un análogo de nucleósido de guanosina para el tratamiento de la infección por VHB. Famciclovir está indicado para el tratamiento del virus del herpes simple, y peramivir se utiliza en el tratamiento de la influenza.

Fármacos antiprotozoarios

35

Marylee V. Worley y Jonathan C. Cho

I. GENERALIDADES

Los parásitos protozoarios que causan enfermedades humanas son prevalentes en países tropicales y subtropicales subdesarrollados, donde las condiciones sanitarias, las prácticas higiénicas y el control de vectores de transmisión son inadecuados. Sin embargo, con el aumento de los viajes globales, las enfermedades por protozoarios ya no se confinan a lugares geográficos específicos. Debido a que son eucariotas unicelulares, las células protozoarias tienen procesos metabólicos más cercanos a los del hospedador humano que los patógenos bacterianos procariotas. Por lo tanto, las enfermedades por protozoarios se tratan con menos facilidad que las infecciones bacterianas y muchos de los fármacos antiprotozoarios causan efectos tóxicos graves en el hospedador, en especial en las células que muestran actividad metabólica alta. La mayoría de los agentes antiprotozoarios no han demostrado ser seguros para pacientes embarazadas. Los fármacos usados para tratar las infecciones por protozoarios se enlistan en la figura 35-1. [Nota: algunos de los fármacos que se analizan más adelante no están disponibles en EUA; sin embargo, la mayoría pueden obtenerse si se contacta a los Centers for Disease Control and Prevention].

II. QUIMIOTERAPIA PARA AMEBIASIS

La amebiasis (disentería amebiana) es una infección del tracto gastrointestinal causada por *Entamoeba histolytica*. *E. histolytica* es endémica de países en desarrollo y se transmite sobre todo por la vía fecal-oral o a través de la ingestión de agua o alimentos contaminados. La mayoría de los individuos infectados se encuentran asintomáticos, pero pueden exhibir un grado variable de enfermedad dependiendo de los factores del hospedador y la formación de trofozoítos. El diagnóstico se establece al aislar *E. histolytica* de las heces. Debido al riesgo de desarrollar enfermedad invasiva y actuar como una fuente potencial de infección para otros, está indicado el tratamiento de los pacientes con enfermedad aguda y de los portadores asintomáticos de *E. histolytica*. Se presenta un resumen del ciclo vital de *E. histolytica* en la figura 35-2. Los agentes terapéuticos para amebiasis se clasifican como amebicidas luminales, sistémicos o mixtos de acuerdo con el sitio de acción (fig. 35-2). Por ejemplo, los amebicidas luminales actúan sobre el parásito en la luz del intestino, en tanto que los amebicidas sistémicos son efectivos contra las amibas en la pared intestinal y el hígado. Los amebicidas mixtos son efectivos contra las formas tanto luminal como sistémica, aunque las concentraciones luminales son demasiado bajas para el tratamiento con un solo fármaco.

AMEBIASIS
Cloroquina ARALEN
Yodoquinol YODOXIN
Metronidazol FLAGYL
Paromomicina SOLO GENÉRICO
Tinidazol TINDAMAX
PALUDISMO
Arteméter/lumefantrina COARTEM
Artesunato SOLO GENÉRICO
Atovaquona-proguanil MALARONE
Cloroquina ARALEN
Mefloquina LARIAM
Primaquina SOLO GENÉRICO
Pirimetamina DARAPRIM
Quinina QUALAQUIN
Tafenoquina ARAKODA, KRINTAFEL
BABESIOSIS
Atovacuona MEPRON
Quinina QUALAQUIN
TRIPANOSOMIASIS
Benznidazol SOLO GENÉRICO
Eflornitina SOLO GENÉRICO
Melarsoprol SOLO GENÉRICO
Nifurtimox LAMPIT
Pentamidina NEBUPENT, PENTAM
Suramina GERMANIN
LEISHMANIASIS
Miltefosina IMPAVIDO
Estibogluconato de sodio
TOXOPLASMOSIS
Pirimetamina DARAPRIM
GIARDIASIS
Metronidazol FLAGYL
Nitazoxanida ALINIA
Tinidazol TINDAMAX

Figura 35-1
Resumen de los agentes antiprotozoarios.

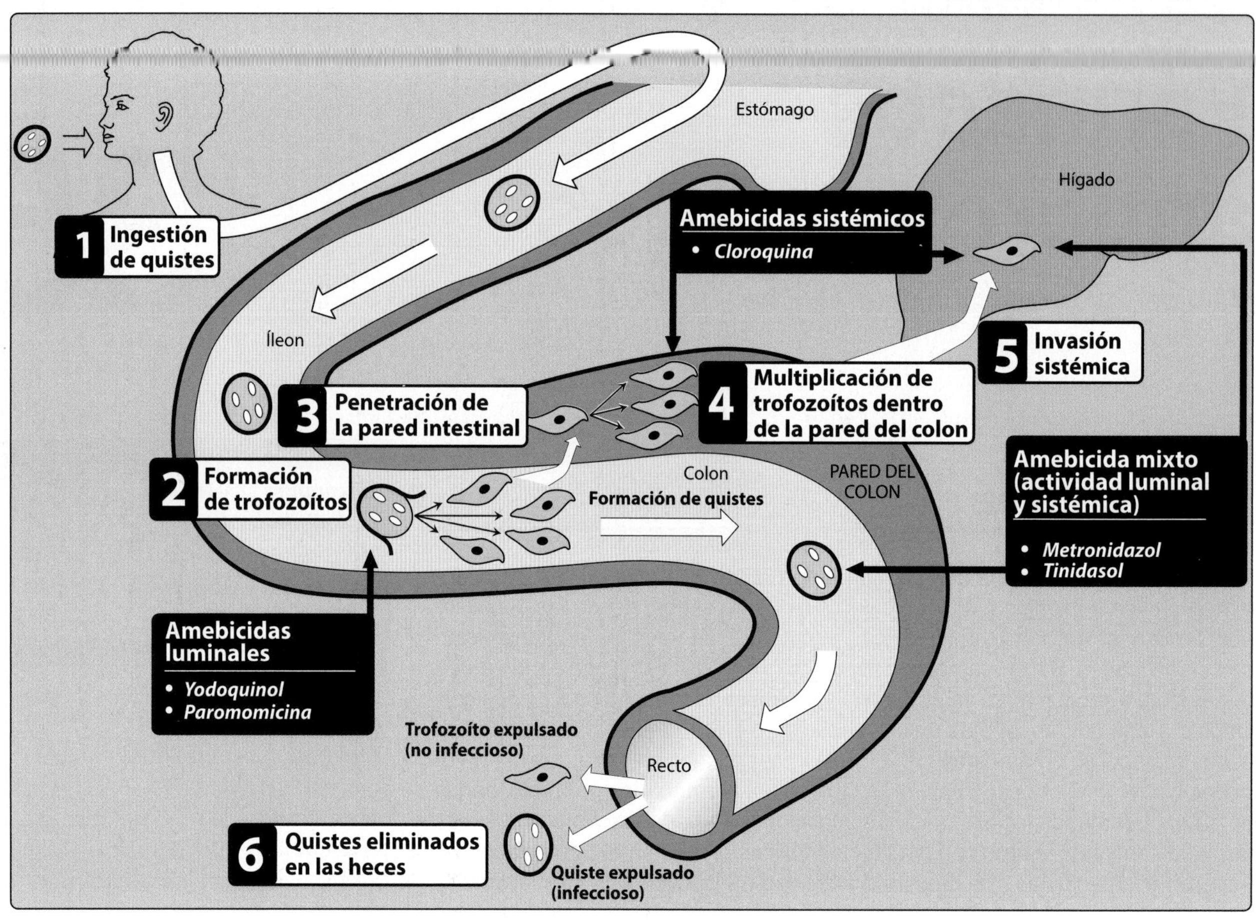

Figura 35-2
Ciclo vital de *Entamoeba histolytica*, que muestra los sitios de acción de los fármacos amebicidas.

A. Amebicidas mixtos

1. **Metronidazol:** un nitroimidazol, es el amebicida mixto de elección para tratar las infecciones amebianas. [Nota: *metronidazol* también se usa en el tratamiento de las infecciones causadas por *Giardia lamblia, Trichomonas vaginalis*, cocos anaerobios, bacilos anaerobios gramnegativos (p. ej., especies de *Bacteroides*) y bacilos grampositivos anaerobios (p. ej., *Clostridium difficile*)].

   a. **Mecanismo de acción:** las amibas poseen proteínas de transporte de electrones con potencial redox bajo tipo ferredoxina, que participan en las reacciones de eliminación metabólica de electrones. El grupo nitro de *metronidazol* es capaz de servir como un aceptor de electrones, formando compuestos citotóxicos reducidos que se unen a proteínas y ácido desoxirribonucleico (ADN), que resulta en la muerte de los trofozoítos de *E. histolytica.*

   b. **Farmacocinética:** *metronidazol* se absorbe por completo y con rapidez después de su administración oral. [Nota: para el tratamiento de la amebiasis, el tratamiento con *metronidazol* suele ir seguido de la administración de un amebicida luminal, como *yodoquinol* o *paromomicina.* Esta combinación proporciona tasas de curación de más de 90%]. *Metronidazol* se distribuye bien a lo largo de los tejidos y líquidos corporales. Pueden encontrarse concentraciones terapéuticas en los líquidos vaginales y seminales, la saliva, la leche materna y el líquido cefalorraquídeo (LCR). El metabolismo del fármaco depende de la oxidación hepática de la cadena lateral de *metronidazol* por la oxidasa de función mixta, seguida por glucuronidación. El fármaco se acumula en pacientes con enfermedad hepática grave. El fármaco original y sus metabolitos se excretan en la orina.

c. **Efectos adversos:** los efectos adversos más frecuentes son náusea, vómito, molestias epigástricas y cólicos abdominales (fig. 35-3). Suele experimentarse un sabor metálico desagradable. Otros efectos incluyen moniliasis oral (algodoncillo en la boca) y, en casos raros, neurotoxicidad (mareo, vértigo y adormecimiento o parestesia), que puede necesitar de descontinuación del fármaco. *Metronidazol* puede prolongar el intervalo QT. Debe utilizarse con precaución en pacientes que toman simultáneamente medicamentos que aumentan el riesgo de prolongación del QT. Si se toma con alcohol, puede ocurrir una reacción tipo *disulfiram* (véase cap. 47).

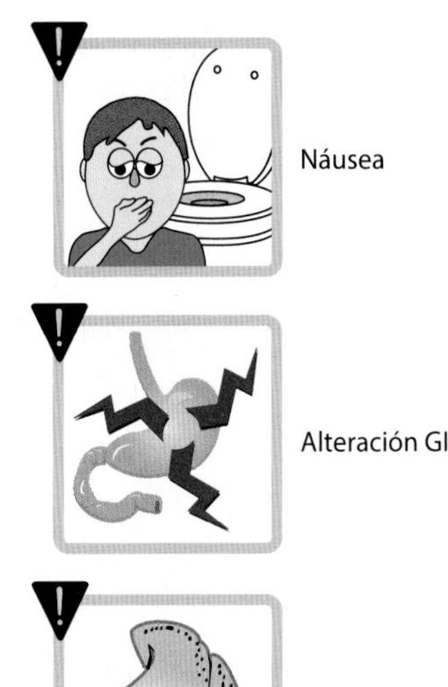

Figura 35-3
Efectos adversos de *metronidazol*. GI = gastrointestinal.

2. **Tinidazol:** es un nitroimidazol de segunda generación que es similar a *metronidazol* en su espectro de actividad y absorción. Se usa para el tratamiento de la amebiasis, absceso hepático amebiano, giardiasis y tricomoniasis. *Tinidazol* es tan efectivo como *metronidazol,* pero es más costoso. Se metaboliza por el CYP3A4, y los inductores o inhibidores fuertes del CYP3A4 pueden reducir o aumentar las concentraciones de tinidazol, respectivamente. Los efectos adversos incluyen molestias gastrointestinales y sabor metálico. El consumo de alcohol debe evitarse durante el tratamiento.

B. Amebicidas luminales

Después de que se completa el tratamiento de la enfermedad amebiana invasiva intestinal o extraintestinal, debe administrarse un agente luminal, como *yodoquinol, furoato de diloxanida* o *paramomicina* para el tratamiento de un estado de colonización asintomático.

1. **Yodoquinol:** una 8-hidroxiquinolona halogenada, es amebicida contra *E. histolytica* y es efectivo contra el trofozoíto luminal y las formas quísticas. Los efectos adversos de *yodoquinol* incluyen exantema, diarrea y neuropatía periférica relacionada con la dosis, lo que incluye una neuritis óptica rara. El uso a largo plazo de este fármaco debe evitarse.

2. **Paromomicina:** un antibiótico aminoglucósido, solo es efectivo contra las formas luminales de *E. hystolitica,* debido a que no se absorbe de forma significativa a partir del tracto gastrointestinal. *Paromomicina* es directamente amebicida y también ejerce sus acciones antiamebianas al reducir la población de la flora intestinal. Las molestias gastrointestinales y la diarrea son los principales efectos adversos.

C. Amebicidas sistémicos

El amebicida sistémico *cloroquina* es útil para tratar la amebiasis extraintestinal, como los abscesos hepáticos, y las infecciones de la pared intestinal causadas por amibas. *Cloroquina* se usa en combinación con *metronidazol* (o como sustituto para uno de los nitroimidazoles en caso de intolerancia) para tratar los abscesos hepáticos amebianos. Elimina los

SÍNDROME CLÍNICO	FÁRMACO
Portadores asintomáticos de quistes	***Yodoquinol*** **o** ***paromomicina***
Diarrea/disentería	***Metronidazol*** **más** ***yodoquinol*** **o** ***paromomicina***
Absceso hepático amebiano	***Metronidazol*** **(o** ***tinidazol*****)** **más** ***yodoquinol*** **o** ***paromomicina***

Figura 35-4
Algunas opciones terapéuticas de uso frecuente para el tratamiento de la amebiasis.

trofozoítos en los abscesos hepáticos, pero no es útil para tratar la amebiasis luminal. El tratamiento puede ir seguido con un amebicida luminal. *Cloroquina* también es efectiva en el tratamiento del paludismo.

Se muestra un resumen del tratamiento de la amebiasis en la figura 35-4.

III. QUIMIOTERAPIA PARA PALUDISMO

El paludismo es una enfermedad infecciosa aguda causada por cinco especies del género protozoario *Plasmodium.* Se transmite a los seres humanos mediante la picadura de la hembra del mosquito *Anopheles.* La presentación clásica del paludismo inicia con cefalea y fatiga, seguida por fiebre, escalofríos y sudoración. *Plasmodium falciparum* es la especie más peligrosa y la principal causa de paludismo grave, causante de una enfermedad aguda, rápida y fulminante caracterizada por fiebre alta persistente, hiperparasitemia, y disfunción del sistema de órganos. La infección por *P. falciparum* puede conducir a obstrucción capilar, paludismo cerebral y muerte en unos cuantos días sin tratamiento oportuno. *Plasmodium vivax, Plasmodium malariae* y *Plasmodium ovale* causan una forma más leve de la enfermedad; sin embargo, las especies de *P. vivax* y *P. ovale* también pueden permanecer en estado latente en el hígado (etapa de hipnozoíto), lo que puede causar recaídas meses o años después. *Plasmodium knowlesi* es una forma infrecuente de paludismo, que antes se pensaba que infectaba nada más a primates no humanos, lo que causa infecciones humanas, en ocasiones graves, en el sureste de Asia. La resistencia adquirida por *Plasmodium* a los fármacos antiprotozoarios ha llevado a nuevos retos terapéuticos, en especial en el tratamiento de *P. falciparum.* Se presenta un resumen del ciclo vital del parásito y los sitios de acción de los fármacos antipalúdicos en la figura 35-5.

A. Primaquina

Primaquina, una 8-aminoquinolina, es un fármaco antipalúdico oral que erradica las formas exoeritrocíticas (hepáticas) primarias de los plasmodios y los hipnozoítos de los paludismos recurrentes (*P. vivax* y *P. ovale*). Las formas sexuales (gametocíticas) de todos los plasmodios se destruyen en el plasma o se previene su maduración posterior en el mosquito, con lo que se interrumpe la transmisión de la enfermedad. [Nota: *primaquina* no es efectiva contra la etapa eritrocítica del paludismo y, por lo tanto, no puede usarse como monoterapia para tratamiento].

1. **Mecanismo de acción:** si bien no se entiende por completo, se cree que los metabolitos de *primaquina* actúan como oxidantes que alteran de forma importante los procesos metabólicos de las mitocondrias en el plasmodio. Los metabolitos son responsables de la acción esquizonticida, así como de la hemólisis y metahemoglobinemia que se encuentran como toxicidades.

2. **Farmacocinética:** *primaquina* se absorbe bien después de su administración oral y no se concentra en los tejidos. Se oxida rápidamente a muchos compuestos, sobre todo el fármaco desaminado. No se ha establecido qué compuesto posee esta actividad esquizonticida. El fármaco se excreta mínimamente en la orina.

3. **Efectos adversos:** *primaquina* se relaciona con anemia hemolítica inducida por fármacos en pacientes con deficiencia de glucosa-6-fosfato deshidrogenasa (fig. 35-6). Las grandes dosis del fármaco pueden causar

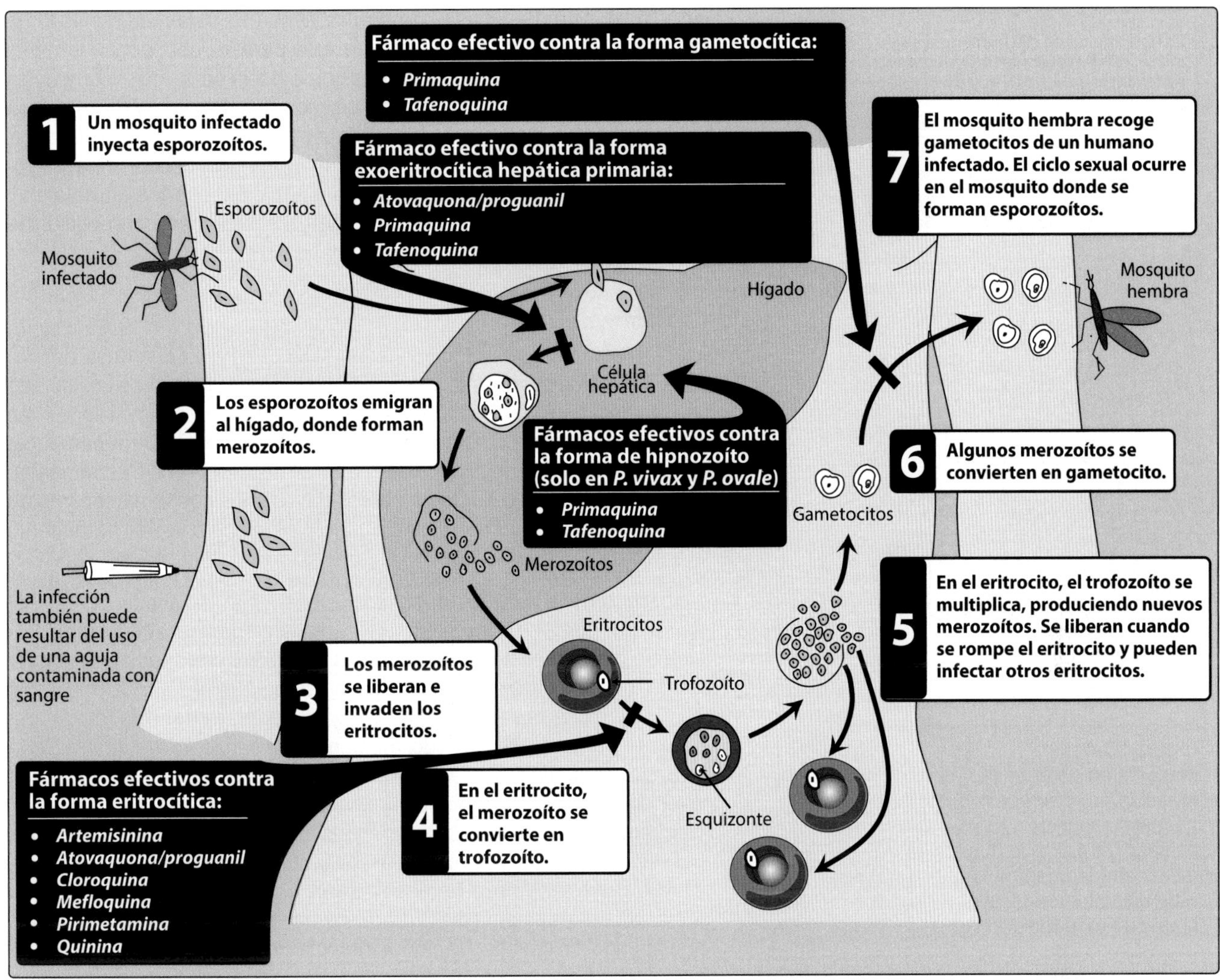

Figura 35-5
Ciclo vital del parásito del paludismo, que muestra los sitios de acción de los fármacos antipalúdicos.

molestias abdominales (en especial cuando se administra en combinación con *cloroquina*) y metahemoglobinemia ocasional. *Primaquina* no debe usarse durante el embarazo, y su uso está contraindicado en pacientes con artritis reumatoide o lupus eritematoso sistémico. Todas las especies de *Plasmodio* pueden desarrollar resistencia a *primaquina*.

B. Tafenoquina

Tafenoquina, una 8-aminoquinolina de acción prolongada, es un fármaco antipalúdico oral que erradica principalmente las formas exoeritrocíticas (hepáticas) iniciales de los plasmodios y los hipnozoítos de las malarias recurrentes (*P. vivax* y *P. ovale*). No está indicado para el tratamiento del paludismo aguda. *Tafenoquina* se utiliza para el tratamiento de la fase hepática latente (hipnozoíto) en las infecciones por *P. vivax* o *P. ovale* para prevenir la recaída del paludismo y, al igual que la *primaquina*, no debe utilizarse como monoterapia para el tratamiento. El fármaco también está indicado para la prevención (quimioprofilaxis) del paludismo durante los viajes a regiones endémicas. *Tafenoquina* tiene una vida media más larga en comparación con la primaquina, lo que permite una dosis semanal para la profilaxis (tras tres dosis diarias como dosis de carga), o una dosis única si se utiliza para la prevención de recaídas. Las reacciones adversas más comunes incluyen mareos, náusea, vómito y dolor de cabeza. Cuando se utiliza para la quimioprofilaxis, puede producirse una elevación de las enzimas hepáticas, insomnio, depresión, sueños anormales y ansiedad. *Tafenoquina* está contraindicada en pacientes con deficiencia de glucosa-6-fosfato deshidrogenasa.

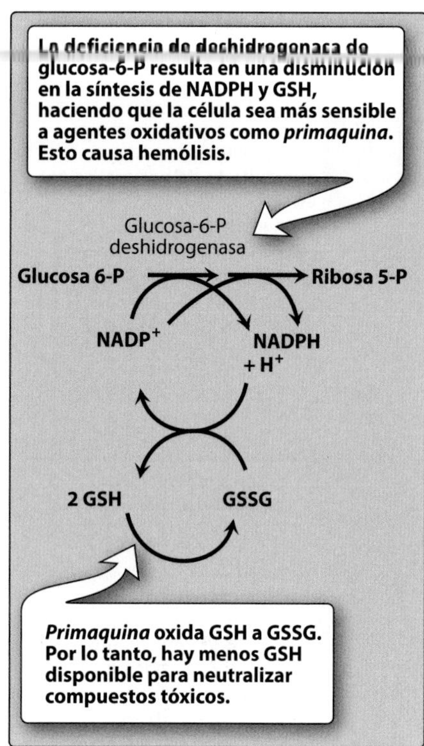

Figura 35-6
Mecanismo de anemia hemolítica inducida por *primaquina*. GSH = glutatión reducido; GSSG = glutation oxidado; NADP$^+$ = dinucleótido de nicotinamida adenina fosfato; NADPH = dinucleótido de nicotinamida adenina fosfato reducido.

C. Cloroquina

Cloroquina es una 4-aminoquinolina sintética que ha sido la base del tratamiento antipalúdico durante varios años; sin embargo, su uso es limitado debido a resistencia a *P. falciparum,* que se observa en casi todas las áreas endémicas de paludismo, excepto algunas partes de Centroamérica. *Cloroquina* es menos efectiva contra paludismo por *P. vivax*. *Cloroquina* se usa en la profilaxis del paludismo para viajar a áreas con conocimiento de paludismo sensible a *cloroquina*. También es efectiva en el tratamiento de la amebiasis extraintestinal.

1. **Mecanismo de acción:** aunque el mecanismo de acción no se entiende por completo, los procesos esenciales para la acción antipalúdica de *cloroquina* se delinean en la figura 35-7. Después de atravesar las membranas eritrocíticas y del plasmodio, *cloroquina* (una base débil diprótica) se concentra en la vacuola alimenticia ácida del parásito palúdico, sobre todo mediante atrapamiento de iones. En la vacuola alimenticia, el parásito digiere la hemoglobina de las células del hospedador para obtener aminoácidos esenciales. Sin embargo, este proceso también libera grandes cantidades de hemo soluble, que es tóxico para el parásito. Para protegerse a sí mismo, el parásito polimeriza hemo a hemozoína (un pigmento), que se secuestra en la vacuola alimenticia. *Cloroquina* en específico se une a hemo, previniendo su polimerización a hemozoína. El aumento de pH y la

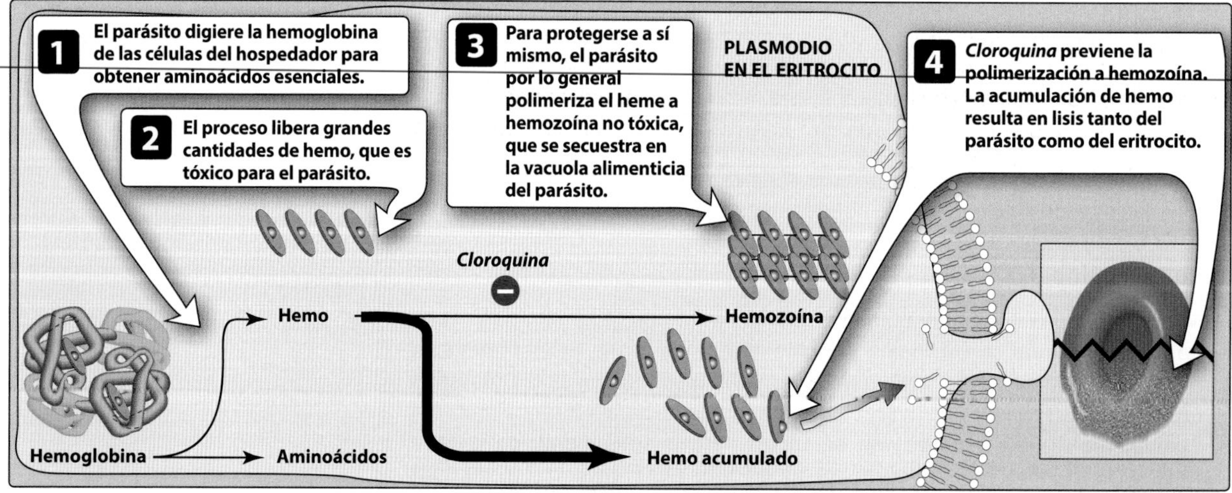

Figura 35-7
Acción de *cloroquina* sobre la formación de hemozoína por especies de *Plasmodium*.

acumulación de hemo resulta en daño oxidativo a las membranas fosfolípidas, lo que causa lisis tanto del parásito como del eritrocito.

2. **Farmacocinética:** *cloroquina* se absorbe de forma rápida y completa después de su administración oral. El fármaco tiene un gran volumen de distribución y se concentra en los eritrocitos, hígado, bazo, riñones, pulmones, tejidos que contienen melanina y leucocitos. Persiste en los eritrocitos. El fármaco también penetra en el sistema nervioso central (SNC) y atraviesa la placenta. *Cloroquina* es desalquilada por el sistema hepático de oxidasa de función mixta y algunos productos metabólicos retienen su actividad antipalúdica. Tanto el fármaco original y sus metabolitos se excretan sobre todo en la orina.

3. **Efectos adversos:** los efectos adversos son mínimos a dosis profilácticas bajas. A dosis más elevadas, pueden ocurrir alteración gastrointestinal, prurito, cefaleas y visión borrosa (fig. 35-8). Debe realizarse un examen oftalmológico de forma sistemática durante su uso extendido debido al potencial de toxicidad retiniana. Puede observarse decoloración de los lechos ungulares y membranas mucosas con su administración crónica. *Cloroquina* debe usarse con cuidado en pacientes con disfunción hepática, problemas gastrointestinales graves o trastornos neurológicos. Los pacientes con psoriasis o porfiria no deben tratarse con *cloroquina* debido a que puede provocarse una crisis aguda. *Cloroquina* puede prolongar el intervalo QT y el uso de otros fármacos que también causan prolongación del intervalo QT debe evitarse de ser posible.

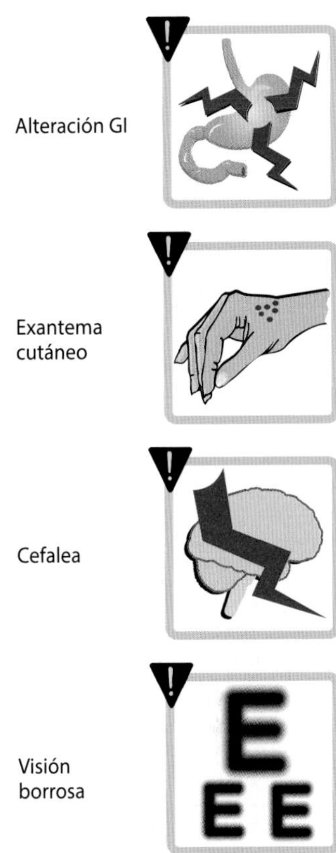

Figura 35-8
Algunos efectos adversos suelen relacionarse con *cloroquina*. GI = gastrointestinal.

D. Atovaquona-proguanil

La combinación de *atovaquona-proguanil* es efectiva para cepas resistentes a *cloroquina* de *P. falciparum* y se usa en la prevención y tratamiento del paludismo para viajeros de fuera de áreas endémicas de paludismo. *Atovaquona-proguanil* no se usa de forma sistemática en áreas endémicas debido a la propensión de resistencia de alto nivel. *Atovaquona* es una hidroxinaftoquinona que inhibe los procesos mitocondriales, incluyendo el transporte de electrones, así como la biosíntesis de ATP y pirimidina. *Cicloguanil*, el metabolito de triacina activo de *proguanil,* inhibe la dihidrofolato reductasa de los plasmodios, con lo que previene la síntesis de ADN. *Atovaquona* también puede usarse para tratar especies de *Babesia* y *Pneumocystis jirovecii. Proguanil* se metaboliza a través de CYP2C19, una isoenzima que se conoce que exhibe un polimorfismo genético que resulta en un mal metabolismo al metabolito activo cicloguanil en algunos pacientes. La combinación debe tomarse con alimentos o con leche para aumentar la absorción. Los efectos adversos frecuentes incluyen náusea, vómito, dolor abdominal, cefalea, diarrea, anorexia y mareo.

E. Mefloquina

Mefloquina es una 4-metanolquinolina, estructuralmente relacionada con *quinina,* que es un agente efectivo para la profilaxis de todos los plasmodios. El fármaco también puede utilizarse para el tratamiento del paludismo por *P. vivax* en combinación con *primaquina* o *tafenoquina*, y para tratamiento de infecciones causadas por formas de *P. falciparum* resistentes a múltiples fármacos en combinación con un derivado de *artemisinina*. Sus mecanismos de acción exactos siguen sin determinarse. Se han identificado las cepas resistentes, sobre todo en el sureste de Asia. *Mefloquina* se absorbe bien después de su administración oral, se distribuye ampliamente a los tejidos y se concentra en los eritrocitos. Tiene una vida media prolongada (20 días) debido a recirculación enterohepática y su concentración en varios tejidos. El fármaco pasa por un parcial metabolismo en el hígado y se excreta sobre todo a través de la bilis hasta las heces. Las reacciones adversas a dosis elevadas varían de náusea, vómito y mareo hasta desorientación, alucinaciones y depresión. Debido a su potencial para complicaciones neuropsiquiátricas, *mefloquina* suele reservarse para el tratamiento del paludismo cuando no pueden usarse otros agentes. Son posibles las anormalidades en el electrocardiograma (ECG) y el paro cardiaco si se toma *mefloquina* al mismo tiempo que *quinina* o *quinidina.*

F. Quinina

Quinina, un alcaloide originalmente aislado de la corteza del árbol de cinchona, interfiere con la polimerización de hemo, lo que resulta en la muerte de la forma eritrocítica del plasmodio parásito. Se reserva para tratamiento de infecciones graves y para cepas de paludismo resistentes a *cloroquina*. *Quinina* suele administrarse en combinación con *doxiciclina,* otras tetraciclinas o *clindamicina* (se añade *primaquina* o *tafenoquina* en las infecciones por *P. vivax* para prevenir la recaída del paludismo). Cuando se toma por vía oral, *quinina* se distribuye bien a lo largo del cuerpo. El principal efecto adverso de *quinina* es el cinconismo, un síndrome que causa náusea, vómito, acúfenos y vértigo. Estos efectos son reversibles y no son motivo para suspender el tratamiento. Sin embargo, el tratamiento con *quinina* debe suspenderse si ocurre anemia hemolítica.

G. Artemisinina

Artemisinina se deriva de la planta ajenjo dulce o ajenjo chino, que se ha usado en la medicina china tradicional durante varios siglos. *Artemisinina* y sus derivados son los agentes de primera línea recomendados para el tratamiento del paludismo por *P. falciparum* resistente a múltiples fármacos. La acción antipalúdica de los derivados de *artemisinina* incluye la producción de radicales libres que resultan de la escisión del puente de endoperóxido del fármaco por el hierro hemo en la vacuola alimentaria del parásito. Están disponibles preparaciones orales, rectales, intramusculares e intravenosas (IV), pero la vida media breve evita el uso de estos fármacos para profilaxis. *Artesunato* está disponible en formulación intravenosa y es el tratamiento preferido para el paludismo grave en las zonas en las que está disponible. [Nota: *artesunato* debe administrarse con un antipalúdico activo contra el estadio hepático del hipnozoíto (p. ej., *primaquina* o *tafenoquina*) en el tratamiento de *P. vivax* o *P. ovale* graves]. Después de la terapia parenteral con *artesunato*, se debe continuar con un régimen oral para completar la terapia antipalúdica. La adición de otro agente antipalúdico, o tratamiento de combinación a base de *artemisinina,* se recomienda para prevenir el desarrollo de resistencia. Un tratamiento de combinación a base de *artemisinina* disponible por vía oral incluye una tableta con *arteméter* coformulado con *lumefantrina*. Este agente se usa para finalización de la terapia para el paludismo grave después de la terapia parenteral y también el tratamiento del paludismo no complicado. [Nota: *lumefantrina* es un fármaco antipalúdico similar en su acción a *quinina* o *mefloquina*]. Los efectos adversos con *artesunato* incluyen trombocitopenia, anemia hemolítica, elevación de las enzimas hepáticas e hiperbilirrubinemia. *Arteméter-lumefantrina* se ha asociado con náusea, vómito y diarrea. Las dosis elevadas pueden causar prolongación del intervalo QT. Han ocurrido reacciones de hipersensibilidad y exantemas.

H. Pirimetamina

Pirimetamina inhibe la dihidrofolato reductasa del plasmodio requerida para la síntesis de tetrahidrofolato (un cofactor necesario para la síntesis de ácidos nucleicos). Actúa como un esquizonticida en sangre y un fuerte esporonticida cuando el mosquito lo ingiere con la sangre del hospedador humano. *Pirimetamina* no se usa sola para el paludismo; está disponible como una combinación en dosis fija con *sulfadoxina,* un antimicrobiano tipo sulfonamida. Se ha desarrollado resistencia a esta combinación, por lo que suele administrarse con otros agentes, como derivados de *artemisinina. Pirimetamina* en combinación con *sulfadiacina* también se usa contra *Toxoplasma gondii.* Si ocurre anemia megaloblástica con tratamiento con *pirimetamina,* puede revertirse con *leucovorina.* En la figura 35-9 se muestran algunas opciones terapéuticas en el tratamiento del paludismo.

TRATAMIENTO DEL PALUDISMO	
Paludismo no complicado/*P. falciparum* o especies no identificadas Resistente a *cloroquina* o resistencia desconocida	***Atovaquona-proguanil** *Arteméter-lumefantrina*† *Mefloquina* o *Quinina* más *Doxiciclina, tetraciclina* o *clindamicina***
Paludismo no complicado/*P. falciparum* o especies no identificadas Región sensible a *cloroquina*	***Cloroquina* Alternativa: *hidroxicloroquina***
Paludismo no complicado/*P. vivax* o *P. ovale*	***Cloroquina* + *primaquina* o *Cloroquina* + *tafenoquina* Alternativa: *hidroxicloroquina* + *primaquina***
Paludismo no complicado/*P. malariae* o *P. knowlesi*	***Cloroquina* Alternativas: *hidroxicloroquina* *Arteméter/lumefantrina* *Atovacuona/proguanil***
Paludismo grave	***Artesunato*† más terapia de seguimiento con: *Arteméter-lumefantrina* o *Atovaquona-proguanil* o *Quinina* más *doxiciclina* o *Mefloquina***
PREVENCIÓN DEL PALUDISMO	
Región sensible a *cloroquina*	***Cloroquina***
Todas las demás regiones	***Atovaquona-proguanil* *Doxiciclina* *Mefloquina***
Durante el embarazo	***Cloroquina* o *mefloquina***

Figura 35-9
Tratamiento y prevención del paludismo. *Solo para usarse en viajeros fuera de áreas en que el paludismo es endémico o que se añade a un esquema de combinación para esquemas de tratamiento alternativos. †Se prefiere el tratamiento de combinación basado en *artemisinina* de acuerdo con la Organización Mundial de la Salud. Las infecciones por *Plasmodium vivax* o *Plasmodium ovale* requieren un tratamiento agudo y también un tratamiento de prevención de recaídas con *primaquina* o *tafenoquina*.

IV. QUIMIOTERAPIA PARA LA BABESIOSIS

La babesiosis es una enfermedad causada por parásitos protozoarios intraeritrocitarios del género *Babesia*. *Babesia* se transmite principalmente por la picadura de garrapatas de cuerpo duro, con diversas especies presentes en todo el mundo. *Babesia* también puede transmitirse a través de transfusiones de sangre. La incidencia de esta infección protozoaria ha aumentado en los últimos años, lo que ha provocado un aumento del cribado de los donantes de sangre en las regiones endémicas. La identificación de la babesiosis aguda en una persona con riesgo epidemiológico de presentar esta infección puede realizarse mediante la evaluación microscópica de los frotis sanguíneos o mediante la amplificación del ADN de *Babesia* utilizando un ensayo de reacción en cadena de la polimerasa. Las manifestaciones clínicas de la babesiosis incluyen anorexia, fatiga, escalofríos, sudoración, dolor de cabeza y fiebre. Pueden producirse complicaciones más graves, como anemia y falla multiorgánica que puede llevar a la muerte. Para la babesiosis aguda se recomienda la combinación de *atovacuona* más *azitromicina* durante 7 a 10 días, mientras que la combinación de *clindamicina* más *quinina* es una opción de tratamiento alternativa. El mecanismo de acción antiprotozoaria de *azitromicina* difiere del mecanismo de los antibióticos. En *Babesia*, *azitromicina* se dirige al apicoplasto, un orgánulo exclusivo de los parásitos protozoarios que alberga importantes vías metabólicas.

V. QUIMIOTERAPIA PARA TRIPANOSOMIASIS

La tripanosomiasis africana (enfermedad del sueño) y la tripanosomiasis americana (enfermedad de Chagas) son dos enfermedades crónicas y, a la larga, fatales, causadas por especies de *Trypanosoma*. En la enfermedad del sueño africana, *Trypanosoma brucei gambiense* y *Trypanosoma brucei rhodesiense* viven y crecen en un inicio en la sangre. El parásito invade más adelante el SNC, causando inflamación del cerebro y la médula espinal que produce el letargo característico y a la larga, sueño continuo. La enfermedad de Chagas es causada por *Trypanosoma cruzi* y es endémica de Centro y Sudamérica. Los fármacos contra tripanosomas se delinean más adelante.

Aplicación clínica 35-1. Tratamiento de la tripanosomiasis

Las opciones de tratamiento se basan en el tripanosoma causante y en el estadio de la enfermedad (fig. 35-10). Los agentes antiprotozoarios para el tratamiento del segundo estadio causado por una de las especies de *Trypanosoma brucei* deben atravesar la barrera hematoencefálica y suelen ser más tóxicos y complejos de administrar que los medicamentos del primer estadio. El síndrome encefalopático provocado por *melarsoprol* es un efecto adverso importante y a veces mortal; sin embargo, la infección del SNC por *Trypanosoma brucei rhodesiense* suele ser una enfermedad mortal si no se trata.

A. Pentamidina

Pentamidina es activa contra una variedad de infecciones por protozoarios, lo que incluye tripanosomiasis africana debido a *T. brucei gambiense,* por lo que es el tratamiento de primera línea para las etapas tempranas de la enfermedad (etapa hemolinfática sin afección del SNC). *Pentamidina* es también una alternativa para la profilaxis o el tratamiento de infecciones causadas por *P. jirovecii.* [Nota: *P. jirovecii* es un hongo atípico que causa neumonía en pacientes inmunocomprometidos, como aquellos con infección por el virus de la inmunodeficiencia humana (VIH). *Trimetoprima/sulfametoxazol* se prefiere en el tratamiento de los infecciones por *P. jirovecii;* sin embargo, *pentamidina* es una alternativa en personas alérgicas a las sulfonamidas]. *Pentamidina* también es un fármaco alternativo para el tratamiento de la leishmaniasis.

1. **Mecanismo de acción:** *T. brucei* concentra *pentamidina* mediante un sistema de captación de alta afinidad dependiente de energía. [Nota: la resistencia se relaciona con la incapacidad de concentrar el fármaco]. Aunque su mecanismo de acción no se ha definido, existe evidencia que el fármaco interfiere con la síntesis parasitaria de ácido ribonucleico (ARN), ADN, fosfolípidos y proteínas.
2. **Farmacocinética:** *pentamidina* se administra por vía intramuscular o intravenosa para el tratamiento de tripanosomiasis y neumonía causada por *P. jirovecii.* [Nota: para la profilaxis de la neumonía por *P. jirovecii, pentamidina* se administra mediante nebulizador]. El fármaco se distribuye ampliamente y se concentra en el hígado, los riñones, las glándulas suprarrenales, el bazo y los pulmones. Debido a que no entra en el LCR, es inefectivo contra las etapas tardías (afección del SNC) de la tripanosomiasis. El metabolismo del fármaco no se ha caracterizado y se excreta muy lentamente en la orina.
3. **Efectos adversos:** puede ocurrir disfunción renal grave, que es reversible tras la descontinuación. Otras reacciones adversas incluyen hiperpotasemia, hipotensión, pancreatitis, arritmias ventriculares e hiperglucemia. Debe vigilarse la glucosa plasmática, ya que puede ocurrir hipoglucemia que pone en riesgo la vida.

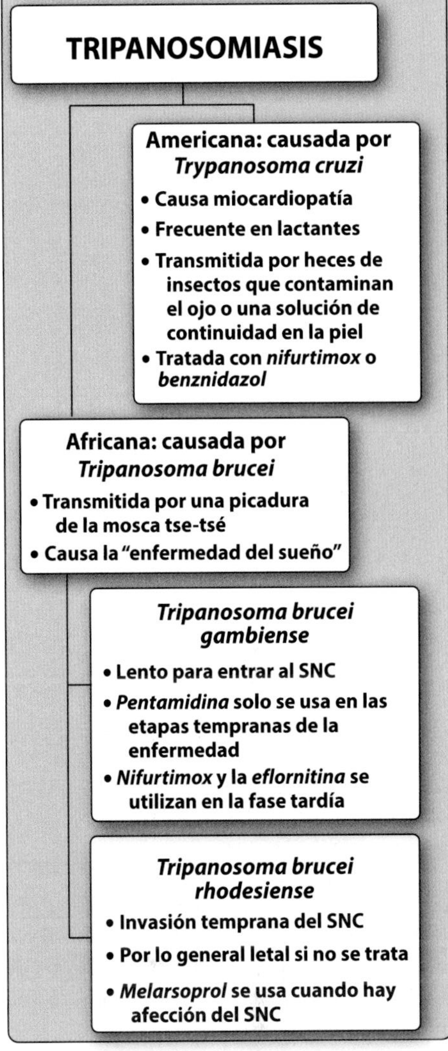

Figura 35-10
Resumen de tripanosomiasis. SNC = sistema nervioso central.

B. Suramina

Suramina se usa sobre todo en la etapa temprana (sin afección del SNC) de la tripanosomiasis africana debido a *T. brucei rhodesiense*. Es muy activa e inhibe muchas enzimas, en especial aquellas que participan en el mecanismo de la energía, lo que parece ser un mecanismo correlacionado son la actividad tripanocida. *Suramina* debe inyectarse por vía intravenosa. Se une a las proteínas plasmáticas y no penetra bien la barrera hematoencefálica. Tiene una vida media de eliminación prolongada (mayor de 40 días) y se excreta sobre todo sin cambios en la orina. Aunque infrecuentes, las reacciones adversas incluyen náusea y vómito, choque y pérdida de la consciencia, urticaria aguda, blefaritis y problemas neurológicos, como parestesia, fotofobia e hiperestesia de las manos y los pies. Puede ocurrir insuficiencia renal, pero suele resolverse con la descontinuación del tratamiento. Pueden ocurrir reacciones de hipersensibilidad aguda y hay que administrar una dosis de prueba antes de la administración del fármaco.

C. Melarsoprol

Melarsoprol, un compuesto de arsénico trivalente, es el único medicamento disponible para el tratamiento de las etapas tardías de las infecciones por tripanosoma africano (afección del SNC) debido a *T. brucei rhodesiense.* El fármaco reacciona con los grupos sulfhidrilo de varias sustancias, lo que incluye enzimas tanto del microorganismo como del hospedador. Se ha notado cierta resistencia y puede deberse a una menor captación del transportador del fármaco. *Melarsoprol* se administra mediante inyección IV lenta y puede ser muy irritante para los tejidos vecinos. Aparecen concentraciones adecuadas de tripanocida en el LCR, haciendo que *melarso-*

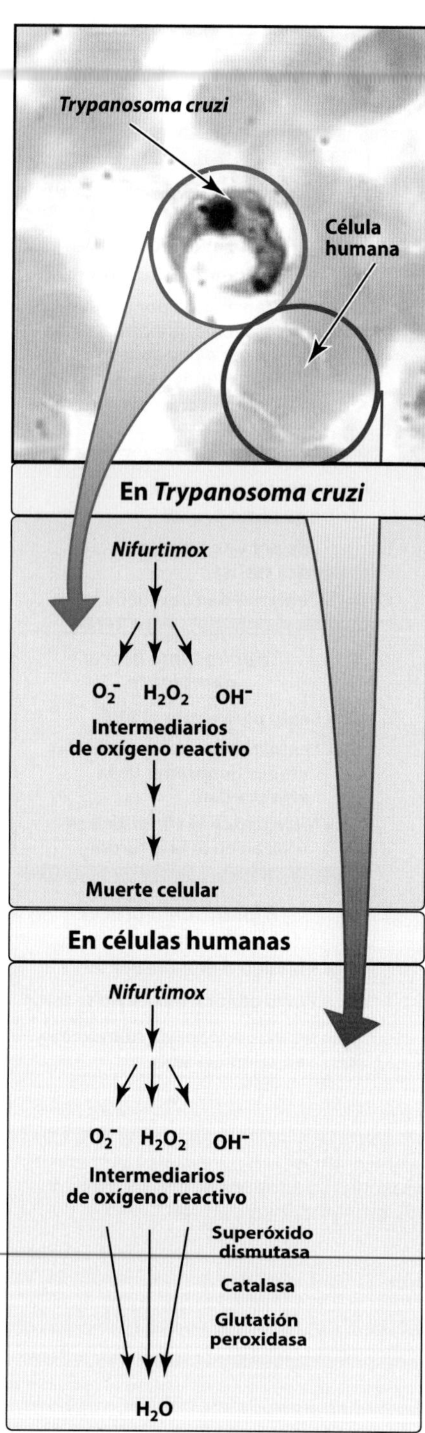

Figura 35-11
Generación de intermediarios tóxicos por *nifurtimox*.

prol sea el agente de elección en el tratamiento de *T. brucei rhodesiense,* que invade con rapidez el SNC. El hospedador oxida rápidamente *melarsoprol* a un compuesto de arsénico pentavalente relativamente no tóxico. El fármaco tiene una vida media muy breve y se excreta con rapidez en la orina. El uso de *melarsoprol* está limitado por toxicidad del SNC, lo que incluye encefalopatía reactiva, que puede ser letal en 10% de los casos. La administración simultánea de corticoesteroides puede reducir el riesgo de encefalopatía. Otros efectos adversos incluyen neuropatía periférica, hipertensión, hepatotoxicidad y albuminuria. También pueden ocurrir reacciones de hipersensibilidad y la inyección puede ir seguida de reacciones febriles. Se ha observado anemia hemolítica en pacientes con deficiencia de glucosa-6-fosfato deshidrogenasa.

D. Eflornitina

Eflornitina es un inhibidor irreversible de la ornitina descarboxilasa. La inhibición de esta enzima detiene la producción de las poliaminas en el parásito, lo que conduce a la cesación de la división celular. La formulación IV de *eflornitina*, usado en combinación con *nifurtimox*, es un tratamiento de primera línea para tripanosomiasis africana en etapa tardía causada por *T. brucei gambiense.* [Nota: se usa *eflornitina* tópica como tratamiento para el vello facial indeseable en mujeres]. La vida media breve de *eflornitina* requiere de su administración IV frecuente, lo que hace que sea difícil cumplir con el esquema de tratamiento. Reacciones adversas con *eflornitina* incluye anemia, trombocitopenia, convulsiones e hipoacusia temporal.

E. Nifurtimox

Nifurtimox se usa para el tratamiento de *T. brucei gambiense* en etapa tardía en combinación con *eflornitina.* También es usado en el tratamiento de las infecciones por *T. cruzi* (enfermedad de Chagas), aunque el tratamiento de la etapa crónica de estas infecciones ha llevado a resultados variables. Al ser un compuesto nitroaromático, *nifurtimox* pasa por reducción y a la larga genera radicales de oxígeno intracelular, como los radicales superóxido y el peróxido de hidrógeno (fig. 35-11). Estos radicales altamente reactivos son tóxicos a *T. cruzi. Nifurtimox* se administra por vía oral. Se metaboliza extensamente y los metabolitos se excretan sobre todo en la orina. Los efectos adversos son frecuentes después de la administración crónica, en especial entre personas de edad avanzada. Las principales toxicidades incluyen reacciones de hipersensibilidad (anafilaxia, dermatitis) y problemas gastrointestinales que pueden ser lo bastante graves para causar pérdida de peso. La neuropatía periférica es relativamente frecuente y también pueden ocurrir cefalea y mareo.

F. Benznidazol

Benznidazol es un derivado de nitroimidazol con un mecanismo de acción similar a *nifurtimox.* Tiende a tolerarse mejor que *nifurtimox* para el tratamiento de la enfermedad de Chagas. Los efectos adversos incluyen dermatitis, neuropatía periférica, insomnio y anorexia. Tanto *benznidazol* como *nifurtimox* deben evitarse en el embarazo debido a su potencial daño fetal.

VI. QUIMIOTERAPIA PARA LEISHMANIASIS

La leishmaniasis es una infección por protozoarios debido a varias especies del género de *Leishmania.* Hay tres manifestaciones de leishmaniasis: cutánea, mucocutánea y visceral. [Nota: en el tipo visceral (hígado y bazo), el parásito se encuentra en el torrente sanguíneo y de no tratarse es letal]. La leishmaniasis se transmite a través de la picadura de moscas de la arena infectadas. Para la leishmaniasis visceral, los tratamientos parenterales pueden incluir *anfotericina B* (véase cap. 33) y antimoniales pentavalentes, como *estibogluconato de sodio* o *antimoniato de meglumina* con *pentamidina y paromomicina* como agentes alternativos. *Miltefosina* es un agente con actividad oral para la leishmaniasis visceral. La elección del agente depende de la especie de *Leishmania,* los factores del hospedador y los patrones de resistencia que se notan en el área del mundo donde se adquiere la infección.

A. Estibogluconato de sodio

El antimonial pentavalente *estibogluconato de sodio* es un profármaco que se reduce al compuesto antimonial trivalente activo. El mecanismo de acción exacto no se ha determinado. Debido a que no se absorbe después de su administración oral, *estibogluconato de sodio* debe administrarse por vía parenteral y se distribuye en el compartimiento extravascular. El metabolismo es mínimo y el fármaco se excreta en la orina. Los efectos adversos incluyen dolor en el sitio de inyección, pancreatitis, elevación de las enzimas hepáticas, artralgias, mialgias, alteración gastrointestinal y arritmias cardiacas. Se ha desarrollado resistencia a los antimoniales pentavalentes.

B. Miltefosina

Miltefosina es el primer fármaco con actividad oral para la leishmaniasis visceral y también puede tratar las formas cutáneas y mucocutáneas de la enfermedad. El mecanismo preciso de acción no se conoce, pero *miltefosina* parece interferir con los fosfolípidos y los esteroles en la membrana celular parasitaria para inducir apoptosis. La náusea y el vómito son reacciones adversas frecuentes. El fármaco es teratógeno y debe evitarse en el embarazo.

VII. QUIMIOTERAPIA PARA TOXOPLASMOSIS

Una de las infecciones más frecuentes en humanos es causada por el protozoario *T. gondii,* que se transmite a los humanos cuando consumen carne infectada cruda o inadecuadamente cocinada, agua contaminada con ooquistes esporulados, o que ingieren de manera accidental ooquistes de heces felinas. Una embarazada con infección puede transmitir *T. gondii* a su feto. Los pacientes inmunodeprimidos pueden presentar una enfermedad diseminada grave. Los tratamientos actuales para la toxoplasmosis se dirigen al estadio taquizoítico del protozoo, *pirimetamina* es el agente más eficaz como parte de un régimen de terapia combinada. El tratamiento de elección para este trastorno es una combinación de *sulfadiacina* y *pirimetamina. Leucovorina* suele administrarse para proteger contra la deficiencia de folato. [Nota: ante la primera aparición de un exantema debe descontinuarse *pirimetamina,* debido a que la hipersensibilidad al fármaco puede ser grave]. *Pirimetamina* con *clindamicina* o la combinación de *trimetoprima* y *sulfametoxazol* son tratamientos alternativos. *Trimetoprima/*

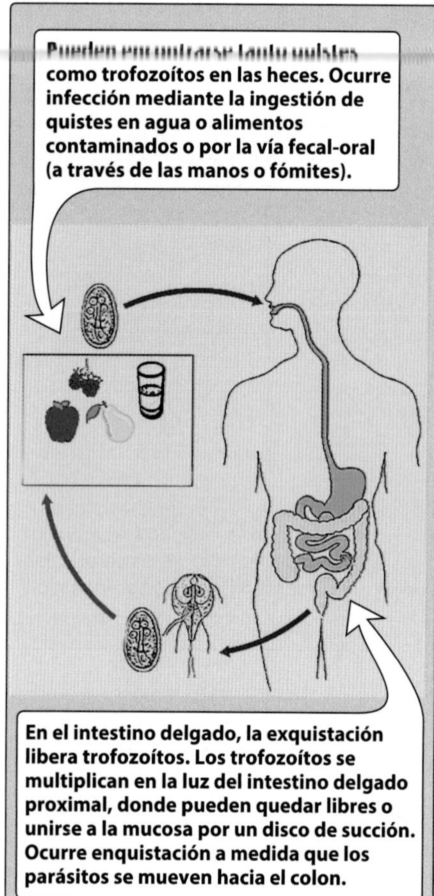

Figura 35-12
Ciclo vital de *Giardia lamblia*.

sulfametoxazol se usa para profilaxis contra toxoplasmosis (así como *P. jirovecii*) en pacientes inmunocomprometidos.

VIII. QUIMIOTERAPIA PARA GIARDIASIS

Giardia lamblia es el parásito intestinal diagnosticado con mayor frecuencia en EUA. Tiene dos ciclos vitales: el trofozoíto binucleado con cuatro flagelos y el quiste farmacorresistente con cuatro núcleos (fig. 35-12). La infección suele ocurrir a partir de ingestión de agua o alimentos contaminados con heces. Los trofozoítos existen en el intestino delgado y se dividen por fisión binaria. En ocasiones, se forman quistes que pasan al exterior en las heces. Aunque algunas infecciones son asintomáticas, puede ocurrir diarrea intensa, que puede ser muy grave en pacientes inmunocomprometidos. El tratamiento de elección es una dosis única de *tinidazol*. Una terapia alternativa es *metronidazol* oral durante 5 días. *Nitazoxanida,* un derivado de nitrotiazol, también está aprobado para el tratamiento de la giardiasis. [Nota: *nitazoxanida* puede también usarse para criptosporidiosis (una enfermedad diarreica que se observa con mayor frecuencia en pacientes inmunocomprometidos) causada por el parásito *Cryptosporidium parvum*]. Para la giardiasis, *nitazoxanida* se administra como un esquema de 3 días de tratamiento oral. El fármaco antihelmíntico *albendazol* también puede ser eficaz para la giardiasis y *paromomicina* en ocasiones se usa para el tratamiento de la giardiasis en las pacientes embarazadas.

Resumen del capítulo

- El estado de embarazo es una consideración importante en el tratamiento de las infecciones parasitarias, ya que no se ha demostrado que la mayoría de los agentes antiprotozoarios sean seguros en las pacientes embarazadas.
- *Primaquina* y *tafenoquina* son los únicos agentes antiprotozoarios con actividad contra el estadio latente (hipnozoíto) en las infecciones por *P. vivax* y son complementos necesarios del tratamiento para lograr la curación y prevenir la recaída.
- La quimioprofilaxis del paludismo en los viajeros debe tener en cuenta la resistencia del *Plasmodium* en los países de destino. *Cloroquina* ha sido el pilar de la terapia antipalúdica y la quimioprofilaxis durante muchos años; sin embargo, su uso es ahora limitado debido a la resistencia del *P. falciparum*, que se observa en casi todas las zonas donde el paludismo es endémico, excepto en algunas partes de América Central.
- Muchos de los agentes antiprotozoarios causan graves efectos tóxicos en el huésped, y el tratamiento suele estar determinado por el estadio o la gravedad de la enfermedad para limitar el uso de medicamentos tóxicos innecesarios.

Preguntas de estudio

Elija la MEJOR respuesta.

35.1 Después de la infección aguda, ¿Cuál de los siguientes medicamentos se administra para tratar el estado de colonización asintomática de *E. histolytica*?

A. Cloroquina
B. Yodoquinol
C. Metronidazol
D. Primaquina

Respuesta correcta = B. Yodoquinol, furoato de diloxantida y paromomicina son amebicidas luminales que suelen administrarse con amebicidas mixtos o sistémicos para tratar el estado de colonización asintomático. Cloroquina es un amebicida sistémico y un antipalúdico. Metronidazol es un amebicida mixto. Primaquina es un antipalúdico.

35.2 Un hombre de 35 años está siendo tratado por amebiasis. Después de consumir una bebida alcohólica, tiene una reacción grave que incluye náusea, vómito y enrojecimiento. ¿Cuál de los siguientes agentes contribuyó más probablemente a su reacción al alcohol?

A. Cloroquina
B. Metronidazol
C. Primaquina
D. Pirimetamina

Respuesta correcta = B. Los nitroimidazoles, como metronidazol y tinidazol, pueden provocar una reacción similar a la de disulfiram en pacientes que ingieren alcohol durante el tratamiento. Los síntomas incluyen náusea, vómito, enrojecimiento, dolor de cabeza y malestar general. El alcohol debe evitarse con estos agentes. No se sabe que los otros fármacos causen síntomas similares con la ingestión de alcohol.

35.3 ¿Cuál de los siguientes enunciados relacionados con paromomicina es correcto?

A. Paromomicina solo es efectiva contra las formas luminales de *E. histolytica*.
B. Los principales efectos adversos son neuritis óptica y neuropatía periférica.
C. Paromomicina se considera un nitroimidazol.
D. Si se toma con alcohol, puede ocurrir una reacción tipo disulfiram.

Respuesta correcta = A. Paromomicina es un antibiótico aminoglucósido, conocido como un amebicida luminal. Solo es activo y efectivo contra las formas luminales de *E. histolytica* debido a que no se absorbe de forma significativa a partir del tracto gastrointestinal. Los principales efectos adversos son molestias gastrointestinales y diarrea. Los nitroimidazoles deben evitarse con el consumo de alcohol debido al riesgo de una reacción de tipo disulfiram.

35.4 Una embarazada de 32 años está viajando al extranjero a un país en que el paludismo es endémico con resistencia conocida a cloroquina. ¿Cuál de los siguientes esquemas profilácticos es Más apropiado?

A. Doxiciclina
B. Mefloquina
C. Primaquina
D. Arteméter-lumefantrina

Respuesta correcta = B. Mefloquina es uno de los esquemas preferidos para la profilaxis de paludismo en una embarazada. Doxiciclina y primaquina no se recomiendan para su uso en el embarazo. Arteméter-lumefantrina solo se recomienda para el tratamiento, no la profilaxis, del paludismo.

35.5 ¿Cuál de las siguientes opciones de tratamiento es más apropiada para añadir a arteméter-lumefantrina para la prevención de recaídas en un paciente con paludismo no complicada por *P. vivax*?

A. Tafenoquina
B. Doxiciclina
C. Miltefosina
D. Mefloquina

Respuesta correcta = A. Tafenoquina es un medicamento antipalúdico que tiene actividad contra el estadio hepático de hipnozoíto latente de las infecciones por *P. vivax* y está indicado para prevenir las recaídas. Doxiciclina y mefloquina no son activas contra el estadio hepático de hipnozoíto de las infecciones por *P. vivax*. Miltefosina se utiliza para la leishmaniosis.

35.6 Se diagnostica babesiosis en un hombre de 23 años. ¿Cuál de los siguientes es el tratamiento preferido para este paciente?

A. Atovacuona más azitromicina
B. Clindamicina
C. Paromomicina más metronidazol
D. Quinina

Respuesta correcta = A. La combinación de atovacuona más azitromicina es el tratamiento preferido para la babesiosis aguda. Clindamicina es una opción para tratar la babesiosis; sin embargo, debe combinarse con quinina. Paromomicina más metronidazol es una terapia combinada recomendada para la disentería amebiana con síntomas sistémicos. Quinina se utiliza en el tratamiento del paludismo.

35.7 ¿Cuál de los siguientes agentes es el único medicamento para tratar las etapas tardías de las infecciones por tripanosomas debidos a *T. brucei rhodesiense*?

A. Arteméter-lumefantrina
B. Melarsoprol
C. Nitazoxanida
D. Tinidazol

Respuesta correcta = B. Melarsoprol es el único agente disponible para el tratamiento de las infecciones por tripanosomas en etapa tardía debido a *T. brucei rhodesiense*. Todos los demás fármacos se usan para otras indicaciones; arteméter-lumefantrina se usa para el tratamiento del paludismo, nitazoxanida se usa para el tratamiento de la giardiasis o criptosporidiosis y tinidazol es efectivo para la amebiasis o giardiasis.

35.8 A un niño de 3 años se le diagnostica la enfermedad de Chagas. ¿Cuál de los siguientes agentes es el más apropiado para el tratamiento de este paciente?

A. Benznidazol
B. Estibogluconato de sodio
C. Pentamidina
D. Suramina

Respuesta correcta = A. Benznidazol se utiliza para el tratamiento de la enfermedad de Chagas (*T. cruzi*). Estibogluconato de sodio se utiliza para el tratamiento de la leishmaniasis visceral. Tanto pentamidina como suramina se utilizan principalmente para el tratamiento de la tripanosomiasis africana.

35.9 ¿Cuál de los siguientes agentes está disponible como tratamiento oral para el tratamiento de la leishmaniasis visceral?

A. Arteméter-lumefantrina
B. Miltefosina
C. Nitazoxanida
D. Tinidazol

Respuesta correcta = B. Miltefosina es el único agente oral disponible para el tratamiento de la leishmaniasis visceral. Todos los demás fármacos se administran por vía oral, pero arteméter/lumefantrina se usa para el tratamiento del paludismo, nitazoxanida se usa para el tratamiento de la giardiasis o criptosporidiosis y tinidazol es efectivo para amebiasis o giardiasis.

35.10 Un hombre de 42 años regresó de un viaje para acampar y se le diagnostica con *Giardia lamblia*. ¿Cuál de los siguientes medicamentos puede considerarse el tratamiento de elección?

A. Cloroquina
B. Nifurtimox
C. Paromomicina
D. Tinidazola

Respuesta correcta = D. Tinidazola se usa para el tratamiento de amebiasis y giardiasis. Cloroquina se usa para el tratamiento de paludismo y amebiasis extraintestinal. Nifurtimox está indicado para el tratamiento de tripanosomiasis americana (enfermedad de Chagas) causada por *T. cruzi* y también para el tratamiento de *T. brucei gambiense*. Paromomicina se usa para el tratamiento de las formas luminales de *E. histolytica*.

Fármacos antihelmínticos

Kelli A. Kronsberg, Jonathan C. Cho y Marylee V. Worley

36

I. GENERALIDADES

Los nematodos, trematodos y cestodos son los tres grupos principales de helmintos (gusanos) que infectan a los humanos. Los fármacos antihelmínticos (fig. 36-1) se dirigen a blancos metabólicos que están presentes en el parásito, pero que están ausentes o tienen diferentes características en el hospedador. En la figura 36-2 se ilustra una alta incidencia de infecciones helmínticas a nivel mundial. La mayoría de los antihelmínticos están dirigidos a eliminar el organismo del hospedador, así como a controlar la diseminación de las infecciones.

QUIMIOTERAPIA DE INFECCIONES HELMÍNTICAS: POR NEMATODOS
Albendazol ALBENZA
Dietilcarbamacina SOLO GENÉRICO
Ivermectina STROMECTOL
Mebendazol EMVERM
Moxidectina SOLO GENÉRICO
Pamoato de pirantel SOLO GENÉRICO
QUIMIOTERAPIA PARA INFECCIONES POR HELMINTOS: POR TREMATODOS
Praziquantel BILTRICIDE
Triclabendazol EGATEN
QUIMIOTERAPIA PARA INFECCIONES POR HELMINTOS: POR CESTODOS
Albendazol ALBENZA
Niclosamida SOLO GENÉRICO
Praziquantel BILTRICIDE

Figura 36-1
Resumen de agentes antihelmínticos.

II. FÁRMACOS PARA EL TRATAMIENTO DE NEMATODOS

Los nematodos son nematelmintos alargados que poseen un sistema digestivo completo. Causan infecciones en el intestino, así como en la sangre y los tejidos.

A. Mebendazol

Mebendazol, un compuesto de benzimidazol sintético, es un agente de primera línea para el tratamiento de infecciones causadas por tricocéfalos (*Trichuris trichiura*), oxiuros (*Enterobius vermicularis*), anquilostomas (*Necator americanus* y *Ancilostoma duodenale*) y ascáride (*Ascaris lumbricoides*). *Mebendazol* y los benzimidazoles como clase actúan al unirse a la β-tubulina del parásito e inhibir la polimerización de microtúbulos en el parásito. Los parásitos afectados se expulsan en las heces. Los efectos adversos comunes incluyen dolor abdominal y diarrea. Los efectos adversos raros, pero graves, incluyen convulsiones en pacientes pediátricos menores de 1 año y un mayor riesgo de síndrome de Stevens-Johnson o necrólisis epidérmica tóxica cuando se administra *mebendazol* en combinación con *metronidazol*. *Mebendazol* no debe usarse en embarazadas. [Nota: muchos antihelmínticos deben evitarse en el embarazo (fig. 36-3); sin embargo, en la prevención en masa o en los programas de tratamiento, ciertos agentes (p. ej., *mebendazol* o *albendazol*) pueden usarse en el segundo o tercer trimestre].

B. Pamoato de pirantel

Pamoato de pirantel también es efectivo en el tratamiento de infecciones causadas por oxiuros y anquilostomas (fig. 36-4). *Pamoato de pirantel* se absorbe muy poco después de la administración oral y solo es efectivo contra infecciones intestinales. Actúa como un agente despolarizante de bloqueo neuromuscular, causando la liberación de acetilcolina y la inhibición de colinesterasa, causando la parálisis del parásito y expulsión subsecuente. Como este mecanismo no afecta a los huevos de los oxiuros, debe administrarse una segunda dosis para erradicar por completo la infección. Los efectos adversos son leves e incluyen náusea, vómito y diarrea.

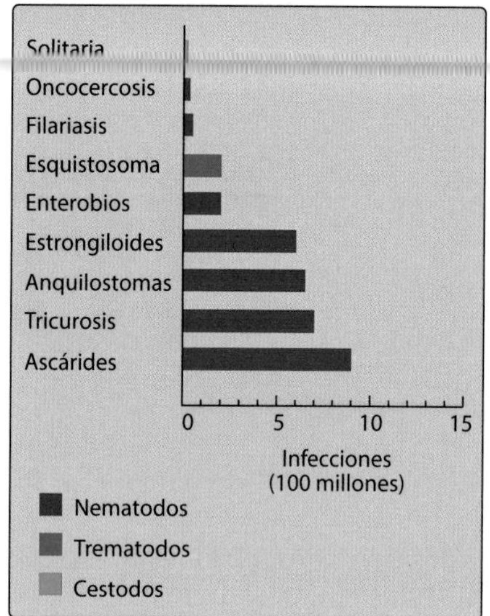

Figura 36-2
Estimaciones de la incidencia global de infecciones comunes por helmintos.

C. Ivermectina

Ivermectina es el fármaco de elección para el tratamiento de la larva migratoria cutánea, estrongiloidiasis y oncocercosis (ceguera de los ríos, aunque no curativa debido a la falta de actividad en los parásitos adultos). [Nota: *ivermectina* también es útil en el tratamiento de la sarna y una formulación tópica se utiliza para tratar la pediculosis (piojos)]. *Ivermectina* se dirige a los receptores del canal de cloro con compuerta de glutamato, causando la parálisis y la muerte del parásito. El fármaco se administra por vía oral y no cruza con facilidad la barrera hematoencefálica. *Ivermectina* no debe usarse en el embarazo (véase fig. 36-3). La eliminación de microfilaria en la oncocercosis puede resultar en una peligrosa reacción de Mazzotti (fiebre, cefalea, mareo, somnolencia e hipotensión). La gravedad de esta reacción se relaciona con la carga parasitaria. Pueden administrarse antihistamínicos o esteroides para reducir los síntomas.

Albendazol
Ivermectina
Mebendazol
Moxidectina

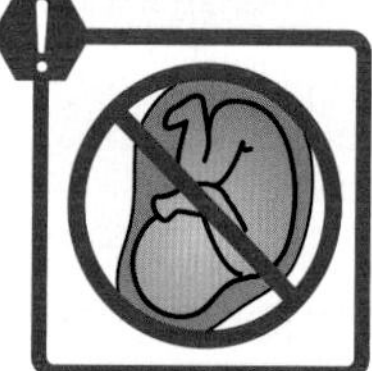

Evitar en el embarazo

Figura 36-3
Medicamentos antihelmínticos que deben evitarse en el embarazo.

Aplicación clínica 36-1. Síndrome de hiperinfección y estrongiloidiasis diseminada

El síndrome de hiperinfección y la estrongiloidiasis diseminada suelen observarse en pacientes inmunodeprimidos, como los que tienen el virus linfotrópico de células T humanas 1 (HTLV-1), o los que reciben medicamentos inmunosupresores, como la terapia crónica con corticoesteroides. Las tasas de mortalidad de este trastorno son de hasta 90% sin tratamiento. Mientras que la estrongiloidiasis aguda o crónica se trata durante 1 o 2 días, los pacientes con síndrome de hiperinfección y estrongiloidiasis diseminada se tratan con *ivermectina* diariamente hasta que los exámenes de heces o esputo sean negativos durante 2 semanas.

D. Moxidectina

La *moxidectina* es una alternativa a *ivermectina* para el tratamiento de la oncocercosis. Este agente tiene un mecanismo de acción similar, y también carece de actividad contra los gusanos adultos. No se ha establecido la seguridad de *moxidectina* en el embarazo. La muerte de la microfilaria en la oncocercosis después del uso de este agente puede ocasionar la peligrosa reacción de Mazzotti.

E. Dietilcarbamazina

Dietilcarbamazina es el fármaco de elección para filariasis causada por infección con *Wuchereria bancrofti, Brugia malayi* o *Brugia timori*. Elimina las microfilarias y tiene actividad contra los parásitos adultos. [Nota: en

Oncocercosis (ceguera de los ríos)

- Organismo causal: *Onchocerca volvulus*.
- Frecuente en África tropical, Brasil, Venezuela y Yemen.
- Caracterizada por nódulos subcutáneos, un exantema cutáneo prurítico y lesiones oculares que a menudo resultan en ceguera.
- Tratamiento: *ivermectina* o *moxidectina*.

Tricuriasis (enfermedad por tricocéfalos)

- Organismo causal: *Trichuris trichiura*.
- La infección suele ser asintomática; sin embargo, pueden ocurrir dolor abdominal, diarrea y flatulencias.
- En los niños, esta infección puede provocar una anemia grave o una alteración del desarrollo cognitivo o físico.
- Tratamiento: *mebendazol* o *albendazol*.

Enterobiasis (enfermedad por oxiuros)

- Organismo causal: *Enterobius vermicularis*.
- Infección por helmintos más frecuente en EUA.
- Ocurre prurito anal, con los parásitos visibles en las heces o la región perianal.
- Tratamiento: *mebendazol, albendazol* o *pamoato de pirantel*.

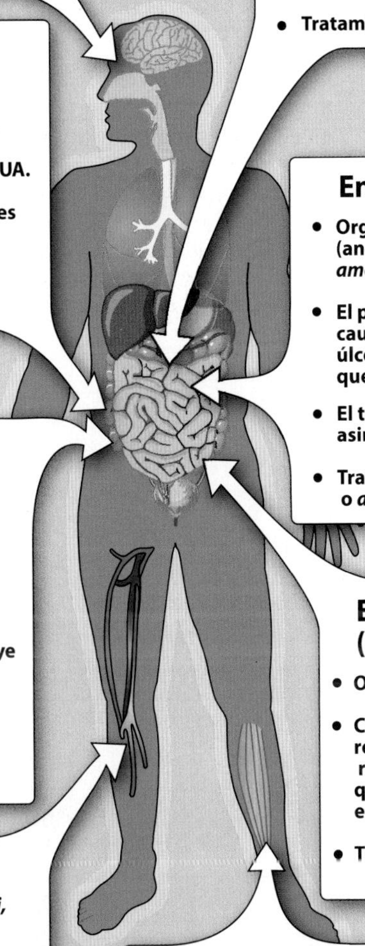

Enfermedad por anquilostomas

- Organismos causales: *Ancylostoma duodenale* (anquilostoma del Viejo Mundo), *Necator americanus* (anquilostoma del Nuevo Mundo).
- El parásito se une a la mucosa intestinal, causando anorexia, síntomas similares a úlcera y pérdida de sangre intestinal crónica que causa anemia.
- El tratamiento es innecesario en individuos asintomáticos que no están anémicos.
- Tratamiento: *pamoato de pirantel, mebendazol* o *albendazol*.

Ascariasis (enfermedad por ascáride)

- Organismo causal: *Ascaris lumbricoides*.
- Globalmente es la infección por gusanos parasitarios más frecuente en humanos.
- Las larvas ingeridas crecen en el intestino, causando síntomas abdominales, lo que incluye obstrucción intestinal; las ascárides pueden pasar a la sangre e infectar los pulmones.
- Tratamiento: *albendazol, mebendazol* o *ivermectina*.

Estrongiloidiasis (enfermedad por lombrices)

- Organismo causal: *Strongyloides stercoralis*.
- Común en los trópicos, subtrópicos y en las regiones templadas cálidas; una enfermedad relativamente benigna en más individuos que puede evolucionar a un resultado letal en pacientes inmunocomprometidos.
- Tratamiento: *ivermectina* o *albendazol*.

Filariasis

- Organismos causales: *Wuchereria bancrofti, Brugia malayi, Brugia timori*.
- Los parásitos causan bloqueo del flujo linfático. A la larga, ocurren inflamación y fibrosis locales de los linfáticos.
- Después de años de infestación, los brazos, las piernas y el escroto se llenan de líquido, causando elefantiasis.
- Tratamiento: *dietilcarbamazina*.

Triquinosis

- Organismo causal: *Trichinella spiralis*.
- Por lo general causada por el consumo de carne mal cocida, en particular puerco.
- Comienza con molestias abdominales, después dolor muscular, hinchazón de la cara y los ojos y dolor de las articulaciones.
- Tratamiento: *albendazol* o *mebendazol*.

Figura 36-4
Características y tratamiento de infecciones por nematodos que se encuentran con frecuencia.

países donde la filariasis es endémica, pueden usarse varios regímenes de fármacos antifilarias (*dietilcarbamazina*, *albendazol* e *ivermectina*) de forma anual como quimioterapia preventiva]. *Dietilcarbamazina* se absorbe con rapidez después de la administración oral con alimentos y se excreta sobre todo en la orina. Los efectos adversos pueden incluir fiebre, náusea, vómito, artralgia y cefalea. [Nota: *dietilcarbamazina* está contraindicado en pacientes coinfectados con oncocercosis, debido a que puede acelerar la ceguera y causar reacciones de Mazzotti intensas].

III. FÁRMACOS PARA EL TRATAMIENTO DE LOS TREMATODOS

Los trematodos (platelmintos) son gusanos planos en forma de hoja que por lo general se caracterizan por los tejidos que infectan (p. ej., hígado, pulmones, intestinos o sangre; fig. 36-5).

A. Praziquantel

Praziquantel es el agente de elección para el tratamiento de todas las formas de esquistosomiasis, otras infecciones por trematodos (con la excepción de la fascioliasis) e infecciones por cestodos como teniasis.

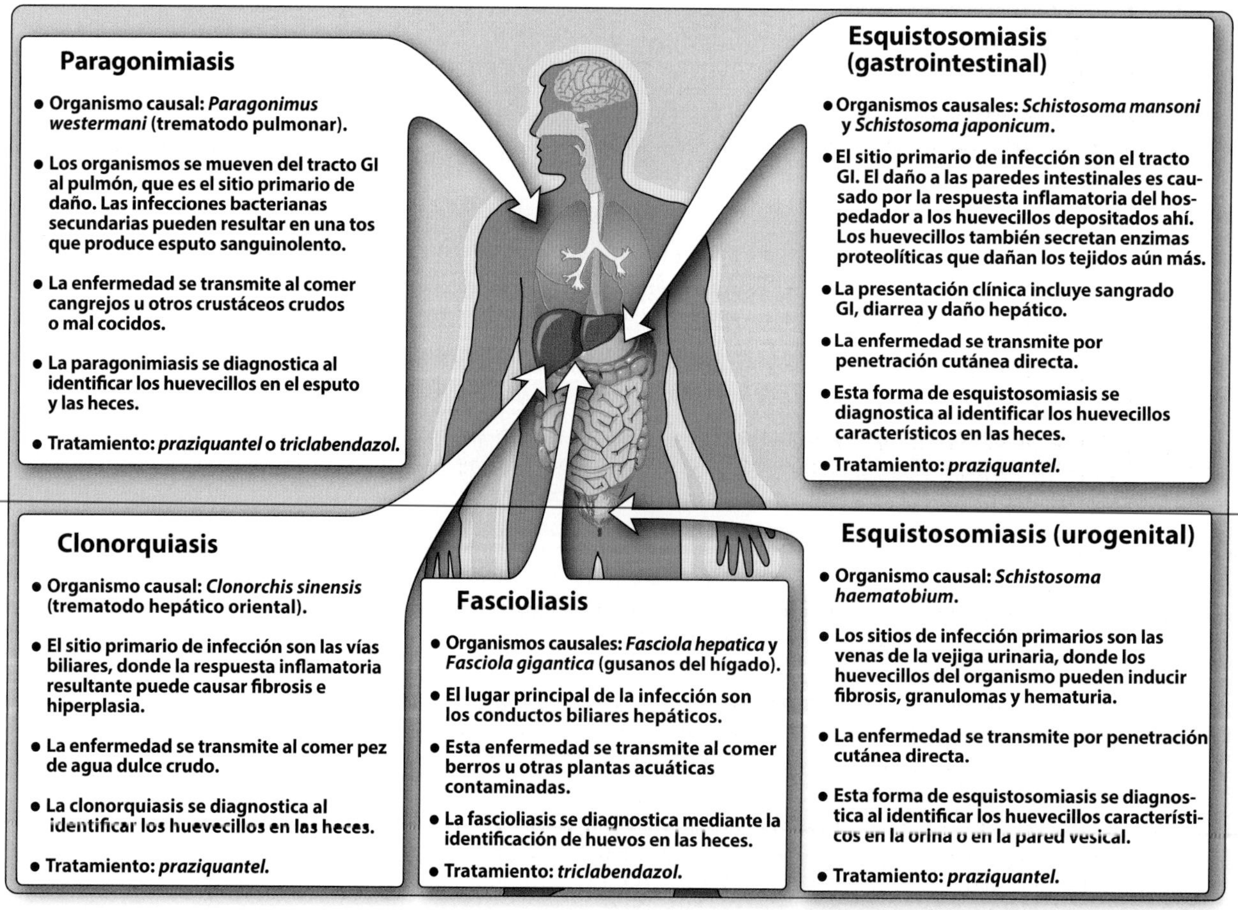

Paragonimiasis

- **Organismo causal: *Paragonimus westermani* (trematodo pulmonar).**
- **Los organismos se mueven del tracto GI al pulmón, que es el sitio primario de daño. Las infecciones bacterianas secundarias pueden resultar en una tos que produce esputo sanguinolento.**
- **La enfermedad se transmite al comer cangrejos u otros crustáceos crudos o mal cocidos.**
- **La paragonimiasis se diagnostica al identificar los huevecillos en el esputo y las heces.**
- **Tratamiento: *praziquantel* o *triclabendazol*.**

Esquistosomiasis (gastrointestinal)

- **Organismos causales: *Schistosoma mansoni* y *Schistosoma japonicum*.**
- **El sitio primario de infección son el tracto GI. El daño a las paredes intestinales es causado por la respuesta inflamatoria del hospedador a los huevecillos depositados ahí. Los huevecillos también secretan enzimas proteolíticas que dañan los tejidos aún más.**
- **La presentación clínica incluye sangrado GI, diarrea y daño hepático.**
- **La enfermedad se transmite por penetración cutánea directa.**
- **Esta forma de esquistosomiasis se diagnostica al identificar los huevecillos característicos en las heces.**
- **Tratamiento: *praziquantel*.**

Clonorquiasis

- **Organismo causal: *Clonorchis sinensis* (trematodo hepático oriental).**
- **El sitio primario de infección son las vías biliares, donde la respuesta inflamatoria resultante puede causar fibrosis e hiperplasia.**
- **La enfermedad se transmite al comer pez de agua dulce crudo.**
- **La clonorquiasis se diagnostica al identificar los huevecillos en las heces.**
- **Tratamiento: *praziquantel*.**

Fascioliasis

- **Organismos causales: *Fasciola hepatica* y *Fasciola gigantica* (gusanos del hígado).**
- **El lugar principal de la infección son los conductos biliares hepáticos.**
- **Esta enfermedad se transmite al comer berros u otras plantas acuáticas contaminadas.**
- **La fascioliasis se diagnostica mediante la identificación de huevos en las heces.**
- **Tratamiento: *triclabendazol*.**

Esquistosomiasis (urogenital)

- **Organismo causal: *Schistosoma haematobium*.**
- **Los sitios de infección primarios son las venas de la vejiga urinaria, donde los huevecillos del organismo pueden inducir fibrosis, granulomas y hematuria.**
- **La enfermedad se transmite por penetración cutánea directa.**
- **Esta forma de esquistosomiasis se diagnostica al identificar los huevecillos característicos en la orina o en la pared vesical.**
- **Tratamiento: *praziquantel*.**

Figura 36-5
Características y tratamiento de infecciones por trematodos encontradas con frecuencia. GI = gastrointestinal.

Praziquantel causa contractura y parálisis de los parásitos al aumentar la permeabilidad de la membrana al calcio. Se absorbe con rapidez después de su administración oral y debe tomarse con alimentos. El fármaco se metaboliza extensamente y los metabolitos inactivos se excretan sobre todo en la orina. Los efectos adversos frecuentes incluyen mareo, malestar y cefalea, así como alteración gastrointestinal. Inductores fuertes del CYP3A4, como *fenitoína, rifampicina* y *carbamazepina* aumentan el metabolismo de *praziquantel* y reducen su eficacia. El uso simultáneo de estos medicamentos con *praziquantel* está contraindicado. *Praziquantel* está contraindicado para el tratamiento de la cisticercosis ocular, debido a que la destrucción del organismo en el ojo puede causar daño irreversible.

B. Triclabendazol

El *triclabendazol* es un derivado de *benzimidazol* que se utiliza para el tratamiento de la fascioliasis (gusanos del hígado) causada por *Fasciola hepatica* y *Fasciola gigantica*. Se cree que inhibe la función de la tubulina, así como la síntesis de proteínas y enzimas. Los efectos adversos más comunes son dolor abdominal, hiperhidrosis y náusea. Debido a la falta de datos disponibles, *triclabendazol* debe utilizarse con precaución en el embarazo.

IV. FÁRMACOS PARA EL TRATAMIENTO DE LOS CESTODOS

Los cestodos, o "tenias verdaderas" suelen tener un cuerpo plano y segmentado y se adhieren al intestino del hospedador (fig. 36-6). Al igual que los trematodos, las tenias carecen de boca y de una vía digestiva a lo largo de su ciclo vital.

A. Niclosamida

Niclosamida (ya no está disponible en EUA) es una alternativa a *praziquantel* para el tratamiento de la teniasis, difilobotriasis y otras infecciones por cestodos. Inhibe la fosforilación mitocondrial del adenosina difosfato (ADP) en el parásito, haciendo que sea letal para el escólex y los segmentos del cestodo, pero no para los huevecillos. Se administra un laxante antes de la administración para vaciar el intestino de todos los segmentos muertos y para promover la digestión y la liberación de los huevecillos. Debe evitarse el alcohol en el lapso de 1 día del uso de *niclosamida*.

B. Albendazol

Albendazol, otro benzimidazol, inhibe la síntesis de microtúbulos y la captación de glucosa en los nematodos y es efectivo contra la mayoría de los nematodos conocidos. Sin embargo, su aplicación terapéutica primaria es en el tratamiento de las infestaciones por cestodos, como cisticercosis y enfermedad hidatídica (causada por la etapa larvaria de *Equinococcus granulosus*). [Nota: *albendazol* es también muy efectivo para tratar la microsporidiosis, una infección micótica]. *Albendazol* se absorbe de forma errática después de su administración oral, pero su absorción aumenta con una comida rica en grasa. Pasa por un extenso metabolismo de primer paso en el hígado, incluyendo la formación de un sulfóxido activo y sus metabolitos se excretan sobre todo en la bilis. Cuando se usa en un tratamiento con un esquema breve (1 a 3 días) para infestaciones por nematodos, los efectos adversos son leves y transitorios e incluyen cefalea y náusea. El tratamiento de la enfermedad hidatídica (3 meses) tiene

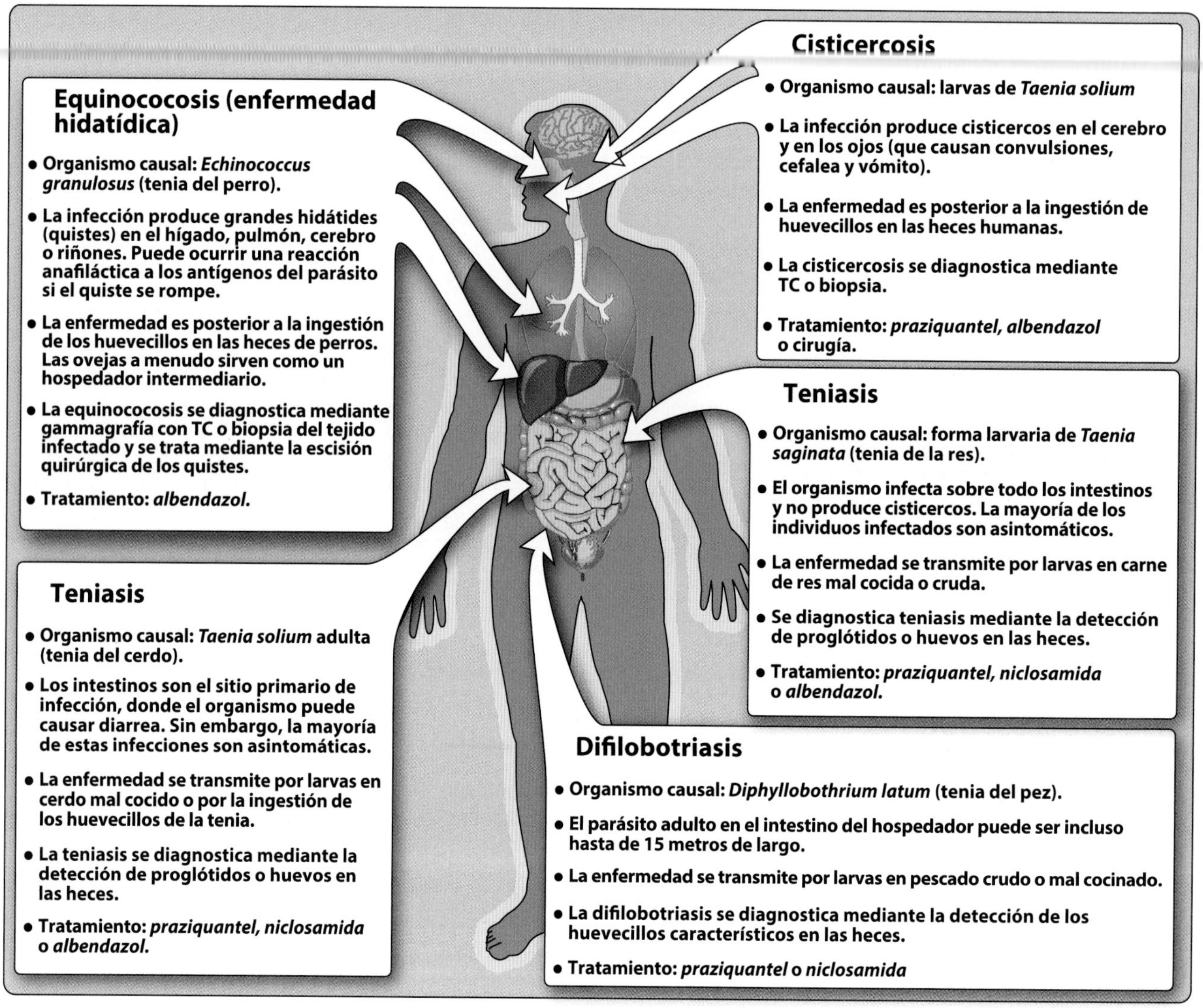

Figura 36-6
Características y tratamiento de infecciones por cestodos que se encuentran con frecuencia. TC = tomografía computarizada.

el riesgo de hepatotoxicidad y, en casos raros agranulocitosis o pancitopenia; debido a esto, se recomienda controlar los recuentos *sanguíneos* y las pruebas de la función hepática cada 2 semanas mientras se esté en tratamiento con *albendazol*. El tratamiento médico de la neurocisticercosis se relaciona con respuestas inflamatorias a los parásitos agonizantes en el sistema nervioso central (SNC), lo que incluye cefalea, vómito, fiebre y convulsiones.

Resumen del capítulo

- La clase de organismos helmintos puede dividirse en tres grandes grupos: nematodos, trematodos y cestodos.
- Las opciones para el tratamiento de las infecciones por nematodos incluyen *ivermectina*, *moxidectina*, *albendazol*, *pamoato de pirantel*, *mebendazol* y *dietilcarbamazina*.
- Las opciones para el tratamiento de las infecciones por trematodos incluyen *praziquantel* (la mayoría de las infecciones) y *triclabendazol* (tratamiento de la fascioliasis).
- Las opciones para el tratamiento de las infecciones por cestodos incluyen *albendazol*, *praziquantel* y *niclosamida*.
- Muchos antihelmínticos no son seguros durante el embarazo.

Preguntas de estudio

Elija la MEJOR respuesta.

36.1 Un hombre de 32 años es diagnosticado con enfermedad por tricocéfalos después de que pasó el verano trabajando en el exterior sin zapatos. ¿Cuál de los siguientes sería la mejor opción de tratamiento?

A. Pamoato de pirantel
B. Mebendazol
C. Tiabendazol
D. Dietilcarbamazina

Respuesta correcta = B. Mebendazol es un tratamiento preferido para la infección por nematodos con tricocéfalos. Pamoato de pirantel se utiliza para el tratamiento de anquilostomas y oxiuros. Tiabendazol está indicado para el tratamiento de la fascioliasis, y dietilcarbamazina se utiliza para la filariasis.

36.2 ¿Cuál de los siguientes enunciados describe mejor el mecanismo de acción de pamoato de pirantel?

A. Actúa como un agente bloqueador despolarizante neuromuscular que causa parálisis del parásito.
B. Se une a β-tubulina e inhibe el ensamblaje de la polimerización de los microtúbulos en el parásito.
C. Inhibe la fosforilación mitocondrial de adenosina difosfato (ADP) en el parásito.
D. Inhibe la captación de glucosa que causa la muerte del parásito.

Respuesta correcta = A. Pamoato de pirantel actúa como un agente despolarizante, de bloqueo neuromuscular, que causa la liberación de acetilcolina y la inhibición de colinesterasa, lo que causa parálisis y expulsión intestinal del parásito.

36.3 ¿Cuál de los siguientes es la mejor opción de tratamiento para la larva migratoria cutánea?

A. Pamoato de pirantel
B. Dietilcarbamazina
C. Ivermectina
D. Niclosamida

Respuesta correcta = C. Ivermectina es el fármaco de elección para el tratamiento de la larva migratoria cutánea, que suele ser autolimitada; sin embargo, el tratamiento hace más breve la evolución de la enfermedad.

36.4 ¿Cuál de los siguientes medicamentos usado para tratar la ceguera de los ríos se dirige a los canales de cloro y puede causar una reacción de Mazzotti?

A. Moxidectina
B. Praziquantel
C. Pamoato de pirantel
D. Albendazol

Respuesta correcta = A. Moxidectina se dirige a los receptores del canal de cloro con compuerta de glutamato del parásito. Ocurren la entrada de cloro e hiperpolarización, lo que resulta en parálisis del parásito. La eliminación de microfilarias en la oncocercosis puede resultar en una peligrosa reacción de Mazzotti. Esto puede ocurrir con ivermectina, moxidectina o dietilcarbamazina.

36.5 Un inmigrante de 48 años proveniente de Guatemala se presenta con convulsiones y otros síntomas neurológicos. Se encuentran huevecillos de *Taenia solium* en la muestra de heces. Una resonancia magnética del cerebro muestra muchos quistes, algunos de los cuales están calcificados. ¿Cuál de los siguientes fármacos sería benéfico en este paciente?

A. Ivermectina
B. Pamoato de pirantel
C. Albendazol
D. Dietilcarbamazina

Respuesta correcta = C. Los síntomas y otros datos para este paciente son consistentes con neurocisticercosis. Albendazol es el fármaco de elección para el tratamiento de esta infestación. Los otros fármacos no son efectivos contra las formas larvarias de las tenias.

36.6 Un hombre de 37 años se presenta con diarrea y sangrado gastrointestinal. Se encuentran huevecillos de *Schistosoma mansoni* a la exploración de la muestra de heces. El paciente tiene antecedentes de convulsiones y a la fecha está recibiendo fenitoína. ¿El metabolismo de qué medicamento aumentará debido a su esquema farmacológico actual?

A. Ivermectina
B. Praziquantel
C. Moxidectina
D. Niclosamida

Respuesta correcta = B. Fenitoína, rifampicina y carbamazepina pueden aumentar el metabolismo de praziquantel. Praziquantel es el tratamiento de elección para la esquistosomiasis.

36.7 Cuando se usa para tratamiento más prolongado, como enfermedad hidatídica, ¿qué medicamento se relaciona con riesgos de hepatotoxicidad y agranulocitosis?

A. Albendazol
B. Dietilcarbamazina
C. Niclosamida
D. Ivermectina

Respuesta correcta = A. Cuando se usa en un tratamiento breve, albendazol se relaciona con efectos adversos como cefalea y náusea. Cuando se usa para el tratamiento de la enfermedad hidatídica (3 meses), existe un riesgo de hepatotoxicidad y, en casos raros, agranulocitosis o pancitopenia.

36.8 ¿Cuál de los siguientes medicamentos es el tratamiento más adecuado de la filariasis?

A. Albendazol
B. Dietilcarbamazina
C. Praziquantel
D. Triclabendazol

Respuesta correcta = B. Dietilcarbamazina es el tratamiento preferido para la filariasis causada por la infección por *Wuchereria bancrofti*, *Brugia malayi* o *Brugia timori*. Mata las microfilarias y tiene actividad contra los gusanos adultos. Albendazol puede utilizarse en regímenes de tratamiento masivo para prevenir la filariasis. Praziquantel y triclabendazol no se utilizan en el tratamiento de la filariasis.

36.9 ¿Cuál de los siguientes medicamentos está contraindicado con mebendazol?

A. Dexametasona
B. Rifampina
C. Metronidazol
D. Niclosamida

Respuesta correcta = C. El uso simultáneo de metronidazol y mebendazol aumenta el riesgo de reacciones adversas graves como el síndrome de Stevens-Johnson o la necrólisis epidérmica tóxica.

36.10 ¿Cuál de los siguientes agentes es el tratamiento más adecuado para la fascioliasis?

A. Triclabendazol
B. Ivermectina
C. Praziquantel
D. Niclosamida

Respuesta correcta = A. Triclabendazol es actualmente la única opción de tratamiento para la fascioliasis. Los otros agentes no tienen indicación para la fascioliasis. Praziquantel es el tratamiento de elección para la mayoría de las demás infecciones por trematodos (a excepción de la fascioliasis)

Fármacos anticancerosos

37

Kelly M. Quesnelle

I. GENERALIDADES

Se estima que más de 25% de la población en EUA enfrentará un diagnóstico de cáncer durante su vida, con más de 1.6 millones de nuevos pacientes con cáncer diagnosticados cada año. Menos de la cuarta parte de estos pacientes se curarán solo con cirugía, radiación local o ambas. La mayoría del resto recibirá quimioterapia sistémica en algún momento durante su enfermedad. Una fracción reducida (alrededor de 10%) de los pacientes con cáncer con determinadas neoplasias seleccionadas, la quimioterapia resultará en curación o remisión prolongada. Sin embargo, en la mayoría de los casos, la farmacoterapia solo producirá una regresión de la enfermedad y las complicaciones o recaídas a la larga pueden llevar a la muerte. Así, la tasa de supervivencia general a 5 años para pacientes con cáncer es de alrededor de 68%, lo que coloca al cáncer en segundo lugar, solo después de la enfermedad cardiovascular, como una causa de mortalidad. En la figura 37-1 se proporciona una lista de los agentes anticancerosos que se analizan en este capítulo.

II. PRINCIPIOS DE LA QUIMIOTERAPIA PARA EL CÁNCER

La quimioterapia para el cáncer se empeña en causar apoptosis o un evento citotóxico letal en las células cancerosas que detenga la progresión del crecimiento tumoral. El ataque por lo general se dirige al ADN o contra sitios metabólicos esenciales para la replicación celular, por ejemplo, la disponibilidad de purinas y pirimidinas, que son las bases para la síntesis de ADN y ARN (fig. 37-2). El fármaco anticanceroso ideal interferiría solo con los procesos celulares que son únicos a las células neoplásicas. Desafortunadamente, la mayoría de los fármacos anticancerosos tradicionales no reconocen de forma específica las células neoplásicas sino que afectan todo tipo de célula proliferadora. Por lo tanto, la mayoría de los agentes tumorales tienen una curva de dosis-respuesta muy inclinada tanto para efectos terapéuticos como tóxicos. Las terapias dirigidas en específico a cinasas o factores de crecimiento que abundan en las células tumorales pueden tener un perfil de efectos adversos reducido. Se están desarrollando agentes nuevos que toman un abordaje diferente al tratamiento del cáncer al bloquear los puntos de verificación y permitir que el propio sistema inmunológico del paciente ataque a las células cancerosas. Si bien esta estrategia está resultando ser bastante promisoria, los efectos adversos también son una preocupación y se presentan como toxicidad autoinmune, en comparación con las toxicidades mielosupresoras que se producen con los agentes quimioterapéuticos tradicionales.

ANTIMETABOLITOS

Azacitidina VIDAZA, ONUREG
Capecitabina XELODA
Cladribina SOLO GENÉRICO
Citarabina DEPOCYT, CYTOSAR
Fludarabina SOLO GENÉRICO
5-Fluorouracilo CARAC, EFUDEX, FLUOROPEX
Gemcitabina INFUGEM
6-Mercaptopurina PURIXAN
Metotrexato **(MTX)** TREXALL
Pemetrexed ALIMTA
Pralatrexato FOLOTYN

ANTIBIÓTICOS

Bleomicina SOLO GENÉRICO
Daunorrubicina CERUBIDINE
Doxorrubicina ADRIAMYCIN, DOXIL
Epirrubicina ELLENCE
Idarrubicina IDAMYCIN
Mitoxantrona SOLO GENÉRICO

AGENTES ALQUILANTES/AÑADIDOS

Busulfán MYLERAN, BUSULFEX
Carboplatino SOLO GENÉRICO
Carmustina BICNU, GLIADEL WAFER
Clorambucilo LEUKERAN
Cisplatino SOLO GENÉRICO
Ciclofosfamida SOLO GENÉRICO
Dacarbazina SOLO GENÉRICO
Ifosfamida IFEX
Lomustina GLEOSTINE
Melfalán ALKERAN, EVOMELA
Oxaliplatino ELOXATIN
Temozolomida TEMODAR

INHIBIDORES DE MICROTÚBULOS

Docetaxel TAXOTERE
Paclitaxel SOLO GENÉRICO
Vinblastina SOLO GENÉRICO
Vincristina SOLO GENÉRICO
Vinorelbina NAVELBINE

Figura 37-1
Resumen de agentes quimioterapéuticos.

HORMONAS ESTEROIDES Y SUS ANTAGONISTAS

Anastrozol ARIMIDEX
Apalutamida ERLEADA
Bicalutamida CASODEX
Darolutamida NUBEQA
Exemestano AROMASIN
Flutamida SOLO GENÉRICO
Fulvestrant FASLODEX
Goserelina ZOLADEX
Letrozol FEMARA
Leuprolida LUPRON, ELIGARD
Nilutamida NILANDRON
Raloxifeno EVISTA
Tamoxifeno SOLTAMOX
Triptorelina TRELSTAR

ANTICUERPOS MONOCLONALES

Bevacizumab AVASTIN
Brentuximab ADCETRIS
Cetuximab ERBITUX
Panitumumab VECTIBIX
Rituximab RITUXAN
Trastuzumab HERCEPTIN

INHIBIDORES DE LA CINASA

Afatinib GILOTRIF
Crizotinib XALKORI
Dasatinib SPRYCEL
Erdafitinib BALVERSA
Erlotinib TARCEVA
Ibrutinib IMBRUVICA
Idelalisib ZYDELIG
Imatinib GLEEVEC
Lapatinib TYKERB
Midostaurin RYDAPT
Pralsetinib GAVRETO
Ruxolitinib JAKAVI
Sorafenib NEXAVAR
Trametinib MEKINIST
Vemurafenib ZELBORAF

INMUNOTERAPIAS

Atezolizumab TECENTRIQ
Avelumab BAVENCIO
Ipilimumab YERVOY
Nivolumab OPDIVO
Pembrolizumab KEYTRUDA

TERAPIAS CELULARES Y GENÉTICAS

Tisagenlecleucel KYMRIAH
Axicabtagene ciloleucel YESCARTA
Lisocabtagene maraleucel BREYANZI
Brexucabtagene autoleucel TECARTUS
Sipuleucel-T PROVENGE

OTROS

Abiraterona ZYTIGA
Bortezomib VELCADE
Carfilzomib KYPROLIS
Etopósido TOPOSAR
Ixazomib NINLARO
Lenalidomida REVLIMID
Pomalidomida POMALYST
Talidomida THALOMID
Topotecán HYCAMTIN

Figura 37-1
Continuación

A. Objetivos de tratamiento

El objetivo final de la quimioterapia es la curación (supervivencia libre de enfermedad a largo plazo). La curación verdadera requiere de la erradicación de cada célula neoplásica. En algunos casos, la curación no es alcanzable, entonces el objetivo pasa al control de la enfermedad (prevenir que el cáncer crezca o se extienda) para extender la supervivencia y mantener la calidad de vida. Un paciente puede mantener una existencia "cercana a lo normal", tratando el cáncer como una enfermedad crónica. En cualquier caso, la carga celular neoplásica se reduce al inicio (citorreducción), ya sea con cirugía o con radiación o ambas, seguidas por quimioterapia, inmunoterapia, tratamiento que utiliza modificadores biológicos o una combinación de estas modalidades de tratamiento (fig. 37-3). En las etapas avanzadas del cáncer, las probabilidades de controlar el proceso son bajas y el objetivo es paliativo (aliviar los síntomas y evitar toxicidades que pongan en riesgo la vida). Esto significa que los fármacos quimioterapéuticos pueden usarse para aliviar los síntomas causados por el cáncer y mejorar la calidad de vida, a pesar de que los fármacos tal vez no extiendan la supervivencia. El objetivo del tratamiento siempre debe tenerse presente, ya que a menudo influye sobre las decisiones terapéuticas. En la figura 37-4 se ilustra la forma en que los objetivos del tratamiento pueden ser dinámicos.

B. Indicaciones para tratamiento

La quimioterapia en ocasiones se usa cuando las neoplasias son diseminadas y no son compatibles con la cirugía. La quimioterapia también puede usarse como un tratamiento suplementario para atacar las micrometástasis después del tratamiento con cirugía y radiación, en cuyo caso se denomina quimioterapia **coadyuvante**. La quimioterapia que se administra antes del procedimiento quirúrgico en un intento de reducir el cáncer se denomina quimioterapia **neocoadyuvante** y la que se administra en menores dosis para ayudar a la remisión prolongada se conoce como quimioterapia de **mantenimiento**.

C. Regímenes de quimioterapia

La quimioterapia de combinación tiene más éxito que el tratamiento con un solo fármaco en la mayoría de los cánceres para los que la quimioterapia es efectiva.

1. **Quimioterapia de combinación:** los agentes citotóxicos con diferentes toxicidades, y con diferentes sitios moleculares y mecanismos de acción, suelen combinarse a dosis totales. Esto resulta en mayores tasas de respuesta, debido a efectos citotóxicos aditivos o potenciados y toxicidades del hospedador que no se superponen. En contraste, los agentes con toxicidades similares que limitan la dosis, como mielosupresión, nefrotoxicidad o cardiotoxicidad, pueden combinarse con seguridad solo al reducir las dosis de cada uno. Las ventajas de la quimioterapia en combinación son que 1) proporciona eliminación celular máxima dentro del rango de toxicidad tolerado, 2) es efectiva contra un rango más amplio de líneas celulares en la población tumoral heterogénea y 3) puede retrasar o prevenir el desarrollo de líneas celulares resistentes.
2. **Protocolos de tratamiento:** se han desarrollado muchos protocolos para el tratamiento del cáncer y cada uno es aplicable a un estado neoplásico particular. Suelen identificarse por acrónimos. Por ejemplo, un esquema frecuente llamado R-CHOP, usado para el tratamiento del linfoma no Hodgkin, consiste de ***r**ituximab, **c**iclofosfamida, **h**idroxidaunorrubicina (doxirrubicina),* **O***ncovin (vincristina) y* **p***rednisona.* El

6-MERCAPTOPURINA
TIOGUANINA
Inhibe la síntesis de novo del anillo de purina.
Inhibe las interconversiones de nucleótidos.
METOTREXATO
La inhibición de dihidrofolato reductasa conduce a una inhibición del anillo de purina y biosíntesis de dTMP.
5-FLUOROURACILO
Inhibe la síntesis de dTMP.
Síntesis de purina y pirimidina
Ribo-nucleótidos
Desoxirribo-nucleótidos
AGENTES ALQUILANTES
NITROSOUREAS
CISPLATINO
Alteran la estructura y función del ADN mediante enlace cruzado o fragmentación de las hebras de ADN.
DACTINOMICINA
DOXORRUBICINA
DAUNORRUBICINA
Intercalan con ADN, alterando la función del ADN.
BLEOMICINA
DOXORRUBICINA
DAUNORRUBICINA
Escisión de ADN por un proceso oxidativo.
CITARABINA
Termina el alargamiento de la cadena ADN.
Incorporación en el ADN y ARN que resulta en alteración del funcionamiento de los ácidos nucleicos.
Proteínas
ARN
ADN

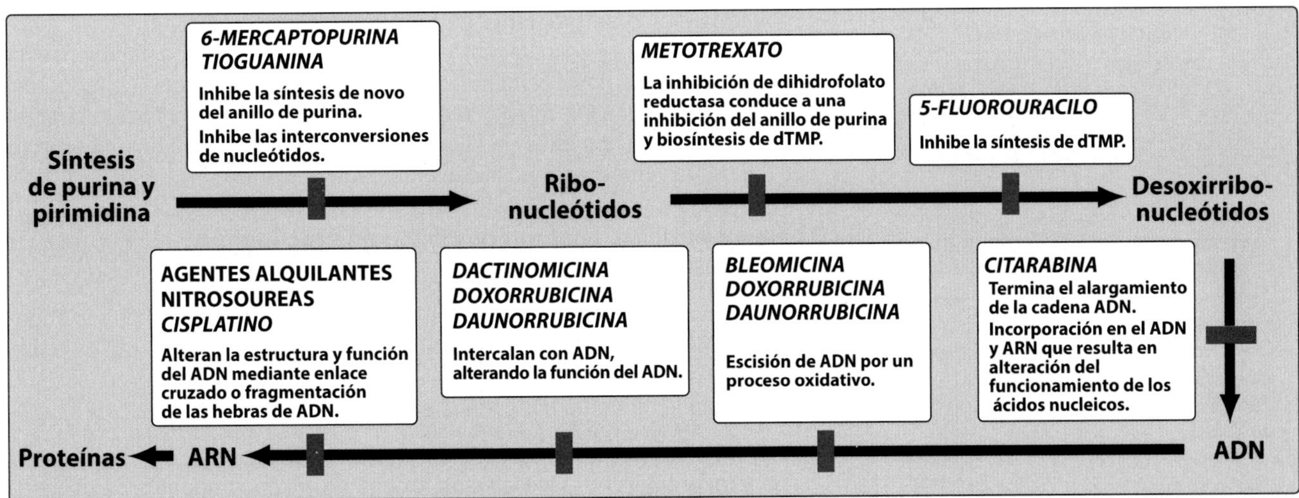

Figura 37-2
Ejemplos de agentes quimioterapéuticos que afectan el ARN. dTMP = Desoxitimidina monofosfato.

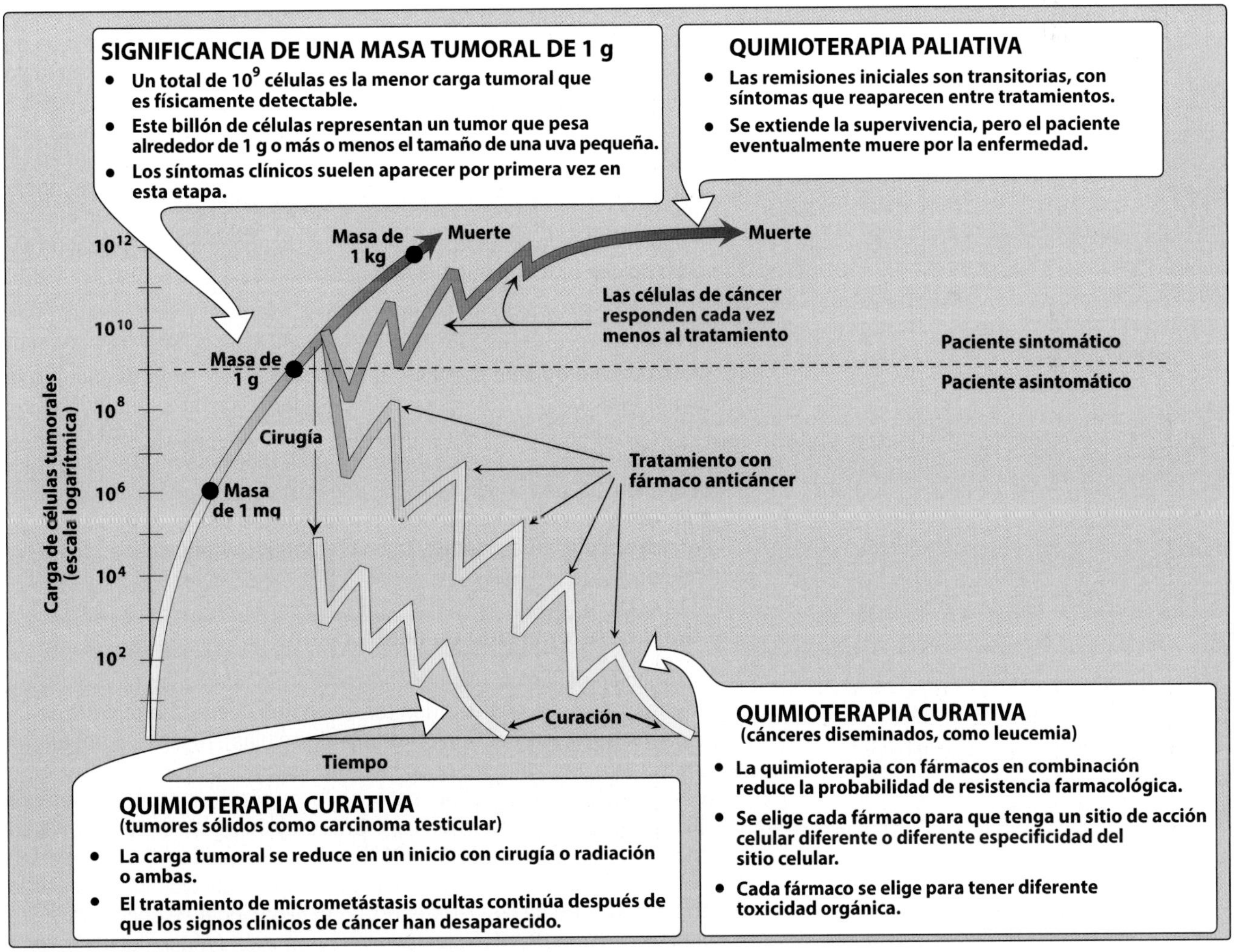

SIGNIFICANCIA DE UNA MASA TUMORAL DE 1 g
• Un total de 10^9 células es la menor carga tumoral que es físicamente detectable.
• Este billón de células representan un tumor que pesa alrededor de 1 g o más o menos el tamaño de una uva pequeña.
• Los síntomas clínicos suelen aparecer por primera vez en esta etapa.
QUIMIOTERAPIA PALIATIVA
• Las remisiones iniciales son transitorias, con síntomas que reaparecen entre tratamientos.
• Se extiende la supervivencia, pero el paciente eventualmente muere por la enfermedad.
10^12
10^10
10^8
10^6
10^4
10^2
Carga de células tumorales (escala logarítmica)
Masa de 1 kg
Muerte
Muerte
Las células de cáncer responden cada vez menos al tratamiento
Paciente sintomático
Paciente asintomático
Masa de 1 g
Cirugía
Masa de 1 mg
Tratamiento con fármaco anticáncer
Curación
Tiempo
QUIMIOTERAPIA CURATIVA
(tumores sólidos como carcinoma testicular)
• La carga tumoral se reduce en un inicio con cirugía o radiación o ambas.
• El tratamiento de micrometástasis ocultas continúa después de que los signos clínicos de cáncer han desaparecido.
QUIMIOTERAPIA CURATIVA
(cánceres diseminados, como leucemia)
• La quimioterapia con fármacos en combinación reduce la probabilidad de resistencia farmacológica.
• Se elige cada fármaco para que tenga un sitio de acción celular diferente o diferente especificidad del sitio celular.
• Cada fármaco se elige para tener diferente toxicidad orgánica.

Figura 37-3
Efectos de varios tratamientos sobre la carga celular del cáncer en un paciente hipotético.

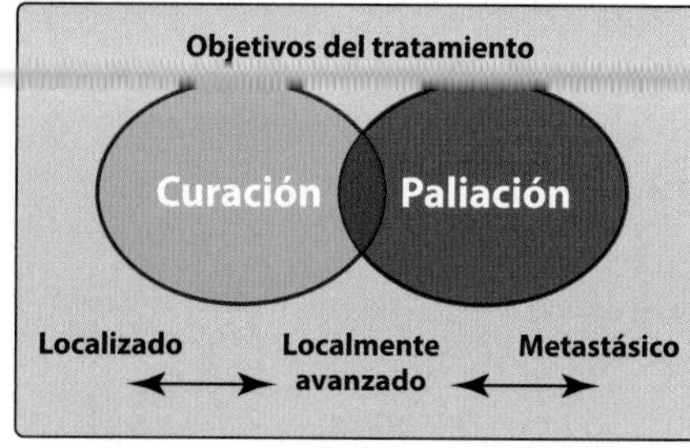

Figura 37-4
Objetivos del tratamiento con agentes quimioterapéuticos. (Reimpresa de Dr. Thomas George, MD, con permiso.)

tratamiento se programa de forma intermitente para permitir la recuperación o el rescate del sistema inmunológico, que también está afectado por los agentes quimioterapéuticos, con lo que se reduce el riesgo de una infección grave. Las dosis farmacológicas por lo general se calculan con base en el área de superficie corporal, en un esfuerzo por individualizar la dosificación a cada paciente.

D. Susceptibilidad del tumor y ciclo de crecimiento

La fracción de células tumorales que estén en el ciclo replicativo ("fracción de crecimiento") influye sobre la susceptibilidad a la mayoría de los agentes quimioterapéuticos para el cáncer. Las células de división rápida por lo general son más sensibles a la quimioterapia, en tanto que las células que proliferan lentamente son menos sensibles a la quimioterapia.

Las células que no se dividen (aquellas en la fase G_0; fig. 37-5) por lo general sobreviven a los efectos tóxicos de muchos agentes quimioterapéuticos.

1. **Especificidad de los fármacos para el ciclo celular:** tanto las células normales como las células tumorales pasan por ciclos de crecimiento (fig. 37-5). Sin embargo, el número de células que están en varias etapas del ciclo pueden diferir en los tejidos normales y neoplásicos. Se dice que los agentes quimioterapéuticos que solo son efectivos contra células en replicación (es decir, aquellas células que se están dividiendo) son específicos del ciclo celular (fig. 37-5), en tanto que otros agentes no son específicos del ciclo celular. Aunque los fármacos que no son específicos por lo general tienen mayor toxicidad en las células en ciclo, también son útiles contra tumores que tienen un bajo porcentaje de células en replicación. Algunos ejemplos de agentes específicos del ciclo celular son los antimetabolitos, los taxanos y los alcaloides de la vinca. Los ejemplos de agentes no específicos del ciclo celular incluyen a los agentes alquilantes.
2. **Velocidad de crecimiento del tumor:** la velocidad de crecimiento de la mayoría de los tumores sólidos es rápida al inicio, pero la velocidad de crecimiento suele disminuir a medida que aumenta de tamaño el tumor (véase fig. 37-3). Esto se debe a la deficiencia de nutrientes y oxígeno causada por la vascularización inadecuada y la falta de circulación sanguínea. La carga tumoral puede reducirse mediante cirugía, radiación o el uso de fármacos no específicos del ciclo celular que promuevan a las células restantes en proliferación activa, lo que aumenta la susceptibilidad a agentes quimioterapéuticos específicos del ciclo celular.

E. Fenómeno de logaritmo de destrucción

La destrucción de las células cancerosas por agentes quimioterapéuticos sigue una cinética de primer orden (es decir, una dosis determinada de un fármaco destruye una fracción constante de células). El término "logaritmo de destrucción" se usa para describir este fenómeno. Por ejemplo, por lo general se establece un diagnóstico de leucemia cuando hay alrededor de 10^9 células leucémicas (totales). En consecuencia, si el tratamiento produce una eliminación de 99.999%, entonces quedan 0.001% de 10^9 células (o 10^4 células). Esto se define como una reducción logarítmica de 5 (reducción de 10^5 células). En este punto, el paciente se encuentra asintomático y se dice que el paciente está en remisión (véase fig. 37-3). Para la mayoría de las infecciones bacterianas, una reducción de 5-log (100 000 veces) en el número de microorganismos resulta en curación debido a que el sistema inmunológico puede destruir las células bacterianas restantes. Sin embargo, las células tumorales no se eliminan con tanta facilidad y se requiere un tratamiento adicional para erradicar por completo la población de células leucémicas.

F. Santuarios farmacológicos

Las células leucémicas u otras tumorales encuentran santuarios en los tejidos como el sistema nervioso central (SNC), en que las limitaciones de transporte previenen la entrada de ciertos agentes quimioterapéuticos. Por lo tanto, un paciente puede requerir irradiación del eje craneoespinal o administración intratecal de los fármacos para eliminar las células leucémicas en ese lugar. De forma similar, los fármacos pueden ser incapaces de penetrar en ciertas áreas de los tumores sólidos.

G. Resistencia a quimioterapia

Los fármacos para cáncer son toxinas que presentan una amenaza letal a las células. Por lo tanto, no es sorprendente que las células hayan evolucionado para presentar elaborados mecanismos de defensa para protegerse a sí mismas de las toxinas químicas, lo que incluye a los agentes quimioterapéuticos.

1. **Resistencia:** algunas células neoplásicas (p. ej., melanoma) son inherentemente resistentes a la mayoría de los fármacos anticancerosos. Otros tipos de tumores pueden adquirir resistencia a los efectos citotóxicos del fármaco por mutación, en especial después de la administración prolongada de dosis subóptimas. El desarrollo de resistencia farmacológica se minimiza con tratamiento a corto plazo, intensivo e intermitente con fármacos de combinación. Las combinaciones de fármacos también son efectivas contra un rango más amplio de células resistentes en la población del tumor.

2. **Resistencia a múltiples fármacos:** la selección escalonada de un gen amplificado que codifica para una proteína transmembrana (P-glucoproteína para glucoproteína de "permeabilidad"; fig. 37-6) es responsable de la resistencia a múltiples fármacos. Esta resistencia se debe al bombeo dependiente de adenosina trifosfato de los fármacos al exterior de la célula en presencia de P-glucoproteína. También ocurre resistencia cruzada después del uso de agentes sin relación estructural. Por ejemplo, las células que son resistentes a los efectos citotóxicos de los alcaloides de la vinca también son resistentes a *dactinomicina* y a los antibióticos de antraciclina, así como a *colchicina* (un agente para la gota) y viceversa. Estos fármacos son todos sustancias que ocurren de forma natural, cada uno de los cuales tiene un anillo aromático hidrofóbico y una carga positiva a un pH neutral. [Nota: P-glucoproteína se expresa normalmente a concentraciones bajas en la mayoría de los tipos celulares, pero se encuentran concentraciones elevadas en riñón, hígado, páncreas, intestino delgado, colon y glándulas suprarrenales. Se ha sugerido que la presencia de P-glucoproteína puede explicar la resistencia intrínseca a los quimioterapéuticos observada con los adenocarcinomas]. Ciertos fármacos a concentraciones elevadas (p. ej., *verapamilo*) pueden inhibir la bomba y, por lo tanto, interferir con el eflujo del agente anticáncer. Sin embargo, estos fármacos son indeseables debido a sus propias acciones farmacológicas adversas. A nivel farmacológico, se están buscando bloqueadores inertes de la bomba.

H. Efectos adversos de la quimioterapia

El tratamiento dirigido a eliminar las células cancerosas que se dividen con rapidez también afecta a las células normales que están pasando

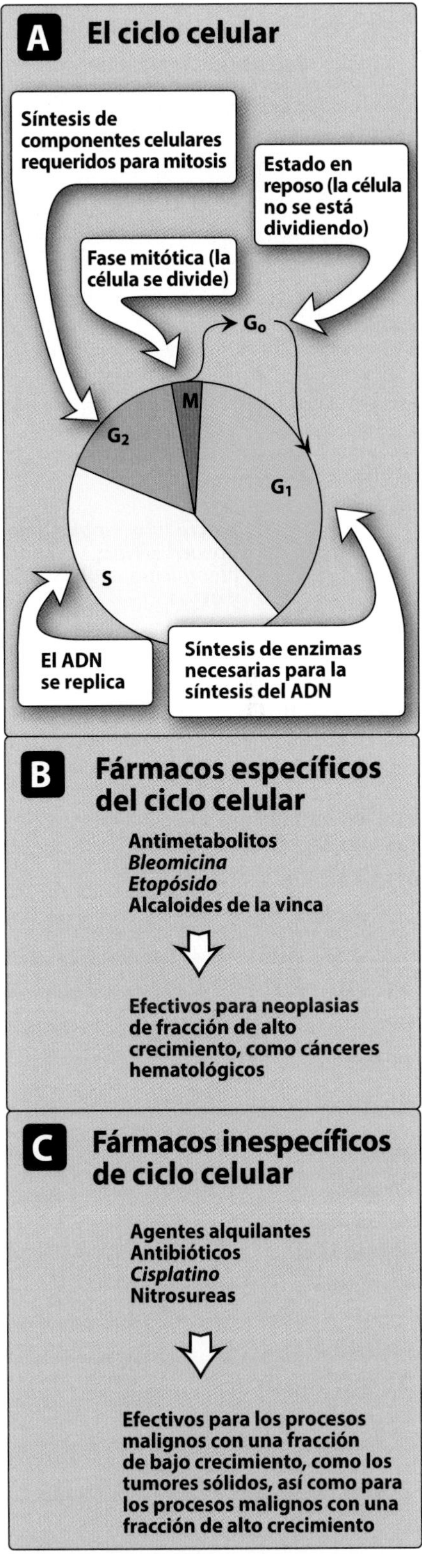

Figura 37-5
Efectos de los agentes quimioterapéuticos sobre el ciclo de crecimiento de las células de los mamíferos.

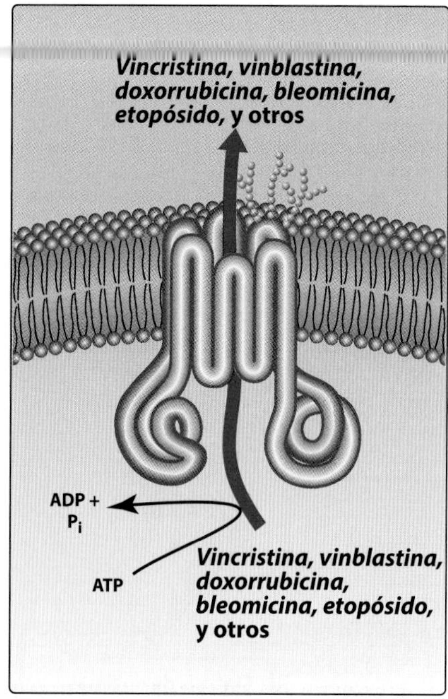

Figura 37-6
Las seis asas que atraviesan la membrana de la P-glucoproteína forman un canal central para el bombeo de los fármacos y su salida de la célula dependiente de ATP.

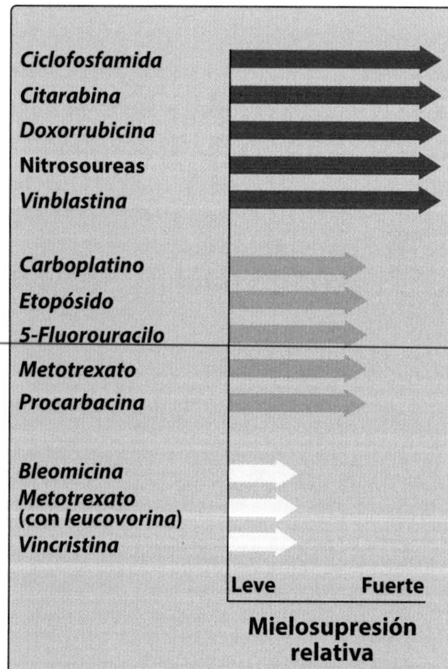

Figura 37-7
Comparación del potencial mielosuperior de los fármacos quimioterapéuticos.

por proliferación rápida como células de la mucosa bucal, médula ósea, mucosa gastrointestinal y folículos pilosos. Esto puede contribuir a las manifestaciones tóxicas de la quimioterapia.

1. **Efectos adversos frecuentes:** la mayoría de los agentes quimioterapéuticos tienen un índice terapéutico estrecho. Ocurren vómito intenso, estomatitis, supresión de la médula ósea y alopecia en grados variables con la mayoría de los agentes antineoplásicos (véase cap. 42). El vómito con frecuencia se controla mediante la administración de fármacos antieméticos. Algunas toxicidades, como mielosupresión que predispone a pacientes a infección, son comunes a muchos agentes quimioterapéuticos (fig. 37-7), y los antimicrobianos profilácticos deben considerarse según las guías basadas en la evidencia. Otras reacciones adversas se limitan a agentes específicos, como toxicidad vesical con *ifosfamida,* cardiotoxicidad con *doxorrubicina* y fibrosis pulmonar con *bleomicina.* La duración de los efectos adversos varía ampliamente. Por ejemplo, la alopecia es transitoria, pero las toxicidades cardiacas, pulmonares y vesicales pueden ser irreversibles. El síndrome de lisis tumoral es una emergencia oncológica causada por la lisis masiva de células tumorales que se produce en tumores con una alta tasa proliferativa o alta sensibilidad a la terapia citotóxica (p. ej., linfoma de Burkitt, leucemia linfoblástica aguda de células T). Puede provocar muchas alteraciones metabólicas, como hiperuricemia, hiperpotasemia, hiperfosfatemia e hipocalcemia.
2. **Minimizar los efectos adversos:** algunas reacciones tóxicas pueden aminorarse mediante intervenciones, como el uso de fármacos citoprotectores, perfusión local del tumor (p. ej., un sarcoma del brazo) o hidratación intensiva y diuresis para prevenir toxicidades vesicales. Por ejemplo, la anemia megaloblástica que ocurre con *metotrexato* puede contrarrestarse de forma efectiva al administrar *ácido folínico (leucovorina),* y el fármaco *mesna* puede unirse a un metabolito tóxico de *ifosfamida* para reducir el potencial de cistitis hemorrágica. Se pueden administrar factores estimulantes de colonias de granulocitos para aumentar la producción de neutrófilos y reducir el riesgo de fiebres neutropénicas causadas por la quimioterapia (véase cap. 44).
3. **Tumores inducidos por el tratamiento:** debido a que muchos agentes antineoplásicos son mutágenos, y puede causar cambios en el ADN, pueden surgir neoplasias como la mielógena leucemia aguda hasta 10 o más años después de que se ha curado el cáncer original. Desafortunadamente, la mayoría de los tumores que se desarrollan a partir de agentes quimioterapéuticos para cáncer no responden bien a las estrategias de tratamiento.

Aplicación clínica 37-1. Tumores malignos secundarios

Algunos de los agentes utilizados para tratar el cáncer también pueden causar cáncer. Se sabe que los agentes aductores, como los fármacos que contienen platino (p. ej., *cisplatino* y *carboplatino*), y los inhibidores de la topoisomerasa (p. ej., *etopósido*), causan neoplasias secundarias como la leucemia mieloide aguda (LMA) y la leucemia linfocítica aguda. La LMA relacionada con la terapia puede ser difícil de curar, en parte porque suele presentarse con una citogenética que se asocia con malos resultados.

III. ANTIMETABOLITOS

Los antimetabolitos tienen una relación estructural con compuestos normales que existen dentro de la célula. Por lo general interfieren con la disponibilidad de los precursores nucleótidos de purina o pirimidina normales, ya sea al inhibir su síntesis o al competir con ellos en la síntesis de ADN o ARN. Sus efectos citotóxicos máximos son en la fase S y, por lo tanto, son específicos del ciclo celular. Un resumen de las características importantes y de los efectos adversos de los antimetabolitos se encuentra en la figura 37-8.

A. Metotrexato, pemetrexed y pralatrexato

La vitamina ácido fólico desempeña un papel central en una variedad de reacciones metabólicas que incluyen la transferencia de unidades de un carbono y es esencial para la replicación celular. El ácido fólico se obtiene sobre todo de fuentes alimentarias y de la flora intestinal. *Metotrexato (MTX), pemetrexed* y *pralatrexato* son agentes antifolato.

FÁRMACO	VÍA	EFECTOS ADVERSOS	INTERACCIONES FARMACOLÓGICAS NOTABLES	PARÁMETROS DE VIGILANCIA	NOTAS
Metotrexato	IV/PO/IM/IT	N/V/D, estomatitis, exantema, alopecia, mielosupresión, en dosis altas: daño renal IT: toxicidades neurológicas	*Omeprazol, ácido fólico, warfarina,* AINE, penicilinas, cefalosporinas	BH; función renal, hepática; concentraciones de *metotrexato* (después de infusión a dosis altas)	Algunos efectos adversos pueden prevenirse o revertirse con la administración de *leucovorina*. Ajustar la dosis en afección renal.
6-Mercaptopurina (6-MP)	PO	N/V/D, mielosupresión, anorexia, hepatotoxicidad (ictericia)	*Warfarina, alopurinol, TMP/SMX*	BH; función renal, hepática	Reducir la dosis de 6-MP en 50-75% cuando se usa con *alopurinol* para prevenir toxicidad
Fludarabina	IV	N/V/D, mielosupresión, exantema, inmunosupresión, fiebre, edema, toxicidad neurológica	*Citarabina, ciclofosfamida, cisplatino, mitoxantrona, pentostatina*	BH; función renal, hepática; síndrome de lisis tumoral	La inmunosupresión aumenta el riesgo de infecciones oportunistas. Ajustar la dosis en afección renal
Cladribina	IV/SC	Neutropenia, inmunosupresión, fiebre, N/V, teratógena, neuropatía periférica		BH; función renal; síndrome de lisis tumoral	La inmunosupresión aumenta el riesgo de infecciones oportunistas
5-fluorouracilo (5-FU)	IV	D, alopecia, mucositis grave, mielosupresión (bolo), "síndrome mano-pie" (infusión continua), vasoespasmo coronario	*Metotrexato* (análogos de antifolato)	BH; función renal, hepática; D	"Síndrome de mano-pie"/eritrodisestesia palmoplantar es una descamación eritematosa de las palmas de las manos y las plantas de los pies
Capecitabina	PO	D, mucositis, mielosupresión, "síndrome mano-pie", dolor torácico	*Warfarina, fenitoína*	BH; función renal, hepática; D	Debe tomarse en un lapso de 30 min después de una comida; mantener la piel bien hidratada
Citarabina	IV/IT	N/V/D, mielosupresión, hepatotoxicidad, toxicidad neurológica, conjuntivitis (dosis alta)	*Digoxina*, agentes alquilantes, *metotrexato*	BH; función renal, hepática; toxicidad del SNC	Administrar gotas oculares con esteroides con dosis altas para prevenir conjuntivitis
Azacitidina	IV/SC	Mielosupresión (neutropenia, trombocitopenia); N/V, estreñimiento, hipopotasemia, toxicidad renal		BH; función hepática y renal	La estabilidad del fármaco preparado (IV) es de solo 60 min
Gemcitabina	IV	Mielosupresión (trombocitopenia), N/V, alopecia, exantema, síndrome similar a influenza	Potente radiosensibilizador	BH; función hepática, exantema	

Figura 37-8
Resumen de antimetabolitos. AINE = antiinflamatorio no esteroide; BH = biometría hemática; D = diarrea; IM = intramuscular; IT = intratecal; IV = intravenoso; N = náusea; PO = oral; SC = subcutáneo; SNC = sistema nervioso central; TMP/SMX = *trimetoprima/sulfametoxazol*; V = vómito.

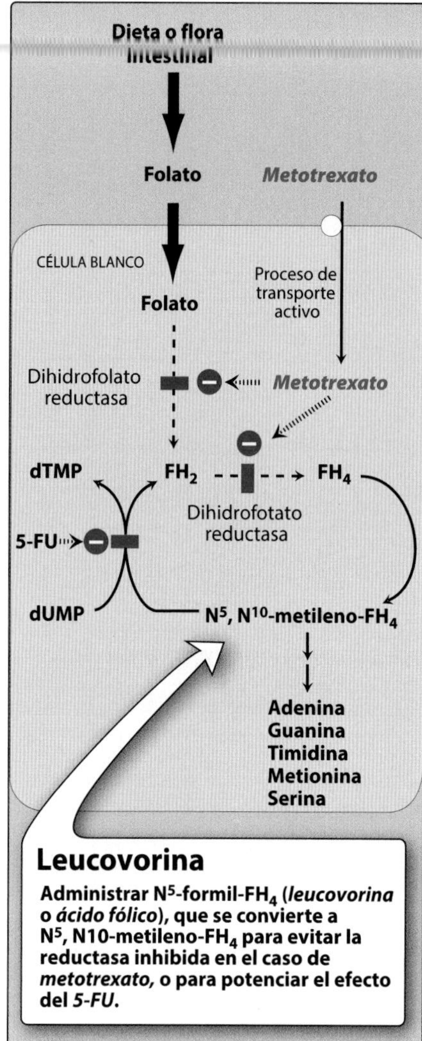

Figura 37-9
Mecanismo de acción de *metotrexato* y el efecto de la administración de *leucovorina*. dTMP = desoxitimidina monofosfato; dUMP = desoxiuridina monofosfato; FH_2 = dihidrofolato; FH_4 = tetrahidrofolato.

1. **Mecanismo de acción:** *MTX* tiene relación estructural con el ácido fólico y actúa como un antagonista de la vitamina al inhibir la dihidrofolato reductasa (DHFR) de mamíferos, la enzima que convierte el ácido fólico a su forma activa de coenzima, el ácido tetrahidrofólico (FH4) (fig. 37-9). La inhibición de DHFR solo puede revertirse por un exceso de 1 000 veces el sustrato natural, dihidrofolato (FH_2) o al administrar *leucovorina*, que deriva la enzima bloqueada y reabastece las reservas de folato (fig. 37-9). [Nota: *leucovorina* o *ácido fólico* es la forma que transporta el grupo N^5-formilo de FH_4.] *MTX* es específico para la fase S del ciclo celular. *Pemetrexed* es un antimetabolito similar en mecanismo a *metotrexato*. Sin embargo, además de inhibir DHFR, también inhibe la timidilato sintasa y otras enzimas que participan en el metabolismo de folato y la síntesis de ADN. *Pralatrexato* es un antimetabolito que también inhibe DHFR.

2. **Usos terapéuticos:** *MTX*, por lo general en combinación con otros fármacos, es efectivo contra muchos tipos diferentes de cáncer, incluyendo, pero no limitado a, la leucemia linfocítica aguda, el linfoma de Burkitt en niños, el cáncer mamario, el cáncer vesical y los carcinomas de la cabeza y el cuello, y la micosis fungoide. Además, *MTX* a dosis bajas es efectivo como agente único contra ciertas enfermedades inflamatorias, como psoriasis grave y artritis reumatoide, así como enfermedad de Crohn. Todos los pacientes que reciben *MTX* requieren de vigilancia estrecha por sus posibles efectos tóxicos. *Pemetrexed* se usa de forma primaria en el cáncer pulmonar. *Pralatrexato* se usa en el linfoma de linfocitos T recurrente o refractario.

3. **Farmacocinética:** *MTX* se absorbe de forma variable a dosis bajas a partir del tracto gastrointestinal (GI), pero también puede administrarse por las vías intramuscular (IM), intravenosa (IV) e intratecal (IT) (fig. 37-10). Debido a que *MTX* no penetra con facilidad la barrera hematoencefálica, puede administrarse por vía intratecal para destruir las células neoplásicas que prosperan en el santuario del SNC. Se encuentran concentraciones elevadas del fármaco en el epitelio intestinal, el hígado y los riñones, así como en la ascitis y los derrames pleurales. *MTX* también se distribuye a la piel. Pequeñas cantidades de *MTX* pasan por hidroxilación en la 7.ª posición para formar 7-hidroximetotrexato. Este derivado es menos hidrosoluble que *MTX* y puede causar cristaluria. Por lo tanto, es importante tener en mente que debe mantenerse la orina alcalina y al paciente bien hidratado para evitar la toxicidad renal. La excreción del fármaco original y del metabolito 7-OH ocurre sobre todo a través de la orina.

4. **Efectos adversos:** los efectos adversos de *MTX* se delinean en la figura 37-8. *Leucovorin* debe añadirse como agente de rescate con el tratamiento de altas dosis de metotrexato para disminuir el riesgo de toxicidad grave. *Pemetrexed* y *pralatrexato* deben administrarse con suplementos de ácido fólico y vitamina B_{12} para reducir las toxicidades hematológicas y GI. Se recomienda tratamiento previo con corticoesteroides para prevenir reacciones cutáneas con *pemetrexed*.

B. 6-mercaptopurina

6-mercaptopurina (6-MP), un antimetabolito de la purina, es el análogo tiol de hipoxantina. *6-MP* y *6-tioguanina* fueron los primeros análogos de purina en demostrar ser benéficos para tratar la enfermedad neoplásica. *Azatioprina* (véase cap. 38), un inmunosupresor, ejerce sus efectos citotóxicos después de su conversión a *6-MP*. *6-MP* es inactivo en su forma original y se activa enzimáticamente dentro de las células. Actúa como un falso metabolito y se incorpora al ADN y al ARN para inhibir su síntesis. *6-MP* se usa sobre todo en el mantenimiento de la remisión en la leucemia linfoblástica aguda. *6-MP* y su análogo, *azatioprina,* también es benéfico en el tratamiento de la enfermedad de Crohn.

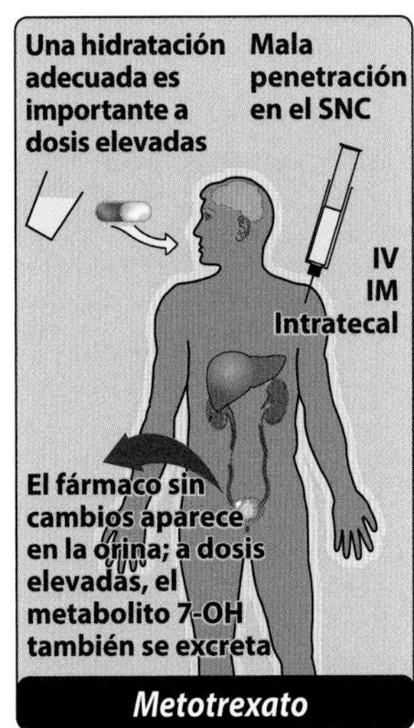

Figura 37-10
Administración y destino de *metotrexato.* IM = intramuscular; IV = intravenoso; SNC = sistema nervioso central.

C. Fludarabina

Fludarabina es el 5′fosfato de 2-fluoro-arabinósido de adenina, un análogo del nucleótido de purina. Es útil en el tratamiento de la leucemia linfocítica crónica, *tricoleucemia* y linfoma no Hodgkin indolente. *Fludarabina* es un profármaco y el fosfato se elimina en el plasma para formar 2-F-araA, que se capta en las células y se vuelve a fosforilar (al inicio por cinasa de desoxicitidina). Aunque el mecanismo citotóxico exacto es incierto, el trifosfato se incorpora tanto en el ADN como en ARN. Esto disminuye su síntesis en la fase S y afecta su función. La resistencia se relaciona con captación reducida hacia las células, falta de cinasa de desoxicitidina y disminución de la afinidad por la polimerasa de ADN, así como otros mecanismos.

D. 5-fluorouracilo

5-fluorouracilo (5-FU), un análogo de pirimidina, tiene un átomo de flúor estable en el sitio de un átomo de hidrógeno en la posición 5 del anillo de uracilo. El flúor interfiere con la conversión del ácido desoxiuridílico a ácido timidílico, con lo que priva a la célula de timidina, uno de los precursores esenciales para la síntesis de ADN. *5-FU* se emplea sobre todo en el tratamiento de los tumores sólidos de crecimiento lento (p. ej., carcinomas colorrectales, mamarios, ováricos, pancreáticos y gástricos). Cuando se aplica por vía tópica, *5-FU* también es efectivo para el tratamiento de los carcinomas basocelulares superficiales.

1. **Mecanismo de acción:** *5-FU* en sí mismo carece de actividad antineoplásica. Entra a la célula a través de un sistema de transporte mediado por un transportador y se convierte al desoxinucleótido correspondiente (monofosfato de 5-fluorodesoxiuridina [5-FdUMP]; fig. 37-11), que compite con monofosfato de desoxiuridina por la timidilato sintasa, con lo que inhibe su acción. La síntesis de ADN disminuye debido a la falta de timidina, lo que causa un crecimiento celular desequilibrado y "muerte hipotimidínica" de las células que se dividen con rapidez. [Nota: *leucovorina* puede utilizarse para aumentar la toxicidad de *5-FU,* estabilizando la unión de 5-FdUMP y la timidilato sintasa. Por ejemplo, un esquema estándar para el cáncer colorrectal avanzado es *irinotecán* más *5-FU/leucovorina*]. *5-FU* también se incorpora en el ARN y se han detectado concentraciones bajas en el ADN. En este último caso, una glucosilasa escinde el *5-FU,* dañando el ADN. *5-FU* produce el efecto anticáncer en la fase S del ciclo celular.

2. **Farmacocinética:** debido a la grave toxicidad para el tracto GI, *5-FU* se administra por vía IV o, en el caso del cáncer de la piel, por vía tópica. El fármaco penetra bien en todos los tejidos, lo que incluye el SNC. *5-FU* se metaboliza con rapidez en todos los tejidos, incluyendo el SNC. *5-FU* se metaboliza con rapidez en el hígado, pulmones y riñones, y metabolitos inactivos se eliminan en la orina. Las concentraciones elevadas de deshidrogenasa de dihidropirimidina (DPD) pueden aumentar la velocidad del catabolismo de *5-FU* y disminuir su biodisponibilidad. La concentración de DPD varía de un individuo a otro y puede diferir hasta en seis veces en la población general.

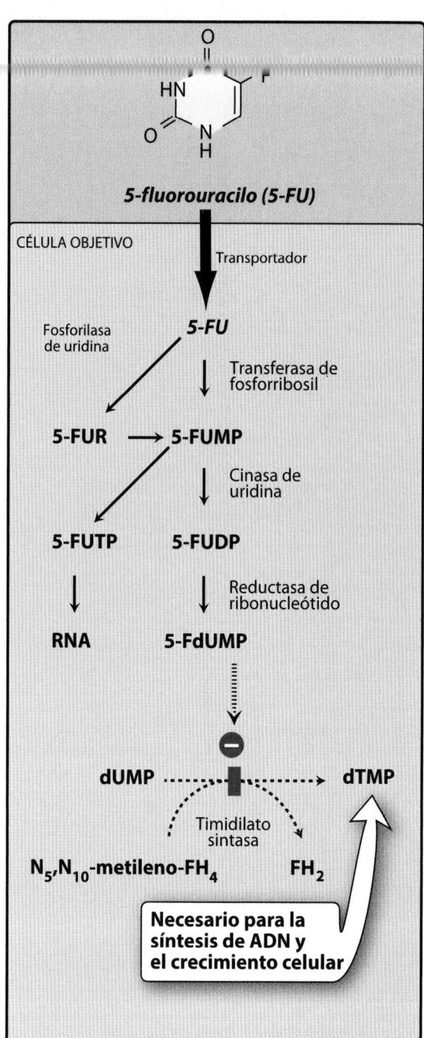

Figura 37-11
Mecanismo de acción citotóxica de *5-FU* se convierte en 5-fluorodesoxiuridina monofosfato (5-FdUMP), que compite con desoxiuridina monofosfato (dUMP) para la enzima timidilato sintasa. *5-FU = 5-fluorouracilo*; 5-FUDP = 5-fluorouridina difosfato; 5-FUMP = 5-fluorouridina monofosfato; 5-FUR = 5 fluorouridina; 5-FUTP = 5-fluorouridina trifosfato; dTMP = desoxitimidina monofosfato; dUMP = desoxiuridina monofosfato.

Los pacientes con deficiencia de DPD pueden experimentar toxicidad grave manifestada por pancitopenia, mucositis y diarrea que pone en riesgo la vida.

E. Capecitabina

Capecitabina, un carbamato de fluoropirimidina, es un profármaco del 5-fluorouracilo. Se usa en el tratamiento del cáncer colorrectal y mamario metastásico. *Capecitabina* se absorbe bien después de su administración oral. Después de su absorción, *capecitabina,* que en sí misma no es tóxica, pasa por una serie de reacciones enzimáticas, la última de las cuales es hidrólisis a *5-FU.* Este paso se cataliza por la fosforilasa de timidina, una enzima que se concentra sobre todo en los tumores (fig. 37-12). Así, la actividad citotóxica de *capecitabina* es igual a la de *5-FU* y es específica del tumor. La enzima más importante inhibida por *5-FU* (y, así, *capecitabina*) es timidilato sintasa. Mientras que el síndrome mano-pie (hormigueo, ardor, enrojecimiento, hinchazón y ampollas en las palmas de las manos y las plantas de los pies) es más común con *capecitabina* en comparación con el 5-FU, otros efectos adversos, como náusea, diarrea, estomatitis y neutropenia se notifican con menos frecuencia.

F. Citarabina

Citarabina (arabinósido de citosina o *ara-C)* es un análogo de 2′-desoxicitidina en que el residuo de ribosa natural es remplazado por D-arabinosa. *Citarabina* actúa sobre todo como un antagonista de pirimidina. El principal uso clínico de *citarabina* es en la leucemia no linfocítica aguda (mielógena). *Citarabina* entra a la célula por un proceso mediado por transportador y, al igual que los otros antagonistas de purina y pirimidina, debe fosforilarse en secuencia por cinasa de desoxicitidina y otras cinasas de nucleótidos a la forma nucleotídica (trifosfato de arabinósido de citosina o ara-CTP) para ser citotóxica. Ara-CTP es un inhibidor efectivo de la polimerasa de ADN. El nucleótido también se incorpora en el ADN nuclear y puede poner fin al alargamiento de la cadena. Es, por lo tanto, específico de la fase S (y a su vez del ciclo celular). *Citarabina* no es efectiva cuando se administra por vía oral, debido a la desaminación al ara-U no citotóxico por parte de la desaminasa de citidina en la mucosa intestinal y el hígado. Cuando se administra por vía IV, se distribuye a lo largo del cuerpo, pero no penetra en el SNC en cantidades suficientes. Por lo tanto, también puede inyectarse por vía intratecal para su uso en leucemias meníngeas.

G. Azacitidina

Azacitidina es un análogo del nucleósido de pirimidina de citidina. Se usa para el tratamiento de los síndromes mielodisplásicos y LMA. *Azacitidina* pasa por activación al metabolito nucleotídico trifosfato de azacitidina y se incorpora en el ADN y ARN para inhibir expresión genética y el procesamiento y la función del ARN. Es específico de la fase S del ciclo celular.

H. Gemcitabina

Gemcitabina es un análogo del nucleósido desoxicitidina. Se usa más a menudo para el cáncer pancreático y el cáncer pulmonar no microcítico. *Gemcitabina* es un sustrato para desoxicitidina cinasa, que fosforila el fármaco a 2′,2′-difluorodesoxicitidina trifosfato (fig. 37-13). *Gemcitabina* se administra mediante infusión IV. Se desamina a difluorodesoxiuridina, que no es citotóxica, y se excreta en la orina.

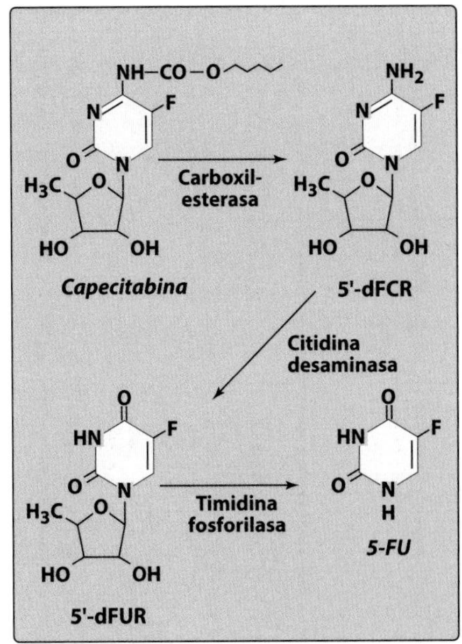

Figura 37-12
Vía metabólica de *capecitabina* a *5-fluorouracilo (5-FU)*.
5′-dFCR = 5′-desoxi-5-fluorocitidina;
5′-dFUR = 5′-desoxi-5-fluorouridina.

IV. ANTIBIÓTICOS ANTITUMORALES

Los antibióticos antitumorales (fig. 37-14) se producen a partir de diversas cepas de bacterias *Streptomyces*. Deben su acción citotóxica sobre todo a sus interacciones con ADN, lo que provoca la alteración de la función del ADN. Además de la intercalación, las antraciclinas también producen citotoxicidad a través de la inhibición de topoisomerasas y daño de los radicales libres. Mientras que las antraciclinas no son específicas del ciclo celular, *bleomicina* funciona principalmente en la fase G_2.

A. Antraciclinas

Doxorrubicina y *daunorrubicina* se clasifican como antibióticos tipo antraciclina. *Doxorrubicina* es el análogo hidroxilado de *daunorrubicina. Idarrubicina,* el análogo 4-demetoxi de *daunorrubicina, epirrubicina* y el derivado de la antraciclina *mitoxantrona* también están disponibles. Los usos terapéuticos para estos agentes difieren a pesar de su similitud estructural y mecanismos de acción aparentemente similares. *Doxorrubicina* es uno de los fármacos anticancerosos más importantes y ampliamente usados. Se usa en combinación con otros agentes para el tratamiento de sarcomas y una variedad de carcinomas, incluyendo cáncer mamario y muchos tumores sólidos metastásicos. También se utiliza para MUCHAS leucemias y linfomas. *Daunorrubicina* e *idarrubicina* se usan en el tratamiento de las leucemias agudas y *mitoxantrona* se usa en LMA y el cáncer prostático.

1. **Mecanismo de acción:** *doxorrubicina* y otras antraciclinas inducen citotoxicidad a través de varios mecanismos diferentes, incluyendo la intercalación del ADN y la inhibición de la reparación del ADN mediante la inhibición de la topoisomerasa II. Esto provoca el bloqueo de la síntesis de ADN y ARN y la fragmentación del ADN. Además, los radicales libres pueden inducir peroxidación de la membrana lipídica, escisión de la cadena de ADN y oxidación directa de las bases de purina o pirimidina, tioles y aminas (fig. 37-15).

2. **Farmacocinética:** estos agentes deben administrarse por vía intravenosa, debido a que son inactivados por el tracto GI. La extravasación es un problema grave que puede causar necrosis tisular. Los antibióticos tipo antraciclina se unen a las proteínas plasmáticas, así como a otros componentes tisulares, donde están ampliamente distribuidos. No penetran la barrera hematoencefálica o los testículos. Estos agentes pasan por un metabolismo hepático extenso y se requieren ajustes a la dosis en pacientes con alteración de la función hepática. La excreción biliar es la principal vía de eliminación. Debido al color rojo oscuro de los fármacos antraciclínicos, las venas pueden hacerse visibles rodeando el sitio de infusión y puede ocurrir coloración rojiza en la orina.

3. **Efectos adversos:** la cardiotoxicidad irreversible dependiente de la dosis es la reacción adversa más grave, lo que puede provocar una disfunción ventricular izquierda e insuficiencia cardiaca. La fracción de eyección del ventrículo izquierdo debe vigilarse estrechamente durante y después del tratamiento. La cardiotoxicidad aparentemente es el

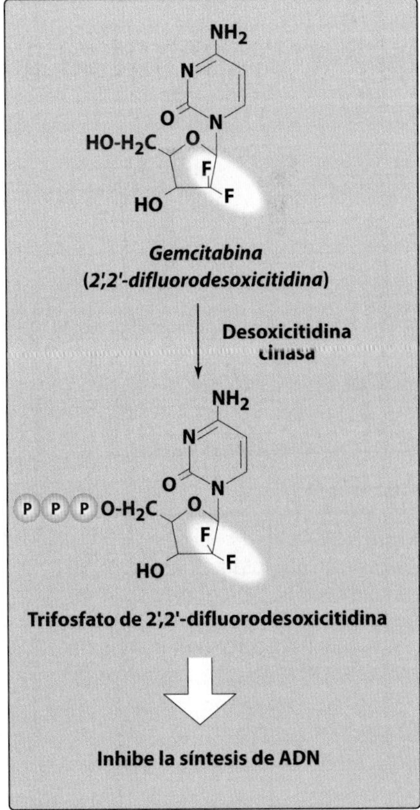

Figura 37-13
Mecanismo de acción de *gemcitabina*.

FÁRMACO	VÍA	EFECTOS ADVERSOS	INTERACCIONES FARMACOLÓGICAS NOTABLES	PARÁMETROS DE MONITORIZACIÓN	NOTAS
Doxorrubicina	IV	Mielosupresión, N/V/D, mucositis, toxicidad cardiaca, alopecia, coloración roja de la orina. Vesicantes fuertes	*Fenitoína, trastuzumab* (cardiotoxicidad), *digoxina*	BH; función renal, hepática; función cardiaca (ECHO o MUGA); ajustar en disfunción hepática	Dosis acumulativas > 450 mg/m² aumenta el riesgo de cardiotoxicidad. ¡Vesicante!
Daunorrubicina	IV				Dosis acumulativas > 550 mg/m² aumentan el riesgo de cardiotoxicidad. ¡Vesicante!
Doxorrubicina liposómica	IV				No es un sustituto de *doxorrubicina*, menos cardiotoxicidad
Epirrubicina	IV		*Cimetidina*		Las dosis acumulativas > 900 mg/m² aumentan el riesgo de cardiotoxicidad. ¡Vesicante! Menos N/V
Idarrubicina	IV			Igual que otras antraciclinas más síndrome de lisis tumoral	Dosis acumulativas > 150 mg/m² aumentan el riesgo de cardiotoxicidad. ¡Vesicante!
Bleomicina	IV/SC/IM	Fibrosis pulmonar, alopecia, reacciones cutáneas, hiperpigmentación de las manos, fiebre, escalofríos, anafilaxia	Fenotiacinas, *cisplatino* (renal), radiación (pulmonar)	Pruebas de función pulmonar; ajuste en la disfunción renal; anafilaxia	La fibrosis pulmonar "pulmón de bleomicina". Descontinuar si hay cualquier signo de disfunción pulmonar

Figura 37-14
Resumen de antibióticos antitumorales. BH = biometría hemática; D = diarrea; IM = intramuscular; IV = intravenoso; N = náusea; SC = subcutáneo; V = vómito.

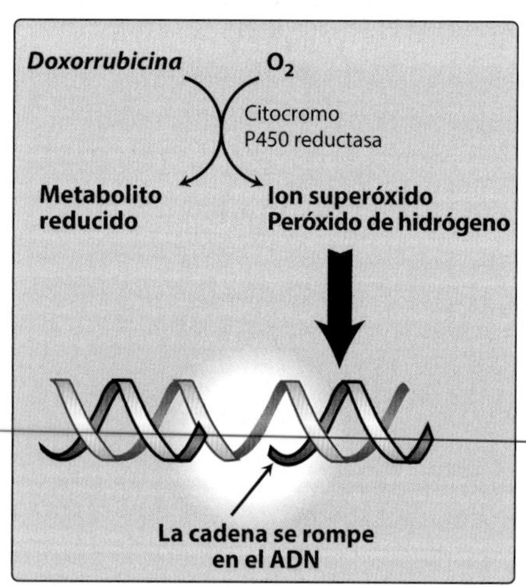

Figura 37-15
Doxorrubicina interactúa con el oxígeno molecular, produciendo iones de superóxido y peróxido de hidrógeno, que causa roturas monocatenarias en el ADN.

resultado de la generación de radicales libres y peroxidación de lípidos. La adición de otros agentes cardiotóxicos, como *trastuzumab*, a protocolos con antraciclinas aumenta el riesgo de insuficiencia cardiaca congestiva. Ha habido cierto éxito con el uso de preparaciones liposomales de doxorrubicina o la adición del quelador de hierro *dexrazoxano* para proteger contra la cardiotoxicidad de *doxorrubicina*.

B. Bleomicina

Bleomicina es una mezcla de diferentes glucopéptidos quelantes de cobre que, al igual que los antibióticos antraciclínicos, causa escisión del ADN mediante un proceso oxidativo. *Bleomicina* es específica del ciclo celular y hace que las células se acumulen en la fase G_2. Se usa de forma primaria en el tratamiento de los cánceres testiculares y el linfoma de Hodgkin.

1. **Mecanismo de acción:** un complejo de ADN-*bleomicina*-Fe^{2+} parece pasar oxidación a *bleomicina*-Fe^{3+}. Los electrones liberados reaccionan con el oxígeno para formar radicales superóxido o hidroxilo, que, a su vez, atacan los enlaces fosfodiéster del ADN, resultando en rotura de la cadena y aberraciones cromosómicas (fig. 37-16).

2. **Farmacocinética:** *bleomicina* se administra mediante una variedad de vías. La enzima inactivadora de *bleomicina* (una hidrolasa) es elevada en una variedad de tejidos (p. ej., hígado y bazo) pero baja en los pulmones y ausente en la piel, lo que explica la toxicidad en estos tejidos. La mayoría del fármaco original se excreta sin cambio en la orina, por lo que se requiere de ajuste de la dosis en pacientes con insuficiencia renal.

3. **Efectos adversos:** la toxicidad pulmonar es el más grave de los efectos adversos, que van de estertores, tos e infiltrados a fibrosis potencialmente letal. La fibrosis pulmonar causada por *bleomicina* a menudo se denomina "pulmón de *bleomicina*". Son prevalentes los cambios cutáneos hipertróficos y la hiperpigmentación de las manos. *Bleomicina* es inusual en que la mielosupresión es rara.

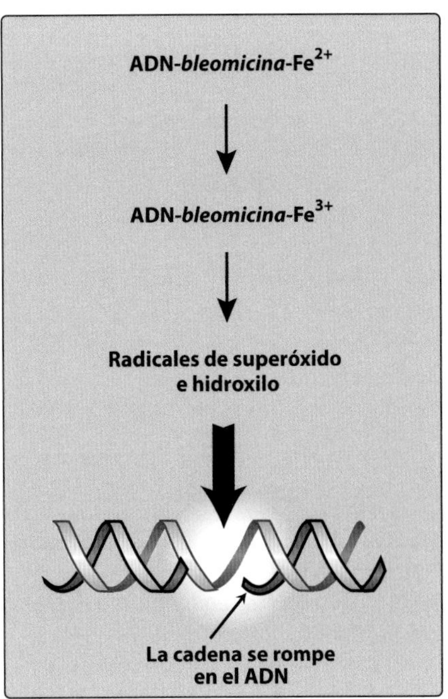

Figura 37-16
Bleomicina causa roturas en el ADN mediante un proceso oxidativo.

V. AGENTES ALQUILANTES Y AÑADIDOS

Los agentes alquilantes (fig. 37-17) ejercen sus efectos citotóxicos al unirse de forma covalente con grupos nucleofílicos en varios constituyentes celulares. La alquilación de ADN es probablemente la reacción citotóxica crucial que es letal para las células tumorales. Los agentes alquilantes no discriminan entre las células en ciclo y en reposo, a pesar de que son más tóxicas para células que se dividen con rapidez. Se usan en combinación con otros agentes para tratar una amplia variedad de cánceres linfáticos y sólidos. Además de ser citotóxicos, son todos mutágenos y carcinógenos y pueden llevar a neoplasias secundarias como leucemia aguda.

A. Ciclofosfamida e ifosfamida

Estos fármacos tienen una relación estrecha con los agentes mostaza que comparten la mayoría de los mismos mecanismos primarios y toxicidades. Son citotóxicos solo después de la generación de sus especies

FÁRMACO	VÍA	EFECTOS ADVERSOS	INTERACCIONES FARMACOLÓGICAS NOTABLES	PARÁMETROS DE VIGILANCIA	NOTAS
Ciclofosfamida	IV/PO	Mielosupresión, cistitis hemorrágica, N/V/D, alopecia, amenorrea, neoplasias secundarias	*Fenobarbital, fenitoína* (P450); *digoxina*, anticoagulantes	Análisis de orina; BH; función hepática, renal	Buena hidratación para prevenir toxicidad vesical (*mesna* a dosis elevadas)
Ifosfamida	IV	Mielosupresión, cistitis hemorrágica, N/V, neurotoxicidad, alopecia, amenorrea	*Fenobarbital, fenitoína* (P450); *cimetidina, alopurinol, warfarina*	Análisis de orina, neurotoxicidad	Usar *mesna* e hidratación para prevenir toxicidad vesical
Carmustina (BCNU)	IV	Mielosupresión, N/V, rubor facial, hepatotoxicidad, toxicidad pulmonar, impotencia, infertilidad	*Cimetidina, anfotericina B, digoxina, fenitoína*	BH; PFP; función renal, hepática	También disponible como oblea implantable (cerebro)
Lomustina (CCNU)	PO	Mielosupresión, N/V, toxicidad pulmonar, impotencia, infertilidad, neurotoxicidad	*Cimetidina*, alcohol	BH; PFP; función renal	Administrar con el estómago vacío
Dacarbazina	IV	Mielosupresión, N/V, síndrome similar a influenza; toxicidad del SNC, hepatotoxicidad, fotosensibilidad	*Fenitoína, fenobarbital* (P450)	BH; función renal, hepática	Vesicante
Temozolomida	IV/PO	N/V, mielosupresión, cefalea, fatiga, fotosensibilidad		BH; función renal, hepática	Requiere profilaxis para neumonía por *Pneumocystis*
Melfalán	IV/PO	Mielosupresión, N/V/D, mucositis, hipersensibilidad (IV)	*Cimetidina*, esteroides, *ciclosporina*	BH; función renal, hepática	Tomar con el estómago vacío
Clorambucilo	PO	Mielosupresión, exantema cutáneo, fibrosis pulmonar (rara), hiperuricemia, convulsiones	*Fenobarbital, fenitoína* (P450)	BH; función renal, hepática; ácido úrico	Tomar con alimentos
Busulfán	IV/PO	Mielosupresión, N/V/D, mucositis, exantema cutáneo, fibrosis pulmonar, hepatotoxicidad	*Paracetamol, itraconazol, fenitoína*	BH; síntomas pulmonares; función renal, hepática	"Pulmón de *busulfán*"

Figura 37-17
Resumen de agentes alquilantes. BH = biometría hemática; D = diarrea; IV = intravenosa; N = náusea; PFP = pruebas de función pulmonar; PO = vía oral; SNC = sistema nervioso central; V = vómito.

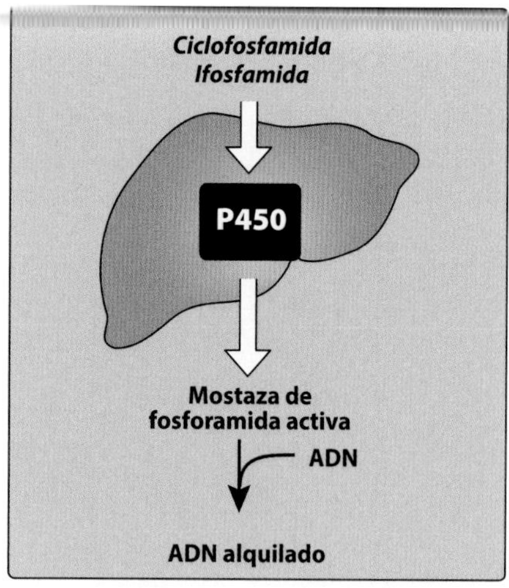

Figura 37-18
Activación de *ciclofosfamida* e *ifosfamida* mediante el citocromo P450.

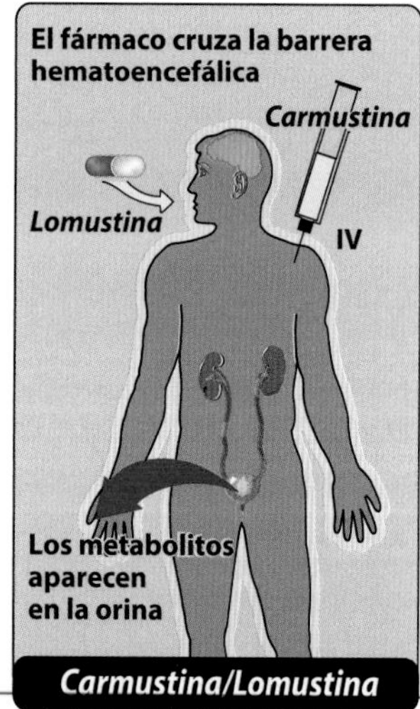

Figura 37-19
Administración y destino de *carmustina/lomustina.* IV = intravenoso.

alquilantes, que se producen a través de hidroxilación por el citocromo P450 (CYP450). Estos agentes tienen un amplio espectro clínico y se usan como agentes únicos o en combinaciones en el tratamiento de una amplia variedad de enfermedades neoplásicas, como linfoma no Hodgkin, sarcoma y cáncer mamario.

1. **Mecanismo de acción:** *ciclofosfamida* es el agente alquilante usado con mayor frecuencia. Tanto *ciclofosfamida* como *ifosfamida* se biotransforman primero a intermediarios hidroxilados sobre todo en el hígado por el sistema de CYP450 (fig. 37-18). Los intermediarios hidroxilados pasan entonces por metabolismo para formar los compuestos activos, mostaza de fosforamida y acroleína. La reacción a la mostaza de fosforamida con ADN se considera el paso citotóxico.

2. **Farmacocinética:** *ciclofosfamida* está disponible en preparaciones orales e IV, en tanto que *ifosfamida* solo está disponible por vía IV. *Ciclofosfamida* se metaboliza en el hígado en metabolitos activos e inactivos y se excretan cantidades mínimas en la orina como fármaco sin cambio. *Ifosfamida* se metaboliza sobre todo por las isoenzimas CYP3A4 y CYP2B6. Se excreta sobre todo por vía renal.

3. **Efectos adversos:** una toxicidad única de ambos fármacos es la cistitis hemorrágica, una inflamación de la vejiga que puede llevar a síntomas como disuria, hematuria y hemorragia. La toxicidad vesical se ha atribuido a acroleína en la orina en caso de *ciclofosfamida* y a acroleína y otros metabolitos tóxicos de *ifosfamida*. La hidratación adecuada además de la inyección IV de *mesna* (sulfonato de 2-mercaptoetano sódico), que neutraliza los metabolitos tóxicos, puede prevenir este problema Se ha informado neurotoxicidad en pacientes con dosis elevadas de *ifosfamida,* probablemente debido al metabolito, cloroacetaldehído.

B. Nitrosureas

Carmustina y *lomustina* son nitrosureas estrechamente relacionadas. Debido a su capacidad para penetrar en el SNC, las nitrosureas se emplean sobre todo en el tratamiento de los tumores cerebrales.

1. **Mecanismo de acción:** las nitrosureas ejercen efectos citotóxicos mediante un ADN alquilación que inhibe la replicación y, eventualmente, síntesis de ARN y proteínas. Aunque alquilan el ADN en las células en reposo, la citotoxicidad se expresa sobre todo en células que se dividen de forma activa. Por lo tanto, las células que no se dividen pueden escapar a la muerte si ocurre reparación del ADN. Las nitrosureas también inhiben varios procesos enzimáticos clave mediante la carbamilación de los aminoácidos en las proteínas en las células blanco.

2. **Farmacocinética:** *carmustina* se administra por vía IV y como implantes de obleas para quimioterapia, en tanto que *lomustina* se administra por vía oral. Debido a su lipofilicidad, estos agentes se distribuyen ampliamente en el cuerpo y penetran con facilidad en el SNC. Los fármacos pasan por un metabolismo extenso. *Lomustina* se metaboliza a productos activos. El riñón es la principal vía excretora para las nitrosureas (fig. 37-19).

C. Dacarbazina y temozolomida

Dacarbazina es un agente alquilante que debe pasar por biotransformación por las enzimas CYP450 a un metabolito activo, metiltirazenoimidazol carboxamida (MTIC). El metabolito es responsable de la actividad alquilante de este agente al formar iones de metilcarbonio que atacan a los grupos nucleofílicos en la molécula de ADN. La acción citotóxica de *dacarbazina* se ha atribuido a la capacidad de su metabolito para metilar ADN en la posición O-6 de guanina. *Dacarbazina* ha encontrado su uso en el tratamiento de melanoma y linfoma de Hodgkin.

Temozolomida se relaciona con *dacarbazina,* debido a que ambos deben pasar por biotransformación a un metabolito activo, MTIC, que probablemente sea responsable de la metilación de ADN en la posición O-6 y N-7 de guanina. A diferencia de *dacarbazina, temozolomida* no requiere el sistema CYP450 para transformación metabólica a MTIC, y pasa por transformación química a un pH fisiológico normal. *Temozolomida* también inhibe la enzima de reparación, O-6 guanina-alquiltransferasa de ADN. *Temozolomida* difiere de *dacarbazina* en que cruza la barrera hematoencefálica y, por lo tanto, se usa en el tratamiento de los tumores cerebrales, como glioblastomas y astrocitomas. También se usa en melanoma metastásico. *Temozolomida* se administra por vía intravenosa u oral y tiene excelente biodisponibilidad después de su administración oral. El fármaco original y los metabolitos se excretan en la orina (fig. 37-20).

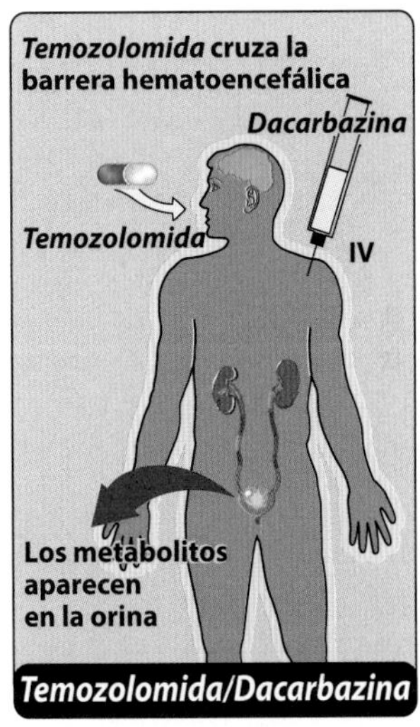

Figura 37-20
Administración y destino de *temozolomida* y *dacarbazina.* IV = intravenoso.

D. Complejos de coordinación con platino

Cisplatino fue el primer miembro de la clase de complejos de coordinación con platino de los fármacos anticancerosos, pero debido a su toxicidad grave, se desarrolló *carboplatino.* La potencia, farmacocinética, patrones de distribución y toxicidades limitantes de la dosis difieren de forma significativa (fig. 37-21) entre los dos fármacos. *Cisplatino* tiene citotoxicidad sinérgica con la radiación y otros agentes quimioterapéuticos. Se ha encontrado una amplia aplicación en el tratamiento de los tumores sólidos, como el carcinoma testicular metastásico en combinación con *vinblastina* y *bleomicina,* el carcinoma ovárico en combinación con *ciclofosfamida,* o solo para el carcinoma vesical. *Carboplatino* se usa cuando los pacientes

FÁRMACO	VÍA	EFECTOS ADVERSOS	INTERACCIONES FARMACOLÓGICAS NOTABLES	PARÁMETROS DE MONITORIZACIÓN	NOTAS
Cisplatino	IV, IP, IA	Neurotoxicidad, mielosupresión, ototoxicidad, N, V, gasto de electrolitos, reacción a la infusión, nefrotoxicidad	Anticonvulsivantes	BH, PMC, electrolitos, hipoacusia	Se requiere hidratación previa y posterior intensiva, incidencia elevada de N/V
Carboplatino	IV, IP, IA	Mielosupresión, N, V, reacción a la infusión	Aminoglucósidos	BH	La dosis se calcula usando el AUC
Oxaliplatino	IV	Neurotoxicidad, N, V, reacción a la infusión, hepatotoxicidad, mielosupresión	*Warfarina*	BH, función neurológica, función hepática	Neuropatía periférica acumulativa y relacionada con el frío

Figura 37-21
Resumen de los complejos de coordinación de platino. AUC = área bajo la curva; BH = biometría hemática; IA = intraarterial; IP = intraperitoneal; IV = intravenosa; N = náusea; PMC = panel metabólico completo; V = vómito.

no pueden hidratarse de forma abundante, como se requiere en el tratamiento con *cisplatino,* o si tienen disfunción renal o son susceptibles a neurotoxicidad u ototoxicidad. *Oxaliplatino* es un análogo estrechamente relacionado con el *carboplatino* usado en el caso del cáncer colorrectal.

1. **Mecanismo de acción:** el mecanismo de acción para estos agentes es similar al de los agentes alquilantes. En el medio plasmático con alto contenido de cloro, *cisplatino* persiste como la especie neutral, que entra en la célula y pierde cloro en el medio de bajo cloro. Entonces se une a guanina en el ADN, formando los enlaces cruzados intracatenarios e intercatenarios. La lesión citotóxica resultante inhibe ambas polimerasas para replicación del ADN y síntesis del ARN. La citotoxicidad puede ocurrir en cualquier etapa del ciclo celular, pero las células son más vulnerables a las acciones de estos fármacos en las fases G_1 y S.

2. **Farmacocinética:** estos agentes se administran mediante infusión IV. *Cisplatino* y *carboplatino* también pueden usarse por vía intraperitoneal para cáncer ovárico e intraarterial para perfundir otros órganos. Las mayores concentraciones de los fármacos se encuentran en las células hepáticas, renales e intestinales, testiculares y ováricas, pero penetra poco en el líquido cefalorraquídeo (LCR). La vía renal es la vía principal de excreción.

3. **Efectos adversos:** ocurren náusea y vómito intensos en la mayoría de los pacientes después de la administración de *cisplatino* y pueden continuar hasta por 5 días. Se requiere de medicación previa con agentes antiheméticos. La principal toxicidad limitante es la nefrotoxicidad relacionada con la dosis, que afecta al túbulo contorneado distal y a los conductos recolectores. Esto puede prevenirse mediante hidratación agresiva. Otras toxicidades incluyen ototoxicidad con hipoacusia de alta frecuencia y acúfenos. A diferencia de *cisplatino, carboplatino* causa solo náusea y vómito leves y es rara vez nefrotóxico, neurotóxico u ototóxico. La toxicidad limitante de la dosis es la mielosupresión. *Oxaliplatino* tiene un efecto adverso distintivo de neuropatía periférica inducida por el frío que suele resolverse en un lapso de 72 h de la administración. También causa mielosupresión y neuropatía periférica acumulativa. También se ha informado hepatotoxicidad. Estos agentes pueden causar reacciones de hipersensibilidad que van de exantemas cutáneos a anafilaxia.

E. Otros agentes alquilantes

Mecloretamina se desarrolló como una mostaza nitrogenada durante la Primera Guerra Mundial. Su capacidad para causar linfocitopenia lo llevó a que se convirtiera en el primer agente alquilante desarrollado para su uso en humanos, y el gel tópico se utiliza hoy en día en el tratamiento del linfoma cutáneo de células T. *Melfalán*, un derivado de fenilalanina de la mostaza nitrogenada, se usa en el tratamiento del mieloma múltiple y el cáncer de ovario. Este agente alquilante puede administrarse por infusión intravenosa. También puede administrarse por vía oral, aunque la concentración plasmática difiere de un paciente a otro debido a la variación de la absorción y metabolismo intestinales. La dosis de *melfalán* se ajusta cuidadosamente al vigilar los recuentos plaquetarios y leucocíticos. *Clorambucilo* es otro agente alquilante bifuncional que se usa en el tratamiento de linfomas y la leucemia mielógena crónica. Este agente puede causar fibrosis pulmonar ("pulmón de *busulfán*"). Al igual que otros agentes alquilantes, todos estos agentes pueden promover el desarrollo de la leucemia y pueden causar leucemia secundaria.

VI. INHIBIDORES DE MICROTÚBULOS

El huso mitótico es parte de un gran esqueleto intracelular (citoesqueleto) que es esencial para el movimiento de estructuras que ocurren en el citoplasma de todas las células eucariotas. Consiste de cromatina más un sistema de microtúbulos compuesto de la proteína tubulina. El huso mitótico es esencial para la partición igual del ADN en dos células hijas que se forman cuando la célula eucariota se divide. Varias sustancias derivadas de las plantas que se usan como fármacos anticancerosos alteran este proceso al afectar el equilibrio entre las formas polimerizadas y despolimerizadas de los microtúbulos, lo que causa toxicidad. Los inhibidores de microtúbulos se resumen en la figura 37-22.

A. Alcaloides de la vinca

Los alcaloides de la vinca, *vincristina*, *vinblastina* y *vinorelbina* son compuestos con una relación estructural derivados de la planta pervinca, *vinca rosea.* Aunque los alcaloides de la vinca son estructuralmente similares, sus indicaciones terapéuticas son diferentes. Por lo general se administran en combinación con otros fármacos. *Vincristina* se usa en el tratamiento de la leucemia linfoblástica aguda en niños, tumor de Wilms, rabdosarcoma, sarcoma de tejidos blandos de Ewing y linfomas de Hodgkin y no Hodgkin, así como otras neoplasias de proliferación rápida. [Nota: *vincristina* (nombre comercial anterior, *Oncovín*) es la "O" en el esquema R-CHOP para linfoma. Debido a su actividad mielosupresora relativamente leve, se usa en una variedad de otros protocolos]. *Vinblastina* se administra con *bleomicina* y *cisplatino* para el tratamiento del carcinoma testicular metastásico. También se usa en el tratamiento de los linfomas de Hodgkin y no Hodgkin sistémicos. *Vinorelbina* es benéfica en el tratamiento del cáncer de mama y carcinoma pulmonar microcítica, ya sea como agente único o con *cisplatino*.

1. **Mecanismo de acción:** estos agentes son específicos del ciclo celular y específicos de la fase, debido a que bloquean la mitosis en la metafase (fase M). Su unión a la proteína microtubular, tubulina, bloquea la

FÁRMACO	VÍA	EFECTOS ADVERSOS	INTERACCIONES FARMACOLÓGICAS NOTABLES	PARÁMETROS DE VIGILANCIA	NOTAS
Vincristina	IV	Neurotoxicidad, estreñimiento	*Claritromicina*, fármacos antimicóticos azólicos, *fenitoína*, *carbamazepina*, *ritonavir* (CYP3A4)	BH, función hepática, neuropatía periférica	Vesicantes; la administración IT puede resultar en la muerte
Vinblastina	IV	Mielosupresión, neurotoxicidad		BH, función hepática	
Vinorelbina	IV	Granulocitopenia			
Paclitaxel	IV	Neutropenia, neurotoxicidad, alopecia, N, V	*Gemfibrozilo* AINE (riesgo de hemorragia)	BH, función hepática, neuropatía periférica	Reacciones de hipersensibilidad (disnea, urticaria, hipotensión); requiere medicamentos previos
Docetaxel	IV	Neutropenia, neurotoxicidad, retención de líquidos, alopecia, N, V, D	*Claritromicina*, *antifúngicos azólicos*, *fenitoína*, *carbamazepina*, *ritonavir* (CYP3A4); AINE (riesgo de hemorragia)		

Figura 37-22
Resumen de inhibidores de microtúbulos. BH = biometría hemática; D = diarrea; IT = intratecal; IV = intravenosa; N = náusea; V = vómito.

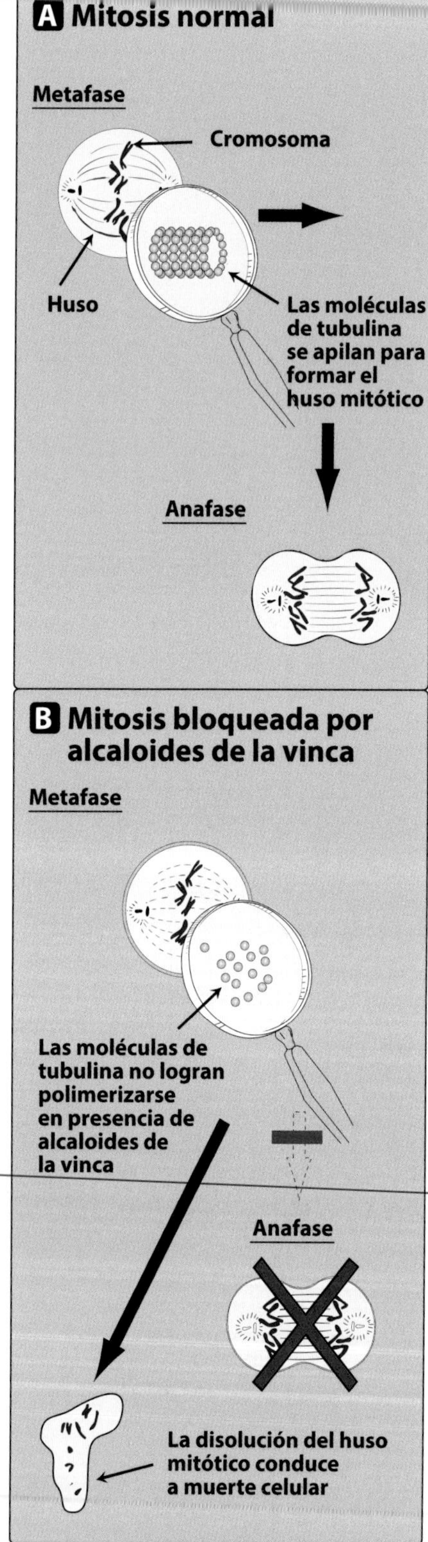

Figura 37-23
Mecanismo de acción de los inhibidores de microtúbulos.

capacidad de tubulina de polimerizarse para formar microtúbulos. En lugar de ello, se forman agregados paracristalinos que consisten de dímeros de tubulina y el fármaco alcaloide. El aparato del huso disfuncional resultante, congelado en la metafase, previene la segregación cromosómica y la proliferación celular (fig. 37-23).

2. **Farmacocinética:** la inyección IV de estos agentes causa efectos citotóxicos rápidos y destrucción celular. Esto, a su vez, puede causar hiperuricemia debida a la oxidación de purinas que se liberan a partir de moléculas de ADN en fragmentación. Los alcaloides de la vinca se concentran y metabolizan por el hígado por la vía de CYP450 y se eliminan en la bilis y las heces. Se requiere del ajuste de la dosis en pacientes con alteración de la función hepática u obstrucción biliar.

3. **Efectos adversos:** estos agentes se relacionan con flebitis o celulitis si ocurre extravasación durante la inyección, así como náusea, vómito, diarrea y alopecia. *Vinblastina* y *vinorelbina* son agentes mielosupresores potentes, en tanto que las neuropatías periféricas (parestesias, pérdida de reflejos, caída del pie y ataxia) y estreñimiento son más frecuentes con *vincristina.* Estos agentes no deben administrarse por vía intratecal. Este potencial error con el fármaco puede resultar en la muerte y deben tomarse precauciones especiales para su administración.

B. Taxanos

Paclitaxel fue el primer miembro de la familia de los taxanos en usarse para la quimioterapia del cáncer. *Paclitaxel* semisintético y *paclitaxel* unido a albúmina están disponibles. La sustitución de una cadena lateral resultó en *docetaxel,* que es el más potente de los dos fármacos. *Paclitaxel* tiene buena actividad contra el cáncer ovárico y el cáncer mamario metastásico, así como el cáncer pulmonar no microcítico cuando se administra con *cisplatino. Docetaxel* suele usarse en los cánceres prostático, mamario, gastrointestinal y pulmonar no microcítico.

1. **Mecanismo de acción:** ambos fármacos tienen actividad en la fase G_2/M del ciclo celular, pero a diferencia de los alcaloides de la vinca, promueven la polimerización y estabilización del polímero más que el desensamblaje, lo que causa acumulación de microtúbulos (fig. 37-24). Los microtúbulos formados son extremadamente estables y no funcionales y no ocurre desagregación cromosómica. Esto resulta en muerte celular.

2. **Farmacocinética:** estos agentes pasan por un metabolismo hepático por el sistema CYP450 y se excretan a través del sistema biliar. Las dosis deben reducirse en pacientes con disfunción hepática.

3. **Efectos adversos:** las toxicidades limitantes de las dosis de *paclitaxel* y *docetaxel* son neutropenia y leucopenia. La neuropatía periférica también es un efecto adverso frecuente con los taxanos. Debido a reacciones de hipersensibilidad graves (lo que incluye disnea, urticaria e hipotensión), los pacientes que se tratan con *paclitaxel* deben premedicarse con *dexametasona* y *difenhidramina,* así como con un antagonista del receptor H_2. *Docetaxel* puede provocar una grave retención de líquidos, como edema periférico o derrames pleurales o pericárdicos. Por este motivo, los pacientes tratados con *docetaxel* deben recibir un tratamiento previo con *dexametasona*.

VII. HORMONAS ESTEROIDES Y SUS ANTAGONISTAS

Los tumores sensibles a hormonas esteroides pueden ser: 1) que respondan a hormonas, en donde el tumor recurre después de tratamiento con una hormona específica; o 2) dependientes a hormonas, en donde al retirar un estímulo hormonal causa regresión del tumor; o 3) ambos. Retirar un estímulo hormonal de tumores dependientes de hormonas puede lograrse con cirugía (p. ej., en caso de orquiectomía, la extirpación quirúrgica de uno o ambos testículos, para pacientes con cáncer prostático avanzado) o por fármacos (p. ej., en el cáncer mamario, el tratamiento con el antiestrógeno *tamoxifeno* previene la estimulación con estrógeno de las células del cáncer mamario; fig. 37-25). Para que una hormona esteroide influya sobre una célula, dicha célula debe tener receptores intracelulares (citosólicos) que sean específicos para esta hormona (fig. 37-26A).

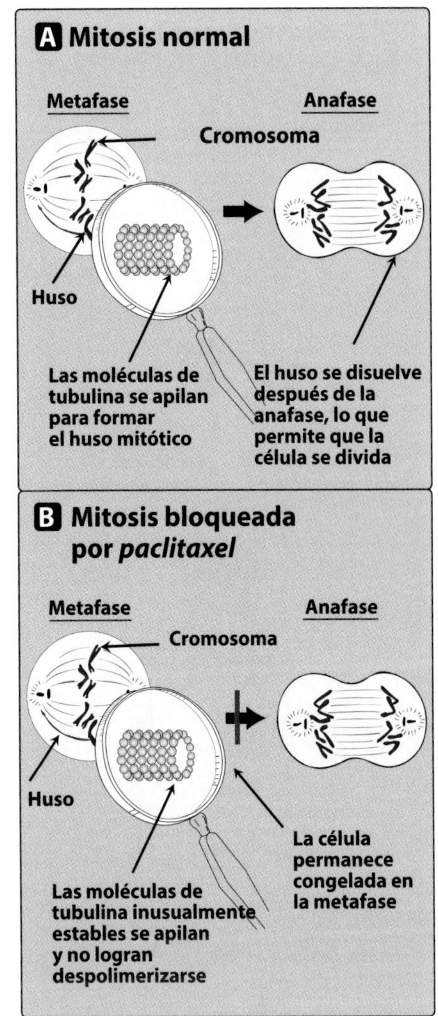

Figura 37-24
Paclitaxel estabiliza los microtúbulos, lo que los vuelve no funcionales.

A. Moduladores selectivos de los receptores de estrógenos

Tamoxifeno es un modulador de estrógeno selectivo. Es un antagonista estrogénico en el tejido mamario y un agonista en otros tejidos, como el hueso y el endometrio. *Tamoxifeno* se usa para el tratamiento de primera línea del cáncer mamario positivo al receptor de estrógeno. También se usa para la prevención del cáncer mamario en mujeres de riesgo elevado. *Raloxifeno* es un modulador de estrógeno selectivo que bloquea los efectos del estrógeno en los tejidos mamarios y uterinos, al tiempo que promueve los efectos en el hueso para inhibir la resorción. Este agente reduce el riesgo de cáncer mamario invasivo positivo al receptor de estrógeno en mujeres en la posmenopausia.

1. **Mecanismo de acción:** *tamoxifeno* compite por el estrógeno por la unión a los receptores de estrógeno en el tejido mamario e inhibe el crecimiento inducido por estrógeno del cáncer mamario (fig.37-26B). *Raloxifeno* también bloquea los efectos del estrógeno en el tejido mamario. El mecanismo de los diferentes efectos de los SERM en los distintos tejidos no se conoce bien, aunque puede deberse a diferencias en la expresión o el reclutamiento de correguladores, o a diferentes combinaciones de dímeros de los receptores de estrógenos.

FÁRMACO	VÍA	EFECTOS ADVERSOS	INTERACCIONES FARMACOLÓGICAS NOTABLES	PARÁMETROS DE MONITORIZACIÓN	NOTAS
Tamoxifeno	VO	Bochornos, N, V, sangrado vaginal, hipercalcemia, tromboembolia	*Warfarina, rifampicina*	Sangrado vaginal, nuevas protuberancias mamarias	Puede causar cáncer endometrial
Anastrozol, letrozol	VO	Bochornos, N, dolor articular, eventos cardiovasculares isquémicos, osteoporosis	Productos que contienen estrógeno	Función hepática, vigilancia de la densidad mineral ósea, vigilancia de colesterol	Contraindicado en mujeres en la premenopausia o embarazadas
Leuprolida *Goserelina* *Triptorelina*	Depósito, SC IM	Exacerbación del tumor, bochornos, astenia, ginecomastia		Monitorización de la densidad mineral ósea, testosterona sérica, APE	
Apalutamida *Bicalutamida* *Darolutamida* *Flutamida* *Nilutamida*	VO	Bochornos, N, ginecomastia, dolor, estreñimiento	*Warfarina*	Función hepática, APE	Combinado con antagonistas de LHRH o castración quirúrgica

Figura 37-25
Resumen de hormonas esteroides seleccionado y sus antagonistas. APE = antígeno prostático específico; IM = intramuscular; LHRH = hormona liberadora de hormona luteinizante; N = náusea; SC = subcutáneo; V = vómito; VO = vía oral.

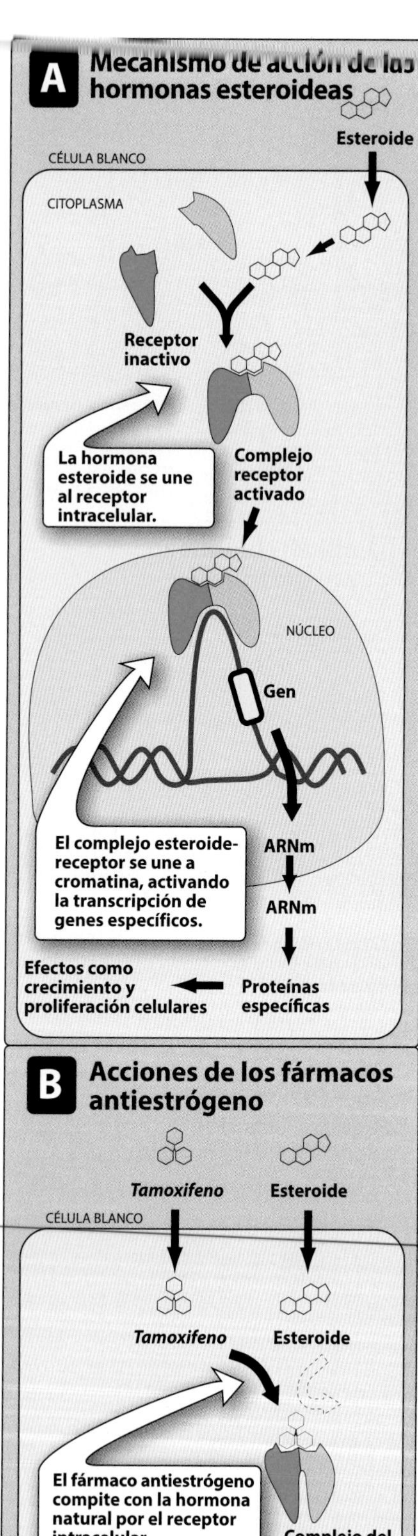

Figura 37-26
Acción de las hormonas esteroideas y los agentes antiestrógenos. ARNm = ARN mensajero.

2. **Farmacocinética:** *tamoxifeno* es efectivo después de su administración oral, sin embargo, se metaboliza parcialmente por el hígado y algunos metabolitos poseen actividad SERM más potente que *tamoxifeno*. El fármaco y sus metabolitos se excretan sin cambios sobre todo a través de la bilis en las heces. *Tamoxifeno* es un inhibidor de CYP3A4 y P-glucoproteína.

3. **Efectos adversos:** los efectos adversos causados por *tamoxifeno* incluyen bochornos, náusea, vómito, exantema cutáneo y sangrado y flujo vaginales (debido a la actividad estrogénica del fármaco y algunos de sus metabolitos en el tejido endometrial). *Tamoxifeno* tiene el potencial de causar cáncer endometrial. Otras toxicidades incluyen tromboembolismo y efectos sobre la vista. Como *raloxifeno* no tiene actividad estrogénica en el endometrio, no aumenta el riesgo de cáncer de endometrio. También se asocia con menos flujo vaginal y sofocos graves en comparación con *tamoxifeno*.

B. Fluvestrant

Fluvestrant es un antagonista del receptor de estrógeno que se administra mediante inyección intramuscular en pacientes con cáncer mamario metastásico positivo a receptor hormonal. Este agente se une y causa regulación a la baja del receptor de estrógeno en tumores y otros blancos. Los efectos adversos incluyen sofocos, reacciones en el lugar de la inyección y el potencial aumento de las enzimas hepáticas.

C. Inhibidores de la aromatasa

La reacción de la aromatasa es responsable de la síntesis extrasuprarrenal de estrógeno de la androstenediona, que tiene lugar en el hígado, grasa, músculo, piel y tejidos mamarios que incluyen neoplasias mamarias. La aromatización periférica es una fuente importante de estrógeno en mujeres en la posmenopausia. Los inhibidores de la aromatasa disminuyen la producción de estrógeno en estas mujeres.

1. **Anastrozol y letrozol:** *anastrozol* y *letrozol* son inhibidores de la aromatasa no esteroideos. Estos agentes se consideran fármacos de primera línea para el tratamiento del cáncer mamario en mujeres en la posmenopausia. Tienen actividad oral y causan una supresión casi total de la síntesis de estrógeno en mujeres en la posmenopausia en las que la síntesis de estrógenos extra-adrenal representa la gran mayoría de los estrógenos circulantes. [Nota: *letrozol* también se utiliza en el tratamiento de la infertilidad en mujeres anovulatorias o con ovulación irregular]. *Anastrozol* y *letrozol* no predisponen a las pacientes a cáncer endometrial. Ambos fármacos se metabolizan de forma extensa en el hígado y los metabolitos y el fármaco original se excretan sobre todo en la orina.

2. **Exemestano:** un inhibidor esteroideo irreversible de la aromatasa, *exemestano,* se absorbe bien después de su administración oral y se distribuye ampliamente. Este agente se utiliza en el tratamiento del cáncer de mama en mujeres en la posmenopausia que ya han sido tratadas con *tamoxifeno* u otras terapias. El metabolismo hepático ocurre a través de la isoenzima CYP3A4. Debido a que los metabolitos se excretan en la orina, las dosis del fármaco deben ajustarse

en pacientes con insuficiencia renal. Las toxicidades mayores incluyen náusea, fatiga y bochornos. También se han notado alopecia y dermatitis.

D. Agonistas de la hormona liberadora de gonadotropina

La hormona liberadora de gonadotropina (GnRH) normalmente es secretada por el hipotálamo y estimula la hipófisis anterior para secretar las hormonas gonadotrópicas: 1) hormona luteinizante (LH), el estímulo primario para la secreción de testosterona por los testículos y 2) hormona foliculoestimulante (FSH), que estimula la secreción de estrógeno. *Leuprolida, goserelina* y *triptorelina* son análogos sintéticos de GnRH. Como análogos de GnRH, ocupan el receptor de GnRH en la hipófisis, lo que causa su desensibilización y, en consecuencia, inhibición de la liberación de FSH y LH. Así, se reducen tanto la síntesis de andrógeno como la de estrógeno (fig. 37-27). Estos fármacos pueden utilizarse en cáncer mamario premenopáusico y cáncer de próstata, así como otras indicaciones como la endometriosis y los fibromas uterinos. La respuesta a *leuprolida* en el cáncer prostático es equivalente a la de la orquiectomía con regresión del tumor y alivio del dolor óseo. *Leuprolida* está disponible como 1) inyección diaria subcutánea, 2) una inyección subcutánea de depósito o 3) en una inyección intramuscular de depósito para tratar carcinoma metastásico de la próstata. *Acetato de goserelina* es un implante subcutáneo y *pamoato de triptorelina* se inyecta por vía intramuscular. Las concentraciones de testosterona en hombres con cáncer prostático y estrógenos en mujeres con cáncer de mama pueden aumentar en un inicio debido a la activación del receptor antes de la desensibilización. Este aumento transitorio puede provocar un brote tumoral y un empeoramiento de los signos y síntomas de la enfermedad durante las primeras semanas de tratamiento. Otros efectos adversos pueden incluir la disfunción sexual, bochornos y disminución de la densidad mineral ósea.

E. Antiandrógenos

Flutamida, apalutamida, darolutamida, nilutamida, bicalutamida y *enzalutamida* son antiandrógenos orales usados en el tratamiento del cáncer prostático. Compiten con la hormona natural para unión con el receptor de andrógeno y previenen su acción en la próstata (véase fig. 37-27). Los efectos adversos incluyen ginecomastia, estreñimiento, náusea y dolor abdominal. En casos raros ha ocurrido insuficiencia hepática con *flutamida. Nilutamida* puede causar problemas visuales.

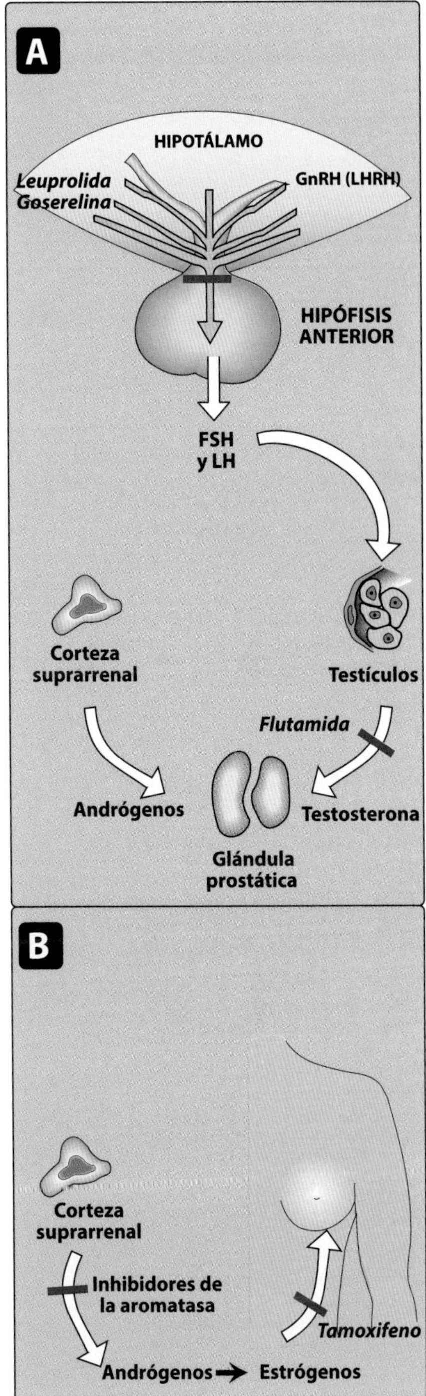

Figura 37-27
Efectos de algunos fármacos anticancerosos sobre el sistema endocrino. **A.** En tratamiento para cáncer prostático. **B.** En tratamiento de cáncer mamario posmenopáusico. FSH = hormona foliculoestimulante; GnRH = hormona liberadora de gonadotropina; LH = hormona luteinizante; LHRH = hormona liberadora de hormona luteinizante.

VIII. INHIBIDORES DE LA TOPOISOMERASA

Estos agentes ejercen su mecanismo de acción a través de la inhibición de las enzimas de topoisomerasa, una clase de enzimas que reducen el superenrollamiento del ADN (fig. 37-28).

A. Camptotecinas

Las camptotecinas son alcaloides de las plantas aislados originalmente del árbol chino Camptoteca. *Irinotecán* y *topotecán* son derivados semisintéticos de *camptotecina. Topotecán* se usa en el cáncer ovárico metastásico cuando el tratamiento primario ha fallado y también en el tratamiento del cáncer pulmonar microcítico. *Irinotecán* se usa con *5-FU* y *leucovorina* para el tratamiento del carcinoma colorrectal.

FÁRMACO	VÍA	EFECTOS ADVERSOS	INTERACCIONES FARMACOLÓGICAS NOTABLES	PARÁMETROS DE MONITORIZACIÓN	NOTAS
Irinotecán	IV	Diarrea, mielosupresión, N, V	Sustratos CYP3A4	BH, electrolitos	Diarrea aguda y retrasada (que pone en riesgo la vida)
Topotecán	IV, VO	Mielosupresión, N, V	Inhibidores de P-glucoproteína (VO)	BH	Diarrea frecuente con VO
Etopósido	IV, VO	Mielosupresión, hipotensión, alopecia, N, V		BH	Puede causar neoplasias secundarias (leucemias)

Figura 37-28
Resumen de inhibidores de la topoisomerasa. BH = biometría hemática; IV = intravenosa; N = náusea; V = vómito; VO = vía oral.

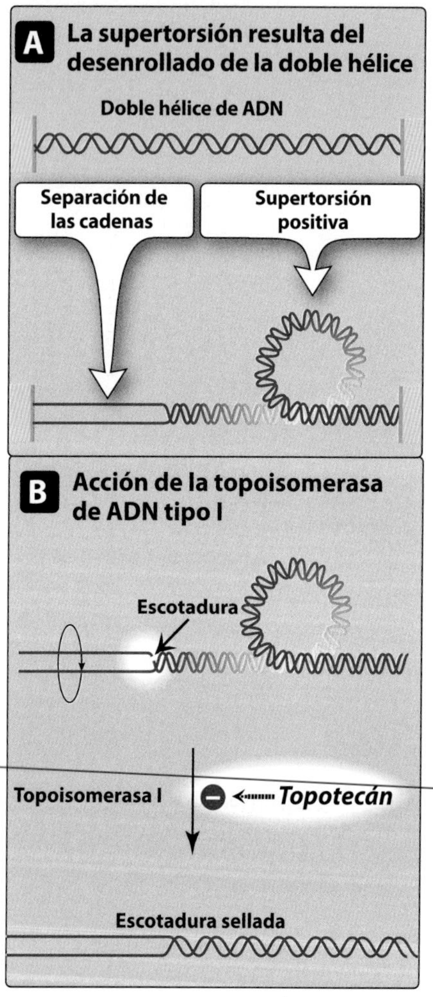

Figura 37-29
Acción de las topoisomerasas de ADN tipo 1.

1. **Mecanismo de acción:** las topoisomerasas alivian la tensión de torsión en el ADN provocando roturas reversibles de una sola hebra. Estos fármacos son específicos de la fase S e inhiben la topoisomerasa I, que es esencial para la replicación del ADN en las células humanas (fig. 37-29). SN-38 (el metabolito activo de *irinotecán*) es aproximadamente 1 000 veces tan potente como *irinotecán* como un inhibidor de topoisomerasa I.

2. **Efectos adversos:** la supresión de la médula ósea, en particular la neutropenia, es la toxicidad limitante de la dosis para *topotecán*. Deben realizarse biometrías hemáticas frecuentes en pacientes que reciben el fármaco. La mielosupresión también se observa con *irinotecán*. Puede ocasionar diarrea aguda y retrasada con *irinotecán*. La forma aguda se produce en 24 h y se cree que se debe a los efectos colinérgicos; por lo tanto, puede tratarse con *atropina*. La forma tardía, que se debe al metabolito tóxico, SN-38, que causa daños directos en la mucosa, puede ser grave y potencialmente mortal. Requiere tratamiento con dosis elevadas de *loperamida* en los días que siguen a la infusión. Dado que el SN-38 es metabolizado por el UDP (UGT) A1, los pacientes con anomalías en esta enzima son muy susceptibles a la toxicidad de *irinotecán*.

B. Etopósido

Etopósido es un derivado semisintético de la planta alcaloide, podofilotoxina. Este agente bloquea las células en las fases S tardía a G_2 del ciclo celular y el principal objetivo es la topoisomerasa II. La unión del fármaco al complejo enzima-ADN resulta en la persistencia de la forma transitoria y escindible del complejo y, por lo tanto, la hace susceptible a roturas bicatenarias irreversibles (fig. 37-30). *Etopósido* encuentra su principal uso clínico en el tratamiento del cáncer pulmonar y en combinación con *bleomicina* y *cisplatino* para carcinoma testicular. *Etopósido* puede administrarse por vía IV y oral. La mielosupresión limitante de la dosis (sobre todo leucopenia) es la toxicidad principal. También puede causar hipotensión relacionada con la infusión.

IX. ANTICUERPOS

Los anticuerpos monoclonales (fig. 37-31) son un área activa de desarrollo del fármaco para el tratamiento contra el cáncer y otras enfermedades no neoplásicas, debido a que se dirigen a objetivos específicos y a menudo tienen perfiles de efectos adversos diferentes en comparación con los agentes quimioterapéuticos tradicionales. [Nota: los anticuerpos monoclonales también encuentran aplicación en una diversidad de otros trastornos, como enfermedad inflamatoria intestinal, psoriasis y artritis reumatoide]. Todos estos agentes se administran por vía intravenosa y las reacciones relacionadas con la infusión son frecuentes.

X. INHIBIDORES DE LA CINASA

Las cinasas son una familia de enzimas que participan en varios procesos importantes dentro de una célula, incluyendo transducción de señal y división celular. [Nota: al menos 50 tirosinas cinasas median el crecimiento o división celulares mediante fosforilación de proteínas de señalización. Se han implicado en el desarrollo de muchas neoplasias]. Los inhibidores de las cinasas suelen imitar al ATP para impedir su unión y posterior fosforilación de los sustratos. Los inhibidores de las cinasas se administran por vía oral y estos agentes tienen una amplia variedad de aplicaciones en el tratamiento del cáncer (fig. 37-32).

Aplicación clínica 37-2. Revisando la resistencia

La **resistencia adquirida** se produce cuando un paciente deja de responder a un tratamiento después de una respuesta inicial. La **resistencia primaria** se produce cuando un paciente nunca responde a un tratamiento. Las resistencias primarias y adquiridas son comunes con las terapias dirigidas, como los inhibidores de la cinasa. Los pacientes con mutaciones activadoras en KRAS presentan resistencia primaria a los inhibidores de la cinasa que actúan antes del RAS, como el inhibidor del receptor del factor de crecimiento epidérmico, *erlotinib*. Muchos pacientes que toman inhibidores de la cinasa acaban desarrollando una mutación en el sitio de unión al ATP de la cinasa que permite que el ATP se una preferentemente al inhibidor de la cinasa. Esta es una forma de resistencia adquirida.

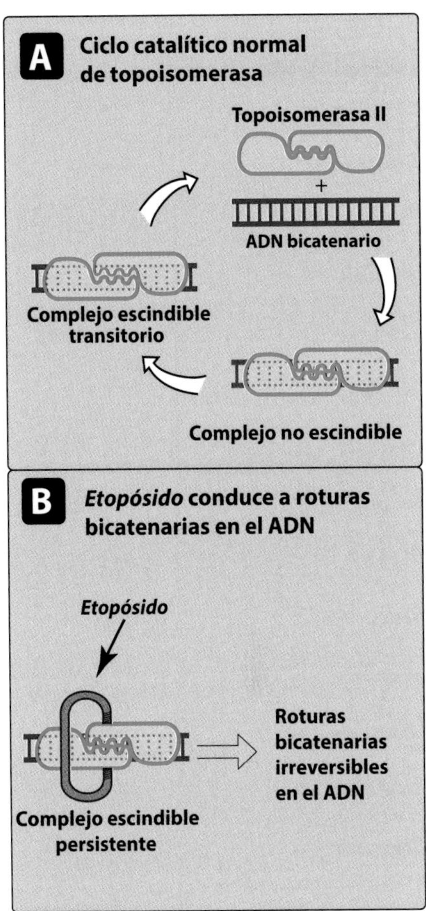

Figura 37-30
Mecanismo de acción de *etopósido*.

ANTICUERPO MONOCLONAL	OBJETIVO DEL ANTICUERPO	NOTAS
Bevacizumab	VEGF	No administrar antes y después de la cirugía, aumenta el riesgo de hemorragia, evitar con antraciclinas
Cetuximab	EGFR	Puede provocar una parada cardiopulmonar o reacciones graves a la infusión; es necesario premedicar con un antihistamínico antes de la infusión
Panitumumab	EGFR	Causa una alta incidencia de reacciones dermatológicas
Rituximab	CD20	Provoca SLT y reacciones a la infusión, reactivación de la hepatitis B y leucencefalopatía multifocal progresiva; premedicación con antihistamínico y paracetamol
Trastuzumab	HER2	Vigilar la insuficiencia cardiaca; provoca reacciones a la infusión y toxicidad pulmonar
Brentuximab	CD30	Conjugado anticuerpo-fármaco con inhibidor de microtúbulos adjunto, neurotoxicidad limitante de la dosis

Figura 37-31
Resumen de anticuerpos monoclonales. EGFR = receptor del factor de crecimiento epidérmico; HER2 = proteína del receptor del factor de crecimiento epidérmico humano 2; SLT = síndrome de lisis tumoral; VEGF = factor de crecimiento endotelial vascular.

INHIBIDOR DE LA CINASA	OBJETIVO DE LA CINASA	NOTAS
Afatinib	FAMILIA EGFR	Administrar con el estómago vacío; vigilar el desarrollo de la insuficiencia cardiaca
Crizotinib	ALK, ROS	Administrar con antieméticos
Dasatinib	FAMILIA SRC, BCR-ABL	Controlar el crecimiento/densidad ósea y el desarrollo de insuficiencia cardiaca; evitar con IBP
Erdatinib	FAMILIA FGFR	Restringir la ingesta de fosfatos
Erlotinib	FAMILIA EGFR	La erupción se correlaciona con la respuesta
Ibrutinib	BTK	Vigilar la insuficiencia cardiaca; también puede utilizarse para la enfermedad de injerto contra huésped crónica refractaria; puede causar malignidades secundarias
Idelalisib	PI3K	Vigilar las infecciones
Imatinib	BCR-ABL	Primer inhibidor de la tirosina cinasa; vigilar el desarrollo de insuficiencia cardiaca
Lapatinib	FAMILIA EGFR	Puede causar hepatotoxicidad grave y diarrea severa; vigilar la insuficiencia cardiaca y la neumonitis pulmonar
Midostaurin	FLT3	Administrar con antieméticos
Pralsetinib	RET	Vigilar hemorragia, hepatotoxicidad, neumonitis, TLS y el deterioro de la cicatrización de las heridas
Ruxolitinib	FAMILIA JAK	Mayor riesgo de TEV; también puede utilizarse para la enfermedad de injerto contra huésped aguda
Sorafenib	FAMILIA VEGF	Complicaciones en la cicatrización de heridas, eventos cardiacos
Trametinib	MEK1/2	Utilizado solo en pacientes con mutación BRAFV600E
Vemurafenib	MUTACIONES BRAF	Controlar la insuficiencia cardiaca; evitar con *doxorrubicina, topotecán* y *vincristina*

Figura 37-32
Resumen de los inhibidores de la cinasa. ALK = cinasa del linfoma anaplásico; BCR-ABL = región de clúster de puntos de ruptura-abelson; BTK = tirosina cinasa de Bruton; EGFR = receptor del factor de crecimiento epidérmico; FGFR = receptor del factor de crecimiento de fibroblastos; FLT3 = tirosina cinasa 3 similar a FMS; JAK = cinasa asociada con Janus; MEK = cinasa regulada por señal extracelular activada por mitógenos; P13K = fosfatidilinositol-3-quinasa; IBP = inhibidor de la bomba de protones; RET = reordenamiento durante la transfección; SLT = síndrome de lisis tumoral; TEV = tromboembolismo venoso; VEGF = factor de crecimiento endotelial vascular.

XI. INMUNOTERAPIA

La inmunoterapia con inhibidores del punto de verificación inmunológica intravenosa es una opción que está evolucionando con rapidez para el tratamiento del cáncer. El objetivo de los inhibidores del punto de verificación inmunilógica es bloquear las moléculas del punto de verificación, como el receptor de muerte programada (PD-1), que normalmente mantiene en orden al sistema inmunológico. Al bloquear estas moléculas, el sistema inmunológico puede atacar mejor el tumor y causar destrucción. Los inhibidores del punto de verificación usados con mayor frecuencia son *pembrolizumab* y *nivolumab*, que bloquean el receptor PD-1 en las células T. *Atezolizumab* y *avelumab* bloquean el ligando PD-1 directamente en la célula tumoral, e *ipilimumab* bloquea el receptor CTLA-4 en las células T (fig. 37-33). Los perfiles de reacción adversa de estos agentes consisten de eventos adversos potencialmente graves e incluso letales de mediación inmunológica. Esto es debido a que al desactivar los puntos de verificación inmunológica es posible atacar el tumor, aunque esto también puede conducir

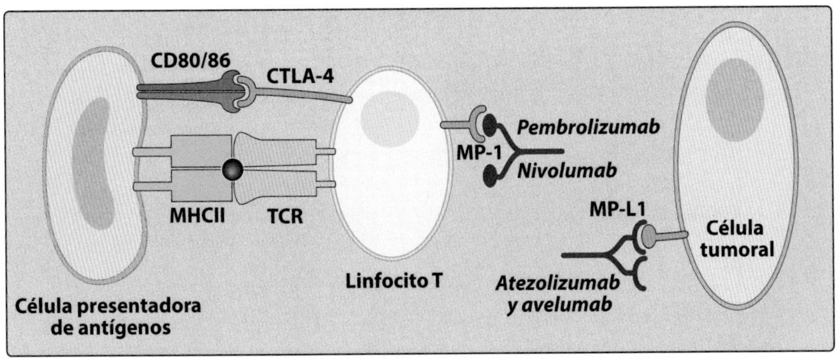

Figura 37-33
Mecanismo de acción de los inhibidores de puntos de control inmunológicos. CTLA-4 = antígeno de linfocitos T citotóxicos 4; MHC = complejo mayor de histocompatibilidad; MP = muerte programada; TCR = receptor de células T.

a una respuesta autoinmunológica sin restricción a los tejidos normales. Los eventos adversos incluyen diarrea, colitis, neumonitis, hepatitis, nefritis, neurotoxicidad, toxicidad dermatológica en forma de exantemas cutáneos graves y endocrinopatías como hipo e hipertiroidismo. Los pacientes deben vigilarse de cerca por el desarrollo potencial de signos y síntomas de toxicidad y tratarse sin demora con corticoesteroides de ser necesario.

XII. PRODUCTOS DE TERAPIA CELULAR Y GÉNICA

A. Terapias génicas

Tisagenlecleucel es una célula T autóloga modificada genéticamente que se administra por vía intravenosa. Para crear *tisagenlecleucel*, se recogen las células T del propio paciente y se modifican genéticamente para que expresen un receptor de antígeno quimérico (CAR) que activa la célula T en función de un marcador de superficie celular específico del tumor. Los pacientes reciben quimioterapia de agotamiento linfático (normalmente *fludarabina* y *ciclofosfamida*) antes de la transfusión de células T autólogas (fig. 37-34). *Tisagenlecleucel* se utiliza para tratar las leucemias linfoblásticas agudas refractarias y los linfomas difusos de células B grandes. Las principales toxicidades, que pueden ser mortales, son una tormenta de liberación de citoquinas o toxicidades neurológicas, como encefalopatía, edema cerebral, convulsiones o leucoencefalopatía. *Axicabtagene ciloleucel*, *lisocabtagene maraleucel* y *brexucabtagene autoleucel* son otras terapias de células T modificadas genéticamente que se utilizan para tratar neoplasias hematológicas refractarias.

B. Productos celulares

Sipuleucel-T es una inmunoterapia autóloga administrada por infusión intravenosa que consiste en células presentadoras de antígenos (APC), células T, células B, células asesinas naturales (NK, *natural killer*) y otras células. Estas células se recogen del paciente mediante leucaféresis y luego se activan mediante la incubación con una proteína recombinante, PAP-GM-CSF. El PAP-GM-CSF es un antígeno del cáncer de próstata acoplado a un factor de crecimiento hematopoyético que estimula la activación de

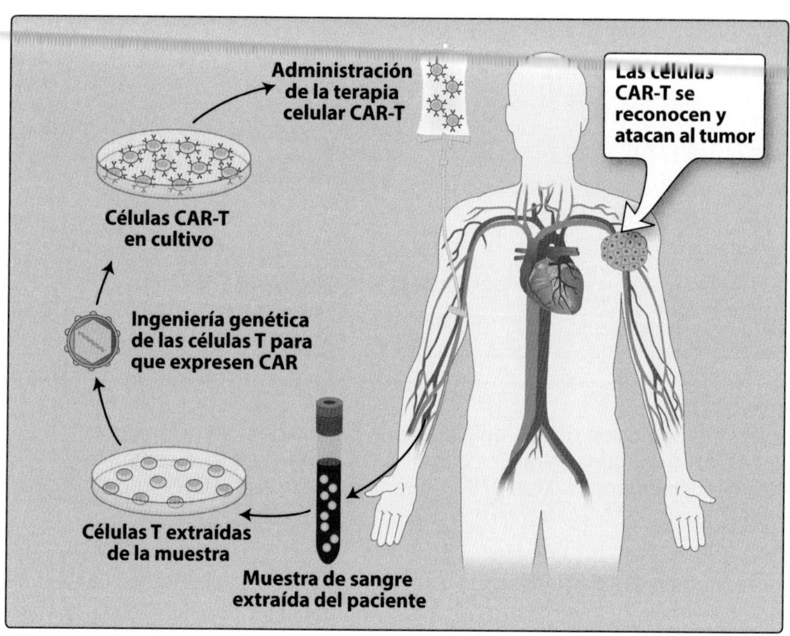

Figura 37-34
Terapias génicas y celulares para el cáncer.

las células inmunológicas. *Sipuleucel-T* se utiliza en el tratamiento del cáncer de próstata metastásico resistente a la castración. Los principales efectos adversos son las reacciones a la infusión, los eventos trombolíticos y los trastornos vasculares como el ictus y el infarto del miocardio.

XIII. AGENTES MISCELÁNEOS

A. Acetato de abiraterona

Acetato de abiraterona es un agente oral usado en el tratamiento del cáncer prostático metastásico resistente a la castración. *Acetato de abiraterona* se usa junto con *prednisona* para inhibir la enzima CYP17 (una enzima requerida para la síntesis de andrógeno), lo que resulta en una menor producción de testosterona. La coadministración con *prednisona* es necesaria para ayudar a reducir los efectos del exceso de mineralocorticoides que resulta de la inhibición de CYP17. Puede ocurrir hepatotoxicidad y hay que vigilar estrechamente a los pacientes en busca de hipertensión, hipopotasemia y retención de líquidos. Las molestias en articulaciones y músculos, los bochornos y la diarrea son efectos adversos frecuentes con este agente.

B. Agentes inmunomoduladores

Talidomida, lenalidomida y *pomalidomida* son agentes orales usados en el tratamiento del mieloma múltiple. El mecanismo de acción exacto no está claro pero poseen propiedades contra el mieloma que incluyen efectos antiangiógenos, modulación inmunológica, antiinflamatorios y antiproliferativos. Estos agentes a menudo se combinan con *dexametasona* u otros agentes quimioterapéuticos. Los efectos adversos incluyen tromboembolismo, mielosupresión, fatiga, exantema y estreñimiento. *Talidomida* se administraba con anterioridad a embarazadas para prevenir la náusea matutina. Sin embargo, los hijos de nacidos de mujeres que usaban *talidomida* presentaban defectos congénitos graves de forma prevalente. Debido a sus similitudes estructurales con *talidomida, lenalidomida* y *pomalidomida* están contraindicadas en el embarazo.

C. Inhibidores de proteasoma

Bortezomib, ixazomib y *carfilzomib* son inhibidores de proteasoma que se usan con frecuencia como el tratamiento de base en la terapéutica del mieloma múltiple. Estos agentes funcionan al inhibir los proteasomas, lo que a su vez previene la degradación de factores proapoptósicos, lo que causa una promoción en la muerte celular programada (apoptosis). Las células malignas dependen de la supresión de la vía apoptósica; por lo tanto, la inhibición de proteasoma funciona bien en el mieloma múltiple. *Bortezomib* puede administrarse por vía IV, pero se prefiere la vía subcutánea debido a que se relaciona con menos neuropatía. Otros efectos adversos incluyen mielosupresión, diarrea, náusea, fatiga y reactivación del herpes zóster. Los pacientes deben recibir profilaxis antiviral si están recibiendo tratamiento con *bortezomib. Ixazomib* es un agente oral con un perfil de efectos adversos similar a *bortezomib. Carfilzomib* se administra por vía intravenosa y los efectos adversos frecuentes incluyen mielosupresión, fatiga, náusea, diarrea y fiebre.

"Quimio-man" es una herramienta útil para ayudar a recordar las toxicidades más frecuentes de estos fármacos (fig. 37-35).

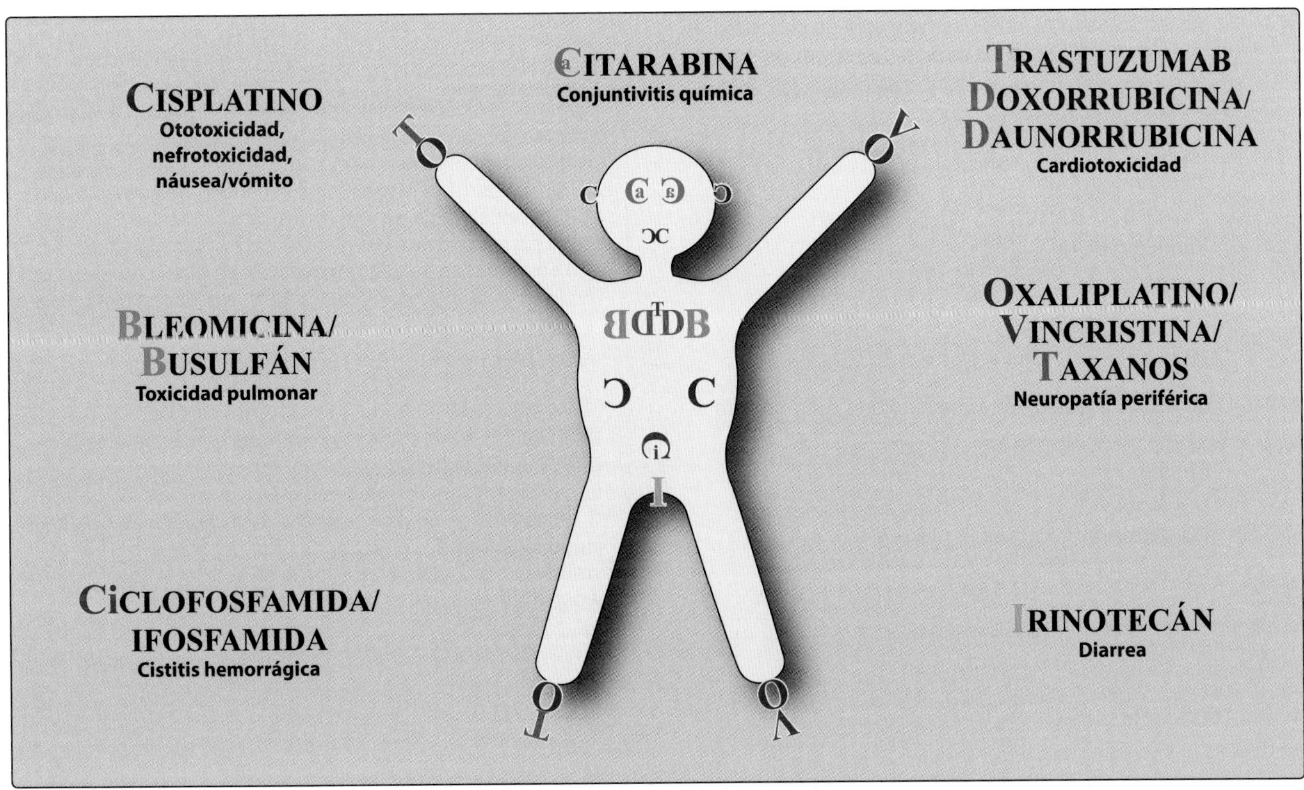

Figura 37-35
Quimio-man, un resumen de la toxicidad de los agentes quimioterapéuticos.

Resumen del capítulo

- Los medicamentos contra el cáncer actúan para reducir la carga del cáncer y curar a los pacientes o para aliviar los síntomas y mejorar la calidad de vida.
- Los fármacos anticancerosos pueden administrarse solos o en combinación como quimioterapia adyuvante después de la cirugía o la radiación, como quimioterapia neoadyuvante antes de la cirugía o la radiación, o como terapia de mantenimiento para prolongar la remisión del cáncer.
- Las principales clases de fármacos contra el cáncer son los antimetabolitos, los antibióticos antitumorales, los agentes alquilantes, los inhibidores de los microtúbulos, las hormonas esteroideas y los antagonistas, los anticuerpos monoclonales, los inhibidores de las cinasas, los inhibidores del punto de control inmunológico y otros, incluidos los inhibidores de la topoisomerasa.
- Los inhibidores de los microtúbulos, los antimetabolitos, los inhibidores de la topoisomerasa y la bleomicina inhiben la célula en fases específicas del ciclo celular, lo que los hace más útiles para las enfermedades malignas en las que un gran porcentaje de las células cancerosas se está dividiendo activamente en un momento dado. Las otras clases de fármacos son inespecíficos del ciclo celular y tienen más utilidad cuando la fracción de crecimiento de las células cancerosas es baja o desconocida.
- Las toxicidades limitantes de las dosis más comunes de la quimioterapia (y los fármacos que las causan) incluyen la cistitis hemorrágica (*ciclofosfamida/ifosfamida*), la toxicidad pulmonar (*bleomicina/busulfán*) ototoxicidad con nefrotoxicidad y náusea/vómito (*cisplatino*), cardiotoxicidad (*doxorrubicina/daunorrubicina/trastuzumab*), neuropatías periféricas (*oxaliplatino/vincristina/taxanos*) y diarrea potencialmente mortal (*irinotecán*).
- Pueden administrarse fármacos como corticoesteroides, antivirales, antibióticos, antihistamínicos, quimioprotectores y factores de crecimiento hematopoyético como terapias concomitantes para reducir el riesgo de efectos adversos de los agentes anticancerosos.

Preguntas de estudio

Elija la MEJOR respuesta.

37.1 Un paciente está a punto de someterse a un ciclo de quimioterapia después de una cirugía de cáncer de mamá. ¿cuál de los siguientes términos es el que mejor describe esta situación?

A. Coadyuvante
B. Neocoadyuvante
C. Paliativo
D. Mantenimiento

Respuesta correcta = A. La quimioterapia se usa como un tratamiento suplementario para atacar las micrometástasis *después* del tratamiento con cirugía y radiación, en cuyo caso se le denomina quimioterapia coadyuvante. La quimioterapia también se administra *antes* del procedimiento quirúrgico para intentar encoger el cáncer, y este se conoce como quimioterapia neocoadyuvante. La quimioterapia está indicada cuando las neoplasias están diseminadas y no son susceptibles a cirugía (paliativa). La quimioterapia que se administra a dosis menores para ayudar a prolongar la remisión se conoce como quimioterapia de mantenimiento.

37.2 ¿Cuál de los siguientes fármacos tiene más probabilidades de inhibir una célula cancerosa en fase S?

A. Pemetrexed
B. Docetaxel
C. Dacarbazina
D. Epirubicina

Respuesta correcta = A. Pemetrexed es un antimetabolito con un mecanismo similar al del metotrexato. Los antimetabolitos tienen efectos citotóxicos máximos en la fase S. Docetaxel es un estabilizador de microtúbulos que impide la ruptura de los microtúbulos necesaria para la división celular. Detiene las células en la fase M. Epirubicina y dacarbazina son inespecíficas del ciclo celular.

37.3 Una mujer de 45 años está siendo tratada con quimioterapia de docetaxel, doxorrubicina y ciclofosfamida para el cáncer de mama. Acaba de completar seis ciclos y ahora ha desarrollado dificultad para respirar, fatiga e hinchazón en los pies. Los exámenes posteriores revelan una fracción de eyección del ventrículo izquierdo reducida. ¿Cuál de los siguientes fármacos es la causa más probable de sus síntomas?

A. Doxorrubicina
B. Docetaxel
C. Ciclofosfamida
D. Dexametasona

Respuesta correcta = A. Doxorrubicina puede causar una cardiotoxicidad irreversible y dependiente de la dosis. Este riesgo aumenta con la dosis acumulada y es mayor en personas mayores de 60 años y en personas con otros factores de riesgo cardiovascular como tabaquismo, hipertensión, diabetes, dislipidemia y obesidad.

37.4 Un hombre de 64 años está programado para someterse a quimioterapia para leucemia linfocítica crónica y el esquema incluye ciclofosfamida. ¿Cuál de los siguientes es lo más apropiado incluir en las indicaciones de quimioterapia para este paciente?

A. Hidratación IV, mesna y análisis de orina frecuentes
B. Leucovorina y análisis de orina frecuentes
C. Alopurinol y análisis de orina frecuentes
D. Hidratación IV, antibióticos profilácticos y análisis de orina frecuente

Respuesta correcta = A. Una toxicidad única de ciclofosfamida es la cistitis hemorrágica. Esta toxicidad vesical se ha atribuido a los metabolitos tóxicos de ciclofosfamida. La hidratación adecuada, así como la inyección IV de mesna (sulfonato de 2-mercaptoetano sódico), que neutraliza los metabolitos tóxicos, puede minimizar este problema. Deben indicarse análisis de orina frecuentes para monitorizar los eritrocitos. Se usa leucovorina con metotrexato o 5-FU (no ciclofosfamida). Alopurinol tiene una interacción farmacológica con ciclofosfamida y no es un agente que prevenga la cistitis hemorrágica. Los líquidos IV son correctos; sin embargo, también se requiere mesna.

37.5 Un paciente con rabdomiosarcoma está siendo tratado con vincristina y dactinomicina. ¿Por qué mecanismo está actuando la vincristina para reducir la carga tumoral en este paciente?

A. Alquilación del ADN
B. Interrupción del ensamblaje de los microtúbulos
C. Inhibición de la síntesis de ADN
D. Modulación de la respuesta a los estrógenos

Respuesta correcta = B. La vincristina es un alcaloide de la vinca e inhibidor de los microtúbulos. Se utiliza para muchos tipos de tumores blandos y neoplasias hematológicas. Los efectos neurológicos del fármaco pueden ser limitantes de la dosis.

37.6 ¿Cuál de los siguientes fármacos quimioterapéuticos puede causar neuropatía periférica inducida por el frío y anomalías de las enzimas hepáticas?

A. Ciclofosfamida
B. Oxaliplatino
C. Etopósido
D. Cisplatino

Respuesta correcta = B. Oxaliplatino puede causar supresión de la médula ósea, toxicidad gastrointestinal, hepatotoxicidad, reacciones de hipersensibilidad y neuropatías que se agravan con el frío. Cisplatino puede causar insuficiencia renal, neuropatía, hipoacusia, gasto de electrolitos y náusea y vómito significativos. Ciclofosfamida y etopóxido tienen mielosupresión como la toxicidad limitante de la dosis.

37.7 ¿Cuál de los siguientes es el inhibidor más eficaz de la síntesis periférica de estrógenos que se utiliza habitualmente para tratar el cáncer de mama en mujeres en la posmenopausia?

A. Tamoxifeno
B. Raloxifeno
C. Anastrozol
D. Fulvestrant

Respuesta correcta = C. Anastrozol es un inhibidor de la aromatasa muy eficaz en la reducción de los estrógenos no suprarrenales, lo que lo hace ideal para su uso en mujeres en la posmenopausia. Tamoxifeno y raloxifeno son moduladores selectivos de los receptores de estrógenos, y fulvestrant es un regulador de los receptores de estrógenos. Ninguna de las otras opciones disminuye la síntesis de estrógenos.

37.8 Un paciente es tratado con un régimen multimedicamentoso para un cáncer testicular avanzado, y 6 años después desarrolla una leucemia aguda. ¿Cuál de los siguientes fármacos, incluidos en el régimen de tratamiento inicial del paciente, probablemente contribuyó a la tumorigénesis de la leucemia?

A. Paclitaxel
B. Gemcitabina
C. Vinblastina
D. Etopósido

Respuesta correcta = D. El etopósido puede causar malignidades secundarias cuando se utiliza solo o junto con otras terapias. Puede utilizarse con cisplatino e ifosfamida para tratar el cáncer de testículo, ya que ambos aumentan su propensión a causar neoplasias secundarias. Paclitaxel, gemcitabina y vinblastina pueden utilizarse para tratar el cáncer testicular, pero ninguno de estos agentes causa neoplasias secundarias.

37.9 Un paciente con linfoma de Burkitt desarrolla hiperuricemia, hiperpotasemia, hiperfosfatemia e hipocalcemia luego del tratamiento de quimioterapia combinada. ¿Cuál de los siguientes fármacos se utilizó con mayor probabilidad como parte de la terapia combinada?

A. Rituximab
B. Azacitidina
C. Imatinib
D. Bevacizumab

Respuesta correcta = A. Rituximab es un anticuerpo CD-20 que se utiliza en las neoplasias de células B. Puede provocar un síndrome de lisis tumoral en pacientes con un elevado número de células malignas circulantes o una elevada carga tumoral. Imatinib y azacitidina pueden causar síndrome de lisis tumoral pero no se utilizan en el linfoma de Burkitt, y bevacizumab no se utiliza en el linfoma difuso de células B grandes y no causa síndrome de lisis tumoral.

37.10 Nivolumab e ipilimumab se utilizan para tratar a un paciente con cáncer de pulmón de células no pequeñas. ¿Cuál de los siguientes efectos adversos es más probable que se produzca tras el tratamiento con estos fármacos?

A. Cardiotoxicidad
B. Colitis
C. Cistitis hemorrágica
D. Malignidad secundaria

Respuesta correcta = B. Los inhibidores del punto de control inmunológico causan, entre otras cosas, diarrea, colitis, neumonitis, hepatitis, nefritis y neurotoxicidad. No se sabe si causan cardiotoxicidad, cistitis hemorrágica o neoplasias secundarias.

Inmunosupresores

38

Maya Leiva y Jody K. Takemoto

I. GENERALIDADES

El sistema inmunológico es uno de los sistemas más complejos en el cuerpo. Mientras que la función del sistema inmunológico es proteger el cuerpo de moléculas dañinas no propias, las alteraciones de los mediadores inmunológicos pueden provocar una cascada de efectos indeseables. Las enfermedades autoinmunes (p. ej., enfermedad inflamatoria intestinal, esclerosis múltiple, lupus, psoriasis y artritis reumatoide) pueden surgir cuando el sistema inmunológico identifica de forma errónea los tejidos propios del individuo como extraños y dirige una respuesta destructiva contra ellos. El objetivo del tratamiento para estas enfermedades es usar la farmacoterapia para detener este proceso inapropiado y dañino. En caso del trasplante de órganos, un tejido extraño se implanta de forma intencionada en el receptor, pero el objetivo sigue siendo el mismo: usar la farmacoterapia para limitar el daño infligido por el sistema inmunológico y el rechazo potencial del órgano trasplantado. Los inmunosupresores son fármacos que reducen la activación o eficacia del sistema inmunológico para tratar enfermedades autoinmunes o para reducir la capacidad del cuerpo para rechazar un órgano trasplantado. El trasplante de órganos y tejidos se ha convertido en sistemático debido a las mejores técnicas quirúrgicas, a avances en la tipificación de tejido y la disponibilidad de terapias inmunosupresoras más eficaces. El abordaje principal del tratamiento inmunosupresor es alterar la función de los linfocitos usando fármacos o anticuerpos contra proteínas inmunológicas. Los agentes inmunosupresores importantes para el trasplante se enlistan en la figura 38-1. [Nota: aunque este capítulo se enfoca en los agentes inmunosupresores en el contexto del trasplante de órganos, estos agentes pueden usarse en el tratamiento de otros trastornos. Por ejemplo, ciclosporina puede ser útil en el tratamiento de la psoriasis y varios anticuerpos monoclonales tienen aplicaciones en una variedad de trastornos, lo que incluye artritis reumatoide, esclerosis múltiple, enfermedad de Crohn y colitis ulcerativa].

ANTICUERPOS
Alemtuzumab CAMPATH
Globulinas antitimocíticas ATGAM, THYMOGLOBULIN
Basiliximab SIMULECT
Rituximab RITUXAN
INHIBIDORES DE CALCINEURINA
Ciclosporina NEORAL, SANDIMMUNE
Tacrolimús ASTAGRAF XL, ENVARSUS XR, PROGRAF
BLOQUEADOR DE LA COESTIMULACIÓN
Belatacept NULOJIX
INHIBIDORES DE mTOR
Everolimús ZORTRESS
Sirolimús RAPAMUNE
ANTIPROLIFERATIVOS
Azatioprina IMURAN
Micofenolato de mofetilo CELLCEPT
Micofenolato sódico MYFORTIC
ADRENOCORTICOIDES
Metilprednisolona MEDROL SOLU-MEDROL
Prednisolona ORAPRED, PRELONE
Prednisona SOLO GENÉRICO
OTROS
Belimumab BENLYSTA
Bortezomib VELCADE
Eculizumab SOLIRIS
Inmunoglobulina intravenosa VARIOS
Tofacitinib XELJANZ

Figura 38-1
Fármacos inmunosupresores. mTOR = objetivo mamífero de *rapamicina*.

A. Justificación del uso de inmunosupresores

Durante el trasplante de órganos, se introduce en el cuerpo del receptor tejido no propio mediante la implantación. [Nota: un aloinjerto es un trasplante de un órgano o tejido de una persona a otra que no es genéticamente idéntica]. Los inmunosupresores se utilizan para ayudar a prevenir las respuestas inmunes indeseables que hacen que el cuerpo se ataque a sí mismo y para evitar el rechazo del órgano trasplantado. Cuando se utilizan en la inducción y el mantenimiento del trasplante de órganos, los inmunosupresores pueden inhibir de forma selectiva el rechazo de los tejidos trasplantados, evitar que el paciente presente compromiso inmunoló-

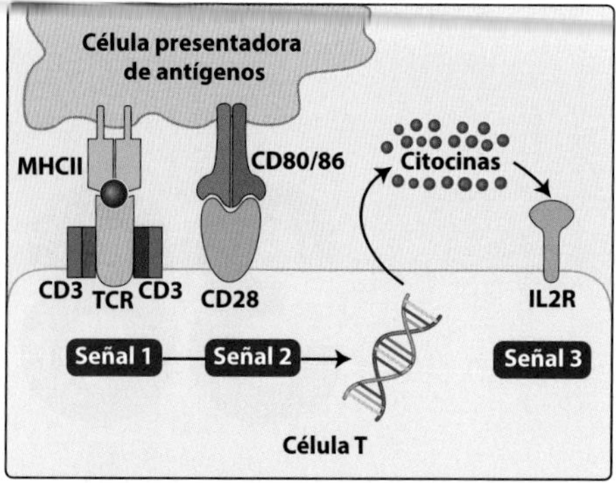

Figura 38-2
Cascada de activación inmunitaria simplificada. IL2 = interleucina 2; MHC = complejo mayor de histocompatibilidad; TCR = receptor de células T.

gico y prolongar la vida de los órganos trasplantados. El resultado ideal del tratamiento es mantener las defensas del huésped del paciente mientras se aumenta la tolerancia específica del donante. Además, es importante minimizar los efectos adversos y el riesgo de infección. El manejo de la cascada de activación inmunológica es fundamental para obtener estos objetivos.

B. Cascada de activación inmunológica

La cascada de activación inmunológica puede describirse como un modelo de tres señales (fig. 38-2). La señal 1 constituye la activación de los linfocitos T en el complejo receptor CD3 por el antígeno en la superficie de la célula presentadora de antígeno. La señal 1 en sí misma es insuficiente para la activación del linfocito T y requiere de la señal 2. La señal 2, también conocida como coestimulación, ocurre cuando CD80 y CD86 en la superficie de la célula presentadora de antígeno incorpora a CD28 en los linfocitos T. Ambas señales, 1 y 2, activan varias vías de transducción de señal intracelular, una de las cuales es la vía de calcio-calcineurina. Estas vías disparan la producción de citocinas como interleucina (IL-2). IL-2 se une entonces al receptor IL-2 (también conocido como CD25) en la superficie de otros linfocitos T, lo que proporciona la señal 3, que activa el ciclo celular a través del objetivo mamífero de *rapamicina* (mTOR) y causa proliferación de linfocitos T.

C. Principios básicos del tratamiento inmunosupresor en los trasplantes

Los inmunosupresores pueden clasificarse ampliamente por fase en la terapia de trasplante (inducción, mantenimiento o tratamiento del rechazo) y por su mecanismo de acción (fig. 38-3). Los regímenes de fármacos inmunosupresores suelen consistir en dos o cuatro agentes con diferentes mecanismos de acción que interrumpen varios niveles de activación de las células T. Los anticuerpos monoclonales y policlonales a menudo se usan en el tratamiento de inducción, que suprime de forma potente el sistema inmunológico al momento del trasplante, para permitir al nuevo órgano empezar a funcionar en el receptor y previniendo el rechazo temprano del injerto. Los fármacos inmunosupresores utilizados para la terapia de mantenimiento son menos tóxicos y a menudo se prescriben en dosis más bajas para proporcionar protección inmunológica a largo plazo para los órganos trasplantados. Los medicamentos de mantenimiento suelen conllevar un menor riesgo de infección comparado con los fármacos usados para inducción, aunque el riesgo de infecciones oportunistas sigue aumentando durante toda la terapia. Durante la terapia de mantenimiento, con frecuencia se utiliza una combinación de agentes a dosis más bajas para mantener una inmunosupresión adecuada al tiempo que se minimizan los efectos adversos. Las terapias antirrechazo se seleccionan en función del órgano o tejido objetivo y del tipo de rechazo.

II. MEDICAMENTOS INMUNOSUPRESORES PARA INDUCCIÓN Y RECHAZO

Los inmunosupresores desempeñan un papel integral durante la fase de inducción y rechazo de la inmunosupresión para el trasplante de órganos sólidos. El objetivo de la terapia de inducción es proporcionar una inmunosupresión amplia y a corto plazo en el periodo inicial del postrasplante, cuando el riesgo de rechazo agudo del aloinjerto es mayor. La terapia de inducción suele implicar el uso de anticuerpos o dosis más altas de los medicamentos utilizados en la terapia de mantenimiento durante alrededor de 2 semanas (fig. 38-4).

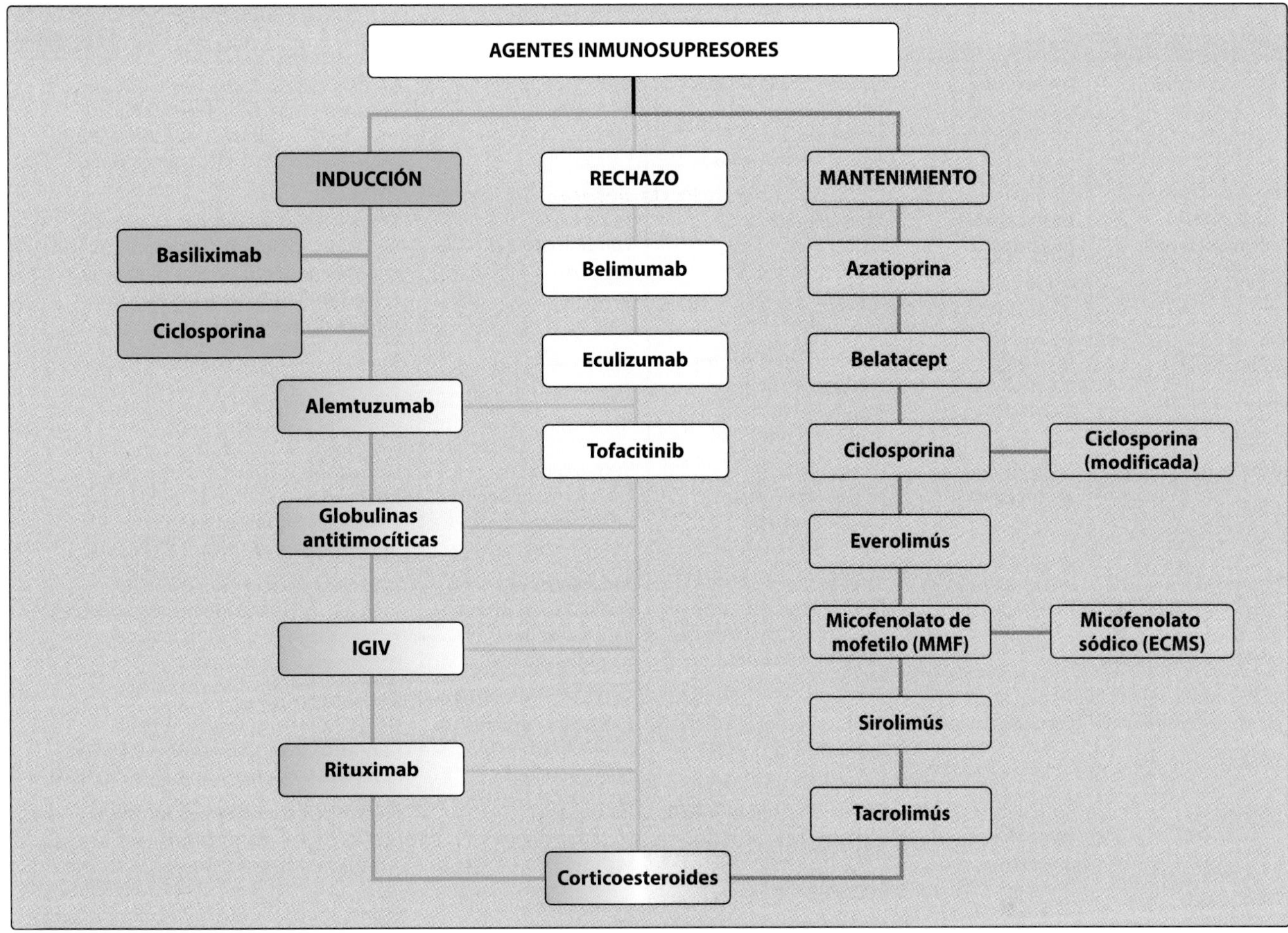

Figura 38-3
Agentes inmunosupresores clasificados por su función en la terapia. IGIV = inmunoglobulina intravenosa.

El tratamiento del rechazo puede iniciarse en combinación con la terapia de inducción, si esta falla o cuando el paciente empieza a mostrar signos de rechazo. El objetivo del tratamiento del rechazo es atenuar la respuesta inmune del huésped y evitar una lesión irreversible del órgano injertado. La fisiopatología asociada con el tipo de rechazo (inmunidad celular o humoral) influye en la elección del tratamiento. El rechazo agudo suele producirse entre 1 semana y 3 meses después del trasplante, pero puede aparecer en cualquier momento. Si se trata a tiempo, es posible minimizar el daño irreversible del tejido del órgano. El rechazo crónico suele producirse entre meses y años después del trasplante. Aunque los inmunosupresores pueden utilizarse para mitigar o eliminar el rechazo agudo del trasplante, a veces son ineficaces para tratar el rechazo crónico del trasplante. En estos casos, pueden ser necesarias otras opciones terapéuticas (p. ej., plasmaféresis), incluyendo el tratamiento de las etiologías patológicas subyacentes.

Los anticuerpos desempeñan una función central para prolongar la supervivencia del aloinjerto. Se preparan por inmunización ya sea de conejos o caballos, típicamente, con células linfoides humanas (que producen una mezcla de anticuerpos policlonales o anticuerpos monoclonales) o por tecnología de hibridoma (que produce anticuerpos monoclonales específicos de antígenos). Los hibridomas se producen al fusionar células de ratón productoras de anticuerpos con células tumorales. Las células híbridas se seleccionan y clonan y se determina

FÁRMACO	CLASE	MECANISMO DE ACCIÓN	INDICACIONES	EFECTOS ADVERSOS
Alemtuzumab	Anticuerpo monoclonal humanizado	Se une a CD52 en los linfocitos B y T, causando agotamiento de los linfocitos T y B	Inducción, tratamiento del rechazo	Efectos relacionados con la infusión (escalofríos, fiebre), leucopenia prolongada y grave, trombocitopenia, infecciones (CMV, VHS y otros virus/hongos)
Globulinas antitimocíticas	Anticuerpos policlonales	Agotamiento de linfocitos T	Inducción, tratamiento del rechazo	Efectos relacionados con la infusión (escalofríos, fiebre), leucopenia, trombocitopenia, edema pulmonar, infecciones debidas a CMV u otros virus, exantema cutáneo
Basilizumab	Anticuerpos monoclonales quiméricos	IL-2R antagonista del receptor en la activación de linfocitos T (no se agota)	Inducción	Por lo general bien tolerado frente a placebo
Bortezomib	Inhibidor de proteasoma	La inhibición de proteasoma causa agotamiento de plasmócitos	Tratamiento del rechazo mediado por anticuerpos	Leucopenia, anemia, trombocitopenia, náusea/vómito, diarrea, neuropatía periférica, hipotensión, hepatotoxicidad (menos frecuente)
Inmunoglobulinas intravenosas (IGIV)	Inmunoglobulina	Se desconoce el mecanismo exacto de acción y es probable que sea multifactorial	Inducción para pacientes altamente sensibilizados, tratamiento del rechazo	Reacciones relacionadas con la infusión, cefalea, hipotensión, anemia hemolítica, edema pulmonar, eventos tromboembólicos, meningitis aséptica, insuficiencia renal aguda
Metilprednisolona	Corticoesteroide	Inhibición inespecífica de interleucina y FNT	Inducción, tratamiento del rechazo, mantenimiento	HA, HLD, hiperglucemia, edema periférico, alteraciones del estado de ánimo, osteoporosis, aumento de peso
Rituximab	Anticuerpo monoclonal quimérico	Se une al antígeno CD20 en linfocitos B, mediación de la lisis de las células B (agotamiento)	Inducción, tratamiento del rechazo	Efectos relacionados con la infusión (escalofríos, fiebre), infecciones (reactivación del virus de la hepatitis B, CMV y otros virus/hongos), LMP, leucopenia, trombocitopenia, reacciones mucocutáneas

Figura 38-4
Medicamentos usados para el tratamiento inmunosupresor de inducción o rechazo o los dos. CMV = citomegalovirus; FNT = factor de necrosis tumoral; HA = hipertensión arterial; HLD = hiperlipidemia; IL = interleucina; LMP = leucoencefalopatía multifocal progresiva; VHS = virus del herpes simple.

la especificidad de anticuerpos de los clones. Los clones de interés pueden cultivarse en abundancia para producir cantidades clínicamente útiles del anticuerpo deseado. También puede usarse tecnología recombinante de ácido desoxirribonucleico (ADN) para remplazar la parte de la secuencia génica de ratón con material genético humano, con lo que se "humanizan" los anticuerpos y se hacen menos antigénicos. Los nombres de los anticuerpos monoclonales convencionalmente contienen el sufijo "mab", que identifica la categoría del fármaco, en este caso, anticuerpo monoclonal. Además, los nombres de los anticuerpos monoclonales contienen convencionalmente el infijo "xi" si son quimerizados (p. ej., *basiliximab*, *rituximab*) o "zu" si están humanizados (p. ej., *alemtuzumab*). En cambio, con los anticuerpos monoclonales, que son homogéneos y específicos, los anticuerpos policlonales son variables y menos específicos.

A. Alemtuzumab

Alemtuzumab es un anticuerpo monoclonal humanizado que se une a CD52 tanto en los linfocitos T como B, lo que resulta en el agotamiento de ambas líneas linfoides. El agotamiento de los linfocitos T y B se observa poco después de la infusión y la recuperación de estas células es gradual. Los linfocitos T se recuperan a lo largo de 6 a 12 meses y los linfocitos B se recuperan en 6 meses o menos. Está aprobado para el tratamiento de la leucemia linfocítica crónica y esclerosis múltiple, pero se ha usado en el trasplante como un agente de inducción y antirrechazo tanto para rechazo celular agudo como para rechazo mediado por anticuerpos debido a su actividad contra linfocitos T y B. Debido a su potente y prolongado efecto inmunosupresor, se recomienda iniciar o continuar la profilaxis para neumonía por *Pneumocystis* y virus del herpes después de la administración de *alemtuzumab*.

B. Globulinas antitimocíticas

Las *globulinas antitimocíticas* son anticuerpos policlonales producidos por fracciones de gammaglobulina aislante de suero obtenido de conejos o caballos después de inmunización con timocitos humanos. Causan agotamiento de los linfocitos T circulantes y apoptosis de los linfocitos T activados. Las preparaciones de conejo se prefieren frente a las preparaciones de caballo debido a su mayor potencia y menor toxicidad. La derivada de conejo, *globulina antitimocítica,* se usa principalmente al momento del trasplante para prevenir el rechazo temprano del aloinjerto, junto con otros agentes inmunosupresores. También puede usarse para tratar los episodios de rechazo intenso o el rechazo agudo resistente a corticoesteroides. Suele usarse durante 3 a 10 días para producir linfopenia profunda, que puede durar más allá de 1 año. Los anticuerpos se infunden lentamente por vía intravenosa (IV). La medicación previa con corticoesteroides, *paracetamol* y antihistamínicos puede ayudar a reducir las reacciones relacionadas con la infusión. El uso prolongado puede relacionarse con inmunosupresión profunda y mayor riesgo de infecciones oportunistas o enfermedad linfoproliferativa posterior al trasplante.

C. Basiliximab

Basiliximab es un anticuerpo monoclonal murino/humano quimérico que se une a la cadena α del receptor IL-2 (CD25) en los linfocitos T activados y, por lo tanto, interfiere con la proliferación de estas células. El bloqueo de este receptor interfiere con la capacidad de cualquier estímulo antigénico de activar el sistema de respuesta de los linfocitos T. *Basiliximab* está aprobado para la profilaxis del rechazo agudo en el trasplante renal en combinación con *ciclosporina* y corticoesteroides. Esto puede permitir dosis reducidas o la introducción retrasada de inhibidores de calcineurina. *Basiliximab* puede ser benéfico en aquellos con función del injerto retrasada y puede reducir el riesgo de toxicidad renal relacionada con los inhibidores de calcineurina. Dado que no agota los linfocitos T, *basiliximab* se usa sobre todo en los protocolos de inducción para la profilaxis del rechazo agudo, en contraste con el tratamiento del rechazo. Se administra como infusión IV. *Basiliximab* por lo general se tolera bien, aunque puede causar efectos adversos como hipertensión y malestar gastrointestinal (GI). Puede aumentar la incidencia de infecciones oportunistas y de trastornos linfoproliferativos.

D. Rituximab

Rituximab es un anticuerpo monoclonal quimérico contra el antígeno CD20 en los linfocitos pre-B, linfocitos B maduros y linfocitos B de memoria. *Rituximab* causa agotamiento de linfocitos B al inducir la lisis de linfocitos B y bloquear la activación y eventual maduración de los linfocitos B a plasmocitos formadores de anticuerpos. Los plasmocitos existentes no expresan el antígeno CD20 y, por lo tanto, no se ven afectados por *rituximab.* El fármaco está aprobado para usarse en el tratamiento de los linfomas de linfocitos B, enfermedad linfoproliferativa posterior a trasplante y artritis reumatoide. El beneficio de usar *rituximab* en el trasplante es para la remoción de anticuerpos, que se ha utilizado en los trasplantes con incompatibilidad ABO (tipo sanguíneo), protocolos de desensibilización y tratamiento de rechazo mediado por anticuerpos.

La administración intravenosa de *rituximab* causa agotamiento rápido y sostenido de los linfocitos B, con recuentos de linfocitos B que regresan a la normalidad en 9 a 12 meses. *Rituximab* tiene una advertencia en su empaque para la reactivación del virus JC que causa leucoencefalopatía multifocal progresiva, que se ha informado en la población no receptora de trasplantes. La activación de la hepatitis B también se ha informado después del tratamiento y deben monitorizarse las serologías de hepatitis.

Aplicación clínica 38-1. Consideraciones sobre el tratamiento con rituximab

Dado que *rituximab* es un anticuerpo monoclonal quimérico, existe mayor probabilidad de que se produzcan reacciones relacionadas con la infusión, en especial durante la primera infusión. La premedicación con *paracetamol*, corticoesteroides y *difenhidramina* puede minimizar la gravedad de dichas reacciones. Al igual que muchos anticuerpos monoclonales, las reacciones a la infusión de *rituximab*, de leves a moderadas, se asocian con escalofríos, fiebre, hipotensión leve, disnea y erupción cutánea. Las reacciones graves son menos frecuentes y se asocian, entre otros síntomas, con hipotensión grave, anafilaxia y disfunción cardiaca. *Rituximab* también aumenta el riesgo de infección. Por ejemplo, se cree que la reactivación de la hepatitis B (VHB) se produce porque *rituximab* induce una linfopenia de los CD4 y esto da lugar a una reducción del número de células T de memoria de los CD4, con lo que se deteriora la inmunidad contra virus como el VHB. El citomegalovirus, la leucoencefalopatía multifocal progresiva, el parvovirus y el herpes zóster son otras enfermedades infecciosas asociadas con los efectos inmunosupresores de *rituximab*.

E. Bortezomib

El rechazo mediado por anticuerpos implica la producción de concentraciones elevadas de anticuerpos por los plasmocitos, ya sea recién elaborados a partir de linfocitos B o de aquellos que existían antes del trasplante. Un mecanismo para controlar el rechazo mediado por anticuerpos es dirigirse a la producción de anticuerpos por los plasmocitos. *Bortezomib* es un inhibidor de proteasoma que causa paro del ciclo celular y apoptosis de los plasmocitos normales, con lo que aumenta la producción de anticuerpos en pacientes sensibilizados. *Bortezomib* está aprobado para el tratamiento del mieloma múltiple y ciertos tipos de linfoma, pero también se ha usado en el tratamiento del rechazo mediado por anticuerpos en pacientes con trasplante. Este agente puede administrarse mediante un bolo IV o inyección subcutánea, y tiene un bajo potencial para reacciones relacionadas con la infusión.

F. Inmunoglobulina intravenosa

La *inmunoglobulina intravenosa (IGIV)* contiene inmunoglobulinas preparadas a partir de plasma humano agrupado de múltiples donantes. Tiene un efecto inmunomodulador y a menudo se usa para enfermedades autoinmunes, protocolos de desensibilización previos a trasplante y el tratamiento del rechazo mediado por anticuerpos. [Nota: la IGIV tiene muchas indicaciones aprobadas, entre ellas la polineuropatía desmielinizante crónica, la púrpura trombocitopénica inmune y los síndromes de inmunodeficiencia]. Los efectos inmunomoduladores sobre los linfocitos T y B ocurren a dosis elevadas y también se usa a dosis más bajas para prevenir infecciones al remplazar las inmunoglobulinas eliminadas durante la plasmaféresis. El mecanismo de acción no está bien definido, pero las dosis elevadas de *IGIV* parecen inducir la apoptosis de linfocitos B y modular la señalización de linfocitos B. También inhibe la unión de anticuerpos al injerto trasplantado y la activación del sistema de complemento. La vida media sérica de *IGIV* es de unas 3 a 4 semanas. Los efectos adversos de *IGIV* incluyen cefalea, fiebre, escalofríos, mialgias e hipotensión/hipertensión, que pueden reducirse al hacer más lenta la velocidad de infusión o la administración de premedicaciones. Los efectos adversos graves son raros y pueden incluir meningitis aséptica, insuficiencia renal aguda y eventos trombóticos.

III. MEDICAMENTOS INMUNOSUPRESORES DE MANTENIMIENTO

Los inmunosupresores de mantenimiento pretenden proporcionar inmunosupresión adecuada para prevenir rechazo al aloinjerto, al tiempo que minimizan infecciones, neoplasias y efectos adversos inducidos por fármacos. La terapia de mantenimiento se inicia en el momento de la cirugía y se continúa de manera indefinida para evitar la pérdida del aloinjerto. A menudo inmunosupresores de mantenimiento se combinan en esquemas de dos a cuatro fármacos, usando medicamentos con diferentes mecanismos de acción para minimizar la toxicidad farmacológica. Estos fármacos pueden subdividirse en cuatro clases principales: 1) inhibidores de calcineurina (*ciclosporina* y *tacrolimús*), 2) bloqueadores de la coestimulación (*belatacept*), 3) inhibidores de mTOR (*sirolimús* y *everolimús*) y 4) antiproliferativos (*azatioprina* y *micofenolato*) (fig. 38-5).

FÁRMACO	CLASE	INDICACIONES	FARMACOCINÉTICA	EFECTOS ADVERSOS
Azatioprina	Antiproliferativo	TOS (renal), AR, lupus	Activada por glutatión S-transferasa IFF (*alopurinol*, Inhibidores de la ECA, *warfarina*)	Mielosupresión, náusea, vómito, diarrea, pancreatitis, hepatotoxicidad
Belatacept	Bloqueador de la coestimulación	TOS (renal)	Vida media de eliminación ~10 días	Anemia, leucopenia, diarrea, aumento del riesgo de TLPT
Ciclosporina	Inhibidor de calcineurina	TOS (renal, hepático, cardiaco), psoriasis, AR, EICH	Metabolismo por CYP3A4 Numerosas IFF Inhibidor del CYP3A4 y de la glicoproteína P	HA, HLD, hiperglucemia, hiperpotasemia, hirsutismo, hiperplasia gingival, neurotoxicidad, nefrotoxicidad
Everolimús	Inhibidor mTOR	TOS (renal, hepático), oncología	Metabolismo por CYP3A4 Numerosas IFF	HA, HLD (en especial TG, CT), estomatitis, proteinuria, alteración de la cicatrización de heridas, exantema, mielosupresión
Metilprednisolona, prednisolona, prednisona	Corticoesteroides	Numerosas indicaciones	Activado a *prednisolona*	HA, HLD, hiperglucemia, edema periférico, alteraciones del estado de ánimo, osteoporosis, aumento de peso
Micofenolato	Antiproliferativo	TOS (renal, hepático, cardiaco)	Metabolismo por glucuronidación IFF (secuestradores de ácidos biliares; antiácidos para MMF)	Leucopenia, trombocitopenia, náusea, vómito, diarrea
Sirolimús	Inhibidor mTOR	TOS (renal), linfangioleiomiomatosis, EICH	Metabolismo por CYP3A4 Numerosas IFF	HA, HLD (en especial TG, CT), estomatitis, proteinuria, alteración de la cicatrización de heridas, exantema, mielosupresión, neumonitis
Tacrolimús	Inhibidor de calcineurina	TOS (renal, hepático, cardiaco), EICH	Metabolismo por CYP3A4 Numerosas IFF	HA, HLD, hiperglucemia, hiperpotasemia, alopecia, neurotoxicidad (temblor de manos, cefalea, convulsiones), nefrotoxicidad

Figura 38-5
Fármacos usados para tratamiento inmunosupresor de mantenimiento. AR = artritis reumatoide; CT = colesterol total; ECA = enzima convertidora de angiotensina; EICH = enfermedad de injerto contra hospedador; HA = hipertensión arterial; HLD = hiperlipidemia; IFF = interacción fármaco-fármaco; MMF = micofenolato de mofetilo; mTOR = objetivo mamífero de *rapamicina*; TG = triglicéridos; TLPT = trastorno linfoproliferativo postrasplante; TOS = trasplante de órgano sólido.

A. Inhibidores de calcineurina

Los inhibidores de calcineurina *ciclosporina* y *tacrolimús* bloquean la transducción de señal a través de la vía de calcio-calcineurina. Calcineurina, una fosfatasa de proteína dependiente de calcio, desfosforila el factor nuclear de los linfocitos T activados, permitiendo que este entre al núcleo del linfocito T y se una a ADN, conduciendo a la transcripción y producción de citocinas, lo que incluye IL-2. *Ciclosporina* se une a la proteína de unión de inmunosupresores ciclofilina, en tanto que *tacrolimús* une una proteína llamada proteína de unión a FK. Estos complejos de fármacos-proteínas inhiben la actividad enzimática de calcineurina, con lo que se previene la activación de los linfocitos T. *Ciclosporina* se utiliza en la prevención del rechazo de los trasplantes renal, hepático y cardiaco. También puede utilizarse en el tratamiento de la enfermedad de injerto contra huésped (EICH). *Tacrolimús* es el inhibidor de calcineurina preferido debido a su menor tasa de rechazo de aloinjerto en comparación con *ciclosporina.* Este agente es un pilar del tratamiento inmunosupresor de mantenimiento en muchos trasplantes de órganos sólidos y también puede utilizarse en el tratamiento de la EICH. Los pacientes que no toleran *ciclosporina* y los que experimentan rechazo mientras están en tratamiento con *ciclosporina* pueden beneficiarse de un cambio de terapia a *tacrolimús*.

Una de las principales limitaciones del uso de los inhibidores de calcineurina es la nefrotoxicidad, que ha llevado al desarrollo de esquemas que usan dosis más bajas de estos agentes en combinación con otros fármacos inmunosupresores. Las enzimas CYP3A4/5 y P-glucoproteína (P-gp) expresadas en el tracto GI y el hígado son responsables de la variabilidad individual en la absorción oral y el metabolismo de *ciclosporina* y *tacrolimús*, y ambos agentes están sujetos a numerosas interacciones farmacológicas. Se recomienda el control terapéutico de los inhibidores de *calcineurina*. Al igual que con todos los inmunosupresores, las infecciones son posibles con el uso de los inhibidores de *calcineurina* y los receptores con frecuencia reciben medicamentos profilácticos antiinfecciosos después del trasplante. Otros posibles efectos secundarios son la hipertensión, el dolor de cabeza y el temblor. El hirsutismo, o el crecimiento excesivo de vello, e hiperplasia gingival son efectos adversos frecuentes de *ciclosporina*.

B. Bloqueador de la coestimulación

La coestimulación es una señal secundaria utilizada por las células inmunológicas para activar por completo una respuesta inmunológica junto con la señal primaria (fig. 38-2). Los bloqueadores de la coestimulación suelen interferir con la señal secundaria (señal 2) para disminuir la respuesta inmunológica y, por lo tanto, reducir el potencial de rechazo. *Belatacept,* un bloqueador de la coestimulación, es una proteína de fusión recombinante de CTLA-4, que, al igual que CD28, se une a CD80 y CD86 en las células presentadoras de antígeno. La unión de *belatacept* a CD80 y CD86 previene que CD28 se una a estas moléculas y, por lo tanto, inhiba la señal 2 de la vía de activación de los linfocitos T. *Belatacept* está aprobado para el trasplante renal en combinación con *basiliximab, micofenolato de mofetilo* (*MMF*) y corticoesteroides. Este fármaco puede sustituir a los inhibidores de calcineurina para evitar las complicaciones nefrotóxicas, cardiovasculares y metabólicas deletéreas a largo plazo que se observan con *ciclosporina* y *tacrolimús.* [Nota: el bloqueador de la coestimulación de primera generación *abatacept* está aprobado para artritis reumatoide]. *Belatacept* es administrado por infusión IV. La depuración del fármaco no está afectada por la edad, el género, la raza y la función hepática o renal. *Belatacept* aumenta el riesgo de enfermedad linfoproliferativa posterior a trasplante, sobre todo en el sistema nervioso central. Por esta razón, está contraindicado en pacientes que son seronegativos al virus de Epstein-Barr (VEB), una causa frecuente de enfermedad linfoproliferativa posterior a trasplante. Los títulos serológicos al VEB suelen obtenerse para confirmar la exposición.

C. Inhibidores de mTOR

Sirolimús (también conocido como *rapamicina*) y *everolimús* inhiben la proteína mTOR, bloqueando la vía de transducción de señal activada por la señal 3. La progresión en el ciclo celular y la proliferación de linfocitos T se previenen de forma subsecuente (fig. 38-6). Los inhibidores mTOR suelen usarse en los esquemas de múltiples fármacos, con frecuencia para minimizar la dosis de los inhibidores de calcineurina y ahorrarse sus efectos adversos nefrotóxicos. Ambos agentes se utilizan para la profilaxis del rechazo en los trasplantes de órganos. *Sirolimús* también puede utilizarse en la prevención y el tratamiento de la EICH, y *everolimús* también se emplea en oncología para tratar distintos tipos de cáncer. La acción antiproliferativa de *sirolimús* también es valiosa en cardiología, donde los *stent* recubiertos de *sirolimús* se utilizan para inhibir la reestenosis de los vasos sanguíneos al reducir la proliferación de las células endoteliales.

Al igual que los inhibidores de calcineurina, tanto *sirolimús* como *everolimús* son sustratos de CYP3A4 y P-gp, y por lo tanto, están sujetos a numerosas interacciones fármaco-fármaco. Ambos agentes requieren de vigilancia farmacológica para optimizar el tratamiento. *Sirolimús* tiene una vida media más prolongada que los inhibidores de calcineurina o que *everolimús*. Los efectos adversos de estos agentes pueden incluir efectos metabólicos (hipercolesterolemia, hipertrigliceridemia), efectos hematológicos (leucopenia, trombocitopenia, anemia) y malestar GI (náusea, vómito, estreñimiento, diarrea). La exposición a largo plazo también puede aumentar el riesgo de diabetes de nueva aparición.

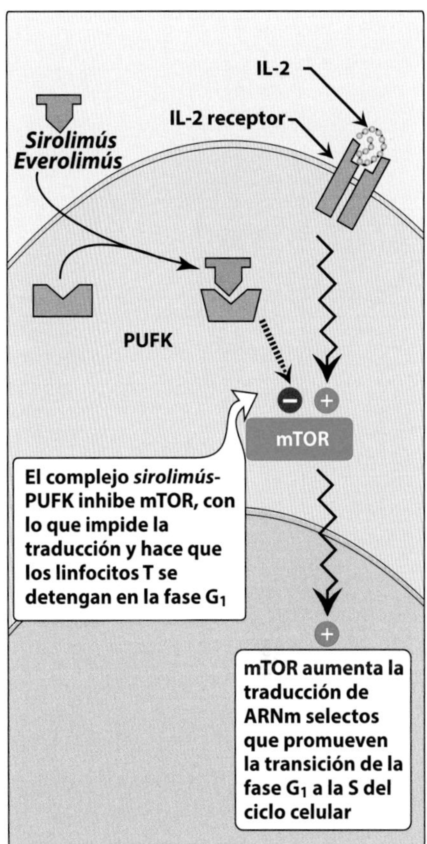

Figura 38-6
Mecanismo de acción de *sirolimús* y *everolimús*. ARNm = ARN mensajero; IL = interleucina; mTOR = objetivo mamífero de *rapamicina*; PUFK = proteína de unión a FK.

Aplicación clínica 38-2. Control terapéutico de los inhibidores de la calcineurina y de los inhibidores de mTOR

Los inhibidores de la calcineurina, *ciclosporina* y *tacrolimús*, y los inhibidores de mTOR, *everolimús* y *sirolimús*, tienen un índice terapéutico estrecho (véase cap. 1). Esto significa que pequeñas alteraciones en la concentración sanguínea del fármaco pueden causar efectos potencialmente graves, incluyendo el fracaso terapéutico si los niveles son demasiado bajos, o reacciones adversas al fármaco que pongan en peligro la vida si los niveles son demasiado altos. Por este motivo, debe utilizarse la monitorización terapéutica del fármaco (MTF) para garantizar que el paciente tenga una concentración sistémica aceptable de la medicación. La razón de ser de la MTF es maximizar la inmunosupresión para prevenir el rechazo del aloinjerto y minimizar la toxicidad significativa y potencialmente irreversible asociada con los fármacos con un índice terapéutico estrecho. Los protocolos específicos de la MTF y los rangos estándar de concentración de fármacos para cada agente pueden variar ligeramente según el órgano objetivo o la institución.

D. Antiproliferativos

Para la proliferación de varios tipos de células se requieren complejas cascadas de señalización. Los agentes antiproliferativos (antimetabolitos) actúan inhibiendo varias dianas de la cascada de señalización, reduciendo así la proliferación de las células inmunológicas y moderando la respuesta inmunológica citotóxica. Los antiproliferativos *azatioprina* y *micofenolato* bloquean la proliferación de linfocitos al inhibir la síntesis de ácido nucleico. Estos medicamentos se usan como agentes inmunosupresores coadyuvantes, sobre todo con los inhibidores de calcineurina con o sin corticoesteroides. Sin embargo, *micofenolato* ha sustituido en gran medida a *azatioprina* en esta función debido a su mejor seguridad y perfil de eficacia.

Azatioprina, que fue uno de los primeros agentes en lograr un uso diseminado en el trasplante de órganos, es un profármaco que se convierte primero a *6-mercaptopurina (6-MP)* y después al análogo nucleótido correspondiente, ácido tioinosínico. El análogo se incorpora a las cadenas de ácido nucleico y bloquea el alargamiento adicional del ADN. El principal efecto adverso limitante de la dosis de *azatioprina* es la supresión de la médula ósea. Inhibidores de la xantina oxidasa (*alopurinol, febuxostat*; véase cap. 40) inhiben el metabolismo de *azatioprina,* y puede aumentar riesgo de toxicidad. El uso concomitante con *febuxostat* está contraindicado, y el uso con *alopurinol* debe evitarse o la dosis de *azatioprina* debe reducirse.

Micofenolato es un potente inhibidor reversible y no competitivo de la deshidrogenasa de monofosfato de inosina, que bloquea la formación *de novo* de guanosina monofosfato (fig. 38-7). Debido a que los linfocitos no son capaces de utilizar la vía salvaje de la síntesis de nucleótidos, *micofenolato* bloquea de forma efectiva la proliferación de linfocitos T y B al eliminar la producción *de novo* de guanosina monofosfato. *Micofenolato* está disponible en dos formulaciones, como el profármaco *MMF* y como un fármaco activo, *ácido micofenólico* (*MPA*). *MMF* se hidroliza rápido en el tracto GI a *MPA.* La glucuronidación de *MPA* en el hígado produce un metabolito inactivo, pero ocurre recirculación enterohepática, prolongando el efecto del fármaco. Los efectos adversos incluyen malestar GI (náusea, vómito, diarrea, dolor abdominal), supresión de la médula ósea (anemia, leucopenia, trombocitopenia) y aumento del riesgo de infección.

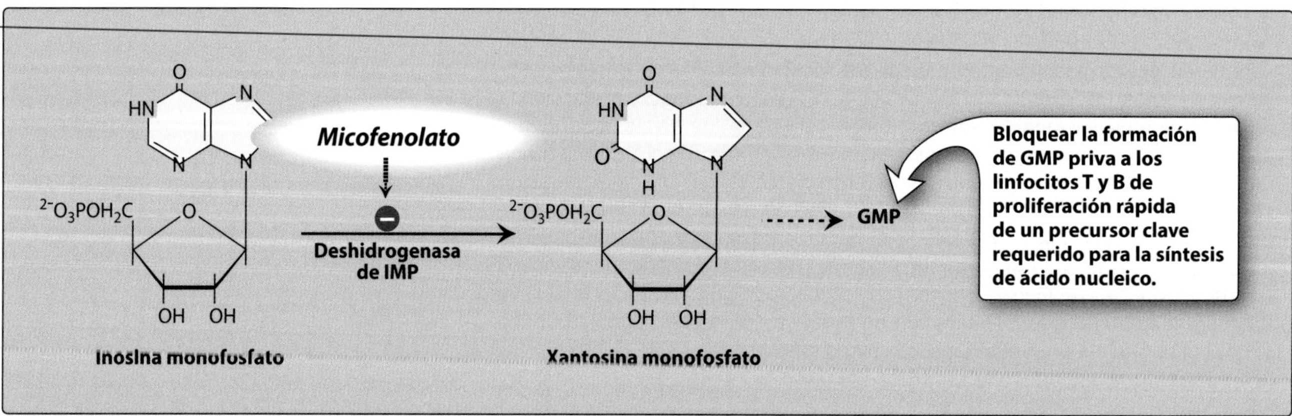

Figura 38-7
Mecanismo de acción de *micofenolato*. GMP = guanosina monofosfato; IMP = 5′-inosina monofosfato.

Aplicación clínica 38-3. Importancia de comprobar la formulación del medicamento para ciclosporina y micofenolato

Ciclosporina está disponible en dos formas químicamente distintas, una formulación no modificada a base de aceite de *ciclosporina* y la formulación modificada de microemulsión de *ciclosporina*. Dado que la absorción de la formulación no modificada es baja e inconsistente, se desarrolló una formulación modificada. La formulación modificada es sustancialmente más biodisponible y puede dar lugar a mayores niveles de *ciclosporina*. Existe una variabilidad en la absorción entre las formulaciones; por lo tanto, las formulaciones no son intercambiables y los productos no pueden sustituirse entre sí.

MMF es el profármaco de *MPA*. *MMF* puede causar importantes molestias GI debido a la liberación de *MPA* en el estómago. Para reducir los efectos adversos y mejorar la adherencia, se desarrolló *MPA* con recubrimiento entérico (RE) (también denominado *micofenolato sódico*). *MPA-RE* libera *MPA* en el intestino delgado, reduciendo así los síntomas GI. Curiosamente, *MPA-RE* puede ser más eficaz que *MMF* en pacientes diabéticos con vaciado gástrico retardado, aunque *MMF* tiene mayor biodisponibilidad oral. Al igual que *ciclosporina* modificada y no modificada, *MMF* y el *MPA-RE* no son directamente intercambiables. [Nota: 1 000 mg de *MMF* = 720 mg de *MPA-RE*].

Como lo recomienda el Institute for Safe Medication Practices, las recetas de *ciclosporina* y *micofenolato* deben designar claramente la formulación deseada para reducir el riesgo de errores de medicación y sustituciones incorrectas.

E. Corticoesteroides

Los corticoesteroides (véase cap. 26) fueron los primeros agentes farmacológicos en usarse como inmunosupresores, en trasplantes y en varios trastornos autoinmunes. Siguen siendo una de las bases para atenuar los episodios de rechazo. Para los trasplantes, los agentes de uso más frecuente son *prednisona* y *metilprednisolona,* en tanto que *prednisona* y *prednisolona* se usan más comúnmente para trastornos autoinmunes.

Los corticoesteroides se usan principalmente en combinación con otros agentes inmunosupresores para suprimir el rechazo agudo de aloinjertos de órganos sólidos y en los injertos crónicos frente a la enfermedad del hospedador. Además, los corticoesteroides son efectivos para la gestión de una amplia variedad de trastornos autoinmunes, lo que incluye artritis reumatoide refractaria, lupus eritematoso sistémico, arteritis temporal y asma. El mecanismo exacto responsable para la acción inmunosupresora de los corticoesteroides no está claro. Los linfocitos T son los más afectados. Los esteroides son capaces de reducir con rapidez las poblaciones de linfocitos mediante lisis o redistribución. Al entrar a las células, se unen al receptor de glucocorticoides. El complejo pasa al núcleo y regula la transcripción de ADN. Entre los genes afectados son los que participan en las respuestas inflamatorias.

El uso de estos agentes se relaciona con numerosos efectos adversos. Los corticoesteroides pueden causar molestias GI; por ello, se recomienda tomarlos con alimentos o después de una comida. Otros efectos adversos son la retención de líquidos, el aumento de la presión arterial, la hiperglucemia y los cambios de humor o comportamiento (cambios de humor, insomnio, confusión). El uso prolongado puede ocasionar una mala cicatrización de las heridas, osteoporosis, miopatía y cataratas. En consecuencia, se están dirigiendo esfuerzos hacia reducir o eliminar el uso de esteroides en el mantenimiento de aloinjertos.

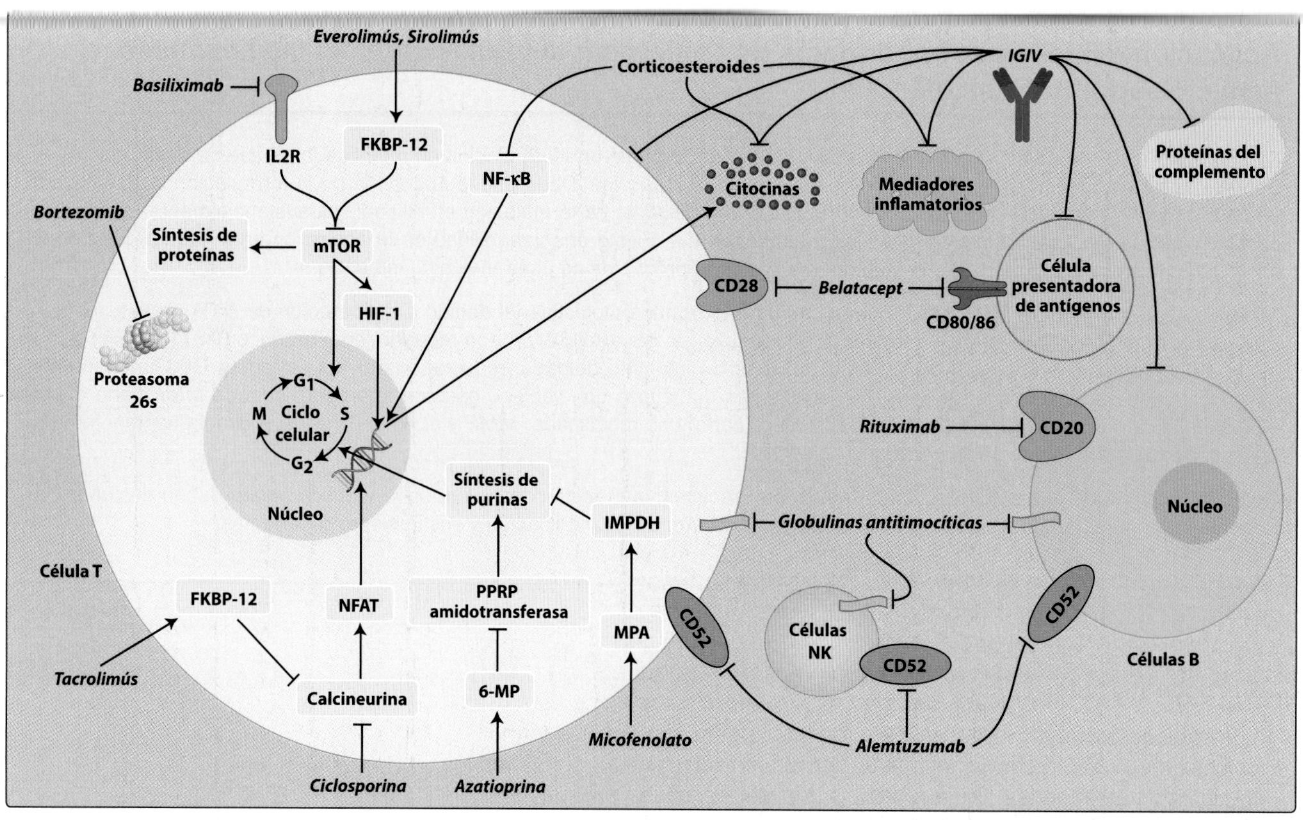

Figura 38-8
Mecanismo de acción de los agentes inmunosupresores. IL-2 = interleucina 2; IGIV = inmunoglobulina intravenosa; mTOR = objetivo mamífero de *rapamicina*; NFAT = factor nuclear de células T activadas; NK = células asesinas naturales.

El mecanismo de acción de los inmunosupresores utilizados en la inducción, el mantenimiento y el tratamiento del rechazo se resume en la figura 38-8.

IV. OTROS MEDICAMENTOS INMUNOSUPRESORES

Los inmunosupresores que entran en esta categoría tienen indicaciones primarias para otras enfermedades; sin embargo, estos agentes pueden seguir utilizándose para modular la inmunosupresión.

A. Belimumab

Belimumab es un anticuerpo monoclonal totalmente humano específico para la proteína estimuladora de linfocitos B humana soluble (BLyS). [Nota: la convención de denominación de los anticuerpos monoclonales totalmente humanos contiene el infijo "u" antes del sufijo "mab"]. *Belimumab* bloquea la unión de la BLyS soluble a su receptor de células B, inhibiendo así la supervivencia de las células B. Esta inhibición también afecta a las células B autorreactivas y reduce aún más la diferenciación de las células B en células plasmáticas productoras de inmunoglobulinas. Está aprobado para el lupus eritematoso sistémico. *Belimumab* también ha demostrado su eficacia en receptores de trasplantes renales y cardiacos con RAM y como posible complemento del tratamiento de mantenimiento. *Belimumab* conlleva varias advertencias relativas a las infecciones graves y mortales en pacientes que reciben agentes inmunosupresores simultáneos y en aquellos con LMP, depresión y suicidio, así como posibles reacciones de hipersensibilidad. Las vacunas vivas están relativamente contraindicadas durante el tratamiento. *Belimumab* puede administrarse por vía subcutánea o intravenosa.

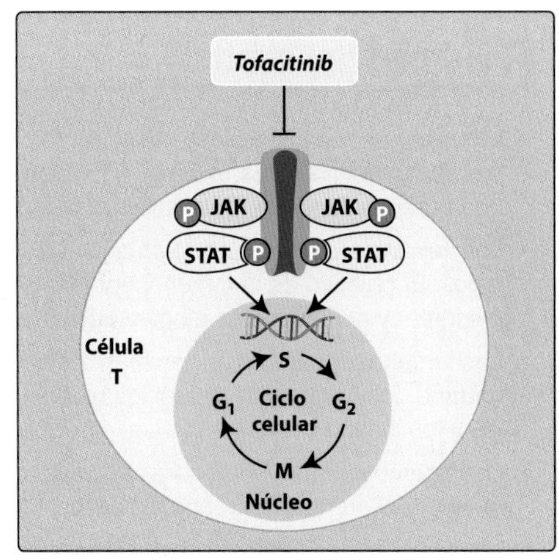

Figura 38-9
Mecanismo de acción de *tofacitinib*. G_1 = fase de crecimiento 1; G_2 = fase de crecimiento 2; JAK = Janus cinasa; M = mitosis; P = fosfato; S = síntesis; STAT = transductor de señales y activador de la transcripción.

B. Eculizumab

Eculizumab es un anticuerpo monoclonal humanizado recombinante que se une a la proteína del complemento C5 con gran afinidad e inhibe su división en C5a y C5b, impidiendo en última instancia la formación del complejo terminal del complemento C5b-9. *Eculizumab* está indicado para el tratamiento del síndrome urémico hemolítico atípico (SUHa) mediante la prevención de trombosis, inflamación y lisis mediadas por el complemento. *Eculizumab* puede tener beneficios en la prevención de la RAM en el trasplante de riñón y se recomienda como alternativa en el tratamiento de la RAM.

Eculizumab se administra en infusión intravenosa. Aunque este fármaco es generalmente bien tolerado, los efectos adversos más comúnmente reportados son dolor de cabeza, nasofaringitis, dolor de espalda y náusea. Este agente lleva una advertencia en el recuadro sobre el aumento del riesgo de infecciones meningocócicas potencialmente mortales. Los pacientes deben recibir la vacuna meningocócica al menos 2 semanas antes de la primera dosis de *eculizumab* o recibir antibióticos profilácticos.

C. Tofacitinib

Tofacitinib es una terapia dirigida específica para el inhibidor de las cinasas janus (JAK). Las JAK son un tipo de receptor de tirosina cinasa que facilita la comunicación desde la membrana celular hasta el núcleo (fig. 38-9). Los ligandos (citocinas) activan las JAK, lo que causa dimerización del receptor y a la transfosforilación en residuos de tirosina. Posteriormente, los transductores de señales y los activadores de la transcripción (STAT) en el citoplasma se reclutan a las JAK y se fosforilan tras su acoplamiento. La vía de señalización JAK/STAT desempeña un papel importante en la función de las células inmunológicas y en la proliferación y supervivencia de las mismas. *Tofacitinib* está aprobado para el tratamiento de la artritis reumatoide (véase cap. 40), la artritis psoriásica y la colitis ulcerosa, y actualmente se está explorando su papel en el trasplante de órganos sólidos.

Los efectos adversos más comunes de *tofacitinib* incluyen un mayor riesgo de infección del sistema respiratorio superior, nasofaringitis, diarrea y dolor de cabeza. Pueden producirse interacciones medicamentosas con fármacos que modulan el CYP2C19 o el CYP3A4, y se recomienda ajustar la dosis. Se recomienda considerar con cuidado el uso y ajustar la dosis en pacientes con insuficiencia renal /o hepática, linfopenia, neutropenia o anemia.

Resumen del capítulo

- El sistema inmunológico es capaz de realizar muchas funciones, entre ellas la de proteger al organismo de moléculas no propias y de invasores externos. Desafortunadamente, este sistema también puede comprometer los tejidos injertados cuando una persona requiere un trasplante de órganos sólidos.
- Los inmunosupresores son fármacos utilizados para atenuar la respuesta inmunológica dirigida a los órganos sólidos trasplantados. El objetivo de la inmunosupresión en el trasplante de órganos es maximizar los resultados a largo plazo del órgano y del paciente, y minimizar los efectos adversos.
- Los inmunosupresores pertenecen a diversas clases farmacológicas, entre ellas los antiproliferativos, los inhibidores de la calcineurina, los corticoesteroides, los bloqueadores de la coestimulación, los anticuerpos monoclonales, los anticuerpos policlonales y los inhibidores de mTOR.
- Los agentes inmunosupresores se utilizan en varios momentos del trasplante de órganos sólidos para la inducción, el mantenimiento y el rechazo. Algunos fármacos, como los corticoesteroides, pueden utilizarse para varias indicaciones.
- Las terapias de inducción, incluidos los anticuerpos o las inmunoglobulinas intravenosas, se administran en el periodo postrasplante temprano para minimizar el rechazo agudo.
- La terapia de mantenimiento utilizada para prevenir el rechazo agudo y crónico incluye inhibidores de la calcineurina, bloqueadores de la coestimulación, inhibidores de mTOR o antiproliferativos.
- Las terapias antirrechazo, que incluyen anticuerpos, inmunoglobulinas intravenosas y corticoesteroides, son los pilares para prevenir el daño orgánico irreversible.
- A la hora de seleccionar el tratamiento inmunosupresor, hay que tener en cuenta el momento adecuado, los parámetros farmacocinéticos y farmacodinámicos del fármaco y su formulación.

Preguntas de estudio

Elija la MEJOR respuesta.

38.1 ¿Cuál de los siguientes es un anticuerpo monoclonal totalmente humano?

A. Alemtuzumab
B. Belimumab
C. Eculizumab
D. Rituximab

Respuesta correcta = B. Los infijos (un elemento formativo insertado en una palabra) se utilizan para indicar la categoría del anticuerpo monoclonal (-mab). El infijo -u- indica un anticuerpo monoclonal totalmente humano (belimumab), -zu- indica un anticuerpo monoclonal humanizado (*alemtuzumab* y *eculizumab*), y -xi- indica un anticuerpo monoclonal quimérico (*rituximab*). La inmunogenicidad de los anticuerpos monoclonales de menor a mayor es totalmente humana < humanizada < quimérica.

38.2 Una mujer de 45 años necesita un trasplante renal debido a las secuelas relacionadas con hipertensión crónica y diabetes. ¿Cuál de los siguientes agentes es más apropiado incluir en el régimen de inducción para esta paciente?

A. Azatioprina
B. Basiliximab
C. Bortezomib
D. Ciclosporina

Respuesta correcta = B. Basiliximab es un anticuerpo monoclonal utilizado en la inducción. Ciclosporina y azatioprina están indicadas para el tratamiento de mantenimiento, y *bortezomib* puede utilizarse para el rechazo de órganos mediado por anticuerpos.

38.3 ¿Cuál de las siguientes opciones describe mejor el mecanismo de acción de ciclosporina?

A. Inhibidor de la calcineurina
B. Bloqueador de la coestimulación
C. Inhibidor de mTOR
D. Antiproliferativo

Respuesta correcta = A. Ciclosporina y tacrolimús son inhibidores de calcineurina que bloquean la transducción de señales a través de la vía calcio-calcineurina, activada a continuación de la señal 1, para impedir la activación de las células T. Belatacept es un bloqueador de la coestimulación. Los inhibidores de mTOR incluyen everolimús y sirolimús. Los antiproliferativos incluyen micofenolato y azatioprina.

38.4 ¿Cuál de los siguientes fármacos inmunosupresores se une a los receptores CD52, dando lugar a una depleción de células T y B?

A. Alemtuzumab
B. Belatacept
C. Belimumab
D. Rituximab

Respuesta correcta = A. Como anticuerpo monoclonal humanizado, alemtuzumab se une selectivamente al CD52, que está altamente expresado en los linfocitos y provoca el agotamiento de las células T y B de la circulación. Rituximab se une al CD20 y puede provocar el agotamiento de las células B. Belatacept es un bloqueador coestimulador selectivo de las células T, mientras que belimumab es un inhibidor específico de los linfocitos B.

38.5 Una mujer de 29 años acude a su médico por ardor de estómago, aumento de peso y cambios de humor después de empezar a tomar una nueva medicación para el mantenimiento del trasplante. Una evaluación de laboratorio también revela que su glucosa en sangre es elevada. ¿Cuál de los siguientes medicamentos es más probable que haya causado estos efectos adversos?

A. Ciclosporina
B. Prednisona
C. Sirolimus
D. Tofacitinib

Respuesta correcta = B. Los efectos adversos comunes de los corticoesteroides (prednisona) pueden incluir malestar estomacal, aumento de peso, acné, insomnio, hiperglucemia y cambios de humor. Se debe alentar a los pacientes a que tomen los corticoesteroides con comida y por la mañana siempre que sea posible para minimizar tanto el malestar estomacal como los problemas para dormir.

38.6 Un hombre de 44 años acude a su médico de trasplantes para una cita de seguimiento. En el examen, el paciente tiene hipertensión y tiene temblores en ambas manos. También refiere dolor de cabeza. La evaluación de laboratorio muestra una creatinina sérica elevada. ¿Cuál de los siguientes medicamentos es más probable que haya causado estos efectos adversos?

A. IGIV
B. Metilprednisolona
C. Rituximab
D. Tacrolimús

Respuesta correcta = D. Tacrolimús requiere una estrecha vigilancia terapéutica. Los efectos adversos de tacrolimús pueden incluir un aumento de la presión arterial, dolor de cabeza y temblores. Además, tacrolimús es nefrotóxico. Estos efectos son más probables cuando el nivel del fármaco está por encima del rango terapéutico. Los otros fármacos no suelen causar estos efectos adversos.

38.7 Una mujer de 18 años que recibió un trasplante de riñón hace 6 meses se presenta a la clínica de trasplante por crecimiento del vello facial. Su régimen de mantenimiento actual incluye ciclosporina, micofenolato de mofetilo y prednisona. ¿Qué opción de tratamiento sería la más apropiada recomendación para atender a sus inquietudes?

A. Suspender micofenolato de mofetilo
B. Suspender prednisona y añadir tofacitinib
C. Cambiar ciclosporina por tacrolimús
D. Cambiar micofenolato de mofetilo por ácido micofenólico

Respuesta correcta = C. Cambiar ciclosporina por tacrolimús. El hirsutismo, o el crecimiento excesivo de vello, es un efecto adverso bien conocido de ciclosporina. Muchos pacientes experimentan el crecimiento de vello facial o corporal oscuro y grueso mientras toman ciclosporina. Cambiar ciclosporina por tacrolimús eliminaría este efecto adverso y mantendría a la paciente con un inhibidor de calcineurina que es efectivo para prevenir el rechazo. No se sabe que micofenolato, tacrolimús y prednisona causen hirsutismo.

38.8 Un hombre de 45 años que recibió un trasplante renal hace 3 meses está recibiendo mantenimiento con tacrolimús, prednisona y micofenolato de mofetilo. Los resultados indican concentraciones elevadas de creatinina y una biopsia renal indica rechazo grave. ¿Cuál agente adicional más probable sería apropiado para añadir en este momento?

A. Globulina antitimocítica
B. Azatioprina
C. Basiliximab
D. Metilprednisolona

Respuesta correcta = A. Este paciente está presentando rechazo agudo al riñón. El tratamiento más efectivo sería la administración de un anticuerpo como la globulina antitimocítica. Azatioprina es un antiproliferativo y no agrega beneficio frente a micofenolato de mofetilo. Basiliximab se utiliza a menudo en combinación con otros inmunosupresores para prevenir el rechazo de órganos, pero no para el tratamiento del rechazo agudo. Metilprednisolona puede tener cierto efecto, pero no sería suficiente para tratar el rechazo, y este agente no se añadiría puesto que el paciente ya está tomando prednisona.

38.9 ¿Cuál de las siguientes combinaciones de fármacos inmunosupresores debe evitarse?

A. Azatioprina, prednisona y sirolimús
B. Basiliximab, belatacept, everolimús y prednisolona
C. Ciclosporina, prednisona y tacrolimús
D. Everolimús, micofenolato de mofetilo y tacrolimús

Respuesta correcta = C. Tacrolimús y ciclosporina son ambos inhibidores de calcineurina y tienen el mismo mecanismo de acción. Los esquemas de fármacos inmunosupresores deben funcionar de forma sinérgica en diferentes lugares de la cascada de activación de linfocitos T. Además, ciclosporina y tacrolimús son ambos extremadamente nefrotóxicos y cuando se usan en conjunto causarían daño a los pacientes. Todas las demás combinaciones son razonables.

38.10 ¿Cuál de los siguientes medicamentos inmunosupresores evita la necesidad de vigilancia farmacológica terapéutica?

A. Ciclosporina
B. Tacrolimús
C. Micofenolato de mofetilo
D. Sirolimús

Respuesta correcta = C. Los inhibidores de calcineurina (ciclosporina y tacrolimús) y los inhibidores mTOR (sirolimús y everolimús) requieren de vigilancia farmacológica terapéutica para maximizar su eficacia (prevenir los episodios de rechazo) y minimizar su toxicidad (efectos adversos). Micofenolato de mofetilo es la respuesta correcta debido a que no hay un papel para la vigilancia sistemática con este medicamento.

UNIDAD VII:
Temas especiales en farmacología

Histamina y serotonina

39

Nancy Borja-Hart

I. GENERALIDADES

La histamina y la serotonina, junto con las prostaglandinas, pertenecen a un grupo de compuestos endógenos conocidos como autacoides. Estas sustancias heterogéneas tienen estructuras y actividades farmacológicas ampliamente diferentes. Todas tienen la característica común de ser formadas por los tejidos en que actúan y por lo tanto funcionan como hormonas locales. [Nota: el término "autacoide" proviene del griego *autos* (propio) y *akos* (agente medicinal o remedio)]. Los autacoides también difieren de las hormonas circulantes en que se producen por muchos tejidos más que en glándulas endocrinas específicas. Los fármacos descritos en este capítulo son ya sea autacoides o antagonistas autacoides (compuestos que inhiben la síntesis de ciertos autacoides o que interfieren con su interacción con receptores). En este capítulo se revisan los antagonistas del receptor H_1 de la histamina (antihistamínicos) y se ofrece una visión general de los agonistas de la serotonina utilizados en el tratamiento y la prevención de la migraña.

ANTIHISTAMÍNICOS H_1
Alcaftadina LASTACAFT
Azelastina ASTEPRO
Bepotastina BEPREVE
Bromfeniramina BROMAX, LO-HIST
Cetirizina ZYRTEC
Clorfeniramina SOLO GENÉRICO
Clemastina SOLO GENÉRICO
Ciproheptadina SOLO GENÉRICO
Desloratadina CLARINEX
Dimenhidrinato DRAMAMINE
Difenhidramina BENADRYL
Doxilamina UNISOM
Fexofenadina ALLEGRA
Hidroxizina VISTARIL
Ketotifeno ALAWAY, ZADITOR
Levocetirizina XYZAL
Loratadina CLARITIN
Meclizina ANTIVERT
Olopatadina PATADAY, PATANASE
Prometazina PHENERGAN

Figura 39-1
Resumen de antihistamínicos.

II. HISTAMINA

La histamina es un mensajero químico generado sobre todo en los mastocitos. La histamina, a través de múltiples sistemas receptores, media una amplia variedad de respuestas celulares, lo que incluye reacciones alérgicas e inflamatorias, secreción de ácido gástrico y neurotransmisión en partes del cerebro. Histamina no tiene aplicaciones clínicas, pero los agentes que inhiben la acción de la histamina (antihistamínicos o bloqueadores del receptor de histamina) tienen importantes aplicaciones terapéuticas. La figura 39-1 proporciona un resumen de los antagonistas del receptor H_1 (antihistamínicos).

A. Ubicación, síntesis y liberación de histamina

1. **Ubicación:** histamina está presente en prácticamente todos los tejidos, con cantidades significativas en pulmones, piel, vasos sanguíneos y

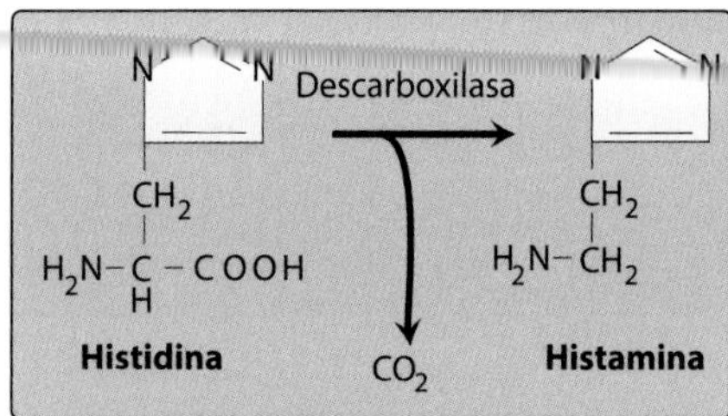

Figura 39-2
Biosíntesis de histamina.

tracto gastrointestinal (GI). Se encuentra en grandes concentraciones en los mastocitos y los basófilos. Histamina funciona como un neurotransmisor en el cerebro. También ocurre como un componente de venenos y en secreciones de picaduras de insectos.

2. **Síntesis:** histamina es una amina formada por la descarboxilación del aminoácido histidina por la enzima histidina descarboxilasa, que se expresa en células a lo largo del cuerpo, incluyendo neuronas, células parietales gástricas, mastocitos y basófilos (fig. 39-2). En los mastocitos, histamina se almacena en los gránulos. La histamina si no está almacenada es inactivada de forma rápida por la enzima aminooxidasa.

3. **Liberación de histamina:** muy a menudo, histamina es solo uno de los varios mediadores químicos liberados en respuesta a un estímulo. El estímulo para la liberación de histamina de los tejidos puede incluir la destrucción de las células como resultado de frío, toxinas de microorganismos, venenos de insectos y arañas y traumatismos. Las alergias y anafilaxia también pueden desencadenar una liberación significativa de histamina.

B. Mecanismo de acción

La histamina liberada en respuesta a ciertos estímulos ejerce sus efectos al unirse a varios tipos de receptores de histamina. Los receptores H_1 y H_2 se expresan ampliamente y son los blancos de fármacos con utilidad clínica. Histamina tiene un amplio rango de efectos farmacológicos que están mediados tanto por receptores H_1 como H_2. Por ejemplo, los receptores H_1 son importantes en la producción de contracción de músculo liso y mayor permeabilidad capilar (fig. 39-3). Histamina promueve la vasodilatación de los vasos sanguíneos pequeños al hacer que el endotelio vascular libere óxido nítrico. Además, histamina puede promover la secreción de citocinas proinflamatorias en varios tipos celulares y en tejidos locales. Los receptores de histamina H_1 median muchos procesos patológicos, lo que incluye rinitis alérgica, dermatitis atópica, conjuntivitis, urticaria, broncoconstricción, asma y anafilaxia. Asimismo, histamina estimula a las células parietales en el estómago, causando un aumento en la secreción de ácido a través de la activación de los receptores H_2 (véase cap. 42).

Receptores H_1

EXCRECIÓN EXOCRINA
Mayor producción de moco nasal y bronquial, que resulta en síntomas respiratorios.

MÚSCULO LISO BRONQUIAL
La constricción de los bronquiolos resulta en síntomas de asma y disminución de la capacidad pulmonar.

MÚSCULO LISO INTESTINAL
La constricción resulta en cólicos intestinales y diarrea.

TERMINACIONES DE LOS NERVIOS SENSORIALES
Causa prurito y dolor.

Piel

Receptores H_1 y H_2

SISTEMA CARDIOVASCULAR
Reducen la presión arterial sistémica al reducir la resistencia periférica. Causa cronotropismo positivo (mediado por receptores H_2) y un inotropismo positivo (mediado por receptores tanto H_1 como H_2).

PIEL
La dilatación y mayor permeabilidad de los capilares resulta en filtración de proteínas y líquidos hacia los tejidos. En la piel, esto resulta en la clásica "respuesta triple": formación de ronchas, enrojecimiento debido a vasodilatación local y exacerbación ("halo").

Receptores H_2

ESTÓMAGO
Estimulación de la secreción gástrica de ácido clorhídrico.

Figura 39-3
Acciones de la histamina.

C. Papel en la alergia y la anafilaxia

Los síntomas que resultan de la inyección intravenosa de histamina son similares a los relacionados con el choque anafiláctico y las reacciones alérgicas. Estos incluyen contracción del músculo liso de la vía aérea, estimulación de las secreciones, dilatación y aumento de la permeabilidad de los capilares y estimulación de las terminaciones nerviosas sensoriales. Los síntomas relacionados con alergia y choque anafiláctico resultan de la liberación de ciertos mediadores de sus sitios de almacenamiento. Estos mediadores incluyen histamina, serotonina, leucotrienos y el factor quimiotáctico eosinofílico de anafilaxia. En algunos casos, estos mediadores causan una reacción alérgica, produciendo, por ejemplo, acciones en la piel o la vía aérea. Bajo otras condiciones, estos mediadores pueden causar una respuesta anafiláctica completa. Se cree que la diferencia entre estas dos situaciones resulta de diferencias en los sitios para los cuales se liberan mediadores y sus tasas de liberación. Por ejemplo, si la liberación de histamina es lo bastante lenta para permitir su inactivación antes de que entre en el torrente sanguíneo, es probable que resulta en una reacción alérgica local. Sin embargo, si la liberación de histamina es demasiado rápida para una inactivación eficiente, ocurre una reacción anafiláctica completa.

III. BLOQUEADORES DEL RECEPTOR DE HISTAMINA H_1 (ANTIHISTAMINAS)

El término *antihistamina* se refiere sobre todo a los clásicos bloqueadores del receptor H_1. Los bloqueadores del receptor H_1 pueden dividirse en fármacos de primera y segunda generaciones (fig. 39-4). Los fármacos de primera generación más antiguos siguen usándose ampliamente, debido a que son efectivos y económicos. Sin embargo, la mayoría de estos fármacos penetran en el sistema nervioso central (SNC) y causan sedación. Asimismo, tienden a interactuar con otros receptores, produciendo una variedad de efectos adversos no deseados. En contraste, los agentes de segunda generación son específicos para receptores H_1 periféricos. Los antihistamínicos de segunda generación se hacen polares, sobre todo al añadir grupos carboxilo (p. ej., *cetirizina* es el derivado carboxilado de *hidroxizina*) y, por lo tanto, estos agentes no penetran en la barrera hematoencefálica y causan menos depresión del SNC que los fármacos de primera generación. Entre los agentes de segunda generación, *desloratadina, fexofenadina* y *loratadina* muestran la mejor sedación (fig. 39-5). *Cetirizina* y *levocetirizina* son agentes de segunda generación parcialmente sedantes.

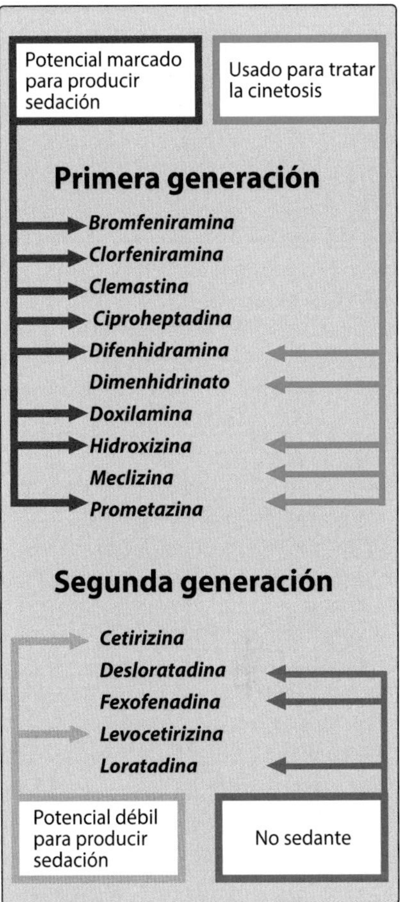

Figura 39-4
Resumen de las ventajas y desventajas terapéuticas de algunos agentes bloqueadores del receptor de histamina H_1.

A. Acciones

La acción de todos los bloqueadores del receptor H_1 es cualitativamente similar. La mayoría de estos compuestos no influye sobre la formación o liberación de histamina. Más bien, bloquean la respuesta mediada por receptor de un tejido blanco. Son mucho más efectivos para prevenir síntomas que para revertirlos una vez que han ocurrido. Sin embargo, la mayoría de estos agentes tienen efectos adicionales no relacionados con su capacidad de bloquear los receptores H_1. Estos efectos reflejan la unión de los antagonistas del receptor H_1 a los receptores colinérgicos, adrenérgicos o serotoninérgicos (fig. 39-6). Por ejemplo, *ciproheptadina* también actúa como un antagonista de serotonina y puede utilizarse para la estimulación del apetito o el manejo del síndrome de la serotonina. Los antihistamínicos como *azelastina* y *ketotifeno* también tienen efectos estabilizadores de los mastocitos además de sus efectos bloqueadores del receptor de histamina.

B. Usos terapéuticos

1. **Condiciones alérgicas e inflamatorias:** los bloqueadores del receptor H_1 son útiles para tratar y prevenir las reacciones alérgicas causadas por antígenos que actúan sobre el anticuerpo inmunoglobulina E. Por ejemplo, los antihistamínicos orales son los fármacos de elección para controlar los síntomas de la rinitis y la urticaria alérgicas debido a que la histamina es el principal mediador liberado por los mastocitos. Los antihistamínicos oftálmicos, como *azelastina, olopatadina, ketotifeno* y otros son útiles para el tratamiento de la conjuntivitis alérgica. Sin embargo, los bloqueadores del receptor H_1 no están indicados para tratar el asma bronquial, debido a que histamina es solo uno de varios mediadores que son responsables de causar reacciones bronquiales. [Nota: *epinefrina* tiene acciones sobre el músculo liso que son opuestas a las de histamina. Actúa a través de los receptores β_2 en el músculo liso, causando relajación mediada por AMPc. Por lo tanto, *epinefrina* es el fármaco de elección para tratar la anafilaxia sistémica y otros trastornos que implican la liberación masiva de histamina].

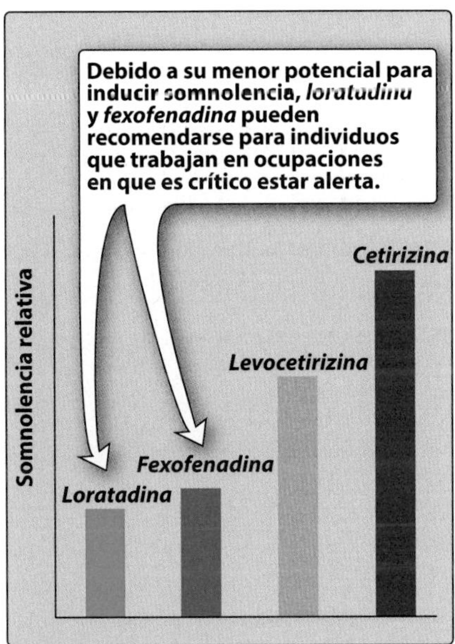

Figura 39-5
Potencial relativo para causar somnolencia en pacientes que reciben antihistamínicos H_1 de segunda generación.

Aplicación clínica 39-1. Manejo de la rinitis alérgica

Los síntomas característicos de la rinitis alérgica son congestión nasal, rinorrea, picor y estornudos. Los antihistamínicos no ayudan con la congestión nasal, pero sí con los otros tres síntomas y son agentes terapéuticos útiles para el tratamiento de la rinitis alérgica. Los corticoesteroides intranasales (véase cap. 41) son los medicamentos más eficaces disponibles para la rinitis alérgica debido a su capacidad para controlar todos los síntomas característicos.

2. **Cinetosis y náusea:** junto con el agente antimuscarínico *escopolamina,* ciertos bloqueadores del receptor H_1, como *difenhidramina, dimenhidrinato* (una combinación química de *difenhidramina* y un derivado clorado de *teofilina*), *meclizina* y *prometazina,* son los agentes más efectivos para la prevención de los síntomas de cinetosis. No suelen ser efectivos si los síntomas ya están presentes y, por lo tanto, deben tomarse antes del viaje programado. Los antihistamínicos previenen o disminuyen la náusea y el vómito mediados tanto por la vía quimiorreceptora como por la vestibular. La acción antiemética de estos medicamentos parece deberse a su bloqueo de los receptores centrales H_1 y muscarínicos M_1. *Meclizina* también es útil para el tratamiento del vértigo relacionado con trastornos vestibulares.
3. **Insomnio:** aunque no son el medicamento de elección, muchos antihistamínicos de primera generación, como *difenhidramina* y *doxilamina,* tienen fuertes propiedades sedantes y se usan en el tratamiento del insomnio. Antihistamínicos H_1 de primera generación debe utilizarse con precaución en el tratamiento de los individuos que realizan trabajos en que es fundamental estar despierto. Los antihistamínicos de segunda generación no tienen valor para inducir el sueño.

C. Farmacocinética

Los bloqueadores del receptor H_1 se absorben bien después de su administración oral, con concentraciones séricas máximas que ocurren en 1 a 2 horas. El promedio de la vida media plasmática es de 4 a 6 h, excepto para *meclizina* y los agentes de segunda generación, entre 12 a 24 h, permitiendo una dosificación una vez al día. Los bloqueadores del receptor H_1 de primera generación se distribuyen en todos los tejidos, incluyendo el SNC. Todos los antihistamínicos H_1 de primera generación y algunos antihistamínicos H_1 de segunda generación, como *desloratadina* y *loratadina,* son metabolizados por el sistema hepático del citocromo P450. *Levocetirizina* es el enantiómero activo de *cetirizina. Cetirizina* y *levocetirizina* se excretan sobre todo sin cambios en la orina y *fexofenadina* se excreta sobre todo sin cambio en las heces. Después de una sola dosis oral, el inicio de acción ocurre en un lapso de 1 a 3 horas. *Azelastina, olopatadina, ketotifeno, alcaftadina,* y *bepotasina* están disponibles en formulaciones oftálmicas que permiten una administración tisular más dirigida. *Azelastina* y *olopatadina* también tienen formulaciones intranasales.

D. Efectos adversos

Los bloqueadores del receptor H_1 de primera generación tienen una baja especificidad, interactuando no solo con los receptores de histamina, sino también con los receptores colinérgicos muscarínicos, receptores α-adrenérgicos y receptores de serotonina (fig. 39-6). El grado de interacción de estos receptores y, como resultado, la naturaleza de los efectos secun-

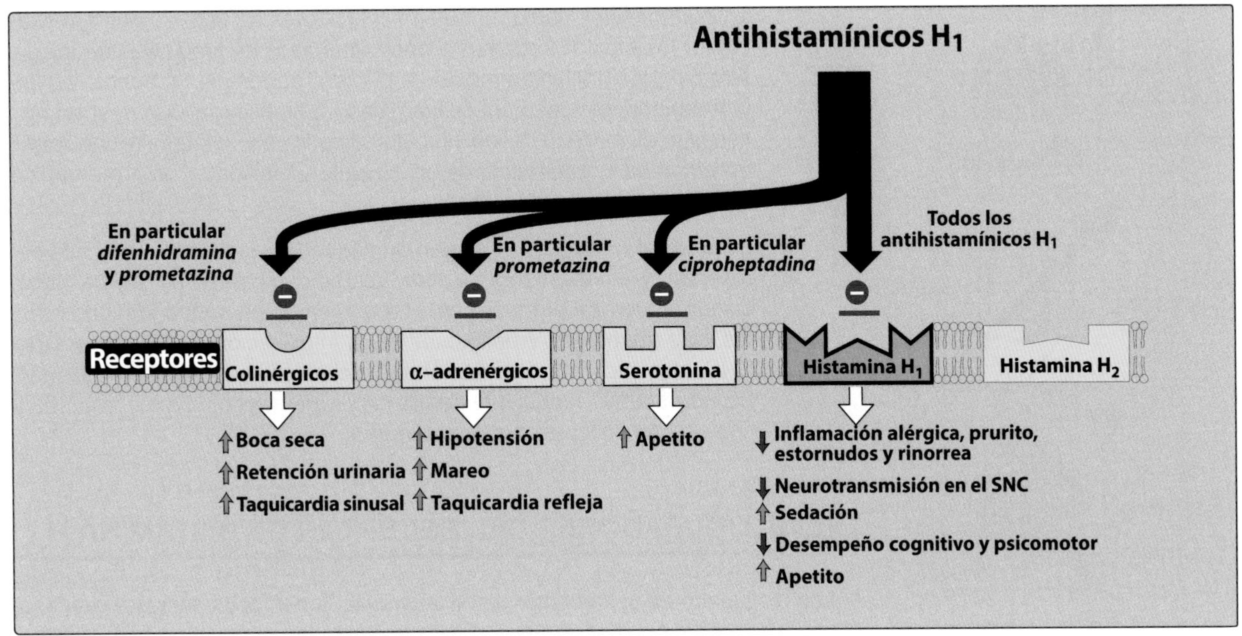

Figura 39-6
Efectos de los antihistamínicos H_1 en los receptores de unión a histamina, adrenérgicos, colinérgicos y serotoninérgicos. SNC = sistema nervioso central.

darios, varían con la estructura del fármaco. Algunos efectos secundarios pueden ser indeseables y otros pueden tener un valor terapéutico. Asimismo, la incidencia y gravedad de reacciones adversas para un fármaco determinado varía de manera individual.

1. **Sedación:** los antihistamínicos H_1 de primera generación, como *clorfeniramina, difenhidramina, hidroxizina* y *prometazina* se unen a los receptores H_1 y bloquean el efecto neurotransmisor de histamina sobre el SNC. La reacción adversa observada con mayor frecuencia es la sedación (fig.39-7); sin embargo, *difenhidramina* puede causar hiperactividad paradójica en niños pequeños. Otras acciones centrales incluyen fatiga, mareo, falta de coordinación y temblores. Los pacientes de edad avanzada son más sensibles a estos efectos. La sedación es menos frecuente con los fármacos de segunda generación, debido a que no entran al SNC con facilidad. Los antihistamínicos H_1 de segunda generación son específicos para los receptores H_1 periféricos.

2. **Otros efectos:** los antihistamínicos de primera generación ejercen efectos anticolinérgicos, causando sequedad en la cavidad nasal y la cavidad oral. También pueden causar visión borrosa y retención de orina. La reacción adversa más frecuente relacionada con antihistamínicos de segunda generación es cefalea. Las formulaciones tópicas de *difenhidramina* pueden causar reacciones de hipersensibilidad local como dermatitis por contacto.

3. **Interacciones farmacológicas:** la interacción de los bloqueadores del receptor H_1 con otros fármacos puede causar consecuencias graves como potenciación de los efectos de otros depresores del SNC, lo que incluye alcohol. Los pacientes que toman inhibidores de la monoaminooxidasa (MAO), por ejemplo, *fenelzina,* no deben tomar

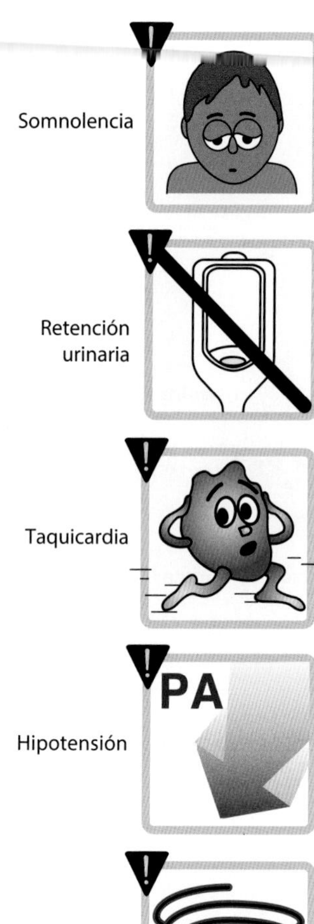

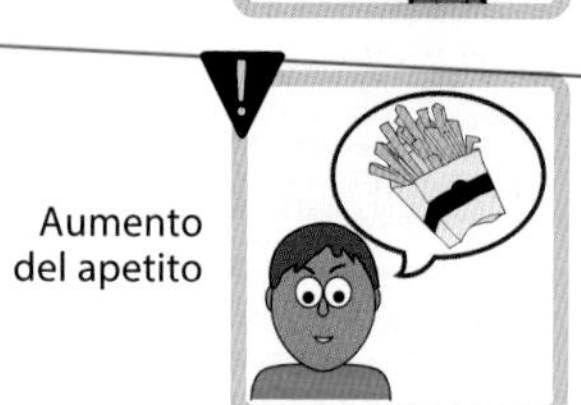

Figura 39-7
Algunos efectos adversos observados con antihistamínicos. PA = presión arterial.

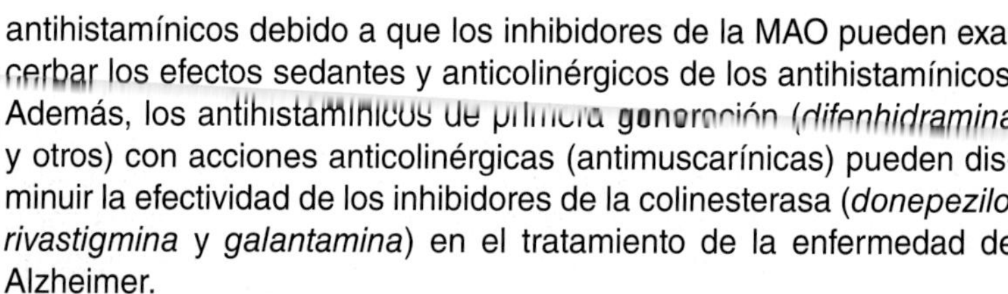

antihistamínicos debido a que los inhibidores de la MAO pueden exacerbar los efectos sedantes y anticolinérgicos de los antihistamínicos. Además, los antihistamínicos de primera generación (*difenhidramina* y otros) con acciones anticolinérgicas (antimuscarínicas) pueden disminuir la efectividad de los inhibidores de la colinesterasa (*donepezilo, rivastigmina* y *galantamina*) en el tratamiento de la enfermedad de Alzheimer.

4. **Sobredosis:** aunque el margen de seguridad de los bloqueadores del receptor H_1 es relativamente alto y la toxicidad crónica es rara, la intoxicación aguda se produce, en especial en niños pequeños. Los efectos más frecuentes y peligrosos de la intoxicación aguda son los del SNC, que incluyen alucinaciones, excitación, ataxia y convulsiones. De no tratarse, el paciente puede experimentar coma más profundo y colapso del sistema cardiorrespiratorio.

IV. BLOQUEADORES DEL RECEPTOR DE HISTAMINA H_2

Los bloqueadores del receptor de histamina H_2 tienen poca afinidad, si acaso, por los receptores H_1. Aunque los antagonistas del receptor de histamina H_2 (antagonistas H_2 o bloqueadores del receptor H_2) bloquean las acciones de la histamina en todos los receptores H_2, su principal uso clínico es como inhibidores de la secreción del ácido gástrico en el tratamiento de las úlceras y la pirosis. Los bloqueadores del receptor H_2 *cimetidina, famotidina* y *nizatidina* se analizan en el capítulo 42.

V. SEROTONINA

La serotonina es un neurotransmisor dentro del sistema nervioso entérico y el SNC. Desempeña un papel en la vasoconstricción, inhibición de la secreción gástrica y estimulación de la contracción de músculo liso. Dentro del tracto GI, puede servir como una hormona local para influir sobre la motilidad y secreción GI. Dentro del cerebro, las neuronas serotoninérgicas afectan el estado de ánimo, el apetito, la regulación de la temperatura y el sueño. Si bien la serotonina no tiene aplicación clínica directa, los agentes que activan sus subtipos de receptores o antagonizan sus acciones tienen utilidad clínica en el manejo de varios trastornos, como depresión y cefalea por migraña.

A. Ubicación, síntesis y liberación de serotonina

1. **Ubicación:** la serotonina está presente en gran medida dentro de las células enterocromafines en el tracto GI. También se encuentra en gránulos de almacenamiento en las plaquetas y en los núcleos del rafé del tronco encefálico.
2. **Síntesis:** la serotonina (también conocida como 5-hidroxitriptamina, 5-HT) se sintetiza a partir del aminoácido L-triptófano. El L-triptófano pasa por hidroxilación del anillo de indol para formar L-5-hidroxitroptófano, seguida por descarboxilación para formar 5-hidroxitriptamina.
3. **Liberación de serotonina:** después de la síntesis, serotonina se almacena en vesículas y se libera mediante exocitosis de la vesícula en respuesta a un potencial de acción. La actividad de la serotonina finaliza con la captación en la neurona y plaquetas. El metabolismo ocurre sobre todo a través de monoaminooxidasa.

B. Mecanismo de acción

Hay siete familias de receptores 5-HT, designadas por suscritos numéricos. La mayoría de estos son receptores acoplados a proteína G, en tanto que el receptor 5-HT_3 es un canal de catión con compuerta de ligando. Los receptores 5-HT_1 y 5-HT_2 tienen varios subtipos denotados por letras (p. ej., 5-HT_{2C}). La serotonina tiene una amplia variedad de efectos que están mediados por diferentes tipos de receptores de serotonina. Por ejemplo, la actividad de serotonina en los receptores 5-HT_{2C} en el SNC puede causar una reducción en el apetito y la estimulación de los receptores de 5-HT_3 en el tracto GI y el centro del vómito puede desencadenar emesis. [Nota: los antagonistas del receptor 5-HT_3 son altamente efectivos para el manejo de la náusea y el vómito inducidos por quimioterapia o posoperatorios; véase cap. 42].

C. Usos terapéuticos

Los agonistas selectivos de serotonina tienen una variedad de indicaciones clínicas, dependiendo de la especificidad del receptor. La serotonina tiene una función en la fisiopatología de la depresión clínica y agentes como los inhibidores selectivos de la recaptación de serotonina (ISRS) y los inhibidores de la recaptación de serotonina y norepinefrina (IRSN) son tratamientos efectivos para este trastorno (véase cap. 17). El uso clínico de los agonistas de serotonina en el manejo de la migraña se describe con detalle más adelante.

VI. FÁRMACOS USADOS PARA TRATAR LOS TRASTORNOS POR CEFALEAS

Los tipos más frecuentes de cefaleas son migrañas, tensionales e histamínicas. Las migrañas por lo general pueden distinguirse de las cefaleas histamínicas y las tensionales por las características que se muestran en la figura 39-8. Los

	MIGRAÑA	HISTAMÍNICA	TENSIONAL
Antecedentes familiares	Sí	No	Sí
Género	Mujeres más a menudo que hombres	Hombres más a menudo que mujeres	Mujeres más a menudo que hombres
Inicio	Variable	Durante el sueño	Bajo estrés
Ubicación	Por lo general unilateral	Detrás o alrededor del ojo	Bilateral en banda alrededor de la cabeza
Carácter e intensidad	Pulsante, palpitante	Insoportable, punzante, constante	Monótono, persistente, opresivo
Duración	2 a 72 horas por episodio	15 a 90 minutos por episodio	30 minutos a 7 días por episodio
Síntomas relacionados	Auras visuales, sensibilidad a la luz y al sonido, aspecto facial pálido, náusea y vómito	Sudoración unilateral o bilateral, rubor facial, congestión nasal, lagrimeo, cambios pupilares	Tolerancia leve a la luz y al ruido, anorexia

Figura 39-8
Características de las cefaleas tipo migraña, histamínica y tensional.

TRIPTANOS

Almotriptán SOLO GENÉRICO
Eletriptán RELPAX
Frovatriptán FROVA
Naratriptán AMERGE
Rizatriptán MAXALT, MAXALT-MLT
Sumatriptán IMITREX, ONZETRA, ZEMBRACE
Zolmitriptán ZOMIG

ERGOTAMINAS

Dihidroergotamina DHE 45, MIGRANAL
Tartrato de ergotamina ERGOMAR

DITANS

Lasmiditan REYVOW

ANTAGONISTAS DE LOS RECEPTORES DE LA CGRP

Rimegepant NURTEC
Ubrogepant UBRELVY

AINE

Aspirina BAYER, BUFFERIN, ECOTRIN
Ibuprofeno ADVIL, MOTRIN
Indometacina INDOCIN
Ketorolaco SOLO GENÉRICO
Naproxeno ALEVE, ANAPROX, NAPROSYN

AGENTES PROFILÁCTICOS

Anticonvulsivantes
Antidepresivos
Bloqueadores-β
Bloqueadores de los canales de calcio
Antagonistas de CGRP
OnabotulinumtoxinA BOTOX

Figura 39-9
Resumen de los fármacos usados para tratar las cefaleas por migraña. CGRP = péptido relacionado con el gen de la calcitonina.

pacientes con cefaleas por migraña intensas informan 1 a 5 crisis por mes de dolor moderado a intenso, el cual suele ser unilateral. Los trastornos por cefalea afectan de forma significativa la calidad de vida y resultan en importantes costos de atención a la salud. El manejo de las cefaleas implica evitar disparadores de las mismas (p. ej., alcohol, chocolate y estrés) y el uso de tratamientos abortivos para las cefaleas agudas, así como tratamiento profiláctico en pacientes con migrañas intensas o frecuentes (fig. 39-9).

Aplicación clínica 39-2. Tipos de migraña

Existen dos tipos principales de cefaleas por migraña. El primero es la migraña sin aura, que es una cefalea intensa, unilateral y pulsante que suele durar de 2 a 72 horas. Estas cefaleas a menudo se ven agravadas por la actividad física y se acompañan de náusea, vómito, fotofobia (hipersensibilidad a la luz) y fonofobia (hipersensibilidad al sonido). La mayoría de los pacientes con migraña no experimenta aura. En el segundo tipo, la migraña con aura, la cefalea va precedida por síntomas neurológicos conocidos como auras, que pueden ser visuales, sensoriales y causar alteraciones motoras. Comúnmente, esos síntomas prodrómicos son visuales (destellos, líneas en zigzag y centelleo) y ocurren alrededor de 20 a 40 min antes de que empiece el dolor de la cefalea. En 15% de los pacientes con migraña cuya cefalea va precedida por un aura, dicha aura en sí misma permite el diagnóstico. La cefalea en las migrañas con o sin aura es similar. Las mujeres tienen tres veces más probabilidades que los hombres de experimentar cualquiera de estos tipos de migrañas.

A. Base biológica de las cefaleas por migrañas

La primera manifestación de la migraña con aura es una depresión de la actividad neuronal que se extiende y se acompaña de una reducción del flujo sanguíneo en la parte más posterior del hemisferio cerebral. Esta hipoperfusión se extiende de forma gradual sobre la superficie de la corteza a otras áreas contiguas del cerebro. La alteración vascular se acompaña de cambios funcionales. La hipoperfusión persiste a lo largo del aura y ya entrada la fase de cefalea. Los pacientes que tienen migraña sin aura no exhiben hipoperfusión. Sin embargo, el dolor de ambos tipos de migraña puede deberse a vasodilatación arterial extracraneal e intracraneal, lo que conduce a liberación de las moléculas neuroactivas, como sustancia P, neurocinina A y péptido relacionado con el gen de calcitonina (CGRP).

B. Tratamiento sintomático de la migraña aguda

Los tratamientos agudos pueden clasificarse como específicos o inespecíficos (sintomático) de migrañas. Los tratamientos inespecíficos incluyen analgésicos como antiinflamatorios no esteroides (AINE; véase cap. 40) y antieméticos (p. ej., *proclorperazina*) para controlar el vómito. El tratamiento específico de la migraña incluye agonistas de la serotonina (p. ej., triptanos alcaloides de la ergotamina y ditanos), así como agonistas de los receptores CGRP.

1. **Triptanos:** esta clase de fármacos incluye *almotriptano, eletriptano, frovatriptano, naratriptano, rizatriptano, sumatriptano* y *zolmitriptano. Su-*

matriptano fue el primer triptano disponible y es el prototipo de esta clase. Estos agentes abortan de forma rápida y efectiva o reducen de forma marcada la gravedad de las cefaleas por migraña en alrededor de 70% de los pacientes y son agentes de primera línea en el tratamiento de la migraña aguda. Los triptanos son 5-$HT_{1B/1D}$ receptores agonistas, actuando en un subgrupo de receptores de la serotonina encontrados en nervios periféricos pequeños que inervan la vasculatura intracraneal. Se ha propuesto que la activación de los receptores 5-HT_1 por estos agentes causa vasoconstricción o a la inhibición de la liberación de neuropéptidos proinflamatorios del sistema nervioso del trigémino. *Sumatriptán* se administra por vía subcutánea, intranasal u oral (*sumatriptán* también está disponible en un producto de combinación con *naproxeno*). *Zolmitriptano* está disponible por vía oral y con aerosol nasal. Todos los demás agentes se toman por vía oral. El inicio del fármaco parenteral *sumatriptán* es de alrededor de 20 min, en comparación con 1 o 2 h cuando el fármaco se administra por vía oral. El fármaco tiene una duración de acción breve, con una vida media de eliminación de 2 horas. La cefalea suele recurrir en un lapso de 24 a 48 h después de una sola dosis del fármaco, pero en la mayoría de los pacientes, una segunda dosis es efectiva para abortar la cefalea. *Frovatriptano* es el triptano de acción más prolongada, con una vida media de más de 24 horas. La respuesta individual al triptano varía y la adición de más de un triptano puede ser necesario antes que el tratamiento tenga éxito. Se ha informado elevación de la presión arterial y otros eventos cardiacos con el uso de triptano. Por lo tanto, los triptanos no deben administrarse a pacientes con factores de riesgo para arteriopatía coronaria sin realizar una evaluación cardiaca antes de su administración. Otros eventos adversos con el uso de triptanos incluyen sensaciones de dolor y presión en el tórax, cuello, garganta y mandíbula. También se han observado mareo y malestar con el uso de triptanos.

2. **Alcaloides de la ergotamina:** *ergotamina* y *dihidroergotamina,* un derivado semisintético de *ergotamina,* son alcaloides de la *ergotamina* aprobados para el tratamiento de las cefaleas por migraña. La acción de los alcaloides de la *ergotamina* es compleja, con la capacidad de unirse a los receptores de 5-HT_1, receptores α y receptores de dopamina. Los receptores 5-HT_1, ubicados en los vasos sanguíneos intracraneales son blancos que causan vasoconstricción con el uso de estos agentes. *Ergotamina* está disponible en la actualidad por vía sublingual y es más efectiva cuando se usa en las etapas tempranas de la migraña. También está disponible como una tableta oral o supositorio que contiene *ergotamina* y *cafeína. Ergotamina* se usa con límites estrictos de las dosis diarias y semanales. *Dihidroergotamina* se administra por vía intravenosa o intranasal y tiene una eficacia similar a la de *sumatriptán.* El uso de *dihidroergotamina* se limita a los casos de migraña intensa. La náusea es un efecto adverso frecuente. *Ergotamina* y *dihidroergotamina* están contraindicados en pacientes con angina y enfermedad vascular periférica debido a que son vasoconstrictores significativos. Los alcaloides del cornezuelo no deben utilizarse en las 24 h siguientes a los triptanos debido al riesgo de isquemia coronaria. Además, se ha asociado una isquemia periférica potencialmente mortal con la coadministración de estos agentes con potentes inhibidores del CYP3A4.

3. **Ditanos:** *lasmiditan* es un agonista selectivo de la 5-HT_{1F} de la clase de fármacos ditanos. Se desconoce el mecanismo de acción, pero se cree que reduce la activación de las vías del dolor del sistema nervioso trigeminal. A diferencia de los triptanos y los alcaloides del cornezuelo, este agente no provoca vasoconstricción. *Lasmiditan* es un agente oral indicado para el tratamiento agudo de la migraña en pacientes que tienen contraindicaciones o intolerancia a los triptanos. El fármaco tiene un potencial de abuso y está clasificado como una sustancia controlada. Puede causar un deterioro significativo de la conducción, por lo que se debe aconsejar a los pacientes que no realicen actividades peligrosas cuando tomen este fármaco.

4. **Antagonistas del receptor CGRP:** los antagonistas del receptor del péptido relacionado con la calcitonina (también conocidos como *gepants*) incluyen *rimegepant* y *ubrogepant*. Se cree que el CGRP desempeña un papel en la fisiopatología de la migraña, y los niveles de este neuropéptido son elevados en la migraña aguda. *Rimegepant* y *ubrogepant* están indicados en el tratamiento de la migraña aguda en pacientes con contraindicaciones o intolerancia a los triptanos. Estos agentes se administran por vía oral. [Nota: *Rimegepant* y *atogepant*, otro antagonista oral del CGRP, pueden utilizarse para la prevención de las migrañas]. Los efectos adversos más comunes son náusea y somnolencia, aunque la incidencia es baja. La administración concomitante de *ubrogepant* con inhibidores fuertes del CYP3A4 está contraindicada.

C. Profilaxis para cefaleas por migraña

El tratamiento para prevenir la migraña está indicado si las crisis ocurren 2 o 3 veces al mes y si las cefaleas son intensas o complicadas por signos neurológicos graves. Los bloqueadores-β (*propranolol*, *metoprolol*) son los fármacos de elección para la profilaxis de la migraña; sin embargo, los bloqueadores de los canales de calcio (*verapamilo*), los anticonvulsivos (*topiramato* y *divalproex*), los antidepresivos (*amitriptilina, venlafaxina*) y *puede utilizarse la onabotulinumtoxina A.* Además, los antagonistas orales del CGRP *rimegepant* y *atogepant* y los anticuerpos monoclonales inyectables que son antagonistas del CGRP (p. ej., *erenumab, galcanezumab, fremanezumab* y *eptinezumab)* también han demostrado efectividad en la prevención de las migrañas (fig. 39-10).

D. Fármacos para las cefaleas tensionales e histamínicas

Los analgésicos (AINE, *paracetamol, aspirina*) se usan para el alivio de los síntomas de las cefaleas tensionales, con AINE como terapia preferida. Los triptanos, junto con la inhalación de oxígeno al 100%, se usan como estrategias abortivas de primera línea para la cefalea histamínica.

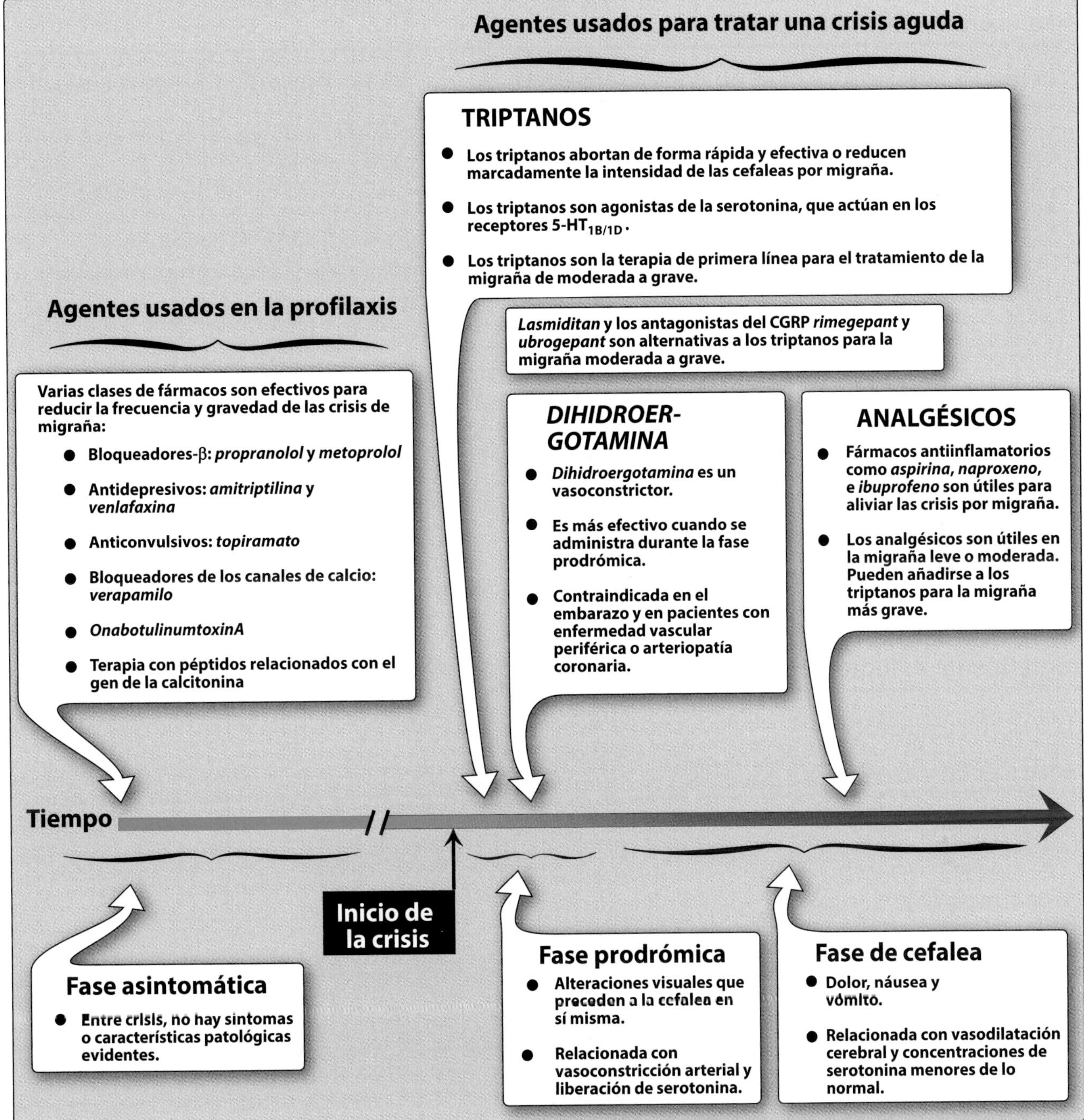

Figura 39-10
Fármacos usados en el tratamiento y profilaxis de las cefaleas por migraña. CGRP = péptido relacionado con el gen de la calcitonina.

Resumen del capítulo

- La histamina interviene en una amplia gama de respuestas celulares, como las reacciones alérgicas e inflamatorias, la secreción de ácido gástrico y la neurotransmisión en partes del cerebro.
- Los antihistamínicos se refieren principalmente a los clásicos bloqueadores de los receptores H_1, que son útiles para prevenir y tratar los síntomas comunes relacionados con las alergias, como rinorrea, estornudos y urticaria.
- Los antihistamínicos de primera generación, como *clorfeniramina*, *difenhidramina* e *hidroxizina*, pueden provocar efectos adversos como sedación, mareos, visión borrosa y retención urinaria. Los agentes de segunda generación, como *fexofenadina*, *loratadina* y *cetirizina*, tienen menos probabilidades de provocar sedación, pero pueden causar dolor de cabeza.
- La serotonina es un neurotransmisor que interviene en la vasoconstricción, la inhibición de la secreción gástrica y la estimulación de la contracción del músculo liso.
- Los agonistas de la serotonina (triptanos, alcaloides del cornezuelo y ditanos) son eficaces como agentes abortivos en el tratamiento agudo de la cefalea migrañosa.
- Los triptanos son la terapia de primera línea para la migraña de moderada a grave. Estos agentes pueden causar una elevación de la presión arterial y no deben administrarse a pacientes con factores de riesgo de enfermedad arterial coronaria sin una evaluación cardiaca adecuada.
- *Ergotamina* y *dihidroergotamina* son vasoconstrictores significativos, y están contraindicados en pacientes con angina y enfermedad vascular periférica.
- Los antagonistas del CGRP *rimegepant* y *ubrogepant* pueden utilizarse en el tratamiento agudo de la migraña en pacientes que tienen contraindicaciones o intolerancia a los triptanos.

Preguntas de estudio

Elija la MEJOR respuesta.

39.1 ¿Qué antagonista del receptor de histamina se sabe que entra al sistema nervioso central sin problemas y causa sedación?

A. Hidroxizina
B. Cetirizina
C. Desloratadina
D. Loratadina

Respuesta correcta = A. Las opciones B, C y D son todas antihistamínicos de segunda generación que cruzan la barrera hematoencefálica a un grado mucho menor que hidroxizina. El único fármaco que cruza la barrera hematoencefálica con facilidad es hidroxizina.

39.2 ¿Cuál de los siguientes fármacos es un antagonista del receptor H_1 que también tiene antagonismo del receptor de serotonina sobre el centro del apetito con la capacidad de estimular el apetito?

A. Hidroxizina
B. Loratadina
C. Difenhidramina
D. Ciproheptadina

Respuesta correcta = D. Ciproheptadina tiene antagonismo significativo para serotonina y se sabe que aumenta el apetito.

39.3 Un hombre de 43 años se presenta a su médico por alergia estacional. Es operador de maquinaria pesada ¿Qué medicamento es más apropiado para el manejo de sus síntomas de alergia?

A. Difenhidramina
B. Doxilamina
C. Hidroxizina
D. Fexofenadina

Respuesta correcta = D. Antihistamínicos H_1 de primera generación debe evitarse en el tratamiento de personas que deben permanecer alertas, como los que manejan maquinaria pesada. Por ejemplo, debido a sus efectos adversos, no está aprobado su uso por pilotos. Debido a su menor potencial de inducir somnolencia, fexofenadina puede recomendarse para individuos en el que estar alerta vigilia es fundamental.

39.4 ¿Cuál de los siguientes antihistamínicos tiene también efectos estabilizadores de los mastocitos y se utiliza en el tratamiento de la conjuntivitis alérgica?

A. Clorfeniramina
B. Desloratadina
C. Dimenhidrinato
D. Ketotifeno

Respuesta correcta = D. Ketotifeno es un antihistamínico con propiedades estabilizadoras de los mastocitos. Está disponible en una formulación oftálmica que permite la administración dirigida del fármaco en el tratamiento de la conjuntivitis alérgica estacional o perenne. No se sabe que los otros agentes tengan propiedades estabilizadoras de los mastocitos. Clorfeniramina y desloratadina se utilizan en el tratamiento de la rinitis alérgica. Dimenhidrinato (una combinación de difenhidramina y un derivado clorado de la teofilina) se utiliza para la prevención del mareo.

39.5 Un hombre de 55 años ha planeado unas vacaciones que incluirán un crucero. Le gustaría tomar algo para prevenir el mareo durante el crucero. ¿Cuál de los siguientes bloqueadores de los receptores H_1 es más apropiado para este paciente?

A. Fexofenadina
B. Loratadina
C. Meclizina
D. Cetirizina

Respuesta correcta = C. De los agentes enumerados, meclizina es el más eficaz para prevenir el mareo. Otras opciones podrían ser dimenhidrinato o difenhidramina. Fexofenadina, loratadina y cetirizina se utilizan en el tratamiento de la rinitis alérgica.

39.6 ¿Cuál de los siguientes fármacos para la migraña se corresponde con el mecanismo de acción adecuado?

A. Agonista del receptor dihidroergotamina-5-HT_{1F}
B. Agonista del receptor Lasmiditan-5-$HT_{1B/1D}$
C. Rizatriptán-antagonista del receptor 5-$HT_{1B/1D}$
D. Ubrogepant-antagonista del receptor CGRP

Respuesta correcta = D. Ubrogepant es un antagonista del CGRP. *Lasmiditan* (no *dihidroergotamina*) es un agonista específico del receptor 5-HT_{1F}. Los triptanos como *rizatriptán* son agonistas de los receptores 5-$HT_{1B/1D}$ (no antagonistas).

39.7 A una mujer de 32 años se le acaba de diagnosticar migraña. No consigue aliviar sus dolores de cabeza con ibuprofeno. ¿Cuál de los siguientes es el tratamiento más adecuado para esta paciente?

A. Ergotamina
B. Lasmiditan
C. Rimegepant
D. Sumatriptán

Respuesta correcta = D. Los triptanos, como sumatriptán, son el tratamiento de primera línea para las migrañas moderadas o graves. Ergotamina se utiliza con menos frecuencia debido a los efectos adversos indeseables (náusea y vasoconstricción). Lasmiditan y rimegepant son alternativas para los pacientes que no toleran o no responden a los triptanos.

39.8 Una mujer de 35 años está presentando varias migrañas graves por mes. Las migrañas suelen aliviarse con una o dos dosis de algún fármaco de tipo triptano. ¿Cuál de los siguientes agentes es el más apropiado como profilaxis para reducir la frecuencia de sus migrañas?

A. Dihidroergotamina
B. Ibuprofeno
C. Propranolol
D. Sumatriptán

Respuesta correcta = C. Los bloqueadores-β- como propranolol se usan como profilaxis para reducir la frecuencia de las migrañas. Todos los otros medicamentos se usan para tratar una cefalea aguda por migraña.

39.9 Una mujer de 43 años tiene un historial médico de insuficiencia cardiaca, diabetes e hipertensión no controlada, junto con un amplio historial de migrañas. Sus migrañas están afectando a su capacidad para realizar su trabajo como conductora de camiones. ¿Cuál de los siguientes medicamentos es el más apropiado para el manejo de la migraña aguda en esta paciente?

A. Naratriptán
B. Ubrogepant
C. Lasmiditan
D. Ergotamina

Respuesta correcta = B. Dado que esta paciente tiene un amplio historial cardiovascular, incluyendo hipertensión no controlada, las opciones A y D no son aceptables, ya que pueden empeorar su estado. Lasmiditan es una opción potencial; sin embargo, la sedación asociada con este agente no es apropiada debido a su trabajo como camionero. Ubrogepant no provoca vasoconstricción como los triptanos o los alcaloides del cornezuelo, por lo que puede utilizarse en pacientes con enfermedades cardiovasculares y no provoca sedación.

39.10 Una paciente con una migraña grave toma una dosis de sumatriptán y experimenta un alivio parcial de su dolor de cabeza. Seis horas más tarde el dolor de cabeza comienza a reaparecer. ¿Cuál de los siguientes pasos está contraindicado para esta paciente?

A. Administrar dihidroergotamina
B. Administrar naproxeno
C. Administrar propranolol
D. Repetir la dosis de sumatriptán

Respuesta correcta = A. Los alcaloides del cornezuelo no deben administrarse en las 24 h siguientes a los triptanos, como el sumatriptán, debido al riesgo de isquemia coronaria. Naproxeno es un AINE y suele utilizarse junto con los triptanos para ayudar a controlar los síntomas de la migraña. Propranolol es un agente preventivo para la migraña. Es probable que su administración no ayude con la migraña aguda, pero no está contraindicado. Las migrañas suelen reaparecer tras una única dosis de triptán, pero en la mayoría de los pacientes, una segunda dosis es eficaz para abortar el dolor de cabeza.

Agentes antiinflamatorios, antipiréticos y analgésicos

40

Eric Dietrich y Daniel Rubin

I. GENERALIDADES

La inflamación es una respuesta protectora normal a una lesión tisular causada por un traumatismo físico, químicos nocivos o agentes microbiológicos. La inflamación es el esfuerzo del cuerpo por inactivar o destruir microorganismos invasores, retirar irritantes y preparar el escenario para la reparación de los tejidos. Cuando la cicatrización se ha completado, el proceso inflamatorio suele ceder. Sin embargo, la activación inapropiada del sistema inmunológico puede resultar en inflamación y enfermedades de mediación inmunológica, como artritis reumatoide (AR). En condiciones normales, el sistema inmunológico puede diferenciar entre lo propio y lo ajeno. En la AR, los linfocitos consideran la sinovia como ajeno e inician un ataque inflamatorio. La activación linfocítica causa la estimulación de los linfocitos T, que reclutan y activan monocitos y macrófagos. Estas células secretan citocinas proinflamatorias, incluyendo factor de necrosis tumoral (FNT alfa) e interleucina (IL-1), en la cavidad sinovial, lo que a la larga causa destrucción articular y otras anormalidades sistémicas características de la AR. Además de la activación de los linfocitos T, los linfocitos B también están involucrados y producen factor reumatoide y otros autoanticuerpos para mantener la inflamación. Estas reacciones de defensa causan una lesión progresiva de los tejidos, lo que resulta en daño y erosiones articulares, discapacidad funcional, dolor y reducción de la calidad de vida. La farmacoterapia para la AR incluye agentes antiinflamatorios o inmunosupresores o los dos que modulan/reducen el proceso inflamatorio, con el fin de reducir la inflamación y el dolor y detener o hacer más lenta la progresión de la enfermedad. Los agentes que se analizan en este capítulo (fig. 40-1) incluyen antiinflamatorios no esteroides (AINE), *celecoxib, paracetamol* y fármacos antirreumáticos modificadores de la enfermedad (FAME). Además, se revisan los agentes usados para el tratamiento de la gota.

AINE

Aspirina BAYER, BUFFERIN, ECOTRIN
Celecoxib CELEBREX
Diclofenaco FLECTOR, PENNSAID, VOLTAREN
Diflunisal SOLO GENÉRICO
Etodolac SOLO GENÉRICO
Fenoprofeno NALFON
Flurbiprofeno SOLO GENÉRICO
Ibuprofeno ADVIL, MOTRIN
Indometacina INDOCIN
Ketorolaco ACULAR, ACUVAIL
Ketoprofeno SOLO GENÉRICO
Meclofenamato SOLO GENÉRICO
Ácido mefenámico PONSTIL
Meloxicam MOBIC
Metilsalicilato ACEITE DE MENTA FRESCA
Nabumetona SOLO GENÉRICO
Naproxeno ALEVE, ANAPROX, NAPROSYN
Oxaprozina DAYPRO
Piroxicam FELDENE
Salsalato SOLO GENÉRICO
Sulindac SOLO GENÉRICO
Tolmetina SOLO GENÉRICO

OTROS ANALGÉSICOS

Paracetamol OFIRMEV, TYLENOL

Figura 40-1
Resumen de los fármacos antiinflamatorios. AINE = fármacos antiinflamatorios no esteroides. (*Continúa en la siguiente página*).

II. PROSTAGLANDINAS

Los AINE actúan a través de la inhibición de la síntesis de prostaglandinas. Así, entender los AINE requiere de la comprensión de las acciones y la biosíntesis de las prostaglandinas —derivados de ácidos grasos insaturados que contie-

FÁRMACOS PARA ARTRITIS REUMATOIDE

Abatacept ORENCIA
Adalimumab HUMIRA
Baricitinib OLUMIANT
Certolizumab CIMZIA
Etanercept ENBREL
Golimumab SIMPONI
Hidroxicloroquina PLAQUENIL
Infliximab INFLECTRA, REMICADE, RENFLEXIS
Leflunomida ARAVA
Metotrexato OTREXUP, TREXALL
Rituximab RITUXAN
Sarilumab KEVZARA
Sulfasalazina AZULFIDINA
Tocilizumab ACTEMRA
Tofacitinib XELJANZ
Upadacitinib RINVOQ

FÁRMACOS PARA GOTA

Alopurinol ZYLOPRIM
Colchicina COLCRYS
Febuxostat ULORIC
Pegloticasa KRYSTEXXA
Probenecid SOLO GENÉRICO

Figura 40-1 (Continuación)

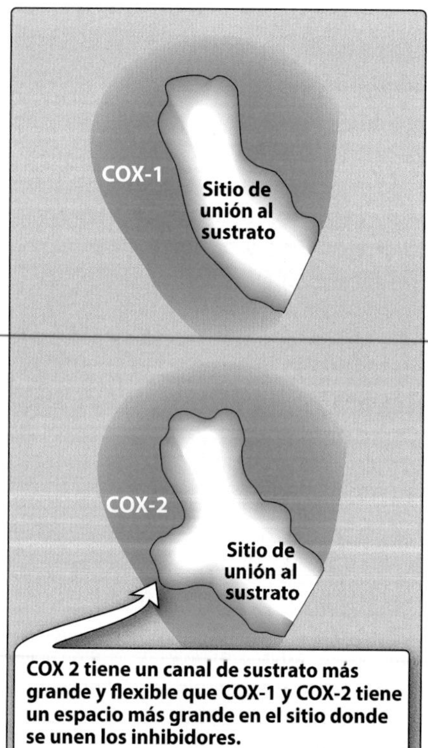

Figura 40-2
Diferencias estructurales en sitios activos de ciclooxigenasa (COX-1) y COX-2.

nen 20 carbonos que incluyen una estructura en anillo cíclica—. [Nota: estos compuestos en ocasiones se conocen como eicosanoides; "eicosa" se refiere a los 20 átomos de carbono].

A. Función de las prostaglandinas como mediadores locales

Las prostaglandinas y sus compuestos relacionados se producen en cantidades diminutas en casi todos los tejidos. Por lo general, actúan a nivel local sobre los tejidos en que se sintetizan y se metabolizan con rapidez a productos inactivos en sus sitios de acción. Por lo tanto, las prostaglandinas no circulan en la sangre en concentraciones significativas. Los tromboxanos y leucotrienos son compuestos relacionados que se sintetizan a partir de los mismos precursores que las prostaglandinas.

B. Síntesis de las prostaglandinas

El ácido araquidónico es el precursor primario de las prostaglandinas y compuestos relacionados y se presenta como un componente de los fosfolípidos de las membranas celulares. Se libera ácido araquidónico libre a partir de los fosfolípidos tisulares mediante la acción de la fosfolipasa A_2 a través de procesos controlados por hormonas y otros estímulos. Hay dos vías principales en la síntesis de eicosanoides a partir del ácido araquidónico, las vías de la ciclooxigenasa y la lipooxigenasa.

1. **Vía de la ciclooxigenasa:** los eicosanoides con estructuras de anillo (es decir, prostaglandinas, tromboxanos y prostaciclinas) se sintetizan a través de la vía de la ciclooxigenasa. Existen dos isoformas relacionadas de las enzimas de ciclooxigenasa. La ciclooxigenasa 1 (COX-1) es responsable de la producción fisiológica de prostanoides, en tanto que la ciclooxigenasa 2 (COX-2) causa la producción elevada de prostanoides que ocurre en sitios de enfermedad crónica e inflamación. COX-1 es una enzima constitutiva que regula los procesos celulares normales, como citoprotección gástrica, homeostasis vascular, agregación plaquetaria y funciones reproductora y renal. COX-2 se expresa de forma constitutiva en tejidos como el cerebro, riñones y hueso. Su expresión en otros sitios aumenta durante estados de inflamación crónica. Las diferencias en la forma del sitio de unión han permitido el desarrollo de inhibidores selectivos de la COX-2 (fig. 40-2). Además, la expresión de COX-2 es inducida por mediadores inflamatorios como FNT-α e IL-1, pero también puede inhibirse a nivel farmacológico por glucocorticoides (fig. 40-3), que puede contribuir a los efectos antiinflamatorios significativos de estos fármacos.
2. **Vía de la lipooxigenasa:** de forma alternativa, varias lipooxigenasas pueden actuar sobre el ácido araquidónico para formar leucotrienos (fig. 40-3). Los fármacos antileucotrienos, como *zileutón, zafirlukast* y *montelukast* son opciones terapéuticas para asma (véase capítulo 41).

C. Acciones de las prostaglandinas

Las acciones de las prostaglandinas están mediadas por su unión a una variedad de distintos receptores acoplados a proteína G en las membranas celulares. Las prostaglandinas y sus metabolitos actúan como señales locales que ajustan con precisión la respuesta de un tipo celular específico. Sus funciones varían dependiendo del tejido y de las enzimas específicas dentro de la vía que estén disponibles en ese sitio en particular. Por ejemplo, la liberación de tromboxano A_2 (TXA_2) de plaquetas durante la lesión tisular desencadena el reclutamiento de nuevas plaquetas para agregación y vasoconstricción local. Sin embargo, la prostaciclina

(PGI_2) producida por células endoteliales, tiene efectos opuestos, al inhibir la agregación plaquetaria y producir vasodilatación. El efecto neto sobre las plaquetas y los vasos sanguíneos depende del equilibrio de estos dos prostanoides.

D. Usos terapéuticos de las prostaglandinas

Las prostaglandinas tienen una función importante en la modulación del dolor, la inflamación y la fiebre. Controlan muchas funciones fisiológicas, como la secreción de ácido y la producción de moco en el tracto gastrointestinal (GI), contracciones uterinas y flujo de sangre renal. Las prostaglandinas están entre los mediadores químicos liberados en los procesos alérgicos e inflamatorios. Por lo tanto, se les encuentra un uso en los trastornos que se analizan más adelante (fig. 40-4).

E. Alprostadil

Alprostadil es un análogo de PGE_1 que se produce de forma natural en los tejidos como las vesículas seminales y los tejidos cavernosos, en la placenta y el conducto arterioso del feto. PGE_1 mantiene la permeabilidad del conducto arterioso durante el embarazo. El conducto se cierra poco después del parto para permitir la circulación normal de la sangre entre los pulmones y el corazón. En neonatos con cardiopatías congénitas, la infusión de *alprostadil* mantiene los conductos abiertos, lo que da tiempo hasta que la corrección quirúrgica sea posible. *Alprostadil* también se usa para la disfunción eréctil (véase capítulo 43).

F. Lubiprostona

Lubiprostona es un derivado de PGE_1 indicado para el tratamiento del estreñimiento idiopático crónico, estreñimiento inducido por opioides y síndrome de intestino irritable con estreñimiento. Estimula los canales de cloro en las células luminales del epitelio intestinal, con lo que aumenta la secreción de líquido intestinal (véase cap. 42). La náusea y la diarrea son los efectos adversos más frecuentes de *lubiprostona* (fig. 40-5). La náusea puede disminuir si se toma con alimentos.

G. Misoprostol

Misoprostol, un análogo de PGE_1, se usa para proteger el recubrimiento mucoso del estómago durante el tratamiento crónico con AINE. *Misoprostol* interactúa con los receptores de prostaglandina en las células parietales dentro del estómago, lo que reduce la secreción de ácido gástrico. Asimismo, *misoprostol* tiene un efecto citoprotector GI al estimular la producción de moco y bicarbonato. Esta combinación de efectos disminuye la incidencia de úlcera gástrica inducida por AINE. [Nota: hay un producto de combinación que contiene el AINE *diclofenaco* y *misoprostol*]. *Misoprostol* también se usa fuera de indicación en el ámbito obstétrico para la inducción del parto, debido a que aumenta las contracciones uterinas al interactuar con los receptores de prostaglandina en el útero. *Misoprostol* tiene el potencial de inducir abortos. Por lo tanto, el fármaco está contraindicado durante el embarazo. Su uso se limita por sus efectos adversos frecuentes, que incluyen diarrea y dolor abdominal.

H. Análogos de la prostaglandina E_2

Dinoprostona es un análogo sintético de la PGE_2 que se utiliza como agente de maduración cervical para inducir el parto y también como abortivo. Se administra por vía vaginal en forma de inserto extraíble o como gel aplicado

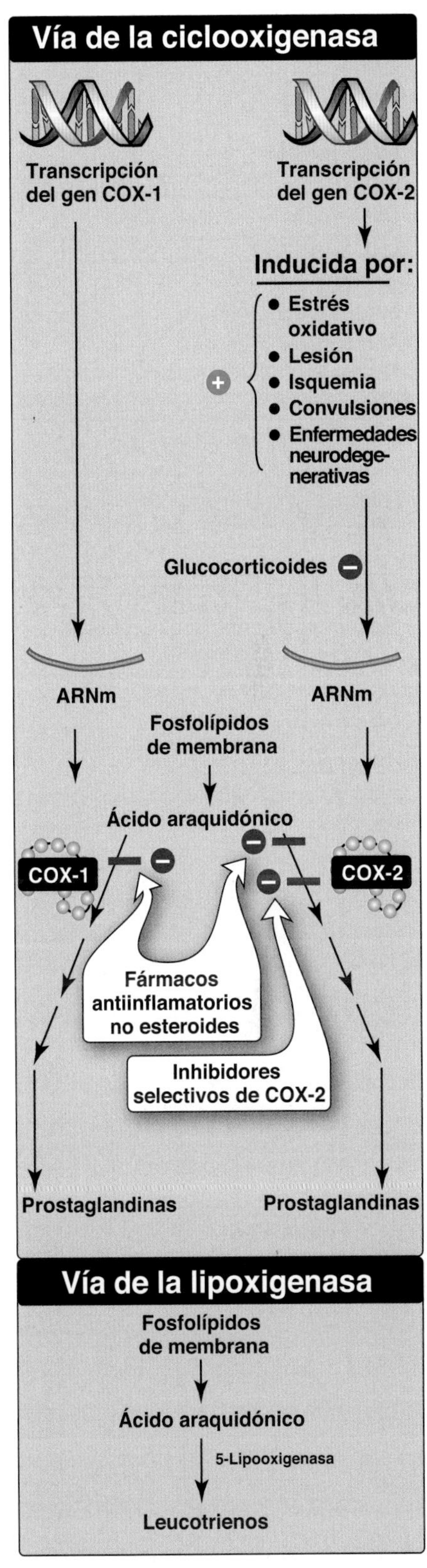

Figura 40-3
Síntesis de prostaglandinas y leucotrienos. COX = ciclooxigenasa.

ANÁLOGOS DE PROSTAGLANDINA E_1
Alprostadil CAVERJECT, EDEX, MUSE, PROSTIN VR
Lubiprostona AMITIZA
Misoprostol CYTOTEC
ANÁLOGOS DE LA PROSTAGLANDINA E_2
Dinoprostona CERVIDIL, PREPIDIL
ANÁLOGOS DE PROSTAGLANDINA $F_{2\alpha}$
Bimatoprost LATISSE, LUMIGAN
Latanoprost XALATAN
Tafluprost ZIOPTAN
Travoprost TRAVATAN Z
ANÁLOGOS DE PROSTACICLINA
Epoprostenol FLOLAN, VELETRI
Iloprost VENTAVIS
Treprostinil ORENITRAM, REMODULIN, TYVASO

Figura 40-4
Resumen de análogos de prostaglandina y prostaciclina.

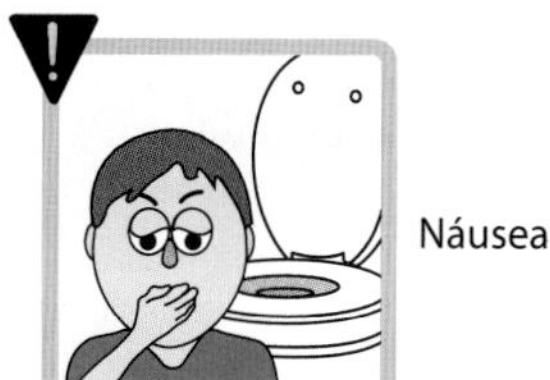

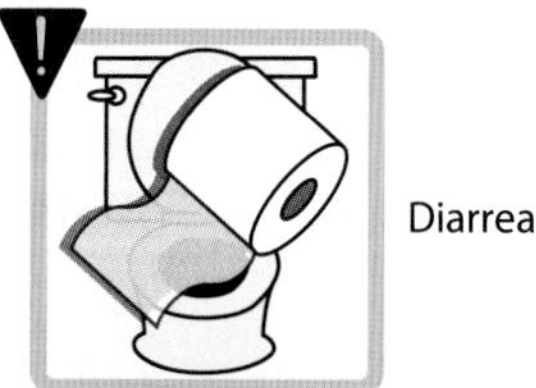

Figura 40-5
Algunas reacciones adversas a *lubiprostona*.

en el canal cervical. La administración de *dinoprostona* relaja el músculo liso cervical e induce contracciones uterinas. Los efectos adversos más comunes son fiebre, escalofríos, náusea, diarrea y dolor de cabeza.

I. Análogos de prostaglandina $F_{2\alpha}$

Bimatoprost, latanoprost, tafluprost y *travoprost* son análogos de $PGF_{2\alpha}$ que están indicados en el tratamiento del glaucoma de ángulo abierto. Al unirse a los receptores de prostaglandina, incrementan el flujo de salida uveoesclerótico, lo que reduce la presión intraocular. Se administran como soluciones oftálmicas una vez al día y son tan efectivos como *timolol* o mejores para reducir la presión intraocular. *Bimatoprost* aumenta la prominencia de las pestañas, su longitud y su oscuridad y está aprobado para el tratamiento de la hipotricosis de las pestañas. Las reacciones oculares incluyen visión borrosa, cambio en el color de iris (aumento de la pigmentación parda), aumento en el número y el pigmento de las pestañas, irritación ocular y sensación de cuerpo extraño.

J. Análogos de prostaciclina (PGI_2)

Epoprostenol, la forma farmacéutica de la prostaciclina que ocurre de forma natural y los análogos sintéticos de prostaciclina (*iloprost* y *treprostinilo*) son potentes vasodilatadores pulmonares que se usan para el tratamiento de la hipertensión arterial pulmonar. Estos fármacos imitan los efectos de prostaciclina en las células endoteliales, produciendo una reducción significativa en la resistencia arterial pulmonar con un aumento subsecuente en el índice cardiaco y el suministro de oxígeno. Estos agentes tienen vidas medias breves. *Epoprostenol* y *treprostinilo* se administran en infusión continua intravenosa, y *treprostinil* se administra por vía oral o mediante inhalación o infusión subcutánea. *Iloprost* inhalado requiere de dosificación frecuente debido a una vida media breve (fig. 40-6). Los efectos adversos más frecuentes son mareo, cefalea, rubor y desmayos (fig. 40-7). También pueden ocurrir broncoespasmo y tos después de la inhalación de *iloprost*.

III. ANTIINFLAMATORIOS NO ESTEROIDES

Los AINE son un grupo de agentes químicamente disimilar que difieren en sus actividades antipiréticas, analgésicas y antiinflamatorias. La clase incluye derivados del ácido salicílico (*aspirina, diflunisal, salsalato*), ácido propiónico (*ibuprofeno, fenoprofeno, flubiprofeno, ketoprofeno, naproxeno, oxaprozina*) ácido acético (*diclofenaco, etodolaco, indometacina, ketorolaco, nabumetona, sulindac, tolmetina*), ácido enólico (*meloxicam, piroxicam*), fenamatos (*ácido mefenámico, meclofenamato*) y el inhibidor selectivo de COX-2 (*celecoxib*). Actúan de forma primaria al inhibir las enzimas de ciclooxigenasa que cataliza el primer paso en la biosíntesis de prostanoides (fig. 40-3). Esto conduce a una disminución en la síntesis de prostaglandinas con efectos tanto benéficos como indeseables. [Nota: las diferencias en seguridad y eficacia de los AINE pueden explicarse por la selectividad relativa por la enzima COX-1 o COX-2. Se cree que la inhibición de la COX-2 conduce a las acciones antiinflamatorias y analgésicas de los AINE, en tanto que la inhibición de COX-1 es responsable para la prevención de eventos cardiovasculares y la mayoría de los eventos adversos].

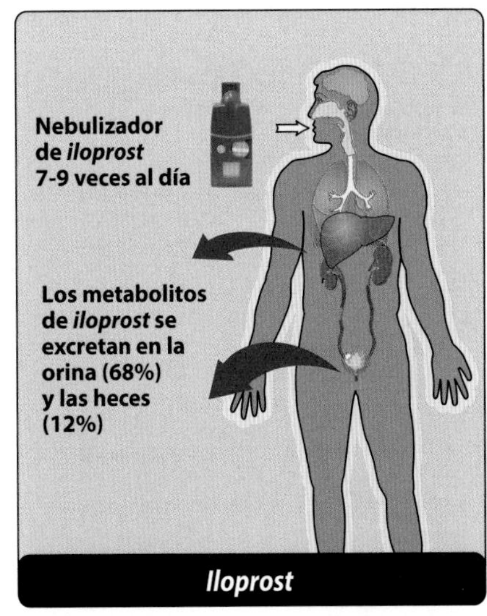

Figura 40-6
Administración y destino de *iloprost*.

A. Aspirina y otros antiinflamatorios no esteroides

Aspirina puede considerarse un AINE tradicional, pero exhibe actividad antiinflamatoria solo a dosis relativamente altas que se usan rara vez. Se usa con mayor frecuencia a menores dosis para prevenir eventos cardiovasculares como ictus e infarto del miocardio. *Aspirina* a menudo se diferencia de otros AINE debido a que es un inhibidor irreversible de la actividad de ciclooxigenasa.

1. **Mecanismo de acción:** *aspirina* es un ácido orgánico débil que se acetila de forma irreversible y, por lo tanto, inactiva la ciclooxigenasa (fig. 40-8). Los otros AINE son inhibidores reversibles de la ciclooxigenasa. Los AINE, incluyendo *aspirina,* tienen tres importantes acciones terapéuticas: reducen la inflamación (antiinflamatoria), el dolor (analgésica) y la fiebre (antipirética; fig. 40-9). Sin embargo, no todos los AINE son igualmente efectivos en cada una de estas acciones.

   a. **Acciones antiinflamatorias:** la inhibición de la ciclooxigenasa disminuye la formación de las prostaglandinas y, por lo tanto, modula aspectos de la inflamación mediados por prostaglandinas. Los AINE inhiben la inflamación en la artritis, pero no detienen la progresión de la enfermedad o inducen su remisión.

   b. **Acción analgésica:** se cree que PGE_2 sensibiliza las terminaciones nerviosas a la acción de bradicinina, histamina y otros mediadores químicos liberados a nivel local por el proceso inflamatorio. Así, al disminuir la síntesis de PGE_2, la sensación de dolor puede disminuirse. Debido a que COX-2 se expresa durante momentos de inflamación y lesión, se cree que la inhibición de esta enzima es responsable de la actividad analgésica de los AINE. Ningún AINE por sí solo ha demostrado una eficacia superior frente a otro y por lo general se considera que tienen una efectividad analgésica equivalente. Los AINE se usan sobre todo para el manejo del dolor leve a moderado que surge de trastornos musculoesqueléticos. Una excepción es *ketorolaco,* que puede usarse para el dolor más intenso, pero solo por poco tiempo.

   c. **Acción antipirética:** la fiebre ocurre cuando un punto de ajuste del centro termorregulador hipotalámico anterior está elevado. Esto puede deberse a la síntesis de PGE_2, que es estimulada cuando los agentes endógenos productores de fiebre (pirógenos), como las citocinas, se liberan a partir de leucocitos que son activados por infección, hipersensibilidad, neoplasia o inflamación. Los AINE reducen la temperatura corporal en pacientes con fiebre al impedir la síntesis y liberación de PGE_2, volviendo a ajustar el "termostato" de vuelta a la normalidad. Esto reduce con rapidez la temperatura corporal de los pacientes febriles al aumentar la disipación del calor a través de vasodilatación periférica y sudoración. Los AINE no tienen efecto alguno sobre la temperatura corporal normal.

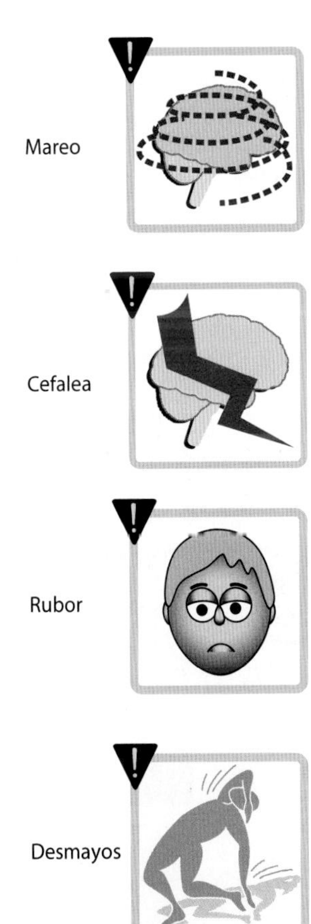

Figure 40-7
Algunas reacciones adversas a *iloprost*.

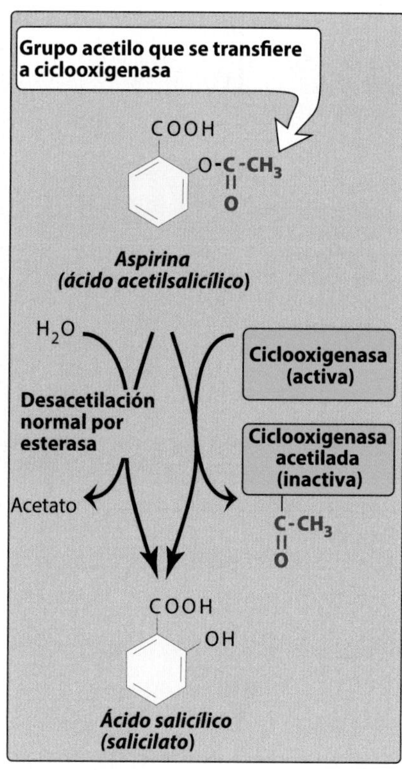

Figura 40-8
Metabolismo de la *aspirina* y acetilación de la ciclooxigenasa por *aspirina*.

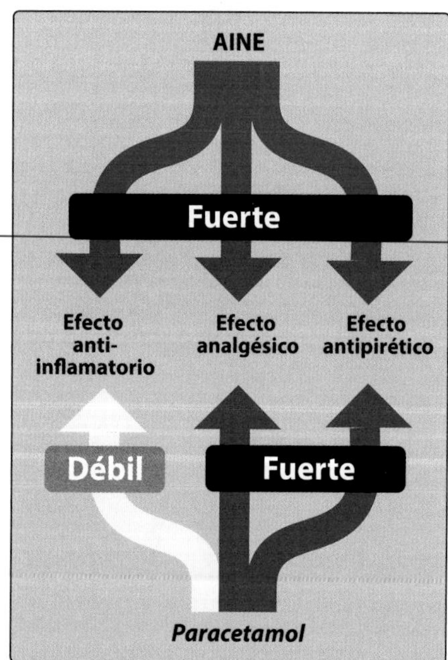

Figura 40-9
Acciones de los fármacos antiinflamatorios no esteroides (AINE) y *paracetamol*.

2. Usos terapéuticos

a. **Usos antiinflamatorios y analgésicos:** los AINE se usan en el tratamiento de osteoartritis, gota, AR y trastornos frecuentes que requieren analgesia (p. ej., cefalea, artralgia, mialgia y dismenorrea). Las combinaciones de opioides y AINE pueden ser efectivas para tratar el dolor causado por las neoplasias. Asimismo, la adición de un AINE puede causar un efecto ahorrador de opioides, lo que permite el uso de menores dosis de opioides. Los salicilatos exhiben actividad analgésica a bajas dosis. Solo a dosis mayores es que estos fármacos muestran actividad antiinflamatoria (fig. 40-10). Por ejemplo, dos tabletas de *aspirina* de 325 mg administrados cuatro veces al día producen analgesia, en tanto que 12 a 20 tabletas por día producen actividad tanto analgésica como antiinflamatoria.

b. **Usos antipiréticos:** *aspirina, ibuprofeno* y *naproxeno* pueden usarse para tratar la fiebre. [Nota: debe evitarse la *aspirina* en pacientes menores de 19 años de edad con infecciones virales, como varicela o influenza, para prevenir síndrome de Reye, un síndrome que puede causar hepatitis fulminante con edema cerebral, que a menudo causa la muerte].

c. **Aplicaciones cardiovasculares:** *aspirina* inhibe de forma irreversible la producción de TXA_2 mediada por COX-1, con lo que reduce la vasoconstricción mediada por TXA_2 y la agregación plaquetaria y el riesgo subsecuente de eventos cardiovasculares (fig. 40-11). El efecto antiplaquetario persiste durante la vida de la plaqueta. Las dosis bajas de aspirina (75 a 162 mg, por lo general 81 mg) se usan de forma profiláctica para reducir el riesgo de eventos cardiovasculares recurrentes, crisis isquémica transitoria, ictus y muerte en pacientes que se someten a ciertos procedimientos de revascularización.

d. **Aplicaciones externas:** el *ácido salicílico* se usa por vía tópica para tratar acné, durezas y callosidades y verrugas. El *salicilato de metilo* ("aceite de menta fresca") se usa por vía externa como contrairritante cutáneo en linimentos, como cremas para artritis y ungüentos para deporte. *Diclofenaco* está disponible en formulaciones tópicas (gel o solución) para el tratamiento de la osteoartritis en las rodillas o las manos. Además, las formulaciones oculares de *ketorolaco* están aprobadas para el manejo de la conjuntivitis alérgica estacional y la inflamación y el dolor relacionados con cirugía ocular.

3. Farmacocinética

a. **Aspirina:** después de su administración oral, *aspirina* se desacetila con rapidez por esterasas en el cuerpo para producir salicilato. Los salicilatos no ionizados se absorben de forma pasiva sobre todo a partir de la parte superior del intestino delgado. Los salicilatos (excepto por *diflunisal*) cruzan tanto la barrera hematoencefálica como la placenta y se absorben a través de la piel intacta (en particular *metilsalicilato*). El salicilato se convierte en el hígado a conjugados hidrosolubles que son depurados sin demora por el riñón, lo que resulta en eliminación de primer orden y una vida media sérica de 3.5 horas. A dosis antiinflamatorias de *aspirina* (más de 4 g/día), la vía metabólica hepática se satura y se observa una cinética de orden cero, lo que causa una vida media de 12 h o más (fig. 40-12). Se secreta salicilato a la orina y puede disminuir la excreción de ácido úrico a dosis bajas. Por lo tanto, debe evitarse la *aspirina* en la gota, de ser posible, o en pacientes que toman *probenecid*.

b. Otros AINE: la mayoría de los AINE se absorben bien después de su administración oral y circulan muy unidos a las proteínas plasmáticas. La mayoría son metabolizados por el hígado, sobre todo a metabolitos inactivos. Pocos (p. ej., *nabumetona* y *sulindac*) tienen metabolitos activos. La excreción del fármaco activo y los metabolitos es sobre todo a través de la orina.

4. Eventos adversos: debido al perfil de eventos adversos, es preferible usar AINE a la concentración efectiva más baja por la menor duración posible.

a. Gastrointestinales: estos son los efectos adversos más frecuentes de los AINE y van de dispepsia a sangrado. En condiciones normales, la producción de prostaciclina (PGI_2) inhibe la secreción de ácido gástrico y PGE_2 y $PGF_{2\alpha}$ estimulan la síntesis de moco protector tanto en el estómago como en el intestino delgado. Los agentes que inhiben COX-1 reducen las concentraciones benéficas de estas prostaglandinas, lo que resulta en un aumento en la secreción de ácido gástrico, disminución de la producción de moco y mayor riesgo de sangrado y ulceración GI. Los agentes con una mayor selectividad relativa para COX-1 pueden tener un mayor riesgo de eventos GI en comparación con aquellos con una menor selectividad para COX-1 (esto es, mayor selectividad para COX-2). Los AINE deben tomarse con alimentos o líquidos para disminuir las alteraciones GI. Si los AINE se usan en pacientes en mayor riesgo de eventos GI, los inhibidores de la bomba de protones o *misoprostol* deben usarse de forma concomitante para prevenir úlceras inducidas por AINE (véase cap. 42).

b. Mayor riesgo de sangrado (efecto antiplaquetario): según se describió antes, *aspirina* inhibe la formación de TXA_2 mediada por COX-1 y reduce la agregación plaquetaria durante la vida de la plaqueta (3 a 7 días). La agregación plaquetaria es el primer paso en la formación de trombo y el efecto antiplaquetario de *aspirina* resulta en un tiempo de sangrado prolongado. Por este motivo, *aspirina* a menudo se suspende por al menos 1 semana antes de una cirugía para reducir el riesgo de hemorragia. Los AINE distintos a *aspirina* no se utilizan por su efecto antiplaquetario, pero pueden prolongar el tiempo de sangrado, en particular cuando se combinan con anticoagulantes. El uso concomitante de AINE y *aspirina* puede evitar que la *aspirina* se una a ciclooxigenasa. Los pacientes que toman *aspirina* para cardioprotección deben evitar el uso concomitante de AINE de ser posible o tomar aspirina al menos 30 min antes del antiinflamatorio no esteroide.

c. Efectos renales: los AINE previenen la síntesis de PGE_2 y PGI_2, las prostaglandinas que son responsables de mantener el flujo sanguíneo renal (fig. 40-13). La menor síntesis de prostaglandinas puede resultar en la retención de sodio y agua y puede causar edema. Los pacientes con antecedentes de insuficiencia cardiaca o enfermedad renal tienen riesgo en particular elevado. Estos

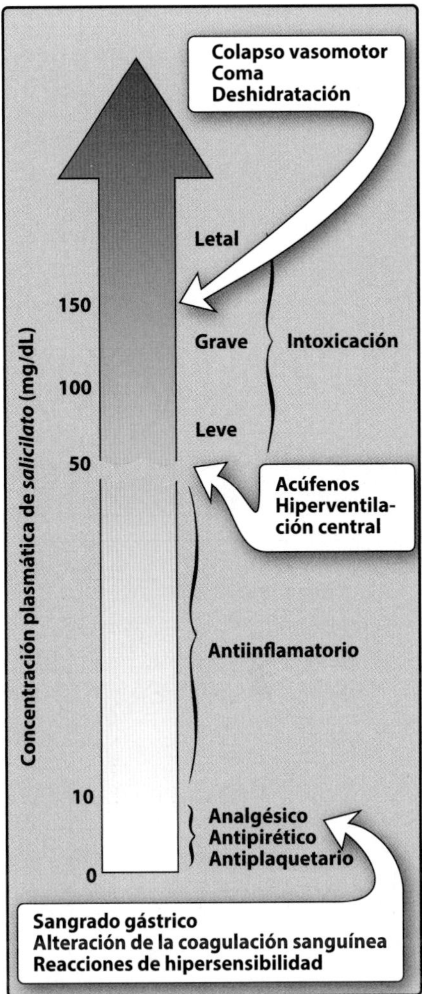

Figura 40-10
Efectos dependientes de la dosis de salicilato.

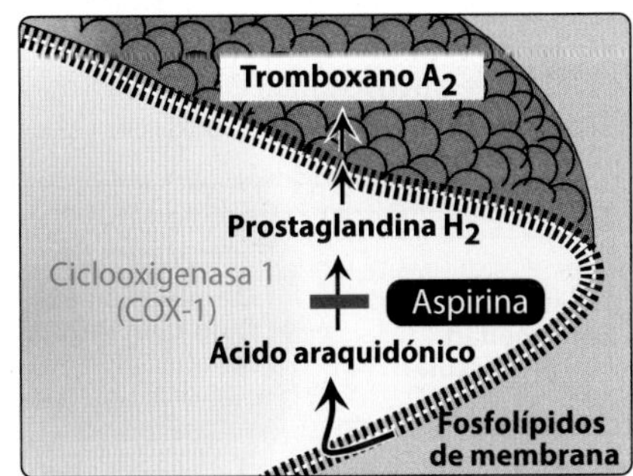

Figura 40-11
La aspirina inhibe de forma irreversible la ciclooxigenasa 1 plaquetaria.

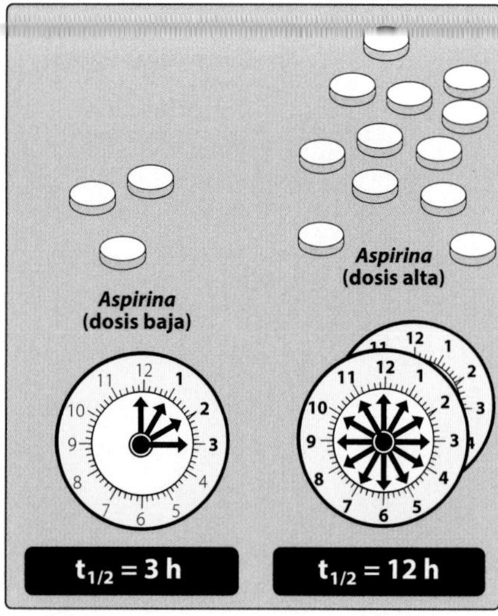

Figura 40-12
Efecto de la dosis sobre la vida media de *aspirina*.

efectos también pueden mitigar los efectos benéficos de los medicamentos antihipertensivos. En pacientes susceptibles, los AINE han llevado a lesión renal aguda.

d. **Efectos cardiacos:** los agentes como *aspirina,* con un grado muy elevado de selectividad de COX-1 a dosis bajas tienen un efecto cardiovascular protector que se cree se debe a una reducción en la producción de TXA_2. Los agentes con mayor selectividad relativa a COX-2 se han relacionado con mayor riesgo de eventos cardiovasculares, posiblemente al disminuir la producción de PGI_2 mediada por COX-2. Un mayor riesgo de eventos cardiovasculares, lo que incluye infarto del miocardio e ictus, se ha relacionado con todos los AINE, excepto *aspirina.* Todos los AINE se acompañan de advertencias de caja relacionadas con el mayor riesgo de eventos cardiovasculares. El uso de AINE, distintos a *aspirina,* se desaconseja en pacientes con enfermedad cardiovascular establecida. Para los pacientes con enfermedad cardiovascular en quienes el tratamiento con AINE no puede evitarse, *naproxeno* puede ser el que tiene menos probabilidades de ser dañino.

e. **Otros efectos adversos:** los AINE son inhibidores de las ciclooxigenasas y, por lo tanto, inhiben la síntesis de prostaglandinas, pero no de leucotrienos. Por este motivo, los AINE deben usarse con precaución en pacientes con asma, ya que la inhibición de la síntesis de prostaglandina puede causar una desviación hacia la producción de leucotrienos y aumentar el riesgo de exacerbaciones de asma. Pueden ocurrir eventos adversos del sistema nervioso central (SNC), como cefalea, acúfenos y mareo. Alrededor de 15% de los pacientes que toman *aspirina* experimentan reacciones de hipersensibilidad. Los síntomas de una alergia verdadera incluyen urticaria, broncoconstricción y angioedema. Los pacientes con hipersensibilidad grave a la *aspirina* deben evitar usar antiinflamatorios no esteroides.

f. **Interacciones farmacológicas:** salicilato está unido a proteínas plasmáticas (albúmina) en cerca de 80 a 90% y puede desplazarse de los sitios de unión a proteínas, lo que resulta en una

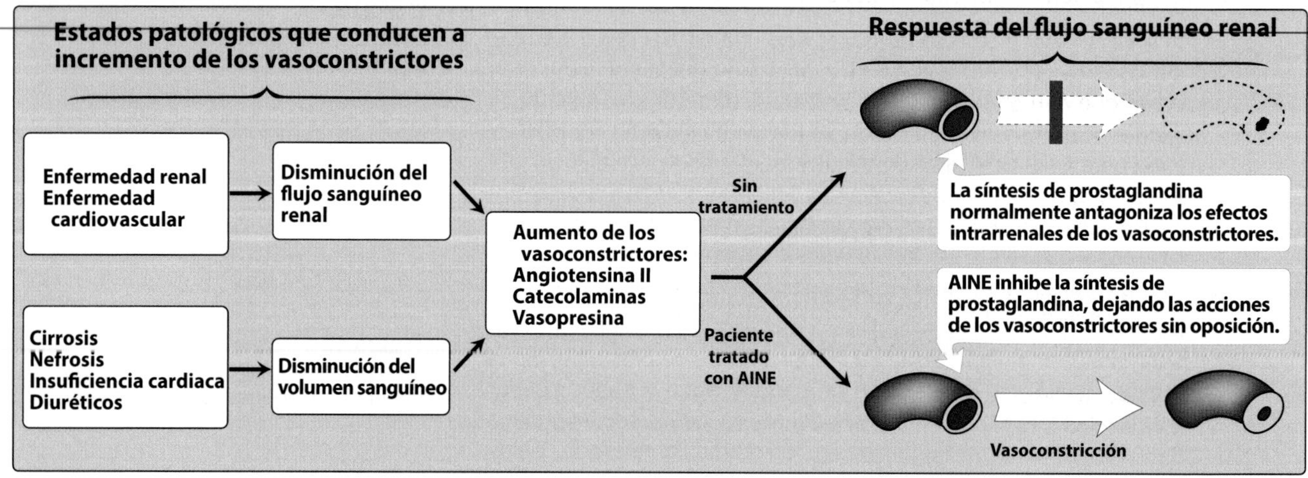

Figura 40-13
Efecto renal de la inhibición de los AINE de la síntesis de prostaglandina. AINE = antiinflamatorios no esteroides.

mayor concentración de salicilato libre. De forma alternativa, *aspirina* puede desplazar otros fármacos altamente unidos a proteínas, como *warfarina, fenitoína* o *ácido valproico,* lo que resulta en mayores concentraciones libres de estos agentes (fig. 40-14).

g. **Toxicidad:** la toxicidad leve por salicilatos se denomina salicilismo y se caracteriza por náusea, vómito, hiperventilación marcada, cefalea, confusión mental, mareo y acúfenos (zumbido o tronido de los oídos). Cuando se administran grandes dosis de salicilato, el resultado puede ser una intoxicación grave por salicilato (véase fig. 40-10). Es posible que ocurran inquietud, delirio, alucinaciones, convulsiones, coma, acidosis respiratoria y metabólica y muerte por insuficiencia respiratoria. Los niños son en particular susceptibles a la intoxicación por salicilato; la ingestión de incluso 10 g de *aspirina* puede ser letal.

h. **Embarazo:** los AINE deben usarse en el embarazo solo si los beneficios superan a los riesgos para el feto en desarrollo. [Nota: se prefiere *paracetamol* si se requieren efectos analgésicos o antipiréticos durante el embarazo]. En el tercer trimestre, los AINE por lo general deben evitarse debido al riesgo de cierre prematuro del conducto arterioso.

Disminución de la excreción de urato
Probenecid
Hemorragia
Heparina o anticoagulantes orales
Las interacciones fármaco-fármaco con salicilatos que conducen a efectos alterados de los fármacos o metabolitos se muestran en rojo
Bilirrubina
Metotrexato
Penicilinas
Fenitoína
Sulfonilureas
Ácido valproico
Concentración plasmática aumentada que conduce a vidas medias, efectos terapéuticos y toxicidad prolongados

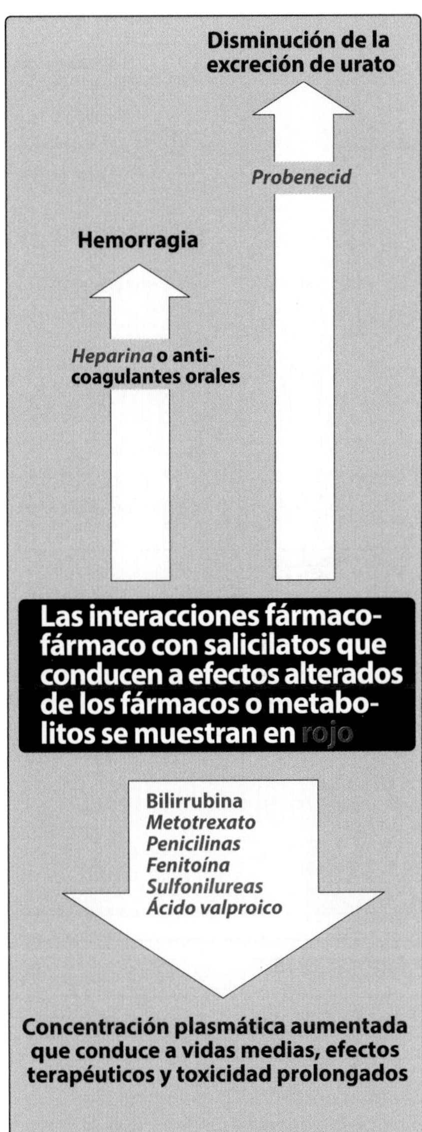

Figura 40 14
Fármacos interactuando con salicilatos.

B. Celecoxib

Celecoxib, un inhibidor selectivo de COX-2, es significativamente más selectivo para la inhibición de COX-2 que COX-1 (fig. 40-15). A diferencia de la inhibición de COX-1 por *aspirina* (que es irreversible), la inhibición de COX-2 es reversible.

1. **Usos terapéuticos:** *celecoxib* está aprobado para el tratamiento de AR , osteoartritis y dolor agudo. *Celecoxib* tiene una eficacia similar a AINE en el tratamiento del dolor.

2. **Farmacocinética:** *celecoxib* se absorbe con facilidad después de su administración oral. Se metaboliza de forma extensa en el hígado por el citocromo P450 (CYP2C9) y los metabolitos se excretan en heces y orina. La vida media es de alrededor de 11 h y el fármaco puede dosificarse una o dos veces al día. La dosificación debe reducirse en aquellos con afección hepática moderada y *celecoxib* debe evitarse en pacientes con enfermedad hepática o renal grave.

3. **Efectos adversos:** los más frecuentes son cefalea, dispepsia, diarrea y dolor abdominal. *Celecoxib* se relaciona con menos sangrado GI y dispepsia que con otros AINE. Sin embargo, este beneficio se pierde cuando se añade *aspirina* al tratamiento con *celecoxib.* Los pacientes que están en riesgo elevado de úlceras y requieren *aspirina* para prevención cardiovascular deben evitar el uso de *celecoxib.* Igual que otros AINE, *celecoxib* tiene un riesgo similar para eventos cardiovasculares. Los pacientes que han tenido reacciones anafilactoides a la *aspirina* o a los AINE no selectivos pueden estar en riesgo de efectos similares con *celecoxib*. Los inhibidores de CYP2C9, como *fluconazol*, pueden aumentar las concentraciones séricas de *celecoxib*.

La figura 40-16 resume algunas de las ventajas y desventajas terapéuticas de los miembros de la familia de los antiinflamatorios no esteroides.

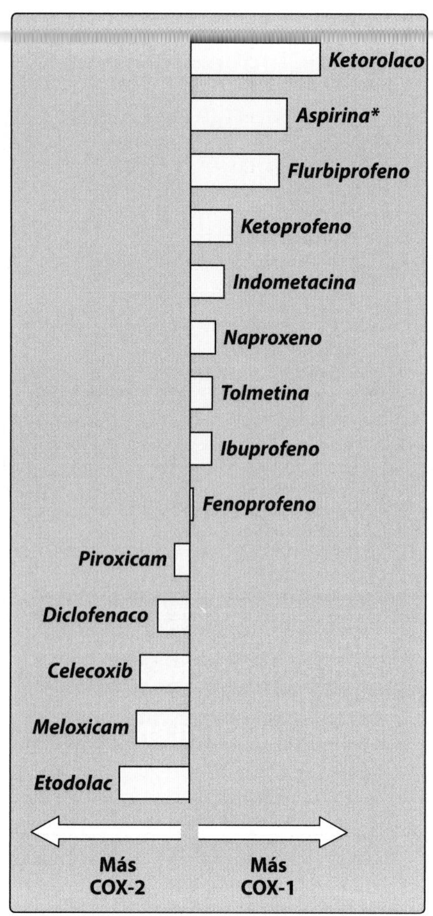

Figura 40-15
Selectividad relativa de algunos AINE de uso frecuente. Los datos se muestran como el logaritmo de su relación de IC_{80} (concentración farmacológica para alcanzar 80% de inhibición de ciclooxigenasa). **Aspirina* se graficó para un valor IC_{50} debido a que muestra una selectividad para COX-1 significativamente mayor a dosis menores y el graficar usando mayores concentraciones no refleja de forma exacta el uso o selectividad de *aspirina*.

IV. PARACETAMOL

Paracetamol (*N*-acetil-*p*-aminofenol o APAP) inhibe la síntesis de prostaglandina en el SNC, lo que causa efectos antipiréticos y analgésicos. *Paracetamol* tiene menos efecto sobre la ciclooxigenasa en tejidos periféricos (debido a inactivación periférica), lo que explica su actividad antiinflamatoria leve. *Paracetamol* no afecta la función plaquetaria o aumenta el tiempo de sangrado. No se considera un antiinflamatorio no esteroide.

A. Usos terapéuticos

Paracetamol se usa para el tratamiento de la fiebre y el alivio del dolor. Es útil en pacientes con quejas gástricas/riesgos con AINE y aquellos que no requieren la acción antiinflamatoria de los AINE. *Paracetamol* es el analgésico/antipirético de elección para niños con infecciones virales o varicela (debido al riesgo de síndrome de Reye con *aspirina*).

B. Farmacocinética

Paracetamol se absorbe con rapidez en el tracto GI y pasa por un importante metabolismo de primer paso. Se conjuga en el hígado para formar metabolitos glucuronidados o sulfatados inactivos. Una porción de *paracetamol* se hidroxila para formar *N*-acetilo-*p*-benzoquinoneimina, o NAPQI, un metabolito altamente reactivo que puede reaccionar con grupos sulfhidrilo y causar daño hepático. A dosis normales de *paracetamol,* NAPQI reacciona con el grupo sulfhidrilo de glutatión producido por el hígado, formando una sustancia no tóxica (fig. 40-17). *Paracetamol* y sus metabolitos se excretan en la orina. El fármaco también está disponible en formulaciones rectal e intravenosa.

C. Efectos adversos

A dosis terapéuticas normales, *paracetamol* tiene algunos efectos adversos significativos. Con grandes dosis de *paracetamol,* el glutatión disponible en el hígado se agota y NAPQI reacciona con los grupos sulfhidrilo o proteínas hepáticas (véase fig. 40-17). Puede ocurrir necrosis hepática, un trastorno grave con el potencial de poner en riesgo la vida. Los pacientes con enfermedad hepática, hepatitis viral, desnutrición crónica o antecedentes de alcoholismo están en mayor riesgo de hepatotoxicidad inducida por *paracetamol.* [Nota: *N-acetilcisteína* es un antídoto en casos de sobredosis (véase cap. 46)]. *Paracetamol* debe evitarse en pacientes con afección hepática grave.

V. FÁRMACOS ANTIRREUMÁTICOS MODIFICADORES DE LA ENFERMEDAD TRADICIONALES

Los FAME (*metotrexato, hidrocloroquina, leflunomida* o *sulfasalazina*) se usan en el tratamiento de la AR y han mostrado que hacen más lento el curso de la enfermedad, inducen remisión y previenen la destrucción adicional a las articulaciones y tejidos afectados. Después del diagnóstico de AR, estos agentes deben iniciarse tan pronto como sea posible para retrasar la progresión de la enfermedad. La monoterapia debe iniciarse con cualquiera de los FAME tradicionales, aunque por lo general se requiere *metotrexato.* Para pacientes con una respuesta inadecuada a la monoterapia, puede requerirse una combinación de

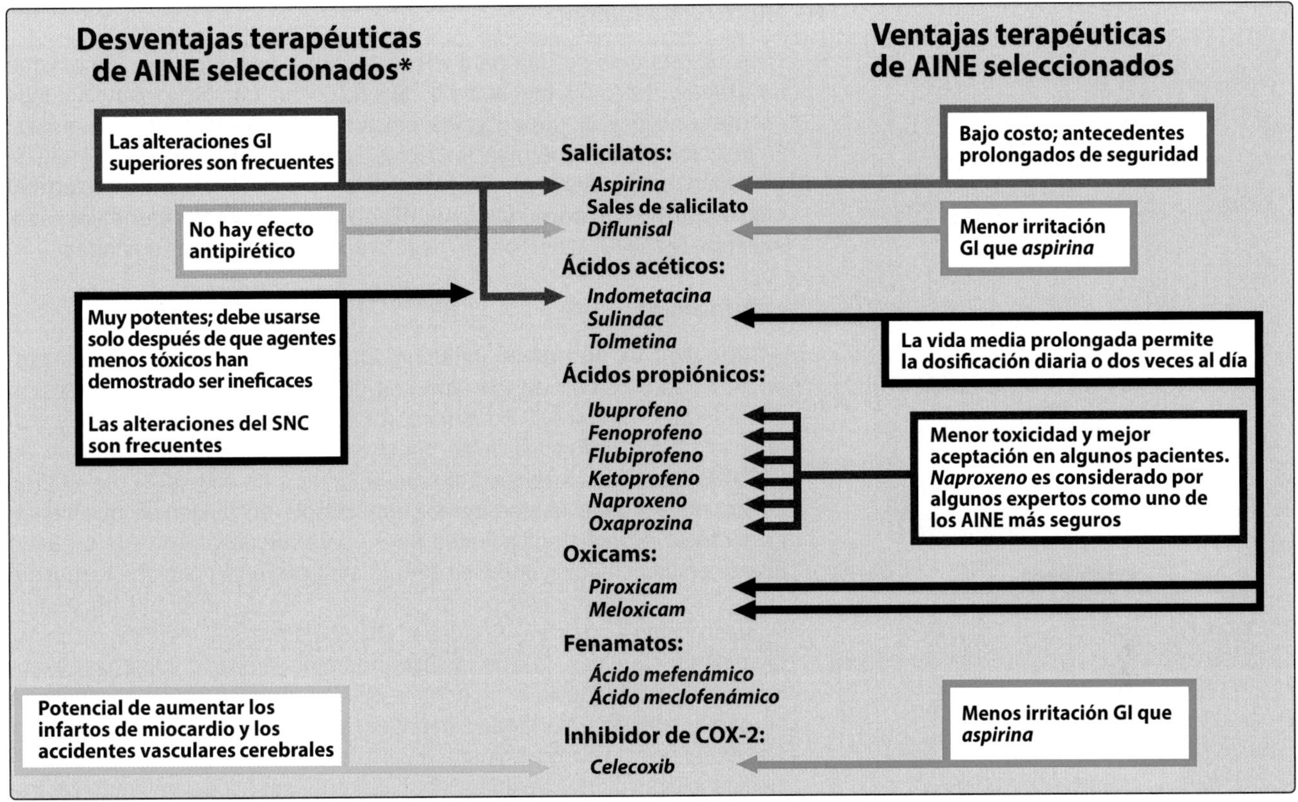

Figura 40-16
Resumen de agentes antiinflamatorios no esteroides (AINE). *Como grupo, con la excepción de *aspirina,* estos fármacos pueden tener el potencial de aumentar el riesgo de infarto de miocardio y accidente vascular cerebral. COX-2 = ciclooxigenasa-2; GI = gastrointestinal; SNC = sistema nervioso central.

FAME tradicionales o adición de un FAME biológico. Los AINE o los glucocorticoides también pueden usarse por sus acciones antiinflamatorias.

A. Metotrexato

Metotrexato es un antagonista de ácido fólico que inhibe la producción de citocina y la biosíntesis del nucleótido de purina, lo que causa efectos inmunosupresores y antiinflamatorios. Se ha convertido en una base del tratamiento en pacientes con AR. La respuesta a *metotrexato* suele ocurrir en 3 a 6 semanas de iniciar el tratamiento. Otros FAME tradicionales o FAME biológicos pueden añadirse a *metotrexato* si hay una respuesta inadecuada a la monoterapia con este agente. Las dosis de *metotrexato* requeridas para el tratamiento de la AR son mucho más bajas que las necesarias en la quimioterapia para el cáncer y por lo general se administran una vez a la semana, con lo que se minimizan los efectos adversos. Algunos efectos adversos frecuentes de *metotrexato* cuando se usa para artritis reumatoide son ulceración mucosa y náusea. Pueden ocurrir citopenias (en particular leucopenia), cirrosis hepática y un síndrome similar a neumonía aguda con la administración crónica. [Nota: la suplementación con *ácido fólico* puede mejorar la tolerabilidad de *metotrexato* y reducir los efectos adversos GI y hepáticos]. Se recomiendan pruebas de función hepática periódicas, biometrías hemáticas completas y vigilancia para signos de infección. *Metotrexato* está contraindicado en el embarazo.

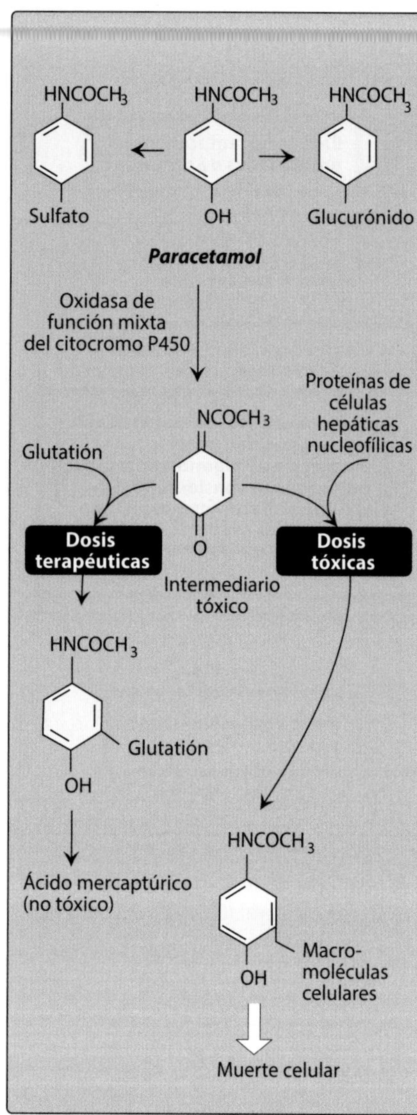

Figura 40-17
Metabolismo de *paracetamol*.

B. Hidroxicloroquina

Hidroxicloroquina se usa para AR temprana y leve y puede combinarse con *metotrexato*. Su mecanismo de acción en trastornos autoinmunes se desconoce y el inicio de los efectos toma 6 semanas a 6 meses. *Hidroxicloroquina* tiene menos efectos adversos sobre el hígado y el sistema inmunológico que otros FAME. Sin embargo, puede causar toxicidad ocular, incluyendo daño retiniano irreversible y depósitos corneales, alteraciones del SNC, trastorno GI, decoloración y erupciones cutáneas.

C. Leflunomida

Leflunomida es un agente inmunomodulador que causa de forma preferencial paro celular de los linfocitos autoinmunes mediante su acción sobre la deshidrogenasa de dihidroorotato (DHODH). Después de la biotransformación, *leflunomida* se convierte en un inhibidor reversible de DHODH, una enzima necesaria para la síntesis de pirimidina (fig. 40-18). *Leflunomida* puede usarse como monoterapia en pacientes que tienen intolerancia o contraindicaciones para usar *metotrexato* en AR o puede usarse en combinación con *metotrexato* para pacientes con una respuesta subóptima al *metotrexato* por sí solo. Los efectos adversos frecuentes incluyen cefalea, diarrea y náusea. Otros efectos son pérdida de peso, reacciones alérgicas, lo que incluye síndrome similar a influenza, exantema cutáneo, alopecia e hipopotasemia. El fármaco no se recomienda en pacientes con enfermedad hepática, ya que puede ser hepatotóxico. *Leflunomida* está contraindicada en el embarazo. Los parámetros de vigilancia incluyen signos de infección, biometría hemática completa, electrolitos y enzimas hepáticas.

D. Sulfasalazina

Sulfasalazina tiene recomendaciones de uso similares a *leflunomida* en el tratamiento de la artritis reumatoide. Su mecanismo de acción para tratar la AR no está claro. El inicio de actividad es de 1 a 3 meses y se relaciona con efectos adversos GI (náusea, vómito, anorexia) y leucopenia.

E. Glucocorticoides

Los glucocorticoides (véase cap. 26) son potentes fármacos antiinflamatorios que suelen usarse en pacientes con AR para proporcionar alivio sintomático y dar tiempo a que otros FAME hagan efecto. Los glucocorticoides siempre deben usarse a la menor dosis y por la menor duración posible para evitar efectos adversos relacionados con el uso a largo plazo.

Aplicación clínica 40-1. Diagnóstico de la artritis reumatoide

El diagnóstico temprano de la AR es importante, ya que la enfermedad puede provocar la destrucción de las articulaciones y la pérdida de funcionalidad. El diagnóstico se realiza mediante una combinación de la historia clínica, la exploración física y la evaluación de laboratorio. Por lo general, la artritis inflamatoria afecta a tres o más articulaciones, siendo las más comunes las interfalángicas proximales y metacarpofalángicas de las manos, las muñecas y las metatarsofalángicas de los pies, aunque pueden verse afectadas otras. Es importante realizar pruebas para detectar el factor reumatoide positivo o los anticuerpos contra el péptido citrulinado (anti-CCP) y los marcadores de inflamación, como la elevación de la proteína C reactiva o la velocidad de sedimentación globular. Deben excluirse enfermedades con características clínicas similares, como la artritis psoriásica y el lupus eritematoso sistémico. Los síntomas deben estar presentes durante más de 6 semanas. El tratamiento precoz puede causar la limitación o prevención de la discapacidad.

VI. FÁRMACOS ANTIRREUMÁTICOS MODIFICADORES DE LA ENFERMEDAD BIOLÓGICOS

IL-1 y FNT-α son citocinas proinflamatorias que participan en la patogénesis de la AR. Cuando son secretadas por macrófagos sinoviales, IL-1 y FNT-α estimulan a las células sinoviales para que proliferen y sinteticen colagenasa, con lo que degradan cartílago, estimulan la resorción ósea e inhiben la síntesis de proteoglucanos. Los FAME biológicos incluyen inhibidores de FNT-α (*adalimumab*, *certolizumab*, *etanercept*, *golimumab* e *infliximab*), los antagonistas del receptor de la IL-6 (*sarilumab*, *tocilizumab*), el bloqueador de la coestimulación *abatacept* y el anticuerpo anti-CD20 *rituximab*. Los FAME biológicos han mostrado disminuir los signos y sintomas de AR, reducen la progresión del daño estructural y mejoran la función física. La respuesta clínica puede apreciarse con tan solo 2 semanas de tratamiento. Los FAME biológicos suelen emplearse en la AR después de que un paciente tiene una respuesta inadecuada a los FAME tradicionales. Estos agentes pueden usarse solos o en combinación con FAME tradicionales. Las guías recomiendan la adición de un inhibidor del FNT-α o un FAME biológico sin FNT en los pacientes que han tenido una respuesta inadecuada a *metotrexato*. Los pacientes que reciben FAME están en mayor riesgo de infecciones, como tuberculosis, micóticas oportunistas y sepsis. [Nota: los inhibidores de los FNT-α y los agentes biológicos distintos a FNT no deben usarse juntos debido al riesgo de infecciones graves]. Puede ocurrir reactivación de la hepatitis B con el uso de estos agentes. No deben administrarse vacunas vivas a pacientes que toman cualquiera de los FAME biológicos. Los inhibidores del FNT-α deben usarse con cautela en personas con insuficiencia cardiaca, debido a que pueden causar o empeorar la insuficiencia cardiaca preexistente. Se ha observado mayor riesgo de linfoma y otros cánceres con el uso de inhibidores del FNT-α. [Nota: los inhibidores del FNT-α encuentran utilidad en una variedad de trastornos, como colitis ulcerativa y enfermedad de Crohn (véase el cap. 42), psoriasis y espondilitis anquilosante]. Las características de los FAME biológicos para el tratamiento de la AR se delinean más adelante.

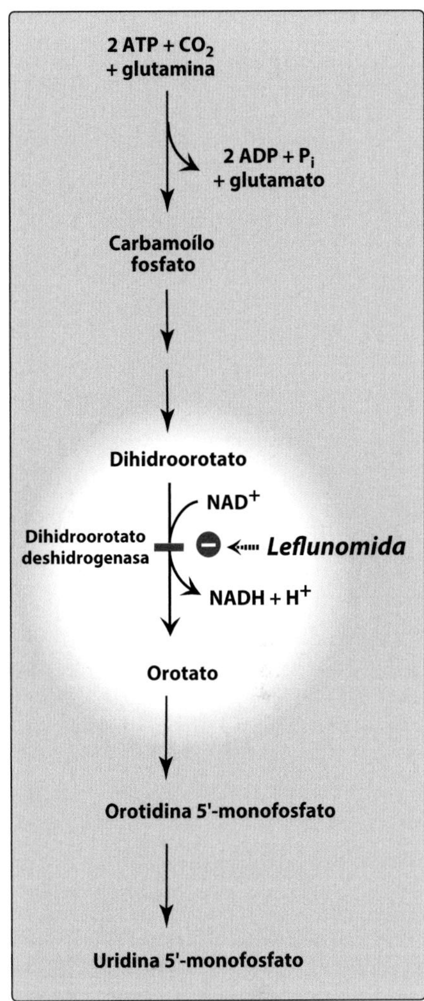

Figura 40-18
Sitio de acción de *leflunomida*.

A. Adalimumab

Adalimumab es un anticuerpo monoclonal recombinante que se une al FNT-α e interfiere con su actividad al bloquear la interacción del FNT-α con receptores de superficie celular. *Adalimumab* se administra por vía subcutánea cada semana o cada tercera semana. Puede causar cefalea, náusea, agranulocitosis, exantema, reacción en el sitio de inyección y aumento del riesgo de infecciones.

B. Certolizumab

Certolizumab es un anticuerpo humanizado que neutraliza las acciones biológicas del FNT-α. Se combina con polietilenglicol (pegilado) y se administra cada 2 semanas mediante inyección subcutánea. Los efectos adversos son similares a otros inhibidores del factor de necrosis tumoral α.

C. Etanercept

Etanercept es una proteína de fusión creada con ingeniería genética que se une al FNT-α, con lo que bloquea su interacción con los receptores de FNT-α de superficie celular. La combinación de *etanercept* y *metotrexato* es más efectiva que *metotrexato* o *etanercept* solos para obstaculizar el proceso patológico de la AR, mejorando la función y logrando la remisión (fig. 40-19). *Etanercept* se administra por vía subcutánea una vez a la semana y por lo general es bien tolerado.

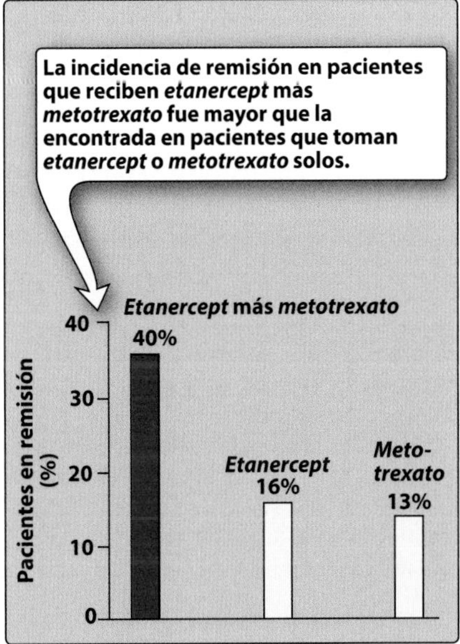

Figura 40-19
Incidencia de remisión de los síntomas de artritis reumatoide después de un año de tratamiento.

D. Golimumab

Golimumab neutraliza la actividad biológica del FNT-α al unirse a este y bloquear su interacción con los receptores de superficie celular. Se administra por vía subcutánea una vez al mes en combinación con *metotrexato*. *Golimumab* puede aumentar las enzimas hepáticas.

E. Infliximab

Infliximab es un anticuerpo monoclonal quimérico compuesto de regiones humanas y murinas. El anticuerpo se une de forma específica al FNT-α humano e inhibe la unión con sus receptores. Este agente no está indicado para monoterapia, ya que desarrolla anticuerpos *antiinfliximab* y efectividad reducida. *Infliximab* debe administrarse con *metotrexato*. *Infliximab* se administra como una infusión IV cada 8 semanas. Pueden ocurrir reacciones relacionadas con la infusión, como fiebre, escalofríos, prurito y urticaria.

F. Tocilizumab y sarilumab

Tocilizumab y *sarilumab* son anticuerpos monoclonales recombinantes que se unen a los receptores IL-6 e inhiben la actividad de la citocina proinflamatoria IL-6. Tanto *tocilizumab* como *sarilumab* se administran como inyección subcutánea cada 2 semanas. *Tocilizumab* también puede administrarse por infusión intravenosa cada 4 semanas. Las reacciones alérgicas a *tocilizumab* incluyen pruebas de función hepática elevadas, hiperlipidemia, neutropenia, hipertensión y reacciones relacionadas con la infusión y en el sitio de inyección. Las reacciones adversas para *sarilumab* son similares.

G. Abatacept

Los linfocitos T necesitan dos interacciones para activarse: 1) la célula presentadora de antígeno (macrófagos o linfocitos B) debe interactuar con el receptor en el linfocito T y 2) la proteína CD80/CD86 en la célula presentadora de antígeno debe interactuar con la proteína CD28 en el linfocito T. *Abatacept* es una proteína de fusión recombinante y un modulador de la coestimulación que compite con CD28 para unirse en la proteína CD80/CD86, con lo que previene la activación total de linfocito T y reduce la respuesta inflamatoria. *Abatacept* se administra como una infusión IV cada 4 semanas. Los efectos adversos frecuentes incluyen reacciones relacionadas con la infusión, cefalea, infecciones respiratorias superiores y náusea.

H. Rituximab

En la AR, los linfocitos B pueden perpetuar los procesos inflamatorios en la sinovia al 1) activar linfocitos T, 2) producir autoanticuerpos y factor reumatoide y 3) producir citocinas proinflamatorias, como FNT-α e IL-1. *Rituximab* es un anticuerpo monoclonal murino/humano quimérico dirigido contra el antígeno CD20 que se encuentra en la superficie de linfocitos B normales y malignos. La administración de *rituximab* resulta en agotamiento de linfocitos B. *Rituximab* se administra como una infusión intravenosa cada 16 a 24 semanas. Para reducir las reacciones a la infusión, se administran *metilprednisolona, paracetamol* y un antihistamínico antes de cada infusión. Las reacciones a la infusión (urticaria, hipotensión y angioedema) son las afecciones más frecuentes y suelen ocurrir durante la primera infusión.

VII. OTROS FÁRMACOS PARA ARTRITIS REUMATOIDE

Las cinasas de Janus son enzimas intracelulares que modulan la actividad celular inmune en respuesta a la unión de los mediadores inflamatorios a la membrana celular. *Tofacitinib*, *baricitinib* y *upadacitinib* son pequeñas moléculas sintéticas que son inhibidores orales de las cinasas de Janus. Estos agentes orales están indicados para el tratamiento de la AR establecida moderada a grave en pacientes que han tenido una respuesta inadecuada o intolerancia a *metotrexato* e inhibidores del TNF-α. El metabolismo de estos medicamentos está mediado sobre todo por CYP3A4 y pueden requerirse ajustes a la dosis si el fármaco se administra con inhibidores o inductores potentes de esta isoenzima. Las concentraciones de hemoglobina deben ser mayores de 9 g/dL para iniciar *tofacitinib* y deben monitorizarse durante el tratamiento debido al riesgo de anemia. *Baracitinib* y *upadacitinib* debe evitarse en pacientes con anemia. De igual manera, los recuentos de linfocitos y neutrófilos deben verificarse antes de iniciar el tratamiento con estos agentes y monitorizarse durante el mismo. El tratamiento con *tofacitinib*, *baricitinib* y *upadacitinib* también puede aumentar el riesgo de una nueva neoplasia primaria, infecciones oportunistas, perforación GI, y tromboembolismo venoso. Debido a preocupaciones de seguridad a largo plazo, estos agentes suelen reservarse para pacientes que tienen una respuesta inadecuada o intolerancia a otros agentes. Los efectos adversos más comunes de los inhibidores de la cinasa de Janus son náusea y las infecciones del sistema respiratorio superior. [Nota: *anakinra*, *azatioprina*, *ciclosporina*, *oro* y *minociclina* son otros agentes usados en casos raros en el tratamiento de la AR debido a su perfil de efectos adversos o la disponibilidad de otros agentes con más eficacia probada].

VIII. FÁRMACOS USADOS PARA EL TRATAMIENTO DE LA GOTA

La gota es un trastorno metabólico caracterizado por concentraciones elevadas de ácido úrico en la sangre (hiperuricemia). La hiperuricemia causa el depósito de cristales de urato de sodio en los tejidos, en particular las articulaciones y los riñones. El depósito de los cristales de urato inicia el proceso inflamatorio que involucra la infiltración de granulocitos que fagocitan los cristales de urato (fig. 40-20). Las exacerbaciones agudas de gota suelen presentarse como dolor, hinchazón, hipersensibilidad y enrojecimiento en las extremidades afectadas (p. ej., dedo gordo del pie, rodillas, tobillos, muñecas o codos). La causa de la hiperuricemia en la gota es un desequilibrio entre la producción excesiva de ácido úrico o la incapacidad de excretar ácido úrico por vía renal. La mayoría de las estrategias terapéuticas para la gota incluyen reducir las concentraciones de ácido úrico por debajo del punto de saturación (6 mg/dL), con lo que se previene el depósito de cristales de urato. Esto puede lograrse al interferir con la síntesis de ácido úrico o aumentar su excreción.

A. Tratamiento de la gota aguda

Las crisis de gota aguda pueden ser el resultado de una variedad de condiciones, lo que incluye consumo excesivo de alcohol, una dieta con alto contenido en purinas y enfermedad renal. Los AINE, corticoesteroides y *colchicina* son agentes efectivos para el manejo de la artritis gotosa aguda. *Indometacina* se considera el AINE clásico de elección, aunque es probable que todos los AINE sean efectivos para disminuir el dolor y la inflamación. La administración intraarticular de corticoesteroides (cuando solo están afectadas una o dos articulaciones) también es apropiada en

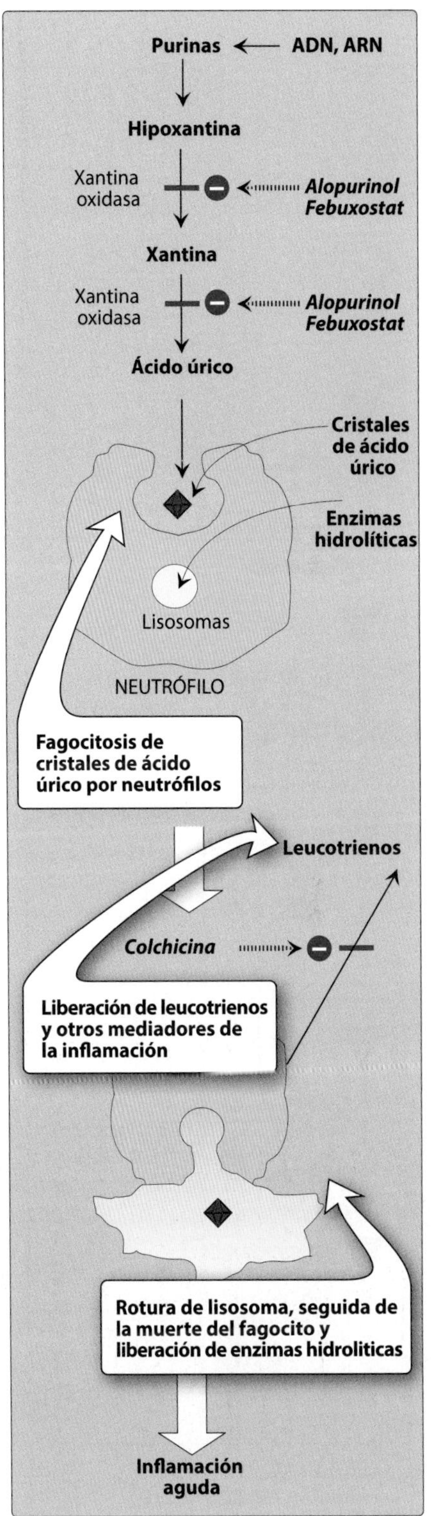

Figura 40-20
Función del ácido úrico en la inflamación por gota.

el ámbito agudo, o corticoesteroides sistémicos para la afección articular más diseminada. Los pacientes son candidatos para tratamiento profiláctico reductor de uratos si tienen más de dos crisis de gotas por año o tienen enfermedad renal crónica, cálculos renales o tofos (depósitos de cristales de urato en las articulaciones, huesos, cartílago u otras estructuras corporales).

B. Tratamiento de la gota crónica

El tratamiento reductor de urato para la gota crónica se dirige a reducir la frecuencia de las crisis y complicaciones de la gota. Las estrategias de tratamiento incluyen el uso de inhibidores de xantina oxidasa para reducir la síntesis de ácido úrico o el uso de fármacos uricosúricos para aumentar su excreción. Los inhibidores de la xantina oxidasa (*alopurinol, febuxostat*) son agentes reductores de urato de primera línea. Pueden usarse agentes uricosúricos (*probenecid*) en pacientes que son intolerantes a los inhibidores de la xantina oxidasa o que no logran obtener una respuesta adecuada con estos agentes. [Nota: el inicio del tratamiento reductor de urato puede precipitar una crisis aguda de gota debido a los cambios rápidos en las concentraciones de urato sérico. Los medicamentos para la prevención de una crisis aguda de gota (*colchicina* a dosis bajas, AINE o corticoesteroides) deben iniciarse con un tratamiento reductor de urato y continuarse por al menos 6 meses].

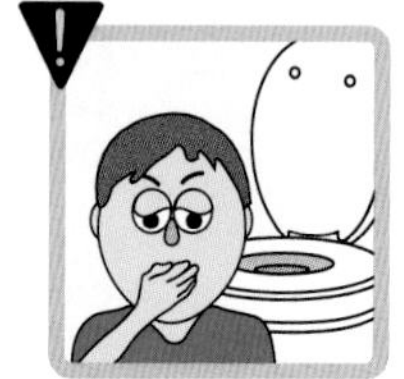

Náusea

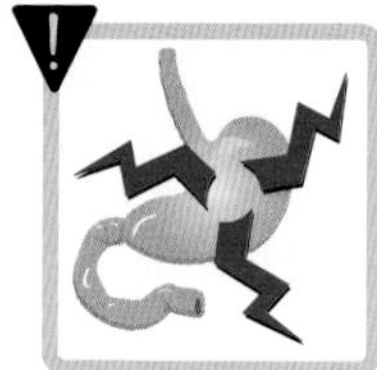

Alteración GI

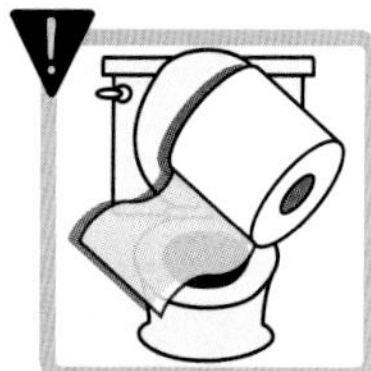

Diarrea

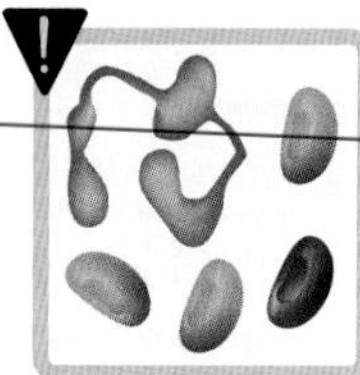

Agranulocitosis
Anemia aplásica

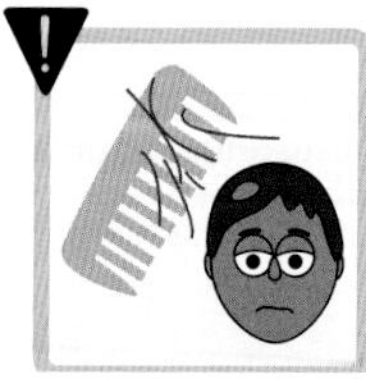

Alopecia

Figura 40-21
Algunos efectos adversos de *colchicina*. GI = gastrointestinal.

C. Colchicina

Colchicina, un alcaloide vegetal, se usa para el tratamiento de las crisis de gota. No es un agente uricosúrico ni analgésico, aunque alivia el dolor en las crisis agudas de gota y a veces se utiliza de forma crónica para prevenir los brotes de gota.

1. **Mecanismo de acción:** *colchicina* se une a tubulina, una proteína microtubular, que causa despolimerización. Esto altera las funciones celulares, como la movilidad de los neutrófilos, con lo que disminuye su migración hacia la articulación inflamada. Asimismo, *colchicina* bloquea la división celular al unirse a los husos mitóticos.
2. **Usos terapéuticos:** la actividad antiinflamatoria de *colchicina* es específica para la gota, por lo general aliviando el dolor de la gota aguda en un lapso de 12 horas. [Nota: *colchicina* debe administrarse en un lapso de 36 h de inicio de la crisis para ser efectiva]. Los AINE han remplazado en gran medida a *colchicina* en el tratamiento de las crisis de gota agudas por motivos de seguridad. *Colchicina* también se usa como un agente profiláctico para prevenir las crisis agudas de gota en pacientes que inician tratamiento reductor de uratos.
3. **Farmacocinética:** *colchicina* se administra por vía oral y se absorbe con rapidez a partir del tracto GI. *Colchicina* se metaboliza por CYP450 3A4 hepática y otros tejidos. Pasa por recirculación enterohepática y exhibe una elevada variabilidad interpaciente en la vida media de eliminación. Una porción del fármaco se excreta sin cambios en la orina.
4. **Efectos adversos:** *colchicina* puede causar náusea, vómito, dolor abdominal y diarrea (fig. 40-21). La administración crónica puede causar miopatía, neutropenia, anemia aplásica y alopecia. El fármaco no debe usarse en el embarazo y debe usarse con precaución en pacientes con enfermedad hepática, renal o cardiovascular. Se requieren ajustes a la dosis en pacientes que toman inhibidores de CYP3A4

(p. ej., *claritromicina* e *itraconazol*) o inhibidores de P-gp (p. ej., *amiodarona* y *verapamilo*) y aquellos con afección renal grave.

D. Alopurinol

Alopurinol, un inhibidor de la xantina oxidasa, es un análogo de purina. Reduce la producción de ácido úrico al inhibir de forma competitiva los dos últimos pasos en la biosíntesis de ácido úrico que son catalizados por xantina oxidasa (véase fig. 40-20).

1. **Usos terapéuticos:** *alopurinol* es un tratamiento efectivo reductor de urato para la gota y la hiperuricemia secundarias a otros trastornos, como aquellos relacionados con ciertas neoplasias (aquellas en que se producen grandes cantidades de purinas, en especial después de la quimioterapia) o en enfermedad renal. En el tratamiento de la gota, se prefiere sobre *febuxostat* y *probenecid* para la terapia de reducción del ácido úrico.

2. **Farmacocinética:** *alopurinol* se absorbe por completo después de su administración oral. El metabolito primario aloxantina (*oxipurinol*) también es un inhibidor de la xantina oxidasa con una vida media de 15 a 18 horas. Así, la inhibición efectiva de la xantina oxidasa puede mantenerse con una dosificación una vez al día. El fármaco y su metabolito activo se excretan en la orina. Se requiere el ajuste de la dosis si la filtración glomerular estimada es menor de 30 mL/min/1.73 m^2.

3. **Efectos adversos:** *alopurinol* es bien tolerado por la mayoría de los pacientes. Las reacciones de hipersensibilidad, en especial los exantemas cutáneos, son las reacciones adversas más frecuentes. El riesgo aumenta en aquellos con función renal disminuida. Debido a que las crisis agudas de gota pueden ocurrir con mayor frecuencia durante los primeros meses del tratamiento, pueden administrarse *colchicina,* AINE o corticoesteroides al mismo tiempo.

E. Febuxostat

Febuxostat es un inhibidor de la xantina oxidasa oral sin relación estructural con *alopurinol.* Su perfil de efectos adversos es similar al de *alopurinol,* aunque el riesgo de exantema y reacción de hipersensibilidad puede reducirse. *Febuxostat* no tiene el mismo grado de eliminación renal que *alopurinol* y por lo tanto requiere menos ajustes en aquellos con función renal reducida. *Febuxostat* debe usarse con precaución en pacientes con antecedentes de cardiopatía o ictus, ya que este agente puede relacionarse con mayor riesgo de estos eventos en comparación con *alopurinol*. Debido a este riesgo, el uso de *febuxostat* debe reservarse para los pacientes que tienen contraindicaciones o no pueden tolerar el *alopurinol*.

F. Probenecid

Probenecid es un fármaco uricosúrico oral. Es un ácido orgánico débil que promueve la depuración renal del ácido úrico al inhibir el intercambiador de urato-anión en el túbulo proximal. A dosis terapéuticas, bloquea la reabsorción del ácido úrico en el túbulo proximal. *Probenecid* debe evitarse si la depuración de creatinina es menor de 50 mL/min. Los efectos adversos incluyen náusea, vómito y reacciones dermatológicas y, en casos raros, anemia o reacciones anafilácticas.

G. Pegloticasa

Pegloticasa es una forma recombinante de la enzima oxidasa de urato o uricasa. Actúa al convertir ácido úrico a alantoína, un metabolito hidrosoluble no tóxico que se excreta sobre todo por los riñones. *Pegloticasa* está indicada para pacientes con gota en quienes fracasa el tratamiento con medicamentos estándar, como inhibidores de la xantina oxidasa. Se administra como infusión IV cada 2 semanas. Pueden ocurrir reacciones relacionadas con la infusión y anafilaxia con *pegloticasa* y los pacientes deben medicarse previamente con antihistamínicos y corticoesteroides.

Resumen del capítulo

- Las prostaglandinas desempeñan un papel importante en la modulación del dolor, la inflamación y la fiebre. Controlan muchas funciones fisiológicas, como la secreción de ácido y la producción de moco en el tracto gastrointestinal (GI), las contracciones uterinas y el flujo sanguíneo renal. Los análogos de las prostaglandinas tienen un uso terapéutico como agentes gastroprotectores (*misoprostol*), agentes de maduración cervical (*dinoprostona*), abortivos (*misoprostol*, *dinoprostona*), vasodilatadores pulmonares para la hipertensión arterial pulmonar (*epoprostenol*, *iloprost*, *treprostinil*), y para el tratamiento del estreñimiento crónico (*lubiprostona*) y del glaucoma (*bimatoprost*, *latanoprost*, *tafluprost*, *travoprost*).
- Los AINE son un grupo de agentes químicamente distintos que difieren en su actividad antipirética, analgésica y antiinflamatoria. Los AINE actúan mediante la inhibición de las enzimas ciclooxigenasa (COX), reduciendo así la síntesis de prostaglandinas. Estos agentes se utilizan en el tratamiento de la artrosis, la gota, la AR y las afecciones comunes que requieren analgesia (dolor de cabeza, fiebre, artralgia, mialgia y dismenorrea).
- Todos los AINE pueden aumentar el riesgo de hemorragia, toxicidad renal y eventos cardiovasculares (excepto *aspirina* en dosis bajas). Los AINE con una mayor selectividad relativa para la COX-1 pueden tener mayor riesgo de acontecimientos GI, mientras que los agentes con una mayor selectividad relativa para la COX-2 pueden tener mayor riesgo de eventos cardiovasculares.
- *Aspirina*, un inhibidor irreversible de la COX, se utiliza con mayor frecuencia en dosis bajas para prevenir eventos cardiovasculares como ictus e infarto del miocardio.
- *Paracetamol* inhibe la síntesis de prostaglandinas en el SNC, lo que produce efectos antipiréticos y analgésicos. *Paracetamol* tiene menos efectos sobre la ciclooxigenasa en los tejidos periféricos, lo que explica su débil actividad antiinflamatoria.
- En dosis elevadas (o en casos de sobredosis), *paracetamol* puede causar toxicidad hepática. Los pacientes con enfermedades hepáticas, hepatitis virales, desnutrición crónica o antecedentes de alcoholismo tienen mayor riesgo de presentar hepatotoxicidad inducida por *paracetamol*.
- Los FAME se utilizan en el tratamiento de la AR y se ha demostrado que ralentizan el curso de la enfermedad, inducen la remisión y evitan mayor destrucción de las articulaciones y los tejidos afectados.
- El tratamiento de la AR suele iniciarse con un FAME tradicional, como *metotrexato*, *hidroxicloroquina*, *leflunomida* o *sulfasalazina*. *Metotrexato* suele ser el agente preferido.
- Los FAME biológicos incluyen los inhibidores del FNT-α (*adalimumab*, *certolizumab*, *etanercept*, *golimumab* e *infliximab*), los antagonistas del receptor de la IL-6 (*sarilumab*, *tocilizumab*), el bloqueador de la coestimulación *abatacept* y el anticuerpo anti-CD20 *rituximab*. Estos fármacos se suelen añadir al tratamiento de la AR en los pacientes que no responden adecuadamente a los FAME tradicionales.
- Los pacientes que reciben FAME biológicos tienen mayor riesgo de contraer infecciones, como tuberculosis, infecciones fúngicas oportunistas, sepsis y reactivación de la hepatitis B. Los inhibidores del FNT-α deben utilizarse con precaución en los pacientes con insuficiencia cardiaca, ya que pueden causar o empeorar una insuficiencia cardiaca preexistente.
- La gota es un trastorno metabólico caracterizado por niveles elevados de ácido úrico en la sangre (hiperuricemia). El depósito de cristales de urato sódico en las articulaciones puede provocar brotes agudos de gota, que pueden tratarse con AINE (*indometacina* u otros), corticoesteroides o, con menor frecuencia, *colchicina*.
- Las estrategias para reducir la aparición de ataques de gota incluyen el uso de inhibidores de la xantina oxidasa (*alopurinol*, *febuxostat*) para reducir la síntesis de ácido úrico o el uso de fármacos uricosúricos (*probenecid*) para aumentar su excreción.

Preguntas de estudio

Elija la MEJOR respuesta.

40.1 Un hombre de 60 años con artrosis requiere un tratamiento crónico con AINE. ¿Cuál de las siguientes prostaglandinas puede añadirse a su tratamiento con AINE para proteger la mucosa GI y reducir el riesgo de úlceras gástricas?

A. Misoprostol
B. Epoprostenol
C. Bimatoprost
D. Alprostadil

Respuesta correcta = A. Misoprostol, un análogo PGE_1, se usa para protección GI al estimular los receptores de prostaglandinas en las células parietales del estómago, reduciendo la secreción de ácido gástrico. Además, misoprostol tiene un efecto citoprotector GI al estimular la producción de moco y bicarbonato. Epoprostenol, un análogo PGI_2, se usa para el tratamiento de la hipertensión arterial pulmonar. Bimatoprost, un análogo $PGF_{2\alpha}$, se usa por vía tópica en el ojo para el tratamiento del glaucoma de ángulo abierto o en las pestañas para hipotricosis. Alprostadil, un análogo PGE_1, se usa para mantener la permeabilidad del conducto arterioso en neonatos con problemas cardiacos congénitos. El fármaco también puede usarse para disfunción eréctil.

40.2 ¿Cuál de los siguientes enunciados describe correctamente el mecanismo propuesto de cardioprotección de la aspirina a dosis bajas?

A. Aspirina inhibe de forma preferente COX-2 para llevar a una reducción relativa en las concentraciones de tromboxano A_2.
B. Aspirina inhibe de forma preferente COX-1 para llevar a una reducción relativa en las concentraciones de tromboxano A_2.
C. Aspirina inhibe de forma preferente COX-2 para llevar a una reducción relativa en las concentraciones de prostaciclina.
D. Aspirina inhibe de forma preferente COX-1 para llevar a una reducción relativa en las concentraciones de prostaciclina.

Respuesta correcta = B. A dosis baja, aspirina inhibe de forma selectiva COX-1, que reduce la producción de tromboxano A_2, una sustancia que promueve la vasoconstricción y la agregación plaquetaria. Se cree que la actividad de COX-2 produce concentraciones relativamente mayores de prostaciclina que causa vasodilatación e inhibe la agregación plaquetaria. Los inhibidores selectivos de COX-2, así como todos los AINE, pueden aumentar el riesgo de eventos CV al inhibir la producción benéfica de prostaciclina por COX-2, lo que causa desequilibrio relativo de tromboxano A_2 y promueve agregación plaquetaria y vasoconstricción.

40.3 ¿Cuál de los siguientes enunciados es correcto en relación con la diferencia entre paracetamol e ibuprofeno?

A. Paracetamol tiene más efectos antiinflamatorios en comparación con ibuprofeno.
B. Paracetamol tiene más efectos renales y GI en comparación con ibuprofeno.
C. Paracetamol tiene menos riesgos de eventos cardiovasculares en comparación con ibuprofeno.
D. Paracetamol tiene menos efectos antipiréticos que ibuprofeno.

Respuesta correcta = C. Si bien paracetamol inhibe la síntesis de prostaglandina mediante inhibición de COX, es inactivado a nivel periférico de modo que carece de actividad antiinflamatoria y también está desprovista de efectos adversos GI, cardiovasculares y hemorrágicos, efectos adversos que son característicos de los AINE como ibuprofeno. Sin embargo, debido a que paracetamol tiene actividad central, sigue siendo capaz de mantener efectos antipiréticos similares a otros antiinflamatorios no esteroides.

40.4 Un hombre de 22 años se presenta con dolor e hinchazón en el tobillo debido a una lesión deportiva presentada un día antes. Las radiografías son negativas para una fractura y se le indica que descanse la articulación y la deje curar. ¿Cuál de las siguientes opciones tiene MENOS probabilidades de ser beneficiosa para el dolor y la inflamación de la articulación hinchada?

A. Celecoxib
B. Naproxeno
C. Diclofenaco
D. Paracetamol

Respuesta correcta = D. Todos los AINE poseen propiedades analgésicas y antiinflamatorias (por lo que A, B y C son opciones incorrectas). Mientras que paracetamol inhibe la enzima COX en el SNC y posee acciones analgésicas y antipiréticas, se inactiva periféricamente y, por lo tanto, es poco probable que alivie la hinchazón inflamatoria asociada con la lesión articular.

40.5 Un paciente con cuál de las siguientes condiciones es el candidato más apropiado para el uso de paracetamol para manejar el dolor crónico asociado con osteoartritis?

A. Desnutrición crónica
B. Obesidad
C. Alcoholismo
D. Hepatitis viral

Respuesta correcta = B. Todas las condiciones, excepto la obesidad, pueden aumentar el riesgo de hepatotoxicidad relacionada con paracetamol. Paracetamol puede reducir las concentraciones de glutatión en el hígado, lo que permite la acumulación del metabolito tóxico de paracetamol, el NAPQI. Condiciones como la malnutrición pueden causar niveles bajos de glutatión para empezar (lo que hace que A sea incorrecto). El alcoholismo puede agotar el glutatión endógeno (lo que hace que la C sea incorrecta). La hepatitis viral puede dañar el hígado y, por lo tanto, aumentar la susceptibilidad al daño adicional de paracetamol (lo que hace que D sea incorrecto). Aunque la obesidad no está asociada con mejores resultados de salud, la obesidad por sí sola no aumentaría el riesgo de toxicidad hepática inducida por paracetamol.

40.6 Un hombre de 64 años se presenta con dolor de rodilla por artrosis en ambas rodillas moderado. Menciona que ha intentado con paracetamol sin alivio. Sus antecedentes médicos incluyen diabetes, hipertensión, hiperlipidemia, úlcera gástrica (resuelta) y arteriopatía coronaria. ¿Cuál de los siguientes es el esquema de AINE más apropiado para tratar el dolor de este paciente?

A. Celecoxib
B. Indometacina y famotidina
C. Naproxeno y pantoprazol
D. Naproxeno

Respuesta correcta = C. Este paciente tiene un riesgo elevado de úlceras en el futuro, debido a su antecedente de úlcera gástrica. Por lo tanto, está justificado usar un esquema que incluye un agente que es más selectivo de COX-2 o un inhibidor de la bomba de protones (p. ej., pantoprazol). Por lo tanto, D es incorrecto. Las opciones A y B son incorrectas debido a que este paciente tiene un importante riesgo cardiovascular y antecedentes de arteriopatía coronaria; Además, B es incorrecta, ya que un antagonista de los receptores H_2 como famotidina probablemente sería inadecuado para proteger frente a una úlcera inducida por AINE. Se considera que naproxeno es el AINE más seguro en relación con la enfermedad cardiovascular, aunque esto puede seguir presentando riesgos. Por lo tanto, C es correcto debido a que usa el AINE de primera elección con la protección GI de un inhibidor de la bomba de protones.

40.7 A una mujer de 64 años con AR e insuficiencia cardiaca se le empezó a administrar metotrexato y ha tenido una respuesta inadecuada. ¿Cuál de los siguientes fármacos es el complemento más apropiado a su tratamiento con metotrexato?

A. Adalimumab
B. Etanercept
C. Infliximab
D. Tocilizumab

Respuesta correcta = D. Adalimumab, etanercept e infliximab son inhibidores del TNF-α que deben utilizarse con precaución en pacientes con insuficiencia cardiaca. Tocilizumab es un FAME biológico sin FNT y es el más apropiado para añadir, dada la coexistencia de insuficiencia cardiaca.

40.8 ¿Qué enunciado representa correctamente los mecanismos de acción de tofacitinib en el tratamiento de la AR?

A. Inhibición del FNT-α
B. Inhibidor de la cinasa de Janus
C. Bloqueador del receptor de IL-6
D. Inhibidor de la dihidrofolato reductasa

Respuesta correcta = B. Tofacitinib es un inhibidor de las cinasas de Janus 1, 3 y en menor grado, 2. Metotrexato inhibe la dihidrofolato reductasa. Etanercept es un ejemplo de un inhibidor del FNT-α, y tocilizumab es un ejemplo de un inhibidor de IL-6.

40.9 Un hombre de 62 años se presenta con signos y síntomas de una exacerbación gotosa aguda. ¿Cuál de las siguientes estrategias es más probable que mejore de forma aguda sus síntomas y dolor por gota?

A. Alopurinol
B. Colchicina
C. Probenecid
D. Febuxostat

Respuesta correcta = B. Aunque todos los agentes pueden utilizarse para la prevención de la gota, colchicina es el único que se utiliza para un ataque agudo de gota debido a sus propiedades antiinflamatorias. Probenecid es un agente uricosúrico indicado para reducir las concentraciones séricas de urato para prevenir las crisis de gota. Alopurinol y febuxostat son inhibidores de la xantina oxidasa. Actúan principalmente disminuyendo la producción de ácido úrico y se utilizan para prevenir la gota.

40.10 Se encuentra que un hombre de 54 años de edad con gota tiene sobreproducción de ácido úrico. ¿Cuál de los siguientes fármacos es un agente oral utilizado para la prevención de la gota que se dirige a la causa de sus crisis de gota aguda?

A. Alopurinol
B. Colchicina
C. Probenecid
D. Pegloticasa

Respuesta correcta = A. Alopurinol es un inhibidor de la xantina oxidasa, que actúa sobre todo al disminuir la producción de ácido úrico. Probenecid es un agente uricosúrico que aumenta la excreción renal al inhibir el intercambiador de urato-anión en el túbulo proximal, con lo que se bloquea la reabsorción de ácido úrico y se facilita su excreción. Pegloticasa funciona al aumentar la excreción renal de ácido úrico y está administrado por infusión intravenosa.

Fármacos para afecciones del sistema respiratorio

41

Aksha Memon

I. GENERALIDADES

El asma, la enfermedad pulmonar obstructiva crónica (EPOC) y la rinitis alérgica son afecciones respiratorias que se encuentran con frecuencia. Cada una de estas enfermedades puede relacionarse con una tos problemática, que puede ser la única referencia. El asma es una enfermedad crónica que se caracteriza por vías aéreas con hiperrespuesta que afecta a más de 341 millones de pacientes a nivel mundial. Esta afección está subdiagnosticada y subtratada, creando una carga sustancial para los pacientes y las familias y resultando en millones de visitas a la sala de urgencia. La EPOC es un grupo de enfermedades caracterizadas por la obstrucción progresiva e irreversible del flujo de aire que afecta a más de 251 millones de pacientes en todo el mundo. La EPOC es a la fecha la cuarta causa principal de muerte en el mundo y se predice que se convertirá en la tercera causa principal de muerte para 2030. La rinitis alérgica es una enfermedad crónica frecuente que afecta entre 10 y 30% de la población mundial y se caracteriza por ojos con prurito, lagrimeo y rinorrea, así como una tos no productiva que puede disminuir de forma significativa la calidad de vida. Cada una de estas afecciones respiratorias puede manejarse con una combinación de cambios en el estilo de vida y medicamentos. Los fármacos usados para tratar enfermedades respiratorias pueden administrarse de forma tópica a la mucosa nasal, inhalarse a los pulmones o administrarse por vía oral y parenteral para su absorción sistémica. Los métodos de administración local, como aerosoles nasales o inhaladores, se prefieren para dirigir el medicamento a los tejidos afectados, al tiempo que se minimizan los efectos adversos sistémicos. Los medicamentos que se usan para tratar enfermedades respiratorias frecuentes se resumen en la figura 41-1.

II. FÁRMACOS PREFERIDOS USADOS PARA TRATAR EL ASMA

El asma es una enfermedad inflamatoria crónica de las vías aéreas caracterizada por episodios de broncoconstricción aguda que causan disnea, tos, opresión torácica, sibilancias y respiración rápida.

MEDICAMENTO	INDICACIÓN
AGONISTAS ADRENÉRGICOS β_2 DE ACCIÓN BREVE	
Albuterol PROAIR, PROVENTIL, VENTOLIN	Asma, EPOC
Levalbuterol XOPENEX	Asma, EPOC
AGONISTA ADRENÉRGICO β_2 DE ACCIÓN PROLONGADA	
Arformoterol BROVANA	EPOC
Formoterol FORADIL, PERFOROMIST	Asma, EPOC
Indacaterol ARCAPTA	EPOC
Olodaterol STRIVERDI RESPIMAT	EPOC
Salmeterol SEREVENT	Asma, EPOC
CORTICOESTEROIDES INHALADOS	
Beclometasona BECONASE AQ*, QVAR	Rinitis alérgica, asma, EPOC
Budesonida PULMICORT, RHINOCORT*	Rinitis alérgica, asma, EPOC
Ciclesonida ALVESCO, OMNARIS*, ZETONNA*	Rinitis alérgica, asma
Fluticasona FLONASE*, FLOVENT	Rinitis alérgica, asma, EPOC
Mometasona ASMANEX, NASONEX*	Rinitis alérgica, asma
Triamcinolona NASACORT*	Rinitis alérgica, asma
COMBINACIÓN DE AGONISTAS ADRENÉRGICOS β_2 DE ACCIÓN PROLONGADA/CORTICOESTEROIDES	
Formoterol/budesonida SYMBICORT	Asma, EPOC
Formoterol/mometasona DULERA	Asma, EPOC
Salmeterol/fluticasona ADVAIR	Asma, EPOC
Vilanterol/fluticasona BREO ELLIPTA	EPOC
ANTAGONISTA MUSCARÍNICO DE ACCIÓN BREVE (AMAB)	
Ipratropio ATROVENT	Rinitis alérgica, asma, EPOC
COMBINACIÓN DE AGONISTAS β_2 DE ACCIÓN BREVE/ANTICOLINÉRGICOS DE ACCIÓN BREVE	
Albuterol/ipratropio COMBIVENT RESPIMAT, DUONEB	EPOC
ANTICOLINÉRGICOS DE ACCIÓN PROLONGADA	
Aclidinio TUDORZA PRESSAIR	EPOC
Glucopirrolato SEEBRI NEOHALER	EPOC
Revefenacin YUPELRI	EPOC
Tiotropio SPIRIVA	Asma, EPOC
Umeclidinio INCRUSE ELLIPTA	EPOC
COMBINACIÓN DE AGONISTAS β_2 DE ACCIÓN PROLONGADA/ANTICOLINÉRGICO DE ACCIÓN PROLONGADA	
Formoterol/aclidinium DUAKLIR PRESSAIR	EPOC
Formoterol/glucopirrolato BEVESPI AEROSPHERE	EPOC
Vilanterol/umeclidinio ANORO ELLIPTA	EPOC
Olodaterol/tiotropio STIOLTO RESPIMAT	EPOC
MODIFICADORES DE LEUCOTRIENO	
Montelukast SINGULAIR	Asma, rinitis alérgica
Zafirlukast ACCOLATE	Asma
Zileutón ZYFLO CR	Asma
AGENTES PARA LA TOS	
Benzonatato TESSALON PERLES	Supresor de la tos
Codeína (con guaifenesina) VARIOS	Supresor de la tos/expectorante
Dextrometorfano VARIOS	Supresor de la tos
Dextrometorfano (con guaifenesina) VARIOS	Supresor de la tos/expectorante
Guaifenesina VARIOS	Expectorante
OTROS AGENTES	
Benralizumab FASENRA	Asma
Cromolina NASALCROM*	Asma, rinitis alérgica
Alfa dornasa PULMOZYME	Fibrosis quística
Dupilumab DUPIXENT	Asma
Mepolizumab NUCALA	Asma
Omalizumab XOLAIR	Asma
Reslizumab CINQAIR	Asma
Roflumilast DALIRESP	EPOC
Teofllina ELIXOPHYLLIN, THEO-24	Asma, EPOC

Figura 41-1
Resumen de fármacos que afectan el sistema respiratorio. *Indica formulación intranasal utilizado para la rinitis alérgica. EPOC = enfermedad pulmonar obstructiva crónica.

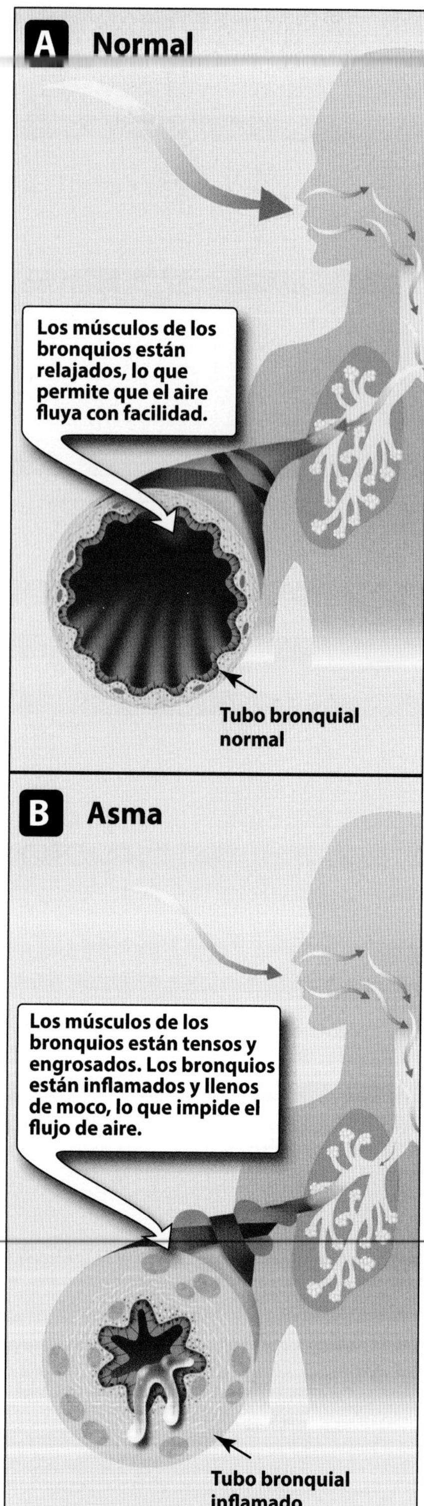

Figura 41-2
Comparación de los bronquios de individuos normales y asmáticos.

A. Fisiopatología del asma

La obstrucción del flujo de aire en el asma se debe a broncoconstricción que resulta de la contracción del músculo liso bronquial, inflamación de la pared bronquial y una mayor secreción de moco (fig. 41-2). La inflamación subyacente de la vía aérea contribuye a la hiperrespuesta de la vía aérea, la limitación del flujo de aire, los síntomas respiratorios y la cronicidad de la enfermedad. Las crisis de asma pueden desencadenarse por exposición a alérgenos, ejercicio, estrés e infecciones respiratorias. A diferencia de la EPOC, la fibrosis quística y la bronquiectasia, el asma no suele ser una enfermedad progresiva. Sin embargo, si no se trata, el asma puede causar remodelación de la vía aérea, lo que resulta en aumento de la gravedad e incidencia de las exacerbaciones de asma y o la muerte.

B. Objetivos del tratamiento

La farmacoterapia para el control a largo plazo del asma está diseñada para revertir y prevenir la inflamación de la vía aérea. Los objetivos del tratamiento para el asma son disminuir la intensidad y frecuencia de los síntomas de asma, prevenir exacerbaciones futuras, minimizar las limitaciones en la actividad relacionadas con los síntomas de asma y minimizar los efectos adversos. Las guías de la Global Initiative for Asthma (GINA) recomiendan que todos los pacientes con asma reciban tratamiento con una medicación de control a largo plazo y una medicación de alivio. Los medicamentos de control contienen corticoesteroides inhalados (CEI) para reducir la inflamación de las vías aéreas y el riesgo de exacerbaciones del asma. Los medicamentos de alivio se utilizan según sea necesario para aliviar con rapidez los síntomas durante una crisis o exacerbación del asma. La farmacoterapia de primera línea basada en la frecuencia y gravedad de los síntomas del asma se presenta en la figura 41-3.

C. Corticoesteroides

Los CEI son la base de la terapia para el control de los medicamentos de los pacientes con asma (fig. 41-3). Los corticoesteroides (véase cap. 26) inhiben la liberación de ácido araquidónico a través de la inhibición de la fosfolipasa A_2, con lo que producen propiedades antiinflamatorias directas en la vía aérea (fig. 41-4). Para ser más efectivos en el control de la inflamación, estos agentes deben usarse con regularidad. En pacientes con asma leve, el uso de CEI/*formoterol* para los síntomas disminuye el riesgo de exacerbaciones asmáticas graves. El tratamiento de las exacerbaciones o asma persistente grave puede requerir la adición de un esquema breve de corticoesteroides intravenosos u orales.

1. **Acciones en el pulmón:** el tratamiento con corticoesteroides inhalados se dirige de forma directa a la inflamación subyacente de la vía aérea al disminuir la cascada inflamatoria (eosinófilos, macrófagos y linfocitos T), revirtiendo el edema de la mucosa, disminuyendo la permeabilidad de los capilares e inhibiendo la liberación de leucotrienos. Después de varios meses de uso regular, los corticoesteroides inhalados reducen a hiperrespuesta del músculo liso de la vía aérea a una variedad de estímulos broncoconstrictores, como alérgenos, irritantes, aire frío y ejercicio.

2. **Vías de administración**

   a. **Inhalación:** el desarrollo de CEI ha reducido de forma marcada la necesidad de tratamiento con corticoesteroides sistémicos para lograr el control de los síntomas de asma. Sin embargo, al igual que con todos los medicamentos inhalados, la técnica de uso del inhalador apropiada es fundamental para el éxito del tratamiento (véase la sección acerca de Técnicas de uso del inhalador).

Síntomas de asma	Tratamiento preferido		Tratamiento alternativo	
	Control	Aliviador	Control	Aliviador
Menos de dos veces al mes	Dosis bajas de CEI-*formoterol* según sea necesario		Utilizar CEI siempre que se necesite SABA	SABA según necesidad
Más de dos veces al mes, pero menos de 4 o 5 días por semana	Dosis bajas de CEI-*formoterol* según sea necesario		Dosis bajas de CEI de mantenimiento	SABA según necesidad
La mayoría de los días de la semana o despertares debidos al asma al menos una vez a la semana	Dosis bajas de mantenimiento de CEI-*formoterol*	Dosis bajas de CEI-*formoterol* según sea necesario	Dosis bajas de mantenimiento de CEI-LABA	SABA según necesidad
Síntomas diarios o despertares debidos al asma al menos una vez a la semana; función pulmonar baja	Dosis medias de mantenimiento de CEI-*formoterol*	Dosis bajas de CEI-*formoterol* según sea necesario	Dosis medias o altas de mantenimiento de CEI-LABA	SABA según necesidad

Figura 41-3
Guías para el tratamiento inicial del asma en pacientes de 12 años o más. CEI = corticoesteroide inhalado; LABA = agonista β2 de acción prolongada; SABA = agonista β2 de acción corta.

b. **Oral/sistémica:** los pacientes con una exacerbación grave del asma (asma aguda severa, antes llamada estado asmático) pueden requerir *metilprednisolona* intravenosa o *prednisona* oral para reducir la inflamación de la vía aérea. En la mayoría de los casos, la supresión del eje-hipotalámico-hipofisario-corteza suprarrenal no ocurre durante el "estallido" de *prednisona* oral (esquema breve) que suele prescribirse para la exacerbación del asma. Así, la reducción gradual de la dosis es innecesaria antes de la descontinuación.

3. **Efectos adversos:** los corticoesteroides orales o parenterales tienen una variedad de efectos potencialmente graves (véase cap. 26), en tanto que los CEI, en particular si se usan con un dispositivo espaciador, tienen pocos efectos sistémicos. El depósito de CEI en la mucosa oral y laríngea puede causar ronquera y candidiasis orofaríngea (debido a supresión inmunológica local). Debe indicárseles a los pacientes que se enjuaguen la boca con un método de "agitar y escupir" con agua después del uso del inhalador para disminuir la probabilidad de estos eventos adversos. Además, el uso de un espaciador de gran volumen puede limitar la cantidad de fármaco depositado en la boca, reduciendo así las posibilidades de candidiasis orofaríngea (véase la sección sobre la Técnica de inhalación). Debido al potencial de efectos adversos graves, el mantenimiento crónico con corticoesteroides orales debe reservarse para pacientes que no se controlan con un CEI.

D. Agonistas adrenérgicos β_2

Los agonistas adrenérgicos β_2 inhalados relajan directamente el músculo liso de las vías aéreas. Se usan para el alivio rápido de los síntomas del asma, así como para tratamiento coadyuvante para el control a largo plazo de la enfermedad.

1. **Agonistas β_2 de acción corta:** los agonistas β_2 de acción breve tienen un inicio rápido de acción (5 a 15 min) y proporcionan alivio durante 3 a 6 horas. Se usan para el tratamiento sintomático del broncoespasmo, proporcionando alivio rápido de la broncoconstricción aguda. Los agonistas β_2 carecen de efectos antiinflamatorios y no deben usarse como monoterapia en pacientes con asma persistente. Los agonistas β_2 de

acción breve pueden usarse para la prevención de broncoespasmo inducido por el ejercicio y debe administrarse según las necesidades. Los agonistas selectivos β_2 de acción directa incluyen *albuterol* y *levalbuterol.* Estos agentes proporcionan broncodilatación significativa con pocos efectos indeseables de estimulación α o β_1 (véase cap. 6). Los efectos adversos, como taquicardia, hiperglucemia, hipopotasemia, hipomagnesemia y temblores musculares mediados por β_2 se minimizan con la administración inhalada frente a la administración sistémica.

2. **Agonistas β_2 de acción prolongada:** *salmeterol* y *formoterol* son agonistas β_2 de acción prolongada y análogos químicos de *albuterol. Salmeterol* y *formoterol* tienen una duración de acción prolongada, proporcionando broncodilatación por al menos 12 horas. [Nota: *formoterol* también tiene un rápido inicio de acción, por lo que es útil para el alivio rápido de los síntomas]. El uso de monoterapia con agonistas β_2 de acción prolongada está contraindicado en asma, y los agonistas β_2 de acción prolongada solo deben usarse en combinación con medicamento para controlar el asma, como CEI. Los CEI son los controladores a largo plazo de elección y los agonistas β_2 de acción prolongada se consideran un tratamiento coadyuvante útil para lograr el control de síntomas en el asma. Algunos agonistas β_2 de acción prolongada están disponibles como un producto en combinación con CEI (véase fig. 41-1). Debido a la rápida aparición de *formoterol*, una combinación de CEI/*formoterol* (p. ej., *budesonida/formoterol*) puede utilizarse como medicamento de control diario y también para el alivio rápido de los síntomas del asma cuando sea necesario. [Nota: CEI/*formoterol* es la medicación de alivio preferida en el asma; los SABA son una alternativa para el rápido alivio de los síntomas de asma; véase fig. 41-3]. Los efectos adversos de los agonistas β_2 de acción prolongada son similares a los agonistas β_2 de acción rápida.

Aplicación clínica 41-1. Regulación negativa de los β_2 adrenoceptores y disminución de la capacidad de respuesta a los agonistas β_2 adrenérgicos

Los adrenoceptores β_2 (AR β_2) situados en los músculos lisos de la vía aérea son receptores acoplados a proteínas G (véase cap. 2), subtipo Gs. Al ser activados por agonistas como los SABA y los LABA, estos receptores causan la estimulación de la enzima adenilil ciclasa, aumentando así los niveles de AMPc celular y provocando la relajación de los músculos lisos de la vía aérea. Sin embargo, se ha observado que el tratamiento a largo plazo con estos fármacos disminuye la respuesta broncodilatadora y a la tolerancia secundaria a la internalización y la desregulación del AR β_2.

El mecanismo que causa el desarrollo de la tolerancia es el resultado de la fosforilación del receptor, lo que provoca la activación de un grupo de enzimas protein-cinasa conocidas como receptores cinasa acoplados a proteínas G (GRK). Las GRK fosforilan el AR β_2, disminuyendo así su capacidad de generar AMPc y aumentando su afinidad por una proteína llamada β-arrestina. β-arrestina provoca la internalización del AR β_2, contribuyendo a la desensibilización del receptor y dando lugar a un mal control del asma con el uso crónico de agonistas β_2 adrenérgicos. Esta es una de las posibles razones por las que las directrices de la Global Initiatives for Asthma (GINA) no recomiendan el uso de agonistas β_2 adrenérgicos como monoterapia en el tratamiento del asma.

III. FÁRMACOS ALTERNATIVOS USADOS PARA TRATAR EL ASMA

Estos fármacos son útiles para el tratamiento del asma en pacientes que están mal controlados con el tratamiento convencional o experimentan efectos adversos secundarios al tratamiento con corticoesteroides. Estos fármacos deben usarse en conjunto con tratamiento con CEI en la mayoría de los pacientes.

A. Modificadores de leucotrieno

Los leucotrienos (LT) B_4 y los cisteinil leucotrienos, LTC_4, LTD_4 y LTE_4, son productos de la vía de 5-lipoxigenasa del metabolismo de ácido araquidónico y parte de la cascada inflamatoria. La 5-lipoxigenasa se encuentra en células de origen mieloide, como mastocitos, basófilos, eosinófilos y neutrófilos. LTB_4 es un potente quimioatrayente para los neutrófilos y eosinófilos, en tanto que los cisteinil leucotrienos constriñen el músculo liso bronquiolar, aumentan la permeabilidad endotelial y promueven la secreción de moco. *Zileutón* es un inhibidor selectivo y específico de la 5-lipooxigenasa, que previene la formación tanto de LTB_4 como de los cisteinil leucotrienos. *Zafirlukast* y *montelukast* son antagonistas selectivos del receptor de cisteinil leucotrienos 1 y bloquean los efectos de los cisteinil leucotrienos (fig. 41-4). Estos agentes están aprobados para la prevención de los síntomas de asma. No deben usarse en situaciones en que se requiere broncodilatación inmediata. Los antagonistas del receptor de leucotrieno también han mostrado eficacia para la prevención del broncoespasmo inducido por el ejercicio y la enfermedad respiratoria exacerbada por *aspirina* (EREA). [Nota: la EREA es una enfermedad caracterizada por asma, pólipos nasales y desarrollo de síntomas respiratorios después de la exposición a *aspirina* u otros antiinflamatorios no esteroides (AINE)].

1. **Farmacocinética:** estos agentes tienen actividad oral y están unidos a proteínas. Los alimentos alteran la absorción de *zafirlukast*. Los fármacos pasan por un extenso metabolismo hepático. *Zileutón* y sus metabolitos se excretan en la orina, en tanto que *zafirlukast, montelukast* y sus metabolitos pasan por excreción biliar.

2. **Efectos adversos:** pueden ocurrir elevaciones en las enzimas hepáticas séricas con *zileuton* y *zafirlukast*, lo que requiere vigilancia periódica y descontinuación cuando las enzimas exceden tres a cinco veces el límite superior de lo normal. Otros efectos incluyen cefalea y dispepsia. *Montelukast* contiene una advertencia en su empaque sobre la posibilidad de que se produzcan síntomas graves de salud mental, como agitación, depresión, trastornos del sueño e ideas suicidas con el uso de este agente. Un acontecimiento adverso poco frecuente con *montelukast* y *zafirlukast* es la granulomatosis eosinofílica con poliangitis (GEPA), antes conocida como síndrome de Churg-Strauss. Este síndrome puede incluir una elevación de los eosinófilos (eosinofilia), vasculitis, erupción cutánea, dolor muscular y articular, empeoramiento de los síntomas respiratorios y neuropatía. La aparición de la GEPA puede estar asociada con la retirada del tratamiento con corticoesteroides orales. *Zafirlukast* es un inhibidor de las isoenzimas 2C8, 2C9 y 3A4 del citocromo P450 (CYP) y *zileutón* inhibe CYP1A2. La coadministración con fármacos que son sustratos de estas isoenzimas puede resultar en mayores efectos o toxicidad.

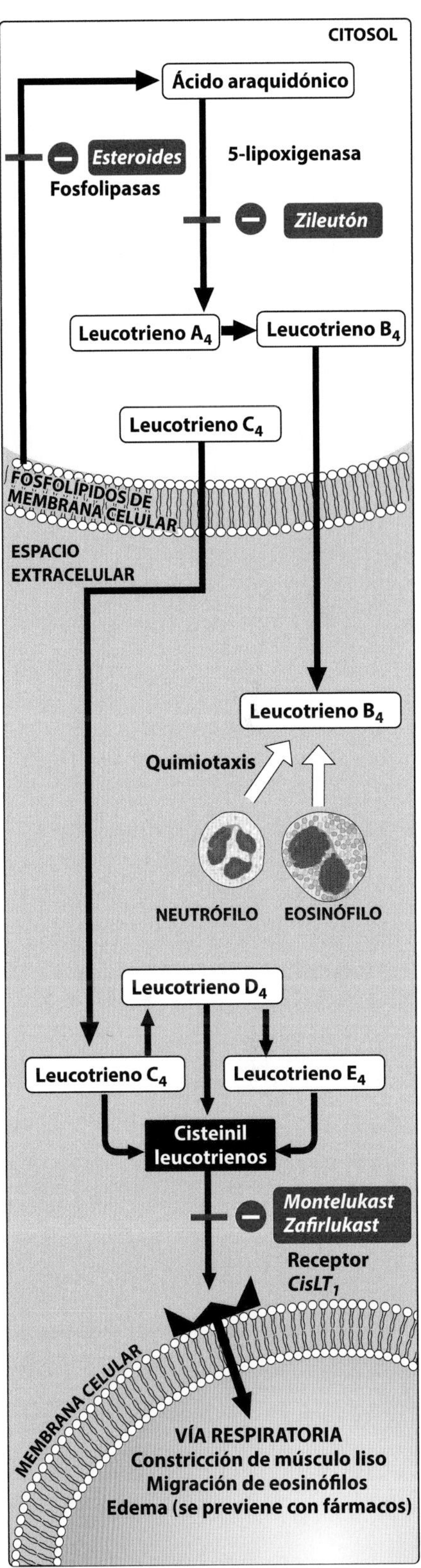

Figura 41-4
Sitios de acción para varios medicamentos respiratorios. $CisLT_1$ = cisteinil leucotrienos 1.

B. Cromolina

Cromolina es un agente antiinflamatorio profiláctico que inhibe la desgranulación de mastocitos y libera histamina. Es un tratamiento alternativo para el asma leve persistente y está disponible como solución nebulizada. Debido a que *cromolina* no es un broncodilatador, no es útil en el manejo de las crisis agudas de asma. Se utiliza una formulación intranasal para el tratamiento de la rinitis alérgica y una formulación oral para la mastocitosis sistémica. Debido a su duración de acción breve, este agente requiere de una dosificación de tres a cuatro veces al día, lo que afecta el cumplimiento y limita su uso. Los efectos adversos son menores e incluyen tos, irritación y sabor desagradable.

C. Antagonistas colinérgicos

Los agentes anticolinérgicos bloquean la contracción del músculo liso de las vías aéreas y la secreción de moco mediadas por el vago (véase cap. 5). *Ipratropio* inhalado, un derivado cuaternario de acción breve de *atropina,* no se recomienda para el tratamiento sistemático del broncoespasmo agudo en asma, ya que su inicio es mucho más lento que el de los SABA. Sin embargo, puede ser útil en pacientes que no son capaces de tolerar los SABA o los pacientes con síndrome de superposición de asma-EPOC. *Ipratropio* también ofrece un beneficio adicional cuando se usa con un SABA para el tratamiento de las exacerbaciones agudas de asma en la sala de urgencias. *Tiotropio,* un agente anticolinérgico de acción prolongada, puede usarse como un tratamiento añadido en pacientes adultos con asma grave y antecedentes de exacerbaciones. Los efectos adversos como xerostomía y sabor amargo se relacionan con efectos anticolinérgicos locales.

D. Teofilina

Teofilina es una metilxantina broncodilatadora que alivia la obstrucción del flujo de aire en el asma crónica y disminuye los síntomas de asma. También posee actividad antiinflamatoria e inmunomoduladora, aunque el exacto mecanismo de acción no está claro. Antes, la base del tratamiento para asma, *teofilina,* se ha remplazado con agonistas β_2 y corticoesteroides debido a su estrecha ventana terapéutica, perfil de efectos adversos y potencial de interacciones farmacológicas. La sobredosis puede causar convulsiones o arritmias potencialmente letales. *Teofilina* se metaboliza en el hígado y es un sustrato de CYP1A2 y 3A4. Es sujeto de numerosas interacciones farmacológicas. La vigilancia de las concentraciones séricas debe realizarse cuando se usa *teofilina* de forma crónica.

E. Anticuerpos monoclonales

Omalizumab es un anticuerpo monoclonal que se une de forma selectiva a la inmunoglobulina humana E (IgE). Esto produce una disminución en la unión de IgE a su receptor en la superficie de los mastocitos y basófilos. La reducción de la IgE unida a la superficie limita la liberación de mediadores de la respuesta alérgica. Los anticuerpos monoclonales *mepolizumab, benralizumab* y *reslizumab* son antagonistas de interleucina 5 (IL-5). IL-5 es la principal citocina involucrada en el reclutamiento, activación y supervivencia de los eosinófilos en el asma eosinofílica. *Dupilumab* es un anticuerpo monoclonal contra la interleucina-4 (IL-4) y la interleucina-13 (IL-13). Actúa reduciendo la liberación de citoquinas proinflamatorias, quimiocinas e IgE. Estos agentes están indicados como complemento en el tratamiento del asma grave persistente en pacientes que están pobremente controlados con tratamiento convencional. Su uso está limitado por su alto costo, vía de administración (IV para *reslizumab* y subcutánea para otros) y perfil de efectos adversos. Los efectos adversos incluyen reacciones anafilácticas graves (raras), artralgias, fiebre, exantema y mayor riesgo de infecciones. Se han reportado nuevas neoplasias.

IV. FÁRMACOS USADOS PARA TRATAR ENFERMEDAD PULMONAR OBSTRUCTIVA CRÓNICA

La EPOC es una obstrucción crónica e irreversible del flujo de aire que suele ser progresiva y caracterizarse por síntomas persistentes. Estos pueden incluir tos, exceso de producción de moco, opresión torácica, falta de aliento, dificultad para dormir y fatiga. Aunque los síntomas son similares al asma, la obstrucción al flujo de aire *irreversible* característica de la EPOC es una de las diferencias más significativas entre las enfermedades. El tabaquismo es el mayor factor de riesgo para EPOC y está directamente relacionado con la declinación progresiva de la función pulmonar, como se demuestra mediante el volumen espiratorio forzado en un segundo (VEF_1). Debe recomendarse dejar de fumar sin importar la etapa y la gravedad de la EPOC o la edad del paciente. La farmacoterapia para EPOC se dirige al alivio de los síntomas y a la prevención de la progresión de la enfermedad. Desafortunadamente, con la atención disponible en la actualidad, muchos pacientes siguen experimentando una declinación en la función pulmonar con el tiempo.

Aplicación clínica 41-2. Evaluación del paciente y elección del tratamiento farmacológico en la EPOC

La selección del tratamiento farmacológico en la EPOC estable se basa principalmente en la evaluación de los síntomas del paciente y el riesgo de futuras exacerbaciones de la EPOC. Dos cuestionarios habituales utilizados en la evaluación de los síntomas de la EPOC son el cuestionario de disnea del Modified British Medical Research Council (mMRC) y la prueba de evaluación de la EPOC (CAT). El mMRC evalúa el nivel de disnea con determinadas actividades, con un rango de puntuación de 0 (disnea solo con el ejercicio extenuante) a 4 (disnea con actividades sencillas como vestirse). El CAT evalúa la disnea, así como otros síntomas, como la tos, el nivel de producción de mucosidad, el sueño y el nivel general de energía. La puntuación del CAT oscila entre 0 y 40, y las puntuaciones más altas indican una mayor carga de síntomas de EPOC. Se considera que los pacientes con una puntuación mMRC de 2 o más o una puntuación CAT de 10 o más tienen mayor carga de síntomas, mientras que los que tienen una puntuación mMRC de 0 o 1 o una puntuación CAT inferior a 10 se considera que tienen menos síntomas de EPOC.

La evaluación del riesgo de futuras exacerbaciones también es importante en la selección del tratamiento farmacológico para la EPOC estable. Los pacientes que tienen dos o más exacerbaciones moderadas (una exacerbación que requiere tratamiento con broncodilatadores de acción corta, antibióticos o terapia con corticoesteroides orales) o una exacerbación grave (que requiere hospitalización) en el último año tienen mayor riesgo de presentar exacerbaciones en el futuro. Una vez caracterizados el alcance de los síntomas y el riesgo de exacerbaciones, el paciente puede clasificarse en uno de los cuatro grupos de EPOC (A, B, C o D), y esta clasificación se utiliza para orientar la selección del tratamiento farmacológico (fig. 41-5).

A. Broncodilatadores

Los broncodilatadores inhalados, incluyendo agonistas adrenérgicos β_2 y agentes anticolinérgicos (antagonistas muscarínicos), son la base del tratamiento para la EPOC (fig. 41-5). Estos fármacos aumentan el flujo de

Grupo de pacientes	Riesgo de exacerbación de EPOC	Carga sintomática	Tratamiento inicial recomendado
A	Riesgo bajo	Menos síntomas	SABA o SAMA o LABA o LAMA
B	Riesgo bajo	Más síntomas	LABA o LAMA
C	Riesgo alto	Menos síntomas	LAMA
D	Riesgo alto	Más síntomas	LAMA o LAMA + LABA o LABA + CEI

Figura 41-5
Guías para el tratamiento farmacológico de la enfermedad pulmonar obstructiva crónica estable. CEI = corticoesteroide inhalado; LABA = agonista β_2 de acción prolongada; LAMA = antagonista muscarínico de acción prolongada; SABA = agonista β_2 de acción corta; SAMA = antagonista muscarínico de acción corta; VEF_1 = volumen espiratorio forzado en 1 segundo.

aire, alivian los síntomas y disminuyen las exacerbaciones. El uso necesario de un SABA (p. ej., *albuterol*) o de un antagonista muscarínico de acción corta (SAMA; p. ej., *ipratropio*) es adecuado para el tratamiento de los síntomas de los pacientes del grupo A de la EPOC (pacientes con pocos síntomas y con bajo riesgo de exacerbaciones de la EPOC). Los broncodilatadores de acción prolongada, LABA y antagonistas muscarínicos de acción prolongada (LAMA), se prefieren como tratamiento de primera línea para todos los otros grupos de la EPOC. LABA incluyen *indacaterol*, *olodaterol* y *vilanterol* una vez al día, así como las formulaciones inhaladas dos veces al día de *arformoterol, formoterol* y *salmeterol. Aclidinio, tiotropio, glucopirrolato, revefenacina* y *umeclidinio* son LAMA. [Nota: *revefenacina* solo se administra a través de un nebulizador. Los otros LAMA están disponibles en formulaciones de inhaladores de dosis medida o de polvo seco]. La combinación de un LAMA y un LABA puede ser útil en pacientes que tienen una respuesta inadecuada a un solo broncodilatador inhalado y están en riesgo de exacerbaciones. Todos los pacientes con EPOC deben tener un broncodilatador de acción corta incluido en el régimen de tratamiento para el alivio rápido de los síntomas.

B. Corticoesteroides

La adición de un CEI a un broncodilatador de acción prolongada puede mejorar los síntomas, la función pulmonar y la calidad de vida en los pacientes con EPOC con un historial de hospitalizaciones por EPOC, o aquellos con una o más exacerbaciones moderadas de EPOC al año, recuentos más altos de eosinófilos, o con síntomas tanto de asma como de EPOC. Sin embargo, el tratamiento con CEI en la EPOC debe restringirse a estos pacientes, ya que su uso se relaciona con mayor riesgo de neumonía. Aunque a menudo se usan para las exacerbaciones agudas, los corticoesteroides orales no se recomiendan para el tratamiento a largo plazo de la EPOC.

C. Otros agentes

Roflumilast es un inhibidor de la fosfodiesterasa 4 oral usado para reducir las exacerbaciones en pacientes con bronquitis crónica grave. Aunque su actividad no está bien definida en la EPOC, se considera que reduce la inflamación al aumentar las concentraciones de AMPc intracelular en las células pulmonares. *Roflumilast* no es un broncodilatador y no está indicado para el alivio del broncoespasmo agudo. Está indicado en pacientes con bronquitis crónica que experimentan exacerbaciones con la terapia combinada LABA/LAMA o aquellos con exacerbaciones con la terapia LABA/LAMA/CES. [Nota: en pacientes tratados con LABA/LAMA y con recuentos de eosinófilos más elevados o con síntomas de asma concomitantes, puede ser preferible añadir un CEI en lugar de *roflumilast*. La adición de *roflumilast* a la terapia LABA/LAMA se recomienda para pacientes con recuentos de eosinófilos más bajos (p. ej., < 100 células/µL). La adición del macrólido *azitromicina* es una alternativa a *roflumilast* en los no fumadores que tienen exacerbaciones mientras son tratados con la terapia LABA/LAMA o LABA/LAMA/CIES]. El uso de *roflumilast* está limitado por efectos adversos frecuentes, lo que incluye pérdida de peso, náusea, diarrea y cefalea. En la EPOC, el uso de *teofilina* ha sido sustituido en gran medida por broncodilatadores más efectivos y tolerables de acción prolongada.

V. TÉCNICAS DE USO DEL INHALADOR

Las técnicas de uso del inhalador apropiadas difieren entre inhaladores de dosis medida e inhaladores de polvo seco. La técnica apropiada es fundamental para el éxito del tratamiento y la técnica de uso del inhalador debe valorarse con regularidad.

A. Inhaladores de dosis medida e inhaladores de polvo seco

Los inhaladores de dosis medida tienen propulsores que expulsan el medicamento activo de la lata. Debe enseñársele a los pacientes que exhalen antes de que activen el inhalador y después que empiecen a inhalar *lenta* y *profundamente* a lo largo de la activación. Esta técnica evita que el medicamento se impacte en la mucosa laríngea y facilita que el fármaco alcance el sitio de acción en el músculo liso bronquial. Una fracción importante (por lo general 80 a 90%) del medicamento inhalado (p. ej., corticoesteroides) se deposita en la boca o la faringe o se traga (fig. 41-6). De 10 a 20% restante de la dosis de glucocorticoides inhalados que no se traga alcanza el sitio de acción en la vía aérea. El uso de una técnica apropiada con los CEI reduce el riesgo de absorción sistémica y efectos adversos. Los inhaladores de polvo seco requieren una técnica diferente con el inhalador. Debe enseñársele a los pacientes a que inhalen de forma *rápida* y *profunda* para optimizar la administración del fármaco a los pulmones. Los pacientes que usan cualquier tipo de dispositivo para corticoesteroides inhalados deben recibir instrucciones para enjuagarse la boca después de su uso y prevenir así el desarrollo de candidiasis oral.

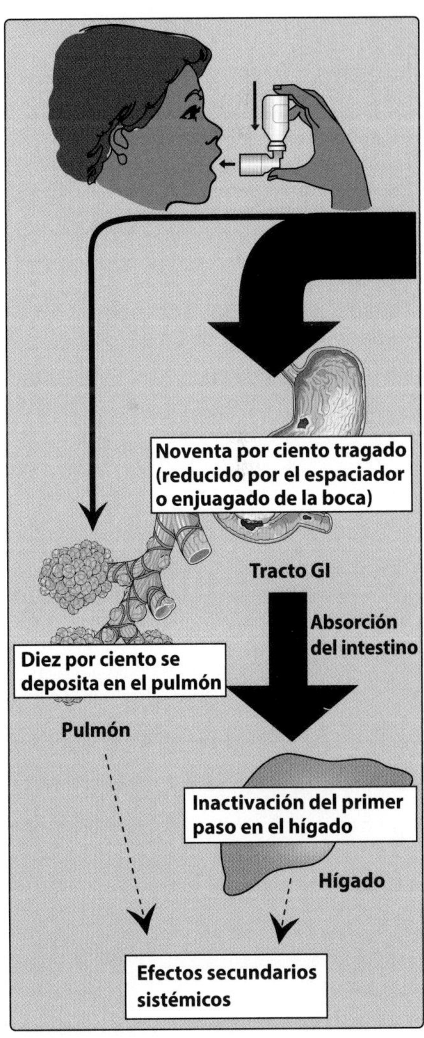

Figura 41-6
Farmacocinética de glucocorticoides inhalados. GI = gastrointestinal.

B. Espaciadores

Un espaciador es una cámara de gran volumen acoplada a un inhalador de dosis medida. La cámara reduce la velocidad del aerosol antes de entrar a la boca, permitiendo que grandes partículas del fármaco se depositen en el dispositivo. Las partículas más pequeñas del fármaco, de mayor velocidad, tienen menos probabilidades de depositarse en la boca y más de alcanzar el tejido objetivo en la vía aérea (fig. 41-7). Debe aconsejársele a los pacientes que laven o enjuaguen los espaciadores para reducir el riesgo de crecimiento bacteriano o micótico que pueda inducir una crisis de asma.

Espaciador
Grandes partículas de aerosol se depositan en la cámara antes que el paciente inhale.
El aerosol inhalado es enriquecido en pequeñas partículas que viajan con más facilidad a las vías respiratorias pequeñas.

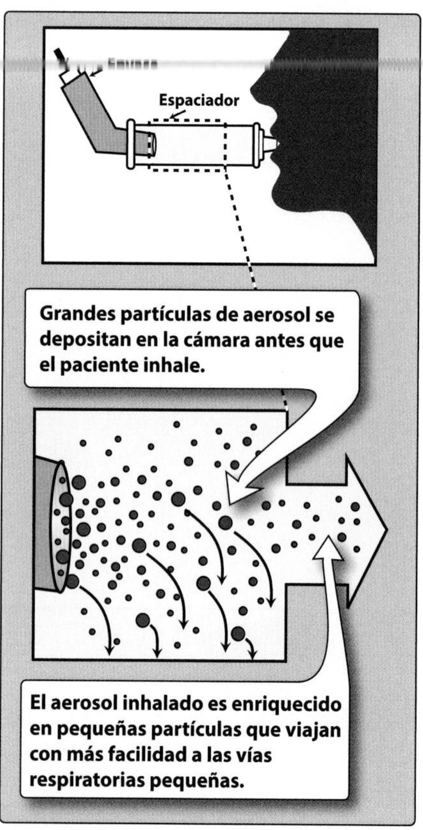

Figura 41-7
Efecto de un espaciador sobre la administración de un aerosol inhalado.

VI. FÁRMACOS USADOS PARA TRATAR LA RINITIS ALÉRGICA

La rinitis es una inflamación de las membranas mucosas de la nariz y se caracteriza por estornudos, prurito en nariz/ojos, rinorrea acuosa, congestión nasal y en ocasiones tos no productiva. Puede precipitarse una crisis por inhalación de un alérgeno (como polvo, polen o caspa animal). El material extraño interactúa con los mastocitos recubiertos con IgE generada en respuesta a una exposición previa a alérgenos. Los mastocitos liberan mediadores, como histamina, leucotrienos y factores quimiotácticos que promueven el espasmo bronquiolar y el engrosamiento de la mucosa por edema e infiltración celular. Los antihistamínicos o corticoesteroides intranasales, o ambos, son los tratamientos preferidos para la rinitis alérgica.

A. Antihistamínicos

Los antihistamínicos orales (antagonistas del receptor H_1; véase cap. 39) tienen un inicio rápido de acción y son útiles para el manejo de los síntomas de rinitis alérgica causados por liberación de histamina como estornudos, rinorrea acuosa y prurito en los ojos/nariz. Sin embargo, son más efectivos para la prevención de síntomas en la enfermedad leve o intermitente, más que para tratamiento una vez que los síntomas han empezado. Los antihistamínicos de primera generación, como *difenhidramina* y *clorfeniramina,* no suelen ser los preferidos debido a sus efectos adversos, como sedación, alteración del desempeño y otros efectos anticolinérgicos. Los antihistamínicos de segunda generación (p. ej., *fexofenadina, loratadina, desloratadina, cetirizina, levocetirizina*) por lo general son mejor tolerados. Existen dispositivos para antihistamínicos oftálmicos y nasales que permiten su administración dirigida a tejidos tópicos. Algunos ejemplos de antihistamínicos intranasales tópicos incluyen *olopatadina* y *azelastina.* Los antihistamínicos intranasales proporcionan una mayor administración del fármaco con menos efectos adversos. Las combinaciones de antihistamínicos con descongestionantes (véase más adelante) son efectivas cuando la congestión es una característica de la rinitis o cuando los pacientes no responden o controlan de forma incompleta los síntomas con corticoesteroides intranasales.

B. Corticoesteroides

Los corticoesteroides intranasales, como *beclometasona, budesonida, fluticasona, ciclesonida, mometasona* y *triamcinolona* son los medicamentos más efectivos para el tratamiento de la rinitis alérgica. Con un inicio de acción que varía de 3 a 36 h después de la primera dosis, los corticoesteroides intranasales mejoran los estornudos, el prurito, la rinorrea y la congestión nasal. La absorción sistémica es mínima y los efectos adversos del tratamiento son localizados. Estos incluyen irritación nasal, sangrado de la nariz, irritación faríngea y, en casos raros, candidiasis. Para minimizar la absorción sistémica, debe indicársele a los pacientes que eviten la inhalación profunda durante la administración hacia la nariz, debido a que el tejido objetivo es la nariz, no los pulmones o la garganta. Para pacientes con rinitis crónica, puede no observarse una mejoría hasta 1 a 2 semanas después de empezar el tratamiento.

C. Agonistas α-adrenérgicos

Los agonistas α-adrenérgicos de acción breve ("descongestionantes nasales") como *fenilefrina,* constriñen las arteriolas dilatadas en la mucosa nasal y reducen la resistencia de la vía aérea (véase cap. 6) para ayudar a reducir los síntomas de la rinitis alérgica. *Oximetazolina,* que tiene una acción más prolongada, también está disponible. Aunque estos agentes controlan los síntomas agudos de la rinitis alérgica, no ayudan a prevenir la recurrencia de los síntomas. Cuando se administran por vía intranasal, estos fármacos tienen un inicio de acción rápido y exhiben pocos efectos sistémicos. Sin embargo, las formulaciones intranasales de los agonistas α-adrenérgicos deben usarse por no más de 3 días debido al riesgo de congestión nasal de rebote (rinitis medicamentosa). Por este motivo, los agentes α-adrenérgicos no se usan en el tratamiento a largo plazo de la rinitis alérgica. La administración de agonistas α-adrenérgicos orales resulta no solo en una mayor duración de acción, sino también en mayores efectos sistémicos, como aumento de la presión arterial y la frecuencia cardiaca (véase cap. 6). Al igual que con las formulaciones intranasales, no se recomienda el uso regular de un agonista α-adrenérgico (*fenilefrina* y *seudoefedrina*) solo o en combinación con antihistamínicos.

D. Otros agentes

Cromolina intranasal puede ser útil en la rinitis alérgica, en especial cuando se administra antes del contacto con un alérgeno. Para optimizar el efecto terapéutico, la dosificación debe comenzar al menos 1 a 2 semanas antes de la exposición al alérgeno. Aunque son potencialmente inferiores a los otros tratamientos, algunos antagonistas del receptor de leucotrieno (p. ej., *montelukast*) son efectivos para la rinitis alérgica como monoterapia o en combinación con otros agentes. *Montelukast* puede ser una opción razonable en pacientes que también tienen asma. Está disponible una formulación intranasal de *ipratropio* para tratar la rinorrea relacionada con rinitis alérgica o el resfriado común. No alivia los estornudos o la congestión nasal.

VII. FÁRMACOS USADOS PARA TRATAR LA TOS

La tos es un mecanismo de defensa importante del sistema respiratorio en respuesta a irritantes y es un motivo frecuente para pacientes que buscan atención médica. Una tos problemática puede representar varias etiologías, como resfriado común, sinusitis o una enfermedad respiratoria crónica subyacente. En algunos casos, la tos puede ser un reflejo de defensa efectivo contra una infección bacteriana subyacente y no debe suprimirse. Antes de tratar la tos, la identificación de su causa es importante para asegurar que el tratamiento antitusivo es apropiado. La prioridad siempre debe ser tratar la causa subyacente de la tos cuando sea posible. Esto puede requerir una terapia con antibióticos. Los medicamentos utilizados para suprimir la tos se clasifican como antitusígenos, y los utilizados para ayudar a eliminar la mucosidad de las vías aéreas en pacientes con tos productiva son expectorantes.

A. Opioides

Codeína, un opioide, disminuye la sensibilidad de los centros de la tos en el sistema nervioso central a estímulos periféricos. Estos efectos terapéuticos ocurren a dosis menores de las requeridas para analgesia. Sin embargo, siguen ocurriendo efectos adversos frecuentes, como estreñimiento, disforia y fatiga. Además, *codeína* tiene un potencial adictivo, que limita su uso, dada la preocupación creciente sobre la adicción a opioides globalmente (véase cap. 21). *Dextrometorfano* es un derivado sintético de morfina que no tiene un efecto analgésico en dosis antitusivas. Además de bloquear el reflejo del centro medular de la tos, también bloquea los receptores excitatorios del N-metil-D-aspartato (NMDA) en el sistema nervioso central. Tiene un mejor perfil de efectos adversos que *codeína* y es igualmente efectivo para la supresión de la tos. En dosis bajas, *dextrometorfano* tiene un poco riesgo de adicción. Sin embargo, también tiene el potencial de abuso de sustancias, debido a que puede causar disforia a dosis elevadas. Los antitusígenos opioides pueden provocar un síndrome serotoninérgico cuando se coadministran con fármacos serotoninérgicos.

B. Benzonatato

A diferencia de los opioides, *benzonatato*, químicamente similar a los anestésicos locales tetracaína y *benzocaína*, suprime el reflejo de la tos mediante una acción periférica. Anestesia los receptores de estiramiento ubicados en las vías respiratorias, pulmones y pleura. Los efectos adversos incluyen mareo, adormecimiento de la lengua, boca y garganta. Estos efectos localizados pueden ser particularmente problemáticos si las cápsulas se rompen o mastican y el fármaco entra en contacto directo con la mucosa nasal. Los pacientes deben tomar el medicamento con abundante agua y tragarlo inmediatamente sin masticar para evitar estos efectos adversos.

C. Guaifenesina

Guaifenesina, un expectorante, está disponible como una formulación de un solo ingrediente y suele encontrarse en productos para la tos combinados con *codeína* o *dextrometorfano.* Reduce la viscosidad del moco y afloja la mucosidad en la vía aérea, mejorando así la eliminación mucociliar del esputo. La administración de *guaifenesina* hace que la tos seca se convierta en una tos productiva, permitiendo al paciente eliminar la mucosidad. Los efectos adversos incluyen alteraciones gastrointestinales, mareos, dolor de cabeza y erupciones cutáneas. La formación de cálculos renales es posible con el uso excesivo o el abuso de formulaciones de medicamentos que contienen *guaifenesina.*

D. Acetilcisteína

Acetilcisteína reduce la viscosidad del esputo dividiendo los enlaces disulfuro de las mucoproteínas viscosas. Se administra por vía oral para la EPOC. También se utiliza una formulación intravenosa como antídoto en la intoxicación por *paracetamol* (véase cap. 46). Los efectos adversos asociados con la administración oral incluyen náusea, vómito y estomatitis. Las inyecciones intravenosas pueden causar erupción cutánea, fiebre medicamentosa, picor y, raramente, reacciones anafilácticas. La *acetilcisteína* inhalada ya no se recomienda en el tratamiento de la EPOC o la fibrosis quística debido al potencial de broncoespasmo reflejo cuando se inhala el fármaco. La *acetilcisteína* tiene un fuerte y desagradable olor a huevo podrido debido a los grupos sulfhidrilos que contiene, lo que hace que el fármaco sea desagradable. Por ello, se mezcla con soda o zumo de frutas para su administración oral.

E. Alfa dornasa

Alfa dornasa es una desoxirribonucleasa humana recombinante purificada, una enzima que hidroliza el ácido desoxirribonucleico (ADN). Los pacientes con fibrosis quística (FQ) tienen secreciones purulentas viscosas en las vías aéreas, lo que da lugar a un esputo difícil de eliminar. La viscosidad de las secreciones se debe, en parte, al ADN liberado por los leucocitos que se acumulan en respuesta a las infecciones pulmonares en la FQ. *Alfa dornasa* escinde el ADN extracelular presente en las secreciones pulmonares purulentas, reduciendo así la viscosidad del esputo en los pacientes con FQ. El fármaco se administra una vez al día mediante un nebulizador. Los efectos adversos incluyen cambios en la voz, faringitis, laringitis, rinitis y dolor de tórax.

Resumen del capítulo

- Todos los pacientes con asma deben recibir tratamiento con una medicación de control y una medicación de alivio. Los medicamentos de control contienen corticoesteroides inhalados (CEI) para reducir la inflamación de las vías aéreas y el riesgo de exacerbaciones del asma. Los medicamentos de alivio se utilizan según sea necesario para aliviar rápidamente los síntomas durante una crisis o exacerbación del asma.
- Los corticoesteroides inhalados (CEI) se dirigen a la inflamación subyacente de las vías aéreas en el asma. Se debe indicar a los pacientes que se enjuaguen la boca con agua después de utilizar los CEI para reducir el riesgo de candidiasis oral y ronquera.
- Los agonistas β_2-adrenérgicos inhalados relajan directamente el músculo liso de las vías aéreas. Los agonistas β_2 de acción corta (SABA; *albuterol* o *levalbuterol*) se utilizan para el alivio rápido de los síntomas del asma.
- Los agonistas β_2 de acción prolongada (LABA; *salmeterol*, *formoterol*) proporcionan una broncodilatación durante al menos 12 horas. La monoterapia con LABA está contraindicada en el asma, y estos agentes deben utilizarse en combinación con los CEI.
- Debido a la rápida aparición del *formoterol*, una combinación de CEI/*formoterol* puede utilizarse como medicamento de control diario y también para el alivio rápido de los síntomas del asma cuando sea necesario. CEI/*formoterol* es la medicación de alivio preferida para el tratamiento del asma.
- Los estabilizadores de los mastocitos, los modificadores de los leucotrienos y los anticuerpos monoclonales son terapias complementarias en los pacientes con asma que no están controlados adecuadamente o que no toleran los CEI.
- A diferencia del asma, la EPOC se caracteriza por una obstrucción progresiva e irreversible del flujo aéreo. El pilar del tratamiento de la mayoría de los estadios de la EPOC son los antagonistas muscarínicos de acción prolongada (LAMA; *aclidinio*, *glicopirrolato*, *tiotropio* o *umeclidinio*) o los LABA.
- Todos los pacientes con EPOC deben tener un SABA incluido en el régimen de tratamiento para un rápido alivio de los síntomas.
- *Roflumilast* es un inhibidor oral de la fosfodiesterasa 4 que se utiliza para reducir las exacerbaciones en pacientes con bronquitis crónica que reciben un tratamiento estándar (LABA/LAMA).
- Los corticoesteroides sistémicos son útiles en el tratamiento de las exacerbaciones graves del asma o la EPOC que no responden adecuadamente a otros tratamientos.
- Los corticoesteroides intranasales (p. ej., *beclometasona*, *budesonida*, *fluticasona*, *ciclesonida*, *mometasona* y *triamcinolona*) son los medicamentos más eficaces para el tratamiento de la rinitis alérgica.
- Los síntomas de la rinitis alérgica también pueden tratarse con antihistamínicos de segunda generación (antagonistas de los receptores H_1), aunque estos agentes son más eficaces para prevenir que para tratar los síntomas.
- Dependiendo del mecanismo de acción, los fármacos utilizados en el tratamiento de la tos se clasifican como antitusígenos (supresores de la tos) o expectorantes (agentes mucoactivos).
- Los antitusígenos (*codeína*, *dextrometorfano*, *benzonatato*) suprimen la tos seca no productiva, y los expectorantes (*guaifenesina*) se utilizan para mejorar la eliminación del esputo disminuyendo su viscosidad o aumentando su producción.

Preguntas de estudio

Elija la MEJOR respuesta.

41.1 Una mujer de 22 años con asma sale de excursión con sus amigos en un día frío y ventoso. Durante la excursión, experimenta repentinamente dificultad para respirar, tos seca y opresión en el pecho. ¿Cuál de los siguientes medicamentos puede aliviar con rapidez sus síntomas?

A. Fluticasona inhalada
B. Beclometasona inhalada
C. Albuterol inhalado
D. Propranolol intravenoso

Respuesta correcta = C. La inhalación de un SABA de inicio rápido, como albuterol, suele proporciona alivio rápido de los síntomas. Budesonida/formoterol inhalada también sería una excelente opción. Aunque es un LABA, formoterol tiene un rápido inicio de acción. La inclusión del corticoide inhalado budesonida ayudará a reducir el riesgo de futuras exacerbaciones. Los corticoesteroides inhalados como beclometasona y fluticasona son medicamentos eficaces de control a largo plazo para tratar la inflamación crónica de la vía aérea, pero no proporcionan ningún efecto inmediato para el broncoespasmo cuando se utilizan como agentes únicos. Salmeterol es un agonista β_2 de acción prolongada, y su inicio de acción es retardado. No debe utilizarse para el alivio rápido de los síntomas.

41.2 Un paciente con asma refiere de una frecuencia creciente de ataques de asma. Ha estado utilizando un inhalador de albuterol cuando tiene síntomas. Sin embargo, esto no le está ayudando mucho últimamente, y está presentando síntomas de asma diarios. ¿Cuál de las siguientes opciones es la más adecuada para el tratamiento del asma en este paciente?

A. Añadir salmeterol
B. Añadir prednisona oral
C. Cambiar albuterol por budesonida/formoterol
D. Cambiar albuterol por salmeterol

Respuesta correcta = C. Un paciente que está inadecuadamente controlado con albuterol inhalado necesita un tratamiento controlador que contenga CEI para reducir los síntomas y el riesgo de exacerbación del asma. Budesonida/formoterol es una combinación de CEI/LABA que puede utilizarse según las necesidades o como medicación de control diario, dependiendo de la frecuencia y la gravedad de los síntomas. Prednisona oral se consideraría si el paciente no mejora con la adición de un CEI al régimen y si tiene síntomas graves agudos. La monoterapia con un LABA (salmeterol) está contraindicada en el asma. Si se utiliza, el salmeterol debe usarse con un CEI.

41.3 Durante una limpieza dental, se observa que un paciente con asma tiene manchas blancas en su cavidad oral, que se pueden raspar con facilidad. Afirma que las lesiones aparecieron después de que se le empezara a administrar un nuevo inhalador para controlar el empeoramiento de su asma. ¿Cuál de los siguientes fármacos contribuyó más probablemente a los síntomas de este paciente?

A. Beclometasona
B. Cromolina
C. Levalbuterol
D. Zileutón

Respuesta correcta = A. Los corticoesteroides inhalados como beclometasona se asocian con el desarrollo de candidiasis orofaríngea debido a un efecto inmunosupresor local. Levalbuterol, cromolina y zileutón no están asociados con la candidiasis orofaríngea.

41.4 Un hombre de 68 años tiene EPOC con obstrucción moderada de las vías aéreas. A pesar de usar salmeterol dos veces al día, informa síntomas continuados de disnea con esfuerzo leve. ¿Cuál de los siguientes agentes es una adición apropiada a su tratamiento actual?

A. Corticoesteroides sistémicos
B. Albuterol
C. Tiotropio
D. Roflumilast

Respuesta correcta = C. La adición del broncodilatador anticolinérgico al agonista β_2 de acción prolongada salmeterol sería apropiada y proporcionaría un beneficio terapéutico adicional. Los corticoesteroides sistémicos se usan para tratar las exacerbaciones en pacientes con EPOC, pero no se recomiendan para su uso crónico. La adición de un agonista β_2 de acción breve (albuterol) tiene menos probabilidades de proporcionar un beneficio adicional debido a que el paciente ya está usando un medicamento con el mismo mecanismo de acción. Roflumilast no está indicado, debido a que el paciente no informa de las exacerbaciones y solo tiene una obstrucción moderada de las vías aéreas.

41.5 Un hombre de 56 años ha sido diagnosticado recientemente de EPOC. Durante el último año ha tenido dos enfermedades respiratorias que han requerido tratamiento con antibióticos y un inhalador. Su puntuación en la prueba de evaluación de la EPOC es de 9, y el profesional clasifica la EPOC como grupo C. ¿Cuál de los siguientes es el tratamiento más adecuado para este paciente?

A. Formoterol/glicopirrolato
B. Indacaterol
C. Salmeterol/fluticasona
D. Tiotropio

Respuesta correcta = D. Un LAMA (tiotropio) es el tratamiento preferido para el grupo C de la EPOC. Los pacientes del grupo C tienen una menor carga de síntomas de la EPOC, pero tienen mayor riesgo de presentar futuras exacerbaciones. La monoterapia con un LABA (indacaterol) podría considerarse para los pacientes del grupo A o B. Una combinación de LABA/LAMA (formoterol/glicopirrolato) podría ser el siguiente paso si el paciente no responde al tiotropio. Se recomienda una combinación CEI/LABA (salmeterol/fluticasona) para ciertos pacientes del grupo D (p. ej., aquellos con recuentos de eosinófilos más elevados).

41.6 ¿Cuál de las siguientes opciones terapéuticas para la EPOC actúa inhibiendo la fosfodiesterasa-4?

A. Dupilumab
B. Roflumilast
C. Salmeterol
D. Tiotropio

Respuesta correcta = B. Roflumilast es un inhibidor de la PDE-4. Dupilumab es un anticuerpo monoclonal contra la interleucina-4 (IL-4) y la interleucina-13 (IL-13). Está indicado para el tratamiento del asma. Salmeterol es un agonista β_2-adrenérgico de acción prolongada (LABA), y tiotropio es un antagonista muscarínico de acción prolongada (LAMA).

41.7 Un hombre de 32 años con antecedentes de adicción a opioides se presenta con tos debido a una infección sistémica viral en las vías aéreas superiores. ¿Cuál de los siguientes es un tratamiento sistémico apropiado para la tos en este paciente?

A. Guaifenesina/dextrometorfano
B. Guaifenesina/codeína
C. Benzonatato
D. Montelukast

Respuesta correcta = C. Benzonatato suprime el reflejo de la tos mediante una acción periférica y no tiene potencial de abuso. Dextrometorfano, un derivado opioide, y codeína, un opioide, tienen ambos potenciales de abuso. Montelukast no está indicado para la supresión de la tos.

41.8 Un paciente se queja de opresión en el pecho y dificultad para respirar después de tomar aspirina u otros AINE. La exploración revela pólipos nasales y aumento de eosinófilos en el recuento diferencial de glóbulos blancos. ¿Cuál de los siguientes fármacos sería más apropiado para controlar sus síntomas?

A. Albuterol
B. Oximetazolina
C. Roflumilast
D. Zileuton

Respuesta correcta = D. El paciente tiene una enfermedad respiratoria exacerbada por aspirina (EREA). Zileuton, un fármaco antileucotrieno, es la opción más adecuada para controlar sus síntomas, que son secundarios al exceso de producción de leucotrienos tras la administración de AINE. Albuterol es un agonista β_2-adrenérgico de acción corta (SABA) que se utiliza para aliviar los síntomas de una crisis de asma aguda. Roflumilast es un agente para el tratamiento de la EPOC, y oximetazolina es un descongestionante nasal utilizado para el tratamiento a corto plazo de los síntomas de la rinitis alérgica.

41.9 ¿Qué categoría de medicamentos para rinitis alérgica tiene mayores probabilidades de relacionarse con rinitis medicamentosa (congestión nasal de rebote) con su uso prolongado?

A. Corticoesteroide intranasal
B. Descongestionante intranasal
C. Antagonista de leucotrieno
D. Antihistamínico oral

Respuesta correcta = B. Los descongestionantes intranasales no deben usarse más de 3 días debido al riesgo de congestión nasal de rebote (rinitis medicamentosa). Por este motivo, los agentes α-adrenérgicos no deben usarse en el tratamiento a largo plazo de la rinitis alérgica. Los otros agentes pueden usarse como tratamientos crónicos.

41.10 Una mujer de 25 años refiere síntomas de rinitis alérgica, incluyendo estornudos excesivos y picor y secreción nasal. ¿Cuál de los siguientes medicamentos sería más útil en este caso?

A. Cromolina
B. Fluticasona
C. Ipratropio
D. Montelukast

Respuesta correcta = B. Los corticoesteroides intranasales, como fluticasona, son el tratamiento más eficaz para los síntomas de la rinitis alérgica. Los síntomas también pueden prevenirse con antagonistas de los receptores H_1. Cromalina es un estabilizador de los mastocitos. Cromalina intranasal puede utilizarse para prevenir los ataques de rinitis alérgica, aunque no es tan eficaz como los corticoesteroides. Ipratropio es útil para reducir la rinorrea (goteo nasal), pero no ayuda con los estornudos. Montelukast es un agente menos eficaz en el tratamiento de la rinitis alérgica.

Fármacos gastrointestinales y antieméticos

42

Carol Motycka y Adonice Khoury

I. GENERALIDADES

Este capítulo describe los fármacos usados para tratar seis afecciones clínicas frecuentes que afectan el tracto gastrointestinal (GI): 1) úlceras pépticas y enfermedad por reflujo gastroesofágico (ERGE), 2) emesis inducida por quimioterapia, 3) diarrea, 4) estreñimiento, 5) síndrome de intestino irritable (SII) y 6) enfermedad inflamatoria intestinal (EII). Muchos fármacos descritos en otros capítulos también encuentran aplicación en el tratamiento de los fármacos GI. Por ejemplo, el derivado *meperidina difenoxilato,* que disminuye la actividad peristáltica del intestino, es útil en el tratamiento de la diarrea grave. Otros fármacos se usan casi de forma exclusiva para tratar los trastornos del tracto GI. Por ejemplo, los antagonistas del receptor H_2 y los inhibidores de la bomba de protones (IBP) se usan para la curación de las úlceras pépticas.

II. FÁRMACOS USADOS PARA TRATAR ENFERMEDAD ÁCIDO-PÉPTICA Y ENFERMEDAD POR REFLUJO GASTROESOFÁGICO

Las dos principales causas de enfermedad ácido-péptica son infección con *Helicobacter pylori* gramnegativo y el uso de fármacos antiinflamatorios no esteroides (AINE). El aumento de la secreción de ácido clorhídrico (HCl) y la inadecuada defensa de la mucosa contra el ácido gástrico también desempeñan un papel. Los abordajes al tratamiento incluyen 1) erradicar la infección por *H. pylori,* 2) reducir la secreción de ácido gástrico con el uso de IBP o antagonistas del receptor H_2 y 3) proporcionar agentes que protegen la mucosa gástrica de daño, como *misoprostol* y *sucralfato.* La figura 42-1 resume los agentes que son efectivos para tratar la enfermedad ácido-péptica.

A. Agentes antimicrobianos

Los pacientes con enfermedad ácido-péptica (úlceras duodenales o gástricas) con infección por *H. pylori* requieren tratamiento antimicrobiano. La infección con *H. pylori* se diagnostica mediante biopsia endoscópica de la mucosa gástrica o varios métodos no invasivos, incluyendo pruebas de serología, antígeno fecal y de urea en el aliento (fig. 42-2). La figura 42-3 muestra una biopsia en la cual se descubre *H. pylori* en la mucosa gástrica.

AGENTES ANTIMICROBIANOS
- *Amoxicilina* SOLO GENÉRICO
- **Compuestos de bismuto** PEPTO-BISMOL
- *Claritromicina* BIAXIN
- *Metronidazol* FLAGYL
- *Tetraciclina* SOLO GENÉRICO

BLOQUEADORES DEL RECEPTOR DE HISTAMINA H_2
- *Cimetidina* TAGAMET
- *Famotidina* PEPCID
- *Nizatidina* AXID

INHIBIDORES DE LA BOMBA DE PROTONES
- *Dexlansoprazol* DEXILANT
- *Esomeprazol* NEXIUM
- *Lansoprazol* PREVACID
- *Omeprazol* PRILOSEC
- *Pantoprazol* PROTONIX
- *Rabeprazol* ACIPHEX

PROSTAGLANDINAS
- *Misoprostol* CYTOTEC

ANTIÁCIDOS
- *Hidróxido de aluminio* SOLO GENÉRICO
- *Carbonato de calcio* TUMS
- *Hidróxido de magnesio* LECHE DE MAGNESIA

AGENTES PROTECTORES DE LA MUCOSA
- *Subsalicilato de bismuto* PEPTO-BISMOL
- *Sucralfato* CARAFATE

Figura 42-1
Resumen de los fármacos usados para tratar la enfermedad ácido-péptica y la enfermedad por reflujo gastroesofágico.

La erradicación de *H. pylori* con varias combinaciones de fármacos antimicrobianos resulta en una curación rápida de úlceras activas y bajas tasas de recurrencia (menos de 15%, en comparación con 60 a 100% por año para úlceras que sanan solo con tratamiento reductor de ácido). A la fecha, el tratamiento cuádruple de *subsalicilato de bismuto, metronidazol* y *tetraciclina* más un IBP es una opción de primera línea recomendada. Esto suele resultar en una tasa de erradicación de 90% o más. La terapia triple que consiste de un IBP combinado con *amoxicilina* (puede usarse *metronidazol* en pacientes alérgicos a *penicilina*) más *claritromicina* es un tratamiento preferido cuando las tasas de resistencia de *claritromicina* son bajas y el paciente no tiene exposición previa a antibióticos macrólidos.

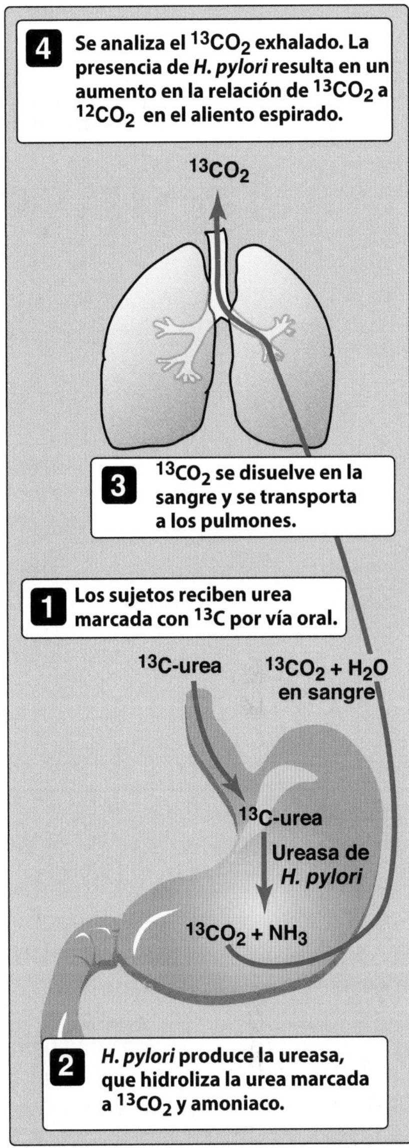

Figura 42-2
Prueba de urea en el aliento, uno de los varios métodos no invasivos para detectar la presencia de *Helicobacter pylori.*

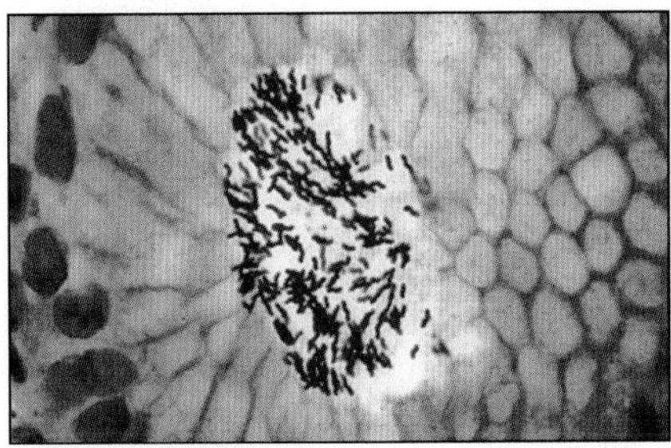

Figura 42-3
Helicobacter pylori relacionado con la mucosa gástrica.

B. Antagonistas del receptor H_2

La secreción de ácido gástrico está estimulada por acetilcolina, histamina y gastrina (fig. 42-4). La unión mediada por receptor de acetilcolina, histamina o gastrina resulta en la activación de proteínas cinasas, que a su vez estimulan la bomba de protones de H^+/K^+-adenosina trifosfatasa (ATPasa) para secretar iones de hidrógeno a cambio de K^+ en la luz del estómago. Al bloquear de forma competitiva la unión de histamina a los receptores H_2, *cimetidina, famotidina* y *nizatidina* inhiben la secreción basal, estimulada por alimentos y secreción nocturna del ácido gástrico, lo que reduce la secreción de ácido en aproximadamente 70%. *Cimetidina* fue el primer antagonista del receptor H_2. Sin embargo, su utilidad está limitada por su perfil de efectos adversos e interacciones fármaco-fármaco. Otro antagonista de los receptores H_2, *ranitidina*, se retiró del mercado debido a la preocupación por los niveles peligrosos de N-Nitrosodimetilamina (NDMA), un posible carcinógeno humano, en los medicamentos con *ranitidina*.

1. **Acciones:** el antagonista del receptor de histamina H_2 actúa de forma selectiva sobre los receptores H_2 en el estómago, sin efectos en los receptores H_1. Son antagonistas competitivos de histamina y son completamente reversibles.
2. **Usos terapéuticos:** los antagonistas de los receptores H_2 pueden utilizarse en el tratamiento de la úlcera péptica o la acidez estomacal. El uso de estos agentes ha disminuido con el advenimiento de los IBP.
   a. **Úlceras pépticas:** todos los antagonistas de los receptores H_2 son igualmente efectivos para curar las úlceras duodenales y gástricas. Sin embargo, la recurrencia es frecuente si hay *H. pylori* presente y el paciente es tratado con estos agentes por sí solos. Los pacientes con úlceras pépticas relacionadas con *H. pylori* requieren antibióticos para erradicar el organismo y prevenir la reaparición de la úlcera. Los pacientes con úlceras inducidas por AINE deben tratarse con IBP debido a que estos agentes curan y previenen úlceras futuras con mayor efectividad que los antagonistas de los receptores H_2.
   b. **Úlceras por estrés agudas:** estos fármacos se administran como una infusión intravenosa para prevenir y manejar las úlceras por estrés agudo relacionadas con riesgo elevado en pacientes en el ámbito de cuidados intensivos. Sin embargo, debido a que puede ocurrir tolerancia con estos agentes, los IBP también se usan para esta indicación.
   c. **Enfermedad por reflujo gastroesofágico:** los antagonistas del receptor H_2 son efectivos para el tratamiento de pirosis o ERGE. Los antagonistas del receptor H_2 actúan al disminuir la secreción de ácido; por lo tanto, pueden no aliviar los síntomas de pirosis

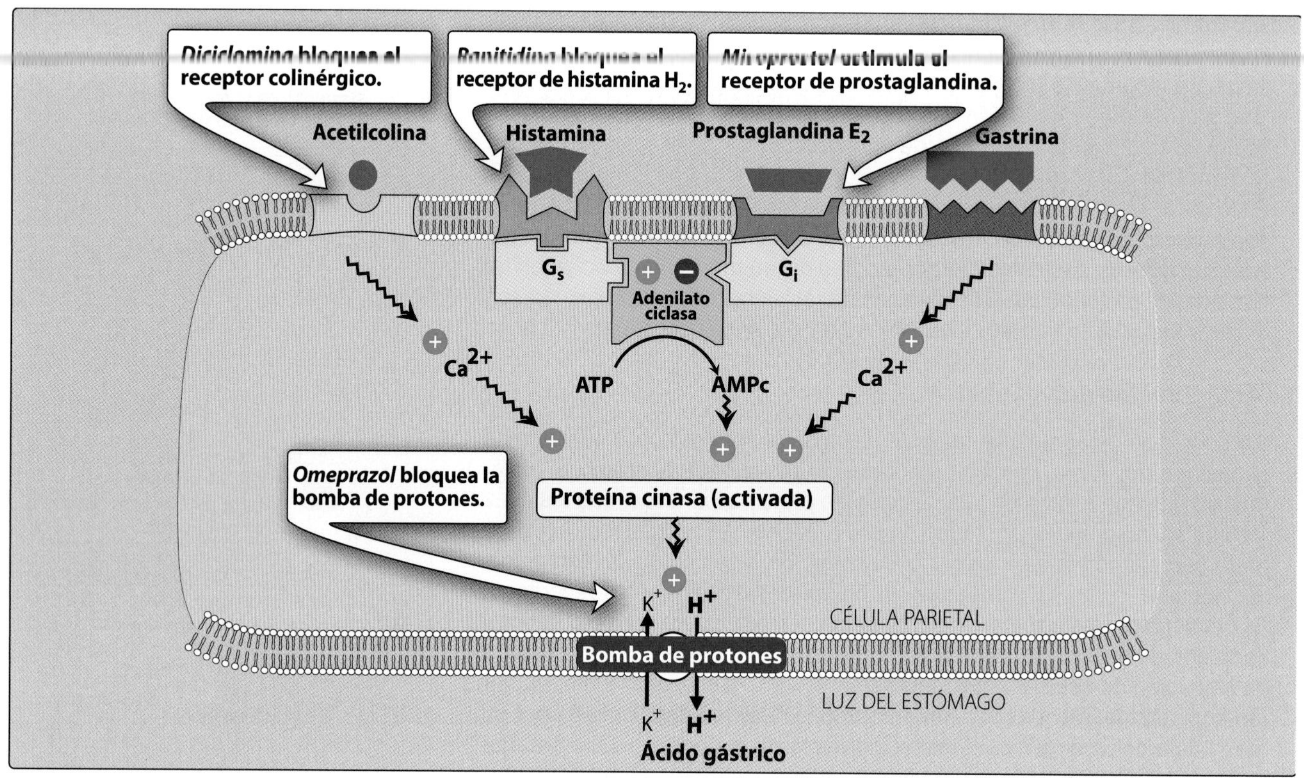

Figura 42-4
Efectos de acetilcolina, histamina, prostaglandina E_2 y gastrina sobre la secreción de ácido gástrico por las células parietales del estómago. G_s y Gi son proteínas de membrana que median el efecto estimulante o inhibitorio del receptor.

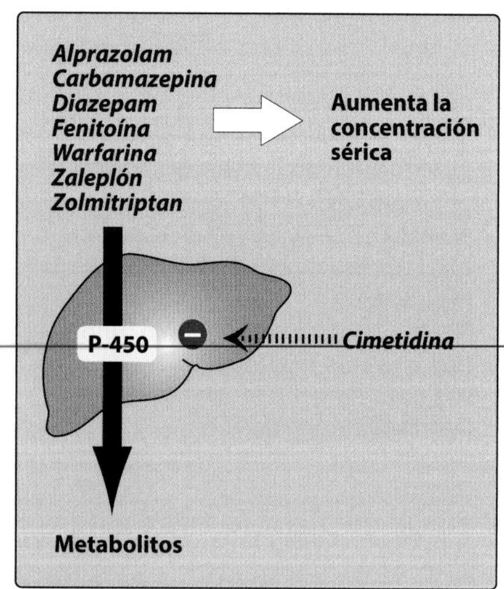

Figura 42-5
Interacciones farmacológicas con *cimetidina.*

hasta después de 45 minutos. Los antiácidos neutralizan el ácido gástrico de forma más rápida y eficiente, pero su acción es breve. Por estos motivos, los IBP se usan ahora de forma preferente en el tratamiento de ERGE, en particular para pacientes con pirosis grave y frecuente.

3. **Farmacocinética:** después de su administración oral, los antagonistas del receptor H_2 se distribuyen ampliamente a lo largo del cuerpo (lo que incluye hacia la leche materna y a través de la placenta) y se excretan sobre todo en la orina. *Famotidina* también está disponible en una formulación intravenosa. La vida media de estos agentes puede aumentar en pacientes con disfunción renal y se requieren ajustes a la dosificación.

4. **Efectos adversos:** en general, los antagonistas del receptor H_2 se toleran bien. Sin embargo, *cimetidina* puede tener efectos endocrinos, como ginecomastia y galactorrea (liberación/descarga continua de leche), debido a que actúa como un antiandrógeno no esteroideo. Otros efectos en el sistema nervioso central, como confusión y estado mental alterado, ocurren sobre todo en pacientes de edad avanzada y después de su administración intravenosa. Los antagonistas del receptor H_2 pueden reducir la eficacia de los fármacos que requieren de un ambiente ácido para su absorción, como *itraconazol. Cimetidina* inhibe varias isoenzimas del citocromo P450 y puede interferir con el metabolismo de muchos fármacos, como *warfarina, fenitoína* y *clopidogrel* (fig. 42-5).

C. Inhibidores de la bomba de protones de H^+/K^+-ATPasa

Los IBP se unen al sistema de enzimas de H^+/K^+-ATPasa (bomba de protones) y suprimen la secreción de los iones hidrógeno hacia la luz gástrica. La bomba de protones unida a membrana es el paso final en la secreción de ácido gástrico (fig. 42-4). Los IBP disponibles incluyen *dexlansoprazol, esomeprazol, lansoprazol, omeprazol, pantoprazol* y *rabeprazol.*

1. **Acciones:** estos agentes son profármacos con recubrimiento entérico acidorresistente para protegerlos de la degradación prematura por ácido gástrico. El recubrimiento se elimina en el duodeno que es alcalino y el profármaco, una base débil, se absorbe y transporta a las células parietales. Ahí, se convierte en el fármaco activo y forma un enlace covalente estable con la enzima H^+/K^+-ATPasa. Toma alrededor de 18 h para que la enzima se vuelva a sintetizar y la secreción de ácido se inhibe durante este tiempo. A dosis estándar, los IBP inhiben tanto la secreción de ácido gástrico basal como la estimulada en más de 90%. También está disponible un producto oral que contiene *omeprazol* combinado con *bicarbonato de sodio* para una absorción más rápida.

2. **Usos terapéuticos:** los IBP son superiores a los antagonistas H_2 para suprimir la producción de ácido y sanar las úlceras. Así, son los fármacos preferidos para el tratamiento de ERGE, esofagitis erosiva, úlcera duodenal activa y condiciones hipersecretoras patológicas como síndrome de Zollinger-Ellison. Los IBP reducen el riesgo de sangrado de úlceras causadas por *aspirina* y otros AINE y pueden usarse para la prevención o tratamiento de las úlceras inducidas por AINE. Los IBP también se usan para profilaxis de las úlceras por estrés y su manejo. Por último, los IBP se combinan con esquemas antimicrobianos usados para erradicar *H. pylori.*

3. **Farmacocinética:** estos agentes son efectivos por vía oral. Para un efecto máximo, los IBP deben tomarse 30 a 60 min antes del desayuno o la comida más abundante del día. [Nota: *dexlansoprazol* tiene una formulación dual de liberación retrasada y puede tomarse sin tomar en cuenta los alimentos]. *Esomeprazol* y *pantoprazol* están disponibles en formulaciones intravenosas. Aunque la vida media plasmática de estos agentes es de solo unas cuantas horas, tienen una larga duración de acción debido a un enlace covalente con la enzima H^+/K^+-ATPasa. Los metabolitos de estos agentes se excretan en la orina y las heces.

4. **Efectos adversos:** los IBP por lo general son bien tolerados. Los IBP pueden incrementar el riesgo de fracturas, en particular si la duración de uso es de 1 año o más (fig. 42-6). La supresión prolongada de ácido con IBP (y antagonistas del receptor H_2) puede resultar en una deficiencia de vitamina B_{12} debido a que se requiere ácido para su absorción en un complejo con factor intrínseco. El pH gástrico elevado también afecta la absorción de *carbonato de calcio. Citrato de calcio* es una opción efectiva para la suplementación de calcio en pacientes con tratamiento de supresión de ácido, debido a que la absorción de la sal de citrato no está afectada por el pH gástrico. Pueden ocurrir diarrea y colitis por *Clostridium difficile* en pacientes que reciben IBP. Debe asesorarse a los pacientes para descontinuar el tratamiento con IBP y contacten a su médico si tienen diarrea durante varios días. Los

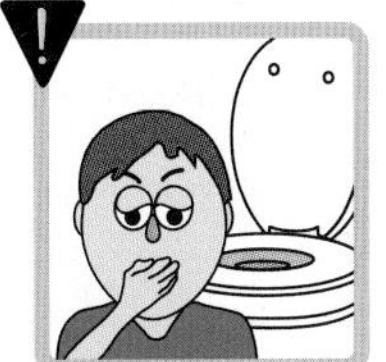

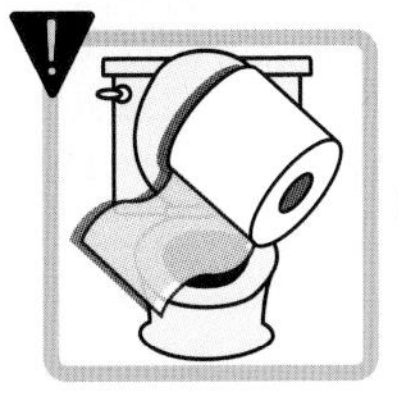

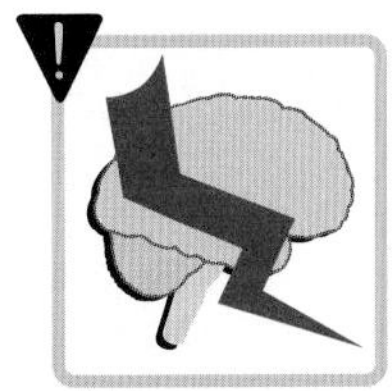

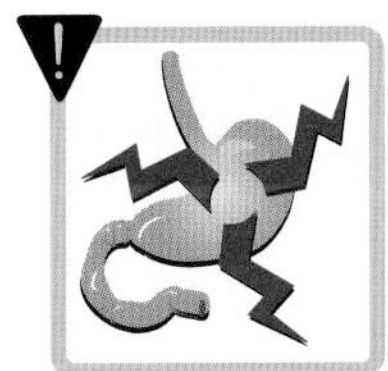

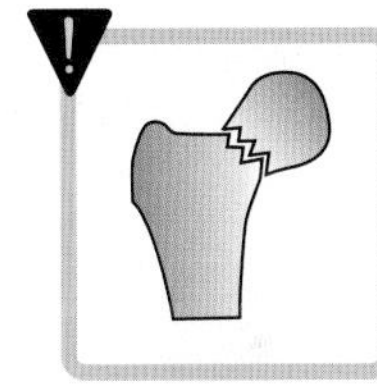

Figura 42-6
Algunos efectos adversos del tratamiento de bomba de protones. GI = gastrointestinal.

efectos adversos adicionales pueden incluir nefritis intersticial aguda, hipomagnesemia y una mayor incidencia de neumonía.

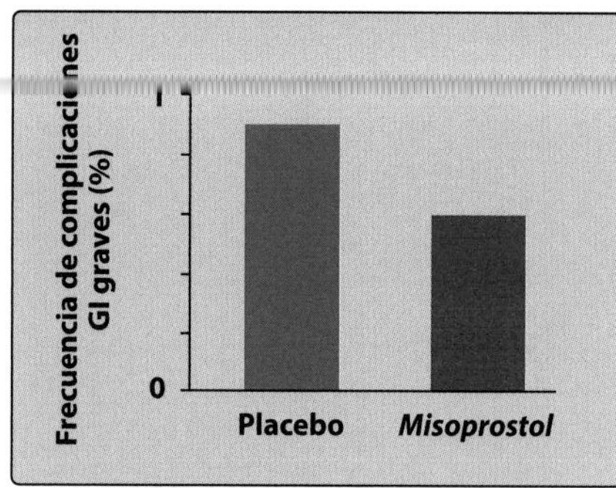

Figura 42-7
Misoprostol reduce las complicaciones gastrointestinales (GI) graves en pacientes con artritis reumatoide que reciben antiinflamatorios no esteroideos. (Modificada de F. E. Silverstein, D. Y. Graham, J. R. Senior. Misoprostol reduces serious gastrointestinal complications in patients with rheumatoid arthritis receiving nonsteroidal antiinflammatory drugs. A randomized, double-blind, placebo controlled trial. *Ann. Intern. Med.* 123: 241 (1995).)

Aplicación clínica 42-1. Interacción farmacológica-clopidogrel e inhibidores de la bomba de protones

Clopidogrel es un profármaco que se metaboliza en su metabolito activo principalmente a través de CYP2C19. La formación del metabolito activo es necesaria para producir el efecto antiplaquetario de *clopidogrel*. Los IBP como *omeprazol* y *esomeprazol* inhiben el CYP2C19, lo que reduce significativamente la actividad antiagregante plaquetaria de *clopidogrel*. Otros IBP (*dexlansoprazol*, *lansoprazol*, *pantoprazol* y *rabeprazol*) no afectan al CYP2C19 en esta medida. *Clopidogrel* lleva una advertencia en su empaque de que debe evitarse el uso concomitante con *omeprazol* o *esomeprazol*. Por lo tanto, se recomienda que los pacientes que tomen *clopidogrel* reciban un IBP alternativo o un antagonista de los receptores H_2.

D. Prostaglandinas

Prostaglandina E, producida por la mucosa gástrica, inhibe la secreción de ácido y estimula la secreción de moco y bicarbonato (efecto citoprotector). Se cree que una deficiencia de prostaglandinas participa en la patogénesis de las úlceras pépticas. *Misoprostol,* un análogo de prostaglandina E_1, está aprobado para la prevención de úlceras gástricas inducidas por AINE (fig. 42-7). El uso profiláctico de *misoprostol* debe considerarse en pacientes que toman AINE y que tienen un riesgo moderado a elevado de úlceras inducidas por AINE, como pacientes de edad avanzada y aquellos con úlceras previas. *Misoprostol* está contraindicado en el embarazo, debido a que puede estimular contracciones uterinas y provocar un aborto. La diarrea relacionada con la dosis es el efecto adverso más frecuente y limita el uso de este agente. Así, los IBP son los agentes preferidos para la prevención de úlceras inducidas por antiinflamatorios no esteroides.

E. Antiácidos

Los antiácidos son bases débiles que reaccionan con ácido gástrico para formar agua y una sal para disminuir la acidez gástrica. Debido a que pepsina (una enzima proteolítica) es inactiva a un pH mayor de 4, los antiácidos también reducen la actividad de pepsina.

1. **Química:** los productos de antiácidos varían ampliamente en su composición química, capacidad neutralizante de ácido, contenido de sodio y el sabor agradable. La eficacia de un antiácido depende de su capacidad para neutralizar el HCl gástrico y de si el estómago está lleno o vacío. El alimento retrasa el vaciado gástrico, dando más tiempo para que el antiácido reaccione, y prolonga la duración de acción. Los antiácidos que se usan con frecuencia son combinaciones de sales de aluminio y magnesio, como *hidróxido de aluminio* e *hidróxido de magnesio* [$Mg(OH)_2$]. El *carbonato de calcio* [$CaCO_3$] reacciona con HCl para formar CO_2 y $CaCl_2$ y también es una preparación de uso frecuente. La absorción sistémica de *bicarbonato de sodio* [$NaHCO_3$] puede producir alcalosis metabólica transitoria y producir una carga de sodio importante. Por lo tanto, este antiácido no se recomienda.

2. **Usos terapéuticos:** los antiácidos se usan para el alivio sintomático de la enfermedad ácido-péptica, pirosis y ERGE. Deben administrarse después de las comidas para una efectividad máxima. [Nota: las preparaciones de *carbonato de calcio* se usan como suplementos de calcio para la prevención de osteoporosis].

3. **Efectos adversos:** *hidróxido de aluminio* tiende a causar estreñimiento, en tanto que *hidróxido de magnesio* suele producir diarrea. Las preparaciones que combinan estos agentes ayudan a normalizar la función intestinal. La absorción de los cationes de los antiácidos (Mg^{2+}, Al^{3+}, Ca^{2+}) no suele ser un problema en pacientes con función renal normal; sin embargo, la acumulación y los efectos adversos pueden ocurrir entre pacientes con afección renal.

F. Agentes protectores de la mucosa

También conocidos como compuestos citoprotectores, estos agentes tienen varias acciones que promueven los mecanismos de protección de la mucosa, lo que previene la lesión de la mucosa, reduce la inflamación y curan las úlceras existentes.

1. **Sucralfato:** este complejo del *hidroxilo de aluminio* y la sacarosa sulfatada se une a grupos con carga positiva en las proteínas de la mucosa tanto normal como necrótica. Al formar geles complejos con células epiteliales, *sucralfato* crea una barrera física que protege la úlcera de la pepsina y el ácido, permitiendo que la úlcera cure. Aunque *sucralfato* es efectivo para el tratamiento de las úlceras duodenales y la prevención de úlceras por estrés, su uso está limitado debido a la necesidad de múltiples dosis diarias, interacciones fármaco-fármaco y disponibilidad de agentes más efectivos. Debido a que requiere un pH ácido para su activación, *sucralfato* no debe administrarse con IBP, antagonistas H_2 o antiácidos. *Sucralfato* es bien tolerado, pero puede unirse a otros fármacos e interferir con su absorción.

2. **Subsalicilato de bismuto:** este agente se usa como un componente del tratamiento cuádruple para la curación de úlceras pépticas relacionadas con *H. pylori.* Además de sus acciones antimicrobianas, inhibe la actividad de la pepsina, aumenta la secreción de moco e interactúa con glucoproteínas en el tejido mucoso necrótico para recubrir y proteger la úlcera.

III. FÁRMACOS USADOS PARA CONTROLAR NÁUSEA Y VÓMITO INDUCIDOS POR QUIMIOTERAPIA

Aunque la náusea y el vómito ocurren en una variedad de trastornos (p. ej., cinetosis, embarazo y enfermedades GI) y siempre son desagradables para el paciente, la náusea y el vómito producidos por los agentes quimioterapéuticos demandan un manejo especialmente efectivo. Cerca de 70 a 80% de los pacientes que se someten a quimioterapia experimentan náusea o vómito. Varios factores influyen sobre la incidencia y gravedad de la náusea y el vómito inducidos por quimioterapia (NVIQ), lo que incluye el fármaco quimioterapéutico específico (fig. 42-8); la vía, dosis y esquema de administración; y variables del paciente. Por ejemplo, los pacientes jóvenes y las mujeres son más susceptibles que los pacientes de mayor edad y los hombres y 10 a 40%

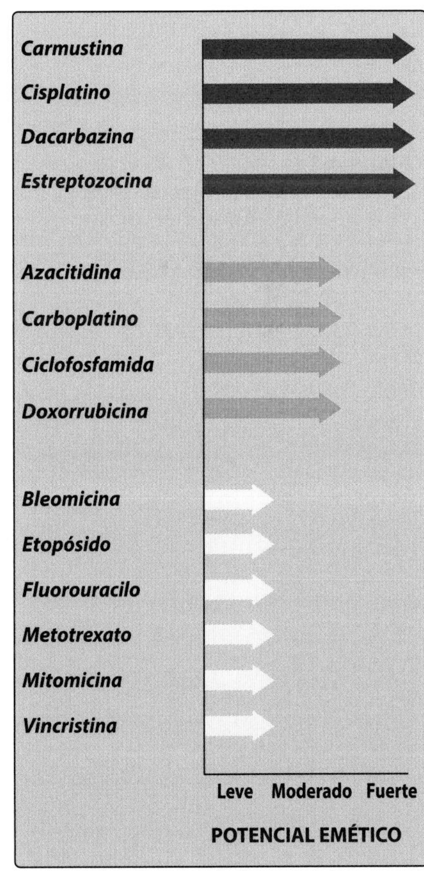

Figura 42-8
Comparación del potencial emético de los fármacos anticáncer.

FENOTIACINAS
Proclorperacina SOLO GENÉRICO
ANTAGONISTAS DEL RECEPTOR DE 5-HT$_3$
Dolasetrón ANZEMET
Granisetrón SANCUSO, SUSTOL
Ondansetrón ZOFRAN
Palonosetrón ALOXI
ANTAGONISTA DEL RECEPTOR DE SUSTANCIA P/NEUROCININA 1
Aprepitant, Fosaprepitant EMEND
*Netupitant, Fosnetupitant** AKYNZEO
Rolapitant VARUBI
CORTICOESTEROIDES
Dexametasona DECADRON
ANTIPSICÓTICO DE SEGUNDA GENERACIÓN
Olanzapina ZYPREXA
BENZAMIDAS SUSTITUIDAS
Metoclopramida REGLAN
BUTIROFENONAS
Droperidol SOLO GENÉRICO
Haloperidol HALDOL
BENZODIACEPINAS
Alprazolam XANAX
Lorazepam ATIVAN

Figura 42-9
Resumen de los fármacos usados para tratar la náusea y el vómito inducidos por la quimioterapia. *En combinación con *palonosetrón*.

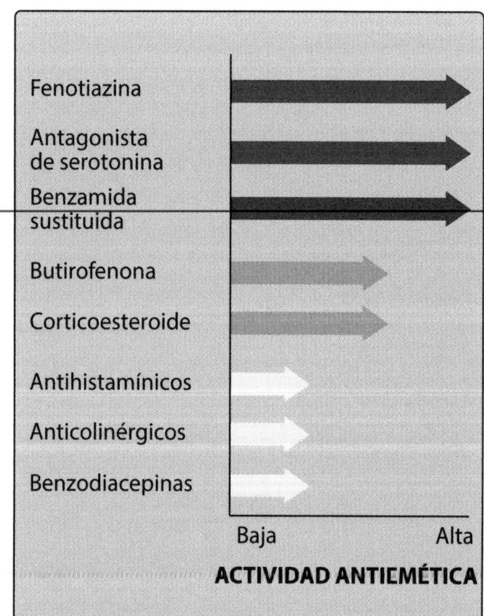

Figura 42-10
Eficacia de los fármacos antieméticos.

de los pacientes experimentan náusea o vómito, o ambos en anticipación a la quimioterapia (vómito anticipatorio). NVIQ no solo afectan la calidad de vida, también pueden causar rechazo de una quimioterapia potencialmente curativa. Además, el vómito no controlado puede producir deshidratación, desequilibrios metabólicos profundos y agotamiento de nutrientes.

A. Mecanismos que desencadenan vómito

Dos sitios en el tronco encefálico tienen funciones clave en la vía del reflejo del vómito. La zona disparadora quimiorreceptora (ZDQ) se ubica en el área postrema (una estructura circunventricular en el extremo caudal del cuarto ventrículo). Se encuentra fuera de la barrera hematoencefálica. Así, puede responder directamente a los estímulos químicos en la sangre o el líquido cefalorraquídeo. El segundo sitio importante, el centro del vómito, que se ubica en la formación reticular lateral de la médula, coordina los mecanismos motores del vómito. El centro del vómito responde también a la entrada aferente del sistema vestibular, la periferia (faringe y tracto GI) y estructuras del tronco encefálico y corticales. El sistema vestibular funciona sobre todo en la cinetosis.

B. Acciones eméticas de los agentes quimioterapéuticos

Los agentes quimioterapéuticos pueden activar directamente la ZDQ medular o centro del vómito. Varios neurorreceptores, lo que incluye al receptor de dopamina tipo 2 y al de serotonina tipo 3 (5-HT$_3$) desempeñan funciones críticas. A menudo, el color o el olor de los fármacos quimioterapéuticos (e incluso estímulos relacionados con la quimioterapia) pueden activar los centros cerebrales mayores y desencadenar emesis. Los fármacos quimioterapéuticos también pueden actuar de forma periférica al causar daño celular en el tracto GI y al liberar serotonina de las células enterocromafines del intestino delgado. La serotonina activa los receptores 5-HT$_3$ en las fibras aferentes vagales y esplácnicas, que después transmiten señales sensoriales a la médula, lo que causa la respuesta emética.

C. Fármacos antieméticos

Considerando la complejidad de los mecanismos involucrados en la emesis, no es sorprendente que los antieméticos representen una variedad de clases (fig. 42-9) y ofrezcan un rasgo de eficacias (fig. 42-10). Los fármacos anticolinérgicos, en especial el antagonista del receptor muscarínico *escopolamina* y los antagonistas del receptor H$_1$, como *dimenhidrinato, meclizina* y *ciclicina,* son muy útiles en la cinetosis, pero son ineficaces contra sustancias que actúan directamente sobre la ZDQ. Las principales categorías de fármacos usados para controlar NVIQ incluyen las siguientes:

1. **Fenotiacinas:** las fenotiacinas, como *proclorperacina,* actúan al bloquear los receptores de dopamina en la ZDQ. *Proclorperacina* es efectiva en la profilaxis de NVIQ para agentes quimioterapéuticos con bajo potencial emetógeno (p. ej., *fluorouracilo* y *metotrexato*). Aunque aumentar la dosis mejora la actividad antiemética, los efectos adversos limitan la dosis. El fármaco también puede utilizarse para el tratamiento de las NVIQ intercurrentes. [Nota: las NVIQ irruptivas son náusea o vómito que aparecen a pesar del uso de antieméticos profilácticos y que requieren la administración inmediata de antieméticos adicionales].

2. **Bloqueadores del receptor 5-HT_3:** los antagonistas del receptor 5-HT_3 incluyen *dolasetrón, granisetrón, ondansetrón* y *palonosetrón.* Estos agentes bloquean de forma selectiva los receptores de 5-HT_3 en la periferia (fibras aferentes vagales viscerales) y en la ZDQ. Esta clase de agentes es importante para tratar VNIQ, debido a su eficacia superior y mayor duración de acción. Estos fármacos pueden administrarse como una sola dosis antes de la quimioterapia (por vía intravenosa u oral) y son eficaces contra todos los grados de tratamiento emetógeno. Para los regímenes de quimioterapia de varios días, puede ser necesario repetir la dosificación de los antagonistas del receptor 5-HT_3. [Nota: *palonosetrón* tiene una vida media mucho más prolongada que los demás antagonistas de los receptores 5-HT_3 (aproximadamente 42 h) y, en general, no se recomienda la administración de dosis repetidas]. *Ondansetrón* y *granisetrón* previenen el vómito en 50 a 60% de los pacientes tratados con *cisplatino.* Estos agentes también son útiles en el manejo de la náusea y el vómito posoperatorios. Los antagonistas 5-HT_3 se metabolizan extensamente por el hígado; sin embargo, solo *ondansetrón* requiere ajustes de la dosis en la insuficiencia hepática. La excreción es a través de la orina. Puede ocurrir prolongación del intervalo QT con dosis elevadas de *ondansetrón* y *dolasetrón.* Por este motivo, la formulación intravenosa de *dolasetrón* se retiró del mercado, y se limitó la dosis máxima de *ondansetrón*.

3. **Antagonistas del receptor de sustancia P/neurocinina 1:** *aprepitant, netupitant* y *rolapitant* se dirigen al receptor de neurocinina en el centro del vómito y bloquean las acciones de sustancia P. [Nota: *fosaprepitant* y *fosnetupitant* son profármacos de *aprepitant* y *netupitant*, respectivamente, que se administran por vía intravenosa]. Estos agentes orales están indicados para esquemas quimioterapéuticos alta o moderadamente emetógenos y suelen administrarse con *dexametasona* y antagonistas 5-HT_3. A diferencia de la mayoría de los antagonistas 5-HT_3, estos agentes son efectivos para la fase retrasada de NVIQ, que ocurre 24 h o más después de la quimioterapia. *Aprepitant* y *rolapitant* pasan por metabolismo hepático, sobre todo mediante CYP3A4. La coadministración con inhibidores o inductores fuertes de CYP3A4 (p. ej., *claritromicina* o *hierba de San Juan,* respectivamente) debe evitarse. *Aprepitant* es un inductor de CYP3A4 y CYP2C9 y también exhibe la inhibición dependiente de la dosis de CYP3A4. Por lo tanto, puede afectar el metabolismo de otros fármacos que son sustratos de estas isoenzimas y es sujeto a numerosas interacciones farmacológicas. *Rolapitant* es un inhibidor moderado de CYP2D6. Algunos efectos adversos de esta clase son fatiga, diarrea, dolor abdominal e hipo.

4. **Corticoesteroides:** *dexametasona,* usada sola, es efectiva contra la quimioterapia moderadamente emetógena. Con mayor frecuencia, *dexametasona* se usa en combinación con antagonistas de los receptores 5-HT_3 o antagonistas de los receptores de la sustancia P/neuroquinina 1 para la prevención de las NVIQ en regímenes de quimioterapia moderada o altamente emetógena. Su mecanismo antiemético se desconoce, pero puede involucrar el bloqueo de prostaglandinas.

5. **Antipsicóticos de segunda generación:** *olanzapina* es un antipsicótico de segunda generación (véase cap.18) que bloquea los receptores 5-HT_2 y los receptores de dopamina, además de los receptores de histamina-1 y α_1. Es útil en la prevención de las NVIQ y se utiliza en

combinación con antagonistas de los receptores 5-HT_3 y *dexametasona* (con o sin antagonistas de los receptores de la sustancia P/neuroquinina 1) para regímenes de quimioterapia moderada o altamente emetógenos.

6. **Benzamidas sustituidas:** una de las varias benzamidas sustituidas con actividad antiemética, *metoclopramida,* es efectiva a dosis elevadas contra *cisplatino* emetógeno, previniendo la emesis en 30 a 42% de los pacientes y reduciendo la emesis en la mayoría de los pacientes. *Metoclopramida* logra esta inhibición mínima de dopamina en la zona disparadora quimioterapéutica. Debido a que es menos eficaz que otros agentes, *metoclopramida* debe reservarse para los pacientes con una respuesta inadecuada a los antagonistas de los receptores 5-HT_3 o a los antagonistas de los receptores de la sustancia P/neuroquinina 1. Es eficaz en el tratamiento de náusea y vómito intercurrentes. La *metoclopramida* mejora la motilidad gástrica y es útil en pacientes con gastroparesia. *Metoclopramida* promueve la motilidad gástrica y es útil para pacientes con gastroparesia. Los efectos adversos antidopaminérgicos, incluyendo los síntomas extrapiramidales, limitan el uso prolongado de dosis elevadas. El fármaco lleva una advertencia en el recuadro contra su uso durante más de 12 semanas debido al riesgo de discinesia tardía.

7. **Butirofenonas:** *droperidol* y *haloperidol* actúan al bloquear los receptores de dopamina. Las butirofenonas son antieméticos moderadamente efectivos. *Haloperidol* se utiliza en el tratamiento de las NVIQ intercurrentes. *Droperidol* puede prolongar el intervalo QT_c y su uso debe reservarse para pacientes con náusea y vómito relacionados con procedimientos quirúrgicos y respuesta inadecuada a otros agentes.

8. **Benzodiacepinas:** la potencia antiemética de *lorazepam* y *alprazolam* es baja. Sus efectos benéficos pueden deberse a sus propiedades sedantes, ansiolíticas y amnésicas (véase cap. 16). Estas propiedades hacen a las benzodiacepinas útiles para tratar el vómito anticipatorio. El uso concomitante de alcohol debe evitarse debido a las propiedades aditivas de efectos depresores del sistema nervioso central.

IV. ANTIDIARREICOS

Un aumento en la motilidad del tracto GI y una menor absorción de líquido son los principales factores en la diarrea. Los fármacos antidiarreicos incluyen agentes antimotilidad, adsorbentes y fármacos que modifican el transporte de líquidos y electrolitos (fig. 42-11).

AGENTES ANTIMOTILIDAD
Difenoxilato + atropina LOMOTIL
Loperamida IMODIUM A-D
ADSORBENTES
Hidróxido de aluminio SOLO GENÉRICO
Metilcelulosa CITRUCEL
AGENTES QUE MODIFICAN EL TRANSPORTE DE LÍQUIDOS Y ELECTROLITOS
Subsalicilato de bismuto PEPTO-BISMOL

Figura 42-11
Resumen de los fármacos usados para tratar diarrea.

A. Agentes antimotilidad

Dos fármacos que se usan ampliamente para controlar la diarrea son *difenoxilato* y *loperamida.* Ambos son análogos de *meperidina* y tienen acciones similares a opioides en el intestino. Activan los receptores opioides presinápticos en el sistema nervioso entérico para inhibir la liberación de acetilcolina y disminuir la peristalsis. A las dosis habituales, carecen de efectos analgésicos. *Loperamida* se usa para el tratamiento general de la diarrea aguda, lo que incluye la diarrea del viajero. En muchos países se puede adquirir sin receta. Se ha observado un uso indebido o excesivo de dosis elevadas de *loperamida* en pacientes que intentan obtener euforia o prevenir la abstinencia de opioides. En consecuencia, se pueden vender cantidades limitadas de *loperamida* al mismo tiempo, y el producto lleva una advertencia en el empaque sobre la importancia de seguir las instrucciones de dosificación recomendadas para evitar reacciones adversas graves. Debido a que estos fármacos pueden contribuir a megacolon tóxico, no deben usarse en pacientes con colitis ulcerosa activa. Además, estos agentes deben evitarse en niños pequeños debido al riesgo de depresión respiratoria, eventos cardiacos, coma y muerte. Los pacientes con diarrea infecciosa potencialmente grave (p. ej., fiebre o sangre o mucosidad en las heces) deben evitar el autotratamiento con *loperamida*, ya que el efecto antimotilidad puede impedir la expulsión del patógeno causante y prolongar la duración de la enfermedad.

B. Adsorbentes

Los agentes adsorbentes, como *hidróxido de aluminio* y *metilcelulosa,* se usan para controlar la diarrea. Presumiblemente, estos agentes actúan al adsorber las toxinas o los microorganismos intestinales o al recubrir o proteger la mucosa intestinal. Son mucho menos efectivos que los agentes antimotilidad y pueden interferir con la absorción de otros fármacos.

C. Agentes que modifican el transporte de líquidos y electrolitos

Subsalicilato de bismuto, usado para la prevención y el tratamiento de la diarrea del viajero, disminuye la secreción de líquido en el intestino. Su acción puede deberse a su componente de salicilato, así como a su acción de recubrimiento. Los efectos adversos pueden incluir lengua y heces negras.

V. LAXANTES

Los laxantes suelen usarse en el tratamiento del estreñimiento para acelerar la motilidad del intestino, ablandar las heces y aumentar la frecuencia de los movimientos intestinales. Estos fármacos se clasifican con base en su mecanismo de acción (fig. 42-12). Los laxantes aumentan el potencial de pérdida de efecto farmacológico de preparaciones orales de otros medicamentos con absorción deficiente, acción retrasada y liberación extendida al acelerar su tránsito a través de los intestinos. También pueden causar desequilibrios electrolíticos cuando se usan de forma crónica. Muchos de estos fármacos tienen un riesgo de dependencia para el usuario.

IRRITANTES y ESTIMULANTES
Bisacodilo CORRECTOL, DULCOLAX
Aceite de ricino SOLO GENÉRICO
Senósidos EX-LAX, SENOKOT
LAXANTES DE VOLUMEN
Metilcelulosa CITRUCEL
Psilio METAMUCIL
LAXANTES SALINOS y OSMÓTICOS
Lactulosa CONSTULOSE, ENULOSE
Citrato de magnesio CITROMA
Hidróxido de magnesio LECHE DE MAGNESIA
Polietilenglicol GOLYTELY, MIRALAX
ABLANDADORES DE HECES
Docusato COLACE
LAXANTES LUBRICANTES
Supositorios de glicerina SOLO GENÉRICO
Aceite mineral SOLO GENÉRICO

Figura 42-12
Resumen de los fármacos utilizados para tratar el estreñimiento.

A. Irritantes y estimulantes

1. **Senósidos:** estos agentes se usan ampliamente como laxantes estimulantes. Su ingrediente activo es un grupo de senósidos, un complejo natural de glucósidos de antraquinona. Cuando se toman por vía oral, los *senósidos* provocan la evacuación del intestino en 6 a 12 horas. También causan secreción de agua y electrolitos en el intestino. En productos de combinación con un ablandador de heces que contiene *docusato,* es útil para tratar el estreñimiento inducido por opioides.
2. **Bisacodilo:** disponible como supositorios y tabletas con recubrimiento entérico, *bisacodilo* es un potente estimulante del colon. Actúa directamente sobre las fibras nerviosas en la mucosa del colon.

3 **Aceite de ricino:** este agente se degrada en el intestino delgado a ácido ricinoleico, que es muy irritante para el tracto GI y aumenta la peristalsis sin demora. Personas en estado de embarazo deben evitar el *aceite de ricino* debido a que puede estimular las contracciones uterinas. El uso del *aceite de ricino* por lo general no se recomienda debido a su sabor desagradable y potencial de efectos adversos GI.

B. Laxantes de volumen

Los laxantes de volumen incluyen coloides hidrofílicos (de partes indigeribles de frutas y verduras). Forman geles en el intestino grueso, causando retención de agua y distensión intestinal, con lo que aumenta la actividad peristáltica. Acciones similares producen *metilcelulosa,* semillas de psilio y salvado. Deben usarse con cuidado en pacientes que se encuentran inmóviles debido a su potencial de causar obstrucción intestinal. *Psilio* puede reducir la absorción de otros fármacos orales y la administración de otros agentes debe ir separada de *psilio* por al menos dos horas.

C. Laxantes salinos y osmóticos

Los catárticos salinos, como *citrato de magnesio* e *hidróxido de magnesio* son sales no absorbibles (aniones y cationes) que conservan agua en el intestino mediante ósmosis. Esto distiende el intestino, aumentando la actividad intestinal y produciendo la defecación en unas cuantas horas. Las soluciones electrolíticas que contienen *polietilenglicol (PEG)* se usan como soluciones para lavado colónico que preparan el intestino para procedimientos radiológicos o endoscópicos. El polvo de *PEG* para solución sin electrolitos también se usa como laxante y ha mostrado que causa menos cólicos y gas que otros laxantes. *Lactulosa* es un azúcar disacárida semisintética que actúa como un laxante osmótico. No puede hidrolizarse por enzimas GI. Las dosis orales alcanzan el colon y se degradan por bacterias colónicas en ácidos láctico, fórmico y acético. Esto aumenta la presión osmótica, causando acumulación de líquido, distensión del colon, heces blandas y defecación. [Nota: *lactulosa* también se usa para el tratamiento de la encefalopatía hepática debido a su capacidad para reducir las concentraciones de amoniaco].

D. Ablandadores de heces (laxantes emolientes o surfactantes)

Los agentes activos en la superficie que se emulsifican con las heces producen heces más blandas y un fácil paso de las mismas. Estos incluyen *docusato sódico* y *docusato cálcico.* Pueden tomar días para ser efectivos y a menudo se usan como profilaxis más que para el tratamiento agudo. Los ablandadores de heces no deben tomarse de forma concomitante con *aceite mineral* debido al potencial de absorción del *aceite mineral.*

E. Laxantes lubricantes

El *aceite mineral* y los *supositorios de glicerina* son lubricantes y actúan al facilitar el paso de heces duras. *El aceite mineral* debe tomarse por vía oral en posición erguida y evitar su aspiración y el potencial de neumonía lípida o lipoide.

F. Activadores de los canales de cloro

Lubiprostona funciona al activar los canales de cloro para aumentar la secreción de líquido en la luz intestinal. Esto facilita el paso de las heces y causa pocos cambios en el equilibrio de electrolitos. *Lubiprostona* se usa en el tratamiento del estreñimiento crónico y el síndrome de intestino irritable con estreñimiento (SII-E), en especial debido a que no se ha relacionado tolerancia o dependencia con este fármaco. Asimismo, las interacciones fármaco-fármaco son mínimas debido a que el metabolismo ocurre con rapidez en el estómago y el yeyuno.

AGENTES PARA SII-E
Linaclotida LINZESS
Lubiprostona AMITIZA
Plecanatida TRULANCE
Tegaserod ZELNORM
Tenapanor ISBRELA
AGENTES PARA SII-D
Alosetrón LOTRONEX
Eluxadolina VIBERZI
Rifaximina XIFAXAN
AGENTES PARA SII-E y SII-D
Diciclomina BENTYL
Hiosciamina ANASPAZ, LEVBID, LEVSIN

Figura 42-13
Resumen de fármacos usados para tratar el síndrome de intestino irritable. SII-E = síndrome de intestino irritable con estreñimiento; SII-D = síndrome de intestino irritable con diarrea.

VI. SÍNDROME DE INTESTINO IRRITABLE

El síndrome de intestino irritable (SII) se caracteriza por dolor abdominal crónico y hábitos intestinales alterados en ausencia de una causa orgánica. El SII puede clasificarse como con predominio de estreñimiento (SII-E), predominio de diarrea (SII-D) o una combinación de ambos. La dieta y las modificaciones psicosociales desempeñan una importante función en el manejo de la enfermedad, así como la farmacoterapia (fig. 42-13). Las características clave de los medicamentos usados para el tratamiento del SII-E y SII-D se proporcionan en la figura 42-14.

FÁRMACO	INDICACIÓN	MECANISMO DE ACCIÓN	EFECTOS ADVERSOS
Linaclotida *Plecanatida*	SII-E*	Agonista de la guanilato ciclasa-C	Diarrea No usar en obstrucción GI
Lubiprostona	Mujeres con SII-E*^	Activador de los canales de cloro	Náusea y vómito, diarrea No utilizar en caso de obstrucción GI
Tegaserod	Mujeres con SII-E y < 65 años	Agonista parcial 5-HT_4	Diarrea No utilizar en caso de obstrucción GI o antecedentes de infarto del miocardio, ictus o angina de pecho
Tenapanor	SII-E	Inhibidor del intercambiador de sodio/hidrógeno 3 (NHE3)	Diarrea No usar en obstrucción GI
Alosetrón	Mujeres con SII-D grave	Antagonista 5-HT_3	Estreñimiento, náusea y vómito, pirosis, colitis isquémica (rara)
Eluxadolina	SII-D	Agonista del receptor opioide μ	Estreñimiento, dolor abdominal, náusea, pancreatitis (rara) Evitar su uso en pancreatitis o alcoholismo
Rifaximina	Uso a corto plazo en SII-D	Disminuye la carga bacteriana (análogo estructural de *rifampicina*)	Náusea, fatiga, cefalea, mareo, edema periférico y riesgo de infección por *Clostridium difficile*
Diciclomina	SII-E y SII-D	Antimuscarínico; disminuye los espasmos GI y la motilidad	Efectos anticolinérgicos como somnolencia y boca seca
Hiosciamina	SII-E y SII-D	Antimuscarínico; disminuye los espasmos GI y la motilidad	Efectos colinérgicos como somnolencia y boca seca La sobredosis puede producir alucinaciones, arritmias y náusea y vómito

Figura 42-14
Características de los fármacos usados para tratar el síndrome de intestino irritable en adultos. GI = gastrointestinal; IM = infarto del miocardio; SII-D = síndrome de intestino irritable con diarrea; SII-E = síndrome de intestino irritable con estreñimiento. *También está indicado para el tratamiento del estreñimiento idiopático. ^También indicado para el tratamiento del estreñimiento inducido por opioides.

VII. FÁRMACOS USADOS PARA TRATAR LA ENFERMEDAD INTESTINAL INFLAMATORIA

La enfermedad intestinal inflamatoria (EII) es un grupo de trastornos intestinales idiopáticos caracterizados por inflamación del tracto GI de mediación inmunológica en respuesta a los antígenos bacterianos en la luz intestinal. Los subtipos más frecuentes de EII son enfermedad de Crohn (EC) y colitis ulcerativa (CU). La EC puede afectar cualquier porción del tracto GI de la boca hasta el ano en una forma no continua y se caracteriza por inflamación transmural. La CU suele afectar el recto. Puede extenderse de forma continua para afectar otras partes del colon y se caracteriza por inflamación limitada a la capa mucosa (fig. 42-15). La gravedad, la extensión de la enfermedad y el riesgo de complicaciones guían el tratamiento de la EII. La remisión de esta enfermedad puede inducirse con el uso de 5-aminosalicilatos (5-ASA) rectales y orales, corticoesteroides (rectales, orales administrados de manera local y sistémicos) y agentes biológicos (inhibidores del FNT-α, inhibidores de la integrina α-4 y el inhibidor de IL-12/23 *ustekinumab*), y el inhibidor de la cinasa Janus, *tofacitinib.* Los fármacos usados para mantener la remisión son los mismos que los que se usan para inducción. Los inmunomoduladores (*azatioprina, 6-mercaptopurina* y *metotrexato*) son agentes adicionales utilizados en el mantenimiento de la remisión de la EII. Los agentes usados en el tratamiento de la EII se resumen en la figura 42-16.

A. 5-aminosalicilatos

El agente 5-ASA incluyen *sulfasalazina, mesalamina, balsalazida* y *olsalazina*. [Nota: *mesalamina* es 5-ASA.] El primer agente 5-ASA usado en el tratamiento de la EII, *sulfasalazina,* es un profámaco que consiste de 5-ASA unido a *sulfapiridina*. Las bacterias colónicas escinden *sulfasalazina* para producir 5-ASA (*mesalamina*) y sulfapiridina (fig. 42-17). Cuando se supo que 5-ASA era responsable de la eficacia de *sulfasalazina* en tanto que *sulfapiridina* era responsable sobre todo de sus efectos adversos, se produjeron formulaciones de 5-ASA sin enlace. Sin

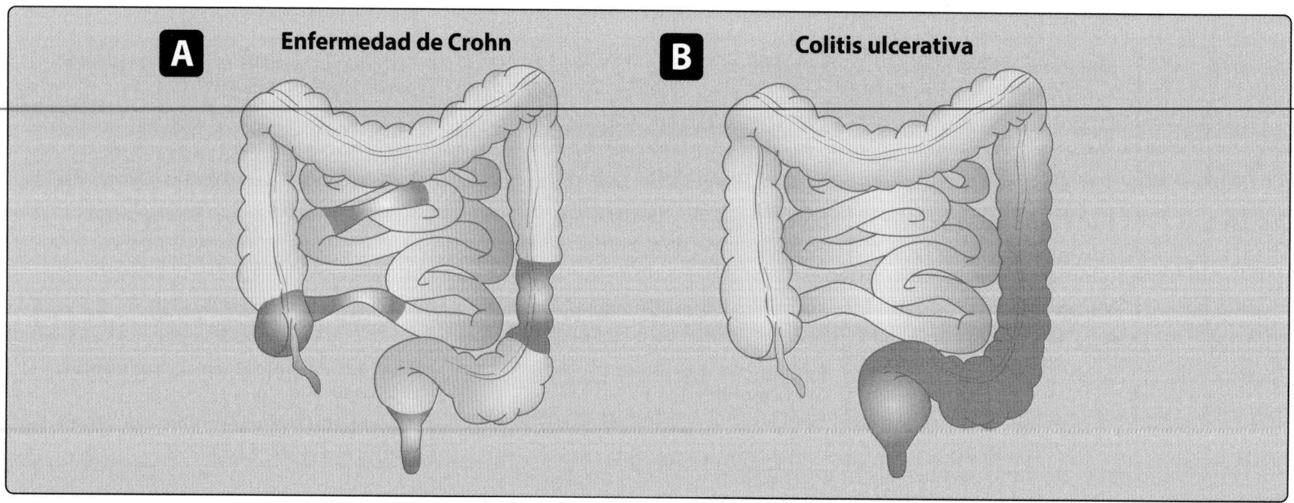

Figura 40-15
Patrones de distribución de la enfermedad con (**A**) lesiones salteadas en la enfermedad de Crohn y (**B**) afección continua del colon empezando con el recto, en la colitis ulcerativa.

embargo, 5-ASA sin enlace se absorbe rápido, con solo 20% alcanzando el sitio de acción en el íleon terminal y el colon. Por lo tanto, se desarrollaron compuestos con enlace azo y varias formulaciones de *mesalamina* para limitar la absorción de 5-ASA en el tracto GI proximal y permitir una mayor administración del fármaco al colon. Los compuestos orales de *mesalamina* consisten de una sola molécula 5-ASA dentro de una cubierta entérica o membrana semipermeable, que prevé una liberación retardada o prolongada del medicamento. Los compuestos azo (*balsalazida y olsalazina*) son profármacos que consisten de una molécula 5-ASA unida mediante un enlace azo (N=N) con otra molécula. Estas formulaciones difieren en sus sitios de administración tópica dentro del tracto GI y en la frecuencia de dosificación (fig. 42-18). En comparación con *sulfasalazina,* las formulaciones de *mesalamina* y los otros compuestos azo tienen mejor tolerabilidad con una eficacia similar, haciéndoles la base del tratamiento de la colitis ulcerativa.

1. **Acciones:** el 5-ASA exhibe propiedades antiinflamatorias e inmunosupresoras que son los principales determinantes de su eficacia en la EII. El mecanismo de acción exacto de 5-ASA se desconoce, pero se cree que se debe en parte a 1) inhibición de la síntesis de citocina y prostaglandinas, 2) inhibición de la síntesis de leucotrienos, 3) barrido de radicales libres, 4) inhibición de la proliferación, activación y diferenciación de linfocitos T y 5) alteración de la adhesión y función de los leucocitos. Se cree que 5-ASA actúa a través de interacción tópica con la mucosa intestinal y los mecanismos son iguales tanto con la administración oral como rectal.

2. **Usos terapéuticos:** los fármacos 5-ASA son la base del tratamiento en la CU. Todas las formulaciones de 5-ASA y *sulfasalazina* están indicadas en la CU para la inducción y el mantenimiento de la remisión. Las guías actuales recomiendan *mesalamina*, *balsalazida* u *olsalazina* como primera línea para la enfermedad leve a moderada. Los pacientes con CU moderada-grave pueden requerir el uso de agentes biológicos e inmunomoduladores. El uso de fármacos 5-ASA en la EC es limitado debido a una falta de eficacia general.

3. **Farmacocinética:** la farmacocinética de 5-ASA (*mesalamina*) es variable y dependiente de la vía de administración (p. ej., rectal frente a oral), tipo de formulación oral (véase fig. 42-18) y actividad de la enfermedad. La absorción de 5-ASA aumenta con la enfermedad más grave y disminuye al reducirse el pH. En la colitis ulcerosa, los 5-ASA funcionan por efecto local. Por lo tanto, las preparaciones de 5-ASA transportan el fármaco al colon para su máxima exposición intestinal. La absorción de *mesalamina* administrada por vía rectal y la exposición sistémica dependen del tiempo de retención rectal. Debido al mecanismo tópico de acción, las diferencias en la exposición sistémica no se relacionan con su eficacia, pero pueden ser importantes para sus efectos adversos. *Sulfasalazina* se administra por vía oral y el componente sulfapiridina tiene una absorción significativa (60 a 80%).

4. **Efectos adversos:** los efectos adversos de *sulfasalazina* ocurren en hasta 45% de los pacientes, con la mayoría debido al componente sulfapiridina. Los más frecuentes son cefalea, náusea y fatiga y están relacionados con la dosis. Las reacciones graves incluyen anemia hemolítica, mielosupresión, hepatitis, neumonitis, nefrotoxicidad, fiebre,

5-AMINOSALICILATOS

Formulación oral
Balsalazida COLAZAL
Mesalamina ASACOL HD, PENTASA
Olsalazina DIPENTUM
Sulfasalazina AZULFIDINE

Formulación rectal
Enema de mesalamina ROWASA
Supositorio de mesalamina CANASA

CORTICOESTEROIDES

Formulación oral
Budesonida de liberación retrasada ENTOCORT EC
Budesonida de liberación extendida UCERIS
Hidrocortisona CORTEF
Prednisona DELTASONE
Metilprednisolona MEDROL

Formulación intravenosa
Hidrocortisona SOLU-CORTEF
Metilprednisolona SOLU-MEDROL

Formulación rectal
Espuma de budesonida UCERIS RECTAL
Supositorio de hidrocortisona ANUCORT-HC
Enema de hidrocortisona CORTENEMA
Espuma de hidrocortisona CORTIFOAM

AGENTES BIOLÓGICOS

Inhibidores de TNF-α
Adalimumab HUMIRA
Certolizumab CIMZIA
Golimumab SIMPONI
Infliximab REMICADE

Inhibidores de integrina α4
Vedolizumab ENTYVIO

Inhibidor de IL-12/23
Ustekinumab STELARA

INHIBIDORES DE LA JANUS QUINASA

Tofacitinib XELJANZ

INMUNOMODULADORES

Azatioprina IMURAN
6-mercaptopurina SOLO GENÉRICO
Metotrexato VARIOS

Figura 42-16
Agentes usados en el tratamiento de la enfermedad intestinal inflamatoria.

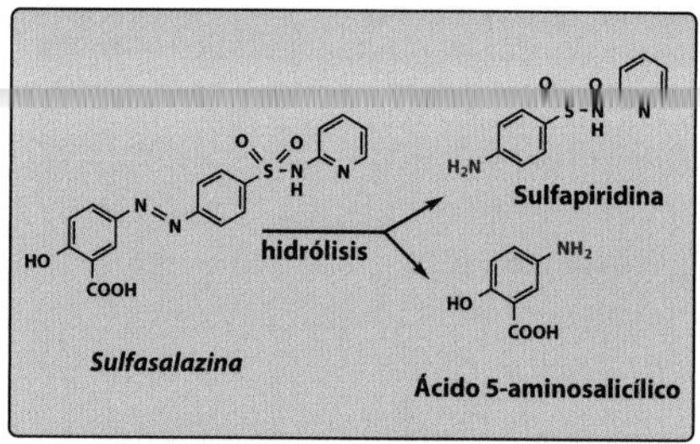

Figura 42-17
Metabolismo de *sulfasalazina*.

exantema y síndrome de Stevens-Johnson. El tratamiento debe descontinuarse ante el primer signo de exantema cutáneo o hipersensibilidad. *Sulfasalazina* afecta la fecundidad masculina de forma reversible. *Sulfasalazina* también inhibe la absorción intestinal de folato y se recomiendan los suplementos de folato en el uso crónico. Las formulaciones más recientes de *mesalamina* son bien toleradas; los efectos adversos más frecuentes son cefalea y dispepsia. En casos raros puede ocurrir nefritis intersticial aguda y debe vigilarse la función renal en pacientes que reciben *mesalamina.* Ocurre diarrea acuosa en hasta 20% de los pacientes tratados con *olsalazina.* Algunas formulaciones de *mesalamina* dependen del pH para su liberación (véase fig. 42-18) y la coadministración de fármacos que aumentan el pH (p. ej., IBP, antagonistas del receptor H_2 y antiácidos) puede resultar en un aumento de la absorción sistémica y la liberación prematura de 5-ASA antes de alcanzar el sitio de acción. El uso concomitante debe evitarse o usarse otra formulación de 5-ASA que no dependa del pH (p. ej., *olsalazina, balsalazida*).

B. Corticoesteroides

Los corticoesteroides se usan en la EII por sus efectos antiinflamatorios del mismo modo que en otros trastornos inflamatorios (véase cap. 26). Aunque es muy efectivo para inducir la remisión en la EII, el mantenimiento a largo plazo con corticoesteroides debe evitarse debido a los efectos deletéreos de su uso crónico. Las formulaciones rectales (p. ej., enema de *hidrocortisona* y espuma de *budesonida*) tienen menos efectos adversos que los esteroides sistémicos, pero su uso se limita a la enfermedad del lado izquierdo en la CU. Las preparaciones de liberación entérica de *budesonida* oral hacen llegar a los corticoesteroides a una porción del intestino inflamado. Este agente tiene efectos adversos sistémicos mínimos debido a la baja biodisponibilidad resultante del extenso metabolismo hepático de primer paso. *Budesonida* de liberación

FÁRMACO	MARCA(S)	VÍA	FRECUENCIA DE ADMINISTRACIÓN	FORMULACIÓN	SITIO DE ACCIÓN
Balsalazida	Colazal	Oral	Tres veces al día	5-ASA unido a una molécula portadora inerte; liberación dependiente de la escisión por bacterias colónicas	Colon
Mesalamina	Apriso	Oral	Una vez al día	Liberación retardada dependiente del pH (≥ 6) con núcleo de matriz de liberación prolongada	Colon
	Asacol HD	Oral	Tres veces al día	Liberación retardada dependiente del pH (≥ 7)	Íleon distal, colon
	Canasa	Rectal	Una vez al día	Supositorio	Recto
	Lialda	Oral	Una vez al día	Liberación retardada dependiente del pH (≥ 7) liberación de sistema multimatriz	Íleon distal, colon
	Pentasa	Oral	Cuatro veces al día	Comprimidos de membrana de metilcelulosa de liberación controlada	Intestino delgado, colon
	Rowasa	Rectal	Una vez al día	Enema líquido	Recto y colon sigmoide
Olsalazina	Dipentum	Oral	Dos veces al día	5-ASA unido a otra molécula de 5-ASA; liberación dependiente de la escisión por bacterias colónicas	Colon

Figura 42-18
Formulaciones de 5-aminosalicilato.

retrasada hace llegar el fármaco a lo largo del colon y se usa en pacientes con CU con pancolitis. Aunque la exposición sistémica es menor que con otros corticoesteroides, el uso de *budesonida* en el mantenimiento extendido de la remisión es limitado debido a preocupaciones con su uso a largo plazo.

C. Agentes biológicos

Los inhibidores de FNT-α, inhibidores de integrina α-4 y el inhibidor de IL-12/23 *ustekinumab* son agentes biológicos usados en el manejo de la EII. El uso de estos agentes se relaciona con mayor riesgo de infección. Los pacientes deben evaluarse para tuberculosis y debe considerarse el tratamiento de la tuberculosis latente antes del uso de estos fármacos. Muchos de estos agentes tienen otras indicaciones terapéuticas, como artritis reumatoide (véase cap. 40) o psoriasis (véase cap. 45). Las acciones, farmacocinética y efectos adversos de estos fármacos en otros trastornos son similares en la EII.

1. **Inhibidores del FNT-α:** los inhibidores del FNT-α son anticuerpos monoclonales parenterales que son efectivos tanto para la inducción como para el mantenimiento de la remisión de la EII. *Infliximab* y *adalimumab* están indicados tanto en la EC como en la CU moderadas a graves. *Certolizumab* está indicado para la EC moderada a grave y *golimumab* está indicado para la CU moderada a grave. Los inhibidores del FNT-α por lo general se reservan como agentes de segunda línea en pacientes con CU en quienes han fracasado los 5-ASA, no responden o son dependientes a los corticoesteroides o que se presentan con una enfermedad más grave. En la EC, los inhibidores del FNT-α tienen un papel de primera línea en pacientes con enfermedad moderada a grave y están en mayor riesgo de progresión y peores resultados. Estos agentes se relacionan con el desarrollo de inmunogenicidad y anticuerpos antifármaco que pueden resultar en pérdida de la respuesta en una proporción significativa de pacientes.

Aplicación clínica 42-2. Monitorización terapéutica de agentes biológicos

Los fármacos biológicos (p. ej., los inhibidores del TNF-α) se asocian con el desarrollo de inmunogenicidad y anticuerpos antifármaco que pueden provocar la pérdida de respuesta en una proporción significativa de pacientes con EII. Los niveles séricos de los fármacos biológicos y sus anticuerpos antifármaco asociados pueden medirse. Por lo tanto, se recomienda que los pacientes con una pérdida de respuesta a un fármaco biológico específico se sometan a una monitorización terapéutica de fármacos (MTF) para medir los niveles séricos del fármaco biológico específico y sus anticuerpos antifármaco asociados. La MTF puede orientar al clínico a la hora de ajustar la dosis o el intervalo de dosificación o de cambiar el tratamiento por otro agente para mejorar la respuesta en pacientes con EII.

2. **Inhibidores de la integrina α-4:** las integrinas α-4 son moléculas de adhesión que promueven la migración de leucocitos a sitios de inflamación. El uso de inhibidores de integrina α-4 reduce la migración de

linfocitos hacia la mucosa intestinal y la inflamación. *Vedolizumab* es un anticuerpo monoclonal humanizado que exhibe unión específica a la integrina α-4/β-7 y está indicado para la EC de moderada a grave y la CU para la inducción de la remisión y el mantenimiento. Las reacciones adversas más frecuentes incluyen cefalea, artralgia, náusea, fatiga y dolor musculoesquelético.

3. **Inhibidor de IL-12/23:** *ustekinumab* inhibe las citocinas IL-12 e IL-23 que participan en la activación linfocítica. Está indicada para psoriasis, artritis psoriásica e inducción y mantenimiento de la remisión en la EC en pacientes refractarios o intolerantes a inhibidores de FNT-α, inmunomoduladores o corticoesteroides. Los efectos adversos frecuentes incluyen cefalea, artralgia, infección, náusea y nasofaringitis.

D. Inhibidores de la cinasa Janus

Los inhibidores de la cinasa de Janus (JAK) se utilizan para la artritis reumatoide, la psoriasis y otras afecciones (véanse caps. 40 y 45) y funcionan inhibiendo una o más de las enzimas de la familia de la cinasa de Janus (JAK1, JAK2, JAK3). *Tofacitinib*, un inhibidor de JAK1/JAK3, está indicado para el tratamiento de la CU moderada-grave. El mecanismo de acción de *tofacitinib* implica la interferencia con la vía de señalización JAK-STAT, lo que da lugar a una disminución de la proliferación y diferenciación de macrófagos y células T. *Tofacitinib* se recomienda actualmente como monoterapia en la CU moderada a grave en pacientes refractarios o intolerantes a los inhibidores del TNF-α. *Tofacitinib* puede utilizarse para la inducción y el mantenimiento de la remisión y tiene la ventaja de que se administra por vía oral. Al igual que ocurre con el uso de fármacos biológicos, *tofacitinib* se asocia con mayor riesgo de infección, incluido un mayor riesgo específico de infección por herpes zóster. Antes de iniciar el tratamiento con *tofacitinib*, debe evaluarse si los pacientes están inmunizados contra herpes zóster. Los efectos secundarios más frecuentes son nasofaringitis, artralgia y cefalea.

E. Inmunomoduladores

Los fármacos inmunomoduladores usados más a menudo en la EII son *metotrexato* y las tiopurinas *azatioprina* y *6-mercaptopurina (6-MP). Metotrexato (MTX)* también tiene aplicaciones terapéuticas en cáncer, artritis reumatoide y psoriasis (véanse caps. 37, 40 y 45). Las acciones, farmacocinética y efectos adversos de los inmunomoduladores en otros trastornos son similares en la EII.

1. **Metotrexato:** *MTX* es un análogo estructural del ácido fólico que inhibe la producción de ácido folínico. El mecanismo exacto de acción en la EC se desconoce. Solo la administración intramuscular o subcutánea de *MTX* tiene eficacia en la EC. *MTX* es una opción de monoterapia recomendada para el mantenimiento o la remisión en la EC, pero no se recomienda en el mantenimiento de la CU. Los efectos adversos de *MTX* son cefalea, náusea, vómito, molestias abdominales, elevaciones de la aminotransferasa sérica y exantema. La administración de ácido fólico es efectiva para reducir la incidencia de efectos adversos GI y se recomienda en pacientes que reciben *metotrexato.*

2. **Tiopurinas:** las tiopurinas *azatioprina* y *6-mercaptopurina (6-MP)* son medicamentos orales que tienen efectos ahorradores de corticoesteroides en pacientes con CU y EC. Se consideran de primera línea para monoterapia de mantenimiento de la remisión. El uso de tiopurinas en la EII está limitado por preocupaciones de toxicidad, lo que incluye supresión de la médula ósea y hepatotoxicidad. La vigilancia de las biometrías hemáticas completas y las pruebas de función hepática se recomienda en todos los pacientes tratados con tiopurinas.

Resumen del capítulo

- La enfermedad de úlcera péptica suele causarla la bacteria *H. pylori* o por el uso de AINE. Se trata con agentes antimicrobianos para erradicar la infección cuando *H. pylori* está presente. La terapia cuádruple de *subsalicilato de bismuto*, *metronidazol* y *tetraciclina* más un inhibidor de la bomba de protones es una opción de primera línea recomendada para la enfermedad de úlcera péptica secundaria a infección por *H. pylori*.
- Los inhibidores de la bomba de protones (IBP; p. ej., *omeprazol*) se unen al sistema enzimático H^+/K^+-ATPasa (bomba de protones) y suprimen la secreción de iones de hidrógeno en la luz gástrica.
- Al bloquear competitivamente la unión de la histamina a los receptores H_2, los antagonistas de los receptores H_2 (p. ej., *famotidina*) inhiben la secreción de ácido gástrico.
- Los antagonistas de los receptores H_2 son menos eficaces que los IBP en el tratamiento de la enfermedad de úlcera péptica y la acidez gástrica grave.
- El uso prolongado de IBP se ha asociado con mayor riesgo de fractura, niveles bajos de vitamina B_{12}, infección por *Clostridium difficile* y nefritis intersticial aguda.
- Los antiácidos actúan neutralizando el ácido gástrico y se utilizan para el alivio inmediato y a corto plazo de la acidez estomacal. Las distintas fórmulas de sal contribuyen a la aparición de efectos adversos, como diarrea o estreñimiento.
- Los agentes quimioterapéuticos activan directamente el centro del vómito, y los medicamentos utilizados para las NVIQ incluyen las fenotiazinas, 5-HT_3 (p. ej., *ondansetrón*), antagonistas de los receptores de la sustancia P/neuroquinina-1 (p. ej., *aprepitant*), corticoesteroides y antipsicóticos de segunda generación.
- El antagonista del receptor muscarínico escopolamina y los antagonistas del receptor H_1 son útiles en el tratamiento de la náusea y el vómito generales, así como el mareo por movimiento.
- Los fármacos antidiarreicos incluyen agentes que disminuyen la motilidad, actúan como adsorbentes y modifican el transporte de líquidos y electrolitos.
- Los medicamentos utilizados en el tratamiento del estreñimiento incluyen varios tipos de laxantes, como los laxantes de volumen, los laxantes osmóticos y laxantes estimulantes. A la hora de elegir un fármaco deben tenerse en cuenta los efectos adversos de cada formulación, incluido el riesgo de calambres.
- El síndrome del intestino irritable (SII) es una enfermedad que se ve afectada por la dieta y las modificaciones psicosociales, y los fármacos se eligen en función de la forma predominante de la enfermedad (SII-E, SII-D o mixto).
- Los fármacos utilizados en el tratamiento de la enfermedad inflamatoria intestinal (EII) incluyen los 5-aminosalicilatos (5-ASAs), corticoesteroides, inmunomoduladores, agentes biológicos e inhibidores de JAK.
- Los 5-ASAs (*mesalamina*, *balsalazida* y *olsalazina*) tienen una eficacia similar, pero difieren en sus mecanismos de liberación y distribución en el tracto GI.
- Los corticoesteroides, los agentes biológicos, los inmunomoduladores y los inhibidores de JAK pueden aumentar el riesgo de infección debido a sus efectos inmunosupresores.

Preguntas de estudio

Elija la MEJOR respuesta.

42.1 Una paciente de 68 años con insuficiencia cardiaca se diagnostica con cáncer ovárico. Comienza a usar cisplatino, pero experimenta náusea y vómito intenso. ¿Cuál de los siguientes fármacos sería más efectivo para contrarrestar la emesis en esta paciente sin exacerbar su problema cardiaco?

A. Droperidol
B. Dolasetrón
C. Proclorperacina
D. Palonosetrón

Respuesta correcta = D. Palonosetrón es un antagonista de 5-HT_3 que es efectivo contra fármacos con una alta actividad emetógena, como cisplatino. Aunque dolasetrón también entra en esta categoría, su propensión a afectar el corazón lo hace una mala opción para esta paciente. Droperidol tiene el potencial de prolongar el intervalo QTc y es solo recomendado para el tratamiento de náusea y vómito posoperatorios. El efecto antiemético de proclorperacina, una fenotiacina, es más benéfico contra fármacos anticancerosos con propiedades emetógenas moderadas a bajas.

42.2 Una mujer de edad avanzada con antecedentes recientes de infarto del miocardio está buscando atención médica para ayudarle a tratar su pirosis ocasional. A la fecha está tomando varios medicamentos, lo que incluye aspirina, clopidogrel, simvastatina, metoprolol y lisinoprilo. ¿Cuál de los siguientes fármacos debe evitarse en esta paciente?

A. Citrato de calcio
B. Famotidina
C. Omeprazol
D. Nizatidina

Respuesta correcta = C. Aunque todos los agentes enumerados son apropiados para el tratamiento de la acidez estomacal, debe evitarse el uso de omeprazol en este paciente. Es posible que omeprazol disminuya la eficacia de clopidogrel debido a que inhibe la conversión de clopidogrel a su forma activa.

42.3 Una mujer de 45 años presenta por la noche pirosis intensa y persistente desde hace 3 semanas y un desagradable sabor ácido en la boca. El médico sospecha que tiene enfermedad por reflujo gastroesofágico. ¿Cuál de los siguientes fármacos es más apropiado?

A. Un antiácido como hidróxido de aluminio
B. Diciclomina
C. Granisetrón
D. Omeprazol

Respuesta correcta = D. Dada la duración y la gravedad del ardor de estómago, es apropiado tratar a esta paciente con un IBP para reducir la producción de ácido y promover la curación. Un antagonista del receptor H_2 también puede ser efectivo, pero se prefieren los IBP. Un antiácido disminuiría el ácido gástrico, pero sus efectos son breves en comparación con aquellos de los IBP y antagonistas del receptor H_2. Diciclomina es un fármaco antimuscarínico que se usa sobre todo como un antiespasmódico para la EII. El antagonista del receptor 5-HT_3 granisetrón es un antiemético y no es apropiado para el tratamiento de la enfermedad por reflujo gastroesofágico.

42.4 Una pareja que está celebrando su 30 aniversario de bodas recibe un viaje a Perú para visitar Machu Picchu. Debido a sus experiencias en viajes previos, piden a su médico que les prescriba un agente en caso de que experimenten diarrea. ¿Cuál de los siguientes fármacos sería efectivo?

A. Omeprazol
B. Loperamida
C. Famotidina
D. Lubiprostona

Respuesta correcta = B. Loperamida es el único fármaco que tiene actividad antidiarreica. Omeprazol es un IBP, famotidina antagoniza el receptor H_2 para reducir la producción de ácido y lubiprostona está indicada para el estreñimiento crónico por EII relacionada con estreñimiento.

42.5 Una mujer de 27 años que tiene un embarazo de 34 semanas está en reposo en cama y experimenta estreñimiento leve. ¿Qué fármaco es más apropiado para ella?

A. Aceite de ricino
B. Docusato
C. Aceite mineral
D. Loperamida

Respuesta correcta = B. Aunque sus efectos no son inmediatos, docusato puede usarse para el estreñimiento leve y por lo general se considera seguro en el embarazo. El aceite de ricino no debe usarse en el embarazo debido a su capacidad para causar contracciones uterinas. El aceite mineral no debe usarse en pacientes confinados a la cama debido a la posibilidad de aspiración. Loperamida se usa para la diarrea, no el estreñimiento.

42.6 Un hombre de 25 años con antecedentes de trastorno por consumo de alcohol presenta SII-D. Ha probado varios métodos no farmacológicos y sigue teniendo calambres molestos, especialmente en situaciones de estrés. ¿Cuál de las siguientes opciones de tratamiento puede considerarse para este paciente?

A. Alosetrón
B. Eluxadolina
C. Linaclotida
D. Diciclomina

Respuesta correcta = D. Diciclomina se utiliza en SII-D y es particularmente útil para disminuir los espasmos y la motilidad GI. Alosetrón solo está aprobado actualmente para su uso en mujeres. Eluxadolina debe excluirse, dados los antecedentes de trastorno por consumo de alcohol. Linaclotida se utiliza en el SII-E.

42.7 ¿Con cuál de los siguientes fármacos se han relacionado síntomas extrapiramidales?

A. Metoclopramida
B. Sucralfato
C. Aprepitant
D. Bisacodilo

Respuesta correcta = A. Solo metoclopramida se ha relacionado con síntomas extrapiramidales. Esto se debe a su capacidad para inhibir la actividad de dopamina.

42.8 ¿Cuál de los siguientes agentes para problemas gastrointestinales está contraindicado en el embarazo?

A. Carbonato de calcio
B. Famotidina
C. Lansoprazol
D. Misoprostol

Respuesta correcta = D. Misoprostol, un análogo de prostaglandina sintético, está contraindicado en el embarazo debido a que puede estimular contracciones uterinas. Los otros medicamentos pueden usarse durante el embarazo para el tratamiento de pirosis (frecuente en el embarazo) o enfermedad ácido-péptica.

42.9 Un paciente se presenta con antecedentes de 2 meses de dolor abdominal tipo cólico en el cuadrante inferior derecho. Los resultados de la endoscopia son consistentes con enfermedad de Crohn moderada que afecta el íleon terminal y la parte proximal del intestino grueso. ¿cuál de los siguientes fármacos es mejor iniciar en este paciente en este momento?

A. Budesonida de liberación extendida
B. Budesonida de liberación retrasada
C. Enema de mesalamina
D. Ustekinumab

Respuesta correcta = B. Budesonida de liberación retrasada está indicada en la enfermedad de Crohn debido a que se libera en la parte terminal del íleon y proximal del intestino grueso y es efectiva para inducir la remisión. Budesonida de liberación extendida, aunque efectiva para inducir remisión, solo está indicada en colitis ulcerativa debido a que no se libera en el intestino delgado y no se esperaría que fuera efectiva en la enfermedad ileal de este paciente. El enema de mesalamina solo es efectivo en la porción distal del intestino grueso. Ustekinumab solo está indicado en pacientes que son refractarios o intolerantes a inhibidores del FNT-α.

42.10 A una mujer de 63 años con enfermedad de Crohn se le ha empezado a administrar infliximab sin respuesta. Se considera refractaria y se necesita otro tratamiento para inducir la remisión. ¿Cuál de las siguientes opciones sería apropiada iniciar en este momento?

A. Tofacitinib
B. Balsalazida
C. Metotrexato
D. Ustekinumab

Respuesta correcta = D. Ustekinumab es la opción correcta ya que se recomienda en pacientes refractarios a los inhibidores del TNF-α como infliximab. Tofacitinib no está indicado en la enfermedad de Crohn. La balsalazida es un 5-ASA, generalmente ineficaz y no recomendado en la enfermedad de Crohn. Metotrexato no está indicado para inducir la remisión, ya que la respuesta se retrasaría durante meses.

Fármacos para afecciones urológicas

43

Katherine Vogel Anderson y Kimberly Atkinson

I. GENERALIDADES

La disfunción eréctil (DE), la hiperplasia prostática benigna (HPB) y la incontinencia urinaria son afecciones urológicas frecuentes. La DE es la incapacidad de mantener una erección peneana para el desempeño exitoso de la actividad sexual. La DE puede resultar de enfermedad vascular, diabetes, medicamentos, depresión o secuelas de cirugía prostática. Se estima que afecta a más de 30 millones de hombres en EUA y 300 millones en todo el mundo. La HPB es el agrandamiento no maligno de la próstata, que ocurre de forma natural a medida que los hombres envejecen. A medida que la próstata aumenta de tamaño, se desarrollan síntomas de las vías urinarias inferiores, que pueden impactar de forma significativa en la calidad de vida del paciente. Se proporciona un resumen de los fármacos para el tratamiento de DE e hiperplasia prostática benigna en la figura 43-1. Para obtener información sobre los fármacos para el tratamiento de la incontinencia y la vejiga hiperactiva, consulte el capítulo 5 (antimuscarínicos) y el capítulo 6 (β_3 agonistas).

FÁRMACOS PARA DISFUNCIÓN ERÉCTIL
Alprostadilo MUSE, CAVERJECT, EDEX
Avanafilo STENDRA
Sildenafilo VIAGRA
Tadalafilo CIALIS
Vardenafilo LEVITRA, STAXYN
BLOQUEADORES α
Alfuzosina UROXATRAL
Doxazosina CARDURA
Prazosina MINIPRESS
Silodosina RAPAFLO
Tamsulosina FLOMAX
Terazosina SOLO GENÉRICO
INHIBIDORES DE LA REDUCTASA 5-α
Dutasterida AVODART
Finasterida PROPECIA, PROSCAR
PRODUCTO EN COMBINACIÓN
Dutasterida/tamsulosina JALYN

Figura 43-1
Resumen de los fármacos usados para el tratamiento de afecciones urológicas.

II. FÁRMACOS USADOS PARA TRATAR LA DISFUNCIÓN ERÉCTIL

El tratamiento para la DE incluye implantes peneanos, inyecciones intrapeneanas de *alprostadilo*, supositorios intrauretrales de *alprostadilo* e inhibidores orales de la fosfodiesterasa 5 (PDE-5). Debido a la eficacia, facilidad de uso y seguridad de los inhibidores de PDE-5, estos fármacos son el tratamiento de primera línea para la DE.

A. Inhibidores de la fosfodiesterasa 5

Varios inhibidores de PDE-5, incluyendo *sildenafilo, vardenafilo, tadalafilo* y *avanafilo* están aprobados para el tratamiento de la DE. [Nota: *sildenafilo* y *tadalafilo* también están indicados para tratar la hipertensión pulmonar, aunque el esquema de dosificación difiera para esta indicación]. Todos los inhibidores de PDE-5 son igualmente efectivos en el tratamiento de la DE y los perfiles de efectos adversos de los fármacos son similares. Sin embargo, estos agentes difieren en su duración de acción y los efectos de los alimentos sobre la absorción farmacológica.

1. **Mecanismos de acción:** la estimulación sexual resulta en la relajación de músculo liso del cuerpo cavernoso, lo que aumenta el flujo entrante de sangre (fig. 43-2). El mediador de esta respuesta es el

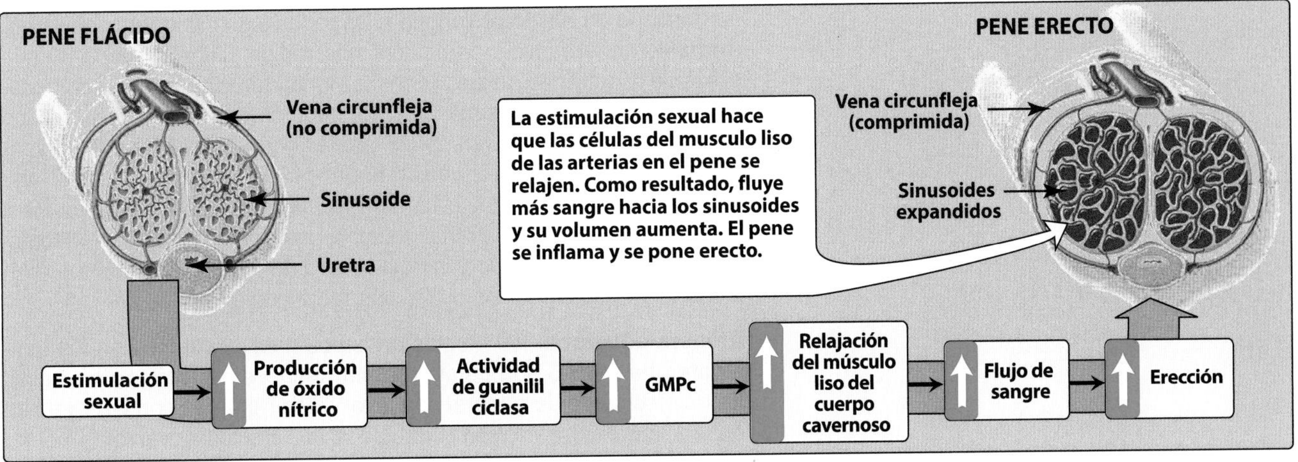

Figura 43-2
Mecanismo de erección peneana. GMPc = guanosín monofosfato cíclico.

óxido nítrico (NO). El óxido nítrico activa la guanililciclasa, que forma guanosín monofosfato cíclico (GMPc) a partir de guanosín trifosfato. El GMPc produce relajación de músculo liso a través de una reducción en la concentración de Ca^{2+} intracelular. La duración de acción de los nucleótidos cíclicos (como GMPc) está controlada por la acción de fosfodiesterasa (PDE). Se han caracterizado al menos 11 isoenzimas de PDE. *Sildenafilo, vardenafilo, tadalafilo* y *avanfilo* inhiben PDE-5, la enzima encargada de la degradación de GMPc en el cuerpo cavernoso. La inhibición de la PDE-5 impide la degradación del GMPc, lo que aumenta el flujo de sangre en el cuerpo cavernoso en cualquier nivel de estimulación sexual. A dosis recomendadas, los inhibidores de PDE-5 carecen de efecto en ausencia de estimulación sexual.

2. **Farmacocinética:** *sildenafilo* y *vardenafilo* tienen propiedades farmacocinéticas similares. Ambos fármacos deben tomarse aproximadamente 1 h antes de la actividad sexual anticipada, se observa el aumento eréctil hasta por 4 h después de la administración. Así, la administración de *sildenafilo* y *vardenafilo* debe programarse de forma apropiada en relación con la actividad sexual anticipada. La absorción de ambos fármacos se retrasa con el consumo de alimentos con alto contenido en grasa. *Vardenafilo* también está disponible en formulación de tabletas que se disuelven en la boca, las cuales no se ven afectadas por los alimentos ricos en grasa. Sin embargo, la biodisponibilidad de esta formulación puede disminuir con agua y, por lo tanto, las formulaciones que se disuelven en la boca deben colocarse bajo la lengua y no administrarse con líquidos. La formulación que se disuelve en la boca de *vardenafilo* proporciona mayor biodisponibilidad sistémica que la tableta de *vardenafilo* con cubierta entérica y estos productos no son intercambiables. *Tadalafilo* tiene un inicio de acción más lento (fig. 43-3) que *sildenafilo* y *vardenafilo,* pero una vida media significativamente más prolongada de alrededor de 18 horas. Como tal, *tadalafilo* está aprobado para dosificación una vez al día (además de dosificación según se requiera), y esto resulta en un aumento de la función eréctil por hasta 36 horas. Asimismo, la absorción de *tadalafilo* no se ve clínicamente influida por los alimentos. El momento en que ocurre la actividad sexual es menos crítico para *tadalafilo* debido a

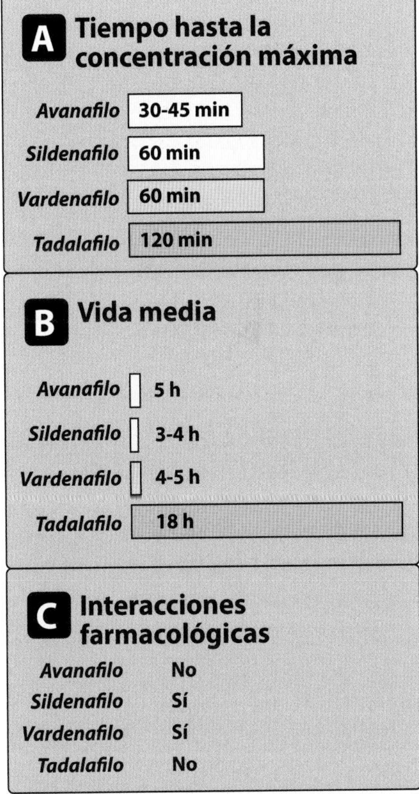

Figura 43-3
Algunas propiedades de los inhibidores de fosfodiesterasas. *Retraso en el tiempo hasta alcanzar la concentración farmacológica máxima cuando se toma con alimetos ricos en grasas.

su duración de efecto prolongada. De todos los inhibidores de PDE-5, *avanafilo* tiene el inicio de acción más rápido. Debe tomarse 30 min antes de la actividad sexual. Todos los inhibidores de PDE-5 son metabolizados por la isoenzima 3A4 del citocromo P450 (CYP3A4). Los ajustes a la dosis para *sildenafilo, tadalafilo* y *vardenafilo* se recomiendan en pacientes con disfunción hepática leve a moderada. Los inhibidores de PDE-5 deben evitarse con afección hepática grave. Para pacientes con disfunción renal grave, la dosis de *sildenafilo* y *tadalafilo* debe reducirse. *Avanafilo* y la dosis diaria de *tadalafilo* están contraindicadas en pacientes con disfunción renal grave.

3. **Efectos adversos:** los efectos adversos más frecuentes de los inhibidores de PDE-5 son cefalea, rubor, dispepsia y congestión nasal. Estos efectos por lo general son leves y los hombres con DE rara vez descontinúan el tratamiento debido a los efectos adversos. Pueden ocurrir alteraciones en la visión del color (pérdida de la discriminación azul/verde), probablemente debido a inhibición de PDE-6 (un PDE que se encuentra en la retina y que es importante para la visión a color). Sin embargo, *tadalafilo* no parece alterar PDE-6 y con este medicamento, los informes de cambios en la visión a color han sido raros. La incidencia de esta reacción al parecer es dependiente de la dosis. También se ha informado hipoacusia repentina con el uso de inhibidores de PDE-5, tal vez debido a cambios en la presión sinusal debido a vasodilatación. *Tadalafilo* se ha relacionado con dorsalgia y mialgias, probablemente debido a la inhibición de PDE-11, una enzima que se encuentra en el músculo esquelético. Existe un riesgo inherente relacionado con la actividad sexual. Por lo tanto, los inhibidores de PDE-5 deben usarse con precaución en pacientes con antecedentes de enfermedad cardiovascular o con factores de riesgo importantes para enfermedad cardiovascular. Los inhibidores de PDE-5 no deben usarse más de una vez al día para el tratamiento de la DE. Todos los inhibidores de PDE-5 tienen el potencial de causar priapismo, una erección prolongada y dolorosa. Aunque este es un efecto secundario raro, es una urgencia médica.

Aplicación clínica 43-1. Tratamiento del priapismo isquémico

La American Urological Association (AUA) define el priapismo como una erección persistente del pene que se prolonga durante horas o que no está relacionada con la estimulación sexual. El priapismo se considera una urgencia médica y requiere una evaluación inmediata. Existen tres tipos de priapismo: isquémico, no isquémico y tartamudez (intermitente). El priapismo isquémico suele estar causado por medicamentos para la DE y se presenta como un cuerpo cavernoso totalmente rígido, dolor peneano y gasometría cavernosa anormal. El priapismo isquémico se trata primero con aspiración terapéutica, con o sin irrigación. Si el priapismo isquémico persiste, está indicada la inyección intracavernosa de fármacos simpaticomiméticos. La AUA recomienda *fenilefrina* como tratamiento de primera línea, ya que tiene menor incidencia de efectos adversos cardiovasculares en comparación con otros simpaticomiméticos como *epinefrina*, *norepinefrina* y *efedrina*. Debe administrarse un mililitro de *fenilefrina* (diluido a una concentración de 100-500 μg/mL) cada 3 a 5 min durante un máximo de 1 hora. Si el tratamiento con *fenilefrina* no tiene éxito, se puede considerar la derivación quirúrgica para el tratamiento del priapismo isquémico.

4. **Interacciones farmacológicas:** debido a la capacidad de los inhibidores de PDE-5 de potenciar la actividad hipotensora de NO, la administración de estos medicamentos en combinación con nitratos orgánicos (p. ej., productos con *nitroglicerina*, *dinitrato de isosorbida* o *mononitrato de isosorbida*) está contraindicada. Los inhibidores de PDE-5 pueden producir efectos aditivos de reducción de la presión arterial en pacientes que toman antagonistas α-adrenérgicos para el tratamiento de hipertensión o alivio de los síntomas relacionados con hiperplasia prostática benigna. La combinación de inhibidores de PDE-5 y antagonistas α-adrenérgicos debe usarse con precaución. Los pacientes deben recibir una dosis estable del antagonista α-adrenérgico antes de iniciar el inhibidor de PDE-5 y con este último debe iniciarse a una dosis baja si se usa esta combinación. Puede ser necesario reducir las dosis de inhibidores de PDE-5 en presencia de inhibidores potentes de CYP3A4, como *claritromicina*, y *ritonavir* o otros inhibidores de la proteasa. Debido a prolongación del intervalo QT, la combinación de *vardenafilo* está contraindicado con *dronedarona* y *fluconazol*. Debe tenerse precaución al prescribir *vardenafilo* con otros agentes asociados con la prolongación del QT.

B. Alprostadilo

Alprostadilo es una prostaglandina E1 sintética (PGE1). En el tejido peneano, PGE1 permite la relajación del músculo liso en el cuerpo cavernoso. *Alprostadilo* está disponible como un supositorio interuretral y una formulación inyectable. Ya que los inhibidores PDE-5 se consideran el tratamiento de primera línea para el tratamiento de la DE, *alprostadilo* puede usarse para pacientes que no son candidatos para tratamientos orales. En contraste con los agentes orales, *alprostadilo* actúa a nivel local, lo que puede reducir la ocurrencia de eventos adversos.

1. **Mecanismo de acción:** *alprostadilo* causa relajación del músculo liso mediante un mecanismo desconocido. Se cree que *alprostadilo* aumenta las concentraciones de adenosina monofosfato cíclico (AMPc) en el tejido cavernoso. Como resultado, la proteína cinasa se activa, permitiendo la relajación de músculo liso trabecular y la dilatación de arterias cavernosas. El aumento del flujo de sangre a la cámara de erección comprime el flujo de salida venoso, de modo que la sangre queda atrapada y la erección puede ocurrir.

2. **Farmacocinética:** la absorción sistémica de *alprostadilo* es mínima. Si se absorbe cualquier cantidad de *alprostadilo* por vía sistémica, se metaboliza con rapidez. El inicio de acción de *alprostadilo* es de 5 a 10 min cuando se administra como supositorio uretral y de 2 a 25 min cuando se administra mediante inyección. La erección resultante puede durar 30 a 60 min, o más, dependiendo del paciente en particular.

3. **Efectos adversos:** debido a que *alprostadilo* no se absorbe por vía sistémica, los efectos adversos sistémicos son raros. Sin embargo, es posible que ocurra hipotensión o cefalea debido a vasodilatación inducida por PGE1. A nivel local, los efectos adversos de *alprostadilo* incluyen dolor peneano, dolor uretral y dolor testicular. El sangrado por la inserción o inyección de *alprostadilo* es raro. Es posible que ocurran hematoma, equimosis y exantema por la inyección de *alprostadilo*, aunque estos efectos adversos también son raros. La administración de *alprostadilo* puede causar priapismo.

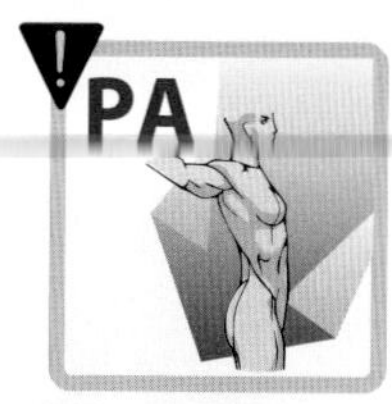

Hipotensión ortostática

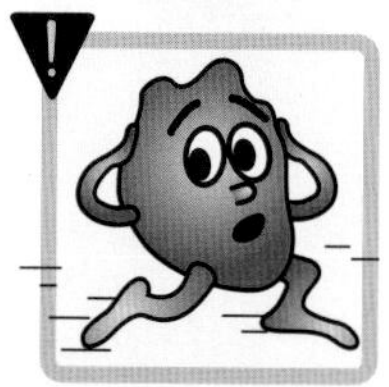
Taquicardia

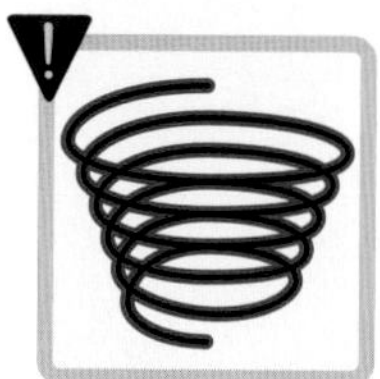
Vértigo

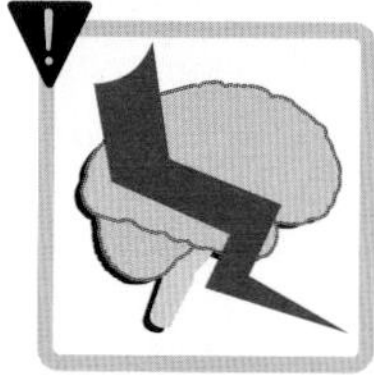
Cefalea

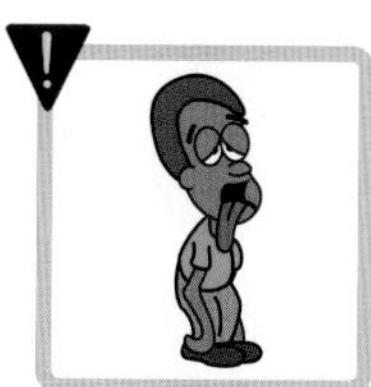
Fatiga

Figura 43-4
Algunos efectos adversos que suelen observarse con los bloqueadores α no selectivos.

III. HIPERPLASIA PROSTÁTICA BENIGNA

Se usan tres clases de medicamentos para tratar la hiperplasia prostática benigna: antagonistas α_1-adrenérgicos, inhibidores de la reductasa 5-α e inhibidores de PDE-5.

A. Antagonistas α_1-adrenérgicos

Terazosina, doxazosina, tamsulosina, alfuzosina y *silodosina* son bloqueadores competitivos selectivos del receptor α_1. Los cinco agentes están indicados para el tratamiento de la hiperplasia prostática benigna (fig. 43-1). *Prazosina* es un bloqueador α que se usa fuera de indicación en el tratamiento de la hiperplasia prostática benigna. Sin embargo, las guías actuales no promueven el uso de *prazosina* para hiperplasia prostática benigna. En el capítulo 7 se abordan los bloqueadores α en casos de hipertensión.

1. **Mecanismo de acción:** los receptores α_{1A} se encuentran en la próstata, los receptores α_{1B} se encuentran en la próstata y la vasculatura y los receptores α_{1D} se encuentran en la vasculatura. Al bloquear los receptores α_{1A} y α_{1B} en la próstata, los bloqueadores α causan relajación del músculo liso prostático, lo que causa mejor flujo de orina. *Doxazosina, terazosina* y *alfuzosina* bloquean los receptores α_{1A} y α_{1B}, en tanto que *tamsulosina* y *silodosina* son más selectivas para el receptor α_{1A}. Debido a que *doxazosina, terazosina* y *alfuzosina* bloquean los receptores α_{1B}, estos agentes disminuyen la resistencia vascular periférica y reducen la presión arterial al causar relajación del músculo liso tanto venoso como arterial. En contraste, *tamsulosina* y *silodosina* tienen un menor efecto sobre la presión arterial debido a que son más selectivos para el receptor α_{1A} específico de la próstata.

2. **Farmacocinética:** los bloqueadores α se absorben bien después de su administración oral. Para una mejor eficacia, *tamsulosina, alfuzosina* y *silodosina* deben administrarse con alimentos. *Doxazosina* y *terazosina* pueden tomarse sin tener en cuenta los alimentos. *Doxazosina, alfuzosina, tamsulosina* y *silodosina* se metabolizan mediante el sistema de citocromo P450. *Silodosina* también es un sustrato de P-glucoproteína (P-gp). *Terazosina* se metaboliza en el hígado, pero no mediante el sistema CYP. En general, los bloqueadores α tienen una vida media de 8 a 22 h, con efectos máximos 1 a 4 h después de la administración. *Silodosina* requiere un ajuste de la dosis en la afección renal y está contraindicada en pacientes con disfunción renal.

3. **Efectos adversos:** los bloqueadores α pueden causar mareo, falta de energía, congestión nasal, cefalea, somnolencia e hipotensión ortostática (fig. 43-4). Debido a que *tamsulosina* y *silodosina* son más selectivas para los receptores α_{1A} que se encuentran en el músculo liso de la próstata, tienen efectos relativamente mínimos sobre la presión arterial, aunque pueden ocurrir mareo y ortostasis. Aunque tienen menos efectos secundarios sistémicos, los agentes con mayor selectividad prostática se asocian con mayor incidencia de eyaculación retrógrada o la incapacidad de eyacular. Varios de estos agentes tienen una advertencia sobre "síndrome de iris flácido" intraoperatorio, un trastorno en que el iris ondula en respuesta a cirugía ocular de catarata.

4. **Interacciones farmacológicas:** los fármacos que inhiben CYP3A4 y CYP2D6 (p. ej., *verapamilo, diltiacem*) pueden aumentar las concentraciones plasmáticas de *doxazosina, alfuzosina, tamsulosina* y *silodosina*, en tanto que los fármacos que inducen el sistema CYP450 (p. ej., *carbamazepina, fenitoína* y *hierba de San Juan*) pueden disminuir las concentraciones plasmáticas. *Alfuzosina* puede prolongar el intervalo QT, de modo que debe usarse con precaución con otros fármacos que causan prolongación de QT (p. ej., antiarrítmicos clase III). Debido a que *silodosina* es un sustrato para P-gp, los fármacos que inhiben P-gp, como *ciclosporina,* pueden aumentar las concentraciones de *silodosina*.

B. Inhibidores de la reductasa 5-α

Finasterida y *dutasterida* inhiben la reductasa 5-α. En comparación con los bloqueadores α, que proporcionan a los pacientes alivio de los síntomas de hiperplasia prostática benigna en un lapso de 7 a 10 días, estos agentes pueden tardar 6 a 12 meses en aliviar los síntomas.

1. **Mecanismo de acción:** tanto *finasterida* como *dutasterida* inhiben la enzima reductasa 5-α, que es responsable de convertir *testosterona* en *dihidrotestosterona* (DHT), que es más activa. DHT es un andrógeno que estimula el crecimiento prostático. Al reducirse la DHT, la próstata se encoge y el flujo de orina mejora. En comparación con *finasterida*, *dutasterida* es más potente y causa mayor disminución en DHT. Para que los inhibidores de la reductasa 5-α sean efectivos, la próstata debe presentar aumento de tamaño. Debido a que los inhibidores de la reductasa 5-α tardan varios meses en reducir el tamaño de la próstata, es apropiado usar estos agentes en combinación con un bloqueador α para proporcionar alivio de los síntomas. *Dutasterida* y *tamsulosina* están disponibles como un producto de combinación para esta indicación. Las figuras 43-5 y 43-6 resumen importantes diferencias entre estas dos clases de agentes. [Nota: *finasterida* y *dutasterida* también se usan para alopecia, debido a que una reducción en DHT en suero y en el cuero cabelludo previene la caída del pelo].

2. **Farmacocinética:** los alimentos no afectan la absorción de *finasterida* o *dutasterida.* Ambos agentes tienen una fuerte unión a proteínas y se metabolizan por el sistema CYP450. El promedio de la vida media de eliminación plasmática de *finasterida* es de 6 a 16 h, en tanto que la vida media de eliminación terminal de *dutasterida* es de 5 semanas una vez que se alcanzan las concentraciones en estado estable (lo cual suele ser después de 6 meses de tratamiento).

3. **Efectos adversos:** los inhibidores de la reductasa 5-α causan efectos secundarios sexuales, como disminución al eyacular, reducción de la libido, DE, ginecomastia y oligoespermia. *Finasterida* y *dutasterida* son teratógenos. Las mujeres embarazadas o en edad fértil no deben manipular o ingerir el agente, debido a que puede provocar defectos congénitos graves que afectan los genitales en el feto masculino. Aunque ambos agentes se metabolizan mediante el sistema CYP450, las interacciones farmacológicas son raras. No es ideal usar un inhibidor de la reductasa 5-α con *testosterona,* debido a que tanto *finasterida* como *dutasterida* inhiben la conversión de *testosterona* a su forma activa, *dihidrotestosterona*.

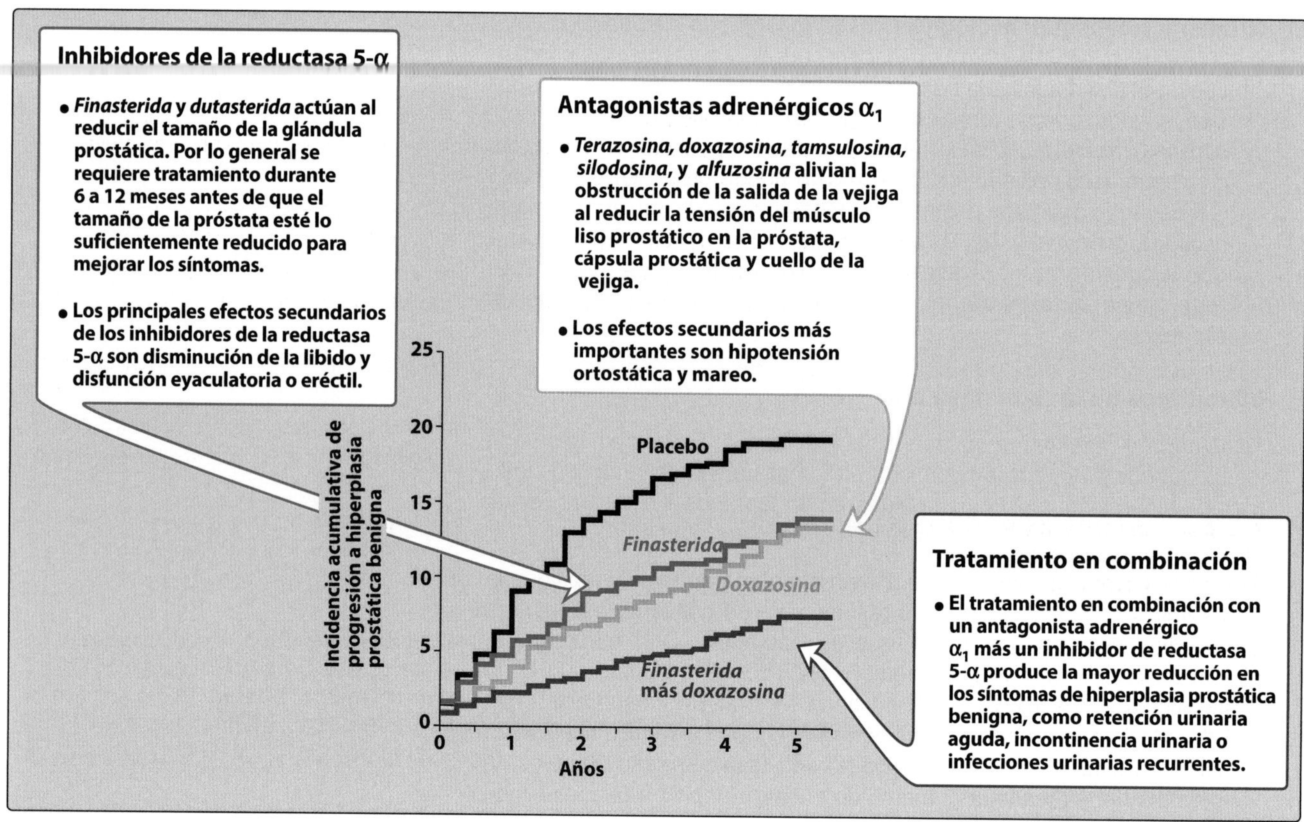

Figura 43-5
Tratamiento para la hiperplasia prostática benigna.

C. Inhibidor de fosfodiesterasa-5

Tadalafilo es el único inhibidor de la PDE-5 aprobado para el tratamiento de la hiperplasia prostática benigna. PDE-5 está presente en la próstata y la vejiga. Como tal, la inhibición de PDE-5 por *tadalafilo* permite la vasodilatación y relajación del músculo liso de la próstata y la vejiga, lo que mejora los síntomas de hiperplasia prostática benigna.

	ANTAGONISTAS ADRENÉRGICOS α_1	INHIBIDORES DE LA REDUCTASA 5-α
Disminución del tamaño de la próstata	**No**	**Sí**
Inicio del máximo	**2-4 semanas**	**6-12 meses**
Disminución del APE	**No**	**Sí**
Disfunción sexual	+	++
Efectos hipotensores	++	-
Fármacos de uso frecuente	***Tamsulosina* y *afluzosina***	***Finasterida* y *dutasterida***

Figura 43-6
Comparaciones de tratamientos de hiperplasia prostática benigna. APE = antígeno prostático específico.

Resumen del capítulo

- Los inhibidores de la PDE-5 (*avanafilo*, *sildenafilo*, *tadalafilo* y *vardenafilo*) son fármacos de primera línea para el tratamiento de la DE. En el contexto de la estimulación sexual, los inhibidores de la PDE-5 permiten aumentar el flujo sanguíneo en el cuerpo cavernoso al inhibir la PDE-5 y aumentar así el GMPc.
- Los inhibidores de la PDE-5 potencian la actividad hipotensora del óxido nítrico. Por lo tanto, la administración conjunta de inhibidores de la PDE-5 con nitratos está contraindicada debido al potencial de causar hipotensión potencialmente mortal.
- *Alprostadil*, una prostaglandina sintética, es un tratamiento de segunda línea de DE y se administra en forma de supositorio o inyección. *Alprostadil* aumenta el AMPc en el tejido cavernoso, provocando la relajación del músculo liso y la dilatación de las arterias cavernosas.
- Todos los fármacos utilizados para tratar la DE pueden causar priapismo. Aunque poco frecuente, el priapismo es una urgencia médica que requiere atención inmediata.
- Los antagonistas α1-adrenérgicos (*alfuzosina*, *doxazosina*, *silodosina*, *tamsulosina*, *terazosina*) se utilizan para tratar los síntomas de la HPB. Al bloquear los receptores α en la próstata, los antagonistas α1-adrenérgicos permiten la relajación del músculo liso y mejoran el flujo de orina.
- *Alfuzosina*, *doxazosina* y *terazosina* bloquean los receptores α_{1A} y α_{1B} (no selectivos), mientras que *tamsulosina* y *silodosina* bloquean los receptores α_{1A} (selectivos para la próstata). Los bloqueadores α selectivos tienen menor incidencia de efectos secundarios sistémicos, como hipotensión ortostática, mareos y cefalea, pero presentan mayor incidencia de eyaculación retrógrada.
- Los inhibidores de la 5α-reductasa *finasterida* y *dutasterida* inhiben la conversión de testosterona en DHT, lo que, a su vez, disminuye el crecimiento de la próstata. Los inhibidores de la 5α-reductasa solo son eficaces si la próstata está agrandada y pueden tardar de 6 a 12 meses en mostrar su eficacia. *Finasterida* y *dutasterida* son teratogénicas; ambas están contraindicadas en el embarazo, y las mujeres en edad fértil no deben tomar ninguno de los dos medicamentos.
- Es apropiado tratar la HPB con una combinación de un bloqueador α y un inhibidor de la 5α-reductasa para los pacientes que presentan síntomas de HPB y una próstata significativamente agrandada.

Preguntas de estudio

Elija la MEJOR respuesta.

43.1 Un hombre de 68 años acude a su médico por incapacidad para mantener una erección durante las relaciones sexuales. Se le diagnostica DE y se le administra un inhibidor de la PDE-5. ¿Cuál es su mecanismo de acción en el tratamiento de la DE?

A. Provocar una erección en ausencia de estimulación sexual
B. Bloquear la degradación del GMPc en el cuerpo cavernoso
C. Disminuir el flujo sanguíneo en los cuerpos cavernosos
D. Antagonizar los efectos del óxido nítrico

Respuesta correcta = B. La inhibición de la PDE-5 bloquea la degradación del GMPc. Sin estimulación sexual, los inhibidores de la PDE-5 no provocan una erección. Dado que los inhibidores de la PDE-5 aumentan la vasodilatación, se incrementa el flujo sanguíneo en el cuerpo cavernoso. Los inhibidores de la PDE-5 potencian el efecto del óxido nítrico impidiendo la degradación del GMPc.

43.2 Un paciente que está tomando un inhibidor de PDE-5 para DE se diagnostica con angina. ¿Cuál de los siguientes medicamentos antianginosos sería de particular preocupación en este paciente?

A. Metoprolol
B. Diltiacem
C. Amlodipino
D. Nitroglicerina

Respuesta correcta = D. Los nitratos, como nitroglicerina, pueden causar hipotensión que pone en riesgo la vida cuando se toman con inhibidores de PDE-5. Si bien metoprolol, diltiacem y amlodipino pueden todos reducir la presión arterial, su interacción con los inhibidores de PDE-5 es irrelevante.

43.3 ¿Cuál de las siguientes afirmaciones describe con mayor exactitud alprostadil en el tratamiento de la DE?

A. Se utiliza como alternativa para los pacientes que no son candidatos a los tratamientos orales de la DE
B. Tiene una mayor tasa de efectos secundarios sistémicos en comparación con los inhibidores de la PDE-5
C. No causa priapismo
D. Debe tomarse con alimentos para aumentar su absorción

Respuesta correcta = A. Alprostadil, disponible en forma de supositorio intrauretral o inyección, actúa localmente. Esto lo hace ideal para pacientes que no pueden tomar medicación oral. Dado que alprostadil se administra localmente, la absorción sistémica es mínima, lo que conlleva una menor tasa de efectos secundarios sistémicos en comparación con los inhibidores de la PDE-5. Sin embargo, alprostadil puede provocar priapismo. Dado que alprostadil actúa localmente, no es necesario tomarlo con alimentos.

43.4 ¿Cuál de las siguientes enzimas o receptores bloquea tamsulosina para ayudar en el tratamiento de la hiperplasia benigna de próstata?

A. 5α-reductasa
B. Receptor α_{1A}
C. PDE-5
D. Receptor α_{1B}

Respuesta correcta = B. Tamsulosina bloquea los receptores α_{1A}. Tamsulosina no afecta a la 5α-reductasa, a los receptores α_{1B} ni a la PDE-5.

43.5 A un paciente le preocupa empezar a tomar una nueva medicación para tratar su HPB porque es muy sensible a los efectos secundarios de los medicamentos. ¿Cuál de los siguientes antagonistas α_1-adrenérgicos podría recomendarse por su menor incidencia de efectos secundarios sistémicos?

A. Doxazosina
B. Alfuzosina
C. Silodosina
D. Terazosina

Respuesta correcta = C. Doxazosina, terazosina y alfuzosina bloquean los receptores α_{1A} y α_{1B}, mientras que silodosina es más selectiva para el receptor α_{1A}. El bloqueo del receptor α_{1B} disminuye la resistencia vascular periférica y reduce la presión arterial. Por ello, los bloqueadores α_{1B} pueden provocar mareos, falta de energía e hipotensión ortostática. Silodosina es más selectiva para los receptores α_{1A} que se encuentran en el músculo liso de la próstata, por lo que sus efectos sobre la presión arterial son mínimos en comparación con los agentes menos selectivos.

43.6 Un paciente de 74 años acude a su médico de cabecera para discutir el tratamiento de la DE. Su medicación actual incluye furosemida, dinitrato de isosorbida, lisinopril, metformina y succinato de metoprolol. ¿Cuál de las siguientes opciones sería la más segura para tratar la DE?

A. Tadalafilo
B. Alprostadil
C. Sildenafilo
D. Vardenafilo

Respuesta correcta = B. Debido a la capacidad de los inhibidores de la PDE-5 de potenciar la actividad hipotensora del óxido nítrico, está contraindicada la administración de un inhibidor de la PDE-5 en combinación con dinitrato de isosorbida. Alprostadil es una PGE1 sintética que no se absorbe sistémicamente y los efectos sistémicos adversos son raros. Por lo tanto, la opción más segura para este paciente es alprostadil.

43.7 Un paciente con HPB ha estado tomando finasterida durante 6 semanas. No refiere mejoría de los síntomas de polaquiuria, vacilación y tenesmo vesical. En la exploración física, se determina que su próstata está significativamente agrandada. ¿Cuál de las siguientes es la mejor recomendación para este paciente?

A. Iniciar tamsulosina y continuar con finasterida
B. Suspender finasterida y comenzar doxazosina
C. Cambiar de finasterida a dutasterida
D. Añadir dutasterida además de finasterida

Respuesta correcta = A. Finasterida puede tardar varios meses en reducir el tamaño de la próstata y los síntomas de HPB. Por lo tanto, es apropiado utilizar un bloqueador α en combinación con finasterida para aliviar los síntomas. Dado que la próstata del paciente está agrandada, debe continuar el tratamiento con finasterida. No hay razón para cambiar de finasterida a dutasterida, ya que ambas son igual de eficaces. Del mismo modo, sería inadecuado que este paciente tomara dos inhibidores de la 5α-reductasa, ya que ambos tienen el mismo mecanismo de acción.

43.8 Un hombre de 70 años con HPB y próstata aumentada de tamaño sigue teniendo síntomas urinarios después de un tratamiento adecuado con tamsulosina. Se le diagnostica DE. ¿Qué medicamento puede utilizarse para tratar tanto la HPB como la DE en este paciente?

A. Avanafil
B. Sildenafilo
C. Tadalafilo
D. Vardenafilo

Respuesta correcta = C. Tadalafilo es el único inhibidor de la PDE-5 aprobado para el tratamiento de la DE y de la HPB.

43.9 Un paciente que actualmente recibe tratamiento para DE con tadalafilo le dice al médico que el medicamento tarda demasiado en hacer efecto. Por ello, le gustaría una alternativa con un inicio de acción más rápido. ¿Cuál de los siguientes inhibidores de la PDE-5 sería la alternativa más adecuada para este paciente?

A. Sildenafilo
B. Finasterida
C. Avanafil
D. Vardenafilo

Respuesta correcta = C. Sildenafilo y vardenafilo deben tomarse aproximadamente 1 h antes de la actividad sexual prevista, por lo que la administración debe programarse de manera adecuada con respecto a la actividad sexual. Finasterida no se utiliza para la DE. Avanafil tiene el inicio de acción más rápido y debe tomarse 30 min antes de la actividad sexual.

43.10 ¿Cuál de los siguientes es el mecanismo de acción CORRECTO de finasterida?

A. Convierte la dihidrotestosterona en testosterona
B. Inhibe la 5α-reductasa
C. Inhibe los receptores α en la próstata
D. Bloquea la PDE-5

Respuesta correcta = B. La 5α-reductasa es la enzima que convierte la testosterona en DHT. Por lo tanto, el bloqueo de la 5α-reductasa reduce la conversión de testosterona en DHT. La finasterida no tiene ningún efecto sobre los receptores α ni sobre la PDE-5.

Fármacos para anemia

44

Jamie K. Alan

I. GENERALIDADES

La anemia se define como una concentración de hemoglobina plasmática por debajo de lo normal que resulta de una disminución en el número de eritrocitos circulantes o de un contenido de hemoglobina total anormalmente bajo por unidad de volumen de sangre. Los signos y síntomas generales de anemia incluyen fatiga, palpitaciones, disnea, palidez, mareo e insomnio. La anemia puede deberse a una pérdida crónica de sangre, anormalidades de la médula ósea, hemólisis, infecciones, fármacos, neoplasias, deficiencias endocrinas, insuficiencia renal y una variedad de otros estados patológicos. Una gran variedad de fármacos, causan efectos tóxicos en las células sanguíneas, la producción de hemoglobina o los órganos eritropoyéticos, lo que a su vez, puede causar anemia. Las anemias nutricionales son causadas por deficiencias alimentarias de sustancias como hierro, *ácido fólico* y vitamina B_{12} (*cianocobalamina*) que son necesarias para una eritropoyesis normal. Los individuos con predisposición genética a la anemia, como drepanocitemia, pueden beneficiarse del tratamiento farmacológico con acciones que van más allá de la suplementación nutricional, como con *hidroxiurea* o nuevos agentes biológicos como *crizanlizumab*. La anemia puede corregirse temporalmente mediante transfusión de sangre total o concentrado de hematíes. Se presenta un resumen de los agentes usados para el tratamiento de las anemias en la figura 44-1.

TRATAMIENTO DE ANEMIA
Cianocobalamina (B_{12})
Darbepoetina ARANESP
Epoetina alfa EPOGEN, PROCRIT
Ácido fólico SOLO GENÉRICO
Hierro INFED, VENOFER, OTROS
TRATAMIENTO DE NEUTROPENIA
Filgrastim NEUPOGEN, ZARXIO
Pegfilgrastim NEULASTA
Sargramostim LEUKINE
Tbo-filgrastim GRANIX
TRATAMIENTO DE LA ANEMIA DREPANOCÍTICA
Crizanlizumab ADAKVEO
Hidroxiurea DROXIA, HYDREA
Voxelotor OXBRYTA

Figura 44-1
Resumen de fármacos para el tratamiento de anemia.

II. AGENTES USADOS PARA TRATAR ANEMIAS

A. Hierro

El hierro se almacena en las células de la mucosa intestinal, hígado, bazo y médula ósea como ferritina (un complejo de hierro-proteína) y es transportada a la médula para la producción de hemoglobina por transferrina, una proteína de transporte. La deficiencia de hierro, que es la deficiencia nutricional más frecuente, resulta de un equilibrio negativo de hierro debido al agotamiento de las reservas de hierro o una ingesta inadecuada o ambas, como pérdida aguda o crónica de sangre, menstruación, embarazo o periodos de crecimiento acelerado en niños. Además de los signos y síntomas generales de la anemia, la anemia por deficiencia de hierro puede causar pica (antojo de hielo, tierra, papel, etc.), coiloniquias (curvatura ascendente de las uñas de manos y pies) e irritación y fisuras en las comisuras de la boca.

Aplicación clínica 44-1. Evaluación inicial de la anemia ferropénica

Es bastante frecuente que las mujeres en la premenopausia presenten anemia ferropénica. La menstruación puede ser una razón fisiológica benigna detrás de esta anemia. La anemia ferropénica también puede deberse a otras causas, como deficiencias dietéticas o pérdidas de sangre manifiestas. Los hombres y las mujeres en la posmenopausia sin antecedentes de hemorragia evidente que presenten anemia ferropénica deben someterse a endoscopia y colonoscopia. En estas poblaciones, existe mayor probabilidad de malignidad u otras patologías gastrointestinales (GI).

1. **Mecanismo de acción:** la suplementación con hierro elemental corrige la deficiencia de hierro. Los Centers for Disease Control and Prevention (CDC) recomiendan 60 a 120 mg/día de hierro elemental oral administrado en dosis divididas dos veces al día para pacientes con anemia por deficiencia de hierro. En mujeres embarazadas, pueden administrarse 30 mg/día de hierro para cubrir las mayores necesidades nutricionales, incluso en pacientes con hemoglobina y hematocrito normales. Aunque actualmente se recomiendan estas dosis, estudios más recientes han demostrado que las dosis más altas de hierro (60-120 mg/día) pueden no ser más eficaces que las dosis más bajas (40-80 mg/día). De hecho, algunos estudios sugieren que las dosis más altas de hierro pueden disminuir paradójicamente su absorción. Además, es menos probable que las dosis más bajas de hierro oral produzcan efectos secundarios molestos, lo que se traduce en un mejor cumplimiento del tratamiento. La dosificación diaria de hierro también se perfila como una opción terapéutica viable para la anemia ferropénica. Se ha demostrado que este tipo de dosificación es equivalente a la de una vez al día y también produce menos efectos secundarios observados.

2. **Farmacocinética:** el hierro se absorbe después de su administración oral. Las condiciones ácidas en el estómago mantienen el hierro en la forma ferrosa reducida, que es la forma más soluble. El hierro se absorbe después en el duodeno. [Nota: la cantidad absorbida depende de las reservas corporales de hierro. Si las reservas de hierro son adecuadas, se absorbe menos hierro. Mientras que si las reservas de hierro son bajas, se absorbe más hierro]. El porcentaje relativo de hierro absorbido disminuye al aumentar las dosis. Los preparados orales incluyen *sulfato ferroso, fumarato ferroso, gluconato ferroso, complejo de polisacárido-hierro* y formulaciones de *carbonilo de hierro.* El porcentaje de hierro elemental varía en cada preparado oral de hierro (fig. 44-2). También están disponibles formulaciones parenterales de hierro, como *dextrán de hierro, gluconato férrico sódico, ferumoxitol, carboximaltosa férrica* y *sacarosa de hierro.* Si bien la administración parenteral trata la deficiencia de hierro con rapidez, la administración oral puede tomar varias semanas corregir la carencia de hierro.

3. **Efectos adversos:** las alteraciones gastrointestinales (GI) causadas por irritación local (dolor abdominal, estreñimiento, náusea, diarrea) y heces oscuras son los efectos adversos más frecuentes de los

FORMULACIÓN DE HIERRO	NOMBRE(S) COMERCIAL(ES)	HIERRO ELEMENTAL (%)	NOTAS
Gluconato ferroso	Fergon, Ferro-Tab	12	• Menos hierro elemental, pero tolerabilidad similar a *sulfato ferroso*
Citrato de amonio férrico	Citrato de hierro	18	• Menos biodisponibilidad que las sales ferrosas • Debe reducirse a la forma ferrosa en el intestino
Sulfato ferroso	Fer-in-Sol, Feratab	20	• Suplemento de hierro más frecuente • Bajo costo con buena efectividad y tolerabilidad
Sulfato ferroso, anhidro	Slow-Fe	30	• Formulación de liberación extendida de *sulfato ferroso* (dosificación una vez al día) • Mayor costo que *sulfato ferroso*
Fumarato ferroso	Ferretts, Ferrimin, Hemocyte	33	• Efectividad y tolerabilidad similar al *sulfato ferroso* • Casi sin sabor en comparación con otras sales de hierro
Hierro carbonilo	Icar, Feosol	100	• Micropartículas de hierro purificado • Se disuelve en el estómago para formar sal de HCl para su absorción • Menos tóxico que las sales de hierro debido a una absorción más lenta (liberación continua de hierro por 1 a 2 días)
Complejo polisacárido-hierro	Bifera, NovaFerrum, Nu-Iron 150	100	• Insípido e inodoro • Dosis de hierro elemental una vez al día similar a *sulfato ferroso* dos veces al día

Figura 44-2
Características de varias formulaciones de hierro.

suplementos de hierro orales. Las formulaciones parenterales de hierro pueden usarse en quienes no pueden tolerar el hierro o lo absorben en forma inadecuada, así como en quienes reciben *eritropoyetina* con hemodiálisis o quimioterapia. Pueden ocurrir reacciones de hipersensibilidad y anafilactoides letales en pacientes que reciben hierro parenteral (sobre todo formulaciones de *dextrán de hierro*). Debe administrarse una dosis de prueba antes de administrar una dosis completa de *dextrán de hierro.* Además, el hierro intravenoso debe usarse con cautela en presencia de infecciones activas. [Nota: el hierro es esencial para el crecimiento bacteriano].

Aplicación clínica 44-2. Cuándo utilizar hierro parenteral

Aunque el *dextrano de hierro* tiene riesgo de reacciones adversas significativas, las nuevas formulaciones de hierro parenteral (como *gluconato férrico de sodio*, *ferumoxitol*, *carboximaltosa férrica* y *sacarosa de hierro*) son mucho más seguras en este sentido. Debe administrarse al paciente una dosis de prueba de cualquier formulación de hierro parenteral antes de administrar una dosis completa. Esta dosis de prueba puede administrarse a lo largo de 5 a 30 min, y debe observarse al paciente para detectar cualquier efecto secundario, como una reacción alérgica anafiláctica. La administración de hierro intravenoso es más eficaz para reponer las reservas de hierro y las repone más rápido en comparación con el hierro oral. El tratamiento con hierro parenteral debe considerarse en pacientes que toleran mal el hierro oral, en pacientes con enfermedad de malabsorción, enfermedad renal terminal (ERT) o en pacientes con pérdidas continuas de sangre que no pueden controlarse con suplementos de hierro oral.

B. Ácido fólico (folato)

El uso primario del *ácido fólico* es tratar los estados de deficiencia que surgen de concentraciones inadecuadas de la vitamina. La deficiencia de folato puede deberse a 1) aumento de la demanda (p. ej., embarazo y lactancia), 2) absorción deficiente causada por patologías del intestino delgado, 3) alcoholismo o 4) tratamiento con fármacos que son inhibidores de la dihidrofolato reductasa (p. ej., *metotrexato* y *trimetoprima*), fármacos que inhiben de forma directa la síntesis de ADN (p. ej., *azatioprina* y *zidovudina*) o fármacos que reducen la absorción de folato (p. ej., *fenitoína* y *fenobarbital).* Un resultado primario de la deficiencia de *ácido fólico* es la anemia megaloblástica (eritrocitos de gran tamaño, caracterizada por un aumento del volumen corpuscular medio [VCM]), que es causado por una menor síntesis de purinas y pirimidinas. Esto causa incapacidad del tejido eritropoyético para elaborar ADN y, por lo tanto, proliferar (fig. 44-3). [Nota: para evitar las complicaciones neurológicas de la deficiencia de vitamina B_{12}, es importante evaluar la base de la anemia megaloblástica antes de instituir el tratamiento. La deficiencia tanto de vitamina B_{12} como de folato puede causar síntomas similares].

El *ácido fólico* se absorbe con rapidez en el yeyuno a menos que haya una patología anormal. La administración oral de *ácido fólico* no es tóxica y a dosis elevadas, el exceso de vitamina es excretado en la orina. Se han informado reacciones de hipersensibilidad raras a inyecciones parenterales.

C. Cianocobalamina e hidroxicobalamina (vitamina B_{12})

Las deficiencias de vitamina B_{12} pueden resultar ya sea de bajas concentraciones en la dieta o, más a menudo, absorción deficiente de vitamina debido a la incapacidad de las células parietales gástricas de producir factor intrínseco (como en la anemia perniciosa) o una pérdida de actividad del receptor necesaria para la captación intestinal de la vitamina. Los síndromes de malabsorción no específica o la resección gástrica pueden causar deficiencia de vitamina B_{12}. Además de los signos y síntomas generales de anemia, la anemia por deficiencia de vitamina B_{12} puede causar cosquilleo (hormigueo) en las manos y los pies, dificultad para caminar, demencia y, en casos extremos, paranoia, alucinaciones o esquizofrenia. [Nota: la administración de *ácido fólico* por sí sola revierte la anormalidad hematológica y, por lo tanto, enmascara la deficiencia de vitamina B_{12}, que puede evolucionar entonces a disfunción y enfermedad neurológica intensa. Es necesario determinar la causa de la anemia megaloblástica para asignar un tratamiento específico. Por lo tanto, el tratamiento empírico de la anemia megaloblástica no debe instituirse con *ácido fólico* por sí solo, sino con una combinación de *ácido fólico* y *vitamina B_{12}*, a menos que se realicen pruebas de confirmación].

La vitamina B_{12} puede administrarse por vía oral (para deficiencias alimentarias), sublingual, intramuscular o subcutánea (para anemia perniciosa). *Hidroxicobalamina* intramuscular se prefiere debido a que tiene una respuesta rápida, tiene una fuerte unión a proteínas y mantiene concentraciones plasmáticas por más tiempo. En pacientes con malabsorción, como en cirugía bariátrica (tratamiento quirúrgico para la obesidad), la suplementación de vitamina B_{12} como *cianocobalamina* se requiere a diario en sublingual dosis altas o mensuales por administración vía parenteral. Esta vitamina no es tóxica, ni siquiera a dosis elevadas. En la anemia perniciosa, el tratamiento debe continuarse de por vida.

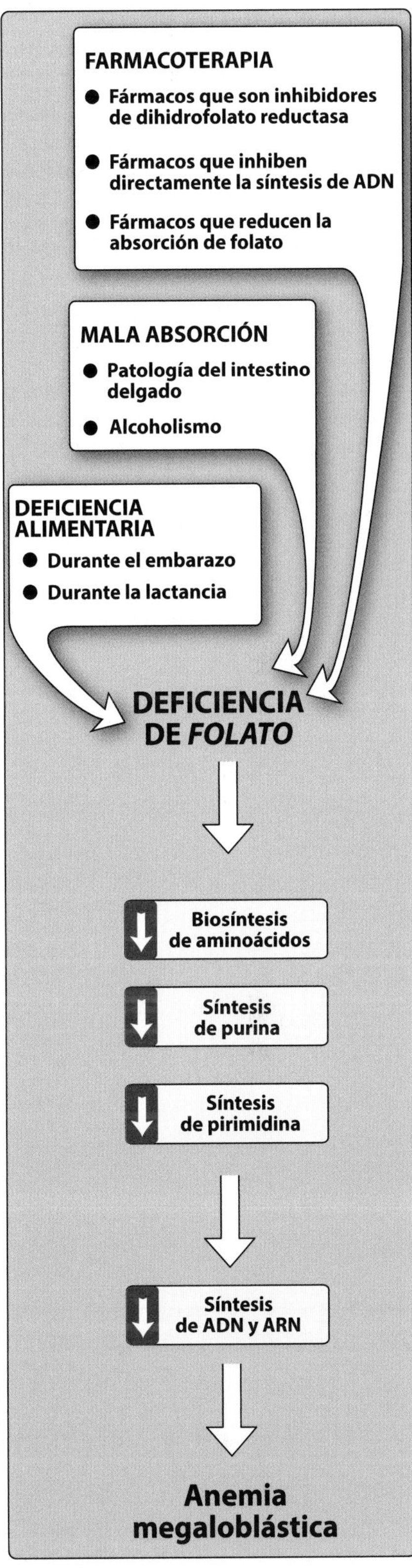

Figura 44-3
Causas y consecuencias del agotamiento de *ácido fólico*.

Aplicación clínica 44-3 Evaluación de la anemia megaloblástica

La anemia megaloblástica es una forma de anemia caracterizada por glóbulos sanguíneos anormalmente grandes (por encima del límite superior del VCM normal). La causa más frecuente de este tipo de anemia es una deficiencia de folato o de vitamina B_{12}. Entre otras razones, estas deficiencias pueden estar causadas por un aumento de la demanda (embarazo), terapia farmacológica (p. ej., *metotrexato*) y deficiencias dietéticas. La deficiencia de vitamina B_{12} también puede estar causada por la falta de factor intrínseco, que es un cofactor para la absorción de la vitamina B_{12}. Si se sospecha anemia megaloblástica, los pacientes deben ser tratados empíricamente tanto con folato como con vitamina B_{12}. Si el folato se administra solo, puede revertir las anomalías hematológicas; sin embargo, la deficiencia subsiguiente de vitamina B_{12} podría causar complicaciones neurológicas. Por lo tanto, el tratamiento específico de la anemia megaloblástica solo debe administrarse una vez que se haya realizado un estudio completo del paciente. Para distinguir entre una deficiencia de vitamina B_{12} y una de folato, pueden solicitarse los niveles séricos de vitamina B_{12} y folato. Si los resultados de estas pruebas son dudosos, pueden medirse los intermediarios del metabolismo de la vitamina B_{12} y el folato (ácido metilmalónico [MMA] y homocisteína). Si el MMA y la homocisteína son normales, no hay carencia de vitamina B_{12} ni de folato. Si el MMA y la homocisteína son elevados, es probable que exista una carencia de vitamina B_{12}, pero no puede descartarse una carencia de folato. Si la MMA es normal, pero la homocisteína está elevada, no hay deficiencia de vitamina B_{12}, pero es probable una deficiencia de folato. Un paciente con anemia perniciosa probablemente tendría un nivel sérico bajo de vitamina B_{12} y niveles altos de MMA y homocisteína.

D. Eritropoyetina y darbepoetina

Las células peritubulares en los riñones responden a hipoxia y sintetizan y liberan *eritropoyetina* (EPO), una glucoproteína. EPO estimula a las células madre para diferenciarse en proeritroblastos y promueve la liberación de reticulocitos de la médula y el inicio de la formación de hemoglobina. De este modo, EPO regula la proliferación de eritrocitos y su diferenciación en la médula ósea. La *eritropoyetina* humana (*epoetina alfa*), producida mediante tecnología de ADN recombinante, es efectiva en el tratamiento de la anemia causada por nefropatía en etapa terminal, infección con el virus de la inmunodeficiencia humana, trastornos de la médula ósea, prematuridad y neoplasias. *Darbepoetina* es un tipo de critropoyetina de acción prolongada, que difiere de esta última por la adición de dos cadenas de carbohidratos. *Darbepoetina* tiene una vida media unas tres veces que la de *epoetina alfa*. Estos agentes son bien tolerados y se administran por vía intravenosa en pacientes de diálisis renal o por vía subcutánea en otras indicaciones. Los efectos secundarios como elevación de la presión arterial y artralgia pueden ocurrir en algunos casos. [Nota: lo anterior puede deberse a un aumento en la resistencia vascular periférica o la viscosidad de la sangre o a los dos]. Además, puede requerirse suplementación de hierro para asegurar una respuesta adecuada.

Cuando se usa *epoetina alfa* a concentraciones de hemoglobina objetivo por arriba de 11 g/dL, se han observado eventos cardiovasculares graves (como trombosis e hipertensión grave), aumento del riesgo de muerte, reducción del tiempo de progresión tumoral y disminución de la supervivencia. Las recomendaciones para todos los pacientes que reciben *epoetina alfa* o *darbepoetina* incluyen una dosis efectiva mínima que no exceda las concentraciones de hemoglobina de 12 g/dL y que el nivel de hemoglobina no aumenta en más de 1 g/dL a lo largo de un periodo de 2 semanas. Además, si la concentración de hemoglobina excede 10 g/dL, las dosis de *epoetina alfa* o *darbepoetina* debe reducirse o descontinuarse el tratamiento. Ningún agente tiene valor alguno en el tratamiento agudo de la anemia debido a su inicio de acción retrasado.

III. AGENTES USADOS PARA TRATAR NEUTROPENIA

Los factores de crecimiento mieloide o factores estimulantes de colonia de granulocitos, como *filgrastim, tbo-filgrastim* y *pegfilgrastim* y factores estimulantes de colonia de granulocitos-macrófagos, como *sargramostim,* estimulan la producción de granulocitos en la médula para aumentar los recuentos de neutrófilos y reducir la duración de neutropenia grave. Estos agentes suelen usarse de forma profiláctica para reducir el riesgo de neutropenia después de quimioterapia y trasplante de médula ósea. *Filgrastim* y *sargramostim* pueden dosificarse ya sea por vía subcutánea o intravenosa, en tanto que *tbo-filgrastim* y *pegfilgrastim* solo se dosifican por vía subcutánea. La principal diferencia entre los agentes disponibles es la frecuencia de dosificación. *Filgrastim, tbo-filgrastim* y *sargramostim* se dosifican una vez al día, en función del peso, comenzando 24 a 72 h después de la quimioterapia, hasta que el recuento absoluto de neutrófilos alcanza 5 000 a 10 000/µL. *Pegfilgrastim* es una forma pegilada de factor estimulante de colonias de granulocitos, lo que resulta en una mayor vida media cuando se compara con otros agentes y se administra como una fijo dosis única 24 h después de la quimioterapia. La monitorización del recuento absoluto de neutrófilos no suele ser necesario con *pegfilgrastim.* No hay evidencia que muestre superioridad de un agente frente a otro en términos de eficacia, seguridad o tolerabilidad. El dolor óseo es un efecto adverso frecuente con estos agentes.

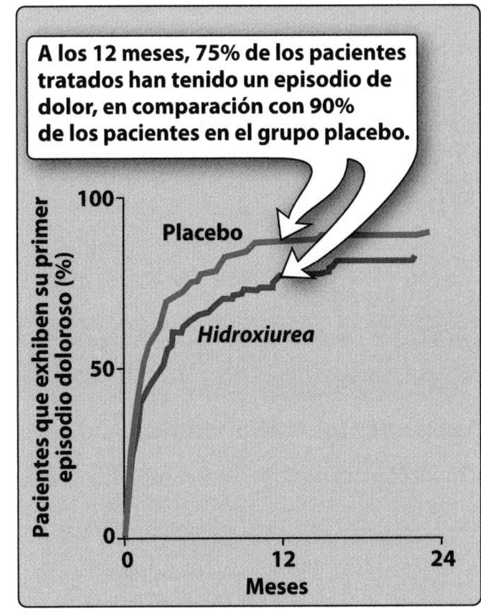

Figura 44-4
Efecto del tratamiento con *hidroxiurea* sobre el porcentaje de pacientes con drepanocitemia que experimentan su primer episodio doloroso.

IV. AGENTES USADOS PARA TRATAR DREPANOCITEMIA

A. Hidroxiurea

Hidroxiurea es un inhibidor de la ribonucleótido reductasa oral que puede reducir la frecuencia de las crisis drepanocitémicas dolorosas (fig. 44-4). En la drepanocitemia, *hidroxiurea* aumenta las concentraciones de hemoglobina fetal (HbF), con lo que diluye la hemoglobina S (HbS) anormal. La polimerización de HbS se retrasa y reduce en pacientes tratados, por lo que las crisis dolorosas no son causadas por células drepanocíticas bloqueando capilares y causando anoxia tisular. Una respuesta clínica puede tomar de 3 a 6 meses. Los efectos secundarios importantes de *hidroxiurea* incluyen supresión de la médula ósea y vasculitis cutánea. Es importante que se administre *hidroxiurea* bajo la supervisión de un proveedor experimentado en el tratamiento de la drepanocitemia. *Hidroxiurea* también se usa fuera de especificación para tratar leucemia mielógena aguda, psoriasis y policitemia vera.

B. Crizanlizumab

Crizanlizumab es un anticuerpo monoclonal humanizado que se une a la P-selectina y bloquea las interacciones con sus ligandos. Al unirse a la P-selectina en la superficie de las células endoteliales activadas y las plaquetas, *crizanlizumab* bloquea las interacciones entre las células endoteliales, los hematíes, las plaquetas y los leucocitos. Al bloquear estas interacciones, *crizanlizumab* reduce el bloqueo de los capilares por los hematíes falciformes, aliviando la anoxia y reduciendo el número de crisis drepanocíticas. *Crizanlizumab* está indicado para pacientes a partir de 16 años con anemia falciforme y se administra en infusión intravenosa en las semanas 0 y 2 y, a partir de entonces, cada 4 semanas. Los efectos adversos más frecuentes incluyen reacciones relacionadas con la infusión, náusea, artralgia, dolor de espalda y pirexia.

C. Voxelotor

Voxelotor inhibe la polimerización de la HbS uniéndose a la cadena alfa de la HbS. *Voxelotor* previene la polimerización de la HbS disminuyendo la concentración de HbS desoxigenada, que se cree que es la forma de

HbS que provoca la polimerización y la formación de hongos. *Voxelotor* está aprobado para pacientes a partir de 12 años y se administra en una dosis oral diaria. Por lo general, este fármaco se tolera bien, los efectos secundarios más frecuentes son dolor de cabeza, diarrea y molestias GI. *Voxelotor* se metaboliza por CYP3A4, y puede ser necesario ajustar la dosis en presencia de inductores o inhibidores de CYP3A4.

En la figura 44-5 se proporciona un resumen de los medicamentos usados en el manejo de la anemia.

MEDICAMENTO	EFECTOS ADVERSOS	INTERACCIONES FARMACOLÓGICAS	PARÁMETROS DE VIGILANCIA
Tratamiento de la anemia			
Cianocobalamina/B_{12}	**Dolor en el lugar de inyección Artralgia Mareo Cefalea Nasofaringitis Anafilaxia**	**Inhibidores de la bomba de protones –puede disminuir la absorción oral de vitamina B_{12}–**	**Vitamina B_{12} Folato Hierro**
Eritropoyetina/ epoetina alfa	**Edema Prurito Náusea/vómito Hipertensión AVC Trombosis**	***Darbepoetina alfa*** **–la duplicación del tratamiento puede causar mayores eventos adversos–**	**H/H Ferritina sérica Presión arterial**
Darbepoetina alfa	**Edema Disnea Hipertensión AVC Trombosis**	***Epoetina alfa*** **–la duplicación del tratamiento puede causar aumento de eventos adversos–**	**H/H Ferritina sérica Presión arterial**
Ácido fólico	**Mal sabor en la boca Náusea Confusión Irritabilidad**	***Colestiramina*** **–puede interferir con la absorción–**	**BH Folato sérico**
Hierro	**Prurito N/V/D Cefalea Anafilaxia**	**Calcio y antiácidos que contienen calcio: disminuyen la absorción de hierro. *Deferoxamina* –quela el hierro– *Dimercaprol* –quela el hierro– Magnesio: disminuye la absorción de hierro. Antibióticos de tetraciclina y –*fluoroquinolonas:* el hierro puede disminuir la absorción de estos antibióticos**	**H/H Hierro sérico CTFH Transferrina Recuento de reticulocitos**
Tratamiento de la anemia drepanocítica			
Hidroxiurea	**Mielosupresión Úlcera cutánea Leucemia secundaria Enzimas hepáticas elevadas**	**Medicamentos VIH –*hidroxiurea* puede disminuir los recuentos de CD4– Salicilatos –aumenta el riesgo de sangrado– *Probenecid* ↑ ácido úrico**	**BH**
Crizanlizumab	**Reacciones relacionadas con la inyección Náusea Dolor de espalda Artralgia Pirexia**	**Ninguno conocido**	**BH**
Voxelotor	**Cefalea Diarrea Molestias gastrointestinales**	**Inductores e inhibidores del CYP3A4, como el jugo de toronja y fenitoína, respectivamente**	**BH, función hepática**

Figura 44-5
Medicamento para el manejo de anemia. BH = biometría hemática; CTFH = capacidad total de fijación de hierro; EVC = enfermedad vascular cerebral; H/H = hemoglobina y hematocrito; N/V/D = náusea/vómito/diarrea.

Resumen del capítulo

- La anemia se define como una concentración de hemoglobina plasmática por debajo de lo normal. Los signos y síntomas generales de la anemia incluyen fatiga, palpitaciones, dificultad para respirar, palidez, mareos e insomnio.
- La anemia puede estar relacionada con muchos factores, como la pérdida de sangre, los fármacos, las predisposiciones genéticas y las deficiencias nutricionales (hierro, ácido fólico, vitamina B_{12}).
- La carencia de hierro puede deberse al agotamiento de las reservas de hierro o a una ingesta inadecuada, y se trata con suplementos de hierro. Existen varias formas orales y parenterales de hierro. Las alteraciones GI y las heces oscuras son efectos adversos frecuentes, y algunas formas de hierro parenteral (*dextrano de hierro*) pueden causar reacciones anafilactoides graves.
- La anemia megaloblástica es el resultado de una deficiencia de vitamina B_{12} o ácido fólico. El tratamiento empírico debe consistir en una combinación de ácido fólico y vitamina B_{12}. Los pacientes que no producen factor intrínseco deben ser tratados con vitamina B_{12} parenteral.
- *Eritropoyetina* y *darbepoetina* se utilizan para estimular la diferenciación de las células madre y promover la liberación de reticulocitos. Estos fármacos se utilizan para tratar la anemia causada por la enfermedad renal terminal, la infección por el virus de la inmunodeficiencia humana, los trastornos de la médula ósea, la prematuridad y las neoplasias.
- Los factores de crecimiento mieloide o G-CSF y GM-CSF estimulan la producción de granulocitos para reducir la duración de la neutropenia grave. No hay pruebas que sugieran que un agente sea superior a otro.
- *Hidroxiurea*, un inhibidor de la ribonucleósido reductasa, aumenta el HgF, lo que reduce los episodios de crisis drepanocítica en pacientes con anemia drepanocítica. Entre los efectos secundarios importantes de *hidroxiurea* figuran la supresión de la médula ósea y la vasculitis cutánea.
- *Crizanlizumab* es un anticuerpo monoclonal humanizado que se une a la P-selectina, reduciendo el bloqueo de los capilares por los GR falciformes, aliviando la anoxia y reduciendo el número de crisis drepanocíticas. Los efectos secundarios más frecuentes son reacciones relacionadas con la infusión, náusea, artralgia, dolor de espalda y pirexia.

Preguntas de estudio

Elija la MEJOR respuesta.

44.1 ¿Cuál de los siguientes es un tratamiento apropiado para una anemia nutricional que se presenta como antojo de hielo o curvatura hacia arriba de las uñas o ambas?

A. Vitamina B_{12} (cianocobalamina)
B. Ácido fólico
C. Vitamina D
D. Hierro

Respuesta correcta = D. La vitamina B_{12}, el ácido fólico y las deficiencias de hierro contribuyen todas a la anemia, pero la deficiencia de hierro se relaciona con pica (antojo de hielo o tierra) y coiloniquias (curvatura de las uñas de manos y pies hacia arriba). La deficiencia de vitamina D existe, pero no causa anemia.

44.2 ¿Cuál de los siguientes suplementos de hierro contiene el mayor porcentaje de hierro elemental?

A. Sulfato ferroso
B. Carbonilo de hierro
C. Gluconato ferroso
D. Citrato de amonio férrico

Respuesta correcta = B. El sulfato ferroso contiene 20% (o 30% en la formulación anhidra), el gluconato ferroso contiene 12% y el citrato de amonio férrico contiene 18% del hierro elemental. Estos están muy por debajo del porcentaje de hierro elemental en el carbonilo de hierro, el cual contiene 100% de hierro elemental.

44.3 Se descubre que una mujer de 56 años tiene anemia megaloblástica. Sus antecedentes médicos previos son significativos para alcoholismo. ¿Cuál sería la mejor opción de tratamiento para esta paciente?

A. Vitamina B_{12} oral
B. Vitamina B_{12} parenteral
C. Ácido fólico oral
D. Vitamina B_{12} oral con ácido fólico oral

Respuesta correcta = D. La paciente tiene antecedentes de abuso de alcohol, lo que sugiere anemia por deficiencia de ácido fólico. Sin embargo, la administración de ácido fólico por sí sola revierte la anormalidad hematológica y enmascara una posible deficiencia de vitamina B_{12}, que puede evolucionar entonces a disfunción y enfermedad neurológica de gravedad. La causa de anemia megaloblástica necesita determinarse para poder ser específico en términos del tratamiento. Por lo tanto, la anemia megaloblástica no debe tratarse solo con ácido fólico, sino con una combinación de ácido fólico y vitamina B_{12}.

44.4 Una mujer de 45 años acude a su médico para seguimiento después de una visita a urgencias donde le diagnosticaron anemia. Informa de que está tomando una tableta tres veces al día para la anemia y está preocupada porque sus heces parecen más oscuras. ¿Cuál de los siguientes medicamentos es más probable que esté tomando para la anemia?

A. Gluconato ferroso
B. Ácido fólico
C. Dextrano de hierro
D. Vitamina B_{12}

Respuesta correcta = A. Cualquier forma de suplementación con hierro puede provocar heces oscuras. Al paciente se le administró un medicamento por vía oral tres veces al día, lo que hace que el gluconato ferroso sea la mejor opción de respuesta. El dextrano de hierro se administra en infusión.

44.5 Una mujer de 63 años tiene anemia secundaria a una enfermedad renal crónica y una concentración de hemoglobina de 8.6 g/dL, la cual se trata con epoetina alfa. Ocho días después de la dosis inicial de epoetina alfa, la hemoglobina de la paciente es de 10.5 g/dL. ¿Cuál de los siguientes es el más apropiado siguiente paso en el manejo de la anemia de esta paciente?

A. Descontinuar la epoetina alfa
B. Descontinuar la epoetina alfa e iniciar darbepoetina
C. Continuar la epoetina alfa
D. Aumentar la dosis de epoetina alfa

Respuesta correcta = A. La hemoglobina ha aumentado a más de 10 g/dL y más de 1 g/dL en 2 semanas, por lo que debe descontinuarse epoetina alfa o reducirse la dosis. El cambiar a darbepoetina, continuar con epoetina alfa o aumentar la dosis de epoetina alfa seguirían aumentando la hemoglobina y causa mayor riesgo de eventos cardiovasculares.

44.6 ¿Cuál de los siguientes fármacos sería benéfico para reducir la frecuencia de crisis dolorosas en un paciente con drepanocitemia?

A. Epoetina alfa
B. Filgrastim
C. Hidroxiurea
D. Sargramostim

Respuesta correcta = C. La evidencia clínica apoya el uso de hidroxiurea para reducir la frecuencia y gravedad de las crisis drepanocíticas dolorosas durante la evolución de la enfermedad. Epoetina alfa ayuda a aumentar la producción de hemoglobina y eritrocitos en anemias secundarias a enfermedad renal crónica, VIH, trastornos de médula ósea y otros trastornos. Filgrastim y sargramostim estimulan la producción de granulocitos en la médula para aumentar los recuentos de neutrófilos y reducir la duración de la neutropenia grave.

44.7 Una mujer de 66 años recibe quimioterapia para cáncer de mama en estadio IV. Como parte de su régimen de tratamiento, recibió una dosis de filgrastim de forma profiláctica para reducir el riesgo de neutropenia. ¿Cuál de los siguientes efectos adversos es más probable que experimente como resultado del tratamiento con filgrastim?

A. Caída del cabello
B. Dolor óseo
C. Osteopenia
D. Diarrea

Respuesta correcta = B. Los fármacos que tratan la neutropenia, como filgrastim, pueden causar dolor óseo como efecto secundario. Este efecto secundario no es específico de filgrastim y puede observarse para pegfilgrastim y sargramostim.

44.8 Una paciente ha estado tomando sulfato ferroso, 325 mg dos veces al día durante dos semanas y se está presentando un sabor desagradable después de cada dosis. ¿Cuál de las siguientes formulaciones de hierro una vez al día mejorarían la tolerabilidad y proporcionarían una dosis diaria total similar de hierro elemental a sulfato ferroso dos veces al día?

A. Citrato de amonio férrico 25 mg
B. Gluconato ferroso 100 mg
C. Sulfato ferroso, anhidro 142 mg
D. Complejo polisacárido-hierro 150 mg

Respuesta correcta = D. El complejo de polisacárido-hierro una vez al día (150 mg = 150 mg de hierro elemental) es insípido e inodoro, con una dosis diaria total similar de hierro elemental al sulfato ferroso, 325 mg dos veces al día (130 mg de hierro elemental/día). El citrato de amonio férrico una vez al día, 25 mg (4.5 mg hierro elemental) está menos biodisponible que el sulfato ferroso dos veces al día. Sulfato ferroso y gluconato ferroso tienen una tolerabilidad similar, pero el gluconato ferroso una vez al día tiene menos hierro elemental (12 mg de hierro elemental). Sulfato ferroso, anhidro, tiene mejor tolerabilidad con la formulación de liberación extendida, pero tiene menos hierro elemental (43 mg de hierro elemental) administrado una vez al día comparado con el sulfato ferroso dos veces al día.

44.9 Una mujer de 20 años está siendo tratada con quimioterapia agresiva por un carcinoma de ovario. Presenta fatiga grave y se le diagnostica anemia ferropénica significativa. Se recomienda el tratamiento con dextrano de hierro. ¿Cuál de los siguientes es el más apropiado para recomendar antes de iniciar esta terapia?

A. Volver a comprobar los niveles de hemoglobina
B. Administrar una dosis de prueba
C. Pretratar con antieméticos
D. Iniciar una transfusión de sangre

Respuesta correcta = B. En raras ocasiones, dextrano de hierro puede causar reacciones mortales de hipersensibilidad y anafilactoides. Para evitarlo, debe administrarse una dosis de prueba antes de iniciar el tratamiento con dextrano de hierro.

44.10 Una mujer de 81 años se presenta al servicio de urgencias con debilidad progresiva, fatiga, confusión e informa que ha estado viendo personas en su casa que estaban tratando de dañarla, pero que no estaban físicamente presentes. Su exploración física fue positiva para palidez, pero negativa para coiloniquias o fisuras en las comisuras de la boca. ¿Cuál de la siguiente deficiencia sería la mayor prioridad en los estudios de esta paciente?

A. Vitamina B_{12}
B. Hierro
C. Folato
D. Calcio

Respuesta correcta = A. Con base en la presentación de confusión y alucinaciones, la deficiencia de vitamina B_{12} debe considerarse la mayor prioridad. La segunda prioridad sería valorar la deficiencia de folato, debido a que los síntomas son similares a la deficiencia de vitamina B_{12}. El hierro sería la tercera prioridad debido a la edad de la paciente, incluso sin la presencia de coiloniquias o fisuras en las comisuras. La última prioridad sería valorar las deficiencias de calcio relacionadas con la edad, lo que causa fatiga, así como calambres musculares, poco apetito y ritmos cardiacos anormales.

Fármacos para afecciones dermatológicas

45

Stacey D. Curtis y William Cary Mobley

I. GENERALIDADES

La piel es un órgano complejo y dinámico formado por células, tejidos y biomoléculas que se coordinan para proporcionar muchas funciones interdependientes. La piel proporciona protección contra agresiones del ambiente por sustancias químicas nocivas, patógenos infecciosos y radiación ultravioleta, además de servir a funciones vitales en la reparación de heridas, sensación, termorregulación y síntesis de vitamina D. Este capítulo se enfoca en los fármacos que se usan para algunas de las alteraciones cutáneas más frecuentes, lo que incluye psoriasis, acné, rosácea, infecciones, trastornos de la pigmentación y alopecia. Los fármacos para acné, infecciones bacterianas superficiales y rosácea se resumen en la figura 45-1. [Nota: los agentes para infecciones micóticas de la piel se tratan en el capítulo sobre antimicóticos (véase cap. 33)].

II. PREPARADOS TÓPICOS

La piel está compuesta de dos capas principales, la epidermis y la dermis (fig. 45-2). La epidermis está compuesta de varias capas de queratinocitos, con la capa más externa, el estrato córneo, sirviendo como la barrera primaria a las agresiones externas. La dermis, ubicada entre la epidermis y el tejido subcutáneo, está compuesta de tejido conjuntivo y contiene muchas estructuras especializadas, como glándulas sudoríparas, glándulas sebáceas, folículos pilosos y vasos sanguíneos. Los defectos en la estructura y función de la piel inducidos por la genética y por las agresiones ambientales pueden causar numerosas condiciones dermatológicas, muchas de las cuales pueden controlarse o curarse con el uso de farmacoterapia.

El uso de agentes tópicos para el tratamiento de los trastornos dermatológicos no solo es conveniente, sino que puede minimizar los efectos adversos sistémicos. Las formas de dosificación tópica frecuentes incluyen aerosoles, polvos, lociones, cremas, pastas, geles, ungüentos y espumas. La elección de la forma de dosis para una afección en particular incluye factores como oclusividad, facilidad de aplicación, aceptación del paciente y potencia del fármaco. La opción también incluye consideración del grosor e integridad del estrato córneo, así como el tipo, ubicación y extensión de las lesiones que se están tratando.

AGENTES PARA ACNÉ
Adapaleno DIFFERIN
Ácido azelaico AZELEX
Peróxido de benzoílo VARIOS
Clindamicina CLEOCIN
Dapsona ACZONE
Doxiciclina DORYX
Eritromicina VARIOS
Isotretinoína VARIOS
Minociclina (oral) VARIOS
Minociclina (tópico) AMZEEQ
Ácido salicílico VARIOS
Sareciclina SEYSARA
Tazaroteno TAZORAC
Tretinoína RETIN-A
AGENTES PARA INFECCIONES BACTERIANAS SUPERFICIALES
Bacitracina VARIOS
Gentamicina VARIOS
Mupirocina SOLO GENÉRICO
Neomicina VARIOS
Ozenoxacina XEPI
Polimixina VARIOS
Retapamulina ALTABAX
AGENTES PARA ROSÁCEA
Ácido azelaico FINACEA
Brimonidina MIRVASO
Doxiciclina ORACEA
Metronidazol METROGEL
Minociclina ZILXI
Oximetazolina RHOFADE
Sulfacetamida sódica VARIOS

Figura 45-1
Resumen de los fármacos para acné, infecciones bacterianas superficiales y rosácea.

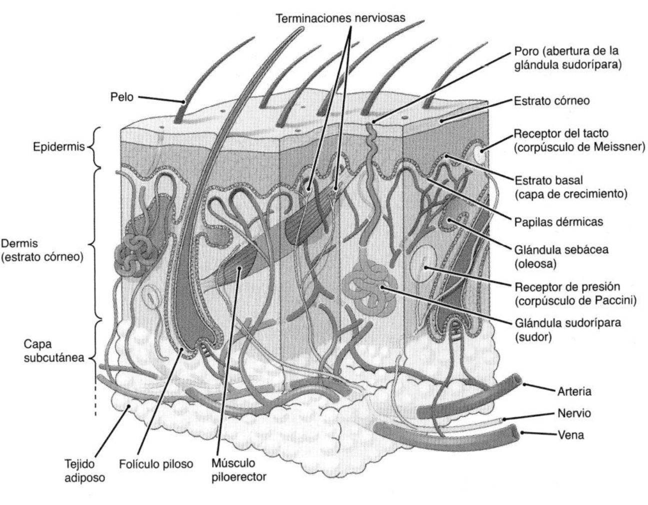

Figura 45-2
Corte transversal de la piel.

III. AGENTES PARA EL ACNÉ

El acné vulgar (acné común) es una afección cutánea frecuente que ocurre en alrededor de 85% de las personas de 12 a 24 años, lo que coincide con una mayor producción de andrógeno. [Nota: el uso de anticonceptivos orales puede ayudar a reducir las concentraciones circulantes de andrógeno libre y reducen los síntomas de acné en mujeres (véase cap. 25)]. Formación de lesiones de acné comienza con proliferación excesiva y adhesión de células de la piel que forman un tapón de queratina (microcomedón), que cierra el folículo piloso (fig. 45-3). Dentro del folículo piloso cerrado, las células cutáneas se descaman y continúa la producción de sebo. Esto causa que los folículos se dilaten para formar un comedón.

El sebo sirve como un nutriente para la proliferación de *Cutibacterium acnes* que, junto con otros factores, desencadena una respuesta inflamatoria que causa la formación de una pústula o pápula (la espinilla). Si esto evoluciona, la pared folicular puede romperse, lo que causa formación de un nódulo inflamado. Pueden usarse diferentes medicamentos solos o en combinación que afecten a uno o más de estos componentes patológicos para eliminar las lesiones de acné.

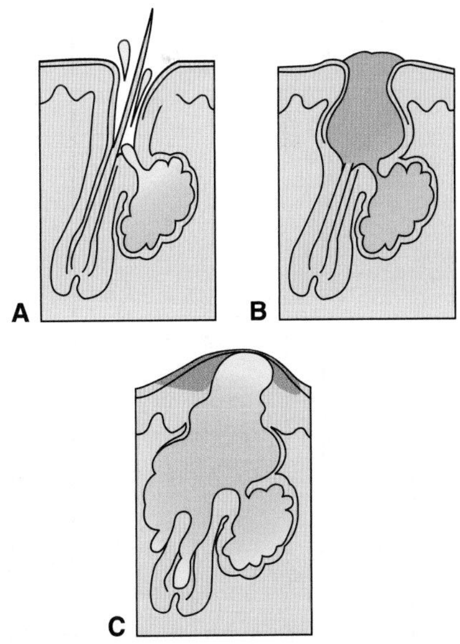

Figura 45-3
Acné vulgar. A. Glándula sebácea y folículo piloso normales. B. Formación de comedones. C. Formación de pústulas.

A. Antibióticos

Los antibióticos tópicos y orales suelen usarse en el acné, reservando los antibióticos orales para acné moderado a grave. El uso de antibióticos en el acné se basa no solo en sus efectos antibacterianos, pero también en sus propiedades antiinflamatorias, que pueden ser significativas para algunas clases de antibióticos, como las tetraciclinas.

Los antibióticos tópicos usados con mayor frecuencia en el tratamiento del acné son *clindamicina* (solución o gel) y *eritromicina* (crema, gel o loción). *Minociclina*, un antibiótico de tetraciclina, también está disponible como espuma tópica. Los antibióticos tópicos se asocian con una exposición sistémica significativamente menor que los antibióticos orales, y las formas tópicas suelen ser bien toleradas. Los efectos adversos incluyen irritación local y ardor, eritema y sequedad.

Los antibióticos orales usados con frecuencia para el acné son tetraciclinas, *doxiciclina* y *minociclina*. *Sareciclina* es un nuevo miembro de la familia de las tetraciclinas y está aprobada para el tratamiento del acné de moderado a grave. En comparación con otras tetraciclinas, tiene un espectro antimicrobiano más estrecho, lo que puede reducir la alteración de la microflora gastrointestinal y la posibilidad de desarrollar resistencias. Se utiliza con menos frecuencia que otras tetraciclinas debido a consideraciones de costo. Los efectos adversos de las tetraciclinas orales incluidos alteraciones gastrointestinales y fotosensibilidad. Los antibióticos macrólidos como *eritromicina* y *azitromicina* son alternativas para el tratamiento del acné de moderado a grave en pacientes que tienen una contraindicación para las tetraciclinas (p. ej., el embarazo).

La preocupación más significativa con el uso de los antibióticos tanto tópicos como orales en el tratamiento del acné es el desarrollo de resistencia bacteriana. Algunas medidas para limitar el desarrollo de resistencia incluyen usar antibióticos solo en combinación con otros agentes para acné, usar antibióticos orales por el menor periodo posible y usar dosis bajas de antibióticos orales (dosis subantimicrobiana) cuando sea posible. Asimismo, una vez que las lesiones de acné han desaparecido, los pacientes deben suspender los antibióticos y comenzar tratamiento de mantenimiento tópico con otros agentes tópicos efectivos, como *peróxido de benzoílo* o retinoides. Los antibióticos se analizan con mayor detalle en los capítulos sobre tratamiento antiinfeccioso (véase cap. 30).

B. Ácido azelaico

El *ácido azelaico* es un ácido dicarboxílico que ocurre de forma natural y tiene actividad antibacteriana contra *C. acnes* a través de su capacidad para inhibir la síntesis de proteínas. También exhibe actividad antiinflamatoria, inhibe la división y *diferenciación* de queratinocitos y exhibe actividad comedolítica. El *ácido azelaico* exhibe un efecto aclarador sobre la piel hiperpigmentada, lo que lo hace útil en pacientes que experimentan despigmentación como una consecuencia del acné inflamatorio. Está disponible como crema y gel y los principales efectos adversos son prurito leve y transitorio, ardor, picazón y cosquilleo.

C. Peróxido de benzoílo

El *peróxido de benzoílo* es un medicamento tópico de uso frecuente que mejora el acné sobre todo a través de su acción bactericida, donde su actividad oxidante es letal para *C. acnes*. No muestra resistencia bacteriana. El agente también reduce la inflamación y tiene actividad comedolítica. *Peróxido de benzoílo* está disponible en lavados tópicos, espumas, cremas y geles. Los principales efectos adversos son piel seca, irritación y blanqueo de ropa de cama y prendas de vestir. También puede causar dermatitis por contacto en algunos pacientes.

D. Dapsona

Dapsona es una sulfona que exhibe tanto actividad antiinflamatoria como antibacteriana y es efectiva para reducir los recuentos de lesiones de acné inflamatorio. También puede proporcionar cierta reducción de las lesiones no inflamatorias. La actividad antiinflamatoria se deriva sobre todo de su capacidad para interferir con la función neutrofílica y para reducir la producción del factor de necrosis tumoral α (FNT-α) mediante células mononucleares. *Dapsona* está disponible como un gel tópico. Los efectos adversos consisten en oleosidad transitoria, sequedad y eritema, que pueden deberse en parte a la parte no farmacológica de la formulación.

E. Retinoides

Los retinoides son derivados de la vitamina A que interactúan con los receptores retinoides para regular la expresión génica en una forma que normaliza la diferenciación de queratinocitos y reduce la hiperproliferación (dándoles actividad comedolítica). También reducen la producción de sebo y la inflamación. Estos efectos diversos hacen a los retinoides útiles para el acné, así como para una variedad de otros trastornos, lo que incluye psoriasis y rosácea grave. Para el acné vulgar, los retinoides tópicos *tretinoína, adapaleno* y *tazaroteno* se usan para las formas leves y moderadas, en tanto que el retinoide oral *isotretinoína* se reserva para las formas nodulares graves de acné.

Los efectos adversos de los retinoides tópicos incluyen eritema, descamación, ardor y picazón. Estos efectos a menudo disminuyen con el tiempo. Otros efectos adversos potenciales incluyen membranas mucosas secas y fotosensibilidad. Debe advertírsele a los pacientes que usen bloqueador solar. Aunque la absorción sistémica de formulaciones tópicas por lo general es limitada, su uso debe evitarse durante el embarazo, en especial *tazaroteno* tópico, que es el más teratógeno de los tres retinoides tópicos para el acné. *Isotretinoína* oral, usada en el acné grave, tiene efectos adversos potencialmente grave que incluye efectos psiquiátricos y defectos congénitos. Está contraindicado en el embarazo o personas que buscan quedar embarazadas.

F. Ácido salicílico

Ácido salicílico tópico, un ácido β-hidroxi, penetra la unidad pilosebácea y funciona como un exfoliante para desaparecer los comedones. Sus efectos comedolíticos no son tan pronunciados como los de los retinoides. El fármaco tiene actividad antiinflamatoria leve y es queratolítico a mayores concentraciones. *Ácido salicílico* se usa como tratamiento para acné leve y está disponible en muchos lavados faciales y toallitas medicadas. Sus efectos adversos son despellejamiento leve de la piel, sequedad e irritación local.

G. Sulfacetamida sódica

Sulfacetamida sódica interfiere con el crecimiento bacteriano y a menudo se combina con azufre, un agente queratolítico. La combinación se usa para tratar lesiones de acné inflamatorio cuando están presentes. El producto está disponible como limpiador, crema, espuma, gel, loción, toallitas, suspensión y lavado. Los efectos más frecuentes incluyen dermatitis por contacto, eritema, prurito y xerodermia.

Aplicación clínica 45-1. Tratamiento del acné

La terapia tópica es el tratamiento estándar para el acné de leve a moderado. Sin embargo, los pacientes con acné moderado a grave suelen requerir tratamiento sistémico. Se recomienda la terapia combinada dirigida a los cuatro mecanismos patogénicos, ya que suele ser más eficaz que la monoterapia, puede reducir los efectos secundarios y minimizar la resistencia o tolerancia a los tratamientos individuales. La estrategia general para la terapia combinada es utilizar el menor número de agentes en las dosis más bajas posibles para garantizar la eficacia, la seguridad, evitar la resistencia y maximizar la adherencia del paciente. Para reducir la aparición de nuevas lesiones, los agentes tópicos deben aplicarse en toda la zona afectada y, dado que un microcomedón tarda alrededor de 8 semanas en madurar, el tratamiento del acné debe prolongarse más allá de este plazo para evaluar plenamente la eficacia del régimen. Además, como los microcomedones pueden reaparecer casi de inmediato después de interrumpir el tratamiento, puede ser necesario continuar con algún tipo de tratamiento del acné durante meses o años. Por lo tanto, es importante seguir apoyando y animando a los pacientes para que sigan respetando los regímenes prolongados que tratan las lesiones actuales y previenen lesiones futuras.

IV. AGENTES PARA INFECCIONES BACTERIANAS SUPERFICIALES

Varias bacterias grampositivas y gramnegativas pueden causar diversas infecciones cutáneas, como foliculitis e impétigo, así como infecciones más profundas, como erisipelas y celulitis. En casos más graves, estas infecciones pueden causar ulceración e infecciones sistémicas. Esta sección abarca los agentes antibacterianos tópicos que pueden usarse para el tratamiento y la prevención de ciertas infecciones cutáneas superficiales.

A. Bacitracina

Bacitracina es un antibiótico péptico activo contra muchos microorganismos grampositivos. Se usa sobre todo en formulaciones tópicas; si se usa de forma sistemática, es tóxico. Con frecuencia se encuentra en productos en combinación con *neomicina* o *polimixina* o con ambas (véase más adelante). *Bacitracina*, cuando se utiliza en combinación con *polimixina*, se usa sobre todo para la prevención de las infecciones cutáneas después de quemaduras o raspaduras menores. Está disponible como un ungüento.

B. Gentamicina

Gentamicina es un antibiótico aminoglucósido que interfiere con la síntesis de proteínas bacterianas dirigiéndose a los microorganismos gramnegativos. Este agente a menudo se usa en combinación con otros agentes para tratar las infecciones cutáneas causadas por microorganismos gramnegativos. Está disponible como crema y como ungüento. El uso tópico de este agente rara vez causa efectos secundarios sistémicos.

C. Mupirocina

Mupirocina es un antibiótico que actúa inhibiendo la síntesis de proteínas que se dirige a los microorganismos grampositivos. Es útil para tratar el impétigo (una infección cutánea contagiosa causada por estreptococos o estafilococos; fig. 45-4) y otras infecciones cutáneas grampositivas graves, lo que incluye infecciones causadas por *Staphylococcus aureus* resistentes a *meticilina*. Está disponible como crema y como ungüento. [Nota: *mupirocina* intranasal puede usarse para erradicar la colonización con *S. aureus* resistente a *meticilina* y reducir el riesgo de infección en pacientes hospitalizados]. Los efectos adversos más frecuentes son prurito, exantema cutáneo y ardor.

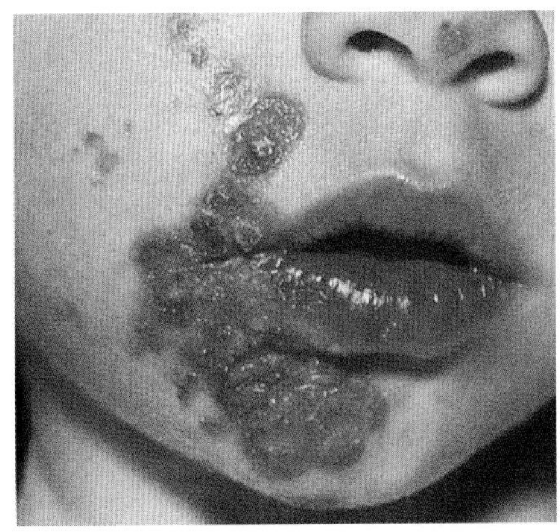

Figura 45-4
Impétigo en la cara.

D. Neomicina

Neomicina es un antibiótico que interfiere con la síntesis de proteínas bacterianas y tiene actividad sobre todo contra microorganismos gramnegativos, con cierta actividad contra microorganismos grampositivos. El agente a menudo se formula con otros antiinfecciosos tópicos, como *bacitracina* y *polimixina* para tratar infecciones de la piel. La combinación está disponible como un ungüento. Los efectos adversos frecuentes relacionados con los agentes en combinación incluyen dermatitis por contacto, eritema, exantema y urticaria.

E. Ozenoxacina

Ozenoxacina es un antibiótico tópico de quinolona que inhibe las enzimas bacterianas de replicación del ADN, la ADN girasa A y la topoisomerasa IV. Tiene actividad bactericida frente a estafilococos y estreptococos y ha demostrado actividad frente a cepas de SARM. *Ozenoxacina* se utiliza en el tratamiento del impétigo en adultos y niños a partir de 2 meses de edad. Los posibles efectos adversos incluyen picor, enrojecimiento de la piel y sequedad cutánea.

F. Polimixina

Polimixina es un péptido hidrofóbico cíclico que altera la membrana celular bacteriana de los microorganismos gramnegativos. Como se anotó antes, suele combinarse con *bacitracina* ("antibiótico doble") y *neomicina* con *bacitracina* ("antibiótico triple") en productos tópicos usados para la prevención de infecciones de piel después de traumatismos cutáneos menores. Estas combinaciones están disponibles como ungüentos.

G. Retapamulina

Retapamulina es un inhibidor de la síntesis de proteínas con actividad contra microorganismos grampositivos. Está indicado para el tratamiento del impétigo. La única forma de dosificación disponible es en ungüento y los efectos adversos más frecuentes son prurito e irritación de la piel.

V. AGENTES PARA LA ROSÁCEA

La rosácea es un trastorno inflamatorio frecuente que afecta la porción central de la piel de cara incluyendo mejillas, barbilla, frente y nariz. Las características clínicas frecuentes incluyen eritema facial (rubor) y lesiones inflamatorias que son similares a las lesiones de acné. Los signos, síntomas y gravedad determinan el tratamiento para este trastorno. El *ácido azelaico* es un tratamiento potencial para la rosácea. Otros productos tópicos y orales para rosácea se describen más adelante.

A. Brimonidina

Brimonidina es un agonista adrenoceptor α_2 utilizado para la rosácea eritematotelangiectásica. Reduce el eritema mediante vasoconstricción. Está disponible como un gel y sus principales efectos adversos son ardor, sensación de calor localizada y rubor. [Nota: se usa solución oftálmica de *brimonidina* para el tratamiento del glaucoma].

B. Doxiciclina

Doxiciclina es un agente antibacteriano usado por vía oral a dosis bajas, donde ejerce sus efectos sobre la rosácea a través de sus efectos antiinflamatorios, en lugar de acciones antimicrobianas. Está disponible como cápsula y tableta y sus efectos adversos principales incluyen diarrea, náusea, dispepsia y nasofaringitis.

C. Ivermectina

Ivermectina es un agente antiparasitario y se desconoce su mecanismo de acción en el tratamiento de la rosácea papulopustular (PPR). Sin embargo, parece tener tanto un efecto antiinflamatorio sobre la piel como un efecto letal sobre los ácaros *Demodex*, un ácaro de la piel que se asocia con la rosácea. *Ivermectina* se presenta en forma de crema que se administra una vez al día. Se tolera bien, con la posibilidad de irritación y quemazón cutáneas.

D. Metronidazol

Metronidazol es un agente antibacteriano usado por vía tópica para la rosácea. Se cree que funciona en la papulopustular rosácea mediante sus efectos antiinflamatorios o inmunosupresores, más que a través de sus efectos antibacterianos. Está disponible como crema, gel y loción y sus efectos adversos principales son ardor, eritema, irritación de la piel, xerodermia y acné vulgar.

E. Minociclina

La espuma tópica de *minociclina* se utiliza para el tratamiento de la PPR. La espuma lipofílica permite obtener los efectos antiinflamatorios locales de la minociclina al tiempo que reduce el riesgo de efectos adversos sistémicos (véase la sección anterior sobre el acné).

F. Oximetazolina

Oximetazolina es un agonista adrenoceptor α_1 utilizado para la rosácea eritematotelangiectásica. Reduce eritema mediante vasoconstricción. *Oxymetazolina* está disponible como crema y sus principales efectos adversos son dermatitis en el sitio de aplicación, lesiones inflamatorias que empeoran, prurito, eritema y una sensación de ardor.

Aplicación clínica 45-2. Tratamiento de la rosácea

La rosácea tiene varios subtipos, y conocer el subtipo puede ayudar en la selección del tratamiento. Un tipo es la ETR, que se caracteriza por eritema facial, enrojecimiento y telangiectasia (dilatación de pequeños vasos sanguíneos cerca de la superficie de la piel). Otro tipo es la PPR, que se caracteriza por pústulas faciales similares al acné y, a veces, placas (lesiones palpables, típicamente elevadas, de más de 1 cm de diámetro). Para la ETR, un enfoque terapéutico adecuado puede ser el cuidado general de la piel, incluidos limpiadores suaves y el uso de cremas hidratantes y protectores solares, junto con la evitación de desencadenantes. En los casos moderados a graves, uno de los agonistas tópicos de los receptores alfaadrenérgicos (*oximetazolina* o *brimonidina*) puede ser eficaz para reducir el eritema. Estos agentes suelen aplicarse en toda la cara por la mañana. Para la PPR, junto con el cuidado general de la piel, los agentes tópicos y los antibióticos sistémicos son los pilares del tratamiento. Para los brotes de PPR, pueden ser eficaces ciclos cortos (p. ej., de 4 a 6 semanas) de antibióticos sistémicos. La terapia continúa con agentes tópicos (*metronidazol*, *ivermectina*, *ácido azelaico* o *minociclina*) para el tratamiento de mantenimiento.

VI. AGENTES PARA TRASTORNOS DE LA PIGMENTACIÓN

El color de la piel se deriva de la melanina producida por melanocitos en la capa basal de la epidermis. Cuando los melanocitos están dañados, las concentraciones de melanina se ven afectadas, lo que a la larga causa trastornos de la pigmentación. Si el cuerpo no produce bastante melanina, la piel se vuelve más clara (hipopigmentación). Si el cuerpo produce demasiada melanina, la piel se vuelve más oscura (hiperpigmentación). Los trastornos de la pigmentación pueden extenderse y afectar muchas áreas de la piel o pueden ser localizados. Los agentes usados para los trastornos de la pigmentación se analizan más adelante y se resumen en la figura 45-5.

AGENTES PARA TRASTORNOS DE LA PIGMENTACIÓN
Hidroquinona SOLO GENÉRICO
Metoxaleno SOLO GENÉRICO
Tazaroteno AVAGE
AGENTES PARA LA PSORIASIS
Ácido salicílico VARIOS
Acitretina SORIATANE
Adalimumab HUMIRA
Alquitrán de hulla VARIOS
Apremilast OTEZLA
Brodalumab SILIQ
Calcipotrieno DOVONEX
Calcitriol VECTICAL
Certolizumab pegol CIMZIA
Etanercept ENBREL
Golimumab SIMPONI
Guselkumab TREMFYA
Infliximab REMICADE
Ixekizumab TALTZ
Metotrexato VARIOS
Secukinumab COSENTYX
Tazaroteno TAZORAC
Ustekinumab STELARA
AGENTES PARA ALOPECIA
Finasterida PROPECIA
Minoxidilo ROGAINE

Figura 45-5
Resumen de fármacos para trastornos de la pigmentación, psoriasis y alopecia.

A. Hidroquinona

Hidroquinona es un agente tópico blanqueador de la piel que reduce la hiperpigmentación relacionada con pecas y melasma (parches pardos a gris parduzco en la piel; fig. 45-6). A menudo se usa en combinación con retinoides tópicos para tratar los signos de fotoenvejecimiento. El mecanismo de acción de *hidroquinona* es a través de inhibición de la tirocinasa, una enzima requerida para la síntesis de melanina. *Hidroquinona* aclara la piel de forma temporal y suele usarse como una preparación a 4%. No debe usarse en mayores concentraciones o en cantidades excesivas por una duración prolongada y se relaciona con posible carcinogenicidad. Los efectos adversos más frecuentes es la irritación local de la piel.

B. Metoxaleno

Metoxaleno es un oral agente psoraleno fotoactivo que estimula los melanocitos y se usa como un agente de repigmentación para pacientes con vitiligo (fig. 45-7). Debe fotoactivarse mediante radiación UV para formar una replicación de ADN que inhibe aducto de ADN mediante un método denominado PUVA (psoraleno más radiación UVA). *Metoxaleno* inhibe la proliferación celular y promueve la diferenciación celular de las células epiteliales. Debido a las posibilidades para envejecimiento de la piel y carcinogenicidad, se usa con precaución. [Nota: corticoesteroides tópicos e inhibidores tópicos de la calcineurina (p. ej., *tacrolimus*) se usan también en el tratamiento de vitiligo].

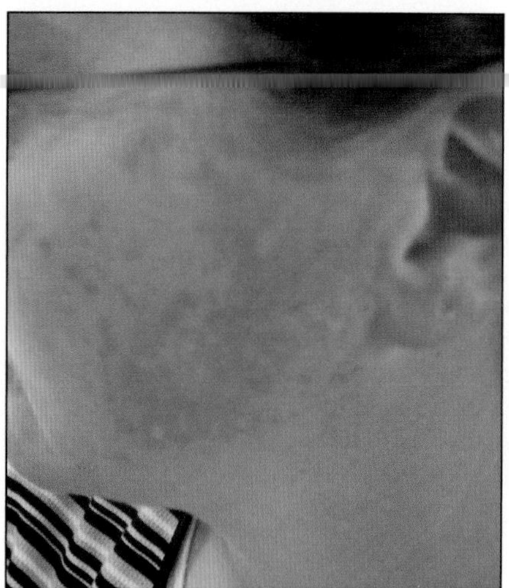

Figura 45-6
Melasa de la cara.

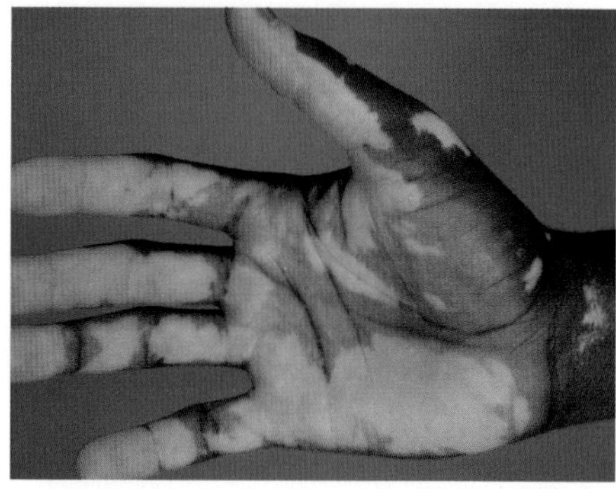

Figura 45-7
La palma con frecuencia está afectada por vitiligo.

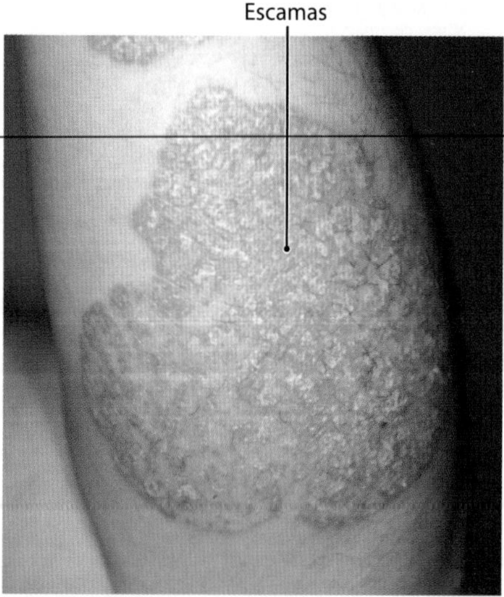

Figura 45-8
Psoriasis. Una gran placa eritematosa con escamas.

C. Tazaroteno

Tazaroteno es un retinoide tópico que disminuye la hiperpigmentación y que en ocasiones se usa para tratar los signos de fotoenvejecimiento. Está disponible en forma de crema, espuma y gel. Los efectos adversos más frecuentes incluyen comezón, ardor, eritema, exantema y sequedad.

VII. AGENTES PARA PSORIASIS

La psoriasis es una enfermedad cutánea autoinmune crónica que se manifiesta como una hiperplasia epidérmica y una inflamación dérmica, que puede variar de débil a incapacitante. Es un trastorno que tiene relaciones genéticas significativas y tiende a aumentar y disminuir, con exacerbaciones que pueden desencadenarse por una variedad de factores ambientales, lo que incluye estrés y traumatismos cutáneos. Existen varias formas de psoriasis, la forma más frecuente es la psoriasis en placas. La psoriasis en placas se caracteriza por la presencia de placas eritematosas muy marcadas y gruesas que suelen estar cubiertas de escamas secas color plateado blancuzco (fig. 45-8). Las placas varían de tamaño de 1 cm cuadrado a varios centímetros cuadrados. En los casos leves a moderados, estas placas cubren menos de 5% del área de superficie corporal, pero en los casos más graves, pueden cubrir más de 20% del cuerpo. Los tratamientos pueden dirigirse a la inflamación y la respuesta inmunológica anormal, así como a la hiperproliferación epidérmica.

A. Apremilast

Apremilast es un agente oral aprobado para la psoriasis en placas moderada a grave. Funciona al inhibir la fosfodiesterasa 4, que a la larga causa menor producción de varios mediadores inflamatorios en la psoriasis. Los efectos adversos más frecuentes son diarrea, náusea y cefalea. También puede ocurrir depresión. Los inductores CYP450 fuertes (p. ej., *carbamazepina, fenitoína*) pueden reducir la eficacia de *apremilast* y la coadministración no se recomienda.

B. Agentes biológicos

Los agentes biológicos se aíslan de fuentes naturales, lo que incluye humanos, animales y microorganismos. Pueden estar compuestos de azúcares, proteínas, ácidos nucleicos o combinaciones complejas de estas sustancias. Los agentes biológicos aprobados para psoriasis son todos proteínas inyectables basadas en anticuerpos producidas mediante tecnología de ADN recombinante y estos agentes se usan para la psoriasis moderada a grave. Su mecanismo de acción resulta de su interacción con citocinas específicas que inducen o median la función efectora de los linfocitos T, que es importante en enfermedades autoinmunes como la psoriasis. Por ejemplo, varios agentes biológicos se dirigen al FNT-α, que desempeña múltiples papeles en la patogénesis de la psoriasis, lo que incluye la estimulación de la proliferación de queratinocitos, neutrófilos y la liberación de citocinas proinflamatorias. Los bloqueadores de FNT-α incluyen *etanercept, infliximab, adalimumab, certolizumab pegol* y *golimumab.* Los agentes biológicos que se dirigen a otras citocinas importantes en la patogénesis de la psoriasis incluyen el medicamento anti-IL-12/IL-23 *ustekinumab*; los medicamentos anti-IL-23, guselkumab y *risankizumab*; los medicamentos anti-IL-17A, *secukinumab, ixekizu-*

mab y *brodalumab.* Aunque cada agente tiene riesgos potenciales y efectos adversos específicos, los efectos adversos compartidos incluyen reacciones a la inyección o infusión y mayor riesgo de infecciones debido a la supresión del sistema inmunológico. Además, debido a que son proteínas extrañas, existe el riesgo para el desarrollo de anticuerpos antifármacos, que pueden afectar la eficacia a lo largo del curso del tratamiento.

C. Agentes queratolíticos

Los agentes queratolíticos, como el *alquitrán de hulla* y el *ácido salicílico* son efectivos en la psoriasis localizada, en particular en el cuero cabelludo. Mejoran la penetración de los corticoesteroides. El *alquitrán de hulla* inhibe la proliferación excesiva de células cutáneas y también puede tener efectos antiinflamatorios. Debido a que es desagradable a nivel cosmético, el *alquitrán de hulla* puede tener una baja tasa de aceptación entre pacientes y, en consecuencia, su uso ha sido sustituido en gran medida por los agentes tópicos más recientes.

D. Metotrexato

Metotrexato es el tratamiento sistemático usado con mayor frecuencia para la psoriasis. El fármaco se usa en las formas más graves de psoriasis y el mecanismo de acción primario se debe a la actividad inmunosupresora, lo que se deriva de su capacidad para reducir la síntesis de ADN en las células del sistema inmunológico, en particular los linfocitos T. *Metotrexato* está disponible en formas de dosificación oral e inyectables. Entre los efectos adversos potenciales más frecuentes se encuentran náusea, diarrea, úlceras bucales, alopecia y exantemas cutáneos. El riesgo primario a largo plazo es el potencial de daño hepático y por lo tanto las pruebas de función hepáticas periódicas son necesarias para pacientes que usan *metotrexato*.

E. Retinoides

Los retinoides normalizan la diferenciación de queratinocitos y reducen la hiperproliferación y la inflamación. *Tazaroteno* es un retinoide tópico usado para el tratamiento de la psoriasis en placas. Los efectos adversos son similares a otros retinoides tópicos descritos para el acné. *Acitretina* es un retinoide de segunda generación usado por vía oral en el tratamiento de las formas pustulosas de la psoriasis. De forma similar a *isotretinoína* oral usada en el acné, *acitretina* es teratógena y debe evitarse el embarazo por al menos 3 años después de usar el fármaco (debido a la larga duración de su potencial teratógeno). El etanol está contraindicado con este agente. Los efectos adversos frecuentes son queilitis, prurito, despellejamiento de la piel e hiperlipidemia.

F. Corticoesteroides tópicos

Los corticoesteroides tópicos son una base del tratamiento de la psoriasis y se usan también en muchos otros trastornos cutáneos. Los agentes disponibles difieren en sus potencias y están formulados en una variedad de formas de dosificación, lo que incluye soluciones, lociones, cremas, ungüentos, geles y champús (fig. 45-9). Al unirse a los receptores de corticoesteroides intracelulares, estos agentes producen numerosos efectos que pueden ser benéficos para psoriasis, lo que incluye efectos antiinflamatorios, antiproliferativos, inmunosupresores y vasoconstrictores. Los

BAJA POTENCIA	POTENCIA INTERMEDIA	ALTA POTENCIA	MUY ALTA POTENCIA
Dipropionato de alclometasona 0.05% (c, u)	Dipropionato de betametasona 0.05% (c)	Amcinonida 0.1% (c, l, u)	Dipropionato de betametasona aumentado 0.05% (u, g)
Acetónido de fluocinolona solución a 0.01% (s)	Pivalato de clocortolona 0.1% (c)	Dipropionato de betametasona, aumentado 0.05% (c, l)	Propionato de clobetasol 0.05% (c, g, u)
Base o acetato de hidrocortisona 0.25% a 2.5% (u, c)	Desonida 0.05% (c, l, u)	Desoximetasona 0.25% (c)	Fluocinonida 0.1% (c)
Acetónido de triamcinolona 0.025% (c, l, u)	Desoximetasona 0.05% (c)	Desoximetasona 0.05% (g)	Flurandrenolida 0.05% (l)
	Acetónido de fluocinolona 0.025% (c, u)	Diacetato de diflorasona 0.05% (u, c)	Halobetasol propionato 0.05% (c, u)
	Flurandrenolida 0.025 a 0.5% (c, u)	Fluocinonida 0.05% (c, g, u, s)	
	Propionato de fluticasona 0.005% a 0.05% (u, c)	Halcinonida 0.1% (c, u)	
	Butirato de hidrocortisona 0.1% (c, u, s)	Acetónido de triamcinolona 0.5% (c, u)	
	Valerato de hidrocortisona 0.2% (c, u)		
	Furoato de mometasona 0.1% (c, u, l)		
	Acetónido de triamcinolona 0.1 a 0.2% (c, u)		

Figura 45-9
Potencia de varios corticoesteroides tópicos. c = crema; g = gel; l = loción; s = solución; u = ungüento.

efectos adversos potenciales, en especial con el uso a largo plazo de los corticoesteroides potentes incluyen atrofia de la piel, estrías, erupciones acneiformes, dermatitis, infecciones locales e hipopigmentación. En niños, el uso excesivo de agentes potentes aplicados a una gran área de superficie puede causar efectos adversos sistémicos, lo que incluye posible depresión del eje hipotalámico-hipofisario suprarrenal y retraso del crecimiento.

G. Análogos de la vitamina D

Calcipotrieno y *calcitriol* son derivados sintéticos de la vitamina D_3 usados por vía tópica para tratar la psoriasis en placa. Inhiben la proliferación de queratinocitos, aumentando la diferenciación de queratinocitos e inhibir la inflamación. *Calcipotrieno* está disponible en formulaciones en crema, ungüento, solución y espuma y *calcitriol* está disponible como ungüento. Los efectos adversos potenciales incluyen prurito, sequedad, ardor, irritación y eritema.

Aplicación clínica 45-3. Terapia de la psoriasis

La psoriasis en placas puede causar una importante morbilidad social, y los pacientes pueden tener problemas con el trabajo, las actividades de la vida diaria y la socialización. Además, los pacientes pueden sentirse poco atractivos y deprimidos. En consecuencia, la calidad de vida en general puede verse afectada. Por consiguiente, además de la reducción o eliminación de las placas y escamas, y la reducción de los brotes como resultados terapéuticos importantes, también lo es la mejora de las puntuaciones de calidad de vida. Entre las estrategias terapéuticas para el tratamiento de la psoriasis se encuentran la monoterapia (que puede limitar los efectos secundarios y mejorar el cumplimiento), la terapia combinada (que a menudo puede ser más eficaz y permitir una dosificación menor que la monoterapia), y la terapia secuencial (en la que se utilizan inicialmente agentes más potentes y a veces más tóxicos para eliminar con rapidez las lesiones, seguidos de agentes menos tóxicos para la terapia de mantenimiento). Además de la farmacoterapia, los enfoques no farmacológicos son valiosos complementos del tratamiento de la psoriasis. Entre ellos se incluyen el control de los factores del estilo de vida que pueden desencadenar exacerbaciones (p. ej., estrés, tabaquismo, obesidad); la limitación del consumo de alcohol; y la reducción al mínimo de los posibles factores desencadenantes de la formación de lesiones (rascado, piercings, tatuajes, quemaduras solares, irritantes químicos). Además, la limpieza suave, la hidratación, la protección solar, el control de la dieta y la actividad física pueden ser métodos no farmacológicos valiosos para el tratamiento de la psoriasis.

VIII. AGENTES PARA ALOPECIA

La alopecia (calvicie) es la pérdida parcial o completa de pelo de áreas en que este suele crecer normalmente. El tipo más frecuente de alopecia es la alopecia androgénica (también conocida como alopecia de patrón masculino), que puede ocurrir en hombres o mujeres. Los agentes tricogénicos se usan para estimular el crecimiento de pelo y hacer más lenta la progresión de la alopecia.

A. Finasterida

Finasterida es un inhibidor oral de la reductasa 5-α que bloquea la conversión de testosterona al potente andrógeno dihidrotestosterona (DHT) 5-α. Las concentraciones elevadas de DHT pueden hacer que el folículo piloso se miniaturice y atrofie. *Finasterida* disminuye las concentraciones de DHT en el cuero cabelludo y el suero, con lo que inhibe un factor clave en la etiología de la alopecia andrógena. [Nota: *finasterida* se usa en mayores dosis para el tratamiento de la hiperplasia prostática benigna (véase cap. 43)]. Los efectos adversos incluyen reducción de la libido, disminución de la eyaculación y disfunción eréctil. El fármaco no debe usarse o manejarse en el embarazo, ya que puede provocar hipospadias en el feto masculino. Su uso debe continuarse para mantener los beneficios terapéuticos.

B. Minoxidilo

Se notó que *minoxidilo,* originalmente usado como antihipertensivo sistémico, tiene un efecto adverso de aumento del crecimiento del pelo. Este efecto adverso se convirtió en una aplicación terapéutica en el tratamiento de la alopecia. Para la pérdida de cabello, el fármaco está disponible como una espuma o solución tópica de venta libre. La formulación tópica no tiene efectos hipotensores. *Minoxidilo* es efectivo para detener la alopecia tanto en hombres como en mujeres y puede producir crecimiento del pelo en algunos pacientes. Aunque el mecanismo de acción no se conoce por completo, se cree que actúa, al menos en parte, al hacer más breve la fase de reposo del ciclo del pelo. Como *finasterida*, el fármaco debe usarse de forma continua para mantener los efectos de crecimiento del pelo. Los principales efectos adversos incluyen eritema y prurito.

Resumen del capítulo

- El acné vulgar es una afección frecuente en personas de 12 a 24 años de edad. Su patogenia es multifactorial con cuatro componentes principales: producción excesiva de sebo inducida por andrógenos, proliferación folicular de *C. acnes* y respuesta inflamatoria. Se pueden utilizar numerosos agentes para el acné, como antibióticos tópicos y orales, *ácido azelaico, peróxido de benzoílo, dapsona, retinoides, ácido salicílico* y *sulfacetamida sódica*.
- Para el acné, se recomienda la terapia combinada dirigida a los cuatro mecanismos patogénicos, ya que suele ser más eficaz que la monoterapia, puede reducir los efectos secundarios y puede minimizar la resistencia o tolerancia a los tratamientos individuales. Por lo general, la terapia deberá continuar durante 8 semanas para evaluar la respuesta completa y es posible que deba continuar durante meses o años.
- Varias bacterias grampositivas y gramnegativas pueden causar diversas infecciones cutáneas superficiales, como foliculitis e impétigo, así como infecciones más profundas, como erisipela y celulitis. Los agentes tópicos para las infecciones bacterianas superficiales que actúan sobre las bacterias grampositivas son *bacitracina, mupirocina, ozenoxacina* y *retapamulina*. Los agentes dirigidos contra las bacterias gramnegativas son *gentamicina* y *polimixina*. *Neomicina* es activa contra organismos gramnegativos y grampositivos.
- La rosácea es un trastorno inflamatorio frecuente que afecta a la parte central de la piel facial, incluidas mejillas, barbilla, frente y nariz. Entre los fármacos más utilizados para la rosácea se encuentran *brimonidina, doxiciclina, ivermectina, metronidazol, minociclina* y *oximetazolina*.
- Los trastornos de la pigmentación incluyen los estados de hipopigmentación, como el vitíligo, y los de hiperpigmentación. Los agentes para la hiperpigmentación incluyen *hidroquinona* y *tazaroteno*. *Metoxaleno* es un agente fotosensibilizante oral utilizado para el tratamiento de la hipopigmentación asociada con el vitíligo.
- La psoriasis es una enfermedad cutánea autoinmune crónica que se manifiesta como hiperplasia epidérmica e inflamación dérmica. Puede causar una importante morbilidad social. Entre los fármacos utilizados para tratar la psoriasis se encuentran *apremilast*, los productos biológicos, *alquitrán de hulla, ácido salicílico, metotrexato*, retinoides, corticoesteroides tópicos y análogos de la vitamina D. *Metotrexato* se encuentra entre los fármacos más utilizados para tratar la psoriasis. *Metotrexato* es uno de los fármacos sistémicos más utilizados contra la psoriasis.
- Los productos biológicos inyectables aprobados para la psoriasis moderada a grave son proteínas basadas en anticuerpos producidos mediante tecnología de ADN recombinante. Se dirigen contra distintas citocinas importantes para la patogénesis de la psoriasis, como TNF-α, IL-12/IL-23 y IL-17A.
- La alopecia (calvicie) es la pérdida parcial o total del cabello en las zonas donde normalmente crece. Entre los fármacos para la alopecia se encuentran *finasterida* y *minoxidil*. Cualquiera de estos fármacos debe utilizarse de forma continua para mantener los efectos sobre el crecimiento del cabello.

Preguntas de estudio

Elija la MEJOR respuesta.

45.1 ¿Cuál de los siguientes es correcto en relación con el uso de isotretinoína en el tratamiento del acné?

A. Se usa por vía tópica en el tratamiento del acné
B. Actúa sobre todo en los receptores corticoesteroides
C. Se usa para las formas más leves del acné
D. Está contraindicado en el embarazo

Respuesta correcta = D. Isotretinoína es un retinoide oral reservado para las formas más graves de acné. Los ácidos retinoicos desempeñan una función importante en la embriogénesis de los mamíferos. Las cantidades excesivas de retinoides como isotretinoína han mostrado que causan teratogenicidad, pero se desconoce el mecanismo molecular exacto.

45.2 Una mujer de 32 años con rosácea papulopustulosa prefiere utilizar un agente tópico, en lugar de un agente oral, para tratar sus lesiones. ¿Cuál de los siguientes agentes es la recomendación más adecuada?

A. Brimonidina
B. Doxiciclina
C. Metronidazol
D. Oximetazolina

Respuesta correcta = C. Metronidazol es un agente antibacteriano usado por vía tópica para la rosácea papulopustular. Se cree que funciona en la rosácea a través de efectos antiinflamatorios o inmunosupresores. Doxiciclina también se usa para la rosácea papulopustulosa, pero se usa por vía oral más que por vía tópica. La brimonidina y la oximetazolina son agentes tópicos, pero se utilizan para la rosácea eritematotelangiectásica.

45.3 ¿Cuál de los siguientes fármacos utilizados para las formas más graves de psoriasis actúa reduciendo la síntesis de ADN en las células del sistema inmunológico y destaca por su riesgo a largo plazo de daño hepático?

A. Etanercept
B. Calcipotrieno
C. Tazaroteno
D. Metotrexato

Respuesta correcta = D. El principal mecanismo de acción del metotrexato se debe a su actividad inmunosupresora, resultante de su capacidad para reducir la síntesis de ADN en las células del sistema inmunológico. El principal riesgo a largo plazo es la posibilidad de daño hepático, por lo que es necesario realizar pruebas periódicas de la función hepática a los pacientes que utilizan metotrexato.

45.4 ¿Cuál de los siguientes es correcto en relación con los agentes tricogénicos?

A. Minoxidilo por vía tópica es conocido por sus efectos hipotensores.
B. Una vez que se ha establecido el recrecimiento del pelo con minoxidilo aplicado por vía tópica, el crecimiento del pelo se mantiene después de descontinuar su uso.
C. Finasterida inhibe la enzima reductasa 5-α que controla la producción de DHT a partir de testosterona.
D. Minoxidilo tanto oral como tópico suele usarse para la alopecia.

Respuesta correcta = C. La alopecia androgénica se relaciona con concentraciones de DHT y se sabe que finasterida inhibe la enzima reductasa 5-α requerida para la formación de DHT a partir de testosterona. Solo la forma tópica de minoxidilo se usa para el tratamiento de la alopecia. Tanto minoxidilo como finasterida deben continuarse para mantener los efectos del crecimiento de pelo.

45.5 ¿Cuál de los siguientes medicamentos tópicos antiacné es la mejor recomendación si uno de los objetivos es reducir la hiperpigmentación posinflamatoria?

A. Ácido azelaico
B. Minociclina
C. Peróxido de benzoílo
D. Clindamicina

Respuesta correcta = A. El tópico ácido azelaico exhibe un efecto aclarador sobre la piel hiperpigmentada, que lo hace útil en pacientes que experimentan despigmentación como consecuencia del acné inflamatorio.

45.6 Una chica de 16 años tiene acné leve en la cara. ¿Cuál de los siguientes agentes es la opción menos apropiada para tratar su acné?

A. Peróxido de benzoílo
B. Clindamicina tópica
C. Doxiciclina oral
D. Adapaleno

Respuesta correcta = C. Los antibióticos orales, como doxiciclina, se reservan para el acné moderado a grave.

45.7 Un niño de 5 años presenta lesiones de impétigo alrededor de los labios. ¿Cuál de los siguientes agentes tópicos es mejor para tratar estas lesiones causadas por *S. aureus*?

A. Gentamicina
B. Bacitracina
C. Mupirocina
D. Polimixina

Respuesta correcta = C. Mupirocina es un antibiótico tópico que actúa inhibiendo la síntesis de proteínas en organismos grampositivos, como *S. aureus*. Es útil en el tratamiento del impétigo. *Gentamicina* y *polimixina* actúan sobre las bacterias gramnegativas. La bacitracina actúa sobre bacterias grampositivas, pero se utiliza para la prevención de infecciones.

45.8 Una mujer de 45 años se quemó la mano mientras cocinaba. La piel se le ampolló por la quemadura y ahora la zona quemada está abierta. ¿Cuál de los siguientes medicamentos tópicos es más apropiado recomendar a la paciente para la prevención de infecciones cutáneas tras una quemadura?

A. Mupirocina
B. Bacitracina/polimixina
C. Ozenoxacina
D. Retapamulina

Respuesta correcta = B. Esta pomada combinada que contiene bacitracina y polimixina se utiliza sobre todo para la prevención de infecciones cutáneas por quemaduras o rasguños leves.

45.9 Un hombre de 33 años desea controlar rápidamente su psoriasis en placas en zonas visibles para un viaje previsto a Jamaica, y desea mantenerla bajo control al menos durante el resto del verano. ¿Cuál de las siguientes estrategias terapéuticas para la psoriasis permitiría al paciente alcanzar mejor sus objetivos?

A. Terapia secuencial
B. Terapia combinada
C. Monoterapia
D. Terapia escalonada

Respuesta correcta = A. La terapia secuencial sería probablemente el mejor enfoque, ya que inicialmente se utilizan agentes más potentes y a veces más tóxicos para eliminar rápidamente las lesiones, seguidos de agentes menos tóxicos para la terapia de mantenimiento.

45.10 Un hombre de 32 años acude a su consulta con rosácea caracterizada por eritema en mejillas, barbilla y frente. ¿Cuál de los siguientes medicamentos tópicos sería la mejor opción para tratar el eritema?

A. Brimonidina
B. Ivermectina
C. Metronidazol
D. Minociclina

Respuesta correcta = A. Brimonidina es un agonista de los adrenoceptores α_2 que reduce el eritema a través de la vasoconstricción.

Toxicología clínica

Dawn R. Sollee y Emily Jaynes Winograd

46

I. GENERALIDADES

La toxicología es el estudio de venenos. Por cientos de años, los venenos se han entrelazado en el rico tapiz de la experiencia humana. Homero y Aristóteles describieron las flechas envenenadas; Sócrates fue ejecutado con cicuta; la intoxicación con plomo puede haber contribuido a la caída del Imperio Romano; Marilyn Monroe, Elvis Presley y Michael Jackson murieron por sobredosis con medicamentos que se les habían recetado. Las toxinas pueden inhalarse, insuflarse (aspirarse), ingerirse por vía oral, inyectarse y absorberse por la piel (fig. 46-1). La comprensión de los diversos mecanismos de toxicidad ayuda a desarrollar un abordaje al tratamiento. Este capítulo proporciona una revisión general del manejo de urgencia del paciente intoxicado, así como una breve revisión de algunas de las toxinas más frecuentes e interesantes, sus mecanismos, presentaciones clínicas y manejo clínico.

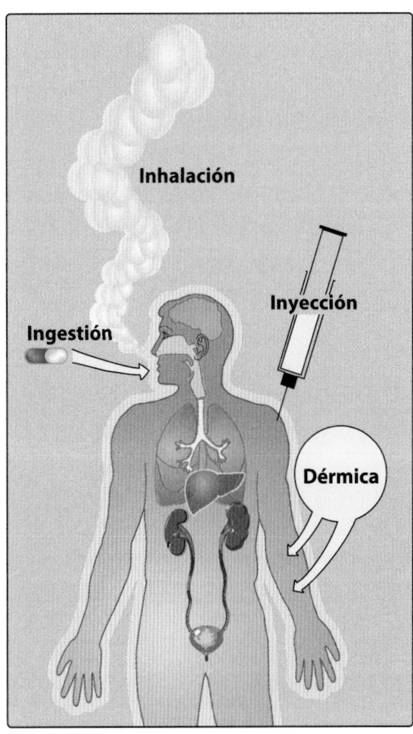

Figura 46-1
Vías de exposición para toxinas.

II. TRATAMIENTO DE URGENCIA DEL PACIENTE INTOXICADO

El primer principio en el manejo del paciente intoxicado es tratar al paciente, no a la sustancia. Se valoran la vía aérea, la respiración y la circulación y se atienden antes que nada, junto con otro efecto tóxico que amenace la vida de forma inmediata (p. ej., aumentos o disminuciones profundos en la presión arterial, frecuencia cardiaca, respiraciones o temperatura corporal o cualquier disritmia peligrosa). Evaluación de alteraciones pH y electrolíticas, las concentraciones plasma de medicamentos como *paracetamol* y salicilatos y análisis de sangre para los análisis de detección farmacológicos apropiados pueden ayudar a instaurar el mejor régimen terapéutico para el paciente intoxicado. Después de administrar oxígeno, obtener acceso intravenoso y colocar al paciente con monitor hemodinámico, el paciente intoxicado con estado mental alterado debe recibir dextrosa intravenosa para tratar potencial hipoglucemia, una posible causa toxicológica del estado mental alterado, *naloxona* para tratar posible toxicidad por opioides o *clonidina* y *tiamina* si la encefalopatía de Wernicke inducida por etanol es posible.

Aplicación clínica 46-1. Uso de naloxona en sobredosis de opioides

Naloxona es un antagonista de los receptores opioides que se utiliza sobre todo para revertir la depresión respiratoria potencialmente mortal secundaria a la sobredosis de opioides. *Naloxona* puede administrarse por múltiples vías, aunque lo más frecuente es que se administre por vía intravenosa o intranasal. Debido a la duración relativamente corta de la acción de *naloxona* (~1 h), a veces es necesario repetir las dosis para mantener una reversión adecuada de los síntomas. Los pacientes que requieren múltiples dosis repetidas pueden ser sometidos a una infusión continua de *naloxona*. Aunque *naloxona* es un antídoto notablemente seguro, administrar más de lo necesario para revertir la depresión respiratoria puede precipitar síntomas de abstinencia de opioides como vómito, diarrea, taquicardia, hipertensión, agitación y combatividad. Curiosamente, *naloxona* también puede considerarse para revertir la bradicardia y la hipotensión causadas por los agonistas de los receptores α_2 (p. ej., *clonidina*), aunque pueden requerirse dosis elevadas y la eficacia puede ser limitada.

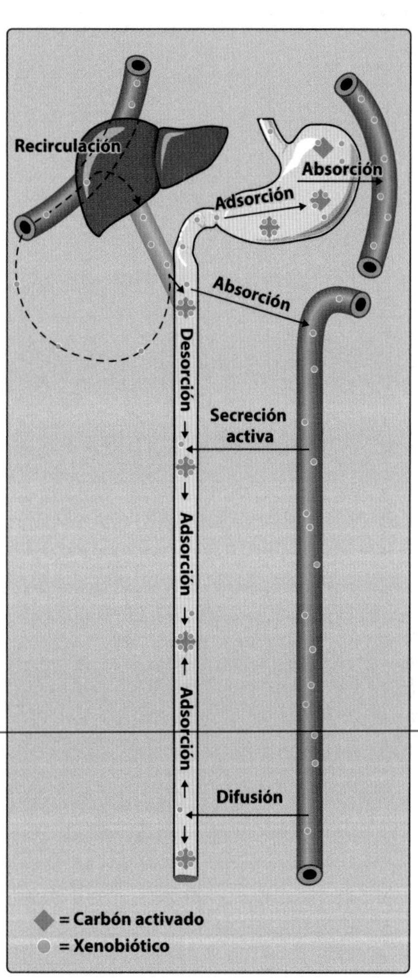

Figura 46-2
Mecanismo de múltiples dosis de carbón activado.

A. Descontaminación

Una vez que se estabiliza al paciente, la necesidad de descontaminación puede ser evaluado. Esto puede incluir enjuagar los ojos con solución salina o agua tibia a un pH neutro para exposiciones oculares, enjuagar la piel para exposiciones dérmicas o descontaminación gastrointestinal (GI) con lavado gástrico, carbón activado o irrigación total del intestino (utilizar solución de polietilenglicol equilibrada con electrolitos) para ingestiones. El tratamiento de descontaminación GI debe realizarse de preferencia en el lapso de 1 h de la ingestión tóxica. Varias sustancias no se absorben con carbón activado (p. ej., plomo y otros metales pesados, *hierro, litio, potasio* y alcoholes), lo que limita el uso de carbón activado en estos casos a menos que se hayan ingerido con otros productos al mismo tiempo.

B. Intensificar la eliminación

1. **Hemodiálisis:** la eliminación de algunos medicamentos/toxinas pueden incrementarse mediante hemodiálisis si se cumple con ciertas propiedades, como una baja unión a proteínas, volumen de distribución reducido, bajo peso molecular e hidrosolubilidad de la toxina. Algunos ejemplos de medicamentos o sustancias que pueden eliminarse con hemodiálisis incluyen etanol, etilenglicol, salicilatos, *teofilina, fenobarbital* y *litio*.
2. **Alcalinización urinaria:** la alcalinización de la orina favorece la eliminación de salicilatos o *fenobarbital*. Aumentar el pH urinario con *bicarbonato de sodio* intravenoso transforma los fármacos ácidos en una forma ionizada que previene la reabsorción, con lo que lo atrapa en la orina para excretarlo a través del riñón. El objetivo de pH urinario es 7.5 a 8, en tanto se asegura que el pH sérico no exceda 7.55.
3. **Carbón activado en dosis múltiples:** intensifica la eliminación de ciertos fármacos (p. ej., *teofilina, fenobarbital, digoxina, carbamazepina, quinina*). El carbón activado es extremadamente poroso y tiene un área de superficie amplia, que crea un gradiente a través de la luz intestinal. Los medicamentos atraviesan de áreas de concentración elevada a áreas de baja concentración, lo que promueve que el medicamento absorbido cruce de regreso al intestino para ser adsorbido por el carbón activado. Además, el carbón activado bloquea la reabsorción de medicamentos que pasan por recirculación enterohepática

(como *fenitoína*) al adsorber la sustancia al carbón activado (fig. 46-2). Debe haber ruidos intestinales antes de cada dosis de carbón activado para prevenir obstrucción.

III. TOXICIDADES FARMACÉUTICAS Y OCUPACIONALES SELECTAS

A. Paracetamol

Paracetamol produce toxicidad cuando las vías metabólicas normales se saturan, lo que causa producción de un metabolito hepatotóxico (*N*-acetil-*p*-benzoquinona imina, NAPQI) (fig. 46-3). Después de dosis terapéuticas de *paracetamol*, el hígado genera glutatión, que destoxifica NAPQI. Sin embargo, en sobredosis, glutatión se agota, dejando que el metabolito produzca toxicidad. Hay cuatro fases que suelen describir la toxicidad de *paracetamol* (fig. 46-4). El antídoto para la toxicidad por *paracetamol*, *N-acetilcisteína (NAC)*, funciona como un precursor de glutatión y un sustituto de glutatión y ayuda con la sulfatación. *NAC* también funciona como un antioxidante para ayudar a la recuperación. *NAC* también puede funcionar como un antioxidante para ayudar en la recuperación. *NAC* es más efectiva cuando se inicia en un lapso de 8 a 10 h de la ingestión. El nomograma de Rumack-Matthew (fig. 46-5), que se basa en el momento de la ingestión y la concentración sérica de *paracetamol*, se utiliza después de una ingestión aguda para determinar si se requiere tratamiento con *NAC*. El nomograma es de ayuda para predecir toxicidad por *paracetamol* cuando las concentraciones pueden obtenerse 4 a 24 h después de la ingestión. Si no se trata, la toxicidad del *paracetamol* provoca insuficiencia hepática aguda, edema cerebral, coma y muerte.

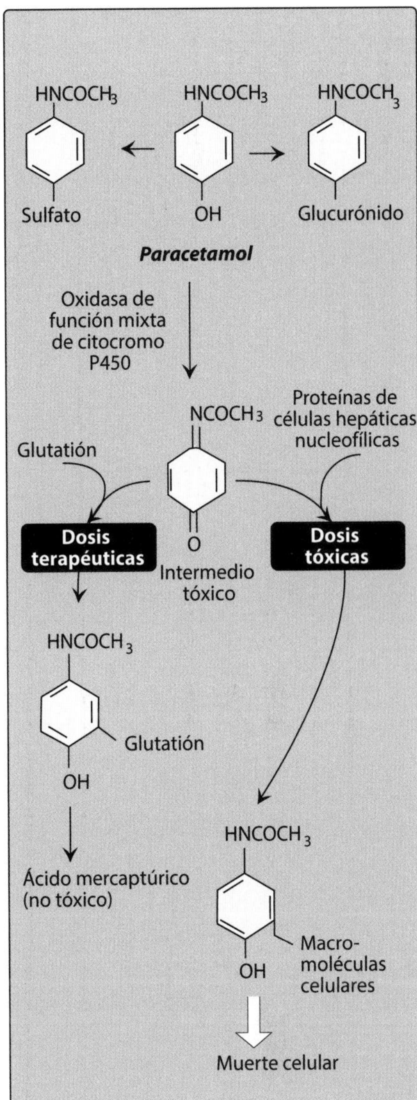

Figura 46-3
Metabolismo del *paracetamol*.

Fase 1 (0 a 24 horas): pérdida del apetito, náusea, vómito, malestar general

Fase 2 (24 a 72 horas): dolor abdominal, elevación de las enzimas hepáticas

Fase 3 (72 a 96 horas): necrosis hepática, ictericia, encefalopatía, insuficiencia renal, muerte

Fase 4 (> 4 días a 2 semanas): resolución total de los síntomas e insuficiencia orgánica

Figura 46-4
Fases de la toxicidad de *paracetamol*.

B. Alcoholes

1. **Metanol (alcohol metílico) y etilenglicol:** metanol se encuentra en productos como líquido para parabrisas y combustible de aviones a escala. Etilenglicol se encuentra con mayor frecuencia en el anticongelante para radiadores. Estos alcoholes primarios son relativamente no tóxicos y muchos pueden causar depresión del sistema nervioso central (SNC). Sin embargo, metanol y etilenglicol se oxidan a productos tóxicos: ácido fórmico en caso de metanol y ácidos glicólico, glioxílico y oxálico en caso de etilenglicol. *Fomepizol* inhibe esta vía oxidativa al bloquear la deshidrogenasa de alcohol. [Nota: etanol es un inhibidor de la alcohol deshidrogenasa alternativo si no se cuenta con *fomepizol*]. Previene la formación de metabolitos tóxicos y permite que los alcoholes originales sean excretados por el riñón (fig. 46-6). A menudo se utiliza hemodiálisis para retirar los ácidos tóxicos que ya se produjeron. Además, se administran cofactores para promover el metabolismo a metabolitos no tóxicos (*folato* para metanol, *tiamina* y *piridoxina* para etilenglicol). Si no se trata, la ingestión de etanol puede producir ceguera, acidosis metabólica, convulsiones y coma. La ingestión de etilenglicol puede causar insuficiencia renal, hipocalcemia, acidosis metabólica e insuficiencia cardiaca.

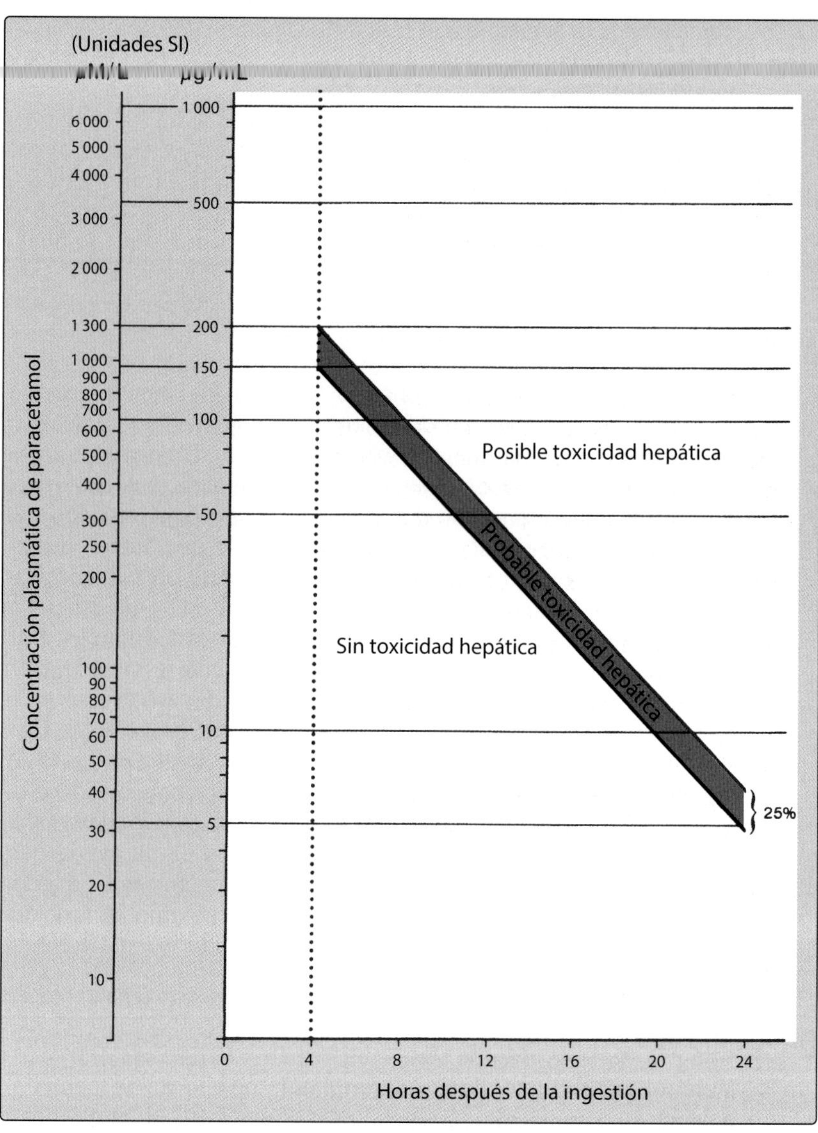

Figura 46-5
Nomograma de Rumack-Matthew para intoxicación con *paracetamol*. Gráfica de la concentración de *paracetamol* frente al tiempo después de la exposición para predecir la toxicidad potencial y el uso de antídoto.

2. **Isopropanol (alcohol para frotar, alcohol isopropílico):** este alcohol secundario se metaboliza a acetona a través de deshidrogenasa de alcohol. La acetona no puede oxidarse más a ácidos carboxílicos y, por lo tanto, no ocurre acidemia. Debido a que el alcohol isopropílico no se metaboliza a un metabolito tóxico, no se requiere un antídoto para tratar una ingestión de alcohol isopropílico. Isopropanol es un depresor conocido del SNC (aproximadamente dos veces más intoxicante que etanol) y un irritante GI. Por lo tanto, el tratamiento en centros de cuidados de apoyo.

C. Monóxido de carbono

El monóxido de carbono es un gas incoloro, inodoro e insípido. Es un producto secundario natural de la combustión de materiales carbonáceos y fuentes frecuentes de este gas incluyen automóviles, calentadores mal ventilados, chimeneas, estufas de leña, calentadores de queroseno, incendios, carbón para parrillas y generadores. Después de su inhalación, el monóxido de carbono se une rápidamente a hemoglobina para producir carboxihemoglobina. La afinidad de unión del monóxido de carbono con hemoglobina es de 230 a 270 veces mayor que la de oxígeno. En consecuencia, incluso concentraciones bajas de monóxido de carbono en el aire pueden producir concentraciones significativas de carboxihemoglobina. Además, el monóxido de carbono unido aumenta la afinidad de hemoglobina por oxígeno en los otros sitios de unión a oxígeno. Esta unión de alta afinidad del oxígeno impide la descarga de oxígeno en los tejidos, lo que además reduce el suministro del mismo (fig. 46-7). La presencia de esta sangre altamente oxigenada puede producir labios y mucosas *"rojo cereza"*. La toxicidad por monóxido de carbono también puede ocurrir después de la inhalación o ingestión de cloruro de metileno que se encuentra en removedores de pintura. Una vez que se absorbe, el cloruro de metileno se metaboliza a monóxido de carbono a través de la vía hepática del citocromo P450. Los síntomas de intoxicación por monóxido de carbono son consistentes con hipoxia, lo que incluye cefalea, disnea, letargo, confusión y somnolencia. Los mayores niveles de exposición pueden causar convulsiones, coma y la muerte. Los efectos neurocognitivos a largo plazo, como la demencia y los cambios de personalidad, son impredecibles y su aparición puede retrasarse. El manejo de un paciente intoxicado con monóxido de carbono incluye retirarlo sin demora de la fuente de monóxido de carbono y la administración de oxígeno a 100% con mascarilla sin reinhalación, cánula nasal de alto flujo o por sonda endotraqueal. En pacientes con intoxicación grave, puede estar justificada la oxigenación en una cámara hiperbárica.

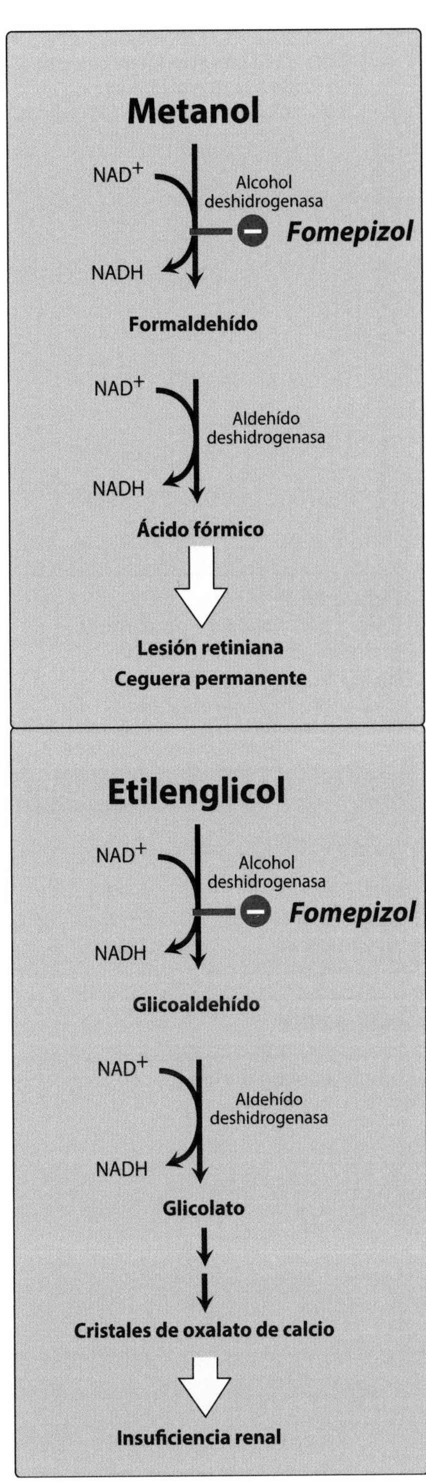

Figura 46-6
Metabolismo de metanol y etilenglicol.

D. Cianuro

El cianuro es uno de los productos tóxicos de la combustión producido durante los incendios caseros. Su toxicidad principal ocurre como un resultado de la inactivación de la enzima oxidasa de citocromo (citocromo a_3), lo que causa inhibición de la respiración celular. Por lo tanto, incluso en presencia de oxígeno, los tejidos con una alta demanda de oxígeno como el cerebro y el corazón se ven afectados de forma adversa. La muerte puede ocurrir en poco tiempo debido a que se detiene la fosforilación oxidativa y la producción de adenosina trifosfato (ATP). El antídoto, *hidroxicobalamina* (vitamina B_{12a}), se administra por vía intravenosa para unir el cianuro y producir cianocobalamina (vitamina B_{12}) sin los efectos adversos de hipotensión o producción de metahemoglobina que se ven con previos antídotos. El antídoto previo contra cianuro consistía de *nitrito de sodio* para formar cianometahemoglobina y *tiosulfato de sodio* para acelerar la producción de tiocianato, que es mucho menos tóxico que cianuro y se excreta sin demora en la orina. Para prevenir que la capacidad transportadora de oxígeno se vuelva demasiado baja en pacientes con inhalación de humo y toxicidad de cianuro, la inducción de metahemoglobina con *nitrito de sodio* debe evitarse a menos que la concentración de carboxihemoglobina sea menor de 10%.

E. Hierro

La incidencia de toxicidad pediátrica por hierro ha disminuido en gran medida durante las últimas dos décadas debido a la educación y los cambios en el empaque y etiquetado de los productos de hierro. El hierro es radiopaco y puede observarse en radiografías abdominales si el producto contiene una concentración suficiente de hierro elemental. Los efectos tóxicos pueden esperarse con ingestiones tan pequeñas como de 20 mg/kg de hierro ele-

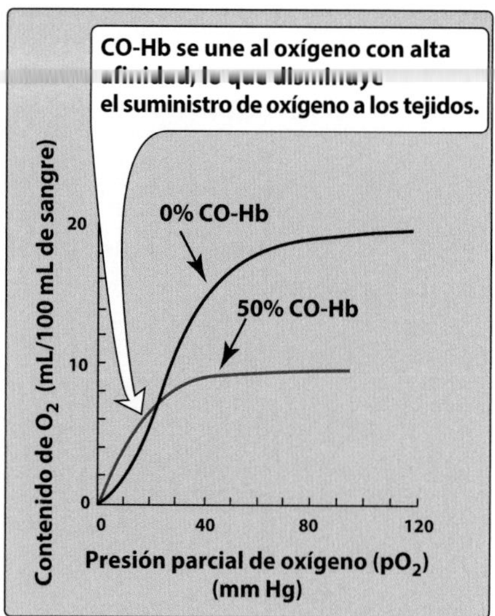

Figura 46-7
Efecto del monóxido de carbono sobre la afinidad de oxígeno de la hemoglobina. CO-Hb = carbonomonoxihemoglobina.

Contenido	Hierro elemental (%)
Fumarato ferroso	33
Gluconato ferroso	12
Sulfato ferroso	20

Figura 46-8
Hierro elemental contenido en varias preparaciones de hierro.

mental y las dosis de 60 mg/kg pueden ser letales. Cada sal de hierro contiene una concentración diferente de hierro elemental (fig. 46-8). Debe obtenerse una concentración sérica de hierro, debido a que las concentraciones entre 500 y 1 000 µg/dL se han relacionado con choque y las concentraciones mayores de 1 000 µg/dL con la muerte. Los pacientes con toxicidad por hierro suelen presentarse con náusea, vómito y dolor abdominal. Dependiendo de la cantidad de hierro elemental ingerido, el paciente puede experimentar un periodo latente o puede evolucionar con rapidez a hipovolemia, acidosis metabólica y coagulopatía. A la larga, pueden ocurrir insuficiencia hepática e insuficiencia multisistémica, coma y la muerte. *Deferoxamina,* un quelante específico de hierro, se une al hierro libre, creando ferrioxamina, que se excreta en la orina. Puede ocurrir hipotensión si se administran bolos intravenosos rápidos de *deferoxamina* en lugar de una infusión continua.

F. Plomo

El plomo es ubicuo en el ambiente, con fuentes de exposición que incluyen pintura vieja, agua para beber, contaminación industrial y polvo contaminado. La mayoría de la exposición crónica al plomo ocurre con sales de plomo inorgánicas, como las que se encuentran en la pintura de casas construidas antes de 1978. Los adultos absorben aproximadamente 10% del plomo ingerido, en tanto que los niños absorben alrededor de 40%. Las formas inorgánicas de plomo se distribuyen inicialmente a los tejidos blandos y se distribuyen más lentamente al hueso, dientes y pelo. El plomo altera la formación de hueso y causa un aumento en el depósito en huesos que puede observarse en las radiografías. El plomo ingerido es radiopaco y puede aparecer en la radiografía abdominal si está presente en el tracto GI. El plomo tiene una vida media aparente de alrededor de 1 a 2 meses, en tanto que su vida media en hueso es de 20 a 30 años. La exposición crónica al plomo puede tener efectos graves en varios tejidos (fig. 46-9). Los síntomas tempranos de la toxicidad por plomo pueden incluir molestias y estreñimiento (y en ocasiones diarrea), en tanto que las exposiciones mayores pueden producir espasmos intestinales dolorosos. Los efectos del SNC por el plomo incluyen cefaleas, confusión, torpeza, insomnio, fatiga y concentración alterada. A medida que la enfermedad evoluciona, pueden ocurrir convulsiones clínicas y coma. La muerte es rara, considerando la capacidad de tratar la intoxicación por plomo con tratamiento quelante. Las concentraciones sanguíneas de 5 a 20 µg/dL en niños han mostrado que reducen el coeficiente intelectual en ausencia de otros síntomas. Por último, el plomo puede causar anemia hipocrómica microcítica como resultado de una vida eritrocítica abreviada y la alteración de la síntesis de heme.

Pueden utilizarse múltiples quelantes en el tratamiento de la toxicidad por plomo. Cuando las concentraciones son mayores de 45 µg/dL, pero menores de 70 µg/dL en niños, *succímero* (*ácido dimercaptosuccínico [DMSA]*), un quelante oral, es el tratamiento de elección. Con concentraciones de plomo mayores de 70 µg/dL o si hay encefalopatía, se requiere tratamiento parenteral dual con *dimercaprol* administrado por vía intramuscular y *edetato disódico de calcio* administrado por vía intravenosa. *Dimercaprol* se suspende en aceite de maní y no debe administrarse a quienes tienen alergia al maní.

G. Insecticidas de organofosfato y carbamato

Estos insecticidas ejercen su toxicidad a través de la inhibición de la acetilcolinesterasa, con acumulación subsecuente de acetilcolina en exceso, lo que produce efectos nicotínicos (midriasis, fasciculaciones, debilidad

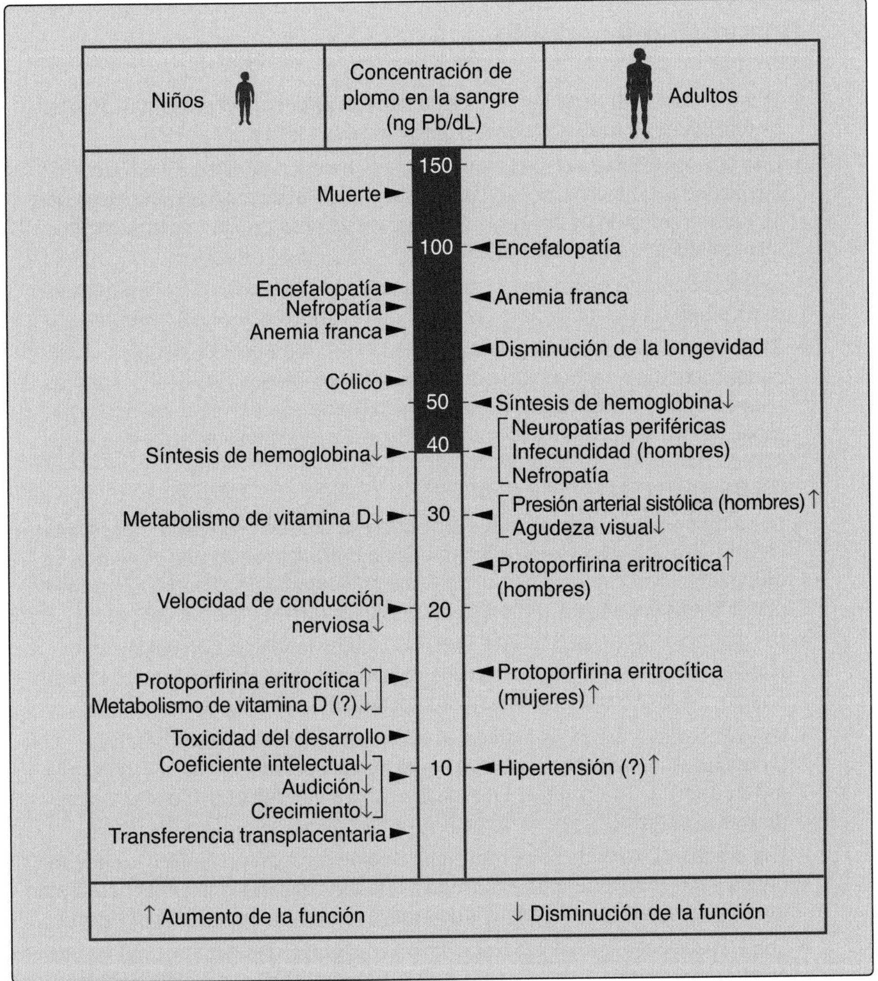

Figura 46-9
Comparación de efectos del plomo en niños y adultos.

muscular, taquicardia, hipertensión) y muscarínicos (diarrea, micción, miosis, bradicardia, broncorrea, broncoespasmo, emesis, lagrimeo, salivación). Los carbamatos se unen de forma reversible a acetilcolinesterasa, en tanto que los organofosfatos pasan por un proceso de envejecimiento para finalmente inactivar de forma irreversible la enzima. Los agentes nerviosos organofosforados, como sarín, somán, tabún y más recientemente Novichok, tienen el mismo mecanismo de acción, pero el proceso de envejecimiento es mucho más rápido comparado con los insecticidas. *Atropina,* un antagonista del receptor muscarínico, y *pralidoxima,* es una oxima para reactivar la colinesterasa, deben administrarse por vía intravenosa o intramuscular para tratar los efectos muscarínicos y nicotínicos, respectivamente (véase cap. 4).

IV. ANTÍDOTOS

Se han desarrollado antídotos químicos específicos para intoxicación para una variedad de sustancias químicas o clases de agentes tóxicos (fig. 46-10). Esta lista no incluye a todos los existentes.

SUSTANCIA TÓXICA	ANTÍDOTO(S)
Paracetamol	*N-acetilcisteína*
Agentes anti-colinérgicos (antihistamínicos, etc.)	*Fisostigmina*
Arsénico	*Dimercaprol, succímero (ácido dimercaptosuccínico, DMSA), dimercaprol*
Benzodiacepinas	*Flumazenilo*
Monóxido de carbono	**Oxígeno (± cámara hiperbárica)**
Cianuro	*Hidroxicobalamina, nitrito sódico y tiosulfato sódico*
Dabigatrán	*Idarucizumab*
Digitálicos	*Digoxina inmunitaria Fab*
Heparina	*Sulfato de protamina*
Ácido fluorhídrico	*Calcio*
Hierro	*Deferoxamina*
Isoniacida **y hongos Gyromitra**	*Piridoxina*
Plomo	*Edetato disódico de calcio, dimercaprol, succímero (dímero-ácido captosuccínico, DMSA)*
Metanol y etilenglicol	*Fomepizol*
Metahemoglobinemia	*Azul de metileno*
Opioides, *clonidina*	*Naloxona*
Organofosfatos, gases nerviosos	*Atropina, pralidoxima*
Rivaroxaban **o** *apixaban*	*Factor Xa*
Warfarina	*Vitamina K1 (fitonadiona)*

Figura 46-10
Antídotos frecuentes.

Resumen del capítulo

- El tratamiento del paciente intoxicado debe adaptarse a la presentación clínica individual y a los síntomas, no al tóxico sospechoso.
- Una vez estabilizado el paciente intoxicado, se debe considerar la descontaminación (p. ej., lavado de ojos/piel para exposiciones tópicas, administración de carbón activado para ciertas exposiciones orales) y una mayor eliminación de sustancias susceptibles.
- La sobredosis de *paracetamol* se caracteriza por síntomas GI y hepatotoxicidad debido a la formación de NAPQI. El antídoto es la *N-acetilcisteína*.
- Si bien tanto la ingestión de metanol como la de etilenglicol provocan acidosis metabólica, metanol también puede causar alteraciones visuales y ceguera, mientras que etilenglicol tiene más probabilidades de provocar insuficiencia renal, hipocalcemia e insuficiencia cardiaca. La ingestión de isopropanol (alcohol isopropílico) se caracteriza por una importante irritación GI y depresión del SNC sin acidosis metabólica.
- Los síntomas de la exposición al monóxido de carbono son secundarios a la hipoxia y van desde cefalea y letargo hasta convulsiones, coma y muerte. El tratamiento consiste en alejar al paciente de la fuente de exposición y administrarle oxígeno al 100% y, en casos graves, oxígeno hiperbárico.
- El cianuro es un veneno mitocondrial que inhibe la respiración celular mediante la inactivación de la citocromo oxidasa. El antídoto, *hidroxocobalamina*, se une al cianuro para formar cianocobalamina no tóxica (vitamina B_{12}).
- La toxicidad por hierro se manifiesta inicialmente como síntomas GI que progresan a hipovolemia, acidosis metabólica, hipotensión y falla orgánica multisistémica. *Deferoxamina* puede utilizarse para quelar el hierro en caso de toxicidad grave.
- Los efectos clínicos de la intoxicación por plomo varían en función de la edad del paciente y del grado de exposición. Pueden utilizarse quelantes para tratar los niveles de plomo en sangre significativamente elevados o encefalopatía.
- Los insecticidas organofosforados inhiben la acetilcolinesterasa, provocando síntomas colinérgicos muscarínicos que incluyen diarrea, micción, miosis, bradicardia, broncorrea/broncoespasmo, emesis, lagrimeo y salivación (DUMBBELS).
- La mayoría de los venenos no tienen un antídoto específico. Los cuidados de apoyo son la base del tratamiento de la mayoría de las intoxicaciones.

Preguntas de estudio

Elija la MEJOR respuesta.

46.1 Un niño de 3 años llega al servicio urgencias con su madre, quien informa que ha estado llorando de forma continua y *"no ha querido jugar o comer"* en los últimos días. También menciona que no ha presentado sus movimientos intestinales regulares, sobre todo con estreñimiento y en ocasiones con diarrea y a menudo se queja de dolor abdominal. El niño ahora tiene un nivel de consciencia alterado, cuesta trabajo mantenerlo alerta y empieza a presentar movimientos tónico-clónicos. El médico descarta infección y otras causas médicas. Al preguntarle, la madre menciona que su casa está en un vecindario viejo, que su casa no se ha remodelado ni repintado desde la década de 1940 y que la pintura se está descarapelando alrededor de las ventanas y las puertas. Por lo demás, el niño está respirando por sí solo y orina de forma normal. ¿Cuál de las siguientes toxinas esperaría que esté produciendo estos efectos graves en este niño?

A. Hierro
B. Plomo
C. Monóxido de carbono
D. Cianuro

Respuesta correcta = B. La intoxicación con plomo es frecuente en niños que viven en casas viejas pintadas antes de que se eliminara el plomo de la pintura. Los residuos y polvo de pintura seca pueden ser ingeridos fácilmente por los niños pequeños y las concentraciones excesivamente elevadas pueden llevar a los signos y síntomas descritos más torpeza, confusión, cefalea, coma, estreñimiento, espasmos intestinales y anemia. La muerte es rara cuando se instituye el tratamiento con quelación. El hierro puede producir dolor abdominal, pero es más frecuente que cause diarrea, vómito y pérdida de volumen. El monóxido de carbono afectaría a todas las personas que viven en la misma casa, dependiendo de la fuente. Los efectos clínicos del monóxido de carbono incluirían cefalea, náusea y depresión del SNC. Si tuviera intoxicación por cianuro, la muerte hubiera ocurrido poco después de un paro respiratorio, detenerse la fosforilación oxidativa y la síntesis de adenosina trifosfato, pero este niño ha mostrado síntomas a lo largo de varios días.

46.2 Una familia compuesta por una mujer de 31 años, una niña de 3 años y una niña de 8 meses acude al servicio de urgencias. Los niños vomitan y están apáticos, y la madre presenta náusea, vómito y mareos. La madre informa de que se han quedado sin electricidad y han estado utilizando un generador para alimentar el aire acondicionado. La gasometría arterial revela niveles elevados de carboxihemoglobina que sugieren toxicidad por monóxido de carbono en los tres pacientes. ¿Qué antídoto debe administrarse para la intoxicación por monóxido de carbono en esta familia?

A. 100% de oxígeno administrado a través de una máscara no respiratoria
B. Azul de metileno
C. Hidroxocobalamina
D. Fomepizol

Respuesta correcta = A. Con la administración de oxígeno al 100%, la semivida del monóxido de carbono disminuye de 4 a 6 h a aproximadamente 60 min, aumentando así la eliminación del monóxido de carbono. El azul de metileno es el antídoto de la metahemoglobinemia. La hidroxocobalamina es el antídoto de la toxicidad por cianuro. Fomepizol es el antídoto de la toxicidad por metanol o etilenglicol.

46.3 Un migrante de 50 años que trabaja en el campo se presenta en el servicio de urgencias y refiere diarrea, lagrimeo, náusea y vómito y sudoración. El médico nota que en general se ve ansioso y tiene fasciculaciones finas en los músculos de la parte superior del tórax, así como pupilas en alfiler. ¿Cuál de los siguientes antídotos debe recibir primero?

A. *N*-acetilcisteína
B. Nitrito de sodio
C. Deferoxamina
D. Atropina

Respuesta correcta = D. Atropina es apropiada para este paciente, que tiene síntomas consistentes con intoxicación por organofosfato (insecticida). Puede usarse la nemotecnia DMMBBELS (diarrea, micción, miosis, broncorrea/broncoespasmo, bradicardia, emesis, lagrimeo, salivación) para recordar los signos y síntomas de toxicidad colinérgica. Un antídoto anticolinérgico, atropina, controla estos síntomas muscarínicos, en tanto que el antídoto pralidoxima trata los síntomas nicotínicos, como fasciculaciones (sacudidas musculares involuntarias o espasmos). *N*-acetilcisteína es el antídoto para sobredosis de paracetamol y actúa como un donador de sulfhidrilo. El nitrito de sodio es uno de los antídotos incluidos en el antiguo equipo de antídoto para cianuro (nitrito de sodio y tiosulfato de sodio). Deferoxamina es el agente quelante para hierro.

46.4 Un hombre de 45 años se presentó en el servicio de urgencias 18 h después de ingerir un producto desconocido. A la presentación, se encuentra taquicárdico, hipertenso, taquipneico y refiere dolor en el flanco. Se obtiene un panel metabólico y el paciente tiene importante acidosis de brecha aniónica, un aumento de creatinina e hipocalcemia. ¿Cuál de las siguientes sustancias es más probable que haya ingerido?

A. Metanol
B. Paracetamol
C. Etilenglicol
D. Hierro

Respuesta correcta = C. Etilenglicol produce acidosis metabólica por los metabolitos tóxicos. La formación de cristales de oxalato de calcio, que pueden encontrarse en el análisis de orina, causa hipocalcemia e insuficiencia renal. El esquema de tratamiento para este paciente incluiría fomepizol intravenoso, si aún hubiera presencia del compuesto original, y hemodiálisis. Metanol también puede producir acidosis metabólica, pero su órgano objetivo de toxicidad son los ojos en lugar de los riñones, como sucede con etilenglicol. La toxicidad por paracetamol puede producir dolor en el cuadrante superior en las primeras 24 h, pero no suelen encontrarse anormalidades de los signos vitales durante este periodo. La toxicidad por hierro también produce acidosis metabólica y taquicardia. Sin embargo, no ocurre hipocalcemia.

46.5 Una mujer de 33 años y 82 kg acude al servicio de urgencias 3 h después de ingerir "un frasco entero" de comprimidos de paracetamol. La paciente presenta náusea, vómito y dolor abdominal. El nivel de paracetamol 4 h después de la ingestión es de 227 µg/mL. Basándose en el nomograma de Rumack-Matthew, ¿cuál es la probabilidad de que esta paciente experimente hepatotoxicidad secundaria a su ingestión?

A. No se espera toxicidad hepática
B. Posible toxicidad hepática
C. Probable toxicidad hepática
D. El nivel no se puede interpretar porque se extrajo demasiado pronto después de la ingestión y no se puede trazar en el nomograma.

Respuesta correcta = C. Niveles superiores a 200 µg/mL 4 h después de una ingestión aguda indican probable toxicidad hepática. Se justifica la administración de *N*-acetilcisteína. Los niveles extraídos antes de las 4 h posteriores a la ingestión no pueden representarse en el nomograma de Rumack-Matthew. Sin embargo, dado que este nivel se obtuvo 4 h después de una ingestión aguda, es apropiado utilizar el nomograma para evaluar la toxicidad potencial y el uso de antídotos.

46.6 Una niña de 15 años se presenta al servicio de urgencias con depresión del SNC. Se encuentra bradicárdica e hipotensa. Al preguntarle con más detalle, la madre admite que la paciente fue encontrada con un frasco abierto de clonidina. ¿Qué antídoto sería benéfico para esta paciente?

A. Flumazenilo
B. Atropina
C. Deferoxamina
D. Naloxona

Respuesta correcta = D. Naloxona tiene una tasa de reversión de los efectos del SNC de aproximadamente 50% en las ingestiones de clonidina. Flumazenilo revierte las benzodiacepinas y no tiene efecto sobre clonidina. Atropina es un agente anticolinérgico y no mejoraría la depresión del SNC. Deferoxamina es un quelante para hierro.

46.7 Una mujer de 45 años se presenta al servicio de urgencias por vómito persistente. La paciente parece estar intoxicada, pero las concentraciones de etanol regresan negativas y su panel metabólico básico es intrascendente. ¿Cuál de las siguientes sustancias es probable que haya ingerido?

A. Alcohol isopropílico
B. Metanol
C. Etilenglicol
D. Etanol

Respuesta correcta = A. El alcohol isopropílico produce dos veces más depresión del SNC que etanol y se sabe que causa molestias GI. El alcohol isopropílico se metaboliza a acetona, por lo que no ocurre una acidosis metabólica (que es en contraste a la acidosis generada por el metanol y el etilenglicol). La concentración de etanol fue negativa, eliminando a etanol como una ingestión.

46.8 Un niño de 4 años y 16 kg acude al servicio de urgencias tras ingerir 10 vitaminas prenatales de su madre. Cada comprimido contiene 81 mg de fumarato ferroso. ¿Cuántos mg/kg de hierro elemental habría ingerido el paciente?

A. 5 mg/kg
B. 16.9 mg/kg
C. 50.6 mg/kg
D. 0.6 mg/kg

Respuesta correcta = B. El fumarato ferroso contiene 33% de hierro elemental; por lo tanto, cada comprimido de 81 mg de fumarato ferroso contiene 27 mg de hierro elemental (81 mg × 33% = 27 mg). El paciente habría ingerido 10 comprimidos, para una ingestión total de 270 mg de hierro elemental (27 mg × 10 comprimidos = 270 mg). Pesa 16 kg; 270 mg de hierro elemental ÷ 16 kg = 16.9 mg/ kg. No se prevé una toxicidad significativa tras la ingestión de esta cantidad de hierro.

46.9 Se llama al personal de urgencias para evaluar a un hombre de 75 años que ha sido encontrado inconsciente en su domicilio. Al llegar, los paramédicos encuentran al paciente que no responde con varias pastillas no identificadas esparcidas por el suelo a su alrededor. ¿Cuál es el primer paso para tratar a este paciente?

A. Inducir vomito para limpiar el estomago de las pastillas que el paciente haya ingerido
B. Administrar oxigeno y establecer acceso IV
C. Administrar naloxona 0.4 mg IV
D. Evaluar las vias aéreas, la respiracion y la circulacion

Respuesta correcta = D. Evaluar y tratar las vías aéreas, la respiración y la circulación es el primer paso en el manejo de cualquier emergencia médica, incluyendo la intoxicación y la sobredosis de drogas. En la práctica, si hay varios reanimadores disponibles, esta evaluación inicial suele realizarse junto con la administración de oxígeno y el establecimiento de un acceso intravenoso. Naloxona, administrada por vía intranasal o intravenosa, debe considerarse en este paciente una vez que se haya completado la evaluación primaria de las vías aéreas, la respiración y la circulación. La inducción de la emesis no es una modalidad recomendada para la descontaminación GI debido al riesgo de aspiración y a su eficacia limitada.

46.10 Un hombre de 47 años con antecedentes de trastorno convulsivo, con mantenimiento usando fenitoína, se presentó en el servicio de urgencias con toxicidad con salicilato. La concentración de salicilato fue 50 mg/dL (intervalo terapéutico de 15 a 35 mg/dL) y la concentración de fenitoína fue de 15 mg/L (intervalo terapéutico de 10 a 20 mg/L). ¿Qué tratamiento puede considerarse para aumentar la eliminación de salicilato sin impactar a fenitoína?

A. Múltiples dosis de carbón activado
B. Alcalinización de la orina
C. Irrigación de todo el intestino
D. Acidificación de la orina

Respuesta correcta = B. La alcalinización de la orina incrementa la eliminación del salicilato, pero no afecta las concentraciones terapéuticas de fenitoína. Las dosis múltiples de carbón activado reducirían la concentración de ambos medicamentos, lo que haría que fenitoína fuera subterapéutica. La irrigación de todo el intestino es otra modalidad de descontaminación que incluye la administración de grandes cantidades (de hasta 2 L/h en adultos) de una solución electrolítica equilibrada con polietilenglicol mediante sonda nasogástrica hasta que el paciente genera un efluente rectal claro.

Sustancias de abuso

47

Carol Motycka y Joseph Spillane

I. GENERALIDADES

El uso excesivo o inapropiado de medicamentos para intoxicarse o por sus efectos que alteran la mente se considera un uso inadecuado de sustancias y que quienes consumen sustancias de forma inadecuada presentan un trastorno de consumo de sustancias. Para comprender los trastornos por consumo de sustancias, es importante reconocer la diferencia entre dependencia física y adicción. La dependencia física puede producirse por el consumo crónico de una droga, tanto si se ha consumido según las instrucciones como si no. Dos atributos de la dependencia física son la tolerancia y el síndrome de abstinencia. La tolerancia es la necesidad de consumir más cantidad de una droga para obtener el mismo efecto deseado, mientras que el síndrome de abstinencia se produce luego de la interrupción brusca del consumo de una droga. El síndrome de abstinencia puede consistir en síntomas mentales y físicos, algunos de los cuales pueden poner en peligro la vida (p. ej., convulsiones). La adicción se reconoce como el consumo compulsivo de una droga con la incapacidad de dejar de consumir la sustancia, a pesar de sufrir consecuencias negativas como la pérdida del empleo o el incumplimiento de las obligaciones familiares. La adicción es una dependencia psicológica. Las personas con adicción suelen presentar una dependencia física concomitante, secundaria al consumo crónico de la droga. En la figura 47-1 se proporciona una lista de las sustancias comunes de abuso.

ESTIMULANTES
Anfetaminas
Cocaína
Metilenedioximetanfetamina (MDMA)
Nicotina
Catinonas sintéticas ("sales de baño")
ALUCINÓGENOS
Dextrometorfano
Ketamina
Dietilamida de ácido lisérgico (LSD)
Fenciclidina (PCP)
OTROS FÁRMACOS DE ABUSO
Benzodiacepinas
Etanol
Marihuana
Opioides
Cannabinoides sintéticos

Figura 47-1
Resumen de sustancias de abuso frecuentes.

Los trastornos de consumo de sustancias ocurren de muchas formas y sus efectos se han observado a lo largo de toda la historia de la humanidad. La atracción de las sustancias adictivas sigue impactando a las personas en la actualidad. En 2020, aproximadamente 21.4% de la población en EUA usó alguna forma de sustancia ilícita (fig. 47-2), también se encontró que 7.3% presentaba un trastorno en el consumo de alcohol y 6.6% usaba de forma inadecuada los medicamentos prescritos. Las sustancias de abuso se han vuelto cada vez más potentes y sus vías de administración se han vuelto cada vez más efectivas, lo que resulta en mayores riesgos de adicción (fig. 47-3) y toxicidad. En este capítulo se analizan algunos efectos de los métodos, mecanismos y manifestaciones clínicas de toxicidad de sustancias de abuso frecuentes.

II. SIMPATICOMIMÉTICOS

Los simpaticomiméticos, como *nicotina*, *cocaína* y *anfetaminas*, son estimulantes que imitan el sistema nervioso simpático, produciendo respuestas de "pelea o huida". Los simpaticomiméticos suelen producir un incremento relativo en los neurotransmisores adrenérgicos en el sitio de acción (fig. 47-4), lo que causa efectos hiperadrenérgicos como taquicardia, hipertensión, hipertermia y taquipnea. Estos agentes provienen de fuentes naturales, como plantas, o se sintetizan en laboratorios legales o clandestinos. Sin considerar su efecto estimulante, muchos de estos agentes tienen una capacidad sorprendente para producir placer. En consecuencia, su potencial adictivo es grande, y el uso de muchos de los agentes sigue aumentando. Uno de los simpaticomiméticos más utilizados y de más fácil acceso es la nicotina (véase cap. 22).

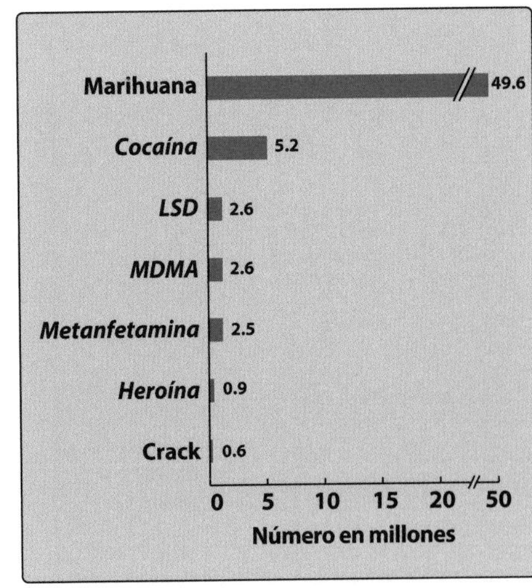

Figura 47-2
Uso en el año previo de drogas ilícitas entre personas de 12 años y mayores en EUA. LSD = dietilamida del ácido lisérgico; MDMA = metilendioximetanfetamina.

A. Cocaína

La *cocaína* se deriva del arbusto de la coca (*Erythroxylum coca*) que crece en la base de los Andes en Sudamérica.

1. **Acciones:** la cocaína inhibe los transportadores que recuperan la norepinefrina, la dopamina y la serotonina, con lo que aumenta la disponibilidad de estos neurotransmisores en la sinapsis. Causa estimulación del sistema nervioso central (SNC) al inhibir la recaptación de norepinefrina en la neurona adrenérgica. Se cree que la profunda capacidad de la *cocaína* para estimular el centro del placer del cerebro humano resulta de la inhibición de la recaptación de dopamina y serotonina.

2. **Vía de administración:** la *cocaína* tiene biodisponibilidad mínima cuando se toma por vía oral. En lugar de ello, el polvo de clorhidrato de *cocaína* se inhala o se disuelve y se inyecta. El polvo de *cocaína* no puede fumarse de forma efectiva y se destruye al calentarlo. Sin embargo, la *cocaína* en crack, una forma alcaloidal, puede fumarse. Fumar es una vía extremadamente efectiva de administración, debido a que los pulmones están abundantemente perfundidos con sangre y transportan la droga en segundos a su sitio de acción en el cerebro. Esto causa una euforia inmediata, intensa o "ajetreo" que va seguida rápidamente por un fuerte sentido de disforia o "estruendo". Este inmediato reforzamiento positivo, va seguido con rapidez por un reforzamiento negativo que hace que la droga, en especial en esta forma, sea tan adictiva. Dado que los productos de *cocaína* suelen comprarse por peso, el polvo de *cocaína* callejero y el crack suelen adulterarse con otras drogas para aumentar la cantidad de polvo a granel, imitar la acción de *cocaína*, y de este modo incrementar su rentabilidad.

3. **Toxicidad:** las manifestaciones clínicas de la toxicidad por *cocaína* son una función de sus efectos estimulantes. Los motivos frecuentes para que los usuarios de *cocaína* se presenten al servicio de urgencias incluyen síntomas psiquiátricos (depresión precipitada por disforia por *cocaína,* agitación/paranoia), convulsiones, hipertermia y dolor torácico. La hipertermia se debe a estimulación del SNC inducida por *cocaína* que aumenta la producción de calor y los efectos vasoconstrictores de *cocaína* que minimizan la capacidad de disipar calor. El dolor torácico relacionado con *cocaína* puede ser dolor de naturaleza muscular cardiaco, ya que *cocaína* causa vasoconstricción de las arterias coronarias y acelera el proceso ateroesclerótico. Con frecuencia, *cocaína* se consume con *etanol,* que crea el metabolito secundario cocaetileno. El metabolito es cardiotóxico y contribuye adicionalmente a los problemas cardiacos relacionados con el consumo de *cocaína.* El dolor torácico por *cocaína* también puede relacionarse con daño pulmonar causado por la inhalación de esta sustancia impura calentada. Las convulsiones por *cocaína* son una extensión del efecto estimulante del SNC (fig. 47-5). La toxicidad por *cocaína* se trata al calmar

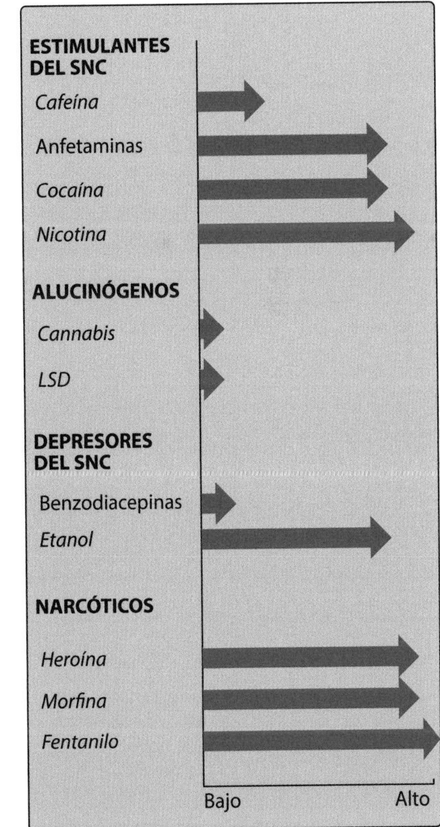

Figura 47-3
Potencial relativo de dependencia física de sustancias de abuso frecuentes.

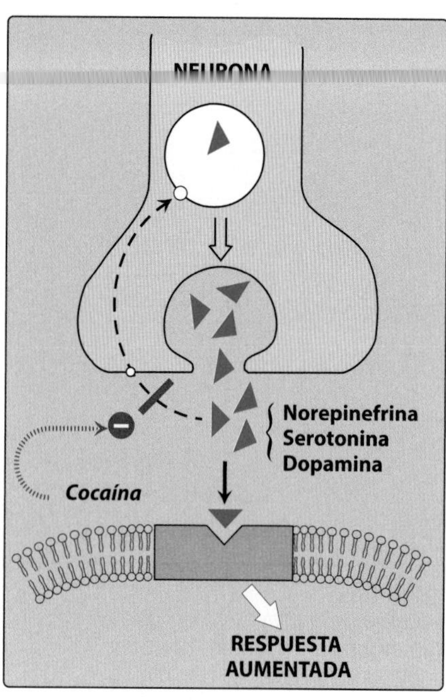

Figura 47-4
Mecanismo de acción de *cocaína*.

y enfriar al paciente. Las benzodiacepinas, como *lorazepam* (véase cap. 16), ayudan a calmar al paciente agitado y pueden prevenir y tratar las convulsiones. Además, el efecto calmante ayuda a enfriar al paciente y manejar la hipertermia. Este es un efecto terapéutico importante, debido a que la hipertermia es una de las principales causas de muerte por *cocaína*. El resto de la toxicidad por *cocaína* se trata con antihipertensivos de acción breve, anticonvulsivos y cuidados de apoyo sintomáticos.

B. Anfetaminas

Las anfetaminas actúan al promover la liberación de aminas biogénicas de sitios de almacenamiento en las terminales nerviosas y también inhiben la recaptación de neurotransmisores, lo que provoca un aumento de las concentraciones de neurotransmisores en la hendidura sináptica. Las anfetaminas como *metanfetamina* son simpaticomiméticos con efectos clínicos similares a los de *cocaína*. Las manifestaciones clínicas del consumo de metanfetamina también pueden incluir rechinamiento de los dientes (bruxismo), picor y rascado de la piel, y sequedad bucal que causa una importante caries dental. En muchos casos, estos efectos pueden durar más y se relacionan con más estimulación y menos euforia cuando se comparan con *cocaína*. El tratamiento de la toxicidad por *anfetamina* es similar al de la toxicidad por *cocaína*. Los usos terapéuticos de las anfetaminas se presentan en el capítulo 22.

C. Metilenedioximetanfetamina

Metilenedioximetanfetamina (MDMA), que suele conocerse como éxtasis o *Molly*, es una anfetamina alucinógena con efectos profundos de liberación de serotonina (fig. 47-6). También aumenta la actividad de la norepinefrina y, en menor medida, de la dopamina. Debido a sus propiedades de serotonina únicas, *MDMA* en ocasiones se conoce como un "empatógeno" y la estimulación táctil es particularmente placentera para los usuarios. Muchos usuarios de *MDMA* describen una sensación de bienestar e interactividad social. Al igual que muchas anfetaminas, *MDMA* puede causar bruxismo y trismo (apretar la mandíbula). El uso indebido de *MDMA* puede causar hipertermia profunda, estado mental alterado y síndrome de serotonina. Las benzodiacepinas ayudan a calmar y a enfriar al paciente. La hipertermia que pone en riesgo la vida puede requerir tratamiento con bloqueadores neuromusculares e intubación endotraqueal para controlar el movimiento excesivo y la generación del calor. *Ciproheptadina* es un antagonista de serotonina que se ha usado para tratar el síndrome de serotonina; sin embargo, una de sus limitaciones prácticas es que solo está disponible en formulación oral. [Nota: *MDMA* productos a menudo se adulteran con otras sustancias, como *metanfetamina, ketamina o metilona* (una catinona sintética; véase más adelante) que puede ser menos costosa o más fácil de producir. La estructura química de *metilona* difiere de *MDMA* por un grupo carbonilo (fig. 47-7). La ingestión de una combinación desconocida de medicamentos en productos adulterados puede añadirse a los riesgos graves de uso indebido de *MDMA*].

D. Catinonas sintéticas

La catinona es el componente psicoactivo en el arbusto verde del Khat (*Catha edulis*), nativo de África oriental y la península arábiga. Las catinonas sintéticas (también conocidas como "sales de baño") son sustancias artificiales químicamente similares a la catinona. *Metilona, meticatinona,*

3,4-*metilenedioxipurovalerona* (MDPV) y *mefedrona* son ejemplos de catinonas sintéticas. Estas sustancias aumentan la liberación e inhiben la recaptación de catecolaminas (norepinefrina, epinefrina y dopamina) en una forma similar a *cocaína* y anfetaminas. Con las catinonas sintéticas es frecuente un inicio rápido de estimulación similar a *anfetamina* con efectos psicomiméticos de duración variable. Estos productos se promocionan como alternativas asequibles a otros estimulantes y a menudo se venden como "sales de baño", "limpiador de joyas" o "alimento para plantas". Los paquetes están etiquetados "no para consumo humano" para evitar su detección, investigación y consecuencias legales. Las sales de baño por lo general se inhalan o ingieren, pero también pueden inyectarse. Las catinonas sintéticas no se localizan con facilidad en las detecciones toxicológicas en orina. El tratamiento por toxicidad es similar al tratamiento de urgencia de las anfetaminas y la *cocaína*.

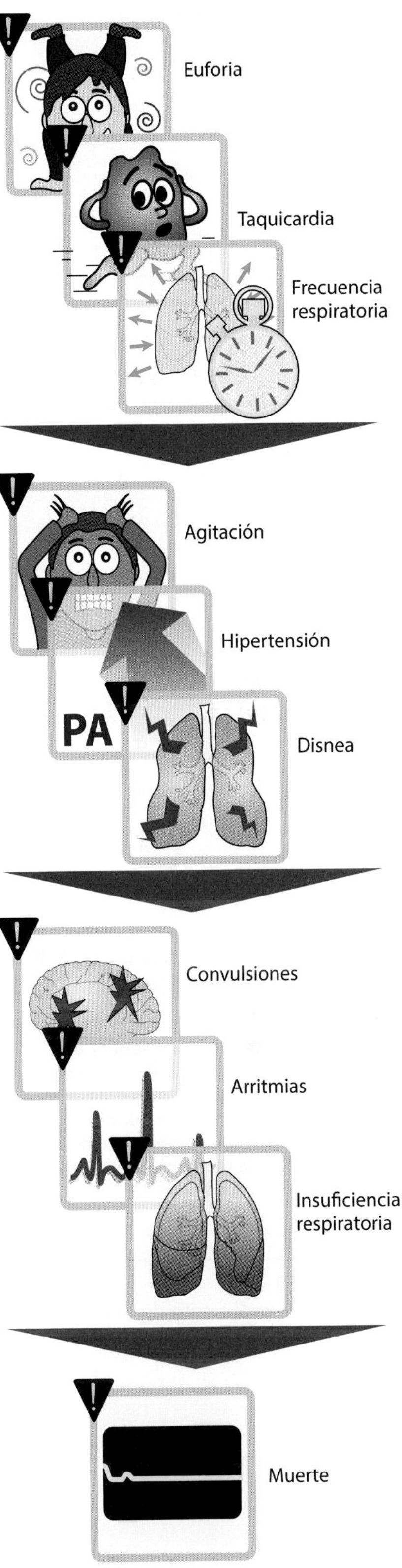

Figura 47-5
Efectos mayores del uso de *cocaína*.

Aplicación clínica 47-1. Manejo de la toxicidad por estimulantes

Un hombre de 25 años que ha estado abusando de estimulantes simpaticomiméticos llega al servicio de urgencias con agitación, taquicardia, hipertensión e hipertermia. Las principales preocupaciones agudas potencialmente mortales incluyen convulsiones, arritmias cardiacas, infarto del miocardio, eventos neurológicos (isquemia o ictus hemorrágico) e hipertermia profunda, así como comportamiento combativo o autodestructivo. El tratamiento inicial debe incluir calmar al paciente y proporcionar tratamiento profiláctico contra las convulsiones, incluyendo benzodiacepinas, medidas de enfriamiento y cuidados sintomáticos/de apoyo adicionales. Dependiendo de los estimulantes ingeridos, podría sospecharse un síndrome serotoninérgico y podría considerarse la adición de *ciproheptadina*.

III. ALUCINÓGENOS

Los alucinógenos (también llamados psicodélicos) son drogas que pueden alterar la percepción de la realidad, así como los pensamientos y sentimientos individuales. Esta categoría de agentes incluye alucinógenos clásicos, como *dietilamida del ácido D-lisérgico,* y alucinógenos disociativos, como *fenciclidina*.

A. Dietilamida del ácido D-lisérgico

Dietilamida del ácido D-lisérgico (LSD), es tal vez la droga más reconocida en la clase de los alucinógenos. *LSD* se creó por primera vez a partir de ergotamina, un hongo que crece en el centeno y otros cereales, en 1938 por el Dr. Albert Hoffman. *LSD* produce sus efectos psicodélicos al servir como un potente agonista parcial en los receptores 5-HT_{2A}. Suele provocar un aumento de la percepción de los estímulos sensoriales, una distorsión de la noción del tiempo y una mezcla de sentidos, en la que los usuarios pueden "oír" colores o "ver" sonidos. Además de las alucinaciones muy coloridas, la droga también es responsable de alteraciones del estado de ánimo, alteraciones del sueño y ansiedad. El uso repetido produce tolerancia mediante regulación a la baja de los receptores de serotonina. *LSD* puede administrarse mediante papel secante (pequeñas hojas de papel impregnadas de droga que se absorben a través del revestimiento de la boca), líquido o pastillas.

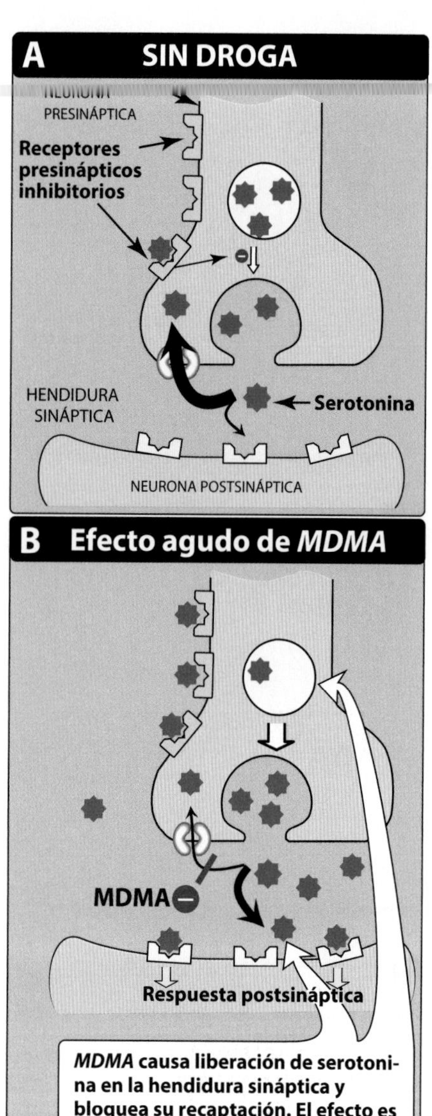

Figura 47-6
Mecanismo propuesto de acción de *metilenedioximetanfetamina (MDMA)*.

Aunque los efectos adversos físicos suelen ser mínimos, *LSD* puede causar midriasis, taquicardia, aumento de la presión arterial y de la temperatura corporal, mareo, disminución del apetito y sudoración. Además, la pérdida del juicio y el razonamiento alterado está asociado con el uso del *LSD*. El consumo a veces provoca sentimientos de pánico extremo, que puede causar trauma. También pueden producirse regresiones o *flashbacks*, en los que una persona puede experimentar una recurrencia de los síntomas meses o años después de haber consumido la droga por última vez.

B. Alucinógenos disociativos

Los alucinógenos disociativos provocan percepciones de desvinculación del entorno actual y de uno mismo (despersonalización), haciendo que los consumidores se sientan desconectados y fuera de control de su cuerpo. Los agentes de esta categoría incluyen *fenciclidina* (*PCP*), *ketamina* y *dextrometorfano*. *Fenciclidina* (también conocida como "polvo de ángel") se desarrolló originalmente para su uso como anestésico en la década de 1950; sin embargo, debido a sus importantes efectos adversos, como agitación, alucinaciones y disforia posoperatoria, pronto se dejó de utilizar con este fin. Se convirtió en una droga de abuso debido a sus propiedades alucinógenas y a su capacidad para provocar una sensación de despersonalización. Mientras que el uso de la *PCP* ha disminuido de forma significativa, el uso de *ketamina* ha aumentado, quizá debido a su disponibilidad como producto farmacológico aprobado. *Ketamina* está aprobada para su uso como anestésico en medicina humana y veterinaria (véase cap. 20). Se utiliza de forma ilícita, ya que provoca un estado onírico y alucinaciones similares a la *PCP*. Tanto la *PCP* como ketamina son antagonistas de los receptores del *N*-metil-D-aspartato (NMDA). *Dextrometorfano* es un compuesto antitusígeno disponible en muchos medicamentos para la tos de venta sin receta (véase cap. 41). Además de bloquear el reflejo del centro medular de la tos, también bloquea los receptores NMDA en el sistema nervioso central. En dosis bajas, *dextrometorfano* tiene un perfil adictivo bajo; sin embargo, con el uso indebido puede causar alucinaciones y euforia.

C. Otros alucinógenos

LSD ha sido sustituido por un grupo de agonistas de la serotonina sintéticos que se conocen de forma colectiva como "bomba N". Al igual que *LSD,* estos agentes se usan en forma líquida o con papel secante y han resultado en hipertensión, convulsiones y lesión traumática accidental y la muerte. *Mescalina* (procedente del cactus peyote) y *psilocibina* (también conocida como hongos mágicos) también son alucinógenos comunes que producen efectos neuropsiquiátricos similares al *LSD*.

IV. CANNABIS (MARIHUANA)

Cannabis es una planta que ha sido usada por el ser humano por más de 10 000 años. Documentos chinos de hace siglos describen el uso de cannabis para la producción de ropa, alimentos y como agente para comunicarse con los espíritus. Ciertas plantas de cannabis pueden usarse para hacer cuerdas o ropa; sin embargo, la especie *Cannabis sativa* es la planta que se usa con mayor frecuencia por sus propiedades psicotrópicas.

A. Marihuana

Marihuana se refiere a las partes de la planta de Cannabis que contienen cantidades sustanciales del principal alcaloide psicoactivo, Δ^9-*tetrahidrocannabinol*

(THC). Aunque la marihuana contiene docenas de componentes, los más comúnmente reconocidos son *THC* y *cannabidiol* (CBD). Las técnicas de cultivo para marihuana han evolucionado en los últimos 60 años y las concentraciones de *THC* encontrado en la planta han aumentado incluso hasta 20 veces durante este periodo. A la fecha, la marihuana es una droga comúnmente utilizada con fines tanto ilícitos como medicinales y la droga ilícita que es más probable que prueben los nuevos usuarios (fig. 47-8). Se espera que esas cifras aumenten a medida que las leyes de liberalización de la marihuana sigan aprobándose en muchos países.

1. **Acciones:** los receptores específicos en el cerebro, de cannabinoides o CB_1, se descubrieron a finales de la década de 1980 y se encontró que eran reactivos a *THC.* Cuando los receptores CB_1 son activados por marihuana, los efectos incluyen relajación física, hiperfagia (aumento del apetito), aumento de la frecuencia cardiaca, disminución de la coordinación muscular, conjuntivitis y control del dolor leve (fig. 47-9). Dependiendo de la situación social, *THC* puede producir euforia, seguida por somnolencia y relajación. Aunque las alucinaciones no son tan robustas como las observadas con el uso de *LSD,* marihuana suele usarse por sus efectos alucinógenos leves que produce.

2. **Usos terapéuticos:** *CBD* es el componente de la marihuana más utilizado por sus posibles beneficios médicos, entre los que se incluyen los trastornos convulsivos y el dolor y la espasticidad asociados con la esclerosis múltiple. No produce el efecto eufórico que se asocia con *THC*. Aunque no se ha estudiado a detalle para su uso medicinal, la marihuana se ha usado como coadyuvante en el tratamiento de la náusea y el vómito inducidos por quimioterapia, caquexia secundaria a cáncer y sida, epilepsia, dolor crónico, esclerosis múltiple, glaucoma y ansiedad.

3. **Vía de administración:** la marihuana se fuma en diversas formas (cigarrillos, pipas de agua, pipas o *blunts*), se inhala a través de un vaporizador, se ingiere en alimentos como galletas o caramelos, o se consume en bebidas preparadas (p. ej., té). Los efectos de *THC* aparecen inmediatamente después de fumar marihuana, pero los efectos máximos toman alrededor de 20 minutos. Luego de 3 h, los efectos desaparecen en gran medida.

4. **Efectos adversos:** la marihuana estimula la amígdala, haciendo que el usuario experimente una sensación de novedad a cualquier cosa que encuentre a través de una actividad sensorial acentuada. Por este mismo motivo, quienes la usan con intensidad tienen una regulación a la baja en sus receptores CB_1, dejándolos con una sensación de aburrimiento cuando no están tomando la droga. Los efectos de la marihuana sobre el ácido γ-aminobutírico (GABA) en el hipocampo disminuye la capacidad de generar memoria a corto plazo en los usuarios, y este efecto parece ser más pronunciado en adolescentes. Además de afectar de forma adversa la memoria a corto plazo y la actividad mental, *THC* disminuye la fuerza muscular y altera la actividad motora de gran habilidad, como la que se requiere para conducir un vehículo. La frecuencia cardiaca se eleva después de fumar marihuana, y puede haber un mayor riesgo de infarto del miocardio en la primera hora después del consumo de marihuana.

   Efectos adversos en los usuarios crónicos de marihuana pueden incluir tos, infecciones pulmonares, síndrome de hiperémesis inducido por cannabinoides (fig. 47-10) y un deterioro de la función cognitiva. Se desarrolla tolerancia con rapidez, 9% de todos los usuarios y 17% de

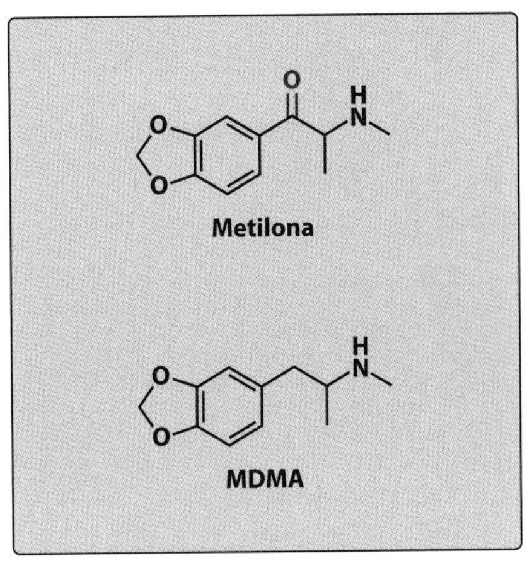

Figura 47-7
Comparación de las estructuras de *metilenedioximetanfetamina* y *metilona*.

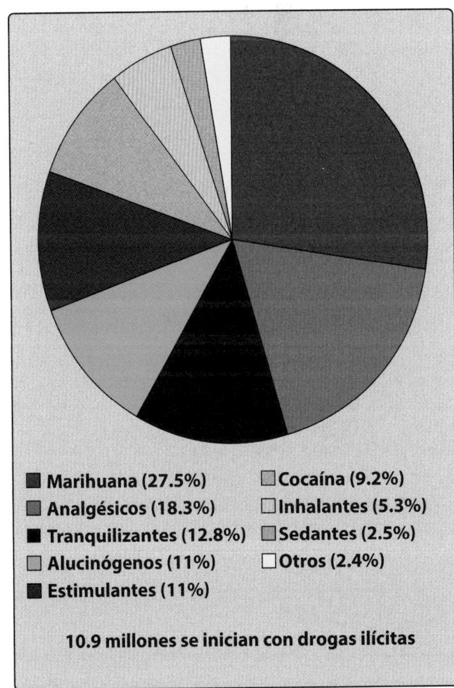

Figura 47-8
Sustancia específica relacionada con el inicio de uso de drogas ilícitas entre personas de 12 años o mayores que empezaron a consumirlas durante el año pasado.

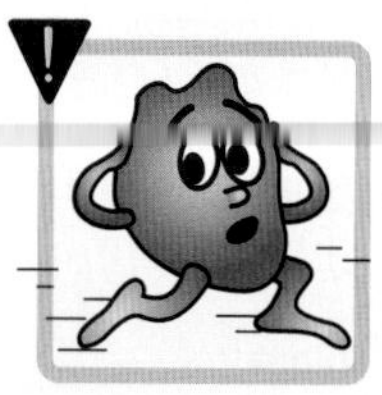

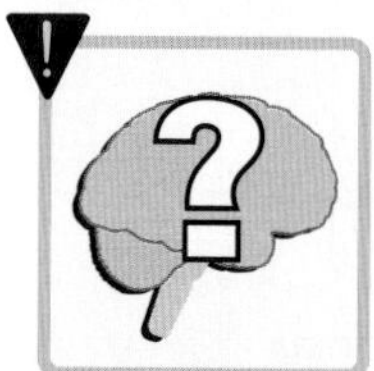

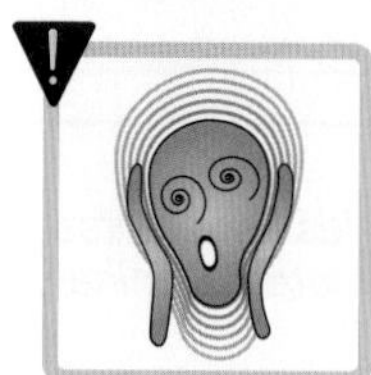

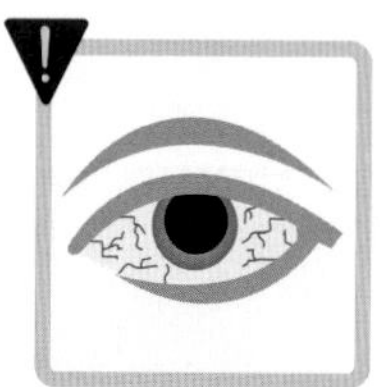

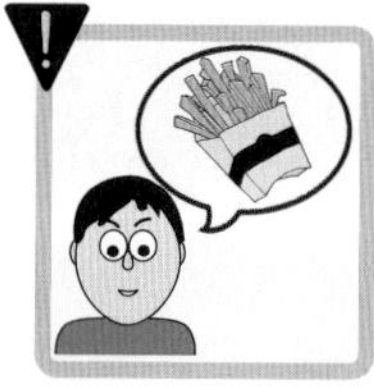

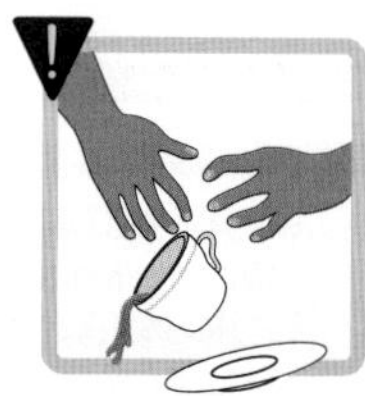

Figura 47-9
Efectos de *tetrahidrocannabinol*.

los usuarios adolescentes desarrollan dependencia y se ha observado abstinencia. Puede detectarse la presencia de marihuana en el cuerpo por hasta 3 meses de su último uso en usuarios intensivos crónicos. Por este motivo, la abstinencia ocurre mucho después en personas que han usado marihuana de forma intensa con anterioridad. La abstinencia puede incluir antojos, insomnio, depresión, dolor e irritabilidad.

B. Derivados sintéticos del THC

Los medicamentos de *THC* sintéticos están disponibles como productos de prescripción e incluyen *dronabinol* y *nabilona. Nabiximols* (no disponible en EUA), un medicamento creado a partir del extracto de la planta *C. sativa,* es un aerosol oromucoso disponible en varios países a lo largo del mundo para el tratamiento de la espasticidad en la esclerosis múltiple.

C. Cannabinoides sintéticos

Los cannabinoides sintéticos se rocían en el material vegetal en un proceso conocido como rociado. Estos productos como "Spice" o "K2" se fuman o se ingieren en té para producir intoxicación. Debido a que la estructura molecular de los cannabinoides sintéticos es muy diferente de los cannabinoides que se encuentran en las plantas de marihuana, los usuarios no dan positivo para *THC* con las pruebas para drogas tradicionales. También pueden observarse efectos simpaticomiméticos en los usuarios, los que incluyen taquicardia e hipertensión. El mayor peligro de usar estos agentes incluye alucinaciones extremas y reacciones psicóticas. Las formulaciones de los cannabinoides sintéticos y sus contaminantes han causado convulsiones, lesión renal aguda y muerte.

V. ETANOL Y AGENTES PARA EL TRATAMIENTO DE LA DEPENDENCIA DEL ALCOHOL

Etanol es la sustancia de la que más se abusa en la sociedad moderna, con una prevalencia de trastorno en el consumo de alcohol tan alta como 12.6% de la población en algunas regiones del mundo.

A. Etanol

El *etanol* (o alcohol) es un hidrocarburo hidroxilado incoloro claro que es el producto de la fermentación de frutas, granos o vegetales. El consumo de *etanol* es una importante causa de accidentes automovilísticos letales, ahogamientos y caídas letales y es un factor relacionado en muchas hospitalizaciones. El trastorno por consumo de alcohol disminuye la esperanza de vida en 10 a 15 años e impacta a una de tres familias.

1. **Acciones:** se cree que *etanol* ejerce sus efectos deseados y tóxicos a través de diversos mecanismos, lo que incluye aumento de los efectos del neurotransmisor inhibitorio GABA, aumento de la liberación de opioides endógenos y concentraciones alteradas de serotonina y dopamina. Sus efectos sedantes y ansiolíticos están probablemente relacionados con su efecto sobre el receptor $GABA_A$. También hay pruebas de que afecta al receptor NMDA, que puede desempeñar un papel en la tolerancia, la dependencia y el síndrome de abstinencia asociados con el alcohol. *Etanol* es un depresor selectivo del SNC a dosis bajas, lo que resulta en el característico aumento de la conducta

e impulsividad. A dosis elevadas, es un depresor del SNC, que puede resultar en coma y depresión respiratoria.

2. **Farmacocinética:** beber *etanol* tradicionalmente ha sido la vía más frecuente de administración. *Etanol* se absorbe a partir del estómago y el duodeno, y los alimentos hacen más lenta la absorción y la reducen. Las concentraciones máximas de *etanol* por lo general se alcanzan en 20 min a 1 h de la ingestión. Hay una mayor sensación subjetiva de intoxicación mientras aumentan las concentraciones (absorción) en comparación con las concentraciones cuando están disminuyendo. *Etanol* se metaboliza por la deshidrogenasa de alcohol a acetaldehído y después por la aldehído deshidrogenasa a acetato en el hígado (fig. 47-11). Se metaboliza por eliminación de orden cero a aproximadamente 15 a 40 mg/dL/h. Debido a que hay una proporción constante de sangre a aliento de 2100:1, puede usarse una muestra de aliento para determinar las concentraciones de alcohol en sangre. El manejo médico de la toxicidad aguda por *etanol* incluye atención sintomática de apoyo y administración de tiamina y folato. Los pacientes con concentraciones extremadamente elevadas de alcohol pueden dializarse, aunque rara vez es necesario y puede precipitar abstinencia en un individuo con trastorno por consumo de alcohol.

3. **Efectos adversos:** el mal uso crónico de *etanol* puede causar un profundo daño hepático, cardiovascular, pulmonar, hematológico, endocrino, metabólico y del SNC (fig. 47-12). La suspensión repentina de la ingestión de *etanol* en alguien con un trastorno grave por consumo de alcohol puede precipitar abstinencia manifestada por taquicardia, sudoración, temblor, ansiedad, agitación, alucinaciones y convulsiones. El *delirium tremens* es la forma más grave de síndrome de abstinencia, que puede provocar cambios en el estado mental, alucinaciones e inestabilidad autonómica (hiperactividad) que pueden llevar al colapso cardiovascular. La abstinencia de alcohol puede ser una situación que pone en riesgo la vida que debe manejarse a nivel médico con cuidados sintomáticos/de apoyo, benzodiacepinas y tratamiento de trastorno por consumo de alcohol a largo plazo.

Náusea

Vómito
intenso
o diarrea

Dolor
de estómago

Uso de duchas
calientes para
alivio

Pérdida
de peso

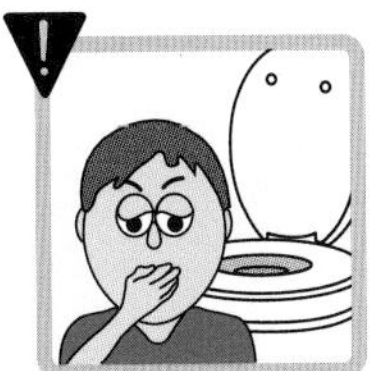

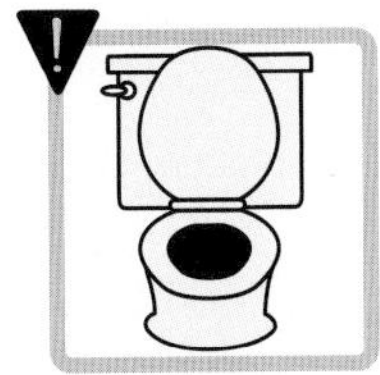

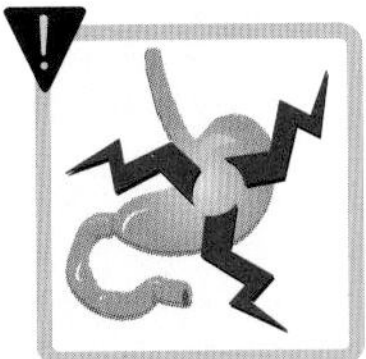

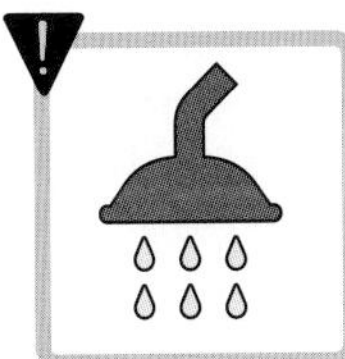

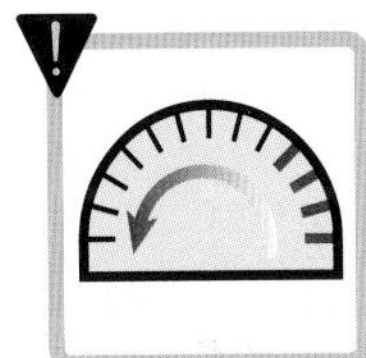

Figura 47-10
Síntomas del síndrome de hiperémesis cannabinoide.

B. Fármacos para la dependencia del alcohol

Los fármacos para el tratamiento de la dependencia del alcohol ayudan a los pacientes a mantener la abstinencia del *etanol*. Estos agentes deben utilizarse junto con psicoterapia de apoyo. *Disulfiram* bloquea la oxidación de acetaldehído a ácido acético al inhibir la aldehído deshidrogenasa (fig. 47-13). Si se ingiere *etanol*, resulta en una acumulación de acetaldehído en sangre, lo que causa rubor, taquicardia, hiperventilación y náusea. Se induce una respuesta de evitación condicionada de modo que el paciente se abstenga del alcohol para evitar los efectos desagradables de la acumulación de acetaldehído inducida por *disulfiram*. *Disulfiram* ha encontrado cierto uso en pacientes motivado para poner fin a la ingestión de alcohol. *Naltrexona* es un antagonista opioide competitivo y de acción relativamente prolongada que ayuda a disminuir los antojos de alcohol. *Naltrexona* se tolera mejor que *disulfiram* y no produce la reacción de aversión que produce *disulfiram*. Se cree que *acamprosato* disminuye los antojos a través de los efectos regulatorios sobre la excitación glutamatérgica mediada por NMDA.

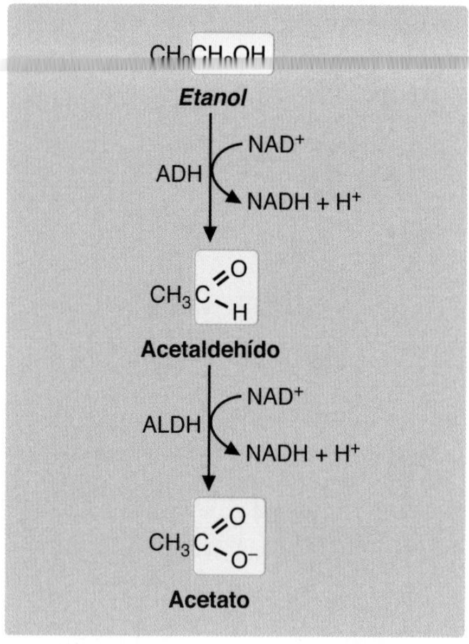

Figura 47-11
Vía del metabolismo de *etanol*. ADH = alcohol deshidrogenasa; ALDH = acetaldehído deshidrogenasa.

Aplicación clínica 47-2. Manejo de la intoxicación aguda por etanol

Una mujer de 56 años con un historial de 35 años de abuso crónico de alcohol que ha estado bebiendo en exceso llega al servicio de urgencias obnubilada con hipotensión limítrofe. Su nivel inicial de alcohol en sangre es de 320 mg/dL. [Nota: este nivel de alcohol en sangre es cuatro veces el límite legal de alcohol para conducir un automóvil en EUA]. Sus antecedentes, obnubilación y presión arterial justifican una observación minuciosa en el área crítica del servicio de urgencias. El tratamiento inicial debe incluir manejo de las vías aéreas según sea necesario, fluidos intravenosos y cuidados sintomáticos y de apoyo.

Durante las siguientes 8 h, la paciente se vuelve progresivamente más alerta y, finalmente, agitada y taquicárdica. En este punto, la abstinencia de alcohol se convierte en una preocupación. El tratamiento posterior puede incluir benzodiacepinas de forma aguda, seguidas de un tratamiento del trastorno por consumo de alcohol a largo plazo.

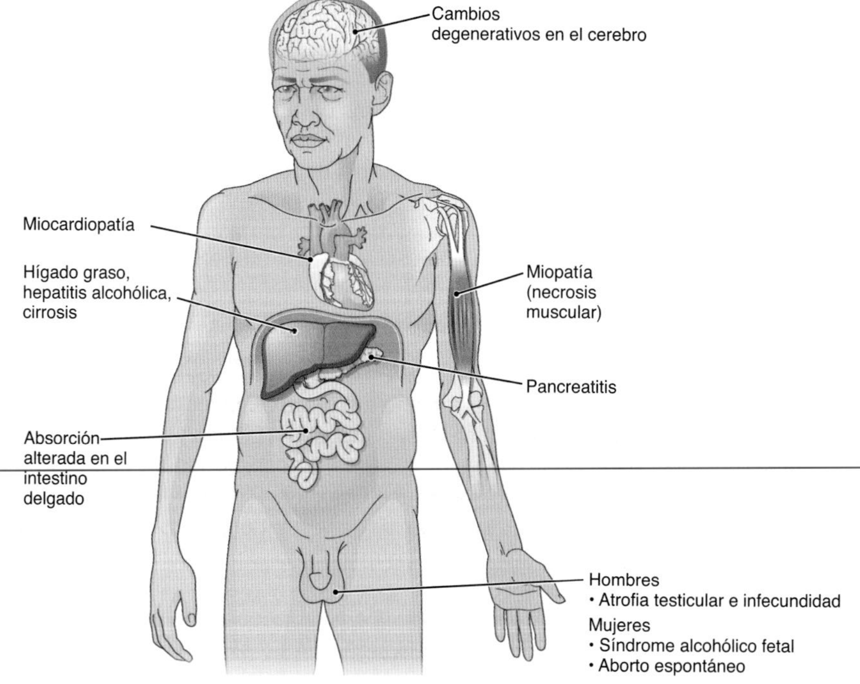

Figura 47-12
Efectos del abuso crónico del alcohol.

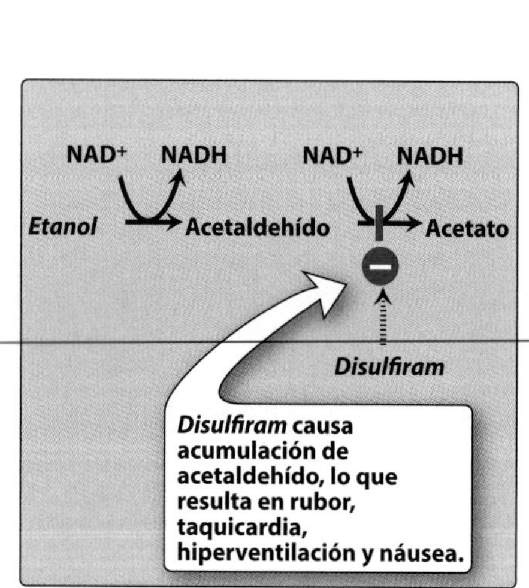

Figura 47-13
Efecto de *disulfiram* en el metabolismo de *etanol*.

VI. MAL USO DE FÁRMACOS DE PRESCRIPCIÓN

Este capítulo ha analizado muchas de las sustancias ilícitas con mal uso por parte de los particulares. Además, diferentes partes del mundo, lo que incluye EUA y partes de Europa, continuan experimentando una epidemia de mal uso de fármacos de prescripción. Algunos fármacos de prescripción comúnmente mal utilizados incluyen opioides y benzodiacepinas. Entre las posibles explicaciones para esta epidemia se encuentra el mayor énfasis en tratar el dolor como el "quinto signo vital", junto con una creencia exagerada en la capacidad benéfica de estos medicamentos y una minimización de su toxicidad inherente entre el público lego y los profesionales de la salud. Se han hecho esfuerzos para disminuir el uso inadecuado de los opioides de prescripción, que ha resultado en un aumento del uso de *heroína y fentanilo,* a menudo adulterados con derivados extremadamente potentes de *fentanilo,* como *carfentanilo.* La reversión de *fentanilo* y sus derivados es mucho más difícil que la reversión de opioides como *morfina.* Esto ha contribuido a un aumento marcado en las tasas de mortalidad (fig. 47-14). Los medicamentos para el tratamiento de la toxicidad y dependencia por opioides se revisan en el capítulo 21.

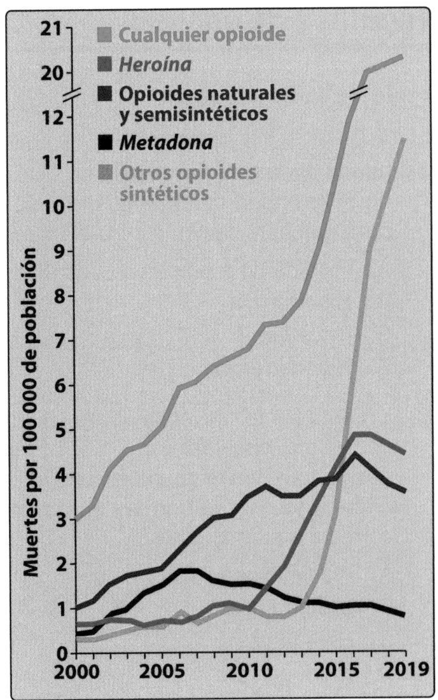

Figura 47-14
Muertes por sobredosis relacionadas con opioides en EUA entre 2000 y 2019. Los opioides naturales y semisintéticos incluyen *hidrocodona* y *oxicodona*. Otros opioides sintéticos son *fentanilo*, los derivados de *fentanilo* y *tramadol*.

Resumen del capítulo

- Muchas drogas de abuso son simpaticomiméticas (*cocaína*, anfetaminas, catinonas, etc.) y la estimulación del sistema nervioso central (SNC), taquicardia, hipertensión e hipertermia son efectos tóxicos comunes y potencialmente graves.
- El *crack* es una forma alcaloide de *cocaína* fabricada y altamente adictiva que proporciona una vía de administración extremadamente eficaz (fumar) con un refuerzo positivo y negativo potente y rápido.
- La toxicidad simpaticomimética aguda se trata con benzodiacepinas (p. ej., *lorazepam*, *diazepam*), medidas de enfriamiento según sea necesario y cuidados sintomáticos de apoyo.
- Aunque *dietilamida del ácido lisérgico* (*LSD*) puede causar taquicardia leve y pupilas grandes y midriáticas, los efectos físicos son relativamente mínimos. Sin embargo, el trauma es una preocupación cuando los usuarios de *LSD* actúan sobre las alucinaciones vívidas y potentes que experimentan.
- Marihuana es una de las sustancias de las que más se abusa, y su componente psicoactivo, *tetrahidrocannabinol* (*THC*), suele producir relajación física y sensación de novedad. Los consumidores crónicos, sobre todo los adolescentes, pueden experimentar una disminución de la memoria a corto plazo, y la toxicidad aguda incluye una disminución de la coordinación motora y de la capacidad para conducir.
- *Etanol* es la sustancia de la que más se abusa, y en grandes dosis produce depresión del SNC, mientras que el cese repentino del consumo crónico puede dar lugar a una profunda estimulación del SNC. Los efectos agudos y crónicos del etanol son motivos frecuentes de consulta en los servicios de urgencias.
- El uso indebido de medicamentos con receta ha obligado a restringir la oferta, lo que ha provocado un aumento del consumo de *heroína*, *fentanilo* y análogos de *fentanilo*.

Preguntas de estudio

Elija la MEJOR respuesta.

47.1 A un paciente de 15 años le dijeron que la marihuana puede ayudar a su ansiedad. ¿Qué efecto adverso se ha relacionado con marihuana y puede ser un motivo para que este paciente evite el uso de marihuana?

A. Pérdida de memoria a corto plazo
B. Hipertermia
C. Hepatitis
D. Hiponatremia

Respuesta correcta = A. Se observa pérdida de memoria a corto plazo con el uso de marihuana y es más pronunciada en adolescentes. La hipertermia, hepatitis e hiponatremia no se han relacionado con el uso de marihuana.

47.2 Un estudiante universitario de 21 años siente curiosidad sobre los efectos del LSD. Pregunta qué tipo de riesgos pueden estar implicados al usar esta droga por primera vez. ¿Cuál de las siguientes es la respuesta correcta a la pregunta?

A. Alucinaciones exageradas
B. Miocardiopatía
C. Hiperfagia
D. Bronquitis

Respuesta correcta = A. Las alucinaciones exageradas, en ocasiones conocidas como "mal viaje", pueden ocurrir incluso en quienes usan LSD por primera vez. Estas pueden causar pánico extremo, que ha hecho que los individuos reaccionen de forma muy distinta en relación con su conducta habitual.

47.3 Un hombre de 58 años es llevado al servicio de urgencias después de un accidente automovilístico. Sus concentraciones de alcohol en sangre a la hospitalización son de 280 mg/dL. Se le ha tratado en el pasado por convulsiones relacionadas con trastorno por consumo de alcohol y confirma que ha estado bebiendo en abundancia el mes anterior desde que se quedó sin trabajo. ¿Qué tratamiento debe administrarse a este paciente si comienza a presentar abstinencia por alcohol mientras está hospitalizado?

A. Acamprosato
B. Lorazepam
C. Naltrexona
D. Disulfiram

Respuesta correcta = B. En caso de que este paciente presente abstinencia por alcohol, es probable que presente convulsiones relacionadas con él, considerando sus antecedentes previos. Las benzodiacepinas se usan para tratar convulsiones relacionadas con abstinencia de alcohol. Estos fármacos estimulan los receptores $GABA_A$, provocando una disminución de la actividad neuronal y sedación. Acamprosato, naltrexona y disulfiram pueden considerarse en etapas posteriores para tratar la dependencia, pero no serían útiles en el ámbito de la abstinencia aguda.

47.4 Un hombre de 35 años ha estado abusando de la cocaína y se encuentra agitado, taquicárdico, hipertenso e hipertérmico. ¿Cuál de los siguientes es el tratamiento inicial más apropiado?

A. Este paciente debe someterse a lavado gástrico (debe bombearse su estómago de inmediato).
B. Debe administrarse atropina para revertir la depresión del SNC que puede ocurrir con la toxicidad por cocaína.
C. Deben administrarse benzodiacepinas para calmar al paciente y disminuir la frecuencia cardiaca, presión arterial y temperatura corporal.
D. Fenobarbital debe ser la primera elección como anticonvulsivo.

Respuesta correcta = C. Las benzodiacepinas como lorazepam tienen propiedades ansiolíticas y pueden calmar a un paciente intoxicado con cocaína, lo que reduce la frecuencia cardiaca y la presión arterial. A medida que el paciente se encuentra menos agitado, disminuye sus movimientos y la temperatura corporal se precipita. Además, el uso de benzodiacepinas disminuye las probabilidades de que los pacientes experimenten convulsiones y sería la primera opción para tratar las convulsiones inducidas por cocaína.

47.5 Un hombre de 22 años con antecedentes de abuso de sustancias llega al servicio de urgencias con hipertensión, hipertermia y taquicardia. También se presenta con un estado mental alterado e hiperreflexia. ¿Qué sustancia tiene más probabilidades de causar estos síntomas?

A. Etanol
B. Sales de baños
C. Heroína
D. Marihuana

Respuesta correcta = B: Las "sales de baño" a menudo contienen catinonas sintéticas. Estos productos pueden causar un toxíndrome simpaticomimético similar a anfetamina, así como síndrome de serotonina, que se trataría con cuidados sintomáticos/de apoyo y posiblemente un antagonista de serotonina como ciproheptadina. Además, catinonas sintéticas no suelen detectarse en las pruebas toxicológicas en orina de modo que se utiliza la evaluación de los síntomas para determinar la sustancia tomada. Etanol, marihuana y los opioides no producirían estos efectos.

47.6 ¿Cuál de los siguientes agentes contiene el alcaloide psicoactivo THC?

A. Bomba N
B. Khat
C. LSD
D. Marihuana

Respuesta correcta = D. THC es el principal alcaloide psicoactivo contenido en la marihuana. La bomba N es un alucinógeno sintético derivado de la mescalina. El khat es un arbusto que contiene catinonas y no contiene THC. LSD también es un fármaco psicoactivo, pero contiene dietilamina de ácido lisérgico.

47.7 ¿Qué fármaco tiene efectos clínicos similares a los de la cocaína?

A. LSD
B. Marihuana
C. Metanfetamina
D. Etanol

Respuesta correcta = C. Cocaína y metanfetamina tienen efectos estimulantes similares como ansiedad, taquicardia, hipertensión, hipertermia y mayor alerta. Los efectos estimulantes pueden causar arritmias, ictus o infarto del miocardio. LSD y marihuana causan sobre todo efectos psicoactivos como alucinaciones o paranoia. Etanol es un depresor que produce los efectos opuestos de los estimulantes, lo que incluye relajación y en dosis altas, hipotermia.

47.8 ¿Qué fármaco causa formación de un metabolito cardiotóxico cuando se administra con cocaína?

A. Lorazepam
B. Marihuana
C. Etanol
D. Khat

Respuesta correcta = C. La cocaína se combina con las formas de etanol cocaetileno, que pueden causar conductas impulsivas y agresivas, además de tener el potencial de causar un infarto del miocardio repentino.

47.9 ¿Qué agente suele encontrarse en la heroína adulterada y ha llevado a un aumento en las muertes por sobredosis?

A. LSD
B. Carfentanilo
C. Marihuana
D. Catinonas

Respuesta correcta = B. Fentanilo y sus derivados, como el carfentanilo, a menudo se encuentran en muestras de heroína. Los derivados de fentanilo a menudo son muchas veces más potentes que la heroína o fentanilo, que ha llevado a un aumento significativo de sobredosis en años recientes.

47.10 ¿La muerte secundaria al uso de MDMA ha tenido lugar de manera secundaria a cuáles de los siguientes efectos adversos?

A. Depresión respiratoria
B. Lesión renal aguda
C. Depresión del SNC
D. Hipertermia

Respuesta correcta = D. MDMA (conocido como éxtasis), un estimulante con propiedades similares a los de cocaína. Los efectos estimulantes pueden incluir hipertermia, hipertensión y taquicardia.

Farmacogenómica

Emily J. Cicali y Kelsey Jean Cook

48

I. GENERALIDADES

La medicina genómica describe cómo afectan los genes a la salud. La medicina de precisión, también conocida como medicina personalizada, es un amplio campo de la medicina que se centra en adaptar la atención al paciente. La farmacogenómica es un campo en expansión dentro de la medicina de precisión que examina el impacto de la variación genética en la respuesta a los fármacos. Al conocer mejor los factores que influyen en la respuesta a los fármacos, incluida la genética, el tratamiento farmacológico puede adaptarse mejor a cada persona.

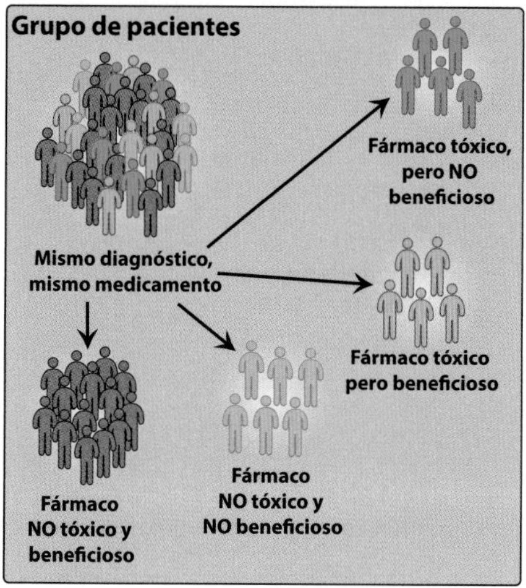

Figura 48-1
Definición de farmacogenómica. En un enfoque de "talla única", algunos pacientes responden como se espera, mientras que otros experimentan toxicidad o ineficacia de los fármacos. La farmacogenómica intenta predecir la respuesta y mitigar los efectos no deseados mediante ajustes de dosis o alternativas.

II. FARMACOGENÓMICA

La prescripción actual suele basarse en un enfoque de "talla única". Sin embargo, el mismo fármaco y la misma dosis pueden dar lugar a una amplia gama de respuestas en distintos pacientes (fig. 48-1). La farmacogenómica intenta predecir mejor cómo puede responder una persona a un fármaco en función de su genética. El Clinical Pharmacogenetics Implementation Consortium (CPIC) ha identificado más de 250 fármacos con implicaciones farmacogenómicas, con más de 40 medicamentos calificados con el mayor nivel de evidencia (nivel A) para cambiar la prescripción.

A. Definiciones

Los alelos son formas variantes de genes, como B para rasgos de color de ojos marrón o b para rasgos de color de ojos azul (fig. 48-2). En farmacogenómica, los alelos se notifican normalmente utilizando la nomenclatura en estrella (p. ej., *4) como forma de notificar de forma concisa la variación genética. Un alelo estrella particular para un gen puede representar un polimorfismo de nucleótido único (SNP, *single nucleotide polymorphism*) o un grupo de variaciones heredadas como un haplotipo. Si no se identifica ninguna variación genética, se designa por defecto como *1. Un genotipo es el conjunto de genes de un individuo, como BB, Bb o bb para el color de ojos. En farmacogenómica, genotipo se utiliza a menudo para referirse a un único gen (p. ej., *1/*4). Un fenotipo es un rasgo observable, como ojos marrones o azules (fig. 48-2). La farmacogenómica utiliza los resultados del genotipo para predecir un fenotipo. La traducción de genotipo a fenotipo implica la evaluación de los alelos individuales del genotipo y el estado funcional correspondiente. El estado funcional se asigna en función del nivel de actividad proteica asociado con el alelo: función aumen-

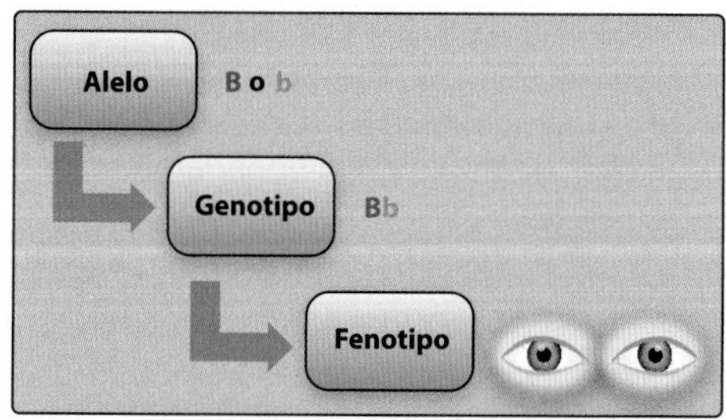

Figura 48-2
Terminología genética. Cada persona tiene dos alelos, uno de cada progenitor, y los dos alelos constituyen el genotipo, que representa el gen. El fenotipo es la expresión externa, o rasgo observable, del genotipo.

	Estado funcional de los alelos y traducción de los fenotipos		
	FENOTIPO	**NIVEL GENERAL DE ACTIVIDAD**	**COMBINACIÓN(ES) DE ALELOS**
Fenotipos de enzimas metabolizadoras de fármacos	Metabolizador deficiente	Poca o ninguna actividad enzimática	Combinación de alelos sin función o con función disminuida
	Metabolizador intermedio	Disminución de la actividad enzimática (entre metabolizador normal y malo)	Combinaciones de alelos de función normal, función disminuida o sin función
	Metabolizador normal	Actividad enzimática plenamente funcional	Combinaciones de alelos de función normal y de función disminuida
	Metabolizador rápido	Aumento de la actividad enzimática (entre metabolizador normal y ultrarrápido)	Combinaciones de alelos de función normal y de función aumentada
	Metabolizador ultrarrápido	Aumento significativo de la actividad enzimática (más que metabolizador rápido)	Combinación de dos alelos de función aumentada o más de dos alelos de función normal
Fenotipos del transportador de fármacos	Funcionamiento deficiente	Función de transporte escasa o nula	Combinaciones de alelos sin función o alelos con función disminuida
	Disminución de la función	Disminución de la función del transportador (entre normal y deficiente)	Combinaciones de alelos de función normal, función disminuida o sin función
	Funcionamiento normal	Función de transporte totalmente funcional	Combinaciones de alelos de función normal o función disminuida
	Aumento de la función	Aumento de la función transportadora (en comparación con la función normal)	Uno o más alelos de función aumentada

Figura 48-3
Traducciones de fenotipos de enzimas metabolizadoras de fármacos y transportadores de fármacos.

tada, normal, disminuida, nula, desconocida o incierta. La combinación de alelos se utiliza para predecir el fenotipo global basándose en traducciones estandarizadas (fig. 48-3). Las clasificaciones de fenotipos utilizadas en farmacogenómica varían en función del tipo de proteína. Los fenotipos de las enzimas metabolizadoras de fármacos describen el nivel general de actividad enzimática como un estado metabolizador que puede clasificarse como deficiente, intermedio, normal, rápido o ultrarrápido (fig. 48-4). Los fenotipos de los transportadores de fármacos describen el nivel de función de la proteína y se clasifican como función deficiente/baja, intermedia o normal. En algunos casos, el fenotipo se informa como positivo o negativo para reflejar la presencia o ausencia de la variante en cuestión (p. ej., genes que se asocian con reacciones de hipersensibilidad).

B. Recursos farmacogenómicos

Existe una variedad de recursos disponibles para proporcionar información sobre el campo de la farmacogenómica, en rápida evolución. El CPIC publica guías clínicas revisadas por expertos y basadas en la evidencia para varios pares de fármacos genéticos. Las directrices proporcionan recomendaciones graduadas para el uso de medicamentos en pacientes cuando se dispone de datos de pruebas farmacogenéticas; sin embargo, las guías no abordan en quién y cuándo realizar las pruebas. El CPIC también crea recursos para ayudar en la implementación clínica de la farmacogenómica, como algoritmos de apoyo a la toma de decisiones clínicas. PharmGKB es una base de conocimientos interactiva y de acceso público que proporciona información sobre el impacto de la variación genética en la respuesta a los medicamentos. Contiene varias categorías de informa-

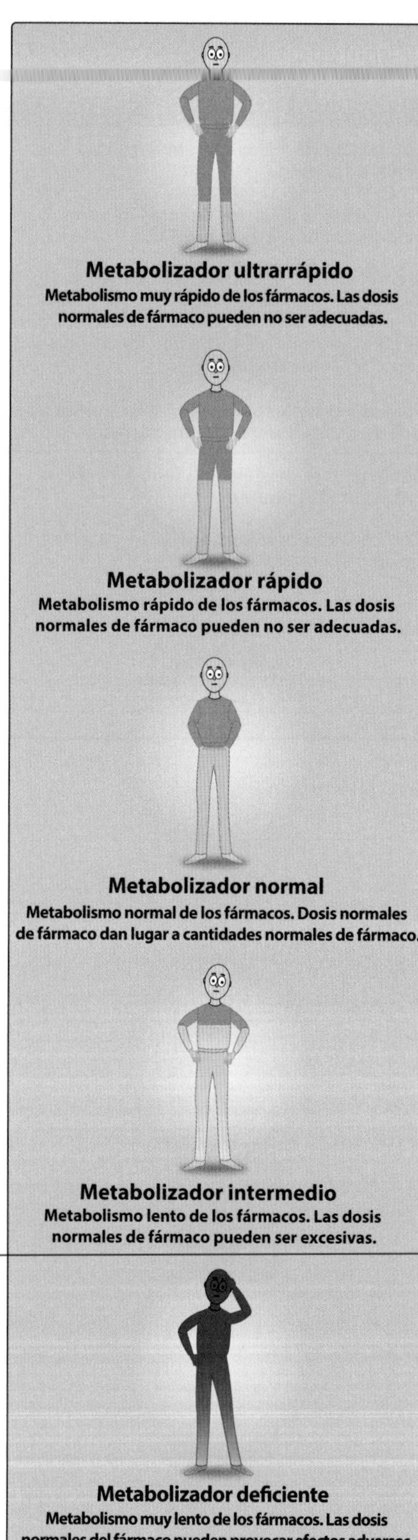

Figura 48-4
Fenotipos de enzimas metabolizadoras de fármacos. El grado de actividad enzimática da lugar a distintos niveles de fármaco en el organismo, representados por la cantidad de color en la figura de cada fenotipo.

ción, incluida la información de prescripción, diagramas que describen las vías del metabolismo de los fármacos (vías curadas) y anotaciones clínicas, de variantes y de etiquetas de fármacos. La Association for Molecular Pathology (AMP) Pharmacogenomics Working Group publica recomendaciones sobre las variaciones que deben incluirse en los paneles de pruebas farmacogenómicas. Las directrices específicas de genes de la AMP categorizan los alelos de un gen específico como "obligatorios" (nivel 1) u "opcionales" (nivel 2) para las pruebas de genotipo basándose en factores como la función del alelo, la frecuencia en la población y la disponibilidad de materiales de referencia. El sistema de niveles pretende promover la estandarización de las pruebas entre los distintos laboratorios. Además de la información farmacogenómica incluida en algunas etiquetas de medicamentos, la FDA dispone de una "Tabla de asociaciones farmacogenéticas" que clasifica los pares gen-fármaco en tres secciones: 1) asociaciones farmacogenéticas para las que los datos respaldan las recomendaciones de gestión terapéutica; 2) asociaciones farmacogenéticas para las que los datos indican un impacto potencial en la seguridad o la respuesta; y 3) asociaciones farmacogenéticas para las que los datos demuestran un impacto potencial únicamente en las propiedades farmacocinéticas.

III. ENZIMAS METABOLIZADORAS DE FÁRMACOS

Las enzimas metabolizadoras de fármacos (EMF) son un grupo diverso de proteínas que metabolizan una amplia variedad de sustancias químicas xenobióticas (p. ej., fármacos, contaminantes, sustancias químicas endógenas). Su función principal es transformar los compuestos en entidades polares más hidrófilas para mejorar la eliminación de las sustancias químicas xenobióticas del organismo. Esto suele dar lugar a metabolitos farmacológicamente inactivos, pero a veces produce formación de metabolitos con actividad farmacológica, como es el caso de los profármacos. Los EMF pueden verse afectados por polimorfismos genéticos en los genes que codifican para su creación. Esta variación genética puede dar lugar a diferencias en el nivel de actividad enzimática, que van desde una actividad escasa o nula (metabolizador deficiente) a una actividad aumentada (metabolizador rápido o ultrarrápido). Las diferencias en la actividad de los EMF pueden afectar significativamente a la eliminación o activación del fármaco y, en última instancia, a su eficacia y seguridad. La familia de enzimas del citocromo P450 (CYP) es responsable del metabolismo de la mayoría de los fármacos de uso común. Por lo tanto, la mayoría de los EMF incluidos en las guías del CPIC son enzimas CYP450. El impacto global de la variación genética en los EMF sobre la respuesta al fármaco depende del nivel de actividad enzimática y del papel del EMF en la descomposición o activación de un fármaco específico (fig. 48-5). Los posibles fenotipos de los EMF son metabolizador deficiente (MD), metabolizador intermedio (MI), metabolizador normal (MN), metabolizador rápido (MR) y metabolizador ultrarrápido (MU).

A. CYP2C19

La enzima CYP2C19 metaboliza aproximadamente 10% de los fármacos, incluidos, entre otros, *clopidogrel*, determinados inhibidores selectivos de la recaptación de serotonina y los inhibidores de la bomba de protones. Actualmente hay 38 alelos estrella de CYP2C19 identificados, tres de los cuales están clasificados como variantes de nivel 1 ("deben probarse") por la AMP. Los alelos de nivel 1 para CYP2C19 incluyen dos alelos sin función, *2 y *3, y un alelo de función aumentada, *17. Si no se identifican estas variantes, se presume que el paciente tiene alelo(s) de función normal, *1. Los fenotipos de CYP2C19 se definen con base en la combinación específica de alelos en un individuo, como se describe en la figura 48-3.

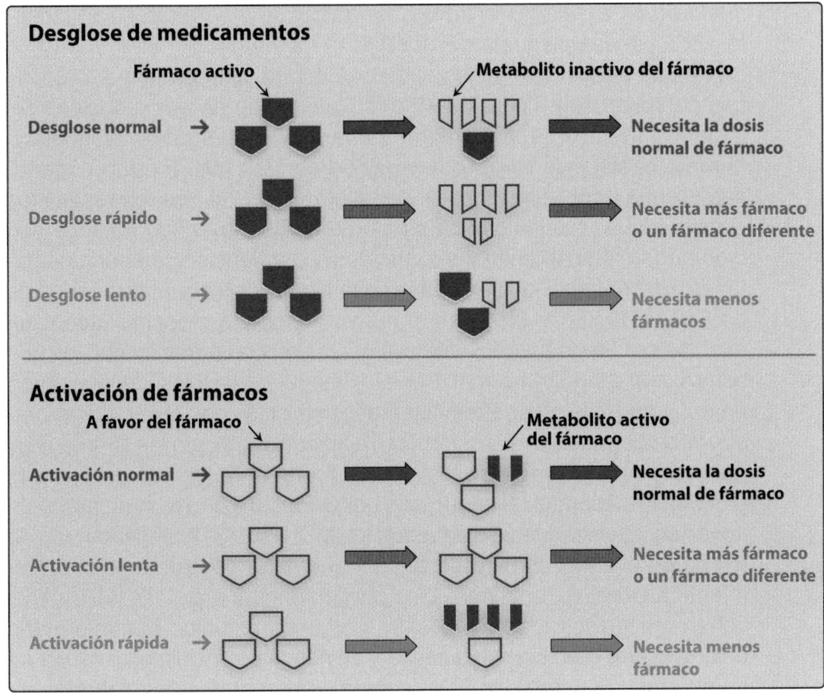

Figura 48-5
Impacto de las enzimas metabolizadoras de fármacos en la respuesta al fármaco en función del fenotipo individual y del papel de la enzima en el metabolismo del fármaco.

FENOTIPOS DE ENZIMAS METABOLIZADORAS DE FÁRMACOS	GENOTIPOS DE EJEMPLO		
	CYP2C19	CYP2D6	CYP2C9
Metabolizador deficiente	*2/*2	*4/*4	*3/*3
Metabolizador intermedio	*1/*3	*1/*4	*1/*2
Metabolizador normal	*1/*1	*1/*1	*1/*1
Metabolizador rápido	*1/*17	—	—
Metabolizador ultrarrápido	*17/*17	*1/*2x2	—

Figura 48-6
Ejemplos de genotipos y fenotipos de enzimas metabolizadoras de fármacos. CYP = citocromo P-450.

CYP2C19 abarca los cinco grupos fenotípicos, y en la figura 48-6 se muestra un genotipo de ejemplo para cada grupo fenotípico de CYP2C19. La frecuencia del alelo *2 es mayor en las poblaciones asiáticas (27%), en comparación con las poblaciones europeas o afroamericanas (15 y 18%, respectivamente). Como resultado, las poblaciones asiáticas tienen mayor frecuencia de MI y MD. Por el contrario, el alelo *17 es más frecuente en los europeos (22%), lo que se traduce en una mayor frecuencia de MR y MU.

1. **Clopidogrel:** es un profármaco de tienopiridina que requiere una biotransformación en dos pasos para convertirse en su metabolito activo. El metabolito activo es responsable de los efectos antiplaquetarios de

clopidogrel, mediados a través de efectos antagonistas en el receptor $P2Y_{12}$ de las plaquetas. El CYP2C19 es el principal EMF implicado en ambos pasos, con varios otros que contribuyen en menor medida. Las personas con CYP2C19 MI o MD presentan niveles reducidos del metabolito activo de *clopidogrel* y una mayor agregación plaquetaria durante el tratamiento en comparación con los MN. Existen numerosas pruebas que relacionan el genotipo CYP2C19 con los resultados clínicos de los pacientes con síndrome coronario agudo tratados con *clopidogrel*, en particular los sometidos a intervención coronaria percutánea. En concreto, las personas con una actividad enzimática reducida de CYP2C19 (MI y MD) tienen mayor riesgo de presentar acontecimientos cardiovasculares adversos graves en comparación con los que tienen una actividad normal. Por ello, las guías del CPIC recomiendan un antiagregante plaquetario alternativo en estos pacientes, como *prasugrel* o *ticagrelor*, si no existen contraindicaciones para las alternativas. Esta recomendación se clasifica como fuerte para los MD y moderada para los MI. Además, el etiquetado del producto incluye un recuadro de advertencia en el que se indica que los MD CYP2C19 presentan mayor riesgo de eventos cardiovasculares y que debe considerarse un tratamiento alternativo. Los individuos portadores del alelo *17 (MR y MU) tienen mayor actividad CYP2C19, y algunos estudios han informado de una mayor inhibición plaquetaria y un riesgo potencialmente mayor de hemorragia. Sin embargo, la evidencia emergente ha demostrado que el riesgo de hemorragia para los MR o MU con *clopidogrel* es menor que con antagonistas de los receptores $P2Y_{12}$ más potentes (*prasugrel*, *ticagrelor*). Por lo tanto, el CPIC recomienda el uso de *clopidogrel* a dosis estándar (recomendación fuerte) para MR y MU con CYP2C19.

Aplicación clínica 48-1. Elección del tratamiento antiagregante plaquetario en función de los resultados genéticos

Un hombre de 62 años fue dado de alta del hospital hace 3 semanas luego de un infarto del miocardio con elevación del segmento ST tratado con intervención coronaria percutánea. Hoy acude a un cardiólogo ambulatorio para seguimiento. Sus antecedentes médicos incluyen ictus, diabetes e hipertensión. La medicación actual incluye *ticagrelor*, *aspirina*, *lisinopril*, *metoprolol* y *metformina*. El cardiólogo está valorando la conveniencia de desescalar el tratamiento antiagregante plaquetario de *ticagrelor* a *clopidogrel*. Se dispone de los resultados genéticos de CYP2C19 y el genotipo es *2/*17. Esta combinación de genotipos consiste en un alelo sin función (*2) y un alelo con función aumentada (*17). La evidencia muestra que el *17 no supera la falta de actividad proporcionada por el *2, y este genotipo se clasifica como MI. Como tal, *clopidogrel* debe evitarse en este paciente si se pueden dar alternativas sin contraindicaciones. *Prasugrel* no es apropiado debido a los antecedentes de ictus, pero *ticagrelor* es apropiado para continuar. Por lo tanto, el tratamiento no debe interrumpirse en este momento.

2. **Inhibidores selectivos de la recaptación de serotonina:** *citalopram, escitalopram* y *sertralina* son inhibidores selectivos de la recaptación de serotonina (ISRS) que se metabolizan por CYP2C19 (fig. 48-7). Se administran como fármacos farmacológicamente activos y luego sufren un metabolismo a metabolitos menos activos o inactivos por varios EMF, siendo el CYP2C19 el que más contribuye. *Citalopram* es una mezcla racémica de los enantiómeros R- y S-. El enantiómero S es farmacológicamente activo y se comercializa como *escitalopram.* Los ISRS se utilizan para tratar la depresión y los trastornos de ansiedad (véanse caps. 16 y 17). Las variaciones en CYP2C19 pueden poner a los pacientes en riesgo de obtener malos resultados terapéuticos, ya

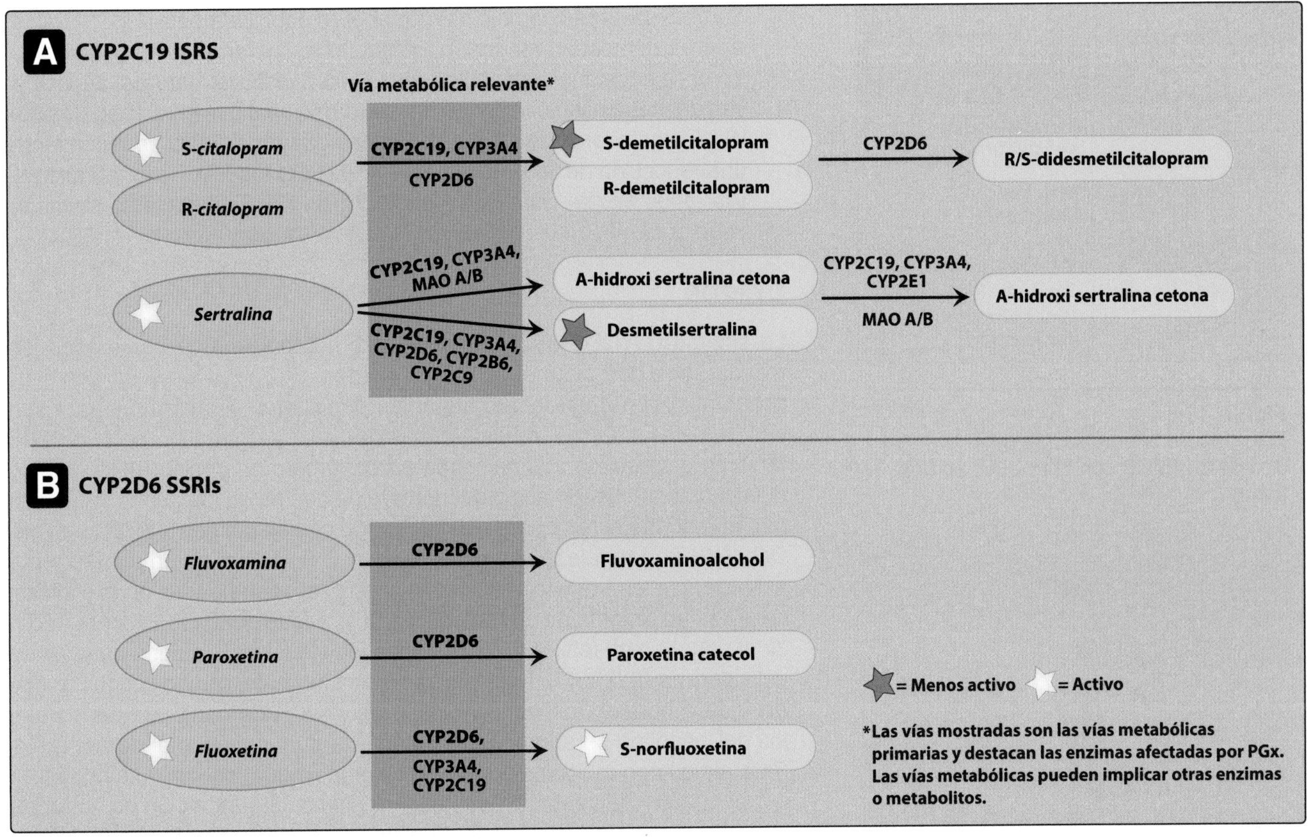

Figura 48-7
Los inhibidores selectivos de la recaptación de serotonina se metabolizan principalmente (enzima en negrita) por CYP2C19 (panel **A**) o CYP2D6 (panel **B)** a partir de un fármaco progenitor activo a un metabolito menos activo o inactivo. MAO = monoaminooxidasa; PGx = farmacogenómica.

que la farmacocinética de estos ISRS se ve directamente afectada por el genotipo. Si se utiliza el genotipo, puede reducirse el riesgo de malos resultados.

Los MU con CYP2C19 presentan concentraciones significativamente inferiores de *citalopram* y *escitalopram*, en comparación con los MN. La mayor actividad del CYP2C19 da lugar a un fármaco menos activo, lo que pone al paciente en riesgo de fracaso farmacoterapéutico. Las guías del CPIC recomiendan un ISRS alternativo no metabolizado por CYP2C19 para MR y MU. La disminución de la actividad enzimática, como se observa con los MI y los MD, da lugar a concentraciones de fármaco activo ligera y altamente elevadas para estos ISRS, respectivamente. Las mayores concentraciones de fármaco activo en los MD pueden aumentar el riesgo de efectos adversos, y las guías del CPIC recomiendan considerar un ISRS alternativo. Además, las guías del CPIC también recomiendan que, si el uso de *citalopram/escitalopram* está justificado, la dosis inicial debe reducirse en 50% en los MD. El etiquetado del producto para *citalopram* tiene una dosis máxima recomendada de 20 mg en MD CYP2C19 para evitar el riesgo de prolongación del QTc.

PUNTUACIÓN DE LA ACTIVIDAD DE CYP2D6	FENOTIPO CYP2D6
0	Metabolizador deficiente
0<X<1.25	Metabolizador intermedio
1.25≤X≤2.25	Metabolizador normal
>2.25	Metabolizador ultrarrápido

Figura 48-8
Relación de la puntuación de actividad de CYP2D6 con la traducción del fenotipo.

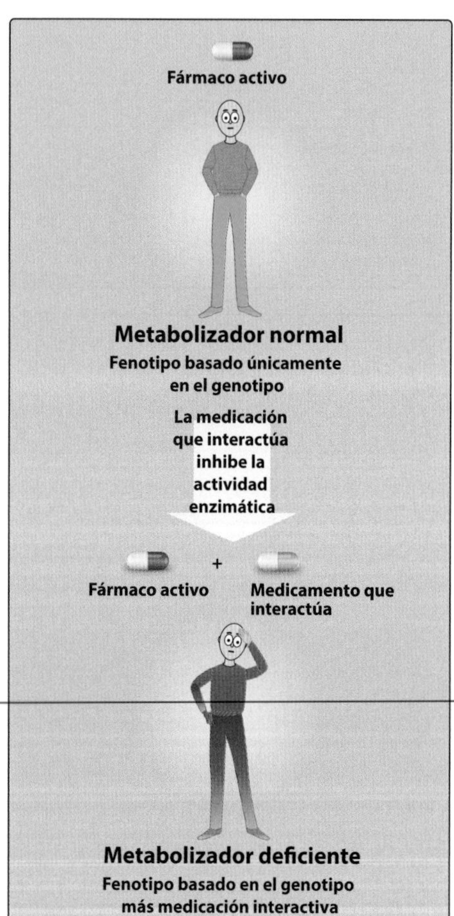

Figura 48-9
El fenotipo de una persona puede diferir del fenotipo previsto en función del genotipo en presencia de un medicamento que interactúe (p. ej., un inhibidor de CYP2D6), un proceso denominado fenoconversión.

Sertralina, aunque también se metaboliza principalmente por CYP2C19, solo ha demostrado tener un metabolismo ligeramente aumentado del fármaco original a metabolitos en las MU CYP2C19, pero los datos apoyan un metabolismo reducido en los MD. Al igual que en el caso de otros ISRS mediadores de CYP2C19, en las guías del CPIC se recomienda una reducción de 50% de la dosis inicial para los MD. De forma alternativa, a los MD se les debería prescribir un ISRS diferente no metabolizado por CYP2C19.

B. CYP2D6

La enzima CYP2D6 es responsable del metabolismo de numerosos fármacos, incluidos algunos ISRS y opioides. El CYP2D6 es un gen muy polimórfico con más de 130 variantes principales identificadas, que van desde alelos sin función hasta alelos de función normal. El gen CYP2D6 también está sujeto a variaciones en el número de copias (deleciones y duplicaciones). La variación del número de copias en los genes se denota por "xN", donde N representa el número de copias del gen CYP2D6 en cis. Debido a la naturaleza compleja del gen CYP2D6, y en un esfuerzo por estandarizar las traducciones del fenotipo y las recomendaciones clínicas, se utiliza un sistema de puntuación de la actividad del CYP2D6 para traducir el genotipo en fenotipo. A cada alelo individual se le asigna un valor de actividad de 0, 0.25, 0.5 o 1 para una función nula, muy disminuida, disminuida o normal, respectivamente. Los valores de cada uno de los alelos del genotipo se suman para obtener la puntuación total de actividad. Para alelos con múltiples copias, el valor individual del alelo se multiplica por el número de copias presentes. Por último, la puntuación de actividad se utiliza para traducir el genotipo en fenotipo (fig. 48-8). Por ejemplo, al CYP2D6*1 × 2/*4 se le asigna una puntuación de actividad de 2. El alelo CYP2D6 *1 es un alelo de función normal y obtiene un valor de actividad de 1, pero hay 2 copias, por lo que se le asigna un valor de actividad de 2 (1 × 2 = 2). El alelo CYP2D6*4 es un alelo sin función y obtiene un valor de actividad de 0. A continuación se suman los dos valores, 2 + 0, para obtener una puntuación de actividad global de 2, que se traduce en CYP2D6 MN. Cabe destacar que los MD son más frecuentes en las poblaciones europeas (aproximadamente 6%) y son menos frecuentes en las poblaciones latinas y afroamericanas (3 y 2%, respectivamente).

El CYP2D6 también está sujeto a fenoconversión, un fenómeno por el que un factor externo no genético, como una interacción farmacológica o una comorbilidad, altera el fenotipo previsto (fig. 48-9). La fenoconversión se ha estudiado más extensamente para CYP2D6, con un gran enfoque en las interacciones farmacológicas. Las interacciones farmacológicas se incorporan al calcular una puntuación de actividad para determinar el fenotipo clínico previsto. Una vez calculada la puntuación de actividad, si un paciente también está tomando un inhibidor de CYP2D6, la puntuación de actividad se multiplica por 0 para el uso de un inhibidor fuerte o por 0.5 para el uso de un inhibidor moderado. Utilizando el ejemplo anterior (CYP2D6*1 × 2/*4 con una puntuación de actividad 2), si el paciente también estuviera tomando un inhibidor fuerte de CYP2D6, como *bupropión* o *fluoxetina*, la puntuación de actividad se multiplicaría por 0, lo que daría como resultado una puntuación de actividad final de 0 (que se traduce en un MD; fig. 48-8). Para que se produzca la fenoconversión, debe haber un cambio en el fenotipo previsto después de tener en cuenta la interacción farmacológica (p. ej., MN convertido a MD debido al uso de un inhibidor fuerte de CYP2D6). No todos los casos de inicio de un inhibidor de CYP2D6 causan fenoconversión; este fenómeno depende de la puntuación de actividad inicial y del efecto del inhibidor de CYP2D6. Por ejemplo, un metabolizador deficiente no puede experimentar fenoconversión, ya que no hay actividad enzimática inicial que alterar, y 0 multiplicado por cualquier número da como resultado 0 (MD).

1. **Inhibidores selectivos de la recaptación de serotonina:** *fluvoxamina* y *paroxetina* son dos ISRS que se metabolizan principalmente a través del CYP2D6 (fig. 48-7). Son fármacos farmacológicamente activos que se convierten en metabolitos con escasa actividad inhibidora de la recaptación de serotonina. Las variaciones en la actividad del CYP2D6 pueden dar lugar a diferencias en la exposición del paciente al fármaco activo, con las consiguientes diferencias en la respuesta al fármaco. El genotipado de CYP2D6 puede ayudar a evitar una respuesta no deseada con estos agentes, en especial cuando se utiliza junto con el genotipado de CYP2C19. Los CYP2D6 MD han disminuido significativamente el metabolismo de *paroxetina* y *fluvoxamina* a compuestos menos activos, en comparación con los MN. El aumento resultante de las concentraciones plasmáticas del fármaco activo puede aumentar la probabilidad de efectos adversos. Las guías del CPIC recomiendan seleccionar un fármaco alternativo no metabolizado predominantemente por CYP2D6 para los MD con CYP2D6. Sin embargo, si el uso de *fluvoxamina* o *paroxetina* está justificado, los prescriptores pueden considerar una reducción de 25 a 50% o de 50% en la dosis inicial recomendada, respectivamente (recomendación opcional). En el caso de los MI CYP2D6, puede ser razonable vigilar más estrechamente a estos pacientes o considerar un programa de titulación más lento. Los MU del CYP2D6 convierten *paroxetina* activa en compuestos menos activos más extensamente que los MN, y las concentraciones plasmáticas más bajas o indetectables pueden aumentar la probabilidad de fracaso de la farmacoterapia. Las guías del CPIC desaconsejan el uso de *paroxetina* en los MU CYP2D6 (recomendación fuerte). *Fluoxetina* es un fuerte inhibidor de CYP2D6, y también se metaboliza principalmente a su metabolito activo S-norfluoxetina a través de CYP2D6. Dado que el fármaco original es activo y que la suma total de las concentraciones de *fluoxetina* y S-norfluoxetina no se ve afectada por la variación de CYP2D6, no existen recomendaciones para ajustar la dosis de fluoxetina en polimorfismos de CYP2D6.

2. **Opioide:** el CYP2D6 desempeña un papel fundamental en el metabolismo de determinados analgésicos opioides. *Codeína*, *tramadol*, *hidrocodona* y *oxicodona* son opioides que se convierten en metabolitos más activos a través del CYP2D6. El papel que desempeña el metabolito activo depende de la eficacia y potencia relativas del metabolito en comparación con el fármaco original. Por ejemplo, *codeína* y *tramadol* dependen en gran medida de la activación mediada por CYP2D6 a *morfina* y O-desmetiltramadol, respectivamente (fig. 48-10), que son mucho más potentes que sus respectivos compuestos parentales y responsables de los principales efectos analgésicos de *codeína* y *tramadol*. Las MU CYP2D6 tienen concentraciones significativamente mayores de *morfina* u O-desmetiltramadol después de la administración de dosis estándar de *codeína* o *tramadol*, respectivamente, lo que conlleva un aumento potencial del riesgo de toxicidad, incluida la depresión respiratoria potencialmente mortal con dosis estándar. Las guías del CPIC desaconsejan el uso de *codeína* o *tramadol* en MU CYP2D6 (puntuación de actividad > 2.25; recomendación fuerte). El metabolismo de *codeína* y *tramadol* mediado por CYP2D6 a compuestos más activos se reduce significativamente en los MD con CYP2D6, lo que causa niveles medios más bajos de *morfina* y

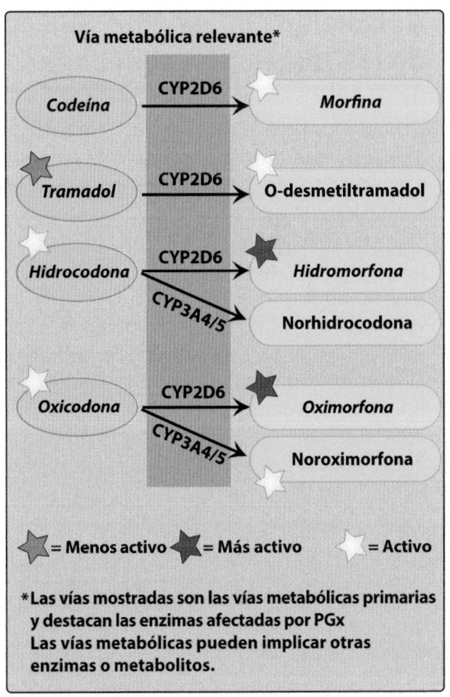

Figura 48-10
Ciertos opioides (*codeína*, *tramadol*, *hidrocodona* y *oxicodona*) son metabolizados por CYP2D6 en metabolitos más activos que pueden ser los principales responsables de los efectos analgésicos. PGx = farmacogenómica.

O-desmetiltramadol, respectivamente. También se ha demostrado que los MD con CYP2D6 tienen una eficacia reducida tanto de *codeína* como de *tramadol*, en comparación con los MN. Las guías del CPIC recomiendan evitar el uso de *codeína* o *tramadol* en los MD CYP2D6 (puntuación de actividad = 0; recomendación fuerte).

Hidrocodona y *oxicodona* también se convierten a través del CYP2D6 en metabolitos activos más potentes, *hidromorfona* y *oximorfona*, respectivamente (fig. 48-10). La respuesta clínica a estos dos opioides no depende tanto de la activación del CYP2D6, en comparación con *codeína* y *tramadol*, en parte porque los fármacos parentales *hidrocodona* y *oxicodona* tienen propiedades analgésicas por sí mismos. Solo un pequeño porcentaje de la *hidrocodona* se metaboliza a través del CYP2D6 en el metabolito menor *hidromorfona*, y la relación entre la concentración plasmática de *hidromorfona* o *hidrocodona* y el efecto analgésico no está claro. El CPIC recomienda una dosificación estándar en la etiqueta específica para la edad o el peso para los MD e MI CYP2D6 (recomendación opcional). Si no se consigue un control adecuado del dolor, debe considerarse un opioide alternativo. *Oxicodona* se metaboliza a través de CYP2D6 en el metabolito menor *oximorfona*. Los datos sobre la variación del CYP2D6 y *oxicodona* son limitados y contradictorios; por lo tanto, el CPIC no tiene ninguna recomendación sobre el estado de metabolización del CYP2D6 y el uso de *oxicodona*.

Aplicación clínica 48-2. Selección del tratamiento con opioides en función de los resultados genéticos

Un hombre de 57 años se va a someter a una artroplastia total de rodilla derecha y acude hoy a su cita preoperatoria. Tiene antecedentes de hipertensión, obesidad y depresión. Actualmente toma *lisinopril*, *fluoxetina* y *naproxeno*. El cirujano le está preparando para los cuidados posoperatorios, incluida la prescripción de *tramadol* para el dolor. Los resultados genéticos del CYP2D6 están disponibles, y el genotipo es *1/*4. Esta combinación de genotipos es un alelo de función normal (*1, puntuación de actividad = 1) y un alelo de no función (*4, puntuación de actividad = 0). Basándose únicamente en el genotipo, la puntuación de actividad de CYP2D6 es 1 y se traduce en un MI. Sin embargo, el paciente también está tomando *fluoxetina,* que es un fuerte inhibidor del CYP2D6. Luego de tener en cuenta el inhibidor de CYP2D6 (multiplicar la puntuación de actividad por 0), el fenotipo clínico es MP (puntuación de actividad = 0). *Tramadol* no es un analgésico opioide apropiado para este paciente, ya que los MP de CYP2D6 tienen una eficacia disminuida con este agente debido a la formación reducida de O-desmetiltramadol, el metabolito activo de *tramadol*. Las guías del CPIC recomiendan un opioide alternativo que no dependa en gran medida de la activación mediada por CYP2D6. Las opciones de opioides alternativos incluyen, entre otros, *morfina* o *hidromorfona*. También se puede considerar *oxicodona*, pero teóricamente podría tener el mismo problema de ineficacia; sin embargo, los datos que lo apoyan son limitados.

C. CYP2C9

La enzima CYP2C9 metaboliza aproximadamente 15% de los fármacos, incluidos *warfarina* y los antiinflamatorios no esteroides (AINE). Hay 70 alelos estrella identificados, seis de los cuales están definidos como variantes de nivel 1 (deben probarse) por la AMP. Cuatro de estos alelos se clasifican como de función disminuida (*2, *5, *8 y *11), y los otros dos como de función nula (*3 y *6). CYP2C9 es otro gen que asigna valores de actividad a los alelos estrella para ayudar en la traducción genotipo-fenotipo. Los alelos de función disminuida tienen un valor de actividad de 0.5, mientras que los alelos sin función tienen un valor de actividad de 0. Se aplican las definiciones de la figura 48-3, pero solo tres grupos de fenotipos son relevantes para CYP2C9. Los MN tienen una puntuación de actividad CYP2C9 de 2, los MI pueden ser 1.5 o 1.0, y los MD son 0.5 o 0, lo que indica que un MD CYP2C9 puede tener cierta actividad enzimática, pero muy reducida en comparación con los MI y MN. Existen diferencias clínicamente relevantes en las frecuencias alélicas entre afroamericanos y europeos. En concreto, los alelos *5, *6, *8 y *11 son muy poco frecuentes en los europeos (~0-0.2%), pero se detectan entre 1 y 6% de los afroamericanos. Los alelos *2 y *3 son frecuentes entre los europeos, con 13 y 8%, respectivamente, pero menos frecuentes en los afroamericanos, con 2%. Estas frecuencias hacen que los MI y los MD sean más frecuentes en los europeos (35 y 3%, respectivamente), en comparación con los afroamericanos (24 y 0.5%, respectivamente).

1. **Warfarina:** es un anticoagulante oral que tiene un índice terapéutico estrecho y una gran variabilidad entre pacientes en cuanto a la dosis necesaria para permanecer en la ventana terapéutica (véase cap. 13). Muchos factores influyen en los requisitos de dosificación de *warfarina*, incluidas las variaciones genéticas en CYP2C9, VKORC1 y CYP4F2. *Warfarina* se administra como una mezcla racémica farmacológicamente activa, el enantiómero S es más potente que el enantiómero R en su capacidad para inhibir la diana farmacológica, la subunidad 1 del complejo epóxido reductasa de vitamina K (VKORC1). Cuando se inhibe el VKORC1, este no es capaz de reducir la vitamina K, lo que causa menor formación de factores de coagulación. CYP2C9 metaboliza la S-*warfarina* en metabolitos inactivos (fig. 48-11). Si existe una variación que dé lugar a una disminución de la actividad de la enzima CYP2C9, se dispone de un fármaco más activo para ejercer el efecto farmacológico, lo que da lugar a la necesidad de una dosis menor para alcanzar el INR objetivo. La diana farmacológica VKORC1 también está codificada por un gen con una variante bien estudiada, -1639 G > A. El alelo A se asocia con una menor expresión de VKORC1 en comparación con el alelo G, lo que hace que el paciente sea más sensible a *warfarina* y necesite dosis más bajas. CYP4F2 metaboliza la vitamina K reducida, lo que la elimina del ciclo. La variación del CYP4F2 se asocia con una menor actividad enzimática, lo que se traduce en una mayor cantidad de vitamina K para formar factores de coagulación y, por lo tanto, en mayores necesidades de dosis para alcanzar el INR objetivo.

   El etiquetado del producto de *warfarina* incluye una tabla que muestra tres intervalos de dosis de mantenimiento previstas de *warfarina,* basados en diferentes combinaciones de genotipos para CYP2C9 y VKORC1. Se recomienda tener en cuenta estos intervalos si se conoce el genotipo a la hora de elegir la dosis inicial de *warfarina*. Además de que los CYP2C9 MI o MD requieren dosis más bajas, también es posible que estos pacientes tarden más en alcanzar un efecto máximo para una dosis determinada. Es importante señalar que esta tabla solo incluye los alelos CYP2C9 *2 y *3, que como se ha indicado antes son variaciones comunes en personas con ascendencia europea. En general, las variaciones en CYP2C9, VKORC1 y CYP4F2 explican una gran parte de la variación de la dosis de *warfarina*, pero explican menos de la variabilidad para otras ascendencias. La guía de *warfarina* del CPIC incluye un algoritmo de dosificación para recomendaciones basadas en genotipos, en lugar de recomendaciones basadas en fenotipos. Se recomienda utilizar un algoritmo farmacogenético validado y publicado (p. ej., warfarindosing.org) en determinados escenarios. También se reco-

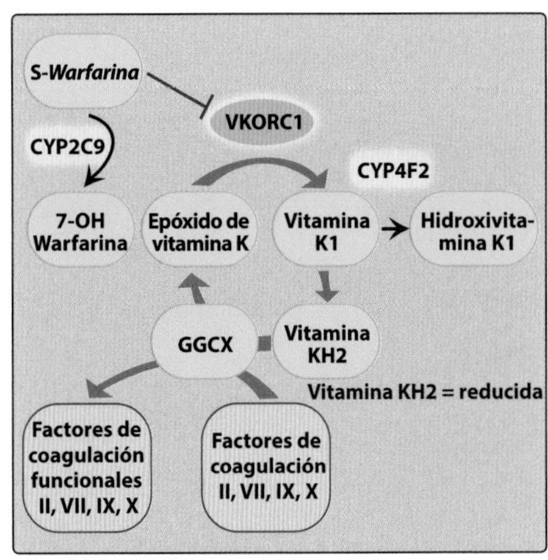

Figura 48-11
Warfarina es metabolizada por CYP2C9 a un metabolito inactivo. La diana farmacológica de *warfarina* es el VKORC1, cuya función es reducir la vitamina K para formar factores de coagulación. CYP4F2 metaboliza la vitamina K reducida, eliminándola del ciclo. GGCX = gamma-glutamil carboxilasa.

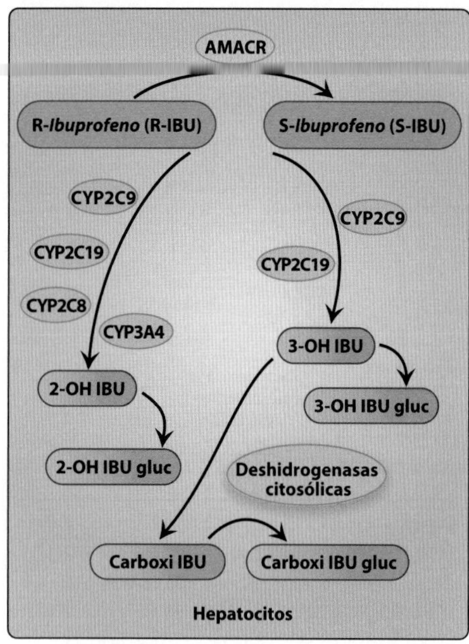

Figura 48-12
Los AINE son metabolizados principalmente por CYP2C9 en varios metabolitos inactivos.

mienda aumentar la dosis entre 5 y 10% si el individuo es portador de una variante CYP4F2. Los algoritmos farmacogenéticos validados utilizados para la dosificación de *warfarina* incluyen variables genéticas junto con variables clínicas (p. ej., edad, sexo, peso, hábito tabáquico, fármacos interactivos) para permitir la mejor predicción de una dosis de mantenimiento de *warfarina*.

2. **Antiinflamatorios no esteroides:** los AINE (p. ej., *celecoxib, diclofenaco, ibuprofeno, meloxicam, naproxeno)* se utilizan habitualmente para tratar el dolor de leve a moderado (véase cap. 40). Los AINE, como *ibuprofeno*, se administran como agentes farmacológicamente activos y son metabolizados principalmente por CYP2C9, junto con otros EMF, a metabolitos inactivos (fig. 48-12). La actividad reducida de la enzima CYP2C9 (MI y MD) se ha asociado con una mayor exposición a las concentraciones de AINE. Aunque en general los AINE se consideran seguros, tienen el potencial de causar complicaciones graves como hemorragias gastrointestinales, hipertensión, infarto del miocardio y daño renal. Existen pruebas clínicas limitadas que relacionan una variación genética en CYP2C9 con los efectos adversos asociados con los AINE; sin embargo, como la mayoría de los efectos adversos de los AINE dependen de la dosis, es razonable suponer que las concentraciones elevadas aumentan el riesgo de efectos adversos.

Celecoxib, *flurbiprofeno* e *ibuprofeno* tienen vidas medias cortas o moderadamente largas (2 a 16 h). Las guías del CPIC recomiendan iniciar estos fármacos con 25 a 50% de la dosis inicial más baja recomendada en los MD CYP2C9, y la dosis inicial más baja recomendada en los MI CYP2C9 con una puntuación de actividad de 1. *Meloxicam* tiene una semivida más larga (15 a 20 h), y la de *piroxicam* es aún más larga (30 a 86 h). Para ambos fármacos, las guías del CPIC recomiendan una alternativa no metabolizada por CYP2C9 en los MD. Esta es también la misma recomendación para los MI, con una puntuación de actividad de 1.0 para *piroxicam,* mientras que para *meloxicam* se recomienda iniciar 50% de la dosis inicial más baja. Para todos los AINE, las guías del CPIC recomiendan iniciar la dosis inicial habitual en MN e MI con una puntuación de actividad de 1.5. La FDA Table of Pharmacogenetic Associations apoya estas recomendaciones en los MD para *celecoxib, flurbiprofeno* y *piroxicam,* donde se recomienda una reducción de la dosis en 50% para *celecoxib* y una dosis reducida para *flurbiprofeno* y *piroxicam.*

IV. TRANSPORTADORES DE FÁRMACOS

Los transportadores son proteínas de membrana que transportan fármacos y otras sustancias endógenas y exógenas (p. ej., nutrientes, desechos celulares o toxinas) a través de las membranas biológicas. Los transportadores están repartidos por todo el cuerpo. Las localizaciones más importantes de los transportadores de fármacos son el hígado, el riñón, el intestino y la barrera hematoencefálica. Los transportadores promueven el influjo o el eflujo de moléculas de fármaco, lo que significa que mueven el fármaco dentro o fuera de la célula, respectivamente (fig. 48-13). Los factores genéticos pueden influir en la expresión de los transportadores, lo que, a su vez, puede influir en la eficacia o toxicidad de un fármaco. Por ejemplo, si un transportador de influjo tiene una variación genética que resulta en una expresión disminuida del transportador, el fármaco mostrará una entrada disminuida en la célula y se acumulará en el espacio extracelular. Esto puede causar toxicidad, dependiendo del fármaco y

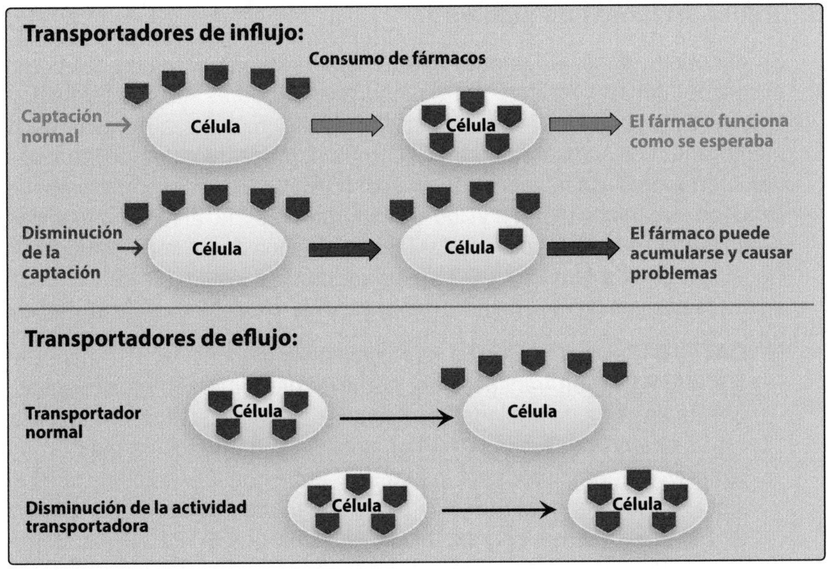

Figura 48-13
Los transportadores están unidos a la membrana y transportan fármacos hacia el interior (entrada) o el exterior (salida) de la célula. Las variaciones genéticas pueden reducir la expresión de los transportadores, lo que se traduce en un menor movimiento del fármaco a través de la membrana.

de su localización (p. ej., *simvastatina-SLCO1B1*, como se describe a continuación). Si un transportador de eflujo tiene una variación genética y una expresión reducida del transportador, el fármaco no será bombeado fuera de la célula y puede acumularse intracelularmente. Esto también puede ser problemático, aunque la respuesta exacta depende de la localización y del fármaco. La mayoría de los transportadores de fármacos pueden clasificarse en una de las dos familias siguientes: transportador de solutos o casete de unión a ATP.

A. Transportadores de casetes de unión ATP

Estas proteínas unen adenosina trifosfato (ATP) y utilizan la energía para impulsar el transporte de moléculas a través de la membrana. Los transportadores de casetes de unión a ATP (ABC) se clasifican en siete subfamilias, de ABCA a ABCG, y se conocen un total de 48 transportadores ABC humanos. El transportador más estudiado pertenece a la subfamilia ABCB, denominada ABCB1, glicoproteína P o fármaco multirresistente (FMR) 1. La glicoproteína P (PGP), codificada por el gen ABCB1, es un transportador de eflujo responsable de impedir que una amplia variedad de fármacos y compuestos endógenos entren en los tejidos donde se expresa (p. ej., hígado o barrera hematoencefálica). La PGP tiene múltiples sustratos, entre ellos *ciclosporina, digoxina, fexofenadina* y *ketoconazol.* Además, varios fármacos inhiben o inducen la PGP (p. ej., *verapamilo* o *carbamazepina*, respectivamente), lo que contribuye a las interacciones medicamentosas. Se esperaría que una variación genética de la PGP que diera lugar a una disminución de su expresión condujera a un aumento de las concentraciones plasmáticas cuando se expresa en el intestino, hígado y riñón. Esto se ha confirmado en algunos estudios, pero no se ha replicado. Por lo tanto, no hay recomendaciones clínicas para las variaciones genéticas de PGP en este momento.

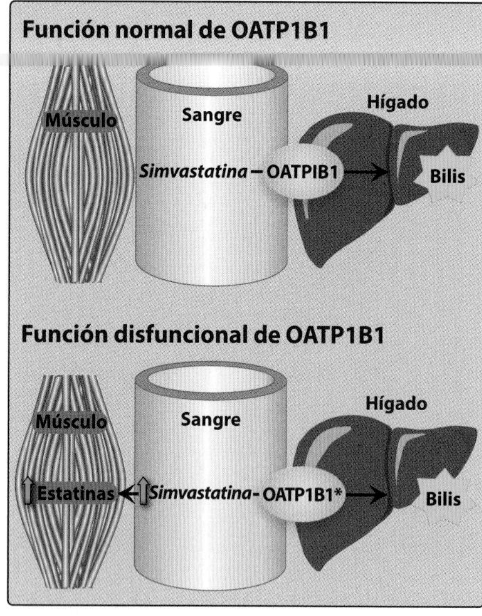

Figura 48-14
Simvastatina es transportada por la OATP1B1 al hígado. La disminución de la función de la OATP1B1 provoca un aumento de las concentraciones de *simvastatina* en la sangre, lo que conlleva un mayor riesgo de efectos adversos.

B. Transportadores de solutos

Se conocen aproximadamente 350 transportadores de solutos (SLC) en el cuerpo humano. A diferencia de los transportadores ABC, los transportadores SLC no necesitan ATP para transportar moléculas a través de la membrana. Los transportadores SLC más comunes son los polipéptidos transportadores de aniones orgánicos (OATP), los transportadores de cationes orgánicos (OCT) y los transportadores de aniones orgánicos (OAT), entre muchos otros. Los OATP son algunos de los más estudiados. Consisten en una familia de 11 transportadores de influjo que se expresan en muchos tejidos (p. ej., hígado, riñón) y facilitan la captación de fármacos.

1. **OATP1B1:** el gen SLCO1B1 es responsable de codificar el transportador OATP1B1, un transportador hepático de la membrana sinusoidal, que se encarga de trasladar fármacos (p. ej., *simvastatina, repaglinida, atorvastatina*) de la sangre al hepatocito. Se han descrito más de 41 variaciones genéticas, pero la que se prueba con más frecuencia es el alelo *5, que tiene una función disminuida. Los individuos portadores de este alelo tienen una expresión reducida de OATP1B1, y su fenotipo se clasifica como función disminuida (*1/*5) o función deficiente (*5/*5). En consecuencia, los fármacos transportados por la OATP1B1 (p. ej., .*simvastatina*) no pueden entrar en la célula con la misma eficacia y las concentraciones plasmáticas aumentan, lo que se traduce en un mayor riesgo de efectos adversos (fig. 48-14). Las estatinas lipofílicas (*atorvastatina*, *lovastatina*, *simvastatina*) son mejores sustratos para los transportadores, en comparación con las estatinas hidrofílicas. *La simvastatina* presenta la mayor evidencia con las variaciones genéticas SLCO1B1, que se han asociado fuertemente con un mayor riesgo de miopatía muscular, un efecto adverso derivado de las mayores concentraciones plasmáticas del fármaco. Las guías del CPIC recomiendan prescribir una dosis menor de *simvastatina* o considerar una estatina alternativa en pacientes con una función SLCO1B1 disminuida o deficiente. La FDA Table of Pharmacogenetic Associations reconoce el mayor riesgo de miopatía en individuos con función transportadora disminuida, y este riesgo es mayor cuando se utiliza la dosis de 80 mg, en comparación con dosis inferiores. Una advertencia en el etiquetado del producto desaconseja a los proveedores iniciar el tratamiento con simvastatina 80 mg, por lo que ahora se prescribe esta dosis alta a menos pacientes.

2. **OATP1A2:** los transportadores situados en el intestino contribuyen a la absorción de fármacos. El OATP1A2 es un transportador de afluencia responsable de mover moléculas, como *fexofenadina*, desde la luz intestinal hasta la célula endotelial del intestino, lo que permite que el fármaco pase a la sangre y sea absorbido. Los polimorfismos genéticos que provocan una disminución de la actividad de la OATP1A2 reducen la capacidad del fármaco para atravesar el intestino y llegar a la sangre y, en consecuencia, disminuyen la absorción y las concentraciones del fármaco. Por ejemplo, se esperaría que *fexofenadina* tuviera una eficacia reducida en presencia de una disminución de la actividad de la OATP1A2 debido a la menor concentración del fármaco. Además de los polimorfismos genéticos, otras sustancias pueden inhibir los transportadores y causar un efecto similar. Por ejemplo, se conoce una interacción farmacológica entre *fexofenadina* y el jugo de toronja. Se trata de una interacción farmacológica mediada por transportadores. El jugo de toronja inhibe la OATP1A2, por lo que si se consume mientras se toma *fexofenadina*, se observaría una disminución de

las concentraciones sanguíneas de *fexofenadina*, en comparación con *fexofenadina* tomada sola.

V. REACCIONES DE HIPERSENSIBILIDAD

No todas las implicaciones farmacogenómicas están relacionadas con las enzimas metabolizadoras y los transportadores de fármacos. Algunas variaciones en determinados genes se asocian con un mayor riesgo de reacciones adversas al fármaco potencialmente mortales, independientemente de la concentración del fármaco. Para estos hallazgos farmacogenéticos, los resultados de genotipo y fenotipo se comunican de forma que indiquen positivo (portador de una o dos copias) o negativo (no portador de ninguna copia) para las variantes de interés.

A. Antígeno leucocitario humano

Los genes del antígeno leucocitario humano (HLA) forman parte del complejo genético humano de histocompatibilidad mayor (CHM). Codifican proteínas de la superficie celular que presentan antígenos intracelulares al sistema inmunológico, permitiéndole distinguir las proteínas propias de las extrañas. Cuando se identifican proteínas extrañas, se desencadena una respuesta inmune. Los genes HLA son algunos de los más polimórficos del genoma humano. La variación genética en los genes HLA está asociada con reacciones cutáneas adversas con el uso de determinados fármacos. Los resultados genéticos HLA se comunican como "HLA*##:##", donde las "#" se sustituyen por un identificador de cuatro o seis dígitos que indica el tipo de alelo y el subtipo específico de proteína.

Dos variantes HLA importantes asociadas con reacciones cutáneas inducidas por fármacos son HLA-B*15:02 y HLA-A:*31:01. HLA-B*15:02 se observa con mayor frecuencia en poblaciones de Asia oriental (6.9%), Oceanía (5.4%) y Asia meridional/central (4.6%). La frecuencia de HLA-B*15:02 es mucho menor en las poblaciones japonesa (< 1%) y coreana (< 2.5%). Por el contrario, HLA-A*31:01 se observa con mayor frecuencia en japoneses (8%), hispanos/sudamericanos (6%), surcoreanos (5%) y caucásicos (3%). Aunque las frecuencias pueden ayudar a determinar el riesgo de una población amplia, esta información no puede sustituir al genotipado individualizado.

1. **Carbamazepina:** es un anticonvulsivo utilizado para el tratamiento de la epilepsia y otros trastornos neurológicos. Mientras que algunos efectos adversos *inducidos por la carbamazepina* dependen de la dosis o de la concentración (p. ej., mareos o ataxia), otras reacciones adversas al medicamento, como las reacciones de hipersensibilidad cutánea, tienen una relación dosis-respuesta más compleja y una etiología relacionada con el sistema inmunológico.

   El HLA-B*15:02 está relacionado con el riesgo de desarrollar síndrome de Stevens-Johnson (SSJ) y necrólisis epidérmica tóxica (NET) inducidos por *carbamazepina*. El SSJ/NET es un grupo de reacciones cutáneas potencialmente mortales que implican desprendimiento epidérmico. La clasificación para el SSJ es hasta 10% de la superficie del área corporal (SAC) afectada, mientras que la NET es superior a 30% de la SAC. Las tasas de mortalidad por NET pueden llegar a 30% o más, siendo la sepsis la causa más frecuente de muerte. Debido a la gravedad de la reacción adversa y a las sólidas pruebas que relacionan el HLA-B*15:02 con el SSJ/NET inducido por *carbamazepina*, el etiquetado del producto incluye una advertencia en forma de recuadro que indica que los pacientes portadores del alelo HLA-B*15:02 no deben ser tratados con *carbamazepina a* menos que los beneficios superen claramente los riesgos. El alelo HLA-A*31:01 se asocia con un mayor riesgo de SSJ/NET inducido por *carbamazepina*, exantema maculopapular (EMP) y reacción al fármaco con eosinofilia y síntomas sistémicos (DRESS, *drug reaction with eosinophilia and system symptoms*). Tanto el EMP como el DRESS son reacciones de hipersensibilidad caracterizadas por erupciones cutáneas generalizadas. El DRESS es la reacción más grave con manifestaciones sistémicas que pueden poner en peligro la vida.

Para los pacientes portadores de HLA-B*15:02 o HLA-A*31:01, las GUÍAS del CPIC sugieren que se evite el uso de *carbamazepina* si se dispone de otros agentes (recomendación fuerte). Si no hay alternativas disponibles, puede considerarse el uso de *carbamazepina* con un seguimiento clínico más frecuente, y su uso debe interrumpirse al primer signo de un acontecimiento adverso cutáneo. Es importante señalar que *oxcarbazepina*, el cetoanálogo de *carbamazepina*, también tiene un mayor riesgo de SSJ/NET inducido por el fármaco en pacientes HLA-B*15:02 positivos. Las guías del CPIC desaconsejan el uso de *oxcarbazepina* en estos pacientes (recomendación fuerte).

2. **Fenitoína:** HLA-B*15:02 también se asocia con el SSJ y el NET *inducidos por fenitoína*. *Fenitoína* y *fosfenitoína* (profármaco de *fenitoína* utilizado por lo general en situaciones de emergencia) son anticonvulsivos utilizados en el tratamiento de diversos trastornos convulsivos. El uso de *fenitoína* ha disminuido debido a la compleja dosificación, las altas tasas de efectos adversos y la multitud de interacciones farmacológicas (véase cap. 19). Al igual que *carbamazepina*, *fenitoína* tiene una mezcla de efectos adversos relacionados con la dosis, incluyendo sedación y deterioro cognitivo, así como reacciones alérgicas no relacionadas con la dosis, que van desde erupciones leves a reacciones de hipersensibilidad potencialmente mortales. Las guías del CPIC desaconsejan el uso de *fenitoína* o *fosfenitoína* en pacientes *no tratados con fenitoína* y positivos para el alelo HLA-B*15:02, a menos que los beneficios superen claramente los riesgos (recomendación fuerte).

Cabe destacar que *fenitoína* también se ve afectada por la variación genética de CYP2C9. *Fenitoína* es un fármaco de índice terapéutico estrecho, y una actividad reducida de la enzima CYP2C9 se asocia

Aplicación clínica 48-3. Uso de fenitoína basado en resultados genéticos

Una mujer de 37 años ha sido diagnosticada recientemente de convulsiones focales. Por lo demás, está sana y no toma medicación. El neurólogo quiere administrarle *fenitoína*. Los resultados farmacogenómicos son los siguientes: HLA-B*15:02 positivo, HLA-A*31:01 negativo, CYP2C9*1/*3. Esta paciente es portadora del alelo HLA-B*15:02 y, por lo tanto, tiene mayor riesgo de tener SSJ/NET inducido por *fenitoína*. Como tal, *fenitoína* debe evitarse en esta paciente si el beneficio no supera el riesgo, en especial si hay agentes alternativos disponibles. Cabe destacar que *carbamazepina* y *oxcarbazepina* son alternativas inapropiadas por la misma razón. Si el paciente hubiera sido tanto HLA-B*15:02 como HLA-A*31:01 negativo, podría utilizarse *fenitoína*, y debería tenerse en cuenta el resultado de CYP2C9. CYP2C9*1/*3 es una combinación de un alelo de función normal (valor de actividad 1) y un alelo sin función (valor de actividad 0), que recibe una puntuación de actividad de 1 y se traduce en un metabolizador intermedio. Según las guías del CPIC, *fenitoína* debe administrarse utilizando una dosis inicial o de carga típica para la primera dosis. La dosis de mantenimiento debe reducirse en 25%, y las dosis posteriores deben ajustarse en función de la monitorización del fármaco terapéutico, la respuesta y los efectos adversos, incluida la monitorización del SSJ/NET inducido por *fenitoína*.

con concentraciones plasmáticas más altas, lo que puede aumentar el riesgo de toxicidad relacionada con *fenitoína*. Las guías del CPIC recomiendan una dosificación de mantenimiento 25 y 50% menor en los MI CYP2C9 con un AS de 1 y en los MD CYP2C9, respectivamente (recomendación moderada para MI, recomendación fuerte para MD). La dosificación posterior debe ajustarse en función de la monitorización de la dosis terapéutica, la respuesta y los efectos adversos.

B. RYR1

El gen RYR1 codifica la proteína isoforma 1 del receptor de rianodina (RYR1), una subunidad del canal homotetramérico de liberación de calcio integrado en la membrana del retículo sarcoplásmico. La liberación de calcio mediada por RYR1 desempeña un papel importante en el acoplamiento excitación-contracción en las fibras musculares esqueléticas. La despolarización del sarcolema provoca la liberación de calcio del retículo sarcoplásmico y desencadena la contracción muscular. Las variantes en el gen RYR1 predisponen a las personas a la susceptibilidad a la hipertermia maligna (SHM), una reacción hipermetabólica grave y a veces letal a los agentes anestésicos volátiles halogenados (*sevoflurano*, *isoflurano*, *desflurano*; véase cap. 20) y al relajante muscular despolarizante *succinilcolina*. En los pacientes con SHM, la exposición a cualquiera de los anestésicos volátiles halogenados o a *succinilcolina* puede provocar un aumento sostenido del calcio citoplasmático dentro de las fibras musculares esqueléticas, lo que da lugar a contracciones musculares incontroladas. La hipertermia maligna (HM) puede provocar acidosis metabólica y respiratoria, hiperpotasemia, hipertermia, arritmia y, si no se trata de manera adecuada, paro cardiaco y muerte. Hay más de 50 variantes identificadas en el gen RYR1 con distintos niveles de evidencia que apoyan la patogenicidad, lo que significa que aumentan la susceptibilidad a la HM. La variación patogénica en el gen RYR1 es responsable de alrededor de 70% de las personas con SHM. Las pruebas actuales sugieren firmemente que las variantes patogénicas del SHM hacen que los canales RYR1 sean hipersensibles a la activación; sin embargo, aún se desconoce el mecanismo exacto. El uso de anestésicos volátiles halogenados o *succinilcolina* está relativamente contraindicado en personas con SHM. El CPIC recomienda que estos agentes solo se utilicen en circunstancias extremas cuando los beneficios superen los riesgos (recomendación fuerte). Para aquellos con susceptibilidad incierta, el CPIC recomienda que los hallazgos clínicos, la historia familiar, pruebas genéticas adicionales y otros datos de laboratorio deben guiar el uso de estos agentes (recomendación fuerte).

VI. APLICACIÓN

Como se describe a lo largo del capítulo, varios pares gen-fármaco están listos para su aplicación clínica, mientras que otros requieren pruebas adicionales. En la actualidad, la farmacogenómica clínica se está aplicando principalmente en grandes instituciones académicas, pero se está extendiendo de forma constante a diferentes entornos de práctica. Aunque la adopción generalizada de la farmacogenómica en la atención clínica ha sido algo lenta, la farmacogenómica promete mejorar la atención al paciente y optimizar el uso de los fármacos mejorando la eficacia y disminuyendo la toxicidad. El impacto clínico de la farmacogenómica seguirá creciendo a medida que avance la investigación y se descubran nuevos pares gen-fármaco, o se refuercen los datos existentes (fig. 48-15).

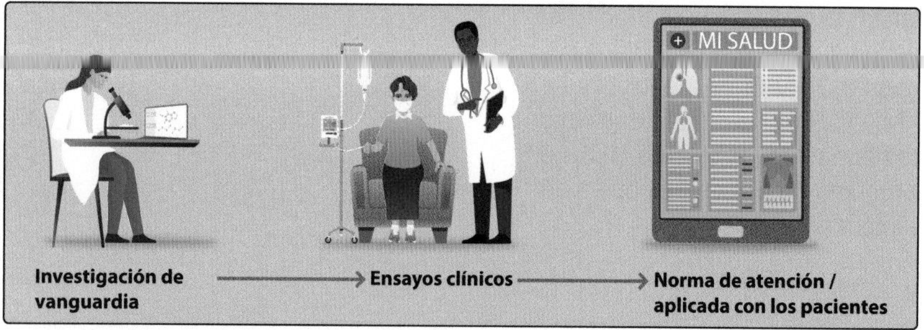

Figura 48-15
Las variaciones genéticas se descubren a menudo en el laboratorio, y su efecto sobre los medicamentos debe estudiarse después en ensayos clínicos para determinar las consecuencias de las variaciones y su relación con los resultados clínicos. Una vez establecida la evidencia, se puede actuar sobre la variación genética en la práctica clínica, y con el tiempo puede convertirse en el estándar de atención.

Resumen del capítulo

- La farmacogenómica es el estudio del impacto de las variaciones genéticas en la respuesta a los fármacos; puede ayudar a mejorar el uso de los medicamentos adaptando la dosificación y la selección de fármacos al paciente.
- *Clopidogrel* es un profármaco que requiere una actividad enzimática CYP2C19 funcional para activarse y ejercer su efecto farmacológico; los MP y MI CYP2C19 corren el riesgo de fracasar de manera farmacoterapéutica.
- La variación en la actividad de la enzima CYP2D6 puede alterar la seguridad y eficacia de ciertos opioides (*codeína*, *tramadol* y, en menor medida, *hidrocodona*).
- Muchos ISRS se metabolizan principalmente por CYP2C19 o CYP2D6, y los resultados genéticos pueden predecir si el paciente tiene riesgo de fracaso de la farmacoterapia o mayor riesgo de efectos adversos.
- Las necesidades de dosis de *warfarina se* ven afectadas por variaciones farmacogenéticas, en especial en CYP2C9 y VKORC1.
- Los AINE son metabolizados por CYP2C9 a metabolitos inactivos. Para los AINE con vidas medias más largas (*meloxicam*, *piroxicam*), debe considerarse una alternativa en los MD CYP2C9.
- Las variaciones genéticas en los transportadores pueden influir en la farmacocinética de determinados fármacos. *Simvastatina* y SLCO1B1 son ejemplo clave en el que la expresión reducida de un transportador de fármacos (OATP1B1) da lugar a concentraciones plasmáticas más elevadas y puede provocar efectos adversos como miopatía.
- El HLA-B*15:02 se asocia con mayor riesgo de reacciones de hipersensibilidad inducidas por *carbamazepina*, *oxcarbazepina* y *fenitoína*.
- HLA-A*31:01 se asocia con mayor riesgo de reacciones de hipersensibilidad inducidas por *carbamazepina*.
- Las variantes patogénicas en RYR1 predisponen a un individuo al SHM, una reacción potencialmente mortal a los anestésicos volátiles halogenados y al agente despolarizante del músculo esquelético *succinilcolina*.

Preguntas de estudio

Elija la ÚNICA respuesta mejor.

48.1 ¿Qué organización profesional crea las guías para el uso de los resultados farmacogenómicos en la atención clínica?

A. FDA
B. CPIC
C. AMP
D. PharmVar

Respuesta correcta = B. El Clinical Pharmacogenetics Implementation Consortium (CPIC) crea las guías para el uso de los resultados farmacogenómicos en la atención clínica. A, C y D son incorrectas porque estos recursos no crean guías centradas en el uso de la farmacogenómica en la atención clínica. La FDA incluye alguna información farmacogenómica en el etiquetado de los envases, pero no proporciona guías específicas. La AMP sí crea guías, pero se centran en alelos específicos que deben incluirse en el genotipado.

48.2 ¿Una combinación de dos alelos no funcionales se traduce en qué tipo de fenotipo de enzima metabolizadora de fármacos?

A. Metabolizador deficiente
B. Metabolizador intermedio
C. Metabolizador normal
D. Metabolizador rápido

Respuesta correcta = A. Dos alelos no funcionales se traducen en un metabolizador deficiente. B, C y D son incorrectas porque estos fenotipos son creados por diferentes combinaciones de alelos que incluyen al menos un alelo que no es un alelo sin función.

48.3 A un hombre de 58 años se le acaba de colocar un *stent* de metal desnudo. Le han recetado clopidogrel y aspirina, además de otros medicamentos. Los resultados de CYP2C19 indicaron un genotipo de *2/*2. ¿Cuál de las siguientes opciones es correcta en relación con su prescripción de clopidogrel?

A. CYP2C19 activará clopidogrel como se espera, es apropiado continuar con clopidogrel.
B. CYP2C19 activará clopidogrel más de lo esperado, es apropiado continuar con clopidogrel.
C. CYP2C19 activará clopidogrel menos de lo esperado, no es apropiado continuar con clopidogrel.
D. CYP2C19 activará clopidogrel menos de lo esperado, es apropiado continuar con clopidogrel.

Respuesta correcta = C. CYP2C19 *2/*2 se traduce en ser un metabolizador deficiente, y tener poca o ninguna actividad enzimática. Por lo tanto, clopidogrel no podrá ser activado por el CYP2C19, y no se espera que el fármaco tenga efectos terapéuticos. Debe seleccionarse una alternativa.

48.4 Una mujer de 30 años es diagnosticada con depresión y su médico quiere iniciarle un ISRS. Los resultados de su genotipo son los siguientes: CYP2C19 *1/*17, CYP2D6 *1/*4. ¿Cuál de los siguientes ISRS sería mejor iniciar?

A. Citalopram
B. Escitalopram
C. Paroxetina
D. Sertralina

Respuesta correcta = C. Citalopram, escitalopram y sertralina son metabolizados por CYP2C19 y la paciente es metabolizadora rápida, lo que puede ponerla en riesgo de fracaso terapéutico con estos ISRS. Aunque sería razonable iniciar el tratamiento con sertralina y luego cambiar a otra alternativa si no responde, los resultados de CYP2D6 hacen que paroxetina sea una mejor opción. Los resultados del CYP2D6 indican que es una metabolizadora intermedia, pero no se recomiendan ajustes de dosis en esta población.

48.5 ¿Cuál de los siguientes es el principal responsable de los efectos analgésicos del tramadol?

A. Morfina
B. Tramadol
C. Oximorfona
D. O-desmetiltramadol

Respuesta correcta = D. O-desmetiltramadol es más potente que el tramadol y es el principal metabolito responsable de los efectos analgésicos del tramadol. A y C son incorrectas porque la morfina es un metabolito de codeína y oximorfona es un metabolito de la oxicodona.

48.6 ¿Cuál de las siguientes afirmaciones es correcta en relación con la farmacogenética de warfarina?

A. La actividad reducida de la enzima CYP2C9 se asocia con mayor sensibilidad a warfarina y puede dar lugar a la necesidad de dosis más bajas.
B. La actividad reducida de la enzima CYP2C9 se asocia con menor sensibilidad a warfarina y puede dar lugar a la necesidad de dosis más altas.
C. Es apropiado utilizar una dosificación de warfarina guiada farmacogenéticamente para un afroamericano que se sometió a pruebas de CYP2C9 en un laboratorio que solo detectó los alelos *2 y *3.
D. Los alelos CYP2C9 *5, *6, *8 y *11 son muy frecuentes en todos los grupos étnicos.

Respuesta correcta = A. Warfarina es metabolizada por CYP2C9 en metabolitos inactivos. Si se reduce la actividad de la enzima CYP2C9, hay más warfarina disponible para inhibir VKORC1, lo que haría al paciente más sensible a warfarina y requeriría dosis más bajas. Los alelos CYP2C9 *5, *6, *8 y *11 solo son frecuentes entre los afroamericanos y no entre los de ascendencia europea. Dado que estos alelos son frecuentes en los afroamericanos, deben analizarse para utilizar un enfoque farmacogenético guiado de warfarina en esta población.

48.7 ¿Cuál de las siguientes recomendaciones CYP2C9-NSAID es correcta?

A. Celecoxib: elegir alternativa en un metabolizador deficiente CYP2C9
B. Meloxicam: elegir alternativa en un metabolizador deficiente CYP2C9
C. Piroxicam: reducir la dosis en 50% en un metabolizador intermedio CYP2C9 con un AS de 1.0
D. Ibuprofeno: reducir la dosis en 50% en un metabolizador normal de CYP2C9

Respuesta correcta = B. La recomendación para celecoxib es reducir la dosis entre 25 y 50% en un MD según el CPIC y la FDA. La recomendación para meloxicam es elegir una alternativa no metabolizada por CYP2C9 en un MD CYP2C9. La recomendación para piroxicam es elegir una alternativa no metabolizada por CYP2C9 en un MI CYP2C9 con un AS de 1.0. No hay recomendaciones para cambiar la terapia estándar en MN CYP2C9 para ibuprofeno.

48.8 A un hombre de 61 años con hipertensión, hiperlipidemia y diabetes se le prescribe actualmente simvastatina, lisinopril, HCTZ y metformina. Acude a su médico por dolor muscular, y este le pide un genotipo SLCO1B1, que resulta ser *5/*5. ¿Qué ajustes de la medicación son los más adecuados? ¿Cuál de los siguientes ajustes de medicación es más apropiado para este paciente?

A. No se justifica ningún cambio.
B. Debe reducirse la dosis de simvastatina o prescribirse en su lugar una alternativa como rosuvastatina.
C. Debe aumentarse la dosis de simvastatina.
D. El paciente debe ser monitorizado, pero no se justifican cambios hasta que se complete el análisis de sangre.

Respuesta correcta = B. Simvastatina es transportada al hígado por SLCO1B1. El genotipo *5/*5 indica una función deficiente, y el CPIC recomienda una dosis más baja de simvastatina o una estatina alternativa como pravastatina o rosuvastatina.

48.9 ¿Cuál de los siguientes se asocia con mayor riesgo de reacciones de hipersensibilidad inducidas por fenitoína?

A. CYP2D6
B. CYP2C19
C. HLA-B*15:02
D. HLA-A*31:01

Respuesta correcta = C. A y B son incorrectas porque no tienen ninguna relación con los efectos adversos de la fenitoína. D es incorrecta porque se asocia con reacciones de hipersensibilidad inducidas por carbamazepina.

48.10 ¿Cuál de las siguientes opciones describe mejor la relación entre las variantes de RYR1 y la succinilcolina?

A. El metabolismo deficiente de RYR1 aumenta las concentraciones plasmáticas de succinilcolina, lo que causa SHM.
B. El metabolismo ultrarrápido de RYR1 disminuye las concentraciones plasmáticas de succinilcolina, lo que causa disminución de la eficacia.
C. Las variantes patogénicas en RYR1 pueden causar un aumento sostenido del calcio citoplasmático dentro de las fibras musculares esqueléticas, lo que causa contracciones musculares incontroladas.
D. Las variantes patogénicas están asociadas con mayor riesgo de SSJ/NET inducido por succinilcolina.

Respuesta correcta = C. A y B son incorrectas porque RYR1 no está relacionado con las concentraciones plasmáticas de succinilcolina. D es incorrecta porque RYR1 no está relacionado con el SSJ/NET inducido por succinilcolina.

Índice alfabético de materias

Nota: los números de página seguidos de la letra "*f*" indican figuras. Los NOMBRES COMERCIALES de los fármacos aparecen en mayúsculas y los *nombres genéricos* en cursivas. Los números de página en negritas indican las **discusiones principales**.

B

C

F

I

M

Q

R

S

T

U

V

Créditos de figuras

Figura 1-21. Modificada de H. P. Range y M. M. Dale. *Pharmacology*. Churchill Livingstone (1987), con permiso de Elsevier.

Figura 1-23. Modificada de la figura 6-3, Libby. *Braunwald's Heart Disease: A Textbook of Cardiovascular Medicine*, 8th ed. Philadelphia, PA, Saunders (2007), con permiso de Elsevier.

Figura 3-3. Modificada de B. J. Cohen y K. L. Hull. *Memmler's Structure and Function of the Human Body*, 12th ed. Philadelphia, PA, Wolters Kluwer (2020), figura 8-14, con autorización.

Aplicación clínica 5-1 figura. De E. S. Guimaraes, M. Davis, J. R. Kirsch, and G. Woodworth. *The Anesthesia Technologist's Manual*, 2nd ed. Wolters Kluwer, (2019), figura19-7.

Figura 6-9. Modificada de M. J. Allwood, A. F. Cobbold, y J. Ginsburg. Peripheral vascular effects of noradrenaline, isopropyl-noradrenaline and dopamine. *Br. Med. Bull.* 19:132(1963).

Figura 6-11. Modificada de M. J. Allwood, A. F. Cobbold, y J. Ginsburg. Peripheral vascular effects of noradrenaline, isopropyl-noradrenaline and dopamine. *Br. Med. Bull.* 19:132(1963).

Figura 10-6. Modificada de J. B. King, A. P. Bress, A. D. Reese, M. A. Munger. Neprilysin inhibition in heart failure with reduced ejection fraction: a clinical review. *Pharmacotherapy* 35:823(2015).

Figura 10-7. Modificada de P. Deedwania. Selective and specific inhibition of If with ivabradine for the treatment of coronary artery disease or heart failure. *Drugs*. 73:1569(2013).

Figura 10-11. Modificada de M. Jessup y S. Brozena. *N. Engl. J. Med*. 348: 2007 (2003). Copyright ©2003 Massachusetts Medical Society. Reimpresa con permiso de Massachusetts Medical Society and updated de C. W. Yancy, et al. 2017 ACC/AHA/HFSA Focused Update of the 2013 ACCF/AHA Guideline for the Management of Heart Failure: a report of the American College of Cardiology/American Heart Association Task Force on Clinical Practice Guidelines and the Heart Failure Society of America. *Circulation*. 136:1(2017).

Figura 11-4. Modificada de J. A. Beven y J. H. Thompson. *Essentials of Pharmacology*. Philadelphia, PA, Wolters Kluwer (1983).

Figura 13-9. Datos de D. J. Schneider, P. B. Tracy, y B. E. Sobel. *Hosp. Pract*. 107(1998).

Figura 13-10. De J. S. Berek and D. L. Berek: *Berek & Novak's Gynecology*, 16th ed. Wolters Kluwer, (2020), figura 33-1.

Figura 16-5. Datos de A. Kales. Excerpta Medical Congress Series 899:149(1989).

Figura 16-6. Datos de E. C. Dimitrion, A. J. Parashos, y J. S. Giouzepas. *Drug Invest*. 4:316(1992).

Figura 19-9. De SCIENCE SOURCE, New York, NY.

Figura 19-10. Datos de G. A. Baker, R. L. Bromley, M. Briggs, et al. *Neurology*. 84:382(2015).

Figura 21-11. Modificada de T. R. Kosten y P. G. O'Connor. Management of drug and alcohol withdrawal. *N. Engl. J. Med*. 348:1786(2003).

Figura 22-4. Modificada de N. L. Benowitz. Pharmacologic aspects of cigarette smoking and nicotine addiction. *N. Engl. J. Med*. 319:1318(1988).

Figura 23-2. Modificada de B. G. Katzung. *Basic and Clinical Pharmacology*. Appleton and Lange (1987); permiso a través de Copyright Clearance Center, Inc.

Figura 23-6. Adaptada de R. R. Preston y T. E. Wilson. *Lippincott Illustrated Reviews: Physiology*. Philadelphia, PA, Lippincott Williams & Wilkins (2013).

Figura 23-11. Modificada de K. Okamura, H. Ikenoue, y A. Shiroozu. Reevaluation of the effects of methylmercaptoimidazole and propylthiouracil in patients with Graves' hyperthyroidism. *J. Clin. Endocrinol. Metab*. 65:719(1987).

Figura 24-5. Modificada de M. C. Riddle. *Postgrad. Med*. 92:89(1992).

Figura 24-7. Modificada de I. R. Hirsch. Insulin analogues. *N. Engl. J. Med*. 352:174(2005).

Figura 24-9. Datos de O. B. Crofford. Diabetes control and complications. *Annu. Rev. Med*. 46:267(1995).

Figura 25-8. Datos de Current Contraceptive Status Among Women Aged 15-49; United States, 2017-2019, disponible en https://www.cdc.gov/nchs/products/databriefs/db388.htm.

Figura 26-7. Datos de K. G. Saag, R. Koehnke, y J. R. Caldwell, et al. Low dose long-term corticosteroid therapy in rheumatoid arthritis: an analysis of serious adverse events. *Am. J. Med*. 96:115(1994).

Figura 30-5. Datos de P. J. Neuvonen, K. T. Kivisto, y P. Lehto. *Clin. Pharm. Ther*. 50:499(1991).

Figura 32-4. Datos de D. A. Evans, K. A. Maley, y V. A. McRusick. Genetic control of isoniazid metabolism in man. *Br. Med. J*. 2:485(1960).

Figura 33-11. Modificada de Springer Nature: Y. Nivoix, D. Leveque, y R. Herbrecht, et al. The enzymatic basis of drug-drug interactions with systemic triazole antifungals. *Clin. Pharmacokinet*. 47:779(2008).

Figura 34-5. Datos de Surveillance for Viral Hepatitis—United States 2015. Disponible en https://www.cdc.gov/hepatitis/statistics/2015surveillance/commentary.htm

Figura 34-14. Datos de H. H. Balfour. Antiviral drugs. *N. Engl. J. Med*. 340:1255(1999).

Figura 37-4. Reimpresa de Dr. Thomas George, MD, con autorización.

Figura 37-6. Modificada de N. Kartner y V. Ling. Multidrug resistance in cancer. *Sci. Am*. (1989).

Figura 39-8. Datos de D. D. Dubose, A. C. Cutlip, y W. D. Cutlip. Migraines and other headaches: an approach to diagnosis and classification. *Am. Fam. Physician*. 51:1498(1995).

Figura 40-15. Datos de T. D. Warner, F. Giuliano, I. Vojnovic, et al. Nonsteroid drug selectivities for cyclo-oxygenase-1 rather than cyclo-oxygenase-2 are associated with human gastrointestinal toxicity: a full in vitro analysis. *Proc. Natl. Acad. Sci. U. S. A*. 96:7563(1999).

Figura 42-2. Modificada de D. R. Cave. Therapeutic approaches to recurrent peptic ulcer disease. *Hosp. Pract*. 27(9A):33–49,199(1992). Con autorización de Taylor & Francis Ltd, www.tandfonline.com.

Figura 42-7. Modificada de Annals of Internal Medicine, F. E. Silverstein, D. Y. Graham, y J. R. Senior. Misoprostol reduces serious gastrointestinal complications in patients with rheumatoid arthritis receiving nonsteroidal anti-inflammatory drugs. A randomized, double-blind, placebo-controlled trial. *Ann. Intern. Med*. 123:241(1995). Copyright © 1995. American College of Physicians. Todos los derechos reservados. Reimpresa con autorización del American College of Physicians, Inc.

Figura 42-8. Datos de S. M. Grunberg y P. J. Hesketh. Control of chemotherapy-induced emesis. *N. Engl. J. Med*. 329:1790(1993).

Figura 45-6. Reimpresa de S. Jensen. *Pocket Guide for Nursing Health Assessment: A Best Practice Approach*, 2nd ed. Philadelphia, PA, Wolters Kluwer (2015), con autorización.

Figura 46-5. Reimpresa de B. H. Rumack. Acetaminophen overdose in children and adolescents. *Pediatr. Clin. North Am*. 33:691(1986), con autorización de Elsevier.

Figura 46-9. De los Centers for Disease Control and Prevention. http://wonder.cdc.gov/.

Figura 47-2. Datos de Substance Abuse and Mental Health Services Administration. (2021). Key substance use and mental health indicators in the United States: Results from the 2020 National Survey on Drug Use and Health (HHS Publication No. PEP21-07-01-003, NSDUH Series H-56). Rockville, MD: Center for Behavioral Health Statistics and Quality, Substance Abuse and Mental Health Services Administration. Disponible en https://www.samhsa.gov/data/.

Figura 47-14. Fuente: de los Centers for Disease Control and Prevention; National Center for Health Statistics. *National Vital Statistics System, mortality. CDC WONDER*. Atlanta, GA, US Department of Health and Human Services, CDC (2020).

Figura 48-1. Adaptada de J. K. Hicks, H. L. McLeod. *Genomic and Precision Medicine*, 3rd ed. Elsevier (2017).

Figura 48-3. Adaptada de K. E. Caudle, et al. *Genet Med*. 19(2):215–223(2017).

Figura 48-5. Fuente: de the Centers for Disease Control and Prevention, Genomics and Precision Health Topics, Pharmacogenomics. Disponible en https://www.cdc.gov/genomics/disease/pharma.htm.

Figura 48-8. Adaptada de J. K. Hicks, J. R. Bishop, K. Sangkuhl, et al. Supplement to: Clinical Pharmacogenetics Implementation Consortium (CPIC) Guideline for CYP2D6 and CYP2C19 Genotypes and Dosing of SSRIs. Disponible en https://files.cpicpgx.org/data/guideline/publication/SSRI/2015/25974703-supplement.pdf.

Figura 48-13. Adaptada de M. Whirl-Carrillo, R. Huddart, L. Gong, K. Sangkuhl, C. F. Thorn, R. Whaley, and T. E. Klein. An evidence- based framework for evaluating pharmacogenomics knowledge for personalized medicine. *Clin. Pharmacol. Ther*. 110(3): 563–572 (2021) and M. Whirl-Carrillo, E. M. McDonagh, J. M. Hebert, L. Gong, K. Sangkuhl, C. F. Thorn, R. B. Altman, and T. E. Klein. Pharmacogenomics knowledge for personalized medicine. *Clin. Pharmacol. Ther*. 92(4):414-417(2012).

Figura 48-14. Fuente: de the Centers for Disease Control and Prevention, Genomics and Precision Health Topics, Pharmacogenomics. Disponible en https://www.cdc.gov/genomics/disease/pharma.htm.

Figura 48-15. Modificada de C. D. Klaassen. *Casarett and Doull's Toxicology: The Basic Science of Poisons*, 9th ed. McGraw-Hill Education.